Larsens Anästhesie und Intensivmedizin für die Fachpflege

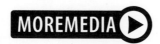

Ihre persönliche TAN zum eLearning-Modul finden Sie
am Ende des Buches.

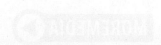

Reinhard Larsen • Tobias Fink • Tilmann Müller-Wolff
(Hrsg.)

Larsens Anästhesie und Intensivmedizin für die Fachpflege

10. Auflage

Plus: kostenfreier Zugang zum E-Learning-Modul

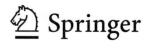

Hrsg.

Reinhard Larsen
Homburg, Deutschland

Tobias Fink
Klinik für Anästhesiologie, Intensivmedizin
und Schmerztherapie
Universitätsklinikum des Saarlandes
Homburg, Deutschland

Tilmann Müller-Wolff
Leitung RKH Akademie
Regionale Kliniken Holding GmbH
Ludwigsburg, Deutschland

ISBN 978-3-662-63126-3   ISBN 978-3-662-63127-0 (eBook)
https://doi.org/10.1007/978-3-662-63127-0

Die Deutsche Nationalbibliothek verzeichnet diese Publikation in der Deutschen Nationalbibliografie; detaillierte
bibliografische Daten sind im Internet über http://dnb.d-nb.de abrufbar.

Planung: Ulrike Hartmann

Springer ist ein Imprint der eingetragenen Gesellschaft Springer-Verlag GmbH, DE und ist ein Teil von
Springer Nature.
Die Anschrift der Gesellschaft ist: Heidelberger Platz 3, 14197 Berlin, Germany

Vorwort zur 10. Auflage

Niemand wird widersprechen, wenn Uwe Janssens, Intensivmediziner und Präsident der DIVI 2019/2020, sagt:

> » Eines muss klar sein: Ohne sehr gut ausgebildete und verantwortungsvoll arbeitende Pflegekräfte sind wir Ärzte nichts!

Wäre es wirklich so klar, wie von Janssens formuliert, müsste es allerdings nicht ausdrücklich betont werden. Anspruch und Wirklichkeit scheinen also nach wie vor auseinanderzuliegen. Zweifellos sind Fortschritte erzielt worden, insbesondere bei der Ausbildung der Fachpflege. Die bereits 2012 im Vorwort zur 8. Auflage dieses Buches erhobene Forderung, der Fachpflege „eine größere Eigenständigkeit und weitere Professionalisierung" zuzuweisen und die interprofessionelle Zusammenarbeit zu verbessern, ist aber noch nicht im gebotenen Umfang umgesetzt worden. Diese von Pflegeexperten wiederholt kritisierten Versäumnisse haben möglicherweise zu dem allseits beklagten Fachpflegekräftemangel beigetragen, wie er sich aktuell in Zeiten der COVID-19-Pandemie eindrücklich manifestiert. Sorgen bereitet zudem das Abwandern bereits ausgebildeter Fachpflegekräfte in andere Funktionsbereiche, häufig begründet mit den stark belastenden Arbeitsbedingungen auf der Intensivstation sowie mangelhafter Anerkennung und Wertschätzung durch die ärztliche Berufsgruppe und durch die Öffentlichkeit.

Silke Wüstholz, selbst ehemalige Krankenschwester, appelliert an die unzufriedenen und mit ihrem Beruf hadernden Pflegekräfte, der „Jammerfalle" zu entkommen und den Beruf nicht schlechtzureden. Sie sollten sich vielmehr von der Illusion verabschieden, andere würden es für sie schon richten, und stattdessen die Professionalisierung der Pflege selbst vorantreiben. In die gleiche Richtung weist auch das Thesenpapier der Sektion Pflegeforschung und Pflegequalität der DIVI (2019)[1], in dem u. a. „eigenständige Handlungsfelder" der Fachpflege, und eine „interprofessionelle Zusammenarbeit auf Augenhöhe" als Schlüsselfaktoren bezeichnet werden.

Diesen Zielen bleibt auch die Neuauflage des Buches verbunden: Es vermittelt das für die Praxis notwendige medizinische Wissen und soll auf dieser Grundlage dazu beitragen, dass Fachpflegekräfte kompetent und selbstbewusst auftreten, stolz auf ihren Beruf sind und notwendige Veränderungen verantwortlich mitgestalten, getreu der Forderung Mahatma Gandhis: „Sei du selbst die Veränderung, die du dir für diese Welt wünscht."

Veränderungen kennzeichnen auch die Neuauflage des Buches: Alle Kapitel wurden gründlich überarbeitet und aktualisiert, modernisiert und – soweit erforderlich – zeitgemäßer strukturiert. Hinzugekommen oder vollständig neu geschrieben sind folgende Kapitel bzw. Abschnitte:

- Anästhesie in der Gynäkologie
- Anästhesie bei geriatrischen Patienten
- Innerklinische Reanimation nach den 2021er Leitlinien
- Innerklinischer Transport
- Spezielle Intensivpflege
- COVID-19-Krankheit
- Hirntod und Intensivbehandlung des hirntoten Organspenders

---

1   Müller-Wolff T, Ullrich L, van den Hooven T, Zerrgiebel D (2019) Fünf Expertenthesen zur Intensivpflege. Deutscher Ärzteverlag, Deutsche Interdisziplinäre Vereinigung für Intensiv- und Notfallmedizin (DIVI). ► https://www.divi.de/images/Dokumente/190919-divi-fuenf-expertenthesen-intensivpflege-mueller-wolff-et-al-divi-zeitschrift.pdf. Zugegriffen: 08. Februar 2021.

Zum Schluss gilt es zu danken: Sehr viel Gutes bekommen haben wir von Frau Ulrike Hartmann, Springer Verlag, die sich ideenreich und mit verlegerischem Herzblut an der Neugestaltung beteiligt hat. Unsere Dankbarkeit ist grenzenlos! Ein besonderer Dank gilt auch Frau Stefanie Teichert für ihr akribisches und engagiertes Lektorat und die reibungslos-angenehme Zusammenarbeit, durch die auch letzte Unklarheiten beseitigt werden konnten, sowie Frau Ulrike Niesel für das Projektmanagement.

Homburg und Ludwigsburg, Februar 2021

R. Larsen
T. Fink
T. Müller-Wolff

P.S. Der zunehmenden Nachfrage nach E-Learning gehen wir in dieser 10. Auflage nach und bieten jedem Leser einen individuellen Zugang zum Modul „Anästhesie und Intensivmedizin – Prüfungswissen für die Fachpflege" an. Lesen Sie am Ende des Buches nach, wie Sie sich einloggen können.

Über die Herausgeber

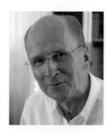

Prof. Dr. Reinhard Larsen
Ehemaliger Direktor der Klinik für Anästhesiologie, Intensivmedizin und Schmerztherapie am Universitätsklinikum des Saarlandes sowie Autor zahlreicher Bücher im Bereich der Anästhesie und Intensivmedizin

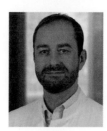

Prof. Dr. Tobias Fink, D.E.S.A., M.H.B.A.
Ständiger Vertreter des Klinikdirektors der Klinik für Anästhesiologie, Intensivmedizin und Schmerztherapie sowie stellvertretender ärztliche Leiter der Fachweiterbildung Intensivpflege und Anästhesie am Universitätsklinikum des Saarlandes, Homburg

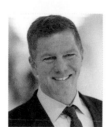

Tilmann Müller-Wolff, B.Sc., M.A.
Akademieleiter der Regionalen Kliniken Holding, Ludwigsburg; Fachkrankenpfleger für Intensivpflege und Anästhesie, Pflege- und Gesundheitswissenschaftler, Mitherausgeber der DIVI-Zeitschrift und Autor zahlreicher Fachpublikationen im Bereich Intensivpflege und Anästhesie

Inhaltsverzeichnis

III   Spezielle Anästhesie

IV Postoperative Versorgung und Transport

V Grundlagen der Intensivmedizin und Intensivpflege

Mitarbeiterverzeichnis

Dr. med. Frederic Albrecht
Universitätsklinikum des Saarlandes
Klinik für Anästhesiologie, Intensivmedizin und Schmerztherapie
Gebäude 57
Kirrberger Straße
66421 Homburg

Dr. med. Werner Armbruster
Universitätsklinikum des Saarlandes
Klinik für Anästhesiologie, Intensivmedizin und Schmerztherapie
Gebäude 57
Kirrberger Straße
66421 Homburg

Rolf Dubb, M.A.
Fachbereichsleitung Weiterbildungen
Akademie der Kreiskliniken Reutlingen
Kreiskliniken Reutlingen Gmbh
Steinenbergstr. 31
72764 Reutlingen

Prof. Dr. med. Tobias Fink, D.E.S.A., M.H.B.A.
Universitätsklinikum des Saarlandes
Klinik für Anästhesiologie, Intensivmedizin und Schmerztherapie
Gebäude 57
Kirrberger Straße
66421 Homburg

Arnold Kaltwasser, B.Sc.
Fachbereichsleitung Weiterbildungen
Akademie der Kreiskliniken Reutlingen
Kreiskliniken Reutlingen GmbH
Steinenbergstraße 31
72764 Reutlingen

Manuela Klein, B.A.
Lehrkraft Schule für Pflegeberufe
Akademie der Kreiskliniken Reutlingen
Kreiskliniken Reutlingen GmbH
Steinenbergstraße 31
72764 Reutlingen

Dr. med. Alexander Larsen
Universitätsklinikum des Saarlandes
Klinik für Allgemeine Pädiatrie und Neonatologie
Gebäude 9
Kirrberger Straße
66421 Homburg

Prof. Dr. med. Reinhard Larsen
Fasanenweg 26
66424 Homburg

Tilmann Müller-Wolff, M.A.
Regionale Kliniken Holding GmbH
Leitung RKH Akademie
Posilipostraße 4
71640 Ludwigsburg

Oliver Rothaug, M.A.
Leitung der Fachweiterbildungsstätte
Universitätsmedizin Göttingen
Georg-August-Universität
Bildungsakademie
Humboldtallee 11
37099 Göttingen

Andreas Schäfer, M.Sc.
Pflegefachleitung Intensivpflege
Klinikum Kassel GmbH
Mönchebergstr. 41–43
34125 Kassel

Richard Schalk, M.Sc.
Anästhesiepflege und Funktionsdienste des Universitätsklinikum in Ffm
Universitätsklinikum Frankfurt
Theodor-Stern-Kai 7
60590 Frankfurt

Denise Schindele, M.Sc.
Fachbereichsleitung Weiterbildungen
Regionale Kliniken Holding RKH GmbH
Posilipostraße 4
71640 Ludwigsburg

Allgemeine Anästhesie – Grundlagen der Anästhesie

Inhaltsverzeichnis

Anästhesiologie und Anästhesiefachpflege – ein Überblick

Reinhard Larsen, Tilmann Müller-Wolff

Inhaltsverzeichnis

© Der/die Herausgeber bzw. der/die Autor(en), exklusiv lizenziert durch Springer-Verlag GmbH, DE, ein Teil von Springer Nature 2021
R. Larsen, T. Fink, T. Müller-Wolff (Hrsg.), *Larsens Anästhesie und Intensivmedizin für die Fachpflege*,
https://doi.org/10.1007/978-3-662-63127-0_1

Die Anästhesiologie ist die Lehre von der Narkose. Eine Narkose ist ein Zustand der Bewusstlosigkeit und Schmerzlosigkeit, in dem chirurgische, diagnostische und therapeutische Eingriffe ohne Schmerzempfindungen und Abwehrreaktionen durchführbar sind. Anästhesien werden von Anästhesisten und Fachpflegekräften vorgenommen. Das Fachgebiet der Anästhesiologie und die Fachpflege umfassen vier Bereiche: Anästhesie, Intensivmedizin, Notfallmedizin und Schmerzmedizin.

Definitionen

Die **Anästhesie** (altgriech.: „ohne Empfindung, Wahrnehmung") oder Narkose (altgriech.: „erstarrt") als klinischer Begriff ist gekennzeichnet durch Bewusstlosigkeit, Schmerzlosigkeit und fehlende motorische Abwehrbewegungen auf chirurgische Stimulation oder andere starke Reize. Dieser Zustand wird als Allgemeinanästhesie oder Narkose bezeichnet – im Gegensatz zur Regional- oder Lokalanästhesie, die örtlich begrenzt ist und bei der das Bewusstsein erhalten bleibt.

Anästhesie als erweiterter Begriff umfasst die Verfahren der Allgemeinanästhesie und der Regional- oder Lokalanästhesie mit ihren verschiedenen Techniken sowie die zugehörigen Überwachungsverfahren und die postoperative Versorgung der Patienten im Aufwachraum.

1.1 Anästhetika

Der Zustand der Allgemeinanästhesie wird durch Anästhetika hervorgerufen. Diese Substanzen wirken an unterschiedlichen Orten des Gehirns und des Rückenmarks auf Rezeptoren, Ionenkanäle und Synapsen. Wie die anästhetische Wirkung zustande kommt, ist nach wie vor nicht geklärt. Neben dem erwünschten anästhetischen Effekt haben die Anästhetika aber auch ungünstige Auswirkungen auf andere Organfunktionen, v. a. auf die Atmung und das Herz-Kreislauf-System.

■ **Zufuhr**

Die Anästhetika werden dem Patienten, je nach Substanz, auf unterschiedlichen Wegen zugeführt:
- Über die Lungen: *Inhalationsanästhetika:* Isofluran, Desfluran, Sevofluran, Lachgas.
- Durch intravenöse (i. v.) Injektion: *i. v. Anästhetika:* Propofol, Thiopental, Etomidat, Ketamin und γ-Hydroxybutyrat (GHB)

Klinisch werden zumeist auch die Opioide und die Benzodiazepine zu den Anästhetika gerechnet, obwohl sie das Bewusstsein nicht sicher ausschalten.

1.1.1 Komponenten der Anästhesie

Eine Allgemeinanästhesie oder Narkose besteht klinisch aus den folgenden Komponenten:
- Bewusstlosigkeit (Hypnose) und Amnesie (Verlust der Erinnerung)
- Schmerzlosigkeit (Analgesie)
- Reflexdämpfung
- Muskelerschlaffung (Relaxierung)

Um den Zustand der chirurgischen Anästhesie zu erreichen, müssen spezifische Medikamente miteinander kombiniert werden:
- Intravenöse Anästhetika für die Narkoseeinleitung, aber auch als hypnotische, d. h. Bewusstlosigkeit bewirkende Komponente der totalen intravenösen Anästhesie (TIVA)
- Inhalationsanästhetika für die Aufrechterhaltung der Anästhesie, in der Regel kombiniert mit einem Opioid (= balancierte Anästhesie)
- Hochpotente Opioide für die Analgesie (Schmerzlosigkeit)
- Muskelrelaxanzien: bei Bedarf für die Lähmung der Skelettmuskulatur, d. h. Ausschaltung von Abwehrbewegungen

❯ Die Allgemeinanästhesie ist eine Kombinationsnarkose. Durch die Kombination verschiedener Substanzen wird der Zustand der chirurgischen Anästhesie mit geringeren Dosen erreicht. Entsprechend geringer sind auch die unerwünschten Nebenwirkungen.

1.1.2 Phasen der Allgemeinanästhesie

Bei der Allgemeinanästhesie werden klinisch 3 Phasen unterschieden:
- Narkoseeinleitung
- Narkoseaufrechterhaltung
- Narkoseausleitung

■ **Narkoseeinleitung**
Die Narkose wird in der Regel mit *i. v. Anästhetika* eingeleitet, bei Kindern manchmal auch per Inhalation. Die i. v. Anästhetika, mit Ausnahme von Ketamin, haben keine analgetischen Eigenschaften, sodass allein mit ihnen keine Operationen möglich sind.

■ **Aufrechterhaltung der Narkose**
Für die Aufrechterhaltung der Narkose werden Opioide plus Inhalationsanästhetika oder Opioide plus Propofol eingesetzt, bei Bedarf ergänzt durch Muskelrelaxanzien.

■ **Ausleitung der Narkose**
Am Ende der Operation wird die Zufuhr der Anästhetika unterbrochen und die Narkose ausgeleitet. Der Patient

1

sollte wenige Minuten später erwachen und erweckbar bleiben.

▪▪ Überwachung des Patienten
In jeder Phase der Narkose ist eine kontinuierliche Überwachung der Vitalparameter und des Patientenzustands erforderlich. Besonders kritische Zeitpunkte sind die Narkoseeinleitung und die Narkoseausleitung. Im Anschluss an die Allgemeinanästhesie muss der Patient noch im Aufwachraum überwacht werden, bis seine Verlegungsfähigkeit erreicht worden ist.

1.1.3 Regionalanästhesie

Viele Eingriffe können unter Regional- oder Lokalanästhesie erfolgen. Bei dieser Anästhesieform werden **Lokalanästhetika** in die Nähe von Nerven oder Nervenwurzeln injiziert. Die Lokalanästhetika dringen infiltrierend in die Nervensubstanz ein und unterbrechen an dieser Stelle vorübergehend die Nervenleitung, sodass Schmerzimpulse nicht mehr zum zentralen Nervensystem gelangen können. Im Gegensatz zur Allgemeinanästhesie bleibt bei der Regionalanästhesie das *Bewusstsein* erhalten. Beispiele für Regionalanästhesieverfahren sind
▬ die Spinal- und Periduralanästhesie,
▬ die Plexusanästhesie des Arms oder des Beins,
▬ periphere Nervenblockaden.

Regionalanästhesieverfahren werden häufig auch für die postoperative Schmerztherapie eingesetzt und dann als Regional*analgesie* bezeichnet. In der Regel werden die Lokalanästhesie dabei über Katheter injiziert, um wiederholte Punktionen zu vermeiden.

1.2   Eine kurze Geschichte der Anästhesie

1.2.1   Die Geburt der modernen Anästhesie – der Äthertag von Boston

Am **16. Oktober 1846**, dem Äthertag von Boston, versetzt der Zahnarzt William Morton im Ätherdom des Massachusetts General Hospital in Boston vor staunendem Publikum einen Patienten des Chirurgen und Anatomen Dr. John Warren durch Einatmung von Ätherdämpfen aus einer eigens dafür konstruierten Kugel in Narkose. Der Eingriff gelingt innerhalb weniger Minuten, und Warren wendet sich danach an sein Publikum mit den berühmt gewordenen Worten: „Gentlemen, this is no humbug", und der ebenfalls anwesende Bostoner Arzt Henry Bigelow prophezeit am gleichen Tag: „Ich habe heute etwas gesehen, das um die Welt gehen wird." Am Sterbebett Mortons wird sich der Chefchirurg des St. Luke-Hospitals am 15. Juli 1868 seinen Studenten zuwenden und sagen: „Meine jungen Herren, Sie sehen einen Mann vor sich liegen, der mehr für die Menschlichkeit und für die Verringerung von Leid getan hat als jeder andere Mann, der je gelebt hat."

1.2.2   Wie ging es weiter?

Schon im **Dezember 1846**, gelangte das Ätheranästhesieverfahren nach Europa, zuerst nach England und dann in andere europäische Länder. Anfangs noch als „typische Yankee-Erfindung" und „amerikanische Windbeutelei" verteufelt, verbreitete sich das Verfahren sehr rasch. Bereits am 27. Januar 1847 wurde in Paris erstmals eine Sectio caesarea im Ätherrausch der Patientin vorgenommen, am gleichen Tag auch eine Spontangeburt. Die weitere Entwicklung und Verbreitung der Äthernarkose wird von Chirurgen vorangetrieben: Das Jahrhundert der Chirurgie beginnt.

Beim praktischen Gebrauch des Äthers zeigten sich aber auch dessen schwerwiegende Nebenwirkungen. Sie veranlassten Flourens zu der Feststellung: „Der Äther, der den Schmerz nimmt, nimmt auch das Leben. Genauso ist das neue Mittel wunderbar und furchtbar zugleich." Es beginnt nun die Ära der sog. „Chloroformisten", Ärzten, die den Äther durch Chloroform ersetzten. Auch hiermit traten tödliche Komplikationen auf, die zu einer Rückkehr der nun als sicherer anerkannten Äthernarkose und schließlich zum Verschwinden des Chloroforms führten.

Die Entwicklung in Stichworten
▬ **1853** Der erste englische Anästhesist, John Snow, anästhesiert Königin Victoria mit Chloroform bei der Geburt des Prinzen Leopold.
▬ **Um 1890** wird erkannt, dass durch Mischen unterschiedlicher Narkosegase die Dosierung der Einzelsubstanzen und damit auch ihre gefährlichen Nebenwirkungen vermindert werden können. Außerdem wird **Sauerstoff** als notwendiger Bestandteil des Narkosegemischs erkannt.
▬ **1890** Der Chirurg Curt Schimmelbusch entwickelt die **Schimmelbusch-Maske**, ein Drahtgestell, auf dem sich ein mit Äther oder Chloroform getränktes Tuch für die Inhalationsanästhesie befindet.
▬ **1895** Alfred Kirstein entwickelt die **direkte Laryngoskopie** mit einem von ihm als „Autoscop" bezeichneten Gerät und demonstriert sie wenige Wochen später vor der Berliner Medizinischen Gesellschaft.
▬ **1902** Die Fa. Dräger, Pionier der Narkosegeräte, entwickelt den ersten **Narkose-Handapparat**, den 145 N, bestehend aus einer Vorratsflasche Chloroform, einem Injektor, der das Chloroform ansaugt, einer Sauerstoffflasche, Atembeutel, Einatemventil, Schlauch und Ausatemventil. Der Patient atmet das Narkose-

gasgemisch aus dem Atembeutel; Chloroform wird in Tropfen pro min dosiert. Kurz darauf wird dem Gerät eine 2. Tropfapparatur für die Verdampfung von Äther hinzugefügt. 1902 wird der Apparat auf der Weltausstellung in St. Louis, USA, präsentiert und erhält die Silbermedaille.

- **1906** Der Chirurg Arthur Läwen aus Königsberg setzt das Muskelrelaxans **Curare** bei der Behandlung von Tetanus (Wundstarrkrampf) ein.
- **1910** Der Roth-Dräger-**Mischnarkoseapparat** erscheint auf dem Markt.
- **1911** Franz Kuhn, ein Chirurg in Kassel, veröffentlicht sein Buch *Die perorale Intubation*.
- **1912** Die Fa. Dräger präsentiert den **Dräger-Kombi**, einen „Kombinationsapparat für Mischnarkose, Überdrucknarkose und Wiederbelebung", mit dem der Patient auch beatmet werden kann.
- **1920** Der amerikanische Anästhesist Arthur Guedel beschreibt die Stadien der Äthernarkose (**Guedel-Schema**).
- **1926** Die Fa. Dräger präsentiert das erste **Kreissystem** der Welt, das Modell A, mit dem die Atemgase – nach Absorption von CO_2 – rückgeatmet werden können. Für die Rückatmung enthält das System einen CO_2-Absorber.
- **1932** Der Pharmakologe Helmut Weese entwickelt mit **Evipan** (Hexobarbital) das erste kurz wirkende i. v. Anästhetikum und verändert damit grundlegend die Anästhesiologie.
- **1935** Das „ultrakurz" wirkende Barbiturat **Thiopental** (Trapanal) wird als i. v. Anästhetikum eingeführt.
- **1942** Griffith und Johnson führen das Muskelrelaxans **Curare** in die klinische Anästhesie ein.
- **1952** Im Saarland als erstem Bundesland wird von der Ärztekammer der „Facharzt für Narkose und Anästhesie" in die Weiterbildungsordnung aufgenommen. Die Fa. Dräger präsentiert den Kreislauf-Narkoseapparat **„Romulus"** und den Dräger-**Pulmomat**, der automatisch arbeitet.
- **10. April 1953** Die **Deutsche Gesellschaft für Anästhesie** wird gegründet, und es beginnt der Aufbau eigenständiger Anästhesieabteilungen.
- **1943** Macintosh präsentiert sein gebogenes **Laryngoskop**.
- **1956** Das Inhalationsanästhetikum **Halothan** wird in die Klinik eingeführt.
- **1959** Joris De Castro und Paul Mundeleer entwickeln die Neuroleptanalgesie, bestehend aus der Kombination von Fentanyl und Droperidol (Dehydrobenzperidol, DHBP).
- **1960** Erste Anwendung des Inhalationsanästhetikums **Methoxyfluran**.
- **1961** Das synthetische Opioid **Fentanyl** wird für die Anästhesie zugelassen.

- **1972** Das Inhalationsanästhetikum **Isofluran** wird erstmals klinisch angewandt und ersetzt im weiteren Verlauf den Äther.
- **1983** Archie Brain führt die **Larynxmaske** als Ersatz für den Endotrachealtubus ein.
- **1995** Das i. v. Anästhetikum **Propofol** wird in Deutschland für die Anästhesie zugelassen und 2016 von der World Health Organization (WHO) als essenzielles Arzneimittel eingestuft. Ebenfalls zugelassen wird das Inhalationsanästhetikum **Sevofluran**.
- **1996** Das synthetische Opioid **Remifentanil** (Ultiva) wird für die klinische Anästhesie zugelassen.

Regionalanästhesie
- **1884** Der Augenarzt Carl Koller hält einen Vortrag über die Anwendung von **Kokain**-Tropfen für die Betäubung des Auges, und Maximilian Oberst beschreibt die Leitungsanästhesie der Finger, die sog. „Oberst-Anästhesie".
- **1891** Der Internist Heinrich Quincke setzt die **Lumbalpunktion** ein, um den intrakraniellen Druck zu senken.
- **1898/99** Der Chirurg August Bier injiziert Kokain in den Lumbalkanal und begründet damit die Lumbal- oder **Spinalanästhesie** (▶ Kap. 16).
- **1901** Erste Periduralanästhesie durch die kaudale Injektion von Kokain in den Periduralraum, **1921** erstmals durch lumbale Injektion.
- **1908** August Bier injiziert das Lokalanästhetikum Procain in eine Vene des abgebundenen Arms und erzeugt damit eine **intravenöse Anästhesie**, von ihm selbst als „Venenanästhesie" bezeichnet, von den Amerikanern als „Bier's Block".
- **1911** Der Heidelberger Chirurg Georg Hirschel und der Chirurg Dietrich Kulenkampf aus Zwickau veröffentlichen unabhängig voneinander ihre Arbeiten über „Die **Anästhesierung des Plexus brachialis**".
- **1944** Edward Tuohy beschreibt die erste **Katheter-Spinalanästhesie**.

1.2.3 Geschichte der Anästhesiepflege

Bis weit in das 20. Jahrhundert hinein waren Chirurgen selbst für die Narkose zuständig. Häufig übertrugen sie die Anästhesietätigkeit auf sog. „Narkoseschwestern und -pfleger" oder an Medizinstudenten und übernahmen nur die Aufsicht über die bei ihnen oft wenig beliebte Tätigkeit. Speziell ausgebildet waren die Helfer allerdings nicht, sondern nur unterwiesen.

1

Entwicklung der spezialisierten Anästhesiepflege in Stichworten

- **1877** Schwester Mary Bernard arbeitet als erste Anästhesieschwester im St. Vincents Hospital, Erie/Pennsylvania, USA.
- **1875** wandern Franziskanerinnen aus Münster in Westfalen nach Springfield/Illinois, USA, aus, gründen das St. Johns Hospital und bilden dort von 1880 an Krankenschwestern für die Narkosetätigkeit aus.
- Narkoseschwestern der späteren Mayo-Klinik sorgen mit William Mayo Senior und dessen Söhnen für Innovationen in der Chirurgie.
- In der Mayo-Klinik praktiziert auch Alice Magaw (1860–1928), die später als die „Mother of Anesthesia" international bekannt wurde. Magaw bildet Pflegekräfte aus, tritt als Beraterin für sichere Narkosepraxis auf und verfasst Lehrbücher. 1905 publiziert sie eine Studie zur Sicherheit in der Narkoseführung auf der Grundlage von 14.000 Fallberichten.
- **1915** Agatha Hodgins (1877–1945) gründet die erste Anästhesiepflege-Weiterbildung, mit 6-monatiger Ausbildungsdauer und 50 US-Dollar Kursgebühr.

Entwicklung der Anästhesiepflege in Deutschland

Auch in Deutschland und im übrigen Europa waren es zunächst speziell angeleitete Schwestern aus dem Umfeld der Chirurgen, die unter deren Aufsicht für die Narkotisierung und Überwachung der operativen Patienten herangezogen wurden. Mit zunehmender Komplexität der Operationen und der Anästhesieverfahren wurden Mitte der 1950er-Jahre Forderungen nach speziell ausgebildeten Anästhesiepflegekräften erhoben, und 1964 begann die erste systematische Fachweiterbildung für Anästhesie und Intensivmedizin in der Universitätsklinik Mainz. Initiatoren waren die Krankenschwester Therese Valerius, die später als „Mutter der Fachkrankenpflege" weithin bekannt wurde, und die Anästhesisten Prof. Halmagyi und Prof. Nolte. 1966 legten in Mainz die ersten Krankenschwestern das Abschlussexamen ab, allerdings ohne staatliche Anerkennung.

- **Der weitere Verlauf in Stichworten**
- **1972** veröffentlicht die Deutsche Gesellschaft für Anästhesie und Wiederbelebung (DGAW) ihre „Richtlinien über die Weiterbildung zur Fachschwester/zum Fachpfleger".
- Am **29. Mai 1974** gründen 40 Pflegekräfte unter dem Vorsitz von Therese Valerius die Deutsche Gesellschaft für Fachkrankenpflege. Vorrangiges Ziel ist „die Förderung der Fort- und Weiterbildung in der Fachkrankenpflege".
- In den nachfolgenden Jahre entwickelt die Deutsche Gesellschaft für Fachkrankenpflege und Funktionsdienste (DGF) zusammen mit ärztlichen Berufsverbänden und der Deutschen Krankenhausgesellschaft eine Rahmenweiterbildungsempfehlung, der sich dann viele Bundesländer mit speziellen und bis heute gültigen Weiterbildungsverordnungen anschlossen.
- Im Jahr **2009** publizierte die DGF den Fachkrankenpflegestandard, dessen Einhaltung seit einigen Jahren von pflegerischen und ärztlichen Fachgesellschaften für definierte Aufgaben gefordert und der zunehmend auch von der Rechtsprechung berücksichtigt wird.

1.3 Qualifikationen in der Anästhesiefachpflege

Anästhesien werden zumeist in einem stark spezialisierten, technisch und personell komplexen Versorgungsbereich vorgenommen. Entsprechend hoch sind die Anforderung an die Qualifikation der Fachkrankenpflege. Diese Qualifikation erlangt die Fachpflegekraft formal in der berufsbegleitenden Fachweiterbildung. Mit dem Abschluss der Weiterbildung verfügt die Fachpflegekraft über Kenntnisse und Kompetenzen, die für eine verantwortungsvolle und sichere Patientenversorgung in den einzelnen perioperativen Phasen erforderlich sind.

1.3.1 Fachpflegekraft für Anästhesie und Intensivmedizin

Formale Qualifizierung

Der Fachweiterbildung geht eine dreijährige Pflegeberufsausbildung voran. Erst danach ist die „Fachweiterbildung Anästhesie/Intensivpflege" möglich. Sie dauert 2 Jahre. Je nach Bundesland und geltender Weiterbildungsverordnung erstreckt sich die Qualifizierung damit insgesamt auf 5–7 Jahre, wobei der letzte Teil in der Regel berufsbegleitend und während einer Tätigkeit im Fachgebiet zu erfolgen hat. In den meisten Bundesländern wird nach einer bestandenen staatlich geregelten Prüfung die Erlaubnis zum Führen der Weiterbildungsbezeichnung erteilt. In der Regel erkennen die Bundesländern die Abschlüsse gegenseitig an.

Fachliche Qualifizierung

Weitere, auch OP-übergreifende Tätigkeiten und Verantwortlichkeiten der Fachkrankenpflege bei der Patientenversorgung ergeben sich aus der umfasenderen und schnittstellenrelevanten Vernetzung des Fachgebiets der Anästhesie, z. B. Betreuung von Akutpatienten in der Notaufnahme (Schockraum-Dienst), Notfalldiagnostik (Notfall-CT), Kreißsaal (geburtshilfliche Anästhesie), Dienstleistungen bei Intubationen und Anlagen zentraler Venenkatheter (ZVK), klinikinterner Notfall- und Reanimationsdienst, Mitarbeit oder Stellung des postoperativen Schmerzdienstes.

1.3.2 Anästhesietechnische Assistenten (ATA)

Seit 2004 werden in Deutschland Anästhesietechnische Assistenten (ATAs) für eine Tätigkeit in der Anästhesie ausgebildet. Anfangs noch ohne Berufsanerkennung, stellt die aktuelle Bundesregierung nun (Stand: 2020) erstmals eine Anerkennung des Ausbildungsabschlusses in Aussicht. Die ATA-Qualifizierung soll Schulabgängern mittlerer Bildungsabschlüsse den direkten Weg in ihre Tätigkeit in Anästhesiefachabteilungen ermöglichen, d. h. ohne vorangehende Krankenpflegeausbildung.

Aufgaben der ATA
- Fachkundige Betreuung der Patienten unter Berücksichtigung ihrer physischen und psychischen Situation während ihres Aufenthaltes im Anästhesiebereich
- Selbstständige Vorbereitung und Nachsorge der Anästhesie
- Vor- und Nachbereitung des Arbeitsplatzes und entsprechender Medikamente
- Unterstützung des Anästhesisten
- Betreuung und Vitalüberwachung der narkotisierten Patienten (Monitoring und Beatmung)
- Betreuung der Patienten im Aufwachraum
- Fundierte Sachkenntnis, Wartung und Handhabung medizinischer Apparate und Materialien
- Verantwortung für die Durchführung hygienischer Maßnahmen
- Administrative Aufgaben

Quelle: Deutscher Bundesverband der Schulen für Anästhesietechnische Assistentinnen und Assistenten (DBVSA) e. V. (2020)

Zu beachten: Der ATA verfügt über *keine* Qualifizierung für die Krankenpflege, kann also nicht auf Intensiv- oder Normalstationen eingesetzt werden.

1.4 Zusammenarbeit und Aufgabenteilung

Gute Patientenversorgung ist Teamarbeit, geprägt durch gegenseitige Anerkennung, Vertrauen und Achtsamkeit!

1.4.1 Anästhesieteam

Die Tätigkeit in der Anästhesie erfordert eine klar strukturierte, vertrauensvolle Zusammenarbeit in einem **Anästhesieteam**, bestehend aus speziell ausgebildeten Fachärzten und Fachpflegekräften oder ATA. Jedes Teammitglied muss belastbar sein, flexibel auf bedrohliche Situationen reagieren und seine Aufgaben einwandfrei und ohne Fehler erfüllen. Denn die *Patientensicherheit* hat bei allen Tätigkeiten höchste Priorität.

1.4.2 Interprofessionelles Team

Die perioperative Patientenversorgung in der Klinik erfolgt durch das Zusammenwirken mehrerer Berufsgruppen, die sehr eng und gleichzeitig am selben Patienten tätig sind. Hierbei ist eine eindeutige Kenntnis und Abgrenzung der Zuständigkeiten erforderlich.

1.4.3 Abgrenzung der ärztlichen Aufgaben

Nach dem **Prinzip der strikten Arbeitsteilung** ist der Operateur für die Planung und die Durchführung des operativen Eingriffs zuständig und verantwortlich, der Anästhesist für die Planung und Durchführung des Anästhesieverfahrens und für die Überwachung und Aufrechterhaltung der vitalen Funktionen.

Präoperative Phase
Der Anästhesist ist zuständig und verantwortlich für die fachspezifischen Voruntersuchungen, die der Beurteilung der Narkosefähigkeit dienen, weiterhin für die Vorbehandlung zur Reduzierung des Anästhesierisikos. Das Untersuchungsprogramm sollte, wenn nötig, mit dem Operateur abgestimmt werden, da sich das OP- und das Anästhesierisiko häufig überschneiden.

Aufklärung des Patienten
Anästhesist und Operateur klären den Patienten jeweils nur über den Teil des OP-Vorgangs auf, der ihr *eigenes* Fachgebiet betrifft. Der Anästhesist bespricht mit dem Patienten konkrete Gefahren, die sich für die Narkose und die Aufrechterhaltung der Vitalfunktionen aus den Vor- und Begleiterkrankungen, einem reduzierten Allgemeinzustand und/oder hohem Lebensalter ergeben. Der Chirurg ist für die Aufklärung über die geplante Operation und damit verbundene Risiken zuständig. Die Patientenaufklärung ist nicht an das Pflegepersonal delegierbar.

Indikation und Zeitpunkt des Eingriffs
Die Indikation für den Eingriff stellt der Chirurg. Er entscheidet auch über den Zeitpunkt des Eingriffs und die Art des operativen Vorgehens. Hat der Anästhesist aus der Sicht seines Fachgebiets Bedenken gegen die Operation oder den vorgesehenen Eingriff, z. B. wegen eines schlechten Allgemeinzustands oder wegen erhöhter Aspirationsgefahr bei fehlender Nüchternheit des Patienten, muss er den Operateur darauf hinweisen. Entscheidet sich der Operateur gegen die Bedenken des Anästhesisten für den Eingriff, so trägt er dafür die volle ärztliche und

1

rechtliche Verantwortung. Der Anästhesist kann sich nach dem Vertrauensgrundsatz darauf verlassen, dass der Operateur die Entscheidung mit der gebotenen Sorgfalt getroffen hat und darf seine Mitwirkung bei der Operation nicht verweigern.

> ❯ Ein Anästhesist darf seine Mitwirkung bei der Operation nur dann verweigern, wenn das Narkoserisiko offensichtlich höher als das OP-Risiko einzuschätzen ist oder der Operateur erkennbar seinen Aufgaben nicht gewachsen ist.

Wahl des Anästhesieverfahrens

Die ärztliche und rechtliche Verantwortung für das Anästhesieverfahren trägt der Anästhesist, nicht der Operateur. Der Anästhesist entscheidet damit auch über die Wahl des jeweiligen Anästhesieverfahrens und die Narkosemittel.

Lagerung auf dem OP-Tisch

Die Lagerung des Patienten ist – juristisch betrachtet – eine *gemeinsame* Aufgabe von Operateur, Anästhesist und Pflegepersonal. Sie richtet sich primär nach den Erfordernissen des geplanten operativen Vorgehens; hierbei ist aber das Anästhesierisiko zu berücksichtigen. Für die Lagerung zur Einleitung der Narkose bis zum Zeitpunkt der OP-Lagerung ist der Anästhesist verantwortlich, für die Lagerung zur Operation prinzipiell der Operateur (► Kap. 4).

> ❯ Der Operateur muss die Anweisungen für die Lagerung des Patienten auf dem OP-Tisch erteilen und die Lagerung vor Beginn der Operation kontrollieren. Erkennt der Anästhesist oder das Anästhesiepflegepersonal Fehler bei der Lagerung, müssen sie den Operateur darauf hinweisen.

Weiterhin muss der Anästhesist spezielle Sicherheitsvorkehrungen treffen, die sich aus der OP-Lagerung für die Überwachung und Aufrechterhaltung der Vitalfunktionen ergeben. Nach Beendigung der Operation trägt der Anästhesist die Verantwortung für die Lagerung bis zum Ende der postanästhesiologischen Überwachung.

Intraoperative Zuständigkeit

Intraoperativ ist der Anästhesist nach dem Grundsatz der strikten Arbeitsteilung für das Anästhesieverfahren und die Überwachung und Aufrechterhaltung der Vitalfunktionen zuständig, ebenso für die Wiederherstellung gestörter Vitalfunktionen.

Postoperative Zuständigkeit

Postoperativ ist der Anästhesist für die Behandlung von Störungen zuständig, die durch das Narkoseverfahren bedingt sind, der Operateur hingegen für chirurgische Komplikationen. Beide Ärzte müssen bei Komplikationen unverzüglich den jeweils fachlich zuständigen Facharzt zur Mitbehandlung hinzuziehen.

Der Patient bleibt postoperativ unter der unmittelbaren Überwachung des Anästhesisten, bis die Wirkungen des Narkoseverfahrens abgeklungen und das Bewusstsein und die Schutzreflexe zurückgekehrt sind und außerdem keine unmittelbare Bedrohung der Vitalfunktionen mehr gegeben ist. Die Berufsverbände sprechen nachdrücklich folgende Empfehlung aus:

> ❯ Die postoperative Überwachung des Patienten sollte bis zum Ende der Aufwachphase in speziellen Aufwachräumen erfolgen, die unter der Leitung des Anästhesisten stehen und von Fachpflegekräften ausgeführt werden. Sind keine Aufwachräume vorhanden, muss die kontinuierliche Überwachung des Patienten auf andere Weise gewährleistet sein.

Mit der Rückverlegung des Patienten auf die chirurgische Krankenstation geht die gesamte ärztliche und rechtliche Verantwortung für die Überwachung bzw. weitere Patientenversorgung auf den *Operateur* über. Das gilt auch für die vom Anästhesisten gelegten Venen- und Arterienkanülen und zentralen Venenkatheter.

1.4.4 Beachtung der Hygiene im OP

Jeder OP-Bereich unterliegt strengen Hygienevorschriften, die in einem **Hygieneplan** hinterlegt sind und von allen Beteiligten eingehalten werden müssen. In der täglichen Praxis sollten die beteiligten Anästhesiemitarbeiter in Hygienefragen der erfahrensten OP-Fachkraft im Raum vertrauen und deren Anweisungen für das korrekte Hygieneverhalten ohne Diskussionen befolgen. Hierzu gehören folgende Maßnahmen:
- Tabuzonen für Anästhesiepersonal im OP beachten.
- Häufiges Öffnen der OP-Türen vermeiden.
- Den Patienten aus der Einleitung erst nach Freigabe durch das OP-Personal in den vorbereiteten OP fahren.
- Mehrfachen Personalwechsel während der Anästhesie vermeiden.
- Hygienisch sichere Ablageorte für Gegenstände festlegen.
- Nicht notwendige Gespräche im OP vermeiden.

1.4.5 Allgemeines Aushelfen

Über streng getrennte Zuständigkeiten hinweg gehört das gegenseitige Aushelfen der einzelnen Fachdisziplinen zur guten Praxis, wenn akuter Bedarf entsteht.

> ► **Beispiele**

- Niemand sollte einen Anästhesisten mit einem gerade aufwachenden Patienten im Saal lassen, nur weil die Anästhesiepflegekraft gerade kurzfristig im Nachbarsaal aushelfen muss.
- Ebenso sollte niemand eine OP-Pflegespringerin zum Anreichen von Nahtmaterial herbeirufen, wenn er diese kleine Tätigkeit direkt selbst erledigen kann. ◄

1.4.6 Wartezeiten im OP

Ungewollte Wartezeiten auf die jeweils andere Disziplin sind im OP-Betrieb nicht immer zu vermeiden, selbst bei professioneller Ablauforganisation.

> ► **Beispiele**

- Ein OP-Tisch muss noch gerichtet werden.
- Ein Gefäßzugang muss noch gelegt werden.
- Der Operateur ist gerufen, aber noch nicht erschienen, oder er operiert noch einen anderen Patienten.
- Ein chirurgischer Assistent ist noch nicht im richtigen Saal.
- Ein Gerät wurde bei der Vorbereitung vergessen. ◄

Oft sind die Wartezeiten multifaktoriell bedingt, können aber durch eine gute Absprache zwischen den Teams und gemeinsame Vorbereitungen weitgehend vermieden werden.

1.5 Tätigkeiten und Arbeitsweisen der Fachpflege in der Anästhesie

1.5.1 Tätigkeiten und Verantwortung

Tätigkeiten

Zu den grundlegenden Tätigkeiten der Fachpflege gehören

- die Vor- und Nachbereitung des Anästhesiearbeitsplatzes,
- die Assistenz bei der Einleitung, Aufrechterhaltung und Ausleitung der Narkose sowie
- die Überwachung des Patienten im Aufwachraum.

Um diese Aufgaben zu erfüllen, muss die Fachpflegekraft alle anästhesiologischen Verfahren und Notfallmaßnahmen kennen und die dafür notwendigen Materialien, Geräte und Einmalprodukte bereitstellen und einsetzen.

Arbeitsweisen

Die erfahrene Fachpflegekraft arbeitet strukturiert und vorausdenkend. Sie ist auch in ruhigen Phasen der Narkose und Operation jederzeit auf plötzlich einsetzende kritische Situationen vorbereitet und in der Lage, bei deren Bewältigung besonnen und zielgerichtet mitzuwirken.

> ► **Beispiel**

Die Fachpflegekraft beobachtet während der Narkoseeinleitung mit dem Anästhesisten nicht nur den Patienten und den Monitor, sondern auch jeden einzelnen der dabei notwendigen Schritte und dessen Wirkungen. Sie ist dabei auf die möglichen Schwierigkeiten und Komplikationen vorbereitet, weiß, wie sie zu bewältigen sind, und erledigt die dafür notwendigen Maßnahmen selbstständig und vorausschauend. Kennzeichnend für diese Vorgehensweise ist z. B. die Bewältigung einer schwierigen Maskenbeatmung und schwierigen Intubation. Hierauf müssen Arzt und Fachpflegekraft immer vorbereitet sein und vorab wissen, was zu tun ist: Wechsel des Beatmungszubehörs (andere Maske, Maskengröße), ergänzende Materialien (Guedel-, Wendl-Tubus), verbesserte Kopfpositionierung (Lagerungshilfsmittel), anderer Beatmer (Wechsel der Person am Kopfende), Wechsel der Technik (Eine-Personen- zu Zwei-Personen-Maskenbeatmung) oder die Vertiefung der Sedierung, die Frage der Muskelrelaxierung usw. ◄

Verantwortung

Im OP-Bereich verantwortet die Anästhesiepflege die Einsatzbereitschaft des gesamten Anästhesiebereichs, werktags für die jeweils verfügbaren OP-Arbeitsplätze und die geplanten Operationen, in Bereitschaftsdienstzeiten für die vereinbarten Notfallkapazitäten.

Zusätzliche Bereiche

- In Kliniken mit geburtshilflicher Versorgung gibt es in der Regel eine 24-h-Bereitschaft für die geburtshilfliche Periduralanalgesie und Notfallsectio.
- In Krankenhäusern ab Regelversorgung aufwärts müssen eine Notaufnahme sowie ggf. ein Schockraum und eine Notfalldiagnostik vorgehalten werden. Je nach Größe des Krankenhauses und der angeschlossenen Versorgung werden damit tagsüber und nachts zahlreiche unterschiedliche Anästhesiearbeitsplätze in Patientenbereitschaft gehalten.
- Notfallausrüstung für einen zumeist 24-stündig mitbesetzten Reanimationsdienst.
- Ein jederzeit nutzbarer, einwandfrei und vollständig von der Anästhesiepflegekraft vorbereiteter Saal für die Behandlung von Notfallpatienten und für die Anästhesie bei Notfall-OPs.

1.5.2 Weitere Arbeitsbereiche der Anästhesiepflege

Schmerzdienst

Die Ersttherapie postoperativer Schmerzen erfolgt in der Regel durch die Anästhesieabteilung. Häufig wird aber auch die Folgetherapie durch einen speziellen anästhesiologischen Schmerzdienst wahrgenommen. Aufgrund der Komplexität schmerztherapeutischer Verfahren, die teilweise eine qualifizierte Überwachung durch geschultes Personal erfordern, z. B. regionale Schmerzkatheter, Periduralkatheter, patientenkontrollierte Analgesie (PCA) mit Opioiden, ist auch im Akutschmerzdienst der Kliniken ein breites Betätigungsfeld für die Fachpflege entstanden.

Siehe hierzu auch ► Kap. 39 zur postoperativen Schmerztherapie.

1.6 Juristische Aspekte der Patientenversorgung

1.6.1 Anästhesie und Narkoseführung

Alle Allgemeinanästhesien und alle rückenmarknahen Leitungsanästhesien (Spinalanästhesie, Periduralanästhesie) werden in Deutschland von einem Anästhesisten durchgeführt. Dagegen können regionale Anästhesieverfahren, bei denen die Vitalfunktionen nicht beeinträchtigt werden, z. B. Infiltrations- und Oberflächenanästhesien, durch den Operateur vorgenommen werden.

Einsatz von Fachärzten zur Narkoseführung

Chef- und Oberarzt dürfen einem Facharzt, dessen medizinische und persönliche Zuverlässigkeit sie kennen, alle zum Fachgebiet gehörenden Aufgaben zur *selbstständigen* Erledigung anvertrauen. Eine Kontrolle im Einzelnen ist hierbei nicht erforderlich.

Einsatz unerfahrener Assistenzärzte zur Narkoseführung

Assistenzärzten bzw. Nichtfachärzten dürfen nur solche Tätigkeiten eigenverantwortlich übertragen werden, denen sie nach ihrem Kenntnis- und Erfahrungsstand gewachsen sind.

Wird bei Parallelnarkosen (► Abschn. 1.6.3) ein Arzt eingesetzt, der noch keine ausreichende anästhesiologische Erfahrung besitzt, muss der erfahrene Anästhesist immer auf Zuruf erreichbar sein, um sofort eingreifen zu können.

Um selbstständig eine Narkose durchführen zu können, ist *keine* Facharztanerkennung erforderlich. Vielmehr wird der Arzt durch Weiterbildung schrittweise an die fachspezifischen Leistungen herangeführt und übernimmt stufenweise die Eigenverantwortung.

Einsatz von Pflegepersonal zur Narkoseführung

Das Anästhesiefachpflegepersonal erfüllt im Fachbereich eigene Aufgaben und ermöglicht damit die Anästhesie gemeinsam mit einem Anästhesisten. Dabei ist folgender Grundsatz zu beachten:

> ❯ Fachpflegepersonal darf nach aktueller Rechtsprechung keine Narkosen selbstständig und eigenverantwortlich durchführen. Möglich und üblich ist die Mitarbeit bei der Narkose unter unmittelbarer Anleitung und Überwachung des Anästhesisten.

Nach aktueller Rechtsprechung ist die Narkoseeinleitung durch einen Anästhesisten ohne die Hinzuziehung einer qualifizierten zusätzlichen Fachkraft (Fachpflegestandard) nicht zulässig.

1.6.2 Fachliche Unterstellung und Mitarbeit in der Anästhesie

In der Zusammenarbeit einer ärztlich geleiteten Abteilung, in der disziplinarisch nicht zugeordnete Berufsgruppen wie die Fachpflege mitarbeiten, müssen die fachlichen Hierarchien und Zuständigkeiten beachtet werden.

> ❯ Der Chefarzt ist gegenüber nichtärztlichen Mitarbeitern, d. h. Pflege- und Assistenzpersonal, fachlich weisungsberechtigt und -pflichtig.

Der Arzt darf sich nach dem Vertrauensgrundsatz auf die eigene unmittelbare *Primärverantwortlichkeit* des Pflegepersonals verlassen, besonders wenn sie ihre Kenntnisse und Erfahrungen im Fachgebiet durch Prüfungszeugnisse wie der Fachweiterbildung nachgewiesen haben.

Der Arzt haftet für die **Prüfung der fachlichen und persönlichen Qualifikation** des nichtärztlichen Mitarbeiters und die Erteilung der fachlichen Weisungen, außerdem für die ordnungsgemäße Überwachung.

> ❯ Ist das Pflegepersonal „geschult, erprobt, erfahren und zuverlässig", haftet der Arzt nicht für dessen Versagen, wenn der „von ihm begangene Fehler außerhalb des Rahmens gewöhnlicher Erfahrung und der besonderen Wissensmöglichkeit des Arztes liegt".

Hat sich somit ein nichtärztlicher Mitarbeiter in der langjährigen Mitarbeit als fachlich qualifiziert und zuverlässig erwiesen, so genügt eine regelmäßige stichprobenartige Überwachung durch den Arzt.

1.6.3 Delegation ärztlicher Leistungen an nichtärztliches Personal

Der Anästhesist darf Teile seiner für eine Anästhesie notwendigen Tätigkeiten an nichtärztliches Personal delegieren. Hierdurch darf jedoch nicht das Risiko für den Patienten ansteigen.

In der Anästhesie delegierbare ärztliche Leistungen (DGAI/BDA)

1. **Anästhesievorbereitung:**
   - Beschaffen erforderlicher Formulare und Befunde, Datenerfassung
   - Venöse Blutentnahmen für Laboruntersuchungen
   - Technische Untersuchungen wie Elektrokardiogramm (EKG), Lungenfunktion, Pulsoxymetrie
2. **Anästhesieeinleitung** (Fachpflegestandard): Die Narkoseeinleitung ist nicht delegierbar. Delegierbar sind aber folgende Maßnahmen:
   - Vorbereitung und Überprüfung von Medikamenten und der erforderlichen Medizingeräte
   - Gerätecheck nach den Empfehlungen der DGAI (zudem Medizinproduktegesetz, MPG)
   - Anlage peripher Venenkanülen
   - Injektionen und Infusionen
3. **Anästhesieführung** (Fachpflegestandard): Überwachungsmaßnahmen (s. hierzu „Parallelnarkose" in ▶ Abschn. 1.6.3).
4. **Anästhesieausleitung** (Fachpflegestandard): Erfordert die Anwesenheit des Anästhesisten und ist nicht delegierbar. Delegierbar sind einzelne Maßnahmen wie Injektion/Infusion von Medikamenten.
5. **Aufwachraum** (Fachpflegestandard): Delegierbar ist die Überwachung im Aufwachraum. Hierbei müssen die Empfehlungen der Fachgesellschaften zur Organisation und Einrichtung von Aufwacheinheiten in Krankenhäusern beachtet werden.

Injektionen, Infusionen und Blutentnahme durch Pflegepersonal

Beauftragt der Arzt Pflegepersonal mit der Durchführung von Injektionen, Infusionen und Blutentnahmen, trägt er für die Anordnung, d. h. Art, Dosis und Konzentration des Medikaments sowie Zeitpunkt und Art der Zufuhr, die rechtliche Verantwortung.

Die Verantwortung für die *Durchführung* liegt primär bei der Pflegekraft, der diese Aufgabe übertragen wurde. Sie haftet straf- und zivilrechtlich für schuldhafte Fehler, die zu Schädigungen des Patienten führen.

Anästhesievorbereitung

Die medizinische Einschätzung des Patienten einschließlich Anamneseerhebung und körperlicher Untersuchung sind nicht an Pflegekräfte delegierbar. Nicht delegierbar sind weiterhin die Aufklärung des Patienten über die Narkose und die damit verbundenen Maßnahmen.

Parallelnarkosen in Notfallsituationen

In *Notfällen* wird die sog. **„Parallelnarkose"** allgemein für vertretbar gehalten, bei der ein Anästhesist mithilfe von 2 ausgebildeten, in der Narkoseüberwachung erfahrenen Pflegefachkräften in einem OP an benachbarten OP-Tischen oder in unmittelbar verbundenen Räumen gleichzeitig (max.) 2 Narkosen übernimmt und dabei die schwierigen Verrichtungen (z. B. Intubation, Extubation) an beiden Tischen selbstständig durchführt und außerdem die Tätigkeit der nichtärztlichen Mitarbeiter in kurzen Abständen überprüft. Voraussetzung ist aber weiterhin, dass der narkoseführende Arzt am anderen Tisch auf Zuruf erreichbar ist, um sofort eingreifen zu können, wenn Unregelmäßigkeiten erkennbar sind. Eine Delegation der Überwachungsaufgaben ist aber nur bei unkomplizierten Fällen möglich. *Risikopatienten* sind hingegen *grundsätzlich* von Parallelnarkosen auszuschließen!

Zu beachten ist weiterhin, dass eine *generelle* Anordnung paralleler Narkosen nicht zulässig ist, sondern nur unmittelbar in der *aktuellen Einzelsituation*. Entsprechend darf auch das tägliche OP-Programm nicht von vornherein so gestaltet werden, dass wegen der unzureichenden Personalsituation von Parallelnarkosen ausgegangen wird.

In diesem Zusammenhang sei auch auf eine Entscheidung des Bundesgerichtshofs zum **Delegationsverbot** hingewiesen:

> ❯ Werden einer nach ihrem Ausbildungs- und Erfahrungsstand zur Vornahme bestimmter Eingriffe in die körperliche Integrität eines Patienten nicht befugten Person solche Eingriffe dennoch übertragen und von ihr ausgeführt, liegt ein Behandlungsfehler vor.

1.7 Haftung für Behandlungsfehler

Das juristische Risiko in der Anästhesie ist groß: Anästhesisten sind neben Chirurgen und Gynäkologen am häufigsten in Schadenersatz- und Kunstfehlerprozesse verwickelt. Der Schadenumfang ist ebenfalls beträchtlich, denn oft hat der vor Gerichten verhandelte Narkosezwischenfall zu irreversiblen Gehirnschäden mit ständiger Pflegebedürftigkeit oder sogar zum Tod des Patienten geführt.

1

Häufigste Behandlungsfehler

- Mangelhafte oder fehlende Aufklärung
- Unzulängliche oder fehlende Erhebung der Vorgeschichte
- Falsche Prämedikation
- Verwendung eines falschen Tubus
- Fehlintubation bzw. fehlerhafte Beatmung
- Verletzungen bei der Intubation
- Mangelhafte Überwachung der Narkose und der Vitalfunktionen
- Falscher Gebrauch der Anästhetika und Relaxanzien
- Medikamentenirrtümer
- Fehler bei der Patientenlagerung
- Fehlerhafte Reanimation
- Postoperative Überwachungsmängel außerhalb der Intensivstation, v. a. nach dem Einsatz von Opioiden
- Organisationsfehler wie ungenügende Anweisungen, fehlerhafte Übertragung von Aufgaben sowie unzulängliche Kontrolle des Personals, der Patientendokumentation und der Patientenaufklärung

1.7.1 Behandlungsfehler – juristisch betrachtet

Der Arzt ist verpflichtet, den Patienten nach den Regeln der medizinischen Wissenschaft, den sog. „Kunstregeln", zu behandeln. Die Abweichung von diesen Regeln wird als „Kunstfehler" oder „Behandlungsfehler" bezeichnet. Dieser Begriff beschränkt sich jedoch nicht auf die Behandlung allein, sondern umfasst auch Mängel bei der Diagnose, der Prophylaxe und der Nachsorge. Maßgeblich sind hierbei die Leistungsstandards des Fachgebiets und die innerhalb dieses Gebiets oder von der Ärzteschaft allgemein anerkannten Sorgfalts- bzw. Kunstregeln.

1.7.2 Pflegefehler

Professionelle Pflege beruht auf Pflegestandards und den gültigen Erkenntnissen der Pflegewissenschaft. Ein Pflegefehler liegt vor, wenn die Pflegekraft hiervon durch ihr Handeln oder Unterlassen abweicht. Führt der Pflegefehler zu einer körperlichen (z. B. Dekubitus) oder psychischen Schädigung des Patienten, so entsteht eine zivilrechtliche Haftung, bei vorsätzlichen Fehlern auch eine strafrechtliche (▶ Abschn. 1.7.3).

- **Arten von Pflegefehlern**
- Unterlassene Pflege
- Behandlungsfehler
- Therapiefehler
- Fehlerhafte Medikamentengabe

▶ **Beispiel**
Ein 80-jähriger, noch nicht vollständig bewusstseinsklarer Patient versucht im Aufwachraum, aus dem Bett aufzustehen, stürzt dabei auf den Boden und bricht sich den Oberschenkel. Die Fraktur wird operiert. Postoperativ entwickelt der Patient eine Pneumonie und muss 10 Tage intensivmedizinisch behandelt werden. Anschließend ist eine Rehabilitationsbehandlung erforderlich. Der Patient verklagt das Krankenhaus auf Schmerzensgeld, seine Krankenkasse fordert die Behandlungskosten von der Haftpflichtversicherung des Krankenhauses zurück. Das Gericht entscheidet im Zivilprozess zugunsten des Patienten und der Krankenversicherung. Das Krankenhaus habe nicht nachweisen können, dass der Sturz *nicht* auf einen Fehler des Pflegepersonals zurückzuführen war. Das Pflegepersonal schuldet eine fachgerechte pflegerische Betreuung des Patienten. Kommt es zu einem Unfall, muss das Krankenhaus beweisen, dass die zuständige Pflegekraft keinen Fehler gemacht hat. Das konnte das Krankenhaus im vorliegenden Fall nicht. Daher ging das Gericht von einer schuldhaften Pflichtverletzung aus, und das Krankenhaus musste haften. ◄

Ein Behandlungsfehler oder ein Pflegefehler darf nicht mit Fahrlässigkeit gleichgesetzt werden. Fahrlässigkeit liegt dann vor, wenn der Arzt oder die Pflegekraft „durch ihr pflichtwidriges Tun oder Unterlassen" den Tod bzw. die Körperverletzung des Patienten *verursacht* haben.

1.7.3 Arten medizinischer und pflegerischer Fahrlässigkeit

Übernahmeverschulden

❗ Wer eine Tätigkeit übernimmt, deren ordnungsgemäße Ausführung er nicht garantieren kann, handelt fahrlässig und haftet für daraus entstehende Schäden, sobald das weitere Verhalten fehlerhaft war.

Somit haftet auch der Anfänger in ärztlicher oder pflegerischer Fachweiterbildung aus Übernahmeverschulden, wenn er seinem Einsatz bei Tätigkeiten, denen er nicht gewachsen ist, *nicht widerspricht*.

Organisationsverschulden
Zwar haftet jeder Mitarbeiter für die Durchführung der ihm übertragenen Aufgaben nach den Regeln der ärztlichen Kunst, jedoch kann der leitende Arzt für Fehler seiner Mitarbeiter zur Verantwortung gezogen werden, wenn er diese Fehler durch Organisationsverschulden ermöglicht oder erleichtert hat.

❯ Krankenhausträger, die ohne die erforderliche personelle und apparative Ausstattung ein Krankenhaus betreiben, begehen ein Organisationsverschulden, für das sie haftbar sind, wenn hierdurch folgenschwere Zwischenfälle verursacht werden.

Krankenhausträger und Ärzte sichern sich gegen zivilrechtliche Schadenersatzansprüche durch eine **Haftpflichtversicherung** ab. Pflegekräfte sind in der Regel durch das Krankenhaus versichert.

Dokumentation von Zwischenfällen – die Rolle des Narkoseprotokolls

Für Haftungsfälle ist das Narkoseprotokoll oft von herausragender Bedeutung, weil sich hieraus, bei korrektem Ausfüllen, genaue Daten über die Narkoseführung und die Vitalfunktionen ergeben. Tritt ein Zwischenfall ein, kann naturgemäß kein Protokoll geführt werden, da sich der Anästhesist und seine Mitarbeiter vollständig auf die Lebenserhaltung des Patienten konzentrieren müssen. Daher wird folgendes Vorgehen empfohlen:

> ❯ Unmittelbar nach dem Zwischenfall sollte aus frischer Erinnerung, möglichst noch im OP und unter Mitwirkung aller Beteiligter, das Narkoseprotokoll nachgetragen und vervollständigt werden.

Ergänzungen sollten nicht erst vorgenommen werden, nachdem die Komplikationen offenkundig sind und womöglich ein Strafverfahren eingeleitet ist oder ein Zivilprozess droht, zumal bei langem zeitlichem Abstand der Verlauf des Geschehens meist ungenau und widersprüchlich dargestellt wird.

Nachschlagen und Weiterlesen

Brandt L (1997) Illustrierte Geschichte der Anästhesie. Wissenschaftliche Verlagsgesellschaft, Stuttgart

Dettmeyer R (2006) Medizin & Recht. Rechtliche Sicherheit für den Arzt. Grundlagen, Fallbeispiel und Lösungen, medizinrechtliche Antworten, 2. Aufl. Springer, Berlin, Heidelberg, New York

Deutsch E, Spickhoff A (2014) Medizinrecht, Arztrecht, Arzneimittelrecht, Medizinprodukterecht und Transfusionsrecht, 7. Aufl. Springer, Berlin, Heidelberg, New York

Deutsche Gesellschaft für Anästhesiologie und Intensivmedizin (DGAI), Berufsverband Deutscher Anästhesisten (BDA) (Hrsg) (2007) Ärztliche Kernkompetenz und Delegation in der Anästhesie. Anästh Intensivmed 48: 712–714. https://www.dgai.de/publikationen/vereinbarungen.html. Zugegriffen: 05. Febr. 2021

Deutsche Gesellschaft für Anästhesiologie und Intensivmedizin (DGAI), Berufsverband Deutscher Anästhesisten (BDA) (Hrsg) (2011) Entschließungen, Empfehlungen, Vereinbarungen, Leitlinien. Ein Beitrag zur Qualitätssicherung in der Anästhesiologie, 5. Aufl. Aktiv Druck, Ebelsbach (https://www.dgai.de/publikationen/vereinbarungen.html. Zugegriffen: 05. Febr. 2021)

Larsen R (2018) Anästhesie, 11. Aufl. Urban & Fischer Elsevier, München

Müller-Wolff T, McDonough JP (2019) Geschichte der Anästhesie: Pflege spielte immer zentrale Rolle. PflegenIntensiv 3:54–58

Ulsenheimer K, Biermann E (2007) Zur Problematik der Parallelnarkose. Anaesthesist 56:313–321

Internet

Bassauer D (2005) 30 Jahre Deutsche Gesellschaft für Fachkrankenpflege und Funktionsdienste e. V. – 40 Jahre Fachweiterbildung in Deutschland – 150 Jahre Narkoseschwestern. Festvortrag beim Europäischen Anästhesiepflegekongress, Weimar. https://www.dgf-online.de/chronik-30-jahre-dgf/. Zugegriffen: 5. Febr. 2021

Deutsche Gesellschaft für Fachkrankenpflege und Funktionsdienste (DGF) e. V. (2009) DGF-Fachkrankenpflegestandard. https://www.dgf-online.de/wp-content/uploads/DGF-Fachkrankenpflegestandard_10.07.09.pdf. Zugegriffen: 5. Febr. 2021

Deutscher Bundesverband der Schulen für Anästhesietechnische Assistentinnen und Assistenten e. V. (DBVSA) (2020) Informationen zur ATA Ausbildung. http://www.ata-info.de/?Informationen_zur_ATA_Ausbildung. Zugegriffen: 5. Febr. 2021

Präoperative Einschätzung und Prämedikation

Reinhard Larsen

Inhaltsverzeichnis

© Der/die Herausgeber bzw. der/die Autor(en), exklusiv lizenziert durch Springer-Verlag GmbH, DE, ein Teil von Springer Nature 2021
R. Larsen, T. Fink, T. Müller-Wolff (Hrsg.), *Larsens Anästhesie und Intensivmedizin für die Fachpflege*,
https://doi.org/10.1007/978-3-662-63127-0_2

2

Jeder Patient wird präoperativ von einem Anästhesisten untersucht und eingeschätzt, um das perioperative Risiko zu minimieren und den Patienten medizinisch und psychologisch auf die Narkose vorzubereiten. Die Prämedikationsvisite muss rechtzeitig erfolgen, damit – neben der Basisvorbereitung – evtl. noch weitere für die Anästhesie erforderliche diagnostische und therapeutische Maßnahmen vorgenommen werden können.

■ **Ziele der präoperativen Visite**
- Erhebung der Vorgeschichte
- Einschätzung des körperlichen und seelischen Zustands
- Erfassung von relevanten Begleiterkrankungen
- Einstufung der Narkosefähigkeit und des Narkoserisikos
- Auswahl des Narkoseverfahrens
- Aufklärung und Einwilligung des Patienten
- Verminderung von Angst und Aufregung
- Verordnung der Prämedikation und anderer Maßnahmen

2.1 Einschätzung des klinischen Zustands

2.1.1 Krankengeschichte

Zunächst informiert sich der Anästhesist über die bisherige Krankengeschichte. Hierbei sind folgende Einzelheiten wichtig:
- Frühere Krankheiten und Operationen, Verträglichkeit von Narkosen
- Allergien
- Blutungsanamnese, z. B. mit der Checkliste der Österreichischen Gesellschaft für Anästhesiologie, Reanimation und Intensivmedizin (ÖGARI)
- Einnahme von Medikamenten
- Bestehende Schwangerschaft (evtl. Schwangerschaftstest)
- Körperliche Untersuchungsergebnisse
- Körperliche Belastbarkeit
- Jetzige Diagnosen und geplante Eingriffe
- Ergebnisse von Konsiliaruntersuchungen
- Laborbefunde

Bei der anschließenden Narkosevisite wird der Patient, narkosebezogen, körperlich untersucht (▶ Abschn. 2.1.8).

2.1.2 Laboruntersuchungen

Nach den Empfehlungen der deutschen Fachgesellschaften für Anästhesie (DGAI), für Chirurgie (DGCH) und für innere Medizin (DGIM) sollten präoperativ keine

◨ Tab. 2.1 Minimalprogramm für Laboruntersuchungen bei Verdacht oder Hinweisen auf Organerkrankungen (Empfehlungen von DGAI, DGCH und DGIM 2011)

Laborparameter	Herz/Lunge	Leber	Niere	Blut
Hämoglobin	Ja	Ja	Ja	Ja
Leukozyten	–	–	–	Ja
Thrombozyten	–	Ja	–	Ja
Natrium, Kalium	Ja	Ja	Ja	Ja
ASAT, Bilirubin, aPTT und INR	–	Ja	–	–

– = nicht erforderlich; ASAT = Aspartataminotransferase, aPTT = aktivierte partielle Thromboplastinzeit, INR = International Normalized Ratio

routinemäßigen Laboruntersuchungen, also kein ungerichtetes Screening, durchgeführt werden, auch wenn es sich um schwere Eingriffe oder sehr alte Patienten handelt.

Besteht dagegen der Verdacht auf Organerkrankungen oder liegen Hinweise darauf vor, sollten als Minimalstandard die in ◨ Tab. 2.1 aufgeführten Laborparameter bestimmt werden. Für Untersuchungen von Blutzucker und Gerinnungsparametern gilt:
- **Blutzucker:** Nicht routinemäßig aber bei Diabetikern, Hochrisikoeingriffen, Vorliegen weiterer kardialer Risikofaktoren (s. Übersicht) sowie bei Adipositas per magna bzw. BMI > 30 kg KG/m^2.
- **Untersuchungen des Gerinnungssystems:** Nur bei klinischem Verdacht auf eine Gerinnungsstörung und bei entsprechender Medikamentenanamnese (z. B. Einnahme oraler Antikoagulanzien); jedoch regelmäßige Kontrollen der Thrombozytenwerte bei Thromboseprophylaxe mit Heparin (Ausschluss einer heparininduzierten Thrombozytopenie (HIT Typ II).

Kardiale Risikofaktoren aus Anamnese und/oder klinischen Befunden (DGAI, DGCH und DGIM 2011)
- Herzinsuffizienz
- Koronare Herzkrankheit (KHK)
- Periphere arterielle Verschlusskrankheit (pAVK)
- Zerebrovaskuläre Insuffizienz
- Diabetes mellitus
- Niereninsuffizienz

2.1.3 Präoperatives 12-Kanal-EKG

Hiermit sollen kardiale Erkrankungen erkannt werden, die für das Vorgehen des Anästhesisten von Bedeutung sind. Ergeben sich aus der Anamnese keine Hinweise auf

◻ **Tab. 2.2** Kardiales Risiko verschiedener Operationen

Risiko	Operationen
Hohes Risiko	Aortenchirurgie
	Große periphere arterielle Eingriffe
Mittleres Risiko	Intrathorakale und intraabdominelle Eingriffe (auch laparoskopisch/thorako-skopisch)
	Karotischirurgie
	Prostatachirurgie
	Orthopädische Eingriffe
	Operationen im Kopf-Hals-Bereich
Niedriges Risiko	Oberflächliche Eingriffe
	Endoskopische Eingriffe
	Mammachirurgie
	Kataraktoperationen

eine Herzerkrankung und liegen keine kardialen Symptome vor, so ist kein präoperatives EKG erforderlich – unabhängig vom Alter.

Als **Indikationen** gelten (nach DGAI, DGCH und DGIM):

▬ Kardial asymptomatische Patienten vor Eingriffen mit hohem kardialem Risiko oder mit mittlerem Risiko (◻ Tab. 2.2) mit mehr als 1 kardialen Risikofaktor aus der vorhergehenden Übersicht (► Abschn. 2.1.2).

▬ Bei klinischen Symptomen einer KHK, Herzrhythmusstörungen, Herzklappenerkrankungen/Herzvitien, Herzinsuffizienz, Trägern eines implantierbaren Kardioverter-Defibrillatoren (ICD; nicht bei Trägern eines „normalen" Herzschrittmachers).

2.1.4 Echokardiografie

Eine präoperative Echokardiografie ist nur indiziert bei
▬ neu aufgetretener Luftnot unklarer Ursache,
▬ Symptomverschlechterung bei bekannter Herzinsuffizienz,
▬ nicht abgeklärten Herzgeräuschen (häufigste Ursachen: Aortenstenose und Mitralinsuffizienz) bei Eingriffen mit mittlerem oder hohem Risiko für kardiovaskuläre Komplikationen (◻ Tab. 2.2).

Bei stabiler Herzinsuffizienz und bei vermuteter oder nachgewiesener KHK ist keine präoperative Echokardiografie erforderlich.

Erweiterte kardiale Diagnostik: ► Kap. 3.

2.1.5 Sonografie der Halsgefäße

Bei Patienten mit Apoplex oder einer transitorischen ischämischen Attacke (TIA; ► Kap. 28) innerhalb der letzten 3 Monate sollte eine präoperative Sonografie der Halsgefäße erfolgen, weiterhin bei Patienten vor einem Eingriff an den Arterien des Halses.

2.1.6 Röntgenbild des Thorax

Ein routinemäßiges Röntgenbild des Thorax ist nicht erforderlich. Indiziert ist eine Aufnahme nur bei klinischem Verdacht auf Erkrankungen, die für das perioperative Vorgehen von Bedeutung sind, z. B. Pneumonie, Pleuraerguss, Atelektasen; weiterhin bei einer Struma mit Verdacht auf eine Trachealverlagerung.

2.1.7 Lungenfunktion

Eine präoperative Routineuntersuchung der Lungenfunktion ist nicht erforderlich. Indiziert ist sie bei Patienten mit Verdacht auf eine akute symptomatische Lungenerkrankung, um den Schweregrad einzuschätzen oder die Wirksamkeit von Therapiemaßnahmen zu kontrollieren.

2.1.8 Befragung des Patienten und körperliche Untersuchung bei der Narkosevisite

Die Befragung und Untersuchung konzentrieren sich v. a. auf Organsysteme, deren Funktion durch die perioperativen Medikamente und Maßnahmen beeinflusst werden kann oder die selbst die Wirkung von Anästhetika beeinflussen können. Hierzu gehören das Herz-Kreislauf-System, das zentrale Nervensystem, die Lungen, die Leber und die Nieren.

Befragung
Die Befragung des Patienten umfasst im Wesentlichen folgende Punkte:
▬ Kardiale Vorgeschichte: insbesondere Infarkte, Angina pectoris, Herzmedikamente
▬ Hypertonie: Dauer, Schwere, Behandlung
▬ Pulmonale Vorgeschichte: Zigarettenkonsum, Husten, Asthma, Emphysem, akuter Infekt der Luftwege sowie deren Behandlung
▬ Nierenerkrankungen
▬ Lebererkrankungen, Alkoholkonsum
▬ Blutungsneigung
▬ Allergie gegen Medikamente, Latex und Pflaster
▬ Medikamenteneinnahme und -missbrauch

2

- Frühere Narkosen und deren Verträglichkeit
- Narkosekomplikationen bei Familienmitgliedern
- Schwangerschaft
- Zugehörigkeit zu einer Risikogruppe (Immunschwäche bzw. HIV/Aids)

Körperliche Untersuchung

Nach der Befragung wird eine begrenzte körperliche Untersuchung durchgeführt. Sie umfasst bei allen Patienten die Auskultation von Herz und Lungen. Besondere Aufmerksamkeit gilt außerdem den oberen Luftwegen des Patienten (▶ Kap. 8). Die Haut wird im Bereich geplanter Punktionsstellen untersucht. Außerdem müssen Blutdruck und Herzfrequenz gemessen werden.

Dauermedikation

Viele Patienten stehen unter einer medikamentösen Dauertherapie. Die eingenommenen Medikamente können sich auf die Narkose und die Operation auswirken. Daher muss entschieden werden, ob sie vor der Operation abgesetzt werden oder besser weitergegeben werden sollten. Hierbei muss individuell vorgegangen werden. In der Regel werden folgende Medikamente vor einer Narkose/Operation *nicht* abgesetzt:

- Kardiovaskuläre Medikamente wie β-Blocker, Nitrate, Antihypertensiva, Kalziumantagonisten
- Angiotensin-Converting-Enzym-Hemmer (ACE-Hemmer) und Angiotensin-II-Rezeptorantagonisten (ARB; individuell entscheiden, evtl. am OP-Tag nicht verabreichen)
- Statine
- Insulin (orale Antidiabetika ▶ Kap. 3)
- Glukokortikoide als Dauertherapie
- Antiparkinsonmedikamente (▶ Kap. 3)
- Psychopharmaka, Antipsychotika (jedoch: Wechselwirkungen beachten; Lithium 72 h vor der OP absetzen; ältere MAO-Hemmer vor der OP absetzen)
- Antiepileptika
- Methylphenidat (ADHS-Medikament)

2.1.9 Einstufung des Narkoserisikos

Aufgrund der erhobenen Befunde wird der Patient in eine der ASA-Risikogruppen eingeteilt (ASA = American Society of Anesthesiologists).

ASA-Narkoserisikogruppen:
1. Normaler, sonst gesunder Patient
2. Leichte Allgemeinerkrankung ohne Leistungseinschränkung
3. Schwere Allgemeinerkrankung mit Leistungseinschränkung
4. Schwere Allgemeinerkrankung, die mit oder ohne OP das Leben des Patienten bedroht

---

5. moribunder Patient, der voraussichtlich ohne operativen/interventionellen Eingriff nicht überleben wird
6. hirntoter Patient zur Organentnahme

Notfall-Operationen werden mit einem "E" für Emergency gekennzeichnet

---

Bestimmte Erkrankungen sollten vor einem geplanten Eingriff behandelt werden, um das perioperative Risiko zu vermindern (▶ Kap. 3). Hierzu gehören v. a.

- symptomatische Herzinsuffizienz,
- nicht eingestellte Angina pectoris,
- Hypertonie,
- funktionell wirksame Herzrhythmusstörungen,
- Diabetes mellitus,
- akute Infekte der Atemwege,
- Unterernährung, Fettsucht,
- Hyperthyreose, Hypothyreose und andere endokrine Störungen.

2.2 Auswahl des Narkoseverfahrens

Aufgrund der Analyse aller wichtigen Daten wird, unter Berücksichtigung der Wünsche des Patienten, das Narkoseverfahren ausgewählt. Bei Kindern betrifft dies auch die Art der Narkose*einleitung*. Grundsätzlich wird das Narkoseverfahren bevorzugt, das für den Patienten ein Höchstmaß an Sicherheit bietet.

Für die Auswahl des Narkoseverfahrens gelten folgende Grundsätze:

- Bei Kindern ist die *Allgemeinnarkose* das Verfahren der Wahl.
- Bei Erwachsenen sollten kurze und periphere Eingriffe in *Lokal- oder Regionalanästhesie* durchgeführt werden.
- Langdauernde Operationen und Eingriffe in Seiten- und Bauchlage erfolgen am besten in *Intubationsnarkose*.
- Bei Patienten unter *Antikoagulanzientherapie* darf keine Spinal- oder Periduralanästhesie vorgenommen werden (Einzelheiten: ▶ Kap. 16 und 17).
- Unkooperative oder verwirrte Patienten erhalten keine Regionalanästhesien.
- Bei Patienten mit schweren Lungen- oder Herzerkrankungen *kann* eine Regionalanästhesie unter bestimmten Bedingungen günstiger sein als eine Allgemeinnarkose.
- Bei stark übergewichtigen Patienten *mit kurzem Hals* sollte keine Maskennarkose durchgeführt werden.
- Nimmt der Patient Medikamente ein, müssen mögliche Wechselwirkungen mit den Anästhetika berücksichtigt werden. Dies gilt z. B. für
  - Antihypertensiva,
  - β-Blocker,

– ACE-Hemmer,
– Psychopharmaka,
– L-Dopa (Antiparkinsonmittel),
– MAO-Hemmer (Parnate, Jatrosom),
– trizyklische Antidepressiva.

2.3 Aufklärung des Patienten

Jeder Patient muss vor der Narkose durch einen Arzt (nicht durch das Pflegepersonal) über die geplanten Maßnahmen und deren Risiken aufgeklärt werden und hierin einwilligen (▶ Kap. 1). Die Aufklärung soll den Patienten nicht zusätzlich beunruhigen und ängstigen. Folgende Einzelheiten sind für die meisten Patienten wichtig:
- Auswahl des Narkoseverfahrens
- Beginn der Nahrungskarenz: feste Nahrung mindestens 6 h vor dem Wahleingriff (Säuglinge: ▶ Kap. 24), *klare* Flüssigkeit 2 h vor der Narkoseeinleitung; orale Medikamente 1–2 h vor der Einleitung mit max. 150 ml Wasser
- Rauchverbot vor der OP
- Zeitpunkt der OP
- Prämedikation: wozu, wann, Art der Zufuhr, Wirkung
- Maßnahmen im Einleitungsraum: Blutdruckmanschette, Venenkanüle, EKG, O_2-Maske usw.
- Bei postoperativer Intensivbehandlung: Tubus (nicht sprechen können), Beatmung, Monitore, Drainagen usw.

Aufklärung und Einwilligung werden protokolliert und von Arzt und Patient unterschrieben.

Bei Notfall-OPs, die nicht verschoben werden können, reicht eine begrenzte Aufklärung aus.

- **Besonderheiten**
- Kann der Patient vor dringlichen Operationen nicht in den Eingriff einwilligen (z. B. bei Bewusstlosigkeit, Geisteskrankheit, Unmündigkeit), muss die Einwilligung des gesetzlichen Vertreters eingeholt werden. Ist jedoch der gesetzliche Vertreter nicht umgehend zu erreichen, wird nach dem *mutmaßlichen Willen* des Patienten entschieden.
- Bei Kindern unter 14 Jahren müssen *beide* Eltern in den Eingriff einwilligen, bei dringlichen Eingriffen ein Elternteil.
- Verweigern die Eltern einen lebensrettenden Eingriff bei ihrem Kind (z. B. Zeugen Jehovas), wird eine richterliche Sofortgenehmigung für den Noteingriff, unter Umgehung des elterlichen Willens, eingeholt. Kinder zwischen 14 und 18 Jahren können in einen Eingriff einwilligen, wenn sie fähig sind, dessen Bedeutung und Folgen zu erkennen und hiernach ihren Willen auszurichten.
- Auch eine dringliche Operation darf nicht gegen den erklärten Willen des Patienten durchgeführt werden. Ist der Patient verwirrt, muss eine richterliche Sofortgenehmigung eingeholt werden.

2.4 Verminderung von Ängsten und Prämedikation

Die meisten Patienten haben Angst vor der Narkose (und Operation). Starke Ängste können zu vegetativen Reaktionen führen und sich ungünstig auf die Anästhesie und den postoperativen Verlauf auswirken. Ein **einfühlsames Vorgespräch** mit dem Anästhesisten wirkt angstmindernd und beruhigend, muss aber bei vielen Patienten durch die Verordnung von Beruhigungsmitteln kurz vor der Operation ergänzt werden. Durch diese Prämedikation soll der Patient entspannt und angstfrei, sediert, aber erweckbar und kooperativ in den Narkoseeinleitungsraum gebracht werden.

Die *orale* Prämedikation ist die Methode der Wahl. Nur wenn erforderlich, wird die Prämedikation durch Analgetika und sekretionshemmende Pharmaka ergänzt. Eine gute Prämedikation vermindert nicht nur die Ängste des Patienten, sondern erleichtert auch die Narkoseeinleitung und reduziert den Verbrauch an Narkosemitteln. Am häufigsten werden Benzodiazepine für die Prämedikation eingesetzt, bei starken präoperativen Schmerzen auch Opioide, jedoch nicht kombiniert. Barbiturate und Neuroleptika werden wegen ihrer unerwünschten Nebenwirkungen möglichst vermieden.

2.4.1 Benzodiazepine

Benzodiazepine sind die Standardsubstanzen für die Prämedikation am OP-Tag und die Sedierung für die Nacht vor der Operation. Zahlreiche Präparate sind in klinischem Gebrauch. Sie unterscheiden sich im Wesentlichen nur in der Wirkstärke und -dauer.

- **Wirkungen**
Benzodiazepine wirken sedierend, angstlösend, amnestisch und antikonvulsiv (auch bei Lokalanästhetikaüberdosierung).

- **Nachteile**
Unsichere Resorption nach i. m. und rektaler Zufuhr von Diazepam (Valium); die i. m. und i. v. Injektion ist oft schmerzhaft und hat eine lange Wirkdauer.

Zu beachten: Benzodiazepine begünstigen v. a. bei älteren Patienten ein postoperatives Delir (POD) und sollten daher nur bei sehr aufgeregten Patienten eingesetzt werden.

2

ℹ️ **Prämedikationsdosierung von Benzodiazepinen**
- Midazolam (z. B. Dormicum): 1 Tabl. à 7,5 mg p. o. (Erwachsene); 30–60 min präoperativ oder 0,05–0,12 mg/kg KG i. m.
- Diazepam (z. B. Valium): ca. 0,15 mg/kg KG p. o.
- Flunitrazepam (z. B. Rohypnol): 1–2 mg p. o. (Vorsicht bei alten Patienten!) 1–2 h präoperativ
- Lorazepam: 1,0–2,5 mg p. o.; 2 h vor der OP (nicht bei kurzen Eingriffen anwenden, da Wirkdauer 4–6 h)
- Lormetazepam: 1–2 mg (nicht bei kurzen Eingriffen anwenden, da sehr lange Wirkdauer)

Beachtet werden muss die relativ lange Wirkdauer von Diazepam, Lorazepam, Lormetazepam und Flunitrazepam. Am Vorabend der Operation kann ein mittellang wirkendes Benzodiazepin zur Angstlösung und Sedierung verordnet werden, z. B. Diazepam (5–15 mg) oder Temazepam (Remestan).

2.4.2 Anticholinergika

Diese Substanzen hemmen die muskarinartigen Wirkungen von Acetylcholin (▶ Kap. 9). Sie wurden früher eingesetzt, um die Drüsensekretion zu vermindern und vagale Reflexe zu dämpfen. Die Routinegabe mit der Prämedikation ist nicht erforderlich.

ℹ️ **Prämedikationsdosierung von Anticholinergika**
- Atropin: Erwachsene 0,01 mg/kg KG i. m., Kleinkinder 0,02 mg/kg KG i. m.
- Scopolamin: 0,3–0,5 mg i. m.

■ **Wirkungen**
Zu den Wirkungen von Anticholinergika gehören die Hemmung der Speicheldrüsen und der Drüsen im Respirationstrakt, in höheren Dosen auch des Magen-Darm-Trakts und des Herzvagus; bei Scopolamin: Sedierung und Amnesie.

■ **Nebenwirkungen**
Folgende Nebenwirkungen können auftreten:
- Trockener Mund
- Atropinfieber (Kinder)
- Eintrocknung der Bronchialsekrete
- Erschlaffung des unteren Ösophagussphinkters

2.4.3 Aspirationsprophylaxe: Nahrungskarenz und Medikamente

Ist der Magen nicht leer, so besteht bei jeder Allgemeinnarkose das Risiko der pulmonalen Aspiration von Mageninhalt, ausgelöst durch Erbrechen oder Regurgitation. Die pulmonale Aspiration von Magensaft kann, abhängig von der Menge und dem Säuregrad, zur schweren, gelegentlich auch tödlichen Zerstörung von Lungengewebe führen, die Aspiration fester Nahrungsbestandteile hingegen zum Ersticken oder zur Verlegung der Bronchien und Atelektasen (▶ Kap. 32).

Begünstigende Faktoren einer Aspiration bei Narkosen sind
- hoher Ileus,
- abdominale Tumoren,
- Hiatushernie, Refluxkrankheit,
- Aszites,
- liegende Magensonde,
- Angst und Aufgeregtheit,
- Adipositas per magna (nicht gesichert),
- Schwangerschaft,
- akutes Trauma,
- erhöhter intrakranieller Druck,
- Alkohol- oder Drogenintoxikation,
- abdominale Notfalleingriffe,
- Herzstillstand.

Nahrungskarenz (Nüchternheit)
Wegen der Gefährlichkeit der pulmonalen Aspiration muss Folgendes beachtet werden:

❯ Ein leerer Magen ist die beste Aspirationsprophylaxe. Darum dürfen Erwachsene 6 h vor der Narkoseeinleitung für Wahleingriffe keine feste Nahrung mehr zu sich nehmen.

Die DGAI und die European Society of Anesthesiology empfehlen folgendes Vorgehen:
- **Keine feste Nahrung 6 h vor der Narkoseeinleitung.** Bis dahin ist Folgendes erlaubt: Nahrung in Form einer kleinen Mahlzeit, z. B. eine Scheibe Weißbrot mit Marmelade, ein Glas Milch.
- **Klare Flüssigkeiten** (Wasser, Säfte ohne Fruchtfleisch, Mineralwasser, Limonade oder Tee oder Kaffee (jeweils ohne Milch)) in kleinen Mengen **bis zu 2 h** vor der Narkoseeinleitung.
- **Orale Medikamente** mit einem Schluck Wasser bis kurz vor dem Eingriff.
- **Neugeborene und Säuglinge:** Stillen oder Flaschennahrung **bis 4 h** vor der Narkoseeinleitung.
- Diese Empfehlungen gelten auch für Patienten mit Adipositas, gastroösophagealem Reflux, Diabetes und für Schwangere, die sich nicht unter der Geburt befinden.
- **Rauchen** erhöht das Aspirationsrisiko nicht. Darum sollte die Operation nicht abgesetzt oder verschoben werden, wenn ein Patient bis kurz vor der Narkoseeinleitung geraucht hat. Dies gilt auch für Kaugummikauen oder Saugen an einem Schnuller.
- Wann der Patient nach der Operation wieder essen und trinken darf, hängt von der Narkose und von der Art des Eingriffs ab und muss individuell entschieden werden.

Medikamentöse Aspirationsprophylaxe

Zusätzlich zum Nüchternheitsgebot kann eine medikamentöse Aspirationsprophylaxe erfolgen. Der klinische Nutzen ist aber nicht gesichert. Eingesetzt werden folgende Substanzen:

- H_2-Rezeptorantagonisten
- Natriumzitrat
- Metoclopramid

H_2-Rezeptorantagonisten

H_2-Rezeptorantagonisten hemmen kompetitiv, selektiv und reversibel die durch Histamin vermittelte Säure- und Pepsinproduktion des Magens am sog. „H_2-Rezeptor". Die durch Histamin, Acetylcholin oder Gastrin ausgelöste Sekretion von Magensaft wird somit gehemmt und die Konzentration der H^+-Ionen vermindert. Der pH-Wert des Magensafts steigt an (Verminderung der Azidität bzw. des Säuregrads), das Magensaftvolumen nimmt ab.

Zu den H_2-Rezeptorantagonisten gehören

- Cimetidin (z. B. Tagamet),
- Ranitidin (z. B. Sostril, Zantic),
- Famotidin (z. B. Pepdul),
- Nizatidin (z. B. Gastrax, Nizax).

ℹ H_2-Blocker zur Aspirationsprophylaxe
- Ranitidin: 150 mg p. o., 2 h vor Narkoseeinleitung, Wirkdauer bis zu 9 h
- Cimetidin: 200 mg p. o., 1–1,5 h vor Narkoseeinleitung; bei Adipositas Dosis erhöhen; Wirkeintritt: nach 60–90 min, Wirkdauer: 3–4 h

Protonenpumpenhemmer (PPH)

Diese Substanzen hemmen das Enzym Adenosintriphosphatase (ATPase) in den Belegzellen des Magens; hierdurch nimmt die Säuresekretion um ca. 90 % ab. Die Substanzen sind deutlich stärker wirksam als die H_2-Rezeptorantagonisten, bei denen die Säureproduktion nur um ca. 60 % vermindert wird.

> **Praxistipp**
>
> Für eine effektive Prophylaxe sollten PPH am Abend vor der OP und am Morgen des OP-Tags verabreicht werden.

Bei Patienten unter Dauermedikation sollte die Zufuhr der PPH fortgesetzt werden. Die gleichzeitige Zufuhr von H_2-Blockern ist nicht sinnvoll, weil hierdurch die Wirkung nicht verstärkt wird.

Gebräuchliche PPH-Blocker sind
- Omeprazol (z. B. Antra MUPS, Generika),
- Esomeprazol (z. B. Nexium MUPS),
- Lansoprazol (z. B. Lanzor, Agopton),
- Pantoprazol (z. B. Rifun),
- Rabeprazol (z. B. Pariet).

Natriumzitrat

Dieses lösliche Antazidum erhöht bei nahezu allen Patienten den pH-Wert des Magensafts auf > 2,5; allerdings kann auch das Magensaftvolumen zunehmen. Natriumzitrat verhindert nicht die Aspiration von Magensaft, mildert jedoch die Auswirkungen, da der pH-Wert des Magensafts weniger sauer ist. Wird Magensaft aspiriert, der Natriumzitrat enthält, so führt das Zitrat nicht zu einer zusätzlichen Schädigung der Lunge – im Gegensatz zu den kolloidalen Antazida, die trotz Anhebung des Magensaft-pH-Werts zu bleibenden Lungenschäden führen können.

Ein Vorteil von Natriumzitrat ist der sofortige Wirkungseintritt.

ℹ Natriumzitrat zur Aspirationsprophylaxe
- Dosierung 20–30 ml 0,3 molar p. o., ca. 10–30 min vor Narkoseeinleitung
- Wirkungseintritt: sofort

Metoclopramid

Dieser Dopaminantagonist stimuliert die Motilität des oberen Gastrointestinaltrakts und beschleunigt die Magenentleerung. Hierdurch nimmt das Magensaftvolumen ab; außerdem wird der Tonus des unteren Ösophagussphinkters erhöht. Folgendes ist aber zu beachten:

❯ Metoclopramid beeinflusst weder die Säureproduktion noch den pH-Wert des Magensafts.

Die Substanz kann p. o., i. v. oder i. m. zugeführt werden. Präparate sind z. B. Paspertin, Gastrosil und MCP.

ℹ Metoclopramid zur Aspirationsprophylaxe
- Peroral: 10 mg, ca. 1 h vor Narkoseeinleitung, Wirkungseintritt nach 30–60 min
- Intravenös: 5–20 mg über 3–5 min, Verabreichung 15–30 min vor Narkoseeinleitung

Ist eine medikamentöse Aspirationsprophylaxe notwendig?

Durch Substanzen, die das Magensaftvolumen vermindern und den pH-Wert anheben, können die pulmonalen Schäden einer Aspiration von *Magensaft* bei vielen Patienten verhindert oder abgeschwächt werden. Diese Medikamente haben aber keinen Einfluss auf die Aspiration *fester* Nahrungsbestandteile. Sie gewähren außerdem keinen absoluten Schutz vor einer schweren Pneumonitis nach Aspiration von saurem Magensaft. Daher sollte Folgendes beachtet werden:

❯ Auch wenn Medikamente als Aspirationsprophylaxe zugeführt werden, müssen die geltenden Regeln und Vorsichtsmaßnahmen zum Schutz vor Aspiration strikt eingehalten werden.

2

Angesichts der sehr seltenen Aspiration bei Narkosen und der Effizienz der üblichen Vorsichtsmaßnahmen ist eine Routinezufuhr von Medikamenten zur Aspirationsprophylaxe nicht zwingend erforderlich. Bestehen besondere Risiken, so können diese Medikamente zugeführt werden.

2.4.4 Prophylaxe von postoperativer Übelkeit und Erbrechen (PONV)

Postoperative Übelkeit und Erbrechen (PONV = postoperative nausea and vomiting) gehört zu den häufigsten Anästhesiekomplikationen: Betroffen sind bis zu 30 % der operativen Patienten, d. h. etwa 2,4 Mio. Patienten pro Jahr in Deutschland. PONV beeinträchtigt das Wohlbefinden des Patienten, begünstigt seine Unzufriedenheit und verlängert oft die Verweildauer im Aufwachraum. Wie PONV entsteht, ist weitgehend unbekannt; es gibt aber starke und weniger starke Risikofaktoren (s. Übersicht)

Risikofaktoren
In der Übersicht sind die wichtigsten Risikofaktoren zusammengestellt.

> **Gesicherte Risikofaktoren für das Auftreten von PONV (Rüsch et al.)**
> - **Weibliches Geschlecht: Frauen 3-mal häufiger als Männer**
> - **PONV oder Reisekrankheit in der Vorgeschichte**
> - **Nichtraucher: 2-mal häufiger als Raucher**
> - **Inhalationsanästhetika wie Sevofluran, Desfluran, Isofluran und Lachgas**
> - Jüngeres Lebensalter
> - Lange Narkosedauer
> - Schieloperationen, Adenotomien/Tonsillektomien bei Kindern

Adipositas, Menstruationszyklus sowie Angst und Persönlichkeitsfaktoren haben keinen Einfluss auf die PONV-Häufigkeit. Die Rolle der Operation ist ungeklärt (Ausnahme: Kinder, s. Übersicht).

Risikoklassifizierung
Das PONV-Risiko kann bei Erwachsenen mit einem einfachen Score (nach C. Apfel) eingeschätzt werden. Der Score umfasst 4 Faktoren, die jeweils mit einem Punkt gewertet werden. Das Risiko wird dann nach der erreichten Punktzahl klassifiziert.

> **PONV-Risikoscore nach Apfel**
> - Weibliches Geschlecht: 1 Punkt
> - Nichtraucher: 1 Punkt
> - PONV-, Reisekrankheitanamnese: 1 Punkt
> - Postoperative Opioide: 1 Punkt
> - Gesamt: 4 Punkte

Je höher die Punktzahl ausfällt, desto größer ist das PONV-Risiko. Bei 4 Punkten beträgt das Risiko für PONV 80 %.

Antiemetika
Die Häufigkeit von PONV kann durch prophylaktische Zufuhr von Antiemetika (◘ Tab. 2.3) gesenkt werden. Hierfür werden folgende Medikamente eingesetzt:
- Serotoninrezeptorantagonisten (5-HT$_3$-Antagonisten): Ondansetron, Dolasetron, Tropisetron, Granisetron
- Dexamethason (meist in Kombination mit Serotoninantagonisten)
- Droperidol
- Dimenhydrinat
- Scopolaminpflaster (mögliche Nebenwirkungen: Sedierung, Verschwommensehen, zentrales anticholinerges Syndrom, Verwirrtheit)
- Aprepitant: ein Neurokininantagonist: bei hohem PONV-Risiko zu erwägen; nur p. o. verfügbar; mögliche Nebenwirkungen: Kopfschmerzen, Obstipation

Metoclopramid wirkt dagegen nicht ausreichend antiemetisch.

Serotoninrezeptorantagonisten
Serotoninantagonisten wie Ondansetron, Granisetron und Tropisetron wirken deutlich stärker gegen Erbrechen (antiemetisch) als gegen Übelkeit (Nausea). Zur PONV-Prophylaxe werden die Substanzen unmittelbar vor der Narkoseausleitung i. v. injiziert (Dosierung: ◘ Tab. 2.3).
Die Serotoninantagonisten können auch zur *Behandlung* von Übelkeit und Erbrechen eingesetzt werden.

■ **Nebenwirkungen**
Die wichtigsten Nebenwirkungen der Serotoninantagonisten sind Kopfschmerzen, Wärmegefühl, Flush, Anstieg der Transaminasen, Obstipation, vereinzelt Bewegungsstörungen und Krampfanfälle sowie Überempfindlichkeitsreaktionen vom Soforttyp. Selten treten Angina pectoris, Blutdruckabfall, Bradykardie und Herzrhythmusstörungen auf. Rasche i. v. Injektion kann zu Sehstörungen führen.

■ **Kontraindikationen**
ist eine gastrointestinale Obstruktion, z. B. Ileus, Darmtumor.

◻ **Tab. 2.3** Dosierung von Antiemetika

Übliche Substanzen	Prophylaxe Erwachsene	Therapie Erwachsene	Prophylaxe Kinder
Ondansetron	4 mg	4 mg	0,1 mg/kg KG
Tropisetron	5 mg	0,5 mg	0,1 mg/kg KG[a]
Granisetron	1 mg	0,1 mg	0,02 mg/kg KG
Dexamethason	4–5 mg frühzeitig	Nicht empfohlen	0,15 mg/kg KG
Dimenhydrinat	62 mg	16–32 mg[a]	0,5 mg/kg KG
Droperidol	0,625–1,25 mg	0,625 mg[a]	0,05–0,075 mg/kg KG
Metoclopramid	Nicht empfohlen	Nicht empfohlen	Nicht empfohlen
Scopolamin	Transdermales Pflaster	Nicht empfohlen	Nicht empfohlen
Aprepitant	40 mg p. o. zur Prämedikation	–	–

[a] Dosierungsempfehlung bei unzureichender Datenlage. Dosierungen für Kinder sollten die Gesamtdosis für Erwachsene nicht überschreiten

Dexamethason

Dieses Kortikosteroid wirkt antiemetisch, besonders in der Kombination mit Serotoninantagonisten. Spezielle Nebenwirkungen sind bei der üblichen Dosierung (4–10 mg i. v.) nicht zu erwarten. Die Substanz wird bei der Narkoseeinleitung zugeführt.

Droperidol

Die Wirkung von Droperidol gegen Übelkeit ist stärker als die gegen Erbrechen. Der Effekt hält allerdings nur kurz an; daher werden wiederholte niedrige Dosen anstelle einer einmaligen höheren Dosis empfohlen. Zu beachten sind die – meist unangenehmen – psychischen Nebenwirkungen und die – ebenfalls unangenehmen – extrapyramidalen Störungen.

▪ **Kontraindikationen**
Parkinson-Krankheit, QT-Verlängerung im EKG.

Dimenhydrinat

Dieser unspezifische, preiswerte Histaminantagonist weist eine den anderen Antiemetika vergleichbare antiemetische Wirkung auf. Wegen der unsicheren Resorption von Suppositorien sollte die Substanz i. v. injiziert werden (Präparat: Vomex-A-Injektionslösung i. v.).

▪ **Nebenwirkung**
Sedierung.

Sollen Antiemetika routinemäßig präoperativ zugeführt werden?
Nein, da zum einen bei der Mehrzahl der Patienten nach Operationen kein PONV auftritt und zum anderen die prophylaktische Wirksamkeit von Dexamethason, Droperidol und Ondansetron das PONV-Risiko nur um etwa

26 % reduziert. Ebenso effektiv ist bereits eine TIVA, d. h. der Verzicht auf Inhalationsanästhetika einschließlich Lachgas.

> **Gesicherte Maßnahmen zur Verminderung des PONV-Risikos**
> 1. Das Basisrisiko senken:
>   – TIVA statt Inhalationsanästhetika
> 2. Abwarten und beobachten – wenn nötig behandeln:
>   – tritt PONV auf: sofortige Injektion von 4 mg Ondansetron, evtl. kombiniert mit 4 mg Dexamethason
> 3. Prophylaktische Maßnahmen nur bei Hochrisikopatienten (multimodales Vorgehen):
>   – Minderung des Basisrisikos (s. 1.)
>   – (1–)2 Risikofaktoren nach Apfel: 4 mg Dexamethason i. v. bei Narkosebeginn
>   – 3–4 Risikofaktoren nach Apfel: TIVA + 1 (Dexamethason) oder 2 Antiemetika. Alternativ: 2–3 Antiemetika: Dexamethason + Serotoninantagonist + Dimenhydrinat. Als letzte Wahl Droperidol

Nachschlagen und Weiterlesen

Deutsche Gesellschaft für Anästhesiologie und Intensivmedizin (DGAI), Berufsverband Deutscher Anästhesisten (BDA) (Hrsg) (2011) Entschließungen, Empfehlungen, Vereinbarungen, Leitlinien. Ein Beitrag zur Qualitätssicherung in der Anästhesiologie, 5. Aufl. Aktiv Druck, Ebelsbach (https://www.dgai.de/publikationen/vereinbarungen.html. Zugegriffen: 05. Februar 2021)

Deutsche Gesellschaft für Anästhesiologie und Intensivmedizin (DGAI), für Chirurgie (DGCH) und für Innere Medizin (DGIM)

(2011) Präoperative Evaluation erwachsener Patienten vor elektiven, nichtkardiochirurgischen Eingriffen. Gemeinsame Empfehlung der DGAI, DGCH und DGIM. Kardiologe 5:13–26 (https://leitlinien.dgk.org/files/2011_Empfehlungen_Praeoperative_Evaluation.pdf. Zugegriffen: 05. Februar 2021)

Deutsche Gesellschaft für Anästhesiologie und Intensivmedizin (DGAI), für Chirurgie (DGCH) und für Innere Medizin (DGIM) (2017) Präoperative Evaluation erwachsener Patienten vor elektiven, nicht herz-thoraxchirurgischen Eingriffen. Gemeinsame Empfehlung der DGAI, DGCH und DGIM. Anasth Intensivmed 58:349–364 (https://www.dgai.de/publikationen/vereinbarungen.html. Zugegriffen: 05. Februar 2021)

Rüsch D, Eberhart L, Wallenborn J, Kranke P (2010) Übelkeit und Erbrechen nach Operationen in Allgemeinanästhesie: Eine evidenzbasierte Übersicht über Risikoeinschätzung, Prophylaxe und Therapie. Dtsch Arztebl 107:733–734 (https://www.aerzteblatt.de/archiv/78823/Uebelkeit-und-Erbrechen-nach-Operationen-in-Allgemeinanaesthesie. Zugegriffen: 05. Februar 2021)

Thiel H, Roewer N (2014) Anästhesiologische Pharmakotherapie, 3. Aufl. Thieme, Stuttgart

Internet

Deutsche Gesellschaft für Anästhesiologie und Intensivmedizin (DGAI), Berufsverband Deutscher Anästhesisten (BDA) (2008) Präoperatives Nüchternheitsgebot bei operativen Eingriffen. https://www.dgai.de/publikationen/vereinbarungen.html. Zugegriffen: 5. Febr. 2021

Vorgehen bei Begleiterkrankungen

Reinhard Larsen

Inhaltsverzeichnis

R. Larsen, T. Fink, T. Müller-Wolff (Hrsg.), *Larsens Anästhesie und Intensivmedizin für die Fachpflege*,
https://doi.org/10.1007/978-3-662-63127-0_3

Bestimmte Begleiterkrankungen erhöhen das OP- und Narkoserisiko und erfordern, oft unabhängig von der Art des geplanten Eingriffs, ein spezielles präoperatives und intraoperatives Vorgehen. Hierzu gehören v. a. Erkrankungen des Herz-Kreislauf-Systems und der Atemorgane. Aber auch Erkrankungen der Leber oder der Nieren, Störungen des Wasser-, Elektrolyt- und Säure-Basen-Haushalts, der Blutgerinnung oder des endokrinen Systems bzw. der Ernährung können sich ungünstig auf die Anästhesie, Operation und den postoperativen Verlauf auswirken.

3.1 Kardiovaskuläre Erkrankungen

Schwerwiegende Erkrankungen des Herz-Kreislauf-Systems erhöhen das perioperative Risiko und erfordern daher eine bestmögliche Vorbehandlung. Erst dann wird ein elektiver Eingriff vorgenommen.

■ **Perioperative Komplikationen**

Intraoperativ und im Aufwachraum muss v. a. mit folgenden Komplikationen gerechnet werden:
- Blutdruckabfall und Blutdruckanstieg
- Herzrhythmusstörungen
- Myokardischämien

Weitere Komplikationen, v. a. in der postoperativen Phase sind
- Myokardinfarkt, plötzlicher Herzstillstand,
- Herzinsuffizienz bzw. kardiales Lungenödem,
- kardiogener Schock,
- Lungenembolie,
- Apoplex.

3.1.1 Hypertonie

Die Hypertonie ist die häufigste kardiovaskuläre Erkrankung. Betroffen sind besonders die älteren Patienten. Bei mehr als 90 % der Betroffenen liegt eine primäre oder essenzielle Hypertonie vor, deren Ursache nicht bekannt ist. Die sekundären Hypertonien sind dagegen Folge einer anderen Erkrankung. **Nierenerkrankungen** spielen hierbei die Hauptrolle. Die Hypertonie geht zunächst ohne Beschwerden einher, entwickelt sich aber im weiteren Verlauf zum Hauptrisikofaktor für koronare, zerebrale und renale Gefäßerkrankungen.

Definitionen
- **Arterielle Hypertonie (ESC-Leitlinie):** Anstieg des Blutdrucks auf ≥ 130/80 mmHg:
  - Grad I: 140/90–159/99 mmHg
  - Grad II: 160/100–179/109 mmHg
  - Grad III: ≥ 180/110 mmHg
- **Systolische Hypertonie:** systolischer Druck ≥ 140 mmHg, diastolischer Druck 90 mmHg

- **Hypertensive Krise:** Anstieg des Blutdrucks auf > 189/120 mmHg
- **Hypertensiver Notfall:** > 230/120 mmHg oder jeder Anstieg mit lebensbedrohlichen Organschäden
- **Maligne Hypertonie:** diastolischer Blutdruck > 120 mmHg

Risiken der Hypertonie
Die typischen **Komplikationen** der unbehandelten Hypertonie sind
- Herzinsuffizienz (durch die erhöhte Druckarbeit des Herzens),
- koronare Herzkrankheit (KHK),
- Myokardinfarkt,
- Schlaganfall,
- Nephrosklerose mit eingeschränkter Nierenfunktion

Zu beachten: Organschäden oder Begleiterkrankungen erhöhen das Anästhesierisiko.

Behandlung
Die Hypertonie wird v. a. mit Medikamenten behandelt, entscheidend ist aber eine Änderung des Lebensstils: Gewichtsreduktion bei Übergewicht, Einschränkung des Alkoholkonsums (< 30 g/Tag) und des Kochsalzverbrauchs.

> **Blutdruckzielwerte der antihypertensiven Behandlung**
> - **Systolisch:** < 140 mmHg
>   - Ältere Patienten (65–80 Jahre): 140–150 mmHg
>   - Patienten > 80 Jahre: < 140 mmHg, wenn toleriert
> - **Diastolisch:** < 90 mmHg bei allen Patienten; bei Diabetikern < 85 mmHg

Für die Behandlung der essenziellen Hypertonie werden folgende Substanzen – einzeln oder kombiniert – eingesetzt:
- Diuretika
- β-Blocker
- Kalziumantagonisten
- ACE-Hemmer
- AT_1-Antagonisten
- Spezielle Indikationen: α_1-Blocker, α-Methyldopa, Dihydralazin

Präoperative Einschätzung des Hypertonikers
Eingeschätzt werden der Schweregrad der Hypertonie, die Wirksamkeit der Behandlung und die für die Anästhesie/Operation wichtigsten **Folgekrankheiten**:
- Herzinsuffizienz
- KHK

3

- Gefäßerkrankungen: Aorta, periphere Gefäße, Hirngefäße
- Nierenerkrankungen

- **Anästhesierisiko**
- Bei Patienten mit leichter bis mittelgradiger Hypertonie (Grad I und II) ohne Organschäden besteht kein erhöhtes Anästhesierisiko.
- Liegen Organschäden oder Begleiterkrankungen vor, muss perioperativ mit kardiovaskulären Komplikationen gerechnet werden.

- **Verschiebung elektiver Eingriffe**
- Bei leichter bis mäßiger Hypertonie (Grad I und II) ohne Organkomplikationen wird der Eingriff nicht verschoben, weil sich hieraus keine Vorteile für den Patienten ergäben.
- Bei schwerer, erst vor Kurzem oder bei der präoperativen Einschätzung festgestellter Hypertonie sollte vor elektiven Eingriffen eine sekundäre Ursache der Hypertonie ausgeschlossen werden.
- Ergibt sich der Verdacht auf ein Phäochromozytom als Auslöser der Hypertonie, müssen Eingriffe solange verschoben werden, bis die Ursache geklärt ist.

Antihypertensive Vorbehandlung

Bei *behandelten Hypertonikern* wird die antihypertensive Behandlung in der Regel perioperativ fortgesetzt, d. h., die Patienten erhalten ihre Antihypertensiva (β-Blocker, Kalziumantagonisten, Nitrate, Clonidin) am OP-Morgen p. o., um einen Rebound-Blutdruckanstieg zu verhindern. Allerdings sind folgende Besonderheiten zu beachten:

Diuretika sollten wegen der möglichen Hypovolämie und Hypokaliämie am OP-Morgen nicht gegeben werden.

Angiotensin-Converting-Enzym-Hemmer (ACE-Hemmer) oder **Angiotensin-II-Rezeptorantagonisten (ARB)** können während der Anästhesie starke Blutdruckabfälle auslösen, die schwer zu behandeln sind. Daher sollten diese Medikamente bei Eingriffen mit starken Volumenverschiebungen oder bei Spinal- und Periduralanästhesie (Sympathikusblockade!) oder Gabe von β-Blockern am OP-Tag nicht zugeführt werden. Allerdings muss dann im Aufwachraum mit teilweise erheblichen *Blutdruckanstiegen* gerechnet werden.

Intraoperative Blutdruckkontrolle

- Bei Hypertonikern muss intraoperativ mit *starken Blutdruckschwankungen* gerechnet werden, besonders bei unbehandeltem Hypertonus.
- Eine Diuretikavorbehandlung führt häufig zu *Hypovolämie und Hypokaliämie* und erhöht dadurch die Gefahr von Blutdruckabfällen und Herzrhythmusstörungen.
- Inhalationsanästhetika verstärken die blutdrucksenkende Wirkung der Antihypertensiva und der

β-Blocker, können aber andererseits für die Behandlung starker, stimulationsbedingter Blutdruckanstiege eingesetzt werden.
- Die Reaktion des Blutdrucks auf den Intubationsreiz kann durch Vorinjektion eines Opioids in der Regel verhindert oder abgeschwächt werden.
- Intravenöse Medikamente für die perioperative Blutdruckkontrolle sind Urapidil, Clonidin, Nifedipin, Esmolol und Nitroglyzerin.

Postoperative Phase

- In der frühen postoperativen Phase können teils *starke Blutdruckanstiege* auftreten. Wichtige Auslöser sind Schmerzen oder sonstiger „Stress", evtl. auch eine zu starke Flüssigkeitszufuhr (Hypervolämie).
- Blutdruckanstiege von mehr als 20 % werden mit Antihypertensiva behandelt. Die Zufuhr erfolgt i. v. unter Monitorkontrolle (Blutdruck, Herzfrequenz, EKG).

3.1.2 Koronare Herzkrankheit (KHK)

Das Narkoserisiko ist bei Patienten mit schwerer KHK erhöht, sodass ein spezielles Vorgehen in der perioperativen Phase erforderlich ist, das an den pathophysiologischen Besonderheiten der Erkrankung ausgerichtet sein muss (▶ Kap. 26, 55).

Definitionen und Manifestationen

Die KHK beruht auf einer atheromatösen Stenose der Koronararterien. Betroffen sein können 1, 2 oder alle 3 Koronararterien. Symptome der KHK treten erst dann auf, wenn die Koronararterien kritisch eingeengt sind und der Herzmuskel nicht ausreichend mit Sauerstoff versorgt wird. Bei subkritischen Stenosen verläuft sie meist stumm. Leitsymptom der KHK ist die Angina pectoris.

- **Manifestationen der KHK**
Die KHK manifestiert sich klinisch in folgender Weise:
- **Chronisches Koronarsyndrom:** variables klinisches Bild: asymptomatisch oder Angina pectoris unter Belastung
- **Akutes Koronarsyndrom** (unmittelbar lebensbedrohlich):
  - Instabile Angina pectoris
  - Akuter Myokardinfarkt: STEMI (ST-Streckenhebungsinfarkt = mit ST-Hebung), NSTEMI (Nicht-ST-Streckenhebungsinfarkt = ohne ST-Hebung)
  - Plötzlicher Herztod
- **Akuter Myokardinfarkt:** Tod von Herzmuskelzellen aufgrund einer akuten Myokardischämie mit Anstieg kardialer Biomarker, vorrangig des kardialen Troponins und EKG-Veränderungen

- **Schweregrade der Angina pectoris (nach Canadian Cardivascular Society [CCS])**
- CCS 1: keine Angina pectoris bei Alltagsbelastung
- CCS 2: Angina pectoris bei stärkerer Anstrengung
- CCS 3: Angina pectoris bei leichter körperlicher Belastung
- CCS 3: Angina pectoris in Ruhe oder bei geringster körperlicher Belastung

Behandlung

- **Medikamente**

Im Wesentlichen werden folgende Medikamente verabreicht:
- Acetylsalicylsäure (ASS)
- β-Blocker, angestrebte Herzfrequenz: < 70/min
- Kalziumantagonisten, If-Ionenkanalblocker (Ivabradin) oder Piperazinderivate (Ranolazin), wenn β-Blocker kontraindiziert sind
- ACE-Hemmer, bei eingeschränkter linksventrikulärer Pumpfunktion
- Lipidsenker (Statine), Behandlungsziel: LDL-Cholesterin < 100 mg/dl (LDL = „low density lipoproteine")
- Langzeitnitrate

- **Invasive Behandlungsverfahren**
- Ballondilatation der stenotischen Koronararterie
- Stenteinlage in das stenotische Gefäß
- Koronararterienbypass-OP

Anästhesie- und OP-Risiko
- Die wichtigsten perioperativen Gefahren sind **Myokardischämien** und der akute **Myokardinfarkt**.
- Die stabile Angina pectoris ist kein wesentlicher Risikofaktor für einen perioperativen Myokardinfarkt.
- Die Art des Anästhesieverfahrens – Allgemein- oder Regionalanästhesie – hat keinen gesicherten Einfluss auf die perioperative Infarkthäufigkeit.
- Bei Patienten mit vorangegangener Koronararterienbypass-OP besteht kein erhöhtes Infarktrisiko.
- Ein Herzinfarkt in der Vorgeschichte und abnorme Q-Zacken im EKG sind ein mittlerer Risikofaktor für einen Infarkt.
- Beim **akuten Koronarsyndrom** ist eine elektive Anästhesie **kontraindiziert**.

❶ Ein akuter Infarkt (die ersten 7 Tage) und ein kürzlich erlittener Infarkt (8 Tage bis 1 Monat) sind ein Hauptrisikofaktor für einen perioperativen Reinfarkt und eine Kontraindikation für alle elektiven Eingriffe.

Früheste Zeitpunkte für elektive Eingriffe nach Myokardinfarkt
- Frühestens 6 Wochen nach dem Infarkt
- Nach Ballonangioplastie ohne Stent: nach 2–4 Wochen

- Nach Implantation eines BMS („bare metal stent"): nach 4 Wochen
- Nach Implantation eines DES („drug eluting stent"): nach mehr als 3–12 Wochen, abhängig von der Art des Stents

Präoperative Einschätzung
- Sorgfältige Erhebung der Vorgeschichte: Hinweise auf KHK?
- Wenn bekannt: Schweregrad, Wirksamkeit der medikamentösen Behandlung.
- Weitergehende diagnostische Maßnahmen sind besonderen Fragestellungen vorbehalten. Im Zweifelsfall erfolgt ein kardiologisches Konsil.
- Belastungstests: empfohlen bei Hochrisikopatienten mit mehr als 2 klinischen Risikofaktoren und schlechter Leistungskapazität.

Antianginöse Medikamente
- Die medikamentöse Behandlung der KHK wird bis zum OP-Tag fortgesetzt, um den Patienten vor perioperativen hämodynamischen Reaktionen zu schützen.
- **β-Blocker** sollten nicht abgesetzt werden, da hierdurch ein lebensbedrohliches Entzugssyndrom ausgelöst werden kann.
- **ASS** und **Clopidogrel** können bei Eingriffen mit geringem Blutungsrisiko weiter zugeführt werden. Bei hohem Blutungsrisiko müssen sie 5 Tage vor dem Eingriff abgesetzt werden.

Anästhesiebesonderheiten

- **Prämedikation**

Angst und Aufregung können beim Koronarkranken *Koronarspasmen* mit Angina pectoris auslösen. Darum ist zumindest eine stärkere Sedierung erforderlich. Am häufigsten werden die Angst lösenden und sedierenden **Benzodiazepine** zur Prämedikation eingesetzt.

- **Regionalanästhesie**

Beim Koronarkranken sind grundsätzlich alle gebräuchlichen Verfahren der Regionalanästhesie möglich (Nervenblockaden, Plexusblockaden, Spinal- und Periduralanästhesie). Ausgedehnte Sympathikusblockaden sollten jedoch vermieden werden.

- **Inhalationsanästhesie**

Isofluran, Desfluran und Sevofluran vermindern dosisabhängig die Kontraktionskraft des Herzens und senken den Blutdruck. Bei Patienten mit ansonsten guter Ventrikelfunktion kann die *kontrollierte Dämpfung der Herz-Kreislauf-Funktion* als günstig angesehen werden. Allerdings muss ein zu starker Abfall des diastolischen Aortendrucks (bzw. koronaren Perfusionsdrucks) vermieden werden. Weiterhin sollten die volatilen Anästhetika *myokardprotektive* Eigenschaften besitzen. Vorteilhaft ist außerdem die gute Blockade sympathoadrenerger Reaktionen auf starke Stimulation.

Bei schweren Störungen der Ventrikelfunktion mit niedriger Auswurffraktion sollten die Inhalationsanästhetika nur mit größter Vorsicht angewendet werden.

■ Kombination von Opioiden mit Inhalationsanästhetika

Durch Kombination individuell angepasster Opioiddosen, besonders von Remifentanil (z. B. Ultiva), mit Inhalationsanästhetika in entsprechend niedrigerer Konzentration kann bei Patienten mit guter Ventrikelfunktion zumeist eine kardiovaskuläre Stabilität erreicht werden. Die Wahl des jeweiligen Inhalationsanästhetikums scheint hierbei keine wesentliche Rolle zu spielen.

■ Intraoperative Überwachung

Sie richtet sich nach dem Ausmaß des operativen Eingriffs und dem Schweregrad der Erkrankung. Im Mittelpunkt steht das EKG. Die Indikation für invasive Überwachungsverfahren (arterielle Kanülierung mit Druckmessung) kann großzügiger als sonst üblich gestellt werden.

■ Grundsätze für die Narkose

Oberstes Prinzip für die Narkoseführung ist die Erhaltung des Gleichgewichts zwischen O_2-Bedarf des Herzens und O_2-Angebot. Darum muss eine Steigerung des O_2-Bedarfs oder eine Beeinträchtigung der Koronardurchblutung unbedingt vermieden werden!

Beim Koronarkranken müssen folgende Faktoren vermieden werden
- Blutdruckanstieg
- Tachykardie
- Blutdruckabfall
- Schwere Anämie
- Koronarspasmen
- Steigerung von Vorlast, Nachlast und Kontraktilität des Herzens
- Umverteilung der Koronardurchblutung

- **Narkoseeinleitung:** Bei guter Ventrikelfunktion sind alle gebräuchlichen i. v. Anästhetika geeignet. Bei Patienten mit sehr schlechter Ventrikelfunktion sollten Etomidat oder Midazolam verwendet werden. Propofol und Thiopental müssen sehr vorsichtig dosiert werden.
- **Laryngoskopie und Intubation:** Hierfür ist eine ausreichende Narkosetiefe erforderlich, um einen Blutdruckanstieg und/oder eine Tachykardie zu vermeiden. Bei vielen Patienten müssen hierfür die i. v.

Anästhetika mit einem Opioid, z. B. Fentanyl, kombiniert werden. Eine Hypertonie während der Intubation kann durch Nitroglyzerin beseitigt werden, Tachykardien durch i. v. Injektion eines β-Blockers (z. B. Esmolol).
- **Muskelrelaxierung:** Alle gebräuchlichen Relaxanzien können verwendet werden.

Hämodynamische Ziele beim Koronarkranken
- Herzfrequenz: zwischen 50 und 60/min
- Systolischer Blutdruck nicht höher als 15 % vom Normal- bzw. Ausgangswert
- Diastolischer Blutdruck: > 60 mmHg
- Keine extreme Hämodilution bzw. Anämie wegen Gefahr des myokardialen Sauerstoffmangels bei zu wenig Sauerstoffträgern im Blut

---

- Bei **Tachykardie**: Narkose vertiefen, wenn zu flach, ansonsten β-Blocker, z. B. Esmolol (Brevibloc).
- Bei **Hypertonie**: Narkose vertiefen, wenn zu flach, ansonsten Urapidil, Nitroglyzerin oder Nifedipin.
- Bei **Blutdruckabfall**: Volumenzufuhr, wenn Venendruck niedrig. Bei niedrigem Blutdruck mit Bradykardie: Atropin oder Adrenalin. Bei peripherer Vasodilatation: Vasopressor, z. B. Ephedrin oder Akrinor i. v. oder Noradrenalin (Arterenol) per Infusion titrierend.

❯ Bei Patienten mit vorangegangener Koronararterienbypass-OP kann ein schwerer, länger anhaltender Blutdruckabfall zum Verschluss des Bypasses führen. Vorsicht: Myokardinfarkt, Kammerflimmern!

- Bei **Linksherzinsuffizienz**: positiv inotrope Substanzen wie Dobutamin (Dobutrex).
- Bei Verdacht auf **Koronarspasmus**: Kalziumantagonisten (z. B. Nifedipin) oder Nitroglyzerin.
- Postoperativ **keine abrupte Antagonisierung von Opioiden**, da hierdurch die Gefahr schwerer sympathoadrenerger Reaktionen mit Blutdruckanstieg und Tachykardie (Infarkt!) entsteht.
- **Postoperatives Kältezittern** steigert den O_2-Verbrauch des Herzens und muss vermieden werden: Wärmeschutz, evtl. Gabe von Clonidin oder Pethidin (z. B. Dolantin) i. v.
- **Postoperative Intensivüberwachung**: Bei kardial gefährdeten Patienten sollte die Indikation großzügig gestellt werden, v. a. in den ersten 3 Tagen (größte Infarktgefährdung).

3.1.3 Herzinsuffizienz

Die Herzinsuffizienz ist eine häufige Erkrankung, besonders bei alten Menschen. Wichtigste Ursachen sind die Hypertonie und die KHK (Einzelheiten: ▶ Kap. 55).

Präoperative Diagnostik
- Anamnese: Dyspnoe, Orthopnoe, Leistungsabnahme
- Körperliche Untersuchung: Ödeme, pulmonale Stauung, Hepatomegalie, Aszites, Tachykardie
- Labor: B-Typ natriuretisches Peptid (BNP), Blutbild, Kreatinin, Elektrolyte, Blutglukose
- 12-Kanal-EKG
- Echokardiografie
- Röntgenbild des Thorax
- Kardiale Magnetresonanztomografie (CMR) und Diagnostik wichtiger Begleiterkrankungen

Präoperative Behandlung
Eine symptomatische Herzinsuffizienz oder eine Pumpfunktionsstörung mit einer Ejektionsfraktion (EF) von < 40 % ohne Beschwerden erhöht das Narkose- und OP-Risiko beträchtlich. Insbesondere droht ein Herzversagen mit sekundären Organfunktionsstörungen. Darum gilt:

> ❯ Keine Wahleingriffe bei Patienten mit klinisch manifester Herzinsuffizienz, sondern zuerst kardiologische Behandlung!

Jede klinisch manifeste Herzinsuffizienz und jede asymptomatische Einschränkung der Pumpfunktion mit einer EF von < 0,4 sollte präoperativ behandelt werden, um ein perioperatives Herzversagen zu verhindern:
- Eingesetzte **Medikamente**: Diuretika, ACE-Hemmer, ARB, Angiotensin-Rezeptor-Neprilysin-Inhibitoren (ARNI) und β-Blocker, Digitalis
- Implantation eines implantierbaren Kardioverter-Defibrillatoren (**ICD**): wenn EF ≤ 35 % trotz optimaler Therapie
- Kardiale *Resynchronisierungstherapie* bei QRS im EKG von ≥ 130 ms und Rechtsschenkelblock oder unspezifischem Blockbild im Sinusrhythmus
- Flüssigkeitsrestriktion (< 2 l/Tag; bei schwerer Insuffizienz max. 1–1,5 l/Tag).

Anästhesiebesonderheiten
Bestimmte Faktoren können eine **akute Dekompensation** des Herzens hervorrufen. Hierzu gehören u. a. folgende:
- Massive Blutdruckanstiege, v. a. bei ungenügender antihypertensiver Behandlung
- Übermäßige Infusionstherapie (Hypervolämie)
- Schwere Anämie durch massive Blutverluste
- Akute Myokardischämie
- Herzrhythmusstörungen, v. a. Kammertachykardien
- Lungenembolie
- Starker Anstieg des Hämatokritwerts

■ **Prämedikation**
Bei manifester Herzinsuffizienz: Dosisreduktion der Sedativa in Abhängigkeit vom Schweregrad. Bei schlechtem Allgemeinzustand sollte auf eine Prämedikation verzichtet werden.

■ **Regionalanästhesie**
Bei *kompensierter* Herzinsuffizienz können alle Formen der Regionalanästhesie eingesetzt werden. Eine ausgedehnte Sympathikusblockade sollte jedoch vermieden werden, v. a. bei manifester Herzinsuffizienz (Abnahme des venösen Rückstroms mit Abfallen des Herzzeitvolumens).

■ **Allgemeinanästhesie**
Bei kompensierter Herzinsuffizienz werden die meisten Anästhetika, behutsame Dosierung vorausgesetzt, gut vertragen. Demgegenüber reagieren Patienten mit manifester Herzinsuffizienz zumeist sehr empfindlich auf negativ inotrop wirkende Anästhetika. Volatile Anästhetika wie Isofluran, Desfluran oder Sevofluran müssen daher vorsichtig eingesetzt werden.

■ **Narkoseeinleitung**
Bei manifester Herzinsuffizienz eignen sich hierfür am besten Etomidat oder Benzodiazepine (z. B. Midazolam), alternativ auch Ketamin.

■ **Muskelrelaxanzien**
Alle gebräuchlichen depolarisierenden und nichtdepolarisierenden Relaxanzien können eingesetzt werden.

■ **Flüssigkeitszufuhr**
Vorsicht: Übereifrige Flüssigkeitszufuhr kann zu akuter kardialer Dekompensation führen! Bei Hypovolämie durch eine Diuretikatherapie ist jedoch vorsichtige Volumensubstitution erforderlich. Kaliumverluste durch Diuretika müssen ebenfalls ausgeglichen werden (v. a. bei digitalisierten Patienten), um intraoperativ Herzrhythmusstörungen zu vermeiden.

■ **Intraoperative Überwachung**
Bei manifester Herzinsuffizienz sollte die Indikation für invasive Überwachungsverfahren (arterielle Kanüle, zentraler Venenkatheter usw.) großzügig gestellt werden.

■ **Postoperative Überwachung**
Im Aufwachraum ist erhöhte Aufmerksamkeit geboten, weil die Gefahr der akuten Dekompensation (z. B. durch Blutdruckanstieg) besteht. Patienten mit manifester Herzinsuffizienz sollten möglichst auf einer Intensivstation überwacht und behandelt werden.

3

3.1.4 Cor pulmonale und pulmonale Hypertonie

Definitionen

- **Chronisches Cor pulmonale:** Pathologische Vergrößerung des rechten Ventrikels, die zur Rechtsherzinsuffizienz führt. Sie entsteht durch einen erhöhten Druck im Lungenkreislauf. Die Diagnose wird durch transthorakale Echokardiografie gestellt und durch Rechtsherzkatheter bestätigt.
- **Akutes Cor pulmonale:** Es tritt auf bei Lungenembolie, Spannungspneumothorax oder Status asthmaticus.
- **Pulmonale Hypertonie:** Erhöhung des pulmonalarteriellen Mitteldrucks in Ruhe auf über 25 mmHg, hervorgerufen durch verschiedene Erkrankungen, z. B. Lungenemphysem, chronische Bronchitis, Lungenfibrose, chronische Pneumonie.

Das chronische Cor pulmonale verkürzt die Lebenserwartung und erhöht das Risiko perioperativer kardialer und pulmonaler Komplikationen. Das klinische Bild des Cor pulmonale wird in erster Linie von der zugrunde liegenden Lungenerkrankung bestimmt (Einzelheiten: ► Kap. 57 und 63).

Behandlung

- Antikoagulation: bei rezidivierenden Lungenembolien
- O_2-Langzeittherapie: bei chronischer Hypoxämie: $p_aO_2 < 65$ mmHg in Ruhe
- Kalziumantagonisten
- Stickstoffmonoxid: pulmonaler Vasodilatator
- Prostazyklin: dilatiert die Pulmonalgefäße
- Endothelinrezeptorantagonisten
- Phosphodiesterasehemmer
- Atriale Septostomie: bei schwerer Rechtsherzinsuffizienz und Volumenüberlastung des rechten Ventrikels
- Pulmonale Thrombendarteriektomie; Lungentransplantation

Anästhesiebesonderheiten

Für die Narkose gelten die gleichen Grundsätze wie zuvor für die Linksherzinsuffizienz beschrieben (► Abschn. 3.1.3). Außerdem muss noch die zugrunde liegende Lungenerkrankung berücksichtigt werden.

Zu beachten: Bei akuter Rechtsherzinsuffizienz sind elektive Eingriffe kontraindiziert.

- Die medikamentöse Behandlung wird perioperativ fortgesetzt. Bei Notfalloperationen kann präoperativ Sildenafil, 50–100 mg, p. o. gegeben werden.
- Anstiege des pulmonalen Gefäßwiderstands bzw. Pulmonalarteriendrucks können ein Rechtsherzversagen auslösen und müssen deshalb strikt vermieden werden.

- Volatile Anästhetika können die Funktion des rechten Herzens bedrohlich einschränken. Daher ist Vorsicht geboten, ggf. totale intravenöse Anästhesie (TIVA) bevorzugen.
- Eine ausgedehnte Sympathikusblockade bei Spinal- oder Periduralanästhesien muss vermieden werden, da hierdurch der Blutdruck gefährlich abfallen kann.
- Blutdruckabfälle können vorsichtig mit einem Vasopressor behandelt werden, alternativ mit Dobutamin + Noradrenalin.
- Zu flache Narkose, Hypervolämie, Hypoxie, Hyperkapnie, Azidose und Hypothermie führen zu pulmonaler Vasokonstriktion bzw. einem Anstieg des Pulmonalarteriendrucks und müssen vermieden werden.
- Die intraoperative Überwachung richtet sich nach dem Schweregrad der Rechtsherzinsuffizienz bzw. der pulmonalen Hypertonie.

- **Behandlung des intraoperativen Pulmonalarteriendruckanstiegs**
- NO per Inhalation: 20–40 ppm
- Prostazyklin per Inhalation; wenn nicht verfügbar: Prostazyklinin i. v.
- Milrinon: 50 µg/kg als Bolus, dann 0,5–0,75 µg/min

3.1.5 Herzrhythmusstörungen

Vorbestehende Herzrhythmusstörungen sind bei chirurgischen Patienten häufig, besonders bei alten Menschen. Allgemein wird ihre Bedeutung für das Narkose- und OP-Risiko *überschätzt*. Nur selten ist die Verschiebung der OP und Einleitung einer präoperativen medikamentösen Therapie gerechtfertigt.

Patienten mit folgenden Herzrhythmusstörungen müssen **vor elektiven Eingriffen** kardiologisch untersucht und behandelt werden:

- Hochgradiger atrioventrikulärer Block (AV-Block), Mobitz-Typ II, AV-Block III. Grades
- Symptomatische ventrikuläre Arrhythmie
- Supraventrikuläre Arrhythmie einschließlich Vorhofflimmern mit unkontrollierter Ventrikelfrequenz (Ruheherzfrequenz > 100/min)
- Symptomatische Bradykardie
- Neu entdeckte ventrikuläre Tachykardie

Der Anästhesist sollte sich bei seiner Entscheidung von der Art der Rhythmusstörung, den zugrunde liegenden Ursachen und den funktionellen Auswirkungen leiten lassen. Sofern möglich, sollten die auslösenden Faktoren beseitigt werden. Hierzu gehören

- Elektrolytstörungen, v. a. die Hypokaliämie,
- Überdosierung von Digitalispräparaten,
- Hypoxie,
- Herzinsuffizienz,
- KHK.

Bradyarrhythmien

Alle Bradyarrhythmien, die mit hämodynamischen Störungen bzw. Symptomen wie Benommenheit oder Synkopen, Leistungsminderung, Angina pectoris oder Herzinsuffizienz einhergehen, sollten mit einem Herzschrittmacher behandelt werden, wenn Medikamente als Ursache ausgeschlossen worden sind.

Bifaszikulärer Schenkelblock

Der komplette Rechtsschenkelblock mit links-anteriorem oder -posteriorem Hemiblock ist keine Indikation für eine temporäre Schrittmachersonde. Nur wenn zusätzlich ein AV-Block I. Grades, Benommenheit oder Synkopen vorliegen, wird präoperativ eine passagere Schrittmachersonde gelegt. Dies gilt auch für den bifaszikulären Block mit Synkopen oder Angina pectoris sowie bei kürzlich erlittenem Herzinfarkt.

Vorhofflimmern

Vorhofflimmern ist eine häufige Ursache von Schlaganfällen und Embolien. Bei Risikopatienten wird daher die Prävention mit neuen oralen Antikoagulanzien (NOAK) empfohlen. Das Vorhofflimmern wird medikamentös oder mit elektrischer Kardioversion behandelt.

- Für die medikamentöse Kardioversion von kürzlich aufgetretenem Vorhofflimmern werden Propafenon, Flecainid, Ibutilid und Vernakalant i. v. eingesetzt, bei schwerwiegendem Vorhofflimmern Amiodaron; β-Blocker nur für die Frequenzkontrolle.
- Die elektrische Kardioversion wird angewandt, um den Sinusrhythmus wiederherzustellen. Hierfür ist eine Antikoagulation erforderlich. Die Antikoagulation sollte möglichst 3 Wochen vor der Kardioversion begonnen und danach für mindestens 4 Wochen fortgesetzt werden.
- Für die Kontrolle der Herzfrequenz werden β-Blocker oder Kalziumantagonisten vom Nicht-Dihydropyridin-Typ eingesetzt.

■ Perioperatives Vorhofflimmern

Wird das Vorhofflimmern erstmals bei der präoperativen Visite festgestellt, sollte der Patient zunächst kardiologisch untersucht werden.

Tritt das Vorhofflimmern während der OP auf, sollte – sofern der Patienten hämodynamisch stabil ist – zunächst abgewartet werden, da die Störung häufig wieder von selbst verschwindet. Zur akuten Frequenzkontrolle können β-Blocker oder Kalziumantagonisten eingesetzt werden. Angestrebte Herzfrequenz: 80–100/min. Bei hämodynamischer Instabilität: elektrische Kardioversion mit 200 J, außerdem Antikoagulation.

Supraventrikuläre und ventrikuläre Extrasystolen

Supraventrikuläre Extrasystolen erhöhen weder das Narkose- noch das OP-Risiko, sodass meist auch keine präoperative Behandlung erforderlich ist.

Ventrikuläre Extrasystolen (> 5/min) werden nur dann behandelt, wenn die Kreislauffunktion hierdurch wesentlich beeinträchtigt wird.

Bei den Extrasystolen sollten immer Elektrolyt- und Säure-Basen-Störungen sowie Hypoxie und Hypokaliämie als Auslöser ausgeschlossen werden.

Supraventrikuläre Tachyarrhythmien

Geht die supraventrikuläre Tachykardie mit Symptomen einher, wird der elektive Eingriff verschoben und zunächst eine Behandlung eingeleitet. Die medikamentöse Therapie umfasst folgende Substanzen:

- Bei **Vorhoftachykardie**: Verapamil, β-Blocker
- Bei **AV-Knoten-Tachykardie**: Verapamil, β-Blocker
- Beim **Wolff-Parkinson-White-Syndrom (WPW-Syndrom)**: Ajmalin, Propafenon (z. B. Rytmonorm)

Die OP erfolgt erst bei längerfristig erfolgreicher Therapie.

Ventrikuläre Tachykardien

Eine präoperative Therapie wird nur eingeleitet, wenn Symptome vorhanden sind, denn die Antiarrhythmika können die Störung noch verschlimmern. Das Mittel der Wahl ist *Amiodaron*. Bei wesentlicher Beeinträchtigung der Hämodynamik ist eine Kardioversion vorzunehmen; wenn Kreislauf stabil: Ajmalin (alternativ Propafenon oder Flecainid) oder Amiodaron. Weiterhin ist eine ausreichende Kaliumsubstitution erforderlich.

Bei Patienten mit eingeschränkter Ventrikelfunktion (EF: < 40 %) ist eine ICD-Implantation indiziert.

■ Anhaltende ventrikuläre Tachykardie

Diese Störung ist ein Notfall, der Reanimationsbereitschaft und eine kontinuierliche EKG-Überwachung erfordert. **Soforttherapie:** elektrische Kardioversion.

3.1.6 Herzklappenerkrankungen

Klinisch wesentliche Herzklappenfehler begünstigen das Auftreten einer *perioperativen Herzinsuffizienz*. Das Risiko wird v. a. vom Schweregrad des jeweiligen Herzfehlers bestimmt.

Wahleingriffe sind bei Herzklappenfehlern nicht kontraindiziert, jedoch sollte sich der Patient im Stadium der Kompensation befinden. Ist der Herzfehler nicht ausreichend abgeklärt, sollte die OP zunächst verschoben und eine kardiologische Untersuchung durchgeführt werden (Einzelheiten zur Pathophysiologie der Herzfehler und zum anästhesiologischen Vorgehen: ▶ Kap. 26).

3

Folgende **Besonderheiten** müssen noch berücksichtigt werden:

Präoperative Einschätzung
- Echokardiografie bei jedem Patienten mit Herzklappenerkrankung
- Bestimmung der Funktionskapazität
- Interdisziplinäre Absprache zwischen Anästhesist, Chirurgen und Kardiologen

Bei schwerer symptomatischer **Aorten- oder Mitralstenose** muss geklärt werden, ob vor dem elektiven nichtherzchirurgischen Eingriff ein Klappenersatz oder eine perkutane Klappenimplantation erforderlich ist.

Antibiotikaprophylaxe
Alle Patienten mit Herzklappenfehlern sollten perioperativ Antibiotika zur Endokarditisprophylaxe erhalten. Mit der Zufuhr sollte ca. 30–60 min vor der endotrachealen Intubation begonnen werden.

Antiarrhythmika
Sie werden bei diesen Patienten nicht abgesetzt, um eine Verschlechterung der Hämodynamik zu vermeiden.

Antikoagulanzien
Patienten mit mechanischem Klappenersatz stehen wegen des hohen Risikos thromboembolischer Komplikationen unter Dauertherapie mit Antikoagulanzien. Angestrebt wird hierbei – je nach begleitenden Risikofaktoren – eine International Normalized Ratio (INR) von 2–4, bei Bioprothesen mit begleitenden Risikofaktoren von 2,5–3,5. Bei solch niedrigen Werten ist das intra- und postoperative Blutungsrisiko beträchtlich erhöht, sodass ein entsprechend angepasstes Vorgehen erforderlich ist.

Antikoagulanzientherapie
- Für die meisten kleinen Operationen, einschließlich Zahnextraktionen, sowie für Operationen, bei denen Blutungen leicht zu beherrschen sind, sollte die Antikoagulation nicht unterbrochen werden.
- **Aortenklappenersatz:** Die Antikoagulation kann mehrere Tage vor der OP unterbrochen werden, um einen normalen Quick-Wert zu erreichen.
- **Mitralklappenersatz:** Die Kumarinzufuhr sollte erst 1–2 Tage vor der OP unterbrochen und mit Vitamin K p. o. antagonisiert werden. Etwa 12 h nach der OP kann eine i. v. Heparintherapie eingeleitet werden, um eine Thrombenbildung an der künstlichen Klappe zu verhindern.
- **Spinal- und Periduralanästhesien** sind bei antikoagulierten Patienten mit künstlichen Herzklappen kontraindiziert.

3.1.7 Angeborene Herzfehler

Einzelheiten hierzu: ▶ Kap. 26.

Kinder mit schweren angeborenen Herzfehlern sollten nur von auf diesem Gebiet besonders erfahrenen Anästhesisten und Pflegefachkräften betreut werden, auch wenn es sich nur um kleine Eingriffe handelt. Im Zweifelsfall sollte das Kind in ein entsprechendes Zentrum verlegt werden.

3.2 Respiratorische Erkrankungen

Erkrankungen der Atmungsorgane erhöhen das Risiko für pulmonale Komplikationen, besonders in der postoperativen Phase. Typische und häufige postoperative Komplikationen sind
- Atelektasen,
- Pneumonien,
- akute respiratorische Insuffizienz,
- akute Dekompensation einer chronisch obstruktiven Lungenerkrankung (COPD),
- schwerer Bronchospasmus bei Asthmatikern oder COPD-Patienten.

Diese Störungen treten v. a. nach *Oberbaucheingriffen* und *Thoraxoperationen* auf.

3.2.1 Präoperative Einschätzung

Hinweise auf pulmonale Erkrankungen ergeben sich zumeist schon aus der Vorgeschichte und dem klinischen Untersuchungsbefund.

- **Zeichen respiratorischer Erkrankungen**
- Husten und abnorme Sekretproduktion
- Giemen bzw. Bronchospasmus
- Luftnot (Dyspnoe)
- Thoraxschmerz
- Hämoptyse (blutiger Auswurf)

3.2.2 Präoperative Untersuchungen

- **Labor**: zunächst Standardwerte für große Eingriffe. Speziell: Sputumuntersuchung, Blutgase, Säure-Basen-Parameter, Hämatokritwert
- **EKG**: bei allen Patienten mit Lungenerkrankung
- **Röntgen-Thorax**: bei begründetem Verdacht auf eine Lungenerkrankung

- **Lungenfunktionsprüfung:**
  - Kleine Spirometrie (inspiratorische Vitalkapazität [IVC], Einsekundenkapazität [FEV$_1$]): zur Einschätzung der Atemmechanik
  - Arterielle Blutgasanalyse: zur Beurteilung des pulmonalen Gasaustauschs

- **Für die Anästhesie/Operation wesentliche respiratorische Erkrankungen**
- COPD
- Asthma bronchiale
- Lungenfibrose
- Pneumonien
- Obstruktives Schlafapnoesyndrom (OSAS)

Bei **Rauchern** ist das Risiko postoperativer pulmonaler Komplikationen nach größeren Eingriffen um das 6-fache höher als bei Nichtrauchern.

Um das Risiko zu vermindern, sollten sich alle Patienten mit schweren pulmonalen Erkrankungen für einen elektiven Eingriff im bestmöglichen Zustand befinden. Nicht selten muss der Eingriff für eine optimale Vorbehandlung des Lungenkranken zunächst mehrere Tage, manchmal auch einige Wochen verschoben werden.

Auch für akute Lungenerkrankungen muss Folgendes beachtet werden:

> Keine Wahleingriffe bei akuten Infektionskrankheiten des Respirationstrakts! Dies gilt in der Regel auch für Erkältungskrankheiten des oberen Respirationstrakts, weil häufig die kleinen Atemwege mitbeteiligt sind.

3.2.3 Chronisch obstruktive Lungenerkrankung (COPD)

Definitionen

- **COPD:** Anhaltende, nicht voll reversible und in der Regel fortschreitende Obstruktion (Verengung) der Atemwege mit gesteigerter Entzündungsreaktion in den Atemwegen. Ursache ist die langjährige Inhalation von Partikeln und Gasen, v. a. von Zigarettenrauch.
- **Chronische Bronchitis:** Husten und Auswurf über mindestens 3 Monate in mindestens 2 aufeinander folgenden Jahren. Kann der Obstruktion vorangehen oder ihr folgen.
- **Lungenemphysem:** Irreversible Erweiterung und Zerstörung der Lufträume unterhalb der terminalen Bronchien.
- **AECOPD:** Akute Verschlechterung (Exazerbation) einer COPD, die eine Änderung der Therapie erfordert.

Die wichtigsten Folgen der COPD

- **Atemwegsobstruktion:** Die Obstruktion hat 2 Ursachen:
  - Entzündung der kleinen Atemwege (Bronchiolitis)
  - Zerstörung des Lungengewebes (Emphysem) mit Verlust der Elastizität
- **Erhöhter Atemwegswiderstand:** Durch die obstruktive Bronchiolitis und das Emphysem kollabieren die kleinen Atemwege während der Exspiration; der Atemwegswiderstand steigt an. Bei Belastung wird dadurch die Lunge überbläht.
- **Totraumventilation:** Obstruktion und Überblähung führen zu regionalen Störungen des Belüftungs-Durchblutungs-Verhältnisses. Die Totraumventilation nimm zu.
- **Lungenkreislauf:** Der Querschnitt des Lungengefäßbetts ist verkleinert. Hierdurch steigt der Pulmonalarteriendruck an und das rechte Herz wird stärker belastet. Aus der chronischen Druckbelastung entwickelt sich das Cor pulmonale.
- **Pulmonaler Gasaustausch:** Je nach Atemantwort auf die Lungenveränderungen können 2 Formen unterschieden werden:
  - p_aO_2 *relativ* hoch, p_aCO_2 normal oder erniedrigt, bedingt durch eine erhebliche Steigerung der Atemarbeit und des Atemminutenvolumens bei chronischer Dyspnoe
  - p_aO_2 und S_aO_2 stark erniedrigt, p_aCO_2 deutlich erhöht, bedingt durch eine nur geringe Steigerung der Atemarbeit und des Atemminutenvolumens

Klinisches Bild und präoperative Diagnostik

- **Klinisches Bild**
Das klinische Bild hängt vom *Schweregrad* ab:
- Dyspnoe (Luftnot), Orthopnoe (Atemnot im Liegen)
- Husten, Auswurf
- Eingeschränkte körperliche Belastbarkeit
- Hypersonorer Klopfschall, Giemen und trockene Rasselgeräusche
- Zentrale Zyanose
- Konzentrationsschwäche, verminderte Vigilanz
- Zeichen der pulmonalen Hypertonie

- **Präoperative Diagnostik**
- Anamnese einschließlich Expositionsanamnese: Fragen nach Raucherstatus, Husten und Atemnot
- Liegen **Symptome** wie Belastungsdyspnoe, Husten, Auswurf vor?
- **Lungenfunktionsprüfung:** Die Diagnose wird gesichert durch Nachweis einer nicht vollständig re-

3

versiblen Atemwegsobstruktion nach Gabe eines Bronchodilatators. Nach GOLD-Definition liegt eine COPD vor bei einem Tiffeneau-Test unter 70 % bzw. 0,7.

- **Weitergehende Untersuchungen:** Ganzkörperplethys-mografie, Blutgasanalyse, CO-Diffusionskapazität, Bildgebung, standardisierte Belastungstests, Sputum, EKG und Echokardiografie

- **COPD – Blutgaswerte**
- Pulmonale Insuffizienz (Hypoxämie): $p_aO_2 < 60$ mmHg (< 8 kPa)
- Ventilatorische Insuffizienz (Hyperkapnie): $p_aCO_2 > 45$ mmHg (6 kPa)

Anästhesiebesonderheiten

Hauptgefahr ist die perioperative lebensbedrohliche Dekompensation der COPD (AECOPD). Daher muss Folgendes beachtet werden:
- Bei akuter Verschlimmerung einer chronischen Bronchitis oder bei eitrigem Sputum müssen Wahleingriffe verschoben und eine respiratorische Therapie mit Antibiotika, Bronchodilatatoren und Physiotherapie des Thorax eingeleitet werden, ergänzt durch Einstellen des Rauchens.
- Im kompensierten Stadium der Bronchitis ohne Obstruktion oder kardiale Beteiligung spielt die Wahl des Anästhesieverfahrens keine wesentliche Rolle. Regionalanästhesie kann für den Operateur von Nachteil sein, wenn die OP durch häufiges Husten behindert oder unterbrochen wird.

Präoperative Vorbereitung

Bei Patienten mit schwerer COPD besteht postoperativ die Gefahr einer lebensbedrohlichen respiratorischen Dekompensation. Darum ist eine sorgfältige Vorbereitung auf die OP erforderlich, zumal durch präoperative prophylaktische Maßnahmen das OP-Risiko wesentlich gesenkt werden kann.

Je nach Dringlichkeit des Eingriffs müssen bei der präoperativen Vorbereitung akute Infekte beseitigt und die chronische Lungenerkrankung medizinisch optimal behandelt werden.

Wichtigste präoperative Maßnahmen bei COPD
- Einstellen des Rauchens
- Gezielte Antibiotikatherapie bei akuten respiratorischen Infekten
- Behandlung des Bronchospasmus mit Bronchodilatatoren
- Sekretolytika, Antitussiva, Atemübungen und physikalische Atemtherapie
- O_2-Therapie
- Behandlung des Cor pulmonale

Prämedikation

Die Prämedikation richtet sich v. a. nach dem Schweregrad der Erkrankung und der Art des Eingriffs.

- **Praktisches Vorgehen**
- Bei guter Lungenfunktion: Prämedikation in üblicher Weise
- Bei Hyperkapnie und/oder Hypoxie: keine atemdepressiv wirkenden Prämedikationssubstanzen, auch keine Benzodiazepine! Verzicht auf medikamentöse Sedierung
- Kein Atropin wegen der Gefahr der Sekreteindickung

Wahl des Narkoseverfahrens

Die Auswahl des Narkoseverfahrens und der Einsatz von Hilfssubstanzen für die Narkose müssen sehr sorgfältig und jeweils individuell erfolgen.

- **Regionalanästhesie**
Bei kleinen Eingriffen kommen Nervenblockaden oder Plexusanästhesien in Betracht, bei Eingriffen an den unteren Extremitäten oder transurethralen Resektionen eine Spinal- oder Periduralanästhesie. Eine ausgedehnte motorische Blockade, v. a. der *Bauchmuskulatur* muss jedoch vermieden werden (die aktive Exspiration muss erhalten bleiben). Oft ist intraoperativ eine **Oberkörperhochlagerung** erforderlich, damit der Patient ausreichend spontan atmen kann. Keinesfalls dürfen jedoch dem Patienten regionale Anästhesieverfahren aufgezwungen werden, denn auf die Häufigkeit der *postoperativen* pulmonalen Komplikationen hat die Art der Narkose keinen wesentlichen Einfluss.

- **Allgemeinnarkose**
Für die Narkoseeinleitung können die üblichen Substanzen eingesetzt werden. Bei Thiopental ist allerdings Vorsicht geboten, da die Substanz Histamin freisetzen und bronchokonstriktorisch wirken kann. Die Aufrechterhaltung der Narkose erfolgt am besten mit *Inhalationsanästhetika*, meist kombiniert mit Opioiden. Volatile Anästhetika weisen gegenüber der TIVA folgende Vorteile auf:
- Mehr oder weniger bronchodilatierende Wirkung
- Bessere Steuerbarkeit
- Frühzeitigere Extubation
- Geringere Gefahr der postoperativen Atemdepression

Bei schwerem Cor pulmonale sollte auf den Einsatz von Inhalationsanästhetika verzichtet werden. Grundsätzlich gilt Folgendes:

❯ Die Allgemeinnarkose bei Patienten mit schwerer COPD erfolgt als Intubationsnarkose/Larynxmaskennarkose mit kontrollierter Beatmung. Denn bei Maskennarkosen ist die Gefahr der Hypoventilation mit weiterer Verschlechterung der Blutgase besonders groß.

■ **Muskelrelaxanzien**

Zwar können alle gebräuchlichen Muskelrelaxanzien eingesetzt werden, jedoch sollten sie niedrig dosiert werden, wenn die frühzeitige Extubation geplant ist. Auch muss beachtet werden, dass viele Patienten auf ihre Bauchmuskeln und andere Atemhilfsmuskeln angewiesen sind. Darum wird die Spontanatmung und Extubation erst dann eingeleitet, wenn eine gute Funktion der Atemhilfsmuskulatur zurückgekehrt ist! Nichtdepolarisierende (ND-)Muskelrelaxanzien sollten wegen der vagusstimulierenden Wirkungen der Cholinesterasehemmer (Sekretproduktion, Bronchospasmus) nicht routinemäßig antagonisiert werden. Rocuronium kann dagegen ohne Probleme mit Sugammadex antagonisiert werden.

■ **Narkosebeatmung**

Bei der Einstellung des Beatmungsgeräts müssen die Besonderheiten der COPD berücksichtigt werden, insbesondere der Kollaps der kleinen Atemwege bei der Exspiration mit Verzögerung bzw. Unterbrechung des Atemstroms.

Grundeinstellung des Respirators bei COPD
- Atemzugvolumina: ca. 6–8 ml/kg Idealgewicht
- Atemfrequenz: ca. 12–18/min
- Niedrige Beatmungsdrücke (Pneumothoraxgefahr!), Druckbegrenzung ca. 30 mbar
- Externer positiver endexspiratorischer Druck (PEEP), unterhalb des intrinsischen Drucks, d. h. ca. 5–8 mbar
- Inspiratorische O_2-Konzentration so niedrig wie möglich bzw. arterielle $sO_2 > 90\%$
- Atemminutenvolumen nur so hoch, dass der pCO_2 ca. 45–50 mmHg beträgt, bei Dekompensation mit stark erhöhtem p_aCO_2 abrupte Senkung vermeiden
- I : E = 1 : 2, bei Obstruktion 1 : 3
- Atemminutenvolumen: so hoch, dass der p_aCO_2 nicht höher ist als 45 mmHg
- F_iO_2: 0,3–0,4 oder so hoch, dass die $s_aO_2 > 90\%$ beträgt

---

Postoperative Überwachung

In der frühen postoperativen Phase ist die Gefahr einer *lebensbedrohlichen Atemdepression* besonders groß, da oft die Restwirkungen der Anästhetika, Muskelrelaxanzien und Sedativa noch nicht abgeklungen sind. Besonders sorgfältig müssen Patienten mit *chronischer Hyperkapnie* überwacht werden, da bei ihnen eine erhöhte Empfindlichkeit gegenüber diesen Substanzen besteht.

Die Indikation zur Überwachung auf einer Intensivstation sollte großzügig gestellt werden.

3.2.4 Asthma bronchiale

Asthma ist eine Erkrankung der Atemwege, gekennzeichnet durch eine Hyperreaktivität des Tracheobronchialbaums auf verschiedenartige Reize. Die Krankheit manifestiert sich klinisch mit anfallartiger Dyspnoe, Husten und Giemen. Die Anfälle dauern typischerweise einige Minuten bis mehrere Stunden; danach ist der Patient klinisch zumeist unauffällig (weitere Einzelheiten: ▶ Kap. 57).

Präoperative Vorbereitung

Die spezielle Einschätzung umfasst die Vorgeschichte, bisherige Medikamente und deren Wirksamkeit, Röntgenbild des Thorax, EKG und großes Blutbild (Eosinophilie?). Eine präoperative Lungenfunktionsprüfung kann bei großen Eingriffen nützlich sein, ist jedoch im anfallfreien Intervall von geringem Wert. Dies gilt auch für die arterielle Blutgasanalyse: Sie sollte nur vorgenommen werden, wenn Hinweise auf Störungen des pulmonalen Gasaustauschs vorliegen. Wahleingriffe sollten beim Asthmatiker nur nach sorgfältiger respiratorischer Vorbereitung und weitgehender Beschwerdefreiheit erfolgen (kein Giemen bei ruhiger Atmung, keine Eosinophilie). Bei akuten Infekten sollte die OP verschoben werden. Geringes Giemen ist keine Kontraindikation für eine Narkose. Grundsätzlich gilt aber:

❶ Bei akutem Asthmaanfall darf keine Narkose eingeleitet werden!

Wichtigste präoperative Maßnahmen bei akuten Beschwerden sind
- broncholytische Therapie,
- Sekretolyse,
- gezielte antibiotische Behandlung von Atemwegsinfekten,
- gezielte Physiotherapie (Thorax, Atemtherapie).

Erhaltungsdosen von Asthmamitteln sollten perioperativ weiter zugeführt werden.

Prämedikation

Angst und Aufregung können einen akuten Asthmaanfall auslösen. Darum ist bei vielen Asthmatikern eine stärkere Sedierung erforderlich. Geeignet sind hierfür v. a. *Benzodiazepine*. Opioide sollten wegen der möglichen bronchokonstriktorischen Wirkung vermieden werden. Auf den Einsatz von Atropin (Sekreteindickung!) sollte verzichtet werden.

Die medikamentöse Asthmadauertherapie wird perioperativ fortgesetzt.

3

- Blutgerinnung, Blutbild
- Bei Bedarf: Röntgenbild des Thorax, Kontrolluntersuchung des Augenhintergrunds

■ **Verschiebung elektiver Eingriffe**

Um das Risiko zu minimieren, sollten elektive Eingriffe nicht vorgenommen werden bei folgenden Befunden:
- Wenn HbA_{1c} > 8–9 % (erhöht das OP-Risiko)
- Wenn Nüchternblutzucker > 180 mg/dl (> 10 mmol/l) oder wenn Blutzucker akut entgleist (> 220 mg/dl)

3.3.5 Perioperative Diabetesbehandlung

Grundsätzliches

- Die Nahrungskarenz sollte kurz wie möglich sein, um Hypo- und Hyperglykämien zu vermeiden.
- Elektive Eingriffe sollten morgens an erster Stelle vorgenommen werden.
- Subkutane Insulingaben sollten am OP-Tag nur bei kurzen Eingriffen erfolgen.
- Bei großen und/oder länger dauernden Eingriffen werden Insulin und Glukose i. v. zugeführt.
- Die Blutzuckerwerte werden stündlich kontrolliert, das Serumkalium alle 4 h.
- Intraoperative Hypoglykämien und Hyperglykämien müssen vermieden werden.

Perioperatives Blutzuckermanagement (Leitlinie der Deutschen Diabetes Gesellschaft)

- **Angestrebte Blutglukosezielwerte**: nüchtern 140–180 mg/dl (= 7,8–10 mmol/l). Wenn Stoffwechsel stabil und die Hypoglykämiegefahr gering, können niedrigere Werte (bis 110 mg/dl bzw. 6,1 mmol/l) toleriert werden.
- **Bei zu hohen Werten von > 180 mg/dl** (> 10 mmol/l) intraoperativ Insulin zuführen.
- **Zu niedrige Werte von < 110 mg/dl** (< 6,1 mmol) durch die Insulintherapie müssen wegen der Hypoglykämiegefahr vermieden werden.

Vorgehen bei insulinabhängigem Diabetes mellitus (IDDM)

■ **Am Morgen vor Eingriff**

- Am OP-Tag bleibt der Patient nüchtern. Das bisherige Insulin wird auf Altinsulin umgestellt.
- Gegen 7:00 Uhr: Blutzuckerwert bestimmen und mit der Infusion von Glukose beginnen:
  - Circa 6 g/h (= 120 ml/h Glukose 5 %)
  - Außerdem Injektion von 25 % der normalen morgendlichen Dosis s. c. oder Beginn der Insulininfusion über Perfusor nach Blutzuckerwert

- **Perfusoransatz**: 50 IE Altinsulin auf 50 ml mit NaCl 0,9 % verdünnt; 1 ml enthält 1 IE Insulin.
- **Alternative**: Wenn die Blutzuckerwerte im Normbereich liegen, Patienten in den OP transportieren und erst dort mit der Insulinzufuhr beginnen.

■ **Intraoperative Insulintherapie**

- Patienten mit IDDM erhalten intraoperativ grundsätzlich kurz wirkendes Insulin, außerdem – getrennt – eine Glukoseinfusion, um den Erhaltungsbedarf zu decken (2–3 g/kg pro Tag).
- Erst bei Blutzuckerwerten von ≥ 180 mg/dl (10 mmol/l) wird in der Regel kurz wirkendes Insulin über einen Perfusor zugeführt.
- Bolusinjektionen sollten wegen der Hypoglykämiegefahr vermieden werden.
- Blutzuckerkontrollen alle 1–2 h, ggf. Kaliumkontrolle.

🛈 **Schema der intraoperativen Insulinzufuhr nach Blutglukosewerten**
- 180–200 mg/dl: 1 IE/h
- 200–250 mg/dl: 1,5 IE/h
- 250–300 mg/dl: 2 IE/h

Zu beachten:
- 1 IE Insulin senkt den Blutzucker um 27 mg/dl (1,5 mmol/l).
- 10 g Glukose erhöhen den Blutzucker um 27 mg/dl (2 mmol/l).

Vorgehen bei oral eingestelltem Diabetes mellitus (NDDM)

- Alle oralen Antidiabetika werden 12 h vor der OP abgesetzt, um eine Hypoglykämie zu verhindern.
- Am OP-Morgen Nüchternblutzucker bestimmen, keine oralen Antidiabetika zuführen.
- Glukoseinfusion anschließen (s. o.).
- Blutzucker stündlich kontrollieren. Bei einem Anstieg > 180 mg/dl i. v. Insulin zuführen; Dosierung nach Blutzuckerwerten; Kontrolle alle 1–2 h.
- Bei geplanter Umstellung auf Insulin: Dosierung nach Blutzuckerwerten; Werte alle 1–2 h kontrollieren.
- Am OP-Abend wird die häusliche Therapie wieder aufgenommen.
- Bei Patienten, die *Metformin* einnehmen: Kontrolle der Serum-Laktatkonzentration 3-mal pro Tag für etwa 48 h. Erst nach 48 h wieder zuführen (Nierenfunktion: GFR ≥ 45 ml/min).

3.3.6 Behandlung intraoperativer diabetischer Notfälle

Intraoperativ können sich Notfallsituationen entwickeln, die sofort behandelt werden müssen:
- Hypoglykämie
- Hyperosmolares nichtketoazidotisches Koma
- Diabetische Ketoazidose

■ **Intraoperative Hypoglykämie**
- **Kennzeichen:** Abfall der Blutglukosekonzentration auf < 50 mg/dl (< 2,8 mmol/l)
- **Auslöser:** falsche Insulinzufuhr, Wirkung oraler Antidiabetika, β-Blocker, Leberfunktionsstörungen, Niereninsuffizienz
- **Gefahren:** schwere neurologische Schäden
- **Symptome und Zeichen:**
  - Unruhe, Tachykardie, Schwitzen
  - Kopfschmerzen, Verwirrtheit, Aphasie, Krämpfe, Koma

❶ Beim anästhesierten Patienten sind die Symptome der Hypoglykämie maskiert. Daher muss der Blutzucker alle 1–2 h kontrolliert werden.

- **Soforttherapie:** 5 g Glukose als Bolus i. v., dann Glukoseinfusion: 1–2 mg/kg/min unter enger Kontrolle der Blutzuckerwerte

■ **Hyperosmolares Koma**
- **Kennzeichen:** exzessiv hohe Blutzuckerwerte mit Dehydratation und Hyperosmolalität. Generalisierte Krämpfe sind möglich.
- **Therapie:** sofortiger Beginn der Rehydratation mit 0,9%iger NaCl-Lösung, 1–2 l in 1–2 h, und Zufuhr geringer Insulindosen. Vorsicht: Hirnödemgefahr, wenn die Hyperosmolalität zu schnell korrigiert wird.

■ **Diabetische Ketoazidose**
- **Kennzeichen:** Hyperglykämie (300–500 mg/dl), osmotische Diurese, Dehydratation, metabolische Azidose, Anhäufung von Ketonkörpern
- **Therapie:** Insulinbolus 10 IE, dann über Perfusor; Infusion isotoner Elektrolytlösung; Kaliumzufuhr nach Serumwerten; wenn Blutzucker bei 250 mg/dl: Glukose 5 %, ca. 100 ml/h

3.3.7 Anästhesiebesonderheiten

Für die perioperative Phase ergeben sich beim Diabetiker einige Besonderheiten, die bei der Therapie beachtet werden sollten:
- **Kardiovaskuläre Risiken:** Hypertonie, KHK, Herzinsuffizienz, diabetische autonome Neuropathie.

- Präoperativ sollten der Blutzucker optimal eingestellt und die Stoffwechselsituation normalisiert werden, besonders bei großen Eingriffen.
- Narkose und OP bewirken als Stressoren einen Anstieg der freien Fettsäuren und eine vermehrte Ausschüttung von Hormonen mit insulinantagonistischer Wirkung. Hierdurch steigt der Blutzucker stärker an und damit auch der Mehrbedarf an Insulin.
- Wegen der verminderten Muskelarbeit ist der Insulinbedarf ebenfalls erhöht.
- Die Resorption von s. c. injiziertem Insulin ist während der Narkose unvorhersehbar, daher nur i. v. zuführen.
- In der frühen postoperativen Phase fehlen beim noch schlafenden oder sedierten Patienten die Warnzeichen der Hypoglykämie. Daher sind entsprechende Kontrollen der Blutzuckerwerte erforderlich.
- Bei diabetischer autonomer Neuropathie muss mit kardiovaskulären Funktionsstörungen wie intraoperativem Blutdruckabfall, orthostatischer Hypotension (bei der Lagerung), Ruhetachykardie und Frequenzstarre oder Herzstillstand (selten) gerechnet werden.
- Postoperativ besteht die Gefahr der Atemdepression (verminderter Atemantrieb bei Hypoxie).

3.4 Nebennierenerkrankungen

3.4.1 Cushing-Syndrom

Das Cushing-Syndrom ist durch eine exzessive Sekretion von Glukokortikoiden in der Nebenniere gekennzeichnet. Hauptursachen sind eine beidseitige Nebennierenhyperplasie und primäre Nebennierentumoren sowie eine Kortikoidtherapie. Die für die Narkose wichtigsten Störungen der Erkrankung sind
- Hypertonie,
- Hypokaliämie, Hypernatriämie,
- Flüssigkeitsretention,
- Eiweißmangel,
- oft Hyperglykämie bzw. Diabetes mellitus,
- Polyurie,
- hämorrhagische Diathese,
- Schlafapnoe,
- proximale Myopathie,
- Osteoporose.

■ **Präoperatives Vorgehen**
Die wichtigsten Maßnahmen umfassen die
- Behandlung des Hypertonus,
- Einstellung des Blutzuckers,
- Normalisierung des Blutvolumens und des Elektrolythaushalts,
- Thromboseprophylaxe (da Thromboserisiko erhöht).

3

Bei von außen bzw. iatrogen ausgelöstem Cushing-Syndrom besteht eine sekundäre Atrophie der Nebennierenrinde. Daher können die Patienten nicht ausreichend auf den OP-Stress reagieren. Um eine akute Dekompensation zu verhindern, müssen perioperativ Glukokortikoide zugeführt werden, z. B. 300 mg Hydrokortison am OP-Tag.

3.4.2 Conn-Syndrom

Die Erkrankung ist gekennzeichnet durch eine exzessive Sekretion von Mineralokortikoiden in der Nebenniere (*Hyperaldosteronismus*).

Die wichtigsten **Störungen** sind
- Hypertonie,
- Kaliummangel mit Hypokaliämie und hypokaliämischer Alkalose,
- Diabetes insipidus renalis,
- Hypovolämie,
- Muskelschwäche (durch Hypokaliämie).

- **Präoperatives Vorgehen**

Am wichtigsten ist die Normalisierung des Blutvolumens, des Elektrolytgleichgewichts und der Nierenfunktion. Medikamentös wird der Aldosteronantagonist *Spironolacton (Aldactone)* zugeführt. Die Wirkungen dieser Substanz sind jedoch erst nach 1–2 Wochen voll ausgeprägt. Der Ausgleich des Kaliummangels erfordert in der Regel mindestens 24 h.

3.4.3 Nebennierenrindeninsuffizienz (Addison-Syndrom)

Bei diesem Syndrom besteht ein relativer oder absoluter Mangel an Kortikoiden. **Ursachen** sind
- abruptes Absetzen einer längeren Kortikoidtherapie,
- ungenügende ACTH-Sekretion (ACTH = adrenokortikotropes Hormon),
- Zerstörung der Nebennierenrinde durch Tumoren,
- Tuberkulose oder
- Autoimmunerkrankungen.

Die wichtigsten **Zeichen** sind
- Hypotonie,
- Hyponatriämie,
- Hyperkaliämie,
- Hypovolämie,
- metabolische Azidose,
- Gewichtsverlust,
- Muskelschwäche.

❯ Durch Stress (Narkose, OP) kann bei Patienten mit einer Nebennierenrindeninsuffizienz eine lebensbedrohliche Addison-Krise ausgelöst werden.

- **Präoperatives Vorgehen**

Zu den wichtigsten Maßnahmen vor der OP gehören:
- Beseitigung der Hypovolämie, Hyponatriämie und Hyperkaliämie mit isotoner NaCl-Lösung.
- Substitutionstherapie mit Kortikoiden: Am OP-Tag sollten ca. 300 mg Hydrokortison i. v. zugeführt werden.

3.4.4 Phäochromozytom

Phäochromozytome sind Tumoren, die Katecholamine produzieren. Sie befinden sich meist im Nebennierenmark, jedoch auch in anderen Körpergeweben. Die klinischen Zeichen entstehen durch die Ausschüttung von *Adrenalin* und *Noradrenalin*:
- Hypertonus, oft anfallsweise mit exzessiven Blutdruckspitzen
- Tachykardie
- Kopfschmerzen
- Ausgeprägtes Schwitzen

❯ Chirurgische Eingriffe bei Patienten mit unbehandeltem Phäochromozytom können zu lebensbedrohlichen Komplikationen führen. Darum muss vor einem Wahleingriff immer eine medikamentöse Behandlung eingeleitet werden!

Präoperatives Vorgehen

Phäochromozytome werden chirurgisch entfernt. Der OP geht eine medikamentöse Behandlung voran, zumeist mit α_1-Rezeptorenblockern, wie *Dibenzyran (Phenoxybenzamin)* oder *Prazosin,* um perioperative hypertensive Entgleisungen/Notfälle zu verhindern. Bei anhaltender Tachykardie oder Herzrhythmusstörungen durch die Katecholamine werden auch β-*Blocker* eingesetzt. Insgesamt muss mit einer präoperativen Vorbereitungszeit von ca. 1–2 Wochen gerechnet werden.

Anästhesie und intraoperative Behandlung

- **Prämedikation**

Meist ist eine stärkere Sedierung erforderlich, um sympathoadrenerge Reaktionen durch Angst und Aufregung zu verhindern. Gut geeignet sind hierfür die Benzodiazepine, z. B. *Flunitrazepam (Rohypnol)*, auch in Kombination mit anderen Substanzen. Dehydrobenzperidol (DHBP) kann bei diesen Patienten einen bedrohlichen Blutdruckanstieg und eine Tachykardie auslösen; daher sollte die Substanz nicht eingesetzt werden.

- **Narkoseeinleitung**

Vorher arterielle Kanülierung und Druckmessung anschließen. Die Einleitung erfolgt unter kontinuierlicher arterieller Druckmessung. Für die endotracheale Intubation ist eine ausreichende Narkosetiefe erforderlich, um Blutdruckspitzen zu vermeiden.

■ **Narkoseverfahren**

Grundsätzlich kann eine balancierte Anästhesie mit Opioiden und Muskelrelaxanzien oder eine TIVA vorgenommen werden. Auf Ketamin sollte wegen der möglichen blutdrucksteigernden Wirkung verzichtet werden.

■ **Kontrolle des Blutdrucks**

Oft sind Vasodilatatoren erforderlich, um den Blutdruck unter Kontrolle zu bringen, z. B. Phenoxybenzamin, Urapidil oder Nitroglyzerin. Nach Entfernen des Tumors kann der Blutdruck dagegen schlagartig abfallen.

■ **Intraoperativer Volumenersatz**

Bei nicht ausreichend vorbehandeltem Phäochromozytom besteht zumeist ein ausgeprägter intravasaler Volumenmangel, der intraoperativ einen erheblichen Blutdruckabfall auslösen kann. Bei diesen Patienten ist daher zunächst eine Volumensubstitution erforderlich. Vasopressoren und positiv inotrope Substanzen sind selten notwendig.

■ **Postoperative Komplikationen**

Hypertonie oder anhaltend niedriger Blutdruck sind die typischen Komplikationen nach Entfernung des Tumors. Die wichtigsten Ursachen für einen anhaltend *niedrigen Blutdruck* sind

- ungenügender Volumenersatz,
- Nachblutung,
- Herzinsuffizienz.

Wichtige Ursachen für eine anhaltende *Hypertonie* können hingegen folgende sein:

- Hypervolämie
- Resttumor
- Anhaltende Katecholaminfreisetzung aus sympathischen Nervenendigungen
- Gleichzeitig bestehende essenzielle Hypertonie
- Schmerzen
- Versehentliche Unterbindung der Nierenarterie

3.5 Schilddrüsenerkrankungen

3.5.1 Hyperthyreose

Die Hyperthyreose entsteht durch eine Überproduktion von Thyroxin (T_4) und/oder Trijodthyronin (T_3). Jede Hyperthyreose sollte vor elektiven Eingriffen so lange medikamentös behandelt werden, bis eine normale Funktion (euthyreoter Zustand) erreicht worden ist. Eine ungenügende Behandlung soll intraoperativ eine *thyreotoxische Krise* auslösen können. Für eine optimale präoperative Einstellung der Hyperthyreose mit Medika-

menten sind ca. 1–2 Wochen erforderlich. Bei Verdacht auf eine Einengung der Trachea durch die Struma sollten Tracheazielaufnahmen angefertigt werden.

■ **Anästhesie**

Die Wahl des Narkoseverfahrens ist von untergeordneter Bedeutung. Jedoch sollte auf Medikamente mit sympathomimetischer Wirkung, z. B. Ketamin, verzichtet werden.

Treten intraoperativ die Zeichen der thyreotoxischen Krise auf (Temperaturanstieg, ausgeprägte Sinustachykardie oder Vorhofflimmern), können Uracil und Natriumjodid injiziert werden, außerdem β-Blocker (z. B. Esmolol). Ergänzende Maßnahmen sind die Zufuhr von Flüssigkeit, Elektrolyten und Glukose.

Patienten mit einer manifesten Hyperthyreose müssen ausreichend lange im Aufwachraum überwacht werden.

3.5.2 Hypothyreose

Die Hypothyreose entsteht durch eine ungenügende Sekretion von Schilddrüsenhormonen. Bei der Erkrankung muss vor Wahleingriffen zunächst der euthyreote Zustand wiederhergestellt werden. Bei Notoperationen muss evtl. mit Thyroxin oder Trijodthyronin substituiert werden.

■ **Prämedikation**

Vorsicht bei der Sedierung, da eine gesteigerte Empfindlichkeit auf Sedativa, Opioide und Anästhetika besteht: Gefahr der Atemdepression und Bewusstlosigkeit! Bei wesentlicher Hypothyreose daher keine Prämedikationssubstanzen geben!

■ **Narkose**

Vorsichtige Dosierung aller Substanzen, da zumeist eine gesteigerte Empfindlichkeit besteht. Kontrollierte Beatmung wegen der Gefahr der Hypoventilation, ausreichender Wärmeschutz, Einschränkung der Flüssigkeitszufuhr.

3.5.3 Besonderheiten bei Schilddrüsenoperationen

Wegen der Lagerung wird mit einem Spiraltubus intubiert. Während der OP muss eine übermäßige Streckung des Kopfes vermieden werden, besonders bei alten Patienten. Keinesfalls darf der Kopf frei schweben (Schädigung der Halsnerven, Durchblutungsstörungen).

Die versehentliche Durchtrennung eines Rekurrensnerven führt direkt nach der Extubation zu Stridor, die Durchtrennung beider Nerven evtl. zu nahezu komplettem Stimmbandverschluss (häufig Tracheotomie erforderlich).

3

■ **Komplikationen**
Folgende Komplikationen können auftreten:
- Nachblutungen mit Kompression der Trachea; dadurch Atemnot und Erstickungsgefahr (Wunde sofort entlasten, d. h. öffnen!)
- Rekurrensparese
- Larynxödem
- Pneumothorax durch Drainage
- Hypokalzämie bei Entfernung der Epithelkörperchen

Weiterhin ist in der Frühphase nach Schilddrüsenoperationen gehäuft mit Erbrechen zu rechnen.

3.6 Ernährungsstörungen

3.6.1 Adipositas und Adipositas per magna

Die Adipositas wird nach dem Body Mass Index (*BMI*: Körpergewicht geteilt durch Körpergröße in m^2) klassifiziert. Ein BMI von 25–29,9 kg KG/m^2 gilt als *Übergewicht* bzw. *Präadipositas* ein BMI von ≥ 30 kg KG/m^2 als Adipositas.

> **Schweregrade der Adipositas**
> - Grad I (erhöht): BMI 30–34,9 kg KG/m^2
> - Grad II (hoch): BMI 35–39,9 kg KG/m^2
> - Grad III (sehr hoch): BMI > 40 kg KG/m^2
> - Ein BMI von ≥ 40 kg KG/m^2 oder ein BMI von ≥ 35 kg KG/m^2 mit wesentlichen Begleiterkrankungen wird auch als **Adipositas per magna** oder Fettsucht bezeichnet.

Die wichtigsten **Risiken und Begleiterkrankungen** der krankhaften Adipositas sind
- Hypertonie, KHK, Herzinsuffizienz, Schlaganfall,
- Typ-2-Diabetes,
- OSAS,
- Hypoventilationssyndrom (Pickwick-Syndrom),
- Cholezystolithiasis, Steatohepatitis,
- Refluxkrankheit,
- Osteoarthritis,
- Malignome.

Anästhesierisiken
Bei der Narkose von Patienten mit Adipositas per magna sind folgende Risiken zu beachten:
- Erschwerte Maskenbeatmung, evtl. auch Intubationsschwierigkeiten, wenn die Beweglichkeit des Halses durch Nackenfett eingeschränkt (kurzer Hals) ist
- Erhöhte Aspirationsgefahr bei Refluxkrankheit

- Hypertonus, evtl. mit Linksherzinsuffizienz
- Eingeschränkte kardiale Reserve
- Hypertension, Hypotension, Tachykardie, Volumenüberladung während der Narkose
- Verlegung der Atemwege bei Maskennarkose
- Erhöhte Beatmungsdrücke mit Pneumothoraxgefahr
- Verminderte Belüftung der Lunge mit Bildung von Atelektasen
- Verminderte funktionelle Residualkapazität mit größerer Gefährdung durch Hypoxie und postoperative respiratorische Störungen
- Schlafapnoesyndrom, Hypoventilationssyndrom (Pickwick-Syndrom)

Anästhesie
Die Wahl des Anästhesieverfahrens richtet sich nach den Begleiterkrankungen und der Art des Eingriffs. Regionalanästhesien, einschließlich Spinal- und Periduralanästhesie sind bei begrenzten Eingriffen möglich, jedoch sollte eine stärkere Sedierung wegen der **Gefahr der Hypoventilation** strikt vermieden werden; außerdem sollte intraoperativ Sauerstoff zugeführt werden.

Bei Allgemeinnarkosen wird der Patient in der Regel endotracheal intubiert und kontrolliert beatmet. Larynxmaskennarkose sind jedoch ebenfalls beschrieben worden. Maskennarkosen sollten bei Adipositas per magna wegen der großen Gefahr der Hypoventilation und der pulmonalen Aspiration aber unbedingt vermieden werden.

Für die Präoxygenierung (ausreichend lange!) sollte der Oberkörper des Patienten erhöht gelagert werden, um die Zwerchfellbeweglichkeit zu verbessern.

> ❯ Eine vollständige Präoxygenierung gelingt bei Adipositas per magna allerdings nur selten, sodass für die Intubation nur wenig Zeit zur Verfügung steht.

Die *Extubation* erfolgt am wachen, in halbsitzender Position gelagerten Patienten. In den ersten 1–2 Tagen kann, je nach Eingriff, eine Intensivüberwachung erforderlich sein.
Adipositas-Chirurgie: ▶ Kap. 32.

3.6.2 Anorexie und Kachexie

Bei Anorexia nervosa beträgt der Gewichtsverlust oft bis zu 40 % des ursprünglichen Körpergewichts. Daneben bestehen häufig folgende Störungen:
- Metabolische Azidose
- Hypokaliämie, Hypokalzämie, Hypomagnesiämie
- Hypothermie
- Endokrine Störungen (Amenorrhö)
- EKG-Veränderungen
- Kardiomyopathie

Elektive Eingriffe sollten so lange verschoben werden, bis die schwerwiegenden begleitenden Störungen ausreichend behandelt worden sind. Weiterhin ist eine vorsichtige Flüssigkeitstherapie erforderlich, um das intravasale Volumen zu normalisieren.

3.7 Porphyrien

Die Porphyrien sind Erkrankungen, die auf einer angeborenen oder erworbenen Störung der Häm-Biosynthese beruhen. Für die Anästhesie sind die hepatischen Porphyrien von Bedeutung, v. a. die **akute intermittierende Porphyrie.** Diese Erkrankung ist durch wiederholte Attacken schwerer neurologischer und psychiatrischer Funktionsstörungen gekennzeichnet. Die Erkrankung ist latent und kann durch bestimmte Faktoren ausgelöst werden. Hierzu gehören Medikamente, Infektionen, Hungern, Dehydratation und Geschlechtshormone.

Für das anästhesiologische Vorgehen sind folgende Medikamente wichtig:

Pharmaka, die bei Porphyrie einen Anfall auslösen können oder als unsicher bewertet werden
- Barbiturate, Etomidat, Flunitrazepam, Clonazepam
- Diclofenac
- Pentazocin
- Pancuronium
- Lidocain
- Nifedipin
- Theophyllin
- Sulfonamide, Erythromycin, Griseofulvin
- Östrogene
- Danazol
- Ethanol
- Phenytoin

Folgende Substanzen sind **sicher:**
- Propofol
- Fentanyl, Remifentanil, Morphin, Naloxon
- Succinylcholin, Neostigmin
- Lachgas
- β-Blocker, Nitroglyzerin, Adrenalin, Dopamin, Glukokortikoide
- Oxytocin
- Thyroxin
- Heparin
- Promethazin
- ASS, Paracetamol

Wahrscheinlich sicher sind folgende Substanzen: volatile Inhalationsanästhetika, Alfentanil, Sufentanil, Pethidin,

alle ND-Muskelrelaxanzien (bis auf Pancuronium), Midazolam, Bupivacain, Prilocain, Ropivacain, Cimetidin, Antihistaminika, Atropin, Insulin, die meisten Antibiotika.

Regionalanästhesien sind bei akuter intermittierender Porphyrie ebenfalls möglich.

Bei **Porphyria variegata** besteht zusätzlich noch eine Photosensibilität der Haut. Grundsätzlich sind die gleichen Vorsichtsmaßnahmen wie bei intermittierender Porphyrie erforderlich. Dies gilt auch für die Koproporphyrie.

Die **Porphyria cutanea tarda** manifestiert sich als Photosensibilität der Haut und Rotfärbung des Urins. Narkosen können gefahrlos durchgeführt werden. Stärkerer Druck auf die Haut ist zu vermeiden, ebenso die Verwendung von UV-Licht.

3.8 Lebererkrankungen

Erkrankungen der Leber, die mit Einschränkungen der Funktion einhergehen, erhöhen das Narkose- und OP-Risiko, besonders wenn das Lebergewebe selbst betroffen ist.

3.8.1 Hepatitiden

Akute Virushepatitis
Narkose und OP verschlimmern sehr häufig das Krankheitsbild der akuten Hepatitis, entsprechend hoch ist auch die perioperative Sterblichkeit, und zwar unabhängig vom eingesetzten Narkoseverfahren. Eine wichtige Rolle soll die anästhesie- und OP-bedingte Abnahme der Leberdurchblutung spielen. Darum gilt:

❗ Keine Wahleingriffe bei akuter Virushepatitis, auch wenn nur ein begründeter Verdacht besteht, die Diagnose aber noch nicht gesichert ist.

Besteht eine akute Virushepatitis, sollten Wahleingriffe bis mindestens 1 Monat nach Normalisierung der Leberfunktion verschoben werden.

- **Praktisches Vorgehen bei Noteingriffen**
- Schutz des Personals vor Infektion!
- Grundsätzlich so wenige Pharmaka wie möglich zuführen und auf alle potenziell lebertoxischen Medikamente verzichten.
- Regionale Anästhesieverfahren sind möglich, wenn die Blutgerinnung normal ist.
- Überdruckbeatmung und Hyperventilation können die Leberdurchblutung vermindern und sollten daher vermieden werden.
- Die Wirkung von i. v. Anästhetika, die in der Leber verstoffwechselt werden, ist bei vielen Patienten ver-

3

längert. Daher sollten Inhalationsanästhetika bevorzugt werden.

- Die Reaktion auf Muskelrelaxanzien ist variabel, jedoch besser vorhersehbar für Atracurium (Tracrium) und Cisatracurium (Nimbex). Grundsätzlich sollten auch diese Substanzen so niedrig wie möglich dosiert werden.

Chronisch-persistierende Hepatitis

Diese Erkrankung kann im Anschluss an eine akute Virushepatitis auftreten. Die Leberfunktion ist im Wesentlichen ungestört, daher bestehen keine Kontraindikationen für Wahleingriffe. Das Narkose- und OP-Risiko scheint nicht erhöht zu sein.

Chronisch-aggressive Hepatitis

Hierbei handelt es sich um eine schwere Erkrankung, die oft in ein Leberversagen oder eine Leberzirrhose übergeht. Bei diesen Patienten verschlechtert sich nicht selten die Leberfunktion nach Narkosen und OPs. Darum muss die Indikation für den Eingriff streng gestellt werden.

Im Übrigen gelten die gleichen Grundsätze wie für die akute Virushepatitis (s. o.). Für Blut und Blutprodukte gilt eine besonders strenge Indikationsstellung.

Alkoholhepatitis

Während die alkoholbedingte Fettleber das Narkose- und OP-Risiko nicht erhöht, geht die akute Alkoholhepatitis mit einer extrem hohen Rate lebensbedrohlicher Komplikationen einher. Darum gilt:

❯ Keine Wahleingriffe bei akuter Alkoholhepatitis! Wahleingriffe sollten mindestens bis 3 Monate nach Abklingen der akuten Erkrankung verschoben werden.

Für Notoperationen gelten die gleichen Überlegungen wie bei akuter Virushepatitis (s. o.).

- **Praktische Leitsätze bei Alkoholhepatitis**
- Ausgleich von Störungen des Elektrolyt- und Wasserhaushalts
- Behandlung von Störungen der Blutgerinnung
- Bei akuter Alkoholintoxikation: lückenlose Blutzuckerkontrollen und Glukoseinfusion wegen der Hypoglykämiegefahr
- Größte Zurückhaltung bei der Auswahl und Dosierung der Medikamente, insbesondere wenn eine Enzephalopathie vorliegt
- Postoperativ Intensivüberwachung bzw. -behandlung; an die Möglichkeit eines akuten Alkoholdelirs denken

3.8.2 Leberzirrhose

Bei Typ B und C der Leberzirrhose (leichte bis fortgeschrittene Enzephalopathie, Hypalbuminämie, Bilirubinerhöhung) ist das perioperative Risiko stark erhöht, sodass die Indikation für Wahleingriffe sehr streng gestellt werden muss. Hingegen können Patienten des Typs A (keine Enzephalopathie, sehr guter Ernährungszustand) meist ohne größere Gefährdung anästhesiert und operiert werden. Für Typ B und C gelten die gleichen Grundsätze wie bei akuter Virushepatitis beschrieben (▶ Abschn. 3.8.1). Wichtig ist eine ausreichende Korrektur vorbestehender Störungen durch die eingeschränkte Leberfunktion.

Bei der *fortgeschrittenen* Leberzirrhose kommt es – neben der Einschränkung der Leberfunktion – noch zu weiteren anästhesierelevanten Veränderungen:

- Enzephalopathie
- Gerinnungsstörungen
- Erniedrigter peripher Gefäßwiderstand mit erhöhtem Herzzeitvolumen
- Hepatorenales Syndrom
- Hepatopulmonales Syndrom
- Portale Hypertonie
- Ösophagusvarizen
- Mangelernährung

❯ Patienten mit fortgeschrittener Leberzirrhose haben eine Gastropathie und sind daher als nicht nüchtern anzusehen!

3.9   Nierenerkrankungen

Bei den Nierenerkrankungen sind nur die funktionellen Auswirkungen bzw. das Ausmaß der Funktionseinschränkung für die Narkose von Bedeutung.

3.9.1 Terminale Niereninsuffizienz

Hierbei ist insgesamt das Narkoserisiko nicht wesentlich erhöht, wenn bei der präoperativen Vorbereitung und Narkose einige Besonderheiten beachtet werden.

Anästhesiebesonderheiten

- **Präoperative Dialysebehandlung**
Sie ist erforderlich, damit der Wasser- und Elektrolythaushalt vor der Narkose ausgeglichen sind. Hierdurch wird intraoperativ eine größere Stabilität der Herz-Kreislauf-Funktion erreicht. Die Dialyse sollte am Vortag oder am Morgen der OP erfolgen. Serumkaliumwerte von 5,5–6 mmol/l sollten als oberste Grenzwerte für eine Narkose angesehen werden.

■ **Blutdruckabfälle**

Sie sind für urämische Patienten in der perioperativen Phase typisch und treten oft bereits bei geringen Volumenverlusten auf. Die Empfindlichkeit gegenüber vasodilatierend wirkenden Anästhetika ist gesteigert. Bei 10–15 % der chronisch-urämischen Patienten besteht ein Hypertonus (Risikofaktor der KHK und der Herzinsuffizienz).

■ **Chronische Anämie**

Eine Anämie mit Hämatokritwerten von 25–30 % ist ebenfalls typisch für Dialysepatienten. Ein präoperativer Ausgleich durch die Zufuhr von Erythrozytenkonzentraten ist in der Regel nicht erforderlich.

■ **Blutgerinnung**

Störungen der Blutgerinnung sind bei chronischer Urämie keine Seltenheit. Primäre Ursache sind *Thrombozytenfunktionsstörungen*. Die Blutungszeit ist verlängert. Die Störung führt häufig zu stärkeren chirurgischen Blutungen und erhöhtem Bedarf an Bluttransfusionen.

■ **Arteriovenöse Shunts**

Shunts sind für Dialysepatienten lebenswichtig und müssen daher besonders überwacht und gepflegt werden:
- Keine Kanülierung von Venen und Arterien am Shuntarm
- Messung des Blutdrucks am Nicht Shuntarm
- Für die zentrale Venenkatheterisierung: V. jugularis interna und externa oder V. subclavia bevorzugen

■ **Infektionsgefahr**

Auf Asepsis muss strikt geachtet werden, da bei Dialysepatienten die Infektionsgefahr wesentlich erhöht ist.

Vorgehen bei der Narkose

Bei der *Prämedikation* sollten die Dosen reduziert werden. Ein spezielles Narkoseverfahren für Dialysepatienten gibt es nicht. Regionalanästhesien sind möglich, jedoch dürfen bei Störungen der Blutgerinnung keine Peridural- oder Spinalanästhesien vorgenommen werden.

Die Wirkung von ND-Muskelrelaxanzien wie *Pancuronium* und *Vecuronium* kann bei Niereninsuffizienz verlängert sein. *Atracurium* oder *Cisatracurium* ist wahrscheinlich die sicherste Substanz, weil die renale Ausscheidung keine wesentliche Rolle spielt. *Succinylcholin* wird ebenfalls nicht renal ausgeschieden und kann daher im Notfall eingesetzt werden. Allerdings kann die Substanz eine lebensbedrohliche Hyperkaliämie auslösen (► Kap. 14) und ist u. a. bei Hyperkaliämie kontraindiziert. *Rocuronium* ist leicht mit Sugammadex zu antagonisieren und daher gut geeignet.

Die Volumenzufuhr erfolgt mit 0,9%iger Kochsalzlösung oder plasmaisotoner Elektrolytlösung. Eine übereifrige *perioperative Volumenzufuhr* muss unbedingt

vermieden werden. Bei größeren Eingriffen sind die Messung des zentralen Venendrucks und die regelmäßige Kontrolle der Serumelektrolyte indiziert.

3.10 Neurologische Erkrankungen

3.10.1 Epilepsie

Für die Narkose sind v. a. die Grand-mal-Formen von Bedeutung, weil die tonisch-klonischen Krampfanfälle mit perioperativen Komplikationen einhergehen können. Die wichtigsten Gefahren sind
- pulmonale Aspiration,
- Dislokation versorgter Frakturen und Prothesen,
- Zerreißen von Wundnähten.

Wichtigstes Ziel ist daher die Verhinderung perioperativer Krampfanfälle.

Anästhesiepraxis
- Bei schlecht eingestellter Medikation mit häufigen Krampfanfällen sollten Wahleingriffe zunächst verschoben werden.
- Die letzte orale Dosis der Antiepileptika wird am OP-Morgen zugeführt.
- Lange Fastenzeiten sollten vermieden werden.
- Für die **Prämedikation** eignen sich v. a. sedierend wirkende Antikonvulsiva (Benzodiazepine).
- **Regionalanästhesie** ist von Vorteil, weil das Bewusstsein erhalten bleibt und außerdem ein abrupter Entzug der Anästhetika am Ende der OP vermieden wird.
- *Thiopental* wirkt antikonvulsiv und ist daher für die **Narkoseeinleitung** gut geeignet. Propofol soll dagegen weniger günstig sein.
- Etomidat, Ketanest und Neuroleptika sollten vermieden werden.
- Atracurium und Cisatracurium sollten für die **Relaxierung** bevorzugt werden, da andere ND-Muskelrelaxanzien aufgrund von Enzyminduktion rascher abgebaut werden.
- *Hyperventilation* senkt die Krampfschwelle und sollte daher ebenfalls vermieden werden.
- In der unmittelbaren postoperativen Phase können durch die rasche Elimination der Inhalationsanästhetika aus dem Gehirn *Krämpfe* auftreten. *Prophylaxe:* Diazepam in niedriger Dosierung i. v. sowie die rechtzeitige Wiederaufnahme der antikonvulsiven Therapie.
- Dimenhydrinat, DHBP und Metoclopramid sollten nicht als **Antiemetika** zugeführt werden, da hierdurch häufig dystone Reaktionen ausgelöst werden. *Ondansetron* ist dagegen gut geeignet.

3

3.10.2 Parkinson-Syndrome

Die Parkinson-Syndrome (PS) beruhen auf einem Mangel an Dopamin in den Basalganglien des Gehirns. Vier Gruppen werden unterschieden: idopathisches PS, genetisches PS, PS bei neurodegenerativen Erkrankungen und symptomatische (sekundäre) PS, z. B. durch Medikamente, Tumoren, Entzündungen. Im Mittelpunkt der Erkrankung stehen die Akinese (hochgradige Bewegungsarmut) und eines der folgenden **Kardinalsymptome**:

- Rigor (Muskelsteife)
- Ruhetremor
- Posturale Instabilität (= instabile aufrechte Körperhaltung)

Weitere Kardinalsymptome sind
- mimische Starre,
- Bewegungsarmut, Verlangsamung der Bewegungen,
- gebeugte Haltung, trippelnder Gang,

Weitere mögliche **Zeichen bzw. fakultative Begleitsymptome** sind
- Sprachstörungen,
- gestörter Hustenmechanismus,
- Salbengesicht, Speichelfluss, Schwitzanfälle,
- Darmatonie mit Verstopfung,
- atonische Harnblase,
- orthostatische Blutdruckabfälle,
- Stimmungslabilität, Depressionen, Überempfindlichkeit, Schlafstörungen,
- kognitive Symptome, Demenz (in fortgeschrittenen Stadien).

Medikamentöse Therapie

Die medikamentöse Therapie erfolgt in erster Linie mit L-Dopa, Non-Ergot-Dopaminagonisten (z. B. Piribedil, Pramipexol, Ropinirol, Apomorphin, Rotigotin), COMT-Inhibitoren (Entacabon, Tolcapon), MAO-B-Hemmer (Rasagilin, Selegilin), Amantadin und Budipin. Anticholinergika werden nur noch selten eingesetzt. Bewegungsstörungen können mit tiefer Hirnstimulation über stereotaktisch implantierte Elektroden behandelt werden.

Anästhesiebesonderheiten

Beachtet werden müssen v. a. die respiratorischen und kardiovaskulären Manifestationen der Erkrankung wie Schluckstörungen (Aspirationsgefahr!), Atemstörungen durch Thoraxrigidität und Hypokinesie sowie der orthostatische Blutdruckabfall; weiterhin die perioperativ zugeführten Antiparkinsonmittel, deren teilweise erheblichen Nebenwirkungen und Wechselwirkungen mit anderen Substanzen und schließlich die spezifischen Gefahren der postoperativen Phase:

- Die **Antiparkinson-Dauermedikation** sollte perioperativ nicht abgesetzt, sondern bis zum OP-Morgen fortgeführt werden, um eine Verschlimmerung des Krankheitsbilds zu verhindern. Abruptes Absetzen von L-Dopa kann zur Thoraxrigidität und muskulär bedingten Atemstörungen führen.
- Nebenwirkungen von L-Dopa- und Dopaminagonisten können u. a. sein: gesteigerte Tagesmüdigkeit, Übelkeit, Erbrechen, orthostischer Blutdruckabfall, vermehrtes Schwitzen, Tachykardie, Unruhe, Verwirrtheit, Fibrosen, Impulskontrollstörungen, Psychosen. Budipin kann die QT-Zeit verlängern und bedrohliche Herzrhythmusstörungen auslösen.
- **Prämedikation:** DHBP, Haloperidol und Atosil dürfen nicht verwendet werden. Hingegen können Benzodiazepine und Atropin zugeführt werden, allerdings in Abhängigkeit vom Schweregrad der Erkrankung.
- **Wahl des Anästhesieverfahrens:** Ein spezielles Anästhesieverfahren gibt es für Parkinson-Kranke nicht. Opioide können die Thoraxrigidität verstärken und postoperativ zu Atemstörungen führen.
- **Muskelrelaxanzien** sollten sparsam dosiert werden, damit postoperativ keine die Atmung gefährdende Restwirkung mehr vorhanden ist.

Postoperative Besonderheiten

In der unmittelbaren postoperativen Phase muss v. a. die *Atemfunktion* sorgfältig überwacht werden. Die Zufuhr der Antiparkinsonmittel sollte innerhalb weniger Stunden nach der OP wieder aufgenommen werden.

Im weiteren postoperativen Verlauf können noch folgende **Störungen** auftreten:
- Harnretention
- Leichter bis mäßiger paralytischer Ileus
- Pulmonale Komplikationen durch ungenügendes Abhusten

3.10.3 Multiple Sklerose

Diese Erkrankung ist gekennzeichnet durch Veränderungen und Untergang von Markscheiden im Bereich des zentralen Nervensystems. Wie in ▶ Kap. 9 dargelegt, spielen die Markscheiden eine wichtige Rolle bei der Reizleitung in den Nerven (bzw. Axonen). Durch den Untergang von Markscheiden (Demyelinisierung) wird die Erregungsleitung gestört. Die Erregungsleitungsstörungen manifestieren sich klinisch als neurologische Ausfallerscheinungen wie Lähmungen und Sensibilitätsstörungen. Die wichtigsten **klinischen Zeichen** der Erkrankung sind
- Gleichgewichtsstörungen,
- Gehschwäche,
- Sehstörungen, Doppelbilder,
- Taubheitsgefühle.

Anästhesiebesonderheiten

Ein spezielles Vorgehen ist bei der Narkose nicht erforderlich, denn nach derzeitigem Kenntnisstand wird die multiple Sklerose durch keines der gebräuchlichen Anästhetika in ungünstiger Weise beeinflusst. Allgemeinnarkosen werden in der Regel bevorzugt, Regionalanästhesien hingegen zurückhaltend eingesetzt – zumeist aus forensischen Gründen. Periduralanästhesien und periphere Nervenblockaden sichere Verfahren, während nach Spinalanästhesien akute Verschlechterungen des Zustands berichtet worden sind.

- Praxishinweise
- Patienten, die unter Dauertherapie mit ACTH oder Kortikosteroiden stehen, müssen diese Substanzen auch intraoperativ erhalten.
- Succinylcholin kann bei einigen Patienten zu verstärkter Kaliumfreisetzung führen, daher Vorsicht mit dieser Substanz.
- Bei Patienten mit myasthenieartiger Muskelschwäche oder verminderter Muskelmasse kann die Wirkung von Muskelrelaxanzien verlängert sein.
- Bei einigen Patienten ist eine abgeschwächte Wirkung ND-Muskelrelaxanzien beobachtet worden.
- Anstiege der Körpertemperatur (> 1 °C) können die Schäden an den Markscheiden der Nerven verstärken und hierdurch das Krankheitsbild verschlimmern. Darum muss eine **Hyperthermie** in der perioperativen Phase unbedingt vermieden bzw. sofort behandelt werden.

3.10.4 Periphere Neuropathien

Erkrankungen peripherer Nerven entstehen durch metabolische, degenerative, toxische und entzündliche Noxen. Meist ergeben sich hieraus keine Besonderheiten für die Narkose. Von Bedeutung sind aber Neuropathien, die auch mit **Funktionsstörungen des autonomen Nervensystems** einhergehen, wie z. B. die diabetische Neuropathie. Bei diesen Patienten können Störungen der Blutdruckregulation und Herzfrequenz sowie der Blasen- und Darmfunktion auftreten. Intraoperativ ist v. a. mit einem Blutdruckabfall zu rechnen. Bei Spinal- und Periduralanästhesien ist große Vorsicht geboten.

3.10.5 Myasthenia gravis

Diese Gruppe von Autoimmunerkrankungen ist gekennzeichnet durch eine fluktuierende Schwäche bestimmter quergestreifter Muskelgruppen, bedingt durch Antikörper gegen die Acetylcholinrezeptoren der motorischen Endplatte. Besonders betroffen sind die Gesichts-, Augen-, Kau- und Schluckmuskulatur sowie die Zunge. Typischerweise bessert sich die Muskelkraft eindrücklich nach Injektion eines Cholinesterasehemmers. Diese Substanzen gehören auch zur Standardtherapie der Myasthenie.

Die wichtigsten **Krankheitszeichen** sind
- Ptosis (herabhängendes Augenlid),
- Doppelbilder,
- Muskelschwäche, schnelle Ermüdung.

Anästhesiebesonderheiten

Die Hauptgefahren von Narkose und OP sind eine Verschlimmerung des Krankheitsbilds mit respiratorischer Insuffizienz und die seltene *cholinerge bzw. myasthene Krise* (hervorgerufen durch Cholinesterasehemmer, z. B. Mestinon). Außerdem müssen bei der Verwendung von Muskelrelaxanzien einige Besonderheiten beachtet werden.

- **Präoperative Maßnahmen:** Anzustreben ist eine optimale medikamentöse Einstellung vor Wahleingriffen. Die Therapie mit Cholinesterasehemmern und Kortikosteroiden sollte perioperativ nicht unterbrochen werden, um eine Verschlimmerung des Krankheitsbilds zu vermeiden.
- **Prämedikation:** Große Vorsicht ist beim Einsatz und der Dosierung von Sedativa geboten. *Benzodiazepine* sollten wegen ihrer zentral muskelrelaxierenden Wirkung *nicht* verwendet werden.
- **Wahl der Anästhetika:** Geeignet sind alle Formen der Allgemeinnarkose, jedoch sollten die volatilen Inhalationsanästhetika bevorzugt werden, weil hierdurch oft vollständig auf Muskelrelaxanzien verzichtet werden kann. Opioide sollten nur in niedriger Dosis angewendet werden.
- **Muskelrelaxanzien** sollten nur mit allergrößter Zurückhaltung eingesetzt werden, um eine langanhaltende Lähmung der Muskulatur zu vermeiden. ND-Relaxanzien (z. B. Vecuronium, Atracurium) sollten möglichst nicht verwendet werden bzw., wenn dringend erforderlich, nur in erheblich reduzierter Dosis. Rocuronium kann auch bei Myastheniepatienten mit Sugammadex antagonisiert werden und gilt als sicher. *Succinylcholin* kann (für die Notfallintubation) eingesetzt werden, jedoch ebenfalls in drastisch reduzierter Dosis, da durch die Wechselwirkung mit den Cholinesterasehemmern ein länger anhaltender neuromuskulärer Block auftreten kann.

> Wenn immer möglich, sollte bei Myasthenie auf den Einsatz von Muskelrelaxanzien verzichtet werden.
> Ist eine Muskelrelaxierung zwingend erforderlich, sollte hierfür Rocuronium verwendet werden.

- **Extubation:** Erst wenn die Muskelkraft ausreichend zurückgekehrt ist.
- Die **postoperative Überwachung** der Atmung muss besonders sorgfältig erfolgen, da selbst eine anfänglich normale Atemfunktion sich wenige Stunden nach

3

der OP verschlechtern und zu respiratorischer Insuffizienz führen kann. Empfehlung: Den Patienten 24 h auf einer Intermediate-Care- (IMC-) oder Intensivstation überwachen!

3.10.6 Muskeldystrophien

Bei diesen Erkrankungen kommt es zu einem fortschreitenden Verlust der Skelettmuskelfunktion. Bei einigen seltenen Formen ist neben der quergestreiften auch die glatte Muskulatur befallen. Bei Beteiligung der glatten Muskulatur ist die muskuläre Aktivität des Magen-Darm-Trakts vermindert. Hierdurch wird die Magenentleerung verzögert und das Aspirationsrisiko möglicherweise erhöht.

Bei Muskeldystrophien müssen v. a. die Reaktionen des Herzens und der Muskulatur auf die zugeführten Anästhetika und Adjuvanzien beachtet werden:
- Oft besteht eine besondere Empfindlichkeit des Herzmuskels gegenüber der negativ inotropen Wirkung von Inhalationsanästhetika: Hierdurch kann es bei der Narkoseeinleitung zum Herzstillstand kommen.
- Succinylcholin kann eine Zerstörung von Muskelfasern (Rhabdomyolyse) auslösen und dadurch einen hyperkaliämischen Herzstillstand führen. Daher darf die Substanz nicht eingesetzt werden.

In der postoperativen Phase muss v. a. die **Atemfunktion** überwacht und bei Bedarf maschinell unterstützt werden.

3.10.7 Myotonien

Bei diesen Erkrankungen besteht eine verzögerte Erschlaffung des Skelettmuskels nach einer willkürlichen Kontraktion. Die anhaltende Kontraktion kann weder durch eine Regionalanästhesie noch durch eine tiefe Allgemeinanästhesie oder durch Muskelrelaxanzien aufgehoben werden. Für die Narkose ist v. a. eine Beteiligung der Herzmuskulatur und der Atemmuskulatur von Bedeutung, weiterhin die Reaktion auf Anästhetika und Adjuvanzien.

Nebenwirkungen

Succinylcholin kann eine lang anhaltende Kontraktion der Muskulatur auslösen und dadurch die Beatmung und endotracheale Intubation erschweren. Daher ist die Substanz bei Myotonien kontraindiziert.

Ist bei der Erkrankung auch die Muskulatur des Magen-Darm-Trakts beteiligt, muss von einer verzögerten Magenentleerung und einem möglicherweise erhöhten Aspirationsrisiko ausgegangen werden.

Regionale Anästhesieverfahren können angewandt werden, jedoch verschwindet hierunter die Kontraktur der Muskulatur nicht.

Postoperative Überwachung

Es muss gezielt auf muskulär bedingte Störungen der Atemfunktion geachtet werden.

3.11 Suchterkrankungen

3.11.1 Akute Alkoholvergiftung

Hauptgefahr der akuten Alkoholvergiftung ist die Atemdepression. Alkoholspiegel von 5–7 ‰ gelten in der Regel als tödlich; Ausnahmen sind aber möglich.

Anästhesiepraxis
- Wichtigste Sofortmaßnahme ist die Sicherung der Atemfunktion durch endotracheale Intubation und Beatmung.
- Korrektur der Hypovolämie und von Störungen der Körpertemperatur sowie des Elektrolyt- und Säure-Basen-Haushalts.
- Bei Verdacht auf Hypoglykämie: Glukoseinfusion.
- Schockbehandlung mit Volumenexpansion, Dobutamin und evtl. Vasopressoren.
- Magenspülung bei Verdacht auf gleichzeitige Medikamenteneinnahme oder bei Aufnahme großer Mengen Alkohols in den letzten beiden Stunden vor der Klinikeinweisung.
- Bei Blutkonzentrationen von > 6 ‰ evtl. Hämo- oder Peritonealdialyse.
- Außerdem: keine elektiven Eingriffe bei akuter Trunkenheit.

Besonderheiten bei Notfalleingriffen
- Erhöhte Aspirationsgefahr
- Verminderter Anästhetikabedarf
- Gesteigerte Empfindlichkeit auf Blutverluste
- Häufig Auskühlung des Patienten
- Verminderte Hypoxietoleranz des Gehirns
- Eventuell alkoholbedingte Störungen der Thrombozytenfunktion mit Blutungsneigung
- Postoperativ Gefahr der Atemdepression

3.11.2 Chronischer Alkoholismus

Die chronische Einnahme von Alkohol führt zu beschleunigtem Abbau, Toleranzentwicklung und Abhängigkeit, weiterhin zu sekundären Erkrankungen, Ernährungsstörungen, Lebererkrankungen, neurologischen Erkrankungen und Kardiomyopathien.

Entzugserscheinungen treten meist 12–72 h nach vollständiger Unterbrechung der Alkoholzufuhr auf, nicht selten jedoch bereits nach einem relativen Abfall der Blutalkoholkonzentrationen auf 1–3 ‰.

Anästhesiebesonderheiten
- Wahleingriffe sollten möglichst nur bei trockenen Alkoholikern erfolgen, um ein Entzugssyndrom zu vermeiden.
- Anästhetika und Sedativa müssen meist höher dosiert werden, da eine geringere Empfindlichkeit besteht und außerdem der Stoffwechsel durch Enzyminduktion in der Leber gesteigert ist.
- Die Narkoseeinleitung verläuft verzögert und ist gekennzeichnet durch Exzitation und erhöhten Dosisbedarf.
- Zur Aufrechterhaltung der Narkose können Inhalationsanästhetika eingesetzt werden.
- Bei nichttrockenen Alkoholikern besteht postoperativ die Gefahr eines Entzugsdelirs. Darum postoperative Intensivüberwachung!

3.11.3 Opiatsucht

Die wichtigste perioperative Gefahr bei Süchtigen ist das oft verkannte *Entzugssyndrom*, das in folgender Weise gekennzeichnet ist:
- Ängstlichkeit, Erregbarkeit, Unruhe
- Hypertonus, Hypotonie, Tachykardie
- Veränderungen der Körpertemperatur und der Atmung
- bittendes oder forderndes Verhalten
- Gähnen
- exzessives Schwitzen, Erbrechen, Durchfall
- Tränenfluss
- Mydriasis
- Gänsehaut
- Tremor
- Hitzewallungen und Frieren
- Knochenschmerzen
- Schwindel

Das Syndrom beginnt – je nach verwendeter Substanz – ca. 3–12 h nach der letzten Einnahme und dauert 4–10 Tage an, mit einem Höhepunkt am 3.–6. Tag bzw. für Pethidin nach ca. 12 h.

Anästhesiebesonderheiten
- Bei Wahleingriffen möglichst vorher Entzugsbehandlung.
- Ist Entzug nicht möglich, Opioidzufuhr perioperativ fortsetzen; Entzugstherapie erst nach der OP in einer hierauf spezialisierten Einrichtung.

- Meist ist eine stärkere Prämedikation erforderlich mit Einbeziehung der Opioiddosis.
- Regionalanästhesien sind grundsätzlich möglich, jedoch sind die wachen Patienten oft nicht leicht zu führen.
- Bei Allgemeinnarkosen sollten volatile Anästhetika bevorzugt werden, evtl. in Kombination mit Opioiden wie Remifentanil.
- Auf Ketamin sollte verzichtet werden, da die Substanz bei Süchtigen einen „bad trip" hervorrufen kann.
- Vorsicht bei Naloxon: Gefahr eines abrupten, bedrohlichen Entzugssyndroms.
- Bei ehemals Opioidabhängigen sollten keine Opioide für Narkosen eingesetzt werden. Bewährt haben sich volatile Inhalationsanästhetika. Die postoperative Schmerzbehandlung kann mit rückenmarknahen oder peripheren Regionalanästhesieverfahren erfolgen.

3.12 HIV-Infektion und Aids

3.12.1 Definitionen

- **Aids:** Das erworbene Immundefektsyndrom Aids („acquired immune deficiency syndrome") ist durch schwere Funktionsstörungen des Immunsystems mit nachfolgenden opportunistischen Infektionen und bestimmten Tumorerkrankungen gekennzeichnet. Ursache ist eine Infektion mit dem humanen Immundefizienz-Virus (HIV), das einen Defekt des zellulären Immunsystems bewirkt.
- **HIV-Infektion:** Die Infektion mit dem Erreger führt nicht sofort, sondern teilweise erst nach mehreren Jahren zum Ausbruch von Aids. Können bei einem Patienten *HIV-Antikörper* im Serum nachgewiesen werden, liegt eine Infektion vor. Der Infizierte ist infektiös und kann das Virus auf andere Menschen übertragen.

3.12.2 Häufigkeit und Risikogruppen

Die Inkubationszeit zwischen einer HIV-Infektion und dem Ausbruch von Aids ist lang, daher liegen auch keine zuverlässigen Zahlen über die Häufigkeit der HIV-Infektion in Deutschland vor. Das RKI schätzt die Zahl der HIV-Infizierten oder an Aids erkrankten Personen auf 90.700; davon ist bei ca. 10.800 die Infektion noch nicht diagnostiziert.

Zu den **Risikogruppen** gehören
- promiskuitive homosexuelle Männer (große Verletzungs- und Infektionsgefahr bei einigen sexuellen Praktiken),
- Drogenabhängige (bei i. v. Drogenzufuhr mit Verwendung derselben Kanüle durch mehrere Personen),
- Personen mit häufig wechselnden Geschlechtspartnern.

3

3.12.3 Übertragung

HIV wird v. a. durch sexuelle Kontakte übertragen, wobei häufiger Partnerwechsel wesentlich zur raschen Verbreitung beiträgt. Das Infektionsrisiko eines einmaligen „normalen" Sexualkontakts mit einem infizierten Partner soll ca. 1 % betragen, das Risiko bei einmaliger perkutaner Verletzung durch eine mit HIV-Blut kontaminierte Kanüle 0,5 %.

Das Virus findet sich v. a. in lymphozytenhaltigen Flüssigkeiten wie **Blut**, **Sperma** und **Vaginalsekret**.

3.12.4 Diagnostik

Die Diagnose wird durch den *Nachweis von HIV-Antikörpern im Serum* gesichert.

3.12.5 Therapie

Aids wird mit der sog. „HAART-Therapie" (= hochaktive antiretrovirale Therapie) behandelt. Wichtige **Nebenwirkungen** der Behandlung sind
- Anämie,
- Leukozytenabfall (Leukopenie),
- Polyneuropathie,
- Durchfälle, Anstieg der Leberenzyme, schwere Hypoglykämien,
- Anstieg der Triglyzeride, Arteriosklerose, KHK.

Neben der HAART-Therapie sind prophylaktische Maßnahmen gegen opportunistische Infektionen erforderlich.

3.12.6 Anästhesiepraxis

Grundsätzlich sollte jeder Patient als potenziell infektiös angesehen werden und Pflegepersonal sowie Ärzte zu entsprechenden **Schutzmaßnahmen** veranlassen.

- **Schutzmaßnahmen**
- Zum Schutz vor Kontamination mit infektiösem Material wie Blut, Urin, Speichel, Sputum usw. müssen bei allen invasiven Maßnahmen einschließlich der Kanülierung von Venen und Arterien sowie der endotrachealen Intubation **Handschuhe und Mundschutz** getragen werden, evtl. gesonderte **Schutzkittel** und **Schutzbrillen**.
- Bei Narkosen möglichst **Einmalmaterial** verwenden. Materialien und Geräte patientenbezogen einsetzen. Kanülen wegen der Verletzungsgefahr nicht in Schutzhülle zurückstecken. Wiederverwendbare Instrumente sorgfältig desinfizieren.
- Desinfektion von Flächen und Instrumenten mit Mitteln auf Alkoholbasis oder mit Natriumhypochlorit unter sorgfältiger Beachtung von Konzentration und Einwirkzeit.
- Bei **Verletzungen** mit Kontaminationsmöglichkeit sofortige Desinfektion, Ausblutung der Verletzung und erneute Wundreinigung. Meldung beim Betriebsarzt zur Einleitung eines D-Arzt-Verfahrens (Anerkennung als Berufskrankheit) und der serologischen Ausgangsdiagnostik; evtl. auch prophylaktische AZT-Medikation (AZT = Azidothymidin). Bei Infektion ist nach 6–8 Wochen mit einem positiven Antikörpertest zu rechnen.
- Sorgfältige Asepsis bei allen invasiven Maßnahmen (Gefäßkanülierung, endotracheale Intubation, Blasenkatheter usw.), um das Einschwemmen von Bakterien zu vermeiden.
- Pflegepersonen, die den Patienten im Aufwachraum betreuen, sollten während dieser Zeit keine anderen Patienten versorgen. Auch hier gilt: Handschuhe, Schutzkittel und Schutzbrille tragen!
- Bei kardiopulmonaler Wiederbelebung darf *keine* Mund-zu-Mund-Beatmung vorgenommen werden. Den Patienten sofort endotracheal intubieren und beatmen.

Nachschlagen und Weiterlesen

Biro P, Vagts P, Emmig U, Pasch T (2011) Anästhesie bei seltenen Erkrankungen, 3. Aufl. Springer, Berlin, Heidelberg, New York
Larsen R (2018) Anästhesie, 11. Aufl. Urban & Fischer/Elsevier, München
Thiel H, Roewer N (2014) Anästhesiologische Pharmakotherapie, 3. Aufl. Thieme, Stuttgart
Wappler F, Tonner PH, Bürkle H (2011) Anästhesie und Begleiterkrankungen. Thieme, Stuttgart

Internet

Arbeitsgemeinschaft der Wissenschaftlichen Medizinischen Fachgesellschaften e. V. (AWMF) (2016) Alkoholbezogene Störungen: Screening, Diagnose und Behandlung alkoholbezogener Störungen. S3-Leitlinie. https://www.awmf.org/leitlinien/detail/ll/076-001.html. Zugegriffen: 5. Febr. 2021
Bundesärztekammer, Kassenärztlicher Bundesvereinigung (KBV), Arbeitsgemeinschaft der Wissenschaftlichen Medizinischen Fachgesellschaften e. V. (AWMF) (2016) Nationale Versorgungsleitlinie Typ-2-Diabetes: Therapie. https://www.awmf.org/leitlinien/detail/ll/nvl-001g.html. Zugegriffen: 5. Febr. 2021
Bundesärztekammer (2019) Nationale Versorgungsleitlinie chronische KHK. https://www.leitlinien.de/nvl/khk. Zugegriffen: 5. Febr. 2021
Bundesärztekammer (2021) Nationale VersorgungsLeitlinie COPD. https://www.leitlinien.de/nvl/copd/copd/#. Zugegriffen: 5. Febr. 2021
Deutsche Diabetes-Gesellschaft (2018) Leitlinien Therapie des Diabetes mellitus Typ 1. https://www.awmf.org/leitlinien/detail/ll/057-013.html. Zugegriffen: 5. Febr. 2021
Deutsche Gesellschaft für Anästhesiologie und Intensivmedizin (DGAI) (2008) Empfehlung zur Durchführung von Anästhesien bei Porphyrien. https://www.ai-online.info/archiv/2008/11-2008/

empfehlung-zur-durchfuehrung-von-anaesthesien-bei-patienten-mit-porphyrie.html. Zugegriffen: 5. Febr. 2021

Deutsche Gesellschaft für Kardiologie (DGK) – Herz- und Kreislaufforschung e. V. (2012) Pocket-Leitlinie: Leitlinien für das Management von Vorhofflimmern, Fokus Update 2012. https://leitlinien.dgk.org/2013/pocket-leitlinien-fur-das-management-von-vorhofflimmern-fokus-update-2012/. Zugegriffen: 5. Febr. 2021

Deutsche Gesellschaft für Kardiologie (DGK) – Herz- und Kreislaufforschung e. V. (2015) ESC Pocket Guidelines. Akutes Koronarsyndrom ohne ST-Hebung (NSTE-ACS). https://leitlinien.dgk.org/files/18_2015_pocket_leitlinien_nste_acs.pdf. Zugegriffen: 5. Febr. 2021

Deutsche Gesellschaft für Kardiologie (DGK) – Herz- und Kreislaufforschung e. V. (2017) Pocket-Leitlinie: Herzinsuffizienz (Version 2016). https://leitlinien.dgk.org/2017/pocket-leitlinie-herzinsuffizienz-version-2017/. Zugegriffen: 5. Febr. 2021

Deutsche Gesellschaft für Kardiologie (DGK) – Herz- und Kreislaufforschung e. V. (2018) ESC Pocket Guidelines Herzklappenerkrankungen. https://leitlinien.dgk.org/2018/pocket-leitlinie-management-von-herzklappenerkrankungen-version-2017/. Zugegriffen: 5. Febr. 2021

Deutsche Gesellschaft für Kardiologie (DGK) – Herz- und Kreislaufforschung e. V. (2018) Pocket-Leitlinie: Therapie des akuten Herzinfarktes bei Patienten mit ST-Streckenhebung (STEMI) (Version 2017). https://leitlinien.dgk.org/2018/pocket-leitlinie-therapie-des-akuten-herzinfarktes-bei-patienten-mit-st-streckenhebung-stemi-version-2017/. Zugegriffen: 5. Febr. 2021

Deutsche Gesellschaft für Kardiologie (DGK) – Herz- und Kreislaufforschung e. V. (2019) Pocket-Leitlinie: Management der arteriellen Hypertonie (Version 2018). https://leitlinien.dgk.org/2019/pocket-leitlinie-management-der-arteriellen-hypertonie-2/. Zugegriffen: 5. Febr. 2021

Deutsche Gesellschaft für Neurologie (DGN) (2016) Idiopathisches Parkinson-Syndrom. https://dgn.org/leitlinien/030-010-idiopathisches-parkinson-syndrom/. Zugegriffen: 5. Febr. 2021

Vorbereitung des Anästhesiearbeitsplatzes und des Patienten

Reinhard Larsen, Tilmann Müller-Wolff, Richard Schalk

Inhaltsverzeichnis

4

Zu den Kernaufgaben der Anästhesiefachpflege gehören – neben der Assistenz bei den einzelnen Anästhesieverfahren – die vollständige Vorbereitung des Anästhesiearbeitsplatzes einschließlich, der Narkosegeräte und der Monitore, Medikamente und Infusionslösungen sowie die Mitwirkung bei der OP-Lagerung des Patienten.

4.1 Vorbereitung des Arbeitsplatzes

Die fachpflegerische Tätigkeit beginnt mit der Vorbereitung des Anästhesiearbeitsplatzes. Die Vorbereitungen müssen vollständig abgeschlossen sein, bevor der Patient eintrifft, um einen reibungslosen Ablauf der Anästhesiemaßnahmen zu gewährleisten und die Patientensicherheit zu erhöhen. Der hierfür erforderliche Zeitrahmen muss vom OP-Management bzw. der OP-Planung für jeden elektiv geplanten Narkosebeginn verbindlich berücksichtigt werden.

Die Vorbereitungen umfassen grundlegende Maßnahmen, die für *jeden* Anästhesiearbeitsplatz gelten und spezifische Maßnahmen, die sich nach dem jeweils geplanten Anästhesieverfahren, dem geplanten Eingriff und den Besonderheiten des Patienten richten.

> **Praxistipp**
>
> Jeder Anästhesiearbeitsplatz sollte – unabhängig vom Ort – standardmäßig nach klinikinternen Richtlinien ausgestattet sein und vorbereitet werden, damit in jeder Situation, besonders in Notfällen, die erforderlichen Medikamente und Materialien sofort verfügbar sind.

4.1.1 Grundsätze für den Umgang mit Medizingeräten

Die meisten vermeidbaren Narkosezwischenfälle entstehen durch **menschliche Fehler** oder **Falscheinschätzungen**, bedingt durch mangelnde Vertrautheit mit dem Instrumentarium, ungenügende Erfahrung, Unachtsamkeit, Hast und Nachlässigkeit. Ein Teil dieser Zwischenfälle ist durch **fehlerhafte Ausrüstung** und durch **Betriebsstörungen** des Narkosegeräts und anderer verwendeter Geräte bedingt. Die hierdurch ausgelösten Komplikationen können durch vorherige sorgfältige Überprüfung des Instrumentariums durch das Fachpflegepersonal erkannt und weitestgehend vermieden werden. Entsprechende Sorgfaltspflichten gelten aber auch für die ärztliche Berufsgruppe: Sie muss ebenfalls in die Medizingeräte eingewiesen sein und mögliche Fehlerquellen kennen und beheben können.

Aus der **Medizinprodukte-Betreiberverordnung (MPBetreibV nach Medizinproduktegesetz § 3)** ergeben sich folgende Regeln für den täglichen Umgang mit Medizingeräten, die immer zu beachten sind:

1. Medizinprodukte dürfen nur entsprechend ihrer vom Hersteller vorgegebenen **Zweckbestimmung** betrieben und angewendet werden.
2. Defekte Geräte dürfen nicht eingesetzt werden!
3. Wer Medizingeräte bedient, muss **ausreichende Erfahrung** im Umgang mit diesen Geräten haben, mit der Handhabung und den Einstellmöglichkeiten vertraut sein und die Wechselwirkungen zwischen Medizingerät und Patient kennen. Mit der Inbetriebnahme, Wartung, Reparatur, technischen Kontrolle und Anwendung dürfen nur Personen beauftragt werden, die eine entsprechende Ausbildung oder Kenntnisse und Erfahrungen besitzen. Es besteht eine **Einweisungspflicht** für Geräte der Anlage 1 nach MPBetreibV.
4. Es dürfen nur Geräte und Zubehör miteinander verbunden werden, die dafür ausdrücklich geeignet sind; dies gilt besonders bei softwaregesteuerten Geräten.
5. Geräte der Anlage 1 nach MPBetreibV dürfen nur betrieben werden, wenn vom Hersteller oder einer von ihm befugten Person **am Betriebsort** eine Funktionsprüfung und Einweisung erfolgt ist. Funktionsprüfung und Einweisung sind nachzuweisen.
6. Vor Anwendung des Geräts müssen die **Sicherheitshinweise** des Herstellers beachtet und folgende Punkte überprüft werden:
   - Überwachung des Geräteselbsttests vor der Inbetriebnahme.
   - Funktionsfähigkeit, ordnungsgemäßer Zustand einschließlich Hygiene.
   - Fristen für wiederkehrende Prüfungen (Instandhaltungsfristen dürfen nicht abgelaufen sein!).
   - Messgeräte müssen glaubwürdige Werte liefern, d. h. die Fehlergrenzen vermutlich einhalten.
7. Für alle aktiven, nicht implantierbaren medizinischen Geräte muss ein **Bestandsverzeichnis** geführt werden; Computerdateien sind hierfür zulässig.
8. Für alle in Anlage 1 und 2 der MPVBetreibV aufgeführten Geräte muss ein **Medizinproduktebuch** angelegt werden. Das Buch muss dem Anwender während der Arbeitszeit zugänglich sein.
9. Gebrauchsanweisungen und zusätzliche Hinweise des Herstellers müssen jederzeit zugänglich sein.
10. Die **Instandhaltung (Wartung)** von Medizinprodukten darf nur von entsprechend geschulten Personen vorgenommen werden. Die **sicherheitstechnischen Kontrollen** müssen bei allen Geräten durchgeführt werden, für die der Hersteller sie vorgesehen hat. Die Fristen richten sich nach den Herstellerangaben.
11. Jeder Zwischenfall und Beinahezwischenfall mit einem Medizinprodukt muss gemeldet werden, wenn er zum Tod oder einer schwerwiegenden Verschlechterung des Patientenzustands, eines Beschäftigten oder eines Dritten geführt hat oder hätte führen können. Zu melden ist der Zwischenfall an das **Bundesinstitut für Arzneimittel und Medizinprodukte**; zusätzlich sollte das örtlich zuständige **staatliche Gewerbeauf-**

sichtsamt benachrichtigt werden. Dabei ist das klinik-interne Meldesystem zu beachten.

4.1.2 Gasversorgung

Die Gasversorgung im OP und an anderen Anästhesie-arbeitsplätzen erfolgt in der Regel zentral, sodass eine ständige Verfügbarkeit gewährleistet ist. Lachgas und Sauerstoff werden als medizinische Gase von entsprechenden Firmen geliefert und meist in großen Tanks außerhalb der Gebäude gelagert. Druckluft wird dagegen im Krankenhaus mit Kompressoren selbst erzeugt, ebenso der Sog für den Vakuumanschluss (mit Vakuumpumpen). Der Druck in den Gasleitungen beträgt konstant 5 bar. Die Gase werden den Entnahmestellen über eine *Ringleitung* zugeführt. Fällt eine Leitung aus, werden die Gase über eine zweite, übergeordnete Leitung geliefert.

Die Gase werden über Steckkontakte aus der Wand entnommen. Um Verwechslungen zu vermeiden, passen die Kupplungsstücke der jeweiligen Gasleitungen nur in die Wandanschlüsse für das entsprechende Gas. Zusätzlich sind die Gasleitungen farblich wie in ◻ Tab. 4.1 kodiert. Alternativ müssen bei Altgeräten farbneutrale schwarze Schläuche mit entsprechender Beschriftung verwendet werden. Die Steckkontakte (Wandauslässe) sind ebenfalls farbneutral zu gestalten.

▪ Gaszylinder

Für Transportbeatmungsgeräte werden tragbare Gasflaschen eingesetzt. Vor, während und nach jedem Gebrauch muss der Druck in den Gaszylindern am Manometer überprüft werden. Bei **O₂-Flaschen** ist der Druck im Zylinder proportional zum Inhalt: je höher der Gasdruck, desto mehr Sauerstoff ist enthalten. Eine volle O_2-Flasche mit 10 l Rauminhalt enthält bei einem Druck von 200 bar demnach 3800 l O_2 (Druck × Volumen = konstant, also 380 × 10 = 3800). Teilt man die 3800 l durch den O_2-Verbrauch, z. B. 10 l/min, so ergibt sich die zur Verfügung stehende Gebrauchszeit – im genannten Beispiel dauert es 380 min bis die Flasche leer ist. Wird ein pneumatisch betriebener Transportrespirator eingesetzt, muss ca. 1 l O_2/min zum Verbrauch hinzugerechnet werden. Dann ergeben sich 11 l/min statt 10.

Bei den **Lachgasflaschen** kann dagegen aus der Höhe des Drucks *nicht* auf den Inhalt des Zylinders geschlossen werden, weil Lachgas (N_2O) im Zylinder nicht als Gas, sondern als Flüssigkeit vorliegt. Der Gasdruck ändert sich daher erst, wenn die Flüssigkeit aufgebraucht ist. Fällt der Druck auf deutlich unter 50 bar, so enthält der Zylinder nur noch eine geringe Lachgasmenge.

Eine volle Lachgasflasche von 10 kg Gewicht enthält ca. 1600 l Lachgas. Die benötigte Lachgasmenge hängt von der jeweils erforderlichen Einsatzzeit sowie vom

◻ **Tab. 4.1** Farbkennzeichnung der Gasleitungen nach der DIN EN ISO 80601-2-13:2013-03

Gas	Farbcode
Sauerstoff	Weiß
Lachgas	Blau
Druckluft	Schwarz-Weiß
Vakuum	Gelb
Gasabsaugung	Magenta

„Verbrauch" des Patienten und des Narkoserespirators ab. Es sollte immer ein Sicherheitspuffer von 30–45 min eingeplant werden. Das Gas wird aber zunehmend seltener eingesetzt.

Hinweise zum Umgang mit Druckgasflaschen

- Sorgfältiger Umgang mit den Ventilen: Die schlagartige Druckfreisetzung durch beschädigte Ventile kann zu Verletzungen und Beschädigungen der Umgebung führen.
- Flaschen niemals werfen oder rollen.
- Ventile nicht mit Öl oder Fett verschmutzen und nicht mit eingecremten Händen anfassen.
- Keine Zündquellen in der Nähe von O_2-Flaschen aufstellen.
- Gasvorräte nur in gut belüfteten Räumen lagern.
- Hitzeeinwirkung wegen der Gefahr des Druckanstiegs vermeiden.
- Flaschen nicht vollständig entleeren, nicht mit offenen Ventilen lagern.
- Druckminderer nicht mit Werkzeug festziehen oder lösen.
- Nach Gebrauch Schutzkappe anbringen.

Entsorgung der Gase

Alle Inhalationsanästhetika *müssen* über eine zentrale, druckluftbetriebene Ejektoranlage aus dem Narkosegerät abgesaugt und in die Umgebungsluft außerhalb des Gebäudes geleitet werden, um eine Gesundheitsgefährdung des Personals zu vermeiden. Die Ableitungsschläuche enthalten Öffnungen, über die zusätzlich Raumluft aus dem OP angesaugt und mit den abgeleiteten Narkosegasen vermischt wird. Wichtig ist es, die Absaugung vor Narkosebeginn auf korrekte Arretierung zu überprüfen und sie am Ende des Arbeitstags ggf. wieder zu entkoppeln. Durch den kontinuierlichen Luftstrom (Sog) kann sonst der Atemkalk austrocknen.

4

◨ **Tab. 4.2**   Apparative Ausstattung eines Anästhesiearbeitsplatzes (Mindestanforderungen; BDA/DGAI, 2013)

		Arbeitsplatz	Verfügbar
Essenziell	**Anästhesie-Atemsystem** samt Überwachungsgeräten, Alarmsystemen, Schutz-vorrichtungen	✓	
	Patientennahe **Atemgasmessung**: Sauerstoff, CO_2 und Inhalationsanästhetika	✓	
	Pulsoxymeter mit Digitalanzeige von S_pO_2, Herzfrequenz und akustischen Alarmsignalen	✓	
	EKG-Monitor mit akustischen Alarmgrenzen	✓	
	Blutdruckmessung, nichtinvasive	✓	
	Defibrillator mit manueller Auslösbarkeit		✓
	Körpertemperaturmessung		✓
	Relaxometer, wenn Muskelrelaxanzien eingesetzt werden		✓
Empfohlen	Anästhesiebeatmungsgerät	✓	
	Oszillometrische Blutdruckmessung	✓	

[a] dazu gehören immer: Druckbegrenzung, Kapnometrie, Sauerstoffüberwachungsgerät, Überwachung des Exspirationsvolumens, Diskonnektions- und Apnoe-Alarm

4.1.3 Ausstattung des Anästhesiearbeitsplatzes

Bei der personellen und apparativen Ausstattung des Arbeitsplatzes steht die Sicherheit des Patienten im Vordergrund, nicht wirtschaftliche Gesichtspunkte (BDA/DGAI). Dabei sind Mindestanforderungen zu erfüllen; außerdem muss die apparative Ausstattung dem aktuellen Stand des Wissens und der Technik entsprechen.

Personelle Anforderungen

Allgemeinanästhesien, Spinalanästhesie, Periduralanästhesie und große Plexusblockaden werden von Anästhesisten nach Facharztstandard vorgenommen. Für die Ein- und Ausleitung der Narkose und für das Anlegen regionaler Blockaden ist außerdem eine **Fachassistenz** (Fachpflegekraft oder Anästhesieassistent) erforderlich, die auch für die übrigen Phasen der der Anästhesie jederzeit verfügbar sein muss.

Apparative Mindestausstattung

Die Fachgesellschaften DGAI und BDA haben in ihren Empfehlungen eine essenzielle (unverzichtbare) Ausstattung des Anästhesiearbeitsplatzes mit dem Ziel zusammengestellt, die Qualität und Sicherheit der Patientenversorgung zu verbessern. Hierbei wird zwischen einem *Standardarbeitsplatz* und einem *erweiterten Arbeitsplatz* für spezielle große Eingriffe unterschieden (z. B. Kardio-, Thorax- und Neurochirurgie; ◨ Tab. 4.2). In den Tabellen nicht aufgeführt ist die zwingend erforderliche Basisausstattung wie Intubationszubehör, Stethoskop,

Einmalmaterial o. Ä., die eine Grundversorgung erst ermöglichen.

Weitere Ausstattung

Außerdem ist folgende weitere Ausstattung vorzuhalten (DGAI/BDA, 2013):
- Zuverlässige Sauerstoffquelle
- Zusätzlich Reservesauerstoff für 1 h Beatmung mit 100 % O_2
- Zuverlässige Kommunikationsmöglichkeit zwischen Anästhesist und Anästhesieassistenz, wenn die assistierende Person nicht im Raum ist
- Zuverlässige Kommunikationsmöglichkeit zu medizinischen Einrichtungen außerhalb des Anästhesiearbeitsplatzes
- Sekretabsaugung (OP-Standard)
- Separater Handbeatmungsbeutel, über den mindestens 80 % O_2 zugeführt werden können
- Arbeits- und Ablagefläche
- Notfallausrüstung und -medikamente unmittelbar verfügbar

Besonderheiten in der Kinderanästhesie: ► Kap. 24.

■ Erweiterter Anästhesiearbeitsplatz

Die Kardioanästhesie, Neuroanästhesie und die große Abdominalchirurgie erfordern einen erweiterten Anästhesiearbeitsplatz, bestehend aus folgenden Komponenten:

Apparative Mindestausstattung des erweiterten Anästhesiearbeitsplatzes

- **Essenziell:**
  - Beatmungsgerät (am Arbeitsplatz)
  - 2 Module für die invasive Druckmessung (am Arbeitsplatz)
  - Infusions-/Spritzenpumpen (am Arbeitsplatz)
  - 2 Temperaturmesseinrichtungen (am Arbeitsplatz)
- **Verfügbar:**
  - Herzzeitvolumenmessung
  - Dopplersonde
  - Neuromonitoring
  - Notfalllabor

Anordnung der Geräte

Auch bei der Anordnung der Anästhesiegeräte hat die Sicherheit des Patienten oberste Priorität: Die essenziellen Apparate müssen in das Blickfeld des Anästhesisten platziert werden:

- In der Mitte befindet sich der Patient.
- Die Überwachungsgeräte werden seitlich positioniert.
- Das Narkosegerät befindet sich in der Regel rechts vom Anästhesisten, da die Patientenschläuche meist links abgehen und dann nicht vor dem Gerät hängen.
- Im Rücken des Anästhesisten sollte keine Apparate platziert werden.

4.1.4 Überprüfung des Narkosegerätes

Die MPBetreibV schreibt verbindlich vor, dass jedes Narkosegerät vor seiner Anwendung auf Funktionsfähigkeit und ordnungsgemäßen Zustand überprüft werden muss, um die Patientensicherheit zu erhöhen (▶ Abschn. 4.1.1).

Hierfür kann der allgemeine **Prüfalgorithmus** der Kommission für Normung und technische Sicherheit der DGAI eingesetzt werden.

Die Prüfung erfolgt durch den Anwender. Sie kann an ausgebildetes und am jeweiligen Gerät eingewiesenes nichtärztliches Fachpersonal delegiert werden.

- **Empfohlene Zeitintervalle für die Überprüfungen**
- Wenn der letzte Check mehr als 24 h zurückliegt und aktuell ein Patient angeschlossen werden soll
- Nach jeder täglichen Aufbereitung am Ende des Arbeitstags
- Immer, wenn das Gerät dazu auffordert
- Nach Desinfektionsroutinen und technischer Wartung
- Zu Beginn eines jeden geplanten Betriebs
- In nicht täglich genutzten Funktionsbereichen mindestens 2-mal pro Woche
- **Dokumentationspflicht:** ja, mit Checkliste

Der Geräte-KURZcheck – ein zusätzlicher Sicherheitsfaktor

Der Gerätecheck nach der MPBetreibV garantiert nicht, dass keine Fehler vorliegen oder neu aufgetreten sind.

- **Mögliche Fehler**
- Handbeatmungsbeutel fehlt oder ist defekt.
- Atemschläuche sind falsch zusammengesteckt (Kurzschluss zwischen In- und Exspiration).
- Leckagen in den Atemschläuchen, CO_2-Absorbern, Wasserfallen, Beatmungsbeuteln.
- Stenosen im Atemsystem.
- Absorber fehlt oder ist defekt.
- Atemkalk ist verbraucht.
- Falsches Gas in der Sauerstoffleitung (durch Vertauschen der Leitungen im Gerät).

Um diese Fehler rechtzeitig zu erkennen, empfiehlt die DGAI vor *jedem* Anschluss des Patienten an das Narkosegerät zusätzlich einen KURZcheck.

Dieser KURZcheck muss vom Anästhesisten vorgenommen werden und ist **nicht delegierbar!**

Geräte-KURZcheck (DGAI, 2019)

- **Ist ein separater Handbeatmungsbeutel griffbereit?**
- **Funktioniert das Atemsystem?**
  - PaF-Test, bevor der Patient an das Gerät angeschlossen wird.
  - Den Patienten einige Male manuell mit dem Atembeutel des Geräts beatmen, bevor mit der maschinellen Beatmung begonnen wird.
- **Enthält das Gasgemisch für den Patienten genügend Sauerstoff?**
  - Inspiratorische O_2-Konzentration messen.
- **Sind die Lungen des Patienten belüftet?**
  - Endexspiratorische CO_2-Konzentration messen (Kapnometrie).

- **Praktische Hinweise zum KURZcheck**

■■ **PaF-Test (= Druck- und Flow-Test)**
Hiermit wird geprüft, ob der Gasfluss funktioniert:

- Am Narkosegerät den Modus „manuell/spontan" wählen.
- Das Adjustable-Pressure-Limiting-Ventil (APL-Ventil) auf 30 mbar einstellen.
- Den Beatmungsbeutel in die Hand nehmen, die Patientenanschlussöffnung des Atemschlauchs verschließen.
- Das Atemsystem und den Beutel mit der O_2-Flush-Funktion füllen.
- Dann den Beutel mit der Hand komprimieren: Er darf sich nicht entleeren!

4

— Anschließend die Anschlussöffnung freigeben: Es muss ein spürbarer Gasstrom austreten.

■ ■   **Nach dem PaF-Test**
— Den Patienten an das Gerät anschließen und einige Male mit dem Handbeutel beatmen.
— Prüfen, ob eine ausreichende inspiratorische O_2-Konzentration im Gerät gemessen wird.
— Mit Kapnometrie kontrollieren, ob CO_2 ausgeatmet wird, die Lungen also ventiliert werden.

■ ■   **Maßnahmen bei Auffälligkeiten**
— Sofort den Patienten vom Narkosegerät abkoppeln und mit dem **Handbeatmungsbeutel** beatmen.
— Systematisch nach dem Fehler suchen und die Ursache beseitigen.

4.1.5 Einsatz von Bakterienfiltern

Konsequentes hygienisches und aseptisches Vorgehen am Arbeitsplatz und im Umgang mit dem Narkosegerät und dem Beatmungszubehör ist die wichtigste Infektionsprophylaxe! Als zusätzliche Maßnahme wird die Verwendung patientenseitiger (**inspiratorischer**) Bakterienfilter empfohlen, um die Übertragung von Bakterien aus dem Atemsystem in die Lunge des Patienten zu verhindern. Werden Filter verwendet, ist ein Wechsel der Beatmungsschläuche zwischen den einzelnen Narkosen nicht erforderlich. Folgendes Vorgehen wird empfohlen:
— Bei Verwendung von Bakterienfiltern wird das Narkoseschlauchsystem in der Regel 1-mal pro Tag gewechselt.
— Die Bakterienfilter werden zwischen dem Trachealtubus und dem Y-Stück angebracht.
— Werden keine Bakterienfilter eingesetzt, muss das Narkoseschlauchsystem zwischen dem Einsatz bei verschiedenen Patienten aufbereitet werden.
— Die routinemäßige Desinfektion oder Sterilisation des Geräteinneren zwischen den einzelnen Narkosen ist nicht regelhaft erforderlich.
— Die Reinigung und Desinfektion von Ventilen und CO_2-Absorbern muss nicht häufiger als 1-mal pro Woche erfolgen.
— Ein zusätzlicher Filter auf der **exspiratorischen** Seite des Atemsystems kann eine Kontamination des Kreisteils verhindern, wenn ein patientennaher Heat-and-Moisture-Exchanger-Filter (HME-Filter) bei bereits intubierten Patienten, z. B. auf dem Transport, vergessen worden ist.

4.1.6 Bereitstellung des Standardzubehörs

Für jede Narkose ist ein bestimmtes Standardzubehör erforderlich (◘ Tab. 4.2). Es wird vor der Ankunft des Patienten vollständig bereitgestellt und überprüft, sodass ohne Verzögerung eine standardisierte und sichere Narkoseeinleitung erfolgen kann. Dieses Zubehör wird auch bereitgestellt, wenn eine *Regionalanästhesie* vorgesehen ist. Denn jede Regionalanästhesie erfolgt unter dem Vorbehalt, dass bei ihrem Misslingen auf eine Allgemeinanästhesie übergegangen wird.

❯ Verwechslungen von Medikamenten gehören zu den häufigeren Ursachen von Zwischenfällen. Daher müssen alle aufgezogenen Spritzen eindeutig beschriftet oder mit bedrucktem Etikett (nach DIVI-Standard) versehen werden, um Verwechslungen zu vermeiden.

Zum Zubehör für Regionalanästhesien s. ▶ Kap. 16 bis 18.

Standardzubehör für die Narkose
— Übliche persönliche Schutzausrüstung
— Venenpunktionszubehör und Verbandsstoffe
— Venenverweilkanülen, zentrale Venenkatheter (ZVK), Infusionszubehör
— Arterielle Kanülen, Punktionszubehör, Zubehör für die Druckmessung
— Transfusionszubehör
— Monitor mit Elektrokardiogramm (EKG), nichtinvasive Blutdruckmessung (NIBP), Pulsoxymeter, Kapnometer, Temperaturmessung einschließlich Zubehör; Stethoskop
— Zubehör für erweitertes Monitoring, z. B. invasive Druckmessung, Bispektralindex (BIS) oder Narcotrend, Nahinfrarotspektroskopie (NIRS)
— Narkosegerät, einschließlich Narkosesystem
— Beatmungsbeutel und -masken; Guedel- und Wendl-Tuben in verschiedenen Größen
— Laryngoskop mit Spateln verschiedener Größen (auch bei Maskennarkosen!)
— Magill-Zange (Intubationszange)
— Videolaryngoskop, flexibles Bronchoskop
— Zahnschutzmaterialien
— Endotrachealtuben und Führungsstäbe verschiedener Größen
— Cuffdruckmessung
— Absauggerät und Absaugkatheter
— Larynxmasken
— Zubehör für den schwierigen Atemweg
— Magensonden verschiedener Größen
— Augenschutz, hautfreundliches Pflaster

■ **Medikamente:**
  – Intravenöses Anästhetikum, z. B. Propofol, Thiopental, Etomidat, Ketamin/S-Ketamin
  – Depolarisierendes Muskelrelaxans: Succinylcholin
  – Nichtdepolarisierende (ND-)Muskelrelaxanzien, z. B. Atracurium, Cisatracurium, Rocuronium, Mivacurium
  – Antagonisten für Muskelrelaxanzien, z. B. Neostigmin, Sugammadex
  – Opioide für Narkosen, z. B. Remifentanil, Fentanyl, Sufentanil, Alfentanil
  – Opioidantagonist: Naloxon
  – Benzodiazepine, z. B. Midazolam
  – Benzodiazepinantagonist: Flumacenil
  – Lokalanästhetika
  – Atropin
  – Vasopressor (aufgezogen), z. B. Akrinor, Ephedrin
  – Nitroglycerin: Spray und i. v.
  – Clonidin, Dexmedetomidin
  – Urapidil
  – Antiemetika
  – Notfallmedikamente, z. B. Adrenalin (Suprarenin), Noradrenalin (Arterenol), Dobutamin, β-Blocker, Amiodaron, Kalzium, Kortikoide, Antihistaminika, Salbutamol
  – Analgetika
  – Dantrolen (in der Regel zentral gelagert)

4.2 Vorbereitung des Patienten

4.2.1 Patientenübernahme

An der Schleuse wird der Patient in der Regel vom OP-Personal übernommen und unter Wärmeschutz und Sturzsicherung in den OP transportiert. Bei der Übergabe an das Anästhesiepersonal im Einleitungsraum wird erneut seine Identität überprüft und außerdem die Wirkung der Prämedikation eingeschätzt. Angst und Aufregung wird beruhigend entgegengewirkt.

Danach wird geprüft, ob alle notwendigen Unterlagen des Patienten vorhanden sind. Neue Informationen sollten im Protokoll dokumentiert werden.

4.2.2 Vorbereitungen am Patienten

Alle Vorbereitungen am Patienten erfolgen in freundlicher Art, mit professionellem Auftreten und in ruhiger Umgebung. Hierdurch werden Ängste vermindert und das Vertrauen in das Anästhesiepersonal gestärkt.

Bei elektiven Eingriffen liegt von jedem Patienten ein **Prämedikationsprotokoll** oder eine digitale Dokumentation vor. Hierin sind die für Vorbereitungen durch das Anästhesiepersonal wichtigsten Patientendaten und die geplanten Anästhesiemaßnahmen zusammengestellt. Die Art des Eingriffs ergibt sich aus dem aktuellen OP-Plan.

Nach der Übernahme des Patienten und Vorstellung des Behandlungsteams sind folgende Einzelheiten zu überprüfen oder im weiteren Gespräch zu erfragen:
■ Eindeutige Identifikation des Patienten.
■ Vorliegen des Narkoseprotokolls einschließlich des Prämedikationsteils sowie der notwendigen Unterlagen und Befunde.
■ Ist der Patient wach und orientiert?
■ Sind aktuell Beschwerden vorhanden, z. B. Luftnot oder Angina pectoris?
■ Geplanter Eingriff und Vorliegen der entsprechenden Einwilligung sowie der Krankenakten (richtiger Patient, richtiger Eingriff, richtige Stelle? OP-Seite markiert?).
■ Zeitpunkt der letzten Nahrungs- und Flüssigkeitsaufnahme, ggf. letzter Zigarettenkonsum.
■ Prämedikation und Einschätzung ihrer Wirkung (wenn angewandt).
■ Vorliegen notwendiger Laborwerte und Untersuchungsergebnisse einschließlich der bei der Prämedikationsvisite zusätzlich angeforderten.
■ Vorliegen von Blutanforderungsschein/Blutgruppendokumentation.
■ Sind Zahnprothesen vollständig entnommen?
■ Sind Nagellack, Kontaktlinsen, Schminke und ggf. Schmuck entfernt worden?
■ Ist das OP-Gebiet von den Stationsmitarbeitern vorbereitet worden?
■ Ist die Lagerungsfähigkeit anatomisch eingeschränkt, kann der Kopf rekliniert werden?
■ Wie weit kann der Mund geöffnet werden?
■ Liegen bereits Gefäßzugänge und Drainagen/Ableitungssysteme?
■ Ist der Patient ausreichend vor Stürzen vom Behandlungs-/OP-Tisch geschützt?

Alle Informationen und erhobenen Besonderheiten sind mit den Angaben im Narkoseprotokoll abzugleichen, wenn erforderlich zu ergänzen und mit dem jeweiligen Anästhesieteam (meist Anästhesist und Fachpflegekraft) vor Narkosebeginn auszutauschen.

Die World Health Organization (WHO) empfiehlt den Einsatz einer standardisierten **„Surgical Safety Checklist"** im OP, um die Patientensicherheit zu erhöhen. Der Check erfolgt zu verschiedenen Zeitpunkten der operativen Phase und wird als **Team-Time-out** bezeichnet, da während dieser Auszeit alle anderen Maßnahmen ruhen.

Die Deutsche Gesellschaft für Chirurgie (DGCH) empfiehlt, eine solche Checkliste an die örtlichen Gegenseiten anzupassen und in der klinischen Routine zu nutzen. Die dreiteilige Liste erfasst folgende Zeitpunkte:

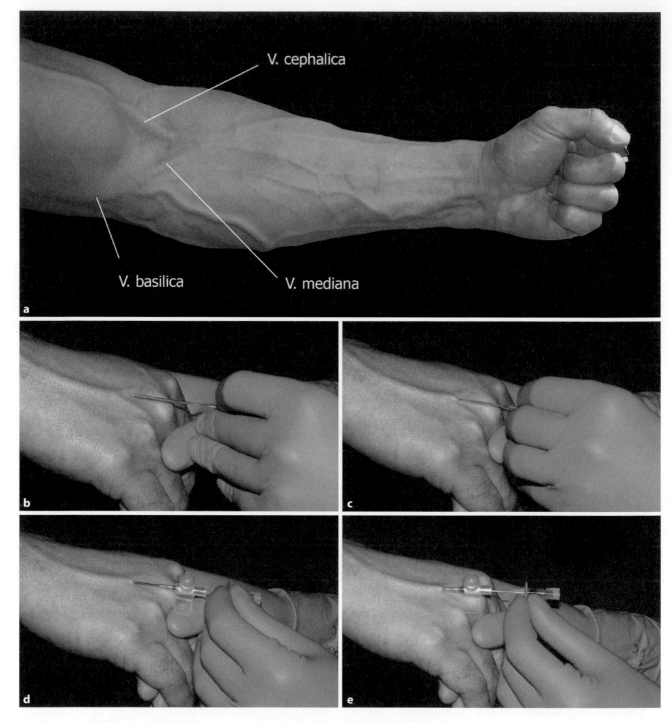

□ Abb. 4.1   Technik der Venenkanülierung. a Punktionsstellen an Hand und Unterarm. **b** Fixierung der Vene durch Zug an der Haut. **c** Punktion der Vene. **d** Vorschieben der Kunststoffkanüle in der Vene. **e** Zurückziehen der Stahlkanüle

━ **Vor Narkoseeinleitung** (durch den Anästhesisten und die Anästhesiepflegekraft vorzunehmen): Patientenidentität, Eingriff, Seite des Eingriffs, anästhesierelevante Einzelheiten

━ **Vor Hautschnitt:** Patientenidentität, Name und Funktion aller Teammitglieder, chirurgierelevante Einzelheiten wie Eingriffsdauer, zu erwartender Blutverlust

━ **Nachbereitung der OP:** abschließende Einzelheiten wie Vollständigkeit der verwendeten OP-Tücher und postoperative Anordnungen

Erste Maßnahmen am Patienten
- Den Patienten möglichst bequem lagern und beruhigen.
- Wärmeschutz fortsetzen.
- Basismonitoring anschließen; Messwerte erheben und im Narkoseprotokoll dokumentieren.
- Peripheren Venenzugang legen und Infusionslösung nach Klinikstandard anschließen.
- Präoxygenieren bzw. Stickstoff auswaschen (Denitrogenisieren) für mindestens ca. 3–5 min mit 100 % O_2 unter hohem Flow.

Venöser Zugang

Für jede Narkoseeinleitung wird eine Kunststoffkanüle in eine periphere Vene eingeführt und eine Standardinfusionslösung angeschlossen. Venenkatheter und weitere Venenkanülen werden, wenn erforderlich, meist erst nach der Narkoseeinleitung gelegt.

Punktionsstellen

Die wichtigsten Punktionsstellen sind in ◘ Abb. 4.1 dargestellt. Die Venen des Handrückens sollten bevorzugt werden: Sie sind oft groß, gut sichtbar und verlaufen annähernd gerade; außerdem ist die Gefahr einer unbeabsichtigten arteriellen Punktion hierbei sehr gering.

Praxistipp

In Verlängerung des Daumens nach proximal ist die **V. mediana** oberhalb des Handgelenks meist sehr gut zu punktieren und durch die Ulna gut geschient.

Für eine *länger dauernde* Infusionstherapie sind die Venen in Unterarmmitte besser geeignet.

> Bei Venen im Ellbogenbereich besteht die Gefahr einer versehentlichen Punktion der A. brachialis oder einer Verletzung des N. medianus. Auch aus hygienischen Gründen sind diese Venen 2. Wahl.

Venen im Fußbereich sollten wegen der Thrombosegefahr möglichst nicht punktiert werden (Ausnahme: Kinder). Die V. jugularis externa ist dagegen gut für die Punktion geeignet. Diese Vene ist – unter Kopftieflage – meist auch im Notfall gut zu punktieren und für eine rasche Volumenzufuhr geeignet. Die V.-externa-Kanüle ist aber wegen der Gefahr von Blutungen bei unbemerkter Diskonnektion oder paravasaler Infusion vor der Verlegung auf die Normalstation aus Sicherheitsgründen zu entfernen.

Praxistipp

Für die Kanülierung geeignete Venen sollten in folgender Reihenfolge gewählt werden: Handrückvenen, Unterarm, Kopfhaut (Neugeborene), V. jugularis externa, Ellenbeuge, Knöchel oder Fuß.

Schlecht gefüllte Venen können durch Stauen, Tieflagerung, Anwendung von feuchter Wärme und Beklopfen der Vene besser dargestellt werden. Gelegentlich ist es bei Kindern erst nach Einleitung per Inhalation möglich, eine Vene zu punktieren.

Zubehör

Standard ist die Punktion von Venen mit Sicherheitskanülen. Die Kanülen werden über eine innen geführte Metallkanüle in die Vene vorgeschoben.

Für den raschen Volumenersatz bei blutreichen Eingriffen sind möglichst großlumige Kanülen zu verwenden, z. B. 12, 14, 16 oder 18 G.

Zubehör für Venenpunktion
- Kunststoffkanüle 12–24 G
- Lokalanästhetikum
- Quaddelkanüle und 2-ml-Spritze
- Desinfektionsmittel
- Tupfer
- Kanülen- oder Fixierpflaster
- Stauschlauch, Untersuchungshandschuhe
- 10-ml-Kochsalzspritze zum Durchspülen
- Anschlussbereite Infusionslösung
- Untersuchungshandschuhe
- Kanülen- und Spritzenabwurf

■ **Technik der Venenpunktion**
- Untersuchungshandschuhe anziehen, Staubinde anlegen oder Blutdruckmanschette aufpumpen (ca. 40 mmHg).
- Haut desinfizieren, Einwirkzeit beachten.
- Bei großen Kanülen vorher neben der Vene Hautquaddel mit 0,5%igem Lokalanästhetikum setzen.
- Vene durch Zug der Haut mit dem Daumen der nichtpunktierenden Hand fixieren (◘ Abb. 4.1b); dann die Vene im Winkel von ca. 15° zur Haut durch die Quaddel punktieren (◘ Abb. 4.1c).
- Sobald Blut in die Rückflusskammer der Kanüle einfließt, Metallkanüle zurückziehen und die Kunststoffkanüle vorschieben (◘ Abb. 4.1d).
- Metallkanüle nicht wieder vorschieben, da sonst die Kanüle perforiert wird.
- Metallkanüle entfernen (◘ Abb. 4.1e) und gefülltes Infusionsset an die Kunststoffkanüle anschließen und laufen lassen.
- Sterile Unterpolsterung und Wundverband anbringen.

Zentraler Venenkatheter: ▶ Kap. 48.

4

Präoxygenierung des Patienten (O$_2$-Voratmung)

Der durch die Anästhetika und Relaxanzien hervorgerufene **Atemstillstand** während der Narkoseeinleitung führt bei Intubationsschwierigkeiten oder Misslingen der Intubation innerhalb von ca. 3 min zu einem lebensbedrohlichen O$_2$-Mangel (Hypoxie), wenn der Patient nicht überbrückend mit Atembeutel/Atemmaske beatmet werden kann.

Die O$_2$-Vorräte in der Lunge können aber durch 3- bis 5-minütige **Voratmung von 100%igem Sauerstoff** mit hohem Flow über eine dicht sitzende Gesichtsmaske von normal 400 ml auf ca. 2650 ml erhöht werden (Auswaschen des Stickstoffs in der Lunge). Hierdurch stehen im günstigen Fall ca. 10 min für die endotracheale Intubation zur Verfügung.

> **Praxistipp**
>
> Eine optimale Präoxygenierung ist nur zu erreichen, wenn die Maske dicht aufgesetzt, zwischendurch nicht wieder abgenommen und der Sauerstoff für 3–5 min zugeführt wird. *Alternative:* 8 sehr tiefe Atemzüge über die dicht sitzende Gesichtsmaske mit einem Gasfluss von 12 l/min sowie APL-Ventileinstellung zwischen von 5–10 mbar.

■ **Praktische Hinweise**
- Kreissystem vor der Präoxygenierung 2 min mit hohem O$_2$-Fluss spülen.
- Adipöse Patienten für die Präoxygenierung mit erhöhtem Oberkörper lagern.
- Der O$_2$-Fluss über die dicht sitzende Gesichtsmaske sollte mindestens 6 l/min betragen.
- Die Maske muss dicht sitzen und darf zwischendurch nicht abgenommen werden, damit nicht erneut Stickstoff in die Lunge gelangt und den vorhandenen Sauerstoff verdünnt.
- Unter der Präoxygenierung sollte die O$_2$-Sättigung deutlich ansteigen, möglichst auf 100 %.

❯❯ Bei stark Adipösen sowie bei Hochschwangeren, bei kleinen Kindern und bei Patienten mit schweren Störungen der Lungenfunktion gelingt es zumeist nicht, die O$_2$-Vorräte der Lunge maximal aufzufüllen. Entsprechend steht bei ihnen weniger Zeit für die Intubation zur Verfügung.

Maßnahmen zur Pneumonieprävention

Perioperativ sollten nach Empfehlungen des Robert-Koch-Instituts (RKI) folgende risikomindernden Maßnahmen vorgenommen werden:
- Prämedikationssubstanzen so dosieren, dass das Bewusstsein erhalten bleibt und eine Aspiration vermieden wird.

- Vermeidung der Aspiration bei Narkoseeinleitung.
- Hygienische Händedesinfektion vor und nach der endotrachealen Intubation.
- Tragen keimarmer Handschuhe bei der Intubation,
- Anreichen des Trachealtubus unter aseptischen Bedingungen.
- Händedesinfektion vor und nach dem endotrachealen Absaugen; beim Absaugen Tragen keimarmer Handschuhe; Verwendung steriler Absaugkatheter; Vermeidung einer Kontamination des Katheters; z. B. steriles Wasser zur Spülung verwenden.
- Vor Narkoseausleitung: Sekrete im Oropharynx absaugen, um eine Aspiration zu verhindern, dabei keimarme Handschuhe tragen, danach hygienische Händedesinfektion.

Eine Antibiotikaprophylaxe zur Verhinderung der postoperativen Pneumonie wird nicht empfohlen Der Nutzen einer perioperativen Spülung des Oropharynx mit Schleimhautantiseptika ist nicht gesichert.

4.2.3 Transport in den Aufwachraum

Sind die Vitalfunktionen stabil, kann der Patient in Begleitung des Anästhesisten oder einer Fachpflegekraft in den Aufwachraum transportiert werden. Atembeutel und Atemmaske sollten griffbereit sein. Nach größeren Eingriffen kann es nützlich sein, auf dem Transport **Sauerstoff** über eine Gesichtsmaske zuzuführen. Bei Umlagerungsmanövern, aber auch beim Transport muss beachtet werden, dass die *orthostatischen Regulationsmechanismen* noch beeinträchtigt sein können (Gefahr des **Blutdruckabfalls oder Kreislaufkollapses**). Auch können bereits auf dem Transport teils heftige Schmerzen auftreten, die umgehend behandelt werden müssen. Orientierungsstörungen des Patienten sind keine Seltenheit und sollten durch geduldiges und beruhigendes Zureden und Erklären der Situation („Sie sind im Krankenhaus und gerade operiert worden") gemildert werden. Nicht zuletzt muss auch mit erneuter Abnahme des Wachheitsgrades (Vigilanz) bis hin zur Nichterweckbarkeit gerechnet werden, ebenso mit einer postnarkotischen Atemdepression durch Wegfall intensiver Stimulation bei noch anhaltender Restwirkung von Anästhetika.

4.2.4 Transport von Intensivpatienten

Wie immer steht auch hierbei die Patientensicherheit im Vordergrund. Eine Schwachstelle im Informationsaustausch ist die mündliche Übergabe des Patienten. Kurz oder mittellang dauernde Transporte und die nachfolgende Übergabe sollten daher durch die betreuende Pflegeperson und den betreuenden Arzt erfolgen. Die Überwachungs- und Behandlungsstandards müssen

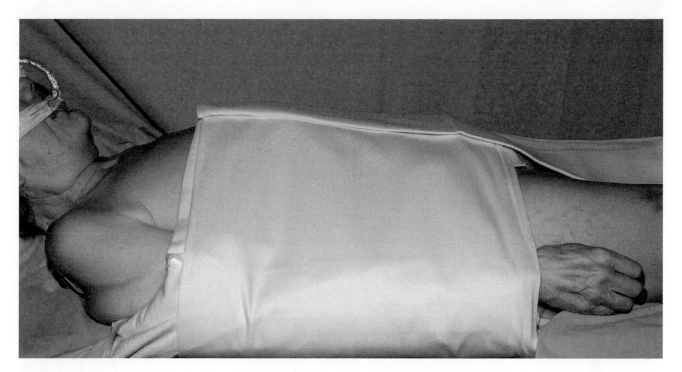

Abb. 4.2   Schutz des Nervus ulnaris vor Druckschäden. Richtige Lagerung des Arms: Der Arm liegt dem Körper an; das Tuch reicht bis über den Ellbogen

auch auf dem Transport fortgesetzt werden. Hierfür ist ein geeignetes Monitorsystem erforderlich. Grundlage sind das EKG und die Pulsoxymetrie, bei beatmeten Patienten möglichst auch die Kapnometrie. Bei schwer kranken Patienten sollte eine invasive Blutdruckmessung auch auf dem Transport fortgesetzt werden.

Übergabe im Aufwachraum: ▶ Kap. 38.

4.3   Weitere Vorbereitungen und Maßnahmen

4.3.1   Lagerung des Patienten für die Operation

Die Lagerung des Patienten ist eine gemeinsame Aufgabe von Operateur, Anästhesist und OP- und Anästhesiefachpflegepersonal. Die Verantwortung für die OP-Lagerung des Patienten trägt der Operateur, für den „Infusionsarm" und den Kopf der Anästhesist. Die Art der Lagerung muss dokumentiert werden.

Wegen möglicher Lagerungsschäden ist bei aufwendigen Lagerungen – das sind alle Lagerungen mit Ausnahme der Rückenlagen – die Anwesenheit des Operateurs oder des ersten Assistenten erforderlich. Bei Positionsänderungen haben die Sicherheit des Patienten und die Fixierung invasiver Zugänge (Tubus, Gefäßzugänge, Drainagen) oberste Priorität. Das Anästhesieteam koor-

diniert und überwacht die Lagerungsmaßnahmen. Jede Positionsänderung erfolgt auf ein einheitliches Zeichen hin, z. B. Zählen durch die am Kopf des Patienten befindliche und den Tubus sichernde Fachkraft.

Die weitere Sicherung und Lagerung venöser und arterieller Zugänge und des sog. „Infusionsarms" erfolgt dagegen – in Absprache – durch das Anästhesiefachpflegepersonal und/oder den Anästhesisten.

> Tritt ein Lagerungsschaden auf und klagt der Patient auf Schadenersatz und Schmerzensgeld, muss der Krankenhausträger nachweisen, dass der Schaden nicht durch eine falsche Lagerung während der OP hervorgerufen worden ist (sog. „Beweislastumkehr").

Rückenlage

Auch in Rückenlage drohen Druckschäden von Nerven. Besonders betroffen ist der *Plexus brachialis* und hiervon am häufigsten der *N. ulnaris* im Bereich der Ellenbeuge. Diese Komplikation kann durch richtige Lagerung des Arms verhindert werden (▪ Abb. 4.2).

Wird der Arm nicht an-, sondern ausgelagert, so besteht die Gefahr einer Schädigung des Plexus brachialis. Zug am Plexus muss unbedingt vermieden werden. Darum darf der Arm nicht über 90° gestreckt werden (▪ Abb. 4.3).

Bauchlage

Die Bauchlage wird v. a. bei Operationen im Bereich der Wirbelsäule durchgeführt und hat folgende Auswirkun-

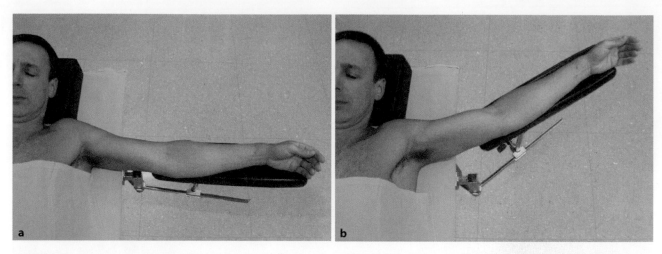

◘ **Abb. 4.3   Schutz des Plexus brachialis. a** Richtige Lagerung: Der Arm ist nicht mehr als 90° ausgelagert und liegt auf Schulterhöhe. **b** Falsche Lagerung: Der Arm ist überstreckt; der Plexus brachialis wird gezerrt

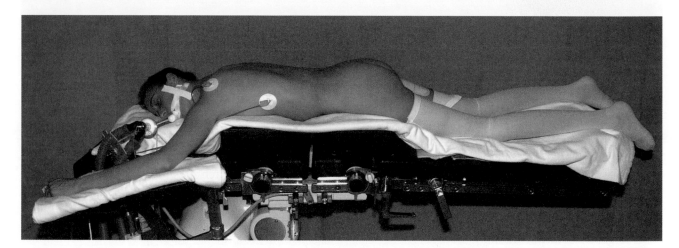

◘ **Abb. 4.4   Bauchlage.** Richtige Lagerung: Thorax, Becken und Unterschenkel werden durch geeignete Lagerungshilfsmittel und -materialien unterstützt, der Bauch bleibt frei, um die Beweglichkeit des Zwerchfells nicht einzuschränken sowie Druck auf die Bauchorgane und insbesondere die Blutgefäße zu verhindern. Die Arme werden nach vorne geführt, sofern die Beweglichkeit im Schultergelenk nicht eingeschränkt ist. Sie können jedoch auch an den Körper gelegt und in dieser Position fixiert werden, um den Plexus brachialis zu schützen

gen auf das Herz-Kreislauf-System und die Lungenfunktion:

─ Die Beweglichkeit des Zwerchfells wird durch die Relaxierung und fehlende Spontanatmung eingeschränkt und das Atemzugvolumen vermindert. Es besteht **Hypoxiegefahr!** Standardvorgehen ist daher die Intubationsnarkose. Larynxmaskennarkosen sind v. a. im ambulanten Bereich üblich; ihre Sicherheit ist allerdings nicht belegt.

─ Bauchlagerung erhöht den Druck im Abdomen, v. a. bei abdomineller Adipositas; hierdurch können der venöse Rückstrom und das Herzzeitvolumen abnehmen (◘ Abb. 4.4).

Die Bauchlagerung kann zu vielfältigen Druckschädigungen führen:

─ **Auge**: Durch Abtasten der gesamten knöchernen Orbita muss überprüft werden, dass kein Druck auf den Bulbus des Auges ausgeübt wird. Als Lagerungshilfe können Gelringe oder Lagerungsschalen (z. B. ProneView-System) eingesetzt werden.

─ **Plexus brachialis**: Schäden entstehen durch Druck oder Zug; der N. ulnaris ist wiederum besonders betroffen (◘ Abb. 4.4).

─ **Fußrücken:** Nerven und Sehnen des Fußrückens können durch Druck gegen den OP-Tisch geschädigt werden. Sie müssen daher entsprechend geschützt werden (◘ Abb. 4.4).

─ **Oberschenkel:** N. femoris lateralis des Oberschenkels.

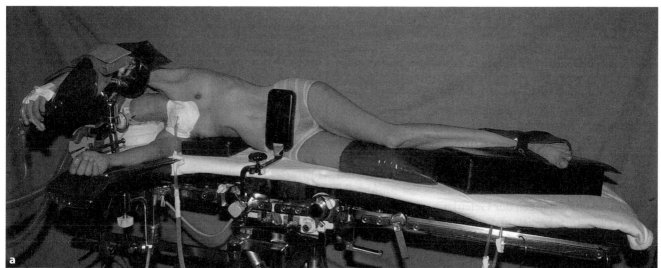

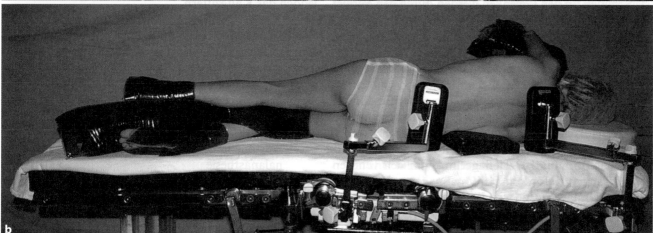

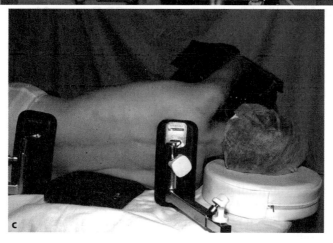

Abb. 4.5 **Seitenlagerung. a** von vorn, **b** von hinten, **c** Abstützen des Rückens

Seitenlage

Die Seitenlage (▢ Abb. 4.5) wird v. a. bei thoraxchirurgi-schen, urologischen, orthopädischen und bei Eingriffen in der hinteren Schädelgrube angewendet. In dieser Lage müssen Lagerungshilfsmittel unter den Kopf sowie zwischen Knie und Ellenbogen gelegt werden.

- **Kopf:** Wird der Kopf nicht unterstützt, kann die unten liegende Extremität durch Kompression geschädigt werden.
- **Knie:** Ein Kissen oder anderes Lagerungshilfsmittel zwischen den Knien mindert den Druck auf die unten liegende Extremität.

5

die Herzfrequenz. Hierdurch kann die Durchblutung lebenswichtiger Organe wie Herz und Gehirn bedrohlich vermindert werden. Im Extremfall können Herzinfarkt, Herztod und/oder Hirnschädigungen die Folge sein.

Der *OP-Verlauf* muss vom Anästhesieteam fortlaufend beobachtet werden, um den Anästhetika- und eventuellen Volumenbedarf einschätzen zu können. Dies gilt auch für die Beobachtung der von den Überwachungs- und vom Narkosegerät angezeigten Parameter. Dagegen ist die direkte Beurteilung des Patienten (Pupillengröße, Schwitzen, Hautfarbe) bei vielen Eingriffen wegen der erforderlichen OP-Abdeckung und Lagerung nicht möglich.

Der **Narkosemittelbedarf** richtet sich v. a. nach der Intensität der jeweiligen chirurgischen Stimulation, wechselt also im OP-Verlauf und nimmt zum Ende hin meist deutlich ab.

In der Zeit zwischen Intubation (starker Stimulus) und OP-Beginn ist der Narkosemittelbedarf in der Regel gering. Beim Hautschnitt steigt er dagegen abrupt an, sodass eine sorgfältige Anpassung der Anästhetika erforderlich ist, um starke Blutdruckanstiege oder gar ein Erwachen des Patienten zu verhindern.

■ **Muskelrelaxierung**
Viele Eingriffe erfordern nach der Intubationsdosis keine weitere Zufuhr von Muskelrelaxanzien. Sind Relaxanzien erforderlich, sollten sie so dosiert werden, dass dem Operateur das chirurgische Vorgehen erleichtert wird. Um eine Überdosierung zu vermeiden, sollten Relaxometer eingesetzt werden (▶ Kap. 14).

5.2.4 Intraoperativer Flüssigkeitsersatz

Die Flüssigkeitszufuhr während der OP sollte sich nach dem Bedarf richten. Übermäßige Volumenzufuhr muss vermieden werden (restriktives Flüssigkeitskonzept); sie kann zu Lungenödem, Hirnödem, Darmwandödem, Anastomoseninsuffizienz, Gerinnungs- und Wundheilungsstörungen führen.

■ **Empfohlenes Vorgehen**
– Keine prophylaktischen Schnellinfusionen vor der Narkoseeinleitung, auch nicht vor Spinal- oder Periduralanästhesien, wenn kein Volumenmangel vorliegt.
– Durch Anästhetika ausgelöste Blutdruckabfälle mit i. v. Vasopressoren behandeln, nicht durch Volumenzufuhr.
– Erhaltungsbedarf mit isotonen Elektrolytlösungen (nicht mit Glukoselösungen) decken: 0,5–1 ml/kg KG/h + ausgeschiedene Urinmenge.
– Anpassung des Erhaltungsbedarfs an die Größe der OP:

– 4 ml/kg KG bei geringem OP-Trauma
– 6 ml/kg KG bei moderatem OP-Trauma
– 8 ml/kg KG bei großem OP-Trauma
– Bei positiver Flüssigkeitsbilanz: Diuretikum zuführen.
– Ersatz von Blutverlusten: ▶ Kap. 20 und 21.

5.2.5 Ausleitung und Erwachen

Gegen Ende der OP nimmt der Anästhetikabedarf meist ab, sodass deren Dosierung vermindert werden kann. Wurden überwiegend Inhalationsanästhetika wie Isofluran eingesetzt, muss die Zufuhr rechtzeitig unterbrochen werden, um ein rasches Erwachen des Patienten zu ermöglichen. Sevofluran und Desfluran können dagegen wegen ihrer sehr raschen Ausatmung bis unmittelbar vor OP-Ende zugeführt werden. Durch Steigerung der Ventilation kann die Elimination der volatilen Anästhetika zusätzlich beschleunigt werden. Auch Opioide sollten kurz vor OP-Ende nicht mehr zugeführt werden (Ausnahme: Remifentanil und für die Prävention postoperativer Schmerzen zugeführte Opioide wie Piritramid), da sonst mit operativer Atemdepression gerechnet werden muss.

Inhalationsanästhesie: ▶ Kap. 10; TIVA: ▶ Kap. 15.

■ **Antagonisierung von Muskelrelaxanzien**
Wurden die Muskelrelaxanzien strikt nach Bedarf dosiert und die Wirkung mit einem Relaxometer kontrolliert, ist in der Regel keine Antagonisierung erforderlich, sofern kurz vor OP-Ende nicht mehr nachrelaxiert wurde. ND-Muskelrelaxanzien werden mit **Anticholinesterasen** antagonisiert, Rocuronium – unabhängig vom Zeitpunkt der letzten Dosis – auch mit **Sugammadex** (sog. „Reversierung"; ▶ Kap. 14).

■ **Extubation**
Grundsätzlich sollte erst extubiert werden, wenn die Schutzreflexe vollständig zurückgekehrt sind, der Patient ausreichend atmet, schluckt und ansprechbar ist. Vor der Extubation sollte der Patient für einige Minuten 100%igen Sauerstoff erhalten; Sekrete im oberen Respirationstrakt sollten noch in Narkose abgesaugt werden, um Abwehrreaktionen zu vermeiden. Routinemäßiges *endobronchiales* Absaugen ist dagegen nicht indiziert. Bei der Extubation sollten Husten, Pressen und Stimmbandverschluss gegen den Tubus möglichst vermieden werden, auch um das OP-Ergebnis nicht zu beeinträchtigen.

Vor dem Transport in den Aufwachraum sollte der Patient nach der Extubation noch für einige Minuten Sauerstoff über eine Gesichtsmaske erhalten.

Patientenübergabe im Aufwachraum: ▶ Kap. 38.

5.3 Kombination von Allgemeinanästhesie und Periduralanalgesie

Bei großen Bauch- oder Thoraxeingriffen kann die Allgemeinnarkose mit einer Katheterperiduralanalgesie kombiniert werden. Durch dieses Verfahren können die OP-bedingte Stressreaktion abgeschwächt und vielleicht auch der postoperative Verlauf günstig beeinflusst werden.

Folgendes ist zu beachten:
- Der Periduralkatheter wird am Vortag oder am Morgen der OP vor der Narkoseeinleitung angelegt. Der Zeitaufwand beträgt für den geübten Anästhesisten ca. 10–15 min.
- Die Punktionshöhe richtet sich nach dem OP-Gebiet. Oberbauch- und Thoraxeingriffe erfordern eine thorakale Punktion, da der Katheter nicht von lumbal in den thorakalen Bereich vorgeschoben werden kann. Bei Unterbaucheingriffen kann der Katheter lumbal platziert werden.
- Bei der Narkoseführung ist zu beachten, dass die peridurale Analgesie den Anästhetikabedarf teils drastisch vermindert; allerdings besteht bei zu flacher Narkose die Gefahr der intraoperativen Wachheit.
- Vor allem die thorakale Periduralanalgesie bewirkt eine ausgeprägte Sympathikolyse mit der Gefahr starker Blutdruckabfälle. Wegen der Blockade der das Herz beschleunigenden Nerven (Nn. accelerantes) ist die reflektorische Steigerung der Herzfrequenz aufgehoben (Bradykardie/Asystoliegefahr).

5.4 Fast-Track-Anästhesie

Die Anästhesie des „schnellen Pfades" („fast track") ist Teil des Konzepts der sog. „Fast-Track-Chirurgie", die bei definierten Krankheitsbildern und entsprechend geeigneten Patienten nach Standards erfolgt. Ziel dieses Konzepts ist die möglichst rasche Erholung und Entlassung des Patienten aus der Klinik, auch um Kosten zu sparen. Für die Fast-Track-Anästhesie werden gut steuerbare, kurz wirkende Anästhetika wie Remifentanil, Propofol, Desfluran und Sevofluran eingesetzt, aber auch die kombinierte Allgemeinanästhesie/Periduralanalgesie oder reine Regionalanästhesien. Zu den unterstützenden Maßnahmen gehören:
- Aufrechterhaltung der normalen Körpertemperatur durch aktiven Wärmeschutz
- Eingeschränkte Flüssigkeitszufuhr, z. B. 2–3,5 l bei Kolonoperationen, jedoch Erhalt des normalen Blutvolumens
- PONV-Prophylaxe bei gefährdeten Patienten
- Entfernung der Magensonde bei der Extubation
- Wenn möglich: Verzicht auf Drainagen

Nachschlagen und Weiterlesen

Deutsche Gesellschaft für Anästhesiologie und Intensivmedizin (DGAI), Berufsverband Deutscher Anästhesisten (BDA) (Hrsg) (2011) Entschließungen, Empfehlungen, Vereinbarungen, Leitlinien. Ein Beitrag zur Qualitätssicherung in der Anästhesiologie, 5. Aufl. Aktiv Druck, Ebelsbach (https://www.dgai.de/publikationen/vereinbarungen.html. Zugegriffen: 05. Februar 2021)

Neuhaus C, Röhrig R, Hofmann G et al (2015) Patientensicherheit in der Anästhesie. Multimodale Strategien für die perioperative Versorgung. Anaesthesist 64:911–926

Narkosegeräte, Narkosesysteme, Narkosebeatmung

Reinhard Larsen

Inhaltsverzeichnis

Narkosegeräte dienen der Zufuhr von Atemgasen und Inhalationsanästhetika. Aus dem Narkosegerät gelangt das Atemgasgemisch über spezielle Atemsysteme zum Patienten. Zwei große Gruppen von Atemsystemen können unterschieden werden: Nichtrückatmungssysteme und Rückatmungssysteme. Atmet der Patient das gesamte Gasgemisch aus, liegt ein Narkosesystem ohne Rückatmung vor. Wird aber ein Teil der ausgeatmeten Gase – nach Bindung von CO_2 – wieder rückgeatmet, handelt es sich um ein Narkosesystem mit Rückatmung. Über beide Systeme kann der Patient spontan atmen oder maschinell beatmet werden. Soll eine Inhalationsanästhesie durchgeführt werden, muss ein Narkosemittelverdampfer (Vapor) in das Narkosesystem geschaltet werden.

> Hinweise zum Einsatz von Narkosegeräten:
> - Bedienung nur durch eingewiesenes Fachpersonal (MPBetreibV)
> - Funktionsprüfung vor jedem Einsatz (▶ Kap. 5)
> - Kein Einsatz defekter oder funktionsgestörter Geräte

6.1 Verdampfer

Die volatilen Inhalationsanästhetika liegen bei Raumtemperatur und Atmosphärendruck (Druck im Raum) als *Flüssigkeiten* vor. Damit sie eingeatmet werden können, müssen sie in den *dampfförmigen* Zustand umgewandelt werden (▶ Kap. 10). Die Umwandlung von flüssigen Anästhetika in ihre Dampfphase wird durch Verdampfer erreicht (◘ Abb. 6.1). Diese Apparate liefern eine kontrollierbare Konzentration des Inhalationsanästhetikums, das zusammen mit den Frischgasen (Luft, Sauerstoff) in die Lungen des Patienten gelangt. Für die Verdampfung flüssiger Anästhetika gelten folgende physikalische Beziehungen:
- Die Verdampfung ist *temperaturabhängig*. Mit steigender Temperatur verdampft mehr Anästhetikum und umgekehrt.
- Verdampfung ist ein *energieverbrauchender* Vorgang. Die Verdampfungsenergie wird dem flüssigen Anästhetikum als Wärme entzogen. Darum kühlt sich das Anästhetikum bei der Verdampfung ab.
- Die einzelnen Inhalationsanästhetika haben bei Raumtemperatur unterschiedliche *Dampfdrücke* bzw. *Sättigungskonzentrationen*.

Wegen der unterschiedlichen Dampfdrücke muss für jedes Anästhetikum ein eigener Verdampfer eingesetzt werden.

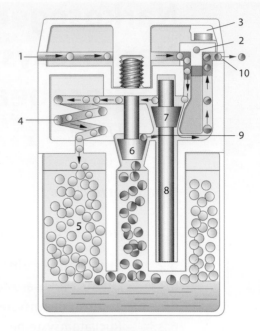

1 Frischgaseingang
2 Ein-Aus-Schalter, wird
   mit dem Handrad betäigt
3 Handrad
4 Druckkompensation
5 Verdunsterkammer
6 Steuerkonus
7 Verdunsterkammer-Bypass-Konus
8 Ausdehnungskörper zur
   Temperaturkompensation
9 Mischkammer
10 Frischgasauslass

◘ **Abb. 6.1   Dräger-Narkosemittelverdampfer.** Schema des Vapor 19; der Apparat ist flow-, druck- und temperaturkompensiert

6.2 Funktionelle Einteilung der Narkosesysteme

Unter funktionellen (nicht unter technischen) Gesichtspunkten können 4 Narkosesysteme unterschieden werden:
- Offene Narkosesysteme
- Halboffene Narkosesysteme
- Halbgeschlossene Narkosesysteme
- Geschlossene Narkosesysteme

Einfacher und eindeutiger ist jedoch die Unterscheidung zwischen Nichtrückatem- und Rückatemsystemen.

6.2.1 Offene Narkosesysteme

Bei diesen Systemen ohne Reservoirbeutel (Schimmelbusch-Maske, Insufflationsspatel) sind die Narkosegase nicht von der umgebenden Atmosphäre (der Raumluft)

◻ Tab. 6.1 Unterschiede zwischen Nichtrückatemsystemen und Rückatemsystemen. (Mod. nach Baum, 2001)

Eigenschaften	Nichtrückatemsysteme	Rückatemsysteme
Aufbau	Einfach	Komplex
Änderungen der Frischgaszusammensetzung im System	Sofort	Verzögert
Narkosegaszusammensetzung	Entspricht der Frischgaszusammensetzung	Je größer die Rückatmung, desto größer die Differenz der Frischgaszusammensetzung
Anfeuchtung und Erwärmung der Narkosegase	Keine bis geringe	Je nach Frischgasfluss ausreichend bis gut
Narkosegasverbrauch	Hoch bis sehr hoch	Niedrig bei entsprechender Rückatmung
Narkosegasemission	Steigt mit der Höhe des Frischgasflusses	Nimmt mit erniedrigtem Frischgasfluss ab
Nutzungsmöglichkeiten	Meist halboffen, nur selten halbgeschlossen	Je nach Frischgasfluss: halboffen, halbgeschlossen, geschlossen
Kosten für Narkosegase	Je höher der Frischgasfluss, desto teurer	Je niedriger der Frischgasfluss, desto günstiger

getrennt. Eine genaue Dosierung der Narkosegase ist nicht möglich; die ausgeatmete Luft kann nicht rückgeatmet werden; Atemwiderstand und CO_2-Ausatmung werden nicht beeinflusst. Offene Systeme sind nur noch von historischem Interesse.

6.2.2 Nichtrückatemsystem – halboffenes Narkosesystem

Im halboffenen System wird das Narkosemittel durch *Frischgas* transportiert und verdünnt. Frischgas und Exspirationsluft sind strikt voneinander getrennt. Eine Rückatmung findet nicht statt (◻ Tab. 6.1). Die gesamte Exspirationsluft strömt über ein *Nichtrückatemventil*, das nahe der Maske oder dem Tubus angebracht werden muss, ins Freie bzw. in die Narkotikaabsaugvorrichtung. CO_2-Absorber sind nicht erforderlich.

Reservoirbeutel
Zum halboffenen System gehört ein Reservoirbeutel für *Frischgas* (◻ Abb. 6.2). Der Vorratsbeutel soll v. a. den wechselnden Gasbedarf des Patienten kompensieren. Benötigt der Patient mehr Gas als an den Rotametern eingestellt ist, kann er bei erhaltener Spontanatmung den zusätzlichen Bedarf aus dem Atembeutel entnehmen. Während der Exspiration fließen die Narkosegase in den Beutel und werden dort gespeichert. Überschüssiges Gas kann durch ein *Überdruckventil* entweichen.

Durch manuelles Ausdrücken des Atembeutels kann der Patient beatmet werden.

Bei erhaltener *Spontanatmung* kann durch Beobachtung der Beutelbewegungen die Atmung des Patienten klinisch eingeschätzt werden. Hierbei gilt:

❗ Fehlende Beutelbewegungen = höchste Alarmstufe! → Sofort Ursache klären und beseitigen!

Die häufigsten Gründe für ein Aufhören der Beutelbewegungen sind folgende:
- Verlegung der Atemwege, v. a. durch falsches Halten der Atemmaske
- Undichter Sitz der Atemmaske
- Atemstillstand
- Falscher Zusammenbau der Atemschläuche

Nichtrückatemventile
Die Rückatmung von ausgeatmeten Narkosegasen und CO_2 wird in den gebräuchlichen halboffenen Systemen durch Nichtrückatemventile verhindert.

Im Narkosebetrieb werden nur *kombinierte* Ventile (für Spontan- und maschinelle Beatmung) eingesetzt. Hierzu gehören das Ruben-Ventil und das Ambu-Ventil.

▪ Frischgasfluss
Bei ventilgesteuerten Nichtrückatemsystemen muss der Frischgasfluss mindestens so hoch eingestellt werden wie das Atemminutenvolumen des Patienten. Bei ventillosen (flowgesteuerten) Systemen, z. B. dem früher in der Kinderanästhesie üblichen Kuhn-System, muss der Frischgasfluss dagegen um ein Vielfaches höher sein. Entsprechend hoch sind der Narkosemittelverbrauch und die Kosten.

Für die **Einstellung der Frischgase** gilt Folgendes:
- Inspiratorische O_2-Konzentration während der Narkose mindestens 30 %.
- Eine inspiratorische Lachgaskonzentration von 60 bis 65 % reicht aus, um das Stadium der Analgesie zu erreichen.

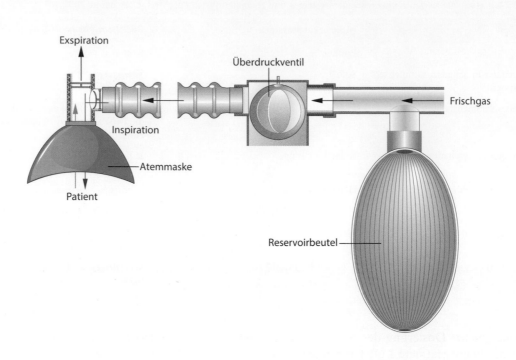

◻ Abb. 6.2   Halboffenes System mit Atembeutel und Nichtrückatemventil. Die Narkosegase werden während der Exspiration im Atembeutel gespeichert und können bei Bedarf entnommen werden. Überschüssiges Gas entweicht durch ein regulierbares Überdruckventil

6.2.3 Rückatemsysteme

Rückatemsysteme sind in Deutschland die **Standardsysteme**. Zu den Rückatemsystemen gehören das halbgeschlossene und das geschlossene Narkosesystem. Im Rückatemsystem wird ein Teil der ausgeatmeten Gase, nach Absorption von CO_2, wieder zurückgeatmet. Alle Rückatemsysteme enthalten daher einen sog. „CO_2-Absorber" mit Atemkalk, in dem das ausgeatmete CO_2 gebunden wird und somit nicht wieder eingeatmet werden kann.

Kreissysteme

In Deutschland gebräuchliche Nichtrückatemsysteme sind kreisförmig aufgebaut: Das Narkosegas fließt, gerichtet durch Ein- und Ausatemventile, in einem Kreislauf vom Exspirations- zum Inspirationsschenkel des Patientenschlauchsystems. Beide Schenkel vereinigen sich patientennah in einem Y-Stück. Da die Gase nur in eine Richtung fließen, sind Aus- und Einatemluft strikt voneinander getrennt. Ein Teil des ausgeatmeten Gasgemischs wird nach CO_2-Absorption rückgeatmet. Zusätzlich wird *Frischgas* zugeführt; die Frischgasmenge ist aber kleiner als das Atemminutenvolumen des Patienten.

Bindung von CO_2

In Rückatmungssystemen, d. h. im halbgeschlossenen und geschlossenen Narkosesystem, ist die Rückatmung der ausgeatmeten Narkosegase praktisch nur möglich, wenn das im Stoffwechsel gebildete und über die Lungen ausgeschiedene CO_2 vorher aus dem Gasgemisch entfernt worden ist. Hierbei hat die partielle Rückatmung gegenüber Nichtrückatmungssystemen folgende **Vorteile**:

- Kostengünstig, weil die Frischgaszufuhr geringer ist als bei halboffenen Systemen
- Bessere Erwärmung und Anfeuchtung der rückgeatmeten Gase

CO_2 wird aus dem ausgeatmeten Gasgemisch auf *chemischem* Weg entfernt. Hierzu wird das ausgeatmete Gasgemisch durch einen Behälter geleitet, in dem sich *Atemkalk* befindet.

Atemkalk

Atemkalk besteht aus 2–5 mm großen, weißen Granula mit rauer und ungleichmäßiger Oberfläche, um eine maximale Oberfläche für die Absorption von CO_2 zu erreichen. Hauptbestandteil des Atemkalks ist Kalziumhydroxid, Zusätze sind Natriumhydroxid und Kalziumchlorid, Wasser, bei einigen Präparaten auch Silikate oder Zeolith, um eine Austrocknung zu verhindern und den Kalk zu stabilisieren. Außerdem ist ein Farbindikator zugesetzt. Atemkalk ist ein Medizinprodukt der Klasse IIa.

   Der Absorptionsprozess verläuft in mehreren Stufen. Als Endprodukte entstehen Kalziumkarbonat und

Natrium- oder Kalziumkarbonat. 100 g Atemkalk absorbieren etwa 10–15 l CO_2.

■ **Erschöpfung des Atemkalks**

Atemkalk kann nur eine bestimmte Menge CO_2 binden: Er erschöpft sich mit zunehmender Absorption. Dem Atemkalk ist ein Farbindikator zugesetzt, mit dem die Erschöpfung des Kalks erkannt wird. Mit zunehmender Erschöpfung färbt sich der Indikator langsam violett. Allerdings verschwindet die Verfärbung einige Stunden nach Nichtgebrauch des Geräts wieder. Der Indikatorzusatz hat keinen Einfluss auf den Absorptionsprozess. Während der Absorption von CO_2 erwärmt sich der Atemkalk. Erschöpfter Atemkalk wird hart und trocken und kann sich nicht mehr erwärmen, aber mit Inhalationsanästhetika reagieren.

Zeichen für die Erschöpfung des Atemkalks

- Anstieg der inspiratorischen CO_2-Konzentration auf 1 % (7 mmHg): Einzig zuverlässiges Zeichen! Die Messung ist gesetzlich vorgeschrieben.
- Farbumschlag von weiß nach violett (unsicheres Zeichen).
- Der Kalk wird trocken und hart.
- Der Kalk erwärmt sich nicht mehr.

> Bei Zeichen der Erschöpfung muss der Atemkalk sofort ausgetauscht werden, um eine Rückatmung von CO_2 zu verhindern!

- Die Gebrauchsdauer eines Absorbers mit 1 l Atemkalk beträgt, in Abhängigkeit vom Frischgasfluss, etwa 5 h.
- Bei täglich eingesetzten Narkosegeräten muss der Absorberkalk mindestens 1-mal pro Woche gewechselt werden.
- Bei selten verwendeten Geräten sollte der Absorberbehälter ungefüllt gelassen und entsprechend gekennzeichnet werden.
- **Lagerung:** in geschlossenen Behältern, in sauberer und trockener Umgebung, bei gleichbleibender Temperatur < 50 °C und > −20 °C, geschützt vor Austrocknung.

Zu beachten: Geöffnete Kanister sollen innerhalb von 4 Wochen verbraucht werden.

Halbgeschlossenes System

In diesem System wird die Exspirationsluft teilweise rückgeatmet (partielle Rückatmung); überschüssiges Gas entweicht aus dem System und wird – umweltschonend – abgesaugt. Das Frischgasvolumen ist größer als die vom Patienten aufgenommene Gasmenge, aber kleiner als sein Atemminutenvolumen.

Geschlossenes System

Bei diesem System werden die ausgeatmeten Gase – nach Elimination von CO_2 – *vollständig* zurückgeatmet. Das erforderliche Frischgasvolumen ist genau so groß wie das vom Patienten aufgenommene Volumen, d. h., es ist kein überschüssiges Gas mehr vorhanden. Im Gleichgewichtszustand sind nur etwa 250–300 ml/min als Frischgas erforderlich. Das System funktioniert nur, wenn es vollkommen dicht ist. Mit herkömmlichen Geräten kann keine Narkose im geschlossenen System durchgeführt werden; vielmehr sind spezielle, elektronisch gesteuerte Apparate erforderlich, bei denen das flüssige Inhalationsanästhetikum in das System eingespritzt und der exspiratorische Sollwert sehr rasch erreicht und konstant gehalten wird. Hierzu gehören das ZEUS-Narkosegerät und der Physioflex der Fa. Dräger.

Vorteile des geschlossenen Systems sind

- extrem niedriger Frischgasverbrauch,
- maximale Wärme- und Feuchtigkeitszufuhr mit dem Atemgas,
- keine Umweltbelastung durch Narkosegase.

6.3 Low-Flow- und Minimal-Flow-Anästhesie

Im halbgeschlossenen System können die Narkosen auch mit sehr niedrigem Frischgasfluss erfolgen. Hierbei muss der Rückatemanteil mindestens 50 % betragen. Je nach Höhe des Frischgasflusses werden folgende Arten von Niedrigflussnarkosen unterschieden (◻ Tab. 6.2).

- **Low-Flow-Anästhesie:** Frischgasfluss 1 l/min (z. B. 0,5 l/min O_2 + 0,5 l/min N_2O),
- **Minimal-Flow-Anästhesie:** Frischgasfluss 0,5 l/min (z. B. 0,3 l/min O_2 + 0,2 l/min N_2O).

■ **Vorteile**

Während bei der Low-Flow-Anästhesie der Frischgasfluss noch deutlich über der Gesamtaufnahme in den Organismus liegt und bei „minimal flow" der überschüssige Anteil sich diesem Wert schon weitestgehend annähert, wird bei der Narkose im *vollständig* geschlossenen System kein überschüssiges Frischgas zugeführt. Der Rückatemanteil beträgt entsprechend 100 %. Insgesamt werden durch Niedrigflussnarkosen erhebliche Kosten gespart.

■ **Luft-Sauerstoff-Gemisch**

Anstelle von Lachgas kann das Frischgas bei Niedrigflussnarkosen auch aus einem Luft-Sauerstoff-Gemisch bestehen. Da der Luftanteil bei Niedrigflussnarkosen bei den meisten Geräten nicht hinreichend präzise eingestellt werden kann, sollte der O_2-Anteil während der Niedrigflussphase höher gewählt werden als bei Verwendung von Lachgas.

◻ Tab. 6.2   Unterschiede zwischen Low-Flow-Anästhesie, Minimal-Flow-Anästhesie und Narkosen im geschlossenen System

Parameter	Low-Flow-Anästhesie	Minimal-Flow-Anästhesie	Geschlossenes Narkosesystem
Frischgasfluss	1 l/min (konstant)	0,5 l/min (konstant)	Kontinuierliche Anpassung an Aufnahme
Frischgaszusammensetzung	0,5 l O_2 und 0,5 l N_2O oder Druckluft	0,3 l O_2 und 0,2 l N_2O oder Druckluft	Kontinuierliche Anpassung an Verbrauch
Rückatmung	Mindestens 50 %	Nahezu vollständig	Vollständig nach CO_2-Elimination
Narkosegaszusammensetzung	Verändert sich im Narkoseverlauf	Verändert sich im Narkoseverlauf	Konstant im Narkoseverlauf
Narkosesystem	Halbgeschlossen	Halbgeschlossen	Geschlossen

6

Praxistipp

Bei Verwendung eines Luft-Sauerstoff-Gemischs sollte die O_2-Konzentration im Frischgas während der Niedrigflussphase bei Low-Flow-Anästhesie mindestens 50 %, bei Minimal-Flow-Anästhesie mindestens 60 % betragen.

6.3.1 Durchführung der Niedrigflussnarkose

Bei der Low-Flow- und Minimal-Flow-Anästhesie sind verschiedene Phasen zu unterscheiden, die ein angepasstes Vorgehen erfordern:
- Initialphase
- Low- oder Minimal-Flow-Phase
- Ausleitungsphase

Initialphase

Der Frischgasfluss darf nicht sofort mit Narkosebeginn reduziert werden, sondern erst nach Ablauf einer Initialphase von einigen Minuten mit hohem Flow. Nur so wird rasch eine ausreichende Narkosetiefe erzielt und der Stickstoff aus dem Körper eliminiert. In der Initialphase beträgt der Frischgasfluss 4–6 l/min, z. B. 2 l/min O_2 und 4 l/min N_2O. Hiermit ist der Stickstoff nach ca. 6–8 min aus dem Körper ausgewaschen (Denitrogenisierung); wird kein Lachgas eingesetzt, muss nicht denitrogenisiert werden.

Wechsel zur Low-Flow-Anästhesie

Der Patient nimmt ca. 10 min nach Narkosebeginn noch ca. 600 ml des Frischgases auf. Wird jetzt der Frischgasfluss auf 1 l/min reduziert, steht ausreichend Gas zur Verfügung, um den Bedarf des Patienten zu decken und außerdem mögliche Gasverluste über Leckagen im System auszugleichen. Durch die Verminderung des Frischgasflusses nimmt der Rückatmungsanteil erheblich zu und damit auch der Anteil O_2-armer (Exspirations-)

Luft. Daher muss die **O_2-Konzentration im Frischgas** auf mindestens 40 %, besser 50 % erhöht werden, um eine inspiratorische O_2-Konzentration von 30 % zu gewährleisten.

Wechsel zur Minimal-Flow-Anästhesie

Bei Minimal-Flow-Anästhesie ist eine längere Initialphase erforderlich als bei der Low-Flow-Anästhesie, um ein ausreichendes Frischgasvolumen für die Aufnahme durch den Patienten und die Kompensation von Leckagen aufrechtzuerhalten. Daher sollte der Frischgasfluss frühestens nach 15 min, bei sehr kräftigen Patienten erst nach 20 min auf 0,5 l/min reduziert werden. Da auch der Rückatemanteil noch höher liegt als bei der Low-Flow-Anästhesie, muss die **O_2-Konzentration im Frischgas** auf mindestens 50 %, besser 60 % gesteigert werden. Die Konzentration des volatilen Anästhetikums muss ebenfalls erhöht werden, da aufgrund des reduzierten Flows die zugeführte Menge abnimmt, z. B. 2,5 Vol.-% Isofluran.

Zeitlicher Verlauf der Narkosegaszusammensetzung

Die Zusammensetzung der Narkosegase hängt bei der Niedrigflussnarkose von zwei Faktoren ab:
- Der Zusammensetzung der rückgeatmeten Exspirationsluft
- Der Aufnahme von O_2, N_2O und volatilem Anästhetikum durch den Patienten

Zu Beginn der Narkose wird ein hoher Anteil der Narkosegase vom Patienten aufgenommen, im weiteren Verlauf nimmt dieser Anteil mehr und mehr ab.

Steuerung der Konzentration des volatilen Anästhetikums

Typischerweise führen bei Niedrigflussnarkosen Veränderungen der Konzentration des volatilen Anästhetikums im Frischgas nur mit großer zeitlicher *Verzögerung* zu einer entsprechenden Änderung der Narkosegaskonzentration im Atemsystem. Daher sind bei Niedrigflussnarkosen stärkere Konzentrationsänderungen am Verdampfer erforderlich als bei Normalflussnarkosen.

Bei diesem Vorgehen verändert sich die Konzentration des volatilen Anästhetikums gewöhnlich innerhalb von 5 min um 0,5 Vol.-%. Danach kann der Flow wieder reduziert und die Konzentration des volatilen Anästhetikums dem jeweiligen Bedarf angepasst werden.

■ Gasvolumenmangel

Wird weniger Frischgas zugeführt als der Patient aufnimmt und durch mögliche Leckagen verloren geht, entwickelt sich ein Gasvolumenmangel. Diese Gefahr besteht v. a. beim Übergang von der Initialphase mit hohem Flow auf die Low- oder Minimal-Flow-Anästhesie, da zu diesem Zeitpunkt noch verhältnismäßig viel Gas aufgenommen und der Überschuss entsprechend geringer ist als zu einem späteren Zeitpunkt.

Ausleitungsphase

Wegen der beschriebenen Verzögerungen von Konzentrationsänderungen im Exspirationsgas kann bei der Low-Flow- und Minimal-Flow-Anästhesie die Zufuhr der volatilen Anästhetika, je nach Narkosedauer, bereits 15–30 min vor OP-Ende unterbrochen werden („Vapor zu"). Bei diesem Vorgehen fällt die Konzentration des volatilen Anästhetikums im Narkosesystem nur langsam ab, sodass nicht mit einem plötzlichen Erwachen des Patienten gerechnet werden muss. 5–10 min vor der geplanten Extubation werden dann die Narkosegase mit einem hohen O_2-Flow (100 %) aus dem System ausgespült.

6.4 Narkosebeatmung

Um eine Hyperkapnie zu vermeiden, sollte der Patient bei länger dauernden Inhalationsanästhesien (ab ca. 30 min) kontrolliert beatmet werden.

Eine kontrollierte Beatmung ist zudem zwingend erforderlich, wenn der Patient relaxiert ist oder als analgetische Komponente stark wirkende Opioide in entsprechend hoher Dosierung erhält (Atemdepression bzw. Atemstillstand).

> ❯ In der Regel wird der Patient bei Allgemeinanästhesien kontrolliert beatmet!

Die Beatmung erfolgt mit Narkoserespiratoren oder -geräten, in die das Narkosesystem integriert ist. Über diese Systeme wird dem Patienten das Narkosegasgemisch zugeführt. Zusammensetzung, Volumen und Konzentration des Gasgemischs können variabel eingestellt werden.

■ Atemsystemfilter zur Infektionsprophylaxe

Bei der Narkosebeatmung besteht das Risiko der Kreuzkontamination und Infektion. Als Alternative zum infek-

tionspräventiven Wechsel der Schlauchsysteme – jeweils nach Verwendung an nur einem Patienten – kann ein Atemsystemfilter eingesetzt werden. Der Atemsystemfilter wird nach jedem Patienten gewechselt, während das Narkoseschlauchsystem bis zu 7 Tagen verwendet werden kann. Allerdings müssen Schlauchsystem und Handbeatmungsbeutel nach einer Narkose sofort gewechselt werden, wenn eine meldepflichtige Infektionskrankheit mit Übertragungsmöglichkeit (z. B. Covid-19, Tuberkulose, akute Virushepatitis, Masern, Virusgrippe) vorliegt oder ein entsprechender Verdacht besteht, ebenso bei sichtbarer Verschmutzung (Blut) oder bei einem Defekt.

6.4.1 Atemfunktion in Narkose

Die Atemfunktion wird während der Narkose durch zahlreiche Faktoren beeinflusst. Hierdurch können sich der Ventilationsbedarf und der pulmonale Gasaustausch ändern. Die funktionelle Residualkapazität ist um ca. 15–30 % erniedrigt; der Atemwegwiderstand ist erhöht. Klinisch können sich Störungen der Lungenfunktion als Hypoxie, Hyperkapnie oder Hypokapnie bemerkbar machen.

Inspiratorische Sauerstoffkonzentration

Hohe inspiratorische O_2-Konzentrationen während der Narkose können zu Resorptionsatelektasen und intrapulmonalem Rechts-links-Shunt führen. Der kritische Bereich liegt bei einer inspiratorischen O_2-Konzentration von 50 %. Daher sollten O_2-Konzentrationen > 50 % während der Narkose vermieden und nur bei entsprechender Indikation eingesetzt werden, z. B. bei Ein-Lungen-Ventilation.

Hyperkapnie und Hypokapnie

■ Hyperkapnie (hoher p_aCO_2)

Häufigste Ursache für einen Anstieg des p_aCO_2 oder der endexspiratorischen CO_2-Konzentration ist die falsche Einstellung des Narkosegeräts. Weitere mögliche Ursachen:

- Zentrale Atemdepression durch Opioide und Allgemeinanästhetika bei Spontanatmungsnarkosen
- Anstieg der CO_2-Produktion, z. B. durch Fieber oder maligne Hyperthermie
- Lungenembolie
- Verbrauchter CO_2-Absorber

■ Hypokapnie (erniedrigter p_aCO_2)

Oft wird absichtlich leicht hyperventiliert, um den Atemantrieb auszuschalten. Übermäßige Hyperventilation beruht fast immer auf einer falschen Einstellung des Beatmungsgeräts. Andere Ursachen einer Hypokapnie oder eines Abfalls der exspiratorischen CO_2-Konzentration können folgende sein:

- Diskonnektion vom Narkosegerät (*schlagartig* kein exspiratorisches CO_2 mehr messbar!)
- Abnahme der CO_2-Produktion durch Auskühlung des Patienten
- Spontane Hyperventilation bei erhaltener Spontanatmung in zu flacher Narkose
- Kreislaufschock

6.4.2 Kontrollierte Beatmung

In der Regel wird der Patient während der Narkose kontrolliert beatmet, d. h. seine Eigenatmung ist ausgeschaltet und alle Atemphasen werden vom Respirator automatisch, ohne Mithilfe des Patienten, übernommen. Assistierte Beatmung oder SIMV („synchronized intermittent mandatory ventilation"; ▶ Kap. 62) ist jedoch ebenfalls möglich, sofern ein ausreichender Atemantrieb vorhanden ist.

Einstellung des Beatmungsgeräts

Für die Routinebeatmung (volumen- oder druckkontrolliert) während der Narkose wird der Respirator (das Beatmungsgerät) so eingestellt, dass sich beim Lungengesunden folgende Werte ergeben:
- S_aO_2 (Pulsoxymeter) ≥ 96 % (p_aO_2 70–100 mmHg)
- p_aCO_2 34–38 mmHg, endtidaler pCO_2 32–34 mmHg

Grundeinstellung beim Erwachsenen
- Atemzugvolumen: 6–8 ml/kg KG Idealgewicht
- Atemfrequenz: 8–12/min
- Verhältnis von Inspiration zu Exspiration: 1 : 1,5 bis 1 : 2
- Positiver endexspiratorischer Druck (PEEP): ca. 5 mbar (fakultativ)
- Inspiratorische Sauerstofffraktion (F_iO_2) so hoch wie für einen p_aO_2 von 70–100 mmHg erforderlich
- p_{insp}(Plateau) < 35 mbar

Bei dieser Einstellung des Geräts wird ein Teil der Patienten hyperventiliert. Die Hyperventilation kann bei normaler Lungenfunktion mithilfe des Kapnometers festgestellt und korrigiert werden.

■ Routinemäßiger PEEP?

Die Anwendung eines PEEP bei jeder Narkosebeatmung ist nicht erforderlich. Meist kann durch Erhöhung der inspiratorischen O_2-Konzentration ein erniedrigter p_aO_2 (bzw. ein Abfall der pulsoxymetrisch bestimmten O_2-Sättigung) rascher beseitigt werden als durch Anwendung eines PEEP. Demgegenüber kann bei lange dauernden Narkosen sowie klinisch wesentlichen Störungen des O_2-Austauschs in der Lunge auch während der Narkose ein PEEP angewandt werden.

Nachschlagen und Weiterlesen

Deutsche Gesellschaft für Anästhesiologie und Intensivmedizin (DGAI), Berufsverband Deutscher Anästhesisten (BDA) (Hrsg) (2011) Entschließungen, Empfehlungen, Vereinbarungen, Leitlinien. Ein Beitrag zur Qualitätssicherung in der Anästhesiologie, 5. Aufl. Aktiv Druck, Ebelsbach (https://www.dgai.de/publikationen/vereinbarungen.html. Zugegriffen: 05. Februar 2021)
Hönemann C, Mierke B. Low-Flow-, Minimal-Flow- und Metabolic-Flow-Anästhesien. Dräger, Lübeck

Internet

Berufsverband Deutscher Anästhesisten (BDA) (2000) Umsetzung der Gefahrstoffverordnung. Empfehlung der BDA-Kommission „Gesundheitsschutz am anästhesiologischen Arbeitsplatz". Beschluss des Präsidiums des BDA vom 17.03.2000. https://www.dgai.de/publikationen/vereinbarungen.html. Zugegriffen: 5. Febr. 2021
Bundesministerium der Justiz und für Verbraucherschutz (2002) Verordnung über das Errichten, Betreiben und Anwenden von Medizinprodukten. https://www.gesetze-im-internet.de/mpbetreibv/BJNR176200998.html. Zugegriffen: 5. Febr. 2021 (Medizinprodukte-Betreiberverordnung in der Fassung der Bekanntmachung vom 21. August 2002 (BGBl. I S. 3396), die zuletzt durch Artikel 9 der Verordnung vom 29. November 2018 (BGBl. I S. 2034) geändert worden ist)
Deutsche Gesellschaft für Krankenhaushygiene (DGKH), Deutsche Gesellschaft für Anästhesiologie und Intensivmedizin (DGAI) (2010) Infektionsprävention bei der Narkosebeatmung durch Einsatz von Atemsystemfilter. Empfehlungen. https://www.dgai.de/publikationen/vereinbarungen.html. Zugegriffen: 5. Febr. 2021
Hönemann C (2019) Atemkalk: Hinweise zu korrektem Umgang und fachgerechter Nutzung. Stellungnahme der Kommission für Normung und technische Sicherheit der DGAI. https://www.dgai.de/publikationen/vereinbarungen.html. Zugegriffen: 5. Febr. 2021

Überwachung des Patienten

Reinhard Larsen

Inhaltsverzeichnis

Narkosen (und bestimmte Operationen) gehören zu den gefährlichsten medizinischen Maßnahmen. Darum müssen alle Patienten kontinuierlich während der Narkose überwacht werden. Hierdurch sollen frühzeitig Störungen des physiologischen Gleichgewichts erkannt und beseitigt. Im Mittelpunkt der Überwachung stehen die **Atem-** und die **Herz-Kreislauf-Funktion.** Abhängig von Art und Ausmaß des chirurgischen Eingriffs sowie vom klinischen Zustand des Patienten wird die Überwachung auch auf andere Organfunktionen ausgedehnt. Die Überwachung erfolgt klinisch durch Sehen, Hören und Fühlen, v. a. aber durch spezielle Überwachungsgeräte, sog. „Monitore".

7.1 Stufen der Überwachung Narkoseüberwachung

Überwachung (Monitoring) dient der **Sicherheit des Patienten.** Darum müssen alle Überwachungsmaßnahmen *sinnvoll* sein und auf den jeweiligen Bedarf abgestimmt werden. Welche Maßnahmen erforderlich sind, hängt v. a. von *Patientenrisikofaktoren* ab. Entsprechend ist ein abgestuftes Vorgehen sinnvoll, das von der Routineüberwachung über eine spezielle Überwachung bis zur umfassenden Überwachung aller größeren Organsysteme reicht.

7.1.1 Routineüberwachung

Die Basis- oder Routineüberwachung (1. Stufe) wird praktisch bei jeder Narkose durchgeführt. Sie umfasst die Herz-Kreislauf-Funktion, Atmung und Körpertemperatur.

Standardzubehör der Narkoseüberwachung
- Stethoskop
- Blutdruckmessgerät, nichtinvasive Blutdruckmessung (NIBP)
- EKG-Monitor (Elektrokardiogramm)
- Pulsoxymeter (arterielle O_2-Sättigung)
- Kapnometer (ausgeatmete CO_2-Konzentration)
- Narkosegasmessung (gesetzlich vorgeschrieben)
- Elektrisches Thermometer

Die Routineüberwachung reicht aus für einfache Wahleingriffe außerhalb der Körperhöhlen, die mit geringem Trauma und minimalem Blutverlust (< 500 ml) einhergehen, sofern keine zusätzlichen Risikofaktoren bestehen.

Risikofaktoren, die bei der Narkoseüberwachung besonders berücksichtigt werden müssen, sind
- Herz-Kreislauf-Erkrankungen,
- Lungenerkrankungen,
- Nierenerkrankungen,

- Übergewicht (> 40 % des Normgewichts),
- Diabetes mellitus,
- extreme Altersgruppen.

7.1.2 Spezielle Überwachung

Die spezielle Überwachung (2. Stufe) ist bei den meisten größeren Wahleingriffen erforderlich, die mit mäßigem Trauma und stärkeren Blutverlusten (die jedoch leicht ersetzt werden können) einhergehen. Nicht immer sind hierbei zusätzliche Geräte notwendig; manchmal genügt es auch, die Routineüberwachungsmaßnahmen in kürzeren Abständen vorzunehmen. Meist werden jedoch die Basisüberwachungsmaßnahmen durch invasive Methoden ergänzt; hierzu gehören
- zentraler Venenkatheter (ZVK) bzw. zentrale Venendruckmessung,
- arterielle Kanüle bzw. invasive Blutdruckmessung,
- wiederholte arterielle Blutgasuntersuchungen.

7.1.3 Umfassende Überwachung

Umfassende und invasive Überwachungsmaßnahmen (3. Stufe) sind bei speziellen Operationen (z. B. Herzchirurgie, Kraniotomie) und bei großen Eingriffen bzw. schwerem Trauma mit massiven Blutverlusten erforderlich. Zu den speziellen Maßnahmen gehören z. B.
- PiCCO-Monitoring, Pulmonaliskatheter,
- intrakranielle Druckmessung,
- umfangreiche Laboruntersuchungen.

Unabhängig vom jeweiligen operativen Eingriff gibt es zusätzliche Risikofaktoren, die bei der Einstufung in das Überwachungssystem sorgfältig berücksichtigt werden müssen (► Kap. 2 und 3).

7.1.4 Überwachung der Narkosetiefe

Die klinische Beurteilung der Narkosetiefe und damit der Dosierung der Anästhetika erfordert einige Erfahrung. Erschwerend kommt hinzu, dass die Intensität der schmerzhaften OP-Reize je nach Eingriff und OP-Gebiet unterschiedlich stark ist und selbst bei der gleichen OP schwanken kann und die Dosierung der Anästhetika dem wechselnden Bedarf angepasst werden muss. Im Allgemeinen gilt: Je stärker der chirurgische Reiz, desto größer der Narkosemittelbedarf.

- **Intensität verschiedener Reize**
- **Starke Stimuli:** endotracheale Intubation, Hautschnitt, Sternotomie und Präparation der thorakalen Gefäße, Zug am Peritoneum, Dilatation der Zervix oder des Anus, Knochenoperationen, Zug an den

Augenmuskeln, Manipulationen an der Hornhaut, Überdehnung der Harnblase.

- **Schwache Reize:** Nekrosenabtragung, Operationen ohne Zug an Muskeln und Faszien, Abrasio, mäßige Dehnung der Harnblase.
- **Keine wesentliche Reizwirkung** entsteht bei Operationen an Gehirn, Lunge, Därmen und Bindegewebe. Die Freipräparierung dieser Organe kann jedoch mit Reizen erheblicher Intensität einhergehen.

Klinische Zeichen der Narkosetiefe

Die Narkosetiefe wird im Wesentlichen anhand klinischer Zeichen eingeschätzt; eine apparative Überwachung mit speziellen Elektroenzephalografiegeräten (EEG-Geräten) ist ebenfalls möglich.

- **Atmung**

Alle Anästhetika wirken atemdepressiv. Diese Effekte sind jedoch nur erkennbar, wenn der Patient spontan atmet!

- **Arterieller Blutdruck**

Der arterielle Blutdruck ist v. a. bei Inhalationsanästhesien ein wichtiger Parameter für die Tiefe einer Narkose.

Blutdruckabfall ist das Zeichen zunehmender Narkosetiefe bei Isofluran, Desfluran und Sevofluran. In seltenen Fällen kann unter Isofluran der Blutdruck in der Einleitungsphase bereits frühzeitig abfallen, ohne dass eine ausreichende Narkosetiefe, z. B. für die endotracheale Intubation, vorhanden wäre. Die Intubation kann dann zu einem erheblichen *Blutdruckanstieg* führen.

Wie die Atmung so wird auch der arterielle Blutdruck durch die Intensität anästhesiologischer und chirurgischer Reize beeinflusst. Starke Stimuli bei *zu flacher Narkose* können zu einem starken **Blutdruckanstieg** führen. Hört der Stimulus auf, so kann kurze Zeit später der Blutdruck erneut abfallen, sodass die Steuerbarkeit der Narkose erschwert wird.

- **Herzfrequenz und Herzrhythmus**

Anhand der **Herzfrequenz** lässt sich die Narkosetiefe nicht ausreichend einschätzen. Sie kann trotz ausreichender Narkosetiefe zunehmen (z. B. bei Desfluran), aber auch abnehmen (Remifentanil, β-Blocker-Vorbehandlung). Bei zu *flacher Narkose* steigt die Herzfrequenz an. Es müssen jedoch immer auch andere Ursachen für den Frequenzanstieg bedacht werden.

Herzrhythmusstörungen können durch eine zu flache Narkose ausgelöst werden. Grundsätzlich müssen aber immer andere Ursachen ausgeschlossen werden.

- **Augenreaktionen**

Bei Inhalationsanästhesien mit Isofluran, Sevofluran und Desfluran sagt die **Pupillenweite** wenig über die Narkosetiefe aus, meist sind die Pupillen eng, gelegentlich auch mittelweit. *Erweiterte* Pupillen können auf eine zu flache Inhalationsnarkose hinweisen. *Opioide* führen in kli-

nischen Dosen zu *stecknadelkopfgroßen* Pupillen, sodass dieses Zeichen für die Einschätzung der Narkosetiefe nicht verwertbar ist.

Augenbewegungen werden in der Einleitungsphase der Inhalationsnarkose beobachtet; im Stadium der chirurgischen Anästhesie sind die Augen zumeist in Mittelstellung fixiert.

Lidschluss- und **Blinzelreflex** sind bei ausreichender Narkosetiefe sowohl unter Inhalationsanästhetika wie auch unter balancierter Anästhesie aufgehoben.

Tränenfluss und/oder **Blinzeln** unter balancierter Anästhesie sind Zeichen einer ungenügenden Narkosetiefe.

- **Muskulatur**

Inhalationsanästhetika bewirken zumeist eine konzentrationsabhängige Erschlaffung der Muskulatur. Dagegen können *Opioide*, besonders in hohen Dosen, den Tonus der Muskulatur bis hin zur (Thorax)*Rigidität* steigern, sodass die Beatmung erschwert wird, wenn keine Muskelrelaxanzien eingesetzt werden.

Bewegungen des Patienten während der OP weisen auf eine zu flache Narkose hin, bei opioidbasierter Anästhesie zusätzlich auf eine ungenügende Muskelrelaxierung.

- **Schwitzen**

Schwitzen ist bei totaler intravenöser Anästhesie (TIVA) mit Opioiden oft Zeichen der ungenügenden Narkosetiefe. Andere Ursachen sind u. a. Hyperkapnie, Hypoxie, Fieber.

Bewertung klinischer Zeichen

Mithilfe der zuvor beschriebenen Zeichen können 3 „Narkosestadien" unterschieden werden:
1. Prächirurgische Anästhesie
2. Chirurgische Anästhesie
3. Überdosierung

Das Stadium der chirurgischen Anästhesie kann zusätzlich in folgender Weise charakterisiert werden: zu flach, ausreichend oder zu tief für die jeweiligen OP-Reize.

Eine **Überdosierung** ist nur bei den Inhalationsanästhetika zu erwarten: Sie führt zum Zusammenbruch der Herz-Kreislauf-Funktion. Dagegen ist eine Überdosierung bei Opioidnarkosen kaum möglich, wenn der Patient kontrolliert beatmet wird. Erst extrem hohe Opioiddosen können zu *zerebralen Krampfanfällen* führen.

Überwachung der Narkosetiefe mit EEG-Monitoring

Gebräuchliche Geräte zur Routineüberwachung des Narkose-EEGs und damit der Narkosetiefe sind der BIS-Monitor und der Narcotrend. Der BIS-Monitor (◻ Abb. 7.1) errechnet den Bispektralindex (BIS), eine Mischung unterschiedlicher Subparameter der EEG-Aktivität. Der BIS ist eine dimensionslose Zahl auf einer

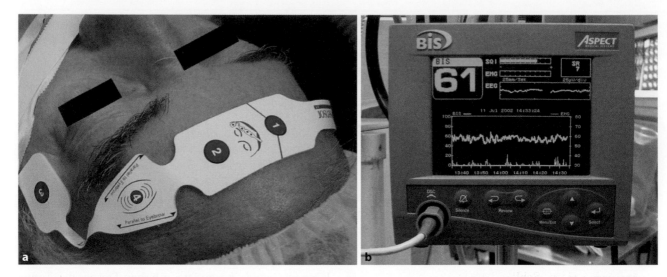

Abb. 7.1   BIS-Monitor XP. a Platzierung der Elektroden auf der Stirn und im Bereich der Augenbraue. Die Elektrode im Bereich der Augenbrauen nimmt die EMG-Aktivität (elektrische Muskelaktivität) auf. **b** BIS-Monitor im klinischen Einsatz. Der BIS-Wert ist *oben links* dargestellt, der Trendverlauf darunter. Weiterhin werden der Signalqualitätsindex (SQI), die EMG-Aktivität, das Roh-EEG und die „suppression ratio" (SR) angezeigt

Tab. 7.1   Beziehung zwischen BIS-Werten, Narcotrend-Werten und klinischem Zustand

BIS	Narcotrend	Klinischer Zustand
100–95	A	Wachheit
94–80	B	Müdigkeit und Sedierung
79–65	C	Sedierung und oberflächliche Anästhesie
64–37	D	Allgemeinanästhesie (empfohlener Zielbereich)
36–13	E	Tiefe Allgemeinanästhesie
12–0	F	Burst-Suppression

Skala zwischen 0 und 100, bei der 100 das Wach-EEG repräsentiert, 0 hingegen die vollständige elektrische Stille des Hirns (sog. „burst suppression"). Der Narcotrend klassifiziert dagegen die Subparameter der EEG-Aktivität in 6 verschiedene Stadien von A (= wach) bis F (= sehr tiefe Hypnose; ◻ Tab. 7.1).

> Ein BIS-Wert von 40–65 gilt als Zeichen der ausreichenden Narkosetiefe.

Zu beachten: Die EEG-Monitore eignen sich nicht für die Überwachung einer Ketaminanästhesie. Lachgas in Konzentrationen von 50–70 % verändert das EEG ebenfalls nicht. Hypothermie bewirkt eine Abnahme der EEG-Signale.

Als **Vorteile** des EEG-Monitorings gelten
- eine bessere individuelle Dosierung der Anästhetika,
- ein besseres Erkennen intraoperativer Wachheit,
- ein besser vorhersehbares Erwachen aus der Narkose.

> Mit dem EEG-Monitor lässt sich intraoperative Wachheit („awareness") nicht verhindern, aber besser erkennen als ohne Monitor!

7.2   Überwachung einzelner Funktionen

7.2.1   Atmung

Die Überwachung der Atmung ist von lebenswichtiger Bedeutung. Störungen der Atmung führen zu **Hypoxämie** und/oder **Hyperkapnie**, unbehandelt evtl. auch zum Tod durch **Asphyxie** (Ersticken).

Die wichtigsten *Ursachen* für Atemstörungen beim narkotisierten Patienten sind folgende:
- Hypoventilation: Wirkung von Anästhetika, Sedativa, Muskelrelaxanzien oder Verlegung der Atemwege
- Funktionsstörungen des Narkosegeräts: Einzelheiten ► Kap. 4
- Störungen des Belüftungs-/Durchblutungsverhältnisses der Lungen

Vergleiche hierzu auch ► Kap. 59 zur respiratorischen Insuffizienz.

Methoden der Atemüberwachung sind
- Beobachtung des Patienten,
- Stethoskop,
- Spirometer,
- elektronische Flowmeter,
- Manometer,
- Pulsoxymeter,
- CO_2-Messgerät (Kapnometer),
- Blutgasanalysator.

■ **Sehen**

Die Beobachtung folgender Zeichen liefert wichtige Informationen über die Atemfunktion:

▬ Farbe von Haut, Schleimhäuten und Blut. Zyanose tritt auf, wenn mehr als 5 g Hb/100 ml nicht mit Sauerstoff gesättigt sind.
▬ Bewegungen von Thorax, Abdomen, Atembeutel, Manometerzeiger des Narkosegeräts, paradoxe Atembewegungen bei Verlegung der Atemwege.

❯ Durch Sehen allein kann nicht festgestellt werden, ob der pulmonale Gasaustausch ausreicht.

■ **Hören**

Durch Auskultation der Lungen mit dem Stethoskop kann festgestellt werden, ob

▬ die Lungen überhaupt belüftet sind,
▬ die Belüftung gleichseitig ist,
▬ ein Bronchospasmus oder Rasselgeräusche vorliegen.

Der Monitor gibt ein Alarmsignal, wenn der Druck in den Atemwegen oder im Beatmungsgerät einen bestimmten, vorher eingestellten Wert unterschreitet. Der **Druckalarm** dient dem Erkennen von Diskonnektionen (Unterbrechung der Gaszufuhrleitungen) oder Lecks und muss in jedem Beatmungsgerät vorhanden und während der Narkose eingeschaltet sein.

■ **Atemvolumina**

Das Atemzugvolumen wird mit einem Spiro- oder Flowmeter gemessen; die Atemfrequenz wird ausgezählt oder ebenfalls vom Beatmungsgerät oder Atemmonitor gemessen. Das Atemminutenvolumen ist das Produkt aus Atemfrequenz und Atemzugvolumen. Es wird errechnet oder elektronisch gemessen.

■ **Beatmungsdruck**

Ein plötzlicher starker Druckanstieg bei kontrollierter Beatmung weist auf eine akute Verlegung der Atemwege oder abgeknickte Atemschläuche hin.

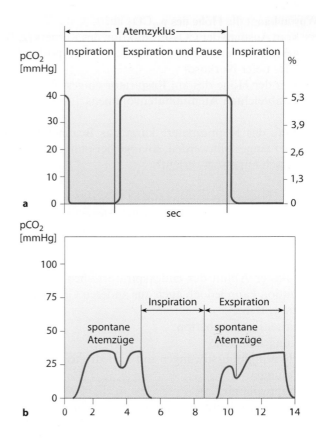

◧ **Abb. 7.2 Kapnometrie. a** Verlauf der normalen CO_2-Kurve im Atemzyklus, **b** Überlagerung der CO_2-Kurve durch spontane Atemzüge während maschineller Beatmung („Dazwischenatmen" des Patienten)

■ **Inspiratorische O_2-Konzentration**

Sie muss nach der Medizingeräteverordnung bei allen Narkosegeräten kontinuierlich gemessen werden.

CO_2-Analysator (Kapnometer)

Das Kapnometer misst den prozentualen Anteil (%) oder den Partialdruck des CO_2 (mmHg) im ausgeatmeten Gasgemisch. Die Darstellung der CO_2-Kurve auf dem Monitor wird als Kapnografie bezeichnet. An der aufgezeichneten Kurve (◧ Abb. 7.2) des ausgeatmeten CO_2 können folgende 3 Phasen unterschieden werden:

▬ Gas aus dem Totraum der vorangegangenen Inspiration
▬ Mischung aus Totraumgas und Alveolarluft
▬ Alveolarluft

Die endexspiratorische CO_2-Konzentration ist die höchste Konzentration, die während des Atemzyklus gemessen wird:

▬ **Normalwert:** 5 %, entsprechend einem arteriellen pCO_2 von 35–40 mmHg
▬ Der $p_{et}CO_2$-Wert ist etwa 2–5 mmHg niedriger als der arterielle.

Wovon hängt die Höhe des $p_{et}CO_2$ ab?
- Vom Ausmaß der CO_2-Produktion des Körpers (z. B. gesteigert bei Fieber, vermindert bei Hypothermie oder tiefer Narkose)
- Von der Höhe des am Respirator eingestellten bzw. verabreichten Atemminutenvolumens

Mithilfe des Kapnometers kann das Beatmungsgerät genauer eingestellt werden, solange der pulmonale Gasaustausch ungestört verläuft:

> Eine niedrige endexspiratorische CO_2-Konzentration weist auf ein zu hoch eingestelltes Atemminutenvolumen hin, eine zu hohe Konzentration hingegen auf ein zu niedrig eingestelltes Volumen.

Ein akuter Abfall der endexspiratorischen CO_2-Konzentration kann jedoch auch aus anderen Gründen auftreten, z. B. bei
- einseitiger Intubation,
- Lungenembolie,
- Herzrhythmusstörungen mit erniedrigtem Herzzeitvolumen,
- Hypovolämie,
- Abfall des Herzzeitvolumens bzw. Schock mit Abnahme der Lungendurchblutung.

Praktisch ist Folgendes wichtig:

> ❗ Ein schlagartiger Abfall der endexspiratorischen CO_2-Konzentration auf null ist ein kritisches Alarmzeichen, vorausgesetzt das Gerät funktioniert einwandfrei.

Die wichtigsten **Ursachen** sind
- vollständige Diskonnektion des Atemsystems,
- Ausfall des Beatmungsgeräts,
- komplette Verlegung des Tubus,
- Intubation des Ösophagus anstelle der Trachea,
- Herzstillstand.

Ein **schlagartiger Abfall** der endexspiratorischen CO_2-Konzentration auf niedrige Werte, jedoch nicht auf null, zeigt an, dass die Exspirationsluft des Patienten nicht mehr vollständig gemessen wird.

Wichtigste **Ursachen** hierfür sind
- teilweise Undichtigkeiten im Atemsystem einschließlich der Tubusblockmanschette,
- teilweise Verlegung des Tubus (Anstieg des Beatmungsdrucks!).

Ein **kontinuierlicher Abfall der CO_2-Konzentration** innerhalb kurzer Zeit ist zumeist durch eine schwere kardiopulmonale Störung bedingt, die umgehend erkannt und behandelt werden muss. Wichtigste Ursachen hierfür sind:

- plötzlicher Blutdruckabfall, z. B. durch akute massive Blutverluste,
- Lungenembolie (Luft, Fett oder Thromben).

Was aus dem Kurvenverlauf des $p_{et}CO_2$ entnommen werden kann
- Typische Rechteckform: normaler Kurvenverlauf
- Plötzliches Verschwinden der Kurve: keine Ausatmung von CO_2, z. B. bei Tubusfehllage
- Verzögerter Verlauf der Kurve: Verlegung der Atemwege, Bronchospasmus
- Normale Kurvenform, aber weniger hoch: verminderte CO_2-Produktion
- Spalten in der Kurve: Dazwischenatmen des Patienten
- Kleine Wellen im absteigenden Schenkel der Kurve: Luftströmung durch Herzaktionen

---

Pulsoxymetrie

Die Pulsoxymetrie ist ein nichtinvasives Verfahren zur kontinuierlichen Messung der arteriellen O_2-Sättigung. Das Verfahren beruht auf der Eigenschaft des Hämoglobins, seine Farbe in Abhängigkeit von der O_2-Sättigung zu ändern: Mit O_2 beladenes (oxygeniertes) Hämoglobin absorbiert weniger Licht im roten Bereich als desoxygeniertes (sauerstofffreies) Hämoglobin und ist damit transparenter für Licht dieser Wellenlänge.

> Die Pulsoxymetrie wird, zusammen mit der Kapnometrie, bei jeder Narkose eingesetzt.

Mit der Kombination beider Verfahren kann bei den meisten Patienten auf einfache Weise der pulmonale Austausch für O_2 und CO_2 beurteilt bzw. die korrekte Einstellung des Beatmungsgeräts kontrolliert werden.

■ **Grenzen der Methode**

Das Pulsoxymeter kann nur zwischen reduziertem (desoxygeniertem, nicht mit O_2 beladenem) und dem restlichen Hämoglobin unterscheiden. Dieses restliche Hämoglobin besteht aus:
- Oxyhämoglobin,
- Carboxyhämoglobin (CO-Hb),
- Methämoglobin.

Liegen also deutlich erhöhte CO-Hb- oder Methämoglobinwerte vor, wird eine falsch hohe arterielle O_2-Sättigung gemessen. Dieser Effekt muss v. a. bei starken Rauchern bedacht werden. Bei ihnen kann der Anteil des CO-Hb auf bis zu ca. 18 % (!) ansteigen; im Gegensatz dazu beträgt der Anteil bei Nichtrauchern ca. 1–2 %.

Weiterhin muss beachtet werden, dass bei Zufuhr von 100 % O_2 der arterielle pO_2 um nahezu 500 mmHg abfallen kann, ohne dass sich die arterielle O_2-Sättigung wesentlich ändert.

❗ Eine einseitige Intubation oder die versehentliche Intubation des Ösophagus kann mit dem Pulsoxymeter **nicht rechtzeitig** erkannt werden, besonders nach O_2-Voratmung.

Auch sind einige Geräte anfällig gegenüber Bewegungsartefakten. Faktoren, die zu einer Abnahme der Fingerpulsamplitude führen, können ebenfalls die Messgenauigkeit beeinträchtigen. Hierzu gehören
- kalte Extremitäten, Zentralisation,
- Blutdruckabfall,
- Infusion von Vasokonstriktoren.

Störend wirkt sich auch die Bestrahlung des Patienten mit Infrarotlampen aus.
Zu beachten: Ohne Pulse keine Messwerte!

- **Umgang mit dem Pulsoxymeter**
- Der Sensor wird über einer oberflächlichen Arterie von Fingerspitze, Ohrläppchen oder Nasenseptum angebracht (Anweisungen des Herstellers genau beachten!).
- Bei schlechter peripherer Durchblutung sollte der Sensor am Ohrläppchen befestigt werden. Einreiben des Ohrs mit Alkohol fördert die Durchblutung.
- Oft ist es nützlich, den Sensor am Finger *festzukleben*, besonders wenn die Hand später aus Lagerungsgründen nicht mehr zugänglich ist.
- Klebeelektroden (Kinderanästhesie) sollten nur am Hand- oder am Fußrücken platziert werden, da ihre Kalibrierung oft über knöcherne Strukturen erfolgt.
- Geringe Pulsamplitude (Blutverluste, Gefäßkonstriktion), Bewegungen, externe Strahler, erhöhtes Serumbilirubin, ausgeprägte venöse Pulsationen sowie Farbstoffe im Blut können die Messergebnisse des Pulsoxymeters verfälschen.

Pulmonaler Gasaustausch

Genaue Aussagen über den pulmonalen Gasaustausch bzw. die O_2- und CO_2-Partialdrücke sind nur anhand der *arteriellen* Blutgase möglich. Die venöse Blutgasanalyse ist hierfür nicht geeignet. Um den arteriellen O_2-Gehalt zu berechnen, müssen zusätzlich die Hämoglobinkonzentration und die O_2-Sättigung bestimmt werden (▶ Kap. 58).
Für eine umfassende Analyse der gestörten Atemfunktion müssen häufig noch andere Parameter hinzugezogen werden, u. a.
- Funktionszustand von Herz- und Kreislauf,
- Grad der Muskelrelaxierung,
- Körpertemperatur.

7.2.2 Herz-Kreislauf-System

Die kontinuierliche Überwachung der Herz-Kreislauf-Funktion ist ebenfalls Standard bei jeder Narkose. Im Mittelpunkt stehen hierbei:
- Herzfrequenz,
- Herzrhythmus,
- arterieller Blutdruck.

Die wichtigsten Ursachen für **Störungen der Herz-Kreislauf-Funktion** während der Narkose sind:
- Wirkungen von Anästhetika und anderen Medikamenten,
- Störungen der Atmung und Beatmung,
- Blut- und Flüssigkeitsverluste,
- Elektrolytstörungen,
- vorbestehende Herzerkrankungen,
- Narkose- und OP-Stimuli.

Parameter zur Überwachung der Herz-Kreislauf-Funktion
- Herzfrequenz
- Herzrhythmus
- Peripherer Puls
- Herztöne
- Arterieller Blutdruck
- Zentraler Venendruck
- Pulmonalarteriendrücke
- Herzzeitvolumen

- **Sehen**
Die Beobachtung der Hautfarbe und der Kapillardurchblutung (Nagelbett) liefert nur sehr grobe Anhaltspunkte für die Herz-Kreislauf-Funktion und kann daher die anderen Überwachungsmaßnahmen höchstens ergänzen.

- **Fühlen**
Durch Pulsfühlen an einer leicht zugänglichen Arterie (z. B. A. radialis, A. carotis, A. temporalis) können auf einfache Weise Herzfrequenz, Herzrhythmus und Stärke der Pulsamplitude festgestellt werden. Als kontinuierliche Überwachungsmethode ist Pulsfühlen aber zu umständlich.

- **Hören**
Durch Auskultation des Herzens mit einem präkordialen oder Ösophagusstethoskop werden Herzfrequenz, Herzrhythmus und Lautstärke der Herztöne festgestellt. Diese Methode ist besonders geeignet bei *Kindern*, denn bei ihnen besteht eine eindeutige Beziehung zwischen der *Lautstärke* der Herztöne und der *Höhe* des Blutdrucks.

7

EKG-Monitor

Ein EKG-Monitor gehört zum *Standardüberwachungsgerät* für jede Narkose. Im OP wird zumeist die II. Extremitätenableitung bevorzugt, bei bestimmten Fragestellungen auch eine modifizierte Brustwandableitung. Die physiologischen Grundlagen des EKG sowie technische Einzelheiten sind in ▸ Kap. 53 dargestellt.

- **Vorteile**

Der EKG-Monitor ermöglicht die kontinuierliche Überwachung von Herzfrequenz und Herzrhythmus sowie die sofortige Diagnose von Störungen der elektrischen Herzfunktion. Beim Herzstillstand kann festgestellt werden, ob eine Asystolie, ein Kammerflimmern oder eine pulslose elektrische Aktivität (PEA) vorliegt.

- **Grenzen**

Die intraoperativen Ableitungsmöglichkeiten sind aus technischen Gründen begrenzt. Detaillierte EKG-Analysen, wie für kardiologische Fragestellungen erforderlich, sind hiermit nicht möglich. Nicht selten treten im OP Artefakte auf, die eine richtige Deutung des EKG erschweren oder sogar verhindern.

Arterielle Blutdruckmessung

Durch die Messung des arteriellen Blutdrucks kann der Funktionszustand des Herz-Kreislauf-Systems innerhalb gewisser Grenzen eingeschätzt werden.

- **Indirekte Blutdruckmessung**

Mit der nichtinvasiven indirekten Methode (NIBP) können der systolische und der diastolische Blutdruck gemessen und der mittlere arterielle Druck errechnet werden. In der Regel wird ein automatisches Blutdruckmessgerät eingesetzt. Für die Messung muss die richtige Manschettenbreite ausgewählt werden: Die Manschette sollte 2/3 des Oberarms oder des Oberschenkels bedecken. Ist die Manschette zu schmal, werden falsch hohe Werte gemessen und umgekehrt.

> **Faktoren, die die Genauigkeit der indirekten Blutdruckmessung beeinträchtigen**
> - Nicht geeichtes Manometer
> - Falsche Größe und falsche Platzierung der Manschette
> - Blutdruckabfall, Vasokonstriktion, Schock
> - Hypertonie
> - Übergewicht
> - Hypothermie
> - Arrhythmien

- **Invasive Blutdruckmessung**

Bei großen Eingriffen, speziellen Operationen oder schwer kranken Patienten sollte der arterielle Blutdruck direkt in einer peripheren Arterie gemessen werden. **Vorteile** sind

- eine kontinuierliche, zuverlässige Messung des systolischen, diastolischen und mittleren Blutdrucks,
- die Möglichkeit für die wiederholte Bestimmung der arteriellen Blutgase und Säure-Basen-Parameter.

Das **Zubehör** besteht aus

- arterieller Kanüle oder Katheter,
- Druckaufnehmer,
- Druckmessgerät mit Digital- oder Analoganzeige und Bildschirm.

Die Kanüle (18 oder 20 G beim Erwachsenen, 20 oder 22 G bei Kindern) wird perkutan in die A. radialis oder eine andere periphere Arterie eingeführt. Der Katheter kann ebenfalls perkutan (Seldinger-Technik) oder (sehr selten erforderlich) über eine Freilegung eingeführt werden. Anschließend wird das mit physiologischer Kochsalzlösung gefüllte System an das Druckmessgerät angeschlossen. Technische Einzelheiten und der praktische Umgang mit der arteriellen Druckmessung sind in ▸ Kap. 48 beschrieben.

Zentraler Venendruck

Durch die Messung des zentralen Venendrucks können die Funktion des rechten Herzens und der Füllungszustand des venösen Systems grob eingeschätzt werden. Die Messung des zentralen Venendrucks ist (begrenzt) indiziert bei

- chirurgischen Eingriffen, die mit größeren Flüssigkeitsverschiebungen und/oder Blutverlusten einhergehen,
- hypovolämischen Patienten (z. B. Ileus, Aszites, massive Diuretikabehandlung),
- Patienten im Schock.

Der Druck wird über einen Venenkatheter gemessen, dessen Spitze in der oberen Hohlvene (nicht im rechten Vorhof!) liegt (ZVK: ▸ Kap. 48). Zur Druckmessung wird entweder ein Steigrohr oder wie bei der direkten arteriellen Druckmessung ein elektronisches Druckmessgerät eingesetzt. Die elektronische Druckmessung ist genauer.

Pulmonalarteriendruck

Die Messung der Pulmonalarteriendrücke und des Lungenkapillarenverschlussdrucks (Wedge-Druck) ermöglicht Aussagen über die Hämodynamik. Hierzu wird ein Pulmonaliskatheter (Swan-Ganz-Katheter) mit Seldinger-Technik in eine Pulmonalarterie vorgeschoben und an ein elektronisches Druckmessgerät angeschlossen oder ein weniger invasives PiCCO-System (kontinuierliche Pulskonturanalyse) benutzt (Einzelheiten: ▶ Kap. 48).

Herzzeitvolumen

Durch Messung des Herzzeitvolumens kann der Funktionszustand des Herz-Kreislauf-Systems *insgesamt* eingeschätzt werden. Die Messung erfolgt über einen Pulmonaliskatheter nach der Kälteverdünnungsmethode und ist speziellen Fragestellungen vorbehalten. Das Zubehör besteht aus Pulmonaliskatheter und Herzzeitvolumencomputer. Die Berechnung des Herzzeitvolumens kann weniger invasiv auch mithilfe des PiCCO-Systems erfolgen (▶ Kap. 48).

7.2.3 Körpertemperatur

Die Körpertemperatur fällt unter einer Narkose meist ab, wenn keine wärmeschützenden Maßnahmen getroffen werden (▶ Kap. 4). Sie kann aber auch ansteigen! Besonders gefährdet sind Neugeborene und Kleinkinder. Während ein leichter Anstieg oder Abfall der Körpertemperatur im Allgemeinen ohne schwerwiegende Reaktionen toleriert wird, muss bei Abkühlung unter 34 °C oder Anstieg um 2–3 °C über den Normalwert mit größeren Störungen gerechnet werden. Lebensbedrohlich ist v. a. die *maligne Hyperthermie* (▶ Kap. 19). Hieraus folgt für die Praxis:

> ❯ Bei jeder längeren Narkose wird die Körpertemperatur kontinuierlich mit elektronischen Messgeräten überwacht.

Die Temperatur sollte perioperativ sublingual oder naso-/oropharyngeal gemessen werden, je nach OP auch ösophageal, in der Harnblase oder direkt tympanal; bei Kindern < 2 Jahren dagegen rektal.
Wärmeschutz: ▶ Kap. 4.

7.2.4 Urinausscheidung

Anhand der Urinausscheidung können die Nieren- und die Herz-Kreislauf-Funktion eingeschätzt werden.

Bei allen größeren und länger dauernden Eingriffen sollte ein Blasenkatheter gelegt und die Urinausscheidung gemessen werden.

Eine normale Urinausscheidung (> 1 ml/kg KG/h) weist auf ausreichenden Flüssigkeits- und Blutersatz sowie auf ein ausreichendes Herzzeitvolumen hin.

Ursachen von Oligurie und Anurie
- Blasenkatheter verstopft
- Blutdruck zu niedrig
- Volumenmangel

- Wirkungen von Anästhetika
- Abdrücken der unteren Hohlvene durch chirurgische Manipulationen

7.2.5 Blutverluste

Der Blutverlust muss vom Anästhesisten kontinuierlich eingeschätzt werden. Sorgfältigste Überwachung ist bei *kleinen Kindern* erforderlich. Die Irrtümer sind groß, die Angaben des Chirurgen meist unzuverlässig. Hilfreich sind die Messung der Blutmenge in den Absaugflaschen und die Gewichtsbestimmung der blutgetränkten Tupfer, Platten und Tücher. Ergänzend werden folgende Parameter bestimmt:
- Arterieller Blutdruck
- Herzfrequenz
- Zentraler Venendruck
- Urinausscheidung
- Hautfarbe

7.2.6 Muskelrelaxierung

Der Grad der Muskelrelaxierung wird von vielen Anästhesisten (oft unter freundlicher Mithilfe des Chirurgen) klinisch eingeschätzt: Fühlen des Muskeltonus, Beatmungsdruck, Beobachtung des OP-Gebiets. Besser ist die Bestimmung des Relaxierungsgrades mit einem Nervenstimulator (▶ Kap. 14).

7.2.7 Blutuntersuchungen

Die Bestimmung von Laborparametern wie Gerinnungsstatus, Elektrolyte, kleines Blutbild, Blutzucker usw. gehört zur Stufe 2 und 3 der Überwachungsmaßnahmen. Vergleiche hierzu die Kapitel über spezielle Anästhesien.

7.3 Narkoseprotokoll

Alle erhobenen Daten werden (für jeden lesbar) in das Narkoseprotokoll eingetragen. Die Protokollierung erhöht die **Sicherheit** für den Patienten, weil sie den Anästhesisten zu einer lückenlosen intraoperativen Überwachung zwingt.

Das Narkoseprotokoll dient jedoch nicht nur zur Narkoseüberwachung und zum Leistungsnachweis, vielmehr werden hier alle mit der Narkose in Zusammenhang stehenden wichtigen Daten festgehalten. Dadurch wird das Narkoseprotokoll auch zu einem **juristischen**

Dokument, mit dem der Anästhesist bei gerichtlichen Auseinandersetzungen Rechenschaft über die von ihm vorgenommenen Maßnahmen ablegen kann. Die Protokollierung beginnt bei der präoperativen Visite, umfasst die gesamte Narkose und die postoperative Aufwachzeit und endet zumeist mit der Verlegung des Patienten aus dem Aufwachraum.

Das Narkoseprotokoll sollte in *doppelter Ausfertigung* geführt werden; das Original gehört in die Krankenakte des Patienten. Empfehlenswert sind spezielle Vordrucke, die nach Art einer Checkliste aufgebaut sind.

Nachschlagen und Weiterlesen

Hoeft A, Metzler H, Pasch T (2008) Monitoring in Anästhesie und Intensivmedizin, 3. Aufl. Springer, Berlin, Heidelberg, New York

Schneider G (2017) Haben wir einen Nutzen vom intraoperativen Monitoring der Narkosetiefe? Anasth Intensivmed 58:542–548 (https://www.ai-online.info/images/ai-ausgabe/2017/10-2017/2017_10_542-548_Haben%20wir%20einen%20Nutzen%20vom%20intraoperativen%20Monitoring%20der%20Narkosetiefe.pdf. Zugegriffen: 05. Februar 2021)

Ulsenheimer K (2003) Narkoseüberwachung durch Pflegepersonal. Anaesthesist 52:264

Sicherung der Atemwege: Tubus, Larynxmaske und Larynxtubus

Reinhard Larsen

Inhaltsverzeichnis

© Der/die Herausgeber bzw. der/die Autor(en), exklusiv lizenziert durch Springer-Verlag GmbH, DE, ein Teil von Springer Nature 2021
R. Larsen, T. Fink, T. Müller-Wolff (Hrsg.), *Larsens Anästhesie und Intensivmedizin für die Fachpflege*,
https://doi.org/10.1007/978-3-662-63127-0_8

Bei jeder Allgemeinanästhesie müssen die Atemwege speziell gesichert werden. Standardinstrumente sind der Endotrachealtubus und die Larynxmaske/Larynxtubus. Der Endotrachealtubus wird in der Regel oral eingeführt, in Ausnahmefällen auch nasal. Er schafft freie Atemwege, ermöglicht den Anschluss des Narkosegeräts und schützt sicher vor pulmonaler Aspiration. Die Larynxmaske und der Larynxtubus sind sog. „extraglottische Atemwege" (EGA), d. h., sie werden oberhalb der Glottis (Stimmritze) platziert und bieten somit keinen vollständigen Schutz vor Aspiration. Die Larynxmaske und der Larynxtubus sind in der Regel einfach einzuführen. Bei der endotrachealen Intubation können dagegen lebensbedrohliche Schwierigkeiten auftreten, die nur durch ein klar strukturiertes Vorgehen bewältigt werden können.

8.1 Anatomische Grundlagen

Die Passage des Kehlkopfes (◘ Abb. 8.1) ist der schwierigste Teil bei der endotrachealen Intubation, weil der Kehlkopf dabei ohne spezielle Instrumente – Laryngoskope – nicht sichtbar gemacht werden kann. Der Kehlkopf ist die *engste Stelle* bei der Intubation. Er liegt gegenüber dem 4., 5. und 6. Halswirbelkörper. Sein Skelett wird durch verschiedene Knorpel gebildet, die zum Teil vorne am Hals getastet werden können. Der *Schildknorpel* bildet den „Adamsapfel". Er ist oben am Zungenbein befestigt. Unten ist der Kehlkopf über den Ringknorpel mit der Trachea verbunden. Der Kehldeckelknorpel bildet die Vorderwand für den Kehlkopfeingang; er ist am Zungenbein und am Schildknorpel befestigt. Im Kehlkopf befinden sich die *Stimmbänder*. Sie bestehen aus Muskeln, Bändern und weicher Submukosa sowie einem Schleimhautüberzug. Der Raum zwischen den Stimmbändern heißt *Stimmritze*, während dieser Raum und die zugehörigen Stimmbänder als *Glottis* bezeichnet werden (◘ Abb. 8.2 und 8.11).

■ **Besonderheiten bei Kindern**

Der Kehldeckel von Kindern ist schmaler und länger als die Epiglottis des Erwachsenen. Dadurch wird der gesamte Kehlkopfeingang enger und kann bei bestimmten Erkrankungen sehr leicht – und sehr rasch! – zuschwellen. Außerdem steht der Kehlkopf von Kindern im Hals höher als beim Erwachsenen. Die Knorpel sind weicher. Verletzungen durch die Intubation und Infektionen können die lockeren Schleimhäute in kurzer Zeit lebensbedrohlich anschwellen lassen.

Beim **Erwachsenen** ist die Glottis die engste Stelle bei der Tubuspassage. Nach ihr richtet sich die Auswahl der Tubusgröße (Durchmesser). Anders beim **Kind**: hier befindet sich die engste Stelle etwa 1 cm unterhalb der Stimmbänder im subglottischen Raum. Dies ist der Bereich des *Ringknorpels*. Auch wenn ein Tubus die Glottis

passiert, kann er beim Kind im subglottischen Raum stecken bleiben. Darum muss sich bei Kindern die Auswahl der Tubusgröße nach der Weite des subglottischen Raums richten.

8.2 Indikationen für die Intubation

Die endotracheale Intubation ist bei allen Narkosen erforderlich, bei denen der Patient relaxiert und beatmet werden muss. Alternativ kann aber bei vielen Operationen die Larynxmaske eingesetzt werden.

Indikationen für die endotracheale Intubation sind folgende:
- Erhöhte Aspirationsgefahr („voller Magen")
- Thorakotomie: Herzoperationen, Lungenoperation
- Große Oberbaucheingriffe
- Operationen im Kopf- und Halsbereich
- Sectio caesarea (bei Allgemeinanästhesie)
- Ungünstige oder extreme OP-Lagerungen
- Laparoskopische Eingriffe mit Pneumoperitoneum
- Sehr lange dauernde Operationen

8.3 Methoden der endotrachealen Intubation

Für die endotracheale Intubation stehen 2 Wege zur Verfügung:
- Oral: durch den Mund
- Nasal: durch die Nase

Hierbei werden die natürlich vorgegebenen Wege benutzt. Außerdem kann die Trachea noch laryngeal (durch den Kehlkopf) und tracheal (durch die Luftröhre) intubiert werden. Hierzu sind laryngeale und tracheale Punktionen bzw. Inzisionen erforderlich.

8.3.1 Orale Intubation

Diese Methode wird in der Anästhesie am häufigsten angewandt und muss vom Anfänger zuerst erlernt werden. Hierbei wird die Glottis mit einem *Laryngoskop* sichtbar gemacht (laryngoskopiert). Anschließend wird der Tubus unter direkter Sicht durch die Stimmritze in die Trachea vorgeschoben.

8.3.2 Nasale Intubation

Hierbei wird der Tubus durch ein Nasenloch über den unteren Nasengang in den Oropharynx vorgeschoben. Von hier aus ist der weitere Weg derselbe wie bei der oralen Intubation. Der Tubus kann mit einer *Intubations-*

8

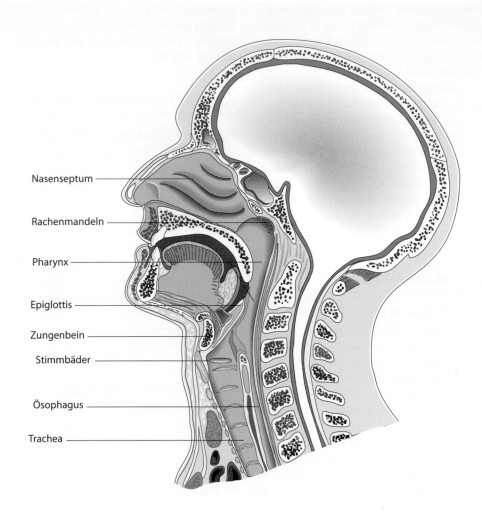

Nasenseptum

Rachenmandeln

Pharynx

Epiglottis

Zungenbein

Stimmbäder

Ösophagus

Trachea

■ **Abb. 8.1**   Anatomische Beziehungen des oberen Respirationstrakts

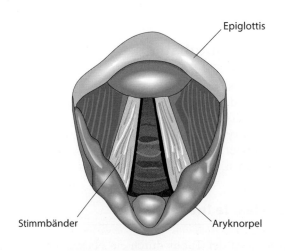

Epiglottis

Stimmbänder

Aryknorpel

■ **Abb. 8.2**   Laryngoskopisches Bild der Glottis

zange (z. B. Magill-Zange) in die Trachea vorgeschoben werden. Bei Intubationsschwierigkeiten kann auch ein *Glasfiberlaryngoskop* oder Bronchoskop verwendet werden.

Die nasale Intubation ist schwieriger als die orale.

8.3.3 Auswahl des Intubationswegs

Für die Intubationsnarkose wird standardmäßig der *orale* Weg gewählt. Nur im Spezialfall, z. B. bei bestimmten Operationen im Mund oder Oropharynx, wird nasal intubiert.

8.4 Ausrüstung für die endotracheale Intubation

8.4.1 Laryngoskop

Laryngoskope sind Instrumente, mit denen der Kehlkopf eingestellt, d. h. sichtbar gemacht werden kann (Laryngoskopie).

Sie bestehen aus 2 Hauptteilen:
- Spatel mit Lichtquelle
- Griff mit Batterien

Mit dem Spatel werden die weichen Gebilde des Mundbodens komprimiert, der Unterkiefer heruntergedrückt und die Zunge zur *linken* Seite verschoben. Hierdurch wird ein direkter Einblick in den Kehlkopf ermöglicht.

Nach der Spatelform werden 2 Laryngoskoptypen unterschieden (◘ Abb. 8.3):
- Laryngoskope mit geradem Spatel (Miller, Foregger)
- Laryngoskope mit gebogenem Spatel (Macintosh)

Laryngoskope mit geradem Spatel

Bei diesen Laryngoskopen wird der Kehldeckel (Epiglottis) mit dem Spatel aufgeladen (◘ Abb. 8.10). Hierdurch werden die Sichtverhältnisse verbessert. Der gerade Spatel ist besonders nützlich bei **Neugeborenen und Kleinkindern**, weil bei ihnen die Epiglottis meist relativ lang und verformbar ist und daher mit einem gebogenen Spatel oft nicht gut aufgerichtet werden kann. Beim **Erwachsenen** muss der gerade Spatel mit großer Vorsicht verwendet werden, weil beim Einführen leicht die oberen Schneidezähne herausgebrochen werden können – besonders, wenn der unerfahrene Arzt mit dem Griff „hebelt".

Größen des Miller-Spatels
- 0: Frühgeborene, Spatellänge 7,5 cm
- 1: Kleinkinder, Spatellänge 10,2 cm
- 2: Kinder, Spatellänge 15,5 cm
- 3: Erwachsene, mittlere Größe, Spatellänge 19,5 cm
- 4: Erwachsene, Überlänge, 20,5 cm

Laryngoskope mit gebogenem Spatel

Diese Laryngoskope passen sich der Zunge besser an und folgen leichter der Rachenform. Der Spatel wird nicht auf, sondern *vor* die Epiglottis geführt, die sich dann beim Zug in Griffrichtung des Laryngoskops aufrichtet (◘ Abb. 8.10) und die Sicht auf die Stimmritze freigibt. Der Macintosh-Spatel wird am häufigsten für die endotracheale Intubation verwendet. Er ist leicht gebogen und besitzt links seitlich eine Schienung, um die Zunge beim Intubieren insgesamt nach *links* verschieben zu können.

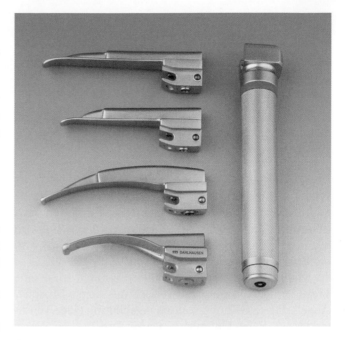

◘ **Abb. 8.3** Laryngoskop mit geradem (Foregger) und gebogenem Spatel (Macintosh)

Größen des Macintosh-Spatel
- 1: Neugeborene und Kleinkinder, Spatellänge 9 cm
- 2: Kinder, Spatellänge 10,8 cm
- 3: Erwachsene, mittlere Größe, Spatellänge 13 cm
- 4: Erwachsene, Überlänge, Spatellänge 15,5 cm

Zahnbeschädigungen sind mit dem gebogenen Laryngoskop weniger leicht möglich, dennoch muss auch hiermit bei falschem Gebrauch gerechnet werden.

Beide Laryngoskoptypen sollten vorrätig sein. Vor jeder Intubation muss das Laryngoskop auf Funktionstüchtigkeit und ausreichende Leuchtkraft überprüft werden.

Videolaryngoskop

Mit diesem Gerät wird **indirekt** laryngoskopiert. An der Spitze des Spatels befindet sich eine Digitalkamera oder Linse, die das Bild auf einen Monitor überträgt. Zwei Typen werden eingesetzt:
- **Videolaryngoskop mit Macintosh-ähnlichem Spatel.** Es dient v. a. der Ausbildung in der Intubationstechnik.
- **Videolaryngoskope mit stark gekrümmtem Spatel** mit und ohne Führungskanal. Hiermit wird bei schwierigen Intubationsbedingungen wie Cormack III, im günstigen Fall auch Cormack IV die Sicht auf die Stimmbänder verbessert und die Intubation erleichtert:
  - Für die Intubation mit dem Spatel ohne Führungskanal ist ein Führungsstab erforderlich.
  - Bei Laryngoskopen mit Führungskanal wird der Tubus im Kanal des Spatels vorgeschoben.

Zu beachten: Das Videolaryngoskop gehört zur Standardausstattung jeder Anästhesieabteilung!

8.4.2 Endotrachealtuben

Endotrachealtuben werden in verschiedenen Größen, aus unterschiedlichen Materialien und mit besonderen Blockmanschetten (Cuff) hergestellt.

Magill-Tubus

Dieser Tubus (◘ Abb. 8.4) wird am häufigsten für die endotracheale Intubation eingesetzt. Er besteht aus dünnwandigem Kunststoff, ist leicht gekrümmt und wird mit oder ohne Blockmanschette gefertigt. Er kann oral oder nasal eingeführt werden.

Magill-Tuben können an ihrem unteren Ende eine kreisförmige Öffnung aufweisen, das sog. „Murphy-Auge". Diese Öffnung soll die Ausbildung einer Ventilstenose (z. B. bei Cuffhernie) verhindern.

Woodbridge- oder Spiraltubus

Woodbridge-Einmaltuben bestehen aus PVC, in das eine Metallspirale eingebettet ist (◘ Abb. 8.4). Wegen der Metallspirale ist ein Abknicken oder eine Kompression dieses flexiblen Tubus unmöglich. Er wird daher hauptsächlich bei Eingriffen im Kopfbereich (Hals-Nasen-Ohren-Heilkunde, Neurochirurgie, Kieferchirurgie, Strumaoperation) und anderen Operationen, die besondere Lagerungen erfordern, eingesetzt. Spiraltuben aus gewebefreundlichem Material können auch für die *nasotracheale Intubation* verwendet werden.

Doppellumentubus

Siehe ▶ Kap. 27.

Tubuswiderstand

Beim intubierten Patienten setzt der Tubus der Atmung bzw. Beatmung den größten Widerstand entgegen. Der *innere* Durchmesser des Tubus ist hauptsächlich für den Widerstand verantwortlich, während die Länge des Tubus weniger bedeutsam ist. Adapter und Konnektoren erhöhen, je nach Konstruktion, den Widerstand. Am günstigsten sind Kunststoffkonnektoren und -adapter.

Tubuslänge

Bei den meisten Tuben besteht wegen ihrer Länge die Gefahr der einseitigen Intubation. Sie kann durch Tubusmarkierungen, die den Abstand vom distalen Ende in cm angeben, vermindert werden.

■ **Wie weit darf der Tubus vorgeschoben werden?**
Die Spitze des Tubus sollte in der Mitte der Trachea, also sicher oberhalb der Bifurkation, platziert werden. Wird er zu tief, d. h. in den linken oder rechten Hauptbronchus

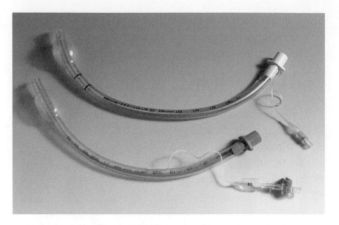

◘ **Abb. 8.4　Tuben für die endotracheale Intubation.** *Oben* Spiraltubus nach Woodbridge, innerer Durchmesser (ID) 8,5 mm mit Niederdruckcuff. *Unten* Magill-Tubus für die orale und nasale endotracheale Intubation

vorgeschoben, entwickelt sich eine Atelektase der nicht mehr belüfteten Lungenabschnitte. Bei sehr tiefer Lage steigt der Beatmungsdruck an; in Extremfällen lässt sich der Patient kaum noch beatmen! Richtwerte für den Abstand von der Zahnreihe bis zur Tracheamitte sind:

Richtgrößen für die Eindringtiefe oraler Tuben (= Abstand Zahnreihe zur Tubusspitze)
- ▬ Frauen: 20–22 cm
- ▬ Männer: 22–24 cm
- ▬ Kinder: ▶ Kap. 24

Tubusgrößen

In der Regel werden die Tubusgrößen als *innerer Durchmesser* (ID) in mm angegeben. Der innere Durchmesser bestimmt den Widerstand gegen die Atmung und Beatmung. Um den Widerstand so gering wie möglich zu halten, sollte der größtmögliche Tubus gewählt werden, der *leicht* bzw. ohne Gewalt in die Trachea vorgeschoben werden kann. Zu große Tuben schädigen Kehlkopf und Trachea, zu kleine erhöhen den Widerstand gegen die Luftströmung.

Richtgrößen
- ▬ Frauen: 7,0–7,5 ID oder 28–30 Ch*
- ▬ Männer: 8,0–8,5 ID oder 32–34 Ch*
- ▬ Kinder: ▶ Kap. 24
- * 1 Charrière (Ch) = 1 French (Fr) = 1/3 mm

Die äußeren Tubusdurchmesser hängen von der jeweiligen Dicke des Tubusmaterials ab.

Einige Tuben, z. B. der Woodbridge-Tubus, tragen die Bezeichnung Charrière (Ch): Sie gibt den Außendurchmesser des Tubus an.

Blockmanschetten

Tubusmanschetten bestehen aus Kontrollballon, Zuleitung zur Manschette und Manschette (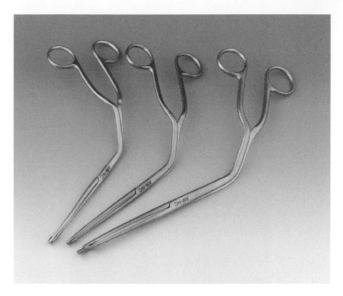 Abb. 8.4).

Die Manschette (Cuff) wird über einen Zuleitungsschlauch mit Luft gefüllt. Am freien Ende der Zuleitung befindet sich ein Kontrollballon, an dem erkannt wird, ob der Tubus geblockt ist oder nicht. Am Füllungszustand des Ballons („Prallheit") kann der Manschettendruck ungefähr abgeschätzt werden. Besser (genauer) ist die direkte *Cuffdruckmessung*. Der Kontrollballon wird mit einem Stopfen oder einer Metallklemme fest verschlossen, damit die Luft nicht aus der Manschette entweichen kann. Sie wird gerade so weit geblockt, dass keine Nebenluft im Manschettenbereich entweichen kann. Hierzu hält man sein Ohr an den Mund des Patienten und horcht bei der Beatmung auf Nebengeräusche.

> Die Manschette bildet einen luftdichten Abschluss zwischen Tracheawand und Tubus und verhindert die Aspiration von Magensaft, Schleim, Blut usw.

Um Druckschäden der Trachea zu vermeiden, werden grundsätzlich Tuben mit **Niederdruckmanschetten** eingesetzt. Der Cuffdruck sollte nur so hoch sein, dass die Aspiration verhindert und der Anschluss an ein Beatmungsgerät ohne Leckage ermöglicht wird (Kontrolle mit Cuffdruckmesser). Angestrebte Cuffdrücke liegen zwischen **17 und 23 mmHg**.

8.4.3 Führungsstäbe

Diese Stäbe werden in den Tubus eingeführt, um die Intubation zu erleichtern. Sie schienen den Tubus und ermöglichen außerdem, den Tubus intubationsgerecht zu biegen. Beschichtete Führungsstäbe sollten bevorzugt werden: Die Verletzungsgefahr ist geringer. Unbeschichtete Metallführungsstäbe können dagegen leicht Verletzungen hervorrufen. Metallstäbe dürfen bei der Intubation nicht aus der Tubusspitze herausragen.

8.4.4 Intubationszangen

Mit diesen Zangen kann ein durch die Nase in den Rachen eingeführter Tubus von dort direkt durch den Kehlkopf in die Trachea vorgeschoben werden. Intubationszangen gehören zu jeder nasalen Intubationsausrüstung! Die Magill-Zange (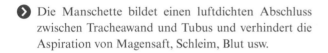 Abb. 8.5) ist die am häufigsten verwendete Intubationszange.

◘ Abb. 8.5 Magill-Intubationszangen

8.5 Praxis der endotrachealen Intubation

8.5.1 Einschätzung des Intubationswegs – der schwierige Atemweg

Vor jeder geplanten Intubation muss der Intubationsweg untersucht werden, denn Komplikationen sind zumeist vermeidbar, wenn der Patient vor elektiven Eingriffen auf zu erwartende Intubationsschwierigkeiten hin untersucht wird.

> *Intubationsschwierigkeiten* und die *nicht erkannte Fehlintubation* gehören zu den häufigsten Ursachen schwerwiegender respiratorischer Komplikationen bis hin zu schwerster Hypoxie, Herzstillstand oder Tod.

■ **Wann muss mit Intubationsschwierigkeiten gerechnet werden?**
- Schwierige Intubation bei früheren Narkosen in der Anamnese
- Tumoren und Abszesse im Kopf-, Hals- oder Mediastinalbereich
- Angeborene Missbildungen im Bereich des Intubationswegs
- Zustand nach Bestrahlung oder Operationen im Kopf-Hals-Bereich
- Vorstehende Schneidezähne („Hasenzähne") mit überstehendem Oberkiefer
- Raumfordernde Struma
- Große Zunge
- Eingeschränkte Beweglichkeit der Halswirbelsäule, z. B. Bechterew-Erkrankung

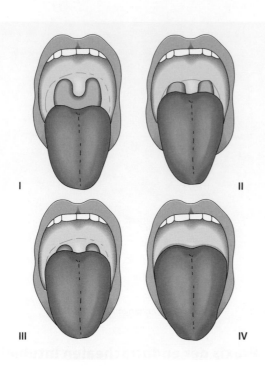

8

Abb. 8.6   Vorhersage bzw. Einschätzung der schwierigen Intubation. Mallampati-Klassifikation nach dem Intubationsbefund am wachen Patienten (Erläuterungen im Text)

- Eingeschränkte Beweglichkeit im Kiefergelenk, eingeschränkte Mundöffnung
- Verringerter Abstand zwischen Kinnspitze und „Adamsapfel"
- Stridor, Trachealstenosen und Trachealverlagerungen
- Schlafapnoesyndrom
- Schwangerschaft
- Mallampati Grad III und IV
- Kurzer dicker Hals bei vollständigem Gebiss
- Falsche Lagerung des Kopfes für die Intubation

Oft sind Intubationsschwierigkeiten nicht durch einen einzelnen Faktor zu erkennen, sondern nur durch Beurteilung verschiedener Zeichen.

Klassifikation des oberen Atemwegs nach Mallampati

Die Klassifikation nach Mallampati beruht auf dem Verhältnis zwischen Größe der Zunge und Größe des Pharynxbereichs (◘ Abb. 8.6). Für die Untersuchung sollte der Patient aufrecht sitzen und der Kopf sich in Neutralposition befinden. Der Mund wird so weit wie möglich geöffnet und die Zunge maximal herausgestreckt. Die Untersuchung kann auch am liegenden Patienten erfolgen. Je nach Inspektionsbefund wird der Atemweg in folgender Weise klassifiziert.

> **Mallampati-Klassifikation des Intubationswegs**
> - I: weicher Gaumen, Uvula (Zäpfchen), Schlund sowie vorderes und hinteres Tonsillenbett sichtbar
> - II: weicher Gaumen und Uvula sichtbar
> - III: weicher Gaumen und Basis der Uvula sichtbar
> - IV: weicher Gaumen nicht sichtbar
>
> Die Klassen III und IV weisen auf eine schwierige Intubation hin.

Bei der Bewertung der Befunde sollte Folgendes beachtet werden:
- Bei *Mallampati I* lässt sich zumeist der gesamte Larynxeingang laryngoskopisch einstellen, falsch-negative Befunde sind sehr selten.
- Bei *Mallampati II und III* finden sich dagegen sämtliche Möglichkeiten laryngoskopischer Ansichten. Daher ist der Test für diese Gruppen unzuverlässig.
- Bei *Mallampati IV* lässt sich der Kehlkopfeingang nur beschränkt oder gar nicht einstellen und die Stimmbänder sind praktisch nie sichtbar. Die Intubation ist häufig erschwert.

Abstand zwischen Larynx und Unterkieferrand (Test nach Patil)

Beim Test nach Patil wird bei maximaler Streckung des Kopfes der Abstand zwischen Prominentia laryngica des Schildknorpels („Adamsapfel") und Kinnspitze gemessen. Die Strecke beträgt normalerweise > 6,5 cm. Im Allgemeinen gelten folgende Beziehungen:
- Abstand 6–6,5 cm: direkte Laryngoskopie schwierig, besonders wenn zusätzlich vorstehende Zähne oder eine eingeschränkte Beweglichkeit im Kiefergelenk und/oder der Halswirbelsäule vorliegen
- Abstand < 6 cm: direkte Laryngoskopie in der Regel nicht möglich

Beweglichkeit der Halswirbelsäule

Die ausreichende Beweglichkeit der Halswirbelsäule ist Voraussetzung für die direkte Laryngoskopie. Durch Beugung des Halses und Streckung des Kopfes wird der Kehlkopfeingang nach hinten verlagert und so die direkte Laryngoskopie ganz wesentlich erleichtert. Der normale Streck-Beuge-Bereich beträgt 160–90°, der Abstand zwischen Kinnspitze und Sternum bei Reklination des Kopfes mehr als 13,5 cm. Bei einem Bewegungsumfang von weniger als 90° können Intubationsschwierigkeiten auftreten.

❯ Beträgt der Abstand zwischen Kinnspitze und Sternum bei geschlossenem Mund und maximaler Reklination bzw. Streckung der Halswirbelsäule nach hinten *< 13,5 cm*, ist der Patient sehr wahrscheinlich schwer zu intubieren.

Endoskopische Untersuchung

Vor allem bei pathologischen Atemgeräuschen mit Ursprung in den oberen Atemwegen kann vom HNO-Arzt durch flexible Fiberendoskopie am wachen Patienten festgestellt werden, ob mit Intubationsschwierigkeiten zu rechnen ist. Ein inspiratorischer Stridor weist auf eine Obstruktion oberhalb der Stimmritze hin, ein exspiratorischer oder ein biphasischer Stridor auf eine subglottische Verlegung.

Kritischer Punkt

Selbst wenn die Vorgeschichte und die Untersuchungsbefunde unauffällig sind, ist ein kleiner Anteil von Patienten dennoch (unerwartet) schwierig zu intubieren. Negative Befunde dürfen also nicht zu einem falschen Gefühl der Sicherheit verleiten. Für den Fall der unerwartet schwierigen Intubation wird auf ► Abschn. 8.6 verwiesen.

8.5.2 Orotracheale Intubation

Die orotracheale Intubation wird am häufigsten in Allgemeinnarkose durchgeführt, in der Regel unter direkter Sicht auf den Kehlkopfeingang mit dem Laryngoskop. Hierbei gelten die folgenden Grundsätze:

Allgemeinnarkose für die Intubation

Die meisten Patienten erhalten für die endotracheale Intubation ein Kurznarkotikum und ein Muskelrelaxans i. v. Ist die Unterkiefermuskulatur erschlafft und sind die pharyngealen und laryngealen Schutzreflexe aufgehoben, kann die Glottis gut eingestellt werden.

Vor der Intubation wird präoxygeniert (► Kap. 5), damit für den Intubationsvorgang mehr Zeit zur Verfügung steht. Weiterhin muss Folgendes beachtet werden:

Liegen keine Hinweise (sog. „Prädiktoren") auf einen schwierigen Atemweg vor, kann der ausreichend anästhesierte Patient ein Muskelrelaxans für die Intubation erhalten, ohne dass vorher zu überprüfen ist, ob er mit Maske/Atembeutel beatmet werden kann (S1-Leitlinie der DGAI). Wer aber sichergehen will, injiziert das Muskelrelaxans erst, wenn der Patient über Maske/Atembeutel zu beatmen ist.

Anstelle von Succinylcholin werden häufig auch nichtdepolarisierende (ND-)Relaxanzien wie Rocuronium oder Atracurium für die Intubation eingesetzt, weil diese Substanzen keine lebensbedrohlichen Nebenwirkungen aufweisen.

> Für die *Notfallintubation* ist von den ND-Relaxanzien nur Rocuronium geeignet, da die Wirkung der Intubationsdosis (2- bis 3-mal ED$_{95}$) genauso rasch einsetzt wie die von Succinylcholin und die Substanz (bei Misslingen der Intubation) zudem mit Sugammadex umgehend antagonisiert werden kann.

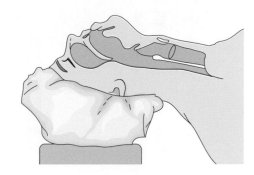

◪ **Abb. 8.7   Richtige Lagerung des Kopfes zur Intubation auf dem Intubationskissen.** Schnüffelposition

Die Intubation des *wachen* Patienten unter Lokalanästhesie ist Ausnahmesituationen vorbehalten. Sie wird meist mithilfe eines Glasfiberbronchoskops vorgenommen.

Lagerung des Kopfes

Für die Intubation wird der Kopf des Patienten in die sog. **„Schnüffelposition"** gebracht. Hierzu wird der Hals gebeugt und im Atlantookzipitalgelenk gestreckt. In dieser Position ist der obere Luftweg maximal geöffnet, d. h., er verläuft am meisten gestreckt und ist am größten. Durch diese Lagerung ergibt sich eine nahezu gerade Linie Mundhöhle – Rachen – Kehlkopf – Luftröhre. Für die Schnüffelposition wird der Kopf des Patienten auf einem **Intubationskissen** (ca. 8 cm hoch) gelagert; hierdurch wird der Hals gebeugt. Zusätzlich wird der Kopf aktiv durch den Intubierenden gestreckt („rekliniert"; ◪ Abb. 8.7).

Vorgehen bei der oralen Intubation

Zubehör für die Intubation
- Laryngoskop
- Tuben (für Kinder 3 Größen)
- Führungsstab
- Konnektoren und Adapter
- Blockerspritze 10 ml
- Guedel-Tubus oder Gazerolle
- Eventuell Gleitmittel für Tubus (z. B. Lidocain-Gel)
- Lokalanästhetikum-Spray (z. B. Xylocain 4 %)
- Absauggerät und Absaugkatheter
- Pflaster zum Befestigen
- Narkosezubehör und Notfallzubehör

■ **Praktische Anleitung**
- Instrumentarium (s. o.) bereitstellen und die Funktion überprüfen: Blockmanschette dicht? Tubus durchgängig? Laryngoskoplicht intakt?
- Mundhöhle des Patienten auf lose Zähne und Zahnprothesen inspizieren. Zahnprothesen entfernen. Mund maximal öffnen lassen.

8

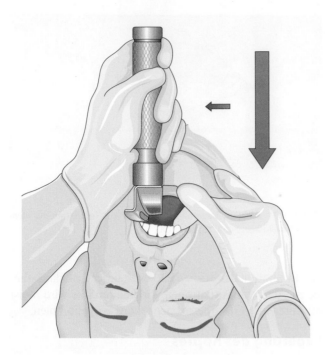

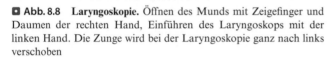

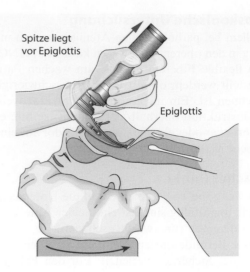

◘ Abb. 8.9   Einführen des Laryngoskops mit gebogenem Spatel. Die Spatelspitze liegt vor der Epiglottis. Durch Zug in Griffrichtung des Laryngoskops richtet sich die Epiglottis auf und gibt den Blick auf die Stimmritze frei

◘ Abb. 8.8   Laryngoskopie. Öffnen des Munds mit Zeigefinger und Daumen der rechten Hand, Einführen des Laryngoskops mit der linken Hand. Die Zunge wird bei der Laryngoskopie ganz nach links verschoben

▬ Kopf richtig auf dem Intubationskissen oder gefalteten Laken lagern (Schnüffelposition; ◘ Abb. 8.7).

▬ Narkose einleiten, danach Muskelrelaxans injizieren.

▬ Wenn Patient ausreichend relaxiert: Mund mit den Fingern der rechten Hand öffnen, dabei nicht an den Zähnen hebeln.

▬ Laryngoskop in die linke Hand nehmen und zwischen die Zähne in den Mund einführen, dabei die Zunge von rechts ganz zur linken Mundseite herüberdrücken (◘ Abb. 8.8). Nicht die Unterlippe des Patienten einklemmen! Dann das Laryngoskop langsam und ohne die obere Zahnreihe zu berühren mit der linken Hand in den Rachen vorschieben, während der Zeigefinger der rechten Hand den Oberkiefer vom Gaumen her nach oben presst und der rechte Mittelfinger von außen auf das Kinn drückt.

▬ Sobald die Epiglottis zu sehen ist: Gebogenen Spatel *vor* die Epiglottis platzieren, Epiglottis nicht aufladen (◘ Abb. 8.9)! Ist die Epiglottis nicht zu sehen, wurde der Spatel entweder zu tief eingeführt und verdeckt nun die Epiglottis oder er wurde nicht weit genug vorgeschoben. Wird ein gerader Spatel benutzt, muss die Epiglottis auf die Vorderseite des Spatels aufgeladen werden (◘ Abb. 8.10).

▬ Jetzt das Laryngoskop kräftig in Griffrichtung ziehen: Die Epiglottis richtet sich auf; die Stimmritze wird sichtbar (◘ Abb. 8.11). Beim Zug in Griffrichtung niemals das Laryngoskop als Hebel benutzen, weil sonst die oberen Zähne herausbrechen!

▬ Nun den Tubus vorsichtig, **unter Sicht**, durch die Stimmritze in die Trachea vorschieben. Der Cuff muss unterhalb der Stimmbänder liegen!

▬ Laryngoskop und Führungsstab entfernen. Tubus behutsam blocken.

▬ Richtige Tubuslage durch Auskultation beider Lungen in der vorderen Axillarlinie überprüfen.

■ **Was tun bei Intubation des Ösophagus?**

▬ Tubus **sofort** herausziehen. Überbrückend mit Beutel/Maske beatmen. Neuer Intubationsversuch.

▬ Nach erfolgreicher Intubation die in den Magen gelangte Luft über eine Magensonde absaugen.

▬ Tubus sicher fixieren. Beatmungsgerät anschließen, Patienten beatmen.

Sofortige Kontrolle der Tubuslage

Nach der Intubation muss **sofort** kontrolliert werden, ob der Tubus in der Luftröhre liegt! Der Tubus liegt korrekt, wenn sich die Tubusspitze etwa in der Tracheamitte befindet. Zwei bedrohliche Fehllagen des Tubus sind von herausragender Bedeutung:

▬ Lage im Ösophagus

▬ Lage in einem Hauptbronchus

In beiden Fällen handelt es sich um Komplikationen, die auch dem Erfahrenen unterlaufen und nicht als Fehler gewertet werden dürfen, sofern sie umgehend erkannt und behoben werden.

Überprüfung der korrekten Tubuslage

▬ Wenn möglich, Tubus *unter Sicht* auf die Stimmbänder vorschieben und den Cuff in der Trachea deutlich oberhalb der Carina platzieren.

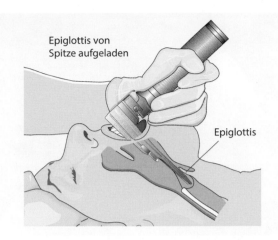

Epiglottis von Spitze aufgeladen

Epiglottis

◩ **Abb. 8.10   Einführen des Laryngoskops mit geradem Spatel.** Die Epiglottis wird mit der Spatelspitze aufgeladen, d. h., die Spatelspitze wird hinter die Epiglottis geführt

▬ Sofort nach der Intubation **Kapnometer** anschließen und die Ausatmung von CO_2 nachweisen.

▬ *Beobachtung* der Thoraxexkursionen, v. a. der Dreiecke unterhalb der Klavikula. Sind die Thoraxbewegungen bei der Beatmung symmetrisch?

▬ *Auskultation* beider Thoraxhälften möglichst hoch in der mittleren Axillarlinie, außerdem der Magengegend (Epigastrium). Sind die Atemgeräusche symmetrisch oder auf einer Seite abgeschwächt? Gelangt Luft in den Magen (Aufblähung der Magengegend)?

▬ Überprüfung der O_2-Sättigung durch Pulsoxymetrie. *Beachte aber:* Die Pulsoxymetrie ist nicht dafür geeignet, eine Fehllage des Tubus sofort zu erkennen.

▬ In (sehr seltenen) Zweifelsfällen: fiberoptische Kontrolle der Tubuslage.

Sichere Zeichen der trachealen Tubuslage

▬ Der Tubus liegt bei der Laryngoskopie sichtbar zwischen den Stimmbändern (bei ca. 5 % der Patienten sind die Stimmbänder allerdings nicht einsehbar).

▬ Es erscheint die typische Kapnografiekurve auf dem Monitor (Beachte: Hat der Patient kurz vor der Intubation ein CO_2-haltiges Getränk zu sich genommen, können über mehrere Beatmungshübe normale Kapnografiekurven auftreten).

▬ Im Spezialfall: Fiberoptischer Nachweis des Tubus in der Trachea.

Bei maximaler Beugung des Kopfes aus der Neutralstellung kann der Tubus im Mittel um ca. 2 cm tiefer treten, bei maximaler Streckung sich um 3 cm nach oben verschieben. Insbesondere bei Kindern kann der Tubus durch eine maximale Streckbewegung des Kopfes aus der

Trachea gleiten und bei anschließender Beugung in die Speiseröhre gelangen. Darum gilt Folgendes:

❯ Nach allen stärkeren Kopfbewegungen, v. a. nach starker Streckung, muss immer sofort die Tubuslage überprüft werden!

Beurteilung der Kontrollmaßnahmen
Der erfahrene Anästhesist begnügt sich niemals mit nur einem Verfahren für die Kontrolle der Tubuslage, sondern überprüft immer mehrere Zeichen und Hinweise und beachtet dabei ihre Fehlermöglichkeiten.

■ Inspektion: Heben und Senken des Thorax
Beidseitiges und symmetrisches Heben und Senken des Thorax bei Beatmung gilt als zuverlässiges Zeichen der trachealen Tubuslage. Bei starrem Thorax (Emphysem) können die Bewegungen fehlen, bei starker Adipositas oder sehr großen Brüsten nur sehr gering ausgeprägt sein. In Einzelfällen können selbst bei einer ösophagealen Lage des Tubus Thoraxbewegungen vorhanden sein.

Außerdem kann die regelmäßige Insufflation des Magens über einen falsch liegenden Tubus Zwerchfellbewegungen vortäuschen.

■ Auskultation: Atemgeräusche über dem Thorax, fehlende Atemgeräusche über der Magengegend
Die Auskultation des Thorax erfolgt am besten unter Handbeatmung mit großen Atemhubvolumina: Hierdurch werden die Strömungsgeräusche lauter. Bevorzugte Auskultationsstellen sind beidseits die mittleren Axillarlinien.

Gelegentlich können scheinbar normale Atemgeräusche trotz eindeutiger Fehllage des Tubus im Ösophagus auskultiert werden, v. a. wenn die Tubusöffnung oberhalb des Kehlkopfeingangs liegt und ein Teil der Atemluft in die Lungen und der Rest in den Magen gelangt.

❯ In Zweifelsfällen ist die Auskultation *kein* sicheres Verfahren für die Kontrolle der korrekten Tubuslage!

■ Laryngoskopische Kontrolle der Tubuslage
Verschwindet der Tubus bei der Laryngoskopie zwischen den Stimmbändern, befindet er sich auch in der Trachea (◩ Abb. 8.11). Nicht immer können jedoch die Stimmbänder bei der Laryngoskopie eingesehen werden. In diesem Fall steht dieses ansonsten sichere Zeichen nicht zur Verfügung.

■ Kapnometrie
Die Ausatmung von CO_2, nachgewiesen durch die Kapnometrie, gilt als **sicherstes Zeichen** der Tubuslage in der Trachea. Beim Herzstillstand wird allerdings kein CO_2 mehr ausgeatmet, da die Lunge nicht mehr durchblutet wird. Befindet sich noch CO_2 im Magen (z. B. durch vorheriges Trinken von kohlensäurehaltigen Flüssigkei-

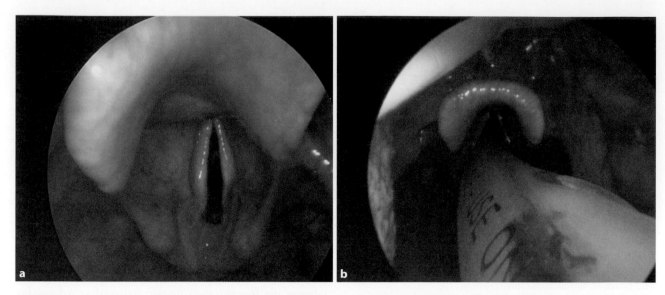

☐ **Abb. 8.11   Laryngoskopie. a** Blick auf die beiden Stimmbänder (*weiß*), darüber der Kehldeckel (Epiglottis), **b** der korrekt platzierte Tubus befindet sich zwischen den beiden Stimmbändern

ten) und liegt der Tubus im Ösophagus, so kann anfangs CO_2 ausgeatmet werden, allerdings fällt mit den nächsten Atemzügen die CO_2-Kurve treppenförmig ab.

> ❯ Die Kapnometrie ist das einfachste und beste Verfahren, um die Tubuslage in der Trachea zu überprüfen. Sie sollte daher bei jeder Intubation angewandt werden!

■ **Fiberoptische Kontrolle**

Auch sie ist ein sicheres Verfahren: Lassen sich bei der Tracheoskopie die typischen Knorpelspangen nachweisen, kann sich der Tubus nur in der Luftröhre befinden.

■ **Pulsoxymetrie**

Fällt die O_2-Sättigung ab, muss immer an eine Fehlintubation gedacht werden. Allerdings handelt es sich um ein *Spätzeichen*, besonders wenn korrekt präoxygeniert worden ist (in diesem Fall dauert es oft 6–10 min, bis die O_2-Sättigung unter 90 % abfällt), daher gilt:

> ❗ Die Pulsoxymetrie ist für die Soforterkennung der Tubusfehllage im Ösophagus nicht geeignet!

Einseitige Intubation

Die einseitige Intubation eines Hauptbronchus führt zur Nichtbelüftung der anderen Lunge, bei extrem tiefer Lage auch nur noch zur Belüftung weniger Lungenlappen. Atelektasen und Störungen des Gasaustauschs sind die Folgen. Die O_2-Sättigung fällt ab.

> **Praxistipp**
>
> **Vorsichtsmaßnahmen zur Vermeidung der einseitigen Intubation:**

- Vorschieben des Tubus maximal bis Tracheamitte
- Distanz von Lippe bis Tracheamitte beim Erwachsenen im Mittel 22 cm (nasal: 25 cm), bei Kindern:

$$\text{oral} = \frac{\text{Alter (in Jahren)}}{2} + 12$$

$$\text{nasal} = \frac{\text{Alter (in Jahren)}}{2} + 15$$

Hinweise auf eine einseitige Intubation sind
- Nachschleppen einer Thoraxseite,
- abgeschwächtes Atemgeräusch einer Thoraxseite,
- später: Abfall der O_2-Sättigung.

Im begründeten Zweifelsfall gilt daher: fiberoptische Kontrolle der Tubuslage!

8.5.3 Nasale Intubation

Die nasale Intubation (☐ Abb. 8.12 und 8.13) kann unter Sicht oder – *ausnahmsweise* – „blind", d. h. ohne Laryngoskop vorgenommen werden. Die Lagerung des Patienten ist die gleiche wie bei der oralen Intubation. Das größere bzw. besser durchgängige Nasenloch wird als Eingang für den Tubus gewählt. Es kann vorher mit einem Vasokonstriktor eingesprüht werden, damit die Nasenschleimhaut abschwillt. Hierdurch wird die Öffnung weiter und die Blutungsgefahr vermindert.

Grundsätzlich muss bei der nasalen Intubation ein Tubus mit kleinerem Durchmesser gewählt werden als bei der oralen Intubation. Die Tubusgröße richtet sich v. a. nach der Durchgängigkeit der Nasenwege.

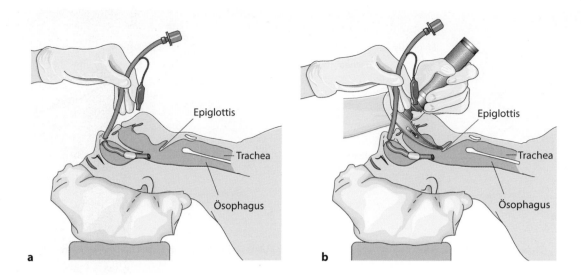

Abb. 8.12   Nasotracheale Intubation. a „Blinde" Intubation ohne Hilfsmittel, **b** Intubation unter direkter Laryngoskopie

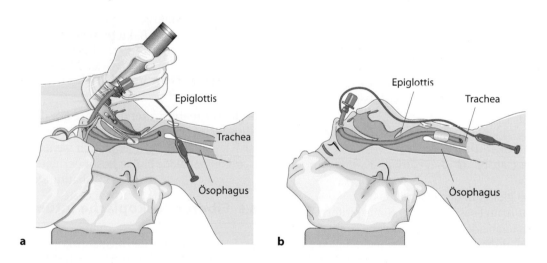

Abb. 8.13   Nasotracheale Intubation. a Intubation unter direkter Laryngoskopie mithilfe einer Magill-Zange, **b** richtige Lage der Block-manschette in der Trachea

Intubation unter Sicht

- Nasentropfen in das gewählte Nasenloch einbringen, damit die Schleimhaut abschwillt.
- Den mit Xylocain-Gel gleitfähig gemachten Tubus langsam und vorsichtig durch den *unteren* Nasengang in den Nasopharynx schieben. Hierbei darf es nicht knacken (Verletzungsgefahr für die Nasenmuscheln durch brutales Vorgehen)!
- Dann den Tubus in den Oropharynx vorschieben. Bei Widerstand Tubus leicht zurückziehen und Kopf weiter überstrecken.
- Jetzt das Laryngoskop einführen und die Stimmritze einstellen.
- Tubus ohne Hilfsmittel, unter leichter Drehbewegung oder mit einer Magill-Intubationszange durch die Stimmritze in die Trachea vorschieben. Die Zange

wird hierbei in die *rechte* Hand genommen. Tubus so weit vorschieben, bis die Blockmanschette in der oberen Trachea liegt.

Blinde nasale Intubation

- Tubus, wie zuvor beschrieben, in den Oropharynx vorschieben.
- Dann das Ohr an das Ende des Tubus halten und auf die Atemgeräusche des Patienten horchen.
- Tubus langsam vorschieben. Passiert der Tubus die Stimmritze, hustet der Patient. Danach sind die Atemgeräusche klar. Am Tubusende ist eine kräftige Luftströmung zu verspüren.

Bei der nasalen Intubation ist die Gefahr der **einseiti-gen Tubuslage** besonders groß, weil die Tuben sehr lang

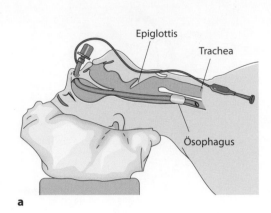
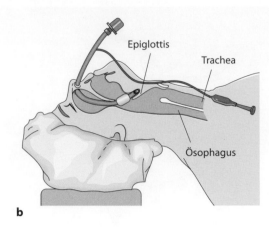

Abb. 8.14   Technische Komplikationen der nasotrachealen Intubation. a Tubus im Ösophagus, **b** Tubus in der Furche zwischen Zungenbasis und Epiglottis

sind. Darum muss durch Auskultation und evtl. auch Röntgenbild die richtige Tubuslage sorgfältig überprüft werden.

Schwierigkeiten bei der nasalen Intubation

Nicht immer lässt sich der Tubus leicht durch den Kehlkopf vorschieben. Vielmehr können bei der nasotrachealen Intubation typische Schwierigkeiten auftreten (Abb. 8.14):

- Der Tubus gelangt in die Furche zwischen Zungenbasis und Epiglottis.
- Der Tubus stößt an die vordere Kommissur der Stimmritze.
- Der Tubus gleitet in den Ösophagus.
- Der Tubus dringt seitlich in den Sinus piriformis ein.
 Bei den ersten beiden Komplikationen wölbt sich der Hals im Bereich des Schildknorpels nach außen sichtbar vor. Dann kann versucht werden, den Tubus durch Beugen des Kopfes mehr nach hinten zu dirigieren.

Die **Fehllage des Tubus im Ösophagus** wird an folgenden Zeichen erkannt:

- Leichtes Vorschieben des gesamten Tubus.
- Verschwinden der Atemgeräusche am Tubusende.
- Erhaltene Stimme beim wachen Patienten. Hier muss der Tubus durch stärkere Streckung des Kopfes nach vorn geleitet werden.

Seitliches Vordringen des Tubus **in den Sinus piriformis** ist erkennbar am seitlichen Vorwölben des Halses nach außen, am starken Widerstand gegen das Vorschieben sowie am Verschwinden der Atemgeräusche am Tubusende. Korrekturversuch: Tubus 2–3 cm zurückziehen und um 45–90° drehen, dann erneut vorschieben.

Weitere typische Komplikationen der nasotrachealen Intubation sind

- Nasenbluten,
- Drucknekrosen im Nasenbereich,
- Verletzungen der Rachenwand,
- Verletzungen der Rachenmandeln,
- Verlegung der Ohrtrompete,
- Sinusitis maxillaris,
- Einschleusen von Bakterien.

8.5.4 Intubation von Kindern

Für die Intubation älterer Kinder gilt die gleiche Intubationstechnik wie für Erwachsene. Bei Neugeborenen und Kleinkindern gibt es jedoch wegen der anatomischen Unterschiede einige Besonderheiten (▶ Kap. 24).

8.5.5 Fiberendoskopische Intubation

Der Einsatz eines Fiberbronchoskops ermöglicht die nahezu gefahrlose endotracheale Intubation auch von Patienten mit schwierigsten anatomischen Verhältnissen, die früher nicht oder nur vom Geschicktesten (oft mit etwas Glück) intubiert werden konnten. Riskante oder gar lebensbedrohliche konventionelle Intubationsversuche lassen sich mit der fiberbronchoskopischen Intubation in der Regel ohne wesentliche Komplikationen vermeiden. Jeder Anästhesist und jede Fachpflegekraft sollte daher mit dieser relativ leicht zu erlernenden und effektiven Technik vertraut sein.

Indikationen

Die fiberendoskopische Intubation ist grundsätzlich indiziert, wenn eine konventionelle orale oder nasale Intubation nicht möglich ist oder bereits die Vorgeschichte oder die präoperativ erhobenen Untersuchungsbefunde darauf hinweisen, dass mit erheblichen Intubationsschwierigkeiten gerechnet werden muss.

■ **Primäre Indikationen**

▬ Angeborene Missbildungen und Erkrankungen im Bereich von Kopf und Hals

▬ Tumoren oder traumatische Schädigungen im Gesicht oder Hals bzw. im Bereich der oberen Luftwege

▬ Einschränkungen der Kieferbeweglichkeit

▬ Erkrankungen oder Verletzungen der Halswirbelsäule (Instabilität)

▬ Anamnestisch bekannte Intubationsschwierigkeiten

▬ Voller Magen: wenn der Patient im Wachzustand intubiert werden soll

■ **Weitere Indikationen**

▬ Unerwartet schwierige Intubation

▬ Umintubation bei Risikopatienten

▬ Korrekte Platzierung eines Endobronchialtubus

▬ Platzierung und Lagekontrolle eines Endotrachealtubus

▬ Ausbildung und Unterweisung

▬ Hohes Risiko von Zahnschäden

Ein wesentlicher Vorteil der fiberoptischen Intubation besteht darin, dass sie am wachen Patienten bei erhaltener Spontanatmung vorgenommen werden kann, aber auch unter Allgemeinanästhesie mit oder ohne Muskelrelaxierung. Der Zugang kann über den Mund oder über die Nase erfolgen.

Intubation des wachen Patienten

Die fiberendoskopische Intubation des wachen Patienten erfolgt unter Lokalanästhesie und Sedierung. Der nasale Weg sollte bei geplanter fiberoptischer Intubation bevorzugt werden, weil das technische Vorgehen leichter ist und außerdem der Patient weniger beeinträchtigt wird.

Spiraltuben sind besser geeignet als konventionelle Magill-Tuben, weil das Fiberbronchoskop hierin besser gleitet.

Vorteile und Nachteile der wachen fiberoptischen Intubation

▬ **Vorteile:**
  − Sicherstes Verfahren bei bekannt schwierigen Atemwegen
  − Erhaltene Spontanatmung, freie Atemwege
  − Kein Zeitdruck beim Intubationsvorgang
  − Durch tiefe Atemzüge nach Aufforderung bessere Sicht auf die Stimmritze
  − Eigenständiges Schlucken des Sekrets durch den Patienten
▬ **Nachteile:**
  − Kooperation des Patienten erforderlich
  − Nicht immer angenehm für den Patienten
  − Störende Schluckbewegungen bei ungenügender Lokalanästhesie
  − Schwierig bei Kindern und unkooperativen Erwachsenen

Information des Patienten

Der Patient sollte gründlich und schonend über die erforderlichen Maßnahmen informiert werden, um seine Kooperationsfähigkeit zu verbessern. Hilfreich ist weiterhin die Prämedikation mit einem Anxiolytikum und einem Anticholinergikum (z. B. Atropin), das kurz vor der Intubation i. v. zugeführt werden sollte, um die Sekretproduktion zu vermindern.

Hilfsmittel für die fiberendoskopische Intubation

Für die fiberendoskopische Intubation stehen Hilfsmittel zur Verfügung, die das Vorgehen erleichtern, v. a. Intubationsatemwege, d. h. speziell konstruierte oropharyngeale Tuben sowie Endoskopiemasken. Durch die künstlichen Atemwege wird der Oropharynx offen gehalten und ein Vorschieben des Endoskops in der Mittellinie ermöglicht. Außerdem verhindert der Intubationsatemweg das Zerbeißen des Endoskops durch den Patienten. Bei den Endoskopiemasken kann das Endoskop durch eine Membran in der Maske eingeführt und dann in die Trachea vorgeschoben werden, während ein Helfer den Patienten über die Maske beatmet.

Der *Mainzer Universaladapter* kann auf alle gebräuchlichen Atemmasken gesetzt werden und ermöglicht die orale oder nasale endoskopische Intubation unter Fortführung der Beatmung. Das Endoskop und Endotrachealtuben bis zu einem Innendurchmesser von 7 mm werden über eine Silikonmembran im Adapter durch die Maske vorgeschoben.

Lokalanästhesie

Für die fiberendoskopische Intubation der Trachea ist eine ausreichende Oberflächenanästhesie der Schleimhaut des oberen Respirationstrakts erforderlich, um Husten, Schluckbewegungen, Laryngospasmus und exzessive Sekretion zu vermeiden.

■ **Lidocain**

Diese Substanz wird am häufigsten für die Oberflächenanästhesie des Respirationstrakts eingesetzt. Gebräuchlich ist die 4 %ige Lösung, deren anästhesierende Wirkung auf die Schleimhaut 15–20 min anhält. Für den Oro- und Nasopharynx wird auch 10%iges Pumpspray (1 Sprühstoß = 10 mg) verwendet. Außerdem kann durch Gurgeln mit der 2%igen viskösen Lösung eine Anästhesie des Oropharynx erreicht werden. Für die Anästhesie der Nase kann anstelle der Lösung auch 2%iges Gel verwendet werden. Es wird vom Patienten meist als angenehmer empfunden.

Bei der Anwendung von Lidocain ist die systemische Resorption zu beachten (► Kap. 13): Maximale Plasmakonzentrationen werden 5–30 min nach oropharyngealer, laryngealer und trachealer Aufbringung erreicht, 40–90 min nach nasopharyngealer. Am langsamsten wird intranasal eingebrachtes Gel resorbiert. Zu den anwendbaren Höchstdosen gibt es unterschiedliche Angaben, z. B. 3–4 mg/kg KG.

Anästhesie der Nasenschleimhaut

Das Einführen des Fiberendoskops über die Nase ist für den Patienten eine sehr unangenehme Maßnahme, die zu starker Reflexstimulation und häufig auch zu Blutungen führt. Daher ist eine ausreichende Schleimhautanästhesie erforderlich, weiterhin die Zufuhr eines Vasokonstriktors, der die Schleimhaut abschwellen lässt und so das Einführen des Endoskops erleichtert.

Als Vasokonstriktoren können die Sympathikomimetika Xylometazolin oder Phenylephrin eingesetzt werden, für die Anästhesie der Nasenschleimhaut 1 Sprühstoß Lidocain 10 % für jedes Nasenloch oder 0,5 ml eines Gemisches aus Lidocain und Vasokonstriktor oder die Instillation von 0,5 ml 2%iger Lidocain-Lösung, ebenfalls für jeweils ein Nasenloch. Das Einbringen von getränkten Gazestreifen ist zumeist nicht erforderlich.

■ **Anästhesie der Nasenschleimhaut für die fiberendoskopische Intubation**
━ Lidocain-Spray 10 % + Xylometazolin 0,1 %: je 1–2 Sprühstöße pro Nasenloch, oder
━ Lidocain 4%ig + Phenylephrin 1 % im Mischungsverhältnis 3 : 1, je 0,5 ml pro Nasenloch, oder
━ Lidocain-Spray 10%ig + Phenylephrin 1 % (oder Naphazolinnitrat 0,05 % oder Oxymetazolin 0,05 %)

Die Substanzen werden entweder mit der 2-ml-Spritze instilliert oder in die Nase gesprüht. Als Gleitmittel für das Endoskop und den Tubus beim Vorschieben durch den unteren Nasengang kann Lidocain-Gel verwendet werden. Silikonspray ist nicht geeignet.

Anästhesie des Oropharynx

Vor der Anästhesie des Oropharynx sollte ein Anticholinergikum, z. B. Atropin oder Glykopyrrolat, injiziert werden, um die Schleimhäute auszutrocknen. Hierdurch wird eine Verdünnung der Lokalanästhetika verhindert und ihre Wirkung verbessert.

Die Oberflächenanästhesie des Oropharynx erfolgt mit Lidocain-Spray 10 %, meist 2–3 Sprühstöße. Alternativ kann der Patient auch mit 2–4 ml der viskösen 2%igen Lidocain-Lösung für 20–30 s gurgeln. Allerdings lässt sich hiermit keine Anästhesie des Hypopharynx und der Rachenhinterwand erreichen.

■ **Anästhesie des Oropharynx**
━ 2–3 Sprühstöße Lidocain 10 % oder
━ Gurgeln mit 2–4 ml visköser Lidocain-Lösung 2 % für 20–30 s

Für das Einsprühen des Oropharynx wird die Zunge des Patienten mit einer Kompresse ergriffen und maximal weit herausgezogen, danach werden Gaumen, Zungengrund und Seitenwände des Pharynx eingesprüht.

Anästhesie von Larynx und Trachea

Für die Anästhesie der Larynx- und Trachealschleimhaut können verschiedene Verfahren angewandt werden:
━ Technik des Sprühens und Vorschiebens mit dem Fiberendoskop
━ Injektion des Lokalanästhetikums durch die Membrana cricothyroidea
━ beidseitige Blockade des N. laryngeus superior
━ Aerosolinhalation: umständlich, aufwendig und zeitraubend, daher kaum gebräuchlich

■ **Sprühen und Vorschieben**

Bei dieser Technik werden, nach effektiver Schleimhautanästhesie des Oropharynx, 2–3 ml Lidocain-Lösung 2 % über den Biopsiekanal des Fiberendoskops injiziert und dann, nach Eintritt der Wirkung (1–2 min), das Endoskop weiter vorgeschoben.

■ **Translaryngeale Injektion**

Hierfür werden der Kopf des Patienten überstreckt, dann die Punktionsstelle desinfiziert, danach die Membrana cricothyroidea mit dem Zeigefinger getastet und anschließend in der Mitte mit einer dünnen Kanüle punktiert. Die Kanüle wird senkrecht oder leicht nach kaudal, unter anhaltender Aspiration mit der mit dem Lokalanästhetikum gefüllten Spritze, 1–2 mm in die Trachea vorgeschoben. Widerstandsverlust und das Aufsteigen von Luft in der Spritze zeigen an, dass die Trachea erreicht worden ist. Nun werden am Ende der Exspiration **2–3 ml Lidocain 4 %** rasch injiziert, damit sich das Lokalanästhetikum mit der nächsten Inspiration verteilen kann, dann die Kanüle zurückgezogen und die Punktionsstelle fest mit einem Tupfer abgedrückt, um ein subkutanes Emphysem durch das Husten des Patienten zu verhindern. Das Verfahren ist einfach und schnell durchzuführen, die Erfolgsrate beträgt mehr als 90 %. Sedierung mit Fentanyl und Midazolam wird empfohlen, um heftige Hustenattacken zu verhindern.

❯ Bei Patienten mit kurzem Hals, Struma oder stark eingeschränkter Beweglichkeit der Halswirbelsäule sollte die translaryngeale Injektion nicht vorgenommen werden.

■ **Beidseitige Blockade des N. laryngeus superior**

Hierzu werden jeweils 2–3 ml Lidocain 1 % zwischen dem oberen Horn des Schildknorpels und dem Zungenbein injiziert. Es entsteht eine Anästhesie v. a. der Schleimhaut des Vestibulums und des Ventriculus laryngis sowie der Stimmbänder.

Sedierung

Die fiberendoskopische Intubation ist zumeist nicht angenehm, daher sollte der wache Patient sediert werden – jedoch nur so weit, dass seine Kooperationsfähigkeit erhalten bleibt.

▪ Opioide

Fentanyl, 0,1 mg, wirkt nicht nur analgetisch, sondern dämpft sehr stark den Hustenreflex und erleichtert so das endoskopische Vorgehen. Höhere Dosen müssen aber vermieden werden, da sie zur Atemdepression führen und bei zu starker Sedierung außerdem das Aspirationsrisiko steigern.

▪ Benzodiazepine

Midazolam oder Diazepam können ebenfalls eingesetzt werden, bei Bedarf auch in Kombination mit Opiaten, z. B. 1–1,5 µg/kg KG Fentanyl und 0,03 mg/kg KG Midazolam i. v. (Vorsicht: Gefahr der Atemdepression).

Orale fiberendoskopische Intubation

Die orale endoskopische Intubation des wachen Patienten ist schwieriger als die nasale und erfordert entsprechend mehr Übung, weil der Übergang vom Oro- in den Hypopharynx nahezu rechtwinklig verläuft.

> **Vor- und Nachteile der oralen endoskopischen Intubation gegenüber der nasalen**
> - **Vorteile:**
>   – Größerer Endotrachealtubus möglich
>   – Schneller durchzuführen
>   – Bakteriämie unwahrscheinlich
> - **Nachteile:**
>   – Öffnen des Munds erforderlich
>   – Größere Kooperation des Patienten notwendig
>   – Beschädigung des Endoskops durch Zubeißen möglich
>   – Behinderndes Schlucken häufiger
>   – Fiberendoskopische Technik schwieriger

▪ Wahl des Endotrachealtubus

Die orale fiberendoskopische Intubation ist praktisch mit allen gebräuchlichen Tuben möglich. Der innere Durchmesser des Endotrachealtubus sollte mindestens 1 mm größer sein als der Durchmesser des Bronchoskops, um ein glattes Vorschieben zu ermöglichen. Am besten geeignet sind weiche, flexible Spiraltuben, die sich den anatomischen Verhältnissen und dem als Führungsschiene dienenden Bronchoskop anpassen.

▪ Orale fiberendoskopische Intubation

- Anschluss von Elektrokardiogramm (EKG), Pulsoxymeter und Blutdruckmessgerät, Anlegen eines venösen Zugangs.
- Wenn nötig: Sedierung des Patienten, z. B. mit Fentanyl oder Midazolam.
- Danach Lokalanästhesie des Oropharynx wie oben beschrieben.
- Dann Anästhesie von Larynx und Trachea durch Injektion von 3 ml Lidocain 4 % durch die Membrana cricothyroidea oder transnasales Einsprühen von Xylocain durch den Arbeitskanal des Fiberendoskops beim Vorschieben (s. o.).
- Überprüfung der Lokalanästhesie des Oropharynx durch Einführen des oropharyngealen Atemwegs oder eines Zungenspatels. Werden Spatel oder Atemweg nicht toleriert: Vertiefung der Oberflächenanästhesie durch zusätzliches Lidocain.
- Wenn für die laryngeale Anästhesie erforderlich: transnasales Aufsprühen weiterer 2 ml Lidocain 4 % durch den Arbeitskanal des Fiberendoskops.
- Präoxygenierung des Patienten über eine Gesichtsmaske, anschließend kontinuierliche Zufuhr von Sauerstoff über eine Nasensonde.
- Bei ausreichender Oberflächenanästhesie: normale Intubationslagerung des Kopfes oder Flachlagerung mit Streckung im Atlantookzipitalgelenk und Einführen eines Beißschutzes zwischen die Frontzähne beider Kiefer, um Beschädigungen des Fiberendoskops zu vermeiden.
- Einführen des Fiberendoskops und dann des Endotrachealtubus durch den künstlichen Intubationsatemweg (◻ Abb. 8.15), Vorschieben des Fiberbronchoskops durch die Stimmritze bis in Tracheamitte.
- Befindet sich das Endoskop sicher in der Tracheamitte, wird der Tubus unter drehender Bewegung in die Trachea vorgeschoben und hierbei das Endoskop in seiner Position fixiert.

Um ein besseres Vorschieben des Tubus über das Fiberendoskop in die Trachea zu ermöglichen bzw. ein Hängenbleiben des Tubus im Larynxbereich zu verhindern, muss ein Endoskop mit möglichst großem Durchmesser gewählt werden.

Nasale Intubation

Die nasale endoskopische Intubation ist meist einfacher als die orale, weil das Endoskop besser in der Mittellinie gehalten werden kann und die Spitze beim Vorschieben in den Oropharynx auf die Stimmritze gerichtet ist.

> **Vor- und Nachteile der nasalen endoskopischen Intubation gegenüber der oralen**
> - **Vorteile:**
>   – Einfachere fiberendoskopische Technik
>   – Keine Mundöffnung erforderlich

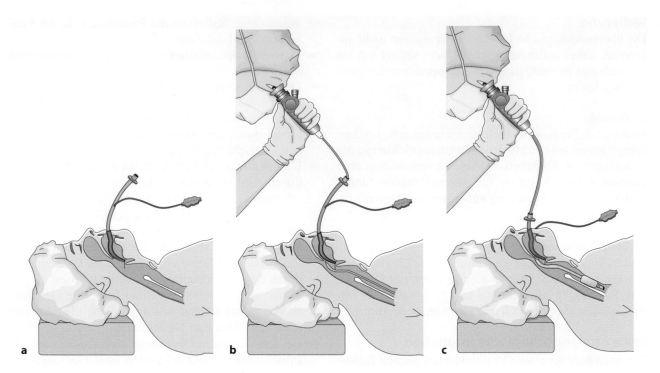

◨ **Abb. 8.15   Orale fiberendoskopische Intubation über einen speziellen Oropharyngealtubus. a** Einführung des Oropharyngealtubus. **b** Vorschieben des Bronchoskops durch den Oropharyngealtubus. **c** Vorschieben des Endotrachealtubus über das Bronchoskop in die Trachea

---

- – Beschädigung des Endoskops durch den Patienten nicht möglich
- – Angenehmer für den Patienten
- ▬ **Nachteile:**
- – Größerer Zeitaufwand für Vorbereitungen
- – Geringerer Tubusdurchmesser
- – Häufig Verletzungen der Nasenschleimhaut mit sichtbehindernden Blutungen
- – Bakteriämie möglich
- – Subkutane Tunnelbildung
- – Nicht indiziert bei Schädelbasisfrakturen

Septumdeviationen sind zumeist kein Grund, auf die nasale Intubation zu verzichten, ebenso wenig kleine Nasenpolypen. Große Polypen sind dagegen eine Kontraindikation für die nasale Intubation.

▪ Nasale Intubation

Zwei Vorgehensweisen werden unterschieden: „erst der Tubus, dann das Endoskop" und „erst das Endoskop, dann der Tubus" (◨ Abb. 8.16):

- ▬ Überwachung, Lokalanästhesie, Abschwellung der Nasenschleimhaut und Sedierung wie oben beschrieben.
- ▬ Nach ausreichender Lokalanästhesie: endoskopische Untersuchung der beiden unteren Nasengänge und Auswahl des größeren der beiden Gänge für die In-

tubation. Alternativ Überprüfung der Weite der Nasengänge mit einem weichen Nasopharyngealtubus (Wendl-Tubus).

- ▬ **Erst der Tubus, dann das Endoskop:** Einführen des Endotrachealtubus in den unteren Nasengang und Vorschieben bis zum hinteren Nasopharynx, jedoch noch nicht in den Oropharynx. Dann Absaugen des Oropharynx durch den Tubus, danach Einführen des Endoskops durch den Tubus und Vorschieben in den Oropharynx. Bei Schwierigkeiten kann durch Anheben des Unterkiefers oder Vorziehen der Zunge die Stimmritze zumeist eingestellt werden. Ein Hängenbleiben des Tubus im Kehlkopfeingang ist bei der nasalen Intubation selten. Vorteile dieser Technik: Das Endoskop wird nicht durch Sekret der Nase benetzt, auch kann die Weite der Nasengänge besser beurteilt werden. Nachteil: größere Verletzungsgefahr mit Blutungen.
- ▬ **Erst das Endoskop, dann der Tubus:** Tubus weit über das Endoskop schieben, dann Endoskop durch den unteren Nasengang einführen und über die Stimmritze in die Trachea vorschieben; danach den Tubus über das Endoskop in Nase, Oropharynx, Glottis und schließlich in die Trachea einführen. Die Weite der Nasengänge kann hiermit nicht ausreichend überprüft werden, sodass der Tubus evtl. nicht vorgeschoben werden kann und durch einen kleineren ersetzt werden muss.

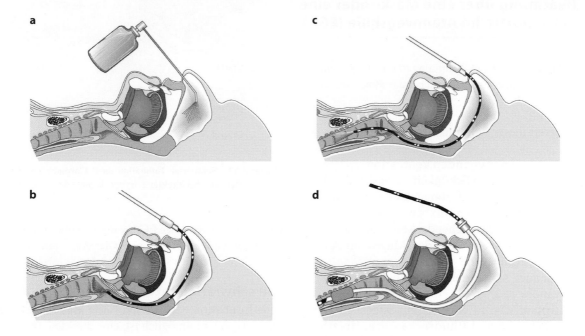

Abb. 8.16 Technik der fiberoptischen Intubation. a Zunächst Oberflächenanästhesie der Nasenschleimhaut, **b** dann Einführen des Fiberbronchoskops mit aufgezogenem Tubus und Schleimhautanästhesie des Hypopharynx durch den Spülkanal des Bronchoskops, **c** danach Einstellen des Kehlkopfes und Vorschieben des Bronchoskops in die Trachea, **d** dann Vorschieben des nasalen Tubus über das Bronchoskop in die Trachea

8.6 Schwieriger Atemweg und schwierige Intubation

Nicht immer gelingt es, einen Tubus ohne Schwierigkeiten unter direkter konventioneller Laryngoskopie in die Luftröhre vorzuschieben, manchmal ist die Intubation sogar unmöglich. In diesem Fall kann sich sehr rasch eine **lebensbedrohliche Situation** entwickeln, besonders wenn Anästhesist und Pflegepersonal kopflos reagieren.

8.6.1 Definition

Ein schwieriger Atemweg liegt vor, wenn bei der Sicherung der Atemwege Probleme auftreten (DGAI). Er umfasst folgende unterschiedliche Situationen:
- Schwierige oder unmögliche Beatmung über eine Maske oder über eine supra- oder extraglottische Atemwegshilfe (SGA oder EGA: Larynxmaske, Larynxtubus)
- Schwierige Platzierung einer EGA oder SGA
- Schwierige Laryngoskopie
- Schwierige endotracheale Intubation
- Intubationsversagen

Eine Intubation wird als schwierig klassifiziert, wenn es schwierig oder unmöglich ist, eine direkte Laryngoskopie vorzunehmen oder den Endotrachealtubus in den Kehlkopfeingang oder in die Luftröhre vorzuschieben, obwohl das Vorgehen für die Intubation nach den derzeit geltenden Regeln unter korrekter Lagerung des Kopfes, entsprechenden Manipulationsmanövern und korrekter Anwendung des Laryngoskops erfolgte. Nach der aktuellen S1-Leitlinie der Deutschen Gesellschaft für Anästhesiologie und Intensivmedizin (DGAI) für den schwierigen Atemweg wird für die Definition der schwierigen Intubation noch die Anzahl der Intubationsversuche (2 Versuche) herangezogen.

8.6.2 Häufigkeit der schwierigen Intubation

Insgesamt ist die schwierige Intubation sehr selten, die Unmöglichkeit zu intubieren noch wesentlich seltener. Die Häufigkeit der schwierigen Intubation bei allgemeinchirurgischen Patienten wird mit 0,5–2 % angegeben, die Unmöglichkeit der *konventionellen* Intubation mit 0,1 %. Bei geburtshilflichen Patientinnen soll die Rate schwieriger Intubationen höher sein.

> Nach Schätzungen beruhen ca. 30 % der anästhesiebedingten Todesfälle auf einer nicht bewältigten schwierigen Intubation bzw. auf schwierigen Atemwegen. Die Zahl schwerer Hirnschäden als Folge von Intubationsschwierigkeiten ist nicht genau bekannt.

8.6.3 Schwierige oder unmögliche Beatmung über eine Maske oder eine extraglottische Atemwegshilfe (EGA)

> Eine Masken- oder EGA-Beatmung ist schwierig, wenn der Patient hierüber nicht ausreichend beatmet werden kann.

Die Häufigkeit dieser Komplikation beträgt etwa 2 %.

- **Zeichen der ungenügenden Ventilation**
- **Kardinalzeichen: Undichtigkeit, massive Leckage, Widerstand bei der Inspiration oder Exspiration**
- Keine ausreichenden Thoraxbewegungen
- Keine oder nicht ausreichende Atemgeräusche
- Eindringen der Atemluft in den Magen mit Aufblähung der Magengegend
- Zunehmender Abfall der O_2-Sättigung (unter 90 %) und Zyanose
- Hämodynamische Effekte der zunehmenden Hypoxie: Tachykardie und Blutdruckanstieg, Herzrhythmusstörungen, Bradykardie und Blutdruckabfall, Asystolie

Zu beachten: Patienten, die nur schwer über eine Maske beatmet werden können, sind häufiger auch schwer zu intubieren.

Vorgehen bei schwieriger Maskenbeatmung
- *Sofort* zusätzliche Hilfe anfordern.
- Maskengröße überprüfen, wenn nötig korrigieren.
- Maskensitz optimieren: Maske mit *beiden* Händen im Esmarch-Handgriff halten, den Patienten durch einen Helfer beatmen.
- Maskenbeatmung durch Einführen eines Guedeloder eines Wendl-Tubus verbessern.
- Gabe eines Muskelrelaxans erwägen; hierdurch kann die Beatmung oft verbessert werden.
- 1–2 Intubationsversuche.
- Wenn Intubationsversuche misslingen: Abbruch der Narkose erwägen.

Schwierige Platzierung einer EGA

EGA sind Atemwegshilfen, mit denen der Atemweg zwischen dem Oropharynx und dem proximalen Ösophagus aufrechterhalten wird. Sie liegen alle *oberhalb* der Stimmritze, also extra- oder supraglottisch, und schützen damit nicht sicher vor einer Aspiration.

- **Extraglottische Atemwegshilfen (EGAs)**
- Larynxmaske
- Larynxtubus
- Combi-Tubus

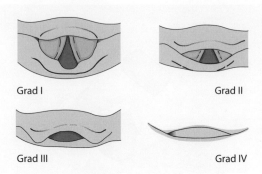

Grad I   Grad II

Grad III   Grad IV

◘ Abb. 8.17 Schwierige Intubation nach Cormack und Lehane anhand des Befundes bei direkter Laryngoskopie. (Aus: Larsen, 2013)

> Das Platzieren einer EGA wird als schwierig bezeichnet, wenn hierfür trotz normaler Anatomie viele Versuche erforderlich sind.

Die schwierige Intubation

Eine Intubation wird als schwierig klassifiziert, wenn es schwierig oder unmöglich ist, eine direkte Laryngoskopie vorzunehmen oder den Endotrachealtubus in den Kehlkopfeingang oder in die Luftröhre vorzuschieben, obwohl das Vorgehen für die Intubation nach den derzeit geltenden Regeln unter korrekter Lagerung des Kopfes, entsprechenden Manipulationsmanövern und korrekter Anwendung des Laryngoskops erfolgte.

Etwa 0,1 % aller allgemeinchirurgischer Patienten können konventionell nicht intubiert werden.

Definitionen zur schwierigen Intubation (Leitlinie DGAI)

Eine Intubation ist schwierig, wenn ein Facharzt hierfür mehrere Versuche benötigt. Zu unterscheiden sind hierbei folgende Formen:
- **Schwierige direkte Laryngoskopie:** Die Stimmritze kann nur ungenügend oder gar nicht eingestellt werden (▶ Abschn. 8.4.1).
- **Schwierige endotracheale Intubation:** Der Tubus ist schwierig oder gar nicht in den Kehlkopfeingang oder die Trachea vorzuschieben.

- **Schwierige Laryngoskopie: Definition von Cormack und Lehane**

Diese Definition orientiert sich an den Bedingungen, die sich bei der direkten Laryngoskopie ergeben. Danach können 4 Grade unterschieden werden (◘ Abb. 8.17).

Schwierige Intubation nach Cormack u. Lehane
- Grad I: Larynxeingang vollständig sichtbar
- Grad II: nur hinterer Anteil des Larynxeingangs sichtbar

- Grad III: nur Epiglottis sichtbar
- Grad IV: nur weicher Gaumen sichtbar

Bei Grad III und IV ist die Intubation schwierig!

Selbst wenn sich bei der konventionellen Laryngoskopie eine unvollständige Sicht auf den Larynxeingang ergibt, kann durch bestimmte zusätzliche Maßnahmen die Sicht noch verbessert und dann die Intubation ohne größere Schwierigkeiten vorgenommen werden.

Eine Intubation ist erst dann schwierig, wenn die direkte und vollständige Sicht auf den Kehlkopfeingang trotz optimaler Beugung des Halses und Streckung des Kopfes, mehreren Versuchen, Einsatz unterschiedlicher Laryngoskopspatel, äußerem Druck auf den Kehlkopfeingang, kompletter Muskelrelaxierung des Patienten und Hinzuziehung weiterer erfahrener Anästhesisten nicht erreicht werden kann.

Can't intubate, can't ventilate

Dies ist das Schreckensszenario jedes Anästhesieteams: Der anästhesierte Patienten ist weder über Maske oder EGA zu beatmen noch endotracheal zu intubieren. Die Situation kann in der Regel nur durch sofortige alternative Techniken (▶ Abschn. 8.6.4) bewältigt werden.

Intubation möglich, Beatmung nicht möglich

Nach der Intubation lässt sich der Patient in keiner Weise beatmen. Diese extrem seltene Komplikation beruht auf einer **kompletten Verlegung** unterhalb der Tubusspitze, z. B. durch Fremdkörper oder Blutkoagel, v. a. im Bereich der Bifurkation der Trachea.

- **Häufige Fehldiagnosen**
- Bronchospasmus
- Vermeintliche Intubation des Ösophagus
- Funktionsstörungen des Beatmungsgerätes

- **Vorgehen**
- Sofortige Extraktion des Fremdkörpers oder gezieltes Absaugen der Koagel über ein Notfallrohr

Ursachen und Vorhersehbarkeit der erschwerten Intubation: ▶ Abschn. 8.5.1.

8.6.4 Algorithmus für die schwierige Intubation

Das Vorgehen bei der schwierigen Intubation hängt entscheidend davon ab, ob die Schwierigkeit unerwartet auftritt oder aufgrund der Anamnese und der körperlichen Untersuchung vorhergesagt werden kann. Für beide Situationen sind entsprechende Algorithmen entwickelt worden, nach denen der Anästhesist vorgehen kann.

❯ Jeder Anästhesist und alle Anästhesiefachkräfte müssen in Bezug auf das Verhalten bei erwarteter oder unerwartet schwieriger Intubation theoretisch ausgebildet und praktisch trainiert werden, damit sie ohne Kopflosigkeit und Panikreaktion in der jeweiligen Situation richtig handeln können.

Grundvoraussetzung für die Bewältigung der schwierigen Intubation ist ein Notfallwagen „schwierige Intubation" für jeden OP-Trakt, auf dem das notwendige Instrumentarium sofort und funktionsfähig zur Verfügung steht.

Grundausstattung des Notfallwagens „schwierige Intubation"
- Endotrachealtuben verschiedener Größen
- Biegbare Führungsstäbe, elastische Bougies, Tubuswechsler
- Intubationszange, Zungenfasszange
- EGAs verschiedener Größen: Larynxmaske, Larynxtubus, Combi-Tubus
- Videolaryngoskop
- Flexibles Intubationsendoskop
- Fiberbronchoskop mit Lichtquelle und anderem Zubehör
- Alternative Laryngoskope
- Koniotomiebesteck

- **Umstände eines schwierigen Atemwegs**
- **Bekannt:** schwierige oder unmögliche Intubation in der Vorgeschichte.
- **Erwartet:** Es bestehen Erkrankungen oder anatomische Risikofaktoren, die auf einen schwierigen Atemweg hinweisen.
- **Vermutet:** Es bestehen Zeichen oder Symptome, die eine schwierige Intubation vermuten lassen.
- **Unerwartet:** Es liegen keine Hinweise oder Risikofaktoren für einen schwierigen Atemweg vor, jedoch kann der Patient nach der Einleitung nicht intubiert und/oder mit der Maske beatmet werden.

Vorgehen bei erwartet schwieriger Intubation

Bei bekannten oder aufgrund von Anamnese und Untersuchungsbefund zu erwartenden Intubationsschwierigkeiten sollte nach der Leitlinie der DGAI (◧ Abb. 8.18) primär ein regionalanästhesiologisches Verfahren erwogen werden. Ist dies nicht möglich und eine Allgemeinanästhesie mit endotrachealer Intubation notwendig, sollte die Atemwegssicherung unter Erhalt der Spontanatmung erfolgen.

Den höchsten Stellenwert hat hierbei eine primär **fiberendoskopische Intubation im Wachzustand**, wobei in Abhängigkeit der Patientengegebenheiten ein orales oder nasales Vorgehen gewählt werden kann. Eine

8

Vorgehen bei erwartet schwierigem Atemweg

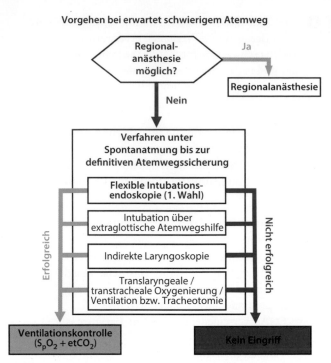

❏ **Abb. 8.18** Algorithmus „Vorgehen bei erwartet schwierigem Atemweg". (Mod. nach Leitlinie Atemwegsmanagement der DGAI, 2015)

medikamentöse **Sedierung** sollte so niedrig dosiert wie möglich erfolgen, um eine unnötige Gefährdung durch eine schwierige konventionelle Intubation zu vermeiden, zumal nicht sicher vorhergesagt werden kann, ob eine überbrückende Maskenbeatmung möglich sein wird. So ist es in seltenen Fällen zwar möglich, den anästhesierten Patienten ausreichend über die Gesichtsmaske zu beatmen, nach Zufuhr des Muskelrelaxans entwickelt sich jedoch rasch ein schwieriger Atemweg und eine weitere Maskenbeatmung ist nicht mehr möglich. Daher empfiehlt sich auch bei hinreichendem Verdacht auf die Unmöglichkeit der Maskenbeatmung eine fiberoptische Intubation des wachen Patienten.

❯ Die fiberendoskopische Intubation des wachen Patienten ist das Verfahren der Wahl bei vorher bekannter schwieriger Intubation. Sie kann bei allen Patienten, die konventionell nur schwierig oder gar nicht zu intubieren sind, unabhängig von der zugrunde liegenden Ursache vorgenommen werden.

Weitere Techniken zur Sicherung der Atemwege bei wachen, spontan atmenden Patienten mit ausreichender Lokalanästhesie der Schleimhäute sind die Tracheotomie, die Anwendung der Videolaryngoskopie und die Platzierung einer EGA.

Vorgehen bei unerwarteter schwieriger Intubation

Da es derzeit nicht möglich ist, alle Patienten mit Intubationsschwierigkeiten präoperativ sicher zu identifizieren, muss das Anästhesieteam immer auf diese Situation vorbereitet sein und nach institutionell festgelegten Entscheidungsrichtlinien vorgehen (❏ Abb. 8.19):

━ Scheitert der 1. Intubationsversuch, muss als Erstes die Sauerstoffversorgung des Patienten sichergestellt werden. Hierzu wird er über eine Atemmaske mit reinem Sauerstoff beatmet. Wenn erforderlich: Guedel- oder Wendl-Tubus einführen.

━ Ist die Sauerstoffversorgung gewährleistet, kann ein 2. (optimierter) Intubationsversuch mit direkter Laryngoskopie erfolgen. Vorher müssen aber die Intubationsbedingungen optimiert werden.

━ Mehr als 2 Intubationsversuche mit direkter Laryngoskopie sollten nicht unternommen werden (DGAI-Empfehlung).

❶ Der Patient stirbt nicht, weil die Intubation misslingt, sondern weil der Anästhesist nicht mit den Intubationsversuchen aufhört.

Bei unerwartet schwieriger Intubation gilt es Ruhe und Übersicht zu bewahren und nach dem erlernten Algorithmus vorzugehen.

Bewältigung der unerwartet schwierigen Intubation

1. **Vorgehen nach misslungenem 1. Intubationsversuch:**
   − Den Patienten über die Atemmaske oder die EGA beatmen.
   − Lässt er sich nicht ausreichend über die Gesichtsmaske beatmen, kann umgehend, aber in Ruhe, Hilfe (Facharzt, Oberarzt, weitere Anästhesiekräfte) herbeigeholt werden, um die schwierige Situation besser zu bewältigen.
   − Ist die Maskenbeatmung nicht möglich, sollte eine EGA eingeführt werden.
2. **Unter optimierten Bedingungen 2. Intubationsversuch:**
   − Vor dem 2. Intubationsversuch müssen die *Intubationsbedingungen optimiert* werden:
     − Kopf in optimale Schnüffelposition bringen.
     − Den Kehlkopf von außen in die optimale Intubationsposition drücken: nach hinten, oben und rechts (sog. „backward-upward-rightward pressure" – BURP).
     − Bei Bedarf: Spatellänge oder Spateltyp wechseln.
     − Wenn vorhanden: Sekret und Blut absaugen.
   − Lässt sich die Stimmritze nicht ausreichend einstellen: Elastische Bougie einführen und den Tubus hierüber vorschieben.

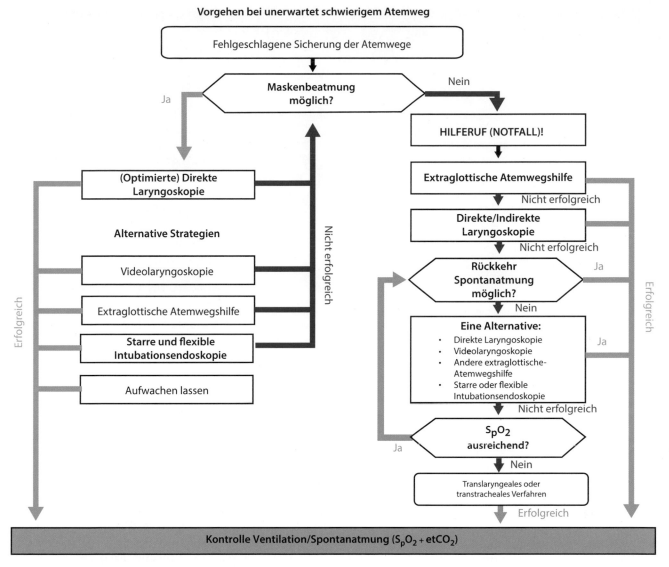

Abb. 8.19 Algorithmus „Vorgehen bei unerwartet schwierigem Atemweg". (Mod. nach Leitlinie Atemwegsmanagement der DGAI, 2015)

– Misslingt der 2. Intubationsversuch, sollte kein 3. konventioneller Versuch unternommen werden.
3. **Vorgehen nach gescheitertem 2. Intubationsversuch:**
   – Videolaryngoskopie.
   – EGA einführen: Larynxmaske mit Absaugkanal, Intubationslarynxmaske oder Larynxtubus.
   – Erneuter Intubationsversuch mit Videolaryngoskopie oder mit Fiberendoskop.
   – Flexible oder starre endoskopische Intubation; bei Misslingen: Patienten wach werden lassen.
   – Im äußersten Notfall, wenn nicht zu beatmen: Koniotomie (setzt Training voraus!).

Optimierter Versuch der konventionellen laryngoskopischen Intubation

Wiederholte konventionelle Intubationsversuche, besonders durch den Unerfahrenen, führen leicht zu Kehlkopfödem und Blutungen. Hierdurch werden weitere Versuche und die Beatmung mit der Maske erschwert, auch kann sich rasch die „Maskenbeatmung-und-Intubation-nicht-möglich-Situation" entwickeln (▶ Abschn. 8.6.1). Stattdessen soll der Anästhesist so früh wie möglich einen optimierten Intubationsversuch unternehmen. Allerdings darf dieser Versuch nur durch den hinreichend erfahrenen Anästhesisten (**Facharztstandard**) erfolgen.

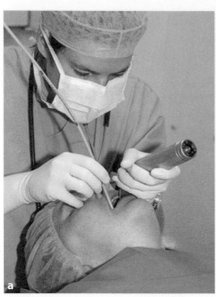
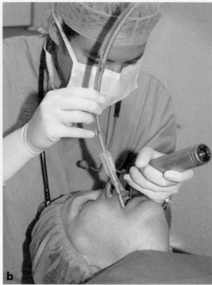
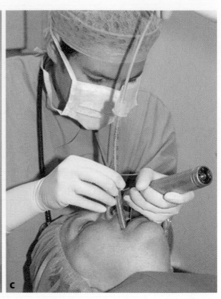

☐ Abb. 8.20 Endotracheale Intubation mit elastischer Bougie. a Bei mangelnder oder fehlender Sicht auf die Stimmbänder wird die Bougie zunächst unter die Epiglottis und dann vorsichtig in die Trachea vorgeschoben; hilfreich ist bei diesem Manöver die Anwendung von äußerem Druck auf den Kehlkopf (BURP). **b** Liegt die Bougie weit genug in der Trachea, wird der Tubus aufgefädelt und dann behutsam vorgeschoben (**c**)

> **Bedingungen für den optimierten (besten)**
> **Intubationsversuch (nach Benumoff)**
> 1. Ausreichend erfahrener Anästhesist (Facharzt)
> 2. Optimale Schnüffelposition
> 3. Optimaler Druck auf den Larynx
> 4. Wechsel der Spatellänge
> 5. Wechsel des Spateltyps

■ **Optimale Schnüffelposition**

Für die Schnüffelposition (☐ Abb. 8.7) ist eine starke Streckung des Kopfes im Atlantookzipitalgelenk erforderlich, um optimale Intubationsachsen zu erreichen. Bei sehr adipösen Patienten müssen unter Umständen zusätzlich die Schultern durch ein Kissen angehoben werden.

■ **Druck auf den Larynx**

Durch optimalen Druck von außen auf den Schildknorpel des Kehlkopfes (= BURP; nicht identisch mit Krikoiddruck!) kann die laryngoskopische Sicht bei Grad II, III oder IV nach Cormack oft um mindestens 1° verbessert werden. Diese Maßnahme kann durch die rechte Hand des laryngoskopierenden Anästhesisten erfolgen. Hierbei kann der Kehlkopf, je nach Erfordernis, nach vorne, hinten, oben, unten, rechts oder links verschoben werden. Ist die optimale Position erreicht, wird der Druck durch einen Helfer nach Anweisung durch den intubierenden Arzt fortgesetzt.

■ **Wechsel der Spatellänge**

Voraussetzung für eine bessere laryngoskopische Sicht auf den Kehlkopfeingang ist eine optimale Länge des Spatels.

Ist der Macintosh-Spatel zu kurz, so steht die Epiglottis meist im Sichtfeld. Durch Zug am Lig. hypoepiglotticum mit einem ausreichend langen Macintosh-Spatel wird die Epiglottis angehoben und so die Sicht verbessert. Auch beim geraden Miller-Spatel ist eine ausreichende Länge erforderlich, um die Epiglottis gegen die Zunge zu drücken.

■ **Wechsel des Spateltyps**

Gelegentlich können die Intubationsbedingungen durch den Wechsel des Spateltyps verbessert werden. So ist der Macintosh-Spatel besser geeignet für Patienten mit kleiner, enger Mundhöhle oder großer Zunge, der Miller-Spatel für Patienten mit vorn stehendem Larynx, großen Schneidezähnen oder langer, schlaffer Epiglottis.

Misslingt auch der optimierte konventionelle Intubationsversuch, werden andere Techniken angewandt, um den Tubus sicher in der Trachea zu platzieren.

Elastische Bougie

Lässt sich der Kehlkopfeingang auch beim optimierten konventionellen Intubationsversuch nicht einstellen, kann eine elastische Bougie mit leicht abgebogener Spitze oder ein überlanger Führungsstab unter die Epiglottis und dann in die Trachea vorgeschoben werden (☐ Abb. 8.20). Häufig sind beim Vorschieben in der Trachea die Trachealringe zu spüren. Liegt die Bougie weit genug in der Trachea, kann der Trachealtubus über diese Schiene in die Luftröhre vorgeschoben werden.

Alternativ kann auch – sofern zumindest die Spitze der Epiglottis sichtbar ist – ein ausreichend langer, biegbarer Führungsstab zunächst wenige Zentimeter über das untere Tubusende hinaus eingeführt und dann unter

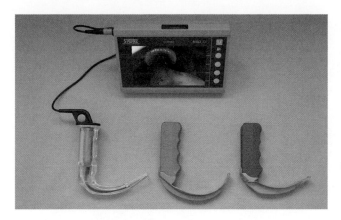

◻ Abb. 8.21 C-MAC Videolaryngoskop mit verschiedenen Spateln

dem Epiglottisrand durch den Tubus in die Trachea vorgeschoben werden. Bei sicherer Lage in der Trachea kann anschließend der Tubus an dem als Führungsschiene dienenden Stab in die Trachea gleiten. Beide Verfahren sind bei sichtbarer Epiglottis zumeist erfolgreich.

Videolaryngoskopische Intubation

Beim Videolaryngoskop ist eine Digitalkamera oder Linse in den Spatel integriert. Das hiermit erhaltene Bild der Stimmbandebene wird „live" auf einen außerhalb der Mundhöhle befindlichen Monitor übertragen. Unabhängig von der Art und Form des verwendeten Laryngoskopspatels wird dem Anwender ein um 30° vergrößertes Blickfeld verschafft und so die Darstellung der Kehlkopfebene verbessert.

Gebräuchliche Videolaryngoskope (◻ Abb. 8.21) unterscheiden sich aufgrund der Spatelform in ihrer Handhabung:

- Bei **Videolaryngoskopen mit Macintosh (ähnlichem) Spatel** erfolgt die Handhabung analog zur konventionellen Laryngoskopie. Diese Kamera-Monitoring-Systeme dienen in erster Linie einer optimierten und erleichterten Ausbildung in der Technik der endotrachealen Intubation, können aber bei unerwartet schwieriger Laryngoskopie oftmals auch eine indirekte Darstellung der Kehlkopfebene ermöglichen.
- **Videolaryngoskope mit stark gekrümmtem Spatel** sind speziell für die schwierige Intubation entwickelt worden. Die angehobene Spatelspitze passt sich hierbei der Anatomie des Oropharynx an. Hierdurch werden die indirekte Laryngoskopie erleichtert und die Sichtverhältnisse verbessert. Der Tubus wird mit einem speziell geformten Führungsstab entsprechend der Krümmung des Spatels vorgeschoben. Die Handhabung solcher Videolaryngoskope erfordert einige Übung.
- **Videolaryngoskope mit Endotrachealtubusführung** besitzen am Spatel eine Führungsschiene die den Tubus zur Kehlkopfebene führen soll.

Fiberendoskopische Intubation

Die fiberendoskopische Intubation kann frühzeitig auch bei der unerwartet schwierigen Intubation eingesetzt werden, wenn der optimierte konventionelle Intubationsversuch nicht zum Erfolg geführt hat. Voraussetzung ist aber, dass der Anästhesist über entsprechende Erfahrung verfügt und keine starken, die Sicht verhindernden Blutungen durch wiederholte Intubationsversuche vorliegen.

❯ Die fiberendoskopische Intubation des anästhesierten Patienten geht mit einer erheblich geringeren Belastung des Patienten einher als wiederholte konventionelle Intubationsversuche und sollte daher, sofern eine Maskenbeatmung möglich ist, unmittelbar nach einem misslungenem optimierten Intubationsversuch angewandt werden.

- **Was tun, wenn die fiberendoskopische Intubation nicht möglich ist?**

Misslingt nach dem optimierten konventionellen Intubationsversuch auch die fiberendoskopische Intubation, sollte der Anästhesist die Spontanatmung des Patienten zurückkehren lassen und dann einen erneuten Intubationsversuch unternehmen, da die erhaltene Spontanatmung die Exposition des Larynx für die fiberoptische Intubation zumeist verbessert. Ist dieser Versuch wegen anhaltender Relaxierung nicht möglich oder misslingt er ebenfalls, kann alternativ eine Larynxmaske eingesetzt und hierüber ein Intubationsversuch unternommen werden. Bei erneutem Misslingen sollte der Anästhesist den Patienten erwachen lassen, eine regionale Anästhesietechnik erwägen oder bei dringlicher OP-Indikation eine Tracheotomie unter Lokalanästhesie durchführen lassen.

Intubation über die Larynxmaske

Wurde bei unerwartet schwieriger Intubation als Notfallmaßnahme eine Larynxmaske eingeführt, um eine ausreichende Beatmung sicherzustellen, kann über diesen Zugang fiberendoskopisch intubiert werden. Bei mehr als 90 % der Patienten sind die Stimmbänder unterhalb der Stege der Larynxmaske fiberendoskopisch sichtbar und der Endotrachealtubus kann rasch und korrekt platziert werden. Alternativ kann eine speziell konstruierte Larynxmaske (LMA-Fastrach) eingeführt werden, über die ein Spezialtubus mit einem inneren Durchmesser von 8 mm in die Trachea vorgeschoben wird (◻ Abb. 8.23). Die blinde endotracheale Intubation über die konventionelle Larynxmaske wird nicht empfohlen, da die Erfolgsrate der ersten Versuche so niedrig ist, dass ein bedrohlicher O_2-Mangel eintreten kann.

- **Fiberendoskopische Intubation mit LMA-Fastrach**
- Einführen der Larynxmaske wie in ▶ Abschn. 8.8 beschrieben.
- Spezialendotrachealtubus über das Bronchoskop schieben und mit Pflaster fixieren. Das distale Ende

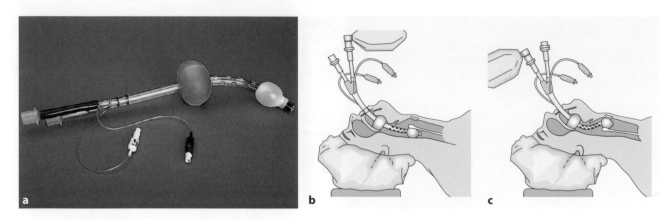

◘ Abb. 8.22   Combi-Tubus. a Tubus mit geblockten Cuffs. **b** Lage des distalen Tubusendes im Ösophagus. **c** Lage des distalen Tubusendes in der Trachea. Bei trachealer Lage muss über den trachealen Schenkel, bei ösophagealer Lage über den ösophagealen Schenkel beatmet werden. (b und c: Aus: Larsen, 2013)

des Fiberbronchoskops sollte nicht aus dem Tubus-ende herausragen.

- Dann Bronchoskop durch die Maske bis zum Mas-kensteg vorschieben, danach den Tubus unter direk-ter Sicht, bis der Steg die Epiglottis anhebt und die Stimmritze sichtbar wird.
- Nun den Tubus durch die Stimmritze in die Trachea vorschieben.
- Ist die Stimmritze nach Anheben des Stegs nicht sichtbar, so liegt eine abgeknickte Epiglottis vor.

Beatmung über den Combi-Tubus

Der Combi-Tubus ist ein Doppellumentubus, der blind durch den Mund vorgeschoben und entweder in der Trachea oder im Ösophagus platziert wird (◘ Abb. 8.22).

> Eine Beatmung über den Tubus ist nicht nur bei tra-chealer sondern auch bei ösophagealer Lage möglich.

Der tracheale Teil des Tubus ist offen, der ösophageale Teil enthält im pharyngealen Abschnitt mehrere Öffnun-gen, die Spitze ist dagegen verschlossen. Beide Lumina sind durch eine Wand voneinander getrennt und können über gebräuchliche Konnektoren an ein Beatmungssys-tem angeschlossen werden. Weiterhin enthält der Tubus 2 Blockmanschetten: einen oropharyngealen Cuff, der sich oberhalb der pharyngealen Perforationen befindet und nach Aufblasen die Mund- und Nasenhöhle abdich-tet, sowie einen Cuff am unteren Ende, der je nach Lage entweder den Ösophagus oder die Trachea abdichtet.

Meist gelangt der Tubus beim Vorschieben in den Ösophagus, daher sollte anfangs möglichst über den ösophagealen Schenkel beatmet werden. Hierbei strömt die Luft aus den pharyngealen Öffnungen zum Larynx-eingang und von dort in die Trachea. Diese Lage kann durch Auskultation bestätigt werden. Lässt sich allerdings bei der Beatmung über den ösophagealen Schenkel kein Atemgeräusch über dem Thorax feststellen, jedoch über

der Magengegend, liegt der Tubus in der Trachea. Dann muss über den trachealen Schenkel beatmet werden.

Die Intubation mit dem Combi-Tubus ist technisch einfach, gelingt sehr rasch, ermöglicht eine ausreichende Beatmung, schützt weitgehend vor Aspiration und weist eine sehr geringe Komplikationsrate auf. Folgendes sollte aber beachtet werden:

> Der Combi-Tubus kann nicht bei Störungen im Bereich der Stimmritze (Laryngospasmus, massives Ödem, Tu-mor, Abszess) oder subglottischer Obstruktion ange-wandt werden.

Vorteile und Nachteile des Combi-Tubus

- **Vorteile:**
  - Technisch einfache Platzierung
  - Niedrige Komplikationsrate
  - Beatmung bei trachealer und ösophagealer Lage möglich
  - Auch bei Lage im Ösophagus weitgehender Schutz vor Aspiration
- **Nachteile:**
  - Blinde Technik
  - Meist ösophageale Lage
  - Nach Anwendung häufig Halsbeschwerden
  - Teurer Einmalartikel

Notfallrohr

Mit diesem starren Bronchoskop kann häufig bei schwie-riger Intubation der Kehlkopfeingang dargestellt werden. Zunächst muss der Kopf des Patienten extrem überstreckt werden. Das bereits eingeführte konventionelle Laryngo-skop wird in seiner Position belassen und das Notfallrohr retromolar auf den Kehlkopfeingang vorgeschoben, dann um 90° gedreht, um Verletzungen durch die angeschrägte Spitze zu vermeiden. Anschließend wird das Rohr durch

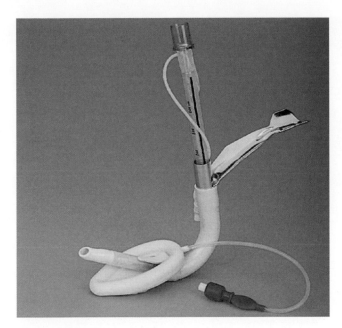

☐ Abb. 8.23 Intubationslarynxmaske (LMA-Fastrach) mit eingeführtem Silikontubus

die Stimmritze in die Trachea vorgeschoben und der Patient zunächst hierüber mit 100%igem Sauerstoff beatmet. Danach wird eine elastische Bougie durch das Rohr in die Trachea vorgeschoben, das Rohr entfernt und ein Endotrachealtubus über die Bougie eingeführt.

Das Notfallrohr sollte wegen der großen Verletzungsgefahr und der schwierigen Technik nur vom Geübten eingeführt werden (☐ Abb. 8.23).

Koniotomie

Lässt sich der Patient weder mit der Maske beatmen noch intubieren und droht der Erstickungstod, muss als **letztes Mittel** der chirurgische Zugang zu den Atemwegen gewählt werden. Am besten geeignet ist die Koniotomie, da sie wesentlich rascher, einfacher und akut risikoärmer vorgenommen werden kann als die Nottracheotomie, die zudem durch den Chirurgen oder HNO-Arzt muss.

> ❯ Die Koniotomie ist jedoch nur dann indiziert, wenn alle anderen Maßnahmen der Atemwegsicherung versagt haben und nur so der Erstickungstod des Patienten verhindert werden kann. Etwa die Hälfte der von Anästhesisten vorgenommenen Koniotomien misslingt allerdings.

Zu den Situationen, in denen eine Koniotomie – **immer nur als letzter Ausweg!** – erforderlich sein kann, gehören
— massive Schwellungen im Bereich des Oro- oder Hypopharynx,
— schwerste allergische Reaktion (Schwellung) im Bereich der *supra*glottischen Atemwege,
— schwerste Verbrennungen des Gesichts und des oberen Respirationstrakts,

— entzündlich bedingte Raumforderung im Bereich der oberen Atemwege.

■ Instrumente und praktisches Vorgehen

Empfehlenswert ist die Verwendung eines speziellen Koniotomieinstrumentariums (☐ Abb. 8.24). Steht das Instrumentarium nicht zur Verfügung, kann die Koniotomie mit einem Skalpell und Nasenspekulum vorgenommen werden. Zunächst muss der Kopf des Patienten maximal rekliniert werden, dann wird die Haut über der Membrana cricothyroidea (Lig. conicum) zwischen Ringknorpel und Unterrand des Schildknorpels zwischen Daumen und Zeigefinger gespannt und längs inzidiert, dann die Membran cricothyroidea mit dem Skalpell durchschnitten. Die Trachea wird mit dem Nasenspekulum offen gehalten und über die Öffnung ein Tubus in die Trachea vorgeschoben.

Bei kommerziellen Koniotomiesets sind 2 Systeme zu unterscheiden: ein modifiziertes Seldinger-System und ein System, bei dem die Membrana cricothyroidea direkt mit einer Stahlkanüle punktiert und anschließend hierüber ein Kunststoffkatheter in die Trachea vorgeschoben wird.

> ❯ Grundsätzlich sollte jede Koniotomie so rasch wie möglich in eine Tracheostomie umgewandelt werden, da die Gefahr von Kehlkopfverletzungen mit nachfolgenden Spätschäden sehr groß ist.

Lässt sich der Patient ausreichend über Maske, Larynxmaske, Larynxtubus oder einen Combi-Tubus beatmen, stellt sich zwangsläufig die Frage nach dem weiteren Vorgehen. Zunächst kann versucht werden, die Erfolgsaussichten der konventionellen Intubation mit einem starren Laryngoskop zu verbessern. Misslingt der optimierte Intubationsversuch, können alternative Intubationstechniken eingesetzt werden.

8.6.5 Extubation nach schwieriger Intubation oder bei schwierigem Atemweg

War der Patient schwierig zu intubieren oder besteht postoperativ ein schwieriger Atemweg, z. B. nach Eingriffen am Kopf oder Hals, sollte vor der Extubation Folgendes erwogen werden:
1. Was waren die Gründe für die schwierige Intubation oder den schwierigen Atemweg?
2. Sind die oberen Atemwege nach der Extubation vermutlich frei oder nur eingeschränkt durchgängig?
3. Soll die Extubation am wachen Patienten oder in tiefer Allgemeinanästhesie erfolgen?
4. Soll bei schwierigem Atemweg vor der Extubation kurzfristig ein Führungsdraht durch den Tubus eingeführt werden, über den im Notfall rasch reintubiert werden kann?

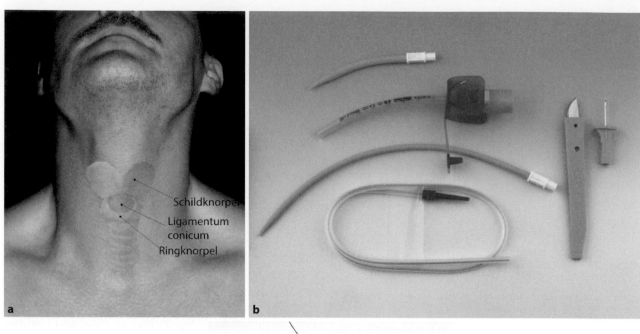

8

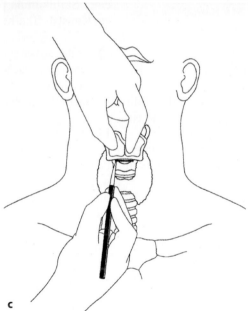

▢ Abb. 8.24   Koniotomie. a Anatomische Beziehungen. **b** Kommerzielles Koniotomiebesteck mit Skalpell, Dilatator und Kanüle. **c** Technisches Vorgehen: Der Kehlkopf wird durch eine Inzision der Membrana cricothyroidea eröffnet

Häufige Ursachen für **Atemwegsprobleme** nach Extubation sind
- Ödeme oder Sekretbildung durch Manipulation an den Atemwegen,
- Laryngospasmus, Bronchospasmus,
- respiratorische Insuffizienz,
- Überhang von Narkotika oder Muskelrelaxanzien,
- Blutungen im Bereich der Atemwege,
- Emphysembildung aufgrund von Pneumothorax oder Perforation im Bereich der Atemwege,
- Aspiration.

Allgemein wird empfohlen, Patienten mit Intubationsschwierigkeiten im Wachzustand und nach Rückkehr einer ausreichenden Atemfunktion zu extubieren. Vor der Extubation von Patienten mit Obstruktion der oberen Atemwege kann ein Leckagetest vorgenommen werden. Hierfür wird der Tubus entblockt. Tritt danach ein Leck auf, besteht offenkundig keine vollständige Obstruktion der oberen Atemwege. Ist dagegen kein Leck vorhanden, muss damit gerechnet werden, dass eine Obstruktion vorliegt und die Extubation zu bedrohlichen Ventilationsstörungen führen kann.

> Grundsätzlich sollte die Extubation eines Patienten nach schwieriger Intubation nur in Anwesenheit eines erfahrenen Anästhesisten (Facharztstandard) und bereitgestelltem Instrumentarium für die schwierige Intubation erfolgen, bei ausgewählten Patienten unter Tracheotomiebereitschaft.

■ **Praktisches Vorgehen**
- Patienten ausreichend lange mit 100%igem Sauerstoff präoxygenieren.
- Tubus, Oropharynx und Nasopharynx sorgfältig absaugen.
- Cuff entblocken und auf Leckage überprüfen. Tritt kein Leck auf, Patienten nicht extubieren, sondern die Ursache der Obstruktion fiberoptisch abklären. Ist ein großes Leck vorhanden, besteht wahrscheinlich keine Obstruktion, z. B. durch Schwellung im Glottisbereich, und der Patient kann extubiert werden.
- Im Zweifelsfall Führungsstab oder Jet-Stilett über den Tubus in die Trachea vorschieben, dann Tubus entfernen. Tritt nach der Extubation eine Ventilationsstörung auf: Tubus über den Draht oder das Stilett wieder vorschieben.

■ **Einsatz der Larynxmaske**
Für die Extubation nach schwieriger Intubation kann in Einzelfällen auch die LMA-Fastrach von Nutzen sein. Die Maske kann nach der Extubation in tiefer Narkose eingeführt und nach Rückkehr der Schutzreflexe und ausreichender Spontanatmung entfernt werden. Wenn erforderlich, kann über die Maske auch reintubiert werden. Wichtigster Vorteil dieses Hilfsmittels ist die geringere Traumatisierung der Atemwege, die einfache Handhabung und die hohe Erfolgsrate bei der Platzierung.

8.7 Komplikationen der endotrachealen Intubation

Geringfügige Komplikationen wie *Sodbrennen, Schluckbeschwerden, Heiserkeit* oder *Glottisödem* treten häufig auf; schwerwiegende Komplikationen sind bei kurzzeitigen Intubation dagegen selten.

8.7.1 Komplikationen während der Intubation

Die wichtigsten Komplikationen bei der Intubation sind folgende:
- Beschädigungen der Zähne. Abgebrochene Zähne müssen wegen der Aspirationsgefahr sofort entfernt werden. Darum: Magill-Zange griffbereit!

- Verletzungen der Hornhaut durch Instrumente oder die Hände des intubierenden Arztes (Kunstfehler).
- Nasenbluten: Typische Komplikationen der nasalen Intubation. Entsteht durch Verletzungen der Nasenmuscheln oder des Septums, manchmal auch von Rachenmandeln oder Nasenpolypen. Patienten unter Antikoagulanzientherapie oder mit Störungen der Blutgerinnung sind besonders gefährdet.
- Perforation des Ösophagus oder Rachens durch Führungsstäbe.
- Abrisse von Teilen des Kehlkopfes. Sie sind erkennbar am Eintritt von Luft in das umgebende Halsgewebe (Hautemphysem).
- Aspiration von Fremdkörpern.
- Verletzungen des Halsrückenmarks bei Halswirbelfrakturen.
- Versehentliche Intubation der Speiseröhre (◘ Abb. 8.25).
- Intubation eines Hauptbronchus.

■ **Intubation eines Hauptbronchus**
Hierbei wird der Tubus zu weit in die Trachea vorgeschoben (◘ Abb. 8.25). Bei Erwachsenen gelangt der Tubus meist in den rechten Hauptbronchus, bei Kindern dagegen gleich häufig auch in den linken Hauptbronchus.

> **Zeichen der einseitigen Intubation**
> - Unsymmetrische Thoraxbewegungen
> - Abgeschwächtes bzw. fehlendes Atemgeräusch auf der betroffenen Seite (schwierig bei Kindern!)

Diese Komplikation führt zur Atelektase der gegenseitigen Lunge und muss ebenfalls *sofort* nach der Intubation erkannt werden. Darum gilt: Nach jeder Intubation Auskultation beider Lungen auf seitengleiche Atemgeräusche!

■ **Reflexstimulation**
- **Vagus:** Atemstillstand, Laryngospasmus, Bronchospasmus, Blutdruckabfall, Bradykardie.
- **Sympathikus:** Blutdruckanstieg, Tachykardie.
- **Rückenmarkreflexe:** Erbrechen, Husten, Bewegungen von Rumpf und Extremitäten. In tiefer Narkose sind diese Reflexe ausgeschaltet.

8.7.2 Komplikationen bei liegendem Tubus

■ **Verlegung der Atemwege**
- Abknicken des Tubus.
- Tubus liegt der Tracheawand an.

8

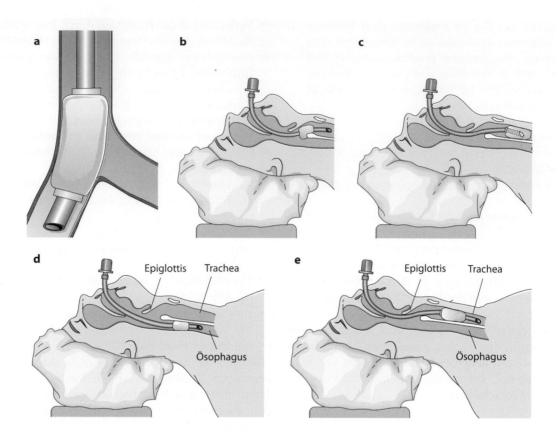

■ **Abb. 8.25   Tubusfehllagen. a** Tubus im rechten Hauptbronchus: Linke Lunge wird nicht belüftet. **b** Blockmanschette liegt oberhalb der Stimmbänder: schlechte Abdichtung und Schädigung des Kehlkopfes. **c** Ballonhernie: Blockmanschette ist über die Tubusöffnung gerutscht; die Exspirationsluft kann nicht entweichen. **d** Tubus liegt im Ösophagus: Beide Lungen werden nicht belüftet. **e** Richtige Lage des oralen Tubus in der Trachea

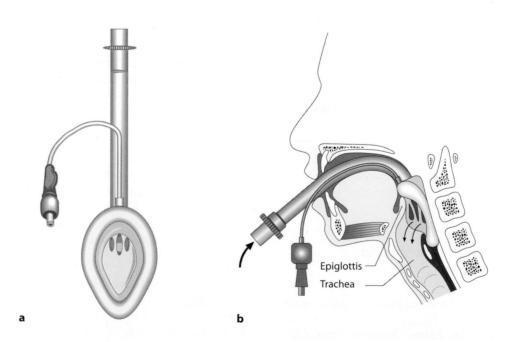

■ **Abb. 8.26   Larynxmaske. a** Aussehen, **b** korrekte Position der Larynxmaske: Die Spitze der Maske liegt im Bereich des oberen Ösophagussphinkters, die Seiten der Maske zeigen in die Recessus piriformis des Kehlkopfes, der obere Anteil der Maske schließt mit der Zungenwurzel
ab. Die Glottis und die Öffnung der Maske stehen einander gegenüber; bei aufgeblasenem Cuff bildet sich am Maskenrand eine abdichtende
Manschette, sodass auch eine maschinelle Beatmung möglich ist

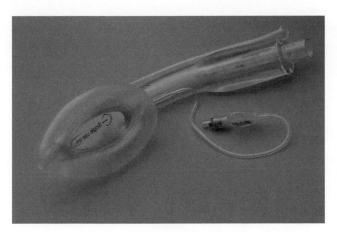

Abb. 8.27 Larynxmaske der 2. Generation mit Drainagekanal

— Cuffhernie (v. a. bei Spiraltuben): Manschette legt sich vor die Tubusöffnung (■ Abb. 8.25). Zeichen: Beatmungsdruck steigt an, Luft kann nicht ausgeatmet werden.
— Patient beißt auf den Tubus.

❶ Verlegungen der Atemwege sind immer lebensbedrohlich und müssen sofort erkannt und behandelt werden.

Zu den weiteren Komplikationen gehören die *Ruptur der Trachea* (sehr selten) und die *Aspiration* (sehr selten auch bei geblockter Manschette).

8.8 Larynxmaske

Die Larynxmaske (Kehlkopfmaske) kann bei sehr vielen Allgemeinnarkosen anstelle eines Endotrachealtubus eingesetzt werden. Hierdurch werden die Risiken der endotrachealen Intubation vermieden. Außerdem hat der Anästhesist, im Gegensatz zur konventionellen Maskennarkose, die Hände frei und kann sich damit anderen Tätigkeiten zuwenden.

Die Larynxmaske (■ Abb. 8.26) besteht aus einem aufblasbaren Körper, der mit einem flexiblen Schlauch verbunden ist. Der ovale, maskenförmige Körper füllt den Raum um und hinter dem Kehlkopf aus. Der flexible Schlauch ragt wie ein Tubus aus dem Mund und wird an das Narkosesystem angeschlossen. Die Atmung erfolgt entweder spontan oder kontrolliert (maschinell oder per Hand). Der oropharyngeale Leckagedruck beträgt ca. 21 cm H_2O bei Frauen und 25 cm H_2O bei Männern. Lageveränderungen von Kopf und Hals verändern auch den Leckagedruck. Wird der Leckagedruck bei der Beatmung überschritten, kann Luft in den Magen gelangen.

■ **Larynxmasken der 2. Generation**
Diese modifizierten Larynxmasken (z. B. ProSeal, Supreme etc.; ■ Abb. 8.27) besitzen einen Cuff, der eine

bessere Abdichtung ermöglicht. Der oropharyngeale Leckagedruck beträgt ca. 30 cm H_2O und liegt damit deutlich über dem der Standardmaske. Außerdem enthalten die Larynxmasken der 2. Generation einen Drainagekanal des Ösophagus an der Maskenspitze, über den Flüssigkeit abgesaugt und auch eine Magensonde eingeführt werden kann. Möglicherweise ist das Aspirationsrisiko bei diesen Larynxmasken geringer, weil bei korrekter Lage der Kehldeckel vom oberen Ösophagus isoliert wird.

■ **Flexible Larynxmaske**
Diese Maske besitzt einen drahtverstärkten Tubus und kann daher nicht abknicken. Einsatzgebiete: Eingriffe in der HNO, Zahn-/Mund-, Kiefer- und Gesichtschirurgie sowie Augenheilkunde.

8.8.1 Korrekte Position

Die Larynxmaske wird mit ihrer Spitze im Bereich des oberen Ösophagussphinkters platziert (■ Abb. 8.26). Die Seiten der Masken zeigen in den Recessus piriformis des Kehlkopfes, der obere Anteil des Silikonkörpers schließt mit der Zungenwurzel ab. Der Kehldeckel (Epiglottis) ist aufgerichtet oder liegt vor den beiden Sicherungsstegen an der Innenseite der Maske. Wird der Cuff mit Luft gefüllt, bildet sich am Maskenrand eine abdichtende Manschette. Die Maske bewegt sich beim Blocken leicht aufwärts, sodass schließlich die Glottis und die Öffnung der Larynxmaske einander gegenüberstehen. Bei richtiger Lage wird der Kehlkopf durch die Maske abgedichtet. Die Stimmbänder bleiben, im Gegensatz zur endotrachealen Intubation, vollständig frei. Die dicht sitzende Larynxmaske gewährt einen gewissen Schutz vor pulmonaler Aspiration, jedoch nicht in gleichem Maße wie beim endotrachealen Tubus.

8.8.2 Indikationen und Kontraindikationen

■ **Indikationen**
Die Larynxmaskennarkose kann bei vielen Eingriffen die Intubationsnarkose ersetzen. Weiterhin kann die Larynxmaske im Notfall bei unvorhergesehenen Intubationsschwierigkeiten eingesetzt werden, besonders wenn der Patient nicht über eine Gesichtsmaske zu beatmen oder die Maskenbeatmung – wie beim vollen Magen – kontraindiziert ist. Sonderfälle:
— Laparoskopische Operationen: Grundsätzlich möglich bei gynäkologischen Eingriffen, Leistenhernienoperation, Cholezystektomie; jedoch sollten hierbei wegen der laparoskopischen Gasinsufflation mit An-

□ Tab. 8.1   Auswahl von Larynxmasken, einführbaren Endotrachealtuben und Fiberendoskopen

Maskengröße	Gewicht des Patienten (kg)	ID/ÄD (mm)	Länge (cm)	Cuffvolumen (ml)	Größtmöglicher Endotrachealtubus (ID in mm)	Fiberendoskop (Durchmesser in mm)
1	< 6,5	5,25/8	10	2–5	3,5	2,7
2	6,5–20	7/11	11,5	7–10	4,5	3,5
2,5	20–30	8,4/13	12,5	12–15	5	4
3	30–70	10/15	19	15–20	6 ohne Cuff	5
4	70–90	10/15	19	25–30	6 ohne Cuff	5
5	> 90	11,5/16,5	20	35–40	7,5 ohne Cuff	6,5

stieg des Atemwegsdrucks Larynxmasken der 2. Generation verwendet werden.
- Adipositas per magna: Gilt nicht als Kontraindikation, sofern der Okklusionsdruck der Maske (2. Generation) nicht überschritten wird.
- Bauchlage: Umstritten, wird aber angewandt.

■ **Kontraindikationen**

Wichtigste Kontraindikationen für die Anwendung der Larynxmaske sind folgende:
- Voller Magen, Ileus
- Größere intraabdominale Eingriffe
- Hiatushernie, gastroösophagealer Reflux
- Verminderte Dehnbarkeit der Lungen, die hohe Beatmungsdrücke erfordern würde
- Entzündungen, Tumore oder Blutungen in den oberen Atemwegen
- Obstruktion oberhalb der Glottis
- Eingeschränkte Mundöffnung (< 2 cm)

Einige Anästhesisten wenden die Larynxmaske auch bei Operationen in Seiten- oder Bauchlage an. Der Einsatz bei Neugeborenen und Säuglingen ist ebenfalls möglich.

8.8.3 Komplikationen und Nebenwirkungen

Zu den wichtigsten Komplikationen und Nebenwirkungen beim Einsatz der Larynxmaske gehören folgende:
- Falsche Position
- Obstruktion
- Regurgitation mit pulmonaler Aspiration von Mageninhalt
- Laryngospasmus bei zu flacher Narkose
- Anstieg von Blutdruck und Herzfrequenz
- „Trockener Hals", Heiserkeit, Halsschmerzen
- Sprechschwierigkeiten (meist durch zu starke Blähung des Cuffs)
- Nervenschäden: N. lingualis und N. hypoglossus (Fallberichte)

8.8.4 Klinische Anwendung

■ **Praktisches Vorgehen**
- Auswahl der Maskengröße: □ Tab. 8.1. Die Larynxmaske darf nur in ausreichend tiefer Narkose eingeführt werden. Ein Laryngoskop ist hierfür nicht erforderlich.
- Vor dem Einführen den Cuff der Maske vollständig mit einer 10- oder 20-ml-Spritze entleeren. Hierbei muss sich eine flache ovale Scheibe bilden, deren Rand von der Öffnung weg zeigt. Wenn nötig, muss der Cuff auf einer flachen Unterlage ausgedrückt werden. Handelt es sich um eine resterilisierte Maske, wird der Cuff zunächst mit Luft gefüllt und danach wieder entblockt.
- Sorgfältige Präoxygenierung des Patienten.
- Einleitung der Narkose mit einem i. v. Anästhetikum: Propofol (2,5–3 mg/kg KG i. v.) gilt als besonders geeignet, weil die Reflexe besser gedämpft werden sollen. Bei Verwendung von Thiopental oder Etomidat sollte die Narkose zunächst durch Zufuhr eines Inhalationsanästhetikums vertieft werden.
- Muskelrelaxanzien sind für das Einführen der Larynxmaske nicht erforderlich.

❶ Das Einführen der Larynxmaske bei zu flacher Narkose kann einen Laryngospasmus auslösen!

- Kopf des Patienten mit der linken Hand überstrecken, Hals durch Lagerung auf einem Intubationskissen beugen.
- Maske mit der rechten Hand am Tubusende fassen; hierbei muss die Öffnung nach vorne zeigen. Mit dem Mittelfinger den Unterkiefer nach unten schieben, den Zeigefinger zur Führung des Tubus verwenden. Dann die Maskenspitze gegen den harten Gaumen drücken und die Maske in die Mundhöhle vorschieben, bis sie dem harten Gaumen richtig anliegt.
- Maske unter Führung durch den Zeigefinger der rechten Hand in Richtung Zungengrund vorschieben, bis der hintere Pharynx erreicht ist.

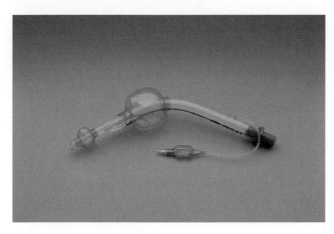

■ **Tab. 8.2** Auswahl des Larynxtubus und Blockvolumina

Körpergewicht (kg) bzw. Körpergröße (cm)	Größe des Larynxtubus	Erforderliches Blockvolumen (ml)
< 5 kg	0	10
5–12 kg	1	20
12–25 kg	2	35
< 155 cm	3	60
155–180 cm	4	80
> 180 cm	5	90

■ **Abb. 8.28** Larynxtubus

— Danach das Tubusende mit Daumen und Zeigefinger ergreifen und die Maske in einer gleichmäßigen Bewegung bis zu einem fühlbaren Widerstand vorschieben. Jetzt befindet sich die Maske im Bereich des oberen Ösophagussphinkters und damit an der richtigen Stelle.

— Nun den Cuff ausreichend mit Luft füllen. Maximale Füllvolumina beachten (■ Tab. 8.1), maximaler Cuffdruck 60 mmHg.

— Nach Blocken des Cuffs Narkosegerät anschließen und Belüftung beider Lungen durch sorgfältige Auskultation kontrollieren.

— Dichtigkeitsprüfung bei **Larynxmasken der 2. Generation**: etwas Lidocain-Gel auf die proximale Drainageöffnung bringen, dann beatmen. Hierbei dürfen sich keine Blasen bilden.

— Guedel-Tuben dürfen nicht als Beißschutz eingeführt werden, da sie den korrekten Maskensitz beeinträchtigen können. Der Hersteller empfiehlt eine Gazerolle; viele Anästhesisten verzichten auf einen Beißschutz. Bei der LMA-Supreme ist ein Beißschutz in den Schaft integriert.

— Larynxmaske mit Pflaster sicher fixieren.

— Narkose entweder unter erhaltener Spontanatmung oder kontrollierter Beatmung (ca. 6–8 ml/kg KG) mit mäßigen Beatmungsdrücken (15–20 cm H_2O) vornehmen.

— Eine zu flache Narkose muss auch gegen OP-Ende vermieden werden, da hierdurch Husten, Pressen oder Laryngospasmus ausgelöst werden können und die Maske verrutschen kann.

— Im Gegensatz zum Endotrachealtubus wird die Larynxmaske am Ende der Narkose zumeist auch vom wachen Patienten gut, zumindest aber besser toleriert. Ist der Patient erweckbar und kann den Mund öffnen, wird der Cuff entblockt und die Maske herausgezogen. Erst danach wird der Beißschutz entfernt und, wenn nötig, der Rachen abgesaugt.

▪ **Funktionsstörungen der Maske**

Auch wenn die Maske anfangs korrekt platziert wurde, können während der OP schwerwiegende Funktionsstörungen auftreten. Hierzu gehören

— Leckage der Maske durch Verdrehen, falsches Cuffvolumen, Abknicken der Maskenspitze nach hinten oder durch zu hohen Beatmungsdruck,

— Widerstand gegen die Beatmung: ungenügende Narkosetiefe mit Stimmbandschluss oder erhöhtem Atemwegwiderstand,

— Verrutschen der Maske im Verlauf der Narkose, z. B. durch Zug am Zuleitungsschlauch,

— Verlegung der Atemwege, z. B. durch den Kehldeckel, Laryngospasmus, überblähten Cuff, Verrutschen der Maske, falsche Maskengröße.

8.9 Larynxtubus

Der Tubus besitzt 2 Manschetten: einen großen proximaler Cuff, der den Nasenrachenraum verschließt und einen kleineren distalen, der den Eingang des Ösophagus abdichtet (■ Abb. 8.28). Beatmet wird über ventrale Öffnungen zwischen beiden Cuffs. Der Leckagedruck beträgt ca. 27 mmHg.

Der Larynxtubus ist autoklavierbar und kann bis zu 50-mal wiederverwendet werden; PVC-Tuben werden einmal verwendet. Sechs Größen sind erhältlich (0–5); die Auswahl richtet sich nach dem Gewicht (Kinder) oder nach der Körpergröße (Erwachsene). Einzelheiten: ■ Tab. 8.2.

8.9.1 Klinische Anwendung

Die Indikationen entsprechen denen der Larynxmaske. Der Tubus wird – wie die Larynxmaske – ohne Hilfsmittel eingeführt; Muskelrelaxanzien sind ebenfalls nicht erforderlich.

Komplikationen sind überblockter Cuff, Dislokation, pharyngeale Blutungen und Schwellungen, Zungenschwellung, pulmonale Aspiration, Ösophagusperforation mit Hautemphysem, Glottisödem, Überblähung des Magens, falscher Sitz mit starke Leckage.

■ **Praktisches Vorgehen**
▬ Kopf in Schnüffelposition lagern (◘ Abb. 8.7).
▬ Mit der freien Hand den Mund des Patienten öffnen.
▬ Mit der anderen Hand den Tubus am harten Gaumen entlang in den Rachen einführen und bis zum Hypopharynx (Bereich des Ösophaguseingangs) vorschieben.
▬ Der Tubus liegt korrekt im oberen Ösophagus, wenn sich die mittlere schwarze Markierungslinie am Tubusschaft in Höhe der Schneidezähne befindet.
▬ Dann den Tubus nach Herstellerangaben blocken; hierbei entfaltet sich zuerst der obere Cuff, danach der untere (distale).
▬ Korrekte Lage des Tubus durch Auskultation überprüfen.

Nachschlagen und Weiterlesen

Arnemann PH, Heßler M, Rehberg S (2015) Larynxmaske – Indikationen und Kontraindikationen. Anasth Intensivmed 56:610–625 (https://www.ai-online.info/images/ai-ausgabe/2015/11-2015/2015_11_610-625_Larynxmaske%20%20Indikationen%20und%20Kontraindikationen.pdf. Zugegriffen: 05. Februar 2021)

Brimacombe JR (2005) Laryngeal mask anesthesia: Principles and practice. Saunders, Philadelphia

Dörges V, Byhan C (2021) Atemwegsmanagement. Springer, Berlin, Heidelberg, New York

Dornberger I (2013) Schwieriges Atemwegsmanagement bei Erwachsenen und Kindern. Thieme, Stuttgart

Larsen R (2013) Anästhesie, 10. Aufl. Urban & Fischer/Elsevier, München

Trimmel H, Halmich M, Paal P (2019) Stellungnahme der Österreichischen Gesellschaft für Anästhesiologie, Reanimation und Intensivmedizin (ÖGARI) zum Einsatz des Larynxtubus durch Rettungs- und Notfallsanitäter. Anaesthesist 68:391–395

Internet

Deutsche Gesellschaft für Anästhesiologie und Intensivmedizin (DGAI) (2015) S1 Leitlinie: Atemwegsmanagement, Airway management. https://www.awmf.org/leitlinien/detail/ll/001-028.html. Zugegriffen: 5. Febr. 2021

Autonomes Nervensystem

Reinhard Larsen

Inhaltsverzeichnis

Das Nervensystem steht im Mittelpunkt jeder Narkose. Alle Anästhetika, aber auch viele andere bei einer Narkose eingesetzten Pharmaka wirken primär auf das Nervensystem bzw. Gehirn und Rückenmark ein. Um die Wirkungsweise und die klinische Anwendung dieser Substanzen zu verstehen, sind bestimmte Grundkenntnisse über den allgemeinen Aufbau und die Physiologie des Nervensystems erforderlich, die nachfolgend dargestellt werden.

9.1   Neurophysiologische Grundlagen

9.1.1   Allgemeiner Aufbau

Die Grundbausteine des Nervensystems sind die Nervenzellen mit ihren Nervenfasern sowie das Stütz- und Ernährungsgewebe. Zum besseren Verständnis wird das Nervensystem in 2 Komponenten unterteilt, die jedoch anatomisch und funktionell untrennbar miteinander verbunden sind:
- **Zentrales Nervensystem**
- **Peripheres Nervensystem**

Das *zentrale* Nervensystem umfasst die innerhalb des Schädels und der Wirbelsäule eingeschlossenen Anteile, also das Gehirn und das Rückenmark. Das *periphere* Nervensystem besteht aus Nervenzellen und Nervenfaserbündeln, die das zentrale Nervensystem mit den Sinnesorganen (Auge, Ohr usw.) und den Erfolgsorganen (Muskeln, Sinnesrezeptoren usw.) verbinden. Diese peripheren Anteile sind die Gehirnnerven und die Spinalnerven. Die Spinalnerven sind mit dem Rückenmark über eine vordere und hintere Wurzel verbunden; die Hirnnerven haben hingegen wechselnde Verbindungen. Die Nerven sind Faserbündel, wobei jede Faser mit dem Körper einer einzelnen Nervenzelle verbunden ist.

Weiterhin wird noch ein **autonomes Nervensystem** unterschieden, das ebenfalls einen zentralen und einen peripheren Anteil aufweist. Es besteht aus einer Ansammlung von Nerven und Ganglien (Ansammlung von Nervenzellen) durch die das Herz, die Blutgefäße, Eingeweide, Drüsen usw. mit Nerven versorgt werden (Innervation). Diese Organe funktionieren autonom, d. h. unabhängig vom Willen des Menschen, und sind doppelt mit Nerven versorgt: durch das *sympathische* Nervensystem und durch das *parasympathische* Nervensystem.

9.1.2   Das Neuron

Als Neuron bezeichnet man eine Nervenzelle mit all ihren Fortsätzen. Es ist die anatomische und funktionelle Grundstruktur des Nervensystems. Die Leistungsfähigkeit des Nervensystems wird von der Zahl der Neurone bestimmt. Das menschliche Nervensystem enthält etwa 10–15 Mrd. Neurone.

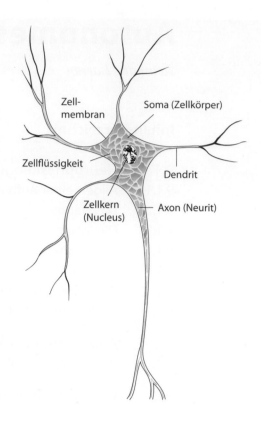

◲ Abb. 9.1   Nervenzelle mit Fortsätzen (Neuron)

Aufbau und Funktion

Die Nervenzellen unterscheiden sich von den übrigen Zellen des Körpers nicht nur durch ihren komplizierten Aufbau, sondern auch noch durch 2 besondere Eigenschaften:
- Erregbarkeit
- Erregungsleitungsvermögen

Diese beiden Eigenschaften, Erregbarkeit und Erregungsleitungsvermögen, weisen neben den Neuronen auch noch die Muskeln und die Sinnesorgane auf.

Erregungen sind gewisse Zustandsänderungen des Neurons, die für den Körper die Bedeutung von Nachrichten haben. Zur Verarbeitung von Erregungen sind die Nervenzellen mit 2 Arten von Fortsätzen versehen (◲ Abb. 9.1):
- Dendriten
- Neuriten

Dendriten sind kleine, meist stark verästelte Fortsätze, die Erregungen empfangen. Nervenzellen weisen zahlreiche Dendriten auf.

Neuriten, auch Axone genannt, übermitteln Erregungen. Die Erregungen werden entweder an eine andere Nervenzelle oder an ein bestimmtes Erfolgsorgan, z. B. Muskel, Drüse, übermittelt. Jedes Neuron besitzt nur einen Neuriten.

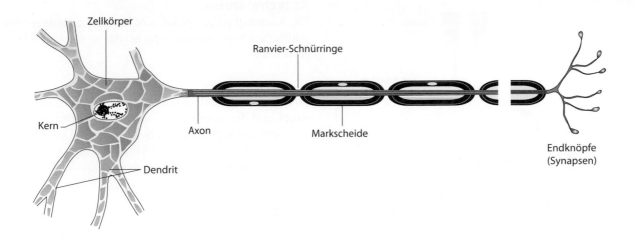

☐ Abb. 9.2   Neurit mit Markscheide, Ranvier-Schnürringen und Endknöpfen (Synapsen)

Arten von Neuronen

Folgende Neurone werden unterschieden:

- Sensorische Neurone
- Motorische Neurone
- Sympathische Neurone
- Parasympathische Neurone

Die Fortsätze der Neurone, die Neuriten und Dendriten, sind – wie die Zelle selbst – von einer *Membran* umgeben. Viele Neuriten haben sogar einen besonderen Mantel, der sie umhüllt. Dieser Mantel wird als *Markscheide* bezeichnet (☐ Abb. 9.2). Die Markscheide umhüllt den Neuriten nicht durchgängig, sondern wird von sog. „Schnürringen" (Ranvier-Schnürringe; ☐ Abb. 9.2) unterbrochen. Die Schnürringe treten etwa im Abstand von jeweils 1 mm auf und dienen der schnellen Weiterleitung von elektrischen Signalen. Diese Aktionspotenziale wandern entlang der Zellmembran an das Axonende, wo sie die Endknöpfchen (Synapse) erreichen.

9.1.3 Die Synapse

Die Synapse (☐ Abb. 9.3) ist eine *Schaltstelle* im Nervensystem: Hier wird die Erregung von einem Neuron auf ein anderes übertragen. Der Neurit hat im peripheren und zentralen Nervensystem nur die Funktion, Erregungen zu leiten. Die über den Neuriten geleitete Erregung kann nur von einem spezialisierten Teil der Nervenzelle aufgenommen werden, nämlich der Synapse. An der Verbindungsstelle berühren sich die beiden Neuronen nicht; sie sind vielmehr durch einen Spalt, den *synaptischen Spalt*, voneinander getrennt. Hierbei wird der die Erregung heranführende Teil als *präsynaptisches* (vor der Synapse liegendes) Element bezeichnet, der die Erregung empfangende Teil hingegen als *postsynaptisches* (hinter der Synapse befindliches) Element.

Die Synapse ist somit die **Schaltstelle** im Nervensystem, während die Neuriten die **Leitungsdrähte** darstellen. In der Synapse werden Erregungen nicht nur übertragen, sondern auch *integriert*. Ein Signal kann an der Synapse verstärkt oder abgeschwächt oder von hier auf einen anderen Weg umgeschaltet werden.

9.1.4 Transmitter

Eine Erregung wird gewöhnlich nur in *einer* Richtung übertragen: vom präsynaptischen zum postsynaptischen Element, nur ausnahmsweise in beide Richtungen, nämlich in sog. „reziproken Synapsen". Im präsynaptischen Element (und nur dort) befindet sich eine Anzahl gleichartiger *Bläschen (Vesikel)*. Diese Bläschen (☐ Abb. 9.3) enthalten einen bestimmten Stoff, der als *Überträgersubstanz* oder Transmitter bezeichnet wird. Dieser Botenstoff vermittelt die Übertragung einer Erregung zwischen den einzelnen Nervenzellen. Bläschen mit Transmittersubstanz finden sich auch an den Kontaktstellen zwischen Nerv und Muskel, den *motorischen Endplatten*. Hier ist der Transmitter in die Übertragung einer Erregung vom Nerv auf den Muskel eingebunden. Die Wirkung eines Transmitters kann durch folgende 3 Mechanismen rasch beendet werden:

- Der Transmitter diffundiert in das umgebende Gewebe und wird dadurch so verdünnt, dass er nicht mehr wirken kann.
- Der Transmitter wird im synaptischen Spalt enzymatisch abgebaut, z. B. Acetylcholin.
- Der Transmitter wird mit spezifischen Transportern in Zellen aufgenommen (sog. „Wiederaufnahmeträger") und gespeichert. Von dort kann er wieder freigesetzt werden und erneut an einer Erregungsübertragung teilnehmen (Recycling). Beispiele: Katecholamine, Serotonin, Aminosäuren.

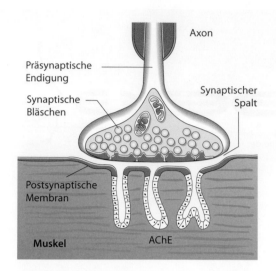

Abb. 9.3 Chemische Synapse zwischen Nerv und Muskel (motorische Endplatte). In den synaptischen Bläschen befindet sich der Überträgerstoff (Transmitter), mit dem die Erregung vom Nerven auf den Muskel übertragen wird. Die über das Axon eintreffenden Erregungen setzen den Transmitter (hier: Acetylcholin) aus den Bläschen frei. Der Transmitter diffundiert durch den synaptischen Spalt zur postsynaptischen Membran und löst dort eine Erregung aus, die zur Kontraktion des Muskels führt (▶ Kap. 14); AChE = Acetylcholinesterase

---

Zu den wichtigsten Neurotransmittern gehören folgende Substanzen
- Acetylcholin
- Katecholamine: Dopamin, Adrenalin, Noradrenalin
- Serotonin und Histamin
- Aminosäuren wie GABA (γ-Aminobuttersäure), Aspartat, Glutamat, Glycin
- Adenosintriphosphat (ATP)
- Neurokinine (Tachykinine) A und B, Substanz P
- Oxytocin, Somatostatin, Vasopressin, Neuropeptid S
- Endorphine, Enkephaline, Dynorphin

Acetylcholin

Acetylcholin ist einer der wichtigsten Transmitter und an einer Vielzahl von Funktionen beteiligt, so z. B. an Muskelbewegungen (Motorik) und vegetativen Regulationen, aber auch an Lernen und Gedächtnis. Vorkommen:
- Verschiedene Hirnareale, motorische Hirnnervenkerne
- α- und γ-Motoneurone im Vorderhorn des Rückenmarks
- Alle präganglionären sympathischen und parasympathischen Neurone
- Alle postganglionären parasympathischen Neurone
- Motorische Endplatten

Katecholamine

Die Katecholamine spielen eine besondere Rolle im sympathischen Nervensystem und bei der (extrapyramidalen) Motorik.

▪ Adrenalin

Als Neurotransmitter beeinflusst Adrenalin den Blutdruck und die Atmung (Freisetzung in den Vaguskernen des Gehirns), außerdem die Sekretion von Oxytocin und Vasopressin (Freisetzung im Hypothalamus). Weiterhin ist Adrenalin an der zentralen Regulation der Nahrungsaufnahme beteiligt.

▪ Noradrenalin

Dieser Transmitter befindet sich in postganglionär-sympathischen, aber auch in zentralen Neuronen. Das zentrale noradrenerge System ist an der Kontrolle der Herz-Kreislauf-Funktion und an der Steuerung der Atmung beteiligt. Außerdem werden die neuroendokrinen Funktionen des Hypothalamus-Hypophysen-Systems beeinflusst und das Aufmerksamkeitsniveau gesteigert („*Weckreaktion*"). Das noradrenerge System kann durch sensorische Reize aktiviert werden.

▪ Dopamin

Dopamin ist die Vorstufe von Noradrenalin. Dopaminerge Nervenzellkörper befinden sich v. a. im Mittel- und im Zwischenhirn, weiterhin in einigen peripheren postganglionär-sympathischen Neuronen (z. B. in der Niere). Die Substanz spielt eine wichtige Rolle bei der Willkürmotorik; ein Mangel an Dopamin führt zu Bewegungsarmut (Akinesie), Starre der Muskulatur (Rigor) und Tremor (Parkinson-Erkrankung). Dopaminerge Neurone vermitteln die Empfindung von Lust und Freude (mesolimbische, dopaminerge Belohnungsbahn).

Serotonin

Serotonin ist an der Regulation von Blutdruck, Körpertemperatur und endokriner Aktivität beteiligt und beeinflusst außerdem das Ess- und Sexualverhalten sowie die Motorik, das Schmerzempfindung, das Erbrechen und den Schlaf. Bei endogener *Depression* ist die Konzentration von Serotonin im Gehirn erniedrigt.

Glutamat und GABA

Glutamat ist der wichtigste erregende (exzitatorische) Transmitter des Zentralnervensystems, GABA hingegen der wichtigste hemmende (inhibitorische).

9.1.5 Rückenmark

Das Rückenmark befindet sich im Wirbelkanal. Jedem Wirbel entspricht ein Abschnitt des Rückenmarks, der als *Rückenmarksegment* bezeichnet wird. Beim Erwachsenen endet das Rückenmark im Bereich der oberen Lendenwirbelsäule. Betrachtet man das Rückenmark im Querschnitt, so ist bereits mit bloßem Auge eine graue, schmetterlingsförmige Struktur, die *graue Substanz*, zu erkennen. Hier befinden sich die Zellkörper von Neuronen. Die graue Substanz wird von *weißer Substanz* umgeben; sie besteht aus Nervenfasern, die zum Gehirn aufsteigen oder vom Gehirn in die Peripherie ziehen.

Vorder- und Hinterwurzeln

In jedem Rückenmarksegment treten hinten (dorsal) Nervenfasern in das Rückenmark ein und vorne (ventral) aus dem Rückenmark heraus. Alle *afferenten* (die Erregung zum Gehirn leitenden) Nervenfasern verlaufen über die *Hinterwurzeln* in das Rückenmark, während alle *efferenten* (die Erregung vom Gehirn zur Peripherie leitenden) bzw. motorischen und vegetativen Fasern das Rückenmark über die *Vorderwurzeln* verlassen und zu ihren Erfolgsorganen in der Peripherie ziehen. Die Zellkörper der efferenten Nervenfasern liegen alle in der grauen Substanz. Hingegen befinden sich die Zellkörper der afferenten Nervenfasern alle *außerhalb* des Rückenmarks, und zwar nahe den Durchtrittsstellen der Wurzeln aus dem Wirbelkanal. Diese lokale Anhäufung von vielen Nervenzellen außerhalb des zentralen Nervensystems wird als *Ganglion* bezeichnet (hier genauer als Spinalganglion). Im Übrigen bilden auf jeder Seite die Vorder- und Hinterwurzeln einen gemeinsamen Nerv, den *Spinalnerv*, der durch eine Lücke zwischen 2 Wirbelbögen (Zwischenwirbelloch) aus dem Wirbelkanal austritt. Die aus dem Rückenmark austretenden Nerven versorgen den ganzen Körper – mit Ausnahme des Kopfes, der von 12 paarigen Kopfnerven innerviert wird.

9.1.6 Physiologie des Neurons

■ **Wie leitet die Nervenzelle Informationen weiter?**
Dies geschieht mithilfe von elektrischen und chemischen Signalen, die in 2 Gruppen eingeteilt werden:
- Aktionspotenziale
- Synaptische Potenziale

Aktionspotenziale leiten die elektrische Erregung am Neuriten entlang, vergleichbar der Stromleitung im Haushalt. Hierbei fließt der Strom immer einem Spannungsgefälle entlang, d. h. vom Ort hoher Spannung zum Ort mit niedrigerer Spannung.

Synaptische Potenziale bewirken mithilfe von Transmittern eine chemische Erregungsübertragung zwischen Nervenzelle und Sinneszelle, Nervenzelle und Nervenzelle, Nervenzelle und Muskelfaser, Nervenzelle und Drüse usw.

9.1.7 Rezeptoren

Rezeptoren sind Sinneszellen, die auf verschiedene Reize ansprechen, z. B. für das Sinnesorgan Auge ist das Licht der zugehörige Reiz. Alle Sinneszellen sind normalerweise für eine bestimmte Energieform besonders empfindlich, für andere Energieformen nur in geringerem Maße oder gar nicht. So ist z. B. der Schlag auf das Auge kein adäquater Sinnesreiz, um einen Sehvorgang („Sterne") auszulösen.

Die von außen auf eine Sinneszelle eintreffende Energie (z. B. das ins Auge fallende Licht) muss vor der Weiterleitung in das Gehirn, wo der eigentliche Sehvorgang stattfindet, in Erregung umgewandelt werden. Diese Erregung wird von den sensiblen Nervenzellen dem zentralen Nervensystem als elektrisches Signal zugeleitet.

> ▶ **Beispiel**
> Das auf die Netzhaut des Auges einfallende Licht wird nicht als Lichtstrahl zur Sehrinde geleitet, sondern vorher in eine Erregung umgewandelt, die dann als elektrisches Signal zum Sehzentrum gelangt. ◀

9.2 Aufbau und Funktion des autonomen Nervensystems

Das autonome oder vegetative Nervensystem innerviert das Herz und die Gefäße sowie die Drüsen und die glatte Muskulatur aller Organe, nicht jedoch die quergestreifte Muskulatur. Es besteht aus einem *afferenten*, den Reiz zum zentralen Nervensystem hintragenden Anteil und einem *efferenten* (motorischen) Teil, der die Impulse vom zentralen Nervensystem zu den Organen leitet. Der efferente Teil des sympathischen und parasympathischen Leitungsbogens besteht aus 2 Neuronen, den prä- und den postganglionären Neuronen. Die Zellkörper des afferenten (viszerosensiblen) Neurons befinden sich in den Spinalganglien und in den sensiblen Ganglien. Die übergeordneten Integrationszentren liegen im verlängerten Rückenmark (Medulla oblongata) und im Hypothalamus. Diese Zentren regeln Atmung und Herz-Kreislauf-Funktion, Stoffwechsel, Temperatur, Schlaf, Drüsensekretion, Gefühle (Emotionen) usw. Da diese Funktionen nicht direkt dem Willen des Menschen unterworfen sind und auch nicht bewusst erlebt werden, wird das vegetative Nervensystem auch als unwillkürliches (autonomes, selbstregulierendes) Nervensystem bezeichnet. Für die Anästhesie spielt das autonome Nervensystem eine wichtige Rolle, weil seine Funktionen durch die meisten Anästhetika und viele andere bei der Narkose zugeführte Substanzen beeinflusst werden.

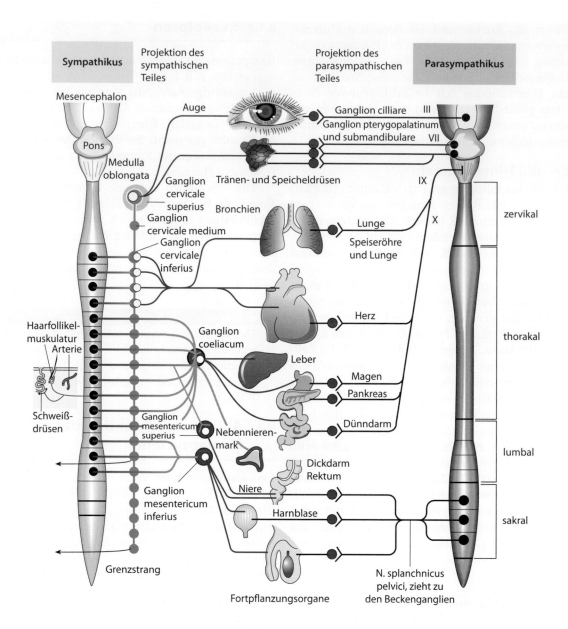

☐ Abb. 9.4 Aufbau des autonomen Nervensystems. Der Sympathikus entspringt im thorakolumbalen Bereich des Rückenmarks, der Parasympathikus hingegen im Hirnstamm und im sakralen Teil des Rückenmarks. (Nach Kandell: Neurowissenschaften, Spektrum, 1996; mit freundlicher Genehmigung von McGraw-Hill Companies, Inc.)

9.2.1 **Aufbau des peripheren autonomen Nervensystems**

Das periphere autonome Nervensystem (☐ Abb. 9.4) besteht aus 2 Komponenten, die überwiegend einander entgegen gerichtete Wirkungen aufweisen:
- Sympathikus
- Parasympathikus

Sympathisches Nervensystem

Die Zellkörper der präganglionären sympathischen Neurone liegen in den Seitenhörnern des Rückenmarks, und zwar im gesamten Brust- und im oberen Lendenmarkbe-reich (C8–L2 oder L3), also *thorakolumbal* (☐ Abb. 9.4). Ihre Neuriten verlassen das Rückenmark durch die Vorderwurzeln und ziehen dort zu den sympathischen Ganglien. Hier verbinden sie sich über Synapsen mit den dort befindlichen Neuronen. Von den Ganglien aus verlaufen die *postganglionären* (nachganglionären) Nervenfasern zu den verschiedenen Organen, Blutgefäßen, Drüsen usw. Die *Ganglien* sind rechts und links der Wirbelsäule von oben nach unten durch Nervenstränge miteinander verbunden; diese Ganglienkette bildet den rechten und linken **Grenzstrang** (☐ Abb. 9.4). Sympathische Ganglien gibt es außerdem noch im Bauch und im Becken. Das sympathische Nervensystem wirkt u. a. erregend auf das Herz und die Gefäßmuskulatur sowie die Pupillen, hingegen hemmend auf die Darm- und Bronchialmuskulatur.

Der Überträgerstoff von den postganglionären Neuronen auf die Effektoren, z. B. das Herz oder die Gefäßmuskeln, ist das **Noradrenalin** (◘ Abb. 9.5).

Darum werden die postganglionären Neurone auch als *adrenerg* bezeichnet.

> Im sympathischen Nervensystem gibt es keine *afferenten* Fasern!

Zum sympathischen Nervensystem gehört auch das **Nebennierenmark**. Dieses Organ ist ein sympathisches Ganglion, das aus postganglionären Neuronen besteht. Diese postganglionären Neurone werden durch präganglionäre Neuriten aktiviert. Werden die präganglionären Neurone erregt, so setzt das Nebennierenmark *Hormone* frei, die **Katecholamine**

- Adrenalin und
- Noradrenalin.

Diese Substanzen gelangen in den Kreislauf und wirken v. a. auf den Stoffwechsel, sodass vermehrt Brennstoffe wie Glukose und freie Fettsäuren für „Stressreaktionen" („Kampf- oder Fluchtreaktion") bereitgestellt werden. Hierbei überwiegt Adrenalin mit einem Anteil von 80 %.

Parasympathisches Nervensystem

Die Zellkörper der präganglionären Neurone des parasympathischen Nervensystems liegen im Hirnstamm und im sakralen Teil des Rückenmarks (S2–S4, ◘ Abb. 9.4). Wichtigster parasympathischer Nerv ist der X. Hirnnerv, der **N. vagus**; daneben verlaufen präganglionäre Axone auch in den Hirnnerven III, VII und IX.

Die Ganglien des parasympathischen Nervensystems liegen dicht bei den versorgten Organen, also nicht, wie die des Sympathikus, neben der Wirbelsäule. Der periphere Anteil besteht immer aus 2 Nervenzellen, die miteinander über Synapsen in den Ganglien verbunden sind. Das 1. Neuron läuft zum Ganglion hin; der entsprechende Neurit ist eine präganglionäre Nervenfaser. Das 2. Neuron liegt im Ganglion; der zugehörige Neurit wird als postganglionäre Nervenfaser bezeichnet.

Die präganglionären Nervenfasern sind lang, die postganglionären Fasern hingegen kurz. Die meisten Organe des Körpers sind parasympathisch *und* sympathisch innerviert.

Der Überträgerstoff im parasympathischen Nervensystem ist prä- und postganglionär das **Acetylcholin** (◘ Abb. 9.5).

Wegen ihres Überträgerstoffs werden die parasympathischen Neurone auch als *cholinerg* bezeichnet. Statt parasympathischer Innervation wird auch der Begriff *vagale Innervation* verwendet, wenn Vagusfasern das entsprechende Organ versorgen.

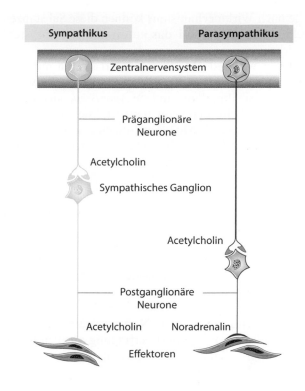

◘ **Abb. 9.5** Überträgerstoffe im autonomen Nervensystem

Unterschied zwischen Sympathikus und Parasympathikus

Der wesentliche Unterschied zwischen beiden Systemen besteht in ihrer Wirkung auf die Organe und in den jeweiligen Überträgerstoffen. Der Sympathikus wirkt meist erregend auf die Organfunktion, der Parasympathikus hemmend.

Der Sympathikus wird auch als **Notfallsystem** betrachtet, das unter „Stress" maximal aktiviert werden kann. Der Parasympathikus hingegen ist der Nerv des Schutzes und Ausgleichs; er dient der Erhaltung und Neugewinnung von Energien und dominiert im Stadium der Ruhe und Entspannung.

9.3 Pharmakologie des autonomen Nervensystems

Bei einer Narkose, aber auch bei Patienten auf der Intensivstation, werden häufig Medikamente eingesetzt, die auf das autonome Nervensystem einwirken. Hierbei können Substanzen unterschieden werden, die wie ein Überträgerstoff (Transmitter) des autonomen Nervensystems wirken; sie werden wegen der imitierenden Wirkung als *„Mimetika"* bezeichnet. Daneben gibt es Substanzen, die den Überträgerstoff bzw. seine Wirkung blockieren; sie werden als *„Lytika"* bezeichnet.

Je nach Wirkmechanismus können diese Substanzen direkt oder indirekt auf das autonome Nervensystem einwirken:

- *Direkt* wirkende Medikamente reagieren mit dem Rezeptor des autonomen Nervensystems. Entweder erregen sie ihn, dann sind sie *Agonisten*, oder sie besetzen und blockieren ihn, dann sind sie *Antagonisten*.
- *Indirekt* wirkende Medikamente greifen in den Stoffwechsel der Überträgerstoffe ein. Auch sie können erregend oder hemmend wirken. *Acetylcholin* spielt als Überträgerstoff eine zentrale Rolle im autonomen Nervensystem. Die Substanz befindet sich
  - in allen präganglionären Fasern des Parasympathikus und Sympathikus,
  - in allen postganglionären parasympathischen Fasern,
  - in einigen postsynaptischen Sympathikusfasern (z. B. Schweißdrüsen).

Außerhalb des autonomen Nervensystems vermittelt Acetylcholin die Erregungsübertragung an allen motorischen Endplatten der Skelettmuskulatur.

9.3.1 Pharmakologie des parasympathischen Nervensystems

Parasympathikomimetika

Diese Substanzen wirken wie eine *Acetylcholinfreisetzung* im postganglionären Parasympathikus; sie *erregen* also den Parasympathikus. Die folgenden beiden Gruppen von Parasympathikomimetika können unterschieden werden:

- *Direkte Parasympathikomimetika*, z. B. Acetylcholin, Pilocarpin, Muskarin, Arecolin
- *Indirekte Parasympathikomimetika*, z. B. Cholinesterasehemmer wie Physostigmin, Neostigmin, Pyridostigmin

Acetylcholin

Acetylcholin wird wegen seiner diffusen Wirkung und raschen Spaltung in unwirksame Metabolite nicht als Medikament eingesetzt. Körpereigenes Acetylcholin hat folgende Wirkungen:

- **Herz-Kreislauf-System:** Erweiterung der Blutgefäße (Vasodilatation) mit Blutdrucksenkung, Abnahme der Herzfrequenz (negativ chronotrop), Verminderung der Kontraktionskraft der Vorhöfe (negativ inotrop)
- **Auge:** Pupillenverengung (Miosis),
- **Magen-Darm-Trakt:** Tonuserhöhung, Zunahme von Kontraktion und Peristaltik, Steigerung der Drüsensekretion, Übelkeit, Erbrechen, Krämpfe
- **Harnblase:** Kontraktion des parasympathischen Blasenmuskels, Abnahme der Blasenkapazität, Entleerung der Blase

Cholinesterasehemmer

Diese Substanzen sind Anticholinesterasen, d. h. indirekte Parasympathikomimetika (die aber auch noch an der motorischen Endplatte wirken). Sie hemmen die Cholinesterasen; das sind Enzyme, die das Acetylcholin abbauen (▶ Kap. 14). Hierdurch wird Acetylcholin verzögert abgebaut; die Acetylcholinkonzentration am Rezeptor steigt an, der Tonus des Parasympathikus nimmt zu.

Cholinesterasehemmer wie *Neostigmin (Prostigmin)* und *Pyridostigmin (Mestinon)* erregen den Darm und die motorische Endplatte, kontrahieren die Bronchien und verlangsamen die Herzfrequenz. Lokal am Auge angewandt wirken sie pupillenverengend.

Die Substanzen werden z. B. angewandt bei

- Darm- oder Blasenatonie,
- Antagonisierung von nichtdepolarisierenden (ND-) Muskelrelaxanzien,
- Myasthenia gravis,
- Glaukom.

Parasympathikolytika

Diese Substanzen *hemmen* die Wirkung von Acetylcholin in Organen, die durch postganglionäre cholinerge Fasern innerviert werden. In der Anästhesie werden sie eingesetzt zur

- Hemmung der Drüsensekretion und
- Blockierung vagaler Herz-Kreislauf-Reaktionen.

Atropin

Atropin ist der Prototyp eines Parasympathikolytikums. Die Substanz gehört zu den Belladonna-Alkaloiden, die in früheren Zeiten gern von schönen Frauen („bella donna") gehobener Gesellschaftsschichten angewandt wurden, um wundersam große Pupillen zu erhalten. Andere Belladonna-Alkaloide sind Scopolamin und Homatropin.

- **Wirkmechanismus**

Atropin und die anderen Substanzen dieser Gruppe üben eine kompetitive (verdrängende) Wirkung auf Acetylcholin und andere muskarinartige Stoffe aus. *Antagonisten* dieser Substanz sind die Cholinesterasehemmer.

- **Wirkort**

Exokrine Drüsen, glatte Muskelzellen und das Herz: Hier wird der Parasympathikus geblockt.

Pharmakologische Eigenschaften

- **Zentrales Nervensystem**

Atropin stimuliert in klinischen Dosen (0,5–1 mg) die Medulla oblongata und höhere zerebrale Zentren. In toxischen Dosen ist die erregende Wirkung ausgeprägter: Unruhe, Erregbarkeit, Desorientiertheit, Halluzinationen, Delir (z. B. Tollkirschenvergiftung). Bei sehr hohen Dosen tritt der Tod durch zentrale Atemlähmung ein.

Scopolamin erzeugt in klinischen Dosen (0,3–0,5 mg) Müdigkeit und Amnesie.

■ Auge

Der M. sphincter pupillae und der M. ciliaris werden bei lokaler Anwendung gelähmt; hierdurch kommt es zur Pupillenerweiterung (Mydriasis) und Akkommodationslähmung mit Sehstörungen. Intramuskulär verabreichtes Atropin beeinflusst das Auge nicht (► Kap. 30). Die lokalen Wirkungen am Auge können mit Pilocarpin oder Cholinesterasehemmern aufgehoben werden.

■ Respirationstrakt

Atropin hemmt die Sekretion der Drüsen in Nase, Mund, Rachen und Bronchien. Hierdurch trocknen die Schleimhäute aus. Dieser Effekt ist in der Anästhesie erwünscht, wenn sekretionssteigernde Anästhetika (z. B. Ketamin) eingesetzt oder sekretionsfördernde Manipulationen (z. B. Bronchoskopie) durchgeführt werden.

Atropin relaxiert in gewissem Ausmaß die glatten Muskeln der Bronchien und kann so eine durch Parasympathikomimetika bzw. cholinerge Substanzen hervorgerufene Bronchokonstriktion antagonisieren.

■ Herz

Nach i. v. Injektion von Atropin steigt die Herzfrequenz an, weil die vagalen Einflüsse auf den Sinusknoten blockiert werden. Die Wirkung ist am deutlichsten bei jungen Menschen mit hohem Vagotonus, während sie bei Kindern und sehr alten Menschen ganz ausbleiben kann.

Atropin wird auch eingesetzt, um vagal bedingte Bradykardien oder Asystolien zu beseitigen. Die Wirkungen auf den Blutdruck sind gering.

■ Magen-Darm-Trakt

Atropin hemmt im gesamten Magen-Darm-Trakt die Peristaltik.

■ Schweißdrüsen

Die Schweißdrüsen werden in ihrer Aktivität gehemmt.

■ Körpertemperatur

Nach der Gabe von höheren Dosen kann bei Erwachsenen die Körpertemperatur ansteigen. Hingegen genügen bei Neugeborenen und Kleinkindern oft bereits niedrige Dosen, um ein „*Atropinfieber*" hervorzurufen. Die Hemmung der Schweißdrüsensekretion scheint hierbei der wesentliche Faktor zu sein.

■ Zufuhr

Atropin kann s. c., i. m. oder i. v. gegeben werden. Per os wird die Substanz nur zu 25 % resorbiert. Atropin verschwindet rasch aus dem Blut und verteilt sich im restlichen Körper.

Anästhesie und Anticholinergika

Atropin oder andere Parasympathikolytika werden nicht routinemäßig für Narkosen eingesetzt, sondern nur bei speziellen Indikationen:

- Behandlung einer vagalen Stimulation des Herzens
- Prophylaxe starker Speichel- und Bronchialsekretion, z. B. bei Bronchoskopien
- Gleichzeitige Gabe mit Cholinesterasehemmern bei der Antagonisierung von Muskelrelaxanzien

Für eine komplette Vagusblockade sind beim Erwachsenen etwa 3 mg Atropin erforderlich. Bei einer i. v. Injektion beginnt die Wirkung innerhalb von 1 min und hält etwa 30 min an.

Nicht zugeführt wird Atropin bei

- Fieber,
- bestimmten Herzerkrankungen,
- Hyperthyreose.

9.3.2 Physiologie des sympathoadrenergen Systems

Adrenerger Rezeptor

Alle Nervenfasern, die *Noradrenalin* freisetzen, werden als *adrenerg* bezeichnet. Hierzu gehören die postganglionären sympathischen Nervenfasern von Herz, Drüsen und glatten Muskelzellen.

Im peripheren Nervensystem gibt es 2 Arten von adrenergen Rezeptoren: α-Rezeptoren und β-Rezeptoren. Eine Stimulation der α-Rezeptoren bewirkt eine erregende Reaktion, eine Stimulation der β-Rezeptoren zumeist eine hemmende Reaktion.

α-Rezeptoren

Bei diesen Rezeptoren können α_1- und α_2-Rezeptoren unterschieden werden:

- *α_1-Rezeptoren* finden sich postsynaptisch; sie steigern die Erregbarkeit und vermitteln die typischen α-adrenergen Reaktionen, z. B. die Kontraktion der glatten Muskelzellen.
- *α_2-Rezeptoren* befinden sich v. a. präsynaptisch; ihre Stimulation hemmt die Freisetzung des Überträgerstoffs Noradrenalin aus den Nervenendigungen, d. h., die Erregbarkeit nimmt ab. Hingegen wirkt die Blockade des α_2-Rezeptors durch sog. „α-Blocker" wie eine vermehrte Noradrenalinfreisetzung.

β-Rezeptoren

Bei den β-Rezeptoren können 3 Gruppen unterschieden werden: β_1-, β_2- und β_3-Rezeptoren. Die β_1- und β_2-Rezeptortypen steigern die Erregbarkeit.

- *β_1-Rezeptoren* befinden sich v. a. im Herzen. Hier wirken Noradrenalin und Adrenalin etwa gleich stark.

◘ Tab. 9.1   Rezeptorwirkung bei autonomer Stimulation

Organ	Rezeptoren	Adrenerge	Cholinerge
Herz			
SA-Knoten	β_1	Tachykardie	Bradykardie
Vorhöfe	β_1	Erhöhte Automatie	Verminderte Inotropie
AV-Knoten und Leitungsgewebe	β_1	Gesteigerte Leitungsgeschwindigkeit	Verminderte Leitungsgeschwindigkeit
Ventrikel	β_1	Positiv inotrop und chronotrop	Geringe Abnahme der Kontraktilität
Blutgefäße			
Haut und Schleimhäute	α	Kontraktion	Dilatation
Skelettmuskel	α, β_2	Kontraktion, Dilatation	Dilatation
Koronarien	α, β_2	Kontraktion, Dilatation	Dilatation
Magen-Darm-Trakt			
Tonus und Motilität	α_2, β_2	Abnahme	Zunahme
Sphinkter	α	Kontraktion	Relaxation
Harnblase			
M. detrusor	β	Relaxation	Kontraktion
Sphinkter	α	Kontraktion	Relaxation
Thrombozyten	α_2	Aggregation	
Auge			
Sphincter pupillae	α	Kontraktion	Keine Wirkung
M. ciliaris	β	Relaxation	Kontraktion
Haut			
Pilomotoren	α	Kontraktion	Keine Wirkung
Schweißdrüsen	α	Lokale Sekretion	Generalisierte Sekretion

- β_2-*Rezeptoren* finden sich in Blutgefäßen und Bronchien, im Magen-Darm-Trakt und im Uterus. Hier wirkt Adrenalin wesentlich stärker als Noradrenalin.
- β_3-*Rezeptoren* befinden sich im Fettgewebe. Ihre Stimulation steigert den Abbau von Fett (Lipolyse).

Dopaminerge Rezeptoren

Folgende Typen von Dopaminrezeptoren werden unterschieden: DA_1-, DA_2-, DA_3-, DA_4- und DA_5-Rezeptoren.

Die DA_1-Rezeptoren befinden sich in den glatten Muskeln der Blutgefäße von Niere, Herz, Splanchnikusgebiet und Gehirn, außerdem in den proximalen Tubuluszellen der Niere. Ihre Aktivierung führt zur Vasodilatation, in den Tubuluszellen der Niere zur Hemmung der Na^+-Rückresorption aus der Tubulusflüssigkeit.

Die DA_2-Rezeptoren befinden sich in autonomen Ganglien und sympathischen Nervenendigungen. Ihre Stimulation bewirkt eine Hemmung der Noradrenalinfreisetzung in den sympathischen Nervenendigungen und in den Ganglien; die Sympathikusaktivität nimmt ab. Die Aktivierung der DA_2-Rezeptoren im Nebennierenmark

hemmt die Synthese und Freisetzung von Aldosteron. Außerdem befinden sich diese Rezeptoren in der Hypophyse und in den Karotiskörperchen.

In ◘ Tab. 9.1 sind die Wirkungen der verschiedenen Rezeptoren im autonomen Nervensystem zusammengestellt.

9.3.3 Pharmakologie des sympathischen Nervensystems

Im sympathischen Nervensystem gibt es verschiedene Rezeptoren und Überträgerstoffe. Die Rezeptoren werden, wie oben beschrieben, als α_1-, α_2-, β_1-, β_2- und β_3-Rezeptoren sowie als Dopaminrezeptoren bezeichnet; ihre Erregung oder Blockade führt jeweils zu unterschiedlichen Reaktionen an den Erfolgsorganen. Die wichtigsten postganglionären Überträgerstoffe sind die *Katecholamine*

- Adrenalin,
- Noradrenalin,
- Dopamin.

Präganglionär ist hingegen auch im sympathischen Nervensystem *Acetylcholin* der Überträgerstoff.

Die Wirkungen der Transmitter beruhen auf einer dosisabhängigen Stimulation dopaminerger und β- sowie α-adrenerger Rezeptoren.

Sympathikomimetika

Diese Substanzen sind adrenerge Agonisten, d. h., sie wirken wie die Freisetzung eines natürlichen Überträgerstoffs im sympathischen Nervensystem; sie imitieren dessen Wirkungen. Entsprechend den unterschiedlichen sympathischen Rezeptoren gibt es auch verschiedene Sympathikomimetika (◘ Tab. 9.2).

Adrenalin

Adrenalin (z. B. Suprarenin, Epinephrin) wird hauptsächlich im *Nebennierenmark* gebildet. Allgemein ähneln die Wirkungen einer Adrenalinzufuhr von außen denen einer Stimulation adrenerger Nerven. Die Wirkungen sind jedoch nicht identisch, da Unterschiede zwischen Adrenalin und Noradrenalin, dem eigentlichen Überträgerstoff des postganglionären Sympathikus, bestehen. Dieser Unterschied ergibt sich im Wesentlichen aus der Wirkung auf die α- und β-Rezeptoren.

▪ Blutdruck

Adrenalin (Suprarenin) steigert in klinischen Dosen den systolischen Blutdruck, während der diastolische Druck zumeist unverändert bleibt bzw. sogar etwas abfallen kann. Die Gefäße der Haut (Blässe!), Schleimhäute und Nieren verengen sich, die der Skelettmuskulatur werden erweitert. Die Hirndurchblutung bleibt unbeeinflusst. Pulmonalarteriendruck und Pulmonalvenendruck steigen an; die Koronardurchblutung nimmt zu.

▪ Herz

Adrenalin stimuliert das Herz. Es wirkt direkt auf die β-Rezeptoren des Herzens ($β_1$-Rezeptoren). Diese Rezeptoren befinden sich in Leitungs- und Schrittmachergewebe sowie im Myokard:
- Tachykardie (positiv chronotrope Wirkung)
- Beschleunigte Erregungsleitung (positiv dromotrope Wirkung)
- Zunahme der Kontraktionskraft (positiv inotrope Wirkung)
- Senkung der Reizschwelle des Myokards (positiv bathmotrope Wirkung)
- Zunahme von Arbeit und Sauerstoffverbrauch (O_2-Verbrauch) des Herzens
- Gefahr von Arrhythmien

▪ Magen-Darm-Trakt

Die glatten Muskeln des Magen-Darm-Trakts werden relaxiert.

◘ Tab. 9.2 Sympathikomimetika und ihre Rezeptoren		
Substanz	**Rezeptoren**	**Dosierung**
Adrenalin	α, β	0,01–1 µg/kg KG/min
Noradrenalin	α, β	0,01–1 µg/kg KG/min
Dopamin	Dopaminerge (D_1, D_2), β, α	2–20 µg/kg KG/min
Dobutamin	β	1–10 µg/kg KG/min

▪ Uterus

Adrenalin stimuliert in der Schwangerschaft die β-Rezeptoren des Uterus: Tonus des Uterus und Wehenstärke nehmen ab („Wehenhemmung").

▪ Atemwege

Die Bronchien werden durch Stimulierung der $β_2$-Rezeptoren erweitert (Bronchodilatation oder -lyse).

▪ Zentrales Nervensystem

Während der Infusion von Adrenalin können Unruhe, Angst, Kopfschmerzen und Tremor auftreten.

▪ Stoffwechsel

Der Blutzucker wird gesteigert, Kalium kann vorübergehend ansteigen.

▪ Zufuhr

Adrenalin kann s. c., i. m., i. v. oder per Infusion zugeführt werden. Die orale Anwendung ist unwirksam. Im Körper wird Adrenalin sehr rasch, d. h. innerhalb von Sekunden inaktiviert.

Bei der i. v. Injektion sollte die Substanz wegen der ausgeprägten Nebenwirkungen verdünnt werden. Als Einzeldosis reichen meist 0,25 mg oder weniger. Dosierung bei Dauerinfusion: ◘ Tab. 9.2.

Bei s. c. Injektionen können lokale Reizungen des subkutanen Gewebes auftreten. Handelspräparationen von Adrenalin sind
- Injektionslösung 1 : 1000, z. B. Suprarenin,
- Nasentropfen zur Schleimhautabschwellung,
- Aerosol für Asthmatiker beim Asthmaanfall,
- wässrige Lösung,
- Zusatz in Lokalanästhetikalösungen.

▪ Therapeutische Anwendung

Adrenalin wird bei folgenden Krankheitsbildern eingesetzt:
- Bronchospasmus
- Allergischer Schock
- Herzstillstand
- Lokale Blutstillung
- Zusatz für Lokalanästhetika als Vasokonstriktor (Verlängerung der Wirkdauer)

- **Nebenwirkungen**

Folgende Nebenwirkungen können bei der Gabe von Adrenalin auftreten:
- Furcht, Angst, Spannung, Kopfschmerzen, Zittern, Benommenheit, Blässe, Atemnot, Herzklopfen
- Hypertonie mit Hirnblutungen
- Herzrhythmusstörungen und Tachykardie
- Abnahme der Nierendurchblutung

Noradrenalin

Noradrenalin (z. B. Arterenol) ist der natürliche Transmitter an postganglionären adrenergen Nerven. Die Substanz wirkt vorwiegend auf die α-Rezeptoren und nur wenig auf die β-Rezeptoren – mit Ausnahme der β-Rezeptoren des Herzens.

- **Herz**

Die Wirkung ist positiv inotrop, jedoch geringer als bei Adrenalin. Der Sinusknoten wird stimuliert; die Herzfrequenz kann jedoch abnehmen, weil durch den ausgelösten Blutdruckanstieg die Karotis- und Aortenkörperchen erregt werden (Reflexbradykardie). Die Koronardurchblutung nimmt zu.

- **Kreislauf**

Systolischer und diastolischer Blutdruck steigen durch die Stimulation der α-Rezeptoren an. Die begleitende Bradykardie kann durch Atropin beseitigt werden. Das zirkulierende Blutvolumen nimmt ab, weil eiweißfreie Flüssigkeit in den Extrazellulärraum verlagert wird.

- **Bronchien**

Noradrenalin führt zu einer geringen Erweiterung der Bronchien.

- **Stoffwechsel**

Der Blutzucker steigt nur nach höheren Dosen an.

- **Nebenwirkungen**

Die Nebenwirkungen sind ähnlich wie bei Adrenalin. Von besonderer Bedeutung ist die starke Abnahme der Nierendurchblutung und des Blutflusses im Magen-Darm-Trakt.

- **Zufuhr**

Noradrenalin (z. B. Arterenol) sollte nur per Infusion zugeführt, nicht als i. v. Bolus (Wirkung nicht steuerbar) und auch nicht per os (unwirksam).

> Wegen der Nekrosegefahr darf Noradrenalin (z. B. Arterenol) niemals paravasal infundiert werden!

- **Therapeutische Anwendung**

Als generalisierter Gefäßkonstriktor bei Blutdruckabfällen unterschiedlicher Ursache (vorher Volumen ausgleichen!). Dosierung und Richtlinien: ▶ Kap. 51.

Dopamin

Dopamin ist die direkte Vorstufe von Noradrenalin. Die Substanz befindet sich in hoher Konzentration in sympathischen Nerven und im Nebennierenmark, weiterhin ist Dopamin ein zentraler Neurotransmitter. Dopamin steigert die Erregbarkeit von D_1-Rezeptoren, während die Erregbarkeit der D_2-Rezeptoren vermindert wird.

- **Herz**
- Steigerung der Herzfrequenz,
- Zunahme der Kontraktionskraft.

- **Kreislauf**

Die Wirkungen sind dosisabhängig. Arterieller Blutdruck und Herzfrequenz nehmen erst in höheren Dosen zu; Nierendurchblutung und Herzzeitvolumen hingegen bereits mit geringeren Dosen. Außerdem wird die Urinausscheidung gesteigert.

- **Nebenwirkungen**

Bei der Gabe von Dopamin können folgende Nebenwirkungen auftreten:
- Ventrikuläre Arrhythmien, Tachykardien
- In niedriger Dosis Blutdruckabfall
- Übelkeit und Erbrechen

- **Zufuhr**

Dopamin wird immer per Infusion zugeführt, bevorzugt über einen zentralen Venenkatheter.

> Dopamin darf nicht zusammen mit alkalischen Lösungen (z. B. Natriumbikarbonat) infundiert werden.

- **Therapeutische Anwendung**

Anstelle von Dopamin wird in der Regel **Dobutamin** als kardiovaskuläres Medikament eingesetzt.

Dobutamin

Dobutamin (z. B. Dobutrex) ist ein synthetisches Sympathikomimetikum mit geringeren Wirkungen auf die Herzfrequenz und den peripheren Gefäßwiderstand als die anderen Katecholamine. Primär werden β-Rezeptoren stimuliert, die dopaminergen Rezeptoren der Nierengefäße werden jedoch nicht beeinflusst.

- **Wirkung**

Die wichtigsten Wirkungen von Dobutamin sind
- Zunahme der Kontraktionskraft des Herzens, der Herzfrequenz und des Herzzeitvolumens,
- periphere Gefäßerweiterung mit Abnahme des peripheren Gefäßwiderstands.

- **Therapeutische Anwendung**

Herzinsuffizienz, v. a. bei hohem peripherem Widerstand mit normalem Blutdruck. Bei niedrigem Blutdruck sollte die Substanz nicht eingesetzt bzw. mit Noradrenalin kombiniert werden. Eine Kombination mit anderen inotropen Substanzen oder mit Vasodilatatoren ist ebenfalls möglich; zur Dosierung: ◘ Tab. 9.2.

■ **Nebenwirkungen**

Unter Dobutamin können folgende Nebenwirkungen auftreten:

- Tachykardie und Herzrhythmusstörungen
- Blutdruckabfall durch periphere Gefäßdilatation

Sympatholytika

Diese Substanzen hemmen die Wirkung der sympathischen Überträgerstoffe an den Erfolgsorganen. Sie können auf die α-Rezeptoren oder auf die β-Rezeptoren wirken:

- α-Blocker: z. B. Phenoxybenzamin (Dibenzyline)
- β-Blocker: z. B. Propranolol (Dociton), Pindolol (Visken)

α-Blocker werden zur Hypertoniebehandlung eingesetzt, β-Blocker ebenfalls bei Hypertonie, v. a. aber bei koronarer Herzkrankheit (Einzelheiten: ► Kap. 56).

Nachschlagen und Weiterlesen

Amthor F (2019) Das menschliche Gehirn für Dummies, 2. Aufl. Wiley-VCH, Weinheim

Carter R (2019) Das Gehirn. Anatomie, Sinneswahrnehmung, Gedächtnis, Bewusstsein, Störungen. Dorling Kindersley, München

Haensch CA, Jost W (2009) Das autonome Nervensystem. Kohlhammer, Stuttgart

Schmidt RF, Schaible HG (2006) Neuro- und Sinnesphysiologie, 5. Aufl. Springer, Berlin, Heidelberg, New York

Trepel M (2017) Neuroanatomie. Struktur und Funktion. Mit StudentConsult. Urban & Fischer/Elsevier, München

Inhalationsanästhesie

Reinhard Larsen

Inhaltsverzeichnis

© Der/die Herausgeber bzw. der/die Autor(en), exklusiv lizenziert durch Springer-Verlag GmbH, DE, ein Teil von Springer Nature 2021
R. Larsen, T. Fink, T. Müller-Wolff (Hrsg.), *Larsens Anästhesie und Intensivmedizin für die Fachpflege*,
https://doi.org/10.1007/978-3-662-63127-0_10

10

Inhalationsanästhetika werden über die Lungen in den Körper aufgenommen und mit dem Blutstrom in den verschiedenen Körpergeweben und -organen verteilt. Ihr Hauptwirkort ist das *Gehirn*, dessen Funktion auf noch nicht geklärte Weise so gedämpft wird, dass eine Narkose bzw. chirurgische **Allgemeinanästhesie** entsteht. Nach Unterbrechung der Zufuhr strömen die Inhalationsanästhetika aus dem Gehirn wieder in das Blut zurück und werden ausgeatmet. Gebräuchliche Inhalationsanästhetika sind Isofluran, Desfluran und Sevofluran (volatile Anästhetika), außerdem – zunehmend seltener – das Lachgas. Die volatilen Anästhetika liegen bei Raumtemperatur als Flüssigkeit vor und müssen in speziellen Verdampfern (Vapore) in den dampfförmigen Zustand überführt werden, damit sie eingeatmet werden können. Lachgas benötigt dagegen keine Verdampfer. Die volatilen Anästhetika werden wegen ihrer geringen toxischen Breite und kardiovaskulären Nebenwirkungen standardmäßig mit anderen Substanzen (Opioide, Lachgas, Muskelrelaxanzien) kombiniert. Diese Kombinationsnarkosen sind besser steuerbar als andere Formen der Allgemeinanästhesie und gehen mit weniger Nebenwirkungen einher als die reine Inhalationsanästhesie.

■ **Vorteile**
Die Aufnahme und auch die Ausscheidung der Inhalationsanästhetika hängt primär von der *Atmung* ab. Daher kann die Narkosetiefe leicht durch Änderungen der Narkosegaskonzentration in der Inspirationsluft verändert und so dem jeweiligen Bedarf angepasst werden.

■ **Nachteile**
- Die Narkoseeinleitung per Inhalation verläuft relativ langsam und geht mit einem Erregungsstadium einher.
- Bei vielen Patienten sind für eine ausreichende Narkosetiefe inspiratorische Konzentrationen erforderlich, die zum Abfall des Blutdrucks und des Herzzeitvolumens führen können.
- Bei der Narkoseausleitung kann ein Delir („emergence delir") auftreten, v. a. bei Kindern.
- Isofluran, Desfluran und Sevofluran können eine maligne Hyperthermie auslösen.
- Die Inhalationsanästhetika sind Treibhausgase, besonders Desfluran.

Reine Inhalationsanästhesien werden eher selten vorgenommen und stattdessen zumeist verschiedene Substanzen miteinander kombiniert. Die Inhalationsanästhesie ist somit in der Regel eine **Kombinationsnarkose**, die sich z. B. aus folgenden Komponenten zusammensetzen kann:
- *Intravenöses Anästhetikum* zur raschen Einleitung der Narkose, z. B. Propofol oder Thiopental
- *Opioid* als starkes Analgetikum, z. B. Fentanyl, Remifentanil, Sufentanil

- *Volatiles Anästhetikum* für die Aufrechterhaltung der Narkose, z. B. Desfluran, Sevofluran oder Isofluran (evtl. kombiniert mit Lachgas, um den Dosisbedarf noch weiter zu reduzieren)
- *Nichtdepolarisierendes (ND-) Muskelrelaxans* zur Erschlaffung der Muskulatur, v. a. bei Bauch- und intrathorakalen Operationen sowie bei Eingriffen, die ein absolut ruhiges OP-Feld erfordern

---

Gebräuchliche Inhalationsanästhetika
- Isofluran (Forene)
- Desfluran (Suprane)
- Sevofluran (Sevorane)
- Lachgas (Stickoxidul, N_2O)

10.1 Physikalisch-chemische Eigenschaften der Inhalationsanästhetika

Die Inhalationsanästhetika liegen bei Raumtemperatur in folgender Form vor:
- *Gas:* Lachgas (N_2O)
- *Flüssigkeit:* Isofluran, Desfluran, Sevofluran

Die flüssigen Inhalationsanästhetika müssen zunächst in den *dampfförmigen* (volatilen) Zustand umgewandelt werden, damit sie eingeatmet werden können. Diese Umwandlung erfolgt in speziellen **Narkosemittelverdampfern (Vaporen)**, über die das Inhalationsanästhetikum dem Patienten in einer genau einstellbaren Konzentration zugeführt wird (▶ Kap. 6).

Lachgas kann dagegen direkt aus dem Gaszylinder oder der zentralen Gasversorgung über eine Dosiereinrichtung (Rotameter) durch das Narkosesystem zum Patienten geleitet werden.

Ob ein Inhalationsanästhetikum bei Raumtemperatur als Gas oder als Flüssigkeit vorliegt, hängt von seinem *Siedepunkt* ab. Es gilt:

❯ Ein Inhalationsanästhetikum ist flüssig, wenn sein Siedepunkt über der Raumtemperatur, und gasförmig, wenn sein Siedepunkt unterhalb der Raumtemperatur liegt.

■ **Löslichkeit**
Wie kommen die Inhalationsanästhetika zu ihrem eigentlichen Wirkort – dem Gehirn? Die Inhalationsanästhetika werden mit dem Blut zum Gehirn transportiert. Für den Transport müssen sich die Gase aber zunächst im Blut lösen. Hierbei ist nach dem *Henry-Gesetz* die im Blut physikalisch gelöste Menge des Inhalationsanästhetikums direkt proportional dem Partialdruck der Substanz im Blut. Im Gleichgewichtszustand ist der Partialdruck des Gases im Blut genauso hoch wie in der Inspirations- bzw. Alveolarluft.

Die einzelnen Inhalationsanästhetika besitzen eine unterschiedliche Löslichkeit: Sie ist gering für Sevofluran, Desfluran und Lachgas, für Isofluran dagegen höher.

10.2 Aufnahme und Verteilung der Inhalationsanästhetika

Die Tiefe der Narkose, die mit einem bestimmten Inhalationsanästhetikum erreicht werden kann, hängt vom Partialdruck des Anästhetikums im *Gehirn* ab Das Gehirn nimmt das Inhalationsanästhetikum so lange auf, bis die Partialdrücke in der Alveolarluft und im Gehirn gleich sind. Darum spielt die **Konzentration** (bzw. der Partialdruck) **in der Alveolarluft** eine zentrale Rolle für die Narkose.

Für die Narkosepraxis ist wichtig, dass die alveoläre Konzentration eines Inhalationsanästhetikums rasch durch Änderung der Atmung bzw. Beatmung und der Konzentration in der Inspirationsluft beeinflusst werden kann.

10.2.1 Aufnahme des Anästhetikums

Die Aufnahme des Inhalationsanästhetikums in das Blut der Lunge hängt im Wesentlichen von folgenden 3 Faktoren ab:
- Blutlöslichkeit des Anästhetikums
- Herzzeitvolumen
- Partialdruckdifferenz des Anästhetikums zwischen Alveolen und Lungenvenenblut

Blutlöslichkeit des Inhalationsanästhetikums
Als Löslichkeit eines Inhalationsanästhetikums bezeichnet man das Verhältnis seiner Konzentrationen in 2 Phasen, die miteinander im Gleichgewicht stehen. Auf das Blut bezogen, wird die Löslichkeit auch als **Blut-Gas-Verteilungskoeffizient** beschrieben. Der Blut-Gas-Verteilungskoeffizient eines Inhalationsanästhetikums charakterisiert das Verhältnis der Konzentration im Blut zur Konzentration in der Gasphase und verdeutlicht somit, wie sich das Anästhetikum zwischen diesen beiden Phasen (Blut und Gas) verteilt hat, wenn ein Gleichgewicht erreicht worden ist.

> Im Gleichgewicht sind die *Partialdrücke* des Anästhetikums in beiden Phasen gleich, die *Konzentrationen* hingegen unterschiedlich.

Ein hoher Blut-Gas-Verteilungskoeffizient bedeutet eine starke Blutlöslichkeit und umgekehrt. Für die Praxis gilt: Je löslicher ein Inhalationsanästhetikum im Blut ist, desto mehr Substanz muss aufgenommen werden, um den Partialdruck im Blut zu erhöhen. Darum steigt der Partialdruck gut löslicher Anästhetika langsam

an, der von schlecht löslichen Anästhetika hingegen schneller.

Daher gilt: Die Narkoseeinleitung verläuft mit gut blutlöslichen Substanzen langsamer als mit schlecht löslichen.

Partialdruckdifferenz zwischen Alveolen und Lungenvenenblut
Ist die Partialdruckdifferenz zwischen Alveolarluft und Lungenvenenblut hoch, wird auch eine entsprechend größere Menge des Inhalationsanästhetikums aufgenommen als bei einer nur geringen Partialdruckdifferenz. Die Differenz zwischen den Partialdrücken entsteht durch die fortlaufende Aufnahme des Anästhetikums aus dem Blut in die verschiedenen Gewebe des Körpers. Hierdurch wird nämlich der Partialdruck im Blut ständig erniedrigt. Erst wenn alle Gewebe mit dem Inhalationsanästhetikum gesättigt sind und damit ein Partialdruckgleichgewicht zwischen den Geweben und dem arteriellen Blut erreicht worden ist, verschwindet die Partialdruckdifferenz zwischen Alveolen und Blut, und es wird kein weiteres Gas mehr aufgenommen.

10.2.2 Verteilung des Anästhetikums im Körper

Die Aufnahme der Inhalationsanästhetika aus dem Blut in die verschiedenen Gewebe des Körpers hängt von folgenden Faktoren ab:
- Gewebelöslichkeit des Anästhetikums
- Durchblutung der Gewebe
- Partialdruckdifferenz des Anästhetikums zwischen Blut und Gewebe

Gewebelöslichkeit
Die Löslichkeit eines Anästhetikums im Gewebe wird durch den **Gewebe-Blut-Verteilungskoeffizienten** charakterisiert. Er beträgt für die meisten fettfreien Gewebe etwa 1, d. h., es besteht kein wesentlicher Unterschied zwischen Blut- und Gewebelöslichkeit. Anders hingegen im *Fettgewebe*: Hier ist der Verteilungskoeffizient wesentlich größer als 1.

Hieraus folgt: Der größte Teil des im Blut befindlichen Anästhetikums wird in die Fettgewebe aufgenommen.

Durchblutung der Gewebe
Je größer die Durchblutung eines Gewebes ist, desto schneller steigen hier der Partialdruck und die Konzentration des Inhalationsanästhetikums an. Daher erreichen die gut durchbluteten Organe wie Gehirn, Herz, Nieren, Leber und Verdauungstrakt rasch ein Gleichgewicht mit dem Partialdruck des Anästhetikums im Blut: bei gleichbleibender Konzentration in der Inspirationsluft zumeist innerhalb von *10–15 min*. Während die gefäßreichen Gewebe bereits gesättigt sind, nehmen die weniger gut

durchbluteten Gewebe das Anästhetikum noch weiter auf. Dies gilt insbesondere für das *Fettgewebe*, dessen Aufsättigung über viele Stunden verläuft, sodass sich z. B. auch im Verlauf durchschnittlich langer Isoflurannarkosen kein Gleichgewicht mit dem Fettgewebe einstellt.

Partialdruckdifferenz zwischen Blut und Gewebe

Je größer die Partialdruckdifferenz zwischen Blut und Gewebe ist, desto schneller erfolgt der Einstrom des Inhalationsanästhetikums in das Gewebe. Da die Partialdruckdifferenz anfangs hoch ist, nehmen die Gewebe das Anästhetikum zunächst rasch auf. Mit zunehmender Angleichung der Partialdrücke verlangsamt sich jedoch die weitere Aufnahme der Substanz.

Konzentration in der Inspirationsluft

Die Konzentration des Anästhetikums in der Einatemluft beeinflusst die Geschwindigkeit, mit der die *alveoläre* Konzentration ansteigt. Es gilt:

> ❯ Je höher die Konzentration eines Anästhetikums in der Inspirationsluft ist, desto höher fällt auch die alveoläre Konzentration aus.

Größe der Ventilation

Wird die Atmung gesteigert (bei unverändertem Herzzeitvolumen), gelangt auch eine größere Menge des Anästhetikums in die Lunge. Die alveoläre Konzentration nähert sich rascher der inspiratorischen Konzentration an, dadurch verläuft auch die Narkoseeinleitung schneller. Dieser Effekt gilt für die gut im Blut löslichen Anästhetika. Während die alveoläre Konzentration von Lachgas durch eine Steigerung der Atmung nur wenig beeinflusst wird, steigt die von Isofluran hierdurch rascher an. Für die Praxis gilt daher Folgendes: Die Narkoseeinleitung mit Isofluran, Sevofluran und Desfluran kann durch Hyperventilation beschleunigt werden.

10.3 Ausscheidung der Inhalationsanästhetika

Desfluran, Sevofluran und Isofluran werden zum größten Teil wieder ausgeatmet. Nur eine sehr geringe Menge wird in der Leber verstoffwechselt (metabolisiert) und dann über die *Nieren* ausgeschieden.

Die Geschwindigkeit, mit der das Inhalationsanästhetikum ausgeatmet wird und damit der Patient aus der Narkose erwacht, hängt im Wesentlichen von den gleichen Faktoren ab wie die Aufnahme:
- Größe der Ventilation
- Höhe des Herzzeitvolumens
- Löslichkeit des Anästhetikums in Blut und Gewebe

Für die Ausscheidung des Anästhetikums über die Lungen gilt: Je höher die Ventilation bzw. das Atemminutenvolumen ist, desto rascher wird das Anästhetikum ausgeschieden.

Hierbei gibt es wieder Unterschiede zwischen den Anästhetika: Sehr gut lösliche Anästhetika werden langsam ausgeatmet, schlecht lösliche schnell. Daher erwachen Patienten aus einer Isoflurannarkose langsamer als aus einer Desfluran- oder Sevoflurannarkose.

▪ Dauer der Narkose

Die Dauer der Narkose ist für die Geschwindigkeit, mit der das Inhalationsanästhetikum ausgeschieden wird, ebenfalls von großer Bedeutung. Gut lösliche Anästhetika (Isofluran) werden in der Muskulatur und im Fettgewebe gespeichert und nur langsam wieder in das Blut abgegeben. Entsprechend wird das Erwachen verzögert. Bei kürzeren Narkosen haben diese Gewebe dagegen wesentlich weniger Anästhetikum aufgenommen, sodass in der Ausleitungsphase auch nur eine geringe Menge in das Blut abgegeben wird.

10.4 Wirkstärke der Inhalationsanästhetika – MAC

Um eine bestimmte Narkosetiefe zu erreichen, ist eine bestimmte **Mindestkonzentration** des Anästhetikums in den Alveolen erforderlich. Eine zu geringe Konzentration würde eine zu flache Narkose hervorrufen. Ein Maß für die *Wirkstärke* (Potenz) eines Inhalationsanästhetikums ist die *minimale alveoläre Konzentration* (abgekürzt MAC).

Definition

Die **minimale alveoläre Konzentration** eines Inhalationsanästhetikums ist die alveoläre Konzentration, bei der 50 % aller Patienten auf den Hautschnitt nicht mehr mit Abwehrbewegungen reagieren. Sie wird als 1 MAC des Anästhetikums bezeichnet. Die Reaktion des Blutdrucks und der Herzfrequenz wird *nicht* berücksichtigt.

Die minimale alveoläre Konzentration wird in % von 1 Atmosphäre angegeben: Beispielsweise bedeutet 1 MAC Desfluran eine alveoläre Konzentration von 6 Vol.-% in Sauerstoff (◻ Tab. 10.1).

Die einzelnen Inhalationsanästhetika besitzen eine unterschiedliche Wirkstärke und entsprechend unterschiedliche MAC-Werte (◻ Tab. 10.1). Praktisch ist wichtig:

> ❯ Je niedriger der MAC-Wert eines Inhalationsanästhetikums, desto stärker seine anästhetische Wirkung und desto geringer sein Verbrauch!

◻ Tab. 10.1 MAC-Werte von Inhalationsanästhetika ohne und mit Lachgaszufuhr

Anästhetikum	MAC-Werte in 100 % Sauerstoff (%)	MAC-Werte mit 30 % Sauerstoff und 70 % Lachgas (%)
Isofluran	1,15	0,50
Sevofluran	2,05	0,8
Desfluran	6,0	2,83
Lachgas	110	

■ **MAC$_{awake}$**

Dies ist die Konzentration des Inhalationsanästhetikums, bei der ein Patient vorhersehbar erwacht. Der MAC$_{awake}$ wird nicht wesentlich durch eine vorangegangene Zufuhr von Opioiden beeinflusst. Er beträgt etwa 1/3–1/4 des MAC-Werts für den Hautschnitt.

■ **Einflüsse auf den MAC-Wert**

Der MAC-Wert ist unabhängig von der Art des chirurgischen Reizes, dem Geschlecht, der Größe und dem Gewicht des Patienten sowie von der Narkosedauer, wird jedoch durch folgende Faktoren beeinflusst:

- Kombination mit Lachgas senkt den MAC-Wert von Isofluran, Desfluran und Sevofluran (◻ Tab. 10.1).
- Alter: Mit zunehmendem Alter nimmt der MAC-Wert ab und damit auch der Anästhetikabedarf, bei Kinder ist der MAC-Wert dagegen höher.
- Körpertemperatur: Hypothermie senkt den MAC-Wert, Hyperthermie erhöht ihn.
- Schwangerschaft: Der MAC-Wert ist bei Schwangeren niedriger als bei Nichtschwangeren.
- Opioide: Der MAC-Wert nimmt stark ab.
- Sedativhypnotika: Der MAC-Wert wird vermindert.
- Chronischer Alkoholmissbrauch: Der MAC-Wert ist erhöht.
- Akute Alkoholintoxikation: Der MAC-Wert ist vermindert.
- Hypoxie, Anämie oder Blutdruckabfall senken den MAC-Wert bzw. Anästhetikabedarf.

10.5 Narkosestadien bei Inhalationsanästhesien

Der amerikanischen Anästhesist Arthur Guedel hat für die **Äthernarkose** dosisabhängige Narkosestadien entwickelt, die als Grundlage für die Narkoseführung dienten:

- Stadium I: Amnesie und Analgesie
- Stadium II: Erregung (Exzitation)
- Stadium III: chirurgische Toleranz
- Stadium IV: Vergiftung

Die Stadieneinteilung beruhte auf der klinischen Beobachtung folgender Funktionen:

- Atmung
- Pupillenreaktion
- Augenbewegungen
- Reflexaktivität

Die *Herz-Kreislauf-Funktion* wird dagegen im Guedel-Schema nicht berücksichtigt. Heutzutage ist das Schema nur noch von historischem Interesse.

10.6 Pharmakologie der Inhalationsanästhetika

Die volatilen Anästhetika Isofluran, Sevofluran und Desfluran unterscheiden sich voneinander v. a. in Bezug auf *physikochemische Eigenschaften*, *Wirkstärke* und *Stoffwechsel*, während die anästhetischen, kardiovaskulären und respiratorischen Wirkungen im Wesentlichen identisch sind. Alle 3 Substanzen dämpfen konzentrationsabhängig die Hirn-, Atem- und Herz-Kreislauf-Funktion. Hierbei ist für die Praxis Folgendes wichtig:

❶ Die Sicherheitsbreite der volatilen Inhalationsanästhetika ist gering: So kann bereits das 2- bis 4-fache der üblichen anästhetischen Dosis einen Herz-Kreislauf-Stillstand hervorrufen. Auch können alle volatilen Anästhetika bei disponierten Patienten eine maligne Hyperthermie auslösen und sind daher bei diesen Patienten strikt kontraindiziert.

10.6.1 Isofluran

Physikochemische Eigenschaften

Isofluran, CF_2-O-CClH-CF_3 (Isofluran-Generika und Forene) ist eine klare, farblose, nichtbrennbare Flüssigkeit von leicht stechendem, ätherartigem Geruch. Die Flüssigkeit ist licht- und alkalibeständig und benötigt keinen Stabilisatorzusatz, reagiert nicht mit Metall, löst sich jedoch in Gummi.

Eigenschaften von Isofluran

- Siedepunkt: 48,5 °C
- Blut-Gas-Verteilungskoeffizient: 1,4
- MAC$_{50}$-Werte: 1,15 in 100 % O_2; 0,5 in 70 % Lachgas
- MAC$_{awake}$: 0,44 Vol.-%
- Metabolisierungsrate in der Leber: 0,2 %

Kardiovaskuläre Wirkungen

Die wichtigsten kardiovaskulären Nebenwirkungen von Isofluran sind folgende:

- Abnahme der Myokardkontraktilität (negativ inotrope Wirkung); gering bei Herzgesunden, stärker bei Herzkranken
- Leichter Anstieg der Herzfrequenz, gelegentlich starke Tachykardie
- Konzentrationsabhängiger Blutdruckabfall, primär durch Gefäßdilatation (Abnahme des peripheren Widerstands)
- Dilatation der Koronararterien mit Zunahme der Koronardurchblutung

Weitere Wirkungen

- Atmung: Isofluran wirkt atemdepressiv und bronchodilatierend.
- Muskelrelaxanzien: Isofluran verstärkt die Wirkungen von Succinylcholin und ND-Muskelrelaxanzien; der Dosisbedarf wird vermindert.
- Leber: Nur 0,2 % des Isofluran werden in der Leber metabolisiert. Leberkrankungen sind keine Kontraindikation.

Klinische Anwendung

Isofluran ist das älteste der 3 gebräuchlichen volatilen Anästhetika. Die Steuerbarkeit der Isoflurananästhesie ist schlechter als die von Sevofluran und von Desfluran, auch dauert das Erwachen länger.

■ Einleitung der Narkose

Wie bei den anderen volatilen Anästhetika wird die Narkose standardmäßig i. v. eingeleitet. Um rasch eine Aufsättigung zu erreichen, werden anfangs folgende inspiratorische Konzentrationen zugeführt:

- 3–4 % Isofluran bei Zufuhr in Raumluft oder O_2
- 1,5–3,5 % bei gleichzeitiger Zufuhr von N_2O

Die Einleitung per Inhalation (ohne i. v. Kurznarkotikum) wird zumeist durch respiratorische Effekte, wie *Atemanhalten* oder *Husten*, behindert und daher nicht empfohlen.

■ Aufrechterhaltung der Narkose

Der Dosisbedarf ist sehr variabel und liegt zwischen 0,68–1,37 Vol.-%. Die *Steuerung der Narkose* erfolgt wiederum überwiegend anhand kardiovaskulärer Reaktionen. Allerdings kann bei einigen Patienten der *Blutdruck* frühzeitig abfallen, ohne dass eine ausreichende Narkosetiefe vorliegt. Stimuli wie endotracheale Intubation oder Hautschnitt können dann zu erheblichen *Blutdruckanstiegen* führen.

■ Ausleitung der Narkose

Die Zufuhr sollte kurz vor OP-Ende – unter fortgesetzter Lachgasgabe – unterbrochen werden. Die Patienten er-

wachen, auch bei längeren Narkosen, im Durchschnitt nach etwa 10 min, manchmal auch erheblich später.

10.6.2 Desfluran

Desfluran (Präparat Suprane) weist mit 0,42 die geringste Löslichkeit aller volatilen Anästhetika auf. Daher verlaufen Narkoseeinleitung, Vertiefen und Abflachen der Narkose und das Erwachen rascher als bei den anderen Substanzen. Hieraus ergibt sich insgesamt eine **bessere Steuerbarkeit** der Narkose. Weiterhin wird Desfluran im Körper kaum metabolisiert und wirkt auch nicht gewebeschädigend.

Physikochemische Eigenschaften

Eigenschaften von Desfluran

- Siedepunkt: 22,8 °C
- Blut-Gas-Verteilungskoeffizient: 0,42
- MAC_{50}-Werte (45 Jahre): 6,0 in 100 % O_2; 2,83 in 50–60 % N_2O (Bereich ca. 5–1 Vol.-%)
- MAC_{awake}: 2,04 Vol.-%
- Metabolisierungsrate in der Leber: 0,02 %

Desfluran ist eine klare, farblose, nicht brennbare Flüssigkeit, die in frischem Atemkalk (Wassergehalt 15 %) auch bei höheren Temperaturen (40–60 °C) stabil ist.

Kardiovaskuläre Wirkungen

Die Herz-Kreislauf-Wirkungen von Desfluran entsprechen im Wesentlichen denen von Isofluran.

Zu beachten: Bei einigen Patienten löst Desfluran bei der Narkoseeinleitung – konzentrationsabhängig – einen starken **Blutdruckanstieg und eine Tachykardie** aus, auch ohne Stimulation (zentral stimulierender Effekt). Die Hypertonie und Tachykardie treten vorwiegend auf, wenn die inspiratorische Konzentration zu rasch auf mehr als 6 Vol.-% gesteigert wird. Die Reaktion kann durch Vorinjektion eine Opioids, z. B. Fentanyl, in der Regel verhindert oder abgeschwächt werden.

Respiratorische Wirkungen

Niedrige Konzentrationen von Desfluran reizen die Atemwege nicht. Bei Konzentrationen ab etwa 6 Vol.-% können jedoch, Husten, Atemanhalten, Laryngospasmus und gesteigerte Sekretproduktion auftreten. Ohne chirurgische Stimulation bewirkt Desfluran eine zentrale Atemdepression mit Abnahme des Atemzugvolumens, Rechtsverschiebung der CO_2-Antwortkurve und Anstieg des arteriellen pCO_2. Unter erhaltener Spontanatmung nimmt die alveoläre Ventilation ab. Da gleichzeitig die Atemfrequenz zunimmt, wird das Atemminutenvolumen jedoch aufrechterhalten.

Weitere Wirkungen

- Neuromuskuläre Wirkungen: Desfluran wirkt dosisabhängig muskelrelaxierend.
- Leber: Desfluran ist das Inhalationsanästhetikum mit der geringsten Stoffwechselrate in der Leber. Leberschäden treten hierunter nicht auf, auch keine Funktionsstörungen. Desfluran ist daher bei Lebererkrankungen nicht kontraindiziert.

Verdampfung und Zufuhr

Für Desfluran sind wegen des niedrigen Siedepunkts *spezielle* Verdampfer (▶ Abschn. 10.1) erforderlich, in denen die Flüssigkeit in den gasförmigen Zustand überführt wird. Nach Umwandlung in den gasförmigen Zustand kann Desfluran dem Patienten mit den gebräuchlichen Narkosegeräten zugeführt werden.

Klinische Anwendung

Desfluran ist das schwächste der 3 gebräuchlichen volatilen Anästhetika. Durch die geringere Wirkstärke ist der Desfluranverbrauch wesentlich höher als bei den anderen volatilen Anästhetika (Kostenfaktor!). Daher sollte die Substanz nur für Low- oder Minimal-Flow-Narkosen angewandt werden.

- **Narkoseeinleitung**

Konzentrationen von 6–7 Vol.-% Desfluran bewirken *Atemanhalten*, *Laryngospasmus* und *gesteigerte Speichelsekretion*. Daher gilt:

> Desfluran ist für die Narkoseeinleitung per Inhalation nicht geeignet.

- **Aufrechterhaltung der Narkose**

Die kardiovaskulären und muskelrelaxierenden Wirkungen von Desfluran entsprechen im Wesentlichen denen anderer Inhalationsanästhetika. Die Steuerbarkeit ist jedoch besser, sodass die Narkose rascher der wechselnden Intensität chirurgischer Reize angepasst werden kann.

- **Ausleitung der Narkose**

Die Narkoseausleitung verläuft mit Desfluran etwa 2-mal schneller als mit Isofluran und bei Versuchspersonen auch deutlich rascher als mit Sevofluran. Eine längere Zufuhr von Desfluran verzögert die Zeit bis zum Erwachen nicht wesentlich. Die Substanz kann daher praktisch bis zur letzten Hautnaht zugeführt werden.

10.6.3 Sevofluran

Wie Desfluran weist auch dieses volatile Anästhetikum eine geringere Blutlöslichkeit auf als Isofluran, sodass sich insgesamt eine bessere Steuerbarkeit der Narkose und ein rascheres Erwachen ergeben. Allerdings ist die Wirkstärke wegen der schlechteren Blutlöslichkeit niedriger als die von Isofluran.

Physikochemische Eigenschaften

Sevofluran ist eine farblose, nichtbrennbare Flüssigkeit von mildem ätherartigem Geruch und einer niedrigen Löslichkeit in Fett und im Blut. Der Blut-Gas-Verteilungskoeffizient ist, mit Ausnahme von Desfluran, niedriger als bei den anderen Inhalationsanästhetika.

Eigenschaften von Sevofluran
- Siedepunkt: 58,5 °C
- Blut-Gas-Verteilungskoeffizient: 0,68
- MAC_{50}-Werte: 1,71 Vol.-% in O_2, 0,66 Vol.-% in 70 % N_2O
- MAC_{awake}: 0,7 Vol.-%
- Metabolisierungsrate in der Leber: 3–5 %
- Stabilisatorzusatz: keiner
- Signifikante Fluoridfreisetzung: ja
- Interaktion mit Absorberkalk: ja

Metabolismus

Die Metabolisierungsrate ist mit 3–5 % deutlich höher als die von Isofluran und Desfluran.

- **Bildung von Compound A im Atemkalk**

Sevofluran ist, im Gegensatz zu Desfluran, im Atemkalk nicht stabil und reagiert mit dem Kalk unter Bildung verschiedener Abbauprodukte. Ein Abbauprodukt ist Compound A, ein Vinyläther mit nephrotoxischen Eigenschaften. Mit Natronkalk ist die Compound-A-Bildung geringer als mit Bariumkalk.

Kardiovaskuläre Wirkungen

Die allgemeinen hämodynamischen Wirkungen von Sevofluran ähneln, mit geringen Abweichungen, denen von Isofluran und Desfluran, Hypertonie und Tachykardie wie bei zu rasch erhöhten Desflurankonzentrationen treten nicht auf. Stattdessen führen ansteigende Sevoflurankonzentrationen regelmäßig zum Blutdruckabfall.

Respiratorische Wirkungen

Die respiratorischen Wirkungen von Sevofluran entsprechen im Wesentlichen denen von Desfluran und Isofluran. Im Gegensatz zu Desfluran werden die oberen Atemwege durch Sevofluran nicht stimuliert. Daher gilt:

> Sevofluran ist für die Narkoseeinleitung per Inhalation bei Kindern sehr gut geeignet.

tient erwacht. Durch Kombination mit einem Opioid, Ketamin und/oder Lachgas können die volatilen Anästhetika niedriger dosiert werden.
- Erfordert die OP eine gute Muskelerschlaffung, werden in der Regel **ND-Muskelrelaxanzien** eingesetzt.

Die Konzentration des volatilen Anästhetikums muss immer dem wechselnden Bedarf des jeweiligen Eingriffs/Stimulus angepasst werden.

10.7.3 Ausleitung der Narkose

Wann soll die Zufuhr des Inhalationsanästhetikums unterbrochen werden, damit der Patient mit dem OP-Ende erwacht und extubiert werden kann? Das hängt v. a. von der Dauer der Narkose (Ausnahme: Desfluran), dem verwendeten Anästhetikum und der klinischen Erfahrung des Anästhesisten ab. Nach langen Isoflurannarkosen ist das Erwachen verzögert, sodass die Zufuhr des Inhalationsanästhetikums früher unterbrochen werden muss als bei kurz dauernden Narkosen. Lachgas wird zumeist bis zur letzten Hautnaht zugeführt.

- **Praktisches Vorgehen bei der Ausleitung der Narkose**
- Soll der Patient am Ende des Eingriffs wach sein und extubiert werden, kann nach langen Narkosen die Zufuhr von Isofluran etwa 10–20 min vor dem OP-Ende unterbrochen werden (hierbei handelt es sich lediglich um Anhaltswerte ohne Gewähr!). Desfluran und Sevofluran können dagegen bis kurz vor dem OP-Ende zugeführt werden.
- Ein zu frühes Erwachen, d. h. vor Beendigung der Hautnähte oder dem Anlegen schmerzhafter Verbände, muss jedoch vermieden werden.
- Bei der Ausleitung einer (reinen) Inhalationsnarkose tritt nicht selten wieder ein **Exzitationsstadium** auf, das mit folgenden **Gefahren** verbunden ist:
  - Laryngospasmus (beim bereits extubierten Patienten)
  - Bronchospasmus
  - Husten, Würgen und Erbrechen mit Belastung der chirurgischen Nähte (besonders unerwünscht bei abdominellen und ophthalmochirurgischen Eingriffen)

❯❯ Während der Exzitationsphase muss jede Stimulation (z. B. Einführen eines Guedel-Tubus) vermieden werden!

- Die Extubation erfolgt – bei ausreichender Spontanatmung – in der Regel am wachen Patienten, keinesfalls im Exzitationsstadium.

- Bei der Extubation in tiefer Narkose besteht die Gefahr einer Verlegung der Atemwege und ein erhöhtes Aspirationsrisiko.
- In Abhängigkeit von der Narkosedauer ist mit einem *Nachschlaf* unterschiedlicher Länge zu rechnen, aus dem der Patient jedoch erweckbar sein sollte.
- Während und nach der Narkoseausleitung tritt bei allen Inhalationsanästhetika häufig ein **Muskelzittern** (Shivering) auf.
  - Ursache: Auskühlung des Patienten sowie tonisch-klonische Bewegungen durch Enthemmung von Rückenmarkreflexen beim Abklingen der Narkose
  - Therapie: Wärmeschutz evtl. Sedierung, z. B. mit Pethidin (Dolantin) oder Clonidin (Catapresan)

Nachschlagen und Weiterlesen

Hönemann C, Mierke B. Low-Flow-, Minimal-Flow und Metabolic-Flow-Anästhesien. Dräger, Lübeck

Hötzel A (2019) Klinischer Stellenwert von total intravenöser Anästhesie (TIVA) und Inhalationsanästhesie. Anasth Intensivmed 60:174–189

Loscar M, Conzen P (2004) Volatile Anästhetika. Anaesthesist 53:183–197

Internet

Landesärztekammer Baden-Württemberg. Regierungspräsidien Baden-Württemberg, Fachgruppe Mutterschutz (2008) Merkblatt Werdende Mütter im Krankenhaus. https://www.aerztekammer-bw.de/10aerzte/05kammern/10laekbw/10service/50aerztstelle/downloads/04allgemeines/Werdende_Muetter_im_Krankenhaus.pdf. Zugegriffen: 5. Febr. 2021

Intravenöse Anästhetika und Benzodiazepine

Reinhard Larsen

Inhaltsverzeichnis

▪ Abbau

Thiopental wird hauptsächlich in der Leber abgebaut. Hier kann es zur sog. **„Enzyminduktion"** (Bildung bzw. Steigerung der Enzymaktivität) führen und dadurch den Abbau zahlreicher anderer Medikamente und körpereigener Substanzen beeinflussen. Gefährlich ist die Enzyminduktion v. a. bei der **Porphyrie**, einer Stoffwechselanomalie des Blutfarbstoffs. Es gilt daher:

❗ Bei Porphyrie ist Thiopental absolut kontraindiziert!

Bei **schweren Lebererkrankungen** kann nach wiederholter Injektion die Wirkung von Thiopental erheblich verlängert sein. Patienten mit drohendem **Leberkoma** dürfen daher keine Barbiturate erhalten.

11.2.2 Thiopental als Narkosemittel

Die Anästhesie durch Thiopental ist eine modifizierte Allgemeinnarkose: Es liegt ein ausgeprägter Schlafzustand vor, aus dem die Patienten nicht erweckbar sind; eine spezifisch *analgetische* Wirkung fehlt jedoch.

Eine *tiefe* bzw. *chirurgische* Anästhesie tritt erst unter hohen Barbituratdosen auf, die wegen ihrer erheblichen kardiovaskulären Nebenwirkungen aber nicht angewandt werden.

▪ Nebenwirkungen

Die Nebenwirkungen von Thiopental hängen v. a. von der Dosis und der Injektionsgeschwindigkeit ab. Folgende typische **Nebenwirkungen** können während der Narkoseeinleitung auftreten:

- Exzitationsphänomene: Tremor, unfreiwillige Muskelbewegungen, Tonussteigerung der Muskulatur
- Respiratorische Störungen: Husten, Niesen, gesteigerte Kehlkopfreflexe, Schluckauf, Atemstillstand bei rascher Injektion oder Zufuhr hoher Dosen
- Blutdruckabfall, Tachykardie

▪ Indikationen

Thiopental wird ausschließlich für die i. v. Narkoseeinleitung verwendet und nur dann, wenn Propofol nicht indiziert ist, z. B. bei

- Sojaallergie,
- Sectio caesarea,
- Früh- und Neugeborenen (da Propofol hierfür nicht zugelassen ist),
- Senkung des erhöhten intrakraniellen Drucks bei neurochirurgischen Intensivpatienten.

▪ Kontraindikationen

Bei folgenden Erkrankungen darf Thiopental nicht eingesetzt werden:

- Status asthmaticus, Bronchospasmus
- Barbituratallergie

- Dekompensierter Herzinsuffizienz
- Akutem Myokardinfarkt
- Pericarditis constrictiva oder akuter Herztamponade
- Schwerer Hypovolämie und Schock anderer Ursache
- Akuter intermittierender Porphyrie und Porphyria variegata, Koproporphyrie

11.2.3 Klinische Anwendung

Wiederholte Nachinjektionen, auch kleinerer Dosen, verwandeln das ultrakurz wirkende Thiopental in eine lang wirkende Substanz: Die Aufwachphase wird erheblich verlängert.

▪ Dosierung

Grundsätzlich wird Thiopental dem Alter und Zustand des Patienten angepasst und *nach Wirkung* dosiert.

ℹ **Eigenschaften von Thiopental**
- Einleitungsdosis: 2–5 mg/kg KG (max. Dosis 500 mg)
- Wirkungseintritt: < 30 s
- Wirkdauer: 5–10 min
- Exzitatorische Phänomene: +
- Injektionsschmerz: 0/+
- Aufwachverhalten: mäßiger bis starker Überhang

▪ Versehentliche intraarterielle Injektion

Heftige, abwärts in den Arm einschießende Schmerzen sind typisch für eine intraarterielle Injektion. In diesem Fall sollte sofort physiologische Kochsalzlösung über die Kanüle in die betreffende Arterie injiziert werden, um das Barbiturat zu verdünnen; danach Injektion von vasodilatierend wirkendem **Lidocain** (Xylocain), evtl. Sympathikusblockade des Arms (Plexus-brachialis-Block).

Thiopental löst bei arterieller Injektion einen starken Gefäßspasmus mit Störungen der Mikrozirkulation aus; hierbei hängen die Schäden v. a. von der Dosis und der Konzentration der Substanz ab. Bei ungünstigem Verlauf kann eine Amputation, z. B. der Hand, erforderlich sein.

▶ Die intraarterielle Injektion eines Barbiturats ist ein medizinischer Kunstfehler!

11.3 Etomidat

Etomidat (Etomidat-Lipuro, Hypnomidate) wird nur für die *Narkoseeinleitung* benutzt. Die Substanz hat von allen gebräuchlichen Anästhetika die geringsten Wirkungen auf die Atmung und die Herz-Kreislauf-Funktion.

11.3.1 Pharmakologische Eigenschaften

■ **Zentrales Nervensystem**

Etomidat wirkt dämpfend auf den Hirnstamm. Innerhalb von 1 min nach der Injektion tritt der Schlaf ein, 2–3 min nach der Injektion einer Einleitungsdosis erwachen die Patienten wieder. Die Schlafdauer ist aber dosisabhängig: Sie nimmt mit steigender Dosis zu! Etomidat hat keinerlei analgetische Wirkungen, sondern ist ausschließlich ein starkes **Hypnotikum**. Operative Eingriffe mit Etomidat allein sind – auch bei hoher Dosierung – nicht möglich.

Typisch für Etomidat sind unerwünschte **Myoklonien** (Zuckungen einzelner Muskeln) und Dyskinesien (unkoordinierte Bewegungen).

■ **Atmung**

Etomidat führt zu einer – vorübergehenden – leichten Atemdepression; gelegentlich tritt ein 15–30 s andauernder Atemstillstand auf.

■ **Herz-Kreislauf-System**

Etomidat beeinflusst die Herz-Kreislauf-Funktion nur minimal.

■ **Andere Begleiterscheinungen**

Schmerzen bei der Injektion und **Venenreizung** treten mit Hypnomidate relativ häufig auf, jedoch selten mit der Lipidemulsion *Etomidat-Lipuro*. Sie sollte daher bevorzugt werden. **Husten** oder **Schluckauf** können bei der Einleitung auftreten.

11.3.2 Klinische Anwendung

Etomidat wird nur zur Narkoseeinleitung bei kardiovaskulären **Risikopatienten** verwendet:
- Vorinjektion von 0,05–0,1 mg Fentanyl, um die Myoklonien und Dyskinesien zu vermindern
- Nach wenigen Minuten: langsame Injektion von Etomidat

ⓘ Eigenschaften von Etomidat
- Einleitungsdosis: 0,15–0,3 mg/kg KG
- Wirkungseintritt: 15–45 s
- Wirkdauer: 3–12 min
- Exzitatorische Aktivität: +++
- Injektionsschmerz: +++, in Lipidemulsion Ø
- Aufwachverhalten: nur geringer Überhang

■ **Kontraindikationen**
- Säuglinge unter 6 Monaten (keine Zulassung)
- Porphyrie
- Sepsis (wegen der hemmenden Wirkung der Nebennierenrindenfunktion)

> ❯ Etomidat hemmt die Bildung von Kortisol und Aldosteron in der Nebenniere. Darum: keine wiederholten Injektionen und keine Zufuhr als Infusion!

11.4 Ketamin und Esketamin (S-Ketamin)

11.4.1 Ketamin

Ketamin (Ketanest) ist ein Phenzyklidinderivat, das chemisch den Halluzinogenen (z. B. Lysergsäurediethylamid – LSD) nahe steht. Die Wirkungen dieser Substanz unterscheiden sich entsprechend von denen aller anderen i. v. Anästhetika. Ketamin wird überwiegend für kleinere chirurgische Eingriffe und die Narkoseeinleitung im Schock eingesetzt.

Pharmakologische Eigenschaften

■ **Zentrales Nervensystem**

Mit anästhetischen Dosen tritt ein merkwürdiger Verlust des Bewusstseins auf, der einem *katatonen* Zustand ähnelt. Vor dem Bewusstseinsverlust bemerkt der Patient meist ein Taubheitsgefühl im Gesicht, während die Berührungsempfindung erhalten ist. Schließlich wird die Schmerzempfindung aufgehoben. Aus Selbstversuchen berichten Anästhesisten über beunruhigende Veränderungen von Körperschema, Gefühlen und Stimmungen. Einige fühlten sich gewichtslos im Raum schwebend, andere erlebten albtraumartige Szenen. Auch Patienten berichten von solchen „Horrortrips". Nach der Injektion von Ketamin ist folgender Ablauf charakteristisch: Mit Beginn der Bewusstlosigkeit öffnet der Patient weit die Augen, und es tritt ein horizontaler und vertikaler Nystagmus auf. Sekunden später stehen die Augen still und scheinen zu fixieren. Der Patient wirkt pharmakologisch von seiner Umgebung abgekoppelt. Dieser Zustand wird als **dissoziative Anästhesie** bezeichnet.

■ **Atmung**

Anfangs kann eine Atemdepression auftreten, die Schutzreflexe in den Atemwegen sind jedoch erhalten. Allerdings ist der Hustenreiz vermindert, sodass Aspirationsgefahr besteht. Bei Überdosierung und rascher Injektion kann ein Atemstillstand eintreten.

■ **Herz-Kreislauf-System**

Charakteristisch ist eine Stimulation des Herz-Kreislauf-Systems mit Anstieg von Blutdruck und Herzfrequenz. Der maximale Effekt ist nach etwa 3–4 min erreicht.

■ **Skelettmuskel**

Der Muskeltonus wird erhöht, nicht selten treten ruckartige abnorme Bewegungen auf (Nachteil bei Repositionen von Frakturen). In „flacher" Anästhesie wird auch Grimassieren beobachtet.

Aufnahme

Tabletten werden schnell und vollständig resorbiert, der Wirkgipfel wird nach 2 h erreicht. Säfte und Zäpfchen werden dagegen schlecht resorbiert und sollten deswegen nicht verabreicht werden. Auch nach i. m. Injektion (schmerzhaft!) ist die Resorption unsicher, darum ist sie nicht zu empfehlen.

Bei der i. v. Injektion von 10–20 mg tritt die sedierende Wirkung innerhalb von Minuten ein, die maximale Wirkung hält etwa 1 h an. Nach 6 h kann erneut Schläfrigkeit auftreten (Vorsicht bei ambulanten Patienten!). Wiederholte Dosen führen zur Kumulation; nach längerer Zufuhr (Intensivmedizin) dauert die Ausscheidung Tage bis Wochen.

Praktische Anwendung

■ **Injektionsschmerzen**

Schmerzen bei der Injektion treten sehr häufig auf. Darum muss die Substanz langsam injiziert werden. Dagegen ist die Injektion des Präparats Diazemuls nicht schmerzhaft.

ⓘ Dosierung von Diazepam
- 0,2–1 mg/kg KG i. v.

■ **Kontraindikation**

Bei der Myasthenia gravis darf wegen der muskelrelaxierenden Wirkung kein Diazepam verabreicht werden.

Flunitrazepam

Die pharmakologischen Wirkungen von Flunitrazepam (Rohypnol und Generika) entsprechen weitgehend denen von Diazepam (s. o.), jedoch sind der hypnotische Effekt, die Amnesie und die antikonvulsive Wirksamkeit stärker ausgeprägt.

Wird die Substanz langsam *i. v.* injiziert, tritt der Schlaf innerhalb von 3 min ein. Die Schlafdauer beträgt etwa 20–30 min, danach ist der Patient für längere Zeit sediert. Die Halbwertszeit für die Ausscheidung aus dem Körper beträgt etwa 34 h. Der Abbau erfolgt in der Leber, die Ausscheidung überwiegend über die Nieren. Bei schwerer *Niereninsuffizienz* kann die Wirkdauer verlängert sein.

Klinische Anwendung

Flunitrazepam wird nur noch selten eingesetzt, z. B. zur Prämedikation (1–2 mg p. o.) sehr aufgeregter Patienten, außerdem zur Supplementierung der i. v. Anästhesie bei lange dauernden Eingriffen sowie zur Narkoseeinleitung beim Risikopatienten. Für *ambulante* Patienten ist die Substanz wegen der langen Wirkdauer nicht gut geeignet.

Zu beachten. Flunitrazepam ist als **Betäubungsmittel** (BTM) klassifiziert und daher BTM-rezeptpflichtig.

ⓘ Dosierung von Flunitrazepam
- 0,02 mg/kg KG i. v.

11.5.2 Benzodiazepinantagonisten

Die Wirkungen aller Benzodiazepine können spezifisch mit dem Benzodiazepinantagonisten **Flumazenil (Anexate)** aufgehoben werden. Diese Substanz verdrängt die Benzodiazepine kompetitiv von deren Bindungsstellen am Rezeptor: Der Patient erwacht. Atemstörungen werden ebenfalls beseitigt. Flumazenil wird eingesetzt bei Überdosierung von Benzodiazepinen sowie zur gezielten Aufhebung der Sedierung durch Benzodiazepine, z. B. bei Intensivpatienten. Andere Substanzen können mit Flumazenil nicht antagonisiert werden.

ⓘ Dosierung von Flumazenil
- Therapeutische Antagonisierung: 0,1–0,2 mg i. v.
- Differenzialdiagnostisch bei Koma: 0,5–1,0 mg i. v.

■ **Nebenwirkungen**

Übelkeit und Erbrechen, Herzklopfen und Angstgefühle (bei rascher Injektion); bei Benzodiazepinabhängigen: Entzugserscheinungen.

Nachschlagen und Weiterlesen

Arzneimittelkommission der deutschen Ärztekammer (2004) Schwere unerwünschte Arzneimittelwirkungen nach Propofol-Infusion zur Sedierung. Dtsch Arztebl 101(50):A-3447/B-2911/C-2759 (https://www.aerzteblatt.de/archiv/44706/Mitteilungen-Schwere-unerwuenschte-Arzneimittelwirkungen-nach-Propofol-Infusionen-zur-Sedierung. Zugegriffen: 05. Februar 2021)

Bundesärztekammer (2008) Mitteilungen: „UAW – Aus Fehlern lernen" – Septische Komplikationen durch kontaminiertes Propofol. Dtsch Arztebl 105(11):A-592/B-524/C-512 (https://www.aerzteblatt.de/archiv/59387/Mitteilungen-UAW-Aus-Fehlern-lernen-Septische-Komplikationen-durch-kontaminiertes-Propofol. Zugegriffen: 05. Februar 2021)

Thiel H, Roewer N (2014) Anästhesiologische Pharmakotherapie, 4. Aufl. Thieme, Stuttgart

Tonner PH, Hein L (2011) Pharmakotherapie in der Anästhesie und Intensivmedizin. Springer, Berlin, Heidelberg, New York

Wappler F (2006) Das Propofol-Infusionssyndrom. Dtsch Arztebl 103:A-705/B-601/C-581 (https://www.aerzteblatt.de/archiv/50639/Das-Propofol-Infusionssyndrom-Klinik-Pathophysiologie-und-Therapie-einer-seltenen-Komplikation. Zugegriffen: 05. Februar 2021)

Internet

Bundesinstitut für Arzneimittel und Medizinprodukte (2018) Rot-Hand-Brief zu Thiopental Rotexmedia 500 mg und Thiopental Rotexmedica 1000 mg. https://www.bfarm.de/SharedDocs/Risikoinformationen/Pharmakovigilanz/DE/RHB/2018/rhb-thiopental.html. Zugegriffen: 5. Febr. 2021)

Opioide

Reinhard Larsen

Inhaltsverzeichnis

Opioide sind die stärksten Analgetika und Basismedikament der meisten Anästhesieverfahren. Sie werden aus Opium gewonnen oder halbsynthetisch hergestellt. Opiumartig ist eine Substanz, wenn sie morphinartige Wirkungen hat, unabhängig von der Art ihrer Herstellung. 1680 schrieb der englische Arzt Thomas Sydenham: „Von allen Arzneien, die der Allmächtige den Menschen geschenkt hat, um ihre Leiden zu lindern, ist keine so allumfassend und wirkungsvoll wie das Opium." Diese Aussage gilt auch heute noch.

12.1 Herkunft und Zusammensetzung von Opium

Opium wird aus dem Saft der unreifen Samenkapsel des **Schlafmohns** (Papaver somniferum) gewonnen. Opiumpulver enthält folgende Hauptbestandteile:
- Morphin
- Codein
- Narcein
- Papaverin

12.1.1 Pharmakologische Eigenschaften

Wirkungen auf Organsysteme

- **Zentrales Nervensystem**

Das zentrale Nervensystem ist der Hauptwirkort der Opioide; hier binden sie sich an spezifische **Opioidrezeptoren** (▶ Kap. 39) und rufen folgende Wirkungen hervor:
- **Analgesie**
- **Schläfrigkeit, in höheren Dosen Schlaf**
- **Wohlbefinden bzw. Euphorie durch Aktivierung dopaminerger Neurone**
- Anxiolyse
- Veränderungen geistiger Funktionen
- Dämpfung des Hustenzentrums (antitussive Wirkung)
- Muskelrigidität durch Aktivierung dopaminerger Neurone der Substantia nigra
- emetische und antiemetische Wirkung durch Stimulation der Chemorezeptorentriggerzone (früh) und Dämpfung des medullären Brechzentrums (spät)
- Blutdrucksenkung durch Hemmung des Vasomotorenzentrums in der Medulla oblongata
- Bradykardie durch Aktivierung des hinteren Vaguskerns im Gehirn
- Krämpfe durch Aktivierung von Pyramidenzellen im Hippocampus
- Abfall der Körpertemperatur durch Hemmung des Temperaturzentrums
- Übelkeit und Erbrechen

Die analgetische Wirkung beruht auf einer Blockade von **Schmerzrezeptoren** in Gehirn und Rückenmark. Sie ist selektiv, da andere Sinnesempfindungen unbeeinflusst

bleiben. Ein kontinuierlicher dumpfer Schmerz wird besser beseitigt als ein scharfer, intermittierender Schmerz. Die Toleranz des Patienten gegenüber seinen Schmerzen nimmt zu.

- **Atmung**

Eine Atemdepression tritt bereits mit klinischen Dosen auf, die noch keinen Schlaf oder Bewusstlosigkeit (jedoch Sedierung) hervorrufen. Atemfrequenz und Atemminutenvolumen nehmen ab, während die Atemtiefe zumeist zunimmt. Die Atemdepression ist durch eine direkte Wirkung auf das medulläre Atemzentrum bedingt. Sie führt zur Abnahme der Reaktion auf einen Anstieg des p_aCO_2. Sie führt – dosisabhängig – zur Hyperkapnie und Hypoxie.

Nach 2–3 h reagiert das Atemzentrum wieder normal auf CO_2, das Atemminutenvolumen ist jedoch meist noch weiter vermindert.

❶ Alle morphinartigen Analgetika bewirken in klinischen Dosen eine Atemdepression. Tod durch Überdosierung beruht zumeist auf einer zentralen Atemlähmung.

Außerdem wird der *Hustenreflex* zentral unterdrückt. Der Tonus der Bronchialmuskulatur kann stark zunehmen.

- **Pupillen**

Die Pupillen werden bereits in klinischen Dosen maximal eng („stecknadelkopfgroß"). Diese *Miosis* beruht auf einer zentralen Wirkung (Aktivierung des Nucleus oculomotorius). Bei zerebraler Hypoxie, z. B. durch Atemlähmung, werden die Pupillen wieder weit.

- **Herz-Kreislauf-System**

Beim liegenden Patienten bleibt der Blutdruck auch nach hohen Opioiddosen häufig unverändert. Bei Lagewechsel kann jedoch ein **orthostatischer Blutdruckabfall** auftreten, besonders bei Patienten mit Volumenmangel (Hypovolämie). Ursache ist eine Hemmung der Barorezeptorenreflexe. Der Blutdruckabfall kann durch Histaminfreisetzung noch verstärkt werden. Die Wirkungen auf die Kontraktionskraft des Herzens sind gering.

- **Magen-Darm-Trakt**

Die Wirkungen auf den Magen-Darm-Trakt sind komplex: Insgesamt ist jedoch die Vorwärtsperistaltik vermindert und die Passagezeit verlängert. Wichtigste Langzeitnebenwirkung ist eine *Obstipation*.

- **Übelkeit und Erbrechen**

Übelkeit und Erbrechen sind eine häufige Nebenwirkung. Sie entsteht durch direkte Stimulierung des Brechzentrums im *Gehirn*. Therapeutisch können Opioidantagonisten und Antiemetika wie Ondansetron oder Dimenhydrinat eingesetzt werden (▶ Kap. 2).

12

- **Antidiurese und Harnverhalt**

Opioide stimulieren die Sekretion des antidiuretischen Hormons (ADH). Hierdurch kann die Urinausscheidung abnehmen. Die Kontraktion des Blasensphinkters (Sphincter vesicae) kann zum Harnverhalt führen.

- **Abbau und Ausscheidung**

Alle Opioide werden überwiegend in der Leber abgebaut und ihre Abbauprodukte über die Nieren ausgeschieden.

Interaktionen mit anderen Medikamenten

Für die Anästhesie wichtig: Die dämpfenden und sedierenden Wirkungen der Opioide werden durch folgende Pharmaka und Substanzen verstärkt und verlängert:

- Benzodiazepine: z. B. Midazolam, Diazepam, Flunitrazepam
- Neuroleptika: z. B. Haloperidol, Dehydrobenzperidol (DHBP), Atosil, Psyquil
- Monoaminooxidasehemmer (MAO-Hemmer): z. B. Eutonyl, Jatrosom
- Alkohol

Akute Opioidvergiftung

Eine Vergiftung mit Opioiden kommt durch Überdosierung zustande, bei Süchtigen aus Versehen oder in suizidaler Absicht.

Zeichen einer Opioidvergiftung
- Koma
- Stecknadelkopfgroße Pupillen
- Atemdepression bzw. Atemstillstand

- **Soforttherapie**
- Atemwege freimachen (Intubation), dann beatmen.
- Opioidantagonisten, wie **Naloxon** (Narcanti), heben die Atemdepression oft schlagartig auf.

Bei Süchtigen können die Antagonisten jedoch abrupt *Entzugserscheinungen* hervorrufen.

12.1.2 Opioidantagonisten

Die Wirkungen der Opioide können durch Antagonisten, die selbst Abkömmlinge des Opiums sind, aufgehoben werden. Wichtigster Antagonist ist das *Naloxon*.

Naloxon

Naloxon (Narcanti), in einer Anfangsdosis von 0,2–0,4 mg i. v. zugeführt, hebt die sedierenden und analgetischen Wirkungen der Opioide auf. Die Substanz ist ein reiner Antagonist, d. h., sie wirkt selbst nicht opioidartig und verstärkt in höheren Dosen auch nicht die Wirkungen der Opioide. Je nach Dosis halten die an-

tagonistischen Wirkungen von Naloxon 1–4 h an. Die Substanz wird v. a. eingesetzt, um eine Atemdepression nach einer „Opioidanästhesie" aufzuheben.

🛈 **Dosierung von Naloxon**
- anfangs 0,2–0,4 mg, langsam i. v.

Die Antagonisten wirken nur bei einer Überdosierung durch Opiate, dagegen nicht bei einer Atemdepression durch Barbiturate, Alkohol oder andere Sedativhypnotika.

❗ Nach Abklingen der Naloxonwirkung kann erneut eine Atemdepression auftreten!

12.1.3 Sucht

Opioide wirken suchterzeugend und fallen deshalb unter das **Betäubungsmittelgesetz**. Außerdem tritt nach wiederholter Einnahme eine **Gewöhnung** (Toleranz) ein.
Kennzeichen der Gewöhnung sind:
- Die Wirkdauer ist verkürzt.
- Die analgetischen, sedierenden, euphorisierenden und atemdepressiven Wirkungen sind abgeschwächt.
- Die Schwelle für die tödliche Dosis wird erheblich gesteigert; so werden z. B. von Opioidabhängigen Tagesdosen von mehr als 500 mg Morphin toleriert.

12.1.4 Praktische Anwendung

Opioide gehören zu den am häufigsten in der Anästhesie eingesetzten Substanzen. Die wichtigsten Anwendungen sind folgende:
- Analgetische Komponente der totalen intravenösen Anästhesie (TIVA)
- Analgetische Komponente der balancierten Anästhesie mit Inhalationsanästhetika postoperative Schmerzbehandlung (► Kap. 39)
- Prämedikation bei Patienten mit präoperativen Schmerzen

Für **Narkosen** sind starke Opioide mit schnellem Wirkungseintritt, kurzer Wirkdauer und guter Steuerbarkeit erforderlich. Hierzu gehören die hochpotenten Opioide Remifentanil, Fentanyl, Sufentanil und Alfentanil (◨ Tab. 12.1). Sie sind allesamt µ-Rezeptoragonisten (► Kap. 39).

Fentanyl

Fentanyl ist ein synthetisches Opioid mit raschem Wirkungseintritt und kurzer Wirkdauer. Die Wirkung von 0,1 mg Fentanyl entspricht etwa der von 10 mg Morphin, d. h., Fentanyl ist ein 100-mal stärkeres Analgetikum als Morphin!

Tab. 12.1 Analgetische Wirkstärke der Opioide nach i. v. Bolusinjektion verglichen mit der Referenzsubstanz Morphin

	Analgetische Potenz	Maximaler Wirkungs-eintritt (min)	Minimale Wirkdauer (min)	Relative Wirkdauer (min)
Morphin	1	7	90	200–250
Alfentanil	30–40	1	11	30–60
Remifentanil	125	1,5–2	10	20
Fentanyl	125	5–8	20–30	60–120
Sufentanil	1000	2–4	30	100–150

ⓘ Dosierung von Fentanyl
- Unterdrückung der Intubationsreaktion: 1–5 µg/kg KG, 5–8 min vor Injektion des i. v. Einleitungsanästhetikums
- Balancierte Anästhesie oder TIVA: Bolusinjektionen von ca. 0,5–2,5 µg/kg KG, etwa alle 30 min, oder kontinuierliche Infusion von 2–10 µg/kg KG/h nach Bolusinjektion von 5–10 µg/kg KG

Für Narkosen kann die Substanz infundiert und intermittierend i. v.-injiziert werden.

Zu beachten: Höhere Dosen führen zur Kumulation (zunehmender Anstieg der Plasmaspiegel) und zur verlängerten Wirkdauer. Die verlängerte Wirkdauer manifestiert sich nicht nur als (erwünschte) anhaltende Schmerzlosigkeit, sondern auch als **lebensbedrohliche Atemdepression**. Nach hohen Fentanyldosen ist daher eine Nachbeatmung des Patienten erforderlich. Insgesamt ist die Anästhesie mit Fentanyl schlechter steuerbar als mit Remifentanil, Alfentanil oder Sufentanil.

Alfentanil

Alfentanil (Rapifen) wirkt rascher und kürzer als Fentanyl, die analgetische Stärke ist jedoch 3- bis 4-mal geringer.

ⓘ Dosierung von Alfentanil
- Initialer Bolus bei kurzen Eingriffen: 5–10 µg/kg KG, wenn erforderlich Nachinjektionen von 1/3 der Anfangsdosis
- Kontinuierliche Infusion bei längeren Eingriffen: initialer Bolus von 10–50 µg/kg KG, dann kontinuierlich 3–5 µg/kg KG/h mit 70 % N$_2$O oder Propofol als TIVA

Alfentanil kann infundiert oder intermittierend injiziert werden. Hohe Dosen Alfentanil kumulieren ebenfalls, und die Wirkung wird verlängert. Daher sind die gleichen Vorsichtsmaßnahmen wie bei hohen Fentanyldosen erforderlich!

- **Nebenwirkungen**
- Bradykardie
- Thoraxrigidität

Sufentanil

Sufentanil (Sufenta und Sufentanil-Generika) ist 7- bis 10-mal stärker wirksam als Fentanyl und damit das Opioid mit der größten analgetischen Potenz. Sufentanil wird infundiert oder intermittierend injiziert. Wichtigste Einsatzgebiete sind große, stark schmerzhafte Eingriffe, bei denen die Substanz mit Propofol oder einem Inhalationsanästhetikum kombiniert wird.

ⓘ Dosierung von Sufentanil
- Abschwächung der Intubationsreaktion: 0,3–1 µg/kg KG, 1–3 min, kurz vor der Intubation
- Balancierte Anästhesie oder TIVA: Bolusdosen von 0,1–0,5 µg/kg KG (mittlerer Bedarf 0,35 µg/kg KG/h) oder initialer Bolus ca. 0,5 µg/kg KG, dann kontinuierliche Infusion von ca. 0,5 µg/kg KG/h (Bereich 0,3–1 µg/kg KG/h)

- **Nebenwirkungen**

Hohe Dosen verlängern die Wirkdauer und führen zu postoperativer Atemdepression.

Weitere mögliche Nebenwirkungen:
- Blutdruckabfall
- Bradykardie
- Thoraxrigidität

Remifentanil

Remifentanil ist – wie Fentanyl, Alfentanil und Sufentanil – ein i. v. Opioid mit reiner agonistischer Wirkung am µ-Opiatrezeptor und geringer Bindung an die κ-, σ- und δ-Rezeptoren. Die Wirkung setzt rasch ein.

- **Biotransformation und Ausscheidung**

Der Abbau von Remifentanil erfolgt kontinuierlich im Blut und Gewebe durch unspezifische Plasma- und Gewebe-Esterasen (sog. **„hydrolytische Esterspaltung"**) und damit unabhängig von der Aktivität der Cholinesterase und der Pseudocholinesterase, weiterhin unabhängig von der Nieren- und Leberfunktion. Daher eignet sich die Substanz besonders für Patienten mit schweren Störungen der Leber- und Nierenfunktion.

12

Elimination und Halbwertszeiten

Klinisch beträgt die terminale Halbwertszeit von Remifentanil 6 min oder weniger.

Kontextsensitive Halbwertszeit

Die kontextsensitive Halbwertszeit eines Medikaments ist die Zeit, in der die Plasmakonzentration nach Abstellen einer kontinuierlichen Infusion um 50 % abfällt.

Mit *3–4 min* weist Remifentanil die kürzeste kontextsensitive Halbwertszeit aller Opioide auf.

Während die kontextsensitive Halbwertszeit von Fentanyl, Alfentanil und Sufentanil nach lange dauernder Infusion noch zunimmt, bleibt sie für Remifentanil selbst nach 10-stündiger Infusion unverändert zwischen 3 und 4 min.

Kontextsensitive Halbwertszeiten nach 4-stündiger Infusionsdauer

- Remifentanil: 3–4 min
- Sufentanil: 34 min
- Alfentanil: 59 min
- Fentanyl: 263 min

Die Elimination von Remifentanil ist somit unabhängig von der Infusionsdauer – im Gegensatz zu allen anderen Opioiden. Entsprechend kann die Remifentanildosierung rasch an den jeweiligen Bedarf angepasst werden. Selbst nach sehr langer Infusionsdauer sind sämtliche durch μ-Rezeptoren vermittelten Wirkungen einschließlich Atemdepression ebenso rasch beendet wie nach einer kurzzeitigen Zufuhr.

Aufgrund der hohen Clearance von Remifentanil und der raschen Gleichgewichtseinstellung zwischen Blut und Gehirn führen Änderungen der Infusionsrate rasch zu entsprechenden Änderungen der Remifentanilwirkungen. Hieraus ergibt sich eine den volatilen Anästhetika vergleichbare Steuerbarkeit von Remifentanil.

Alter

Remifentanil sollte bei älteren Patienten niedriger dosiert werden als bei jüngeren.

Adipositas

Wird Remifentanil bei Übergewicht von > 30 % des Idealgewichts nach dem tatsächlich gemessenen Körpergewicht dosiert, muss mit einer verlängerten Wirkung gerechnet werden. Daher sollte die Substanz bei diesen Patienten nach ihrem Idealgewicht dosiert werden.

ⓘ Dosierung von Remifentanil bei Adipositas
- Bei Adipositas von mehr als 30 %: Dosierung von Remifentanil nach dem jeweiligen Idealgewicht!

Leber- und Niereninsuffizienz

Selbst schwere Funktionsstörungen der Leber und der Nieren verlängern die Wirkdauer von Remifentanil nicht, da die Substanz unabhängig von der Leber- und Nierenfunktion durch unspezifische Esterasen inaktiviert wird.

Pharmakologische Wirkungen

Da Remifentanil ein selektiver μ-Rezeptoragonist ist, entsprechen seine pharmakologischen Wirkungen im Wesentlichen denen von Fentanyl, Alfentanil und Sufentanil, ebenso die Nebenwirkungen:
- Atemdepression
- Muskelrigidität
- Bradykardie und Blutdruckabfall

Atemdepression

Remifentanil bewirkt wie alle μ-Rezeptoragonisten eine dosisabhängige Atemdepression bis hin zur Apnoe. Andererseits besteht aber selbst nach Anwendung sehr hoher Dosen – im Gegensatz zu anderen Opioiden – in der postoperativen Phase nur ein geringes Risiko für eine Atemdepression, wenn der Patient das Bewusstsein erlangt und die Spontanatmung wieder aufgenommen hat. Wegen der sehr kurzen Wirkdauer von Remifentanil ist postoperativ nur ausnahmsweise eine Antagonisierung erforderlich.

Muskelrigidität

Remifentanil kann wie alle μ-Rezeptoragonisten den Muskeltonus bis hin zur Muskelsteife erhöhen. Vor allem die Thoraxrigidität kann so ausgeprägt sein, dass keine Spontanatmung und auch keine ausreichende Maskenbeatmung mehr möglich sind. Die Entwicklung der Muskelrigidität hängt u. a. von der Dosis und der Injektionsgeschwindigkeit ab.

❯ Die opioidinduzierte Muskelsteife kann durch Dosisreduktion und langsame Injektion oder Verzicht auf Bolusinjektionen vermindert werden. In schweren Fällen müssen Muskelrelaxanzien eingesetzt werden.

Herz-Kreislauf-Funktion

Die kardiovaskulären Wirkungen von Remifentanil entsprechen qualitativ im Wesentlichen denen anderer μ-Rezeptoragonisten, jedoch sind die Bradykardie und die blutdrucksenkende Wirkung zumeist ausgeprägter.

Anästhesie mit Remifentanil

Remifentanil ist ein universell für Narkosezwecke einsetzbares Opioid. Die Steuerbarkeit übertrifft die von Alfentanil, Fentanyl und Sufentanil. Hämodynamische Reaktionen auf starke Stimuli wie Blutdruckanstieg und Tachykardie können bei den allermeisten Patienten allein durch Dosiserhöhung rasch beseitigt werden.

Die Patienten erwachen meist innerhalb weniger Minuten nach Abstellen der Infusion und sind in einer

Weise orientiert und kooperativ wie bei keinem anderen Opioid.

- **Narkoseeinleitung mit Remifentanil**
- Beginn der kontinuierlichen Infusion mit einer individuell festzulegenden Dosierung, z. B. 0,1–0,25–0,5 µg/kg KG/min. Bei Anwendung höherer Dosen muss mit **Bradykardie, Blutdruckabfall und Thoraxrigidität**, evtl. auch mit Beeinträchtigung der Spontanatmung gerechnet werden. Darum ist es ratsamer, sich Zeit zu lassen und mit der niedrigeren Infusionsgeschwindigkeit zu beginnen, besonders bei alten und bei sehr kranken Patienten. Spricht der Patient auf diese Dosierung nicht oder nur sehr verzögert an, kann die Infusionsgeschwindigkeit gesteigert werden.
- Sobald der Patient Änderungen des Befindens wie Schwindel, Wärmegefühl o. Ä. angibt, wird das i. v. Anästhetikum, z. B. Propofol, injiziert. Meist sind hierbei geringere Dosen erforderlich als bei alleiniger Injektion des i. v. Anästhetikums.
- Nach Verlust des Bewusstseins kann das Muskelrelaxans für die Intubation injiziert werden. Besteht bereits eine Bradykardie, so ist mit Succinylcholin Vorsicht geboten: Vor der Injektion und der anschließenden Laryngoskopie sollte Atropin zugeführt werden, um eine bedrohliche Zunahme der Bradykardie bis hin zur Asystolie durch den vagalen Reiz der Laryngoskopie zu vermeiden.
- Sobald die Intubation als starker Stimulus abgeschlossen ist, fällt der Blutdruck häufig ab, sodass die Infusionsgeschwindigkeit zumeist auf die Hälfte oder weniger reduziert werden kann. Bei stärkerem Blutdruckabfall: sofort die Beine anheben, Volumenzufuhr verstärken. Bei ungenügendem Blutdruckanstieg sollte umgehend ein Vasopressor injiziert werden, z. B. Akrinor.

- **Aufrechterhaltung der Narkose**

Für die Anästhesie wird Remifentanil mit einer hypnotisch wirkenden Substanz kombiniert, um eine ausreichend tiefe Bewusstlosigkeit und Amnesie zu gewährleisten.

> Remifentanil reicht als alleinige Substanz für eine chirurgische Anästhesie zumeist nicht aus, sondern muss mit einem Hypnotikum (z. B. Propofol) oder Inhalationsanästhetikum kombiniert werden, um das Bewusstsein und die Erinnerung sicher auszuschalten.

- **Kombination mit Inhalationsanästhetika**

Alle gebräuchlichen volatilen Inhalationsanästhetika können mit Remifentanil kombiniert werden, um eine ausreichende Hypnose zu erzielen. Da Remifentanil, dosisabhängig, die minimale alveoläre Konzentration (MAC-Wert) der Inhalationsanästhetika reduziert, sind bei einer Remifentanilinfusionsrate von 0,05–1 µg/kg KG/min für einen ausreichend tiefen Schlaf mit

Amnesie bei den meisten Patienten nur sog. „MAC_{awake}-Konzentrationen" bzw. 0,5 MAC ohne und 0,3 MAC mit Lachgaszusatz erforderlich, z. B.

- 0,4–0,6 Vol.-% Isofluran,
- 2–3 Vol.-% Desfluran,
- 0,7 Vol.-% Sevofluran.

- **Praktisches Vorgehen bei der Aufrechterhaltung der Narkose**
- Alle Dosisangaben sind nur Anhaltswerte; die notwendige Dosis muss immer individuell ermittelt werden!
- Beginn der Remifentanilinfusion in einer individuell angepassten Dosierung, z. B. 0,1–0,25–0,5 µg/kg KG/min und der Propofolinfusion mit 3–6 mg/kg KG/h. Um die Einleitungsphase abzukürzen, kann die Narkose unmittelbar nach Beginn der Remifentanilwirkung mit einem Propofolbolus eingeleitet werden.
- Nach der Intubation: Reduktion der Remifentanilinfusion auf ca. 0,1 µg/kg KG/min und der Propofolinfusion auf 2–4 mg/kg KG/h.
- Zum Hautschnitt: Erhöhung der Remifentanilinfusion auf ca. 0,2 µg/kg KG/min oder mehr, je nach Bedarf.
- In Phasen intensiver chirurgischer Stimulation: Erhöhung der Remifentanilinfusion, z. B. auf 0,5 µg/kg KG/min oder mehr. Bei ungenügender Schlaftiefe: Erhöhung der Propofolzufuhr.

- **Ausleitung der Narkose**

Da Remifentanil nicht kumuliert und die Wirkung sehr rasch beendet wird, kann die Remifentanilinfusion bis zum OP-Ende oder bis wenige Minuten vorher beibehalten werden.

Bei länger dauernden Remifentanilanästhesie mit Propofol als Hypnotikum kann das Erwachen ebenfalls deutlich verlängert werden, sodass auch hier die Dosis rechtzeitig reduziert werden muss, wenn der Patient auf dem OP-Tisch extubiert werden soll.

- **Postoperativer Schmerz**

Da die Wirkung von Remifentanil sehr rasch beendet wird, können, je nach Art des Eingriffs, bereits frühzeitig, nicht selten sogar schlagartig, heftige postoperative Schmerzen auftreten, die eine umgehende Behandlung erfordern.

> Um der schlagartigen Aufhebung der Analgesie entgegenzuwirken, muss die Schmerztherapie bereits kurz vor Ende der OP, spätestens aber mit Abstellen der Remifentanilinfusion begonnen werden.

Nachschlagen und Weiterlesen

Freye E (2010) Opioide in der Medizin, 8. Aufl. Springer, Berlin, Heidelberg, New York

Lokalanästhetika

Reinhard Larsen

Inhaltsverzeichnis

© Der/die Herausgeber bzw. der/die Autor(en), exklusiv lizenziert durch Springer-Verlag GmbH, DE, ein Teil von Springer Nature 2021
R. Larsen, T. Fink, T. Müller-Wolff (Hrsg.), *Larsens Anästhesie und Intensivmedizin für die Fachpflege*,
https://doi.org/10.1007/978-3-662-63127-0_13

Lokalanästhetika blockieren reversibel die spannungsabhängigen Natriumkanäle im Gewebe. In den Nerven wird die Erregungsleitung unterbrochen und die Sensibilität und Motorik im zugehörigen Versorgungsgebiet vorübergehend aufgehoben. Hierdurch können zahlreiche Eingriffe und Maßnahmen am wachen Patienten durchgeführt werden. Die Wirkung der Lokalanästhetika hängt von der Dosis und vom Volumen ab. Die einzelnen Lokalanästhetika unterscheiden sich in Wirkstärke, Wirkdauer und Toxizität. Ihre Auswahl richtet sich v. a. nach der Art und der Dauer des Eingriffs. Daneben werden die Lokalanästhetika für die Schmerztherapie eingesetzt.

Kokain, als Alkaloid des Cocastrauchs seit Jahrhunderten wegen seiner euphorisierenden Wirkungen von den Andenbewohnern Perus konsumiert, war das erste klinisch verwendete Lokalanästhetikum – zunächst am Auge, später auch für Nervenblockaden und für die Spinalanästhesie.

In Deutschland unterliegt Kokain der Betäubungsmittelverordnung und darf nur noch zur Oberflächenanästhesie am Auge durch den Arzt verwendet werden.

13.1 Chemische Klassifizierung von Lokalanästhetika

Lokalanästhetika werden aufgrund ihrer chemischen Struktur in 2 Gruppen unterteilt:
- Aminoester: Sie werden im Plasma durch das Enzym Pseudocholinesterase gespalten.
- Aminoamide: Sie werden in der Leber abgebaut.
- Zusammenstellung: ◘ Tab. 13.2.

13.2 Wirkmechanismus der Lokalanästhetika

Lokalanästhetika blockieren die spannungsabhängigen Natriumionenkanäle, in höheren Dosen auch andere Ionenkanäle. Ihr Hauptwirkort ist die Innenseite der *Zellmembran* von Nervengeweben. Diese Membran ist, wie in ► Kap. 9 beschrieben, der funktionell wichtigste Teil eines Axons: Sie leitet die elektrische Erregung für die verschiedenen Nervenmodalitäten wie Schmerz, Berührung, Temperatur, Motorik usw. Lokalanästhetika unterbrechen die Erregungsleitung an der Membran, indem sie den vorübergehenden Einstrom von Natriumionen von der Außen- zur Innenseite der Membran beeinträchtigen oder verhindern. Aufgrund der Blockade der Natriumionenkanäle kann kein Nervenaktionspotenzial mehr entstehen oder weitergeleitet werden. Nach einer bestimmten Zeit, die bei den einzelnen Lokalanästhetika unterschiedlich lang ist, kehrt die Leitfähigkeit der Nerven zurück.

13.2.1 Wirkort peripherer Nerv

Periphere Nerven sind gemischte Nerven; sie enthalten sensible (afferente) und motorische (efferente) Fasern (► Kap. 9). Der Durchmesser dieser Fasern steht in wichtiger Beziehung zur Nervenfunktion, Geschwindigkeit der Erregungsleitung, Sinnesmodalität und – nicht zuletzt – Empfindlichkeit gegenüber den blockierenden Eigenschaften der Lokalanästhetika. Hierbei gilt: je dicker eine Nervenfaser, desto geringer die Empfindlichkeit für Lokalanästhetika, d. h. desto größer die zur Blockade erforderliche Konzentration. Ausgenommen von dieser Regel sind die präganglionären autonomen B-Fasern, die vor allen anderen (auch den dünneren) Nervenfasern geblockt werden.

Faserdicke und Funktion

Die Nervenfasern werden nach abnehmendem Durchmesser in folgende 3 Kategorien eingeteilt:
- A-Fasern
- B-Fasern
- C-Fasern

In ◘ Tab. 13.1 sind die Faserklassen mit den zugehörigen Funktionen zusammengefasst.

A-Fasern gehören zu den markhaltigen Nerven mit hoher Leitungsgeschwindigkeit. Sie werden nach Durchmesser und Funktion in die in ◘ Tab. 13.1 angegebenen Untergruppen eingeteilt. Aα-Fasern sind die dicksten und am schnellsten leitenden Fasern, während die Aδ-Fasern am dünnsten sind und die Erregung am langsamsten leiten.

B-Fasern sind markhaltige präganglionäre Sympathikusfasern mit verschiedenen autonomen Funktionen. Sie innervieren u. a. die glatten Muskeln der Blutgefäße und spielen klinisch eine wichtige Rolle beim Blutdruckabfall während einer Spinal- oder Periduralanästhesie. B-Fasern werden, obwohl sie myelinisiert sind, von den Lokalanästhetika am schnellsten geblockt, noch vor den C-Fasern.

C-Fasern sind dünn und marklos; ihre Leitungsgeschwindigkeit ist sehr langsam. Sie leiten *Schmerz*, Berührung und Temperatur. Außerdem gibt es in dieser Gruppe noch postganglionäre Sympathikusfasern mit autonomen Funktionen.

Schmerzleitende Systeme
Der menschliche Körper verfügt über 2 getrennte schmerzleitende Systeme:
1. Aδ-Fasern: rasch leitend
2. C-Fasern: langsam leitend

13

◻ Tab. 13.1 Einteilung und Funktion von Nervenfasern

Fasertyp	Anatomische Lokalisation	Durchmesser (µm)	Leitungsgeschwindigkeit (m/s)	Funktion	Empfindlichkeit für Blockade
A-Fasern (myelinisiert)					
Aα	Afferenzen und Efferenzen zu Muskelspindeln, Skelettmuskeln	13–20	70–120	Motorik, Propriozeption	+
Aβ	Sehnenorgan	6–12	30–70	Propriozeption	++
		9	25–70	SA I, SA II, RA-Rezeptor, Haarfollikelsensor, Vibration	
Aγ	Efferenzen zu Muskelspindeln	5	15–30	Muskeltonus	++
Aδ	Sensible Wurzeln und Afferenzen peripherer Nerven	1–3	12–30	Schmerz, Temperatur	+++
B-Fasern (myelinisiert)	Präganglionär sympathisch	3	3–15	Vaso-, Viszero-, Sudo- und Pilomotorik	++++
C-Fasern (nicht-myelinisiert) sympathisch	Postganglionär sympathisch	0,3–1,3	0,7–1,3	Vaso-, Viszero-, Sudo- und Pilomotorik	++++
Hinterwurzel	Sensible Wurzeln und Afferenzen peripherer Nerven	0,4–1,2	0,1–2	Schmerz, Temperatur, Berührung	

■ **Reihenfolge der Blockade**

Die verschiedenen Nervenfasern werden nicht gleichzeitig von einem Lokalanästhetikum geblockt, sondern in einer bestimmten zeitlichen Folge. Diese Blockadeabfolge kann am Patienten leicht überprüft werden:

━ Zuerst wird der Sympathikus blockiert: Die Haut wird warm.

━ Dann werden Temperatur und Schmerz blockiert.

━ Zuletzt werden Berührung, Druck und Motorik aufgehoben.

Die unterschiedliche Empfindlichkeit der einzelnen Nervenfasergruppen wird klinisch ausgenutzt: Soll aus bestimmten Gründen nur die Sensorik ausgeschaltet werden, die Motorik dagegen erhalten bleiben (z. B. während der geburtshilflichen Periduralanästhesie), wird das Lokalanästhetikum in *niedriger* Konzentration injiziert. Ist dagegen auch eine motorische Blockade erforderlich, muss die Konzentration erhöht werden. Es ist jedoch nicht möglich, die Motorik isoliert auszuschalten.

Das Eindringen des Lokalanästhetikums in den Nerven wird noch vom **pH-Wert** des umgebenden Gewebes beeinflusst. Liegt im Injektionsgebiet eine Infektion vor (niedriger pH-Wert), so sind Lokalanästhetika nur wenig wirksam.

Minimale blockierende Konzentration (C_m)

Nicht jede beliebige Dosis eines Lokalanästhetikums unterbricht die Erregungsleitung eines Nervs. Vielmehr ist für jeden Nerv mit bestimmtem Durchmesser eine gewisse *minimale* Konzentration erforderlich, die als C_m bezeichnet wird.

Es gilt: je dicker eine Nervenfaser, desto größer die erforderliche minimale Konzentration des Lokalanästhetikums für die Blockade.

Hierbei spielt es keine Rolle, ob die Nervenfaser in einer Spinalwurzel oder in einem peripheren Nerv verläuft – die C_m ist für beide identisch, wenn ihre Durchmesser übereinstimmen.

Aufgrund der C_m können die Lokalanästhetika nach ihrer Wirkstärke unterschieden werden:

━ Mittlere Wirksamkeit: Lidocain, Mepivacain, Prilocain

━ Starke Wirksamkeit: Bupivacain, Levobupivacain, Ropivacain

13.3 Ablauf der Nervenblockade

Klinisch wichtig sind der Wirkungseintritt (Anschlagzeit) und die Wirkdauer eines Lokalanästhetikums. Beide Faktoren müssen bei der Auswahl des Lokalanisthetikums für eine bestimmte Blockadetechnik berücksichtigt werden.

13.3.1 Anschlagzeit

Die Anschlagzeit, d. h. die Zeit von der Injektion des Lokalanästhetikums bis zum Eintritt der kompletten Blockade, hängt wahrscheinlich von dessen physikochemischen Eigenschaften ab. Daneben spielt die Konzentration des Lokalanästhetikums noch eine wichtige Rolle: **Je höher die Konzentration, desto schneller der Wirkungseintritt!**

Zu beachten ist, dass die Blockade nicht schlagartig alle Nervenfasern erfasst. Vielmehr werden zunächst die im Randbereich liegenden *Mantelfasern* geblockt, danach die in der Mitte des Nervs laufenden *Kernfasern*. Der Blockadeablauf lässt sich am Patienten gut beobachten, denn die Mantelfasern versorgen mehr die proximalen Teile einer Extremität, die Kernfasern dagegen mehr die distalen. Darum breitet sich im Versorgungsgebiet dieser Nerven die Anästhesie von *proximal nach distal* aus.

Anders dagegen bei der i. v. Regionalanästhesie (▶ Kap. 18): Hier breitet sich die Anästhesie von *distal nach proximal* aus, weil das Lokalanästhetikum bei dieser Technik wegen der Blutversorgung des Nervs zuerst die Kernfasern und danach die Mantelfasern erreicht.

Die motorische Blockade setzt wegen der erforderlichen größeren minimalen Konzentration des Lokalanästhetikums später ein und wird auch früher beendet als die sensible Blockade.

13.3.2 Wirkdauer

Nach einer bestimmten Zeit, die für die einzelnen Lokalanästhetika unterschiedlich lang ist, nimmt der Nerv seine Funktion wieder auf, weil das Lokalanästhetikum langsam aus dem Nerven diffundiert und ins Blut übertritt.

Die Wirkdauer der Blockade hängt u. a. von der Festigkeit der Bindung zwischen Lokalanästhetikum und Nervenmembran ab sowie von der Abbaugeschwindigkeit und der Konzentration der Substanz. **Je höher die Konzentration eines Lokalanästhetikums, desto länger die Wirkdauer!**

Diese Beziehung darf klinisch nur bis zu einer bestimmten Maximaldosis ausgenutzt werden, weil sonst unweigerlich toxische Nebenwirkungen des Lokalanästhetikums auftreten.

Die Wirkdauer (und häufig auch die Erfolgsrate) einer Blockade kann erheblich verlängert werden, wenn bestimmten Lokalanästhetika ein **Vasokonstriktor** zugesetzt wird. Der Vasokonstriktor drosselt durch lokale Gefäßkonstriktion die Durchblutung am Injektionsort,

sodass die Resorption des Lokalanästhetikums ins Blut herabgesetzt wird und damit mehr Substanz für die Diffusion in den Nerv zur Verfügung steht. Die gebräuchlichsten Vasopressoren sind *Adrenalin* und *Phenylephrin*, einige Anästhesisten verwenden auch Noradrenalin oder Octapressin.

Einteilung nach der Wirkdauer: Unterschieden werden
- mittellang wirkende Lokalanästhetika: Lidocain, Mepivacain, Prilocain,
- lange wirkende Lokalanästhetika: Bupivacain und Ropivacain.

Anschlagzeit und Wirkdauer können verändert werden, wenn Substanzen der verschiedenen Gruppen kombiniert werden, z. B. ein rasch, aber kurz wirkendes Lokalanästhetikum mit einem langsam, aber lang wirkenden.

◼ Kontinuierliche Blockade
Zahlreiche Operationen dauern länger als die Nervenblockade durch Einzelinjektion eines Lokalanästhetikums anhält. Zumeist kann hierbei – aus praktischen Gründen – die Injektion nicht wiederholt werden. Darum wird ein *Katheter* in der Nähe von Nervenstämmen oder Nervenwurzeln platziert, über den das Lokalanästhetikum bei Bedarf nachinjiziert werden kann. Diese Methode wird als kontinuierliche Nervenblockade bezeichnet und bei Peridural-, Spinal- und Plexusanästhesie, aber auch bei Einzelnerven angewandt.

◼ Besonderheiten bei Nachinjektionen von Lokalanästhetika
- Nachinjektionen werden durchgeführt, sobald der Schmerz gerade zurückzukehren beginnt. Hierbei ist der Dosisbedarf auf 1/4–1/3 der Ausgangsdosis vermindert.
- Bei Nachinjektionen tritt die erneute Blockade wesentlich schneller ein, weil die Kernfasern noch blockiert sind und nur die Mantelfasern gerade ihre Leitungsfähigkeit zurückerlangen.
- Nachinjektionen, wenn sie rechtzeitig erfolgen, scheinen auch die Qualität der Blockade zu verbessern.

Wird dagegen zu lange mit der Nachinjektion gewartet, d. h., wird erst injiziert, wenn der Schmerz bereits vollständig zurückgekehrt ist, wird die Wirksamkeit des Lokalanästhetikums häufig abgeschwächt. Es entwickelt sich eine Tachyphylaxie.

Eine **Tachyphylaxie** ist die Abnahme der Wirksamkeit eines Medikaments bei wiederholter Injektion. Sie tritt häufig auf, wenn kontinuierliche Nervenblockaden über längere Zeit durchgeführt werden, entwickelt sich aber langsamer, wenn das Lokalanästhetikum sofort (innerhalb weniger Minuten!) beim ersten Auftreten von Schmerzempfindungen nachinjiziert wird.

13

Darum ist es wichtig, die **Zeichen der Tachyphylaxie** zu kennen:

- Die Wirkdauer wird zunehmend kürzer.
- Die Analgesiequalität nimmt ab.
- Das betäubte Gebiet wird immer kleiner.

13.3.3 Differenzialblock

Bupivacain und Ropivacain bewirken eine sog. „differenzielle Blockade": Die sensible Aktivität wird stärker geblockt als die motorische. Die Ursache dieses Effekts ist nicht bekannt, in einigen Situationen jedoch erwünscht, so z. B. bei der geburtshilflichen Periduralanästhesie (▶ Kap. 17 und 23).

13.3.4 Wedensky-Block

Nach einer Nervenblockade ist der Patient unempfindlich gegen einzelne Nadelstiche, schreit aber auf, als das Skalpell des Chirurgen seine Haut durchtrennt.

■ Ursache

Die C_m des Nervs ist gerade erst erreicht worden; Einzelreize wie die Nadelstiche werden nicht mehr fortgeleitet; bei anhaltenden Reizen (Schneiden mit dem Skalpell) durchbricht jeder 2. oder 3. Reiz die Schwelle, und der Patient empfindet, wenn auch meist abgeschwächt, deutlich den Schmerz.

■ Was ist zu tun?

Abwarten bis mehr Lokalanästhetikum den Nerven erreicht hat. Wenn das nichts hilft, Lokalanästhetikum nachinjizieren oder eine Allgemeinnarkose durchführen.

13.4 Systemische Wirkungen der Lokalanästhetika

Die therapeutische Breite der Lokalanästhetika ist gering, d. h., diese Substanzen sind relativ toxisch. Toxische Wirkungen manifestieren sich hauptsächlich am *Gehirn* und *Herz-Kreislauf-System*. Wird ein Lokalanästhetikum in die Nähe von Nerven injiziert, können toxische Wirkungen nur dann auftreten, wenn die Substanz in einer bestimmten Menge in das Blut aufgenommen und zu den Organen transportiert wird.

Die Resorption des Lokalanästhetikums vom Injektionsort ins Blut tritt in unterschiedlichem Ausmaß bei *allen* Regionalanästesietechniken auf. Steigt hierbei der Plasmaspiegel zu hoch an, treten die toxischen Wirkungen ein. Das Ausmaß der Resorption eines Lokalanästhetikums wird bestimmt durch

- den Injektionsort,
- die Dosis des Lokalanästhetikums,
- den Zusatz eines Vasokonstriktors,
- die pharmakologischen Eigenschaften des Lokalanästhetikums.

■ Injektionsort

Die höchsten Plasmaspiegel eines Lokalanästhetikums werden bei der **Interkostalnervenblockade** erreicht, danach in absteigender Reihe bei folgenden Techniken: Kaudalanästhesie, lumbale Periduralanästhesie, Plexusbrachialis-Block, Femoralisblock und Infiltrationsanästhesie. Hieraus folgt, dass die gleiche Dosis eines Lokalanästhetikums bei der einen Regionalanästhesietechnik toxisch wirken kann, bei der anderen Technik dagegen keine systemischen Auswirkungen hat.

■ Dosis

Unabhängig vom Injektionsort besteht eine eindeutige Beziehung zwischen den Plasmaspiegeln eines Lokalanästhetikums und der insgesamt injizierten Dosis. Für die meisten Substanzen gilt:

> ❯ Je höher die lokal injizierte Dosis, desto höher die Plasmaspiegel eines Lokalanästhetikums und desto größer die Gefahr toxischer Nebenwirkungen.

■ Vasokonstriktorzusatz

Vasokonstriktoren wie Adrenalin (meist 5 µg/ml Lokalanästhetikum = 1 : 200.000) verlängern die Wirkung und vermindern die Resorption von Substanzen wie Lidocain und Mepivacain, wohin auch immer diese Substanzen injiziert werden. Dagegen werden die Plasmaspiegel von Bupivacain und Prilocain durch Zusatz eines Vasokonstriktors nur wenig beeinflusst.

■ Pharmakologische Eigenschaften

Einige Substanzen werden aufgrund ihrer physikochemischen Eigenschaften wie Fettlöslichkeit und Proteinbindung weniger resorbiert als andere Lokalanästhetika. Hierzu gehört v. a. Bupivacain.

13.4.1 Zentralnervöse Toxizität

Alle Lokalanästhetika stimulieren, bei entsprechender Plasmakonzentration, das Gehirn und führen dadurch zu *Unruhe* und *Muskelzittern*, schließlich zu generalisierten *Krampfanfällen*. In sehr schweren Fällen folgt eine Dämpfung der Hirnfunktion mit Tod durch zentrale Atemlähmung.

Die einzelnen Lokalanästhetika unterscheiden sich in ihrer toxischen Wirksamkeit. Hierbei gilt: Je stärker die anästhetische Potenz, desto ausgeprägter die zerebralen toxischen Wirkungen.

> **Wichtigste Gründe für das Auftreten von toxischen zentralnervösen Wirkungen**
> - Überdosierung des Lokalanästhetikums
> - Injektion in eine Vene oder Arterie
> - Ungewöhnlich rasche Resorption (z. B. aus dem blutüberfüllten Periduralraum von Hochschwangeren)

Jeder der angeführten Faktoren kann für sich allein ausreichen, um die toxischen Reaktionen auszulösen. In seltenen Fällen treffen mehrere Ursachen zusammen.

Für die den Patienten überwachenden Pflegekräfte ist wichtig, dass den generalisierten Krämpfen zumeist bestimmte Warnzeichen vorangehen, die bereits auf einer toxischen Wirkung der Lokalanästhetika im Gehirn beruhen.

- **Mögliche Vorboten generalisierter Krämpfe durch Lokalanästhetika**
- Muskelzittern
- Schläfrigkeit
- Schwindelgefühl
- Verwaschene Sprache
- Ohrklingen
- Taubheit von Lippen und Zunge
- Nystagmus
- Sehstörungen
- Metallischer Geschmack

- **Krampfanfälle**

Generalisierte Krämpfe sind die eindrucksvollste und wahrscheinlich gefährlichste Komplikation einer Regionalanästhesie. Eine respiratorische und metabolische Azidose begünstigen das Auftreten der Krämpfe, während durch Hyperventilation (!) die Krampfschwelle heraufgesetzt wird.

Sehr selten kann bei versehentlicher intravasaler oder lokaler Injektion einer sehr hohen Dosis ein Herz-Kreislauf- und Atemstillstand eintreten, ohne dass Zeichen der zentralen Stimulation vorangegangen wären.

Prophylaxe toxischer zentralnervöser Reaktionen

Toxische zentralnervöse Reaktionen sind in der Regel vermeidbar, wenn bestimmte Vorsichtsmaßnahmen ergriffen werden.

- **Prophylaktische Maßnahmen**
- **Prämedikation mit einem antikonvulsiven Medikament:**
  - Hierbei sind Benzodiazepine wie Midazolam (*Dormicum*), Diazepam (*Valium*) oder Clonazepam (*Rivotril*) die Mittel der Wahl. Sie setzen die Krampfschwelle des Gehirns für Lokalanästhetika herauf. Die Krampfprophylaxe ist 30–120 min nach der

Gabe maximal ausgeprägt und beträgt nach 5 h noch etwa 50 %.
- **Blutspiegel des Lokalanästhetikums so niedrig wie möglich halten:**
  - Gesamtdosis so niedrig wie möglich, Vasokonstriktor (z. B. bei Lidocain) zusetzen, nicht in Gefäße injizieren.
  - Testdosis (mit Adrenalinzusatz); Wirkung aber nicht zuverlässig!
- **Beim Auftreten zerebraler Warnzeichen:**
  - Injektion sofort abbrechen.
  - Patienten hyperventilieren lassen („tief einatmen!").
  - Benzodiazepin in niedriger Dosis i. v. injizieren.

> ❗ Hohe Blutspiegel können sofort (intravasale Injektion) oder innerhalb von 20–30 min auftreten. Darum muss der Patient während dieser Zeit sorgfältig auch auf toxische Reaktionen überwacht werden. Patienten niemals allein lassen!

Behandlung der Krämpfe

Meist reichen geringe Dosen Midazolam (2–5 mg i. v.), Diazepam (*Valium*, 2,5–5 mg i. v.) oder Clonazepam (*Rivotril*) aus, um die Krämpfe zu unterbrechen. Barbiturate sollten wegen der hypnotischen und atemdepressiven Wirkung möglichst nicht gegeben werden.

- **Praktisches Vorgehen**
- Bei Atemstillstand *Beatmung mit Sauerstoff* über eine Maske (hyperventilieren!)
- Relaxieren nur, wenn Beatmung nicht anders möglich
- Bei Herzstillstand: kardiopulmonale Wiederbelebung (► Kap. 52)

13.4.2 Herz-Kreislauf-Toxizität

Lokalanästhetika beeinträchtigen, abhängig vom Plasmaspiegel, die elektrische Herzfunktion (Abnahme der Depolarisationsrate im Reizleitungssystem durch Blockade der Natriumkanäle) und die Myokardkontraktilität. Außerdem dilatieren sie die Arteriolen und beeinflussen die Herz-Kreislauf-Funktion indirekt durch Blockade autonomer Herz- und Gefäßnervenfasern.

Toxische Wirkungen auf das Herz-Kreislauf-System treten in der Regel nur nach sehr hohen Dosen auf (es sei daran erinnert, dass Lokalanästhetika wegen ihrer Herzwirkungen auch therapeutisch eingesetzt werden). Sie manifestieren sich meist als **Blutdruckabfall** und **Bradykardie**; in schweren Fällen tritt ein **Kreislaufkollaps** oder **Herzstillstand** auf. Der Blutdruckabfall bei Peridural- oder Spinalanästhesie entsteht durch Sympathikusblockade und nicht durch toxische Wirkungen des Lokalanästhetikums (Einzelheiten: ► Kap. 16 und 17).

- **Sofortmaßnahmen**
- Beine hoch
- Rasche Volumenzufuhr
- 100 % Sauerstoff
- Eventuell kardiovaskuläre Medikamente: Vasopressoren, inotrope Substanzen
- Bei Herzstillstand: kardiopulmonale Wiederbelebung; **Lipidinfusion:** 1,5 ml/kg 20 % (z. B. Intralipid), danach 0,25 ml/kg für 20 min; wenn hiermit kein Spontankreislauf: 2 erneute Bolusinjektionen im Abstand von 5 min oder in 5-min-Intervallen bis zur Rückkehr einer spontanen Herzaktion
- Bei Kammerflimmern: Kardioversion
- Anschließend Intensivüberwachung für ca. 12 h, da die kardiovaskulären Störungen wieder auftreten können

Wegen der möglichen lebensbedrohlichen Nebenwirkungen der Lokalanästhetika gelten folgende **Grundsätze**:
- Auch vor Regionalanästhesien muss das Instrumentarium zur kardiopulmonalen Wiederbelebung bereitgestellt werden.
- Spinal- und Periduralanästhesie sowie große Plexusblockaden dürfen nur von Ärzten durchgeführt werden, die alle Methoden der Wiederbelebung sicher beherrschen.

13.4.3 Methämoglobinbildung

Lokalanästhetika, v. a. Prilocain und Lidocain, können Methämoglobin bilden.

Überschreitet die reduzierende Kapazität des Enzyms Methämoglobinreduktase die Methämoglobinproduktion, so tritt eine Methämoglobinämie (> 1 % Met-Hb im Plasma) auf.

Zu beachten: Neugeborene und Säuglinge < 6 Monaten sind besonders anfällig für eine toxische Methämoglobinämie durch Lokalanästhetika, weil bei ihnen die Aktivität der Methämoglobinreduktase geringer ist als bei Erwachsenen.

13.4.4 Allergische Reaktionen

Allergien gegen Lokalanästhetika sind extrem selten. Wenn überhaupt, treten sie fast nur bei esterartigen Lokalanästhetika (Articain, Procainamid, Tetracain) oder bei amidartigen Lokalanästhetika, die **Methylparaben** als Stabilisator enthalten, auf. Sie können sich manifestieren als
- allergische Dermatitis,
- Asthmaanfall (Behandlung: ▶ Kap. 63),
- anaphylaktischer Schock (Behandlung: ▶ Kap. 74).

Zu ihrer Behandlung müssen immer Notfallmedikamente und -instrumentarium sowie eine O_2-Quelle bereitstehen.

13.5 Vasopressorzusatz für Lokalanästhetika

Der Zusatz eines Vasopressors zum Lokalanästhetikum drosselt im Injektionsgebiet die Durchblutung, sodass die Blutspiegel der meisten Lokalanästhetika nicht so stark ansteigen. Hierdurch wird die Toxizität herabgesetzt und die Wirkdauer, je nach Blockadetechnik, um bis zu 100 % verlängert.

Adrenalin und Phenylephrin gehören zu den am häufigsten verwendeten Vasopressoren. Sie sind entweder bereits im Handelspräparat des Lokalanästhetikums enthalten oder werden der reinen Substanz unmittelbar vor der Injektion zugesetzt.

- **Adrenalin**
Adrenalin ist den meisten Lokalanästhetika in einer Verdünnung von 1 : 200.000 zugesetzt, bei Lidocain 1 : 100.000 bzw. 1 : 80.000. Eine Gesamtdosis von 0,25 mg sollte nicht überschritten werden, weil sonst Herzrhythmusstörungen und Blutdruckanstiege auftreten können. Subjektiv bemerkt der Patient die Adrenalinwirkungen als *Aufgeregtheit* und *Herzklopfen*.

Werden Lokalanästhetika in Endarteriengebiete (Finger, Zehen, Penis, äußeres Ohr) injiziert, muss auf den Adrenalinzusatz verzichtet werden.

Vorsicht ist mit Adrenalin auch geboten bei
- Hypertonie,
- Mitralstenose,
- Hyperthyreose,
- Diabetes mellitus,
- Gefäßerkrankungen.

13.6 Klinische Anwendung der Lokalanästhetika

Lokalanästhetika werden bei den verschiedensten Regionalanästhesietechniken eingesetzt, um Operationen ohne Ausschaltung des Bewusstseins zu ermöglichen oder bestimmte Schmerzzustände zu behandeln.

13.6.1 Einteilung der Regionalanästhesietechniken

Je nach dem anatomischen Wirkort können die angegebenen regionalen Anästhesietechniken unterschieden werden:

Regionalanästhesietechniken
- Infiltrationsanästhesie:
  - Extravasal
  - Intravenös

- Periphere Nervenblockaden:
  - Einzelnervenblockade
  - Nervenstamm- bzw. Plexusblockade
- Zentrale oder rückenmarknahe Nervenblockaden:
  - Periduralanästhesie:
    - Lumbal
    - Kaudal
    - Thorakal
    - Zervikal
  - Spinalanästhesie
- Oberflächenanästhesie

▪ Infiltrationsanästhesie

Bei dieser Technik wird das Lokalanästhetikum in die Haut (intradermal), s. c. oder i. m. injiziert. Hierdurch wird die Erregung von sensiblen Nervenendigungen gehemmt. Die Konzentration der verwendeten Lokalanästhetika ist niedrig, die Menge (ml) richtet sich nach der Größe des zu anästhesierenden Gebiets.

Die Wirkung tritt rasch ein; die Wirkdauer hängt von der verwendeten Substanz ab. Adrenalinzusatz verlängert die Wirkung um 100 %.

Eine Sonderform der Infiltrationsanästhesie ist die **i. v. Regionalanästhesie**. Hierbei wird das Lokalanästhetikum in eine Vene einer Extremität injiziert, die vorher mit einer Staubinde abgebunden wurde (▸ Kap. 18).

▪ Periphere und zentrale Nervenblockaden

Periphere Nervenblockaden: ▸ Kap. 18; Spinal- und Periduralanästhesie: ▸ Kap. 16 und 17.

▪ Oberflächenanästhesie

Bei dieser Technik werden die Schleimhäute von Nase, Mund, Rachen, Tracheobronchialbaum, Ösophagus und Genitaltrakt durch direktes Besprühen mit bestimmten Lokalanästhetika betäubt. Verwendet werden z. B. Lidocain-Spray (Xylocain-Spray 4 %, 1 Sprühstoß = 10 mg) und Pantocain-Spray (Gingicain-Spray, 1 Sprühstoß = 0,7 mg).

Zu beachten ist, dass hierbei innerhalb weniger Minuten maximale Plasmaspiegel auftreten!

13.6.2 Klinisch gebräuchliche Lokalanästhetika

In ▫ Tab. 13.2 sind die wichtigsten klinisch gebräuchlichen Lokalanästhetika zusammengestellt.

Dosierungen von Lokalanästhetika

Die Dosierungen der Lokalanästhetika hängen v. a. von der gewählten Regionalanästhesietechnik ab. Einzelheiten finden sich in den entsprechenden Kapiteln. Für alle Lo-

kalanästhetika werden bestimmte Höchstdosen empfohlen, die nicht überschritten werden sollten (▫ Tab. 13.2).

Allerdings sind die angegebenen Höchstdosen nur Richtwerte. Die Toleranz nach oben und unten ist individuell sehr verschieden.

Auswahl des Lokalanästhetikums

Bei der Auswahl eines bestimmten Lokalanästhetikums müssen im Wesentlichen folgende Faktoren berücksichtigt werden:

- Art der OP
- Dauer der OP (welcher Operateur?)
- Regionalanästhesietechnik
- Größe des Patienten
- Wirkdauer des Lokalanästhetikums

Einzelheiten sind in den entsprechenden Kapiteln beschrieben.

Lidocain

Lidocain (z. B. Xylocain sowie Lidocain-Generika) gehört zu den Amiden. Die Ausbreitung dieser Substanz im Gewebe ist stärker als die anderer Lokalanästhetika.

▪ Klinische Anwendung

Die Substanz kann für sämtliche Blockadetechniken verwendet werden (▫ Tab. 13.2). Nach Injektion einer Maximaldosis darf eine erneute Dosis erst nach etwa 90 min und dann auch nur mit der Hälfte der Anfangsdosis injiziert werden, damit keine zu hohen Plasmakonzentrationen auftreten.

Mepivacain

▪ Klinische Anwendung

Mepivacain (z. B. Meaverin, Mecain und andere Generika) besitzt etwa die gleiche anästhetische Wirksamkeit und Toxizität wie Lidocain. Die wirksamen Konzentrationen bei den einzelnen Blockadetechniken entsprechen ebenfalls denen von Lidocain (▫ Tab. 13.2). Für die Oberflächenanästhesie ist Mepivacain allerdings nicht geeignet. Adrenalinzusatz verlängert die Wirkung nicht so stark wie bei Lidocain.

Prilocain

▪ Klinische Anwendung

Die anästhetische Wirkstärke entspricht etwa der von Lidocain, jedoch ist Prilocain (z. B. Xylonest) weniger toxisch. Die Wirkdauer entspricht der von Lidocain ohne Adrenalinzusatz. Klinisch wird Prilocain für folgende Blockaden eingesetzt:

- Infiltrationsanästhesie
- Periphere Nervenblockaden
- Intravenöse Regionalanästhesie

◻ Tab. 13.2 Klinische Anwendung von Amid-Lokalanästhetika (*o. A.* ohne Adrenalinzusatz, *m. A.* mit Adrenalinzusatz). Die Höchstdosen sind lediglich Empfehlungen, die im Einzelfall überschritten werden können. Die Wirkung hängt von der jeweiligen Blockadetechnik und von der injizierten Menge des Lokalanästhetikums ab. Die Wirkdauer schwankt individuell

Substanz	Anwendung	Konzentration (%)	Volumen (ml)	Anschlagzeit (min)	Wirkdauer (min)	Maximale Einzeldosis (mg)
Lidocain	Infiltration (Lösung)	0,5–1				300 o. A.
	Große Nervenblockade	1–1,5	30–50	10–20	120–240	500 m. A.
	Peridural	1–2	15–30	5–15	30–90	
	Spinal	5, hyperbar	1–2		30–90	
Prilocain	Infiltration	0,5–1			30–90 o. A.	400 o. A.
					120–360 m. A.	600 m A.
	Große Nervenblockade	1–2	30–50	10–20	180–300	
	Peridural	2	15–30	5–15	150–600	
Mepivacain	Infiltration	0,5–1			45–90 o. A.	300 o. A.
					120–360 m. A.	500 m. A.
	Große Nervenblockade	1–2	30–50	10–20	180–300	
	Peridural	1,5–2	15–30	5–15	60–180	
	Spinal	4, hyperbar	1–2		30–60	
Bupivacain	Infiltration	0,25–0,5			120–240 o. A.	150
					180–420 m. A.	
	Große Nervenblockade	0,25–0,5	30–50	15–30	360–720	
	Peridural	0,25–0,75	15–30	10–20	180–300	
	Spinal	0,5	2–4		75–150 isobar u. hyperbar	
Ropivacain	Infiltration	0,2–0,5		1–5	120–360	220
	Große Nervenblockade	0,5–1	15–30	15–30	360–720	
	Peridural	0,2–1	15–30	10–20	180–360	
	Spinal	0,5	3–5	1–5	120–360	

– Periduralanästhesie
– Spinalanästhesie

Werden Dosen von mehr als 8 mg/kg KG angewandt, tritt eine **Methämoglobinämie** auf. Die Menge des gebildeten Methämoglobins hängt direkt von der Prilocaindosis ab. Methämoglobin bildend ist o-Toluidin, ein Metabolit von Prilocain. Die Methämoglobinämie kann zur arteriellen Hypoxie führen, da Met-Hb keinen Sauerstoff bindet. Folgendes ist zu beachten:

❯ Die Hypoxie durch Methämoglobinbildung wird durch das Pulsoxymeter nicht erfasst, d. h., es wird eine falschhohe arterielle O_2-Sättigung gemessen.

Weiterhin ist bei der Anwendung von Prilocain Folgendes zu beachten: Prilocain sollte wegen der Methämoglobinbildung nicht in der geburtshilflichen Periduralanästhesie und auch nicht bei Glukose-6-Phosphat-Dehydrogenase-Mangel eingesetzt werden.

Bupivacain

▪ Klinische Anwendung

Bupivacain (Bucain, Carbostesin und andere Bupivacain-Generika) ist etwa 4-mal stärker lokalanästhetisch wirksam und auch 4-mal stärker toxisch als Lidocain. Die Substanz wird v. a. für die Peridural- und Spinalanästhesie eingesetzt. Für die i. v. Regionalanästhesie ist Bupivacain wegen der *kardiotoxischen* Wirkung nicht geeignet!

Bupivacain dringt rasch in den Natriumkanal ein und blockiert ihn, gelangt aber nur langsam aus ihm wieder heraus (Fast-in-slow-out-Substanz). Hierdurch soll die schlechte Reanimierbarkeit bei einem durch Bupivacain hervorgerufenen Herzstillstand bedingt sein.

Ropivacain

▪ Klinische Anwendung

Ropivacain kann für die Infiltrationsanästhesie, periphere Nervenblockaden, große Nervenblockaden einschließlich Plexus sowie für die Peridural- und Spinalanästhesie und die postoperative Periduralanalgesie angewandt werden (◘ Tab. 13.2).

Klinisch unterscheidet sich Ropivacain in Bezug auf die Anschlagzeit, die Wirkintensität und die Wirkdauer nicht wesentlich von Bupivacain. Die motorische Blockade durch Ropivacain soll weniger ausgeprägt sein. Die kardiotoxische Wirkung ist geringer.

EMLA-Pflaster

Dieses Pflaster enthält eine Creme mit einer Mischung aus 25 mg Lidocain und 25 mg Prilocain pro 1 g. Die Creme wird als Oberflächenanästhetikum für die Venenpunktion bei Säuglingen (ab 4. Monat) und Kindern eingesetzt. Die Absorption erfolgt langsam, die maximale Eindringtiefe beträgt ca. 5 mm. Die anästhetische Wirkung setzt nach etwa 1 h ein. Bei der Anwendung müssen die Höchstdosen beachtet werden.

Nachschlagen und Weiterlesen

van Aken H, Wulff H, Niesel HC (2010) Lokalanästhesie, Regionalanästhesie, Regionale Schmerztherapie, 3. Aufl. Thieme, Stuttgart

Deutsche Gesellschaft für Anästhesiologie und Intensivmedizin (DGAI) (2009) Wissenschaftlicher Arbeitskreis Regionalanästhesie. Empfehlungen zur Lipidbehandlung bei der Intoxikation mit Lokalanästhetika. Anasth Intensivmed 50:698–702

Deutsche Gesellschaft für Anästhesiologie und Intensivmedizin (DGAI), Berufsverband Deutscher Anästhesisten (BDA) (Hrsg) (2011) Entschließungen, Empfehlungen, Vereinbarungen, Leitlinien. Ein Beitrag zur Qualitätssicherung in der Anästhesiologie, 5. Aufl. Aktiv Druck, Ebelsbach (https://www.dgai.de/publikationen/vereinbarungen.html. Zugegriffen: 05. Februar 2021)

Muskelrelaxanzien

Reinhard Larsen

Inhaltsverzeichnis

© Der/die Herausgeber bzw. der/die Autor(en), exklusiv lizenziert durch Springer-Verlag GmbH, DE, ein Teil von Springer Nature 2021
R. Larsen, T. Fink, T. Müller-Wolff (Hrsg.), *Larsens Anästhesie und Intensivmedizin für die Fachpflege*,
https://doi.org/10.1007/978-3-662-63127-0_14

Muskelrelaxanzien werden eingesetzt, um die endotracheale Intubation zu erleichtern, die OP-Bedingungen zu verbessern und den Anästhetikabedarf zu vermindern. Sie blockieren die Impulsübertragung an der motorischen Endplatte und lähmen dadurch die quergestreifte Muskulatur. Das Bewusstsein des gelähmten Patienten bleibt erhalten. Zwei Arten von Muskelrelaxanzien werden unterschieden: depolarisierende Muskelrelaxanzien (Succinylcholin) und nichtdepolarisierende (ND-)Muskelrelaxanzien (alle anderen). Nur die ND-Muskelrelaxanzien können antagonisiert werden. Der Relaxierungsgrad, die Erholung von der Blockade und die Wirkung der Antagonisten können zuverlässig mit Nervenstimulatoren kontrolliert werden.

14.1 Neuromuskuläre Blockade

Muskelrelaxanzien blockieren die Erregungsübertragung an der **motorischen Endplatte**. Dadurch tritt eine reversible schlaffe Lähmung der Skelettmuskulatur ein, die je nach Art der verwendeten Substanz, unterschiedlich lange anhält. Das *Bewusstsein* wird aber durch die Muskelrelaxanzien nicht ausgeschaltet, sondern bleibt vollständig erhalten.

Aufgrund des Wirkmechanismus lassen sich 2 Gruppen von Muskelrelaxanzien unterscheiden:
- Nichtdepolarisierende (ND-)Relaxanzien
- Depolarisierende Relaxanzien

Folgende Blockarten werden unterschieden:
- Nichtdepolarisationsblock (ND-Block)
- Depolarisationsblock (Phase-I-Block)
- Dualblock (Phase-II-Block)

14.1.1 Nichtdepolarisierende Muskelrelaxanzien

Die ND-Muskelrelaxanzien stabilisieren die postsynaptische Membran. Nach Zufuhr mit dem Blutstrom besetzen sie den cholinergen Rezeptor, ohne dass ein Aktionspotenzial ausgelöst wird. Trifft nun das aus den Nervenendigungen freigesetzte Acetylcholin am cholinergen Rezeptor ein, so ist dieser bereits durch das ND-Relaxans besetzt. Acetylcholin kann nicht mehr wirksam werden. Es liegt eine sog. *„kompetitive Blockade"* vor, da Muskelrelaxans und Acetylcholin um den postsynaptischen Rezeptor „konkurrieren". In ◘ Tab. 14.1 sind die wichtigsten, klinisch gebräuchlichen ND-Muskelrelaxanzien aufgeführt.

Die blockierende Wirkung der ND-Muskelrelaxanzien kann antagonisiert werden, die von Succinylcholin dagegen nicht.

◘ **Tab. 14.1**   ND-Muskelrelaxanzien

Freiname	Handelsname
Mivacurium	Mivacron
Cisatracurium	Nimbex
Atracurium	Tracrium
Vecuronium	Norcuron
Rocuronium	Esmeron
Pancuronium	Pancuronium

14.1.2 Depolarisierende Muskelrelaxanzien (Succinylcholin)

Depolarisierende Muskelrelaxanzien bewirken primär einen Phase-I-Block, unter bestimmten Bedingungen auch einen Phase-II-Block. Klinisch wird nur eine einzige depolarisierende Substanz eingesetzt: das **Succinylcholin** (Suxamethonium = Succinylbischolin).

- **Phase-I-Block**
Hierbei können 2 Wirkungen unterschieden werden: Zunächst reagiert Succinylcholin – wie Acetylcholin – mit dem Rezeptor und depolarisiert die postsynaptische Membran, sodass sich eine Erregung ausbreitet. Klinisch ist diese Wirkung erkennbar an *Faszikulationen*. Das sind unkoordinierte Muskelkontraktionen, die sehr heftig sein können. Nach der Depolarisation befindet sich das Relaxans noch eine Zeit lang am Rezeptor, weil es nicht so schnell abgebaut wird wie Acetylcholin. Dadurch wird die Depolarisation der Membran noch eine gewisse Zeit aufrechterhalten. Während dieser Zeit ist die Membran unerregbar! Der gesamte Vorgang wird als *Phase-I-Block* oder *Depolarisationsblock* bezeichnet.

❯ Der Phase-I-Block kann nicht durch Medikamente (Anticholinesterasen) aufgehoben werden.

- **Phase-II-Block**
Hohe Einzeldosen (> 2 mg/kg KG), wiederholte Nachinjektionen oder die kontinuierliche Infusion von Succinylcholin kann die blockierenden Eigenschaften verändern. Die Membran muss immer weniger depolarisiert werden, um eine ausgeprägte und lang anhaltende Blockierung der motorischen Endplatte zu erreichen. Schließlich tritt die Blockade auch ohne Depolarisation auf, obwohl keine kompetitive Wirkung (wie bei den ND-Relaxanzien) nachweisbar ist. Dieser Vorgang wird als *Phase-II-Block* oder *Dual-Block* bezeichnet. Im Gegensatz zum Phase-I-Block lässt sich der Phase-II-Block durch *Cholinesterasehemmer* (z. B. 0,1–0,2 mg Edrophonium) antagonisieren.

14.1.3 Charakterisierung von Muskelrelaxanzien

Die neuromuskuläre Wirkstärke und der Verlauf der neuromuskulären Blockade von Muskelrelaxanzien werden für die klinische und wissenschaftliche Beurteilung und aus Gründen der Vergleichbarkeit in folgender Weise charakterisiert:

- **ED_{95}**

Dies ist die Dosis eines Muskelrelaxans, die zu einer 95%igen neuromuskulären Blockade führt. Sie wird in mg/kg oder in µg/kg KG angegeben.

- **Intubationsdosis**

Dies ist die Dosis, die für eine endotracheale Intubation erforderlich ist, ohne dass der Patient dabei hustet oder mit Abwehrbewegungen reagiert. Sie entspricht meist der 2-fachen ED_{95}.

- **Klinische Wirkdauer, DUR_{25}**

Dies ist die Zeit von der Injektion des Muskelrelaxans bis zur Erholung der neuromuskulären Blockade auf 25 % des Ausgangswerts. Während dieses Zeitraums besteht für die meisten Eingriffe eine ausreichende neuromuskuläre Blockade.

- **Gesamtwirkdauer, DUR_{95}**

Zeit zwischen der Injektion des Muskelrelaxans bis zur Erholung der neuromuskulären Blockade auf 95 % des Ausgangswerts. Sie beträgt im Allgemeinen das 2-fache der DUR_{25}. Nach dieser Zeit kann der Patient in der Regel extubiert werden.

- **Erholungsindex („recovery index", RI)**

Dies ist die Zeit zwischen 25- und 75%iger Erholung der neuromuskulären Blockade.

> ❯ Höhere Dosen eines Muskelrelaxans verkürzen zwar die Anschlagzeit, verlängern aber auch die Wirkdauer.

14.2 Pharmakologie der ND-Relaxanzien

14.2.1 Chemische Struktur von ND-Relaxanzien

Nach der chemischen Struktur können 2 Gruppen gebräuchlicher Muskelrelaxanzien unterschieden werden:
- Aminosteroide: Pancuronium, Vecuronium, Rocuronium
- Benzylisochinoline: Atracurium, Cisatracurium, Mivacurium

14.2.2 Klassifikation nach der Wirkdauer

Die Wirkdauer eines ND-Relaxans hängt v. a. vom Metabolismus und vom Eliminationsweg ab. Je nach Wirkdauer, DUR_{25}, werden folgende Substanzen unterschieden:
- Kurz wirkende ND-Relaxanzien (DUR_{25} < 20 min): Mivacurium
- Mittellang wirkende ND-Relaxanzien (DUR_{25} 20–50 min): Vecuronium, Rocuronium, Atracurium, Cisatracurium
- Lang wirkende ND-Relaxanzien (DUR_{25} > 50 min): Pancuronium

14.2.3 Lähmung der Muskulatur

Nach der Injektion eines ND-Muskelrelaxans tritt zunächst eine Muskelschwäche auf, schließlich werden die Muskeln vollkommen schlaff und sind motorisch nicht mehr erregbar. Die Zeit von der Injektion des Relaxans bis zum Eintritt der kompletten Muskellähmung wird als **Anschlagzeit** bezeichnet.

Zuerst werden die kleinen schnellen Muskeln von Augen, Fingern, Zehen, Kiefer und Ohren relaxiert. Es folgen die Muskeln von Extremitäten, Hals und Stamm. Schließlich werden die Interkostalmuskeln und zuletzt das Zwerchfell gelähmt.

> ❯ Wegen der Lähmung der Atemmuskulatur müssen relaxierte Patienten immer kontrolliert beatmet werden!

- **Wirkung auf die Atemmuskulatur**

Klinisch von besonderer Bedeutung ist der Verlauf der Blockade bei den Muskeln, die an der Atemfunktion beteiligt sind. So werden die Muskeln der Atemwege einschließlich des Larynx, Kiefergelenks und des Zwerchfells früher relaxiert als der bei der Nervenstimulation häufig eingesetzte M. adductor pollicis („Daumenheranzieher"; ▶ Abschn. 14.4.2). Auch hält die Lähmung dieser Muskeln kürzer an. Hieraus folgt, dass der Patient früher intubiert werden kann, als nach der Zuckungsreaktion am Daumen zu erwarten wäre, und weiterhin, dass in der Erholungsphase die Rückkehr der Zuckungsreaktion am Daumen als sicheres Zeichen einer ausreichenden Funktion der Atemmuskulatur gewertet werden kann.

14.2.4 Zentrale Wirkungen

ND- und depolarisierende Muskelrelaxanzien haben *keine* klinisch nachweisbaren Wirkungen auf das zentrale Nervensystem, weil sie die Blut-Hirn-Schranke nicht überwinden können.

14.2.5 Wirkung auf das autonome Nervensystem

Die Rezeptoren der autonomen Ganglien haben eine gewisse Ähnlichkeit mit denen der motorischen Endplatte: Auch hier ist *Acetylcholin* der Überträgerstoff. Aus diesem Grund können die *ND-Relaxanzien* unterschiedlich stark auf die autonomen Ganglien einwirken und kardiovaskuläre Reaktionen hervorrufen.

14.2.6 Histaminfreisetzung

Vor allem die Benzylisochinoline wie Atracurium können in klinischen Dosen Histamin freisetzen. Die Folgen sind
- Blutdruckabfall,
- Tachykardie,
- Bronchokonstriktion,
- Erythem (besonders im Gesicht und am oberen Stamm),
- Anstieg von Kalium und Katecholaminen im Blut.

Durch *langsame* (!) Injektion kann die Histaminfreisetzung vermindert werden.

Die Aminosteroide setzen erst in exzessiv hohen Dosen Histamin frei.

14.2.7 Wirkungen auf das Herz-Kreislauf-System

Alle klinisch gebräuchlichen ND-Relaxanzien (mit Ausnahme von Vecuronium), haben kardiovaskuläre Nebenwirkungen. Diese Wirkungen entstehen durch die zuvor beschriebenen Einflüsse auf das autonome Nervensystem und/oder durch Histaminfreisetzung. Beobachtet werden v. a. Tachykardien, Arrhythmien und Blutdruckabfall.

14.2.8 Wirkung volatiler Anästhetika

Die volatilen Inhalationsanästhetika verstärken dosisabhängig die Blockade der ND-Relaxanzien – und zwar unabhängig von der Narkosedauer. Es werden also geringere Dosen Muskelrelaxans für die gleiche Wirkintensität benötigt. Am wenigsten beeinflussen die Lachgas-Barbiturat-Opiat-Narkose und die totale intravenöse Anästhesie (TIVA) den Relaxanzienbedarf.

- **Hypothermie**

Die neuromuskuläre Blockade von ND-Muskelrelaxanzien wird durch Unterkühlung verlängert. Ursachen sind ein verminderter Metabolismus und bei Atracurium die verzögerte renale und biliäre Ausscheidung. Hypothermie vermindert selbst die Nervenleitgeschwindigkeit

und bei tiefen Temperaturen (< 32 °C) auch die Stärke der Muskelkontraktion.

- **Alter**

Kinder benötigen eine höhere Relaxanziendosis (bezogen auf kg KG) als Erwachsene. Patienten über 60 Jahre eliminieren ND-Muskelrelaxanzien nicht in gleichem Maße wie jüngere Patienten, darum sollten sie niedrigere Repetitionsdosen erhalten.

14.3 Klinisch wichtige ND-Relaxanzien

14.3.1 Atracurium

Atracurium (Tracrium und Generika) ist ein ND-Muskelrelaxans von mittellanger Wirkdauer. Das Besondere an dieser Substanz ist ihr Abbau: Im Gegensatz zu den anderen ND-Relaxanzien wird Atracurium chemisch (d. h. *nicht* durch Enzyme) abgebaut, und zwar auf 2 Wegen:
1. Durch spontanen Zerfall (= Hofmann-Elimination)
2. Durch Esterspaltung, die unabhängig vom Enzym Pseudocholinesterase erfolgt

Die Halbwertszeit dieser Prozesse beträgt ca. 20 min. Hieraus ergeben sich folgende **Vorteile:**
- Abbau unabhängig von der Leber- und Nierenfunktion und von der Aktivität des Enzyms Pseudocholinesterase
- Keine Kumulation bei wiederholten Dosen oder kontinuierlicher Infusion

- **Kardiovaskuläre Wirkungen**

Atracurium beeinflusst den arteriellen Blutdruck und die Herzfrequenz zumeist nicht wesentlich.

Höhere Dosen (ab ca. 0,6 mg/kg KG) und rasche Injektion können Histamin freisetzen; ein unerwünschter Effekt, der allerdings nicht immunologisch bedingt ist. Mögliche Zeichen sind vorübergehender Blutdruckabfall, lokale oder generalisierte Hautrötung, Bronchospasmus und angioneurotisches Ödem.

- **Dosierung, Wirkungseintritt und Wirkdauer**

Siehe ❑ Tab. 14.2.

- **Antagonisierung**

Atracurium kann mit Cholinesterasehemmern (Neostigmin, Pyridostigmin) antagonisiert werden, jedoch nicht mit Sugammadex. Dosierung der Antagonisten: ► Abschn. 14.4.6.

- **Aufbewahrung**

Um die muskelrelaxierende Wirkung von Atracurium zu erhalten, muss die Substanz – bis direkt vor Gebrauch – bei 4–5 °C im Kühlschrank aufbewahrt werden.

Tab. 14.2 Pharmakodynamik gebräuchlicher ND-Muskelrelaxanzien

	Mivacurium	Rocuronium	Vecuronium	Cisatracurium	Atracurium
ED_{95} (mg/kg KG)	0,08	0,3	0,05	0,05	0,25
Intubationsdosis (2-mal ED_{95})	0,2–0,25	0,6	0,08–0,1	0,15–0,2	0,5–0,6
Relaxierungsdosis (mg/kg KG)[a]	0,08–0,1	0,15–0,3	0,03–0,05	0,04–0,05	0,15–0,3
Anschlagzeit (min) (nach 2-mal ED_{95})	3,3 ± 1	1,8 ± 0,5	2,4 ± 0,7	5 ± 1	2 ± 0,8
Klinische Wirkdauer (DUR_{25} bei 2-mal ED_{95})	17 ± 3	41 ± 7	35 ± 5	45 ± 9	39 ± 6
Erholungsindex (min) (2-mal ED_{95})	7 ± 2	17 ± 5	14 ± 5	13 ± 2	12 ± 5

[a] Niedrige Dosis, wenn volatile Anästhetika verwendet werden

14.3.2 Cisatracurium

Cisatracurium (Nimbex) ist ebenfalls ein ND-Relaxans mit Benzylisochinolinstruktur. Abbau und Elimination entsprechen der von Atracurium (▶ Abschn. 14.3.1), Cisatracurium setzt aber kaum Histamin frei. Die Substanz liegt als gebrauchsfertige Lösung vor.

■ **Wirkstärke**
Cisatracurium ist etwa 5-fach stärker muskelrelaxierend wirksam als Atracurium. Für eine muskelrelaxierende Wirkung sind 0,05 mg/kg KG erforderlich, für die endotracheale Intubation 0,1 mg/kg KG.

■ **Dosierung, Anschlagzeit und Wirkdauer**
Siehe **Tab. 14.2.

Klinische Anwendung
Cisatracurium ist aufgrund seiner mittellangen Wirkdauer für alle Eingriffe mit einer Mindestdauer von 30–45 min geeignet.

Bei **älteren Patienten** setzt die Wirkung von Cisatracurium etwas langsamer ein, die Wirkdauer scheint jedoch nicht verlängert zu werden.

■ **Vor- und Nachteile gegenüber anderen ND-Muskelrelaxanzien**
Im Gegensatz zu den anderen ND-Muskelrelaxanzien – mit Ausnahme von Atracurium – kumuliert Cisatracurium nicht und wird zudem organunabhängig eliminiert. Nachteilig ist sein um 1–2 min langsamerer Wirkungseintritt.

14.3.3 Mivacurium

Mivacurium ist ein kurz wirkendes, ND-Benzylisochinolin-Muskelrelaxans, das als fertige Injektionslösung vorliegt. Die effektive Wirkdauer von Mivacurium ist etwa 1/2 bis 1/3 so lang wie die von Atracurium und Vecuronium, aber 2- bis 3-mal länger als die von Succinylcholin. Die Substanz wird durch das Enzym *Plasmacholinesterase* hydrolysiert. Die Eliminationshalbwertszeit beträgt 3–6 min. Bei eingeschränkter Aktivität der Plasmacholinesterase ist die Wirkung von Mivacurium verlängert.

❯ Mivacurium ist das am kürzesten wirkende ND-Muskelrelaxans, jedoch schwanken Anschlagzeit und Relaxierungsgrad individuell erheblich. Daher ist Mivacurium nicht für die „Blitzintubation" geeignet!

■ **Dosierung, Anschlagzeit und Wirkdauer**
Siehe **Tab. 14.2.

■ **Nebenwirkungen**
Kardiovaskuläre Nebenwirkungen wie Blutdruckabfall und Tachykardie beruhen auf (chemisch bedingter) Histaminfreisetzung (s. u.).

■ **Plasma- oder Pseudocholinesterase (PChE)**
Das als Plasma- oder Pseudocholinesterase bezeichnete Enzym kommt in verschiedenen Geweben vor und ist nicht identisch mit der strukturgebundenen Acetylcholinesterase (AChE) an den Nervenendigungen (z. B. der motorischen Endplatte) und im Erythrozyten. Bei eingeschränkter Plasmacholinesteraseaktivität ist die Wirkung von Mivacurium erheblich verlängert.

Für die verminderte Aktivität kommen v. a. 2 Mechanismen infrage:
▬ Genetisch bedingte atypische PChE
▬ Leberinsuffizienz

Wie bei Succinylcholin kann die Erholung von der Blockade durch Zufuhr von **Butyrylcholinesterase** beschleunigt werden. Es wird aber empfohlen, den Block nicht zu antagonisieren, sondern die Spontanerholung unter kontrollierter Beatmung abzuwarten.

- **Leberinsuffizienz, Niereninsuffizienz**
Bei **Leberinsuffizienz** sind die Wirkdauer von Mivacurium auf ca. 60 min und der Erholungsindex um das 3-fache verlängert. Ob die Wirkung bei **Niereninsuffizienz** verlängert wird, ist fraglich.

- **Histaminfreisetzung**
Besonders bei Anwendung der Intubationsdosis von 0,2–0,25 mg/kg KG wird häufig Histamin ausgeschüttet, erkennbar als Hauterythem, oft im Bereich der Injektionsvene, und als vorübergehender Blutdruckabfall. Bei Dosen von < 0,2 mg/kg KG sind die kardiovaskulären Reaktionen dagegen meist gering.

Durch langsame Injektion über einen Zeitraum von 60–75 s oder durch fraktionierte Bolusinjektion kann das Ausmaß der Histaminausschüttung meist vermindert werden. Wirksamer als die empfohlenen Injektionstechniken ist die Prämedikation mit H_1-/H_2-Rezeptorantagonisten.

Klinische Anwendung

Wegen seiner kurzen Wirkdauer ist Mivacurium in erster Linie für kurze Eingriffe (ca. 15–60 min) und für ambulante Operationen geeignet, während bei längeren Operationen die mittellang wirkenden Substanzen vorgezogen werden sollten. Mivacurium nicht kurz vor OP-Ende für die Relaxierung eingesetzt werden, wenn vorher lang wirkende ND-Relaxanzien verwendet wurden.

Mivacurium kann in Form von Boli oder als kontinuierliche Infusion zugeführt werden.

> **ⓘ Bolusdosierung von Mivacurium**
> - Intubationsdosis: 0,2–0,25 mg/kg KG
> - Nachinjektionen: 0,1 mg/kg KG
> - Kontinuierliche Infusion:
>   - TIVA: 6–8 µg/kg KG/min
>   - Inhalationsanästhesie: 4–5 µg/kg KG/min.

14.3.4 Rocuronium

Rocuronium (Esmeron) ist ein mittellang wirkendes ND-Muskelrelaxans. **Besonderheit:** kürzeste Anschlagzeit aller verfügbaren ND-Relaxanzien.

Nach ca. 60–90 s werden mit 0,6–1 mg/kg KG Rocuronium Intubationsbedingungen erreicht, die etwa denen einer Intubationsdosis von Succinylcholin entsprechen (zum Vergleich: Mit Vecuronium und Atracurium tritt eine Vollrelaxierung erst nach 3–4 min ein).

> **❯** Rocuronium kann als Mittel der Wahl anstelle von Succinylcholin für die endotracheale Intubation bei der Ileuseinleitung eingesetzt werden. Wenn erforderlich kann die Substanz zu jedem Zeitpunkt mit Sugammadex antagonisiert werden.

Wirkdauer, Erholungszeit und Pharmakokinetik von Rocuronium entsprechen im Wesentlichen der von Vecuronium (◘ Tab. 14.2). Wie bei den anderen „mittellang" wirkenden ND-Relaxanzien muss auch bei Rocuronium mit einem hohen Prozentsatz von **neuromuskulären Restblockaden** („Train-of-Four-Ratio" – TOFR < 0,9) gerechnet werden. Die kardiovaskulären Wirkungen sind gering, jedoch kann ab Dosen von 0,6 mg/kg KG ein Anstieg der Herzfrequenz auftreten. Bei Nierenversagen soll die Wirkung klinischer Dosen (0,6 mg/kg KG) nicht verlängert sein, weil die Substanz hauptsächlich in der Leber metabolisiert und über die Galle ausgeschieden wird.

> **ⓘ Dosierung von Rocuronium**
> - Intubationsdosis: 0,6–1 mg/kg KG
> - Chirurgische Relaxationsdosis: 0,3–0,6 mg/kg KG
> - Nachinjektionen: 0,1–0,2 mg/kg KG

14.3.5 Vecuronium

Vecuroniumbromid (Norcuron und Generika) ist ein ND-Muskelrelaxans von mittellanger Wirkdauer. Besonderheiten gegenüber den anderen ND-Relaxanzien sind folgende:
- Keine Wirkung auf autonome Ganglien und muskarinartige postganglionäre Rezeptoren
- Keine kardiovaskulären Nebenwirkungen
- Keine Histaminfreisetzung
- Keine Kumulation nach wiederholter Injektion von Erhaltungsdosen

- **Dosierung und Wirkdauer**
Siehe ◘ Tab. 14.2.

Die Substanz wird v. a. über die Galle ausgeschieden. Daher sind bei Patienten mit Leber- und Gallenwegserkrankungen möglicherweise geringere Dosen erforderlich.

Vecuronium kann mit *Cholinesterasehemmern* oder mit *Sugammadex* antagonisiert werden.

14.4 Klinische Anwendung der ND-Relaxanzien

14.4.1 Dosierung

ND-Relaxanzien werden, je nach erforderlichem Relaxierungsgrad, anfangs hoch dosiert. Nachinjektionen erfolgen mit 1/3–1/5 der Anfangsdosis, um eine Anhäufung (Kumulation) der Substanz und verlängerte Wirkung zu vermeiden. Es sollte erst nachinjiziert werden, wenn eine gewisse Rückkehr der Muskelfunktion (mit dem Nervenstimulator überprüfen!) zu beobachten ist.

■ **Relaxierungsgrad**

Der Grad der Relaxierung richtet sich nach den Erfordernissen des jeweiligen Eingriffs.

■ **Atemlähmung beachten**

Die Lähmung der Atemmuskulatur ist die gefährlichste Nebenwirkung aller Muskelrelaxanzien. Sie tritt bei den klinisch verwendeten Dosen unweigerlich auf. Daher müssen alle relaxierten Patienten beatmet werden.

❯ **Praktische Hinweise**
— Keine Anwendung von Relaxanzien durch den Unerfahrenen.
— Vor der Anwendung Intubations- und Beatmungszubehör bereitstellen.
— Keine ND-Relaxanzien zur Intubation bei zu erwartenden oder bekannten Intubationsschwierigkeiten einsetzen.
— Bei Misslingen der Intubation nicht kopflos reagieren, sondern über Maske oder Larynxmaske beatmen, bis die Wirkung abgeklungen ist (Einzelheiten: ▶ Kap. 8).

14.4.2 Kontrolle und Steuerung des Relaxierungsgrades

Ob ein Patient für den Eingriff ausreichend relaxiert ist und ob er am am Ende der OP noch anrelaxiert ist, wird häufig anhand klinischer Zeichen beurteilt. Hierzu gehören folgende:
— *Intraoperativ:* Rückkehr von Spontanbewegungen und Bauchpressen.
— *Postoperativ:* Stärke des Händedrucks, Kopf heben und halten, Augen öffnen und fixieren.

Allerdings kann anhand dieser Zeichen zumeist nicht zuverlässig festgestellt werden, ob die Muskelkraft des Patienten am OP-Ende für die Spontanatmung ausreicht. Mit einem Nervenstimulator kann dagegen der Relaxierungsgrad objektiv gemessen werden.

Nervenstimulator

Mit dem Nervenstimulator können intraoperativ die erforderlichen Relaxanzdosen ermittelt und postoperativ neuromuskuläre Restblockaden sicher erkannt werden.

❯ Die Nervenstimulation ist das Verfahren der Wahl zur Überwachung der Muskelrelaxierung!

Um den Relaxierungsgrad zu beurteilen, wird meist ein **peripherer Nerv**, z. B. der N. ulnaris am Handgelenk, elektrisch stimuliert und dabei die Kontraktion der Finger beobachtet. Die Reizung des Nervs erfolgt über Hautelektroden mithilfe eines Stimulators, der Einzel-

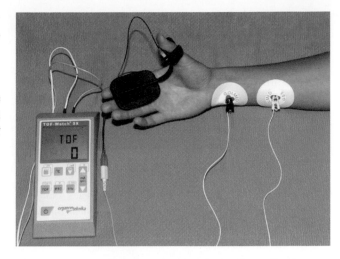

◻ **Abb. 14.1** Nervenstimulator TOF-Watch SX für die Überwachung der muskulären Blockade nach der Train-of-Four-Methode (Einzelreize in Viererserie). Die Elektroden sind über dem N. ulnaris angebracht; registriert wird die Zuckungsreaktion des Daumens

reize in niedriger Frequenz (z. B. 0,1 Hz) oder tetanische Reize (z. B. 50 Hz) aussendet. Hierdurch kann Folgendes festgestellt werden:
— Grad der Relaxierung
— Art des neuromuskulären Blocks (Phase-I- oder ND-Block)

Muskelrelaxanzien vermindern den Ausschlag der Muskelzuckung (Amplitude) und die Spannungsentwicklung des Muskels. Diese Effekte können durch klinische Beobachtung der Muskelzuckung eingeschätzt werden.

Erst wenn mehr als 70 % der motorischen Endplatten durch ein Muskelrelaxans besetzt sind, nimmt die Zuckungsamplitude des stimulierten Muskels ab. Bei einer Blockierung von mehr als 90 % der Rezeptoren tritt keine Zuckungsreaktion mehr auf, d. h., es liegt eine vollständige Muskellähmung vor.

Geringere Grade einer neuromuskulären Blockade können durch Einzelreize mit niedriger Frequenz nicht festgestellt werden, vielmehr ist hierfür ein stärkerer und länger dauernder Reiz (z. B. ein tetanischer Reiz von 5 s Dauer) erforderlich. Tetanische Reize sind jedoch schmerzhaft und können daher nur bei *narkotisierten* Patienten angewandt werden. Darum wird in der Regel eine Einzelreizung in Viererserie („Train-of-Four" – TOF) durchgeführt (◻ Abb. 14.1).

■ **Train-of-Four (TOF)**

Beim TOF handelt es sich um eine Serie von 4 Einzelreizen, die im Abstand von 0,5 s, also mit einer Frequenz von 2 Hz bzw. 4 Stimulationen in 2 s, angewandt werden. Das Verfahren ermöglicht eine semiquantitative Einschätzung der neuromuskulären Blockade, ist nicht schmerzhaft und erfordert keine Bestimmung von Kontrollwerten vor Injektion des Muskelrelaxans.

Ohne neuromuskuläre Blockade sind bei der Reizung in Viererserie alle Zuckungsamplituden gleich hoch. Unter der Einwirkung von Muskelrelaxanzien nimmt die Amplitude je nach Ausmaß der Blockade ab. Allerdings müssen ca. 70 % der Rezeptoren blockiert sein, bevor sich die Zuckungsamplitude ändert. Bei dem Test ist die Amplitude der 4. Zuckung stärker vermindert als die der anderen 3 Zuckungen. Klinisch gilt:

❯ Werden beim TOF nur noch 1–2 Zuckungen auf 4 Einzelreize wahrgenommen, entspricht dies einem Block von 90–95 %. Diese Blockade reicht für die meisten operativen Eingriffe aus.

■ **Überwachung der neuromuskulären Erholung**
Das Abklingen der ND-Relaxanswirkung wird ebenfalls mit dem Nervenstimulator gemessen. Hierfür wird die **Train-of-Four-Ratio (TOFR)** bzw. der **Viererserienquotient** gebildet. Der TOFR gibt das Verhältnis von 1. Reizantwort zur 4. Reizantwort an. Die erste Zuckung jeder Serie dient als Kontrollwert für die 4. Zuckung. Das Ausmaß der Blockade ist proportional zum Quotienten, und es gelten klinisch die in ▶ Abschn. 14.4.2 aufgeführten Beziehungen.

Bei lediglich visueller oder taktiler Beurteilung der TOFR wird die neuromuskuläre Erholung häufig überschätzt. Bei einer Restblockade, die einer TOFR von 0,3–0,4 entspricht, wird zwischen 4. und 1. Reaktion kein Unterschied mehr festgestellt.

Zu beachten: Schon geringe Dosen von ND-Muskelrelaxanzien können zu Lidschwere und Verschwommensehen führen, manchmal auch zu Atembeschwerden, obwohl die TOFR hierbei > 0,9 beträgt.

■ **Depolarisationsblock**
Beim Depolarisationsblock durch Succinylcholin wird die Amplitude aller 4 Zuckungen in gleichem Ausmaß reduziert, sodass mit der TOFR der Erholungsgrad von der neuromuskulären Blockade *nicht* eingeschätzt werden kann.

Phasen des ND-Blocks

Nach Injektion einer Intubationsdosis eines ND-Muskelrelaxans werden 3 Phasen der Muskelblockade durchlaufen: tiefe Blockade, mäßige (chirurgische) Blockade und Erholungsphase.

■ **Tiefe Relaxierung**
Sie beginnt innerhalb von 3–6 min nach Injektion der Intubationsdosis und ist durch Reaktionslosigkeit auf einen elektrischen Stimulus gekennzeichnet. Weder TOF noch Einzelreiz lösen eine Reaktion des stimulierten Muskels aus. Die Dauer dieser Phase hängt primär von der Dosis und der Art des ND-Muskelrelaxans ab,

weiterhin von der individuellen Ansprechbarkeit des Patienten auf die Substanz.

■ **Chirurgische Relaxierung**
Diese Phase beginnt, wenn die erste Reaktion auf einen TOF-Stimulus erfolgt. Im weiteren Verlauf kehren die 4 Reaktionen auf den TOF schrittweise zurück. Hierbei besteht eine enge Beziehung zwischen der Blockadetiefe und der Anzahl der Reaktionen auf den TOF. Lässt sich nur eine Zuckung auslösen, sind noch 90–95 % der Rezeptoren an der motorischen Endplatte besetzt, mit Erscheinen der 4. Zuckung noch 60–85 %.

❯ 1–2 Zuckungen nach TOF-Stimulation sind für die meisten chirurgischen Eingriffe das Zeichen einer ausreichenden Relaxierung, vorausgesetzt die Narkose ist tief genug.

Bei flacher Narkose können in diesem Stadium allerdings Husten, Pressen oder Bewegungen auftreten, sodass eine stärkere Relaxierung erforderlich ist, wenn die Narkose nicht vertieft werden soll (das Bewusstsein und die Erinnerung müssen aber sicher ausgeschaltet sein!).

■ **Erholungsphase**
Mit dem Wiederauftreten von 4 Zuckungsreaktionen beginnt die Erholungsphase. Zumeist besteht in dieser Phase eine gute Übereinstimmung zwischen TOF-Stimulationsergebnis und klinischen Zeichen:
- TOFR < 0,4: Der Patient kann den Arm oder Kopf nicht heben. Das Atemzugvolumen kann normal sein, jedoch sind die Vitalkapazität und die Inspirationskraft meist noch vermindert.
- TOFR 0,6: Der Patient kann den Kopf für 3 s heben, die Vitalkapazität und Inspirationskraft sind aber häufig noch eingeschränkt.
- TOFR 0,7–0,75: Der Patient kann die Augen weit öffnen, die Zunge herausstrecken, den Kopf für mindestens 5 s heben und ausreichend Husten.
- TOFR etwa 0,9: Rachenmuskulatur noch eingeschränkt, Aspirationsrisiko noch erhöht. Antagonisierung empfohlen.
- TOFR 1,0: Vitalkapazität und Inspirationskraft haben sich normalisiert. Eine Antagonisierung ist nicht erforderlich.

Folgendes sollte aber beachtet werden:

❯ Erst ab einer TOFR von mindestens 0,9 kann eine klinisch bedeutsame Restblockade sicher ausgeschlossen werden.

14.4.3 Relaxanzienkombinationen

Werden beim gleichen Patienten in zeitlichem Zusammenhang 2 verschiedene *ND-Relaxanzien* injiziert (z. B. Rocuronium und Mivacurium), kann die Wirkung unvorhersehbar verlängert sein.

14.4.4 Interaktionen mit anderen Medikamenten

Bestimmte Pharmaka können die Wirkungen der Relaxanzien verstärken und verlängern. Klinisch wichtig sind folgende Substanzen:
- Inhalationsanästhetika
- Bestimmte Antibiotika, z. B. Gentamicin, Streptomycin, Clindamycin
- Antiarrhythmika: Lidocain, Procain und Chinidin
- Magnesiumsulfat (Eklampsiebehandlung!) und Lithium (Depressions- und Maniebehandlung)

14.4.5 Einsatz von Muskelrelaxanzien bei bestimmten Krankheiten

Bestimmte Krankheiten beeinflussen die Intensität und Dauer der muskulären Blockade erheblich. Hierzu gehören folgende:
- Myasthenia gravis
- Myasthenisches Syndrom
- Familiäre periodische Lähmung
- Nukleäre Atrophien
- Amyotrophische Lateralsklerose
- Myotonie: nur Succinylcholin
- Verbrennungskrankheit: nur Succinylcholin

■ **Myasthenia gravis**
Myasthenische Patienten reagieren auf ND-Relaxanzien, als ob sie bereits anrelaxiert seien. Das heißt, es besteht eine sehr große Empfindlichkeit gegenüber diesen Substanzen. Dagegen sollen sie auf Succinylcholin weniger empfindlich reagieren.

❯ Bei Myasthenia gravis sollten möglichst keine Muskelrelaxanzien verwendet werden. Stattdessen sollte versucht werden, mit Inhalationsanästhetika eine ausreichend tiefe Narkose ohne zusätzliche Muskelrelaxierung zu erreichen.

Auch bei myasthenischem Syndrom, familiärer periodischer Lähmung, nukleären Atrophien und amyotrophischer Lateralsklerose sollten Muskelrelaxanzien möglichst nicht eingesetzt werden.

■ **Myotonien**
Bei diesen Erkrankungen ist die Reaktion auf ND-Relaxanzien normal. Gefährlich ist hingegen die Injektion von *Succinylcholin*, weil hierdurch eine generalisierte Kontraktur der Skelettmuskulatur ausgelöst werden kann, sodass eine ausreichende Spontanatmung nicht mehr möglich ist.

■ **Verbrennungen**
Siehe Succinylcholin (▶ Abschn. 14.5).

14.4.6 Antagonisierung von ND-Muskelrelaxanzien

Die Wirkung der ND-Relaxanzien kann mit **Cholinesterasehemmern** (Anticholinesterasen) aufgehoben werden, die von Rocuronium und Vecuronium außerdem mit Sugammadex.

Allerdings ist Folgendes zu beachten: Im Stadium der ausgeprägten Relaxierung sollte der neuromuskuläre Block auf keinen Fall mit *Cholinesterasehemmern* antagonisiert werden, da zumeist keine ausreichende Erholung erreicht wird; und selbst wenn bereits im TOF eine Zuckung auslösbar ist, kann der Block nicht immer vollständig antagonisiert werden.

Dagegen kann Rocuronium zu jedem Zeitpunkt mit Sugammadex antagonisiert werden

❯ Ein ND-Block sollte erst dann mit Cholinesterasehemmern antagonisiert werden, wenn mindestens 2, am besten aber 3 Zuckungen durch TOF ausgelöst werden können. Dagegen kann Sugammadex praktisch zu jedem Zeitpunkt eingesetzt werden.

Cholinesterasehemmer
Anticholinesterasen hemmen das Enzym Acetylcholinesterase, sodass die aktuelle Acetylcholinkonzentration am Rezeptor erhöht wird. Allerdings wirken die Cholinesterasen nicht nur an der motorischen Endplatte, sondern auch an autonomen Ganglien, glatten Muskelzellen, exokrinen Drüsen und am Herzen. Diese Nebenwirkungen sind aber bei der Antagonisierung von Relaxanzien unerwünscht. Um die (parasympathikomimetischen) Wirkungen der Cholinesterasehemmer zu vermindern, werden diese Substanzen immer mit *Atropin* i. v. kombiniert. Gebräuchlich sind folgende Cholinesterasehemmer:
- Neostigmin (Prostigmin)
- Pyridostigmin (Mestinon)
- Edrophonium (Tensilon)

ⓘ **Antagonisierungsdosis**
- 0,5–3(–5) mg Neostigmin (Prostigmin) + 1 mg Atropin
- Pyridostigmin 10–20 mg/70 kg KG + 1 mg Atropin
- Edrophonium 35–70 mg/70 kg KG + 1 mg Atropin

☐ Tab. 14.3 Dosierung von Neostigmin (+ Atropinzusatz: 7–15 μg/kg KG) zur Antagonisierung von ND-Muskelrelaxanzien in Abhängigkeit von der Restblockade

Intensität des Blocks	TOF-Zuckungen	Lang wirkende ND-Muskelrelaxanzien	Mittellang wirkende ND-Muskelrelaxanzien	Kurz wirkende ND-Muskelrelaxanzien
Ausgeprägt	1–2	0,07 mg/kg KG	0,05–0,6 mg/kg KG	0,05 mg/kg KG
Mittelgradig	3	0,06–0,07 mg/kg KG	0,04 mg/kg KG	Keine Antagonisierung
Gering	4 mit „fading"	0,05 mg/kg KG	0,03–0,04 mg/kg KG	Keine Antagonisierung

Die Antagonisierung muss unter **kontinuierlicher EKG-Kontrolle** erfolgen.

Die Dosierung der Antagonisten kann nach klinischen Zeichen (s. u.) oder (besser!) mithilfe eines Nervenstimulators erfolgen (Einzelheiten: ☐ Tab. 14.3).

Die folgenden wichtigsten **Nebenwirkungen** der Antagonisten müssen beachtet werden:
- Bradykardie
- Bronchokonstriktion
- Sekretionssteigerung, Speichelfluss
- Übelkeit und Erbrechen
- Spasmen im Magen-Darm-Trakt
- Durchfälle
- Muskelzuckungen
- Sehstörungen

Sie können durch *Atropin* beseitigt werden. Diese Substanz weist jedoch ebenfalls Nebenwirkungen auf (▶ Kap. 9).

- **Woran ist *klinisch* zu erkennen, dass die antagonistische Wirkung eintritt?**
- Der Patient atmet befreit durch.
- Er hustet gegen den Tubus an.
- Er öffnet die Augen und kann sie offen halten.
- Er kann den Kopf anheben und halten.

- **Woran ist zu erkennen, dass die Antagonisierung nicht ausreicht?**
- Der Patient kann die Augen nicht richtig öffnen.
- Er bewegt sich ruckartig.
- Er atmet schaukelnd („schlingerndes Schiff").
- Der Händedruck ist matt und kraftlos.

- **Warum wirken die Antagonisten nicht ausreichend, obwohl bereits 2–3 mg Neostigmin injiziert worden sind?**
Hier liegen meist folgende Gründe, einzeln oder auch kombiniert, vor:
- Die neuromuskuläre Blockade ist noch zu stark, um bereits antagonisiert werden zu können (TOF weniger als 2 Zuckungen). Bei sehr ausgeprägter Blockade kann es bis zu 30 min dauern, bevor der Antagonist ausreichend wirkt. Sonst vergehen 3–20 min bis zur Rückkehr der normalen Muskelfunktion nach Injektion des Antagonisten.
- Der Antagonist hat nicht lange genug eingewirkt.
- Der Patient ist unterkühlt: Hypothermie reduziert den Relaxanzienbedarf, beeinflusst jedoch nicht den Bedarf an Neostigmin zur Antagonisierung der Blockade. Allerdings werden die Relaxanzien in Hypothermie meist *überdosiert*, sodass eine entsprechend starke Blockade vorliegt.

> Succinylcholin kann durch Cholinesterasehemmer nicht antagonisiert werden. Neostigmin (Prostigmin) verstärkt den Block, ist aber beim Dualblock wirksam.

Sugammadex (Bridion)

Mit Sugammadex kann die Wirkung von Rocuronium und Vecuronium innerhalb weniger Minuten vollständig aufgehoben („reversiert") werden, und zwar unabhängig vom Zeitpunkt der Injektion. Die Substanz wirkt nicht an der motorischen Endplatte, sondern im Plasma. Hier wird Rocuronium oder Vecuronium von Sugammadex *eingehüllt*, sodass die Plasmakonzentration rasch abfällt und aufgrund des hohen Konzentrationsgradienten weiteres Rocuronium von der Endplatte in das Blut gelangt und ebenfalls umhüllt wird. Eine Rückkehr der Blockade tritt nicht auf, wenn die unten empfohlenen Dosen verabreicht werden. Allerdings sollte Folgendes beachtet werden:

> Toremifen, Flucloxacillin (Staphylex) und Fusidinsäure können steroidale Muskelrelaxanzien aus ihrer Bindung mit Sugammadex verdrängen und eine Recurarisierung bewirken.

Ebenso kann die Einkapselung einiger **Kontrazeptiva** und damit deren Wirkverlust nicht ausgeschlossen werden.

- **Pharmakokinetik**
Sugammadex wird renal eliminiert; ein hepatischer Metabolismus findet nicht statt. Die Eliminationshalbwertszeit beträgt 100 min.

- **Indikationen**

■■ **Rapid Sequence Induction (RSI) oder Blitzintubation**

Die Wirkung von Rocuronium oder Vecuronium kann mit Sugammadex zu jedem beliebigen Zeitpunkt innerhalb von 2 min aufgehoben werden. Dies gilt auch für die Rocuroniumintubationsdosis von 1,2 mg/kg KG, für deren Aufhebung 16 mg/kg KG Sugammadex erforderlich sind. Die Aufhebung der Blockade verläuft rascher als die Spontanerholung von einem Succinylcholinblock. Damit ist Rocuronium eine Alternative zu Succinylcholin bei der „Ileuseinleitung".

■■ **Misslingen der Maskenbeatmung und Intubation**

Bei unerwartet schwierigem Atemweg oder „Can't-in-tubate-can't-ventilate-Situation" kann ein Rocuronium-oder Vecuroniumblock mit Sugammedex innerhalb sehr kurzer Zeit aufgehoben werden.

> ❶ **Dosierung von Sugammadex**
> - Mindestdosis 2 mg/kg KG, um ein Wiederauftreten der neuromuskulären Blockade zu vermeiden
> - Zügige i. v. Bolusinjektion innerhalb von 10 s
> - 2 mg/kg KG i. v., wenn die Spontanerholung nach Rocuronium- oder Vecuroniumblockade mindestens T2 erreicht hat; mittlere Dauer bis TOFR 0,9 nach Rocuronium: ca. 2 min (Bereich: 0,7–6,4 min)
> - 4 mg/kg KG i. v., wenn die Spontanerholung mindestens 1–2 PTC („post tetanic counts") erreicht hat; mittlere Dauer bis TOFR 0,9: ca. 3 min (Bereich: 1,2–16,1 min)
> - 4 mg/kg KG, wenn Rocuronium kontinuierlich infundiert worden ist (TOFR 0,9 nach ca. 1,3 min)
> - 16 mg/kg KG i. v. für die sofortige Aufhebung der Rocuroniumblockade; mittlere Erholungsdauer bis auf TOFR 0,9: Median: 1,5 min (Bereich: 0,5–14,3 min)

- **Wartezeit vor erneuter Zufuhr von Rocuronium**

Die Wartezeit vor einer erneuten Zufuhr von Rocuronium oder Vecuronium nach Aufhebung der Blockade mit Sugammadex sollte laut Empfehlung des Herstellers 24 h betragen. Wenn vor Ablauf dieser Zeit eine Blockade erforderlich ist, sollte ein nichtsteroidales ND-Relaxans, z. B. Atracurium, eingesetzt werden.

Da die Eliminationshalbwertszeit von Sugammadex 100 min beträgt, ist 200–300 min nach Sugammedex erneut injiziertes Rocuronium wieder wirksam; laut Herstellerempfehlung ist dieses Vorgehen aber nicht empfehlenswert.

- **Nebenwirkungen**

Im Gegensatz zu Neostigmin, treten unter Sugammadex keine kardiovaskulären, pulmonalen und gastrointestinalen Nebenwirkungen auf, weil die Freisetzung und der Metabolismus von Acetylcholin nicht beeinflusst werden.

Typische Nebenwirkungen sind Geschmacksstörungen (beim wachen Patienten) oder Husten. Unwillkürliche Bewegungen, Grimassieren oder Kauen auf dem Tubus kann als „Aufweckreaktion" gedeutet werden.

14.5 Succinylcholin

Succinylcholin ist das einzige klinisch verwendete depolarisierende Muskelrelaxans. Zwei weitere Eigenschaften unterstreichen seine Sonderstellung:
- Sehr rascher Wirkungseintritt
- Sehr kurze Wirkdauer

14.5.1 Allgemeine Pharmakologie

Succinylcholin ist das am kürzesten wirkende Muskelrelaxans. Die kurze Wirkdauer beruht auf der raschen Spaltung der Substanz durch die *Pseudocholinesterase*, einem Enzym des Plasmas und der Leber.

- **Lähmung der Muskulatur**

Vor Eintritt der Muskellähmung löst Succinylcholin vorübergehend **Muskelfaszikulationen** aus, v. a. im Bereich des Thorax und Abdomens, bei flacher Narkose auch im Gesicht. In tiefer Narkose sind die Faszikulationen weniger stark ausgeprägt. Sie halten nur wenige Sekunden an. Innerhalb 1 min tritt dann die Muskellähmung ein, nach 2 min ist sie maximal ausgeprägt; innerhalb von etwa 5 min verschwindet sie wieder.

- **Zentrale Wirkungen**

Succinylcholin hat, wie alle anderen Relaxanzien, keine zentralen Wirkungen.

- **Wirkung auf das autonome Nervensystem**

Succinylcholin stimuliert alle cholinergen autonomen Ganglien. Hierdurch können unterschiedliche Herzrhythmusstörungen auftreten (s. Herz-Kreislauf-Wirkungen). Extrem hohe Dosen führen zur Ganglienblockade.

- **Histaminfreisetzung**

Succinylcholin setzt Histamin frei, erkennbar an Hauterythemen und evtl. auch Blutdruckabfall.

- **Wirkung auf das Herz-Kreislauf-System**

Die Herz-Kreislauf-Wirkungen von Succinylcholin beruhen im Wesentlichen auf der stimulierenden (!) Aktivität im autonomen Nervensystem. Beobachtet werden
- Sinusbradykardie,
- Knotenrhythmen,
- ventrikuläre Arrhythmien.

▪▪   **Sinusbradykardie**

Sie beruht auf der Stimulierung vagaler Rezeptoren des Sinusknotens. Die Sinusbradykardie tritt v. a. bei Kindern und Schwangeren auf. Häufiger ist sie nach einer 2. Dosis, etwa 5 min nach der 1. gegeben, zu beobachten. Die Bradykardie kann durch Atropin verhindert werden.

14.5.2 Klinische Anwendung

Succinylcholin wird praktisch nur noch bei zu erwartenden Intubationsschwierigkeiten oder für die „Ileuseinleitung" bzw. Einleitung bei „vollem Magen" eingesetzt, weiterhin bei kurzen endoskopischen Eingriffen, Repositionen sowie bei der Elektroschocktherapie in der Psychiatrie. Die Deutsche Gesellschaft für Anästhesiologie und Intensivmedizin (DGAI) empfiehlt, Succinylcholin nicht mehr zur routinemäßigen Muskelrelaxierung für elektive Eingriffe zu verwenden, sondern nur noch in „wenigen Sonder- und Notfällen".

Oral verabreicht ist Succinylcholin unwirksam. Beim Erwachsenen wird die Substanz i. v. injiziert. Bei kleinen Kindern und Neugeborenen kann tief i. m. injiziert werden, um die Nebenwirkungen am Herzen zu vermeiden, alternativ können 0,01 mg/kg KG Atropin vorinjiziert und danach Succinylcholin ebenfalls i. v. verabreicht werden. **Muskelfaszikulationen** können häufig durch *Vorinjektion* von 0,1 mg/kg KG Succinylcholin (nach der Narkoseeinleitung) und anschließender Injektion der Intubationsdosis (1,5–2 mg/kg KG) verhindert oder gemildert werden. Folgender Grundsatz ist immer zu beachten:

❯ Keine „Schussinjektion" von Succinylcholin! Langsame Injektion vermindert die kardialen Nebenwirkungen und auch die Intensität der Muskelfaszikulationen.

ⓘ **Dosierung von Succinylcholin**
- Einzeldosis für die Intubation: 0,5–1 mg/kg KG i. v.; 2–3 mg/kg KG i. m.
- Wirkungseintritt: 30–60 s
- Wirkdauer: ca. 5–8 min, manchmal auch länger

Succinylcholin darf nicht infundiert und auch nicht wiederholt nachinjiziert werden, weil hierdurch ein lang anhaltender Phase-II-Block entstehen kann. Dieser Block kann evtl. durch Cholinesterasehemmer antagonisiert werden.

▪   **Kontraindikationen**
- Immobilisierung auf Intensivstationen
- Verbrennungskrankheit
- Hyperkaliämie
- Myotonie
- Atypische Cholinesterase

▪▪   **Atypische Cholinesterase**

Bei dieser sehr seltenen angeborenen Variante liegt eine abnorme Pseudocholinesterase vor, die das Muskelrelaxans nicht spalten kann. Es entsteht ein lang anhaltender Dualblock.

▪▪   **Erworbener Pseudocholinesterasemangel**

Bei Leberkrankheiten, chronischem Hunger, in der Spätschwangerschaft und unmittelbar nach der Geburt sowie bei chronischem Nierenversagen mit Dialysebehandlung kann die Aktivität der Pseudocholinesterase erniedrigt und dadurch die Wirkung von Succinylcholin verlängert sein. Klinisch spielt der Mangel aber keine wesentliche Rolle, weil die Reserven groß sind.

▪   **Nebenwirkungen und Komplikationen**

Die durch ganglionäre Stimulation bedingten Herz-Kreislauf-Wirkungen sind bereits beschrieben worden.

Von viel größerer klinischer Bedeutung ist allerdings eine durch Succinylcholin ausgelöste **Bradykardie bis hin zum Herzstillstand**, hervorgerufen durch eine muscarinartige Wirkung der Substanz auf den Sinusknoten des Herzens. Diese Art von Bradykardie tritt häufiger auf bei
- Kindern,
- Narkosetechniken, die zu einer Zunahme des Vagotonus führen, z. B. TIVA mit höher dosierten Opioiden,
- wiederholten Nachinjektionen,
- Hyperkaliämie.

❯ Die muscarinerg bedingte Bradykardie kann durch Vorinjektion von Atropin verhindert werden. Die Behandlung der Bradykardie kann ebenfalls mit Atropin erfolgen.

Weitere Nebenwirkungen sind starker Speichelfluss, vermehrte Bronchialsekretion und Tonussteigerung im Magen-Darm-Trakt. Diese Wirkungen sind besonders nach wiederholten Injektionen zu beobachten. Sie können ebenfalls durch *Atropin* zumeist verhindert bzw. beseitigt werden.

▪▪   **Bradykardie, Herzstillstand bei Muskelerkrankungen**

Bei Kindern mit Myopathie (bekannt oder nicht erkannt) können durch die Injektion von Succinylcholin große Mengen von *Kaliumionen* aus dem intrazellulären Raum in das Blut einströmen und zu lebensbedrohlichen Bradykardien oder sogar zum Herzstillstand führen.

❯ Soforttherapie der Hyperkaliämie: Injektion von Kalzium unter EKG-Kontrolle.

▪▪   **Muskelsteife und Muskelzellzerstörung**

Bei einigen Patienten tritt nach der Injektion von Succinylcholin ein Masseterspasmus bzw. eine muskuläre

Kieferklemme und eine Schädigung oder Zerstörung von Muskelzellen (Rhabdomyolyse) auf. Die Freisetzung von Myoglobin wiederum kann zum Nierenversagen führen. Die Muskelsteife soll bei Patienten mit bekannter oder nicht erkannter Myopathie auftreten.

▪▪ Maligne Hyperthermie
Succinylcholin gehört – wie die volatilen Inhalationsanästhetika – zu den Auslösersubstanzen (Trigger) der malignen Hyperthermie, einer akut lebensbedrohlichen Narkosekomplikation. Eine Steife der Kiefermuskulatur nach Succinylcholininjektion kann erstes Symptom dieser Komplikation sein (Einzelheiten: ▶ Kap. 19).

❯ Tritt nach der Injektion von Succinylcholin ein Rigor der Kiefermuskulatur auf, muss immer an die Möglichkeit einer beginnenden malignen Hyperthermie gedacht werden.

▪▪ Erhöhter Augeninnendruck
Succinylcholin erhöht den Augeninnendruck um ca. 7,5–15 mmHg. Der Effekt tritt kurz nach der Injektion auf, erreicht in 2–4 min sein Maximum und verschwindet etwa 6 min nach der Injektion wieder. Dennoch kann Succinylcholin bei den meisten Augenoperationen eingesetzt werden, vorausgesetzt die vordere Augenkammer ist nicht eröffnet.

❯ Succinylcholin sollte nicht bei perforierenden Augenverletzungen verwendet werden, weil durch den akuten Anstieg des Augeninnendrucks Augenwasser verloren gehen kann.

▪▪ Kaliumfreisetzung
Nach der Injektion von Succinylcholin steigt der Serumkaliumspiegel meist vorübergehend um 0,5–1 mmol/l an (Kaliumverschiebungen von intra- und extrazellulär). Bei einigen Patienten können lebensbedrohliche Anstiege des Serumkaliums zum **Kammerflimmern** oder zur **Asystolie** führen. Die wichtigsten Risikofaktoren einer bedrohlichen Kaliumfreisetzung durch Succinylcholin sind
━ längere Immobilisierung,
━ Sepsis,
━ ausgeprägte Katabolie,
━ Langzeitanwendung von ND-Muskelrelaxanzien,
━ Verbrennungskrankheit,
━ Muskeltrauma (Polytrauma),
━ schwere abdominale Infektion,
━ Nierenversagen,
━ Denervierungsphänomene, z. B. Schlaganfall, Querschnittsyndrom, Guillain-Barré-Syndrom, Botulismus, Erkrankungen der ventralen Hörner des Rückenmarks.

❶ Bei der Verbrennungskrankheit besteht die Hyperkaliämiegefahr zwischen dem 10. und 60. Tag nach der Verbrennung. In dieser Zeit darf auf keinen Fall Succinylcholin injiziert werden! Die 60-Tage-Regel gilt aber nur, wenn keine Infektionen mehr vorliegen.

Ähnlich sind die Gefahren bei **Polytrauma** und **schweren abdominalen Infektionen** (Beginn jeweils etwa nach der 1. Woche). Bei **Nierenversagen** wird die Hyperkaliämiegefahr nicht einheitlich beurteilt.

▪▪ Erhöhter intragastrischer Druck
Die durch Succinylcholin ausgelösten Muskelkontraktionen können den intragastrischen Druck über den kritischen Wert von etwa 28 cm H_2O steigern (Ursache: Kontraktion der Bauchmuskulatur). Hierdurch öffnet sich der gastroösophageale Sphinkter und der Mageninhalt kann in die Trachea und Lungen gelangen: pulmonale Aspiration! Gefährdet sind auch Patienten, bei denen der normalerweise schräge Winkel zwischen Ösophagus und Mageneingang verändert ist: Hier genügen bereits geringe Drücke, um den Sphinkter zu öffnen. Dies gilt v. a. bei
━ Spätschwangerschaft,
━ Adipositas per magna,
━ Ileus,
━ Zwerchfellhernie.

Bei Kindern spielt die Druckerhöhung keine wesentliche Rolle, weil in der Regel keine Muskelfaszikulationen auftreten.

Nachschlagen und Weiterlesen

Fuchs-Buder T (2008) Neuromuskuläre Monitoring in Klinik und Forschung. Springer, Berlin, Heidelberg, New York
Fuchs-Buder T, Eikermann M (2006) Neuromuskuläre Restblockaden: Klinische Konsequenzen, Häufigkeit und Vermeidungsstrategien. Anaesthesist 55:7–16

Anästhesieverfahren

Inhaltsverzeichnis

Totale intravenöse Anästhesie (TIVA) und balancierte Anästhesie

Reinhard Larsen

Inhaltsverzeichnis

Die totale intravenöse Anästhesie (TIVA) ist eine Narkosetechnik, bei der ausschließlich i. v. Substanzen verwendet werden, um Bewusstlosigkeit, Analgesie, Amnesie und die Dämpfung sympathoadrenerger Reaktionen zu erreichen. In der Regel ist die TIVA eine Kombinationsnarkose mit Hypnotika bzw. i. v. Anästhetika, Opioiden und – je nach operativem Bedarf – nichtdepolarisierenden (ND-)Muskelrelaxanzien. Im Gegensatz zur TIVA werden bei der balancierten Anästhesie auch Inhalationsanästhetika eingesetzt, jedoch ebenfalls nicht allein, sondern kombiniert mit Opioiden und Muskelrelaxanzien.

15.1 Totale intravenöse Anästhesie (TIVA)

Die TIVA ist eine Narkosetechnik, bei der – im Gegensatz zur balancierten Anästhesie – ausschließlich *i. v.* Substanzen verwendet werden, um Bewusstlosigkeit, Analgesie, Amnesie und die Kontrolle sympathoadrenerger Reaktionen zu erreichen. In der Regel ist auch die TIVA keine Monoanästhesie, sondern eine Kombinationsnarkose, bei der die grundsätzlichen Ziele der Anästhesie durch die Kombination von 3 verschiedenen Substanzen erreicht werden:

- Hypnotika bzw. i. v. Anästhetika für die Bewusstlosigkeit und Amnesie, in der Regel Propofol
- Opioide für die Analgesie und Reflexdämpfung: z. B. Remifentanil oder Sufentanil
- ND-Muskelrelaxanzien für die Erschlaffung der Muskulatur

Lachgas ist dagegen kein Bestandteil der TIVA.

In der Regel sind für die TIVA mindestens 2 Substanzgruppen erforderlich: Hypnotika für die Bewusstlosigkeit und Opioide für die Analgesie. Muskelrelaxanzien werden entsprechend dem operativen Bedarf angewandt.

Grundsätzlich sollten für die TIVA kurz wirkende und gut steuerbare Substanzen verwendet werden. Hierzu gehören als Hypnotikum das Propofol und als Opioidanalgetikum das Remifentanil. Kombinationen anderer Substanzen sind jedoch ebenfalls möglich und je nach Art des Eingriffs auch sinnvoll. Die Substanzen werden zumeist als Infusion, entweder manuell gesteuert oder computerkontrolliert, zugeführt.

15.1.1 Vorteile und Grenzen der TIVA

Die TIVA gehört zu den Standardverfahren der Anästhesie:

- **Vorteile**
- Schnelle Einleitung ohne Exzitation
- Kaum Aufwachdelir bei Kindern
- Kein Risikofaktor für PONV („postoperative nausea and vomiting")
- Keine maligne Hyperthermie

- **Nachteile**
- Höherer Dosisbedarf durch den Verzicht auf Inhalationsanästhetika
- Keine muskelrelaxierende Wirkung
- Größere Gefahr der intraoperativen Wachheit
- Verzögertes Erwachen möglich, besonders bei Adipösen

- **Bewusstlosigkeit und intraoperative Wachheit**
Derzeit steht für die Routine kein Monitor zur Verfügung, mit dem der Grad der Bewusstlosigkeit oder die Anästhesietiefe *zuverlässig* überwacht werden kann (EEG: ▶ Kap. 7). Die Steuerung der Narkosetiefe erfolgt meist anhand klinischer Zeichen und hängt damit in hohem Maße von der jeweiligen Erfahrung des Anästhesisten ab. Besonders bei relaxierten Patienten wird die Beurteilung der Narkosetiefe erschwert, und es kann niemals mit letzter Sicherheit ausgeschlossen werden, dass ein Patient während der Narkose Zustände der Wachheit erlebt und in (zumeist schlechter) Erinnerung behält. Diese Zustände können auch durch einen BIS-Monitor nicht sicher verhindert, aber früher erkannt werden.

Zu beachten: Phasen intraoperativer Wachheit treten vor allem bei stark schwankender Blutkonzentration der i. v. Anästhetika auf. Sie sollten daher kontinuierlich infundiert werden. Bei unzureichender Analgesie muss dagegen die Opioidzufuhr gesteigert werden.

> **Praxistipp**
>
> Bei Zeichen der intraoperativen Wachheit sollte die Narkose *sofort* durch Bolusinjektion des i. v. Hypnotikums vertieft werden, da hierdurch die Erinnerung an das Ereignis zumeist verhindert wird.

- **Atemfunktion**
Nahezu alle i. v. Anästhetika führen zu einer dosisabhängigen Atemdepression und schließlich zum Atemstillstand. Daher ist bei der Kombination von i. v. Hypnotika mit Opioiden für operative Eingriffe in der Regel eine kontrollierte Beatmung erforderlich.

- **Muskelrelaxierung**
Da die Substanzen der TIVA keine muskelrelaxierende Wirkungen aufweisen, ist bei zahlreichen Eingriffen der Einsatz von Muskelrelaxanzien erforderlich. Je nach Eingriff können hierfür kurz oder mittellang wirkende ND-Relaxanzien verwendet werden.

- **Hämodynamische Wirkungen**
Bei der TIVA können sich die spezifischen kardiovaskulären Nebenwirkungen der einzelnen Substanzen „addieren", sodass eine sorgfältige Steuerung erforderlich ist. Dies gilt besonders für die Kombination von Propofol mit Remifentanil, die v. a. beim chirurgisch unstimulierten Patienten zu einem erheblichen Blutdruckabfall

und massiver Bradykardie führen kann. Bei Patienten im höheren Lebensalter sind diese Effekte meist stärker ausgeprägt als bei jüngeren.

■ **Zerebrale Wirkungen**

Die i. v. Anästhetika, mit Ausnahme von Ketamin, senken den Hirnstoffwechsel und die Hirndurchblutung und wirken sich entsprechend günstig auf einen erhöhten intrakraniellen Druck aus. Daher eignet sich die TIVA besonders gut für neurochirurgische Eingriffe.

15.1.2 Auswahl des Hypnotikums

Propofol weist unter den verfügbaren Hypnotika die beste Steuerbarkeit auf und wird daher bevorzugt, jedoch kann die Herz-Kreislauf-Funktion beeinträchtigt werden, auch muss nach längerer Zufuhr mit verzögertem Erwachen gerechnet werden.

Propofol

Propofol ist derzeit das Standardhypnotikum für die TIVA. Zu Einzelheiten der Pharmakologie wird auf ▶ Kap. 11 verwiesen.

■ **Narkoseeinleitung**

Mit einer Einleitungsdosis von 1–2,5 mg/kg KG Propofol kann bei 90 % der mit einem Benzodiazepin prämedizierten Patienten die Zielkonzentration von 5 µg/ml innerhalb von 3 min erreicht werden. Bei *älteren Patienten*, die vor der Einleitung ein Opioid erhalten haben, sollte die Einleitungsdosis auf etwa 1 mg/kg KG reduziert werden, während *Kinder* für die Einleitung höhere Dosen benötigen – zumeist 2,5–3 mg/kg KG. Midazolam vermindert den Dosisbedarf für Propofol.

Wird Propofol für die Laryngoskopie und endotracheale Intubation allein verwendet, sind hohe Blutkonzentrationen erforderlich, um die kardiovaskulären Reaktionen zu unterdrücken. Daher empfiehlt sich für diesen Zweck die Vorinjektion eines Opioids. Alle Opioide vermindern den Dosisbedarf von Propofol.

■ **Aufrechterhaltung der Narkose**

Propofol wirkt nicht analgetisch und darf daher nicht allein für die Aufrechterhaltung der Narkose infundiert, sondern muss durch Opioide oder Ketamin ergänzt werden. Die bei Kombination mit einem Opioid erforderlichen Dosierungen von Propofol sind in ◘ Tab. 15.1 zusammengestellt.

> 🛈 **Infusionsschema für Propofol kombiniert mit einem Opioid**
> - Initialer Bolus: 1–2 mg/kg KG
> - Dann Infusion von 10 mg/kg KG/h für 10 min
> - Dann 8 mg/kg KG/h für 10 weitere Minuten
> - Dann 6 mg/kg KG/h zur Aufrechterhaltung

◘ **Tab. 15.1** Dosierungsempfehlungen für Hypnotika und Opioide bei der TIVA (nur Anhaltswerte)

Substanz	Initialer Bolus ("loading dose")	Aufrechterhaltung
Hypnotikum		
Propofol	1–2 mg/kg KG	3–12 mg/kg KG/h
Midazolam	0,1–0,42 mg/kg KG	0,125–0,25 mg/kg KG/h
Ketamin	0,5–1 mg/kg KG	1,5–4,5 mg/kg KG/h
Opioid		
Remifentanil	1–3 µg/kg	0,125–0,5 µg/kg KG/min
Alfentanil	10–50 µg/kg KG	30–120 µg/kg KG/h
Fentanyl	2–4 µg/kg KG	1,2–5 µg/kg KG/h
Sufentanil	0,5–1 µg/kg KG	0,3–1,2 µg/kg KG/h

Mit diesem Schema wird innerhalb von 2 min eine hypnotisch wirkende Propofolplasmakonzentration erreicht und während der Infusion aufrechterhalten.

Bei der Kombination von Propofol mit Remifentanil sind im Allgemeinen geringere Propofolkonzentrationen im Blut erforderlich. Häufig reicht die Dosierung von 3 6 mg/kg KG/h Propofol aus.

■ **Erwachen nach TIVA mit Propofol**

Zwar weist die Substanz eine lange Eliminationshalbwertzeit auf, jedoch erwachen die Patienten zumeist rasch, weil selbst nach langen Infusionszeiten Propofol umverteilt und metabolisiert wird. Die kontextsensitive Halbwertzeit von Propofol beträgt nach 3-stündiger Infusion ca. 25 min, nach 8-stündiger Infusion ca. 40 min. Nach Zufuhr höherer Dosen muss aber mit verzögertem Erwachen gerechnet werden.

Weitere TIVA-Kombinationen sind in ◘ Tab. 15.1 zusammengefasst.

15.1.3 Auswahl des Opioids

Opioide sind die *analgetische* Komponente der TIVA. Sie unterdrücken Schmerzreaktionen auf chirurgische Stimuli selbst stärkster Intensität, schalten aber das Bewusstsein auch in hohen Dosen nicht sicher aus und müssen daher für die Anästhesie mit einem Hypnotikum bzw. i. v. Anästhetikum kombiniert werden. Die Wirkung dieser Substanzen wird durch Opioide verstärkt, ihr Dosisbedarf dadurch vermindert.

Wie bei den Hypnotika wird die Opioidzufuhr primär nach klinischen Kriterien gesteuert, beim relaxierten Patienten v. a. anhand kardiovaskulärer Reaktionen auf Reize unterschiedlicher Intensität. Allerdings kann aufgrund des Ausbleibens von Blutdruckanstiegen und/oder Tachykardien auf chirurgische Reize während einer Opioidanästhesie nicht zwangsläufig auf eine ausreichende Narkosetiefe geschlossen werden, besonders wenn die Patienten β-Blocker oder andere kardiovaskuläre Pharmaka wie ACE-Hemmer oder Kalziumantagonisten erhalten. Auch variiert der Dosisbedarf für die Opioide, je nach Intensität des chirurgischen Stimulus, um ca. 30–60 %.

Grundsätzlich können alle hochpotenten Opioide für die TIVA eingesetzt werden. Remifentanil lässt sich allerdings am besten steuern.

15.1.4 Praktisches Vorgehen bei der TIVA

Die TIVA sollte als Kombinationsanästhesie durchgeführt werden, nicht als Monoanästhesie. Kurz wirkende und gut steuerbare Substanzen sollten hierbei bevorzugt werden. Die Zufuhr der Substanzen kann mit intermittierenden Bolusinjektionen oder als kontinuierliche Infusion erfolgen. Die kontinuierliche Infusion weist gegenüber den Bolustechniken folgende **Vorteile** auf:

- Stabilere Plasmakonzentrationen
- Geringere Gefahr der Über- oder Unterdosierung der Narkosemittel
- Weniger hämodynamische Nebenwirkungen
- Stabileres Anästhesieniveau
- Kürzere Aufwachzeiten
- Verminderter Dosisbedarf

Die kontinuierliche Infusion der TIVA-Komponenten über einen Perfusor kann, manuell oder computergestützt, als zielkontrollierten Infusion bzw. „Target Controlled Infusion" (TCI) erfolgen.

Target Controlled Infusion (TCI)

Bei der TCI wird die für die jeweilige Intensität der Stimuli erforderliche Konzentration im Plasma (bzw. Gehirn) am Perfusor eingestellt. Das TCI-Gerät berechnet dann automatisch aufgrund der einprogrammierten pharmakokinetischen Parameter und des eingegebenen Alters und Gewichts des Patienten die für die eingestellte Plasmakonzentration erforderliche Infusionsrate.

Die Infusionsrate wird ebenfalls automatisch angepasst. Hierdurch sollen die Plasmakonzentrationen immer im vorgegebenen Bereich gehalten und starke Schwankungen mit stärkeren Nebenwirkungen sowie ein ständiges manuelles Nachstellen des Perfusors vermieden werden. Die Anpassung der Narkosetiefe an den jeweiligen Grad der Stimulation erfolgt durch Neueingabe der erforderlichen Plasmakonzentration.

❯ Bei der TCI wählt der Anästhesist die Zielkonzentration der Substanz im Plasma vor, während die Infusionsrate zum Erreichen und Aufrechterhalten dieser Konzentration vom TCI-Perfusor automatisch reguliert wird.

Die Zielkonzentration ist aber lediglich eine Hilfsgröße. Die Narkosetiefe muss auch bei der TCI primär aufgrund klinischer Zeichen und/oder mithilfe des EEG-Monitorings (▶ Kap. 7) durch individuelle Titration der jeweils erforderlichen Dosis gesteuert werden – unabhängig davon, wie hoch auch immer die Konzentration im Plasma oder dem Zielorgan Gehirn sein mag. Außerdem stimmen die errechneten Plasmakonzentrationen mit der tatsächlich gemessenen Propofolkonzentration häufig nicht überein.

Bei der Anwendung von Propofol in Kombination mit Opioiden ist zu beachten, dass die erforderlichen Plasmakonzentrationen von Propofol durch das Opioid erheblich reduziert werden.

Einleitung der TIVA

Um einen raschen Bewusstseinsverlust zu erreichen, ist ein hoher Konzentrationsgradient des Narkosemittels zwischen Plasma und Gehirn erforderlich. Der Konzentrationsgradient wiederum hängt von der verabreichten Dosis und der Infusionsgeschwindigkeit ab. Eine hohe Anfangsdosis führt zwar zum raschen Einschlafen, geht aber auch mit stärkeren kardiovaskulären Nebenwirkungen einher. Wird die Narkose dagegen per Infusion eingeleitet, ist hierfür zwar eine längere Zeitdauer (in Minuten) erforderlich, es treten jedoch auch geringere Plasmaspitzenkonzentrationen und weniger kardiovaskuläre Nebenwirkungen auf.

Die Narkose kann auch mit dem TCI-Perfusor eingeleitet werden. Für sonst gesunde Erwachsene im mittleren Lebensalter sind für den Bewusstseinsverlust und die anschließende endotracheale Intubation Propofolblutkonzentrationen von 4,5 bis ca. 6 µg/ml erforderlich, vorausgesetzt, der Patient ist mit einem Benzodiazepin prämediziert und hat vor der Einleitung einen Opioidbolus erhalten. Bei alten Patienten muss die Propofolzielkonzentration reduziert werden. Unprämedizierte und nicht mit einem Opioidbolus vorbehandelte Patienten benötigen dagegen höhere Plasmakonzentrationen von Propofol (6–8 µg/ml), um kardiovaskuläre Reaktionen auf den Intubationsreiz zu verhindern. Insgesamt dauert die Einleitung der Narkose mit dem TCI-Perfusor etwa 1–2 min. Grundsätzlich gilt auch hier:

❯ Die Wahl der Plasmazielkonzentration von Propofol für die Narkoseeinleitung richtet sich nach den klinischen Zeichen der Narkosetiefe und den kardiovaskulären Nebenwirkungen.

Aufrechterhaltung der Narkose

Bei der Aufrechterhaltung der Narkose sollte folgende Grundsätze beachtet werden:

- Die Analgesie erfolgt mit Opioiden, die Hypnose mit Hypnotika.
- Bei ungenügender Analgesie muss die Dosis des Opioids erhöht werden, bei zu flacher Narkose und nicht schmerzbedingten Reaktionen die des Hypnotikums.

- **Bei der Dosistitration für die Aufrechterhaltung der TIVA zu beachten**
- Die Dosis der Substanzen sollte grundsätzlich nach der vermuteten Intensität der Stimuli und der zu beobachtenden Reaktion auf diese Stimuli titriert werden.
- Für die endotracheale Intubation besteht ein hoher Dosisbedarf, beim Abdecken und Abwaschen des Patienten ein geringer. Daher sollte die Dosierung der Substanzen entsprechend angepasst werden.
- Kurz vor der Hautinzision sollte die Infusionsrate erhöht werden, um ein Erwachen und/oder kardiovaskuläre Reaktionen zu vermeiden.
- Bei Blutdruckanstieg und/oder Tachykardie, vegetativen Zeichen der ungenügenden Narkosetiefe oder Bewegungen des (nicht relaxierten) Patienten sollte die Infusionsrate erhöht werden.
- Tritt über einen Zeitraum von ca. 15 min keine Reaktion auf, kann die Infusionsrate versuchsweise reduziert werden. Reagiert der Patient, kann ein Bolus injiziert und die Infusionsrate erhöht werden.
- Vor Beendigung der OP muss die Infusionsrate vermindert werden, um ein rasches Erwachen des Patienten mit ausreichender Spontanatmung zu ermöglichen.

15.2 Balancierte Anästhesie

Im Gegensatz zur TIVA werden bei der balancierten Anästhesie auch **Inhalationsanästhetika** eingesetzt, jedoch nicht allein, sondern kombiniert mit Opioiden und Muskelrelaxanzien. Der historische Begriff „balanciert" kennzeichnet das Ausbalancieren verschiedener Substanzen, um die Anästhesieziele zu erreichen: Analgesie, Hypnose, Muskelrelaxierung und Abschwächung von Reflexreaktionen.

Wesentliches Ziel der balancierten Substanzkombination ist die Dosisreduktion der Einzelsubstanzen und damit geringere Nebenwirkungen.

- **Welche Verfahren gibt es?**

Die balancierte Anästhesie ist nicht standardisiert, jedoch können 2 grundlegende Vorgehensweisen unterschieden werden:

- Die Inhalationsanästhetika werden höher dosiert und mit Opioiden in niedriger Dosierung supplementiert, um eine ausreichende Analgesie zu gewährleisten.
- Die Opioide werden höher dosiert und mit einem Inhalationsanästhetikum in niedriger Konzentration supplementiert, um Schlaf und Amnesie zu erzeugen.

Beide Verfahren haben Vor- und Nachteile: Wird das Inhalationsanästhetikum höher dosiert, sind die kardiovaskulären Nebenwirkungen stärker. Wird das Opioid höher dosiert, muss mit verzögertem Erwachen und postoperativer Atemdepression gerechnet werden.

Nachschlagen und Weiterlesen

Hötzel A (2019) Klinischer Stellenwert von total intravenöser Anästhesie (TIVA) und Inhalationsanästhesie. Anasth Intensivmed 60:174–189

Spinalanästhesie

Reinhard Larsen

Inhaltsverzeichnis

© Der/die Herausgeber bzw. der/die Autor(en), exklusiv lizenziert durch Springer-Verlag GmbH, DE, ein Teil von Springer Nature 2021
R. Larsen, T. Fink, T. Müller-Wolff (Hrsg.), *Larsens Anästhesie und Intensivmedizin für die Fachpflege*,
https://doi.org/10.1007/978-3-662-63127-0_16

Bei der Spinalanästhesie wird ein Lokalanästhetikum in den *lumbalen* Subarachnoidalraum (Spinalkanal) injiziert. Das Lokalanästhetikum unterbricht die Nervenleitung, und es entsteht eine reversible sensible, motorische und sympathische Blockade. Je nach Ausdehnung der blockierten Körperregionen können Operationen an den unteren Extremitäten, im Becken, am Perineum und im Unterbauch sowie geburtshilfliche Eingriffe wie die Sectio caesarea durchgeführt werden. Wichtigste und häufigste Nebenwirkung der Spinalanästhesie ist der Blutdruckabfall durch die Sympathikusblockade. Weitere (seltene) Komplikationen sind Bradykardie/Asystolie, totale Spinalanästhesie, postspinale Kopfschmerzen, Hörverlust, spinale Hämatome und Nervenschäden. Systemisch-toxische Wirkungen durch das Lokalanästhetikum sind in der Regel nicht zu erwarten.

■ **Geschichte**

1898 führten zwei Ärzte die erste Spinalanästhesie durch: der berühmte Chirurg August Bier, Erfinder des Stahlhelms und Beschützer der roten Waldameise, und sein Assistent Hildebrandt. Zunächst ließ sich Bier von Hildebrandt lumbal punktieren, als aber das Lokalanästhetikum injiziert werden sollte, passten Spritze und Kanüle nicht aufeinander. Das gesamte als Lokalanästhetikum verwendete *Kokain* und eine große Menge Liquor tropften auf den Fußboden. Hildebrandt rettete das Experiment, indem er nun sich selbst zur Verfügung stellte. Es gelang Bier, mit nur 5 mg Kokain zwei Drittel von Hildebrandts Körper für etwa 45 min zu anästhesieren. Um die Qualität der Anästhesie zu prüfen, führte Bier starke Schläge mit einem Eisenhammer gegen Hildebrandts Schienbein aus und hielt ihm eine brennende Zigarre auf die Haut. Hildebrandt ließ alle Maßnahmen Biers über sich ergehen, ohne Schmerzen zu verspüren. Begeistert feierten die beiden Forscher ihren Erfolg mit Wein und Zigarren und legten sich zufrieden ins Bett. Die Folgen ließen nicht lange auf sich warten. Um 12 Uhr nachts traten bei Hildebrandt heftige **Kopfschmerzen** auf, die sich „allmählich zu einer unerträglichen Höhe steigerten". Um 1 Uhr stellte sich Erbrechen ein und am nächsten Tag Schmerzen in den Blutergüssen am Schienbein. Bier dagegen schlief gut und erwachte nach eigenen Angaben „frisch und gesund". Sehr bald traten jedoch auch bei ihm „heftiger Druck im Schädel" und leichter Schwindel auf. Er musste sich deshalb gegen Abend hinlegen und 9 Tage das Bett hüten. 1899 veröffentlichte Bier seine Ergebnisse: Die Spinalanästhesie konnte ihren erfolgreichen Einzug in die operative Medizin beginnen.

16.1 Anatomische Grundlagen

Für das Verständnis der Wirkungsweise dieser Blockadetechnik und für eine kompetente Assistenz sind einige anatomische Grundkenntnisse erforderlich.

Anatomischer Mittelpunkt der Spinalanästhesie ist die Wirbelsäule. Sie besteht aus 33 Wirbeln:
- 7 zervikale, abgekürzt C
- 12 thorakale, abgekürzt Th oder T
- 5 lumbale, abgekürzt L
- 5 sakrale, abgekürzt S
- 4–5 kokzygeale (Steißbein)

Die Wirbel unterscheiden sich innerhalb der einzelnen Wirbelsäulenabschnitte etwas voneinander.

16.1.1 Krümmungen der Wirbelsäule

Die Wirbelsäule verläuft nicht gerade, sondern weist verschiedene Krümmungen auf, die im Lendenbereich den Zugang zum Rückenmarkkanal erschweren. Sie müssen bei der Spinalanästhesie durch entsprechende *Lagerungsmaßnahmen* ausgeglichen werden. Die einzelnen Krümmungen werden als Halslordose, Brustkyphose und Lendenlordose bezeichnet. Die Hals- und Lendenlordose verschwindet bei *Beugung*, während die Brustkyphose verstärkt wird. Unter einer Skoliose wird die (pathologische) seitliche Abweichung der Wirbelsäule verstanden.

In ◻ Abb. 16.1 ist die Wirbelsäule mit ihren Krümmungen und den Zwischenwirbellöchern, aus denen die Spinalnerven hervortreten, dargestellt.

Die Krümmungen der Wirbelsäule haben großen Einfluss auf die Ausbreitung des Lokalanästhetikums im Subarachnoidalraum. In Rückenlage gelten folgende Beziehungen (◻ Abb. 16.2):
- Höchste Punkte: L3 und C5
- Tiefste Punkte: Th5 und S2

In normaler Rückenlage breiten sich Lokalanästhetika, die schwerer sind als Liquor (= hyperbar) meist bis Th3–Th6 aus.

Der Verlauf der **Dornfortsätze** (Processus spinosi) der Wirbel ist von besonderer Wichtigkeit für die Punktion des Wirbelkanals, in dem das Rückenmark eingeschlossen ist. Die Dornfortsätze der Lendenwirbel verlaufen nahezu horizontal, sodass sich hier die Spinalnadel leicht einführen lässt, wenn der Rücken entsprechend gebeugt wird (Aufhebung der Lendenlordose, ◻ Abb. 16.3).

Dagegen verlaufen die Dornfortsätze im Brustwirbelbereich dachziegelartig abwärts, sodass die Einstichrichtung, z. B. bei der Periduralanästhesie, entsprechend steil sein muss.

16.1.2 Bänder

Die Wirbelsäule wird durch Bänder zusammengehalten, die ihr Stabilität und gleichzeitig Elastizität verleihen. Bei

16

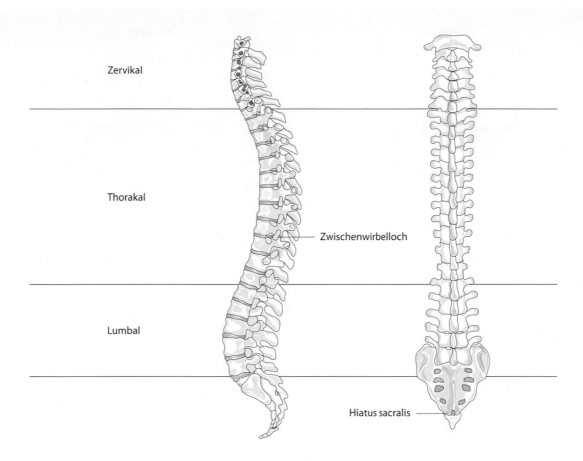

Abb. 16.1 **Wirbelsäule.** *links:* von der Seite; *rechts:* von hinten. Der Hiatus sacralis zwischen Kreuz- und Steißbein ist der Eingang in den Wirbelkanal

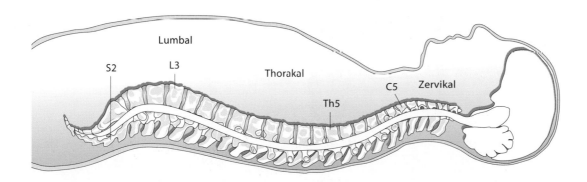

Abb. 16.2 **Krümmungen der Wirbelsäule in Rückenlage.** In Rückenlage breiten sich hyperbare Lokalanästhetika meist bis Th3–Th6 aus

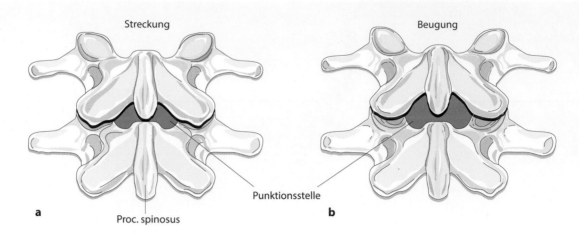

Streckung   Beugung

Punktionsstelle

a   Proc. spinosus   **b**

◘ Abb. 16.3   Zwei Lendenwirbel von hinten gesehen. a Wirbelsäule gestreckt, lumbale Punktionsstelle ist eng. **b** Wirbelsäule gebeugt, Punktionsstelle ist weit geöffnet

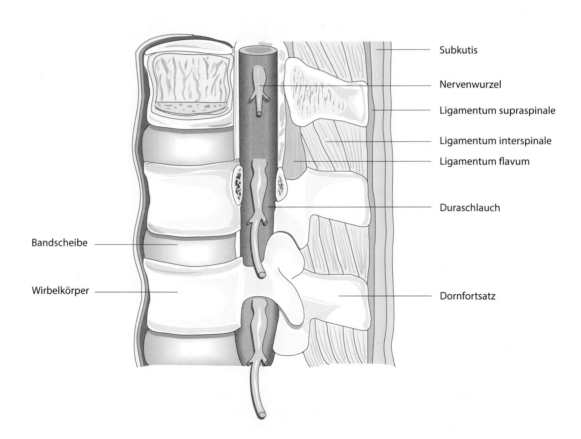

Subkutis

Nervenwurzel

Ligamentum supraspinale

Ligamentum interspinale

Ligamentum flavum

Duraschlauch

Bandscheibe

Wirbelkörper

Dornfortsatz

◘ Abb. 16.4   Bänder der Wirbelsäule, Periduralraum und Duraschlauch mit Rückenmarknerven im Lumbalbereich

der Lumbalpunktion müssen folgende Bänder durchstochen werden (◘ Abb. 16.4):
- *Ligamentum supraspinale:* Es verbindet die Spitzen der Dornfortsätze miteinander.
- *Ligamentum interspinale:* Dieses dünne Band verläuft zwischen den Processus spinosi.
- *Ligamentum flavum:* Das gelbe Band verbindet die Wirbelbögen; es besteht aus gelben elastischen Fasern.

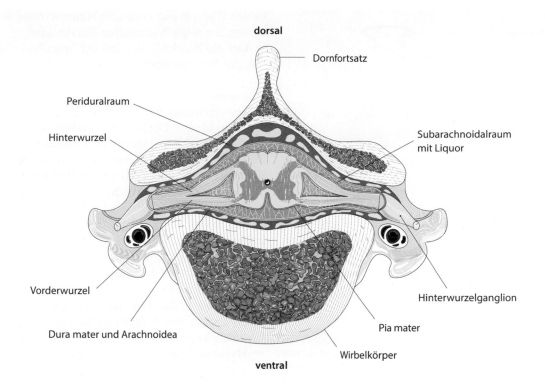

dorsal

Dornfortsatz

Periduralraum

Hinterwurzel

Subarachnoidalraum
mit Liquor

Vorderwurzel

Hinterwurzelganglion

Dura mater und Arachnoidea

Pia mater

Wirbelkörper

ventral

> ■ **Abb. 16.5   Inhalt des Wirbelkanals im Brustbereich.** Querschnitt; dorsal = hinten, ventral = vorne

16.1.3 Inhalt des Wirbelkanals

Der Wirbelkanal erstreckt sich vom Foramen magnum der Schädelbasis bis zum Hiatus sacralis des Kreuzbeins. Im Wirbelkanal befinden sich (■ Abb. 16.5)
— Rückenmark,
— Liquor cerebrospinalis,
— Hüllen des Rückenmarks: Pia mater, Arachnoidea, Dura mater,
— Wurzeln der Spinalnerven,
— Periduralraum und seine Strukturen.

■ **Rückenmark**
Das Rückenmark ist ca. 45 cm lang und erstreckt sich vom Foramen magnum bis zum Oberrand des 2. bis 3. Lendenwirbels. Am häufigsten endet das Rückenmark an der Grenze zwischen L1 und L2. Oben geht das Rückenmark in die Medulla oblongata über, unten endet es im *Conus medullaris*, dessen Nervenfasern (Filum terminale bzw. Cauda equina = Pferdeschweif) sich bis zum Steißbein erstrecken. Die Cauda equina innerviert die Strukturen unterhalb von L1.

> ❯ Spinalpunktionen dürfen nicht höher als bis L2/L3, bevorzugt jedoch zwischen L3/L4 oder tiefer durchgeführt werden, damit nicht versehentlich das Rückenmark angestochen und verletzt wird.

Unterhalb von L2/L3 können zwar Fasern der Cauda equina mit der Nadel berührt, jedoch kaum verletzt werden.

■ **Hüllen des Rückenmarks**
Das Rückenmark ist von außen nach innen von folgenden Hüllen umgeben (■ Abb. 16.5 und 16.6):
— Dura mater
— Arachnoidea
— Pia mater
— Die *Dura mater* ist sehr derb und reicht vom Foramen magnum bis zum Unterrand von S2 und damit bis in das Kreuzbein.
— Die *Arachnoidea* ist lediglich durch einen kapillären Spalt von der Dura getrennt.
— Die *Pia mater* umhüllt fest das Rückenmark und ist durch Bänder und Fortsätze mit der Dura verbunden.

Im Raum zwischen Arachnoidea und Pia mater, dem **Subarachnoidalraum**, befindet sich der Liquor cerebrospinalis. In diesen Raum werden bei der Spinalanästhesie die Lokalanästhetika gespritzt.

Zu beachten: Der Subarachnoidalraum des Rückenmarks steht mit dem Subarachnoidalraum des Gehirns in freier Verbindung, sodass Lokalanästhetika im Extremfall bis in das Gehirn aufsteigen können.

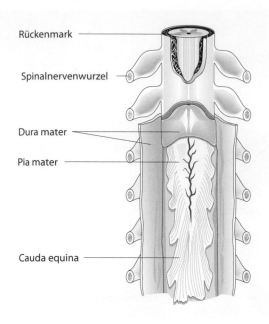

Rückenmark

Spinalnervenwurzel

Dura mater

Pia mater

Cauda equina

◘ Abb. 16.6   Hüllen des Rückenmarks. Dura mater und Arachnoidea sind aufgeklappt, sodass der Blick auf das Rückenmark und die sich darum befindliche, fest verbundene Arachnoidea frei wird. Dargestellt ist das untere Ende des Rückenmarks mit der Cauda equina, den untersten Nervenfasern, die aus dem Rückenmark treten

▪ Spinalnerven

31 Paare symmetrisch angeordneter Spinalnerven stehen über eine hintere und vordere Wurzel mit dem Rückenmark in Verbindung bzw. treten dort ein (hinten) und aus (vorne). Sie verbinden das Gehirn mit der Peripherie. Folgende 31 Spinalnervenpaare (62 Spinalnerven) werden unterschieden:
 - 8 zervikale
 - 12 thorakale
 - 5 lumbale
 - 5 sakrale
 - 1 kokzygeales

▪▪ Hinterwurzel (Radix posterior)

Sie leitet überwiegend afferente Impulse, z. B. für folgende Modalitäten: Schmerz, Temperatur, Berührung und Lagesinn. Jede Hinterwurzel hat ein Ganglion, durch das diese afferenten Fasern ziehen. Hinzu kommen noch vasodilatatorische Fasern. Die Hinterwurzel ist dicker als die Vorderwurzel.

▪▪ Vorderwurzel (Radix anterior)

Sie leitet überwiegend efferente Impulse, z. B. zu Muskeln, Drüsen, Eingeweiden. Ihre Blockade durch Lokalanästhetika lähmt die Muskulatur.

Vorder- und Hinterwurzel kreuzen in ihrem Verlauf den Periduralraum, wobei sie noch von Dura mater und Arachnoidea eingehüllt sind. Zwischen den Wurzeln und den beiden Hüllen befindet sich Liquor. Im Zwischenwirbelloch (Foramen intervertebrale) vereinigen sich die

beiden Wurzeln und bilden die Hauptstämme der Spinalnerven, die folglich gemischte Nerven sind.

Ort der Blockade sind bei der Spinalanästhesie aber v. a. die *Nervenwurzeln*.

▪ Liquor

Im Subarachnoidalraum des Rückenmarks befinden sich ca. 75 ml Liquor. Die gesamte zerebrospinale Flüssigkeit beträgt etwa 130 ml. Der Liquor ist eine klare Flüssigkeit, die ständig von den Plexus choriodei in den Hirnventrikeln gebildet und in das venöse Blut resorbiert wird.

Das spezifische Gewicht des Liquors beträgt etwa 1,005 g/ml (1,003–1,007 g/ml). Aufgrund des spezifischen Gewichts werden Lokalanästhetika für die Spinalanästhesie in folgender Weise eingeteilt:
 - **Isobar** heißen Lokalanästhetika, die so schwer sind wie Liquor und deshalb überwiegend am Injektionsort verbleiben.
 - **Hyperbar** heißen Lokalanästhetika, die schwerer sind als Liquor und deshalb im Subarachnoidalraum absinken können.
 - **Hypobar** heißen Lokalanästhetika, die leichter sind als Liquor und deshalb im Subarachnoidalraum aufsteigen können. Sie sind nicht mehr gebräuchlich.

Neben seiner Wirkung auf die Ausbreitung der Lokalanästhetika hat der Liquor noch eine wichtige praktische Bedeutung:

❯ Freier Abfluss von Liquor aus der Spinalnadel zeigt vollkommen sicher an, dass der Subarachnoidalraum erreicht wurde.

16.1.4 Spinale Dermatome

Jedem Rückenmarksegment ist ein bestimmtes Hautgebiet (Dermatom) zugeordnet (◘ Abb. 16.7) das von diesem Segment über einen bestimmten Spinalnerv sensibel versorgt wird. Aufgrund dieser anatomischen Verhältnisse kann die gesamte Körperoberfläche schematisch in Segmente (Dermatome) eingeteilt werden. Diese Hautsegmente werden nach den zugehörigen Rückenmarksegmenten benannt.

▶ Beispiele (◘ Abb. 16.7 **und** 16.8)
 - Der Bauchnabelbereich wird vom 10. Rückenmarksegment über den 10. Spinalnerv sensibel versorgt. Dieses Hautgebiet wird daher als Th10 bezeichnet.
 - Der Mammillarbereich wird vom 4. Rückenmarksegment über den 4. Spinalnerv versorgt und daher als Th4 bezeichnet. ◀

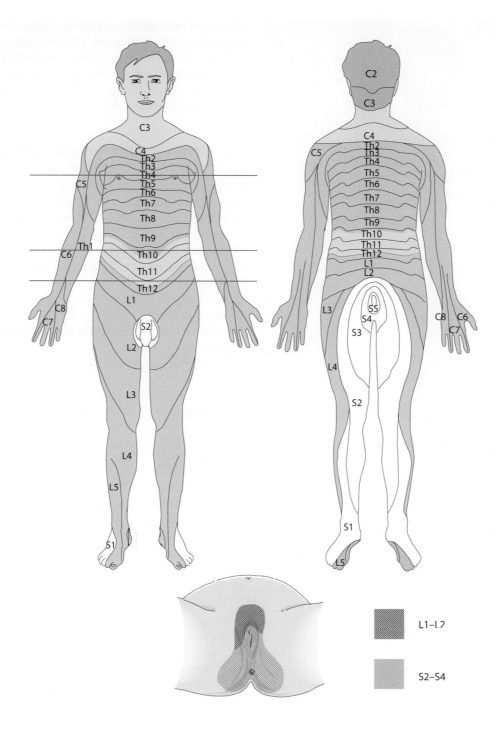

☐ **Abb. 16.7   Segmentäre Innervation der Haut.** Abweichungen zwischen Männern und Frauen betreffen den Genitalbereich (s. *unteres Bild*)

Hierbei muss Folgendes beachtet werden:
- Die Dermatome können sich überlappen.
- Die Segmente gelten nur für die Haut. Unter dem Dermatom liegende Organe können von ganz anderen Nerven versorgt werden.

▶ Beispiel

Bei der Sectio caesarea wird im Unterbauch operiert. Dennoch muss sich die Anästhesie bis Th6–Th4 erstrecken, damit die Patientin schmerzfrei ist. ◀

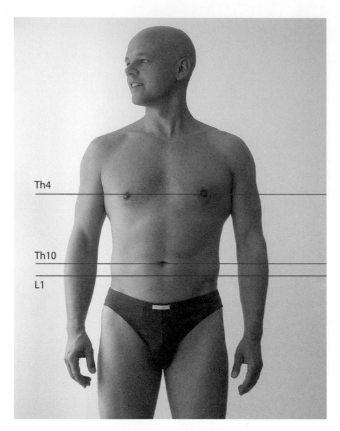

Abb. 16.8 Wichtige Hilfslinien zur Bestimmung der Anästhesieausdehnung. Th4 Mammillarlinie, Th10 Bauchnabel, L1 Beckenkamm

■ **Segmentale Innervation**

In der Praxis ist es aus folgenden Gründen wichtig, die segmentären Zonen der Hautinnervation zu kennen:

- Planung der Ausdehnung der Anästhesie und Anpassung des operativen Eingriffs
- Beeinflussung der Ausdehnung der Anästhesie nach Injektion eines hyperbaren Lokalanästhetikums durch Lagerungsmaßnahmen
- Feststellen der endgültigen Anästhesieausdehnung und Überprüfung, ob sie für den geplanten Eingriff ausreicht

Die segmentäre Hautinnervation bei der Frau weicht im Genitalbereich von der des Mannes ab (■ Abb. 16.7).

16.1.5 Sympathikusfasern

Die Ursprungszellen für das sympathische Nervensystem verlaufen im Rückenmark von C8–L2. Die efferenten Sympathikusfasern verlassen das Rückenmark mit den Vorderwurzeln der Spinalnerven Th1–L2. Der *postganglionäre Sympathikus* enthält somatische und viszerale Fasern und außerdem noch afferente sensible Fasern aus den Eingeweiden. Die somatischen Anteile enthalten gefäßkonstriktorische, sudomotorische (die Schweißproduktion anregende) und pilomotorische (die Haarwur-

zeln aufrichtende) Fasern sowie Fasern für Knochen, Muskeln und Sinnesorgane. Die viszeralen Anteile versorgen die Eingeweide und deren Blutgefäße.

Die Blockade präganglionärer sympathischer Fasern bei der Spinalanästhesie spielt eine wichtige klinische Rolle (Einzelheiten: ► Abschn. 16.2.1).

16.2 Wo wirken die Lokalanästhetika?

Werden Lokalanästhetika in den Subarachnoidalraum des Rückenmarks injiziert, tritt innerhalb weniger Sekunden bis Minuten eine neurale Blockade auf: Bei entsprechender Dosierung werden sämtliche Empfindungen und die Motorik ausgeschaltet. Hierbei ist die Weiterleitung der Impulse von der Peripherie zum Gehirn, aber auch vom Gehirn zur Peripherie an der blockierten Stelle unterbrochen.

Bei der Spinalanästhesie wirken die Lokalanästhetika an folgenden Stellen:

- Vorder- und Hinterwurzeln der Spinalnerven (Hauptwirkort)
- Hinterwurzelganglien
- Autonome Nervenfasern
- Gemischte Nervenstämme
- Leitungsbahnen im Rückenmark selbst

Dünne Fasern werden zuerst geblockt, ihre Blockade hält am längsten an.

16.2.1 Welchen Verlauf nimmt die Blockade?

Die Blockade verläuft in einer bestimmten Reihenfolge, die auch klinisch am Patienten verfolgt werden kann:

- Autonome präganglionäre Fasern: Warmwerden der Haut durch Dilatation der Blutgefäße
- Temperaturfasern (Kältegefühl früher aufgehoben als Wärmegefühl)
- „Nadelstichfasern"
- Fasern, die stärkeren Schmerz als Nadelstiche leiten
- Berührung
- Tiefensensibilität
- Motorik
- Vibration und Lageempfinden

Die **Ausbreitung der Blockade** ist abgestuft:

- Sympathikusblockade am höchsten
- Sensible Blockade 2–4 Segmente tiefer
- Motorische Blockade 2 Segmente unter sensibler Blockade

Die Blockade klingt nicht schlagartig ab, sondern graduell von oben nach unten. Zuerst kehrt die Motorik zurück, danach die Sensorik und zum Schluss die autonome Funktion (daher lang anhaltende Störung der

Gefäßregulation bis in die postoperative Phase mit der Gefahr des Blutdruckabfalls!).

Die Wirkung der Lokalanästhetika wird durch Abtransport über Kapillaren und Lymphe aufgehoben. Ein Abbau findet im Subarachnoidalraum nicht statt. Je nach Art des injizierten Lokalanästhetikums werden die Substanzen im Plasma gespalten (Aminoester) oder in der Leber metabolisiert (Aminoamide).

16.2.2 Wie weit dehnt sich die Blockade aus?

Wie weit sich die Blockade bei der Spinalanästhesie ausdehnt, hängt von vielen Faktoren ab, die nicht alle direkt beeinflusst werden können. Dennoch ist es praktisch möglich, die Ausdehnung der Anästhesie in bestimmten Grenzen zu steuern, wenn die nachfolgenden Faktoren berücksichtigt werden.

- **Position des Patienten**
- *Im Sitzen* sinken hyperbare Lokalanästhesielösungen ab: tiefe Anästhesie; hypobare Lösungen steigen auf: hohe Anästhesie.
- *In Seitenlage* ist bei langsamer Injektion, Reduzierung der Dosis auf die Hälfte und Beibehaltung der Seitenlage für 10–20 min die untere Seite stärker oder sogar ausschließlich betroffen.

- **Höhe des Punktionsorts**
- L2/L3 für Oberbauch bis Th4
- L3/L4 für Unterbauch und Bein (Th10)
- L4/L5 für Operationen im Dammbereich (perineal)

Bei sehr großen Patienten sollte das Lokalanästhetikum 1 Zwischenraum höher, bei sehr kleinen Patienten 1 Zwischenraum tiefer injiziert werden. Die Punktion zwischen L5 und dem Kreuzbein bzw. S1 ist schwierig und sollte nicht durchgeführt werden.

- **Menge des Lokalanästhetikums**
Menge = Konzentration × Volumen. Je größer die injizierte Menge, desto größer das Ausbreitungsgebiet.

Injektionsgeschwindigkeit Je schneller die Injektion erfolgt, desto höher steigt das Lokalanästhetikum auf.

- **Spezifisches Gewicht des Lokalanästhetikums**
- Hyperbares Lokalanästhetikum sinkt ab.
- Isobares Lokalanästhetikum bleibt in Nähe des Injektionsorts.
- Hypobares Lokalanästhetikum steigt auf.

- **Position des Patienten nach der Injektion**
In der *Seitenlage* sind die Krümmungen der Wirbelsäule ohne Einfluss. Anders dagegen in der *Rückenlage*:

- Hyperbares Lokalanästhetikum dehnt sich von S5–Th5 aus.
- Isobares Lokalanästhetikum: maximaler Effekt am Injektionsort,
- Hypobares Lokalanästhetikum steigt bis zur Spitze der Lendenwirbelkrümmung.

Mit zunehmender Ausbreitung wird das Lokalanästhetikum mehr und mehr verdünnt und entsprechend „dünn" wird auch die Qualität der Anästhesie.

16.2.3 Wie schnell setzt die Blockade ein?

Die Wirkung der Lokalanästhetika setzt meist schon während der Injektion ein: Der Patient sagt dann: „Es kribbelt" oder „Mein Bein wird schwer". Bis zum Eintritt einer kompletten Anästhesie (Anschlagzeit) vergeht jedoch bei den einzelnen Lokalanästhetika eine unterschiedlich lange Zeit. Eine *Fixierungszeit*, in der sich das Lokalanästhetikum fest an das Nervengewebe gebunden hat und Veränderungen der Körperlage keinen Einfluss mehr auf die Ausdehnung der Spinalanästhesie hat, gibt es nicht. Vielmehr gilt:

> Auch nach langer Wartezeit kann sich die Anästhesie durch Lagerungsmanöver noch weiter ausbreiten.

Die **Wirkdauer** der Spinalanästhesie hängt primär vom jeweiligen Lokalanästhetikum ab und ist zu den einzelnen Substanzen angegeben.

16.3 Auswirkungen der neuralen Blockade auf Organfunktionen

Die Blockade der Nervenwurzeln wirkt sich auf die Funktion der Organe aus, die von den zugehörigen peripheren Nerven versorgt werden.

16.3.1 Sympathikusblockade und Herz-Kreislauf-Funktion

Die mit der Spinalanästhesie verbundene Blockade präganglionärer Sympathikusfasern führt zu einer Dilatation der Arterien und Arteriolen; außerdem nimmt der Tonus der Venen und Venolen ab. Die **Folgen** sind
- Blutdruckabfall durch Vasodilatation,
- Abnahme des venösen Rückstroms durch venöses Pooling,
- relative Hypovolämie (Volumenmangel); meist tritt in den *nicht blockierten* Gebieten kompensatorisch eine Vasokonstriktion auf,
- Bradykardie durch venöses Pooling, bei hoher Spinalanästhesie außerdem durch Blockade der Nn. accela-

rantes aus Th1–Th4; hierdurch in sehr seltenen Fällen Asystolie möglich.

> **Praxistipp**
>
> Bei der Spinalanästhesie sollte Folgendes berücksichtigt werden:
> - Je höher die Blockadeausdehnung, desto stärker der Blutdruckabfall.
> - Lagerungsmaßnahmen verstärken den Blutdruckabfall.
> - Vorbestehender Volumenmangel verstärkt ebenfalls den Blutdruckabfall.
> - Ist der Ausgangsblutdruck erhöht, fällt der Blutdruck meist stärker ab.
> - Der Blutdruckabfall geht meist mit einer Bradykardie (!) einher.

16.3.2 Atemfunktion

Eine Blockade der Interkostalmuskeln führt in der Regel nicht zur Ateminsuffizienz, solange der das Zwerchfell innervierende N. phrenicus (C4) nicht ausgeschaltet ist. Bei abdominellen Eingriffen kann jedoch die Zwerchfellbeweglichkeit durch abstopfende Tücher so behindert werden, dass eine respiratorische Insuffizienz eintritt.

Manchmal klagen die Patienten bei hoher Spinalanästhesie über **Luftnot**. Ursache ist vermutlich die fehlende Rückmeldung über die Bauchmuskel- und Zwerchfellbeweglichkeit.

16.3.3 Funktion von Darm und Harnwegen

Die sympathische Blockade führt zu einer ungehemmten Wirkung des Parasympathikus:
- Der Darm ist kontrahiert und hyperperistaltisch. Hierdurch kann das explorative Vorgehen bei Baucheingriffen und der Verschluss der Bauchdecke erleichtert werden.
- Der Sphinkter ani ist relaxiert (Stuhlabgang möglich).
- Die Ureterperistaltik ist verstärkt.
- Die Harnblase ist aton; der Sphinkter erschlafft jedoch nicht.

16.3.4 Nebenniere

Die „Stressreaktion" der Nebenniere fehlt bei entsprechend hoher Spinalanästhesie, weil keine „schädlichen Reize" aus dem OP-Gebiet aufsteigen können.

16.4 Praxis der Spinalanästhesie

Die Spinalanästhesie ist eine einfache, billige und sehr zuverlässige Methode, um Schmerzlosigkeit und Muskelerschlaffung für eine Vielzahl von Operationen in der unteren Körperhälfte herbeizuführen. Hierüber darf aber nicht vergessen werden, dass sie unerwünschte Nebenwirkungen hat und schwerwiegende Komplikationen hervorrufen kann, die nur vom Erfahrenen sicher beherrscht werden.

> **Praxistipps**
>
> - Vor jeder Spinal- und Periduralanästhesie Instrumentarium, Zubehör und Medikamente für eine Allgemeinanästhesie einschließlich Notfallzubehör, Sauerstoffquelle und Beatmungsgerät bereitstellen.
> - Spinal- und Periduralanästhesien sollten nur von einem Anästhesisten oder unter dessen Anleitung durchgeführt werden.
> - Ambulante Spinalanästhesien sind grundsätzlich möglich (▶ Kap. 36). Hierfür sollten niedrig dosierte, hyperbare Lokalanästhetika wie Prilocain oder Chlorprocain (Ampres) bevorzugt werden (DGAI-Empfehlung).

16.4.1 Anwendungsbereiche

Es gibt keine zwingenden Indikationen für die Spinalanästhesie. Somit ist es falsch zu sagen: „Diese Operation *muss* in Spinalanästhesie durchgeführt werden." Dennoch besteht kein Zweifel, dass die Spinalanästhesie besonders geeignet ist für Operationen unterhalb des Bauchnabels (Th10), z. B. für Eingriffe an den unteren Extremitäten, am Urogenitaltrakt unterhalb der Harnleiter sowie für allgemeinchirurgische und gynäkologische Eingriffe im Bereich des Perineums (Damm).

Der Allgemeinnarkose überlegen sein kann die tiefe bis mittelhohe Spinalanästhesie bei
- bronchopulmonalen Begleiterkrankungen,
- nicht nüchternen Patienten,
- gefährdeten Atemwegen,
- zu erwartenden Intubationsschwierigkeiten,
- Diabetes mellitus.

Die aufgezählten Faktoren ergeben jedoch keinen „Freifahrtschein", vielmehr muss die Indikation für jeden einzelnen Patienten sorgfältig geprüft und das Nutzen-Risiko-Verhältnis abgewogen werden.

❗ Je höher die Anästhesieausdehnung, desto größer das Risiko eines schweren Blutdruckabfalls und die Gefahr von Atemstörungen.

Darum beschränken sich zahlreiche Anästhesisten darauf, die Spinalanästhesie bis etwa Th10 aufsteigen zu lassen (wichtigste Ausnahme: Sectio caesarea), zumal bei Oberbaucheingriffen die vagalen Reaktionen durch Zug an Ösophagus, Magen und Zwerchfell nicht geblockt werden. Außerdem besteht bei sehr hoher Spinalanästhesie **Aspirationsgefahr**!

Bei der Entscheidung für eine Spinalanästhesie müssen aber nicht nur die für die OP erforderliche Anästhesieausdehnung, sondern auch die *OP-Dauer* und die Höhe des zu erwartenden *Blutverlusts* berücksichtigt werden. So ist es meist nicht sinnvoll, extrem kurze (unter 10 min) und sehr lange Eingriffe (mehr als 3–4 h) in Spinalanästhesie durchzuführen. Die Wirkdauer der Lokalanästhetika beträgt meist nicht mehr als 180–210 min, lediglich der Sattelblock kann viele Stunden anhalten.

In ◘ Tab. 16.1 sind die erforderlichen Spinalanästhesieausdehnungen für häufige Operationen zusammengestellt.

16.4.2 Kontraindikationen

Es gibt *absolute* Kontraindikationen, bei denen die Spinalanästhesie den Patienten in nicht zu rechtfertigender Weise gefährden würde, und *relative* Kontraindikationen, bei denen Gefährdungs- und Komplikationsmöglichkeiten in keinem Verhältnis zum Nutzen der Spinalanästhesie stünden.

> **Absolute Kontraindikationen für eine Spinalanästhesie**
> - Ablehnung durch den Patienten
> - Störungen der Blutgerinnung bzw. Therapie mit Antikoagulanzien (Heparin, Acetylsalicylsäure [ASS] zusammen mit Thromboseprophylaxe, Clopidogrel und Marcumar)
> - Neurologische Erkrankungen, erhöhter intrakranieller Druck
> - Sepsis
> - Hypovolämie, Schock
> - Spezifische Herz-Kreislauf-Erkrankungen

Ablehnung durch den Patienten

Kein Patient darf gegen seinen Willen eine Spinalanästhesie erhalten. Schwierig zu führen sind v. a. Patienten, die sich – gegen ihre innere Überzeugung – vom Anästhesisten zu dieser Methode haben überreden lassen. Mit intraoperativen Schwierigkeiten ist besonders zu rechnen bei
- sehr jungen Patienten,
- sonst „starken" Männern, die „kein Blut sehen können",
- psychisch Kranken.

◘ Tab. 16.1 Erforderliche Anästhesieausdehnung bei häufigen Operationen

Operation	Ausdehnung
Oberbaucheingriffe, Sectio caesarea	Th4–Th5 (Mammillarlinie)
Gynäkologische Eingriffe im Becken, Ureter, Nierenbecken, Appendektomie	Th6–Th8 (Xiphoid)
Transurethrale Resektion, vaginale Entbindung, Hüftoperationen	Th10 (Nabel)
Transurethrale Resektion ohne Blasendehnung, Oberschenkel, Amputation des Unterschenkels	L1 (Leistenband)
Knie und darunter, Fußchirurgie	L2/L3
Dammchirurgie	S2–S5 (perineal)

Gerinnungsstörungen und gerinnungshemmende Therapie

Patienten mit angeborener oder erworbener Blutungsneigung sowie Patienten unter Heparintherapie (nicht „low-dose"), kombinierter Antiplättchentherapie (ASS + Clopidogrel oder Prasugrel bei Koronarstents) oder Marcumar dürfen keine rückenmarknahen Anästhesien erhalten, weil durch die Punktion im Rückenmark- und Spinalwurzelbereich Blutungen mit Kompression und neurologischen Ausfällen entstehen können (Einzelheiten: ► Kap. 17).

> **❶ Thromboseprophylaxe mit niedrig dosiertem Heparin**
> - **Unfraktioniertes Heparin:**
>   – Letzte Dosis 4–6 h vor der Spinalanästhesie
>   – Erste Dosis 1 h nach der spinalen Punktion
> - **Niedermolekulares, fraktioniertes Heparin:**
>   – Letzte Dosis 10–12 h vor der Spinalanästhesie, keine Zufuhr am Morgen der OP!
>   – Erste Dosis 4 h nach der spinalen Punktion

- **ASS**

Erhält der Patient nur ASS in niedriger Dosierung (100 mg/Tag), ist vor einer Spinalanästhesie nach den Empfehlungen der Fachgesellschaften eine Therapiepause nicht zwingend geboten. Bei einer Kombinationstherapie oder auffälliger Blutungsanamnese sollte ASS jedoch 4 Tage vor der Spinalanästhesie abgesetzt werden.

Neurologische Erkrankungen

Erkrankungen des ZNS und des Rückenmarks gelten allgemein als absolute Kontraindikationen für Spinal- und Periduralanästhesien, besonders wenn diese Krankheiten noch nicht abgeschlossen sind (z. B. multiple Sklerose). Die Gründe hierfür sind meist juristischer Natur, da vermieden werden soll, dass der Patient bei einer Verschlechterung des Krankheitsbilds einen Zusammenhang mit der erhaltenen Spinalanästhesie herstellt. Hier muss jeweils individuell entschieden werden. Mit Punktionsschwierigkeiten, untypischer Anästhesieausbreitung und nicht vorhersehbaren Blockadeeffekten muss gerechnet werden (Übersicht bei Sinner und Graf 2010).

Herz-Kreislauf-Erkrankungen

Rückenmarknahe Anästhesien sind bei folgenden Erkrankungen des Herz-Kreislauf-Systems nicht indiziert oder dürfen allenfalls bei wichtiger Indikation und unter besonderen Vorsichtsmaßnahmen (und möglichst nicht ausgedehnt) durchgeführt werden:

- Schwere koronare Herzkrankheit
- Kürzlich erlittener Herzinfarkt
- Angeborene schwere Herzfehler
- Erworbene Herzklappenfehler, insbesondere die schwere Aortenstenose
- „Zerebralsklerose"
- Hypertonus
- Hypotonie

Nachfolgend sind einige **relative Kontraindikationen** angegeben, die, wenn überzeugende Gründe dafür vorliegen, übergangen werden können:

- Deformitäten der Wirbelsäule
- Schwere Kopfschmerzen oder Rückenschmerzen in der Vorgeschichte
- Patienten mit hohem Risiko
- Arthritis, Osteoporose, Wirbelsäulenmetastasen, Bandscheibenprolaps

16.4.3 Zubehör für die Spinalanästhesie

Je nach persönlicher Bevorzugung werden kommerzielle Einmalsets oder klinikeigene, zum Teil wiederverwendbare Sets für die Spinalanästhesie eingesetzt.

> **Typisches Einmalset für die Spinalanästhesie**
> - 1 Spinalnadel mit stumpfer Spitze, 22–27 G
> - 1 Kanüle für die Hautquaddel
> - Aufziehkanüle mit Bakterienfilter für das Lokalanästhetikum
> - 1 Kanüle für die Infiltration
> - 1 Einführungskanüle für die Spinalnadel
> - 1 Abdecktuch mit zentraler Öffnung, Tupfer, Kompressen, Schwämme, Wännchen für Desinfektionsmittel
> - Spritzen: 2 ml (3 ml) und 5 ml

Spinalnadeln

Spinalnadeln enthalten einen gut sitzenden Mandrin, damit kein Hautzylinder in den Subarachnoidalraum gelangt und außerdem die Stabilität der Nadel verbessert

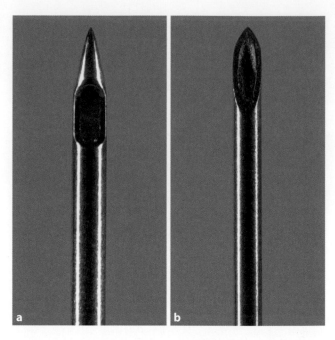

◘ Abb. 16.9   Spinalnadeln. a Detailansicht der Pencil-Point-Nadel: abgerundete, verschlossene Spitze und seitliche Öffnung; **b** Quincke-Nadel mit scharfer Spitze und endständiger Öffnung

wird. Es sollten möglichst nur 25-G- bis 27-G-Nadeln verwendet werden, bei sehr schwierigen Punktionsverhältnissen jedoch auch 22-G-Nadeln.

Verschiedene Spinalnadeln sind im Gebrauch (◘ Abb. 16.9): Die 25-G- (0,5 mm Außendurchmesser) 26-G- und 27-G-Spinalnadeln müssen über *Einführungskanülen* in den Subarachnoidalraum vorgeschoben werden, weil sie sehr dünn sind. Dagegen können 22-G-Nadeln (0,8 mm Außendurchmesser) direkt eingeführt werden.

Zu beachten: Je dünner die Spinalnadel ist, desto seltener treten postspinale Kopfschmerzen auf. Darum sollten dünne, nichtschneidende Kanülen mit abgerundeter, verschlossener Spitze und seitlicher Öffnung (sog. „Pencil-Point-Nadeln") verwendet werden!

16.4.4 Lokalanästhetika

Für die Spinalanästhesie werden v. a. folgende Substanzen verwendet:

- Bupivacain 0,5 %, hyperbar, 5 ml (1 ml = 5 mg)
- Ropivacain 0,5 %, 10 ml (1 ml = 5 mg)
- Prilocain 1 % isobar oder 2 % hyperbar
- Chlorprocain 1 %: Nicht bei Kindern und Jugendlichen anwenden, da keine Zulassung!

Zu beachten: Mepivacain und Lidocain sollten nicht mehr für die Spinalanästhesie eingesetzt werden, da sie häufiger als andere Substanzen zu transienten neurologischen Symptomen (TNS; ► Abschn. 16.6.2) führen.

16

◻ Tab. 16.2 Dosierung ausgewählter Lokalanästhetika für die Spinalanästhesie (SPA) und ihre Wirkdauer

Lokalanästhetikum	Hohe SPA (bis Th5) (ml)	Mittelhohe SPA (bis Th10) (ml)	Tiefe SPA (bis L1) (ml)	Wirkdauer (min)
Bupivacain 0,5 % iso- oder hyperbar	2–4	1,5–2	1–1,5	160
Ropivacain 0,5 % iso- oder hyperbar	3–5	2–3	1,5–2	160
Prilocain 1 % isobar, 2 % hyperbar: schnellere Anschlagzeit, kürzere Wirkdauer (bis ca. 90 min)	4	2–3	0,8–1,2	60–120
Chlorprocain 1 %		4–5		80–100

Im Allgemeinen werden, je nach Substanz, 2–4 ml des Lokalanästhetikums für eine hohe Spinalanästhesie benötigt. Soll nur eine sensible Blockade erreicht werden, ist eine geringere Konzentration erforderlich. Eine alleinige Sympathikusblockade wird durch weitere Verdünnung des Lokalanästhetikums hervorgerufen.

Glukose wird zugesetzt, um das spezifische Gewicht zu erhöhen und eine hyperbare Lösung zu erhalten. Isobare Lokalanästhetika wirken zumeist länger als hyperbare. In ◻ Tab. 16.2 sind die Dosierung und Wirkdauer gebräuchlicher Lokalanästhetika zusammengestellt.

Opioidzusatz zum Lokalanästhetikum
Wird das Lokalanästhetikum mit einem Opioid kombiniert, kann die Analgesiedauer verlängert und die Dosis des Lokalanästhetikums reduziert werden.

- **Spinale Opioiddosierungen**
- Sufentanil: 2,5–5 μg
- Morphin: 0,05–0,2 mg (Vorsicht lange Wirkdauer, späte Atemdepression nach ca. 5 h)
- Fentanyl: 10 bis max. 25 μg (bei höheren Dosen Gefahr der Atemdepression); keine Zulassung, nur Off-Label-Use

Zusatz von Clonidin oder Dexmedetomidin
Durch Zusatz dieser adrenergen Agonisten tritt die spinale Blockade rascher ein, die Wirkdauer wird verlängert und der postoperative Analgetikabedarf hinausgeschoben.

Juckreiz und Atemdepression treten nicht auf; Harnverhalt ist seltener.

- **Nebenwirkungen**
- Blutdruckabfall
- Bradykardie
- Sedierung

- **Dosierungen**
- Clonidin: 15–45 μg
- Dexmedetomidin: 5–10 μg

16.4.5 Prämedikationsvisite

Bei der Prämedikation für eine Spinalanästhesie und andere Regionalanästhesien gelten im Vergleich zur Allgemeinnarkose einige Besonderheiten.

- **Praktische Hinweise**
- Viele Patienten haben Angst, während einer OP wach zu sein. Diese Patienten müssen vom Anästhesisten über die Vorteile der Regionalanästhesie und die Möglichkeit, während der OP ein „Schlafmittel" bzw. Sedativum zu erhalten, aufgeklärt werden. Verweigert der Patient seine Zustimmung, muss der Anästhesist die Entscheidung ohne gekränktes Gebaren hinnehmen.
- Zahlreiche Patienten misstrauen den rückenmarknahen Anästhesien; sie befürchten „Rückenmarklähmungen" und auch Schmerzen während der OP. Eine genaue Aufklärung hilft hier zumeist weiter.
- Während der Anlage der Spinalanästhesie ist der Anästhesist auf die Mitarbeit des Patienten angewiesen. Eine umfassende Aufklärung bereits am Prämedikationstag über den technischen Ablauf und die Wirkungen der Spinalanästhesie erleichtert dem Anästhesisten das Vorgehen.
- Sehr aufgeregte Patienten können mit einem **Benzodiazepin**, p. o. oder (kurz vor der Blockade) i. v., prämediziert werden. Zu starke Sedierung sollte vermieden werden, damit der Patient für die Anlage der Blockade noch kooperativ bleibt.

◨ **Tab. 17.2** Empfohlene Zeitintervalle vor und nach rückenmarknaher Punktion bzw. Katheterentfernung beim Einsatz gerinnungsaktiver Pharmaka. (Leitlinie DGAI 2014)

	Vor Punktion/Katheterentfernung[a]	Nach Punktion/Katheterentfernung[a]	Laborkontrolle
Unfraktionierte Heparine (niedrige bzw. prophylaktische Dosis)	4 h	1 h	Thrombozyten bei Therapie > 5 Tage
Unfraktionierte Heparine (hohe bzw. therapeutische Dosierung)	i. v. 4–6 h s. c. 8–12 h	1 h (kein i. v. Bolus)	aPPT (ACT), Thrombozyten
Niedermolekulare Heparine (niedrige bzw. prophylaktische Dosierung)	12 h	4 h	Thrombozyten bei Therapie > 5 Tage
Niedermolekulare Heparine (hohe bzw. therapeutische Dosierung)	24 h	4 h	Thrombozyten (Anti-FXa-Spiegel)
Fondaparinux[b] (1-mal 2,5 mg/Tag)	36–42 h	6–12 h	Anti-FXa-Spiegel
Danaparoid (2-mal 750 IE/Tag)	48 h	3–4 h	Anti-FXa-Spiegel
Natriumpentosanpolysulfat (max. 2-mal 50 mg)	48 h	8 h	Thrombozyten
Hirudin: Desirudin	8–10 h	6 h	aPTT, ECT
Hirudin: Bivalidurin	4 h	8 h	ACT
Argatroban	4 h	5–7 h	aPTT, ECT, ACT
Dabigatran (max. 1-mal 150–220 mg/Tag)	28–34 h	6 h	aPTT, ECT, TT
Dabigatran (max. 2-mal 150 mg/Tag)	56–85 h	6 h	aPTT, ECT, TT
Rivaroxaban (1-mal 10 mg/Tag)	22–26 h	4–4,5 h	PT, kalibrierte Anti-FXa-Spiegel
Rivaroxaban (2-mal 15 mg, 1-mal 20 mg)	44–56 h	4–4,5 h	PT, kalibrierte Anti-FXa-Spiegel
Apixaban (2-mal 2,5 mg/Tag)	26–30 h	5–7 h	PT, kalibrierte Anti-FXa-Spiegel
Apixaban (2-mal 5 mg/Tag)	40–75 h	5–7 h	PT, kalibrierte Anti-FXa-Spiegel
Kumarine bzw. Vitamin-K-Antagonisten	INR < 1,4	Nach Katheterentfernung	INR
Acetylsalicylsäure (100 mg)[d]	Keine	Keine	
Clopidogrel	7–10 Tage	Nach Katheterentfernung	
Ticlopidin	7–10 Tage	Nach Katheterentfernung	
Prasugrel	7–10 Tage	6 h nach Katheterentfernung	
Ticagrelor	5 Tage	6 h nach Katheterentfernung	
Abciximabl	Kontraindikation für Katheteranlage/48 h vor Katheteranlage	8 h nach Katheterentfernung	Thrombozyten
Eptifibatid/Tirofiban	Kontraindikation für Katheteranlage/8–10 h	8 h nach Entfernung	Thrombozyten
Dipyridamol	Kontraindikation	5–6 h nach Katheterentfernung	

▫ **Tab. 17.2** *(Fortsetzung)*	Vor Punktion/Katheterent-fernung[a]	Nach Punktion/Katheterent-fernung[a]	Laborkontrolle
Cilostazol	42 h	5 h	
Iloprost	2 h	8 h	Thrombozyten
Epoprostenol	min. 10 min	8 h	Thrombozyten

ACT = aktivierte Gerinnungszeit; aPPT = aktivierte partielle Thromboplastinzeit; ECT = Ecarin-Clotting-Time; FXa = aktivierter Faktor X; INR = International Normalized Ratio; PT = Prothrombinzeit; TT = Thrombinzeit.

[a] Alle Zeiten beziehen sich auf eine normale Nierenfunktion.

[b] Bei normaler Nierenfunktion, bei eingeschränkter Nierenfunktion (Kreatininclearance < 50 ml/min) 36–42 h.

[c] Verlängertes Zeitintervall bei Leberinsuffizienz.

[d] Niedermolekulares Heparin (NMH) einmalig pausieren, kein NMH 36–42 h vor Punktion oder geplanter Katheterentfernung.

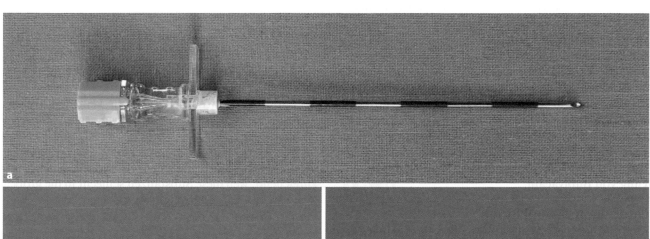

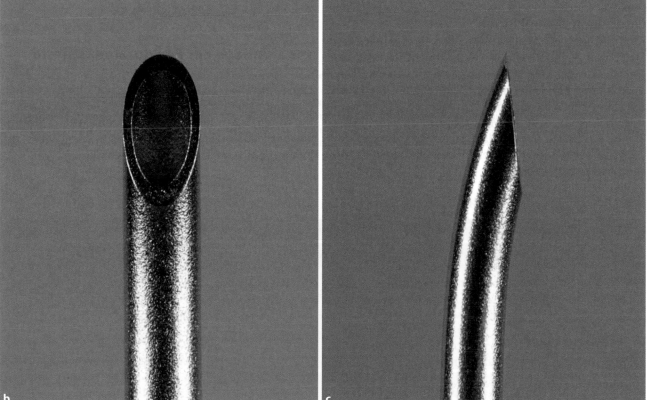

▫ **Abb. 17.2   Periduralnadeln. a** Tuohy-Periduralnadel mit Griffplatte (Flügel), **b** und **c** Detailansicht der abgerundeten (stumpfen) Spitze

Die Technik der thorakalen Periduralanästhesie ist aus anatomischen Gründen deutlich schwieriger und etwas gefährlicher (versehentlicher Stich ins Rückenmark!), somit kein Anfängerverfahren.

17.6 Komplikationen der Periduralanästhesie

Bei der Periduralanästhesie können einerseits ähnliche Komplikationen wie bei der Spinalanästhesie auftreten (▶ Abschn. 16.6); andererseits gibt es zahlreiche Komplikationsmöglichkeiten, die nur für dieses Verfahren typisch sind.

17.6.1 Frühkomplikationen

Versehentliche Durapunktion

Die unbeabsichtigte Perforation der Dura mater mit der Periduralnadel ist eine für sich genommen harmlose Komplikation mit unangenehmen Folgen: Bei etwa 70 % aller Patienten treten später Kopfschmerzen auf (▶ Abschn. 16.6). Häufigste Ursache der Duraperforation ist eine falsche Technik.

Der Verdacht auf eine subarachnoidale Punktion drängt sich auf, wenn klare Flüssigkeit mit der Spritze durch die Tuohy-Nadel abgezogen werden kann oder frei aus der Kanüle abtropft. Diese Flüssigkeit kann Liquor, Kochsalz (Widerstandverlusttechnik!) oder Lokalanästhetikum sein. Der Anästhesist lässt die Flüssigkeit auf seinen Unterarm tropfen: Liquor ist warm! Im Zweifelsfall wird ein Glukoseteststreifen verwendet: Er verfärbt sich bei Liquor!

Nicht nur die Periduralnadel, sondern auch der Periduralkatheter kann die Dura mater perforieren. Diese Komplikation ist zwar selten, aber gefährlich, weil sie schwer zu erkennen ist. Darum gilt:

> **Praxistipps für Periduralkatheter**
> - Katheter in der Mittellinie einführen.
> - Vor dem Fixieren aspirieren.
> - Routinemäßig Testdosis vor jeder Injektion.
> - Vor jeder Testdosis aspirieren.

Was ist bei versehentlicher und bemerkter Durapunktion zu tun? Entweder wird über die liegende Kanüle eine Spinalanästhesie durchgeführt oder die Kanüle im benachbarten Periduralraum neu eingeführt oder (sicherer) das Verfahren abgebrochen.

Versehentliche subarachnoidale Injektion des Lokalanästhetikums

Wird versehentlich die peridural vorgesehene Lokalanästhetikumdosis in den Subarachnoidalraum gespritzt, entsteht sofort eine hohe oder sogar **totale Spinalanästhesie.**

Die **Zeichen** sind
- schwerer Blutdruckabfall,
- Atemlähmung,
- Bewusstlosigkeit.

Die Komplikation ist lebensbedrohlich und muss sofort behandelt werden (▶ Abschn. 16.6).

Massive Periduralanästhesie

Bei dieser Komplikation breitet sich die Periduralanästhesie sehr weit aus. Das klinische Bild ähnelt der totalen Spinalanästhesie. Ursache ist eine Überdosierung des Lokalanästhetikums, weil z. B. der Dosisbedarf für das Lebensalter des Patienten oder bestimmte Begleiterkrankungen, die den Dosisbedarf herabsetzen (Diabetes, Arteriosklerose), nicht beachtet wurden.

Punktion einer Periduralvene

Venöse Punktionen mit der Tuohy-Nadel sind im Periduralraum leicht möglich, besonders bei Schwangeren und auch dann, wenn die Nadel nicht in der Mittellinie vorgeschoben wird. Die Punktion selbst ist harmlos, wenn sie rechtzeitig bemerkt wird (und der Patient nicht unter Antikoagulanzientherapie steht). Gefährlich ist die versehentliche *Katheterisierung* einer Periduralvene, weil sie leicht übersehen wird. Darum müssen bei Injektionen über einen Periduralkatheter die im Abschnitt „versehentliche Durapunktion" beschriebenen Vorsichtsmaßnahmen beachtet werden (s. o.).

Zu beachten: Wird das Lokalanästhetikum dennoch über die Kanüle oder den Katheter in die Vene injiziert, ist mit schweren und lebensbedrohlichen toxischen Reaktionen zu rechnen, deren klinisches Bild und Behandlung in ▶ Abschn. 13.4 dargestellt sind.

Blutdruckabfall

Die Ursache ist die gleiche wie bei der Spinalanästhesie: die Blockade präganglionärer Sympathikusfasern. Allerdings tritt der Blutdruckabfall meist langsamer auf als bei der Spinalanästhesie, und soll auch weniger ausgeprägt sein. Die Behandlung ist in ▶ Abschn. 16.6 beschrieben.

Andere Frühkomplikationen

Atemstörungen können aus den gleichen Gründen wie bei der Spinalanästhesie auftreten. Das gilt auch für das Abfallen der Körpertemperatur in kühler Umgebung.

17.6.2 Spätkomplikationen

Sie treten Stunden oder Tage nach der Periduralanästhesie auf.

Blasenfunktionsstörungen

Häufigkeit und Ursachen sind die gleichen wie bei der Spinalanästhesie, die Behandlung ebenfalls. Beschränkt sich die Anästhesie auf thorakale Segmente, sind jedoch keine Harnentleerungsstörungen zu erwarten.

Kopfschmerzen

Sie gehören nicht zur Periduralanästhesie. Treten sie dennoch unter dem Bild des postspinalen Kopfschmerzes auf, wurde versehentlich die Dura punktiert (Einzelheiten: ▶ Abschn. 17.6.1).

Neurologische Komplikationen

Die häufigsten neurologischen Komplikationen der Periduralanästhesie sind

- spinales peridurales Hämatom,
- Cauda-equina-Syndrom,
- eitrige Meningitis,
- periduraler Abszess.

■ Peridurales Hämatom

Betroffen sind v. a. Patienten mit Gerinnungsstörungen oder mit Antikoagulanzien behandelte Patienten. Hinweise sind

- scharfe Schmerzen im Rücken oder in den Beinen,
- sensible Ausfälle, Schwächegefühl oder Lähmungen beider Beine.

Die Symptome treten meist innerhalb von 16 h nach der Gefäßpunktion auf und müssen sofort diagnostisch abgeklärt werden. Liegt ein spinales peridurales Hämatom vor, muss es sofort operativ entlastet werden, um bleibende neurologische Schäden zu verhindern.

17.7 Kaudalanästhesie (Sakralanästhesie)

Bei dieser Sonderform der Periduralanästhesie wird das Lokalanästhetikum in den Sakralkanal des Kreuzbeins (Os sacrum) injiziert. Hierdurch wird eine (beim Erwachsenen oft nicht ausreichende) Anästhesie v. a. im Bereich der Sakralsegmente erreicht. Wenn überhaupt noch, wird die Kaudalanästhesie vorwiegend bei Operationen im perinealen Bereich und an den unteren Extremitäten eingesetzt. Die Technik ist beim Erwachsenen schwierig und setzt Erfahrung voraus. Hingegen ist beim Kind die Punktion des Sakralkanals sehr einfach und wird v. a. bei urologischen Eingriffen häufig angewandt (▶ Kap. 35).

Nachschlagen und Weiterlesen

Kessler P (2010) Update rückenmarknahe Regionalanästhesie – weniger Nutzen, mehr Gefahren? Anasth Intensivmed 52:846–860

Rigg J (2003) Epidurale Anästhesie und Analgesie und die Ergebnisqualität größerer chirurgischer Eingriffe. Literatur im Fokus. Anaesthesist 52:640–641

Sinner B, Graf BM (2010) Regionalanästhesie und neurologische Erkrankungen. Anaesthesist 59:781–805

Internet

Deutsche Gesellschaft für Anästhesiologie und Intensivmedizin e. V. (DGAI) (2014) AWMF-Leitlinie: Rückenmarknahe Regionalanästhesien und Thromboembolieprophylaxe/antithrombotische Medikation. https://www.awmf.org/leitlinien/detail/ll/001-005.html. Zugegriffen: 5. Febr. 2021

Regionale Nervenblockaden

Reinhard Larsen

Inhaltsverzeichnis

© Der/die Herausgeber bzw. der/die Autor(en), exklusiv lizenziert durch Springer-Verlag GmbH, DE, ein Teil von
Springer Nature 2021
R. Larsen, T. Fink, T. Müller-Wolff (Hrsg.), *Larsens Anästhesie und Intensivmedizin für die Fachpflege*,
https://doi.org/10.1007/978-3-662-63127-0_18

Periphere Nervenblockaden werden hervorgerufen durch die Injektion eines Lokalanästhetikums in die unmittelbare Nähe von Einzelnerven, Nervenstämmen oder Nervengeflechten. Das Lokalanästhetikum diffundiert zur Innenseite des Nervs und blockiert vorübergehend die spannungsabhängigen Natriumkanäle. Hierdurch entsteht eine lokal begrenzte Anästhesie, die sich eng auf das für eine Operation erforderliche Gebiet beschränkt. Die Auswirkungen auf die übrigen Körperfunktionen sind gering, v. a. werden die Atmung und die Herz-Kreislauf-Funktion nicht beeinträchtigt. Die Nerven werden mit Elektrostimulation oder Ultraschall aufgesucht; Parästhesien sollten hierfür nicht absichtlich ausgelöst werden. Komplikationen durch periphere Blockaden sind sehr selten. Nervenschäden, Gefäßpunktionen und Hämatome, Lokalanästhetikumintoxikation und Infektionen treten v. a. bei Kathetertechniken auf.

Die wesentlichen **Vorteile** der regionalen Nervenblockaden sind folgende:
- Der Risikopatient wird weniger gefährdet.
- Bei Patienten mit vollem Magen ist die Aspirationsgefahr ausgeschaltet.
- Übelkeit, Erbrechen und andere Komplikationen der Allgemeinnarkose treten wesentlich seltener auf.
- Patienten, die Angst vor dem Bewusstseinsverlust haben, können wach bleiben.
- Eine ambulante Behandlung ist möglich.
- Eine postoperative Überwachung ist meist nicht erforderlich.

Dem stehen folgende **Nachteile** gegenüber:
- Die Methode versagt manchmal (die Allgemeinnarkose nie!).
- Sie ist zeitaufwendig.
- Sie kann zu Verletzungen von Nerven, Blutgefäßen und Pleura führen.

18.1 Allgemeines Vorgehen

18.1.1 Präoperative Visite

Bei der Visite muss ausdrücklich auf alternative Anästhesieverfahren (Allgemeinnarkose) hingewiesen werden. Widerstrebenden Patienten darf keine Regionalanästhesie aufgezwungen werden. Hilfreich ist für viele Patienten das Angebot: „Wenn Sie möchten, können Sie während der Operation ein Schlafmittel erhalten." Meist werden hierdurch Angst, Aufregung und Ablehnung beseitigt. Sehr aufgeregte Patienten können mit einem kurz wirkenden Benzodiazepin prämediziert werden.

18.1.2 Einleitungsraum

Die Regionalanästhesie sollte in einem vom OP getrennten Raum angelegt werden. Hierfür ist ausreichend Zeit einzuplanen.

- ▪ **Maßnahmen vor der Blockade**
- Bereitstellung von Instrumentarium und Medikamenten für die regionale Nervenblockade und Allgemeinnarkose sowie der Notfallausrüstung
- Messen des Blutdrucks und Eintragen der Werte in das Narkoseprotokoll
- Anschluss eines EKG-Monitors und Pulsoxymeters bei großen Blockaden
- Einführen einer Venenverweilkanüle
- Lagerung des Patienten entsprechend der geplanten Blockadetechnik

18.1.3 Intraoperative Behandlung

Patienten mit einer Regionalanästhesie benötigen die gleiche aufmerksame Überwachung wie allgemeinanästhesierte Patienten. Sind sie wach, kümmern sich Arzt und Pflegekraft um ihr Wohlergehen. Schlafen sie, müssen Reflexbewegungen oder unkoordinierte Spontanbewegungen, die den OP-Ablauf stören, verhindert werden. Zur intraoperativen Sedierung eignet sich vor allem **Midazolam (Dormicum)**. Möglich ist auch die kontinuierliche Infusion von **Propofol** in sedierender Dosierung; sie erfordert aber einen entsprechenden Überwachungsaufwand.

Bewährt hat sich auch das Hören von individuell abgestimmter Musik über Kopfhörer.

18.1.4 Postoperative Behandlung

Patienten mit peripheren Nervenblockaden können in der Regel sofort auf die Station verlegt werden, vorausgesetzt, die noch betäubte Extremität ist ausreichend durch Verbände usw. vor Selbstverletzungen geschützt und ihr Bewusstsein nicht mehr durch Sedativa eingeschränkt.

18.1.5 Material, Nervenstimulator und Ultraschallgerät

Für regionale Nervenblockaden kann Einmalmaterial oder resterilisierbares Instrumentarium verwendet werden.

Nadeln
Für die meisten Nervenblockaden werden 22-G- bis 25-G-Nadeln mit kurzer flacher Spitze eingesetzt. Nadeln mit langer Spitze spießen den Nerv leicht auf und sollten daher nicht verwendet werden. Außerdem sind

mit stumpferen Nadeln Widerstandsverluste im Gewebe leichter zu spüren.

Aufsuchen von Nerven mit dem Nervenstimulator

Bei diesem Verfahren werden die motorischen Nerven elektrisch stimuliert und der Nerv aufgrund der hierdurch ausgelösten Zuckung der zugehörigen Muskeln lokalisiert (◘ Abb. 18.4). Eine Berührung des Nervs mit der Nadelspitze ist nicht erforderlich. Die wichtigsten Vorteile der elektrischen Nervenstimulation sind

- kein Auslösen unangenehmer Parästhesien, kein direkter Nervenkontakt,
- Kooperation des Patienten nicht erforderlich,
- ist auch beim anästhesierten, aber nicht relaxierten Patienten durchführbar.

■ **Prinzip**

Wird die elektrische Stimulationskanüle nahe genug an den Nerv geschoben, lösen die ausgesandten elektrischen Impulse eine Depolarisation und nachfolgend eine Kontraktion des zugehörigen Muskels aus. Da die einzelnen Nervenfasern unterschiedlich stimulierbar sind, können durch Anwendung einer kurzen Impulsbreite (< 150 µs) gezielt die *motorischen Fasern* (Aα) gereizt werden, ohne Schmerzen auszulösen. Hingegen müssen bei rein sensiblen Nerven Parästhesien mit größeren Reizimpulsbreiten ausgelöst werden.

■ **Stimulationskanülen**

Meist werden am Schaft isolierte, an der Spitze leitfähige, monopolare Kanülen verwendet. Bei diesen Kanülen hängt die Stärke des Schwellenstroms von der Entfernung der Spitze zum Nerv ab. Nähert sich die Kanülenspitze dem Nerv, nimmt die für die Depolarisation bzw. Stimulation des Nervs erforderliche Stromstärke ab.

Die gebräuchlichen Stimulationskanülen sind stumpf und weisen einen kurzen 45°-Schliff auf, um Verletzungen des Nervs zu verhindern. Sie lassen sich aber häufig nur ruckartig vorschieben und könnten gerade hierdurch zu Verletzungen führen, wenn eine Faszie bei hohem Widerstand perforiert wird.

■ **Elektrischer Impuls**

Die meisten Stimulationskanülen senden ein monophasisches Rechtecksignal aus. Die Dauer des elektrischen Impulses, die sog. „Impulsbreite", beträgt meist 1 ms. Die für eine Muskelzuckung erforderliche Impulsamplitude (Stromstärke in mA) hängt von der Entfernung der Nadelspitze zum Nerv ab: je näher, desto geringer der Schwellenstrom.

> ❯ Für die Lokalisation des Nervs sollten Muskelkontraktionen bei einer Impulsamplitude von 0,2–0,5 mA (Impulsbreite 0,1 ms) oder von 0,05–0,3 mA (Impulsbreite 1 ms) ausgelöst werden.

Lässt sich die Muskelkontraktion mit noch geringeren Stromstärken auslösen, so könnte dies auf einen direkten Kontakt der Kanülenspitze mit dem Nerv hinweisen. Dann muss die Spitze leicht zurückgezogen werden, um eine mechanische Schädigung des Nervs zu vermeiden.

■ **Praktisches Vorgehen**

- Zunächst Anlegen einer Hautquaddel und subkutane Infiltration im Bereich der Punktionsstelle.
- Dann Verbinden der Elektrodenkabel mit der Stimulationskanüle und mit der in Nähe des Punktionsorts platzierten Hauptelektrode.
- Einstellen der Impulsamplitude (meist 1–2 mA) und Vorschieben der Stimulationskanüle in Richtung auf den Nerv, bis eindeutige, aber nicht maximale Muskelzuckungen auftreten.
- Nun Impulsamplitude auf 0,2–0,5 mA (bei 0,1 s Impulsdauer) oder 0,05–0,2 mA (bei 1 s Impulsdauer) reduzieren; sind hierdurch noch eindeutige Muskelkontraktionen auslösbar, liegt die Nadelspitze zumeist in unmittelbarer Nähe des Nervs und das Lokalanästhetikum kann injiziert werden.

Ultraschallgesteuerte Blockaden

Bei diesem Verfahren werden der zu blockierende Nerv oder Nervenplexus mit seinen Einzelnerven und die Kanüle mit Ultraschall sichtbar gemacht. Die Kanüle kann so zielgerichtet in die unmittelbare Nähe des Nervs vorgeschoben werden. Sichtbar wird dabei auch die Injektion des Lokalanästhetikums um die Nerven herum, erkennbar als Schwarzfärbung dieses Bereichs. Die Anschlagzeit der ultraschallgesteuerten Blockade ist kürzer und die Erfolgsrate höher als die der Nervenstimulationstechnik. Auch ist weniger Lokalanästhetikum erforderlich, da die Injektion gezielter erfolgt. Einige Anästhesisten kombinieren das ultraschallgesteuerte Aufsuchen des Nervs mit der Elektrostimulation, da hiermit die korrekte Lage der Kanülenspitze in der Nähe des zu blockierenden Nervs kontrolliert werden kann.

18.1.6 Lokalanästhetika

Für regionale Nervenblockaden können die in ◘ Tab. 18.1 und 18.2 zusammengestellten Lokalanästhetika verwendet werden. Die Konzentration der Substanzen richtet sich v. a. nach der Dicke des Nervenstamms und der Art der gewünschten Blockade (Sensorik, Motorik, Sympathikus).

◘ **Tab. 18.1**   Lokalanästhetika für die Blockade von Nervenstämmen oder Nervenplexus für operative Eingriffe

Substanzen	Konzentration (%)	Volumen (ml)	Maximale Dosis[a] (mg)	Wirkungseintritt (min)	Wirkdauer (min)
Lidocain (Xylocain, Generika)	1–1,5	30–50	500	10–20	120–240
Mepivacain (Meaverin, Generika, Scandicain)	1–1,5	30–50	500	10–20	180–300
Prilocain (Xylonest)	1–2	30–50	600	10–20	180–300
Bupivacain (Bucain, Generika, Carbostesin)	0,25–0,5–0,75	30–50	150	15–30	360–720
Ropivacain (Naropin)	0,5–1	15–30	220	15–30	360–720

[a] Richtwerte mit Adrenalinzusatz 1 : 200.000.

◘ **Tab. 18.2**   Lokalanästhetika für die Blockade einzelner Nerven

Substanzen	Konzentration (%)	Wirkdauer der reinen Lösung (min)	Wirkdauer mit Adrenalinzusatz 1 : 200.000 (min)
Lidocain, Mepivacain, Prilocain	1	60–120	120–180
Bupivacain	0,25–0,5	180–360	240–480

18.1.7 Vorsichtsmaßnahmen

Immer, wenn *größere* Mengen Lokalanästhetikum injiziert werden, sind bestimmte Vorsichtsmaßnahmen zu beachten. Hierzu gehören folgende:
- **Venöser Zugang:** für die Zufuhr von Flüssigkeit und Medikamenten, z. B. wenn der Blutdruck abfällt oder toxische Reaktionen durch Lokalanästhetika auftreten
- **Notfallausrüstung:** Intubationszubehör, Beatmungsgerät, O_2-Quelle und Notfallmedikamente für Behandlung lebensbedrohlicher Zwischenfälle

18.2 Nervenblockaden der oberen Extremität

Die obere Extremität kann – je nach geplanter OP – insgesamt (Plexus-brachialis-Blockade) oder in einem genau umschriebenen Gebiet (Einzelnervenblockade) anästhesiert werden. Nachfolgende Übersicht fasst die wichtigsten Blockaden der oberen Extremität zusammen:

Blockaden der oberen Extremität
- **Plexus-brachialis-Block:**
  - Interskalenärer Zugang
  - Supraklavikulärer Zugang
  - Infraklavikulärer Zugang
  - Axillärer Zugang
- **Nervus-radialis-Block:**
  - In der Ellenbeuge
  - Am Handgelenk
- **Nervus-medianus-Block:**
  - In der Ellenbeuge
  - Am Handgelenk
- **Nervus-ulnaris-Block:**
  - Am Ellbogen
  - Am Handgelenk
- **Nervus-musculocutaneus-Block:**
  - In der Ellenbeuge

In der Praxis hat die Blockade des Plexus brachialis die größte Bedeutung.

18

18.2.1 Plexus-brachialis-Block

Anatomie des Plexus brachialis

Der Plexus brachialis (■ Abb. 18.1) wird von den vorderen Zweigen der Spinalnerven C5, C6, C7, C8 und Th1 gebildet. Diese Nerven laufen auf die Oberfläche der 1. Rippe zu, wo sie zusammen mit der A. subclavia zwischen dem vorderen und mittleren Skalenusmuskel austreten. Von hier aus ziehen sie unter der Schlüsselbeinmitte in die Achselhöhle. In der Achselhöhle bildet der Plexus 3 Stränge, von denen die Nerven für die obere Extremität abgehen. Diese sind der

- N. radialis,
- N. medianus,
- N. ulnaris,
- N. musculocutaneus.
- N. axillaris.

Der Plexus brachialis versorgt die gesamte *obere Extremität* motorisch und zum allergrößten Teil auch sensorisch. Nur die Haut der Schulter wird von Ästen des Plexus cervicalis und der hintere mediale Oberarm von Ästen des 2. Interkostalnervs versorgt. Der *Unterarm* wird sensorisch vom N. radialis, N. medianus und N. musculocutaneus innerviert, die *Hand* vom N. radialis, N. medianus und N. ulnaris.

Der Plexus brachialis kann durch Einzelinjektionen an folgenden Stellen geblockt werden:

- Paravertebral zwischen den Skalenusmuskeln: *Skalenusblock*
- Auf der 1. Rippe: *supraklavikulärer Block*
- Unterhalb des Schlüsselbeins: *infraklavikulärer Block* (*VIP*)
- In der Achselhöhle: *axillärer Block*

Warum werden verschiedene Zugangswege für die Blockade desselben Nervenplexus gewählt? Die Gründe hierfür sind folgende:

- Die Blockaden unterscheiden sich in Schwierigkeitsgrad und Komplikationsmöglichkeiten.
- Ihre Anästhesieausdehnung stimmt nicht genau überein.

Interskalenäre Plexusblockade

Beim Skalenusblock nach *Winnie* wird der Plexus brachialis durch Injektion des Lokalanästhetikums in Höhe des 6. Halswirbels (C6) in den Bindegewebsraum zwischen vorderem und mittlerem Skalenusmuskel geblockt (■ Abb. 18.2).

Beim Zugang nach *Meier* befindet sich die Einstichstelle am Hinterrand des M. sternocleidomastoideus; die Stichrichtung zielt nach lateral-kaudal.

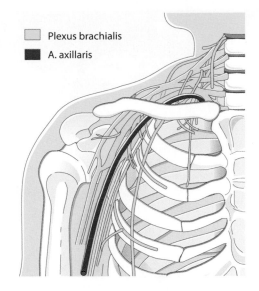

■ Plexus brachialis
■ A. axillaris

■ Abb. 18.1 Anatomie des Plexus brachialis

- **Indikationen**
- Standardverfahren bei Schultereingriffen
- Operationen am proximalen Arm, außer der Innenseite
- Eingriffe am lateralen Schlüsselbein
- Eingriffe an Unterarm und Hand

- **Vorteile**

Die Injektion des Lokalanästhetikums erfolgt sehr nahe dem Ursprung der Nervenäste. Bei richtiger Technik wird zumeist der gesamte Plexus brachialis blockiert, zusätzlich noch die oberen Zervikalnerven, sodass Operationen auch im *Schulterbereich* möglich sind. Die Pneumothoraxgefahr ist geringer als beim oberen Plexusblock, die Orientierungspunkte sind deutlicher.

Die Methode kann mit Vorteil gegenüber den anderen Plexusblockaden eingesetzt werden, wenn die anatomischen Verhältnisse schwierig sind (z. B. sehr adipöse Patienten, Emphysematiker).

- **Nachteile**

Bei dieser Blockade müssen mit dem Nervenstimulator Muskelkontraktionen unterhalb der Schulter ausgelöst werden, um den Plexus zu finden. Oder aber der Plexus wird ultraschallgesteuert aufgesucht und blockiert.

Nicht immer wird der Unterarm zuverlässig anästhesiert, sodass dann der N. ulnaris zusätzlich geblockt werden muss.

- **Kontraindikationen**

Hierzu gehören
- unkooperative Patienten,
- Phrenikusparese der Gegenseite,

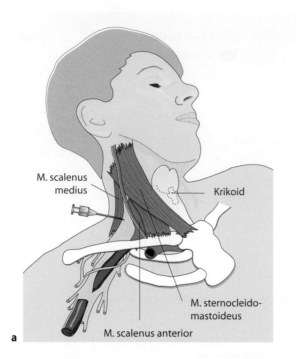
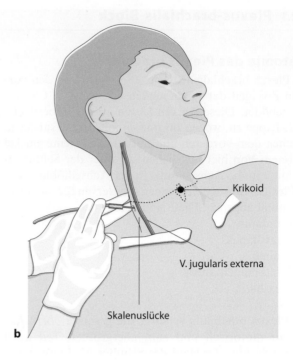

◘ Abb. 18.2   Skalenusblock. a Anatomie der Skalenuslücke. **b** Aufsuchen des Plexus mit dem Nervenstimulator

— schwere chronisch obstruktive Lungenerkrankung (COPD),
— Rekurrensparese der Gegenseite.

- **Komplikationen**
— In seltenen Fällen, bei nicht korrekter Technik, wird peridural oder subarachnoidal injiziert: Hohe Periduralanästhesie oder totale Spinalanästhesie sind die Folgen. Zeichen und Behandlung: ► Kap. 16 und 17.
— *Toxische Reaktionen* durch Injektion des Lokalanästhetikums in die Halsgefäße (v. a. A. vertebralis).
— *Rekurrensparese:* Heiserkeit.
— *Phrenikusparese:* Zwerchfelllähmung.
— *Horner-Syndrom:* Miose, Enophthalmus, Ptose.
— *Pneumothorax.*
— Gefäßpunktionen mit Blutungen.

- **Durchführung der Plexusblockade**

Zubehör
— 22- oder 23-G-Kanülen, 3,8 cm
— Nervenstimulator, Stimulationskanüle
— Ultraschallgerät
— Eventuell Katheter
— 10-ml-Spritzen
— Lokalanästhetikum (10–40 ml)
— Desinfektionsmittel
— Lochtuch

— Sterile Handschuhe, Kittel, Haube und Mundschutz
— Kompressen
— Aufgezogen: Atropin, Midazolam
— Intravenöses Anästhetikum, Succinylcholin, Vasopressor, Katecholamine
— Venenkanüle, Infusionslösung
— Blutdruckmanschette, EKG, Pulsoxymeter
— Intubationsbesteck, Beatmungsgerät mit O_2-Quelle

Praktisches Vorgehen
— Vorbereitungen: wie in ► Abschn. 18.1.2 beschrieben. Wahlweise 23- oder 25-G-Nadel mit Perfusorleitung; Nervenstimulator zur Lokalisation des Plexus.
— **Lagerung:** Der Patient liegt auf dem Rücken, Nacken gerade, Kopf leicht zur Gegenseite gedreht, Arme angelegt.
— **Punktion und Injektion:** Nach Hautdesinfektion und Abdecken wird eine Hautquaddel gesetzt. Die Stimulationskanüle wird dann in die Furche zwischen mittlerem und vorderem Skalenusmuskel eingeführt und in Höhe des Kehlkopfringknorpels (Krikoid) in Richtung des 6. Halswirbelquerfortsatzes vorgeschoben, bis Kontraktionen des M. deltoideus, M. biceps oder M. triceps auftreten (◘ Abb. 18.2). Alternativ können die einzelnen Nerven auch mit dem Ultraschallgerät lokalisiert werden.

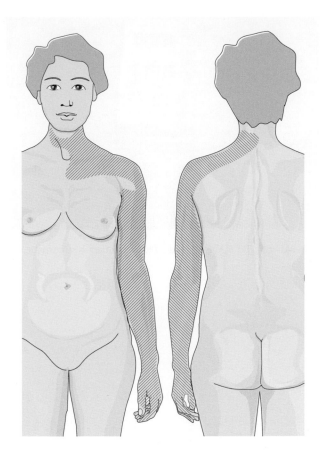

Abb. 18.3 Anästhesieausbreitung beim Skalenusblock

— Nach Aspiration und Testdosis werden 10–30 ml (Ultraschall 4–10 ml) Lokalanästhetikum injiziert – je nach angestrebter Anästhesieausbreitung sowie Zustand und Körperbau des Patienten. Werden große Mengen injiziert, so erstreckt sich der Anästhesiebereich meist von C4 bis Th1 (■ Abb. 18.3).

— Bereits nach 5 min müssen deutliche Zeichen der sensorischen und motorischen Blockade auftreten. Danach wird kein „Wunder" mehr geschehen, und es sollte auf ein anderes Narkoseverfahren übergegangen werden.

— Bei kontinuierlicher Kathetertechnik z. B. 0,25 % Bupivacain oder 0,2–0,375 % Ropivacain, jeweils 4–6 ml/h über Perfusor.

Vertikale infraklavikuläre Plexusblockade (VIP)

Bei diesem Verfahren wird der Plexus brachialis in seinem Verlauf *unter* der Klavikula, etwa in der Medioklavikularlinie, im Bereich des Trigonum clavipectorale blockiert. Im Gegensatz zum axillären Plexus ist für die Punktion eine Abduktion des Oberarms *nicht* erforderlich. Auch werden die beim axillären Block nicht immer auszuschaltenden Nn. musculocutaneus und radialis vermutlich häufiger blockiert, da das Lokalanästhetikum

oberhalb von deren Abgang injiziert wird. Weiterhin ist bei erfolgreicher Blockade meist keine zusätzliche Anästhesie des Oberarms für das Anlegen der Blutsperre erforderlich. Allerdings wird unter Umständen der mediale Faszikel nicht ausreichend geblockt, erkennbar an einer fehlenden oder ungenügenden Anästhesie der Nn. ulnaris, cutaneus brachii und antebrachii medialis sowie einer Teilblockade des N. medianus.

■ **Indikationen**
Eingriffe vom distalen Oberarm bis zur Hand; Schmerztherapie in diesem Bereich.

■ **Nebenwirkungen und Komplikationen**
Pneumothorax, Gefäßpunktionen (A. und V. axillaris, V. cephalica), selten: Horner Syndrom und Phrenikusparese.

■ **Punktionsstelle**
Um die richtige Punktionsstelle zu finden, müssen zunächst die Knochenleitpunkte genau bestimmt werden – ein sehr umständliches Verfahren. Der Plexus wird dann mit Ultraschall aufgesucht, um Verletzungen der Pleura mit Pneumothorax zu vermeiden. Alternative: Nervenstimulator (■ Abb. 18.4).

> Für eine erfolgreiche Blockade muss der posteriore Faszikel sicher stimulierbar sein, Stimulationsreaktion ist das Strecken des Unterarms und der Hand.

■ **Technik der Plexusblockade**
— Zubehör: ► Abschn. 18.2.1.
— Lagerung des Patienten auf dem Rücken mit angelegtem oder um 90° abduziertem Arm, Kopf leicht zur Gegenseite gedreht.
— Markieren der oben beschriebenen Punktionsstelle.
— Steriles Abdecken und Lokalanästhesie der Punktionsstelle.
— Dann *langsames* Vorschieben der Stimulationskanüle in streng senkrechter (vertikaler) Richtung unter kontinuierlicher Aspiration.
— Tritt Muskelzucken auf, wird die Nadel in dieser Position fixiert und der zuckende Muskel identifiziert: Oberarm – Unterarm – innen – außen. Zuckungen der Finger zeigen die richtige Lage der Kanülenspitze an (Fasciculus medialis), Zuckungen des M. triceps brachii entstehen durch Stimulation des Fasciculus posterior. In diesem Fall muss die Nadel in medialer Richtung geführt werden. Alternativ können die einzelnen Nerven per Ultraschall lokalisiert werden.
— Bei korrekter Nadelspitze für die Anästhesie Injektion von 30–50 ml (Ultraschall 20–30 ml) Lokalanästhetikum, für die Analgesie 20–30 ml (Ultraschall 10–20 ml).
— Bei kontinuierlicher Kathetertechnik z. B. Bupivacain 0,25 %, 4–6 ml/h über Perfusor.

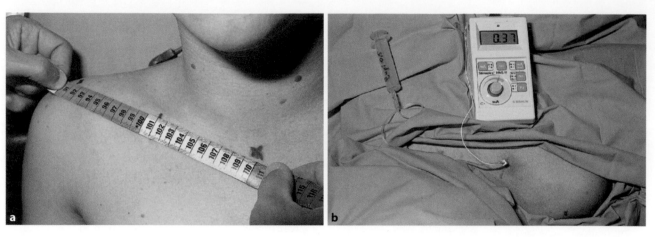

○ Abb. 18.4   Vertikale infraklavikuläre Plexusblockade. a Markierung der Punktionsstelle, **b** Aufsuchen des Plexus mit dem Nervenstimulator

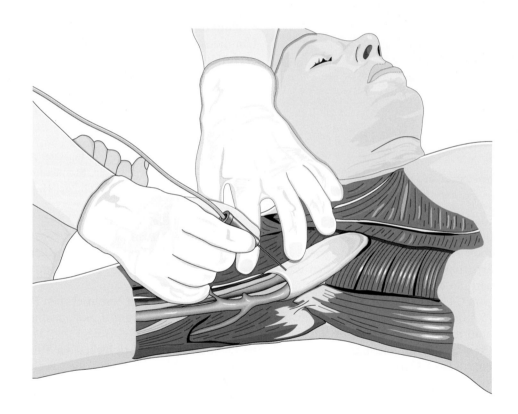

○ Abb. 18.5   Axilläre Plexusblockade. Lagerung des Arms; Punktion der Gefäßnervenscheide oberhalb der pulsierenden A. axillaris

Axilläre Plexus-brachialis-Blockade

Der „untere Plexusblock" ist die einfachste und ver- mutlich am häufigsten angewandte Methode für die Blo- ckade der Nerven des Arms. Der Block entsteht durch Injektion des Lokalanästhetikums in die Gefäßnerven- scheide des Plexus brachialis im Bereich der Axilla. Ziel- nerven sind der N. medianus, N. radialis, N. ulnaris und N. musculocutaneus.

■ **Indikationen**
Methode der Wahl für Eingriffe und Manipulationen unterhalb des Ellbogens einschließlich Hand.

■ **Vorteile**
Einfache und sichere Methode, keine größeren Kom- plikationsmöglichkeiten wie bei den anderen Plexus- brachialis-Blockaden. Der Plexus wird mit Ultraschall oder mit dem Nervenstimulator aufgesucht.

18

■ **Nachteile**

Der Block reicht nicht aus für chirurgische Eingriffe an Oberarm oder Schulter. Manchmal wird der *N. musculocutaneus* nicht blockiert, weil er oberhalb der Injektionsstelle die Gefäßnervenscheide bereits verlassen hat. Dann bleibt ein großes Gebiet an der Radialseite des Unterarms von der Anästhesie ausgespart!

Von Nachteil ist auch, dass der Arm für das Anlegen der Blockade um 90° abduziert werden muss.

■ **Kontraindikationen**

Es gibt keine speziellen Kontraindikationen!

■ **Komplikationen**

Die wichtigste Komplikation ist die versehentliche intravasale Injektion des Lokalanästhetikums. Traumatische Nervenschäden sind möglich, bei richtiger Technik jedoch selten.

■ **Durchführung der Plexusblockade**

▬ **Vorbereitungen:** wie beim oberen Plexus (s. o.).

▬ **Lagerung:** Der Arm wird um 90° abduziert und nach außen rotiert, der Unterarm nahe dem Kopf auf einem Kissen gelagert. Bei Patienten mit Frakturen müssen die Lagerungsmaßnahmen mit größter Behutsamkeit durchgeführt werden (◘ Abb. 18.5).

▬ **Punktion und Injektion:** Die A. axillaris wird so hoch wie möglich in der Achselhöhle getastet und dann gegen den Humerus fixiert. Danach wird vor der A. axillaris der N. musculocutaneus mit der Stimulationskanüle elektrisch stimuliert (Reaktion: Kontraktion des M. biceps). Der N. radialis ist hinter der A. axillaris zu stimulieren (Streckung der 5 Finger), der N. medianus und/oder der N. ulnaris auf der A. axillaris (Beugung der Finger I–III bzw. der Finger IV–V).

▬ Alternativ können die Nerven mit dem Ultraschallgerät lokalisiert werden. Liegt die Kanüle richtig, wird nach Aspiration (besonders wichtig wegen der A. axillaris!) das Lokalanästhetikum injiziert. Für eine vollständige Blockade des Plexus brachialis sind im Allgemeinen 30–50 ml (Ultraschall 15–30 ml) erforderlich. Kontinuierliche Kathetertechnik: z. B. Bupivacain 0,25 % oder Ropivacain 0,2–0,375 %, jeweils 4–6 ml/h über Perfusor.

In ◘ Abb. 18.6 ist die Anästhesieausbreitung beim unteren Plexus dargestellt.

Ist für den operativen Eingriff eine **Blutsperre** am Oberarm erforderlich, muss zusätzlich ein subkutaner Ringwall mit 10 ml Lokalanästhetikum 0,5–1 % an der Innenseite des Oberarms angelegt werden.

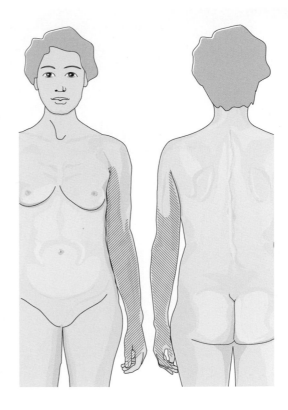

◘ **Abb. 18.6**   Anästhesieausbreitung bei axillärer Plexusblockade

18.2.2 Periphere Nervenblockaden des Arms

Die peripheren Nerven des Plexus brachialis können jeweils einzeln im Bereich des Ellbogens und des Handgelenks blockiert werden. Allerdings sind die Indikationen für periphere Nervenblockaden v. a. seit Einführung der axillären Plexusblockade seltener geworden. Heutzutage werden diese Blockaden v. a. durchgeführt, um einen ungenügenden Plexusblock mit Aussparung von Einzelnerven zu vervollständigen.

Die Blockade der Nerven am Ellbogen ist selten sinnvoll, weil nur eine Anästhesie im Handbereich entsteht. Die gleiche Ausdehnung ist aber mit der einfacheren Blockade am Handgelenk zu erreichen.

> **Praxistipp**
>
> Für die peripheren Nervenblockaden ist Folgendes wichtig:
> ▬ Die Nerven werden per Stimulation oder mit Ultraschall lokalisiert.
> ▬ Die benötigte Lokalanästhetikummenge ist gering: Sie beträgt pro Nerv meist ca. 5 ml (Ultraschall 2 ml).

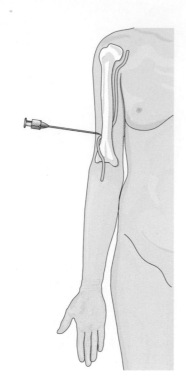

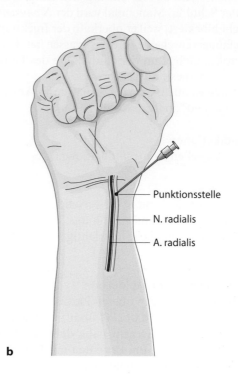

a   b

◨ **Abb. 18.7   Radialisblock. a** Am Ellbogen, **b** am Handgelenk

> ▬ Das Lokalanästhetikum darf auf keinen Fall in
>   den Nerven injiziert werden.
> ▬ Spezielle Kontraindikationen und Komplikatio-
>   nen gibt es bei den peripheren Nervenblockaden
>   meist nicht.

Blockade des N. radialis

Der Nerv kann leicht am Handgelenk geblockt werden.
Dagegen ist die Blockade am Ellbogen schwieriger und
ihre Wirkung unsicher. Die Injektionsstellen am Ell-
bogen und am Handgelenk sind in ◨ Abb. 18.7 dar-
gestellt, die Anästhesieausbreitung in ◨ Abb. 18.8. Der
Block eignet sich für Eingriffe am Handgelenk und zur
Ergänzung eines ungenügenden Plexusblocks (z. B. für
Frakturen des Radius).

■ **Ellbogenblock**
5 ml (Ultraschall 2 ml) Lokalanästhetikum.

■ **Handgelenkblock**
3 ml Lokalanästhetikum seitlich der Arterie, dann (nach
Drehung der Hand) ca. 5 ml s. c. in den radial-dorsalen
Bereich des Handgelenks.

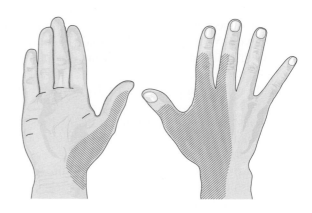

◨ **Abb. 18.8**   Anästhesieausbreitung beim Radialisblock

Blockade des N. medianus

Dieser Block kann durchgeführt werden für Operationen
an der radialen Seite der Handinnenfläche und den 3 ½
radialen Fingern sowie zur Reposition von Frakturen,
z. B. des Daumens. Meist wird zusätzlich der N. radialis
oder N. ulnaris geblockt.

In ◨ Abb. 18.9 sind die Injektionsstellen für die Me-
dianusblockade dargestellt, in ◨ Abb. 18.10 die Anästhesieausdehnung.

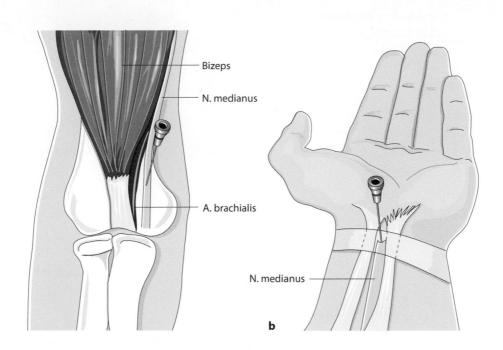

Abb. 18.9 **Medianusblock. a** Am Ellbogen, **b** am Handgelenk

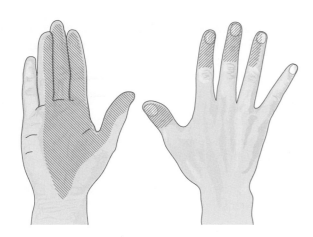

Abb. 18.10 Anästhesieausbreitung beim Medianusblock

- **Ellbogenblock**
5 ml (Ultraschall 2 ml) Lokalanästhetikum.

- **Handgelenkblock**
5 ml (Ultraschall 2 ml) Lokalanästhetikum.

Blockade des N. ulnaris

Dieser Block kann durchgeführt werden für Operationen an der ulnaren Seite der Hand und den 1 ½ ulnaren Fingern sowie zur Reposition von Frakturen des 5. Fingers.

Die Blockade des N. ulnaris am Ellbogengelenk soll nicht selten zur *Neuritis* führen.

In ◘ Abb. 18.11 sind die Injektionsstellen für die Ulnarisblockade dargestellt, in ◘ Abb. 18.12 die Anästhesieausdehnung.

- **Ellbogenblock**
5 ml (Ultraschall 2 ml) Lokalanästhetikum.

- **Handgelenkblock**
5 ml (Ultraschall 2 ml) Lokalanästhetikum.

18.3 **Nervenblockaden der unteren Extremität**

Im Gegensatz zum Arm ist es nicht möglich, das Bein durch eine Einzelinjektion des Lokalanästhetikums vollständig zu anästhesieren. Wegen der komplizierten Anatomie sind hierzu Injektionen an *verschiedenen Stellen* erforderlich. Kein Wunder, dass die peripheren Nervenblockaden an der unteren Extremität seltener angewendet werden als an der oberen Extremität. Zumal das Bein einfach und schnell mit einer Spinalanästhesie betäubt werden kann.

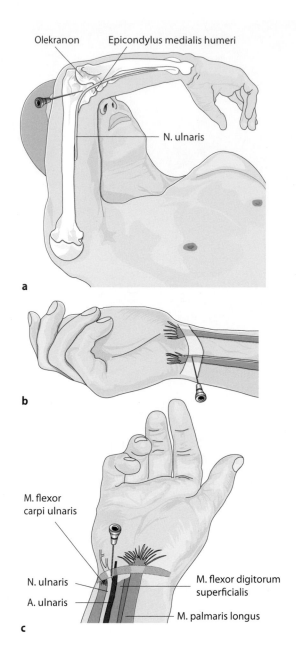

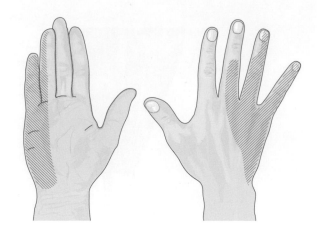

■ **Abb. 18.12** Anästhesieausbreitung beim Ulnarisblock

■ **Abb. 18.11** **Ulnarisblock.** **a** Am Ellbogen, **b** und **c** am Handgelenk

18

> **Nervenversorgung der unteren Extremität**
> Die untere Extremität wird von 2 Nervengeflechten versorgt:
> ▬ Plexus lumbalis: (Th12) L1–L4
> ▬ Plexus sacralis: L4–S2 (S3)
> 5 Hauptnerven dieses Plexus lumbosacralis ziehen zur unteren Extremität:
> ▬ N. genitofemoralis: L1–L2
> ▬ N. cutaneus femoris lateralis: L2–L3
> ▬ N. femoralis: L2–L4
> ▬ N. obturatorius: L2–L4
> ▬ N. ischiadicus: L4–S3

Es werden nur die wichtigen Blockaden des Plexus lumbalis und des N. ischiadicus beschrieben.

18.3.1 Blockaden des Plexus lumbalis

Wie beim Plexus brachialis können auch beim Plexus lumbalis die Hauptnervenstämme in ihrem Verlauf von der Wirbelsäule in die Kammer des M. psoas major an verschiedenen Stellen geblockt werden. Für die Blockade des Plexus lumbalis gibt es 3 Zugangswege:
▬ Hinterer Zugang zur Psoasmuskelkammer: Psoaskammerblock
▬ Inguinaler (von der Leiste her) oder perivaskulärer Zugang zur Psoasmuskelkammer: 3-in-1-Block
▬ Paravertebraler Zugang

Außerdem können die Einzelnerven bei ihrem Eintritt in den Oberschenkel geblockt werden.

Psoasblock

Bei dieser Methode wird der Plexus lumbalis durch Injektion des Lokalanästhetikums in die Psoasmuskelkammer blockiert. Hierdurch wird aber keine vollständige Anästhesie des Beins erreicht, weil die sakralen Anteile des N. ischiadicus nicht betroffen sind. Darum wird der N. ischiadicus zusätzlich blockiert.

Der Block kann für diagnostische und operative Eingriffe an der unteren Extremität eingesetzt werden. Er führt allerdings zu höheren Blutspiegeln der Lokalanästhetika als die Spinalanästhesie. Es sind die gleichen Vorbereitungen und Vorsichtsmaßnahmen wie für die Plexus-brachialis-Blockade erforderlich (▶ Abschn. 18.2.1). Für die Injektion wird allerdings eine 15 cm lange 22-G-Kanüle verwendet.

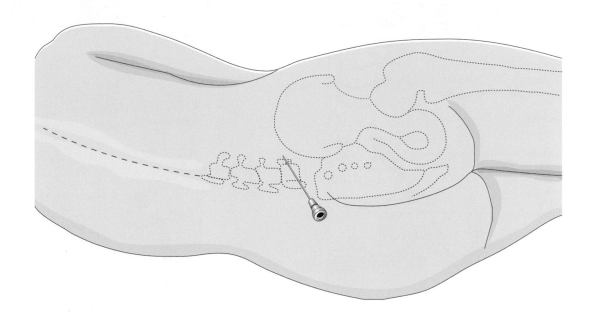

◘ Abb. 18.13 Hinterer Zugang für die Blockade des Plexus lumbalis

■ **Praktisches Vorgehen**
— **Lagerung:** Für die Punktion wird der Patient mit angezogenen Beinen auf die Gegenseite des Blocks gelagert.
— **Punktion:** Die Psoasmuskelkammer wird von hinten in Höhe des Querfortsatzes von L5 punktiert (◘ Abb. 18.13). Die Einstichtiefe beträgt etwa 12 cm.
— **Injektion:** 20–40 ml (Ultraschall 10–20 ml) Lokalanästhetikum.
— **Anästhesieausbreitung:** L1–L4 (◘ Abb. 18.13; ► Kap. 16).
— **Spezielle Komplikation:** subarachnoidale Injektion mit totaler Spinalanästhesie.

Paravertebrale Blockade des Plexus lumbalis

Bei dieser Methode wird der Plexus lumbalis paravertebral (neben der Wirbelsäule) blockiert. Betroffen sind die Spinalnerven L2, L3 und L4. Im Allgemeinen sind 3 Injektionen seitlich der Wirbelsäule erforderlich, um die Nerven wirkungsvoll auszuschalten. Pro Nerv werden 5 ml Lokalanästhetikum injiziert.

Inguinale (perivaskuläre) Blockade des Plexus lumbalis (3-in-1-Block)

Bei dieser Methode wird der Plexus lumbalis ebenfalls in seinem Verlauf durch die Psoasmuskelkammer blockiert. Dies geschieht durch die perivaskuläre Injektion des Lokalanästhetikums unterhalb des Leistenbands direkt seitlich der pulsierenden A. femoralis. Folgende 3 Nerven sind hierbei betroffen:
— N. femoralis
— N. cutaneus femoris lateralis
— N. obturatorius

Bei Kombination mit einem Ischiadikusblock können alle Eingriffe am Bein (auch Knietotalendoprothese) durchgeführt werden.

Es sind die gleichen Vorbereitungen und Vorsichtsmaßnahmen wie bei der Plexus-brachialis-Blockade erforderlich (► Abschn. 18.2.1).

■ **Praktisches Vorgehen**
— **Lagerung:** Für die Punktion wird der Patient auf den Rücken gelagert.
— **Punktion:** Die Psoasmuskelkammer wird, von unterhalb des Leistenbands, lateral von der A. femoralis punktiert (◘ Abb. 18.14). Die 5 cm lange 22-G-Kanüle Stimulationskanüle wird so weit vorgeschoben, bis Kontraktionen im Bereich der Kniescheibe („tanzende Patella") auftreten. Anschließend wird, nach Aspiration, das Lokalanästhetikum injiziert.
— **Injektion:** 20–30 ml (Ultraschall 10–15 ml), wenn alle 3 Nerven blockiert werden sollen. Sofort nach der Injektion wird der Bereich unmittelbar unterhalb der Injektionsstelle fest abgedrückt, um die

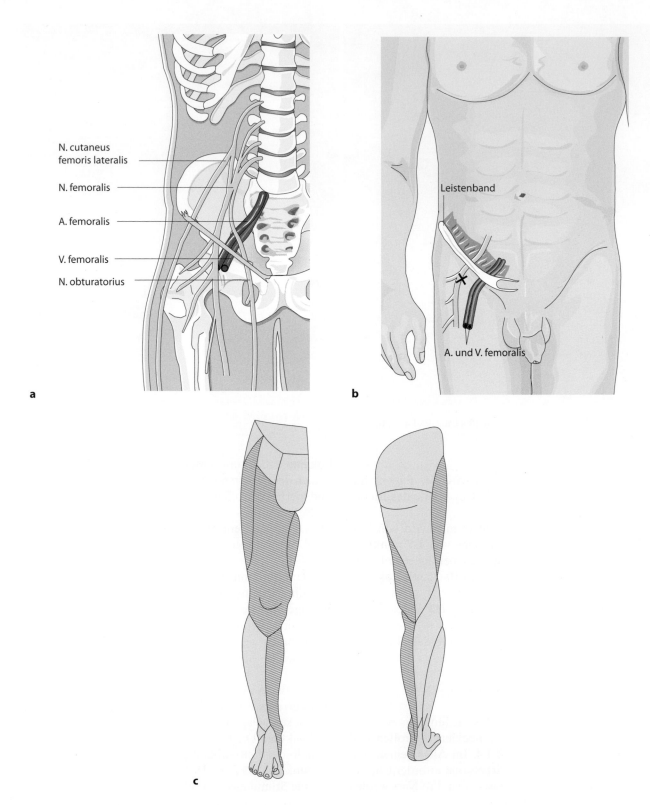

N. cutaneus
femoris lateralis

N. femoralis

A. femoralis

V. femoralis

N. obturatorius

a

Leistenband

A. und V. femoralis

b

c

◼ Abb. 18.14   Inguinale perivaskuläre Blockade des Plexus lumbalis („3-in-1-Block"). a Anatomische Beziehungen, **b** Injektionsort (X) ca. 3 cm unterhalb des Seitenbands, 1,5 cm seitlich der A. femoralis, **c** Anästhesieausbreitung

Ausbreitung des Lokalanästhetikums nach kranial (kopfwärts) in Richtung des Plexus lumbalis zu fördern.

- **Kontinuierliche Kathetertechnik:** 0,12–0,375 % Ropivacain, 4–6 ml/h über Perfusor.
- **Anästhesieausbreitung:** L2–L4 (◨ Abb. 18.14; ► Kap. 16).

Der 3-in-1-Block kann mit einer Ischiadikusblockade kombiniert werden (Ausbreitung: L2–S3); dann treten aber hohe Lokalanästhetikumspiegel im Blut auf.

18.3.2 Blockade des N. ischiadicus

Der N. ischiadicus (L4–S3) ist der größte periphere Nerv des Körpers. Er kann im Bereich der Hüfte von 3 Zugangswegen aus blockiert werden: von hinten, von vorne und von der Seite. Am häufigsten wird der Zugang von hinten (Gesäß) gewählt.

Nur wenige chirurgische Eingriffe können allein mit dem Ischiadikusblock durchgeführt werden. Für die meisten Eingriffe müssen zusätzlich der N. femoralis, N. obturatorius oder N. cutaneus femoris lateralis blockiert werden.

Hintere Ischiadikusblockade

Die Vorbereitungen und Vorsichtsmaßnahmen entsprechen denen für die Plexus-brachialis-Blockade (► Abschn. 18.2.1). Für die Punktion wird eine 10–15 cm lange Kanüle verwendet.

- ▪ Praktisches Vorgehen
- **Lagerung:** Für die Punktion wird der Patient auf die Gegenseite des Blocks gelagert. Die obere Extremität wird gebeugt: im Hüftgelenk um 20–30° und im Kniegelenk um 90° (◨ Abb. 18.15). Bauchlage ist ebenfalls möglich.
- **Punktion:** An der in ◨ Abb. 18.15 gezeigten Stelle wird die Stimulationskanüle eingestochen und so weit (ca. 5–10 cm) vorgeschoben, bis Kontraktionen des M. gastrocnemius ausgelöst werden. Anschließend wird, nach Aspiration, das Lokalanästhetikum injiziert.
- **Injektion:** 20–30 ml Lokalanästhetikum.
- **Anästhesieausbreitung:** L4–S3.

Die Kombination der Ischiadikusblockade mit einem 3-in-1-Block ermöglicht alle Eingriffe an der unteren Extremität. Allerdings werden hierbei hohe Lokalanästhetikumkonzentrationen im Blut erreicht. Der Ischiadikusblock kann auch mit dem „Psoasmuskelkammerblock" kombiniert werden. Hierbei treten ebenfalls hohe Lokalanästhetikumspiegel im Blut auf.

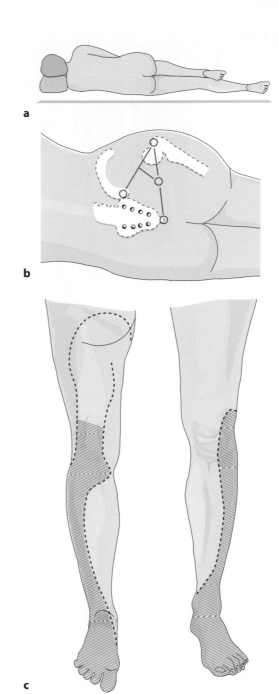

◨ **Abb. 18.15   Blockade des N. ischiadicus. a** Lagerung, **b** Hilfslinien zum Auffinden der Punktionsstelle, **c** Anästhesieausbreitung

Vordere Ischiadikusblockade (nach Meier)

Diese Blockade des N. ischiadicus erfolgt in Rückenlage des Patienten und kann daher auch bei Frakturen von Bein, Becken oder Wirbelsäule durchgeführt werden. Ist eine Blutsperre erforderlich, sollte der Ischiadikusblock mit einem 3-in-1-Block kombiniert werden.

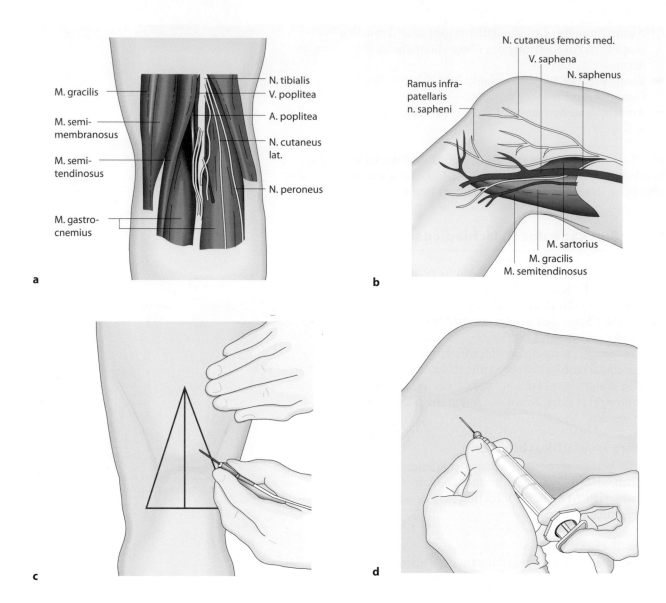

Abb. 18.16   Knieblock. a Verlauf der Nerven in der Kniekehle, **b** Verlauf des N. saphenus im Bereich des Kniegelenks, **c** Blockade des N. tibialis in der Kniekehle **d** Blockade des N. saphenus an der Innenseite des Knies. (Aus: Larsen, 2018)

Um die Punktionsstelle zu finden, wird eine Verbindungslinie von der Spina iliaca anterior superior bis zur Symphysenmitte gezogen und in 3 Abschnitte unterteilt. Eine 2. Linie wird vom Trochanter major parallel zur 1. Linie (die dem Verlauf des Leistenbands entspricht) gezogen, danach von der 1. (oberen) Linie am Übergang des medialen (symphysennahen) zum mittleren Drittel eine Senkrechte. Der Schnittpunkt dieser Senkrechten mit der unteren Linie entspricht der gesuchten Punktionsstelle. Das Aufsuchen des N. ischiadicus erfolgt mit dem Nervenstimulator. Die Kanüle liegt korrekt, wenn bei 0,2–0,5 mA eine Fuß-/Zehenstreckung oder Fuß-/Zehenbeugung ausgelöst wird. Danach erfolgt die Injektion von 30 ml Lokalanästhetikum.

18.3.3 Blockaden im Bereich des Knies („Knieblock")

Drei Nerven können im Bereich des Knies blockiert werden: N. tibialis, N. peroneus communis und N. saphenus. Der N. tibialis und der N. peroneus sind gemischte Nerven, die beide aus dem N. ischiadicus hervorgehen, während der N. saphenus als Endast des N. femoralis ein rein sensibler Nerv ist. Die gleichzeitige Blockade dieser 3 Nerven führt zu einer Anästhesie des gesamten Unterschenkels und des Fußes.

Gemeinsame Blockade des N. peroneus communis und N. tibialis

Bei diesem Verfahren – auch als „kleine Ischiadikusblockade" oder **„Knieblock"** bezeichnet – werden beide

Nerven im Bereich oberhalb der Kniekehle gemeinsam blockiert (◘ Abb. 18.16). In Kombination mit der unten beschriebenen Blockade des N. saphenus lässt sich eine Anästhesie des Unterschenkels und des Fußes erreichen. Hierdurch kann eine rückenmarknahe Anästhesie und die Blockade einzelner Nerven vermieden werden. Eine Blutsperre des Oberschenkels kann allerdings bei der gemeinsamen oder der 3-fachen Nervenblockade nicht angelegt werden.

- ▪ Praktisches Vorgehen
- ▬ **Lagerung:** Der Patient wird auf den Bauch oder auf die Seite (zu blockierendes Bein oben) gelagert und aufgefordert, das Knie zu beugen, damit die Begrenzungslinie der Fossa poplitea besser identifiziert werden kann.
- ▬ Die Kniekehle wird gedanklich in 2 gleiche Dreiecke, ein mediales und ein laterales, unterteilt, wobei die gemeinsame Basis beider Dreiecke von der Linie zwischen dem medialen und dem lateralen Condylus femoris, der hinteren Hautfalte, gebildet wird.
- ▬ **Punktion:** Die Punktionsstelle befindet sich 5 cm proximal der Hautfläche und 1 cm lateral der Mittellinie des großen Dreiecks. An dieser Stelle wird eine 3–6 cm lange 22-G-Stimulationskanüle in einem Winkel von 45–60° nach vorn-kranial vorgeschoben, bis in etwa 1,5–2 cm Tiefe Muskelkontraktionen ausgelöst werden.
- ▬ Stimulationsreaktion: entweder Plantarflexion und Supination des Fußes/der Zehen bei Stimulation des N. tibialis oder Dorsalflexion und Pronation bei Reizung des N. peroneus communis.
- ▬ Anschließend werden 20–30 ml Lokalanästhetikum injiziert. Bei korrekter Technik wird eine Erfolgsrate von 98 % angegeben.

Blockade des N. peroneus communis

Die Blockade des N. peroneus communis bewirkt eine Anästhesie der Unterschenkelaußenseite und des Fußrückens, jedoch nicht des lateralen Fußrands, der vom N. suralis versorgt wird und zusätzlich geblockt werden muss.

- ▪ Praktisches Vorgehen
- ▬ **Lagerung:** Für die Blockadetechnik nach Hoerster liegt der Patient mit ausgestrecktem oder leicht angewinkeltem Bein auf dem Rücken.
- ▬ **Punktion:** Die Stimulationsnadel wird ca. 2 cm unterhalb des Fibulaköpfchens senkrecht zur Haut eingestochen und dann ca. 1 cm vorgeschoben, bis bei der Nervenstimulation eine Pronation und Dorsalflexion des Fußes ausgelöst wird. Dann werden 5–10 ml 1 %iges Lokalanästhetikum injiziert.

Blockade des N. tibialis

Die Blockade dieses Nervs führt zu einer sensorischen Blockade im Ausbreitungsgebiet von der lateralen bis zur medialen Fußsohle und einer motorischen Blockade der Zehen- und Fußbeuger.

- ▪ Praktisches Vorgehen
- ▬ **Lagerung:** Der Patient liegt mit gestrecktem Bein auf dem Bauch.
- ▬ **Punktion:** Die Punktionsstelle befindet sich in der Mitte der Verbindungslinie zwischen Epicondylus femoris medialis und lateralis. Hier wird die Stimulationskanüle senkrecht ca. 3 cm bzw. bis zum Auslösen einer Plantarflexion und Supination des Fußes vorgeschoben. Anschließend werden ca. 10 ml 1 %iges Lokalanästhetikum injiziert.

Blockade des N. saphenus

Durch die Blockade des N. saphenus entsteht eine Anästhesie der Unterschenkelinnenseite bis zum Fußrücken. Das Verfahren kann bei Eingriffen am medialen Unterschenkel angewandt werden, weiterhin als Ergänzung bei einer unvollständigen Femoralisblockade, besonders aber in Kombination mit der „kleinen Ischiadikusblockade" (s. o.) für eine vollständige Anästhesie des Unterschenkels und/oder Fußes.

❯ Die kombinierte Blockade der Nn. saphenus, tibialis und peroneus communis ermöglicht Eingriffe am gesamten Unterschenkel und am Fuß, sofern keine Blutsperre des Oberschenkels angelegt wird.

- ▪ Praktisches Vorgehen
- ▬ **Lagerung:** Für die technisch einfache Infiltrationsanästhesie des N. saphenus liegt der Patient auf dem Rücken, das Bein ist leicht abduziert und angewinkelt.
- ▬ **Punktion:** Anschließend wird der Epicondylus medialis getastet und von dort ein subkutaner Ringwall bis zum Ligamentum patellae angelegt. Hierfür reichen meist 5–10 ml 1 %iges Lokalanästhetikum aus.

18.3.4 Fußblock

Eine Blockade aller Nerven des Fußes wird als Fußblock bezeichnet. Er ermöglicht grundsätzlich alle Fußoperationen, sofern dafür keine Blutsperre erforderlich ist.

Der Fuß wird von folgenden 5 Nerven versorgt:
- ▬ N. tibialis posterior
- ▬ N. suralis
- ▬ N. peroneus profundus
- ▬ N. peroneus superficialis
- ▬ N. saphenus

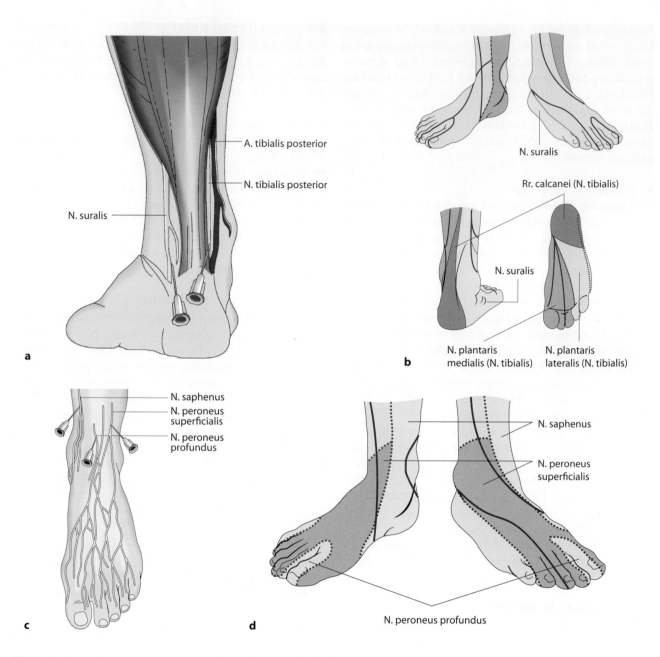

Abb. 18.17   Fußblock. a Punktionsstellen für die Blockade des N. tibialis posterior und N. suralis am Fußgelenk, **b** Anästhesieausbreitung bei Blockade des N. tibialis posterior und des N. suralis, **c** Punktionsstellen für die Blockade der Nn. peroneus superficialis, peroneus profundis und saphenus, **d** Anästhesieausbreitung bei Blockade dieser Nerven

Diese Nerven können alle im Bereich des Fußgelenks blockiert werden; allerdings sind für den Fußblock 5 Punktionen und Injektion erforderlich. Im Wesentlichen handelt es sich bei den Nervenblockaden um subkutane Infiltrationen, daher ist die Verwendung eines Nervenstimulators nicht erforderlich. Andererseits kann durch den in ▸ Abschn. 18.3.3 beschriebenen Knieblock eine bessere und technisch weniger aufwendige Blockade des Fußes erreicht werden.

In Abb. 18.17 sind die Injektionsstellen für die einzelnen Nerven des Fußes dargestellt.

ⓘ Dosierung des Lokalanästhetikums
Für die Blockade von N. tibialis posterior, N. suralis, N. peroneus profundus und N. saphenus sind je 3–5 ml Lokalanästhetikum (z. B. 0,25- bis 0,5%iges Bupivacain) erforderlich, für die Blockade des N. peroneus superficialis 5–8 ml.

Nachschlagen und Weiterlesen

van Aken H, Wulf H, Niesel HC (2010) Lokalanästhesie, Regionalanästhesie, regionale Schmerztherapie, 3. Aufl. Thieme, Stuttgart

Büttner J, Meier G (2011) MEMORIX Periphere Regionalanästhesie.
Thieme, Stuttgart

Deutsche Gesellschaft für Anästhesiologie und Intensivmedizin
(DGAI), Wissenschaftlicher Arbeitskreis Regionalanästhesie
(2015) DGAI Info: Periphere Blockaden der oberen Extremität.
Anasth Intensivmed 56:244–252 (https://www.ak-regionalanaes-
thesie.dgai.de/empfehlungen-links/empfehlungen.html. Zugegriffen: 05. Februar 2021)

Gorsewski G, Dinse-Lambracht I, Tugtekin I et al (2012) Ultraschallgesteuerte periphere Regionalanästhesie. Anaesthesist 61:771–721

Jankovic D (2007) Regionalblockaden und Infiltrationstherapie,
4. Aufl. ABW Wissenschaftsverlag, Berlin

Larsen R (2018) Anästhesie, 11. Aufl. Elsevier, München

Meier G, Büttner J (2013) Atlas der peripheren Regionalanästhesie,
3. Aufl. Thieme, Stuttgart

Neuburger M, Büttner J (2011) Komplikationen bei peripherer Regionalanästhesie. Anaesthesist 60:1014–1026

App für Tablets

Universitäts und Rehabilitationskliniken Ulm (RKU), B. Braun
Messungen AG (2018) RKU Tutorium Compact: Periphere Re-
gionalanästhesie Nervenstimulation und Sonografie in Theorie und
Praxis. Version 1.4.6. https://rku.de/tutoriumcompact#die-app.
Zugegriffen: 5. Febr. 2021

Komplikationen und Zwischenfälle

Reinhard Larsen

Inhaltsverzeichnis

© Der/die Herausgeber bzw. der/die Autor(en), exklusiv lizenziert durch Springer-Verlag GmbH, DE, ein Teil von Springer Nature 2021
R. Larsen, T. Fink, T. Müller-Wolff (Hrsg.), *Larsens Anästhesie und Intensivmedizin für die Fachpflege*,
https://doi.org/10.1007/978-3-662-63127-0_19

Während einer Narkose kann eine Vielzahl von Komplikationen auftreten, lebensbedrohliche Komplikationen sind jedoch selten und meist vermeidbar oder durch rasches Handeln zu beseitigen. Zu den wichtigsten lebensbedrohlichen Komplikationen während einer Narkose gehören Laryngo- oder Bronchospasmus, pulmonale Aspiration, anaphylaktische und anaphylaktoide Reaktionen, maligne Hyperthermie oder ein Herzstillstand.

19.1 Laryngospasmus

19.1.1 Definitionen

■ **Laryngospasmus**
Der echte Laryngospasmus ist ein akuter Verschluss des Kehlkopfes durch einen anhaltenden Spasmus der *Kehlkopfmuskulatur*. Bei komplettem Verschluss kann keine Luft mehr in die Trachea strömen.

■ **Glottisverschlussreflex**
Hierbei handelt es sich, im Gegensatz zum Laryngospasmus, nur um einen kurz dauernden Verschluss der Stimmbänder, der so lange anhält, bis der auslösende Reiz ausgeschaltet ist.

■ **Laryngealer Stridor**
Hierbei legen sich die Stimmbänder während der Inspiration aneinander und behindern die Einatmung.

19.1.2 Auslösende Mechanismen

Der Laryngospasmus entsteht v. a. durch einen irritierenden Reiz in den Atemwegen bei zu flacher Narkose (v. a. Inhalationsnarkose). Kinder sind häufiger betroffen als Erwachsene! Die wichtigsten auslösenden Faktoren sind
▬ Sekrete, Blut oder Erbrochenes im oberen Atemtrakt,
▬ Intubationsversuche bei nicht ausreichender Narkosetiefe,
▬ Einführen oraler oder nasopharyngealer Tuben oder Larynxmasken bei zu flacher Narkose,
▬ chirurgische Reize bei zu flacher Narkose am nicht intubierten Patienten (Maskennarkose),
▬ Extubation im Exzitationsstadium der Narkose bei der Ausleitung.

19.1.3 Klinisches Bild

Bei unvollständigem Verschluss treten Stridor bzw. krächzende oder juchzende Atmung auf, bei totalem Verschluss dagegen ruckartige paradoxe Atembewegungen („schlingerndes Schiff"). Atemgeräusche sind nicht mehr vorhanden.

❯ Bei komplettem Laryngospasmus kann der Patient nicht über die Maske beatmet werden.

Unbehandelt führt der Laryngospasmus zum Abfall der arteriellen O_2-Sättigung und Anstieg des p_aCO_2 mit folgenden **Zeichen:**
▬ Zyanose
▬ Tachykardie
▬ Blutdruckanstieg
▬ Weitere Zeichen (bei komplettem, anhaltendem Laryngospasmus):
  – Bradykardie, Herzrhythmusstörungen
  – Blutdruckabfall
  – Tod durch Ersticken

19.1.4 Prophylaxe

Der Laryngospasmus ist zumeist vermeidbar, wenn folgende praktische Grundsätze beachtet werden.

■ **Praktisches Vorgehen**
▬ Keine Stimulation der oberen Luftwege bei zu *flacher* Narkose
▬ Anästhesiologische Manipulationen in den oberen Atemwegen nur bei ausreichend tiefer Narkose und/ oder Verwendung von Muskelrelaxanzien bzw. Lokalanästhesie der oberen Luftwege
▬ Extubation entweder in tiefer Narkose oder beim wachen Patienten, nicht während des Exzitationsstadiums

19.1.5 Behandlung

Der Laryngospasmus ist eine lebensbedrohliche Komplikation, die sofort beseitigt werden muss, v. a. bei kleinen Kindern.

■ **Praktisches Vorgehen**
▬ Auslösende Ursache ausschalten, z. B. durch Absaugen des Rachens nach HNO-Eingriffen, Herausziehen pharyngealer Tuben, Unterbrechung schmerzhafter Stimuli.
▬ Narkose mit einem rasch und kurz wirkenden i. v. Anästhetikum, z. B. Propofol, vertiefen.
▬ 100%igen Sauerstoff über eine dicht sitzende Maske zuführen, Kopf in Schnüffelposition; Esmarch-Handgriff.
▬ Bei Misserfolg dieser Maßnahmen: Positiven Druck über eine dicht schließende Maske ausüben (bewirkt manchmal jedoch einen noch festeren Verschluss der Stimmbänder).
▬ Wenn immer noch kein Erfolg: Relaxierung mit 10– 20 mg Succinylcholin i. v. und vorübergehende Beatmung mit 100%igem Sauerstoff über die Atemmaske.

19.2 Bronchospasmus

> **Definition**
>
> Der **Bronchospasmus** ist eine pathologische, anfallsartige Verengung der Bronchien, hervorgerufen durch eine Kontraktion der Bronchialmuskulatur (► Kap. 58).

19.2.1 Auslösende Mechanismen

Die wichtigsten Auslöser eines Bronchospasmus während der Narkose sind folgende:
- Vorbestehende Asthmaerkrankung
- Pulmonale Aspiration von Magensaft oder Fremdmaterial
- Blut, Sekret oder Erbrochenes in Larynx oder Trachea
- Tubus als Fremdkörper in den Atemwegen anfälliger Patienten, z. B. Asthmatiker
- Stimuli bei zu flacher Narkose, akuter Atemwegsinfekt
- Allergische oder anaphylaktoide (Histaminfreisetzung) Reaktion auf bestimmte Medikamente (z. B. Muskelrelaxanzien, Protamin, Antibiotika) oder Infusionslösungen (z. B. Gelatine, Hydroxyethylstärke)
- Wirkung von Medikamenten bei anfälligen Patienten (Prostigmin, Barbiturate, β-Blocker, Opiate, Acetylsalicylsäure [ASS])

19.2.2 Klinische Zeichen und Diagnose

Kardinalsymptom des Bronchospasmus ist das pfeifende bzw. giemende Atemgeräusch, v. a. bei der *Exspiration*.

Weitere **Zeichen** sind
- Tachypnoe,
- angestrengte Atmung, beim wachen Patienten Dyspnoe,
- Anstieg des Beatmungsdrucks (Spitzendruck und Plateau) beim beatmeten Patienten,
- Abnahme des Atemzugvolumens durch Abnahme der Compliance,
- Tachykardie und Hypertonie,
- Zyanose,
- Auskultation: stark abgeschwächte Atemgeräusche bei massivem Bronchospasmus, fehlende Atemgeräusche bei komplettem Bronchospasmus,
- Auftreten eines positiven endexspiratorischen Drucks (PEEP) wegen unvollständiger Exspiration,
- Kapnogramm: träger Anstieg der CO_2-Kurve während der Exspiration.

> Ein schwerer Bronchospasmus führt zu bedrohlicher Hypoxie und Hyperkapnie; ein Status asthmaticus ist lebensgefährlich!

■ Differenzialdiagnose
Beim Auftreten der beschriebenen Symptome müssen jedoch immer andere Ursachen ausgeschlossen werden:
- Abgeknickter oder komplett verlegter Tubus, Cuffhernie
- Sekrete in den Atemwegen
- Pressen gegen den Respirator
- Pneumothorax (einseitig aufgehobenes Atemgeräusch), Spannungspneumothorax
- Lungenödem
- Einseitige Intubation
- Lungenembolie, Fruchtwasserembolie

19.2.3 Prophylaxe bei gefährdeten Patienten

Die Prophylaxe ist v. a. bei prädisponierten Patienten, z. B. Asthmatikern, COPD-Patienten, wichtig.

■ Praktisches Vorgehen
- Ausreichende und rechtzeitige präoperative Sedierung.
- Nicht zu flache Narkose unter der Wirkung von Stimuli.
- Irritationen der Atemwege durch Blut, Sekrete, Tuben usw., vermeiden.
- Beim Asthmatiker zurückhaltend Barbiturate anwenden, Narkose mit Propofol, Etomidat oder Ketamin einleiten und mit volatilem Inhalationsanästhetikum aufrechterhalten,
- Lange Exspirationszeit am Beatmungsgerät einstellen,
- Muskelrelaxanzien sparsam verwenden, um eine frühzeitige Extubation zu ermöglichen.
- Extubation möglichst in tiefer Narkose, um Reaktion auf den Tubus zu vermeiden.
- Kein Prostigmin und keine β-Blocker einsetzen.

19.2.4 Therapie

■ Praktisches Vorgehen
- 100 % Sauerstoff; zunächst Handbeatmung, dabei hohe Spitzendrücke vermeiden (Pneumothoraxgefahr).
- Narkose mit volatilen Anästhetika vertiefen.
- Thorax auskultieren, Tubus überprüfen, Lunge absaugen.

19

- Zufuhr von **Bronchodilatatoren:** β_2-Sympathikomimetika sind die 1. Wahl, z. B.
  - Reproterol 0,09 mg langsam i. v., bei Bedarf gleiche Dosis nach 10 min, Perfusor 0,018–0,09 mg/h, oder
  - Salbutamol 0,5 mg langsam i. v., Perfusor 1–5 mg/h.
- Theophyllin (Euphyllin) ist ohne zusätzlichen Nutzen, außerdem nur mäßig wirksam.
- Bei therapierefraktärem Bronchospasmus: Kortikosteroide 40–125 mg Prednisolonäquivalent i. v., alle 4–6 h.

Siehe auch ▶ Kap. 63.

19.3 Pulmonale Aspiration

19.3.1 Ursache voller Magen

Die pulmonale Aspiration ist eine gefürchtete Komplikation jeder Narkose. Aspirationsgefahr besteht bei allen Patienten mit vollem Magen.

> ❯ Wegen der Aspirationsgefahr ist vor jeder Narkose eine Nahrungskarenz von mindestens 6 h erforderlich (▶ Kap. 2).

Es muss jedoch beachtet werden, dass auch nach Ablauf dieser Frist noch Nahrungsreste im Magen vorhanden sein können. Darum ist bei *jeder* Narkose entsprechende Vorsicht geboten.

Allgemein wird eine normale Entleerungszeit des Magens von 4–6 h angenommen. Diese Zeit wird jedoch durch zahlreiche Faktoren wie Verdaubarkeit der Nahrung und aufgenommene Menge beeinflusst. Hinzu kommen bestimmte Faktoren, die zu einer Verzögerung der Magenentleerung führen können, z. B.
- Unfälle und andere Traumen,
- Medikamente, v. a. Opioide und Sedativhypnotika,
- mechanische Entleerungshindernisse.

Die wichtigsten **Ursachen** des vollen Magens sind
- kurze Zeit vorangegangene Nahrungsaufnahme,
- Störungen der Magenentleerung,
- Dünndarmileus,
- gastrointestinale Blutungen,
- hohe Nüchternsekretion von Magensaft,
- Rückfluss von Galle.

19.3.2 Mechanismen der pulmonalen Aspiration

Beim narkotisierten Patienten können die folgenden beiden Mechanismen eine pulmonale Aspiration von Mageninhalt auslösen:
- Erbrechen (aktiv)
- Regurgitation (passiv)

In beiden Fällen ist die Aspiration nur möglich, weil beim anästhesierten Patienten die Schutzreflexe des oberen Respirationstraktes beeinträchtigt oder aufgehoben sind.

Die Regurgitation entsteht beim anästhesierten Patienten durch Erhöhung des Mageninnendrucks und/oder durch Erschlaffung des Ösophagussphinkters, z. B. durch succinylcholinbedingte Muskelfaszikulationen, Anästhetika, Sedativhypnotika, Opioide, Atropin.

Aspiration sauren Magensafts

Die Aspiration größerer Mengen (ca. 0,8 ml/kg KG) sauren Magensafts (kritischer Bereich pH 1,7–2,4) führt zum **Mendelson-Syndrom** mit einer ausgedehnten chemischen Pneumonitis (▶ Kap. 63). Die **Zeichen** der Magensaftaspiration sind
- Bronchospasmus,
- Rasselgeräusche,
- Zyanose,
- pulmonale Gefäßkonstriktion,
- Hypoxie.

Aspiration festen Mageninhalts

Die Aspiration von festem Material führt zur teilweisen oder kompletten Verlegung der Atemwege mit Atelektasen und Reflexbronchospasmus.

Die **Zeichen** sind
- Tachykardie,
- Atemnot (wenn Patient wach),
- paradoxe Atmung (bei kompletter Verlegung),
- Dazwischenatmen bei kontrollierter Beatmung (wenn unrelaxiert),
- Zyanose,
- vermindertes oder aufgehobenes Atemgeräusch.

19.3.3 Risikofaktoren und Prophylaxe

Siehe ▶ Kap. 2.

19.3.4 Behandlung der Aspiration

Die Behandlung richtet sich v. a. nach der Art und Menge des aspirierten Materials. Bei der Aspiration von *festem* Material (z. B. Nahrungsbestandteil) mit Verlegung der Atemwege müssen die Speisereste umgehend bronchoskopisch extrahiert werden. Im günstigen Fall können die festen Materialien – unter wiederholter Spülung mit 5–10 ml Kochsalzlösung – über den Tubus abgesaugt werden.

Sofortbehandlung der Magensaftaspiration
- Endotracheale Intubation
- Kopf-tief-Lagerung, damit das aspirierte Material ablaufen kann, und sofortiges endobronchiales Absaugen
- Kontrollierte Beatmung, zunächst mit 100 % O_2 und PEEP
- Keine endobronchiale Spülung mit Kochsalzlösung, wenn flüssiges Material bzw. Magensaft aspiriert wurde
- Bei Bronchospasmus: Bronchodilatatoren; Kortikosteroide nur, so lange Giemen vorhanden ist
- Keine „blind-prophylaktische" Zufuhr von Antibiotika
- Arterielle Blutgasanalysen zur Beurteilung des pulmonalen Gasaustauschs und des Säure-Basen-Status
- Bei schweren Formen: keine Operation, sondern Intensivtherapie (▸ Kap. 63)
- Bei leichteren Formen: postoperativ umgehend Röntgenbild des Thorax, Verlegung auf die Intermediate-Care-/Intensivstation

---

19.4 Maligne Hyperthermie

Die maligne Hyperthermie ist eine sehr seltene, genetisch bedingte, lebensbedrohliche Steigerung des Skelettmuskelstoffwechsels. Sie wird durch **volatile Inhalationsanästhetika** und durch **Succinylcholin** ausgelöst und geht mit einem exzessiven Anstieg des Stoffwechsels und der Körpertemperatur einher. Der genaue Mechanismus ist unbekannt; es kommt aber zu einem massiven Anstieg von Kalzium in der Muskelzelle mit Aktivierung der kontraktilen Fasern und des Stoffwechsels sowie Steigerung des O_2-Verbrauchs, Produktion von CO_2 und Milchsäure (Laktat).
- Genetische Disposition in Deutschland: 1 : 2000 bis 1 : 3000
- Häufigkeit der fulminanten Hyperthermie bei Anästhesien: 1 : 10.000–250.000

Auslöser (Trigger) und Risikofaktoren
- Alle volatilen Inhalationsanästhetika: Isofluran, Desfluran und Sevofluran
- Succinylcholin

In der *Familienvorgeschichte* finden sich häufig Hinweise auf Anästhesiekomplikationen und Muskelerkrankungen. Es sollte gezielt nach folgenden Faktoren gefragt werden:
- Spontane Muskelkrämpfe
- Hohes Fieber bei Anstrengung, Infektionen oder bei Aufregung
- Myoglobinurie nach körperlicher Anstrengung

Die maligne Hyperthermie tritt außerdem im Zusammenhang mit verschiedenen **neuromuskulären Störungen und Erkrankungen** auf:
- Central-Core-Myopathie
- King-Denborough-Syndrom (bei allen Patienten!)
- Myotonia congenita
- Duchenne-Muskeldystrophie, Becker-Muskeldystrophie
- Osteogenesis imperfecta
- Arthrogryposis (angeborene Gelenksteife bzw. Dysmorphie)

Bei mehr als 70 % der Patienten ist die **Konzentration der Kreatinkinase (CK) im Serum** erhöht. Die Verdachtsdiagnose einer malignen Hyperthermie kann nur durch den **Halothan-** oder den **Koffein-Kontraktur-Test** gesichert werden. Hierfür ist allerdings eine *Muskelbiopsie* und die Untersuchung in einem Speziallabor erforderlich.

❯ Schielen, Skoliosen, Hernien und das neuroleptische Syndrom sind keine Risikofaktoren einer malignen Hyperthermie.

19.4.1 Klinisches Bild

Die maligne Hyperthermie kann zu jedem Zeitpunkt der Narkose und auch einige Stunden danach auftreten. Häufigste Frühzeichen sind *tachykarde* Herzrhythmusstörungen, ventrikuläre Arrhythmien und Extrasystolen bis hin zum Herzstillstand.

Fieber ist dagegen ein Spätzeichen der malignen Hyperthermie. Die Temperatur kann aber innerhalb weniger Minuten um mehrere Grad ansteigen.

Muskelsteife (Rigor) unmittelbar nach der Injektion von Succinylcholin ist ebenfalls ein typisches Zeichen der malignen Hyperthermie, das auch durch Nachinjektionen von Succinylcholin nicht beseitigt wird.

- **Frühzeichen**

Bei schleichendem Beginn sind folgende Frühzeichen der malignen Hyperthermie zu beobachten:
- Tachykarde Herzrhythmusstörungen, ventrikuläre und supraventrikuläre Arrhythmien
- Starke Blutdruckschwankungen
- **Rasanter Anstieg der endexspiratorischen CO_2-Konzentration (etCO_2)**

19

- Masseterspasmus mit Kieferklemme (Trismus) direkt nach der Injektion von Succinylcholin (meist bei Kindern)
- Generalisierte Muskelsteife (Rigor)

■ **Spätzeichen und Organkomplikationen**
- Anstieg der Körpertemperatur, meist langsam, manchmal fulminant (1 °C/5 min)
- Abfall der S_aO_2 und Zyanose
- Hochgradige Herzrhythmusstörungen bis hin zum Herzstillstand
- Sekundär: Nierenversagen, Herzinsuffizienz, Lungenversagen, neurologische Komplikationen

■ **Laborbefunde**
Der arterielle pO_2 kann zunächst normal sein, während der arterielle pCO_2 wegen der massiven Steigerung des Stoffwechsels stark erhöht ist. Außerdem besteht immer eine schwere **metabolische Azidose**. Die CK und die Transaminasen im Serum sind nach 4 h exzessiv erhöht, das Serumkalzium steigt nur vorübergehend an, das Serumkalium ist oft erheblich gesteigert. Im weiteren Verlauf kann eine Myoglobinurie mit akutem Nierenversagen auftreten.

19.4.2 Diagnose

Die **Sofortdiagnose** muss klinisch gestellt werden, und zwar anhand folgender Primärzeichen:
- Hyperkapnie, Anstieg der endexspiratorischen CO_2-Konzentration (etCO$_2$), Abfall der S_pO_2
- Tachykardie, tachykarde Herzrhythmusstörungen
- Tachypnoe (bei Spontanatmung)
- Muskelsteife
- Metabolische und respiratorische Azidose, Laktatanstieg, Hypoxämie
- Massiver Anstieg der Körpertemperatur
- **Laboruntersuchungen:** arterielle Blutgasanalyse, Serumelektrolyte, CK, Myoglobin Transaminasen, Laktat und Myoglobin

> **Zeichen der fulminanten malignen Hyperthermie**
> - Anstieg des p_aCO_2 auf > 60 mm Hg
> - Anstieg des Basendefizits auf > 8 mmol/l
> - Rasanter Anstieg der Körpertemperatur auf > 38,8 °C (ohne andere Ursachen)

■ **Differenzialdiagnose**
Andere Ursachen für einen Anstieg der Körpertemperatur sind folgende:
- Atropinüberdosierung bei Kindern
- Thyreotoxische Krise bei hyperthyreoten Patienten
- Malignes neuroleptisches Syndrom

- Akute febrile Katatonie
- Exogene Überwärmung, v. a. bei Kindern
- Phäochromozytom
- Kokain- oder Tollkirschenvergiftung (Atropin)

19.4.3 Notfalltherapie

Die maligne Hyperthermie ist akut lebensbedrohlich. Darum muss rasch und zielgerichtet gehandelt werden.

> Die Zufuhr von **Dantrolen** i. v. ist die einzige kausale Therapie der malignen Hyperthermie. Sie muss so früh und so schnell wie möglich und in ausreichender Dosierung erfolgen!

■ **Praktisches Vorgehen**
- Zufuhr sämtlicher Triggersubstanzen sofort unterbrechen! Kann die Operation nicht abgebrochen werden: Narkose mit sicheren Substanzen, d. h. als totale intravenöse Anästhesie (TIVA; Propofol + Opioid) fortsetzen, bei Bedarf nichtdepolarisierende (ND-) Muskelrelaxanzien verwenden.
- Sofort Hilfe anfordern!
- Vapor entfernen, Narkosesystem wechseln oder – wenn das nicht möglich ist – volatiles Anästhetikum durch sehr hohen Frischgasfluss auswaschen. Das Narkosegerät braucht nicht ausgewechselt zu werden.
- Patienten mit 100%igem Sauerstoff „hyperventilieren" (das 3- bis 4-fache des Atemminutenvolumens einstellen; Frischgasfluss mindestens 10 l/min). Angestrebt wird ein normaler p_aCO_2.
- Sofort **Dantrolen 2,5 mg/kg KG** i. v. (jeweils 20 mg in der beiliegenden 60 ml Aqua-dest.-Flasche unter Schütteln bis zum Klarwerden aufgelöst) als Schnellinfusion, danach – bei Bedarf – weitere Schnellinfusionen in 5-minütigen Abständen, bis sich die hypermetabole Lage bessert und keine Symptome einer malignen Hyperthermie mehr vorhanden sind. Leitgröße für die Dosierung bzw. weitere Zufuhr von Dantrolen ist die Reaktion von Herzfrequenz, Körpertemperatur und p_aCO_2: Sie müssen abfallen! Zumeist reicht hierfür eine Gesamtdosis von 10 mg/kg KG aus. Tritt nach einer Dantrolen-Gesamtzufuhr von > 20 mg/kg KG keine Besserung ein, könnte die Diagnose falsch sein.
- Die massive metabolische Azidose korrigieren. Natriumbikarbonat, möglichst unter Kontrolle der Säure-Basen-Parameter infundieren.
- Bei Hyperkaliämie: Natriumbikarbonat- oder Glukose-Insulin-Infusion (50 ml G 50 % mit 50 IE Insulin, bei Erwachsenen), 10 ml Kalzium, forcierte Diurese. Kalziumantagonisten vermeiden.

- Oberflächenkühlung des Patienten, evtl. durch extrakorporale Zirkulation. Angestrebte Temperatur: 38 °C.
- Bei anhaltenden Herzrhythmusstörungen: Antiarrhythmika.
- **Laborkontrollen:**
  - Arterielle und zentralvenöse Blutgase und Säure-Basen-Parameter
  - Endexspiratorische CO_2-Konzentration
  - Elektrolyte
  - Laktat
  - CK
  - Myoglobin im Urin
  - Gerinnungsstatus
- Für ausreichende Diurese sorgen: Flüssigkeitszufuhr, Furosemid (Lasix).
- Nach erfolgreicher Primärtherapie: Dantrolenzufuhr fortsetzen, um ein erneutes Auftreten der malignen Hyperthermie zu verhindern: 5 mg/kg KG/24 h, wenn bei der Erstbehandlung 2,5–5 mg/kg KG Dantrolen verabreicht wurden, oder 10 mg/kg KG/24 h, wenn anfänglich 7,5–10 mg/kg KG zugeführt werden mussten.
- Wenn Zustand stabil: Transport auf die **Intensivstation**; dort Weiterbehandlung für mindestens 24 h.

Auf mögliche **Spätkomplikationen** achten:
- Rhabdomyolyse
- Nierenversagen
- Disseminierte intravasale Gerinnung
- Hirnödem
- Lungenödem

Weiterführende Informationen zur malignen Hyperthermie: Deutschlandweite 24-h-Notfallhotline für maligne Hyperthermie: 08221-9600!

19.4.4 Prophylaxe

Durch folgende 2 Maßnahmen kann die maligne Hyperthermie vermieden werden:
- Identifizierung von Risikogruppen bzw. gefährdeten Patienten (▸ Abschn. 19.4.1)
- Vermeidung aller Trigger der malignen Hyperthermie bei diesen Patienten

Vorgehen bei Verdacht auf maligne Hyperthermie

▪ Auswahl des Narkoseverfahrens
Mit größter Wahrscheinlichkeit entwickelt kein Patient eine maligne Hyperthermie, wenn der Anästhesist vorgewarnt ist und entsprechende Vorsichtsmaßnahmen ergreift. Hierzu gehört an allererster Stelle die **triggerfreie Narkose.**

Substanzen, die bei Disposition zur malignen Hyperthermie sicher sind
- Barbiturate, z. B. Thiopental
- Propofol
- Etomidat
- Opioide, z. B. Remifentanil, Fentanyl, Alfentanil, Sufentanil
- Lachgas, Xenon
- Benzodiazepine, z. B. Midazolam, Flunitrazepam
- Alle ND-Muskelrelaxanzien
- Alle Lokalanästhetika

Katecholamine, Theophyllin, Digoxin, Kalzium, Anticholinergika, Cholinesterasehemmer, Ketamin und amidartige Lokalanästhetika können keine maligne Hyperthermie auslösen, sollten aber während einer akuten Episode nicht gegeben werden.

❯ Patienten mit einer Disposition zur malignen Hyperthermie dürfen auf keinen Fall Succinylcholin und/oder volatile Inhalationsanästhetika wie Isofluran, Sevofluran oder Desfluran erhalten! Für die Narkose muss ein frisches Narkosegerät mit neuen Schläuchen bzw. Zubehör, frischem Atemkalk und demontiertem Verdampfer verwendet werden.

▪ Dantrolenprophylaxe
Werden bei der Narkose die Trigger der malignen Hyperthermie vermieden, so ist für keine Dantrolenprophylaxe erforderlich.

Zu beachten: Aufgrund eines Gerichtsentscheids muss Dantrolen in jeder Anästhesieabteilung als Notfallmedikament bevorratet werden und innerhalb kurzer Zeit verfügbar sein. Die Bevorratung sollte mindestens 36 Flaschen umfassen, auch in Anästhesiepraxen.

▪ Prämedikation
Eine gute Sedierung gilt als wichtig, da Angst und Aufregung an der Entwicklung einer malignen Hyperthermie beteiligt sein können. Geeignete Substanzen sind
- Benzodiazepine,
- Opioide,
- Barbiturate,
- Antihistaminika.

▪ Überwachung
Übliche Routinemaßnahmen; essenzielle Überwachungsmaßnahmen sind
- Kapnometrie (endexspiratorische CO_2-Konzentration),
- Messung der Körpertemperatur.

19.5 Anaphylaxie und Histaminfreisetzung

Während der Narkose können die eingesetzten Medikamente oder Bestandteile des Zubehörs (z. B. Latex) in seltenen Fällen anaphylaktische oder anaphylaktoide Reaktionen auslösen.

Anaphylaxie ist eine lebensbedrohliche allergische (hypersensitive) Sofortreaktion, ausgelöst durch Immunglobulin E (IgE). Der Reaktion muss eine Sensibilisierung durch Kontakt mit einem Allergen mehrere Wochen vorangegangen sein.

Anaphylaktoide Reaktionen verlaufen ähnlich, werden aber *nicht* durch eine Antigen-Antikörper-Reaktion ausgelöst; eine vorangegangene Sensibilisierung fehlt. Wichtigste freigesetzte Substanz ist das **Histamin** aus verschiedenen Organen.

19.5.1 Klinisches Bild

Das klinische Bild der anaphylaktischen und anaphylaktoiden Reaktionen ist in ◘ Tab. 19.1 zusammengefasst (Beachte: Kein Symptom ist obligat).

19.5.2 Häufige Auslöser während der Anästhesie

Insgesamt sind schwere anaphylaktische und anaphylaktoide Reaktionen während der Narkose selten; dennoch ist bei jeder Medikamentengabe entsprechende Aufmerksamkeit geboten.

Zu den wichtigsten **Auslösern** bei Narkosen gehören
- Muskelrelaxanzien,
- Latex,
- kolloidale Infusionslösungen,
- Hypnotika,
- Antibiotika,
- Blutprodukte
- Benzodiazepine,
- Opioide,
- Eingriffe an Lunge, Gallenblase und Dickdarm,
- Röntgenkontrastmittel,
- Desinfektionsmittel.

Risikofaktoren der Anaphylaxie sind hohes Lebensalter, schwere Herz-Kreislauf-Erkrankungen, bestehendes Asthma bronchiale (v. a. wenn schlecht eingestellt), Einnahme bestimmter Medikamente, z. B. nichtsteroidaler antiphlogistischer Antirheumatika (NSAR).

◘ Tab. 19.1   Stadien anaphylaktischer und anaphylaktoider Reaktionen

Stadium	Zeichen und Symptome
0	Keine
I	Leichte Allgemeinreaktion:
	– Flush, generalisierte Urtikaria, Juckreiz
	– Schleimhautreaktion, z. B. an Nase, Konjunktiven
	– Allgemeinreaktionen, z. B. Unruhe, Kopfschmerzen
II	Ausgeprägte Allgemeinreaktion:
	– Kreislaufstörungen: Tachykardie, Blutdruckabfall, Arrhythmien
	– Leichte Luftnot, beginnender Bronchospasmus
	– Stuhl-/Harndrang
III	Bedrohliche Allgemeinreaktion:
	– Schock
	– Bronchospasmus, starke Luftnot
	– Bewusstseinsstörungen
	– Eventuell Stuhl-/Harnabgang
IV	Vitales Organversagen:
	– Atem- und Herz-Kreislauf-Stillstand

Juckreiz, Flush, Urtikaria und Angioödem können bei Grad I–IV auftreten

19.5.3 Sofortbehandlung

Das Syndrom der Anaphylaxie setzt akut ein, ist unmittelbar lebensbedrohlich und muss sofort behandelt werden.
- **Sofortmaßnahmen:**
  - Zufuhr von Triggersubstanzen sofort unterbrechen.
  - Hilfe herbeirufen.
  - 100%igen Sauerstoff zuführen; Atemwege freihalten und sichern.
  - Mittel der Wahl: **Adrenalin** 0,05–0,2 mg i. v. (oder 0,3–0,5 mg i. m., wenn nicht reanimationspflichtig) und nach Bedarf, bis sich Puls und Bronchospasmus bessern.
  - Bei überwiegendem Bronchospasmus: zusätzlich β_2-Sympathikomimetika.
  - Rasche Volumengabe (isotone Vollelektrolytlösungen): meist große Mengen (bis zu 2–3 l) erforderlich, besonders beim anaphylaktischen Schock, bei ungenügender Wirkung ergänzt durch Vasopressoren, z. B. Noradrenalin.

■ **Weitere Maßnahmen:**
- Antihistaminika: H_1- und H_2-Rezeptorantagonisten, z. B. Dimetiden (Fenistil) und Cimetidin (Tagamet), jeweils 1–2 Ampullen i. v.
- Kortikosteroide in hoher Dosierung, z. B. 8–40 mg Dexamethason; Wirkungseintritt erst nach 5–10 min zu erwarten.
- Salbutamol oder Reproterol bei anhaltendem Bronchospasmus.
- Wenn erforderlich: Infusion von Katecholaminen wie Adrenalin, Dobutamin und Noradrenalin, jeweils unter Monitorkontrolle.

19.6 Narkosezwischenfälle

Narkosezwischenfälle sind Komplikationen, die während oder im Anschluss an eine Narkose auftreten, direkt mit den Anästhetika oder den Anästhesietechniken zusammenhängen und zum Tod des Patienten oder bleibenden zerebralen Schäden führen. Ein primär durch die Erkrankung des Patienten, anaphylaktische Reaktionen oder durch eine Lungenembolie bedingter Tod gehört nicht zu den Narkosezwischenfällen.

Narkosezwischenfälle treten unabhängig von Alter und Gesundheitszustand des Patienten und den spezifischen Risiken des Eingriffs auf. Sie beruhen auf einem Fehler bzw. Irrtum des Anästhesisten oder des Pflegepersonals oder auf Funktionsstörungen des Narkosezubehörs, die nicht rechtzeitig erkannt und behoben werden. Respiratorische Komplikationen sind am häufigsten. Die Narkosezwischenfälle werden durch bestimmte Faktoren begünstigt:
- Keine Überprüfung des Zubehörs vor der Narkose
- Erste Erfahrung mit der kritischen Situation
- Mangelhafte Gesamterfahrung
- Unaufmerksamkeit und Nachlässigkeit
- Eile und Hektik
- Mangelnde Vertrautheit mit der Arbeitsumgebung
- Einschränkung des Sichtbereichs
- Übermüdung

19.6.1 Ursachen

Häufige Ursachen von Narkosezwischenfällen sind
- respiratorische Komplikationen durch
  - Intubation des Ösophagus,
  - unzureichende Beatmung,
  - Intubationsschwierigkeiten,
  - ungenügende inspiratorische O_2-Konzentration,
- falsche Bedienung von Geräten,
- Überdosierung und Verwechslung von Medikamenten,
- ausrüstungsbedingt: Funktionsstörungen oder -ausfälle der Geräte oder des Zubehörs,
- pulmonale Aspiration von Mageninhalt.

19.6.2 Verhinderung von Zwischenfällen

Narkosezwischenfälle sind in der Regel vermeidbar, v. a. wenn folgende **Grundsätze** beachtet werden:
- Ausbildung und Überwachung von Assistenzärzten und Pflegepersonal durch erfahrene Instruktoren
- Funktionsgerechte Gestaltung von Zubehör, Geräten und Arbeitsplatz
- Korrekte Vorbereitung von Zubehör, Geräten und Arbeitsplatz
- Überprüfung des Narkosezubehörs vor jeder Narkose
- Regelmäßige Wartung der Geräte
- Ausreichende präoperative Vorbereitung des Patienten
- Der Narkose und Operation angepasste Überwachungsmaßnahmen
- Kontinuierliche Überwachung und Behandlung in der frühen postoperativen Phase
- Keine Narkose durch übermüdetes Personal und unbeaufsichtigte Anfänger
- Regelmäßiges Sicherheitstraining

19.6.3 Verhaltensempfehlungen nach einem Narkosezwischenfall

Nach einem Narkosezwischenfall sollten der Anästhesist und, wenn daran beteiligt, auch das Pflegepersonal mit der Möglichkeit einer zivil- und/oder strafrechtlichen Auseinandersetzung rechnen und ihr weiteres Vorgehen darauf abstellen, zumal die entsprechenden, sich oft viele Jahre hinziehenden Prozesse einen die berufliche Existenz gefährdenden Verlauf nehmen können, selbst wenn sich am Schluss der Schuldvorwurf nicht aufrechterhalten lässt.

Der Jurist *Ulsenheimer* empfiehlt folgendes Verhalten nach einem Narkosezwischenfall:
- Kein Schuldeingeständnis und keine Offenlegung eines Fehlers im Interesse des Patienten.
- Beschränkte, d. h. nicht selbstbelastende Mitwirkung bei der Suche nach der Ursache des Misserfolgs.
- Unverzügliche Benachrichtigung des Vorgesetzten, der Krankenhausverwaltung und der Haftpflicht-, evtl. auch der Rechtsschutzversicherung, unabhängig davon, ob die Möglichkeit eines zivilrechtlichen Verfahrens oder eines Strafverfahrens besteht.
- Kann bei einer tödlich verlaufenen Operation nicht von vornherein ein strafbares Verhalten als Todesursache sicher ausgeschlossen werden, sollte die Todesursache als „ungeklärt" bezeichnet und die endgültige Feststellung dem Obduzenten überlassen werden.
- Äußerste Zurückhaltung desjenigen, gegen den möglicherweise ermittelt wird, im Gespräch mit Kollegen und bei Zwischenfallkonferenzen sowie bei der Unterzeichnung von Gemeinschaftsprotokollen.

19

- Keine Beeinflussung von Zeugen durch den potenziell Beschuldigten, keine Einwirkung auf die Zeugen zur eigenen Entlastung, keine nachträglichen Änderungen der Krankenunterlagen, keine Vernichtung oder Unterdrückung von Beweismitteln.
- Anfertigung von persönlichen Aufzeichnungen durch den Betroffenen über Ablauf, wesentliche Zeitpunkte, Länge bestimmter Zeitphasen, die beteiligten Personen, Besonderheiten des Patienten, Auffälligkeiten im Umfeld usw. Die Aufzeichnungen können von den Strafverfolgungsbehörden beschlagnahmt werden und sind daher vor dem Zugriff sicher aufzubewahren.
- Sofortiges Anfertigen von Fotokopien der Krankenunterlagen und Duplikaten der Röntgenaufnahmen, da der Beschuldigte beim staatsanwaltschaftlichen Ermittlungsverfahren keine Akteneinsicht erhält, sondern nur über seinen Verteidiger Zugang hat.
- Bei grundlosen Vorwürfen von Angehörigen nach einem tödlichen Zwischenfall sollte die Obduktion des Patienten beantragt werden.
- Bei informatorischen Befragungen durch Polizei oder Staatsanwaltschaft nach einem Zwischenfall sind der in den Vorfall verwickelte Arzt oder die Pflegeperson zunächst *Zeuge*, solange nicht feststeht, ob eine strafbare Handlung vorliegt bzw. gegen wen sich der Tatverdacht richten könnte. In diesem Fall müssen die Betreffenden wahrheitsgemäß aussagen. Sie können aber die Antwort auf Fragen verweigern, deren Beantwortung sie der Verfolgung wegen einer Straftat aussetzen würde.
- Im Frühstadium der Ermittlungen sollten die möglicherweise wegen eines Behandlungsfehlers beschuldigten Anästhesisten oder Pflegekräfte das Recht auf Verweigerung der Aussage großzügig auslegen und evtl. die Aussage gänzlich verweigern.
- Können Arzt oder Pflegekraft hingegen durch ihre Aussage sofort und eindeutig ihre Unschuld beweisen, sollten sie sich zur Sache äußern.
- Werden Anästhesist und/oder Pflegekraft formell beschuldigt, sollten sie vor der Polizei oder Staatsanwaltschaft *keine* mündlichen Erklärungen zur Sache abgeben.
- Sie sollten vielmehr nur schriftlich, nach vorheriger rechtlicher Prüfung, eine Stellungnahme abgeben. Spätestens in diesem Stadium sollten Arzt und/oder Pflegekraft entscheiden, ob sie einen Anwalt hinzuziehen.

19.6.4 Anonyme Fehlermeldesysteme (CIRS)

Durch systematisches Erfassen von Fehlern und kritischen Zwischenfällen (Critical Incident Reporting System – CIRS) kann ein Sicherheitssystem entwickelt werden, um Fehler in Zukunft zu vermeiden (Motto: „aus Fehlern lernen"). Da Fehler häufig mit Schuld oder Ver-

sagen gleichgesetzt und aus diesem Grund verschwiegen werden, können sie beim CIRS anonym mitgeteilt werden. Möglich ist auch die Meldung über das Internet an das Berichts- und Lernsystem der deutschen Ärzteschaft für kritische Ereignisse in der Medizin „CIRSmedical" (Adresse: ▸ https://www.cirsmedical.de/).

Nachschlagen und Weiterlesen

Hübler M, Koch T (2014) Komplikationen in der Anästhesie, 3. Aufl. Springer, Berlin, Heidelberg, New York

Meybohm P, St. Pierre M, Heinrichs W et al (2016) Fehler und Irrtümer in der Anästhesie, 2. Aufl. Thieme, Stuttgart

Schüttler J, Biermann E (2010) Der Narkosezwischenfall. Thieme, Stuttgart

Internet

CIRSmedical Anästhesiologie (2021) Berichts- und Lernsystem der deutschen Ärzteschaft für kritische Ereignisse in der Medizin. https://www.cirsmedical.de/. Zugegriffen: 5. Febr. 2021

Deutsche Gesellschaft für Anästhesiologie und Intensivmedizin e. V. (DGAI) (2018) S1-Leitlinie: Therapie der malignen Hyperthermie. https://www.awmf.org/leitlinien/detail/ll/001-008.html. Zugegriffen: 5. Febr. 2021

Deutsche Gesellschaft für Allergologie und klinische Immunologie e. V. (DGAKI) (2013) S2-Leitlinie zu Akuttherapie und Management der Anaphylaxie. https://www.awmf.org/leitlinien/detail/ll/061-025.html. Zugegriffen: 5. Febr. 2021

Intraoperative Flüssigkeitstherapie

Reinhard Larsen

Inhaltsverzeichnis

Störungen des Flüssigkeitsgleichgewichts oder des Blutvolumens können perioperativ die Herz-Kreislauf-Funktion des Patienten schwerwiegend beeinträchtigen. Die intraoperative Flüssigkeitstherapie ist darauf ausgerichtet, das Flüssigkeitsgleichgewicht oder das Blutvolumen zu erhalten oder wiederherzustellen. Dabei ist zu unterscheiden zwischen dem Ersatz physiologischer Flüssigkeitsverluste eines normovolämischen Patienten (Erhaltungsbedarf) und dem Ausgleich pathologischer Verluste (Blut, Dehydratation). Für den Erhaltungsbedarf werden plasmaisotone Elektrolytlösungen eingesetzt, für den Volumenersatz balancierte Elektrolytlösungen, kolloidale Lösungen (Hydroxyethylstärke, Gelatine) sowie Blut und Blutderivate.

20.1 Flüssigkeiten für die perioperative Therapie

Nachstehend sind die verschiedenen Arten von Flüssigkeiten zusammengefasst, die während einer OP und Narkose infundiert werden.

Infundierbare Flüssigkeiten
- Kristalloide:
  - Balancierte, plasmaisotone Elektrolytlösungen
  - Niedrigmolekulare Kohlenhydratlösungen
- Kolloide:
  - Hydroxyethylstärke (HES)
  - Gelatinelösung
  - Humanalbumin

20.1.1 Kristalloide

Kristalloide sind Elektrolytlösungen oder niedrigmolekulare Kohlenhydratlösungen, die frei durch Kapillarmembranen diffundieren können und daher nur zu höchstens 1/3 im Gefäßsystem verbleiben. Sie werden eingesetzt, um den Erhaltungsbedarf zu decken, Verluste zu ersetzen und spezielle Störungen zu korrigieren. Je nach Zusammensetzung können sie isoton, hyperton oder hypoton zum Plasma sein. Die wichtigsten Kristalloide sind in folgender Übersicht zusammengestellt.

Kristalloide
- Plasmaisotone balancierte Vollelektrolytlösungen
- Isotone NaCl-Lösung 0,9 %
- Ringer-Laktat bzw. -Azetatlösung
- Ringer-Laktat in Glukose 5 %
- Glukose 5 %

Isotone Vollelektrolytlösung

Isotone balancierte Elektrolytlösungen enthalten ein physiologisches Elektrolytmuster, das weitgehend der des Blutplasmas entspricht. Hierzu gehören z. B. Sterofundin ISO (B. Braun) und E 153. In beiden Präparaten beträgt die Osmolalität 281 mosmol/l. Sie gelten als Infusionslösungen der Wahl für die normale perioperative Flüssigkeitstherapie und für die Deckung des Erhaltungsbedarfs. Sie können außerdem für den kurzfristigen Ersatz mittlerer Blut- oder Plasmaverluste angewandt werden.

0,9%ige NaCl-Lösung, isotone Kochsalzlösung

Diese Lösung ist plasmaisoton. Sie wird fälschlich auch als „physiologische" Kochsalzlösung bezeichnet. Das ist sie aber nicht, denn sie enthält 154 mmol/l Cl^-, während die Serum-Cl^--Konzentration bei 103 mmol/l liegt. Die Na^+-Konzentration ist mit 154 mmol/l ebenfalls höher als die des Plasmas. Andere Elektrolyte sind nicht enthalten, daher ist sie nur kurzfristig hämodynamisch wirksam und für den Ersatz von Blut- und Plasmaverlusten eher ungeeignet.

Die Lösung wird v. a. bei extrazellulären Volumendefiziten eingesetzt, die mit Hyponatriämie, Hypochlorämie und metabolischer Alkalose einhergehen. Sie ist besonders für Patienten geeignet, deren Magensaft kontinuierlich abgesaugt wird (Cl^--Verlust!) sowie für Dialysepatienten und Kinder mit Pylorospasmus. Werden zu große Mengen zugeführt, kann eine hyperchlorämische Azidose entstehen (besonders bei eingeschränkter Nierenfunktion).

Ringer-Laktat-Lösung

Diese Lösung ist „physiologischer" als 0,9%ige NaCl-Lösung. Sie enthält neben 130 mmol/l Na^+ noch Kalium und Kalzium als Kationen sowie 108 mmol/l Cl^- und 28 mmol/l Laktat als Anionen. Das Laktat wird im Stoffwechsel zu Bikarbonat umgewandelt (bei ungestörter Leberfunktion).

Die Lösung dient dem präoperativen Ersatz gastrointestinaler Verluste und zum Ausgleich vorbestehender Volumenverluste, sofern keine schwerwiegenden Störungen von Volumen und Zusammensetzung der Extrazellulärflüssigkeit vorliegen.

Ringer-Laktat in Glukose 5 %

Diese Lösung ist mit 545 mosmol/l deutlich hyperton zum Plasma. Sie liefert Wasser, Elektrolyte und Kalorien. Bei langsamer Infusionsgeschwindigkeit von 0,5–0,75 g/kg KG/h Glukose tritt zumeist keine osmotische Diurese auf. Nach der Metabolisierung der Glukose wird die Lösung nahezu plasmaisoton.

Glukose 5 %

Diese Lösung enthält 50 g Glukose in 1 l Wasser. Sie ist hypoton (253 mosmol), der pH-Wert beträgt 4,5. Glukose wird metabolisiert und liefert rund 200 kcal. Nach der Metabolisierung enthält die Lösung keine osmotisch aktiven Teilchen mehr.

> ❯ Glukose 5 % liegt dann als freies Wasser vor und ist darum für den Ersatz von isotonen Verlusten aus dem Extrazellulärraum nicht geeignet.

Werden größere Mengen zugeführt, tritt unweigerlich eine Hämodilution (Blutverdünnung) ein. Intra- und extrazelluläre Flüssigkeit nehmen zu, das Serumnatrium (und die anderen Elektrolyte) sowie der Hämoglobingehalt und der Hämatokrit fallen ab.

20.1.2 Kolloide

Kolloide sind hochmolekulare Substanzen (Molekulargewicht > 10.000 D), die v. a. für den Ersatz von Blutverlusten zugeführt werden. Unterschieden werden körpereigene Kolloide wie Humanalbumin oder Frischplasma und künstliche Kolloide wie HES und Gelatine.

Kolloide üben einen onkotischen Druck aus und können Wasser binden. Da sie nicht frei durch Kapillarmembranen dringen können, verweilen sie länger im Gefäßsystem als Kristalloide. Der Volumeneffekt isoonkotischer Kolloide beträgt ca. 90–100 %, der von hyperonkotischen Lösungen ca. 150 %.

Hydroxyethylstärke (HES)

HES wird enzymatisch im Plasma abgebaut und renal ausgeschieden. Die Elimination aus dem Körper dauert bis zu 2 Wochen. Wegen der möglichen Nierenschädigung durch HES gilt Folgendes:

> ❯ HES-haltige Infusionslösungen sollten wegen des Risikos der Nierenschädigung nur noch eingesetzt werden für die Behandlung einer Hypovolämie durch akute Blutverluste, die mit kristalloiden Infusionslösungen allein nicht ausgeglichen werden kann.

HES sollte in der niedrigsten wirksamen Dosis angewandt werden, und das so kurz wie möglich.

■ **Kontraindikationen**
- Sepsis
- Verbrennungen
- Eingeschränkte Nierenfunktion, Nierenersatztherapie
- Intrakranielle oder zerebrale Blutung
- Kritisch kranke Patienten
- Überwässerung, Lungenödem, Entwässerung
- Schwere Gerinnungsstörungen, schwere Leberfunktionsstörungen

Für den intraoperativen Volumenersatz wird z. B. 6%iges HES 130 eingesetzt. Die maximale Dosis beträgt 30 ml/kg KG, die intravasale Volumenwirkdauer 2–3 h.

Gelatine

Gelatinelösungen werden aus Kollagen hergestellt. Das mittlere Molekulargewicht beträgt ca. 30.000 D, die Konzentration 3–5 %.

Gelatine wird vollständig verstoffwechselt und über den Urin ausgeschieden. Eine Speicherung im Körper tritt nicht auf. Wegen des geringen Molekulargewichts und der niedrigen Konzentration sind die Volumeneffekte und die Wirkdauer geringer als die von HES. Die Wasserbindungskapazität beträgt ca. 14 mg/kg KG, die Verweildauer im Gefäßsystem 2–3 h.

Deshalb gilt: Gelatine muss in der 1,5- bis 2-fachen Menge des Blutverlusts infundiert werden, um ein normales Blutvolumen aufrechtzuerhalten.

Wegen der kurzen Verweildauer im Gefäßsystem ist Gelatine nur zur vorübergehenden Behandlung der Hypovolämie geeignet.

■ **Blutgerinnung**
Die Blutgerinnungsaktivität und die Nierenfunktion werden durch Gelatine nicht beeinflusst, größere Mengen können jedoch zur Verdünnung von Gerinnungsfaktoren führen. Anaphylaktoide Reaktionen auf Präparate wie Gelafundin sind sehr selten und können durch Vorgabe von H_1- und H_2-Blockern minimiert werden.

■ **Klinische Anwendung**
Gelatinelösungen eignen sich für den kurzfristigen Ersatz von Blutverlusten, die später durch Blut oder Blutkomponenten ausgeglichen werden sollen. Außerdem wurde Gelatine für die isovolämische Hämodilution eingesetzt.

Humanalbumin 20 %

Dies ist ein natürliches Kolloid mit einer Plasmahalbwertszeit von 19 Tagen. Überinfusion von Humanalbumin führt zur Ablagerung der Substanz im Interstitium.

20.2 Intraoperative Routineflüssigkeitszufuhr

Wie viel und welche Art von Flüssigkeit für den intraoperativen Routineflüssigkeitsersatz gegeben werden soll, ist umstritten. Nur über die Ziele besteht Einigkeit: Es sollen einerseits der für den Patienten normale Erhaltungsbedarf an Flüssigkeit gedeckt und andererseits die durch die jeweilige OP hervorgerufenen Verluste ersetzt werden.

20.2.1 Erhaltungsbedarf

Die meisten erwachsenen Patienten haben 8–12 h vor der OP keine Flüssigkeit mehr zu sich genommen. Ihr Flüssigkeitsdefizit kann wie folgt kalkuliert werden:
- Perspiratio insensibilis: ca. 280 ml bzw. ca. 0,5 ml/kg KG
- Urinausscheidung: ca. 1–2 ml/kg KG
- Gesamtdefizit im Extrazellulärraum: ca. 700 ml, davon intravasales Defizit ca. 100 ml

Richtwerte für den Erhaltungsbedarf sind in ◘ Tab. 20.1 zusammengestellt.
- Patienten, die keine Flüssigkeitskarenz tolerieren, müssen mit Absetzen der oralen Zufuhr eine i. v. Infusion erhalten.
- Ist die OP nur kurz, wird der Ausgleich des Defizits postoperativ fortgesetzt.
- Intraoperativ muss der weitere Erhaltungsbedarf gedeckt werden.

Perioperative Flüssigkeitstherapie bei **Kindern**: ▸ Kap. 24.

Für **Erwachsene** wird ein restriktives perioperatives Flüssigkeitskonzept empfohlen:
- Keine prophylaktischen Flüssigkeitsboli vor der Narkoseeinleitung, auch nicht vor Spinal- und Periduralanästhesien, wenn kein Volumenmangel besteht
- Behandlung des anästhetikabedingten Blutdruckabfalls mit Vasopressoren, nicht mit Infusionslösungen
- Erhaltungszufuhr von 1–2 ml/kg KG/h + verlorener Urinmenge
- Keine routinemäßige Steigerung der Infusionsrate bei Eröffnung großer Körperhöhlen
- Anpassung des Erhaltungsbedarfs an die Größe der OP:
  - 4 ml/kg KG/h bei geringem operativen Trauma
  - 6 ml/kg KG/h bei moderatem operativen Trauma
  - 8 ml/kg KG/h bei großem operativen Trauma
- Bei positiver Flüssigkeitsbilanz: Diuretika

Der intraoperative Blutverlust sollte möglichst quantitativ erfasst werden (Sauger). Ein Verlust von 10 % des Blutvolumens beim sonst Gesunden gilt allgemein nicht als Indikation für eine Bluttransfusion; er kann mit balancierten Elektrolytlösungen ausgeglichen werden. Bei Verlusten von etwa 15–20 % sollte sich der Anästhesist auf die Bluttransfusion vorbereiten. Nähere Einzelheiten sind in ▸ Kap. 21 beschrieben.

20.3 Einschätzung des Flüssigkeitsgleichgewichts

Die Flüssigkeitstherapie bei Patienten ohne vorbestehenden Störungen des Wasser- und Elektrolytgleichgewichts

◘ **Tab. 20.1** Richtwerte für den Erhaltungsbedarf in verschiedenen Altersgruppen

Alter	ml/kg KG/h
Erwachsener	1–2
Kind bis 10 kg KG	4
Kind 10–20 kg KG	2
Kind > 20 kg KG	1

ist verhältnismäßig einfach und kann sich weitgehend an den zuvor beschriebenen Regeln orientieren.

Anders hingegen die Behandlung von Patienten mit vorbestehenden Störungen: Hier setzt eine angemessene Therapie die richtige Diagnose voraus! Der Anästhesist muss den Flüssigkeitsstatus des Patienten mithilfe klinischer Zeichen und Labordaten einschätzen. Hierbei ist es sinnvoll, Volumen, Osmolarität und Zusammensetzung der Extrazellulärflüssigkeit zu analysieren und danach das therapeutische Vorgehen festzulegen. Hierzu einige Hinweise:

- **Volumen**
  - Blutdruck und Puls messen, ggf. sitzend und liegend.
  - Hautturgor beurteilen.
  - Feuchtigkeit der Schleimhäute überprüfen.
  - Urinausscheidung messen.

- **Osmolarität**
  - Serumosmolarität und Serumnatrium messen.

- **Zusammensetzung**
Bestimmung von
  - Serumelektrolyten,
  - Säure-Basen-Haushalt und Blutgasen,
  - Harnstoff und Kreatinin.

Der zentrale Venendruck sollte *nicht* für die Diagnose eines Volumenmangels verwendet werden (S3-Leitlinie). Geeignet sind dagegen sog. „volumetrische Vorlastparameter" (intrathorakales Blutvolumen/globales enddiastolisches Volumen – ITBV/GEDV).

20.4 Der dehydrierte Patient

Ein Mangel an extrazellulärer Flüssigkeit ist vermutlich die gefährlichste präoperative Störung des Flüssigkeitsgleichgewichts, weil die meisten Anästhesietechniken beim dehydrierten Patienten einen *Kreislaufkollaps* hervorrufen können. Die Diagnose muss präoperativ (nicht hinterher) anhand klinischer Zeichen und der Vorgeschichte gestellt werden: Laborparameter sind zumeist wenig hilfreich.

20

Der Verdacht ergibt sich besonders bei Patienten mit folgenden Störungen:
- Durchfälle
- Erbrechen
- Intestinale Fisteln
- Magenabsaugung
- Hohes Fieber
- Hyperglykämie mit Azetonurie bei Diabetes
- Nierenfunktionsstörungen

Patienten mit **Darmverschluss** oder **Peritonitis** können große Mengen eiweißreicher Flüssigkeit in das Darmlumen oder in die Bauchhöhle verlieren.

Bei **ausgedehnten Verbrennungen** 2. und 3. Grades werden ebenfalls große Mengen an Flüssigkeit, Elektrolyten und Eiweiß verloren.

Bei einem **Flüssigkeitsverlust von 6–8 % des Körpergewichts** ist der Patient häufig apathisch und oligurisch. Es besteht eine Tachykardie (100–120/min), die Schleimhäute sind trocken, die Zunge gefurcht. Der Blutdruck kann normal sein, fällt aber beim Übergang vom Liegen zum Sitzen zumeist ab. Diese Patienten benötigen etwa 4–6 l balancierte Elektrolytlösung, um Puls, Blutdruck und Urinausscheidung wieder zu normalisieren. Die Substitution sollte *vor* der Narkoseeinleitung erfolgen.

Bei **schwerer Dehydratation** ist der Patient stuporös. Bereits im Liegen sind der Blutdruck niedrig und der Puls schnell, die Schleimhäute sind trocken, die Augen eingesunken, die Venen kollabiert. Die Haut bleibt in Falten stehen und fühlt sich kühl und trocken an. Es besteht eine Oligurie bis Anurie. Diese Patienten haben mehr als 10 % ihres Körpergewichts an Flüssigkeit verloren. Sie benötigen unter Umständen mehr als 10 l balancierte Elektrolytlösung, um ihre Vitalfunktionen wiederherzustellen. In schweren Fällen kann es nötig sein, alle 15 min 1 l Flüssigkeit zu infundieren. Hierbei muss die kardiale Reserve beachtet werden. Wenn erforderlich, müssen zusätzlich inotrope Substanzen, z. B. Dobutamin, zugeführt werden.

Die gesamte massive Flüssigkeitstherapie muss, unabhängig von der gewählten Ersatzlösung, unter Kontrolle der Serumelektrolyte und Säure-Basen-Parameter sowie des zentralen Venendrucks erfolgen.

20.5 Gefahren der Flüssigkeitstherapie

- **Zu viel freies Wasser**

Narkose und OP werden als „Stress" gewertet, auf den der Organismus mit einer sog. „Stressreaktion" antwortet. Hierbei sind die Serumspiegel des antidiuretischen Hormons (ADH) oft erhöht. Wird dann *freies* Wasser (Glukoselösungen) im Überschuss zugeführt, kann es nicht ausgeschieden werden. Es entsteht eine Verdünnungshyponatriämie (nicht mit Natriummangel verwechseln!): Wasser strömt nach intrazellulär, die Zellen schwellen an. Zerebrale Symptome stehen hierbei im Vordergrund. Das Syndrom wird als **„Wasserintoxikation"** bezeichnet. Die Serumnatriumkonzentration liegt im Durchschnitt bei 122 mmol/l, die Urinosmolarität ist höher als die des Plasmas.

Die Behandlung besteht in einer Flüssigkeitsrestriktion von weniger als 1 l NaCl-Lösung 0,9 %/Tag. Freies Wasser darf nicht zugeführt werden. Bei schweren Formen können zusätzlich Diuretika gegeben werden.

- **Zu viel Salz**

Salzlösungen im Überschuss werden gewöhnlich besser vertragen als die exzessive Zufuhr von freiem Wasser. Die Zufuhr großer Mengen Salzlösungen (> 3000 ml) kann bei manchen Patienten respiratorische Störungen (Lungenödem) auslösen.

20.6 Akuter Volumenersatz

Vergleiche hierzu auch die ▶ Kap. 21 und 74. Die Reaktion des Organismus auf Blutverluste besteht in einer sofortigen Reduzierung des funktionellen Gefäßbettes durch Vasokonstriktion (**Zentralisation**). Betroffen sind in erster Linie die Niere, das Splanchnikusgebiet (Eingeweide) und die venösen (Kapazitäts-)Gefäße. Durch die Vasokonstriktion wird das wirkliche Ausmaß des Volumenverlusts zunächst maskiert – bei sonst Gesunden sogar bis zu einem Verlust von etwa 20 % des Blutvolumens (in liegender Position; bei aufrechter Position ist die Toleranz erheblich geringer).

Die hämodynamischen Kompensationsmechanismen können durch Anästhetika schwerwiegend beeinträchtigt sein, sodass bei geringeren Blutverlusten bereits mit einem **Blutdruckabfall** gerechnet werden muss.

Ein weiterer Kompensationsmechanismus für akute Blutverluste besteht in der Verschiebung von interstitieller Flüssigkeit und extravasalen Proteinen in das Gefäßsystem. Hierdurch wird das intravasale Volumen wiederhergestellt (nicht aber die Erythrozyten!). Wird das verlorene Blutvolumen nicht ersetzt, verändern sich der Hämoglobingehalt und der Hämatokrit zunächst *nicht*. Diese beiden Laborwerte können somit initial nicht verwendet werden, um den Blutverlust richtig einzuschätzen. Erst nach einigen Stunden, wenn interstitielle Flüssigkeit in größerer Menge nach intravasal verschoben worden ist, fallen der Hämoglobingehalt und der Hämatokrit ab. Werden hingegen die Blutverluste akut durch Plasmaexpander oder balancierte Elektrolytlösungen ersetzt, fallen der Hämoglobingehalt und der Hämatokrit sofort ab.

> **Durchschnittliche Blutvolumina**
>
> Für die akute Volumentherapie ist die Kenntnis der durchschnittlichen Blutvolumina hilfreich:
> - Männer: 7,5 % des Körpergewichts (75 ml/kg KG)
> - Frauen: 6,5 % des Körpergewichts (65 ml/kg KG)
> - Neugeborene: 8,5 % des Körpergewichts (85 ml/kg KG)

Ziel der Therapie ist die Aufrechterhaltung oder Wiederherstellung eines ausreichenden zirkulierenden intravasalen Volumens sowie der O_2-Transportkapazität und des Gerinnungssystems.

- **Auswahl der Infusionslösung**
- Mäßige Blutverluste können mit **balancierten, plasmaisotonen Elektrolytlösungen** ersetzt werden. Sie müssen im Verhältnis 4 : 1 infundiert werden (d. h., die Infusionsmenge muss 4-mal höher sein als die verlorene Blutmenge). NaCl-Lösungen sollten nicht zugeführt werden.
- Reichen Elektrolytlösungen nicht aus, können zusätzlich (kurzfristig) Kolloide, z. B. 6%iges HES 130, Gelatine oder Albumin, infundiert werden (► Abschn. 20.1.2)
- Weiter anhaltende Blutverluste müssen mit Blutpräparaten ausgeglichen werden (► Kap. 21).

❯ Elektrolytfreie Lösungen wie Glukose 5 % sind für den Volumenersatz nicht geeignet (Gefahr der Wasserintoxikation mit Hirn- und Lungenödem).

20.7 Intraoperative Störungen des Kaliumgleichgewichts

Kalium ist das wichtigste Kation für den Anästhesisten. Normale Serumkaliumwerte von 4–4,5 mmol/l sind für eine ungestörte Funktion des Herzens und der neuromuskulären Übertragung äußerst wichtig. Die Verteilung von intrazellulärem zu extrazellulärem Kalium kann durch zahlreiche Mechanismen gestört werden, ohne dass sich hierbei der Gesamtkaliumbestand des Organismus ändert.

Kaliumverschiebungen von intra- nach extrazellulär mit einem Anstieg des Serumkaliums können z. B. auftreten durch
- schwere Traumen (z. B. Polytrauma),
- ausgedehnte Operationen,
- Gewebekatabolismus und
- Azidose.

Ist hierbei die Nierenfunktion normal, sind kaum Anstiege auf > 6 mmol/l zu erwarten.

Kaliumverschiebungen von extra- nach intrazellulär mit Abfall des Serumkaliums treten auf bei
- Alkalose,
- Hyperventilation,
- Glukose-Insulin-Behandlung.

Diese Veränderungen sind gewöhnlich ohne schwerwiegende Folgen, solange sich der Gesamtbestand nicht ändert.

Einzelheiten zu Störungen des Kaliumgleichgewichts und ihre Behandlung: ► Kap. 65.

Über Kalium und Succinylcholin: ► Kap. 14.

Nachschlagen und Weiterlesen

Achatz S, Jacob M (2013) Perioperative Infusionstherapie. Allg Visceralchir Up2date 7:355–365

Hartig W, Biesalski HK, Druml W et al (2003) Ernährungs- und Infusionstherapie, 8. Aufl. Thieme, Stuttgart

Internet

Arzneimittelkommission der Deutschen Ärzteschaft (AkdÄ) (2013) Rote-Hand-Brief: Anwendungsbeschränkung für HES (Hydroxyethylstärke-haltige Arzneimittel). http://www.akdae.de/Arzneimittelsicherheit/RHB/Archiv/2013/20131118.pdf. Zugegriffen: 5. Febr. 2021

Arzneimittelkommission der Deutschen Ärzteschaft (AkdÄ) (2018) Rote-Hand-Brief: Hydroxyethylstärke(HES)-haltige Arzneimittel zur Infusion. www.aerztenetz-bad-berleburg.de/rhb/20180813.pdf. Zugegriffen: 5. Febr. 2021 (Neue Maßnahmen zur Verstärkung der bestehenden Beschränkungen aufgrund eines erhöhten Risikos von Nierenfunktionsstörungen und tödlichen Verläufen bei kritisch kranken oder septischen Patienten.)

Deutsche Gesellschaft für Anästhesiologie und Intensivmedizin e. V. (DGAI) (2020) S3-Leitlinie: Intravasale Volumentherapie beim Erwachsenen. https://www.awmf.org/leitlinien/detail/ll/001-020.html. Zugegriffen: 5. Febr. 2021

Physioklin (2021) PhysioFundin – Infusionslösungen. https://www.physioklin.de/. Zugegriffen: 5. Febr. 2021

Transfusion von Blut und Blutprodukten

Reinhard Larsen

Inhaltsverzeichnis

© Der/die Herausgeber bzw. der/die Autor(en), exklusiv lizenziert durch Springer-Verlag GmbH, DE, ein Teil von Springer Nature 2021
R. Larsen, T. Fink, T. Müller-Wolff (Hrsg.), *Larsens Anästhesie und Intensivmedizin für die Fachpflege*,
https://doi.org/10.1007/978-3-662-63127-0_21

» Blut ist ein ganz besonderer Saft. (Mephistopheles zu Faust)

In Deutschland werden jährlich etwa 4 Mio. Erythrozyten-konzentrate transfundiert. Das meiste Blut wird in der *operativen* Medizin verbraucht. Dabei werden mehr als 60 % aller Blutkonserven von Anästhesisten transfundiert. Aufgrund der Spenderauswahl und des Screenings sind die Blutpräparate virussicher; die Übertragung von HIV und Hepatitis-C-Viren beschränkt sich auf Einzelfälle. Dennoch gibt es nach wie vor teils schwerwiegende Transfusionsrisiken, sodass beim Einsatz von Erythrozytenkonzentraten, Plasma und Gerinnungspräparaten ein besonders sorgfältiges und umsichtiges Vorgehen erforderlich ist. Die Transfusion von Blut und Blutprodukten erfolgt nach den Leitlinien der Bundesärztekammer. Ihre Einhaltung ist gesetzlich vorgeschrieben; die Zufuhr und der Verlauf müssen dokumentiert werden.

21.1 Blutgruppen und Verträglichkeitstests

Unverträglichkeitsreaktionen zwischen dem Blut des Spenders und dem des Empfängers gehören zu den gefährlichsten Risiken einer Bluttransfusion. Sie beruhen auf bestimmten Eigenschaften der Erythrozyten und des Plasmas, die verhindern, dass Blut eines Spenders auf jeden beliebigen Empfänger übertragen werden kann. Verantwortlich hierfür sind die Blutgruppenantigene der Erythrozyten und bestimmte Antikörper im Serum.

Etwa 150 Blutgruppenantigene sind bisher entdeckt worden. In der klinischen Transfusionspraxis spielen jedoch nur die Antigene des AB0- und des Rhesus-Systems eine überragende Rolle. Diese Antigene kennzeichnen auch die Blutgruppe eines Menschen.

21.1.1 AB0-System

Innerhalb des AB0-Systems gibt es 4 Hauptblutgruppen: Blutgruppe 0, A, B und AB.

Die Buchstaben A und B bezeichnen die Blutgruppensubstanzen. Diese Blutgruppensubstanzen sind **Antigene** (◻ Tab. 21.1). Sie befinden sich auf der Oberfläche der Erythrozytenmembran und an vielen anderen Membranen des Körpers. Antigene sind (Fremd-)Stoffe, die nach Eindringen in einen anderen Organismus die Bildung von Antikörpern, die gegen diese Antigene gerichtet sind, hervorrufen. Die Blutgruppenantigene sind genetisch festgelegt und damit angeboren. Die Antikörper entstehen dagegen immer erst durch eine immunologische Auseinandersetzung des Körpers mit körperfremden Antigenen.

In welcher Weise können nun die Blutgruppenantigene bei einem Menschen vorhanden sein?

Blutgruppen
- Besitzt ein Mensch das Blutgruppenantigen A auf seinen Erythrozyten, hat er die Blutgruppe A.
- Besitzt er das Blutgruppenantigen B, hat er die Blutgruppe B.
- Besitzt er die Blutgruppenantigene A und B, hat er die Blutgruppe AB.
- Besitzt er hingegen keine Blutgruppenantigene, also weder Antigen A noch Antigen B, hat er die Blutgruppe 0.

Die meisten Menschen sind Träger der Blutgruppe 0 oder A (ca. je 42 %); die Blutgruppe B ist selten (ca. 11 %); die Blutgruppe AB tritt nur bei 4 % aller Menschen auf.

Wie bei den Antigenen können 2 Antikörper unterschieden werden: Antikörper A (Anti-A), der gegen das Blutgruppenantigen A gerichtet ist, und Antikörper B (Anti-B), der gegen das Blutgruppenantigen B gerichtet ist. Naturgemäß kann ein Mensch immer nur die Blutgruppenantigene auf seinen Erythrozyten besitzen, gegen die in seinem Serum keine Antikörper vorliegen. Denn sonst würde er sein eigenes Blut nicht vertragen und es käme zu einer Unverträglichkeitsreaktion. Hieraus ergeben sich folgende Kombinationsmöglichkeiten der Blutgruppenantigene und blutgruppenspezifischen Antikörper:

- Ein Träger der Blutgruppe A besitzt die Antigene A an seinen Erythrozyten und die Antikörper B in seinem Serum. Kommt dieser Träger der Blutgruppe A mit Blut der Gruppe B in Berührung, tritt eine hämolytische Unverträglichkeitsreaktion auf, weil die im Serum vorhandenen Antikörper Anti-B mit den Blutgruppenantigenen B des Spenders reagieren.
- Ein Träger der Blutgruppe B besitzt in seinem Serum Antikörper gegen die Blutgruppenantigene A; sie werden als Anti-A bezeichnet.
- Ein Träger der Blutgruppe 0 besitzt in seinem Serum die Antikörper Anti-A und Anti-B, jedoch keine Antigene auf seinen Erythrozyten.

◻ **Tab. 21.1** Blutgruppenbestimmung im AB0-System

Blutgruppe	Erythrozyten-Reaktion mit Testserum		Serumreaktion mit Testerythrozyten	
	Anti-A	**Anti-B**	**A-Zellen**	**B-Zellen**
A	+	−	−	+
B	−	+	+	−
AB	+	+	−	−
0	−	−	+	+

+ = Reaktion; − = keine Reaktion

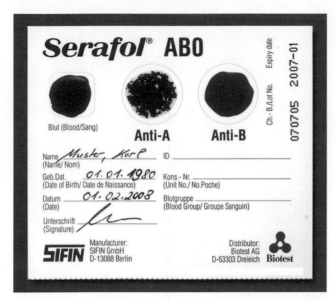

Abb. 21.1 Testkarte zur Bestimmung der AB0-Identität des Empfängers unmittelbar vor der Transfusion. Agglutination bei Anti-A

— Ein Träger der Blutgruppe AB besitzt keine Antikörper im Serum, denn auf seinen Erythrozyten befinden sich die Antigene A und B.

Von allen Blutgruppensystemen ist das AB0-System am wichtigsten, weil über 90 % aller schweren hämolytischen (die Erythrozyten zerstörenden) Transfusionsreaktionen auf einer Unverträglichkeit von Spender- und Empfängerblut in diesem System beruhen.

❗ Häufigste Ursache eines Transfusionszwischenfalls ist die versehentliche Übertragung einer Blutkonserve der falschen Blutgruppe, seltener eine Fehlbestimmung der Blutgruppe.

Um ein Höchstmaß an Sicherheit zu gewährleisten, muss nach den „Richtlinien zur Blutgruppenbestimmung und Bluttransfusion" der Bundesärztekammer (BÄK) unmittelbar vor der Transfusion ein **AB0**-Identitätstest beim Empfängerblut durchgeführt werden. Hierzu werden entsprechende Testkarten eingesetzt (◘ Abb. 21.1).

21.1.2 Rhesussystem

Etwa 85 % aller Menschen sind Träger des Rhesusfaktors. Die Rhesusantigene befinden sich in der Erythrozytenmembran, nicht hingegen in anderen Membranen des Körpers. Fünf Hauptgruppen des Rh-Systems werden unterschieden: D, C, c, E und e. D hat die größte Bedeutung. D-Träger werden als Rhesus-positiv (Rh-positiv, D-positiv) bezeichnet. Die klinische Bedeutung des Rh-Systems besteht darin, dass die einzelnen Faktoren antigen wirksam sind, d. h. im fremden Organismus die

Bildung von Antikörpern bewirken können. Der D-Faktor ist hierbei am stärksten. Darum gilt:

❯ Nur im Notfall darf ein Rh-negativer Empfänger Rh-positives Blut erhalten!

Antikörper gegen den Rhesusfaktor sind nicht von vornherein im Serum des Rh-negativen Menschen vorhanden. Sie werden vielmehr erst durch Kontakt mit Rh-positivem Blut gebildet. Dieser Kontakt findet z. B. statt, wenn einem Rh-negativen Empfänger Blut eines Rh-positiven Spenders übertragen wird oder wenn eine Rh-negative Frau eine Schwangerschaft mit einem Rh-positiven Kind durchmacht.

Die Antikörperbildung findet jedoch nur bei etwa 50 % der Fehltransfusionen und bei etwa 5 % aller Schwangerschaften statt.

Erhält ein Rh-positiver Empfänger Rh-negatives Blut, tritt keine Reaktion auf.

21.1.3 Kell-System

Das Kell-Antigen (K-Antigen) ist sehr stark antigen wirksam. Nicht selten werden K-Antikörper bei Massivtransfusionen gebildet, wenn K-negative Empfänger K-positives Blut erhalten. Zahlreiche Blutbanken vermeiden eine Sensibilisierung des Empfängers, indem sie für K-negative Empfänger nur K-negatives Blut bereitstellen.

21.1.4 Verträglichkeitstests

Vor jeder Bluttransfusion müssen bestimmte Untersuchungen durchgeführt werden, um das Risiko einer Transfusionsreaktion auszuschalten. Hierzu gehören die Bestimmung der Blutgruppe und des Rhesusfaktors sowie die Suche nach Antikörpern bei Spender und Empfänger.

Kreuzprobe
Die Kreuzprobe ist die eigentliche Verträglichkeitsprüfung, gewissermaßen eine Probetransfusion im Reagenzglas. Durch die Kreuzprobe wird festgestellt, ob Antikörper beim Spender oder Empfänger zu einer hämolytischen Transfusionsreaktion führen können.

❯ Die Kreuzprobe ist gesetzlich zwingend vorgeschrieben.

Sie besteht aus 2 Ansätzen:

- **Major-Test**
Empfängerserum wird auf Antikörper untersucht, die gegen blutgruppenspezifische Antigene der Spendererythrozyten gerichtet sind.

- **Minor-Test**

Spenderserum wird auf Antikörper gegen Empfängererythrozyten untersucht.

Zum Leidwesen des eiligen Anästhesisten dauert die Kreuzprobe mindestens 30–45 min. Nur im äußersten Notfall darf ungekreuztes (aber blutgruppengleiches!) Blut transfundiert werden.

Antikörpersuchtest

Mit diesem Test können im Serum irreguläre blutgruppenspezifische Antikörper festgestellt werden. Er wird mit antigenreichen Erythrozyten durchgeführt.

21.2 Konservierung von Blut

Das dem Spender entnommene Blut altert und verliert seine biologische Wertigkeit. Um den Alterungsvorgang zu verlangsamen, werden konservierende Maßnahmen angewandt: die **Kühlung bei 2–6 °C** im erschütterungsfreien Kühlschrank und der Zusatz von Stabilisatoren (◘ Tab. 21.2). Die **Stabilisatoren** sind Energielieferanten für den Stoffwechsel der Erythrozyten, außerdem enthalten sie eine Substanz, durch die das Blut ungerinnbar wird. Als Stabilisatoren werden Acid-Citrat-Dextrose (ACD) oder Citrat-Phosphat-Dextrose (CPD) verwendet.

Durch Kühlung und Stabilisatorzusatz beträgt die Lagerungszeit von Konservenblut mehrere Wochen (s. Angaben des Herstellers). Während dieser Zeit darf die Kühlkette von 2–6 °C nicht unterbrochen werden.

> ❯ Die Kühlkette gilt als unterbrochen, wenn die Temperatur des Blutes auf > 8 °C angestiegen ist. Dies kann bereits geschehen, wenn die Konserve mehr als 15 min bei Raumtemperatur aufbewahrt wird.

Die Lagerungstemperaturen müssen dokumentiert werden.

21.2.1 Veränderungen im konservierten Blut

Kühlung und Stabilisatoren können die Alterung des Konservenblutes nicht verhindern, sondern nur hinauszögern: je älter die Konserve, desto geringer die biologische Wertigkeit. Klinisch wichtig sind v. a. folgende Veränderungen des ACD- oder CPD-Blutes.

Erythrozyten

Die normale Lebenszeit von Erythrozyten beträgt 120 Tage, die Halbwertszeit von transfundierten Erythrozyten dagegen nur etwa 34 Tage. Außerdem nimmt die osmotische Resistenz ab, sodass einige Zellen aufgelöst werden und Hämoglobin freisetzen. Aufschütteln der Konserven beschleunigt die Hämolyse. Darum müssen die Konserven im erschütterungsfreien Kühlschrank aufbewahrt werden.

Mit zunehmender Lagerungszeit fällt auch das Enzym *Diphosphoglyzerat (DPG)* im Erythrozyten ab. Hierdurch können die Erythrozyten den gebundenen Sauerstoff schlechter abgeben: Die O_2-Bindungskurve wird nach links verschoben.

Thrombozyten

Nach 24–48 h beträgt die Plättchenaktivität in der Konserve nur noch 5–10 % des Ausgangswerts. Darum kann 24 h altes Konservenblut praktisch als thrombozytenfrei angesehen werden.

Gerinnungsfaktoren

Die meisten Gerinnungsfaktoren bleiben im konservierten Blut stabil, mit Ausnahme von Faktor V und Faktor VIII, deren Aktivität nach 21-tägiger Lagerung auf 15–50 % abgesunken ist. Da jedoch nur 5–20 % von Faktor V und 30 % von Faktor VIII für eine ausreichende Blutstillung erforderlich sind, tritt durch den Abfall dieser Gerinnungsfaktoren allein nur selten eine Gerinnungsstörung auf. Liegt jedoch bereits eine Gerinnungsstörung anderer Ursache vor, so wird sie durch den Mangel an Faktor V und VIII noch verstärkt.

Elektrolytverschiebungen

Während der Lagerung des Konservenblutes tritt Kalium aus den Erythrozyten aus und Natrium in die Erythrozyten ein. Durch Kaliumfreisetzung steigt der Plasmakaliumspiegel, durch Natriumeinstrom nimmt die osmotische Resistenz der Erythrozyten ab. In 21 Tage altem Konservenblut beträgt die Kaliumkonzentration ca. 20 mmol/l.

pH-Wert

Mit zunehmender Lagerungsdauer nimmt der pH-Wert im Konservenblut ab. Ursache ist der saure pH-Wert des Stabilisators und der anhaltende Erythrozytenstoffwechsel, durch den Milchsäure (Laktat) und CO_2 entstehen.

◘ **Tab. 21.2** Temperaturen für die Lagerung und den Transport von Blutprodukten. (Nach Richtlinie der BÄK)

Produkt	Lagerung	Transport
Erythrozyten	+4 °C ± 2 °C	+1 bis +10 °C
Thrombozyten	+22 °C ± 2 °C unter ständiger Agitation	Raumtemperatur
Gefrorenes Frischplasma	−30 bis −40 °C (Toleranz +3 °C)	Tiefgefroren
Gefrorenes Frischplasma, aufgetaut	Zur sofortigen Transfusion	Raumtemperatur

21.3 Blutpräparate

Aus Spenderblut werden Vollblutkonserven gewonnen und in Blutkomponenten und Plasmaderivate aufgetrennt (s. u.). Hierdurch wird eine *Hämotherapie nach Maß* ermöglicht und Vollblut eingespart, zudem bestimmte Risiken vermieden.

Vollblutkonserven dienen nur der Herstellung von Blutkomponenten und Plasmaderivaten. Sie werden in Deutschland nur noch in extremen Situationen (z. B. bei Katastrophen) transfundiert.

Arten von Blutkomponenten und Plasmaderivaten

1. **Blutkomponenten:**
   - Erythrozytenkonzentrate
   - Thrombozytenkonzentrate
   - Plasma:
     - Gefrorenes Frischplasma (quarantänegelagert)
     - Virusinaktiviertes Plasma
   - Patientenbezogene Einzelzubereitungen
2. **Plasmaderivate** (nach Fraktionierung):
   - Albumin
   - Immunglobuline
   - Gerinnungspräparate (Faktor VIII, Faktor IX)
   - Prothrombinkomplexkonzentrat (PPSB)
   - Gerinnungshemmende Präparate: Fibrinkleber, Antithrombin, Protein C und S, Fibrinolytika

---

21.3.1 Erythrozytenkonzentrate

Das Erythrozytenkonzentrat wird durch Abziehen des Plasmas von ACD-Frischblutkonserven gewonnen.

Leukozytendepletiertes Erythrozytenkonzentrat in additiver Lösung

- Volumen: 250–350 ml
- Hämatokrit: 50–70 %
- Erythrozytenmasse: > 80 %
- Plasmaanteil: < 15 %
- Lagerungsfähigkeit: 42–49 Tage

Indikationen

Erythrozytenkonzentrate werden bei akuten Blutverlusten und chronischen Anämien zugeführt, um die Erythrozytenverluste auszugleichen und so die O_2-Transportkapazität des zirkulierenden Blutes zu steigern. Plasmaverluste können hiermit nicht ersetzt werden.

Ab welchem unteren Hämoglobinwert die Verabreichung von Erythrozytenkonzentraten erforderlich ist, lässt sich nicht universell festlegen, sondern nur individuell unter Berücksichtigung von Dauer, Schwere und Ursache der Anämie, klinischem Zustand des Patienten

sowie Alter und Geschlecht. Standardpräparat in der operativen Medizin ist das „buffy-coat-freie" Erythrozytenkonzentrat in additiver Lösung.

❯ Grundsätzlich sind Erythrozytenkonzentrate nur dann indiziert, wenn der Patient ohne die Zufuhr einen gesundheitlichen Schaden erleiden würde. Eine Bluttransfusion bei Hämoglobinwerten von 10 g/dl und mehr ist nur selten gerechtfertigt, bei Werten von weniger als 5 g/dl jedoch praktisch immer erforderlich.

Blutgruppenkompatibilität von Erythrozytenkonzentraten

Nach den *Transfusionsrichtlinien* können von den plasmaarmen Erythrozytenkonzentraten auch AB0-ungleiche (majorkompatible) Präparate transfundiert werden, jedoch erst „nach entsprechender fachkompetenter Beratung" (◻ Tab. 21.3).

■ **Rhesusfaktorkompatibilität**

Rh-positive Erythrozytenkonzentrate dürfen nur dann an Rh-negative Empfänger übertragen werden, wenn die Transfusion lebensnotwendig ist (z. B. bei Massivtransfusionen) und wenn Rh-negative Erythrozytenkonzentrate nicht sofort beschafft werden können.

Dosierung

Die Dosierung von Erythrozytenkonzentraten richtet sich in erster Linie nach dem *individuell* angestrebten Hämoglobinwert. Grundsätzlich sollte nur so viel Blut transfundiert werden, wie unbedingt erforderlich ist. Die Übertragung eines einzelnen Erythrozytenkonzentrats ist bei operativen Patienten zumeist nicht gerechtfertigt.

❯ Beim normalgewichtigen Erwachsenen ohne gesteigerten Erythrozytenumsatz bewirkt die Übertragung eines Erythrozytenkonzentrats einen Anstieg des Hämoglobinwerts um ca. 1–1,5 g/dl und des Hämatokrits um etwa 3–4 %.

■ **Blutfilter**

Die Zufuhr der Erythrozytenkonzentrate erfolgt über Standardfilter mit einer Porengröße von 170–230 µm, um Zellaggregate oder Gerinnsel zurückzuhalten.

◻ **Tab. 21.3** Verträglichkeit AB0-ungleicher, plasmaarmer Erythrozytenkonzentrate

Patient	Kompatible Erythrozytenkonzentrate
A	A oder 0
B	B oder 0
AB	AB, A, B oder 0
0	0

21.3.2 Thrombozytenpräparate

Leukozytendepletierte (leukozytenarme) Thrombozytenkonzentrate (TK) werden entweder aus frisch entnommenem Vollblut oder durch maschinelle Thrombozytenapherese gewonnen. Die *Richtlinien* unterscheiden u. a. folgende Präparate:

- **Einzelspenderthrombozytenkonzentrat** enthält 5- bis 8-mal 10^{10} Thrombozyten in mindestens 50 ml Plasma. Lagerungstemperatur 22 ± 2 °C (unter ständiger Bewegung). Lagerungszeit max. 4 Tage (4-mal 24 h) gerechnet ab 24:00 Uhr des Entnahmetages. Sofort nach Abgabe transfundieren!
- **Poolthrombozytenkonzentrat** besteht aus 4–8 blutgruppenkompatiblen Thrombozytenkonzentraten verschiedener Einzelspender (Pool). Lagerungstemperatur und Lagerungszeit wie Einzelspenderkonzentrat. Sofort nach Abgabe transfundieren!

Indikationen

Thrombozytenkonzentrate werden in erster Linie zur Behandlung, in ausgewählten Fällen auch zur Prophylaxe von Blutungen durch Störungen der Thrombozyten*bildung* eingesetzt, nur ausnahmsweise und dann als Notfallmaßnahme bei Thrombozytenumsatzstörungen. Vor der Transfusion sollte daher die Art der Thrombozytenfunktionsstörung abgeklärt werden.

- **Starke Blutverluste**

Wichtigste Indikation für die Transfusion von Thrombozytenkonzentraten in der operativen Medizin sind Thrombozytopenien (verminderte Thrombozytenzahl im Blut) durch starke Blutverluste und/oder Massivtransfusion.

- **Angeborene Thrombozytopathien/-penien**

Die Transfusion von Thrombozytenkonzentraten ist bei operativen Eingriffen und bei lebensbedrohlichen Blutungen indiziert.

- **Knochenmarkinsuffizienz**

Besteht bei primärer oder sekundärer Knochenmarkinsuffizienz eine Thrombozytopenie mit sich rasch entwickelnder Blutungsneigung, ist die Transfusion von Thrombozyten indiziert.

- **Erworbene Thrombozytenfunktionsstörungen**

Bei Urämie oder anderen Erkrankungen, die zu Thrombozytenfunktionsstörungen führen können, sind Thrombozytentransfusionen nur selten indiziert. Medikamente, die Störungen der Thrombozytenfunktion hervorrufen, müssen vor einer OP abgesetzt werden.

- **Disseminierte intravasale Gerinnung**

Die Zufuhr von Thrombozyten ist nur indiziert, wenn eine manifeste, thrombozytär bedingte Blutung besteht.

Vor der Transfusion sollte die Ursache der disseminierten intravasalen Gerinnung beseitigt worden sein.

In der Übersicht sind die Grenzwerte der Thrombozytenzahlen im Plasma für Operationen und invasive Maßnahmen zusammengestellt, bei denen Thrombozyten zugeführt werden sollten (Auswahl).

Grenzwerte für eine Thrombozytentransfusion (Leitlinie BÄK)

- Prophylaktisch vor kleinen Eingriffen bei vorbestehender thrombozytärer Blutungssymptomatik oder bei Thrombozytenzahl ≤ 20.000/µl
- Prophylaktisch bei größeren Eingriffen und Eingriffen mit hohem Blutungsrisiko direkt präoperativ, wenn Thrombozyten ≤ 50.000/µl
- Prophylaktisch bei operativen Eingriffen mit sehr hohem Blutungsrisiko direkt präoperativ, wenn Thrombozyten ≤ 70.000–100.000/µl
- Herzchirurgie: bei verstärkten postoperativen Blutungen oder Abfall der Thrombozyten auf < 20.000/µl
- Prophylaktisch vor einer Periduralanästhesie, wenn Thrombozyten < 80.000/µl
- Prophylaktisch vor einer Spinalanästhesie, wenn Thrombozyten < 50.000/µl
- Anlage eines zentralen Venenkatheters, wenn Thrombozyten < 20.000/µl
- Zahnärztliche Eingriffe, wenn Thrombozyten < 20.000/µl
- Transfusionspflichtige akute Blutungen, wenn Thrombozyten < 100.000/µl

---

Auswahl und Dosierung

- **Auswahl**

Für den „Standardpatienten" gilt Folgendes: Bei nicht durch Schwangerschaft und/oder Bluttransfusion immunisierten Empfängern genügt die Kompatibilität der Thrombozytenpräparate im AB0-System. Da im Konzentrat auch noch geringe Mengen Erythrozyten vorhanden sind, sollte der Rhesus-D-Faktor ebenfalls berücksichtigt werden, um eine Immunisierung zu vermeiden.

Bei unvermeidlicher Transfusion von D-positiven Thrombozytenkonzentraten sollte eine Prophylaxe mit Anti-D-Immunglobulin, 250–300 µg i. v., erfolgen.

- **Dosierung**

Ein Thrombozytenkonzentrat erhöht die Thrombozytenwerte im Blut um 5000–10.000/µl. Die übliche therapeutische Dosis beträgt 1 Thrombozytenkonzentrat pro 70 kg KG. Das durch Apherese einer Einzelspende gewonnene Konzentrat entspricht 6 Thrombozyten-

21

konzentraten. Die Leitlinien der Bundesärztekammer geben folgende Formeln zur Berechnung des minimalen Thrombozytenbedarfs an.

> ℹ️ **Berechnung des minimalen Thrombozytenbedarfs**
> Dosis (Thrombozytenzahl) = gewünschter Anstieg × 10^9/l Blutvolumen (bei 70 kg KG) × 1,5

Meist werden für einen Anstieg der Thrombozytenzahlen im Blut um 20.000–30.000/µl bei einem nicht-immunisierten Erwachsenen 4–6 frische Einzelspenderthrombozytenkonzentrate oder 1 Zytapheresepräparat benötigt.

Thrombozytenkonzentrate werden – möglichst rasch – über einen 170-µm-Filter oder über ein spezielles Thrombozytentransfusionsbesteck (geringere Verluste im System) zugeführt. Die Transfusion sollte innerhalb von 30 min beendet sein.

■ **Beurteilung der Wirksamkeit**

Unmittelbar nach der Transfusion sollten die Thrombozytenzahlen im Blut bestimmt und außerdem der Erfolg der Transfusion anhand klinischer Zeichen beurteilt werden. Bei ungenügendem Anstieg müssen, je nach Bedarf, auch wesentlich höhere Dosen zugeführt werden.

Komplikationen und Nebenwirkungen

Zu den wichtigsten unerwünschten Reaktionen und Komplikationen der Thrombozytentransfusion gehören
- Fieber,
- anaphylaktische Reaktion,
- Infektionen,
- Urtikaria,
- transfusionsassoziierte akute Lungeninsuffizienz,
- Purpura,
- Graft-versus-Host-Erkrankung.

21.3.3 Gefrorenes Frischplasma

Gefrorenes Frischplasma (GFP) bzw. Fresh Frozen Plasma (FFP) wird unmittelbar nach der Entnahme aus Blut gewonnen. Alle zellulären Bestandteile, auch die Thrombozyten, werden hierbei entfernt. Anschließend wird das Präparat bei −80 °C tiefgefroren und bei −30 °C 6 Monate quarantänegelagert. Die Lagerungszeit beträgt 1–2 Jahre. FFP enthält normale Aktivitäten von Gerinnungsfaktoren. Es ist besonders wertvoll für den Ersatz der labilen Gerinnungsfaktoren V und VIII.

Bei der Transfusion muss auf **Blutgruppenverträglichkeit** zwischen Spender und Empfänger geachtet werden (◘ Tab. 21.4), denn FFP von Spendern der Gruppen A, B und 0 enthält unverändert Antikörper. FFP darf nicht über Mikrofilter, sondern nur über **170-µm-Makrofilter** transfundiert werden.

◘ **Tab. 21.4** Übertragbarkeit von Frischplasma an Empfänger verschiedener Blutgruppen

Empfängerblutgruppe	Spenderblutgruppe
0	0, A, B, AB
A	A, AB
B	B, AB
AB	AB

Indikationen und Nichtindikationen

Nach den *Leitlinien der Bundesärztekammer* bestehen folgende Indikationen für die Zufuhr von FFP:
- Anhaltender Blutverlust von mehr als 100 ml/min oder anhaltender Transfusionsbedarf von mehr als 2 Erythrozytenkonzentraten pro 15 min, nach Transfusion von mindestens 4–6 Erythrozytenkonzentraten
- Notfallbehandlung einer klinisch-relevanten Blutungsneigung oder manifesten Blutung bei komplexen Störungen der Blutgerinnung, v. a. bei schwerem Leberparenchymschaden
- Disseminierte intravasale Gerinnung
- Verlust- und/oder Verdünnungskoagulopathie
- Substitution bei Faktor-V- und Faktor-XI-Mangel (hierfür gibt es keine Konzentrate)
- Thrombotisch-thrombozytopenische Purpura
- Austauschtransfusion

Nach den Leitlinien der Bundesärztekammer ist FFP in folgenden Fällen **nicht indiziert**:
- Als primärer Ersatz von Blut- und Volumenverlusten
- Als Albumin- und Eiweißersatz zur Anhebung des kolloidosmotischen Drucks
- Bei Mangel an Gerinnungsfaktoren, der mit Konzentraten wirksamer behoben werden kann, z. B. Hämophilie A und B, schwere kumarininduzierte Blutung
- Bei Blutgerinnungsstörungen, die mit Plasma nicht wirksam behandelt werden können: Thrombozytopenie, Thrombozytopathie, Hyperfibrinolyse
- Zur parenteralen Ernährung
- Für die Substitution von Immunglobulinen

Kontraindikationen

Bei Patienten mit *Plasmaunverträglichkeit* ist FFP absolut kontraindiziert. Weiterhin werden in den Leitlinien der Bundesärztekammer folgende relative Kontraindikationen angegeben:
- Kardiale Dekompensation, Lungenödem
- Immunglobulin-A-Mangel (IgA-Mangel)
- Disseminierte intravasale Gerinnung ohne Behandlung der zugrunde liegenden Störung

Dosierung

Die Dosierung von FFP richtet sich nach dem klinischen Bild, ergänzt durch gerinnungsphysiologische Untersuchungen. Bei der Therapie kann folgende Faustformel zugrunde gelegt werden:

> ❯ 1 ml FFP/kg KG erhöht den Gerinnungsfaktorengehalt beim Empfänger um ca. 1 %, wenn deren Umsatz nicht gesteigert ist, und um 0,5–1 %, wenn der Umsatz gesteigert ist.

Grundsätzlich sollte FFP so dosiert werden, dass sich eine Mindestaktivität der plasmatischen Gerinnungsfaktoren von 30 % ergibt. Hierfür sind in der Regel *15–20 ml/kg KG* erforderlich. Die Infusionsgeschwindigkeit sollte 30–50 ml/min betragen. Weniger als 2–3 Einheiten (600 ml) sind unzureichend.

■ **Akute Blutverluste**
Siehe ▶ Abschn. 21.4.3.

■ **Faktor-V-Mangel**
Bei Spontanblutungen müssen die Plasmakonzentrationen auf 5–15 % der Normaktivität angehoben werden, während für operative Eingriffe mindestens 20 % erforderlich sind. Die Regeldosierung beträgt 20 ml/kg KG alle 12 h.

■ **Faktor-XI-Mangel**
Bei chirurgischen Eingriffen oder Verletzungen werden 10 ml/kg KG FFP zugeführt bzw. Konzentrationen von > 20 % angestrebt. Faktor XI weist eine Halbwertszeit von 60–80 h auf, daher kann FFP in Abständen von 24–48 h verabreicht werden.

■ **Thrombotisch-thrombozytopenische Purpura (TTP)**
Sofortige Infusion von 30 ml/kg KG FFP und Austauschtransfusion mit 3–4 l FFP/Tag. Bei chronischer TTP werden 10 ml/kg KG GFP alle 3 Wochen zugeführt.

■ **Aufhebung der Kumarintherapie**
Die ASA Task Force empfiehlt in dringlichen Situationen die Zufuhr von 5–8 ml/kg KG FFP.

■ **Praktische Hinweise**
– Das Präparat sollte rasch aufgetaut werden, am besten in einem speziellen Auftaugerät. Hierbei dürfen 37 °C nicht überschritten werden. Gelegentliches Schwenken des Beutels wird empfohlen. Alle Proteinniederschläge müssen vor der Infusion aufgelöst sein.
– Die Transfusion erfolgt sofort nach dem Auftauen. Aufgetautes Plasma darf nicht wieder für eine spätere Transfusion eingefroren werden.
– Für die Infusion von FFP wird ein Standardtransfusionsfilter eingesetzt, Mikrofilter sind nicht erforderlich.

– Die Infusionsgeschwindigkeit sollte mindestens 30–50 ml/min betragen.

Nebenwirkungen und Gefahren

Zu den wichtigsten Komplikationen der FFP-Zufuhr gehören
– Volumenüberlastung mit Herzinsuffizienz und Lungenödem, besonders bei Herzkranken,
– Gefahr der Zitratintoxikation bei Zufuhr großer Mengen innerhalb kurzer Zeit,
– anaphylaktoide Reaktionen (selten),
– transfusionsassoziierte akute Lungeninsuffizienz (durch Antikörper),
– Reaktionen durch Alloantikörper bei Nichtbeachtung der Blutgruppenverträglichkeit im AB0-System (Ausnahme: AB-Plasma).

Bei der Transfusion von FFP muss das Restrisiko der Übertragung von Infektionserregern wie Hepatitis-B-Virus (HBV), Hepatitis-C-Virus (HCV), Zytomegalievirus (CMV), Humanes Immundefizienz-Virus (HIV), Yersinien, Treponemen usw. berücksichtigt werden.

21.3.4 Gerinnungsfaktorenpräparate

Aus Plasma können Präparate hergestellt werden, die einzelne oder mehrere Gerinnungsfaktoren in sehr hoher Konzentration enthalten. Diese Präparate dienen der Behandlung des angeborenen oder erworbenen Gerinnungsfaktorenmangels. Die wichtigsten sind
– Humanfibrinogen,
– Faktor VIIa-Konzentrat
– Faktor-VIII-Konzentrate, Faktor-VIII-/Von-Willebrand-Faktor-Konzentrate,
– Faktor-IX-Konzentrat,
– Prothrombinkomplexkonzentrat (PPSB),
– Faktor-XIII-Konzentrat.

Für den praktischen Einsatz dieser Substanzen gilt:

> ❯ Gerinnungsfaktorenpräparate dürfen nur nach strengster Indikationsstellung zugeführt werden.

Humanfibrinogen

Das Fibrinogenkonzentrat stammt aus gepooltem humanem Plasma und enthält 1 g oder 2 g gerinnbares Fibrinogen in trockener Form; dies entspricht dem Fibringehalt von 500–1000 ml Blut. Das Konzentrat wird bei +4 bis +8 °C gelagert; die Haltbarkeit beträgt 5 Jahre. Für die Transfusion wird die Substanz mit sterilem Aqua dest. aufgelöst, sodass eine 1- bis 2 %ige Lösung entsteht (nicht mit NaCl- oder Glukoselösung verdünnen!). Das gelöste Konzentrat muss umgehend verabreicht werden, da es keine Konservierungsmittel enthält.

21

- **Indikation**

Schwerer Fibrinogenmangel bzw. Plasmafibrinogenge-halt < 100 mg/dl. Hochreine, virusinaktivierte Präparate sollten bevorzugt werden (z. B. Haemocomplettan).

- **Dosierung**

Anfangs 1–2 g, bei schwerstem Fibrinogenmangel (< 50 mg/dl) bis zu 6 g Faktor-VII-Konzentrat.

Das Konzentrat wird bei angeborenen Mangelzuständen des Faktors VII eingesetzt. Aufbewahrt wird das Konzentrat bei +2 bis +8 °C. Nach der Auflösung muss das Präparat umgehend – aber mit langsamer Infusionsgeschwindigkeit – zugeführt werden.

> ℹ️ **Dosierung**
> Erforderliche IE = Körpergewicht × gewünschter Faktor-VII-Anstieg (%) × 0,6

Rekombinanter Faktor VIIa

Eptagog-α (aktiviert; Präparat Novoseven) ist der rekombinante Gerinnungsfaktor VIIa (rFVIIa). Intravenös injiziert bewirkt das Präparat eine optimale Gerinnungsaktivierung, die sich auf die Verletzungsstelle beschränkt.

- **Indikationen**

Das Präparat ist für schwere Blutungen bei Operationen an Patienten mit Hemmkörpern gegen Faktor VIII oder IX (Hemmkörperhämophilie) zugelassen. Voraussetzungen für die Zufuhr sind

- Fibrinogen > 1 g/dl,
- Thrombozyten > 50.000 μ/l, möglichst 100.000/μl.

> ℹ️ **Dosierung von rFVIIa**
> - Initial 4,5 KIE/kg KG (90 mg/kg KG) als i. v. Bolus in 2–5 min
> - Danach 3–6 KIE/kg KG

Faktor-VIII-Konzentrat

Dieses Präparat wird zur Behandlung des angeborenen Faktor-VIII-Mangels, der **Hämophilie A bzw. Bluterkrankheit**, eingesetzt.

Faktor-VIII-Konzentrat ist ein lyophilisiertes Präparat, gewonnen aus großen Mengen Frischplasma. Die meisten Präparate enthalten zwischen 200 und 400 Einheiten Faktor VIII. Sie werden in 10–25 ml Lösungsmittel gelöst. Das Konzentrat wird bei Temperaturen zwischen 2 und 8 °C aufbewahrt. Indiziert ist das Präparat bei Hämophilie A. Die Zufuhr erfolgt über einen 170-μm-Filter. Alle Präparate sind virusfrei.

> ❱ Präoperativ sollte die Faktor-VIII-Aktivität auf 80–100 % aufgehoben werden.

Prothrombinkomplex (PPSB)

Prothrombinkomplexpräparate werden aus größeren Plasmapools hergestellt, d. h. aus dem Blut von mehreren Spendern. Moderne Präparate gelten als Hepatitisvirus- und HIV-sicher!

Die Präparate enthalten die Faktoren II, VII, IX und X. Die wichtigste Indikation für die Transfusion von PPSB ist der Faktor-IX-Mangel, die **Hämophilie B**. Außerdem kann das Präparat im Notfall zur Aufhebung der Marcumarwirkung eingesetzt werden. Vor der PPSB-Gabe sollte ein evtl. bestehender AT III-Mangel ausgeglichen werden.

> ❱ Die Gabe von 1 IE/kg KG PPSB hebt den Quickwert um 0,5–1 % an.

21.3.5 Humanalbumin

Albuminlösungen (in der Regel 5%ig und 20%ig) enthalten die isolierte Albuminfraktion von menschlichem Plasma, Globuline fehlen. Die Lösungen sind onkotisch wirksam und bleiben lange im Gefäßsystem. Sie sind zudem *hepatissicher* und können unabhängig von der Blutgruppe des Empfängers infundiert werden. Der Preis ist allerdings sehr hoch, daher strenge Indikationsstellung! Die Gabe (Charge) muss nach dem Transfusionsgesetz dokumentiert werden.

Mögliche Indikationen sind

- Hypovolämie, z. B. in der Herzchirurgie, bei manifester Blutung aufgrund von Gerinnungsstörungen und
- Hypalbuminämie.

Grundsätzlich sollten Humanalbuminlösungen in der perioperativen Phase nicht eingesetzt werden, um eine Hypovolämie zu beseitigen bzw. die Hämodynamik von erwachsenen Patienten zu stabilisieren.

Kontraindikationen sind

- dekompensierte Herzinsuffizienz,
- Lungenödem,
- Verdünnungskoagulopathie.

21.3.6 Granulozytenpräparate

Diese Präparate werden nur bei leukopenischen Patienten (z. B. bei Sepsis mit Leukozytenwerten < 500/ml^3) eingesetzt und nur auf besondere Anforderung hergestellt.

21.4 Praxis der Bluttransfusion

21.4.1 Indikationen

Indikationen für die Zufuhr von Erythrozytenkonzentraten (bzw. O_2-Trägern) sind

- akute Blutungen,
- schwere chronische Anämien.

Bei der Indikationsstellung zur Bluttransfusion muss Folgendes beachtet werden: Verluste von mehr als 30 % des Blutvolumens können nicht mehr kompensiert werden. Hingegen werden *Erythrozytenverluste* von etwa 65 % gut vertragen, wenn das intravasale Volumen ausreicht (= Isovolämie) und die Kompensationsreaktionen intakt sind. Die **Kompensationsreaktionen** bei Blutverlusten sind

- Anstieg des Herzzeitvolumens,
- Zunahme der O_2-Extraktion aus dem Blut,
- Umverteilung der Durchblutung zugunsten von Herz und Gehirn.

Hinweise auf ein **Versagen der Kompensationsreaktionen** durch einen *anämiebedingten* O_2-Mangel (= anämische Hypoxie) sind

- Tachykardie,
- Blutdruckabfall,
- Myokardischämie im EKG: ST-Senkungen oder -Hebungen,
- neu aufgetretene Herzrhythmusstörungen,
- Abfall der zentralvenösen O_2-Sättigung auf < 60 %, Abfall der gemischtvenösen O_2-Sättigung auf < 50 %,
- Laktatazidose (Laktat > 2 mmol + Azidose).

Diese Zeichen gelten – neben dem Hämoglobinwert – als Transfusionstrigger.

❯ Bei akuten Blutverlusten ist die Volumensubstitution zunächst wichtiger als die Erythrozytensubstitution! Massive Blutverluste müssen mit Erythrozytenkonzentraten, häufig auch noch mit Plasma, Gerinnungsprodukten und Thrombozytenkonzentraten ersetzt werden.

In den Leitlinien der BÄK werden folgende **Hämoglobingrenzwerte** angegeben:

- Patienten mit normaler Herz-Kreislauf-Funktion und intakten Kompensationsreaktionen tolerieren einen akuten normovolämischen Hämoglobinabfall auf etwa 5 g/dl (Hämatokrit 15 %) in der Regel ohne Hinweis auf eine Unterversorgung der Organe. Hämoglobinwerte von 5–4,5 g/dl gelten allerdings als kritische Grenzwerte, bei denen die Zufuhr von Erythrozytenkonzentraten erforderlich ist.
- Bei schwerkranken Intensivpatienten gelten Hämoglobinkonzentrationen zwischen 7–9 g/dl als Zielwerte einer zurückhaltenden Transfusionstherapie.
- Hämodynamisch stabile Patienten mit Herz-Kreislauf-Erkrankungen (koronare Herzkrankheit, Herzinsuffizienz, Hirngefäßerkrankungen) tolerieren vermutlich Hämoglobinkonzentrationen zwischen 7–8 g/dl. Ein Abfall auf < 7 g/dl erhöht das Risiko hypoxischer Schäden.
- Patienten mit schwerer chronischer Anämie (Hämatokrit < 24–21 % bzw. Hämoglobinwert < 8–7 g/dl) sollten Erythrozytenkonzentrate erhalten.

❯ Bei massiven Blutverlusten und nicht gestillten Blutungen sollten Hämoglobinwerte von etwa 10 g/dl (Hämatokrit etwa 30 %) angestrebt werden, da sich höhere Hämatokritwerte günstig auf die Blutgerinnung auswirken.

- **Aufklärungspflicht über Transfusionsrisiken**
Der Arzt ist verpflichtet, den Patienten präoperativ über die Risiken einer Fremdbluttransfusion (homologe Transfusion) und die Möglichkeit einer Eigenbluttransfusion (autologe Transfusion) bzw. die Vor- und Nachteile der homologen und autologen Transfusion aufzuklären. Dies gilt dann, wenn sich perioperativ „unter Umständen die Notwendigkeit einer Bluttransfusion" ergeben könnte. Hinzuweisen ist besonders auf die **Gefahr der HIV-Infektion** und der **Posttransfusionshepatitis**, weiterhin auf immunologisch bedingte Nebenwirkungen der Transfusion und Nebenwirkungen durch andere Ursachen.

❯ Die Aufklärung muss rechtzeitig vor der OP erfolgen. Rechtzeitig heißt ca. 4 Wochen vor dem geplanten Eingriff, damit der Patient die Möglichkeit zur Eigenblutspende erhält.

- **Bluttransfusion bei Zeugen Jehovas**
Lehnt ein Patient – im Vollbesitz seiner geistigen Kräfte – jede Übertragung von Blut und Blutbestandteilen, einschließlich Humanalbumin, ab, so ist der Anästhesist angesichts dieser Weigerung nicht berechtigt, eine Bluttransfusion durchzuführen, auch wenn sie dringend erforderlich oder sogar lebensrettend ist. Der Arzt kann aber aus Gewissensgründen die Narkose verweigern, denn es ist ihm nicht zuzumuten, den Tod des Patienten hinzunehmen, obwohl er ihn durch Bluttransfusionen hätte retten können. Treten hingegen durch Verschulden des Operateurs bei Operationen, bei denen normalerweise keine Transfusion erforderlich ist, lebensbedrohliche Blutungen auf, kann der Anästhesist – nach Ausschöpfung aller anderen Maßnahmen – eine Transfusion durchführen.

Bei **Kindern von Zeugen Jehovas** verletzen die Eltern ihr Sorgerecht, wenn sie ihre Einwilligung in eine lebensnotwendige Bluttransfusion verweigern. Bei Wahleingriffen muss sich der Arzt an das Vormundschaftsgericht wenden, um eine Entscheidung herbeizuführen. In *Notfällen* kann er sich hingegen über den Willen der Eltern hinwegsetzen.

21.4.2 Praktisches Vorgehen

■ **Bluttransfusion**

Bei Bluttransfusionen sind das *Transfusionsgesetz* und die aktuellen *Richtlinien der Bundesärztekammer zur Hämotherapie* zu beachten! Nur Ärzte mit ausreichender Erfahrung dürfen eigenverantwortlich Blut transfundieren. Die Anwendung muss *unverzüglich* dokumentiert werden: Aufklärung, Einwilligung, Blutgruppenbestimmung, durchgeführte Untersuchungen, angewandte Produkte mit Patientenidentifikationsnummer, Chargenbezeichnung, Pharmazentralnummer, Datum und Uhrzeit der Anwendung, Wirkungen und unerwünschte Ereignisse (Meldepflicht beachten!).

- ▬ Zunächst Entnahme von 5 ml nicht hämolytischem Patientenblut für serologische Untersuchungen: Blutgruppe, Rhesusfaktor, Antikörpersuchtest, Verträglichkeitsprobe (Kreuzprobe).
- ▬ Sorgfältige Beschriftung des Probenröhrchens: Name, Vorname und Geburtsdatum des Patienten. Ausfüllen des Blutanforderungsscheins.
- ▬ **Verwechslungen** sind die häufigste Ursache für Transfusionsreaktionen, viel seltener falsche Blutgruppenbestimmungen oder unsachgemäße Kreuzproben.

❗ Besonders groß ist die Verwechslungsgefahr von Blutkonserven beim unbekannten Notfallpatienten.

Darum müssen Notfallpatienten möglichst sichere Erkennungsmerkmale erhalten, z. B. provisorische Identifikationsnummern (können auf den Körper geschrieben werden), außerdem Geschlecht, Einlieferungszeit, Diagnose, ungefähres Alter.

- ▬ Das **Instrumentarium** für die Bluttransfusion wird bereitgestellt:
  - – Transfusionsbesteck
  - – Großlumige Venenkanüle
  - – Stauschlauch
  - – Desinfektionsmittel, Tupfer, Pflaster
  - – Elektrolytlösung zum Vorspülen
- ▬ Die Blutkonserven werden in *Kühlbehältnissen* transportiert. Auch hierbei sind Verwechslungen möglich. Darum müssen die Konservenbegleitscheine sicher an den richtigen Konserven befestigt werden.
- ▬ Wird das Blut nicht sofort transfundiert, muss es übersichtlich, nach Patienten geordnet, im *Kühlschrank* gelagert werden, damit die Kühlkette nicht unterbrochen wird. Nicht benötigtes Blut wird der Blutbank ebenfalls ohne Unterbrechung der Kühlkette zurückgegeben.
- ▬ Wenn nicht bereits vorhanden: Anlegen eines venösen Zugangs für die Transfusion.
- ▬ Arzt und Pflegekraft überprüfen sorgfältig und ohne Hast die Daten auf dem Konservenbegleitschein und dem Etikett der Konserve, außerdem die Identität des Empfängers. Zusätzlich wird das Blutprodukt optisch kontrolliert: Beutel intakt? Koagelbildung in der Konserve? Verfärbungen durch Hämolyse oder bakterielle Verkeimung?

- ▬ Unmittelbar vor der Transfusion wird im *Empfängerblut* – **unter direkter Aufsicht des Arztes** – erneut ein **AB0-Identitätstest** mit Testkarten (◘ Abb. 21.1) durchgeführt. Hierdurch sollen Verwechslungen der Blutgruppen verhindert werden.
- ▬ Ausgangsblutdruck und -herzfrequenz werden festgestellt und die Werte in das Narkoseprotokoll eingetragen.
- ▬ Die Einleitung der Transfusion von Blutkomponenten (Erythrozytenkonzentrat, Thrombozytenkonzentrat, FFP, Granulozytenkonzentrat) erfolgt durch den *transfundierenden* Arzt.
- ▬ In den ersten 10–30 min der Transfusion ist *besondere* Aufmerksamkeit geboten. Die Transfusionsgeschwindigkeit soll innerhalb dieser Zeit nicht mehr als 5 ml/min betragen (Ausnahme: Notfall).
- ▬ Treten keine Zeichen der Transfusionsreaktion auf, kann die Geschwindigkeit, je nach Zustand des Patienten, gesteigert werden. Besteht keine akute Blutung, kann normalerweise 1 Erythrozytenkonzentrat mit Raumtemperatur pro Stunde verabreicht werden; bei der Transfusion dürfen aber 6 h nicht überschritten werden. Bei akuten Blutungen muss die Dosierung entsprechend angepasst werden.
- ▬ Bei Herzkranken, alten Patienten und Kindern muss langsam transfundiert werden.
- ▬ Treten Zeichen der Unverträglichkeit auf: Transfusion sofort abbrechen und die unter ▶ Abschn. 21.6 angegebenen Maßnahmen ergreifen.
- ▬ Im OP sollte die Transfusion unter Kontrolle von Blutdruck, Herzfrequenz und Hämoglobin-/Hämatokritwerten erfolgen.
- ▬ Die Konserve sollte getrennt von anderen Infusionen einlaufen. Dies gilt besonders für die gleichzeitige Gabe von Glukoselösungen.
- ▬ In die Konserve dürfen keine Medikamente injiziert werden.
- ▬ Beginn und Ende sowie Besonderheiten im Verlauf der Transfusion werden im Narkoseprotokoll vermerkt.
- ▬ *BÄK-Richtlinie*: Nach Beendigung der Transfusion ist das Behältnis mit dem Restblut und dem Transfusionsbesteck steril abzuklemmen oder zu verschließen und 24 h bei +1 °C bis +10 °C aufzubewahren.
- ▬ Nicht verabreichte Blutkonserven werden in einem flüssigkeitsdichten Behälter an die Blutbank zurückgegeben.

21.4.3 Massivtransfusionen

Eine verbindliche Definition der Massivtransfusion fehlt. Hier bezeichnet die Massivtransfusion den Ersatz mindestens des gesamten Blutvolumens mit Blut und Blutkomponenten innerhalb von 3–4 h oder von 2 Blutvolumina oder mehr innerhalb von 24 h. Dabei ist mit folgenden spezifischen Risiken der Massivtransfusion zu rechnen:

- Abfall der Körpertemperatur
- Störungen der Blutgerinnung, v. a. durch Verlust, Verbrauch und Verdünnung (Verdünnungskoagulopathie) von Gerinnungsfaktoren und Thrombozyten
- Hypokalzämie (Zitratintoxikation durch den Stabilisator)
- Hyperkaliämie (spitze T-Welle im EKG), besonders bei alten Blutkonserven
- Metabolische Azidose

Praktisches Vorgehen bei Massivtransfusionen

- Alle Konserven in dafür zugelassenen Geräten erwärmen (max. 37 °C) und sofort transfundieren (Gefahr des Bakterienwachstums).
- Möglichst frische Erythrozytenkonzentrate (nicht älter als 21 Tage) transfundieren. Zielwerte: Hämoglobin ≥ 9–10 g/dl, pH-Wert > 7,2, Normothermie.
- Spätestens nach 4–6 Erythrozytenkonzentraten und anhaltenden Blutverlusten sollte die rasche Infusion von FFP und Thrombozytenkonzentraten erwogen werden.

Gerinnungsstörungen

Nach Zufuhr großer Mengen von Erythrozytenkonzentraten tritt nicht selten eine Blutungsneigung auf. Liegt keine vorbestehende Gerinnungsstörung zugrunde, kommen als wichtigste Ursachen folgende infrage:

- Verlust und Verdünnung von Gerinnungsfaktoren und Thrombozyten
- Mangel an Faktor V und VIII
- Vermehrter Verbrauch bei großen Wundflächen
- Ungenügende Synthese und Mobilisation von Gerinnungsfaktoren und Thrombozyten bei Schock, Leberinsuffizienz
- Verbrauchskoagulopathie
- Hyperfibrinolysen bei Operationen an plasminreichen Organen und bei traumatischen Blutungen
- Hämolytische Transfusionsreaktion

Die **Verdünnungskoagulopathie** ist die häufigste Ursache für eine Gerinnungsstörung bei Massivtransfusionen. Sie entwickelt sich v. a. beim raschen Verlust hoher Blutmengen.

Therapiealgorithmus bei Verlust-, Verbrauchs- und Dilutionskoagulopathie (nach Heindl/Spannagl und BÄK-Leitlinie)

1. Gerinnselbildung optimieren:
   - Fibrinogenkonzentrat 2–4–6 g oder FFP 20–30 ml/kg KG als Bolus
   - Thrombozytenkonzentrate, wenn Thrombozytenwerte < 100.000/μl
2. Plasmatische Gerinnung optimieren:
   - FFP 20–30 ml/kg KG als Bolus, ggf. PPSB 20–40 IE/kg KG
3. Gerinnsel stabilisieren:
   - Tranexamsäure 10–20 mg/kg KG
4. Erweiterte Therapiemaßnahmen:
   - Rekombinanter Faktor VIIa 40–90 μg/kg KG
   - Faktor XII 15–20 IE/kg KG
5. Laborzielgrößen:
   - Fibrinogen 1–1,5 g/l
   - Thrombozyten 50–80 g/l
   - Partielle Thromboplastinzeit (PTT) < 45 s
   - Quick-Wert ≥ 50 %
6. Weitere Zielgrößen:
   - Hämoglobin ≥ 9–10 g/dl
   - Normale Körpertemperatur
   - pH-Wert ≥ 7,2
   - Zurückhaltung mit Kolloiden

Mangel an Faktor V und VIII ist selten die primäre Ursache für eine Blutung während der Massivtransfusion, er kann aber Blutungen anderer Ursachen verstärken.

Im schweren Volumenmangelschock kann sich eine **Verbrauchskoagulopathie** entwickeln. Die Wiederherstellung des zirkulierenden Blutvolumens beseitigt die Blutung zumeist.

Massivtransfusionen müssen unter regelmäßiger Kontrolle der Blutgerinnung und der Thrombozytenzahlen durchgeführt werden. Neben den konventionellen Gerinnungsanalysen werden zunehmend bettseitig einsetzbare Point-of-Care-Verfahren verwendet (z. B. Rotem und Multiplate), die nach Implementierung eines Gerinnungstherapiealgorithmus die diagnostischen Lücken der Laborgerinnungsanalyse schließen und Blutprodukte einsparen können.

21.5 Autologe Bluttransfusion

Wegen der beschriebenen Risiken einer Fremdbluttransfusion und der begrenzten Verfügbarkeit von Blut sind **fremdblutsparende Maßnahmen** entwickelt worden. Hierzu gehört auch die autologe (d. h. zur selben Person gehörige) Bluttransfusion. Der Empfänger erhält sein eigenes Blut zurück. Hierdurch werden die spezifischen

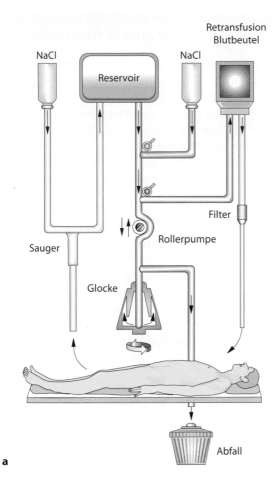

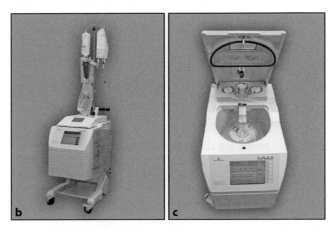

Abb. 21.2　Maschinelle Autotransfusion. a Das Blut wird aus dem OP-Gebiet abgesaugt und einem Reservoir zugeführt, danach in der „Glocke" zentrifugiert. Beim Zentrifugieren sedimentieren die Erythrozyten an der Gefäßwand, Plasma und Spülflüssigkeit fließen hingegen in den Abfallbeutel. Die sedimentierten Erythrozyten werden gewaschen, mit Kochsalz aufgeschwemmt und als Konzentrat retransfundiert. **b** und **c** CATS-Autotransfusionsgerät der Fa. Fresenius (mit freundlicher Genehmigung)

Risiken der Fremdbluttransfusion ausgeschaltet und außerdem der Bedarf an homologen Blutkomponenten vermindert.

Von klinischer Bedeutung ist dabei nur noch die maschinelle Autotransfusion, während die präoperative Eigenblutspende und die präoperative isovolämische Hämodilution keine wesentliche Rolle mehr spielen.

21.5.1　Maschinelle Autotransfusion

Bei der maschinellen Autotransfusion wird das Blut aus dem OP-Gebiet abgesaugt, in einer Zellwaschzentrifuge gewaschen und anschließend retransfundiert. Das gewaschene Blut enthält kein Plasma, sondern nur noch Erythrozyten. Das Verfahren ist aufwendig und teuer. Der Patient muss vor Operationen, bei denen größere Blutverluste zu erwarten sind, über die Möglichkeit und die Risiken der maschinellen Autotransfusion aufgeklärt werden.

Technische Systeme

Als sicherstes System gilt die Zellwaschzentrifuge, die von verschiedenen Herstellern angeboten wird. Das System (Abb. 21.2) besteht aus Ansaug- und Antikoaguliereinheit, Reservoir mit Filter, Zentrifugenglocke, Rollenpumpe, Abfallbeutel, Retransfusionsbeutel und Schläuchen.

Das Blut wird über ein Saugsystem, an dessen Spitze kontinuierlich ein Antikoagulans (Heparin) zutropft, aus dem OP-Gebiet abgesaugt und zunächst in einem Reservoir gesammelt und dort gefiltert und entschäumt. Ist das Reservoir ausreichend gefüllt, wird das gefilterte Blut über eine Rollenpumpe in die Zentrifugenglocke gepumpt und kontinuierlich zentrifugiert. Hierbei sedimentieren die Erythrozyten an der Wand des Gefäßes, während das Plasma und die Spülflüssigkeit in der Mitte durch einen Überlauf in den Abfallbeutel fließen und verworfen werden. Die sedimentierten Erythrozyten werden, nach Erreichen einer bestimmten Menge, unter kontinuierlicher Zentrifugierung, mit 1000–1500 ml 0,9 %ige

NaCl-Lösung bzw. bis zum Klarwerden des abfließenden Überstands gewaschen und danach als in NaCl-Lösung wieder aufgeschwemmtes Erythrozytenkonzentrat in einen Retransfusionsbeutel gepumpt, aus dem dann die Retransfusion erfolgt (◘ Abb. 21.2).

Die Aufbereitung des Blutes dauert, je nach Maschine, ca. 3–8 min. Gewonnen werden können ca. 50–70 % des Blutverlusts. Das Blut muss wegen der Gefahr der bakteriellen Kontamination innerhalb von 6 h retransfundiert werden. Die Benutzungszeit des Auffangbehälters und Schlauchsystems darf ebenfalls 6 h nicht überschreiten.

Eigenschaften des Retransfusionsblutes

Retransfusionsblut ist ein gewaschenes Erythrozytenpräparat in einer NaCl-Suspension. Der Hämatokrit beträgt ca. 45–60 %. Die Überlebenszeit der Erythrozyten ist nur wenig vermindert, ihr Gehalt an 2,3-Diphosphoglyzerat (2,3-DPG) normal. Der pH-Wert der Suspension ist, im Gegensatz zum homologen Blut, alkalisch. Die meisten unerwünschten Bestandteile wie Heparin, Medikamente werden durch den Waschvorgang größtenteils eliminiert, nicht hingegen Bakterien und Tumorzellen.

Indikationen und Kontraindikationen

■ **Indikationen**
Die maschinelle Autotransfusion ist indiziert, wenn Blutverluste von mehr als 1000 ml zu erwarten sind, z. B. in der Herz- und Gefäßchirurgie, Orthopädie und Traumatologie, Leberchirurgie und Transplantationschirurgie. Das Blut wird *sofort* nach der Aufarbeitung retransfundiert. Wird die maschinelle Autotransfusion bei Tumorpatienten eingesetzt, sollte das Wundblut vor der Retransfusion mit 50 Gy bestrahlt werden.

■ **Kontraindikationen**
Als Kontraindikationen für eine maschinelle Autotransfusion gelten
━ Eingriffe in infizierten Wundgebieten,
━ septische Zustandsbilder.

Nebenwirkungen und Komplikationen

■ **Gerinnungsstörungen**
Bei Zufuhr großer Mengen aufbereiteten Blutes kann eine Gerinnungsstörung durch Verdünnung von Gerinnungsfaktoren (Verdünnungskoagulopathie) auftreten, da hierbei der Plasmaanteil fehlt. In diesen Fällen sollte FFP, wenn möglich autolog, substituiert werden.

■ **Freies Hämoglobin**
Durch das traumatisierende Absaugen und Zentrifugieren des Blutes wird Hämoglobin freigesetzt, das in höheren Konzentrationen Schädigungen im Empfängerorganis-

mus hervorrufen kann. Im Zweifelsfall empfiehlt sich die Bestimmung der Konzentration an freiem Hämoglobin.

Postoperative maschinelle Autotransfusion

Die maschinelle Autotransfusion kann auch postoperativ eingesetzt werden, um steril aufgefangenes Drainagenblut aufzubereiten, z. B. nach Herz- oder Hüftoperationen. Die Qualität dieses Blutes ist allerdings schlechter. Daher dient das Blut mehr dem Volumenersatz als der Zufuhr voll funktionsfähiger Erythrozyten. Auch ist evtl. der Anteil freien Hämoglobins höher.

21.6 Gefahren und Komplikationen der Bluttransfusion

Trotz sorgfältiger Blutgruppenbestimmung und Verträglichkeitsprüfung können durch homologe Bluttransfusionen lebensbedrohliche Komplikationen auftreten. Die beiden Hauptursachen tödlicher Zwischenfälle sind die hämolytische Transfusionsreaktion und die Serumhepatitis.

21.6.1 Hämolytische Transfusionsreaktion

Die **Unverträglichkeit im AB0-System** ist die häufigste Ursache einer akuten intravasalen Hämolyse. Diese Art des Zwischenfalls ist praktisch immer ein ärztlicher **Kunstfehler**. Hierbei wird dem Empfänger blutgruppenungleiches Blut (Erythrozyten-, Granulozytenkonzentrate) übertragen. Beim Empfänger tritt eine Antigen-Antikörper-Reaktion auf; und zwar meist zwischen Serumantikörpern des Empfängers und den Erythrozyten des Spenders. Die an dieser Reaktion beteiligten Antikörper Anti A und Anti B können innerhalb weniger Minuten die gesamten transfundierten Erythrozyten zerstören.

> ❯ Hämolytische Transfusionszwischenfälle sind sehr selten. Sie entstehen zumeist durch menschliche Fehler. Die Sterblichkeit liegt zwischen 20 und 60 %!

Hämolytische Transfusionsreaktionen können auch durch Transfusion von Blut der Gruppe 0 (vermeintlicher Universalspender) an Patienten mit anderen Blutgruppen entstehen. Darum dürfen solche Patienten kein Blut der Gruppe 0 erhalten. Ist in lebensbedrohlichen Situationen die Transfusion von Blut der Gruppe 0 unvermeidbar, sollte hämolysinfreies Blut verwendet werden (möglichst Erythrozytenkonzentrat).

Auch bei der Transfusion von *ungekreuztem* Blut besteht das Risiko eines hämolytischen Transfusionszwischenfalls. Hier muss ebenfalls sorgfältig die Dringlichkeit der Transfusion gegenüber dem Risiko der Transfusionsreaktion abgewogen werden.

■ **Wie wird der Transfusionszwischenfall erkannt?**
Bereits 25–50 ml Transfusionsblut können eine schwere hämolytische Reaktion auslösen. Ist der Patient wach, so treten meist folgende **Zeichen** auf:
- Schüttelfrost und Fieber
- Rötung des Gesichts
- Kreuz- und Brustschmerzen
- Übelkeit und Erbrechen
- Tachypnoe, Tachykardie und Blutdruckabfall

Ist der Patient hingegen narkotisiert, sind die Zeichen maskiert. Meist fällt nur Folgendes auf: *Hämoglobinurie* (wenn die Harnblase katheterisiert ist), *diffuse Blutung* im OP-Gebiet und *Blutdruckabfall.*
    Zwischenfälle aufgrund einer Rhesusunverträglichkeit verlaufen zumeist weniger dramatisch.

❯ Hämolyse und Hämoglobinurie sollten immer den Verdacht auf einen Transfusionszwischenfall wecken!

Die **Hauptkomplikationen** der hämolytischen Transfusionsreaktion sind das akute Nierenversagen und schwere Gerinnungsstörungen. Primäres Therapieziel ist eine ausreichende Urinausscheidung.

■ **Sofortbehandlung der Transfusionsreaktion**
- Transfusion sofort abbrechen!
- Identität des Patienten und der Blutkonserve überprüfen. AB0-Bedside-Test wiederholen.
- Blutbank benachrichtigen.
- Sofortuntersuchung auf Hämolyse. Immunhämatologische Untersuchungen (im Nativblut des Patienten und im Restblut aus der Konserve). Blut für Gerinnungsstatus, Urin für Nachweis freien Hämoglobins.
- **Medikamentöse Erstbehandlung:**
  - Kortikosteroide in hohen Dosen (bis zu 1 g Prednisolon i. v.)
  - Antihistaminika: H_1-Blocker i. v., z. B. Clemastin oder Fenistil
  - Urinausscheidung mindestens 75–100 ml/h: Zufuhr balancierter Elektrolytlösungen
  - Mannitol bzw. Lasix i. v.
- Bei Verbrauchskoagulopathie: AT III, Gerinnungsfaktoren, Thrombozytenkonzentrate, jedoch erst nach Unterbrechung einer disseminierten intravasalen Koagulopathie.

21.6.2 Fieberreaktionen

Sie entstehen durch Pyrogene abgestorbener Bakterien. Die Körpertemperatur steigt auf 39 °C an. Der Patient klagt über Kopfschmerzen, und das Gesicht ist gerötet. Die Therapie ist symptomatisch, d. h. fiebersenkend.

21.6.3 Bakterielle Reaktionen

Ist die Blutkonserve mit Bakterien verunreinigt, kann bereits nach der Zufuhr nur weniger Milliliter Blut eine schwerste Transfusionsreaktion mit dramatischem Verlauf ausgelöst werden, und zwar durch die Toxine der Bakterien.

■ **Zeichen**
- Schüttelfrost
- Fieber
- Bauchschmerzen
- Blutdruckabfall
- Eventuell Verbrauchskoagulopathie (bei gramnegativen Erregern)

■ **Therapie**
Breitbandantibiotika

21.6.4 Allergische Reaktionen

Zeichen sind Hautrötung, in schweren Fällen Schüttelfrost und Fieber. Ursache ist eine Allergie des Empfängers gegen die transfundierten Eiweiße.

21.6.5 Übertransfusion und Lungenödem

Wird zu viel Blut transfundiert, kann eine akute Kreislaufüberlastung mit Linksherzinsuffizienz und Lungenödem auftreten. Besonders gefährdet sind Patienten mit Herzkrankheiten, Anämie, Kachexie, Sepsis, Eklampsie sowie alle sehr jungen und sehr alten Patienten.

21.6.6 Transfusionsassoziierte akute Lungeninsuffizienz (TRALI)

Die TRALI ist eine immunologisch ausgelöste Transfusionsreaktion. Das klinische Bild beginnt mit Husten, Kurzatmigkeit, Tachypnoe und Fieber innerhalb von 6 h nach der Transfusion und kann in eine massive respiratorische Insuffizienz – vergleichbar dem Acute Respiratory Distress Syndrome (ARDS) – übergehen.

21.6.7 Posttransfusionshepatitis (PTH)

Zwei Typen einer PTH werden unterschieden: Hepatitis C und Hepatitis B. Hepatitis A und E sind von geringerer Bedeutung.

Hepatitis C

Die wichtigste Posttransfusionshepatitis (ca. 90 %) ist die Hepatitis C (früher „Non-A-Non-B-Hepatitis"). Erreger ist das HCV. Die Inkubationszeit soll 4–154 Tage betragen. Das aktuelle Übertragungsrisiko ist in Deutschland extrem gering. Akute Verlaufsformen gehen relativ häufig in chronische Formen über (ca. 23 %). Für die Erkrankung scheint es mehrere Erreger zu geben. Die Diagnose wird serologisch gestellt, und zwar durch Nachweis von HCV-Antikörpern.

Hepatitis B

50–180 Tage nach der Transfusion entwickelt sich ein Ikterus. Der weitere klinische Verlauf ist variabel. In manchen Fällen führt die Krankheit zum Tod. Bei 5–10 % der Patienten verläuft sie chronisch. Erreger ist das HBV. Drei Hepatitis-B-Antigene sind bisher nachgewiesen worden: HBsAg (früher: Australia-Antigen), HBeAg und HBcAg.

HBsAg im Blut ist Hinweis für eine Infektion mit HBV. HBsAg ist überschüssiges Virushüllmaterial und selbst nicht infektiös. Ist im Blut des Spenders HBsAg nachweisbar, bedeutet dies keineswegs, dass auch das HBV gleichzeitig im Blut vorhanden bzw. das Blut infektiös ist. Aus Vorsichtsgründen werden Träger des HBsAg als Blutspender *nicht zugelassen.*

HIV-Infektion

Das Risiko einer HIV-Infektion durch Blut und Blutbestandteile ist ebenfalls extrem gering (1 : 13 Mio.), da in Deutschland alle Spender auf HIV-1- und HIV-2-Antikörper untersucht werden müssen. Allerdings besteht eine diagnostische Lücke, weil Antikörper gegen das HIV bei infizierten Spendern mit Viren im Blut erst nach einigen Wochen auftreten und außerdem die derzeitigen Testverfahren bei einem geringen Prozentsatz der Spender nicht empfindlich genug sind.

Nachschlagen und Weiterlesen

Eckstein R, Zimmermann R (2016) Immunhämatologie und klinische Transfusionsmedizin: Theorie und Praxis kompakt, 7. Aufl. Urban & Fischer/Elsevier, München

Grottke O, Frietsch T, Maas M, Lier H, Rossaint R (2013) DGAInfo. Handlungsempfehlung: Umgang mit Massivblutungen und assoziierten perioperativen Gerinnungsstörungen. Anasth Intensivmed 54:147–157

Heindl B, Spannagl M (Hrsg) (2008) Gerinnungsmanagement beim perioperativen Blutungsnotfall. UNI-MED, Bremen

Kiefel V (2011) Transfusionsmedizin und Immunhämatologie, 4. Aufl. Springer, Berlin, Heidelberg, New York

Singbartl G, Walther-Wenke G (2014) Transfusionspraxis. Springer, Berlin, Heidelberg, New York

Internet

Bundesärztekammer (BÄK) (2017) Richtlinien zur Gewinnung von Blut und Blutbestandteilen und zur Anwendung von Blutprodukten (Hämotherapie). https://www.bundesaerztekammer.de/aerzte/medizin-ethik/wissenschaftlicher-beirat/veroeffentlichungen/haemotherapietransfusionsmedizin/richtlinie/. Zugegriffen: 5. Febr. 2021

Bundesärztekammer (BÄK) (2020) Querschnitts-Leitlinien (BÄK) zur Therapie mit Blutkomponenten und Plasmaderivaten – Gesamtnovelle 2020. https://www.bundesaerztekammer.de/aerzte/medizin-ethik/wissenschaftlicher-beirat/veroeffentlichungen/haemotherapietransfusionsmedizin/querschnitt-leitlinie/. Zugegriffen: 5. Febr. 2021

PBM Network Coordination Center, PBM Team Frankfurt. Patient Blood Management. Ein medizinisches Konzept zur Steigerung der Patientensicherheit. https://www.patientbloodmanagement.de/

Blutgerinnung und Gerinnungsstörungen

Reinhard Larsen

Inhaltsverzeichnis

© Der/die Herausgeber bzw. der/die Autor(en), exklusiv lizenziert durch Springer-Verlag GmbH, DE, ein Teil von Springer Nature 2021
R. Larsen, T. Fink, T. Müller-Wolff (Hrsg.), *Larsens Anästhesie und Intensivmedizin für die Fachpflege*,
https://doi.org/10.1007/978-3-662-63127-0_22

Die Blutgerinnung umfasst alle Vorgänge und Strukturen, die dazu dienen, das Blut in ausreichendem Volumen und in flüssigem Zustand zu erhalten:

- Blutgefäße: Sie verhindern, sofern sie nicht selbst verletzt sind, den Austritt von Blut aus der Blutbahn.
- Blutstillung: Sie tritt ein, wenn das Gefäß verletzt worden ist.
- Fibrinolyse: Sie verhindert überschießende Fibrinablagerungen und beseitigt Fibrinniederschläge im Gefäßsystem.

22.1 Blutstillung

Die Blutstillung lässt sich schematisch in 3 Phasen einteilen:
- 1. Phase: posttraumatische Sofortphase – Gefäßkontraktion
- 2. Phase: Bildung eines Gefäßwundverschlusses
- 3. Phase: Verfestigung des Wundverschlusses

22.1.1 Posttraumatische Sofortphase

Sofort nach der Verletzung kontrahiert sich das verletzte Gefäß. Dieser Vorgang wird durch ein Absinken des Blutdrucks im betroffenen Gefäßgebiet gefördert.

22.1.2 Bildung des Gefäßwundverschlusses

Gleichzeitig mit der Gefäßkontraktion ballen sich die Thrombozyten an der Verletzungsstelle zu *Aggregaten* zusammen. Diese Zusammenballung (Aggregation) der Thrombozyten beruht auf ihrer Klebrigkeit, d. h., die Thrombozyten können aneinander und auch an der verletzten Gefäßstelle haften. Dieses „Klebrigwerden" der Thrombozyten tritt sofort auf und ist für die spontane Blutstillung von ganz wesentlicher Bedeutung.

Die zusammengeballten Thrombozyten verlegen innerhalb von 2–4 min die verletzte Gefäßstelle. Diese Zeit wird als **Blutungszeit** bezeichnet. Sie ist ausschließlich eine Funktion der Thrombozyten. Bei einem Mangel an Thrombozyten oder bei gestörter Thrombozytenfunktion ist die Blutungszeit verlängert.

Anschließend wird der Plättchenpfropf von Fibrinfäden netzartig durch- und umsponnen. Dieses Netz stabilisiert den Pfropf und festigt ihn gegenüber dem wieder ansteigenden Blutdruck. Wenn die Fibringerinnung nicht eintritt, kann der Plättchenpfropf durch den ansteigenden Blutdruck von der Verletzungsstelle weggedrückt werden.

Tab. 22.1 Plasmatische Gerinnungsfaktoren

Faktor	Synonym
I	Fibrinogen
II	Prothrombin
III	Thromboplastin (Plättchenfaktor 3)
IV	Kalzium
V	Proaccelerin
VI	Aktivierter Faktor V
VII	Prokonvertin
VIIa	Konvertin
VIII	Antihämophiles Globulin (AHG) A
VIII:Ag	Von-Willebrand-Faktor = F VIII-assoziiertes Antigen
IX	Christmas-Faktor (antihämophiler Faktor B)
X	Stuart-Prower-Faktor
XI	Rosenthal-Faktor
XII	Hagemann-Faktor
XIII	Fibrinstabilisierender Faktor (FSF)
(XIV)	Fitzgerald-Faktor
(XV)	Fletcher-Faktor

22.1.3 Verfestigung des Wundverschlusses

Im weiteren Ablauf der Blutstillung wird das Fibrinnetz mehr und mehr verfestigt. Das Gerinnsel zieht sich zusammen. Später wird der primäre Verschluss bindegewebig organisiert: Es kommt zur narbigen Verheilung.

22.2 Blutgerinnung

Die Endreaktion der Blutgerinnungsvorgänge ist die Bildung von fädigem *Fibrin*. Dieses Fibrin entsteht aus seiner im Plasma vorliegenden Vorstufe *Fibrinogen*. An der Umwandlung des Fibrinogens in Fibrin sind sog. „Gerinnungsfaktoren" beteiligt, die sich im Plasma befinden. Sie werden als *plasmatische* Gerinnungsfaktoren bezeichnet (◻ Tab. 22.1).

Vereinfacht dargestellt beruht die Bildung von Fibrin aus Fibrinogen auf folgenden 4 Basisreaktionen:
- Start der Fibrinbildung durch Zellverfall oder durch Kontakt des Blutes mit fremden Oberflächen
- Bildung von aktiviertem Faktor X
- Bildung von Thrombin aus Prothrombin
- Bildung von Fibrin aus Fibrinogen

Nach heutigen Vorstellungen laufen diese Reaktionen nicht nur kaskadenartig, sondern auch gleichzeitig ab. Zwei Systeme können die Reaktion in Gang setzen:

- Extrinsic-System
- Intrinsic-System

22.2.1 Start der Fibrinbildung

■ Extrinsic-System

Zerstörte bzw. verletzte Gefäßzellen oder zerstörte Körperzellen geben thromboplastinhaltigen Gewebesaft ab, der nach Kontakt mit dem Blut den Gerinnungsvorgang auslöst. Dieses System wird als Extrinsic-System der Blutgerinnung bezeichnet („extrinsic" = äußeres, d. h. durch Freisetzung von Gewebethromboplastin ausgelöstes System). Es führt zur Aktivierung von Faktor X.

Am Extrinsic-System sind die Faktoren VI, X, IV und Ca (II und I) beteiligt, sie werden über den **Quick-Test** oder die International Normalized Ratio (INR) erfasst.

■ Intrinsic-System

Dieses System löst den Gerinnungsvorgang aus, wenn das Blut mit fremden Oberflächen in Kontakt tritt, z. B. mit Schläuchen der Herz-Lungen-Maschine, künstlichen Nieren, aber auch entzündeten Gefäßinnenwänden. An der Kontaktstelle wird Faktor XII aktiviert, Thrombozyten heften sich an und setzen Thrombozytenthromboplastin frei. Das Thrombozytenthromboplastin und Faktor XII aktivieren die Faktoren XI, IX, VIII, X, V (und II und I).

Das System wird durch die **partielle Thromboplastinzeit (PTT)** erfasst.

Somit ergibt sich: Die Kaskade der Blutgerinnung kann durch Gewebethromboplastine (Extrinsic-System) oder Thrombozytenthromboplastine (Intrinsic-System) ausgelöst werden. Am Ende beider Wege steht immer die Umwandlung von Fibrinogen in Fibrin.

22.2.2 Bildung von Thrombin

Auf beiden Wegen der Kaskadenreaktion wird Prothrombin in Thrombin umgewandelt. Thrombin spielt die Schlüsselrolle für die Bildung von Fibrin aus Fibrinogen. Zusätzlich kann Thrombin die Thrombozyten aktivieren und auch zerstören (ebenso die Faktoren V und VIII).

In 10 ml Blut ist genug Prothrombin enthalten, um 2,5 l Plasma nach Umwandlung in Thrombin vollständig gerinnen zu lassen, und zwar innerhalb von 15 s.

22.2.3 Bildung von Fibrin

Thrombin spaltet vom Fibrinogenmolekül 2 Peptide (Eiweiße) ab. Es bleiben *Fibrinmonomere* zurück, die sich einander anlagern (vermaschen). Dadurch bilden sie ein Fibrinnetz.

Das Gerinnungssystem ruht normalerweise. Es startet nur dann, wenn Zellen (Gewebezellen, Thrombozyten, Erythrozyten) in irgendeiner Form verletzt werden oder das Blut mit fremden Oberflächen in Kontakt tritt.

■ Warum tritt nach Aktivierung der Blutgerinnung an der Verletzungsstelle und nicht im gesamten Gefäßsystem eine generalisierte Blutgerinnung auf?

Im Plasma befinden sich Hemmstoffe der Blutgerinnung (*Inhibitoren*), die bewirken, dass Thrombin nur am Ort des Bedarfs wirken kann. Strömt das Thrombin in das intakte Gefäßsystem ein, wird es dort von den Inhibitoren neutralisiert.

Der stärkste Inhibitor ist das **Antithrombin III** (AT III), dessen Wirkung durch seinen Kofaktor *Heparin* verstärkt und beschleunigt wird. Antithrombine hemmen spezifisch die Wirkung von Thrombin. Sie werden auch zur gerinnungshemmenden Therapie eingesetzt (z. B. Heparin). Der Ersatz von AT III ist erforderlich bei AT-III-Mangelzuständen, z. B. bei

- Verbrauchskoagulopathie,
- schwerem Leberzellschaden,
- erhöhtem Verlust von AT III,
- angeborenem AT-III-Mangel,
- Nichtansprechen der Heparintherapie aufgrund von AT-III-Mangel.

22.3 Fibrinolyse

Im Plasma liegt ein Gegenspieler der Gerinnung vor, der Fibrin dort wieder auflöst, wo seine Funktion nicht mehr erforderlich ist. Dies ist das fibrinolytische System. Außerdem sorgt dieses System dafür, dass Röhrensysteme, z. B. die Ausführungsgänge von Drüsen oder die ableitenden Harnwege, von Fibrinniederschlägen freigehalten werden.

Das fibrinauflösende System wird aktiviert durch

- körpereigene Aktivatoren, die das inaktive Plasminogen in das aktive Plasmin umwandeln,
- Streptokinase und Urokinase,
- indirekt durch andere Substanzen.

Die körpereigenen Aktivatoren befinden sich in besonders hoher Konzentration in Uterus, Prostata, Lungen, Nebennieren und Gefäßwänden.

Die Fibrinolyse ist in ◨ Abb. 22.1 schematisch dargestellt.

Therapeutisch kann die Fibrinolyse mit Streptokinase ausgelöst werden. Sie kann andererseits auch therapeutisch durch bestimmte Substanzen (Antifibrinolytika) gehemmt werden.

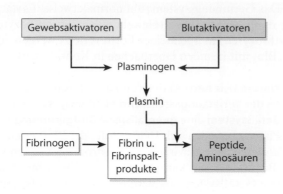

◨ Abb. 22.1 Schematische Darstellung der Fibrinolyse

22.4 Störungen der Blutgerinnung

Störungen der Blutgerinnung können sich in 2 grundlegenden Formen manifestieren:
- Blutung (hämorrhagische Diathese)
- Intravasale Fibrinablagerung (intravasale Gerinnung)

Bei der Blutstillung sind 3 Reaktionspartner beteiligt. Somit können Störungen der Blutgerinnung durch pathologische Veränderungen eines der 3 Partner (und natürlich auch kombiniert) auftreten:
- Koagulopathien: Das sind Störungen im System der plasmatischen Gerinnungsfaktoren.
- Thrombozytär bedingte Blutungen: verminderte oder pathologisch veränderte Thrombozyten.
- Vasogene Blutungen: pathologisch veränderte Gefäßwand.

22.4.1 Blutungstypen

Bei den unterschiedlichen Blutungsursachen können zum Teil charakteristische Blutungstypen auftreten:
- **Sugillation, Suffusion:** blutige, nicht scharf begrenzte Durchtränkung eines Gewebes oder der Haut; vorherrschender Blutungstyp bei der Koagulopathie
- **Ekchymosen:** kleine flächenhafte Blutungen; Ursachen: Koagulopathie, thrombozytär bedingte Blutungen, vasogene Blutungen
- **Petechien:** kleinste, flächenhafte (flohsticharttige) Blutungen; Ursachen: Thrombozytopathie, Thrombozytopenie, vasogene Blutung
- **Purpura:** generalisiertes Auftreten von Petechien; Ursachen: schwere Thrombozytopenie oder -pathie, generalisierte vasogene hämorrhagische Diathese

Störungen der Blutgerinnung können angeboren (z. B. Hämophilie A und B) oder erworben sein. In der Anästhesie spielen chirurgische Blutungsursachen eine herausragende Rolle. Sie müssen mit chirurgischen Maßnahmen behandelt werden. Daneben sind aber auch Störungen des Blutgerinnungssystems wichtig.

22.4.2 Diagnostik von Gerinnungsstörungen

Gerinnungsstörungen können nicht nach dem Augenschein diagnostiziert werden. Für eine genaue Diagnose sind vielmehr bestimmte Gerinnungsuntersuchungen erforderlich. Hierzu dienen globale Suchtests, die miteinander kombiniert werden müssen. Der kürzeste Weg zur Aufdeckung einer Gerinnungsstörung umfasst 5 Bestimmungsmethoden:
- **Thrombozytenzählung:**
  - Normalwerte: 150.000–400.000/μl.
  - Thrombozytopenie: < 120.000/μl.
  - Thrombozytose: > 400.000/μl.
- **Fibrinogenbestimmung:**
  - Normalwerte: 200–400 mg/dl.
- **Aktivierte partielle Thromboplastinzeit (aPTT):**
  - Normalwert: < 30 s (laborabhängig).
  - Eine steigende Heparinkonzentration verlängert die aPTT nahezu linear.
  - Der Test ist zur Überwachung der Heparintherapie geeignet.
- **Thromboplastinzeit** (Quick-Test oder INR):
  - Normalwert INR: 1,0; Quick: 70–100 %.
  - 30–50 %: relative Kontraindikation für Operationen, besonders an inneren Organen.
  - 15–25 % (INR 2–3): therapeutischer Bereich der Marcumartherapie.
  - < 4 %: lebensbedrohliche Blutungen zu erwarten.
- **Thrombinzeit (TZ):**
  - Normalwert: 18–22 s (laborabhängig).
  - Die TZ wird durch steigende Heparinkonzentrationen verlängert.
  - Sie ist gut geeignet zur Überwachung der Heparintherapie.

Um eine Gerinnungsstörung zu diagnostizieren, reichen diese 5 kombiniert angewandten Tests zumeist aus. Weiterführende Untersuchungsverfahren sind die Thrombelastografie bzw. Thrombelastometrie sowie die Bestimmung der Thrombozytenaggregation und einzelner Gerinnungsfaktoren.

22.4.3 Gerinnungsstörungen während der Operation

Sie manifestieren sich in der Regel als Blutung, nur selten als Thrombose (Hyperkoagulabilität).

Angeborene Gerinnungsstörungen

Angeborene Gerinnungsstörungen wie die Hämophilie A (Faktor-VIII-Mangel) und B (Faktor-IX-Mangel), der isolierte Faktor-VII-Mangel und das Von-Willebrand-Syndrom können intraoperativ lebensbedrohliche Blutungen auslösen. Während eine Hämophilie in der Regel bereits präoperativ bekannt ist und entsprechend behandelt wird, manifestiert sich das Von-Willebrand-Syndrom nicht selten erstmals bei einer Operation.

Von-Willebrand-Syndrom, VWD

Das Syndrom beruht auf einem angeborenen Mangel an Von-Willebrand-Faktor (VWF) oder einem pathologisch veränderten VWF. Bei den VWF-Blutungen handelt es sich um eine Mischform aus thrombozytärem und plasmatischem Blutungstyp. Die aPTT ist verlängert, die übrigen Suchtests sind normal. Die Diagnose stellt der Hämostaseologe. Typ I des Syndroms wird mit **DDAVP** (Desmopressin, Minirin) behandelt.

Erworbene Gerinnungsstörungen

Sie spielen in der operativen Medizin eine wesentlich größere Rolle als die angeborenen Formen. Die wichtigsten Störungen entstehen durch folgende Faktoren:
- Thrombozytopathie und -penie: häufig durch Medikamente bedingt
- Massive Blutverluste: Verdünnungs- und Verlustkoagulopathie (▶ Kap. 21)
- Massivtransfusionen (▶ Kap. 21)
- Polytrauma (▶ Kap. 71)
- Überdosierung von Antikoagulanzien
- Lebererkrankungen: kombinierte Gerinnungsstörung
- Urämie: Störung der Thrombozytenadhäsion und -aggregation
- Hyperfibrinolyse
- Disseminierte intravasale Gerinnung

Intraoperativ ist mit Blutungen erst zu rechnen, wenn die Aktivität eines Gerinnungsfaktors auf weniger als 10 % des Normalwerts abgesunken ist. Sickerblutungen in der unmittelbaren postoperativen Phase beruhen zumeist auf einem Thrombozytenmangel.

Disseminierte intravasale Gerinnung

Die disseminierte intravasale Gerinnung entsteht durch eine generalisierte intravasale Aktivierung des Gerinnungs- und Fibrinolysesystems. Hierdurch wird die Mikrozirkulation mit Fibrinniederschlägen und Thrombozytenaggregationen verstopft.

Nachfolgend entsteht eine Störung des Stoffaustauschs im Bereich der Mikrozirkulation, die in Bezug auf ihre Auswirkungen mit dem schweren Schockzustand vergleichbar ist (▶ Kap. 74). Im Verlauf der disseminierten intravasalen Gerinnung werden Gerinnungsfaktoren in so großer Menge verbraucht, dass schließlich als Folge eine Blutung auftreten kann. Diese Blutung wird als **Verbrauchskoagulopathie** bezeichnet. Sie tritt immer nur bei disseminierter intravasaler Gerinnung auf und ist immer eine Folge der disseminierten intravasalen Gerinnung. Auslösende Mechanismen sind z. B.
- Einschwemmung von thromboplastischen Substanzen in das Gefäßsystem (Fruchtwasserembolie, Polytrauma, Transfusionsreaktion),
- Infektionen,
- Störungen der Mikrozirkulation im Schock.

Wegen der gesteigerten Blutgerinnung wird sekundär das fibrinolytische System aktiviert. Hierdurch versucht der Körper, die verschlossenen Stromgebiete wieder zu eröffnen. Schließlich entsteht ein Mangel an Gerinnungsfaktoren, v. a. von Fibrinogen, Faktor II, V, VII sowie Thrombozyten und eine diffuse Blutung tritt ein (Verbrauchskoagulopathie).

Beim **Vollbild** sind die Gerinnungstests in folgender Weise verändert:
- Thrombozytopenie (zumeist zwischen 20.000 und 40.000/µl)
- Abfall des Fibrinogens
- Fibrinmonomere und Fibrinspaltprodukte nachweisbar
- Verlängerung von Quick, TZ und PTT

■ **Behandlung**
- Beseitigung der Ursache
- Unspezifische, aber wichtige Maßnahmen: Normovolämie, Normothermie, pH-Wert > 7,3, Ca^{2+} > 1 mmol/l
- Zufuhr von Erythrozytenkonzentrat, Frischplasma, Fibrinogen, Thrombozytenkonzentrat
- Tranexamsäure bei Hyperfibrinolyse

Antikoagulanzienblutungen

Sie entstehen durch relative oder absolute Überdosierung von gerinnungshemmenden Medikamenten wie Kumarinderivaten (z. B. Marcumar) oder Heparin (z. B. Liquemin).

■ **Therapie**
- **Kumarinblutung:** Vitamin K p. o., nur in Ausnahmen verdünnt i. v.; Normalisierung erst nach 6–12 h. Bei bedrohlichen Blutungen Gabe von Prothrombinkomplex (PPSB) 1000–2000 E i. v.
- **Heparinblutung:** Bei bedrohlichen Blutungen Heparin absetzen und mit Protamin antagonisieren. Anfänglich werden 50 % der letzten Heparindosis antagonisiert.

HIT-Syndrom

Die Therapie mit Heparin kann einen Abfall der Thrombozyten auf < 100.000/µl im Blut auslösen, die heparininduzierte Thrombozytopenie (HIT). Außerdem bilden sich weiße Thromben, die zu schweren thromboembolischen Komplikationen führen können. Ursache des Typ II sind Antikörper, die in Gegenwart von Heparin die Thrombozyten aggregieren (zusammenballen). Das **HIT-Syndrom Typ II** beginnt meist 1–2 Tage nach Beginn der Heparintherapie und manifestiert sich als Abfall der Thrombozyten um mehr als 50 %. Die Diagnose wird durch Bestimmung von Antikörpern oder durch den heparinduzierten Plättchen-Aktivierungstest (HIPA) gestellt.

- **Therapie**
- Sofortiges Unterbrechen der Heparinzufuhr, Weiterbehandlung mit nicht kreuzreagierenden Antikoagulanzien wie Fondaparinux, Danaparoid, Argatroban, Dabigatran oder Rivaroxaban.
- Die Antikoagulation mit Vitamin-K-Antagonisten ist kontraindiziert.

Nachschlagen und Weiterlesen

Barthels M (2012) Das Gerinnungskompendium, 2. Aufl. Thieme, Stuttgart
Michl M (2019) BASICS Hämatologie, 5. Aufl. Urban & Fischer/Elsevier, München

22

Spezielle Anästhesie

Inhaltsverzeichnis

Geburtshilfe und Erstversorgung des Neugeborenen

Reinhard Larsen

Inhaltsverzeichnis

R. Larsen, T. Fink, T. Müller-Wolff (Hrsg.), *Larsens Anästhesie und Intensivmedizin für die Fachpflege*,
https://doi.org/10.1007/978-3-662-63127-0_23

> » Ein Weib, wenn sie gebiert, so hat sie Traurigkeit: denn ihre Stunde ist gekommen. Wenn sie aber das Kind geboren hat, denket sie nicht mehr an die Angst um der Freude willen, dass der Mensch zur Welt geboren ist. (Johannes 16.21)

Schwangerschaft und Geburtsvorgang führen zu körperlichen und funktionellen Veränderungen, die für die geburtshilfliche Anästhesie von großer klinischer Bedeutung sind. Sie bestimmen nicht nur die Auswahl der Anästhetika und des Narkoseverfahrens für geburtshilfliche Eingriffe, sondern gehen auch mit spezifischen Gefahren für die Gebärende und den Fetus einher, die das anästhesiologische Vorgehen wesentlich bestimmen. Durch eine weitgehende Standardisierung der geburtshilflichen Anästhesie ist die Häufigkeit primär anästhesiebedingter Todesfälle in der Geburtshilfe auf ca. 2 % gesunken.

23.1 Physiologische Grundlagen

Physiologische Veränderungen durch die Schwangerschaft und den Geburtsvorgang, die für die Anästhesie von Bedeutung sind, betreffen v. a.
- Respirationstrakt und Atmung,
- Herz und Kreislauf,
- Blutzusammensetzung,
- Verdauungstrakt.

23.1.1 Respirationstrakt und Atmung

Anatomische Veränderungen
Die Schleimhäute in Nasenrachenraum, Kehlkopf, Trachea und Bronchien werden vermehrt durchblutet. Sie sind daher geschwollen und gerötet und leicht verletzbar, z. B. beim Einführen von Tuben oder Sonden.

Der wachsende Uterus schiebt das Zwerchfell um ca. 4 cm nach oben. Dennoch nimmt die Vitalkapazität der Lungen nicht ab, weil kompensatorisch die Seiten- und Tiefendurchmesser des Thorax um etwa je 2 cm zunehmen. Hierdurch wird die Stellung der Rippen abgeflacht. Zusätzlich werden die Bauchmuskeln schlaffer und die Beweglichkeit des Zwerchfells größer.

Atmung
Bereits im 2. oder 3. Schwangerschaftsmonat wird die Atmung gesteigert: Das *Atemminutenvolumen* nimmt im weiteren Verlauf der Schwangerschaft um etwa 50 % zu, das Atemzugvolumen um etwa 40 %, die Atemfrequenz hingegen nur um 2 Atemzüge/min. Diese **physiologische Schwangerschaftshyperventilation** führt dazu, dass sich die Blutgase in folgender Weise verändern: Der p_aCO_2 fällt ab, und der p_aO_2 steigt an:

Arterielle Blutgase bei Schwangeren
- **p_aCO_2: 32–33 mmHg**
- **p_aO_2: 106–108 mmHg**
- pH-Wert: unverändert
- Basendefizit: −4 mmol/l

Im 5. Schwangerschaftsmonat ändern sich auch die Lungenvolumina: Das exspiratorische Reservevolumen und die Residualkapazität nehmen ab. Hierdurch sinkt auch **die funktionelle Residualkapazität** um etwa 300 ml und damit auch der Sauerstoffvorrat der Lunge. Die Vitalkapazität ändert sich hingegen nicht, weil das inspiratorisches Reservevolumen und die Inspirationskapazität zunehmen.

Unter der Geburt nehmen Atemminutenvolumen (ca. 65 %) und O_2-Bedarf weiter zu, besonders unter dem Einfluss von *Wehenschmerz, Angst* und *Aufregung*.

- **Klinische Bedeutung der respiratorischen Veränderungen**
- Die Einleitung von Inhalationsanästhesien verläuft schneller, weil die Anflutungszeit der Anästhetika verkürzt ist (niedrige funktionelle Residualkapazität).
- Die Ausleitung von Inhalationsnarkosen verläuft ebenfalls schneller, weil die Abflutungszeit der Anästhetika verkürzt ist.
- Schwangere am Geburtstermin sind bei Narkosen besonders durch Hypoxie, Hyperkapnie und respiratorische Azidose gefährdet.
- Während des Atemstillstands bei der endotrachealen Intubation fällt der arterielle pO_2 wesentlich rascher ab als bei Nichtschwangeren (► Abschn. 23.6.5).

23.1.2 Herz und Kreislauf

Das *Herzzeitvolumen* nimmt zu. Der Anstieg beginnt etwa in der 8. Woche und erreicht in der 28. Woche ein Maximum von 30–50 % des Ausgangswerts.

Der *arterielle Blutdruck* fällt leicht ab, weil der periphere Widerstand vermindert ist. Folgendes sollte beachtet werden:

❯ Erhöhte Blutdruckwerte in der Schwangerschaft sind immer pathologisch. Als obere Grenzwerte gelten 140/90 mmHg.

Blutdruckwerte von 160 mmHg systolisch oder von 110 mmHg diastolisch sind bei Schwangeren Zeichen der *schweren* Hypertonie.

Die *Herzfrequenz* nimmt um 10–15 Schläge/min zu. Der *Venendruck* bleibt, mit Ausnahme in den unteren Körperpartien, unverändert.

Regionalanästhesie und Herzzeitvolumen

Während einer kontinuierlichen Periduralanästhesie ist der Herzzeitvolumenanstieg weniger stark. Dieser Effekt ist besonders günstig bei Patienten mit Herzerkrankungen (z. B. Mitralklappenfehler) und anderen Erkrankungen, bei denen eine Belastung des Herzens vermieden werden muss.

Einfluss von Medikamenten auf die Uterusdurchblutung

Vasopressoren können die Uterusdurchblutung vermindern. Daher sollte die Indikation für die Gabe von Vasopressoren sehr sorgfältig gestellt werden.

Bei Blutdruckabfall können Cafedrin-Theodrenalin (Akrinor) oder Ephedrin gegeben werden. Diese Substanzen beeinflussen die Uterusdurchblutung am wenigsten.

> Noradrenalin, Dopamin oder Adrenalin sollen nicht zur Anhebung eines erniedrigten Blutdrucks verwendet werden.

Oxytocin (Syntocinon, Orasthin) ist ein wehenauslösendes und wehensteigerndes Medikament, das Blutdruckanstieg oder -abfall, Tachykardie und Anstieg des Herzzeitvolumens sowie Angina pectoris hervorrufen kann. Bei Überdosierung besteht die Gefahr einer Dauerkontraktion des Uterus und eines Herzstillstands. Antagonistisch wirken β_2-Sympathikomimetika und Kalzium.

Methergin, ebenfalls ein kontraktionsförderndes Medikament, kann einen starken Blutdruckanstieg hervorrufen.

23.1.3 Blutzusammensetzung

Das totale Blutvolumen nimmt im Verlauf der Schwangerschaft zu, die Erythrozytenzahl und das Plasmavolumen ebenfalls. Da aber das Plasmavolumen schneller und stärker zunimmt als die Erythrozytenzahl, tritt eine **Hämodilution** (Blutverdünnung) ein.

> **Untere Grenzwerte bei Schwangeren**
> - Hämoglobin: 11 g/dl im 1. und 3. Trimenon, 10,5 g/dl im 2. Trimenon (Trimenon = 3 Monate)
> - Plasmaalbumin 4,4 g/100 ml

23.1.4 Blutgerinnung

Die Thrombozyten und zahlreiche Gerinnungsfaktoren steigen kontinuierlich an. Hierdurch wird die Gerinnbarkeit des Blutes gesteigert, sodass ein größerer Schutz vor Blutverlusten während der Geburt besteht. Andererseits nimmt die Anfälligkeit für **thromboembolische Komplikationen** zu.

Der Uterus enthält eine erhöhte Konzentration von Aktivatoren der Fibrinolyse. Dringen die Aktivatoren, z. B. bei einer Uterusruptur, in die Blutbahn der Schwangeren ein, können lebensbedrohliche **Blutungen** auftreten.

23.1.5 Magen-Darm-Trakt

Veränderungen im Verdauungstrakt sind für die Anästhesie besonders wichtig: Im Verlauf der Schwangerschaft werden Magen und Därme durch den sich zunehmend vergrößernden Uterus in Kopfrichtung verschoben und die Achse des Magens von vertikal nach horizontal verlagert. Außerdem steigt der Druck im Magen an, während der Tonus am Übergang zwischen Magen und Speiseröhre abnimmt, sodass die **Regurgitationsgefahr** vergrößert wird.

Unter der Geburt wird die Magenentleerung verzögert. Nicht selten wird außerdem unter der Geburt reichlich Luft verschluckt und die Magensäureproduktion gesteigert. In jedem Fall ist bei einer Schwangeren die Nahrungsretention im Magen unvorhersehbar. Unter der Geburt wurden bei nahezu allen untersuchten Schwangeren noch 4–8 h nach der Aufnahme feste Nahrungsbestandteile nachgewiesen.

> Jede Hochschwangere und jede Gebärende gilt als nicht nüchtern und damit als aspirationsgefährdet!

23.1.6 Psyche

Typisch Ängste von Schwangeren sind folgende:
- Ängste vor dem Unbekannten
- Todesängste um sich selbst und das Kind
- Furcht vor Komplikationen während der Geburt
- Befürchtungen, ein missgebildetes Kind zu bekommen
- Angst vor OP und Narkose

Die meisten Ängste können durch einfühlsamen Umgang gemildert werden.

23.2 Wirkungen von Medikamenten

23.2.1 Wirkung von Anästhetika und Adjuvanzien auf Uterus und Wehentätigkeit

Anästhetika und andere Medikamente können die Kontraktilität des Uterus beeinflussen und dadurch den Geburtsverlauf verändern. Klinisch werden diese Wirkungen v. a. anhand der Dauer des Geburtsverlaufs und der Aktivität des Uterus beurteilt. Hierbei wird besonders auf die Frequenz und Stärke der Wehen sowie den uterinen Ruhetonus geachtet.

Inhalationsanästhetika

Volatile Anästhetika wie Isofluran, Sevofluran und Desfluran hemmen die Wehentätigkeit und den Ruhetonus des Uterus bis hin zur Uteruserschlaffung.

Die **Uterusrelaxierung** durch volatile Anästhetika ist dosisabhängig. Höhere Dosen führen zur Atonie des Uterus, die meist auch durch Oxytocin nicht zu beeinflussen ist.

> ❗ Eine Uterusatonie durch volatile Inhalationsanästhetika kann unmittelbar nach der Sectio caesarea zu lebensbedrohlichen Blutverlusten aus dem Uterus führen.

Wird die Zufuhr des Inhalationsanästhetikums unterbrochen, verschwindet die Atonie wieder vollständig.

Ist eine Erschlaffung des Uterus erwünscht, z. B. bei manueller Plazentalösung, können volatile Anästhetika von Vorteil sein. Unmittelbar nach Ablösung der Plazenta kann wegen der Atoniegefahr auf ein anderes Narkoseverfahren übergegangen werden.

Lachgas hat keinen wesentlichen Einfluss auf die Uterusaktivität.

Injektionsanästhetika und Sedativhypnotika

- **Barbiturate** beeinflussen die Uterusaktivität nur geringfügig.
- **Ketamin** kann, dosisabhängig, den Uterustonus bis hin zur schweren Wehenfunktionsstörung steigern.
- **Analgetika** und **Sedativa** (z. B. Benzodiazepine) verlangsamen in hoher Dosis die Eröffnung des Muttermunds und damit den Geburtsvorgang. Ist die Geburt jedoch bereits vollständig in Gang gekommen, wird der weitere Ablauf meist nicht mehr behindert.

Muskelrelaxanzien

Diese Substanzen haben keinerlei Wirkung auf den Uterusmuskel. Die Wehentätigkeit wird nicht beeinflusst.

Lokalanästhetika

Unmittelbar nach der periduralen Injektion von Lokalanästhetika nehmen die Wehenfrequenz und die Wehenstärke ab. Der Effekt ist häufig vorübergehend und kann außerdem durch Zufuhr des wehenfördernden Oxytocin aufgehoben werden. Fällt zusätzlich der Blutdruck während der Regionalanästhesie ab, wird die Wehentätigkeit weiter vermindert.

Vasoaktive Substanzen

Adrenalin (Suprarenin) hemmt in klinischen Dosen die Wehentätigkeit durch Stimulation der β_2-Rezeptoren

des Uterus. **Noradrenalin** (Arterenol) kann die Wehentätigkeit bis hin zu schweren tetanischen Kontraktionen steigern.

23.2.2 Wirkung von Anästhetika und Adjuvanzien auf den Fetus und das Neugeborene

Praktisch alle in der Anästhesie verwendeten Pharmaka passieren die Plazenta rasch und erscheinen danach in Blut und Gewebe des Fetus. Es gilt:

> ❯ Alle Anästhetika passieren die Plazenta und bewirken bei längerer Zufuhr oder Anwendung hoher Dosen immer eine Depression des Neugeborenen.

Lachgas (N$_2$O)

Lachgas passiert die Plazenta rasch und wird sehr schnell vom fetalen Gewebe aufgenommen. Bereits nach 4 min besteht nur noch ein sehr geringer Konzentrationsunterschied zwischen der Schwangeren und dem Fetus.

Zu beachten: Verlängerte Lachgaszufuhr (> 15 min) führt immer zu fetaler Depression!

- ■ **Vermeidung von Komplikationen durch Lachgas**
- ▬ Zügiges operatives Vorgehen bzw. kurze OP-Zeit bis zur Entbindung des Kindes.
- ▬ Begrenzung der Lachgaskonzentration auf 50 %.

Isofluran, Sevofluran und Desfluran

Diese Inhalationsanästhetika führen, konzentrationsabhängig, immer zur Dämpfung bzw. Narkose des Neugeborenen, besonders bei langer Anästhesiedauer. *Hypnotisch* wirksame Konzentrationen von Isofluran, Desfluran und Sevofluran bewirken in der Regel keine Depression des Fetus/Neugeborenen und können daher bei der Sectio caesarea angewandt werden.

Barbiturate

Thiopental passiert leicht die Plazenta. Hierbei gilt: Je höher die zugeführte Barbituratdosis, desto ausgeprägter die Dämpfung des Neugeborenen! Für die Injektion von **Thiopental (Trapanal)** wird Folgendes empfohlen:

- ▬ Die Gesamtdosis von Thiopental sollte 4–7 mg/kg KG nicht überschreiten.
- ▬ Die Dauer der Anästhesie bis zur Entwicklung des Kindes muss auf ein geburtshilflich vertretbares Minimum beschränkt werden.
- ▬ Die Barbiturat-Dosis muss vermindert werden bei
  - – Präeklampsie,
  - – Eklampsie,
  - – Blutungen,
  - – Hypertonie.

Propofol

Propofol passiert die Plazenta, bewirkt jedoch mit Einleitungsdosen von ca. 2,5 mg/kg KG keine fetale Depression. Wird die Substanz wiederholt nachinjiziert, muss allerdings mit einer Depression des Neugeborenen gerechnet werden.

Opioide

Alle Opioide passieren nach i. v. Injektion rasch die Plazenta und bewirken eine Atemdepression beim Fetus bzw. Neugeborenen. Daher gilt:

- Geburtshilfliche Operationen dürfen bis zur Geburt des Kindes nicht in Opioidnarkose durchgeführt werden.
- Bei der Narkose von opioidabhängigen Schwangeren wird der Opioidantagonist Naloxon (Narcanti) bereitgelegt und nach der Geburt in die Nabelvene injiziert, wenn sichere Zeichen der Neugeborenendepression vorliegen.

Opioidanalgetika, 2–3 h vor der Geburt i. m. injiziert, können ebenfalls zu fetaler Atemdepression führen.

Ketamin

Die Substanz passiert die Plazenta rasch. Einleitungsdosen haben keinen wesentlichen Einfluss auf den Fetus, höhere Dosen (ca. 1,5 mg/kg KG) bewirken jedoch eine Dämpfung des Neugeborenen.

Benzodiazepine

Diazepam (Valium) und **Midazolam** (Dormicum) passieren die Plazenta rasch und verändern den fetalen Herzschlag. Nach Zufuhr höherer Dosen an die Schwangere muss mit folgenden unerwünschten Nebenwirkungen beim Neugeborenen gerechnet werden:

- Störungen der Temperaturregulation mit Hypothermie
- Schläfrigkeit
- Verminderter Muskeltonus
- Fütterungsschwierigkeiten

Benzodiazepine sollten möglichst nicht routinemäßig vor der Abnabelung des Kindes gegeben werden, sondern nur dann, wenn die Schwangere sehr aufgeregt ist.

Lokalanästhetika

Sie passieren die Plazenta leicht, weil sie zumeist niedermolekular, gut fettlöslich und zum Teil wenig ionisiert sind. Hohe Dosen können beim Fetus einen Herzstillstand auslösen.

Bupivacain, Levobupivacain und Ropivacain scheinen wegen ihrer hohen Eiweißbindung gegenwärtig die sichersten Amidlokalanästhetika zu sein.

Aus Sicherheitsgründen sollten folgende Regeln eingehalten werden:

- **Ropivacain und Bupivacain** sind die Mittel der Wahl für die geburtshilfliche Anästhesie.
- Die Lokalanästhetika sollten so niedrig wie möglich dosiert werden.
- **Mepivacain** sollte wegen der langen Halbwertszeit und der Dämpfung der Muskelfunktion des Neugeborenen nicht mehr in der geburtshilflichen Anästhesie eingesetzt werden.

Muskelrelaxanzien

Succinylcholin, in einer Dosis bis zu 200 mg der Schwangeren injiziert, passiert die Plazenta, relaxiert das Neugeborene aber nicht.

Rocuronium, **Atracurium** oder **Cisatracurium** passieren ebenfalls die Plazenta, beeinflussen jedoch in klinischen Dosen nicht den Muskeltonus des Neugeborenen. Aber auch für die nichtdepolarisierenden (ND-)Muskelrelaxanzien gilt: Hohe Dosen müssen vermieden werden!

Atropin

Die i. v. Injektion von 0,5 mg Atropin führt innerhalb von 1 min zum Anstieg der mütterlichen und der fetalen Herzfrequenz. Auf die Gabe von Atropin sollte jedoch bei Bradykardien nicht verzichtet werden.

23.2.3 Tokolytika

Tokolytika (= Wehenhemmer, von griech. „tokus" = Geburt) werden eingesetzt, um die Wehentätigkeit zu *hemmen* und den Geburtsvorgang zu verzögern, z. B. bei drohendem Abort oder zur Unterdrückung der Wehentätigkeit vor einer Sectio caesarea. Gebräuchlich sind β_2-Sympathikomimetika, z. B. Fenoterol. Sie stimulieren die β_2-Rezeptoren des Uterus. Hierdurch wird die Uterusaktivität vermindert. **Nebenwirkungen** sind

- Tachykardie, Blutdruckabfall,
- Anstieg des Herzzeitvolumens und des pulmonalarteriellen Drucks,
- vermehrte Wasser- und Elektrolytretention.

Tokolytika erhöhen außerdem das Risiko eines peripartalen **Lungenödems**. Darum vorsichtige Volumenzufuhr und sorgfältige Bilanz der Ein- und Ausfuhr.

23.2.4 Uterotonika

Diese Medikamente werden eingesetzt, um die Wehentätigkeit zu *stimulieren*.

Kontraindikationen sind Hypertonie, Präeklampsie/Eklampsie, ischämische Gefäßerkrankungen, Leber- und Nierenfunktionsstörungen, Sepsis.

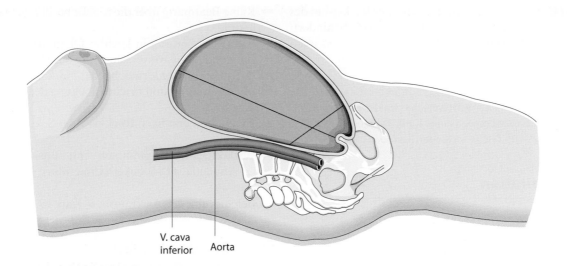

V. cava
inferior   Aorta

□ Abb. 23.1   V.-cava-Kompressionssyndrom. Hierbei wird die V. cava inferior in Rückenlage durch den erheblich vergrößerten Uterus komprimiert, sodass bei der Mutter Blutdruck und Herzzeitvolumen abfallen und außerdem die O$_2$-Versorgung des Fetus verschlechtert wird

■ **Oxytocin**

Dieses körpereigene Hormon der Hypophyse löst normalerweise die Wehentätigkeit aus und steigert die Uteruskontraktionen.

Das Präparat Oxytocin wird eingesetzt, um die Geburt einzuleiten, bereits vorhandene Wehen zu verstärken und nach der Geburt die Kontraktion des Uterus zu fördern.

Hat die Schwangere längere Zeit, d. h. über mehrere Stunden Oxytocin zur Unterstützung der Wehentätigkeit erhalten, nimmt häufig die Ansprechbarkeit des Uterus auf die Substanz ab, sodass bei einer Sectio caesarea alternative Uterotonika (Prostaglandin, z. B. Misoprostol und/oder Methylergometrin) eingesetzt werden sollten, statt die Oxytocindosis zu erhöhen.

Nebenwirkungen von Oxytocin:
— Blutdruckabfall
— Tachykardie
— Angina pectoris
— Kopfschmerzen
— Übelkeit
— Hautrötung
— Wasserretention
— Starker Blutdruckanstieg bei gleichzeitiger Zufuhr eines Vasopressors

■ **Methylergometrin (Methergin)**

Dieses aus dem Mutterkorn gewonnene Secalealkaloid bewirkt Kontraktionen des Uterus und erhöht den Ruhetonus.

Die Substanz darf wegen der Steigerung des Ruhetonus erst nach Abnabelung des Kindes zugeführt werden, z. B. bei der Sectio caesarea, um eine rasche Rückbildung des Uterus und eine Verminderung von Nachblutungen zu erreichen.

Zu beachten: Die Substanz kann zu starken **Blutdruckanstiegen** führen und darf nur noch – bis zu 0,1 mg (= 1/2 Amp.) – langsam i. v. bei verstärkter postpartaler Blutung angewandt werden. Die weiteren Nebenwirkungen entsprechen denen von Oxytocin.

23.3 Gefahren der geburtshilflichen Anästhesie

Drei typische Komplikationen gefährden das Leben der Hochschwangeren und damit auch des Fetus bei geburtshilflichen (Allgemein-)Anästhesien:
1. Vena-cava-Kompressionssyndrom
2. Pulmonale Aspiration
3. Blutdruckabfall und Kreislaufversagen durch eine Regionalanästhesie

23.3.1 Vena-cava-Kompressionssyndrom

Bei etwa 10 % aller Spätschwangeren tritt in **Rückenlage** ein Syndrom auf, das durch folgende Zeichen charakterisiert ist:
— Übelkeit
— Schwäche
— Schwitzen
— Blässe
— Luftnot
— Blutdruckabfall
— Tachykardie, Bradykardie

Legt sich die Schwangere sofort wieder auf die Seite, verschwinden diese Zeichen. Ursache des Syndroms ist die Kompression der V. cava inferior durch den vergrößerten

Uterus (◨ Abb. 23.1). Hierdurch wird der Rückstrom des venösen Blutes zum rechten Herzen so stark behindert, dass ein **schockartiges Krankheitsbild** auftritt, das auch den Fetus gefährdet.

❯ Das Vena-cava-Kompressionssyndrom muss standardmäßig durch Linksseitwärtsverschieben des Uterus mit der Hand, Unterschieben eines Keilkissens oder durch Kippen des OP-Tischs verhindert werden.

23.3.2 Aspiration

❯ Die pulmonale Aspiration ist die häufigste anästhesiebedingte Todesursache bei Schwangeren.

Schwangere sind stärker durch Erbrechen oder Regurgitation mit nachfolgender pulmonaler Aspiration gefährdet als Nichtschwangere. Das liegt hauptsächlich an der Unvorhersehbarkeit des Geburtsvorgangs im Hinblick auf die Nahrungsaufnahme und an den in ▸ Abschn. 23.1.5 beschriebenen physiologischen Veränderungen des Magen-Darm-Trakts.

Häufigste Ursache der Aspiration sind **Intubationsschwierigkeiten** oder das Misslingen der Intubation.

Mit Intubationsschwierigkeiten ist v. a. bei Patientinnen mit folgenden Merkmalen zu rechnen:
- Starkes Übergewicht mit großen Brüsten
- Kurzer Hals
- Fliehendes Kinn
- Vorstehende Oberkieferzähne

Mendelson-Syndrom
Sofort nach der Aspiration von saurem Magensaft können folgende Reaktionen auftreten:
- Bronchospasmus
- Rasselgeräusche
- Zyanose
- Pulmonale Gefäßkonstriktion

Es entsteht eine Hypoxämie. Der saure Magensaft führt gleichzeitig zu einer chemischen Verletzung der Lunge, zur Aspirationspneumonitis (Mendelson-Syndrom, benannt nach dem englischen Geburtshelfer; Einzelheiten: ▸ Kap. 63).

Aspiration fester Nahrungspartikel
Die Aspiration von festem Material führt zur Bronchusobstruktion mit teilweiser oder kompletter Atelektase und Reflexbronchospasmus.

- **Wichtigste Maßnahmen zum Schutz vor Aspiration**
- Wenn Allgemeinnarkose bei Hochschwangeren, dann nur mit Intubation

- Keine Beatmung über die Maske bei der Narkoseeinleitung
- Narkoseeinleitung in leichter Oberkörperhochlagerung und Seitwärtsverschiebung des Uterus
- Eventuell Krikoiddruck bei der Narkoseeinleitung
- Blitzintubation und rasche Blockung der Tubusmanschette
- Extubation erst nach Rückkehr der Schutzreflexe

Prophylaktische Maßnahmen mit unsicherer Wirkung: Antazida, H_2-Blocker (Cimetidin), Magensonde (▸ Kap. 19).
Behandlung der Aspiration: ▸ Kap. 19.

23.3.3 Blutdruckabfall durch Regionalanästhesie

Während der Schwangerschaft sind die bei einer Regionalanästhesie zu erwartenden Reaktionen des Herz-Kreislauf-Systems verstärkt.

Blutdruckabfälle bei der Schwangeren führen zu **Übelkeit und Erbrechen**, außerdem vermindern sie die Uterusdurchblutung und gefährden den Fetus: Je nach Ausmaß und Dauer des Blutdruckabfalls entsteht eine **fetale Asphyxie**. Blutdruckabfälle (< 100 mmHg systolisch bei Schwangeren mit sonst normalen Blutdruckwerten) müssen daher unbedingt vermieden oder, wenn aufgetreten, sofort behandelt werden.

- **Prophylaktische Maßnahmen**
- Ein häufig praktiziertes Verfahren ist die Anhebung des intravasalen Volumens durch Infusion isotoner Elektrolytlösungen kurz *vor* Anlage einer Regionalanästhesie. Abgesehen von den Gefahren einer Volumenüberladung ist die Wirksamkeit dieses Vorgehens nicht gewährleistet, d. h., bei vielen Patientinnen fällt der Blutdruckabfall trotz Volumenvorgabe ab. Damit ist zumindest fraglich, ob das Verfahren noch routinemäßig angewandt werden sollte. Auf keinen Fall sollte eine Regionalanästhesie so lange verzögert werden, bis die Infusion vollständig eingelaufen ist.
- Hochlagern der Beine nach Injektion des Lokalanästhetikums wirkt dem durch Sympathikusblockade bewirkten Blutdruckabfall entgegen.

- **Sofortmaßnahmen nach dem Blutdruckabfall**
- In der Regel ist sofort ein Vasopressor erforderlich: Akrinor 0,5–1 Amp. langsam i. v. (ca. 1 ml/min) oder Ephedrin 10–20 mg i. v., evtl. nachinjizieren oder Phenylephrin 0,05–0,1 mg.
- Wenn möglich: Beine kurzzeitig anheben.

❯ Die Überdosierung der Vasopressoren kann die Uterusdurchblutung drosseln und dadurch zur Hypoxie des

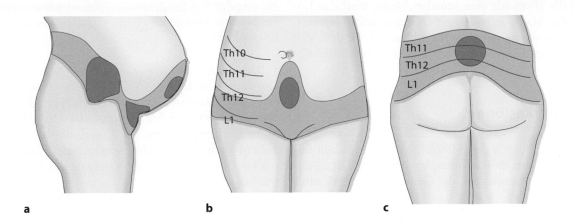

⬛ Abb. 23.2 Zonen der Schmerzempfindung und die zugehörigen Rückenmarksegmente in der Eröffnungsphase

Fetus führen. Zudem können starke Blutdruckanstiege mit heftigen Kopfschmerzen, evtl. auch Brustschmerzen auftreten.

23.4 Periduralanalgesie für die vaginale Entbindung

Die Periduralanalgesie ist die wirksamste Methode der Schmerzbekämpfung während der Geburt. Sie wird derzeit bei etwa 22 % aller Geburten angewandt.

Der Geburtsvorgang wird schematisch in 2 Phasen eingeteilt: Eröffnungs- und Austreibungsphase. Beide Phasen weisen unterschiedliche Schmerzlokalisationen auf.

▪ Eröffnungsphase

Diese Phase umfasst die Zeit von den ersten regelmäßigen Wehen bis zur vollständigen Eröffnung des Muttermunds. Sie dauert bei Erstgebärenden 10–12 h und bei Mehrgebärenden 6–8 h. Die in der Eröffnungsphase auftretenden Schmerzen entstehen durch

- Uteruskontraktionen und relative Minderdurchblutung der Uterusmuskulatur während der Kontraktionen,
- Dilatation der Zervix (Gebärmutterhals) und des unteren Uterinsegments,
- Zug an uterinen Bändern.

Die Schmerzimpulse treten über viszerale Afferenzen zusammen mit sympathischen Nervenfasern bei Th10–L1 in das Rückenmark ein und können in dieser Region peridural geblockt werden. Die Schmerzen werden von der Schwangeren im Unterbauch empfunden. Sie ziehen vom Nabel bis in die Leiste und seitlich vom Beckenkamm bis zum Trochanter major. Im Rücken manifestieren sie sich als Kreuzschmerzen (⬛ Abb. 23.2). Zu Beginn der Wehen ist der Schmerz in den Segmenten Th11 und Th12

lokalisiert; im weiteren Verlauf sind die Segmente Th10, L1 und L2 mitbeteiligt.

▪ Austreibungsphase

Diese Phase umfasst den Zeitraum zwischen vollständiger Eröffnung des Muttermunds (10 cm) und Geburt des Kindes. Sie dauert bei Erstgebärenden ca. 30 40 min, bei Mehrgebärenden 20–30 min.

Die Schmerzen werden auch in diesem Stadium über die für die Eröffnungsphase beschriebenen Nervensegmente geleitet. Hinzu kommen aber somatische Afferenzen und Aδ-Fasern im N. pudendus, die über tiefe lumbale und sakrale (S2–S4) Nerven mit dem Rückenmark in Verbindung stehen.

23.4.1 Neurale Blockade der Geburtsschmerzen

Aus den Besonderheiten der Schmerzmechanismen während des Geburtsvorganges ergibt sich das Konzept der segmentären periduralen Schmerzausschaltung:

- Während der **Eröffnungsphase** werden nur die Rückenmarksegmente Th10–L1 (L2) blockiert. Hierdurch werden der Wehenschmerz und der Zervixdilatationsschmerz ausgeschaltet. Im Idealfall bleiben die Sensibilität in den sakralen Segmenten sowie der Tonus der Beckenbodenmuskulatur erhalten und die Drehung des kindlichen Kopfes wird erleichtert.
- Während der **Austreibungsphase** werden neben den Segmenten Th10–L2 zusätzlich die sakralen Rückenmarksegmente geblockt. Die sensible Blockade reicht dann von Th10–S5. Der Geburtsschmerz ist meist vollständig ausgeschaltet, allenfalls wird ein vages Druckgefühl verspürt. Vaginale, jedoch keine abdominalen geburtshilflichen Eingriffe können jetzt durchgeführt werden (einschließlich Episiotomie und Naht).

Damit die Blockade rein sensibel bleibt, wird das Lokalanästhetikum in *niedriger Konzentration* injiziert. Keineswegs darf auch motorisch blockiert werden, weil hierdurch der Geburtsvorgang erheblich beeinträchtigt wird (kein Pressen mehr möglich!).

23.4.2 Indikationen

Neben dem Wunsch der Schwangeren gibt es noch folgende besondere Indikationen, bei denen sich eine Periduralanalgesie günstig auf die Geburt auswirken kann:
- Frühgeburt
- Herzerkrankungen der Schwangeren
- Präeklampsie
- Einleitung der Geburt mit Oxytocin (z. B. Syntocinon)
- Mehrlingsschwangerschaft
- Beckenendlage
- Unkoordinierte Uterusaktivität
- Diabetes mellitus
- Operative vaginale Entbindungen
- Adipositas per magna bzw. Body-Mass-Index (BMI) $> 40 \text{ kg/m}^2$

23.4.3 Kontraindikationen

Es gelten die allgemeinen Kontraindikationen für die Periduralanästhesie (▶ Kap. 17) sowie spezielle geburtshilfliche Gründe:
- Tiefer Sitz der Plazenta (Placenta praevia)
- Nabelschnurvorfall
- Akute fetale Asphyxie

Zu beachten: Eine vaginale Entbindung nach vorangegangener Sectio caesarea ist keine Kontraindikation für eine Periduralanästhesie.

23.4.4 Besonderheiten

▪ Aufklärung und Einwilligung
Die Patientin sollte bereits während der Schwangerschaftsvorsorge über regionale Anästhesieverfahren aufgeklärt werden, da sie bei bereits begonnener Geburt möglicherweise nicht mehr in der Lage ist, dem Aufklärungsgespräch zu folgen. Kann sie dem Gespräch nicht mehr folgen, so gilt ihr mutmaßlicher Wille.

▪ Periduralraum
Die Venen des Periduralraums sind in der Schwangerschaft stark gefüllt. Dadurch ist der sonst negative Druck (Sog) im Periduralraum aufgehoben. Außerdem sind die Bänder der Wirbelsäule aufgelockert, sodass die Identifizierung des Periduralraums insgesamt schwieriger ist als bei Nichtschwangeren (Widerstandsverlust oft weniger ausgeprägt).

▪ Lokalanästhetika
Die Konzentration des Lokalanästhetikums muss aus fetalen Gründen so niedrig wie möglich gehalten werden, ebenso die verabreichte Gesamtdosis. Hohe Dosen und hohe Konzentrationen der Lokalanästhetika können außerdem in der Eröffnungsphase den Beckenboden relaxieren und dadurch die Drehung des Kopfes beeinträchtigen.

Grundsätzlich sollten Lokalanästhetika verwendet werden, deren Wirkungen auf die Motorik geringer ausgeprägt ist (z. B. Ropivacain oder Bupivacain), denn eine motorische Blockade beeinträchtigt den Geburtsverlauf.

▪▪ Kombination des Lokalanästhetikums mit einem Opioid
Bei diesem Standardverfahren wird das Lokalanästhetikum, z. B. Ropivacain (bis 0,175 %) oder Bupivacain (bis 0,125 %) mit einem Opioid, z. B. Sufentanil (0,5–1,0 µg/ml), gemischt und peridural injiziert oder infundiert. **Vorteile** sind
- Dosisreduktion des Lokalanästhetikums,
- hierdurch geringere oder keine motorische Blockade,
- 2-fach höhere Rate normaler vaginaler Entbindungen,
- 5-fache Abnahme der Zangenextraktionsrate.

▪ Pressdrang
Der starke, unfreiwillige Pressdrang in der Austreibungsphase wird durch die Periduralanalgesie beeinträchtigt oder sogar aufgehoben. Freiwilliges Pressen der Gebärenden nach Aufforderung durch die Hebamme oder den Geburtshelfer ist jedoch nach wie vor möglich, wenn die Blockade rein sensibel bleibt. Die Effektivität ist aber geringer als ohne Periduralanästhesie.

▪ Geburtsdauer
Insgesamt wird die Dauer der Geburt durch die Periduralanästhesie mit 0,25%igem Bupivacain meist um etwa 1,5 h verlängert.

23.4.5 Praktisches Vorgehen für vaginale Entbindungen

Hierbei gelten zunächst einige **Grundsätze**:
- Vor und nach Anlage der Periduralanästhesie ist eine Kardiotokografiekontrolle (CTG-Kontrolle) erforderlich.
- Die Anlage der Periduralanästhesie ist schwieriger als bei Nichtschwangeren und sollte daher nur vom Erfahrenen oder unter dessen Anleitung zusammen mit entsprechend qualifiziertem Personal durchgeführt werden.

- Bei Risikokonstellation mit hoher Wahrscheinlichkeit für eine sekundäre Sectio caesarea wie Präeklampsie, Mehrlingsschwangerschaft, bei zu erwartenden Intubationsschwierigkeiten oder bestehender antithrombotischer Medikation sollte die Periduralanästhesie so früh wie möglich angelegt werden. Über die Periduralanästhesie muss ein Anästhesieprotokoll geführt werden. Die Vitalparameter der Schwangeren sind in regelmäßigen Abständen zu kontrollieren und zu dokumentieren, ebenso die Anästhesieparameter.
- Vor jeder Periduralanästhesie wird ein venöser Zugang angelegt und eine balancierte Elektrolytlösung angeschlossen. Die Zufuhr großer Flüssigkeitsmengen wirkt wahrscheinlich wehenhemmend und sollte daher vermieden werden.
- Erhält die Patientin (in seltenen Fällen) zusätzlich einen zentralen Venenkatheter, müssen die Zuspritzpforten beider Katheter eindeutig gekennzeichnet werden.
- Wegen einer möglichen Sectio caesarea sollten die Nüchternzeiten für feste Nahrung (6 h) eingehalten werden. Klare, kalorienhaltige Flüssigkeit kann dagegen zugeführt werden.
- Lokalanästhetikum der Wahl ist **Ropivacain** (Naropin) bis 0,175 %, alternativ **Bupivacain** bis 0,125 %, möglichst kombiniert mit einem **Opioid**, z. B. Sufentanil, 0,5–1,0 µg/ml, um die Analgesiequalität zu verbessern.
- Diese Medikamente sollten entweder als programmierter intermittierender Bolus ohne basale Infusionsrate (**PIEB**) oder als patientenkontrollierte epidurale Analgesie (**PCEA**) zugeführt werden – nicht kontinuierlich über Perfusor, weil die kontinuierliche Gabe häufiger zu motorischen Blockaden führt. Ist ein Vasopressor erforderlich, sollte **Akrinor** oder **Ephedrin** oder **Phenylephrin** verwendet werden.
- Direkt vor und nach Beginn der Periduralanästhesie sollte das **CTG** (über einen Zeitraum von 30 min nach Beginn der Periduralanästhesie) kontrolliert werden.
- Der Anästhesist muss nach Anlegen der Periduralanästhesie so lange bei der Schwangeren bleiben, bis die Anästhesie ihre volle Wirksamkeit erreicht hat und außerdem stabile Blutdruckverhältnisse vorliegen. Dieser Zeitraum beträgt nach den Empfehlungen der DGAI *30 min.*
- Anschließend erforderliche Bolusinjektionen des Lokalanästhetikums können an qualifiziertes Assistenzpersonal delegiert werden. Der Arzt muss sich von der Kompetenz der Assistenzperson überzeugt haben. Die Assistenzperson muss Mutter und Fetus überwachen können und sich selbst als kompetent einschätzen.
- Ein erfahrener Arzt muss jederzeit verfügbar sein. Auftretende Komplikationen müssen sofort und adäquat behandelt werden können.

- Nachinjektionen des Lokalanästhetikums dürfen nur an der *liegenden* Schwangeren vorgenommen werden.
- Schwangere mit Periduralanästhesie dürfen unter folgenden Voraussetzungen umhergehen:
  - Begleitperson verfügbar
  - Unauffälliger Geburtsverlauf
  - Unauffälliges CTG
  - Keine Hypotonie
  - Erhaltene Muskelkraft

- **Praktisches Vorgehen**
- Der Periduralkatheter wird in linker Seitenlage oder in sitzender Position der Schwangeren eingeführt und maximal 3 cm in den Periduralraum vorgeschoben. Lässt sich der Katheter nicht korrekt platzieren, kann alternativ eine Single-Shot-Spinalananalgesie mit 7,5 µg (= 1,5 ml) Sufentanil durchgeführt werden oder eine i. v. patientenkontrollierte Analgesie mit Remifentanil.
- **Zeitpunkt der Injektion** des Lokalanästhetikums: bei Schmerzen, und zwar unabhängig von der Weite des Muttermunds.
- Vor der Injektion des Lokalanästhetikums muss zum Ausschluss einer subarachnoidalen oder intravasalen Fehllage des Katheters aspiriert werden. Die Injektion einer Testdosis ist nicht erforderlich, solange die Substanzen fraktioniert verabreicht werden. Die Wirkung der Periduralanästhesie tritt zumeist innerhalb von 15–20 min ein.
- In der **Eröffnungsphase** sollten niedrige Konzentrationen von Ropivacain (bis max. 0,175 %) oder Bupivacain (bis max. 0,125 %) angewandt werden, um die Mobilität der Schwangeren zu erhalten. Das Lokalanästhetikum sollte *intermittierend* injiziert und nicht kontinuierlich infundiert werden. Alternative: patientenkontrollierte Periduralanästhesie.
- Die Analgesiequalität kann durch Zusatz eines Opioids zum Lokalanästhetikum zumeist verbessert werden.
- **Auffrischdosen** müssen immer injiziert werden, bevor die Schmerzen zurückkehren. Die Dosierung erfolgt wie bei der Ausgangsdosis. Die Wirkdauer beträgt ca. 1–1,5 h. Vor und nach jeder Injektion muss aspiriert werden!
- Bei stabiler Periduralanästhesie können Auffrischdosen, wie oben beschrieben, auch durch geschultes medizinisches Personal injiziert werden.

- **Austreibungsphase**

Um die Blockadetechnik dem jeweiligen Geburtsverlauf anzupassen, ist eine enge Zusammenarbeit zwischen Anästhesist und Geburtshelfer bzw. Hebamme erforderlich. In zahlreichen Kliniken wird die Periduralanästhesie nur noch in der *Eröffnungsphase* angewandt, um den unfreiwilligen Pressdrang zu erhalten und dadurch die sonst erhöhte Zangenentbindungsrate zu senken. Die

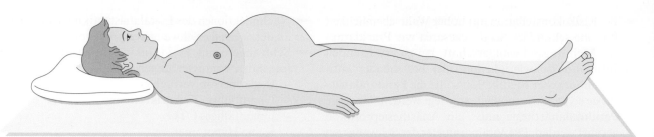

◻ **Abb. 23.3**   **Anästhesieausbreitung in der Austreibungsphase der Geburt**. Th10–S5

Austreibung bleibt ungeblockt (◻ Abb. 23.3). Soll die Ausbreitungsphase geblockt werden, müssen höhere Lokalanästhetikumkonzentrationen angewandt werden, z. B. 0,15–0,25 % Bupivacain.

23.4.6 Verfahren der geburtshilflichen Periduralanästhesie

- **Programmierte intermittierende epidurale Bolusgabe (PIEB)**
- Erstbolus in der Eröffnungsphase:
  - 10 ml einer Mischung aus 8 ml Bupivacain 0,125 % + 2 ml Sufenta epidural (= 10 µg), fraktioniert, bis eine Analgesiehöhe von Th10 erreicht ist; oder
  - 10 ml einer Mischung aus 8 bis max. 14 ml Ropivacain 0,2 % + 2 ml Sufenta epidural (10 µg), fraktioniert bis Th10.
- Wiederholungsdosen: wie Erstbolus, alle 60–90 min, ebenfalls fraktioniert.
- **PIEB:** Ohne basale Infusion gibt die Pumpe stündlich einen Bolus ab, z. B. 10 ml; die Patientin kann – nach Ablauf einer programmierten Sperrzeit – zusätzliche Boli anfordern.

- **Patientenkontrollierte epidurale Analgesie (PCEA)**
- 50-ml-Perfusorspritze mit 30 ml Ropivacain 0,2 % + 6 ml Sufenta epidural (= 30 µg) + 14 ml NaCl 0,9 %
- Erstbolus: wie oben
- Basale Infusionsrate: 5 ml/h
- Abrufbarer Bolus: 5 ml
- Sperrzeit: 15–30 min

- **Mobile Periduralanalgesie**
Durch weitere Dosisreduktion des Lokalanästhetikums und Kombination mit einem Opioid gelingt es bei vielen Schwangeren, die Mobilität zu erhalten, sodass ein *begleitetes* Herumgehen möglich wird. Ein derzeit praktiziertes Dosierungsschema für die mobile Periduralanalgesie ist nachfolgend zusammengestellt.

ⓘ **Dosierungsempfehlungen**
- **Mobile epidurale Analgesie:**
  - Keine Testdosis
  - Initial 12 ml Ropivacain 0,125 % + 5–10 µg Sufentanil als Bolus
  - Maximale kumulative Sufentanildosis 30 µg/24 h epidural, bei Bedarf auch darüber hinaus
- **Mobile PCEA:**
  - Keine Testdosis
  - Initial 12 ml Ropivacain 0,1 % + 5–10 µg Sufentanil als Bolus
  - Lock-out-Zeit: 25 min, PCA-Boli von 12 ml Bupivacain 0,125 % oder Ropivacain 0,08 % + 0,156 µg/ml Sufentanil
  - Bei Schmerzen: Bolus von 6 ml Bupivacain 0,25 % durch Arzt oder Hebamme
  - Maximale kumulative Sufentanildosis: 30 µg/24 h, bei Bedarf auch mehr

- **Praktisches Vorgehen bei der Mobilisierung**
- Erster Mobilisierungsversuch ca. 30 min nach Injektion des Lokalanästhetikums, aber nur dann, wenn sich die Patientin hierzu in der Lage fühlt.
- Zunächst die Patientin die Beine aus dem Bett heben lassen, um die vorhandene Kraft einzuschätzen.
- Danach die Patientin auf der Bettkante sitzen lassen, Puls und Blutdruck messen.
- Wenn unauffällig: Patientin vor dem Bett stehen lassen, danach die Knie leicht beugen lassen, hierbei auch nach Schwindelgefühl fragen.
- Wenn erfolgreich: Patientin mit Begleitperson umhergehen lassen, aber nicht außerhalb der Entbindungsstation.

23.4.7 Nachteile der Periduralanalgesie

- **Mangelhafte Analgesie:** ca. 2–15 %, je nach Übung des Anästhesisten. Häufige Ursachen: Katheterfehllage, zu späte Nachinjektion.
- **Ungeblockte Segmente** treten bei etwa 7 % der Schwangeren auf, gehäuft im perianalen Bereich. Sie lenken oft die ganze Aufmerksamkeit der Schwan-

23

geren auf den Schmerz in diesem Bereich. Bei zahlreichen Patientinnen kann durch Neueinführen oder Zurückziehen (eines zu weit eingeführten) Katheters noch eine befriedigende Analgesie erreicht werden.

- Motorische Schwäche bei höheren Lokalanästhetikumkkonzentrationen.
- Einsatz von Oxytocin häufiger erforderlich als ohne Periduralanästhesie.
- Häufiger regelwidrige Kindslagen.
- Zangen- bzw. Vakuumextraktionen möglicherweise häufiger erforderlich als ohne Periduralanästhesie.
- Schwierige Technik, setzt größere Erfahrung voraus. Höhere Gefahr der Durapunktion mit postspinalem Kopfschmerz.

23.4.8 Kombinierte Spinal-/ Epiduralanalgesie (CSE)

Das Verfahren bewirkt eine rasche Schmerzausschaltung durch den spinalen Block und eine verlängerte Analgesie nach Bedarf durch die Kombination mit einer epiduralen Zufuhr des Lokalanästhetikums. Als vorteilhaft gilt die spinale Injektion eines Opioids im *ersten* Stadium der Geburt (Wirkdauer ca. 2–3 h; keine motorische Blockade), weil hiermit die Mobilität erhalten bleibt. Allerdings ist die Schmerzausschaltung nicht immer befriedigend. Demgegenüber kann in der *Austreibungsphase* durch spinale Injektion eines Lokalanästhetikums in niedriger Dosierung sofort eine Analgesie herbeigeführt werden.

Der Epiduralraums wird mit einer 17- oder 18-G-Tuohy-Kanüle nach der Widerstandsverlustmethode punktiert; anschließend wird der Katheter eingeführt, danach über die Epiduralnadel eine lange, „nichtschneidende" Spinalkanüle (25- oder 27-G-Whitacre- oder Sprotte-Nadel). Dann folgt zunächst die intraspinale Injektion der gewählten Substanzen (z. B. 5–7,5 µg Sufentanil). Bei Bedarf können dann Lokalanästhetikaboli epidural verabreicht werden.

Gefährlichste Nebenwirkung der spinal zugeführten Opioide ist die **frühe Atemdepression**. Sie tritt zumeist in den ersten 20 min auf, sodass eine entsprechende Überwachung der Atemfunktion erforderlich ist. Von Nachteil ist weiterhin der opioidinduzierte Juckreiz (Häufigkeit 40–80 %). Weitere Nebenwirkungen: ▶ Kap. 39.

23.5 Remifentanil für die vaginale Entbindung – patientenkontrolliert

Remifentanil ist wegen seines raschen Wirkungseintritts und der sehr kurzen Wirkdauer von 3–10 min als Analgetikum für die vaginale Entbindung geeignet, jedoch nur unter bestimmten Voraussetzungen:

- Anwendung als patientenkontrollierte intravenöse Analgesie (PCIA)

- Ständige Anwesenheit einer überwachenden Person
- Kontinuierliche Pulsoxymetrie
- Kontinuierliche CTG-Überwachung
- Vorhandenes Notfallinstrumentarium und Möglichkeit der Sauerstoffzufuhr
- Zu empfehlen: Kapnometrie, um sofort eine Bradypnoe/Apnoe zu erkennen

ℹ️ **Einstellung der Remifentanil-PCIA zur geburtshilflichen Entbindung (S1-Leitlinie)**
- PCA-Pumpe mit Remifentanil-Lösung, 20 µg/ml
- Anfänglicher Bolus: 1 ml
- Sperrintervall: 2 min

23.6 Anästhesie für die Sectio caesarea

Durch die Schnittentbindung kann die Geburt zu jedem beliebigen Zeitpunkt, unter Umgehung des vaginalen Weges, beendet werden. Grundsätzlich muss gewährleistet sein, dass hierfür ein Anästhesist innerhalb von 10 min im Kreißsaal zur Verfügung steht. Die Wahl des Anästhesieverfahrens trifft der Anästhesist.

- **In Kürze – Sectio caesarea (= kaiserlicher Schnitt)**
- Unterbauch-Querschnitt (Pfannenstielschnitt) direkt oberhalb des Schamhügels, selten auch als Längsschnitt vom Bauchnabel bis zur Schambeinfuge
- OP-Lagerung: zunächst 30°-Linksseitenlage bis zur Entwicklung des Kindes, dann Rückenlagerung
- Schnitt-Entwicklungszeit: in der Regel wenige Minuten
- Gesamtdauer: ca. 30–45 min
- Blutverlust ca. 900 ml
- Postoperativer Schmerz: stark

23.6.1 Indikationen

Eine Sectio caesarea wird in der Regel durchgeführt, wenn die Geburt beendet werden muss und eine instrumentelle Entbindung auf vaginalem Wege aus bestimmten Gründen nicht möglich oder kontraindiziert ist. Dabei kann die Sectio caesarea aus vorbeugenden Gründen oder wegen einer akuten Bedrohung des Lebens von Mutter und/oder Kind erforderlich sein.

Entsprechend kann zwischen **geplanter** und **Notfallsectio** unterschieden werden. Dazwischen liegen die **dringliche** (Mutter und Fetus sind beeinträchtigt aber nicht unmittelbar lebensbedrohlich) und die **baldige** Sectio caesarea.

- **Geplante Sectio caesarea**
Hierauf sind die Patientinnen zumeist gut vorbereitet. Der körperliche Allgemeinzustand ist ebenfalls meist gut. Daher kann jede der derzeit gebräuchlichen Anästhesie-

◘ Tab. 23.1 Vergleich von Spinalanästhesie und Katheterperiduralanästhesie bei Sectio caesarea

	Spinalanästhesie	Periduralanästhesie
Technischer Schwierigkeitsgrad	Einfach	Schwierig
Wirkungseintritt	Rasch	Verzögert (bis zu 45 min)
Obere Blockadeausbreitung	Variabel, nicht vorhersehbar	Meist bis Th4
Untere Blockadeausbreitung	Meist befriedigend bis S4	Variabel mit Aussparungen im Sakralbereich
Intensität der Blockade	Ausgeprägt	Variabel
Dauer der motorischen Blockade	Je nach Substanz verlängert	Gewöhnlich nicht verlängert
Systemische Absorption des Lokalanästhetikums	Zu vernachlässigen	Potenziell toxische Konzentrationen
Blutdruckabfall	Häufig, meist abrupt	Graduell
Muskelzittern	Selten	Häufig
Postspinaler Kopfschmerz	Variabel	Keiner
Möglichkeit der postoperativen Schmerztherapie	Nein	Kontinuierlich

techniken angewandt werden: Allgemeinnarkose, Periduralanästhesie, Spinalanästhesie.

■ **Notfallsectio**
Wenn plötzlich – und zumeist unerwartet – Komplikationen in der Spätschwangerschaft oder unter der Geburt die Schwangere oder das Kind oder beide gefährden und diese Gefahr nicht mit anderen geburtshilflichen Methoden besser behandelt werden kann, wird eine Notfallsectio vorgenommen. Indikationen für die Notfallsectio sind z. B.
— Placenta praevia (= tiefer Sitz der Plazenta),
— Nabelschnurvorfall,
— Tetanus uteri,
— schwere Eklampsie,
— Plazentaablösung.

Notfallsectios müssen so gut wie immer in *Allgemeinnarkose* durchgeführt werden, bei dringlichen Operationen ist auch eine Spinalanästhesie möglich. Bei bestehendem oder drohendem Schock sind die regionalen Anästhesieverfahren kontraindiziert, weil durch ihre sympathikusblockierende Wirkung der Schockzustand verschlimmert wird.

23.6.2 Wahl des Anästhesieverfahrens

Mögliche Verfahren sind die Spinalanästhesie, Periduralanästhesie, CSE und die Intubationsnarkose.
Bei elektiven Sectios ist die Spinalanästhesie das am häufigsten gewählte Verfahren, bei Notsectios dagegen die Intubationsnarkose.

■ **Nüchternzeit**
Für beide Anästhesieverfahren muss bei elektiven Sectios eine Nüchternzeit von 6 h für feste Nahrung und von 2 h für klare Flüssigkeit eingehalten werden. Außerdem wird eine medikamentöse Aspirationsprophlaxe empfohlen (DGAI).

■ **Adipositas per magna**
Bei Schwangeren mit Adipositas per magna muss vermehrt mit folgenden Komplikationen gerechnet werden: Schwangerschaftsdiabetes, Schwangerschaftshypertonus, Präeklampsie/Eklampsie, großes Kind, erhöhte Sectiorate, Schwierigkeiten bei der Anlage einer Regionalanästhesie, intraoperative Wachheit bei Allgemeinanästhesie, postoperative respiratorische Insuffizienz.

■ **Vorbereitung auf peripartale Blutungen**
Bei Placenta praevia, accreta oder increta sowie bei vorausgegangener Uterusatonie oder vorzeitiger Plazentalösung ist das Risiko massiver peripartaler Blutungen (akuter Blutverlust von > 1500–2000 ml) und dadurch auch die Müttersterblichkeit erhöht. Daher sind entsprechende Vorbereitungen erforderlich:
— Frühzeitige Anlage großlumiger Venenkanülen
— Rasche Verfügbarkeit von Blutprodukten, Gerinnungsfaktoren und Antifibrinolytika
— Möglichkeiten für die aktive Erwärmung der Patientin, Druckinfusion und maschinelle Autotransfusion

■ **Anwesenheit von Vätern oder Bezugspersonen**
Bei einer Sectio caesarea in Allgemeinanästhesie sollten Väter oder Bezugspersonen nur ausnahmsweise anwesend sein, bei einer Notfallsectio dagegen grundsätzlich nicht. Keine Einwände bestehen aber gegen deren Anwe-

senheit bei einer elektiven Sectio unter Regionalanästhesie. Widersprechen Fachärzte der beteiligten Disziplinen (v. a. Anästhesisten oder Neonatologen) der Anwesenheit, muss sie unterbleiben. Bei zu großer psychischer Belastung muss nach den Leitlinien der Berufsverbände der Vater den OP auf ärztliche Anweisung umgehend verlassen (DGGG, BVF, DGAI u. BDA 2008).

23.6.3 Spinalanästhesie

Die Spinalanästhesie ist in Deutschland das Standardverfahren bei Sectio caesarea. Sie kann auch bei dringlichen Sectios angewandt werden, in ausgewählten Fällen auch bei Notsectios. Die Spinalanästhesie weist gegenüber der Periduralanästhesie folgende Vorteile auf (◘ Tab. 23.1):

- Einfachere Technik
- Rascher Wirkungseintritt
- Gute Analgesie einschließlich der sakralen Segmente
- Keine toxischen Wirkungen des Lokalanästhetikums
Die Versagerquote liegt wie bei der Periduralanästhesie bei etwa 4 %.

Als wesentliche **Nachteile** der Spinalanästhesie gegenüber der Periduralanästhesie gelten

- größeres Risiko des *schlagartigen* Blutdruckabfalls aufgrund der rascher eintretenden Sympathikusblockade,
- nicht vorhersehbare Ausbreitung der Anästhesie nach thorakal/zervikal, bei isobaren Lokalanästhetika,
- häufiger vagal bedingte Bradykardien,
- postspinale Kopfschmerzen.

Es gibt keine sicheren Hinweise, welches der beiden Verfahren für das Neugeborene günstiger ist.

Die Technik der Spinalanästhesie unterscheidet sich nicht von der bei Nichtschwangeren (► Kap. 16); bis auf wenige Besonderheiten entspricht das Vorgehen dem für die Periduralanästhesie beschriebenen.

Wahl des Lokalanästhetikums

- **Bupivacain**
Diese Substanz ist derzeit wegen ihrer längeren Wirkdauer und geringeren motorischen Blockade das Standardmedikament. Verwendet werden die 0,5 %ige hyperbare oder die 0,5 %ige isobare Lösung. Für eine vollständige operative Anästhesie werden ca. 10 mg benötigt. Eine Anpassung der Dosis an Lebensalter, Körpergröße, Körpergewicht und Länge der Wirbelsäule ist nach Angaben in der Literatur nicht erforderlich, da diese Faktoren ohne Einfluss auf die Ausdehnung sind. Bei 15 mg muss mit einer sehr hohen Blockade (bis Th2) gerechnet werden, gelegentlich auch bis C1 oder C2.

> ⓘ **Dosierung von Bupivacain für die Spinalanästhesie bei Sectio caesarea**
> 1,5–2 ml (Bereich 7,5–15 mg) 0,5 %ige Lösung + 2,5–5 µg Sufentanil oder 25 µg Fentanyl oder 0,1 mg (= 0,2 ml) Morphin

Vorgehen bei der Spinalanästhesie

Die Technik der Spinalanästhesie ist ausführlich in ► Kap. 16 beschrieben, daher wird an dieser Stelle nur auf die Besonderheiten bei Schwangeren eingegangen.

- **Praktisches Vorgehen**
- Venenkanüle einführen, Infusion (plasmaisotone Elektrolytlösung) anschließen und einlaufen lassen.
- Patientin auf die rechte Seite oder sitzend lagern.
- Spinalkanal zwischen L3 und L4 oder L4 und L5 mit einer 24- bis 27-G-Pencil-Point-Nadel über eine Einführungskanüle punktieren.
- Injektion von 10 mg Bupivacain hyper- oder isobar mit 2,5–5 µg Sufentanil.
- Sofort nach der Injektion des Lokalanästhetikums die Patientin auf den Rücken lagern, Uterus links seitwärts verschieben, prophylaktisch Akrinor injizieren.
- Blutdruck und Herzfrequenz jede Minute messen, Sauerstoff bis zur Entwicklung des Kindes oder länger über Nasensonde zuführen.
- Ausbreitung der sensorischen Blockade alle 30 s mit Kältereiz oder Nadelstichen überprüfen; wenn Th10 erreicht ist: Oberkörper und Beine leicht erhöhen, um eine Ausdehnung der Blockade über Th4–Th6 hinaus zu vermeiden.
- Bei Blutdruckabfall auf ca. 100 mmHg sofort Vasopressor injizieren: Akrinor oder Ephedrin oder Phenylephrin.
- Bei Bradykardie < 60/min: Atropin i. v.; bei erheblicher Bradykardie: Adrenalin (Suprarenin).
- Nach Abnabelung des Kindes: langsame Injektion oder Kurzinfusion von 3–5 IE Oxytocin nach Angabe des Operateurs, anschließend Oxytocininfusion (10 IE/500 ml), Methergin nur, wenn absolut erforderlich.
- Vorsichtige Umlagerung am Ende der OP, da Gefahr des Blutdruckabfalls mit Übelkeit und Erbrechen aufgrund der noch vorhandenen Sympathikusblockade.

23.6.4 Periduralanästhesie

Die Periduralanästhesie ist technisch schwieriger als die Spinalanästhesie und zeitlich wesentlich aufwendiger. Daher ist sie für dringliche oder Notfallsectios nicht geeignet. Bei versehentlicher Punktion der Dura treten bei den meisten Patientinnen postspinale Kopfschmerzen auf.

Wahl des Lokalanästhetikums

Empfohlenes Mittel der Wahl ist Ropivacin in Kombination mit dem Opioid Sufentanil.

■ **Kombination des Lokalanästhetikums mit epiduralen Opioiden**

Der Zusatz von Opioiden zum Lokalanästhetikum ist Standard bei der Sectio caesarea. Am häufigsten werden Sufentanil oder Fentanyl eingesetzt.

Durch die kombinierte peridurale Injektion von Lokalanästhetika und Opioiden kann die Qualität der operativen Anästhesie verbessert werden. Die bei konventioneller Periduralanästhesie häufig auftretenden Schmerzen im Bereich der Harnblase und bei der Entwicklung des fetalen Kopfes lassen sich hiermit weitgehend verhindern. Auch sollen weniger Übelkeit und Erbrechen bei den operativen Manipulationen am Uterus auftreten.

Bei epiduraler Verwendung von Sufentanil oder Fentanyl muss mit folgenden typischen **Nebenwirkungen** gerechnet werden:
- Juckreiz
- Übelkeit und Erbrechen
- Frühe Atemdepression (selten)
- Harnverhalt

Komplikationen
Versehentliche Durapunktion

Die unbeabsichtigte Punktion der Dura mater ist eine häufige Komplikation der geburtshilflichen Periduralanästhesie: Sie führt bei den meisten Patientinnen zu sehr unangenehmen postspinalen Kopfschmerzen, die zudem die Mobilität beeinträchtigen. Ein standardisiertes Vorgehen nach versehentlicher Durapunktion mit der Tuohy-Nadel gibt es nicht. Ein Blutpatch sollte bei anhaltenden Kopfschmerzen, frühestens 2–3 Tage nach der Duraperforation angelegt werden (weitere Einzelheiten zur Behandlung der Kopfschmerzen: ▶ Kap. 16).

Blutdruckabfall

Der Blutdruckabfall ist eine typische Komplikation der Peridural- und Spinalanästhesie, jedoch muss auch ein Vena-cava-Kompressionssyndrom als Ursache des Blutdruckabfalls ausgeschlossen werden. Während ein leichter Blutdruckabfall von zahlreichen Schwangeren toleriert wird, reagiert der Fetus empfindlicher, denn unter der Peridural- oder Spinalanästhesie nimmt die Uterusdurchblutung mit fallendem Blutdruck ab, da keine Autoregulation besteht. Je nach Ausmaß und Dauer des Blutdruckabfalls entwickelt sich eine fetale Azidose („Asphyxie"). Klinisch sollte Folgendes beachtet werden:

> Systolische Blutdruckwerte der Schwangeren von < 70 mmHg führen regelmäßig zu fetaler Bradykardie.

Zu beachten: Anhaltende systolische Blutdruckwerte von < 100 mmHg bei sonst normotensiven Schwangeren führen unter Regionalanästhesie zu fetaler Azidose und niedrigen Apgar-Werten des Neugeborenen.

■ **Prophylaxe und Therapie**

Als unterer Grenzwert gilt ein systolischer Blutdruck von 100 mmHg oder ein Abfall um 30 % des Ausgangswerts. Jedoch ist zu beachten, dass einige Schwangere bereits auf einen nur wenige mmHg betragenden Abfall des systolischen Drucks unter den Ausgangswert der Schwangerschaft mit Übelkeit, evtl. auch Erbrechen reagieren. Warnhinweise sind Gähnen und die Angabe eines „komischen Gefühls" durch die Schwangere.

Ein Blutdruckabfall sollte sofort mit einem Vasopressor (Akrinor, Ephedrin, Phenylephrin) behandelt werden. Zu hohen Dosen müssen aber vermieden werden.

Muskelzittern

Muskelzittern ist ein unspezifisches Zeichen, jedoch muss immer an die zentral-toxischen Wirkungen des resorbierten Lokalanästhetikums gedacht werden.
- Bei dringendem Verdacht auf eine zerebrale toxische Reaktion, sollte 100%iger Sauerstoff zugeführt werden, evtl. ergänzt durch ein Benzodiazepin mit guter antikonvulsiver Wirksamkeit.

> ❗ Bei generalisierten Krämpfen oder Kreislaufkollaps bzw. Asystolie muss der Fetus sofort entwickelt und die Schwangere reanimiert werden.

Totale Spinal- oder Periduralanästhesie

Siehe ▶ Kap. 16 und 17.

Ungenügende Analgesie

Selbst bei korrekter Katheterlage muss bei bis zu 20 % der Patientinnen mit Schmerzen während der OP gerechnet werden, wenn das Lokalanästhetikum nicht mit einem epiduralen Opioid kombiniert wird. Betroffen sind häufig die oberen sakralen Segmente. Oft gelingt es, durch Zuspruch und Ermunterung die schmerzhaften Episoden zu überbrücken. Empfohlen wird auch die Zufuhr von 30–40 % Lachgas in Sauerstoff oder, als letztes Mittel, Ketamin in niedriger Dosierung (0,25 mg/kg KG). Nach der Abnabelung kann zusätzlich ein Analgetikum, z. B. Fentanyl, i. v. injiziert werden. Vorsicht ist bei der Kombination von Opioiden mit Sedativhypnotika geboten, da hierdurch eine bedrohliche, möglicherweise zu spät bemerkte Atemdepression auftreten kann. Lässt sich keine ausreichende Analgesie erzielen, muss zu einer Intubationsnarkose übergegangen werden.

Thoraxschmerzen

Bei einigen Patientinnen können nach der Abnabelung des Kindes im weiteren Verlauf der OP Angina-pectoris-artige Schmerzen auftreten, deren genaue Ursache nicht geklärt ist. Im Allgemeinen sind die Thoraxschmerzen ein isoliertes Phänomen ohne wesentliche klinische Bedeutung. Sie können aber in seltenen Fällen zusammen mit anderen Zeichen, z. B. Dyspnoe und Abfall der arteriellen O_2-Sättigung, Hinweis auf eine Embolie oder Myokardischämie sein.

Soll die Patientin sediert werden?

Fast alle Patientinnen fürchten, während der OP Schmerzen zu empfinden. Hinzu kommen diffuse Ängste, die sich häufig um die Unversehrtheit des ungeborenen Kindes drehen. Bei den meisten Patientinnen gelingt es aber, Angst und Aufgeregtheit durch einfühlsame Führung und beruhigenden Zuspruch so weit zu reduzieren, dass die Zufuhr sedierender Medikamente nicht erforderlich ist – vorausgesetzt, es besteht eine ausreichende operative Analgesie.

Übelkeit und Erbrechen

Übelkeit mit oder ohne Erbrechen gehört zu den häufigeren (und unangenehmen) Komplikationen der Periduralanästhesie für die Sectio caesarea. Häufigste Ursache ist ein **Blutdruckabfall**. Daher sollte bei Übelkeit sofort der Blutdruck kontrolliert werden. Bereits ein geringer Abfall unter den systolischen Ausgangswert der Schwangerschaft sollte zu blutdrucksteigernden Maßnahmen veranlassen.

Lässt sich hierdurch die Übelkeit nicht beseitigen, kann vor Abnabelung des Kindes Ondansetron verabreicht werden.

Andere Ursachen für Übelkeit sind eine Bradykardie oder die chirurgische Stimulation der Eingeweide und des Peritoneums.

Atemnot

Gelegentlich klagen die Patientinnen perioperativ über Atemnot. Zu den wichtigsten Ursachen dieses Symptoms gehören
- eine zu hohe motorische Blockade,
- Blutdruckabfall,
- Angst und Aufregung,
- ein Lungenödem oder eine Lungenembolie (selten).

Die Behandlung richtet sich jeweils nach der zugrunde liegenden Ursache.

Vorgehen bei der Periduralanästhesie

> Ein Blutdruckabfall muss bei der Schwangeren unter allen Umständen vermieden werden. Tritt er dennoch auf, muss er sofort behandelt werden.
> Für eine wirksame Schmerzausschaltung ist bei der Sectio caesarea eine Blockade von Th4–S5 erforderlich.

- **Praktisches Vorgehen**
- Zunächst das gesamte Zubehör – einschließlich Material für eine Intubationsnarkose – bereitstellen und auf Funktionsfähigkeit überprüfen.
- Instrumentarium für die Notfallversorgung des Neugeborenen nicht vergessen!
- Patientin in linker Seitenlage in den Einleitungsraum fahren.
- 1–2 Venenverweilkanülen einführen.
- Patientin zum Anlegen der Periduralanästhesie entweder auf der Seite lagern oder in die sitzende Position bringen. Mit Punktionsbeginn Infusionslösung einlaufen lassen. Anschließend Periduralkatheter sicher auf der Haut fixieren. Patientin auf der linken Seite lagern.
- **Testdosis:** Wenn genügend Zeit zur Verfügung steht: ca. 1 mg/kg *Lidocain* ohne Adrenalin, alternativ *5 ml Ropivacain 0,75 % + 5 µg* alle 3 min. Bei bereits begonnener geburtshilflicher Periduralanästhesie kann auf die Testdosis verzichtet werden.
- Lokalanästhetikum fraktioniert injizieren: etwa 15–20 ml Ropivacain 0,75 % oder 15–20 ml **Bupivacain 0,5 %**, jeweils + 10 µg Sufentanil. Die Anschlagzeit beträgt ca. 20–30 min bei Neuanlage des Katheters; bei bereits begonnener Periduralanästhesie ist sie kürzer.
- Bei Bedarf (nicht routinemäßig) Sauerstoff über eine Gesichtsmaske oder Nasensonde zuführen.
- Blutdruck und Puls in kurzen Abständen kontrollieren. Klagt die Patientin: „Mir ist so komisch. Ich glaube ich muss mich übergeben", sofort den Blutdruck messen! Nicht sagen: „Das kommt von der Aufregung." **Blässe**, **Übelkeit** und **Erbrechen** sind zumeist zuverlässige Zeichen des Blutdruckabfalls!
- Bei Blutdruckabfall (< 100 mmHg bzw. 30 % unter Ausgangswert): sofort Akrinor, 0,5–1 Amp. langsam i. v., oder Ephedrin, 15–25 mg i. v. Rasche Volumenzufuhr; wenn möglich: Beine anheben.
- Patientin erst zur OP freigeben, wenn Anästhesieausdehnung genau getestet und für ausreichend befunden worden ist. Das Messer des Operateurs ist zwar ein scharfes, aber für diesen Test untaugliches Instrument.
- Während der OP die Patientin durch Gespräche ablenken. Nicht vergessen: Der Mutter das Kind zu zeigen.
- Nach Ablösung der Plazenta 3–5 IE Oxytocin (Syntocinon) langsam i. v. oder als Kurzinfusion und Infusionslösung mit 10 IE Oxytocin einlaufen lassen (2–6 IE/h oder nach Absprache mit Operateur).
- Übelkeit und Erbrechen sowie Druckgefühl, Ziehen oder Schmerzen können bis zum Verschluss des Peritoneums auftreten und lassen zumeist erst nach, wenn die intraabdominalen Manipulationen beendet sind.
- Blutverluste während der OP mit Hydroxyethylstärkelösung (HES-Lösung) oder plasmaisotoner Voll-

elektrolytlösungen ersetzen. Der anfängliche Blutverlust beträgt bei unkomplizierter Sectio caesarea etwa 900–1000 ml. Eine Bluttransfusion ist nur in seltenen Fällen erforderlich.

- Bei inkompletter Blockade die Patientin nicht leiden lassen, sondern eine Intubationsnarkose durchführen.
- Nach der OP: Patientin vorsichtig ins Bett legen (Gefahr des Blutdruckabfalls!); Katheter entfernen und auf Vollständigkeit überprüfen oder zur postoperativen Schmerzbehandlung liegen lassen.

23.6.5 Allgemeinanästhesie

Die Allgemeinanästhesie ist das Verfahren der Wahl für die Notfallsectio und für die geplante Sectio caesarea, wenn die Schwangere eine Regionalanästhesie strikt ablehnt oder andere Kontraindikationen dafür vorliegen.

Wegen der großen Aspirationsgefahr bei Hochschwangeren ist für die Sectionarkose immer die endotracheale Intubation erforderlich. Maskennarkosen sind kontraindiziert.

> ❯ Bei der Allgemeinanästhesie für eine Sectio caesarea ist immer eine Ileuseinleitung erforderlich!

Maskennarkosen oder Larynxmaskennarkosen dürfen nur erfolgen, wenn die Schwangere nach der Narkoseeinleitung nicht intubiert werden kann.

▪ Vorteile
Verglichen mit der Regionalanästhesie kann die Allgemeinanästhesie rasch eingeleitet und die OP entsprechend frühzeitig begonnen werden. Außerdem gewährleistet die Allgemeinanästhesie in der Regel eine größere kardiovaskuläre Stabilität, da kein durch Sympathikusblockade (wie bei der Spinal- und Periduralanästhesie) ausgelöster Blutdruckabfall auftritt.

Neben diesen Vorteilen bestehen allerdings auch schwerwiegende Nachteile, die bei der Wahl des Anästhesieverfahrens sorgfältig bedacht werden müssen.

▪ Risiken
Die Hauptgefahren der Allgemeinnarkose für die Sectio caesarea sind
- Intubationsschwierigkeiten, v. a. bei erheblicher Adipositas und sehr großen Brüsten,
- versehentliche und unbemerkte Intubation des Ösophagus,
- pulmonale Aspiration von Mageninhalt,
- Vena-cava-Kompressionssyndrom (auch bei Regionalanästhesie!),
- Depression des Neugeborenen bei längerer OP- und Narkosedauer.

Anästhetika für die Einleitung
Alle gebräuchlichen i. v. Anästhetika passieren die Plazenta und können bei länger dauernder Einwirkung zur Depression des Neugeborenen führen. Um eine **intraoperative Wachheit** der Patientin zu verhindern, müssen die i. v. Anästhetika bis zur Entwicklung des Kindes mit anderen Substanzen (Inhalationsanästhetika oder Ketamin) kombiniert werden. Nach der Entwicklung des Kindes werden in der Regel zusätzlich Opioide eingesetzt.

Thiopental
Diese Traditionssubstanz wird standardmäßig für die Sectio caesarea eingesetzt, obwohl sie bei allen anderen Eingriffen weitgehend durch Propofol ersetzt worden ist und die betroffenen Anästhesisten daher nur noch über wenig Erfahrung mit Thiopental verfügen.

Für die Sectio caesarea werden Dosen von 4–7 mg/kg KG empfohlen. Höhere Dosen führen allerdings zur Neugeborenendepression und sollten möglichst vermieden werden. Thiopental geht in die Muttermilch über, allerdings sind die Konzentrationen so niedrig, dass das Stillen deshalb nicht verschoben werden muss.

> ❯ Um intraoperative Wachheit und Schmerzen zu vermeiden, muss Thiopental ausreichend hoch dosiert und mit anderen Substanzen, z. B. Ketamin oder Inhalationsanästhetika, kombiniert werden.

Propofol
Propofol ist für schwangere Patientinnen zugelassen (Einleitungsdosis bis zu 2,5 mg/kg KG, Aufrechterhaltung der Narkose bis zu 6 mg/kg KG/h). Die Wirkung setzt rasch ein und hält nur kurz an. Bis zur Entwicklung des Kindes muss Propofol mit volatilen Anästhetika oder Ketamin kombiniert werden, um Schmerzen und intraoperative Wachheit zu verhindern. **Danach werden Opioide zugesetzt.**

Ketamin
Diese Substanz wird bevorzugt bei geburtshilflichen *Blutungen* oder hämodynamisch instabilen Schwangeren eingesetzt, weil sie in diesen Situationen eine größere kardiovaskuläre Stabilität gewährleisten kann, den Uterus nicht relaxiert und seltener mit intraoperativer Wachheit der Mutter verbunden ist. Die Dosierung für die Einleitung bei einer Sectio caesarea beträgt im Durchschnitt 1 mg/kg. Höhere Dosen können zur Neugeborenendepression führen und sollten daher vermieden werden. Bei Patientinnen mit Schwangerschaftshypertonie bzw. Präeklampsie/Eklampsie sollte Ketamin nicht eingesetzt werden.

Aufrechterhaltung der Narkose
Bei der Aufrechterhaltung der Narkose für die Sectio caesarea sind folgende Besonderheiten zu berücksichtigen:

- Die Phase bis zur Geburt des Kindes
- Die Phase nach der Abnabelung des Neugeborenen
- Die Auswirkungen der Anästhetika auf die Kontraktion des Uterus

Vom OP-Beginn bis zur Geburt

Zahlreiche Anästhesisten beschränken sich in dieser Phase, aus Angst vor neonataler Depression, auf die einmalige Bolusinjektion von Thiopental und Succinylcholin und beatmen die Patientin mit einem Lachgas-Sauerstoff-Gemisch oder nur mit reinem Sauerstoff. Dieses Vorgehen ist aber nur dann gerechtfertigt, wenn es dem Operateur gelingt, das Kind innerhalb weniger Minuten zu entwickeln.

Verzögert sich dagegen die operative Entbindung, muss mit intraoperativem Erwachen der relaxierten Schwangeren und erheblichen Schmerzen (Zeichen: große Pupillen) gerechnet werden. Um diese für die Schwangere unzumutbare Situation zu vermeiden, ist die Zufuhr weiterer Anästhetika erforderlich. Allerdings sind wiederholte Nachinjektionen von Thiopental für diesen Zweck nicht zu empfehlen, da hierdurch das Erwachen verzögert wird und außerdem häufig ein längerer Nachschlaf eintritt – ebenfalls ein unerwünschter Effekt, da die meisten Mütter ihre Kinder möglichst kurz nach der Geburt sehen möchten. Geeignet ist vielmehr die Zufuhr von Inhalationsanästhetika oder von Ketamin, jeweils in niedriger Dosierung (s. u.).

Von der Abnabelung bis zum OP-Ende

In dieser Phase müssen bei unkomplizierter Sectio caesarea v. a. die Auswirkungen der Anästhetika auf die Uterusaktivität berücksichtigt werden. Wie bereits dargelegt, führen alle volatilen Anästhetika zu einer konzentrationsabhängigen Relaxation des Uterus bis hin zur Atonie mit der Gefahr erheblicher Nachblutungen. Diese Effekte spielen bei Lachgas und den Opioiden keine wesentliche Rolle.

▪ Volatile Inhalationsanästhetika

Isofluran, Desfluran oder Sevofluran können in niedriger Konzentration – auch zusammen mit 50 % Lachgas – eingesetzt werden, um eine ausreichende Narkosetiefe zu gewährleisten. In der Schwangerschaft ist der Anästhetikabedarf vermindert, auch stellt sich wegen der erniedrigten funktionellen Residualkapazität rascher ein Gleichgewichtszustand ein, d. h., die volatilen Anästhetika fluten schneller an und ab. Dies gilt besonders für Desfluran und Sevofluran. Hohe Konzentrationen der volatilen Anästhetika führen aber zu neonataler Depression und Uterusrelaxation und müssen daher vermieden werden.

▪ Lachgas

Wie bereits dargelegt, passiert Lachgas rasch die Plazenta, und innerhalb von 3 min wird ein fetales/mater-

nales Konzentrationsverhältnis von 0,8 erreicht. Lachgaskonzentrationen von 50 % gelten derzeit als sicher, jedoch sind auch höhere Konzentrationen (70 %) angewandt worden, ohne dass hierdurch ungünstige Auswirkungen auf das Neugeborene nachweisbar waren. Länger dauernde Lachgaszufuhr (> 15 min) führt aber zu neonataler Depression und sollte möglichst vermieden werden. Bei erheblich beeinträchtigten Feten sollte auf die Zufuhr von Lachgas verzichtet und stattdessen die Konzentration des Inhalationsanästhetikums erhöht werden.

▪ Opioide

Bis zur Entwicklung des Kindes sollten möglichst keine Opioide zugeführt werden, um eine Neugeborenendepression zu vermeiden. Nach der Geburt des Kindes können die Opioide dagegen in üblicher Dosierung angewandt werden. Waren Opioide bereits vor der Geburt erforderlich, kann die Atemdepression beim Neugeborenen mit Naloxon antagonisiert werden.

Muskelrelaxanzien

Muskelrelaxanzien sind für die Einleitung der Narkose erforderlich und, je nach eingesetzter Substanz, auch für die Aufrechterhaltung. Hierbei ist zu beachten, dass alle Muskelrelaxanzien die Plazenta passieren und in höheren Dosen zur Relaxierung des Fetus bzw. Neugeborenen führen können. Bei Begrenzung der Dosis können diese Substanzen jedoch ohne Gefährdung des Fetus auch vor der Abnabelung angewandt werden.

Zu beachten: Bei einer *Magnesiumtherapie* der Präeklampsie muss mit verstärkter und verlängerter Relaxanzienwirkung gerechnet werden, daher Dosisreduktion!

Succinylcholin

Bei der Narkose für die Sectio caesarea ist eine Blitzeinleitung (Ileuseinleitung) erforderlich, um rasch eine ausreichende Kontrolle über die Atemwege der Patientin zu erlangen. Succinylcholin gilt trotz seiner Nebenwirkungen nach wie vor als Relaxans der Wahl für die Intubation bei einer Sectio caesarea. Rocuronium in Intubationsdosis ist eine Alternative.

Bei Schwangeren kann die Injektion von Succinylcholin zu ausgeprägter, vagal bedingter **Bradykardie** oder **Herzrhythmusstörungen** führen. Daher muss **Atropin** immer griffbereit sein. Die Präkurarisierung mit einem ND-Relaxans in niedriger Dosis wird nicht mehr empfohlen.

ND-Relaxanzien

ND-Muskelrelaxanzien werden in der Regel erst nach Abnabelung des Kindes eingesetzt, meist in erniedrigter Dosis. Ist Succinylcholin kontraindiziert, kann auch das schnell wirkende ND-Relaxans Rocuronium für die Intubation eingesetzt werden, zumal dessen Wirkung durch Sugammadex am Ende der OP nachhaltig antagonisiert werden kann.

Präoxygenierung

In der Schwangerschaft ist der O_2-Verbrauch um ca. 20 % erhöht und die funktionelle Residualkapazität um ca. 20 % vermindert. Darum fällt selbst bei kurzdauernder Apnoe für den Intubationsvorgang der arterielle pO_2 bei Schwangeren erheblich rascher ab als bei nichtschwangeren Patientinnen. Entsprechend kann sich bei Intubationsschwierigkeiten sehr schnell eine bedrohliche Hypoxie entwickeln, wenn die Schwangere vor der Narkoseeinleitung nicht ausreichend präoxygeniert worden ist.

> Wenn möglich: Keine Narkoseeinleitung bei Sectio caesarea ohne ausreichende Präoxygenierung!

Die Präoxygenierung muss bei Schwangeren über eine dicht aufgesetzte Gesichtsmaske und für einen Zeitraum von mindestens 3–5 min erfolgen. Wenn Eile geboten ist: 8 tiefste Atemzüge! Eine vollständige Auffüllung der O_2-Speicher der Lungen gelingt jedoch in der Regel nicht, d. h., es steht weniger Zeit für die Intubation zur Verfügung als bei Nichtschwangeren.

Wachheit während der Narkose

Bei konventioneller Anästhesie mit Thiopentaleinleitung und Beatmung mit Sauerstoff bis zur Abnabelung des Kindes muss in einem hohen Prozentsatz mit Wachheit und Schmerzen der relaxierten Schwangeren gerechnet werden, v. a. wenn sofort nach der Injektion mit der OP begonnen wird. Erst durch Supplementierung mit einem volatilen Anästhetikum in hypnotisch wirkender Konzentration kann die Wachheit vollständig verhindert werden.

> Konzentrationen bis zu 0,7 MAC eines volatilen Anästhetikums (Desfluran, Sevofluran, Isofluran) gelten als sicher für Schwangere und Kind.

Diese Konzentrationen gehen nicht mit höheren Blutverlusten einher und sollten daher auch eingesetzt werden. Denn es gilt: Wachheit mit Schmerzen ist nicht akzeptabel!

Alternativ kann auch Ketamin eingesetzt werden.

Vorgehen bei der Allgemeinnarkose

> Es gilt der Grundsatz: Die Allgemeinnarkose bei Sectio caesarea ist eine Intubationsnarkose!

- **Praktisches Vorgehen**
- Patientin auf die linke Seite lagern (25–30°). Den Oberkörper zur Narkoseeinleitung erhöht lagern.
- Nicht schweigsam sein! Mit der Schwangeren sprechen! Sie hat Angst und möchte beruhigt werden. Alle Maßnahmen kurz erklären.
- 1–2 Venenkanülen legen. Bei Placenta praevia oder increta auf massive Blutungen vorbereitet sein.
- Ungefähr 5 min Sauerstoff voratmen lassen, wenn Eile geboten ist: 8 tiefste Atemzüge.
- Narkoseeinleitung mit Thiopental (Trapanal) 4–7 mg/kg KG, alternativ Ketamin 1 mg/kg KG, nicht zu langsam injizieren.
- Wenn Patientin schläft: 1,5 mg/kg KG Succinylcholin oder Rocuronium, 1 mg/kg KG. Auf keinen Fall mit der Maske beatmen!
- Intubation der Trachea nach 30–60 s. Hierbei kann ein *erfahrener* Helfer den Kehlkopf fest in Richtung Speiseröhre drücken („Krikoiddruck"), jedoch nicht bei schwieriger Intubation.
- Bei Misslingen der Intubation: Keine Panik, keine wiederholten Intubationsversuche, sondern Larynxmaske einführen und hierüber mit 100%igem O_2 beatmen.
- Sofort mit der OP beginnen lassen.
- Am Respirator Lachgas und Sauerstoff im Verhältnis 1 : 1 einstellen, ergänzt durch ca. 0,7 MAC eines volatilen Anästhetikums; Relaxierung nach Bedarf. Kontrollierte Hyperventilation auf einen p_aCO_2 von etwa 32 mmHg. Exzessive Hyperventilation vermeiden.
- Wenn Narkose zu flach (Pupillen weit, Blutdruck hoch, Herzfrequenz schnell, Schluckbewegungen, Tränenfluss): Inhalationsanästhetikum höher dosieren.
- 1–2 min vor Abnabelung des Kindes: Lachgas abstellen; mit 100 % Sauerstoff beatmen (gilt nicht als zwingend erforderlich).
- Nach Abnabelung des Kindes: Narkose vertiefen, z. B. jetzt Remifentanil-Lachgas-O_2-Anästhesietechnik oder TIVA; wenn erforderlich mit Atracurium in niedriger Dosis nachrelaxieren. Inzwischen versorgt der Pädiater oder ein anderer qualifizierter Arzt das Neugeborene (► Abschn. 23.11).
- Nach Entfernung der Plazenta: langsame Injektion von 3–5 IE Oxytocin (Syntocinon) i. v. und Infusion mit 10 IE Oxytocin in Rücksprache mit Operateur einlaufen lassen. Während der Narkose sollte möglichst kein Methergin i. v. injiziert werden (Gefahr des exzessiven Blutdruckanstiegs).
- Nach OP-Ende: Rocuronium (wenn eingesetzt) mit 2–4 mg/kg KG Sugammadex antagonisieren, wenn TOFR ≤ 0,9.
- Postoperative Schmerztherapie: wenn Periduralkatheter vorhanden: epidurale Analgesie, sonst Opioide, kombiniert mit nichtsteroidalen antiinflammatorischen Analgetika (NSAID).

23

23.6.6 Schmerztherapie nach Sectio caesarea

Die Sectio caesarea ist ein sehr schmerzhafter Eingriff, der eine multimodale Schmerztherapie erfordert. Mögliche Verfahren sind folgende:

- Intrathekale oder peridurale Injektion eines Opioids
- Intravenös:
  - Nichtsteroidale antiphlogistische Antirheumatika (NSAR), z. B Celecoxib, Paracetamol
  - Opioide, z. B. Piritramid oder Morphin
- Oral:
  - Opioide, z. B. Oxycodon
  - Ibuprofen oder Celecoxib
- Fortsetzung einer Periduralanästhesie als PCEA

23.7 Spezielle geburtshilfliche Anästhesie

23.7.1 Adipositas per magna

Adipositas per magna geht bei Schwangeren häufiger mit Schwangerschaftsdiabetes, Schwangerschaftshypertonie, Gestosen und Makrosomie (hohes Geburtsgewicht) des Kindes einher als bei normalgewichtigen Schwangeren. Die Sectiorate ist erhöht, ebenso die geburtshilfliche Letalität. Ein BMI von > 40 kg/m^2 erschwert die Anlage einer Spinal- oder Periduralanästhesie, sodass häufiger auf eine Allgemeinanästhesie übergegangen werden muss, besonders wenn die Anlage unter Zeitdruck erfolgt. Darum sollte ein Periduralkatheter frühzeitig angelegt werden. Postoperativ ist eine lückenlose, sorgfältige Überwachung erforderlich, auch nach Regionalanästhesien.

23.7.2 Beckenendlage

Bei vaginaler Entbindung kann eine **Periduralanästhesie** durchgeführt werden. Hierbei dürfen jedoch die zum Pressen erforderlichen Muskelkräfte nicht ausgeschaltet werden. Der Beckenboden muss für die Austreibung gut anästhesiert sein.

Ist eine **Allgemeinnarkose** vorgesehen, wird die Patientin intubiert und relaxiert. Für eine Zangenextraktion ist eine gute Uterusrelaxierung erforderlich. Methode der Wahl ist die tiefe Inhalationsnarkose + 100 % Sauerstoff. Die Narkose muss rasch eingeleitet werden.

Das Inhalationsanästhetikum wird nur so lange zugeführt, bis Gesäß und Füße des Kindes entwickelt worden sind. Danach Zufuhr des Anästhetikums sofort abstellen und durch Hyperventilation rasch eliminieren (sonst besteht die Gefahr der Uterusatonie mit Verblutungsgefahr!).

23.7.3 Zwillingsgeburt

Bei der Zwillingsgeburt bestehen folgende **Besonderheiten**, die für den Anästhesisten von Bedeutung sind:

- Die hämodynamischen Veränderungen bei der Schwangeren sind oft ausgeprägter.
- Präeklampsie/Eklampsie ist häufiger.
- Abnorme Kindslagen sind zu erwarten.
- Blutverluste sind größer.
- Die Kinder sind mehr gefährdet, besonders das Zweitgeborene.
- Die Unreife der Kinder ist 10-mal höher als bei Einlingen.

- **Praktische Grundsätze bei der Zwillingsgeburt**
- Die vaginale Entbindung sollte in Peridural- oder Spinalanästhesie durchgeführt werden: Sie erleichtert das geburtshilfliche Vorgehen und wirkt sich dadurch günstig für die Kinder aus.
- Kann das 2. Kind aus ungünstiger Geburtslage nur mit geburtshilflichen Maßnahmen entwickelt werden, empfiehlt sich die bei der Beckenendlage beschriebene Inhalationsnarkosemethode (▶ Abschn. 23.7.2).
- Bei Sectio caesarea kann eine Allgemeinnarkose oder eine Periduralanästhesie durchgeführt werden.

23.7.4 Frühgeburt

Frühgeborene werden durch die Anästhesie besonders gefährdet. Sie reagieren sehr empfindlich auf Opioide, Sedativa und Anästhetika, die der Mutter während des Geburtsvorgangs verabreicht wurden.

Vaginale Entbindung

Sie erfolgt gewöhnlich langsam und behutsam mit geringem Pressen durch die Schwangere. Nach Episiotomie (Dammschnitt) wird meist eine Zangenextraktion unter regionaler Anästhesie des Beckenbodens durchgeführt. Hierfür eignet sich die Periduralanästhesie besonders gut, weil sie den Beckenboden vollständig relaxiert, wenn das Lokalanästhetikum in höherer Konzentration angewandt wird.

Sectio caesarea

Die Spinal- oder Periduralanästhesie ist vorzuziehen, weil sie die zentral dämpfenden Wirkungen der Allgemeinanästhetika auf den Fetus vermeidet. Unabhängig von der Anästhesiemethode ist aber immer mit erheblicher Depression des Neugeborenen zu rechnen, sodass häufig Reanimationsmaßnahmen erforderlich sind.

23.7.5 Peripartale Blutungen

Blutungen in der Spätschwangerschaft sind nach der Lungenembolie die zweithäufigste Ursache der Müttersterblichkeit. Weltweit sterben jährlich ca. 140.000 Frauen durch peripartale Blutungen. Folgende wesentliche Grundmechanismen können eine peripartale Blutung auslösen:

- Uterusatonie (mit 75 % die Hauptursache)
- Placenta praevia, increta oder accreta
- Vorzeitige Placentalösung
- Geburtstraumatische Verletzungen: Zervixrisse, Scheidenrisse, Uterusruptur
- Gerinnungsstörungen nach Fruchtwasserembolie, Verdünnungskoagulopathie

Bei der **Placenta praevia** ist die normale Plazenta an falscher Stelle im Uterus eingewachsen: Die Implantation erfolgte im unteren Uterussegment oder im Gebärmutterhals. Wenn sich der Muttermund während der Geburt erweitert, löst sich die Plazenta von ihrer muskulären Unterlage. Hierdurch können massivste Blutungen auftreten. Bei der *Placenta increta* sind die Plazentazotten bis in das Myometrium (Uterusmuskulatur) eingewachsen, bei der *Placenta percreta* bis in die Nachbarorgane.

Bei **vorzeitiger Plazentalösung** löst sich die normal implantierte Plazenta bereits vor der Entbindung des Kindes. Hierdurch können ebenfalls erhebliche Blutverluste auftreten.

> Blutungen gehören zu den führenden mütterlichen Todesursachen bei der Geburtshilfe. Sie treten oft unerwartet auf und können **innerhalb von Minuten** zum Tod durch Verbluten führen!

- **Praktische Grundsätze bei präpartalen Blutungen**
- Bereits für die Untersuchung der nichtanästhesierten Schwangeren müssen Erythrozytenkonzentrate transfusionsbereit vorhanden sein.
- Außerdem werden mehrere großlumige Venenkanülen gelegt.
- Steht die Diagnose „Placenta praevia" fest, wird bei lebensbedrohlicher Blutung und/oder Beeinträchtigung des Fetus umgehend eine Sectio caesarea in Allgemeinnarkose durchgeführt. Ist die Patientin bereits im hypovolämischen Schock, müssen die Anästhetika besonders vorsichtig dosiert werden. Eine Regionalanästhesie ist im Schock immer kontraindiziert.
- Bei vorzeitiger Plazentalösung mit schwerer Blutung wird die Sectio caesarea ebenfalls immer in Allgemeinnarkose durchgeführt.
- Nach der Entbindung können bei der Mutter schwerste Gerinnungsstörungen mit erheblichen Blutverlusten auftreten. Bei Hyperfibrinolyse wird Tranexamsäure zugeführt. Der Fibrinogenspiegel sollte mit etwa 2–4 g Fibrinogen im Bereich von > 150 mg/dl ge-

halten werden. Bei Thrombozytenzahlen < 50.000/µl werden Thrombozytenpräparate zugeführt.

23.7.6 Präeklampsie und Eklampsie

Die Pathophysiologie dieser Erkrankung ist in ► Kap. 75 beschrieben. Sie muss bei allen Anästhesieverfahren besonders berücksichtigt werden.

- **Praktische Grundsätze bei Präeklampsie und Eklampsie**
- Gezielt auf Nebenwirkungen der antikonvulsiven Therapie (Magnesiumsulfat, Benzodiazepine, Phenytoin) achten (► Kap. 75).
- Blutdruckabfälle müssen unbedingt vermieden werden, weil die ohnehin bereits eingeschränkte Uterusdurchblutung hierdurch weiter abnimmt. Gefährdung des Fetus!
- Blutdruckanstiege (> 160 mmHg systolisch) müssen ebenfalls strikt vermieden werden, da sie zur Hirnblutung führen können. Akutbehandlung: Nifedipin oder Urapidil über Perfusor („off label").
- Für die vaginale Entbindung ist die Periduralanästhesie meist gut geeignet, weil sie Schmerzen, Angst und Aufregung beseitigt. Die Periduralanästhesie darf aber nicht eingesetzt werden, um den erhöhten Blutdruck zu senken!
- Vasopressoren dürfen nur mit allergrößter Vorsicht eingesetzt werden.
- Sectio caesarea; bei hämodynamisch stabilen Patientinnen: bevorzugt Spinalanästhesie (vorher Gerinnungskontrolle!).
- Allgemeinanästhesie: Blutdruckanstiege bei der Intubation und bei OP-Beginn müssen strikt vermieden werden; wenn erforderlich können bei der Narkoseeinleitung prophylaktisch β-Blocker, z. B. Esmolol oder Metoprolol, zugeführt werden!
- Rasche Zufuhr von Volumen kann bei Präeklampsie-/Eklampsiepatientinnen ein akutes Linksherzversagen auslösen und muss daher unterbleiben.

> Magnesium verstärkt die Wirkung depolarisierender und nichtdepolarisierender Muskelrelaxanzien und vermindert den Dosisbedarf der Anästhetika.

- Postoperativ sollten Patientinnen mit schwerer Präeklampsie/Eklampsie auf eine Intensivstation verlegt werden.

23.7.7 Herzerkrankungen

Bei Patientinnen mit Herzerkrankungen darf niemals starr schematisch vorgegangen werden. Vielmehr müssen die pathophysiologischen Veränderungen durch die

Herzerkrankung zusammen mit den durch die Schwangerschaft ausgelösten kardiovaskulären Veränderungen eingeschätzt werden. Hiernach wird das anästhesiologische Vorgehen festgelegt.

23.8 Anästhesie während der Schwangerschaft

Grundsätzlich kommt es bei Narkosen während der Schwangerschaft für nichtgeburtshilfliche Eingriffe darauf an, ungünstige Einflüsse des Anästhesieverfahrens auf den Fetus zu verhindern. Weitere Informationen zur Arzneimittelsicherheit in der Schwangerschaft bieten Suchportale im Internet wie z. B. ▶ https://www.embryotox.de/ (Internetseite der Charité, Berlin).

- **Praktische Grundsätze**
- Wahleingriffe sollten frühestens 6 Wochen nach Ende der Schwangerschaft durchgeführt werden.
- Dringlichere Operationen, die aber noch etwas verschoben werden können, sollten erst im 2. oder 3. Drittel der Schwangerschaft erfolgen. Während dieser Zeit ist aber die **Aspirationsgefahr** erhöht. Hierauf muss entsprechend Rücksicht genommen werden. Das gilt in gleicher Weise für das **Vena-cava-Kompressionssyndrom**. Die linke Seitenlage sollte darum bevorzugt werden.
- Wenn möglich sollten **regionale Anästhesieverfahren** angewandt werden. Hierbei darf der Blutdruck aber nicht abfallen.
- Wird eine Allgemeinnarkose durchgeführt, so spielt nach dem jetzigen Wissensstand die Auswahl des Narkosemittels keine wesentliche Rolle.
- Während der Narkose müssen v. a. die arteriellen Blutgase im Normbereich der Schwangerenwerte gehalten werden.
- Die Uterusdurchblutung darf nicht durch Anästhetika oder Anästhesieverfahren vermindert werden.

23.9 Medikamente während der Schwangerschaft

Die meisten von einer Schwangeren eingenommenen Medikamente gelangen über die Plazenta zum Fetus. Einige wenige wirken reproduktionstoxisch (teratogen), besonders in der Zeit vom 18.–85. Tag nach der Befruchtung, aber auch in der Fetal- und Peripartalphase. Die gebräuchlichen Anästhesiesubstanzen sind dagegen als sicher anzusehen, ebenso die meisten der kurzfristig bei Narkosen eingesetzten Hilfsmedikamente. Eine umfassende Übersicht reproduktionstoxischer Medikamente und Substanzen findet sich auf der Internetseite ▶ https://www.embryotox.de/ der Charité Universitätsmedizin Berlin.

23.10 Anästhesie während der Stillperiode

Bisher ist nicht bekannt, in welchen Konzentrationen die während der Stillperiode zugeführten Anästhetika und Hilfssubstanzen in der Muttermilch auftreten und welche Wirkungen sie beim Kind hervorrufen. Weiterhin ist nicht bekannt, wie groß der Sicherheitsabstand zwischen Narkoseende und Wiederaufnahme des Stillens sein sollte. Es kann jedoch nach den bisherigen Erfahrungen davon ausgegangen werden, dass die während einer Narkose in der Muttermilch erreichten Konzentrationen so gering sind, dass keine klinischen Effekte beim Kind auftreten. Daher gilt Folgendes:

> ❯ Mit dem Stillen kann wenige Stunden nach der OP wieder begonnen werden, sofern aus geburtshilflichen Gründen keine Kontraindikationen bestehen.

Regionalanästhesien könnten bei stillenden Müttern von Vorteil sein, da hiernach die Brustfütterung früher wieder aufgenommen werden kann.

23.11 Erstversorgung des Neugeborenen

> ❯❯ Auf die Erde voller kaltem Wind
> Kamt ihr alle als ein nacktes Kind.
> Frierend lagt ihr ohne alle Hab
> Als ein Weib euch eine Windel gab.
> (Bert Brecht „Von der Freundlichkeit der Welt")

Das Leben des Neugeborenen beginnt mit einschneidenden Veränderungen: Die intrauterin mit Flüssigkeit gefüllte Lunge entfaltet sich und übernimmt die eigene Atmung, während gleichzeitig der fetale Kreislauf umgeschaltet wird und das rechte Herz sein gesamtes Blutvolumen in den Lungenkreislauf pumpt. Diese Umstellung wird normalerweise ohne wesentliche Störung vollzogen. Etwa 10 % aller Neugeborenen gelingt der Anpassungsvorgang jedoch nicht ohne äußere Hilfe. **Atemstörungen** stehen hierbei ganz im Vordergrund: Sie sind die häufigste Todesursache bei Neugeborenen.

23.11.1 Erstmaßnahmen

Die ersten Schritte bei der Versorgung eines Neugeborenen sind, unabhängig vom klinischen Zustand, immer gleich:
- Sicherung der Atemwege
- Wärmeschutz

Sicherung der Atemwege

Die aktuellen Leitlinien empfehlen, ein vitales, spontan atmendes Neugeborenes nicht abzusaugen. Selbst bei grünem Fruchtwasser bietet das Absaugen nach Durchtritt des Kopfes, aber vor dem ersten Schreien keine Vorteile. Sollte es jedoch durch Schleim, Blut und Lungenwasser in den oberen Luftwegen zur Behinderung der Eigenatmung des Neugeborenen kommen, wird mit dem Absaugen des Munds begonnen. Der untere Rachen darf hierbei nicht stimuliert werden, damit weder eine Bradykardie noch ein Laryngospasmus auftritt. Die Schwerkraft kann wirkungsvoll eingesetzt werden, um die Atemwege freizuhalten. Hierzu wird das Kind bereits vor der Abnabelung in die Kopftiefposition gebracht und auch in dieser Lage zum Versorgungstisch getragen. Das Absaugen erfolgt, mit speziellen Vorrichtungen, steril unter angepasstem Sog. Hierbei wird folgende Reihenfolge eingehalten:

1. Mund
2. Rachen
3. Nase
4. Ösophagus und Magen

Niemals darf die Nase zuerst abgesaugt werden, weil hierdurch die Atmung stimuliert wird und nachfolgend der in der Rachenhöhle befindliche Schleim oder Mekonium aspiriert werden können.

Sind Mund und Rachen abgesaugt worden, erfolgt die **Sondierung der Nase**; dies dient gleichzeitig zum Ausschluss einer Choanalatresie (Nasenmuschelatresie).

Hat sich die Atmung stabilisiert, kann der Magen abgesaugt werden. Durch **Absaugen des Magens** wird eine Regurgitation und Aspiration verhindert und außerdem die Durchgängigkeit des Ösophagus überprüft. Können mehr als 25 ml Mageninhalt abgesaugt werden, muss an eine Obstruktion des oberen Magen-Darm-Traktes gedacht werden.

Wärmeschutz

Wärmeschutz ist von allergrößter Bedeutung für das Neugeborene. Ein Abfall der Körpertemperatur steigert den O_2-Verbrauch und führt zu metabolischer Azidose. Neugeborene können ihre Körpertemperatur nicht konstant halten, das Kältezittern fehlt. Auf eine kalte Umgebung reagiert die Haut mit Vasokonstriktion. Zur Wärmeproduktion wird das an verschiedenen Stellen des Körpers vorkommende braune Fettgewebe abgebaut. Beträgt die Temperatur im Entbindungszimmer nur 20 °C, fällt die Hauttemperatur des ungeschützten Neugeborenen innerhalb von 15 min um etwa 4 °C ab.

■ **Praktisches Vorgehen**
- Das Kind so schnell wie möglich nach der Geburt einhüllen und abtrocknen (trockene Neugeborenen haben einen ca. 5-mal geringeren Wärmeverlust).
- Innerhalb von 1 min nach der Geburt das Neugeborene in eine kontrollierte warme Umgebung bringen. Die Körpertemperatur sollte zwischen 36,5 und 37,5 °C gehalten werden. Wärmeschutz wird z. B. durch einen Wärmestrahler über dem Versorgungstisch erreicht.
- Hyperthermie muss vermieden werden, weil hierdurch ebenfalls der O_2-Verbrauch gesteigert wird.

23.12 Klinische Einschätzung des Neugeborenen

Das Neugeborene wird bereits unmittelbar nach der Geburt klinisch eingeschätzt. Zu den einfachen Maßnahmen gehören die Beobachtung des 1. Atemzugs und Schreis und der kontinuierlichen Atmung sowie die Erhebung des Apgar-Scores. Ergänzend wird der Thorax auskultiert und, wenn erforderlich, der Blutdruck und die Körpertemperatur gemessen.

Erweiterte Maßnahmen sind Bestimmungen der Blutgase, der Säure-Basen-Parameter, des Blutzuckers und des Hämatokrits.

23.12.1 Apgar-Score

Mithilfe des von der amerikanischen Anästhesistin Virginia Apgar entwickelten Scores kann der Zustand des Neugeborenen auf einfache Weise klinisch eingeschätzt werden. Der Apgar-Score berücksichtigt folgende 5 Merkmale:
- Atmung
- Puls
- Grundtonus
- Aussehen
- Reflexerregbarkeit

Die Apgar-Werte werden 1, 5 und 10 min nach der Geburt bestimmt. Fehlen, Vorhandensein und Stärke eines Merkmals werden mit 0, 1 oder 2 benotet. Jedes Merkmal muss getrennt beurteilt werden.

■ **Atmung**
Während und unmittelbar nach der Geburt wird Flüssigkeit aus der Lunge in den Kehlkopf und den Mund gepresst.

Der 1. Atemzug erfolgt nach 20–30 s. Hierbei erzeugt das Kind einen Sog von etwa 70 cmH_2O; Luft dringt langsam in die Lungen ein. Danach wird der Atem für 2 s angehalten. Der größte Anteil der zuerst eingeatmeten Luft bleibt in der Lunge als Teil der sich entwickelnden funktionellen Residualkapazität. Die nächsten Atemzüge laufen ähnlich ab; es bleibt jedoch jedes Mal weniger Luft in der Lunge zurück.

23

◨ Tab. 23.2 Apgar-Score zur klinischen Soforteinschätzung des Neugeborenen

Merkmal	0	1	2
Atmung	Fehlt	Schnappatmung, unregelmäßig	Gut, schreit kräftig
Puls	Fehlt	< 100/min	> 100/min
Grundtonus	Schlaff	Mittel, geringe Beugung	Gut, aktive Bewegung
Aussehen	Blass oder blau	Stamm rosig, Extremitäten blau	Rosig
Reflexe	Keine	Grimassiert	Niesen, Husten, Schreien

Der 1. Schrei sollte innerhalb von 1,5 min nach der Geburt zu vernehmen sein.

Die Spontanatmung sollte ebenfalls innerhalb von 1,5 min nach der Geburt „regelmäßig" sein. Die Atemfrequenz liegt normalerweise zwischen 30 und 60/min.

■■ **Ursachen von Atemstillstand oder langsamer Atmung (< 30/min)**
━ Intrauteriner Asphyxie
━ Hirnschädigung
━ Medikamentenzufuhr an die Mutter (Anästhetika, Sedativa, Analgetika)
━ Infektionen usw.

Eine Apnoe kann allein oder in Verbindung mit Blutdruckabfall und Bradykardie auftreten.

■■ **Ursachen einer Tachypnoe (> 60/min)**
━ Volumenmangel (weiße Asphyxie)
━ Hypoxie
━ Hirnblutungen
━ Atemnotsyndrom
━ Aspiration usw.

■ **Puls**
Zum Zeitpunkt der Geburt beträgt die Herzfrequenz meist 120–160/min. Frequenzen < 100/min werden als Bradykardie bezeichnet. Sie sind häufig mit schwerer Asphyxie und niedrigem Herzzeitvolumen verbunden. Tachykardien können durch Schock bedingt sein.

Die Blutdruckmessung gehört nicht zur Routineeinschätzung, der Normalwert liegt bei > 40 mmHg systolisch.

■ **Grundtonus**
Die meisten Neugeborenen, auch die Frühgeborenen, sind gleich nach der Geburt aktiv und bewegen alle Extremitäten. Ein schlaffer oder verminderter Muskeltonus tritt v. a. auf bei
━ Asphyxie,
━ Medikamentenzufuhr an die Mutter (Anästhetika, Sedativa, Analgetika) und
━ Hirnschädigung.

■ **Aussehen**
Alle Kinder sind unmittelbar nach der Geburt blau (eventuelle Ausnahme: Sectio caesarea), werden aber rasch rosig, sobald sich die Atmung stabilisiert hat.

Innerhalb von 90 s sind die meisten Kinder am Stamm rosig, während die Füße, Hände und Lippen zumeist noch blau sind. Sind die Kinder nach 90 s immer noch blau, so kommen v. a. folgende Ursachen infrage:
━ Niedriges Herzzeitvolumen
━ Atemnotsyndrom
━ Zyanotischer Herzfehler
━ Methämoglobinämie
━ Verlegung der Atemwege
━ Lungenhypoplasie
━ Polyzythämie

An diese Erkrankungen muss v. a. gedacht werden, wenn durch O_2-Zufuhr die Hautfarbe nicht rosig wird. Ist das Neugeborene blass, so sind die Blutgefäße eng gestellt. Die wichtigsten Ursachen sind
━ Hypovolämie (weiße Asphyxie),
━ schwere Azidose,
━ Mekoniumaspiration,
━ Anämie.

Sieht ein Neugeborenes auch bei Luftatmung hellrosa aus, können folgende Ursachen vorliegen:
━ Magnesiumintoxikation (Eklampsietherapie der Mutter)
━ Alkoholintoxikation
━ Alkalose

■ **Reflexerregbarkeit**
Die normale Reaktion auf Beklopfen der Fußsohlen besteht in einer aktiven Bewegung der Beine.

Das Einführen eines Nasenkatheters führt zu Niesen oder Husten.

Fehlende Reflexerregbarkeit wird beobachtet bei
━ Hypoxie,
━ Azidose,
━ Medikamentenzufuhr an die Mutter,
━ Schädigung des zentralen Nervensystems.

Ergebnis des Apgar-Scores

Die 5 Merkmale werden anhand des Apgar-Schemas in ◘ Tab. 23.2 beobachtet und benotet.

Einstufung nach den Apgar-Werten

- Apgar 8, 9, 10: lebensfrische Neugeborene, die gut atmen oder kräftig schreien (dies sind 90 % aller Neugeborenen); Routinebehandlung: Abtrocknen, Wärmeschutz; nach 5 min erneut Apgar-Kontrolle
- Apgar 5, 6, 7: leichte Neugeborenendepression
- Apgar 3, 4: mäßige Neugeborenendepression
- Apgar 0, 1, 2: schwere Neugeborenendepression

Wertigkeit der Apgar-Merkmale

Die Apgar-Werte dürfen nicht isoliert, sondern müssen immer zusammen beurteilt werden. Die Festlegung der 1. Einstufung nach 1 min ist willkürlich und wird nicht allen Neugeborenen gerecht. So können sich z. B. anfänglich als gut bewertete Kinder sekundär durch Verlegung der Atemwege verschlechtern. Zudem wäre es unsinnig, bei schwer asphyktischen Kindern die Benotung und Behandlung erst nach Ablauf von 1 min zu beginnen. Insgesamt sollte in den ersten Minuten bei der Einschätzung und Behandlung nicht starr nach Schema, sondern flexibel vorgegangen werden.

Für die *neurologische* Prognose eines Kindes reichen die Apgar-Werte nicht aus, sodass bei schlechten Apgar-Werten zum Zeitpunkt der Einschätzung eine pessimistische Haltung nicht gerechtfertigt ist.

23.12.2 Erstversorgung des unauffälligen Neugeborenen

Hierbei handelt es sich um Neugeborene nach komplikationslosem Geburtsvorgang bei klarem Fruchtwasser und unauffälligem 1. Schrei. Das Vorgehen geschieht in folgender Reihenfolge:
- Abnabeln
- Abtrocknen
- Wärmen
- Danach Einschätzung folgender Parameter:
  - Aussehen: Haut rosig, periphere/zentrale Zyanose
  - Atmung: Thoraxbewegungen, Atemfrequenz: f = 40–60/min
  - Herzfrequenz: 130–140/min
  - Zustandsbeurteilung nach dem Apgar-Schema

Von praktischer Bedeutung ist die Einschätzung der Atmung und der Herzfrequenz nach 1 und nach 5 min.

- **Praktisches Vorgehen**
- Wärmeschutz
- Lagerung auf dem Rücken, wenn erforderlich 2–3 cm dickes Tuch unter die Schultern
- Nur wenn indiziert: Absaugen von 1. Mund und 2. Nase (max. Sog 0,1 bar)
- Taktile Stimulation der Atmung: Rücken reiben, Fußsohlen stimulieren, Absaugen
- Wenn erforderlich: Sauerstoff über Gesichtsmaske

23.13 Reanimation bei Neugeborenendepression

Das Ausmaß der Neugeborenendepression kann bei den allermeisten Kindern mit dem Apgar-Score eingeschätzt werden. Dabei gilt der nach 1 min erhobene Apgar-Wert als Richtschnur für die Wiederbelebungsmaßnahmen. Bei einem offensichtlich schwer asphyktischen Neugeborenen ist es aber falsch, gelassen 1 min abzuwarten, um den Apgar-Wert zu erheben. Vielmehr muss sofort mit der Reanimation begonnen werden.

23.13.1 Notfallausrüstung

Eine funktionierende Notfallausrüstung und Notfallmedikamente müssen vor der Geburt beim Versorgungstisch bereitgestellt werden.

Das wichtigste Zubehör der Notfallausrüstung

- Verstellbarer Reanimationstisch
- Infrarotstrahler als Wärmeschutz
- Absaugvorrichtung
- Absaugkatheter: 5–12 F
- Laryngoskop: mit geradem Spatel 0 und 1 und gebogen 1
- Endotrachealtuben: 2, 2,5, 3 und 3,5 mm
- Perivent T-Stück
- Babybeatmungsbeutel, evtl. Beatmungsgerät
- Guedel-Tuben: 000, 00, 0, 1
- Atemmasken: 0, 1, 2
- O_2-Quelle mit Flowmeter
- Aufgewärmte, trockene Tücher
- Warmhaltefolie
- EKG-Monitor mit Elektroden
- Pulsoxymeter, Ultraschallblutdruckmessgerät, Stoppuhr, Thermometer
- Scheren
- Spritzen und Kanülen, Pflaster, Dreiwegehähne
- Abnabelungsbesteck
- Freilegungsbesteck und Katheter zur Katheterisierung der Nabelschnurgefäße (3,5 und 5 F)
- Magensonde: 5 F
- Blutgasanalysator

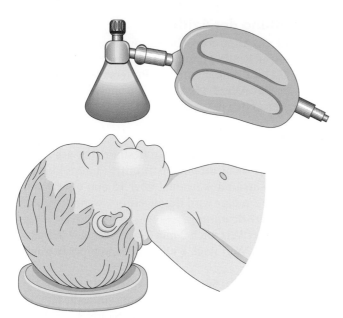

◘ Abb. 23.4   **Apgar 5, 6, 7.** O_2-Maske über das Gesicht!

- Für Frühgeborene: Surfactant bereithalten
- Medikamente zur Herz-Kreislauf-Wiederbelebung: Atropin, Kalzium, Adrenalin, Isoprenalin, Dopamin
- Puffersubstanzen: Natriumbikarbonat, Trispuffer
- Glukoselösung 10–20 %, Humanalbumin, Plasmaexpander
- Konakion-Ampullen

23.13.2 Leichte Neugeborenendepression: Apgar 5, 6, 7

Diese Kinder haben wahrscheinlich kurz vor der Geburt eine leichte Asphyxie erlitten (Asphyxie = Hypoxie + Hyperkapnie; immer mit einer Azidose verbunden). Sie hypoventilieren oder sind apnoisch, reagieren aber zumeist auf kräftige Stimulation oder O_2-Zufuhr über eine Maske.

- **Praktisches Vorgehen**
- Zunächst Atemwege freimachen. Nach Geburt des Kopfes Mund und Nase vorsichtig absaugen. Anschließend das Kind unter den Wärmestrahler auf die Seite, in leichte Kopftiefposition legen.
- Sanft stimulieren durch Abreiben des Körpers mit einem Tuch und vorsichtiges Beklopfen der Fußsohlen.
- Dann Maske über das Gesicht halten und Sauerstoff zuführen (◘ Abb. 23.4).
- Maskenbeatmung oder Intubation sind zumeist nicht erforderlich. Zyanotische Kinder mit besseren Apgar-Werten erhalten ebenfalls Sauerstoff per Maske.

23.13.3 Mäßige Neugeborenendepression: Apgar 3, 4

Diese Kinder sind meist zyanotisch und hypoventilieren. Diagnostisch hilfreich sind Blutgase und ein Säure-Basen-Status aus Nabelarterien- oder Nabelvenenblut.

- **Praktisches Vorgehen**
- Atemwege freimachen, Wärmeschutz, Beatmung mit Maske/Beutel, zunächst mit Raumluft (◘ Abb. 23.5). Steigt hierunter die periphere S_aO_2 nicht zufriedenstellend an, sollte die inspiratorische O_2-Konzentration entsprechend erhöht werden. Während der Überdruckbeatmung den Kopf in neutraler Position lagern.
- Hat das Kind noch nicht selbst geatmet, kann die Beatmung über die Maske sehr schwierig sein. Dann sollte intubiert werden.
- Die ersten Beatmungszüge sollten das Atemmuster des Kindes nachahmen: Inspiration für 1–2 s anhalten. Der Druck für die Entfaltung der Lungen liegt meist unter 30 cmH$_2$O.
- Steigt der Apgar-Wert unter dieser Behandlung an, ist die Prognose gut.
- Verschlechtert sich der Apgar-Wert hingegen, müssen weitere korrigierende Maßnahmen ergriffen werden (► Abschn. 23.13.4).

23.13.4 Schwere Neugeborenendepression: Apgar 0, 1, 2 (3)

Diese Kinder sind schwer asphyktisch: Sie atmen nicht, sind schlaff und blass und reagieren nicht oder nur wenig auf Stimulation.

❯ Neugeborene mit schwerer Depression müssen sofort reanimiert werden. Das Vorgehen ist im Algorithmus des European Resuscitation Council (ERC) dargestellt (◘ Abb. 23.6).

Reanimation der Atmung

- **Praktisches Vorgehen**
- Die wichtigsten Maßnahmen sind das Freimachen der Atemwege und die Belüftung der Lunge; erst dann erfolgt die Intubation.
- Die Lungen mit sanftem Druck beatmen (Frequenz 40–60/min); meist reichen Drücke zwischen 20 und 30 cmH$_2$O aus. Ist die Lunge jedoch sehr schlecht dehnbar (Lungenanomalien), sind nicht selten Drücke zwischen 50 und 60 cmH$_2$O erforderlich.

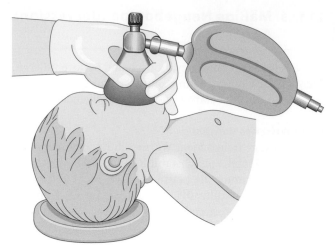

Abb. 23.5   Apgar 3, 4. Beatmung mit Sauerstoff über Maske/Beutel – nicht zu hohe Drücke anwenden, Atemgeräusche mit Stethoskop kontrollieren

- Der p_aO_2 sollte im Normbereich von 50–80 mmHg liegen. Hohe arterielle pO_2-Werte müssen v. a. bei Frühgeborenen unbedingt vermieden werden (Gefahr der retrolentalen Fibroplasie mit Erblindung).
- Die Wirksamkeit der Beatmung wird an folgenden Zeichen erkannt:
  - Der Brustkorb hebt sich beidseits.
  - Die Atemgeräusche sind beidseits gleich laut zu hören.
  - Die Herzfrequenz steigt an.
  - Die Haut wird rosig.
- **Technik der Intubation** (Abb. 23.7): Kleines oder mittelgroßes Laryngoskop mit geradem Spatel mit Daumen und Zeigefinger der linken Hand halten. Mittel- und Ringfinger dieser Hand ergreifen das Kinn des Neugeborenen, während der kleine Finger der linken Hand Druck auf das Zungenbein ausübt. Durch den Druck wird der Kehlkopf nach hinten verschoben, sodass die Glottis intubationsgerecht eingestellt werden kann. Tubus bis etwa 2–3 cm unterhalb der Glottis vorschieben. Ist die Intubation nicht möglich und reicht die Maskenbeatmung nicht aus, kann bei Neugeborenen mit einem Körpergewicht von > 2000 g und ≥ 34 Schwangerschaftswoche (SSW) alternativ eine Larynxmaske eingeführt werden.

❶ Bei der Intubation treten häufig Herzrhythmusstörungen auf.

Spricht das Kind nicht sofort auf eine richtig durchgeführte Beatmung an, liegt wahrscheinlich eine schwere *Azidose* vor.

Behandlung der Azidose

Während die respiratorische Komponente der Azidose durch ausreichende Ventilation beseitigt wird, muss die metabolische Komponente mit Puffersubstanzen korrigiert werden. Allerdings ist die Zufuhr von Puffersubstanzen nur selten erforderlich.

- **Blindpufferung**

Eine Blindpufferung (nur, wenn Bestimmung des Säure-Basen-Status nicht möglich ist!) mit 1–3 mmol/kg KG 4,2%igem Natriumbikarbonat über 15 min oder 3–5 ml Trispuffer 0,3 molar wird durchgeführt, wenn trotz ausreichender O_2-Beatmung
- der Apgar-Wert nach 2 min 2 oder weniger beträgt,
- der Apgar-Wert nach 5 min 5 oder weniger beträgt.

- **Pufferung nach Säure-Basen-Werten**

Bei schwerer Neugeborenendepression sollte die metabolische Azidose immer nur anhand der Säure-Basen-Werte korrigiert werden.

❯ Nach den Säure-Basen-Werten wird gepuffert, wenn
- der pH-Wert anfangs unter 7,0 liegt und der p_aCO_2 normal ist,
- der pH-Wert nach 5 min unter 7,05 liegt.

Leichte bis mäßige Azidosen (pH 7,05–7,3 mit Basendefizit von 5–15 mmol/l) benötigen zumeist keine Pufferung.

Für die Pufferung wird ein 3-Charr- oder 5-Charr-Katheter unter sterilen Bedingungen in die Nabelvene oder in eine der Nabelarterien eingeführt. Der **Nabelarterienkatheter** wird so weit vorgeschoben, bis Blut aspiriert werden kann; dann folgt ein weiteres Vorschieben um etwa 2 cm. Der Katheter liegt nun etwa in Höhe der Aortenbifurkation.

Der **Nabelvenenkatheter** wird durch die Nabelvene in den Ductus venosus und von hier aus in die untere Hohlvene bis in die Nähe des rechten Vorhofs geschoben. Eine Kanülierung der Lebervenen ist unbedingt zu vermeiden (später Röntgenkontrolle!).

- **Nebenwirkungen von Natriumbikarbonat**
- Hypernatriämie
- Hyperosmolarität
- Hirnblutungen

- **Nebenwirkungen von Trispuffer**
- Apnoe
- Hypoglykämie
- Hypokaliämie

Behandlung des Schocks

Eine schwere intrauterine Asphyxie führt bei den meisten Kindern zu einem Volumenmangel mit nachfolgendem Schock. Hiermit ist v. a. zu rechnen bei der Ruptur von

23

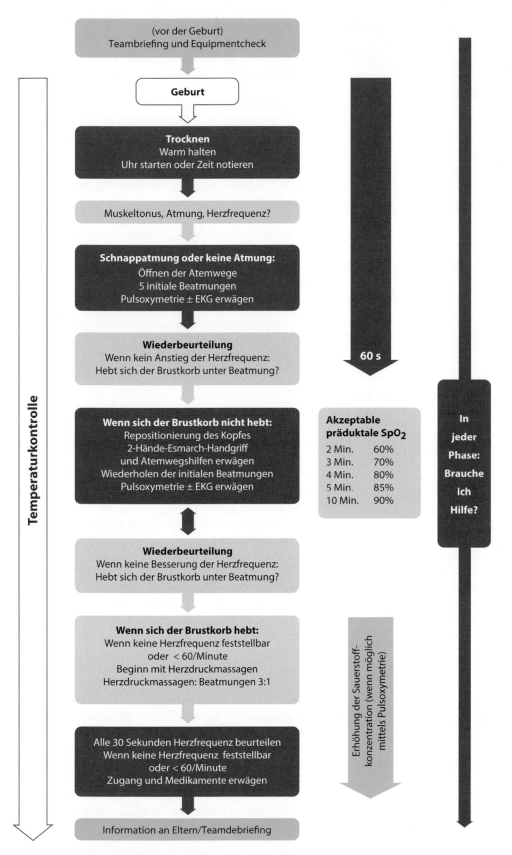

Temperaturkontrolle

(vor der Geburt)
Teambriefing und Equipmentcheck

Geburt

Trocknen
Warm halten
Uhr starten oder Zeit notieren

Muskeltonus, Atmung, Herzfrequenz?

Schnappatmung oder keine Atmung:
Öffnen der Atemwege
5 initiale Beatmungen
Pulsoxymetrie ± EKG erwägen

Wiederbeurteilung
Wenn kein Anstieg der Herzfrequenz:
Hebt sich der Brustkorb unter Beatmung?

Wenn sich der Brustkorb nicht hebt:
Repositionierung des Kopfes
2-Hände-Esmarch-Handgriff
und Atemwegshilfen erwägen
Wiederholen der initialen Beatmungen
Pulsoxymetrie ± EKG erwägen

Wiederbeurteilung
Wenn keine Besserung der Herzfrequenz:
Hebt sich der Brustkorb unter Beatmung?

Wenn sich der Brustkorb hebt:
Wenn keine Herzfrequenz feststellbar
oder < 60/Minute
Beginn mit Herzdruckmassagen
Herzdruckmassagen: Beatmungen 3:1

Alle 30 Sekunden Herzfrequenz beurteilen
Wenn keine Herzfrequenz feststellbar
oder < 60/Minute
Zugang und Medikamente erwägen

Information an Eltern/Teamdebriefing

60 s

**Akzeptable
präduktale SpO$_2$**

2 Min.	60%
3 Min.	70%
4 Min.	80%
5 Min.	85%
10 Min.	90%

In jeder Phase: Brauche ich Hilfe?

Erhöhung der Sauerstoff-
konzentration (wenn möglich
mittels Pulsoxymetrie)

Abb. 23.6   ERC-Algorithmus zur Neugeborenenreanimation. Paediatric Advanced Life Support. [Aus: Monsierus et al. (2015); mit freundlicher Genehmigung des German Resuscitation Council (GRC) und Austrian Resuscitation Council (ARC) 2015]

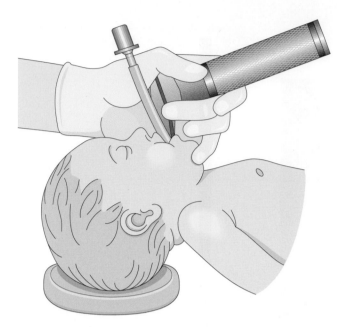

◘ Abb. 23.7 Apgar 0, 1, 2, (3). Endotracheale Intubation und Beatmung mit Sauerstoff (angestrebter p_aO_2: 50–80 mmHg)

Plazenta- oder Nabelschnurgefäßen, schwieriger Steißgeburt und Nabelschnurkompression.

Zeichen des Schocks
- Blasse, kalte Extremitäten
- Schwache Pulse
- Tachykardie
- Tachypnoe

Der Schockzustand ist häufig maskiert, weil die Gefäße kontrahiert sind und der Blutdruck zunächst normal bleibt. Nach Korrektur der Azidose fällt der Blutdruck dann ab. Der Blutdruckabfall bleibt aber meist unbemerkt, weil die Blutdruckmessung beim Neugeborenen nicht routinemäßig durchgeführt wird.

Zur **Diagnostik** gehören
- Blutgase,
- Säure-Basen-Werte,
- Hämatokrit,
- Blutdruck,
- evtl. Röntgenbild.

Der Schockzustand muss sofort behandelt werden.

- **Praktisches Vorgehen**
- Blut transfundieren, evtl. Plazentablut (aber: Infektionsgefahr).
- Steht kein Blut zur Verfügung: 10 ml/kg KG Vollelektrolytlösung, bei Bedarf wiederholt infundieren.
- Andere Gründe für einen Blutdruckabfall sind folgende:

- **Hypoglykämie** (Blutzucker < 20 mg/dl): 5–10 ml Glukose 10 % injizieren!
- **Hypokalzämie:** 100 mg/kg KG Kalzium injizieren!
- **Pneumothorax:** Thoraxdrainage legen!

Kardiale Wiederbelebung

Die extrathorakale Herzkompression ist beim Neugeborenen nur sehr selten erforderlich. Sie muss erfolgen, wenn
- keine Herztöne zu hören sind,
- nach 15–30 s Beatmung die Herzfrequenz unter 60/min liegt.

Für die Herzmassage beide Daumen zwischen unterem und mittlerem Sternumdrittel aufsetzen (◘ Abb. 23.8). Das Sternum jeweils 1–2 cm tief eindrücken, dabei kontinuierlich weiterbeatmen.

Kardiopulmonale Reanimation des Neugeborenen
- Herzmassage: 120/min
- Beatmung: 30/min
- Verhältnis 3 : 1 (ergibt ca. 90 Kompressionen/min)
- Während der Kompressionen nicht beatmen.
- Alle 30 s Herzfrequenz überprüfen; wenn > 60/min: Nicht mehr komprimieren, aber weiter beatmen.

Die Wirksamkeit der kardiopulmonalen Wiederbelebung ist an folgenden Zeichen erkennbar:
- Die Hautfarbe am Stamm wird rosig.
- Die Pupillen werden mittelweit oder eng (unzuverlässiges Zeichen).
- Die Pulse der großen Arterien sind tastbar.

Für die **medikamentöse Wiederbelebung** werden die gleichen Medikamente zugeführt wie beim Erwachsenen (► Kap. 52). Fehlerhafte Anwendung und falsche Dosierung sind jedoch beim Neugeborenen besonders gefährlich. Die Medikamente werden in die Nabelvene bzw. einen Nabelgefäßkatheter injiziert. Vor der Injektion sollte der pH-Wert über 7,2 angehoben werden, um die Wirksamkeit der Medikamente zu verbessern. Bei Asystolie so rasch wie möglich 10–30 µg/kg KG **Adrenalin** als Bolus i. v. geben. Die endotracheale Zufuhr von Adrenalin wird nicht mehr empfohlen. Reagiert das Neugeborene nicht auf diese Maßnahmen, sollte die Zufuhr von Vollelektrolytlösung, 10 ml/kg KG, erwogen werden, z. B. auch wiederholt (Blutverluste; Schock). Vorsicht bei Frühgeborenen: Gefahr von Hirnblutungen durch übermäßige Volumenzufuhr!

Beendigung der Reanimation

Ist beim gerade geborenen Kind keine Herzaktion vorhanden und bleibt sie auch für weitere 10 min aus, kann die Einstellung der Reanimationsmaßnahmen erwogen

23

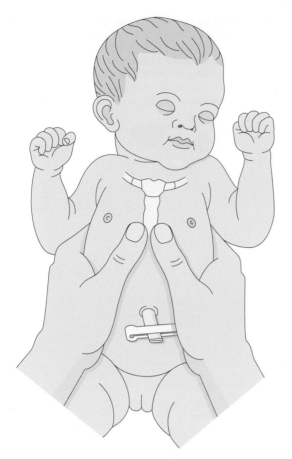

Abb. 23.8 Extrathorakale Herzmassage beim Neugeborenen

werden. Die Entscheidung wird aber oft durch weitere Faktoren beeinflusst wie Ursache des Herzstillstands, Gestationsalter, Reversibilität des Zustandes u. a.

Schwieriger ist die Entscheidung, wenn die Herzfrequenz nach der Geburt weniger als 60/min beträgt und trotz korrekter Reanimationsmaßnahmen nach 10–15 min nicht wesentlich ansteigt. Für diesen Fall gibt es keine eindeutigen Empfehlungen, wie vorzugehen ist.

Die Eltern des Kindes sollten über den Zustand des Kindes im Verlauf unterrichtet werden, auch über die durchgeführten Maßnahmen und die Gründe dafür (im Krankenblatt dokumentieren!).

23.14 Spezielle Neugeborenenversorgung

23.14.1 Mekoniumaspiration

Das Vorhandensein von fetalem Darminhalt (Mekonium, Kindspech) ist ein Hinweis auf intrauterinen Stress und muss alle Beteiligten in Alarmbereitschaft versetzen! Nach den aktuellen ERC-Leitlinien wird das Absaugen eines vitalen Kindes nicht zwingend empfohlen. Bei nicht vitalen Neugeborenen oder Verlegung der Atemwege sollte jedoch eine Absaugung erwogen werden. Die routinemäßige

tracheale Intubation wird bei nicht vitalen Neugeborenen nicht mehr generell empfohlen, sondern nur bei Verdacht auf eine Verlegung der Atemwege mit Mekonium.

> Bei Verdacht auf eine Mekoniumaspiration hat die suffiziente Atemhilfe höchste Priorität, nicht die endotracheale Intubation!

23.14.2 Unterkühlung

Unterkühlte Neugeborene sind zumeist azidotisch, oft auch hypoglykämisch, sodass die Zufuhr von Puffersubstanzen und Glukoselösung indiziert ist.

Die Aufwärmung des Neugeborenen muss langsam erfolgen, am besten in einem servoregulierten Inkubator, dessen Temperatur zunächst nur 2–3 °C über die Rektaltemperatur des Kindes eingestellt wird. Die Aufwärmzeit sollte etwa 1,5 °C/h betragen.

23.14.3 Dämpfung durch Opioide

Eine Atemdepression kann beim Neugeborenen bestehen, wenn die Schwangere unter der Geburt Opioide erhalten hat oder opioidabhängig ist.

- **Praktisches Vorgehen**
- Beruht die Atemdepression auf einer während der Geburt verabreichten (zu hohen) Opioiddosis, wird mit **Naloxon** (Narcanti) 0,01 mg/kg KG i. v. antagonisiert.
- Ist die Atemdepression hingegen durch eine Opioidabhängigkeit der Mutter bedingt, darf kein Naloxon injiziert werden, weil hierdurch beim Neugeborenen ein akutes Entzugssyndrom ausgelöst werden kann.

23.14.4 Intoxikation mit Lokalanästhetika

Eine Intoxikation des Neugeborenen mit Lokalanästhetika kann auftreten, wenn sich bei der Schwangeren im Zusammenhang mit einer geburtshilflichen Regionalanästhesie hohe Blutspiegel des Lokalanästhetikums entwickelt haben (z. B. nach Überdosierung oder versehentlicher intravasaler Injektion).

- **Zeichen einer Lokalanästhetikumintoxikation**
- Bradykardie
- Niedriger Blutdruck
- Atemstillstand
- Schlaffer Muskeltonus
- Generalisierte Krämpfe

- ▪ **Behandlung**
- ▬ Reanimation
- ▬ Magenspülung
- ▬ Austauschtransfusion

23.14.5 Pneumothorax

Ist die Lunge des Neugeborenen gesund, beruht ein Pneumothorax zumeist auf exzessiver Überdruckbeatmung durch den Ersthelfer. Andere Ursachen können sein:
- ▬ Spontanpneumothorax
- ▬ Pneumothorax bei Mekoniumaspiration
- ▬ Zwerchfellhernie
- ▬ Lungenhypoplasie

Bei einem Spannungspneumothorax muss sofort im 2. Interkostalraum (in der Medioklavikularlinie) punktiert und aspiriert werden. Danach folgen das Einlegen einer Thoraxdrainage und der Anschluss an einen Dauersog.

Nachschlagen und Weiterlesen

Berger TM, Pilgrim S (2009) Reanimation des Neugeborenen. Anaesthesist 58:39–50

Goerke K, Steller J, Valet A (2018) Klinikleitfaden Gynäkologie Geburtshilfe, 10. Aufl. Urban & Fischer/Elsevier, München

Kainer F, Hasbargen U (2008) Notfälle in der Geburtshilfe – peripartale Blutungen. Dtsch Arztebl 105:629–638 (https://www.aerzteblatt.de/archiv/61448/Notfaelle-in-der-Geburtshilfe-peripartale-Blutungen. Zugegriffen: 05. Februar 2021)

Richmond S, Wyllie J (2010) Versorgung und Reanimation des Neugeborenen. Notfall Rettungsmed 13:665–678

Vetter K (2008) Die Versorgung des Neugeborenen durch den Geburtshelfer. Gynäkologe 41:127–135

Wallenborn J, Kühnert I, Chebac DO, Stepan H (2017) Notfallsituationen in der geburtshilflichen Anästhesie. Anasth Intensivmed 58:180–197 (https://www.ai-online.info/archiv/2017/04-2017/notfallsituationen-in-der-geburtshilflichen-anaesthesie.html. Zugegriffen: 05. Februar 2021)

Wyllie J, Bruinenberg J, Roehr CC et al (2015) Die Versorgung und Reanimation des Neugeborenen. Kapitel 7 der Leitlinien zur Reanimation 2015 des European Resuscitation Council. Notfall Rettungsmed 18:964–983. https://doi.org/10.1007/s10049-015-0090-0

Internet

Deutsche Gesellschaft für Anästhesiologie und Intensivmedizin e. V. (DGAI), Deutsche Gesellschaft für Gynäkologie und Geburtshilfe e. V. (DGGG) (2020) S1-Leitlinie: Die geburtshilfliche Analgesie und Anästhesie. https://www.awmf.org/leitlinien/detail/ll/001-038.html. Zugegriffen: 5. Febr. 2021

Deutsche Gesellschaft für Gynäkologie und Geburtshilfe e. V. (DGGG), Berufsverband der Frauenärzte (BVF), Deutsche Gesellschaft für Anästhesiologie und Intensivmedizin e. V. (DGAI), Berufsverband Deutscher Anästhesisten (BDA) (2008) Anwesenheit der Väter bei Sectio caesarea. https://www.dgai.de/publikationen/vereinbarungen.html. Zugegriffen: 5. Febr. 2021

Deutsche Gesellschaft für Neonatologie und Pädiatrische Intensivmedizin e. V. (GNPI), Deutsche Gesellschaft für Gynäkologie und Geburtshilfe e. V. (DGGG) (2012) Leitlinie Betreuung des gesunden Neugeborenen in der Geburtsklinik. https://www.awmf.org/leitlinien/detail/ll/024-005.html. Zugegriffen: 5. Febr. 2021

Embryotox (2021) Arzneimittelsicherheit in der Schwangerschaft. https://www.embryotox.de/. Zugegriffen: 5. Febr. 2021

Kinderanästhesie

Reinhard Larsen

Inhaltsverzeichnis

© Der/die Herausgeber bzw. der/die Autor(en), exklusiv lizenziert durch Springer-Verlag GmbH, DE, ein Teil von
Springer Nature 2021
R. Larsen, T. Fink, T. Müller-Wolff (Hrsg.), *Larsens Anästhesie und Intensivmedizin für die Fachpflege*,
https://doi.org/10.1007/978-3-662-63127-0_24

Die Größe ist zwar der auffälligste, aber nicht der einzige wichtige Unterschied zwischen Kindern und Erwachsenen. Vielmehr bestehen bei Kindern – neben den anatomischen – auch physiologische, biochemische und nicht zuletzt psychologische Besonderheiten, die für Operationen und Narkosen von erheblicher Bedeutung sind. Hierbei gilt: Je kleiner das Kind, desto ausgeprägter die Unterschiede und desto schwieriger und risikoreicher das anästhesiologische Vorgehen. Besonders bei Kindern unter 1 Lebensjahr ist das Komplikationsrisiko hoch, v. a. weil Pflegepersonal und Ärzte zu wenig praktische Erfahrung mit dieser Altersgruppe haben. Denn nur 1 % aller Narkosen wird bei Säuglingen durchgeführt. Gute theoretische Kenntnisse und umfassende Weiterbildung in der pädiatrischen Anästhesie sind aber für beide Berufsgruppen die Grundlage einer sicheren Narkosepraxis. Hierfür ist ein spezielles Training von Pflegepersonal und Anästhesisten erforderlich. Daneben müssen die spezifischen Risikofaktoren der Kinderanästhesie beachtet und die **10 Qualitätskriterien der Anästhesiesicherheit** erfüllt werden.

Qualitätskriterien der Anästhesiesicherheit in der Kinderanästhesie

1. Minderung präoperativer Ängste: Einsatz der Eltern, Anxiolytika, Ablenkungsstrategien
2. Normale arterielle Sauerstoffwerte: Vermeidung einer Hypoxie, gezielte Anwendung von Sauerstoff
3. Normokapnie: kontinuierliche Kapnometrie, angepasste Beatmung
4. Normale Herzfrequenz: kontinuierliche Überwachung, sofortige Beseitigung von Bradykardien
5. Normaler Blutdruck: Blutdruckmessung, sofortige Behandlung von Blutdruckabfällen
6. Normales Blutvolumen: Vermeidung einer Dehydratation, kurze Nüchternzeiten, angepasste Infusionstherapie
7. Normothermie: Temperaturmessung, Wärmemaßnahmen
8. Normaler Blutzucker: kurze Nüchternzeiten, Blutzuckerkontrolle bei großen Eingriffen
9. Normales Serumnatrium: kein Einsatz hypotoner Infusionslösungen
10. Weitestgehende Angst- und Schmerzfreiheit: sofortige Schmerztherapie, Behandlung postoperativer Übelkeit und Erbrechen (PONV), Delirbehandlung

---

24.1 Physiologische Grundlagen

24.1.1 Atmungssystem

Zwischen den Atemwegen von Kindern und Erwachsenen bestehen große Unterschiede, die v. a. für die Narkose wichtig sind. Neugeborene sind hiervon in besonderer Weise betroffen:

- Nasenwege, Stimmritze, Ringknorpel und Trachea sind eng und können besonders leicht durch Schwellung verlegt werden, sodass die Atmung behindert wird.
- Die Zunge ist groß. Hierdurch kann die Intubation erschwert werden.
- Der Kehlkopf steht höher, die Epiglottis ist relativ lang und u-förmig gestaltet.
- Die Trachea ist kurz: ca. 4 cm beim Neugeborenen und ca. 5,7 cm beim 8-jährigen Kind; der Durchmesser ist klein: ca. 6 mm beim Neugeborenen und ca. 11 mm beim 4-jährigen Kind.
- Rechter und linker Hauptbronchus entspringen beide in einem Winkel von 55° von der Trachea. Eine einseitige Intubation ist daher nicht nur rechts, sondern auch links leicht möglich.
- Der Hustenreflex ist unvollkommen ausgebildet. Hierdurch wird die Aspirationsgefahr vergrößert, die wache Intubation hingegen erleichtert.
- Die alveoläre Ventilation ist 2-mal so hoch wie die des Erwachsenen. Die Atmung wird z. B. durch Zunahme der Atemfrequenz gesteigert, nicht so sehr durch vertiefte Atmung.
- Die Größe des Totraums pro kg KG sowie das Verhältnis von Totraum zu Atemzugvolumen entsprechen denen des Erwachsenen. Der Totraum von Anästhesiegeräten und -zubehör spielt jedoch beim Kind eine herausragende Rolle. Hierbei gilt: In der Kinderanästhesie muss spezielles Zubehör mit kleinstmöglichem Totraum verwendet werden.

In ◻ Tab. 24.1 sind für die Anästhesie wichtige Atemwerte von Neugeborenen und Erwachsenen vergleichend zusammengefasst.

24.1.2 Herz-Kreislauf-System

Bald nach der Geburt schließen sich das Foramen ovale im Vorhof und der Ductus Botalli zwischen Aorta und A. pulmonalis: Der „Erwachsenenkreislauf" ist damit hergestellt. Funktionell bestehen jedoch zahlreiche Unterschiede:

- Der Kreislauf des Neugeborenen ist zentralisiert. Der größte Teil des Blutes befindet sich in den Eingeweiden. Der periphere Widerstand ist entsprechend hoch. Die Kompensationsmechanismen bei Blutverlusten sind eingeschränkt; das Schlagvolumen kann nicht gesteigert werden.

◘ Tab. 24.1 Atemwerte von Neugeborenen und Erwachsenen

Atemwert	Neugeborene	Erwachsene
Atemfrequenz (pro min)	40–60[a]	20
Atemzugvolumen V_T (ml/kg KG)	6	7
Totraum V_D (ml/kg KG)	2,2	2,2
V_D/V_T	0,3	0,3
p_aCO_2 (mmHg)	32–35	35–44
p_aO_2 (mmHg)	40–80	65–105

[a] Bei Frühgeborenen liegt die Atemfrequenz zwischen 50 und 70/min.

◘ Tab. 24.2 Herzfrequenz und Blutdruck bei Kindern

Alter	Herzfrequenz (pro min)	Systolischer Blutdruck (mmHg)
1 Tag	120–160	60
5 Tage	120–160	80
6 Monate	110–130	90
6 Jahre	100	100
10 Jahre	90	110
15 Jahre	80	120

◘ Tab. 24.3 Blutvolumen bei Kindern

Alter	Blutvolumen
Neugeborene	80–85 ml/kg KG
6 Wochen bis 2 Jahre	75 ml/kg KG
2–15 Jahre	72 ml/kg KG

◘ Tab. 24.4 Hämoglobinwerte von Kindern

Alter	Hämoglobingehalt (g/dl)
1.–3. Tag	14,5–18,5
1. Woche	13,5–17,5
2. Woche	12,5–16,5
1. Monat	10–14
Bis 2. Monat	9–11,5
Bis 3.–6. Monat	9,5–11,5
1 Jahr	10–12
5 Jahre	11–13
12 Jahre	12–14
16 Jahre, Mädchen	14
16 Jahre, Jungen	15

- Die Herzfrequenz ist hoch: 120/min, das Schlagvolumen ist klein: 4–5 ml, das Herzzeitvolumen beträgt 500–600 ml/min. Es besteht ein ausgeprägter Sympathikotonus.
- Der Blutdruck liegt zwischen 60 und 80 mmHg systolisch und zwischen 40 und 50 mmHg diastolisch. Eine richtige Blutdruckmessung ist schwierig: Zu breite Manschetten ergeben falsch niedrige, zu schmale Manschetten falsch hohe Werte.

In ◘ Tab. 24.2 sind Herzfrequenz- und Blutdruckwerte für verschiedene Altersgruppen zusammengefasst.

24.1.3 Blut

Die Hämoglobinkonzentration liegt bei der Geburt zwischen 18 und 22 g/dl, der Hämatokrit zwischen 50 und 60 %. Beim 3 Monate alten Säugling fällt der Hämoglobinwert auf 10–11 g/dl und steigt in den folgenden Jahren auf 12–15 g/dl an. Die Elektrolytkonzentrationen im Serum unterscheiden sich nicht wesentlich von denen des Erwachsenen. Wichtig für Anästhesie und OP sind das Blutvolumen und die Hämoglobinwerte in den verschiedenen Altersgruppen (◘ Tab. 24.3 und 24.4).

Weiterhin ist Folgendes zu beachten:
- Bei Neugeborenen und Kleinkindern führen bereits geringe Blutverluste zu lebensbedrohlichem Volumenmangel.
- Der Blutdruck fällt proportional zum Blutverlust ab.
- Während der Narkose besteht eine enge Beziehung zwischen systolischem Blutdruck und zirkulierendem Blutvolumen.
- Bei Neugeborenen kann die Höhe des Blutdrucks als guter Anhalt für den Blutersatz gelten.

24.1.4 Reaktionen auf Hypoxie

Der O_2-Verbrauch ist bei Neugeborenen doppelt so hoch wie beim Erwachsenen, dies führt schon nach kurzem Atemstillstand zu einer Hypoxie. Neugeborene reagieren auf Hypoxie, gleich welcher Ursache, mit
- Bradykardie (!),
- pulmonaler und systemischer Gefäßkonstriktion,
- Abfallen des Herzzeitvolumens.

Bei ungeklärter Bradykardie muss immer an eine Hypoxie gedacht und sofort mit 100%igem Sauerstoff beatmet werden.

24.1.5 Regulation der Körpertemperatur

Neugeborene und Kleinkinder kühlen in kalter Umgebung rasch aus. Ältere Kinder reagieren hingegen mit Muskelzittern auf Kältereize (ab 6. Lebensjahr). Für alle Altersgruppen gilt aber: Während der Narkose und der OP soll die normale Körpertemperatur erhalten bleiben (Ausnahme: kontrollierte Hypothermie, z. B. in der Herzchirurgie). Andererseits kann jedoch die Körpertemperatur während einer Narkose auch bedrohlich ansteigen. Ursachen hierfür können folgende sein:
- Atropingabe
- Dehydrierung (Flüssigkeitsmangel)
- Zu starkes Abdecken mit OP-Tüchern
- Funktionsstörung der Wärmedecke
- Maligne Hyperthermie

24.1.6 Flüssigkeitsgleichgewicht und Stoffwechsel

Neugeborene und Kinder besitzen relativ mehr Körperwasser als Erwachsene und benötigen entsprechend größere Flüssigkeitsmengen. Flüssigkeitsverluste werden schlecht toleriert: Sie führen rasch zur Dehydrierung. Die Nieren des Neugeborenen sind, verglichen mit denen Erwachsener, unreif: ihre Fähigkeit, den Urin zu konzentrieren oder Wasser zu konservieren, ist begrenzt. In den ersten Lebenstagen sind Kohlenhydrate und Fette die Hauptenergiequelle.

Der Flüssigkeitsbedarf von Neugeborenen und Kindern hängt von der Stoffwechselaktivität sowie von insensiblen Verlusten und der Urinausscheidung ab.

24.2 Prämedikationsvisite

Die Ziele der Narkosevorbereitung sind die gleichen wie bei Erwachsenen, beim praktischen Vorgehen bestehen jedoch zahlreiche Unterschiede.

24.2.1 Einschätzung

Zur Einschätzung des klinischen Zustandes informiert sich der Anästhesist über die Krankengeschichte des Kindes, befragt zusätzlich die Eltern und führt eine begrenzte körperliche Untersuchung durch. Besondere Aufmerksamkeit gilt hierbei den oberen Luftwegen und dem Zustand der Zähne. Neben der Inspektion von Mundhöhle und Rachen sowie der Venenverhältnisse werden Herz und Lunge auskultiert.

Präoperative Laborwerte
Für die präoperative Bestimmung von Laborwerten empfiehlt der Arbeitskreis Kinderanästhesie der DGAI Folgendes:
- Keine routinemäßige Bestimmung von Blutbild, Elektrolyten und Gerinnungsparametern vor kleinen operativen Eingriffen
- Kein kleines Blutbild bei Hinweisen auf Trimenonanämie
- Kein Gerinnungsstatus für Regionalanästhesien, Adenotomien und Tonsillektomien, wenn die Anamnese unauffällig ist

Bestimmung von Laborparametern
Bei bestimmten Erkrankungen und großen Operationen empfiehlt die DGAI die Bestimmung der in ◻ Tab. 24.5 zusammengestellten Laborparameter.

Thoraxröntgenbild, Elektrokardiogramm (EKG)
Diese Untersuchungen werden präoperativ ebenfalls nicht routinemäßig durchgeführt, sondern nur bei Kindern mit Hinweisen auf Erkrankungen des Herzens oder der Lunge.

Kinderkrankheiten und Impfungen
Kinderkrankheiten
Ergibt sich bei der Prämedikationsvisite der Verdacht, dass sich ein Kind mit bestimmten Infektionserregern angesteckt habe könnte, sollte die Inkubationszeit der dadurch ausgelösten Krankheiten bei der OP-Terminplanung berücksichtigt werden.

Inkubationszeiten wichtiger Kinderkrankheiten
- Masern: 10–18 Tage
- Windpocken 10–20 Tage
- Röteln: 14–21 Tage
- Mumps: 14–24 Tage
- Keuchhusten (Pertussis): 7–24 Tage
- Scharlach: 2–7 Tage
- Tetanus 1–24 Tage, manchmal bis Monate
- Meningokokken: 1–7 Tage
- Diphtherie: 1–7 Tage

Impfungen
Hierzu stellt der Arbeitskreis Kinderanästhesie der DGAI fest:
- Es gibt keine Hinweise auf Komplikationen durch die Anästhesie/OP bei frisch geimpften Kindern.
- Elektive Eingriffe müssen wegen einer kürzlich erfolgten Impfung nicht verschoben werden.
- Ein Sicherheitsabstand zwischen Impfung und elektivem Eingriff kann sinnvoll sein, damit impfbedingte

◻ Tab. 24.5 Sinnvolle präoperative Laborwerte in der Kinderanästhesie (DGAI)

Vorerkrankung/Operation	Laborwerte
Große Operationen mit möglichen Blutverlusten	Blutgruppe, Blutzucker, Gerinnungsstatus
Ileus, akutes Abdomen, Pylorushypertrophie	Na^+, K^+, Säure-Basen-Status
Leberinsuffizienz	Na^+, K^+, Blutbild, Transaminasen, Quick, NH_4, Bilirubin
Niereninsuffizienz	Na^+, K^+, Blutbild, Kreatinin, Harnstoff, Säure-Basen-Status
Herzinsuffizienz	Na^+, K^+, Blutbild, Transaminasen, Laktat, Kreatinin, Harnstoff
Gerinnungsstörungen	Gerinnungsstatus, Thrombozyten; Abklärung eines Von-Willebrand-Syndroms
Hämatopoetische/onkologische Krankheiten	Na^+, K^+, Blutbild, evtl. Differenzialblutbild, Blutgerinnung

Nebenwirkungen nicht als postoperative Komplikation fehlgedeutet werden.

Empfehlungen für Zeitabstände zwischen Impfungen und elektiven Eingriffen (ohne wissenschaftliche Belege)

- **14 Tage** bei Impfung mit **Lebendimpfstoffen** wie bei Impfungen gegen Masern, Mumps, Röteln, Polio (oral), Varizellen, Bacille Calmette-Guérin (BCG), Typhus
- **Mindestens 1 Woche** bei SARS-CoV-2-Impfung als Mindestabstand empfohlen
- **3 Tage** bei Impfungen mit **Totimpfstoff** wie bei Impfungen gegen Diphtherie, Tetanus, Pertussis, Polio (parenteral), Influenza, Hepatitis, Tollwut, Frühsommer-Meningoenzephalitis (FSME), Cholera

---

Akute Atemwegsinfekte

Akute Atemwegsinfekte erhöhen bei Kindern das Risiko perioperativer respiratorischer Komplikationen wie Laryngospasmus, Bronchospasmus, Schwellung der Atemwege mit Verlegung, Krupp sowie postoperative Atelektasen und Pneumonien. Daher sollten elektive Eingriffe bei Fieber (> 38,5 °C), eitrigem Sekret oder eitrigem Auswurf *mindestens* bis zum Abklingen des Akutstadiums verschoben werden. Ansonsten gilt:

- Eine laufende Nase oder Infekt der oberen Atemwege ohne die angeführten Zeichen ist in der Regel kein Grund, den elektiven Eingriff zu verschieben.
- Bei Kindern mit rezidivierenden Atemwegsinfektionen, bei denen der Fokus saniert werden soll, muss individuell entschieden werden, weil ohne OP meist keine Infektfreiheit zu erwarten ist.
- Durch Einsatz der Larynxmaske anstelle des Endotrachealtubus lässt sich die Häufigkeit respiratorischer Komplikationen senken.

24.2.2 Psychologische Vorbereitung

Die Aufnahme ins Krankenhaus und die damit verbundenen medizinischen Maßnahmen und die Trennung von den Eltern führen bei sehr vielen Kindern zu *Ängsten* und *Rückzugverhalten*, bei einigen sogar zum psychischen Trauma mit langanhaltenden Wirkungen. Hierbei gelten folgende Beziehungen:

- Kleinkinder *unter 6 Monaten* werden durch die Trennung von den Eltern wenig gestört, solange eine weibliche Pflegeperson als Ersatzmutter vorhanden ist.
- Kinder zwischen *6 Monaten und 4 Jahren* reagieren gewöhnlich am stärksten auf die Trennung von den Eltern; sie wird nicht selten sogar als Bestrafung empfunden. Gefährliche Situationen werden instinktiv wahrgenommen (z. B. Lagerung auf dem OP-Tisch), ihr Sinn jedoch nicht verstanden, Erklärungen werden nicht akzeptiert.
- Zwischen *4 und 6 Jahren* bestehen noch immer Trennungsängste, das Kind ist aber für Erklärungen über den Sinn von Maßnahmen zugänglicher. Dafür tauchen konkrete Ängste (v. a. Verstümmelungsängste) vor der OP auf.
- Ab *6 Jahren* werden Trennungen von den Eltern noch besser ertragen. Jetzt bestehen aber nicht selten differenzierte Ängste vor Narkose und OP (z. B. Erwachen während der OP).
- Je älter das Kind schließlich wird, desto mehr nähern sich seine Reaktionsweisen auf die Narkose und die OP denen des Erwachsenen an.
- Verhalten der Eltern und des Klinikpersonals, Dauer des Krankenhausaufenthalts und der Trennung von den Eltern sowie frühere Krankenhausaufenthalte haben ebenfalls wesentlichen Einfluss auf die Reaktion des Kindes.

◘ Tab. 24.6   Fütterungsschema

Alter	Feste Nahrung, Muttermilch	Milchnahrung	Klare Flüssigkeit[a]
< 1 Jahr	4 h	4 h	2 h
> 1 Jahr	6 h	Keine	2 h

[a] „Klare" Flüssigkeiten sind z. B. Tee oder Apfelsaft mit Zucker, Wasser, Mineralwasser, Cola, Fanta. Sie dürfen weder Fett noch Partikel oder Alkohol enthalten. Einige Autoren empfehlen klare Flüssigkeiten sogar bis zu 1 h vor OP-Beginn.

❯ Um die Ängste zu mindern, sollte die präoperative Visite des Anästhesisten im Beisein der Eltern stattfinden. Im Idealfall sollte der Anästhesist von der zuständigen Pflegekraft begleitet werden.

Hierbei müssen Anästhesist und Pflegekraft das Vertrauen des Kindes gewinnen. Kindern über 3 Jahren werden die Maßnahmen zur Narkoseeinleitung mit einfachen Worten genau erklärt. Alle Fragen müssen aufrichtig beantwortet werden. „Lügen haben kurze Beine": Belogene Kinder verlieren rasch ihr Vertrauen. Ist eine postoperative Intensivbehandlung zu erwarten, müssen die wichtigsten Maßnahmen (Tubus, „Nichtsprechenkönnen", Beatmung, Drainagen) ebenfalls erklärt werden.

24.2.3 Präoperative Nahrungskarenz

Anders als beim Erwachsenen ist ein dem Alter angepasstes Fütterungsschema erforderlich (◘ Tab. 24.6). Eine zu lange prä- und postoperative Nahrungskarenz führt bei kleinen Kindern rasch zu Hypoglykämie, Dehydratation und Ketoazidose und muss daher strikt vermieden werden.

Bei speziellen Erkrankungen, z. B. Diabetes mellitus, kann das Schema modifiziert werden.

Postoperativ können Kinder 3–4 h nach unkomplizierten Eingriffen und Narkosen wieder Nahrung erhalten.

24.2.4 Prämedikation

Verwendet werden: Benzodiazepine, v. a. Midazolam (Dormicum), bei Schmerzen auch Opioide. Ein starres Prämedikationsschema muss vermieden werden.

■ **Prämedikationsgrundsätze**
- Kinder unter 6 Monaten benötigen keine Prämedikation.
- Die Prämedikation sollte schmerzlos sein: darum möglichst keine i. m. Spritzen! Kinder unter 3 Jahren werden bevorzugt oral oder rektal prämediziert, z. B. mit Midazolam (s. u.).

- Atropin sollte frühestens (wenn überhaupt) während oder kurz nach der Einleitung i. v. gegeben werden. Dosierung: 0,01 mg/kg KG, Minimaldosis 0,1 mg, Höchstdosis 0,5 mg.

Midazolam

Dieses Benzodiazepin gilt als Standardsubstanz für die Prämedikation in der Kinderanästhesie. Die sedierende und angstlösende Wirkung tritt rasch ein (s. u.) und hält ca. 20–40 min an. Bei vielen Kindern entwickelt sich eine eher gelöst-lustige, auch läppische Stimmung, in der die anschließende Punktion einer Vene oder eine Maskeneinleitung bei sehr schlechten Venenverhältnissen meist ohne wesentliche Abwehr toleriert werden. Für die Prämedikation kann die Substanz oral oder rektal sowie sublingual und transnasal zugeführt werden:

- **Orale Zufuhr:** Dosierung ca. 0,4–0,5 mg/kg KG, Gabe ca. 30 min vor der Trennung von den Eltern bzw. vor dem Transport in den OP. Höhere Dosen führen zu Gleichgewichtsstörungen und evtl. auch Missstimmung. Die Wirkung hält ca. 45 min an, d. h., innerhalb dieser Zeit sollte auch mit der Narkoseeinleitung begonnen werden.
- **Transnasale Zufuhr:** Vorteil: rascherer Wirkungseintritt; brennt und ist daher bei Kindern unbeliebt. Dosierung: 0,2–0,5 mg/kg KG. Wirkungseintritt nach 5–10 min. Gefahr der Atemdepression mit Abfall der arteriellen O_2-Sättigung. Darum lückenlose Überwachung unter Notfallbereitschaft, z. B. im Aufwachraum oder Narkoseeinleitungsraum.
- **Rektale Zufuhr:** z. B. über einen dünnen Absaugkatheter: 0,5–1 mg/kg.
- **Intravenös:** 0,1 mg/kg.

❗ Intravenöse und nasale Zufuhr von Midazolam bei Kindern nur unter Notfallbereitschaft und in direkter Gegenwart des Arztes!

Clonidin

Die Substanz wirkt sedierend, die psychischen Nebenwirkung sind gering. Von Nachteil ist die lange Wirkdauer und das rasche Erwachen bei lauten Geräuschen.

Clonidin kann oral, nasal oder rektal zugeführt werden:

- Dosierung: oral oder nasal 4 µg/kg, rektal 2–4 µg/kg, i. v. 2 µg/kg KG
- Wirkungseintritt: oral nach 45 min, rektal nach 30 min

Ketamin

Die Substanz wirkt sedierend, schlafauslösend und analgetisch, sollte aber wegen der psychotropen Wirkungen immer mit Midazolam kombiniert werden:

ⓘ Dosierung von S-Ketamin
- per os oder rektal 2 mg/kg, nasal 1–2 mg/kg, i. v. 0,25 mg/kg

24.2.5 Wahl des Anästhesieverfahrens

Für Kinder ist die Allgemeinnarkose das Verfahren der Wahl; alleinige Regionalanästhesien bleiben die Ausnahme. In der Kinderanästhesie kommen die gleichen Narkosemittel und Adjuvanzien zur Anwendung wie bei der Narkose für Erwachsene.

24.3 Inhalationsanästhetika

Die Aufnahme und Elimination von Inhalationsanästhetika verläuft bei kleinen Kindern wegen der höheren alveolären Ventilation – bei kleinerer Residualkapazität und geringerer Blutlöslichkeit – schneller als bei älteren Kindern und Erwachsenen, der Dosisbedarf ist höher und nimmt mit zunehmendem Alter ab. Für die Einleitung der Narkose über eine Maske ist lediglich Sevofluran geeignet, nicht hingegen Isofluran und Desfluran.

24.3.1 Anästhetikabedarf

Nach Ablauf der Neugeborenenperiode sind bei Säuglingen und jüngeren Kindern höhere Konzentrationen der volatilen Anästhetika erforderlich als beim Erwachsenen, während Früh- und Neugeborene empfindlicher reagieren und der Bedarf geringer ist als bei Kindern jenseits dieses Lebensalters. Folgendes sollte beachtet werden:

■ **Kardiovaskuläre Wirkungen**
Bei Säuglingen und kleineren Kindern sind die kardiovaskulären Nebenwirkungen der Inhalationsanästhetika stärker ausgeprägt. So kann bei Überdosierung, v. a. in der Einleitungsphase, leichter eine Bradykardie mit Blutdruckabfall oder gar ein Herzstillstand auftreten als bei älteren Kindern und Erwachsenen.

■ **Respiratorische Wirkungen**
Wie beim Erwachsenen dämpfen Inhalationsanästhetika konzentrationsabhängig den zentralen Atemantrieb, und zwar bereits in sehr niedrigen Konzentrationen. Daher sollten gerade kleine Kinder während der Inhalationsanästhesie kontrolliert beatmet werden.

24.3.2 Sevofluran

Die Narkoseeinleitung mit Sevofluran verläuft sehr rasch, ebenso die Elimination und das Erwachen aus der Narkose (Einzelheiten: ▶ Kap. 10).

Die Atemwege werden durch Sevofluran nicht oder nur unwesentlich irritiert, sodass die Substanz für die Narkoseeinleitung per Inhalation gut geeignet ist. Sevofluran kann wie die anderen volatilen Anästhetika eine maligne Hyperthermie auslösen.

■ **Klinische Anwendung**
Wegen seiner günstigen pharmakokinetischen Eigenschaften und der geringeren kardialen Nebenwirkungen ist Sevofluran das Standardanästhetikum für die Inhalationsanästhesie bei Kindern.

ⓘ MAC-Werte von Sevofluran bei Kindern
- Neugeborene: 3,3 Vol.-%
- Säuglinge: 3,2 Vol.-%
- 1–12 Jahre: 2,5 Vol.-%
- Der Zusatz von 60 % Lachgas reduziert den MAC-Wert um ca. 25 % (Erwachsene: ca. 60 %)

■ ■ **Einleitung per Inhalation**
Kinder können mit sehr hohen Sevoflurankonzentrationen (8 Vol.-%) innerhalb von ca. 1 min per Inhalation eingeleitet werden, wenn vorher das Narkosesystem mit Frischgas und Anästhetikum gefüllt wurde.

Hierbei sollte aber unmittelbar nach dem Bewusstseinsverlust noch keine Stimulationen wie die Punktion einer Vene durchgeführt werden, da die Narkose noch nicht tief genug ist und die Kinder mit Wegziehen der Extremität reagieren. Die endexspiratorische Sevoflurankonzentration, mit der bei 50 % der Kinder eine Larynxmaske eingeführt werden kann, beträgt ca. 2 Vol.-%, für die endotracheale Intubation ohne Muskelrelaxanzien dagegen ca. 2,7–2,8 Vol.-%.

■ **Aufwachzeiten und -verhalten**
Im Allgemeinen erwachen Kinder nach einer Sevoflurananästhesie rasch. In der Ausleitungsphase tritt bei zahlreichen Kindern eine erhebliche **Unruhe und Agitiertheit** („Aufwachdelir") auf. Diese Reaktion ist nicht zwangsläufig durch Schmerzen bedingt, da sie auch auftritt, wenn intraoperativ eine Lokalanästhesie des Wundgebiets oder eine regionale Nervenblockade durchgeführt wurde. Die intraoperative Gabe von Clonidin scheint prophylaktisch zu wirken, nicht jedoch die Gabe von Benzodiazepinen. Bei stärkerer Agitation sind Sedativa erforderlich (z. B. 1 mg/kg KG Propofol).

24.3.3 Isofluran

Isofluran riecht stechend und kann bei der Narkoseeinleitung – wie Desfluran – zu Husten, Laryngospasmus oder Atemanhalten bis hin zur Hypoxämie führen. Daher ist die Substanz für die Einleitung der Narkose per Inhalation nicht gut geeignet. Isofluran kann aber nach i. v. Einleitung als primäres Inhalationsanästhetikum auch bei Kindern eingesetzt werden, allerdings empfiehlt es sich, die Konzentration langsam zu steigern, um respiratorische Effekte zu vermeiden.

> **ⓘ MAC-Werte von Isofluran bei Kindern**
> — Neugeborene: 1,6 Vol.-%
> — Frühgeborene < 32. Woche: 1,3 Vol.-%, 32.–37. Woche: 1,4 Vol.-%
> — Säuglinge 6–12 Monate: 1,8 Vol.-%
> — 1.–5. Lebensjahr: 1,6 Vol.-%
> — Der Zusatz von 60 % Lachgas reduziert den MAC-Wert um ca. 40 %.

■ **Nebenwirkungen**
— Blutdruckabfall
— Atemdepression
— Laryngospasmus bei Narkoseausleitung und Extubation

24.3.4 Desfluran

Desfluran stimuliert die oberen Atemwege und führt bei einer hohen Anzahl von Kindern und Erwachsenen zu Atemanhalten, Husten und Laryngospasmus. Daher gilt:

> ❯ Desfluran ist wegen seiner respiratorischen Effekte für die Inhalationseinleitung von Kindern nicht geeignet.

■ **Wirkungsstärke**
Desfluran ist wegen seiner geringen Löslichkeit das schwächste der volatilen Anästhetika.

> **ⓘ MAC-Werte von Desfluran bei Kindern**
> — Neugeborene: 9,2 Vol.-%
> — 1–6 Monate: 9,4 Vol.-%
> — 6–12 Monate: 9,2 Vol.-%
> — 1–12 Jahre: 8 Vol.-%
> — Der Zusatz von 60 % Lachgas reduziert den MAC-Wert um ca. 20 % (Erwachsene: ca. 60 %).

■ **Kardiovaskuläre Wirkungen**
Siehe ▶ Kap. 10.

24.4 Intravenöse Anästhetika

Am häufigsten werden Propofol und Thiopental (Trapanal) verwendet, manchmal auch Etomidat (Hypnomidate) oder Ketamin (z. B. bei Verbrennungen).

24.4.1 Propofol

Die hypnotischen und anästhetischen Wirkungen bei Kindern entsprechenden denen von Erwachsenen, der Injektionsschmerz ist stark, die Herz-Kreislauf-Wirkungen sind weniger ausgeprägt als beim Erwachsenen. Das Erwachen aus der Narkose verläuft meist ruhig und ohne Exzitation oder Aufwachdelir.

■ **Praxishinweise**
— Wegen des starken Injektionsschmerzes sollten 0,5 %ige Lösung verwendet werden. Große Venen sollten für die Injektion bevorzugt werden. Propofol-Lipuro löst weniger starke Injektionsschmerzen aus und sollte daher bevorzugt werden. Opioid-Vorinjektion hilft ebenfalls.
— Wegen des hohen Kontaminationsrisiko müssen Propofol-Spritzen und -Infusionen immer frisch zubereitet und nur kurze Zeit angewandt werden und immer nur beim gleichen Patienten

> **Propofol – Übersicht**
> — Narkoseeinleitung:
> – Neugeborene: 1–2 mg/kg i. v.
> – 1–12 Monate: 4–6 mg/kg i. v.
> – > 1 Jahr: 5 mg/kg i. v.
> — Totale intravenöse Anästhesie (TIVA):
> – 4–6–8 mg/kg/h per Infusion

24.4.2 Thiopental

Dieses Thiobarbiturat wird nur für die Narkoseeinleitung verwendet. Die Wirkung tritt schnell ein und hält nur kurz an, wenn keine Nachinjektionen erfolgen:
— Nebenwirkungen: Atemdepression, Bronchospasmus, Dämpfung der Herz-Kreislauf-Funktion
— Kontraindikationen: Hypovolämie, Porphyrie, Asthma

> **Thiopental zur Narkoseeinleitung**
> — Neugeborene: 3–5 mg/kg
> — 1–12 Monate: 7–10 mg/kg
> — Ab 1 Jahr: 5–7 mg/kg

24

24.4.3 Ketamin und Esketamin

Wegen der unangenehmen psychischen Nebenwirkungen wird Ketamin nicht als Monosubstanz eingesetzt, sondern mit anderen Anästhetika oder mit Benzodiazepinen kombiniert. Vorteilhaft ist die Substanz bei kardiovaskulär instabilen Patienten. Wegen der vermehrten Speichelsekretion und Hyperreflexie ist Ketamin bei Eingriffen im Bereich der Atemwege nicht zu empfehlen.

- Bei Kindern sind meist höhere Dosen erforderlich als bei Erwachsenen.
- In der Regel keine Atemdepression, wenn Ketamin langsam i. v. injiziert wird.
- Weitere Vorteile: stabile Hämodynamik, daher bei Hypovolämie, Schock und Herzkrankheiten einsetzbar.
- Unerwünschte Wirkungen: Hypersalivation, psychomimetische Nebenwirkungen.

24.4.4 Opioide

Bei Kindern werden die gleichen Opioide verwendet wie bei Erwachsenen: Fentanyl, Sufentanil, Remifentanil.

Opioide bei Kindern – Übersicht

- **Fentanyl:**
  - Direkt vor der Narkoseeinleitung: 1–3 μg/kg i. v.
  - Wiederholungsdosen: 0,5 μg/kg i. v.
  - Wirkdauer: etwa 30–45 min i. v.
- **Sufentanil:**
  - Direkt vor der Narkoseeinleitung: 0,1–0,3 μg/kg langsam i. v.
  - Wiederholungsdosen: 0,05–0,1 μg/kg i. v.
  - Wirkdauer: etwa 30–40 min
- **Remifentanil:**
  - 0,2–0,5 μg/kg/min mit Perfusor
  - Wirkdauer ca. 5–10 min

24.5 Muskelrelaxanzien

In der Kinderanästhesie sind nichtdepolarisierende Muskelrelaxanzien (ND-Relaxanzien) die Substanzen der Wahl, zumal mit Mivacurium ein ND-Relaxans für kurzdauernde Eingriffe, z. B. in der HNO, zur Verfügung steht. In ◘ Tab. 24.7 sind die Eigenschaften gebräuchlicher ND-Relaxanzien zusammengestellt.

24.5.1 Succinylcholin

Kinder unter 1 Jahr benötigen höhere Succinylcholindosen (mind. 2 mg/kg KG i. v. oder 2–4 mg/kg KG i. m.) als ältere Kinder (1 mg/kg KG). Nach 60–90 s ist meist eine vollständige Relaxierung eingetreten. Die Wirkdauer von Succinylcholin ist bei Neugeborenen und Kindern erheblich kürzer als bei Erwachsenen – trotz geringerer Cholinesteraseaktivität – und beträgt etwa 3–10 min. Die Wirkung kann nicht durch Anticholinesterasen antagonisiert werden.

Succinylcholin ist eine Substanz mit vielen potenziellen, teils lebensbedrohlichen Nebenwirkungen (► Kap. 14). Daher gilt:

> **❯** Succinylcholin ist in der Kinderanästhesie nur ein Notfall- bzw. Reservemedikament!

▪ Herzrhythmusstörungen

Die Bradykardie ist eine typische Komplikation der i. v. Injektion von Succinylcholin, besonders bei der 2. Injektion. Ursache ist eine vagale Stimulation. Die Bradykardie kann daher durch i. v. Vorinjektion von Atropin (0,01 mg/kg KG) verhindert werden.

> **❯** Vor der i. v. Injektion von Succinylcholin sollte bei Kindern Atropin i. v. injiziert werden, um eine schwerwiegende Bradykardie oder sogar Asystolie zu verhindern.

▪ Plötzlicher Herzstillstand und Myopathien

Bei Kindern mit *Muskeldystrophie vom Typ Duchenne* kann Succinylcholin zu schwerer Rhabdomyolyse, Myoglobinurie und hyperkaliämischem Herzstillstand führen. Darum ist Succinylcholin bei dieser Erkrankung *absolut kontraindiziert*.

Die besondere Empfindlichkeit gegenüber Succinylcholin besteht bereits, bevor sich die genetisch bedingte, nahezu ausschließlich beim männlichen Geschlecht auftretende Duchenne-Muskeldystrophie (Häufigkeit: ca. 1 : 10.000 Neugeborene) klinisch manifestiert. Auch aus diesem Grund wird bei Kindern auf die **Routineanwendung** von Succinylcholin verzichtet.

▪ Masseterspasmus und maligne Hyperthermie

Succinylcholin kann einen Spasmus der Kaumuskulatur (Masseterspasmus) hervorrufen. Bei 15 % dieser Kinder entwickeln sich Veränderungen der Blutgase, die als Kriterium einer malignen Hyperthermie angesehen werden. Muskelbiopsien haben jedoch ergeben, dass ca. 50 % der Kinder mit Masseterspasmus nach Succinylcholin empfindlich für eine maligne Hyperthermie sind. Noch höher ist das Risiko einer malignen Hyperthermie bei Kindern, die neben dem Masseterspasmus eine generalisierte Muskelsteife nach Succinylcholin entwickeln.

Folgendes sollte aber beachtet werden: Eine *vorübergehende* Zunahme des Muskeltonus nach Injektion von Succinylcholin ist eine normale Reaktion, die nicht im Zusammenhang mit einer malignen Hyperthermie steht.

◻ Tab. 24.7   Anschlagzeit und Wirkdauer von ND-Relaxanzien bei Vollrelaxierung

Relaxans	Intubationsdosis (mg/kg KG)	Anschlagzeit (min)	Wirkdauer bei Neugeborenen und Säuglingen (min)	Wirkdauer bei älteren Kindern (min)
Mivacurium	0,2–0,25 (ab 12 Monate)	ca. 2	ca. 6	ca. 10
Cisatracurium	0,1	3–5	ca. 32	
Atracurium	0,3 (Neugeborene) bis 0,5 (ältere Kinder)	ca. 3,8	ca. 32	ca. 25
Rocuronium	0,6–0,8	45–90 s	40	25
Vecuronium	0,1	1,5	55–73	20–35
Pancuronium	0,07	1,5	70	35

■ **Ileuseinleitung und Notfallanwendung**

Der Einsatz von Succinylcholin bei Kindern sollte sich, gerade angesichts geeigneter ND-Relaxanzien und Inhalationsanästhetika, auf Notfälle beschränken. Selbst bei der Ileuseinleitung (Blitzintubation, Rapid Sequence Induction = RSI) müssen Nutzen und Risiken kritisch erwogen werden, zumal hierfür das leicht mit Sugammadex antagonisierbare Rocuronium zur Verfügung steht.

24.6 Narkosezubehör

Für die Kinderanästhesie ist spezielles Zubehör erforderlich, das auf die anatomischen Besonderheiten der verschiedenen Altersgruppen zugeschnitten ist.

24.6.1 Narkosemasken

Für kleine Kinder müssen Masken mit minimalem Totraum verwendet werden. Rendell-Baker-Masken (◻ Abb. 24.1) sind nicht aufblasbar, Totraum und Gewicht sind gering, die Form ist dem Gesicht kleiner Kinder angepasst, die Abdichtung ist aber v. a. bei Kleinkindern oft schwierig.

Besser geeignet sind *runde* Masken und Masken mit aufblasbarem Rand. In ◻ Tab. 24.8 sind gebräuchliche Größen mit dem zugehörigen Totraum zusammengefasst.

24.6.2 Atembeutel

Erwachsenenatembeutel sollten bei Kindern nicht verwendet werden, da hiermit die Beatmung schlecht steuerbar ist. Die Wahl der Atembeutelgröße sollte sich vielmehr am Gewicht des Kindes orientieren (◻ Tab. 24.9).

24.6.3 Guedel-Tuben

Diese oropharyngealen Tuben dienen bei Maskennarkosen der Freihaltung der Atemwege. Bei Intubationsnarkosen verhindern sie ein Zubeißen des Tubuslumens. Der Tubus darf nicht zu klein gewählt werden, weil sonst die Zunge nicht ausreichend heruntergedrückt wird. Gebräuchliche Größen für Kinder sind je nach Alter: 000, 00, 0, 1, 2 und 3.

24.6.4 Endotrachealtuben

Endotrachealtuben für Kinder (◻ Abb. 24.1) sollten eine Längenmarkierung in Abständen von 1 cm aufweisen, die Spitze sollte schwarz eingefärbt sein.

Wahl der Tubusgröße

Die Größe des Tubus richtet sich primär nach dem Alter des Kindes (◻ Tab. 24.10), bei Kindern unter 2 Jahren am ehesten nach dem Durchmesser des Kleinfingers. Da die engste Stelle des Kehlkopfes der **Ringknorpel** ist, muss die richtige Tubusgröße sehr sorgfältig ausgesucht werden. Als grober Anhalt für die Tubusgröße in der Altersgruppe von 2–14 Jahren können folgende Formeln dienen:

Ungeblockter Tubus:

$$\text{innerer Durchmesser (mm)} = \frac{\text{Alter (in Jahren)}}{4} + 4,5$$

Geblockter Tubus:

$$\text{innerer Durchmesser (mm)} = \frac{\text{Alter (in Jahren)}}{4} + 4$$

Geblockter Tubus:

$$\text{äußerer Durchmesser (Ch)} = 18 + \text{Alter}$$

24

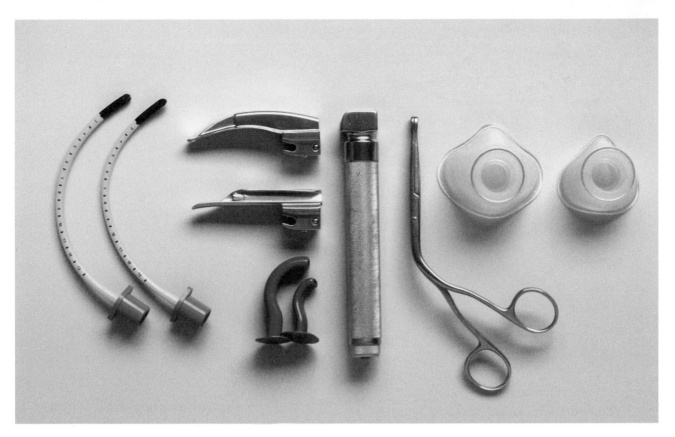

☐ Abb. 24.1   Intubationszubehör für die Neugeborenenanästhesie. Mit Guedel-Tuben (*rot*), Magill-Zange und Rendell-Baker-Atemmasken

☐ Tab. 24.8   Rendell-Baker-Masken, Teller-Masken

Alter	Größe der Rendel-Baker-Masken	Totraum (ml)	Größe der Teller-Maske
Frühgeborene	0	2	1
Neugeborene	1	4	1
1–3 Jahre	2	8	2, 3
4–8 Jahre	3[a]	15	3

[a] Die Maske Nr. 3 dichtet schlecht ab und sollte daher nicht verwendet werden.

☐ Tab. 24.9   Atembeutelgröße bei Kindern

Körpergewicht	Atembeutelgröße
< 15 kg	1-l-Beutel
15–50 kg	2-l-Beutel
> 50 kg	3-l-Beutel

Bei Tuben ohne Cuff sollten neben dem altersentsprechenden Tubus noch der nächstgrößere und kleinere bereitgelegt werden.

In ☐ Tab. 24.10 sind Richtwerte für die Auswahl von Tubusgrößen zusammengestellt.

Lageveränderungen des Kopfes verschieben die Tubusspitze: Bei Überstrecken des Kopfes entfernt sich die Tubusspitze von der Karina; im Extremfall gleitet der Tubus aus der Luftröhre in den Ösophagus. Umgekehrt bei Kopfbeugung (Kinn auf die Brust): Die Tubusspitze dringt tiefer in die Trachea ein; es besteht die Gefahr der einseitigen Intubation mit Atelektase des betroffenen Lungenabschnitts.

Tuben mit oder ohne Cuff?

━ Bei Früh- und Neugeborenen bzw. bis zum 4. Lebensmonat werden Tuben ohne Blockmanschette eingesetzt, danach, ab ca. 3 kg Körpergewicht Tuben mit Blockmanschette. Bei diesen Tuben muss der Cuff-

◻ Tab. 24.10   Richtwerte für die Wahl der Tubusgröße bei orotrachealer Intubation

Alter des Kindes	Innerer Durchmesser (mm)	Äußerer Durchmesser (Charrière, Ch)
Frühgeborene	2,5	10–12
Neugeborene	3	12–14
1–6 Monate	3,5	16
6–12 Monate	4,0	18
1–2 Jahre	3,5–4,5	16–20
2–3 Jahre	4–5	18–22
3–4 Jahre	4,5–5,5	20–24
4–5 Jahre	5–6	22–26
5–6 Jahre	5,5–6,5	24–28
6–7 Jahre	6–6,5	26–28
7–9 Jahre	6,5	28
10–11 Jahre	6,5–7	28–30
12 Jahre	7,5	32
14–18 Jahre	8	34

druck kontrolliert und auf maximal 20 cmH$_2$O begrenzt werden.

- Den größten Tubus verwenden, der *leicht* durch die Stimmritze und die subglottische Region gleitet. Ein Leck sollte erst ab einem Beatmungsdruck von 20 cmH$_2$O auftreten.
- Der Tubusadapter muss mindestens den gleichen inneren Durchmesser aufweisen wie der Tubus, um einen festen Sitz zu gewährleisten.

Nasale oder orale Intubation?

- Neugeborene werden bevorzugt nasal intubiert, weil diese Methode weniger schwierig ist.
- Ältere Kinder werden bei Operationen meist oral intubiert. Vorteil: Es kann ein größerer Tubus mit geringerem Widerstand gewählt werden als bei der nasalen Intubation. Hierdurch wird auch das Absaugen erleichtert.
- Für die **postoperative Nachbeatmung** oder **Langzeitintubation** wird nasal intubiert. Der Tubus lässt sich sicherer fixieren und wird auch besser toleriert. Eine versehentliche Extubation ist weniger leicht möglich. Hierbei muss aber beachtet werden: Wenn der Tubus nicht sicher fixiert ist, kann er bei Kopfbewegungen sehr leicht in einen Hauptbronchus oder aus der Trachea heraus und in den unteren Rachen bzw. Ösophagus gleiten. Die einseitige Intubation führt zu Atelektasen, die Fehllage im Ösophagus zur lebensbedrohlichen Hypoxie.

Wie tief soll der Tubus platziert werden?

Wie weit ein Tubus vorgeschoben wird, richtet sich ebenfalls nach dem Alter (◻ Tab. 24.11).

Für eine Tubuslage in Tracheamitte kann bis zum Alter von etwa 14 Jahren folgende Formel als Anhaltspunkt gelten:

Tubus in Tracheamitte (cm) ,

$$\text{cm-Marke in Höhe der Zahnleiste} = \frac{\text{Alter (in Jahren)}}{2} + 12$$

Alternativ kann folgende einfacher zu berechnende Formel verwendet werden:

$$\text{Tiefe (cm)} = 3 \times \text{innerer Durchmesser (mm)}$$

❯ Der Tubus liegt korrekt, wenn sich die Spitze beim Neugeborenen 2 cm, bei älteren Kindern 2–4 cm über Karina befindet.

Zu beachten: Die korrekte Tubuslage muss *sofort* nach der Intubation durch sorgfältige Auskultation überprüft werden. Die Eindringtiefe des Tubus wird an der Zahnleiste mit permanentem Farbstift markiert und zusätzlich im Narkoseprotokoll vermerkt:

24

◻ Tab. 24.11 Richtwerte für den Abstand von der Lippe bis zur Tracheamitte zur Abschätzung der korrekten Tubuslage

Alter	Entfernung Lippe – Tracheamitte (cm)
Frühgeborene	10
Reife Neugeborene	11
1–6 Monate	11
6–12 Monate	12
2 Jahre	13
4 Jahre	14
6 Jahre	15–16
8 Jahre	16–17
10 Jahre	17–18
12 Jahre	18–20
14 Jahre und mehr	20–24

— Beim **Überstrecken des Kopfes** kann der Tubus aus der Luftröhre herausgleiten und in den Ösophagus gelangen – *sofort* Lagerkontrolle!
— Bei **Kopfbeugung** (Kinn auf die Brust) kann die Tubusspitze in einen Hauptbronchus gelangen: einseitige Intubation! Daher auch bei solchen Manövern *sofort* Lagekontrolle!

24.6.5 Laryngoskope

Die Auswahl des Spateltyps (◻ Abb. 24.1) – gerade oder gebogen – hängt von der persönlichen Bevorzugung des Anästhesisten ab. Gerade Spatel erleichtern die Einstellung und Immobilisierung des Kehlkopfes von Neugeborenen und Kleinkindern, bei Kindern mit Zähnen sind dagegen gebogene Spatel vorteilhafter. Folgende Größen sollten auf dem Intubationsset für die Kinderanästhesie bereitgestellt werden:

Spatelgrößen bei Kindern
— 0 gerade: Frühgeborene
— 1 gerade: Neugeborene
— 1 gebogen: Säuglinge
— 2 gebogen: Kinder

24.6.6 Narkosesysteme

Halbgeschlossene Narkosesysteme sind der Standard in der Kinderanästhesie. Diese Systeme haben folgende Vorteile:
— Gute Anfeuchtung und Erwärmung der Atemgase
— Geringerer Narkosegasverbrauch
— Low-Flow- und Minimal-Flow-Narkosen möglich

— Weniger Umweltbelastung
— Bessere Überwachungsmöglichkeiten

24.6.7 Blutdruckmanschetten

Die Größe der Blutdruckmanschette muss dem Armumfang des Kindes angepasst werden, damit richtige Blutdruckwerte gemessen werden. Die Manschette muss 2/3–3/4 des Arterienverlaufs am Oberarm umschließen.

24.6.8 Magensonden

Magensonden werden v. a. bei abdominalen Eingriffen eingeführt, außerdem zur Entlastung des Magens, wenn bei der Maskenbeatmung in größerer Menge Luft in den Magen eingedrungen ist. Die Sonden können nasal oder oral vorgeschoben werden.

Richtgrößen für Magensonden bei Kindern
— Frühgeborene: 5 Ch
— bis 1 Jahr: 8 Ch
— 1–2 Jahre: 10 Ch
— 2–6 Jahre: 12 Ch
— 6–12 Jahre: 14 Ch
— > 12 Jahre: 16 Ch

24.6.9 Blasenkatheter

Beträgt die voraussichtliche OP-Zeit mehr als 2 h oder muss die Urinausscheidung kontinuierlich überwacht werden, wird ein Blasenkatheter eingeführt. Bei Neugeborenen werden ungeblockte Katheter verwendet, bei Säuglingen und anderen Kindern Ballonkatheter.

> **Richtgrößen für Blasenkatheter bei Kindern**
> - Neugeborene: 4–6 Ch
> - 5–10 kg KG: 6 Ch
> - 10–20 kg KG: 8 Ch
> - 20–40 kg KG: 10 Ch
> - > 40 kg KG: 12 Ch

24.7 Überwachung während der Narkose

Die Basisüberwachung bei Routineeingriffen umfasst
- EKG,
- Blutdruck (automatische Messung),
- Pulsoxymeter,
- Kapnometer,
- Thermosonde: rektal oder ösophageal.

Ein **präkordiales Stethoskop** oder ein **Ösophagusstethoskop** kann, neben den Atemgeräuschen, zusätzlich Informationen über die Herz-Kreislauf-Funktion liefern, da sich die Lautstärke der Herztöne bei Kindern gleichsinnig zum Blutdruck verändert: Ein Leiserwerden der Herztöne kann Zeichen des Blutdruckabfalls sein, eine normale Lautstärke Zeichen eines ausreichenden Blutdrucks.

Je nach OP können die Überwachungsmaßnahmen erweitert werden:
- Relaxometrie (N. ulnaris am Handgelenk, alternativ: N. peroneus am Fibulaköpfchen, N. tibialis am Fußknöchel)
- Invasive arterielle Druckmessung (A. radialis, A. femoralis, A. axillaris)
- Messung des zentralen Venendrucks bei großen Eingriffen
- Urinausscheidung: bei allen größeren Operationen
- Blutgase, Säure-Basen-Parameter und andere Laborwerte

24.8 Praxis der Kinderanästhesie

Die Anästhesie bei Kindern ist risikoreicher als beim Erwachsenen, besonders, wenn die spezifischen Qualitätsstandards der Anästhesie-Sicherheit nicht erfüllt werden. Schwere und tödliche Anästhesiekomplikationen treten von allem bei Neugeborenen und Kindern < 1 Jahr auf. Sie lassen sich weitgehend verhindern, wenn das Anästhesieteam die folgenden Qualitätsstandards beachtet:

- **Qualitätskriterien der Kinderanästhesie**
- Anästhesie bei Früh- und Neugeborenen, Säuglingen und schwer kranken Kindern nur durchgeschultes und erfahrenes Kinderanästhesieteam.
- Präoperative Ängste vermindern: Kind und Eltern angemessen aufklären, wenn nötig das Kind mit Anxiolytikum prämedizieren.
- Hypoxie verhindern, kontrolliert Sauerstoff zuführen.
- Normokapnie: Das Kind normoventilieren, mit Kapnometrie kontrollieren, nicht hyper- oder hypoventilieren.
- Normovoläme und normalen Blutdruck aufrechterhalten: Flüssigkeitsmangel durch kurze Nüchternzeit verhindern, intraoperativ adäquat Volumen zuführen (Vollelektrolytlösung), wenn nötig Vasopressor i. v.
- Normale Herzfrequenz: Bradykardien sofort behandeln, Hypoxie als Ursache ausschließen.
- Normale Natriumkonzentration im Serum: keine hypotonen Infusionslösungen geben, Natriumkonzentration bei großen Eingriffen regelmäßig kontrollieren.
- Normale Blutzuckerkonzentration: kurze Nüchternzeit, Blutzucker bei großen Eingriffen regelmäßig kontrollieren, bei Risikokindern Glukose zuführen.
- Normothermie: Auskühlung verhindern, aktives Wärmemanagement.
- Postoperative Schmerzen verhindern.

24.8.1 Narkoseeinleitung

Die Narkoseeinleitung ist für Kinder ein besonders kritischer Zeitpunkt. Sie muss, behutsam und geduldig, in ruhiger Umgebung erfolgen. Grundvoraussetzung ist eine gute Prämedikation, in der Regel mit Midazolam. Folgende Methoden sind für die Einleitung möglich:
- Intravenöse Einleitung
- Einleitung per Inhalation
- Intramuskuläre Einleitung
- Rektale Einleitung

Intravenöse Einleitung
Die Narkose sollte bevorzugt i. v. eingeleitet werden, v. a. bei Neugeborenen und Säuglingen:
- **Vorteile:** schnell, geruchlos, keine Maske
- **Nachteile:** schmerzhafter Stich, wenn kein EMLA-Pflaster verwendet wird, evtl. schwierige Venenpunktion bei Säuglingen

- **Praktisches Vorgehen**
- Intravenös einleiten, wenn Venen gut zu punktieren sind und das Kind den Nadelstich gut toleriert.
- Venen an folgenden Stellen überprüfen: Handrücken, Radialvene, V. saphena und andere Venen im Fußbereich.

- Kanüle aus dem Sichtfeld des Kindes halten, Aufmerksamkeit ablenken. Vor dem Einstich aber warnen: „Jetzt gibt's einen kleinen Pik!"
- Kommt das Kind bereits mit einem Venenzugang in den OP, sollte *immer* i. v. eingeleitet werden.
- Zur i. v. Narkoseeinleitung können Propofol, Thiopental oder Etomidat verwendet werden, sehr selten Ketamin.

▪▪ Propofol
Die Substanz wird häufig eingesetzt und ist bei Kindern ab dem 1. Lebensmonat für die Narkoseeinleitung und -aufrechterhaltung (z. B. TIVA) zugelassen, jedoch nicht für die Sedierung bei der Intensivbehandlung. Wegen der geringeren Injektionsschmerzen sollte die 0,5 %ige Lösung (Propofol-Lipuro 5 mg/ml) für Kinder bevorzugt werden. Dosierung: ▶ Abschn. 24.4.1.

Einleitung per Inhalation
Sevofluran ist das Inhalationsanästhetikum der Wahl für die Narkoseeinleitung von Kindern unter 7–8 Jahren. Desfluran und Isofluran sind hierfür nicht geeignet. Die Inhalationseinleitung erfordert einen in der Kinderanästhesie erfahrenen Facharzt, denn besonders bei Kindern im 1. Lebensjahr treten hierbei häufiger Bradykardien, Blutdruckabfälle und Herzstillstände auf als bei älteren Kindern.

▪ Praktisches Vorgehen
- Vor der Einleitung das gesamte Narkosezubehör bereitstellen und die Funktionsfähigkeit überprüfen (▶ Kap. 6). Absauggerät und Absaugkatheter nicht vergessen!
- Blutdruckmanschette anlegen, Pulsoxymeter anschließen.
- Kinder, die sich nicht hinlegen wollen, werden im Sitzen eingeleitet.
- Allergrößte Vorsicht beim Umgang mit der Maske! Niemals ohne Warnung direkt auf das Gesicht setzen. Wird die Maske heftig abgewehrt: ohne Maske einleiten!
- Gut prämedizierte Kinder „schleichend einleiten" und nicht zur Einleitung aufwecken. Wenn möglich eine durchsichtige Maske wählen. Für eine *rasche* Inhalationseinleitung das System mit Atemgas und Sevofluran (in sehr hoher Konzentration) füllen, dann das Kind die hohe Konzentration bis zum Bewusstseinsverlust einatmen lassen. Bei der *langsamen* Inhalationseinleitung wird dagegen Sauerstoff (und evtl. Lachgas) mit niedrigem Flow zugeführt, und schrittweise erhöht, dann nach einigen Minuten Sevofluran in ansteigender Konzentration zugesetzt. Sobald das Kind schläft, Kinn anheben und Kopf überstrecken (◘ Abb. 24.2). Noch keine stimulierenden Maßnahmen durchführen.

- Ängstliche und widerstrebende Kinder sind eine Herausforderung an den Einfallsreichtum des Anästhesisten. Bewährt hat sich bei vielen Kindern folgende Methode: Die Aufmerksamkeit wird durch schnelles Einreden auf das Kind abgelenkt, während heimlich die Narkosegase in sehr hoher Konzentration zugeführt werden, um rasch einen Bewusstseinsverlust zu erreichen.
- Erregte Kinder sollten nicht mit Gewalt per Inhalation eingeleitet werden. Hier empfiehlt sich die erneute Zufuhr von Midazolam, z. B. nasal oder rektal. Alternativ kann auch Ketamin oder Esketamin oral oder nasal (am besten versprüht) verabreicht werden.

Intramuskuläre Einleitung
Dieses Verfahren sollte nur in *Ausnahmefällen* angewandt werden, z. B. wenn ein Kind allen anderen Einleitungsbemühungen erfolgreich widerstanden hat oder wenn schlechte Venenverhältnisse vorliegen. Als Einleitungsanästhetikum dient Ketamin (Ketanest) in einer Dosis von 6–10 mg/kg KG i. m. Die Einleitung verläuft zuverlässiger als bei der rektalen Methode mit 10–15 mg.

Einleitung eines nichtnüchternen Kindes
Maskeneinleitungen und Maskennarkosen sind bei „vollem Magen" absolut kontraindiziert!

▪ Voraussetzungen für die Einleitung
- venöser Zugang, wenn erforderlich unter Sedierung
- gesamtes Instrumentarium zur Sicherung der Atemwege am Platz
- erfahrener Anästhesist unmittelbar anwesend

▪ Magensonde
- Bei intestinaler Obstruktion, z. B. Pylorospasmus oder Dünndarmileus möglichst bereits auf der Station einführen und den Magen absaugen.
- Kommt das Kind ohne Magensonde in den OP, muss individuell entschieden werden.
- Liegende Magensonde vor der Narkoseeinleitung immer herausziehen; nach der Einleitung neu einführen.

▪ Lagerung
- Keine spezielle Lagerung empfohlen.
- Das Kind so lagern, dass es optimal beatmet und intubiert werden kann.

▪ Präoxygenierung
3–5 min

▪ Einleitung
- Immer i. v. und unter Muskelrelaxierung.
- Standard sind Propofol und Rocuronium. Succinylcholin ist zugelassen, sollte aber vermieden.
- Narkose und Relaxierung müssen ausreichend tief sein, um Husten und Würgen zu verhindern.

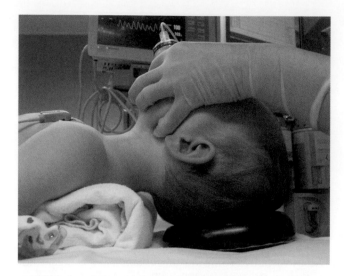

☐ **Abb. 24.2 Richtiges Halten der Atemmaske beim Kind.** Kopf auf kleinem Kissen in Schnüffelposition, Daumen und Zeigefinger umfassen die Maske (C-Griff), die restlichen Finger heben den Unterkiefer bzw. das Kinn an, mit der rechten Hand wird beatmet. (Mit freundlicher Genehmigung von Frau Prof. Dr. med. Claudia Philippi-Höhne, Klinik und Poliklinik für Anästhesiologie und Intensivtherapie, Universitätsklinikum Leipzig)

- Krikoiddruck bei der Intubation wird nicht empfohlen.
- Nach der Narkoseeinleitung kann das Kind mit „sanftem" Überdruck (maximal 10–12 cmH$_2$O) über die Maske beatmet werden, um das Blut maximal zu oxygenieren und ausreichend Zeit für die endotracheale Intubation zu schaffen.

■ **Nach der Einleitung**
Dicke Magensonde einführen, Magen absaugen.

24.8.2 Venöser Zugang

Spätestens nach der Narkoseeinleitung muss ein venöser Zugang gelegt werden. Hierzu gehören bei kleinen Kindern Geschicklichkeit und Geduld.

■ **Praktisches Vorgehen**
- Die Kanülen müssen ausreichend groß sein: Frühgeborene 22–24 G; Kinder bis zu etwa 5 Jahren 20 G; ab etwa 5 Jahren 18 G.
- Folgende Punktionsstellen sind besonders geeignet: V. saphena im Knöchelbereich; V. radialis am Handgelenk; V. jugularis externa am Hals.
- 1–2 h vor der Punktion EMLA-Pflaster für die Lokalanästhesie der Punktionsstelle aufkleben; wegen der durch Prilocain bedingten Gefäßkonstriktion mind. 10 min vor der Punktion wieder entfernen, Reste abwischen.

- Punktionsarm oder -bein durch einen Helfer gut fixieren, dann die Vene punktieren.
- Fließt Blut in die Kanüle zurück, wurde die Vene getroffen. Stahlkanüle wegen der Perforationsgefahr jetzt nicht mehr weiter vorschieben, sondern nur noch die Kunststoffkanüle.
- Kanüle danach sofort sicher fixieren.

24.8.3 Zentraler Venenkatheter

Die wichtigsten Indikationen für einen zentralen Venenkatheter sind
- große operative Eingriffe,
- Messung des zentralen Venendrucks,
- parenterale Ernährung,
- Zufuhr von Zytostatika oder vasoaktiven Medikamenten,
- wiederholte Blutentnahmen.

Zentrale Venenzugänge bei Neugeborenen und Kindern:
- V. jugularis interna
- V. jugularis externa
- V. subclavia
- V. femoralis

Die Katheterisierung der V. jugularis interna oder der V. subclavia erfolgt bei kleinen Kindern in der Regel in Allgemeinnarkose! Dagegen kann die V. femoralis häufig unter leichter Sedierung katheterisiert werden. Bei Neugeborenen kann versucht werden, einen Silikonkatheter von peripher (Ellenbeuge, Knöchelgegend) – ohne Sedierung oder Narkose – vorzuschieben.

> Die Katheteranlage sollte unter Ultraschallkontrolle erfolgen. Die Katheterspitze sollte bei Jugularis-, Subklavia- und peripher vorgeschobenen Kathetern in der V. cava superior liegen, bei Femoraliskathetern in der V. cava inferior. Die Lage wird EKG-gesteuert (z. B. mit α-Card) oder mit anschließendem Röntgenbild kontrolliert.

V. jugularis interna
Die Vene wird mit Seldinger-Technik katheterisiert; die rechte Vene sollte bevorzugt werden.

■ **Praktisches Vorgehen**
- Narkose einleiten.
- Kind auf den Rücken lagern, Kissen unter die Schultern legen.
- Punktionsgebiet desinfizieren, dann mit sterilen Tüchern abdecken.
- Kopf leicht zur Gegenseite drehen, außerdem etwas überstrecken, um die Haut zu straffen, dann Kopf mit Kissen oder zusammengerolltem Tuch abstützen.

- Bei ultraschallgestützter Punktion: Schallkopf in sterile Schutzhülle verpacken. Je nach persönlichem Geschick: Punktion in Inline- oder Out-of-Plane-Technik.
- Punktion der Vene in Höhe des Schildknorpels unmittelbar lateral von der A. carotis in nur wenigen mm Tiefe.
- Liegt der Draht sicher in der Vene, wird der Stichkanal dilatiert, dann der Katheter vorgeschoben, auf korrekte Lage kontrolliert (Durchleuchtung) und sicher fixiert (am besten mit Naht). Für den Abstand vom Hautniveau bis zur Katheterspitze gelten in der Regel folgende Maße:
  - Neugeborene und Säuglinge: ca. 4–6 cm
  - Kleinkinder: ca. 6–8 cm

- **Komplikationen**
- Versehentliche Punktion (oder Katheterisierung!) der A. carotis
- Pneumothorax
- Punktion des Ösophagus oder der Trachea
- Verletzung von Nerven

V. jugularis externa
Die Vene kann bei Kindern meist leicht punktiert werden, jedoch gelingt es in einem hohen Prozentsatz nicht, den Katheter in die obere Hohlvene vorzuschieben. Durch Verwendung eines J-Drahts wird die Erfolgsrate verbessert.

V. subclavia
Die V. subclavia kann bereits bei Neugeborenen katheterisiert werden; die Pflege ist einfach und das Kind wird durch den Katheter nur wenig gestört. Das Vorgehen entspricht weitgehend dem bei Erwachsenen, allerdings ist praktisch immer eine Narkose erforderlich.

- **Praktisches Vorgehen**
- Zunächst wie bei V. jugularis interna.
- Kind auf dem Rücken lagern, Schultern durch kleines Kissen oder Laken unterpolstern, Kopf zur Gegenseite drehen, den Arm der Punktionsseite leicht nach unten ziehen, rechte Vene bevorzugen!
- Kanüle vorschieben bis sicher Blut aspiriert werden kann (bei Säuglingen in ca. 1–1,5 cm Tiefe).
- Dann Seldinger-Draht mit J-Spitze (gelegentlich auch mit geradem Draht) vorsichtig in das Gefäß einführen, nun den Katheter vorschieben (am besten unter Durchleuchtung mit abschließendem Röntgenbild), für den Abstand von der Haut bis zur Katheterspitze gelten zumeist folgende Maße:
  - Neugeborene und Säuglinge: 4–6 cm
  - Kleinkinder: 6–8 cm

- **Komplikationen**
Wie beim Erwachsenen:

- Pneumothorax
- Punktion der A. subclavia
- Punktion der Trachea
- Punktion der Aorta (bei linkem Zugang)

V. femoralis
Die Vene kann bei großen Eingriffen im Kopfbereich katheterisiert werden, weiterhin bei kardiopulmonaler Reanimation (wegen der leichten Zugänglichkeit). Bei großen Unterbaucheingriffen sollte dieses Verfahren wegen der erhöhten Thrombosegefahr dagegen nicht eingesetzt werden.

Die Vene verläuft etwa 4–5 mm innen (medial) von der A. femoralis. Die günstigste Einstichstelle befindet sich etwa 1 cm unterhalb der Leistenhautfalte. Die Komplikationsrate bei der Punktion ist gering.

24.8.4 Arterielle Kanülierung

Bei großen Eingriffen, wiederholten Blutentnahmen, dem Einsatz vasoaktiver Medikamente oder postoperativer Beatmung wird häufig eine arterielle Kanülierung durchgeführt. Für die Kanülierung kommen folgende Arterien infrage:
- A. radialis
- A. ulnaris
- A. femoralis
- A. axillaris
- A. dorsalis pedis

Punktionsort der ersten Wahl ist die A. radialis, gefolgt von der A. femoralis! Verwendet werden Kunststoffkanülen oder kurze, mit Seldinger-Technik eingeführte Katheter. Die Kanülierung erfolgt meist erst nach der Narkoseeinleitung.

Anhaltswerte für arterielle Kathetergrößen bei Kindern
- < 5 kg KG: 0,6–0,7 mm (26 oder 24 G)
- 5–30 kg KG: 0,9 mm (22 G)
- > 30 kg KG: 1,1 mm (20 G)

- **Praktisches Vorgehen**
- ▶ Kap. 42.
- Bei Blutentnahme vorsichtige Aspiration, da starkes Ansaugen die Gefäßinnenhaut schädigt.
- Nur langsame Bolusinjektion von Kochsalz zur Spülung! Rasche Injektion kann die Flüssigkeit rückwärts in die A. subclavia oder A. carotis pressen; dabei Gefahr der zerebralen Luft- oder Gerinnselembolie.

- **Komplikationen**
Die Kanülierung der A. radialis ist ein sicheres Verfahren. Bei Kanülierung der A. femoralis muss sorgfältig

auf Durchblutungsstörungen des Beins (Ischämie) geachtet werden.

24.8.5 Endotracheale Intubation

Bei Neugeborenen und Säuglingen (< 1 Jahr) sollte immer eine Intubationsnarkose durchgeführt werden. Für die übrigen Kinder gelten ähnliche Indikationen wie bei Erwachsenen. Auch Neugeborene werden in Narkose intubiert, nicht im Wachzustand. Meist werden ND-Relaxanzien eingesetzt, Succinylcholin nur im Notfall (Vorinjektion von Atropin, ca. 0,01 mg/kg KG).

Die Intubation kann in tiefer Inhalationsnarkose oder mithilfe von Muskelrelaxanzien (► Kap. 14) durchgeführt werden und oral oder nasal erfolgen (◘ Abb. 24.3).

Auch die **nasotracheale Intubation** wird unter direkter Laryngoskopie durchgeführt (► Kap. 8). Anschließend wird der mit Gel bestrichene Tubus durch das größere Nasenloch (oft rechts) in den Rachenraum eingeführt und von dort mit einer kleinen Magill-Zange in die Trachea vorgeschoben. Der Tubus darf vor der Intubation nicht abgeschnitten werden.

Auch bei Kindern aller Altersgruppen ist die Verwendung eines *Videolaryngoskops* ein gutes und sicheres Hilfsmittel, um die endotracheale Intubation zu erlernen.

Fiberendoskopische und videolaryngoskopische Intubation

Fiberbronchoskope und Videolaryngoskope (z. B. Glidescope) können bei Kindern aller Altersklassen bis hin zum Neugeborenen für die **schwierige Intubation** eingesetzt werden. Flexible Kinderbronchoskope passen – sofern der Adapter abgenommen wird – in Tuben bis zu einem inneren Durchmesser von 2,5 mm. Die Technik der fiberendoskopischen Intubation entspricht grundsätzlich der des Erwachsenen und kann oral oder nasal erfolgen, jedoch bestehen auch einige wichtige Besonderheiten.

▪ Oberflächenanästhesie, Sedierung, Narkose

Bei kleinen Kindern ist die Intubation im Wachzustand mit erhaltener Spontanatmung und Oberflächenanästhesie das sicherste Verfahren. Soll unter Sedierung oder in flacher Narkose endoskopisch intubiert werden, kann durch eine Oberflächenanästhesie die Akzeptanz verbessert und die Gefahr des Laryngospasmus verringert werden. Vor Beginn der Endoskopie sollte ein Anticholinergikum injiziert werden, um die Sekretproduktion durch die Stimulation zu vermindern.

Bei **Kindern im Vorschulalter** kann die Intubation, nach Injektion von Ketamin in Kombination mit Midazolam, bei erhaltener Spontanatmung erfolgen. Bei korrekter Endoskopietechnik soll die Gefahr einer Hyperreagibilität der Atemwege durch Ketamin sehr gering sein.

Besonders **ängstliche und unkooperative Kinder**, bei denen nicht mit Schwierigkeiten bei der Maskenbeatmung gerechnet werden muss, können auch nach Einleitung der Narkose mit Sevofluran videolaryngoskopisch oder fiberendoskopisch intubiert werden. Dagegen ist die Anwendung von Propofol wegen der Gefahr der zu starken Sedierung mit Apnoe eher dem Erfahrenen vorbehalten.

▪ Orale endoskopische Intubation

Dies ist die Standardtechnik. Bei der bronchoskopischen Intubation empfiehlt es sich, sehr flexible Spiraltuben zu verwenden, v. a. bei schwierigen anatomischen Verhältnissen.

▪ Nasale fiberendoskopische Intubation

Bei wachen Neugeborenen und Säuglingen sollte die nasale endoskopische Intubation bevorzugt werden, da sie einfacher durchzuführen ist als die orale. Auch ist hierbei das Zubeißen oder das Wegschieben des Bronchoskops mit der Zunge nicht möglich. Allerdings besteht bei Kindern die Gefahr einer Verletzung vergrößerter Adenoide, sodass dann wegen der entstehenden Blutung keine Sicht mehr möglich ist. Für die nasale Intubation kann ein oraler Tubus eingeführt werden, der die Zunge von der Epiglottis abhebt und den Blick auf die Glottis verbessert.

▪ Fiberendoskopische Intubation durch die Larynxmaske

Wie beim Erwachsenen können auch bei Kindern Endotrachealtuben durch eine Larynxmaske vorgeschoben werden. Am besten geeignet sind hierfür die speziellen Intubationslarynxmasken mit entsprechenden Endotrachealtuben.

24.8.6 Larynxmaske

Larynxmasken (◘ Abb. 24.4) können auch bei Neugeborenen und Kindern eingesetzt werden. Im Vergleich zur Maskennarkose sollen hiermit seltener hypoxische Episoden auftreten. Weiterhin kann die Larynxmaske auch bei Kindern als Schiene für das Einführen eines Kinderbronchoskops verwendet werden. Die Aspiration von Sekreten und Blut aus dem Bereich oberhalb des Cuffs der Larynxmaske wird zumeist verhindert. Außerdem wird die Larynxmaske bei Kindern eingesetzt, die nicht zu intubieren sind.

▪ Kontraindikationen

Im Wesentlichen gelten dieselben Kontraindikationen wie beim Erwachsenen.

Wie wird die Larynxmaske eingeführt?

Die Auswahl der Maskengröße richtet sich nach dem Körpergewicht (◘ Tab. 24.12). Die Maske darf gerade

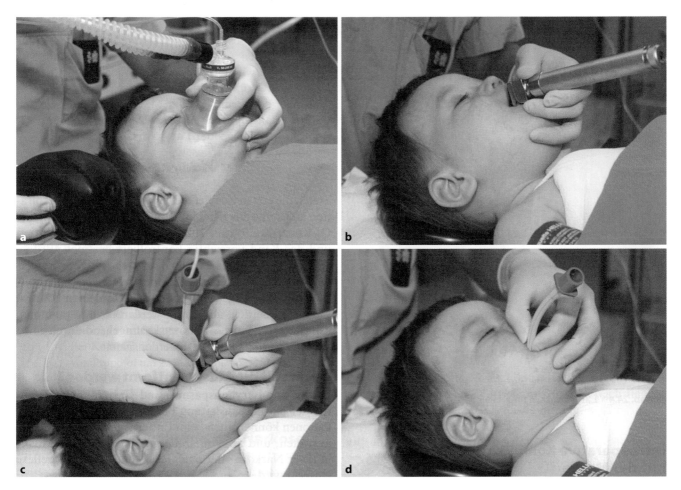

□ **Abb. 24.3** **Technik der endotrachealen Intubation beim Kleinkind. a** Vorangehende Maskenbeatmung mit 100%igem Sauerstoff. **b** Einführen des Laryngoskops mit Verschieben der Zunge nach links. **c** Druck auf den Kehlkopf mit dem kleinen Finger der linken Hand, um das intubationsgerechte Einstellen des Kehlkopfes zu erleichtern. **d** Fixieren des Tubus nach korrektem Vorschieben unter Sicht, danach Markierung des Abstands zwischen Lippe (oder Zahnleiste) und Tubusspitze in cm und sicheres Verklebung des Tubus mit Pflaster

bei Kindern erst dann eingeführt werden, wenn die Narkose ausreichend tief ist, da sonst Husten oder ein bedrohlicher Laryngospasmus auftreten können. Die Narkose kann per Inhalation mit Sevofluran eingeleitet werden, alternativ i. v. mit Propofol, 3–4 mg/kg KG. Thiopental in der bei Kindern üblichen Dosierung dämpft möglicherweise die pharyngealen und laryngealen Reflexe nicht ausreichend.

Die Technik des Maskeneinführens entspricht weitgehend der beim Erwachsenen (▶ Kap. 8). Die Maske wird mit einer glatten Bewegung so weit vorgeschoben, bis der Widerstand des oberen Ösophagussphinkters zu spüren ist. Danach wird die Manschette aufgeblasen, ohne den Schaft der Maske festzuhalten. Dabei tritt die typische Auswärtsbewegung der Maske auf, möglicherweise wölben sich auch Schildknorpel und Krikoid vor. Die Linie im Schaft sollte in der Mittellinie liegen. Unter kontrollierter Beatmung tritt gewöhnlich bei ca. 18 cmH$_2$O ein Luftleck auf.

● **Schwierigkeiten beim Einführen der Maske**
Bei den allermeisten Kindern lässt sich die Maske im ersten Versuch korrekt platzieren, Schwierigkeiten beim Einführen beruhen zumeist auf falscher Technik, großer Zunge oder hypertrophierten Tonsillen.

Für das Vorgehen bei Einführungsschwierigkeiten werden verschiedene Verfahren angegeben.

■ ■ **Praktisches Vorgehen bei Platzierungsschwierigkeiten**
▬ Herausziehen der Zunge: Hierdurch entsteht mehr Platz.
▬ Einführen mithilfe eines Laryngoskops.
▬ Einführen mit partiell geblockter Manschette.
▬ Umgekehrtes Einführen der Maske mit nach hinten gerichtetem Lumen, dann beim Verspüren der hinteren Pharynxwand Rotation der Maske; durch dieses Manöver, auch als **Rotationstechnik** bezeichnet, wird die Zunge nach vorn geschoben und das Entlanggleiten der Maske an der hinteren Pharynxwand erleichtert.

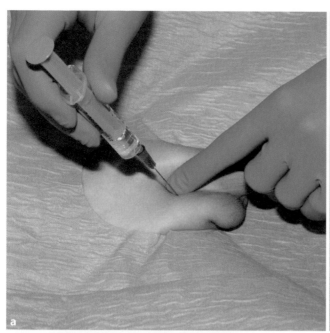
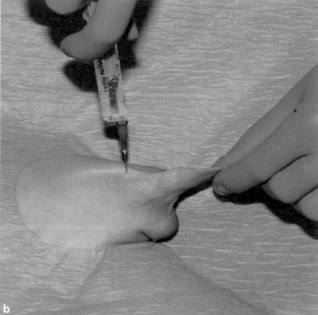

Abb. 24.6 Peniswurzelblock beim Kind. Die Einstichstellen für die Blockade der beiden sensiblen Penisnerven (Nn. dorsalis penis) liegen knapp unterhalb der Symphyse, jeweils etwa 0,5–1 cm beidseits der Mittellinie. Für die Blockade wird der Penis heruntergezogen und bei Bedarf mit einem Pflaster am Oberschenkel fixiert. **a** Blockade des rechten Nervs. **b** Blockade des linken Nervs

— Gefahr der Rückenmarkschädigung bei thorakaler Periduralanästhesie (daher sehr strenge Indikationsstellung)

- **Gebräuchliche Lokalanästhetika**
— Ropivacain 0,2–0,5 %
— Bupivacain 0,25–0,5 %
— Lidocain 2 %, Prilocain 2 % mit Adrenalin
— Das jeweils erforderliche Volumen hängt vom Alter ab:
  – 0–8 Jahre: ca. 0,95 ml/Segment
  – 8–11 Jahre: ca. 1,75 ml/Segment
  – 11–14 Jahre: ca. 2,2 ml/Segment

24.10.6 Spinalanästhesie

Beim Kind lässt sich die Spinalanästhesie in der Regel leicht durchführen, selbst bei Früh- und Neugeborenen. Grundsätzlich ist die Methode bei den meisten Eingriffen unterhalb des Zwerchfells anwendbar. Jedoch Vorsicht: bei Kindern bis zum 1. Lebensjahr kann das Rückenmark bis in die Höhe von L3 herunterreichen. Punktionen sollten daher im Bereich von L4/L5 bzw. L5/S1 (Früh- und Neugeborene) durchgeführt werden. Der Abstand zwischen Haut und Liquorraum beträgt ca. 1–1,5 cm.

Kopfschmerzen als Komplikation scheinen bei Kindern nur sehr selten aufzutreten.

24.11 Das Kind im Aufwachraum

Für Kinder gelten die gleichen Grundsätze der postoperativen Überwachung und Schmerztherapie wie beim Erwachsenen (▶ Kap. 38). Kinder sollten postoperativ in einer ruhigen und freundlichen Umgebung überwacht werden. Die Anwesenheit der Eltern ist dabei in der Regel eine große Hilfe und wirkt sich beruhigend auf das Kind aus. Ein in der pädiatrischen Anästhesie erfahrener Facharzt muss im Notfall umgehend verfügbar sein.

24.11.1 Aufwachdelir

Sehr häufig entwickelt sich bei Kindern – unabhängig vom Anästhesieverfahren – im Aufwachraum ein sog. „Aufwachdelir", gekennzeichnet durch Unruhe- oder Erregungszustände. Die Ursache ist unbekannt; Kinder im Alter zwischen 2 und 5 Jahren sind besonders häufig betroffen. Der Erregungszustand beginnt meist in den ersten 30 min nach der Narkose und hält bis zu etwa 15 min an, gelegentlich auch wesentlich länger.

- **Kennzeichen**
— Hyperaktives motorisches Verhalten
— Überreaktion auf äußere Reize

Das pädiatrische Aufwachdelir darf nicht mit der Agitation durch starke postoperative Schmerzen verwechselt werden.

24

- **Risikofaktoren**

Ein Aufwachdelir tritt häufiger auf, wenn bestimmte Risikofaktoren vorliegen. Hierzu gehören
- Inhalationsanästhetika, Maskeneinleitung mit Sevofluran,
- Vorschulalter,
- präoperative Ängstlichkeit,
- HNO-Eingriffe, Schieloperationen, Mund-Kiefer-Gaumenspaltenoperationen, Bronchoskopie und andere Eingriffe,
- Benzodiazepine (paradoxe Reaktion).

> Wesentliche Gefahren postoperativer Erregungszustände sind das Herausziehen von venösen und arteriellen Kathetern, Blasenkathetern und Drainagen sowie Selbstverletzungen und eine Beeinträchtigung des OP-Ergebnisses.

- **Behandlung**

Erregungszustände müssen umgehend behandelt werden:
- Schutz des Kindes vor Verletzungen und vor der Dislokation von Kanülen, Kathetern und Drainagen
- Medikamente:
  - Propofol 0,5–1 mg/kg KG i. v. bei Fremd- und Eigengefährdung
  - Alternativ: Clonidin 2 µg/kg KG i. v. oder Midazolam 0,02–0,1 mg/kg
  - Bei Schmerzen: Piritramid

24.11.2 Postoperative Übelkeit und Erbrechen (PONV)

Übelkeit und Erbrechen sind häufige postoperative Komplikationen bei Kindern. Die für Erwachsene geltenden Risikofaktoren sind bei ihnen allerdings nicht anwendbar. Für sie kann der POVOC (Postoperative Vomiting in Children Score) eingesetzt werden:

PONV-Risikoscore für Kinder (POVOC-Score)

Vergeben wird je 1 Punkt für folgende Faktoren:
- OP-Dauer: > 30 min
- Alter: > 3 Jahre
- Strabismus-, HNO-OP
- Postoperativer Einsatz von Opioiden
- Anamnese für PONV oder Reisekrankheit

Ab 3 Punkten liegt ein erhöhtes PONV-Risiko vor.

- **Prophylaxe bei erhöhtem Risiko**
- TIVA mit Propofol statt Inhalationsanästhesie
- Zusätzlich Gabe von Ondansetron, 0,1 mg/kg KG (max. 4 mg), und/oder Dexamethason, 0,15 mg/kg (max. 4 mg)

- **Behandlung von PONV**
- Mittel der Wahl: Ondansetron (sofern es nicht bereits zur Prophylaxe gegeben worden ist)
- Dann Dimenhydrinat, 0,5 mg/kg (maximal 62 mg)
- Mittel der letzten Wahl: Droperidol, 0,01 mg/kg

24.12 Postoperative Schmerztherapie

Die Schmerzreaktion des Kindes unterscheidet sich von der des Erwachsenen v. a. wegen der Unreife des zentralen Nervensystems. Weiterhin hängt die Schmerzreaktion vom Entwicklungsstadium des Kindes und zahlreichen situativen Faktoren ab, z. B. Angst und Furcht, übertriebene Aufmerksamkeit und Besorgtheit durch die Eltern. Nicht selten setzen Kinder Schmerzäußerungen ein, um besondere Aufmerksamkeit zu erlangen. Grundsätzlich gilt: je jünger das Kind, desto schwieriger die Beurteilung der Schmerzreaktion, v. a. wenn keine verbale Schmerzäußerung möglich ist.

24.12.1 Schmerzreaktionen

- **Neugeborene**

Auf Schmerzen reagiert das Neugeborene mit ungerichteten Bewegungen der oberen und unteren Extremitäten sowie Grimassieren und zumeist auch Weinen. Starke Schmerzen führen entsprechend zu stärkerem Weinen oder Schreien und motorischer Agitiertheit. Schreien kann aber, neben Schmerz, auch durch Hunger, Durst oder Ermüdung bedingt sein. Erfahrene Pflegekräfte erkennen zumeist die Ursache des Schreiens.

- **Säuglinge**

Diffuse Körperbewegungen auf Schmerz nehmen ab, und es entwickelt sich zunehmend eine Lokalisierung. Ein ca. 3 Monate altes Kind zieht auf einen Nadelstich die betreffende Extremität weg. Auf starke Schmerzen können Säuglinge mit Ess- und Schlafstörungen sowie Abwendung von den Eltern bzw. Bezugspersonen reagieren.

- **Krabbelalter**

Der Schmerz wird mehr und mehr lokalisiert, die Schmerzreaktion komplexer: Nicht nur das Wegziehen einer betroffenen Extremität, sondern auch „Zähnezusammenbeißen", Schaukeln, aggressives Verhalten und Schreien sind zu beobachten.

- **Vorschulalter**

Mit 4–6 Jahren sind die Kinder sensorisch orientiert; weiterhin besteht eine sehr starke Abhängigkeit vom Familienverband. Eigene Schmerzverarbeitung ist nur wenig möglich, während die Eltern großen Einfluss auf die Schmerzreaktion haben. Darum sollte besonders in dieser Phase möglichst ein Elternteil im Aufwachraum zum Kind gelassen werden, damit es ihm gegenüber seine Schmerzen und Befürchtungen äußern kann.

■ **Schulalter**

Mit zunehmendem Alter nimmt die Schmerzschwelle zu, dafür gewinnt aber die kulturelle und psychologische Komponente des Schmerzes mehr und mehr an Bedeutung. Starke Schmerzen können zum regressiven Verhalten (Rückzug) des Kindes führen.

24.12.2 Einschätzung des Schmerzes

Da kleinen Kindern die Worte fehlen, um ihre Schmerzen zu beschreiben, müssen Ärzte und Pflegekräfte das Verhalten beobachten und auf Veränderungen physiologischer Parameter achten, um die postoperativen Schmerzen einzuschätzen. Geeignet ist die in ◘ Tab. 24.15 dargestellte Skala.

Die Einschätzung nach der Skala sollte in festen Abständen wiederholt werden. Zu beachten ist hierbei der Wachheitsgrad des Kindes. Schläft das Kind, ist keine Schmerztherapie erforderlich.

Ab dem 4. Lebensjahr werden auch Skalen für die Selbsteinschätzung eingesetzt, z. B. die Smiley-Skala, ab dem 6.–7. Lebensjahr auch Analogskalen mit einem Bereich von 0–10 (◘ Abb. 39.1; ▶ Abschn. 39.1.3).

24.12.3 Medikamentöse Schmerztherapie

Für die postoperative Schmerztherapie werden häufig Analgetika mit Regionalanästhesieverfahren kombiniert (◘ Tab. 24.16). Bereits vor Anästhesiebeginn sollte dieses Vorgehen eingeplant werden.

Für die Behandlung postoperativer Schmerzen werden – wie beim Erwachsenen – folgende 2 Gruppen von Medikamenten eingesetzt:
- Nichtopiodanalgetika (nichtsteroidale antiinflammatorische Analgetika [NSAID] und antipyretische Analgetika)
- Opioide

■ **Zufuhr**

Unmittelbar postoperativ werden die Analgetika i. v. oder rektal zugeführt. Intramuskuläre Injektionen sollten vermieden werden (▶ Kap. 39). Bei länger anhaltenden Schmerzen kann die Zufuhr über eine Perfusor erfolgen, einfache Tropfinfusionsflaschen mit Analgetika sollten hingegen nicht eingesetzt werden.

Im Aufwachraum werden Analgetika i. v. oder rektal zugeführt.

Nichtopioidanalgetika

Nichtopioidanalgetika sind die Basis der Schmerztherapie. Sie werden in fester, gewichtsbezogener Dosierung verabreicht. Gebräuchlich sind folgende Substanzen:
- Paracetamol (i. v. Präparat Perfalgan)
- Metamizol (z. B. Novalgin)
- Diclofenac
- Ibuprofen

Wichtigste Vorteile sind ihre lange Wirkdauer und die fehlende Atemdepression.

Paracetamol

Diese (auch fiebersenkende) Substanz wird nach wie vor am häufigsten eingesetzt, v. a. bei leichteren bis mäßigen Schmerzen. Die analgetische Wirkung ist aber *schwach*, eine entzündungshemmende Wirkung fehlt, die Thrombozytenfunktion wird nicht gestört. Bei der postoperativen Schmerztherapie gibt es für die meisten Kinder wirksamere NSAID-Substanzen als Paracetamol.

Paracetamol kann rektal, p. o. oder i. v. zugeführt werden. Nach rektaler Zufuhr werden Spitzenkonzentrationen im Blut erst nach 2–3 h erreicht, daher ist z. B. direkt nach einer Adenotomie keine Wirkung zu erwarten, selbst wenn die Substanz unmittelbar nach der Narkoseeinleitung gegeben wurde. Außerdem wird Paracetamol häufig unterdosiert. Um therapeutische Konzentrationen im Blut zu erreichen, sollten initial 40 mg/ kg KG zugeführt werden, danach 20 mg/kg KG alle 6–8 h. Die maximale Therapiedauer für Paracetamol beträgt 3 Tage (< 3 Monate: 2 Tage). Während einer Therapie mit Paracetamol ist die Angabe und Dokumentation der Tageshöchstdosis zwingend vorgeschrieben!

❯ Paracetamol ist lebertoxisch und die häufigste Ursache für ein Leberversagen bei Kindern. Darum muss die Tageshöchstdosis obligatorisch überprüft werden.

Bei fieberhaften Viruserkrankungen mit Dehydratation und Hypovolämie muss nach Zeichen der Lebertoxizität gesucht werden. Möglicherweise begünstigt Paracetamol auch das Auftreten von Asthma. Es sollte daher bedacht werden, dass für die Schmerztherapie bei Kindern bessere NSAID-Substanzen verfügbar sind als Paracetamol.

> **ℹ Dosierung von Paracetamol (z. B. ben-u-ron und andere Generika) bei Kindern**
> - Rektal: zu Beginn 40 mg/kg KG (Neugeborene 20 mg/kg KG), danach 20 mg/kg KG alle 6–8 h
> - Oral: zu Beginn 20 mg/kg KG, danach 15 mg alle 4–8 h
> - Intravenös: 15 mg/kg KG als Kurzinfusion über 15 min (ab 1 Jahr)
> - Maximaldosen: 90 mg/kg KG/Tag; < 3 Monate 60 mg/kg KG/Tag

Tab. 24.15 Einschätzung postoperativer Schmerzen bei nichtbeatmeten Kindern mit der kindlichen Unbehagens- und Schmerz-Skala (KUSS)

Beobachtung	Bewertung	Punkte
Weinen	Gar nicht	0
	Stöhnen, Jammern, Wimmern	1
	Schreien	2
Gesichtsausdruck	Entspannt, lächelnd	0
	Mund verzerrt	1
	Mund und Augen grimassieren	2
Rumpfhaltung	Neutral	0
	Unstet	1
	Aufbäumen, Krümmen	2
Beinhaltung	Neutral	0
	Strampeln, Treten	1
	An den Körper gezogen	2
Motorische Unruhe	Nicht vorhanden	0
	Mäßig	1
	Ruhelos	2

Auf dieser Skala bedeuten 0 Punkte = keine Schmerzen, 10 Punkte = heftige Schmerzen.
Ab 4 Punkten: Schmerztherapie erforderlich; hohe Punktzahl: Schmerztherapie ist dringlich.

Ibuprofen

Diese Substanz ist stärker analgetisch wirksam als Paracetamol und wird häufig im Kindesalter eingesetzt, besonders bei Knochen- und Weichteilschmerzen. Sie kann oral (z. B. als Nurofensaft) und rektal zugeführt werden.

ⓘ Dosierung von Ibuprofen
- Dosis: 10 mg/kg KG alle 8 h
- Tagesmaximaldosis: 40 mg/kg KG

Bei Leber- und Nierenerkrankung ist die Ausscheidung von Ibuprofen eingeschränkt.

❯ Bei vorbestehender Nierenerkrankung darf Ibuprofen nicht eingesetzt werden.

Folgende **Nebenwirkungen** können auftreten:
- Bauchschmerzen
- Übelkeit
- Gastritis

Sie sind aber bei Kurzzeitanwendung sehr selten.

Diclofenac

Wie Ibuprofen ist auch Diclofenac bei Knochen- und Weichteilschmerzen gut wirksam. Diese Substanz kann rektal oder i. v. verabreicht werden. Kontraindikationen für eine Gabe sind eine erhöhte Blutungsneigung und eine vorbestehende Nierenerkrankung.

ⓘ Dosierung von Diclofenac (z. B. Voltaren)
- Dosis: 1 mg/kg KG alle 8 h, rektal
- Tagesmaximaldosis: 3 mg/kg KG

Metamizol

Die Substanz wirkt mittelstark analgetisch, außerdem fiebersenkend und spasmolytisch. Sie kann ohne spezielle Gefahren auch bei Kindern angewandt werden. Indiziert ist Metamizol bei starken postoperativen Schmerzen. Die Zufuhr erfolgt i. v., rektal oder oral. Bei Säuglingen unter 3 Monaten oder bei einem Körpergewicht unter 5 kg ist eine strenge Indikationsstellung erforderlich.

ⓘ Dosierung von Metamizol (z. B. Novalgin, Novaminsulfon, Baralgin)
- Dosis: 10–20 mg/kg KG i. v. als Kurzinfusion; 1- bis 4-mal pro Tag
- Tagesmaximaldosis: 80 mg/kg KG

Acetylsalicylsäure (ASS)

ASS kann bei Kindern in seltenen Fällen zu Hirnödem mit Leberfunktionsstörungen (Reye-Syndrom) führen. Daher sollte diese Substanz nicht mehr verwendet werden.

Tab. 24.16 Schmerztherapie nach einzelnen Eingriffen bei Kindern

Eingriff	Maßnahme
Leistenhernien-OP, Orchidopexie	Kaudalblock oder Paracetamol, evtl. Opioid
Zirkumzision	Peniswurzelblock oder Paracetamol
Hypospadie	Kaudalblock, Paracetamol
Tonsillektomie	Paracetamol, evtl. Opioide
Abdominelle Eingriffe	Paracetamol + Opioid, Transversus-abdominis-Plane-Block (TAP)
Thorakale Eingriffe	Interkostalkatheter oder Paracetamol + Opioid
Klumpfußkorrektur	Ischiadikusblock, Kaudalkatheter, Paracetamol (+ Opioid)
Kniegelenk-OP, Oberschenkelosteotomie	3-in-1-Block oder Paracetamol + Opioid
Beckenosteotomien	Kaudalkatheter oder Paracetamol + Opioid

Opioidanalgetika

Siehe ▶ Kap. 39.

24.13 Sedierung und Analgesie außerhalb des OPs

Bei Kindern werden zahlreiche diagnostische oder therapeutische Maßnahmen außerhalb des OPs durchgeführt. Häufig ist hierfür eine Sedierung mit Medikamenten erforderlich, um die Kinder ruhigzustellen oder eine bessere Kooperation zu erreichen. Meist werden die Maßnahmen ohne Anästhesisten durchgeführt. Ist jedoch eine tiefe Sedierung erforderlich, sollte ein Anästhesist beteiligt werden.

24.13.1 Sedierungsstadien

In Anlehnung an die American Academy of Pediatrics (AAP) und die American Society of Anesthesiologists (ASA) unterscheidet die DGAI die in ◘ Tab. 24.17 aufgeführten Sedierungsstadien.

24.13.2 Risiken der Sedierung

Die wichtigsten Risiken der Sedierung sind folgende:
- Verlust der Atemwegsschutzreflexe
- Verlegung der Atemwege durch die zurückfallende Zunge
- Atemdepression
- Herzstillstand durch Hypoxie bzw. O_2-Mangel

Diese Risiken bestehen v. a. bei tiefer Sedierung, nicht hingegen bei wacher Sedierung. Darum müssen Kinder mit tiefer Sedierung lückenlos überwacht werden, und zwar durch einen Arzt, der die lebensrettenden Maßnahmen bei Kindern sicher beherrscht.

24.13.3 Substanzen für die Sedierung

Hauptziel der Sedierung ist ein angstfreies Kind, an dem die erforderliche Maßnahme ohne Abwehrbewegung und ohne Schmerzen durchgeführt werden kann. Da bei tiefer Sedierung **Aspirationsgefahr** besteht, muss das Kind nüchtern sein. Bei schmerzhaften Maßnahmen sollte ergänzend eine **Lokalanästhesie** durchgeführt werden. Von Anästhesisten werden häufig folgende Substanzen für die Sedierung verwendet:
- **Midazolam** (z. B. Dormicum): für die minimale Sedierung/Anxiolyse:
    - 6 Monate bis 5 Jahre: 0,05–0,1 mg/kg KG i. v.
    - 6–12 Jahre: 0,025–0,05 mg/kg KG i. v.
    - > 12 Jahre: 2–2,5 mg i. v. als Einzeldosis
    - Per os: 0,4–0,5 mg/kg KG
    - Rektal 0,5–1 mg/kg KG; max. 15 mg
    - Intranasal: 0,2–0,3 mg/kg KG
- **Propofol:** für tiefere Sedierungsstadien; ca. 3 mg/kg KG i. v. bei längeren Prozeduren 6–10 mg/kg KG/h über Perfusor
- **Esketamin:** tiefe Sedierung: ca. 0,5–1 mg/kg KG i. v., danach alle 10–15 min 0,25–0,5 mg/kg KG oder kontinuierlich 1–2 mg/kg KG/h
- **Remifentanil:** nach Wirkung titriert, ca. 0,05–0,3 μg/kg KG/min mit erhaltener Spontanatmung

Wenn möglich sollte bei Sedierungen auf einen „Medikamentenmix" verzichtet werden, um Wechselwirkungen, verlängerte Wirkzeiten und Komplikationen zu vermeiden. Opioide sollten nur bei schmerzhaften Eingriffen verwendet werden (Atemdepression!).

24.13.4 Überwachung der Sedierung

Neben der klinischen Überwachung von Atmung, Herzfrequenz, Bewusstsein und Reaktion auf Stimuli sollten

Sedierungsgrad	Benennung	Kennzeichen
I	Minimale Sedierung (Anxiolyse)	Erweckbar durch Ansprechen, volle Kontrolle über die Atemwege, Spontanatmung nicht eingeschränkt
II	Moderate Sedierung	Erweckbar durch Berührung und Ansprechen, Schutzreflexe erhalten, Atemwegskontrolle ohne Hilfsmittel
III	Tiefe Sedierung	Nicht unmittelbar erweckbar, Schutzreflexe teilweise aufgehoben, Atemwegskontrolle teilweise fehlend
IV	Allgemeinanästhesie	Tief bewusstlos und schmerzfrei, vollständiger Verlust der Schutzreflexe und der Atemwegskontrolle

◻ **Tab. 24.17** Sedierungsstufen (mod. nach DGAI, ASA, AAP)

für die Sedierung ab Grad III folgende Überwachungsgeräte eingesetzt werden:
- EKG-Monitor
- Nichtinvasive Blutdruckmessung
- Pulsoxymeter
- Bei tiefer Sedierung: Kapnometrie über Nasensonde. Hiermit kann schnell ein Atemstillstand festgestellt werden

❯ Bei tiefer Sedierung sollte das Kind kontinuierlich durch eine nur dafür zuständige Person, vorzugsweise ein Anästhesist oder Intensivmediziner mit spezieller Erfahrung, klinisch überwacht werden. Auch muss das Instrumentarium zur sofortigen Beatmung bereitstehen: Respirator, Intubationszubehör, Larynxmaske oder andere supraglottische Atemwege, Absauggerät, Defibrillator.

24.14 Ambulante Anästhesie

Um Kosten zu sparen und Wartelisten abzubauen, werden auch bei Kindern die üblichen Standardeingriffe ambulant durchgeführt. Neben der Kostenentlastung weisen ambulante Operationen aber auch für die Kinder und ihre Familie erhebliche Vorteile auf, da hierdurch ein Teil der bei stationärer Behandlung häufigen Verhaltensauffälligkeiten wie Schlafstörungen, Einnässen und andere regressive Verhaltensweisen seltener auftreten. Störungen des Familienlebens sind geringer, außerdem wird das Risiko krankenhauserworbener Infektionen gesenkt.

24.14.1 Auswahlkriterien für ambulante Eingriffe

Gut geeignet für ambulante Eingriffe sind v. a. ansonsten gesunde Kinder, aber auch Kinder mit medikamentös gut eingestellten Erkrankungen wie Asthma oder Epilepsie.

Vorbestehende Erkrankungen

■ **Schnupfen**
Etwa ¼ aller Kinder kommt mit einer „laufenden Nase" in die Ambulanz. Meist handelt es sich um eine nichtinfektiöse Rhinitis oder eine Infektion der Adenoide. Bei beiden Erkrankungen besteht kein Grund, den Eingriff zu verschieben, da keine Besserung zu erwarten ist.

■ **Infektionen der Atemwege**
Klinisch manifeste Infektionen des Respirationstrakts sollten als Kontraindikation für den elektiven ambulanten Eingriff angesehen werden, da hierdurch die Gefahr postoperativer respiratorischer Komplikationen erhöht wird, möglicherweise auch das Auftreten einer Myokarditis im Zusammenhang mit der virämischen Phase der Erkrankung.

■ **Herzgeräusche**
Besonders bei Kindern im 1. Lebensjahr sollten bis dahin nicht bekannte Herzgeräusche zur weiteren Diagnostik veranlassen. Danach sollte neu entschieden werden.

■ **Herzfehler**
Nichtkorrigierte komplexe Herzfehler sind immer eine Kontraindikation für ambulante Operationen. Hingegen sollte bei unkomplizierten, klinisch nicht auffälligen Fehlern (z. B. kleiner Vorhofseptumdefekt) oder asymptomatischen korrigierten Fehlern individuell entschieden werden.

Untere Altersgrenze

Die untere Altersgrenze bei sonst gesunden Kindern richtet sich v. a. nach der Erfahrung des Anästhesisten und des Pflegepersonals sowie den vorhandenen Ressourcen. So können in Häusern der Maximalversorgung und in Spezialkliniken auch bei reifen Neugeborenen kleinere diagnostische oder therapeutische Eingriffe, z. B. Augenuntersuchungen oder Magnetresonanztomografie (MRT), ambulant erfolgen, wenn die Möglichkeit einer stationären Aufnahme gegeben ist.

❯ Frühgeborene und ehemalige Frühgeborene bis zu einem postkonzeptionellen Alter von mindestens 50 Wochen sollten nicht ambulant anästhesiert werden.

Für die Versorgung in nichtspezialisierten Praxen wird häufig eine untere Altersgrenze von 6 Monaten bis zu 1 Jahr festgelegt.

Eingriffe

Im Wesentlichen gelten ähnliche Kriterien wie bei Erwachsenen (▶ Kap. 36). Eingriffe an der Körperoberfläche ohne Eröffnung einer Körperhöhle stellen den wichtigsten Anteil dar.

24.14.2 Welche präoperativen Untersuchungen sind erforderlich?

Ein präoperatives Screening kann bereits einige Tage vor dem Eingriff durch einen Kinderarzt erfolgen oder durch die Ärzte der Ambulanz. Sieht der Anästhesist das Kind am OP-Tag zum ersten Mal, sollte er eine körperliche Untersuchung durchführen und hierbei sein Augenmerk auf Herz und Lunge richten. Insbesondere sollten akute respiratorische Infekte ausgeschlossen werden. Für Laborwerte gilt:

❯ Routinelaboruntersuchungen für ambulante Eingriffe sind überflüssig, da die meisten Kinder gesund sind.

24.14.3 Prämedikation

Ambulante Kinder werden im Allgemeinen *nicht* prämediziert. Im Einzelfall sollte jedoch auf eine Prämedikation nicht verzichtet werden, besonders bei sehr ängstlichen oder agitierten Kindern, aber auch bei in kurzen Abständen wiederholten Eingriffen oder Maßnahmen.

▪ Midazolam

Sollen die Kinder prämediziert werden, gilt Midazolam als Substanz der Wahl, da hierdurch der Entlassungszeitpunkt nach der OP nicht verzögert und auch die Rate der stationären Aufnahmen nicht erhöht wird.

▪ EMLA-Pflaster

Ist die i. v. Einleitung geplant, sollte 60–90 min vorher EMLA-Pflaster angewandt werden.

24.14.4 Einsatz der Larynxmaske

Die meisten ambulanten Eingriffe einschließlich Adenotomie, Zahnextraktionen und Strabismuschirurgie können in Larynxmaskennarkose durchgeführt werden. Hierdurch lässt sich der Einsatz von Muskelrelaxanzien vermeiden, ebenso ein intubationsbedingter postoperativer Stridor.

Wird die Larynxmaske verwendet, sollte die Narkose mit Propofol eingeleitet oder die Larynxmaske in tiefer Inhalationsnarkose eingeführt werden. Thiopental steigert die Atemwegsreflexe und ist daher weniger geeignet.

24.14.5 Flüssigkeitszufuhr

In der Regel ist kein Volumenersatz erforderlich. In folgenden Situationen sollte jedoch intraoperativ balancierte Elektrolytlösung zugeführt werden:
- Nach einer längeren Nüchternheitsphase
- Bei Eingriffen mit erhöhter Blutungsgefahr, z. B. Adenotonsillektomien
- Bei Eingriffen mit erhöhter Rate postoperativen Erbrechens

24.14.6 Postoperative Analgesie

Durch intraoperative Lokalanalgesie kann der Bedarf an Analgetika in der postoperativen Phase hinausgezögert werden. Zu den gebräuchlichen Verfahren gehören die Wundinfiltration, periphere Nervenblockaden und der Sakralblock (◘ Tab. 24.16).

▪ Nichtsteroidale antiinflammatorische Analgetika (NSAID)

Sie bilden die Grundlage der postoperativen Analgesie für ambulante Eingriffe. Zu den gebräuchlichsten Substanzen gehört das Paracetamol, p. o. oder rektal zugeführt (Dosierung: ▶ Abschn. 24.12.3).

Es ist üblich, die erste Dosis der NSAID unmittelbar nach der Narkoseeinleitung rektal (z. B. 40 mg/kg KG Paracetamol) zuzuführen, um eine optimale postoperative Analgesie zu erreichen.

▪ Opioide

Länger wirkende Opioide sollten ambulant operierten Kindern nicht verabreicht werden: Sie führen zu starker postoperativer Sedierung und erhöhen die Häufigkeit von Übelkeit und Erbrechen. Nur in Ausnahmefällen, v. a. bei Nichtansprechen auf NSAID und/oder lokale Analgesie, kann es sinnvoll sein, starke akute Schmerzen mit Fentanyl i. v. zu beseitigen.

❯ Grundsätzlich sollte das Kind erst nach Hause entlassen werden, wenn die Schmerzen unter Kontrolle sind.

24.14.7 Postoperative Übelkeit und Erbrechen (PONV)

Übelkeit und Erbrechen sind häufige Komplikationen der ambulanten Kinderanästhesie: Adenotomie/Tonsillektomie bis zu 70 %, Strabismuschirurgie bis zu 80 %, Korrektur abstehender Ohren bis zu 60 %. Während Kinder unter 3 Jahren fast nie betroffen sind, steigt die Häufigkeit ab dem 3. Lebensjahr sprunghaft an. Weitere begünstigende Faktoren sind

- Opioide,
- frühe postoperative Mobilisierung,
- zu frühe orale Flüssigkeitszufuhr.

Eine routinemäßige antiemetische Prophylaxe wird nur für Hochrisikogruppen (▶ Abschn. 24.11) empfohlen. Bei Adenotomien/Tonsillektomien kann mit 0,15 mg/kg KG Dexamethason eine zuverlässige PONV-Prophylaxe erreicht werden, auch sollen hierdurch postoperative Schmerzen vermindert werden. Behandlung von PONV: ▶ Abschn. 24.11.2.

24.14.8 Wann darf das Kind entlassen werden?

Die Entscheidung über die Entlassung des Kindes darf niemals schematisch erfolgen, sondern nur individuell unter Berücksichtigung von Eingriff, Narkoseverfahren, Stridor nach der Extubation, postoperativen Schmerzen, Übelkeit und Erbrechen, Familiensituation usw.

> Die Entlassungszeit nach einer Intubationsnarkose beträgt etwa 2 h, jedoch sollte auch hier individuell entschieden werden.

Anhaltende **motorische Blockade** der unteren Extremität nach Sakralblock ist kein Hinderungsgrund für die Entlassung von Säuglingen oder Krabbelkindern. Bei älteren Kindern sollte jedoch die Rückkehr der Motorik abgewartet werden.

Vor der Entlassung müssen die Eltern eindeutige und ausreichende **Instruktionen für die Nachsorge** des Kindes erhalten. Hierzu gehören v. a. die postoperative Analgesie und Verhaltensregeln für die postoperative Phase (Nahrungsaufnahme, Ruhezeiten, Verkehrsfähigkeit, Überwachen), Verhalten bei Probleme oder Komplikationen mit Angabe von Kontaktmöglichkeiten (Telefonnummer angeben).

Entlassungskriterien für ambulante Eingriffe

- Normale Vitalfunktionen
- Pulsoxymetrisch bestimmte $sO_2 > 95\%$ unter Raumluftatmung
- Ausreichende Schutzreflexe der Atemwege
- Bewusstseinslage wie vor der OP
- Kein Stridor, keine respiratorische Insuffizienz
- Keine Narkosezwischenfälle
- Keine Blutungen oder andere chirurgische Komplikationen
- Geringer oder kein Schmerz
- Geringe oder keine Übelkeit/Erbrechen
- Entlassung durch den Chirurgen oder Anästhesisten
- Mündliche und schriftliche Instruktionen für die Begleitpersonen
- Transportbegleitung durch Erwachsenen

■ Stationäre Aufnahme

Die Häufigkeit einer stationären Aufnahme nach geplanten ambulanten Eingriffen wird mit 0,3–2 % angegeben. Die wichtigsten Gründe sind **Erbrechen** und **starke Schmerzen**, weiterhin chirurgische oder anästhesiologische Komplikationen, v. a. ein Stridor nach Intubationsnarkosen.

Nachschlagen und Weiterlesen

Becke K, Giest J, Strauß JM (2007) Handlungsempfehlungen zur präoperativen Diagnostik, Impfabstand und Nüchternheit im Kindesalter. Empfehlungen des Wissenschaftlichen Arbeitskreises Kinderanästhesie. Anasth Intensivmed 48:S62–S66 (https://www.dgai.de/publikationen/vereinbarungen.html. Zugegriffen: 05. Februar 2021)

Becke K, Kranke P, Weiss M et al (2007) Handlungsempfehlung zur Risikoeinschätzung, Prophylaxe und Therapie von postoperativem Erbrechen im Kindesalter. Vom Wissenschaftlichen Arbeitskreis Kinderanästhesie der Deutschen Gesellschaft für Anästhesiologie und Intensivmedizin (DGAI). Anasth Intensivmed 48:S95–S98 (https://www.dgai.de/publikationen/vereinbarungen.html. Zugegriffen: 05. Februar 2021)

Frei FJ, Erb T, Jonmarker C et al (2009) Kinderanästhesie, 4. Aufl. Springer, Berlin, Heidelberg, New York

Jöhr M (2015) Das nicht-kooperative Kind – Prophylaxe, Vorgehen, Tipps. Anasth Intensivmed 56:475–483

Jöhr M (2019) Kinderanästhesie, 9. Aufl. Urban & Fischer/Elsevier, München

Kretz FJ, Becke-Jakob K, Eberius C (2019) Anästhesie bei Kindern: Narkosevorbereitung und -durchführung, Intensiv- und Notfallmedizin, 4. Aufl. Thieme, Stuttgart

Mader T, Hornung M, Boos K et al (2007) Handlungsempfehlungen zur Regionalanästhesie bei Kindern. Vom Wissenschaftlichen Arbeitskreis Kinderanästhesie der Deutschen Gesellschaft für Anästhesiologie und Intensivmedizin (DGAI). Anasth Intensivmed 48:S79–S85

Philippi-Höhne C, Becke K, Wulff B et al (2010) Analgosedierung für diagnostische und therapeutische Maßnahmen im Kindesalter. Entschließung der Deutschen Gesellschaft für Anästhesiologie und Intensivmedizin und des Berufsverbandes Deutscher Anästhesisten. Anasth Intensivmed 51:S603–S614 (https://www.dgai.de/publikationen/vereinbarungen.html. Zugegriffen: 05. Februar 2021)

Philippi-Höhne C, Daubländer M, Becke K et al (2013) Einsatz von Lachgas zur minimalen Sedierung von Kindern in der Zahnheilkunde. Gemeinsame Stellungnahme. Anasth Intensivmed 54:323–

326   (https://www.dgai.de/publikationen/vereinbarungen.html.
Zugegriffen: 05. Februar 2021)

Rakow H, Finke W, Mutze K et al (2007) Handlungsempfehlung zur
perioperativen Schmerztherapie. Vom Wissenschaftlichen Arbeitskreis Kinderanästhesie der Deutschen Gesellschaft für Anästhesiologie und Intensivmedizin (DGAI). Anasth Intensivmed
48:S99–S103

Sümpelmann R, Hollnberger H, Schmidt J et al (2007) Empfehlungen
zur perioperativen Infusionstherapie bei Neugeborenen, Säuglingen und Kleinkindern. Vom Wissenschaftlichen Arbeitskreis Kinderanästhesie der Deutschen Gesellschaft für Anästhesiologie und
Intensivmedizin (DGAI). Anasth Intensivmed 48:S73–S77 (https://
www.dgai.de/publikationen/vereinbarungen.html. Zugegriffen: 05.
Februar 2021)

Strauß JM, Gäbler R, Schmidt J et al (2007) Empfehlungen zur ambulanten Anästhesie bei Neugeborenen, Säuglingen und Kleinkindern. Vom Wissenschaftlichen Arbeitskreis Kinderanästhesie der
Deutschen Gesellschaft für Anästhesiologie und Intensivmedizin
(DGAI). Anasth Intensivmed 48:S68–S70 (https://www.dgai.de/
publikationen/vereinbarungen.html. Zugegriffen: 05. Februar
2021)

Weiss M, Gerber A (2012) Geblockte Tuben bei Kindern – Rationa-
ler und sicherer Einsatz. Anasthesiol Intensivmed Notfallmed
Schmerzther 47:232–237

Zernikow B (2015) Schmerztherapie bei Kindern, Jugendlichen und
jungen Erwachsenen, 5. Aufl. Springer, Berlin, Heidelberg, New
York

Internet

Deutschen Gesellschaft für Anästhesiologie und Intensivmedizin
(DGAI) (2011) Narkosen durch pädiatrische Intensivmediziner.
https://www.bda.de/docman/alle-dokumente-fuer-suchindex/
oeffentlich/empfehlungen/598-stellungnahme-zu-narkosen-durch-
paediatrische-intensivmediziner.html. Zugegriffen: 5. Febr. 2021

Deutsche Gesellschaft für Anästhesiologie und Intensivmedizin e. V.
(DGAI) (2016) S1-Leitlinie: Perioperative Infusionstherapie beim
Kind. https://www.awmf.org/leitlinien/detail/ll/001-032.html. Zu-
gegriffen: 5. Febr. 2021

Geriatrische Patienten

Reinhard Larsen

Inhaltsverzeichnis

25

Hohes Lebensalter allein ist kein Risikofaktor für Narkosen, aber altersbedingte Multimorbidität, Polypharmazie, Altersgebrechlichkeit, Immobilität, kognitive Einschränkungen, Mangelernährung und schlechter funktioneller Status. Weiterhin sind folgende häufige Faktoren zu beachten: präoperative Dehydrierung; schlechter Zahnstatus, dadurch erschwerte Maskenbeatmung; erschwerte Kommunikation durch Schwerhörigkeit und Fehlsichtigkeit, mangelnde Kooperation wegen Demenz, Lagerungsschwierigkeiten wegen Gelenkveränderungen. Grundsätzlich können alle Standardverfahren der Anästhesie eingesetzt werden. Der Dosisbedarf für Anästhetika und Adjuvanzien ist meist reduziert. Postoperativ muss häufig mit einem Delir und Kognitionsstörungen gerechnet werden.

Die Menschen werden immer älter, und es gibt immer mehr alte Menschen. Entsprechend hoch ist ihr Anteil in den medizinischen Fachdisziplinen – so auch in der Chirurgie. Altern führt zu spezifischen körperlichen und psychosozialen Veränderungen, die bei der Behandlung gezielt berücksichtigt werden müssen.

25.1 Altersdefinitionen

Das Alter ist der letzte Lebensabschnitt, d. h. die Zeit zwischen dem mittleren Erwachsenenalter und dem Tod.
- **Chronologisches Alter:** Alter eines Menschen als reine Zeitangabe, unabhängig vom Zustand und der Leistungsfähigkeit. In der Medizin ist die alterstypische Multimorbidität wichtiger als das chronologische Alter.
- **Biologisches Alter:** Beurteilung des Alters eines Menschen am körperlichen und geistigen Zustand. Aber: Jeder altert individuell. Es gibt also „junge" Alte und „alte" Junge.
- **Geriatrie oder Altersmedizin:** Lehre von den Krankheiten alternder Menschen.

> **Definition**
>
> Das **Alter** – medizinisch definiert (verschiedene Fachgesellschaften):
> - Ab dem 65. Lebensjahr (WHO): eine traditionelle Definition
> - Im höheren Lebensalter: 70 Jahre und älter
> - Alt: ≥ 80 Jahre
> - Hochbetagt oder sehr alt: > 90 Jahre

Der geriatrische Durchschnittspatient ist 70 Jahre alt.

25.2 Kennzeichen des Alters

Der biologische Prozess des Alterns beginnt – unbemerkt – bereits bei jungen Erwachsenen, mit etwa 55 Jahren

sind die Veränderungen nicht mehr zu übersehen. Sie verlaufen aber nicht linear und auch nicht konstant, sondern individuell.
- Die funktionellen Organreserven sind eingeschränkt.
- Die körperliche Belastbarkeit ist vermindert.
- Die Vulnerabilität (Verletzlichkeit) ist erhöht – körperlich und kognitiv[1].
- Es treten vermehrt Krankheiten auf. Der alte Patient ist häufig multimorbide und nimmt zahlreiche Medikamente ein (= Polypharmazie).

Man hüte sich aber vor dem Klischee, die alten Menschen als homogene Gruppe gebrechlicher, abhängiger Patienten anzusehen. Jeder Mensch altert anders!

25.2.1 Altersbedingte Funktionsänderungen

Altern ist ein Prozess, der – auch ohne Krankheiten – unweigerlich zum Tod führt. Der Alterungsprozess schränkt die **funktionelle Reserve** der Organe, also das Verhältnis zwischen basaler Funktion und maximal möglicher Funktion, zunehmend ein und erhöht das Risiko für perioperative Komplikationen.

> **Typische Angaben älterer Menschen zu ihren Veränderungen**
> - Schlechteres Seh- und Hörvermögen
> - Eingeschränkte Beweglichkeit
> - Schnellere Ermüdung, geringere Spannkraft
> - Schlaflosigkeit
> - Vergesslichkeit
> - Schluckbeschwerden (erhöhtes Aspirationsrisiko!)
> - Häufig Schwindel, (erhöhte Sturz- und Frakturgefahr!)
> - Kopfschmerzen
> - Dünne, verletzliche Haut
> - Haarausfall
> - Osteoporose
> - Arthrose

- **Arterieller Blutdruck**
- Er steigt im Alter an, v. a. bedingt durch eine Verdickung der Gefäßwände.
- Die Blutdruckregulation ist eingeschränkt, dadurch fällt der Blutdruck bei Lageänderungen stärker ab (= orthostatische Hypotension) und erholt sich weniger schnell.

---

[1] Kognitive Funktionen sind u. a. Wahrnehmung, Aufmerksamkeit, Gedächtnis, Handlungsplanung, Urteilsvermögen, Problemlösung, Kommunikation.

- Pathologisch sind ein systolischer Druck von > 160 mmHg und ein diastolischer Druck von > 95 mmHg.

- **Herzfrequenz**
- Die Ruhefrequenz nimmt im Alter zumeist etwas ab, die maximale Herzfrequenzsteigerung bei Belastung ist vermindert. β-Blocker und Opioide verstärken die Bradykardietendenz.
- Die Reflexaktivität der Barorezeptoren ist herabgesetzt, damit auch die Reaktion der Herzfrequenz auf Blutdruckanstieg oder -abfall.
- Die Reaktion der Herzfrequenz auf sympathoadrenerge Substanzen ist eingeschränkt, ebenso die Reaktion auf Hypoxie oder Hyperkapnie.
- Intraoperativ treten häufiger Bradykardien auf, die oft nur schlecht auf Atropin ansprechen.

- **Myokardfunktion**
- Sie ist in Ruhe meist unauffällig, unter Belastung aber eingeschränkt.
- Die Kontraktilität des Herzens steigt unter Katecholaminzufuhr weniger stark an als beim jungen Patienten.
- Das Herz reagiert empfindlicher auf Hypo- und Hypervolämie.
- Die Reaktion der Herzfrequenz auf **Atropin** ist abgeschwächt bis aufgehoben.

❶ Weil die Gefahr einer Myokardischämie (ungenügenden Durchblutung des Myokards) erhöht ist, sollten bei Patienten > 70 Jahren folgende Werte eingehalten werden:
  - Diastolischer Druck: > 70 mmHg
  - Pulsamplitude (Differenz zwischen systolischem und diastolischen Blutdruck): nicht > 70 mmHg, d. h. nicht zu weit
  - Herzfrequenz: ca. 70/min

- **Lunge und Atmung**
- Der Thorax ist steif, die Lunge weniger elastisch, die Durchblutung der Lungen und die Anzahl der Lungenkapillaren sind vermindert.
- Das Residualvolumen und die funktionelle Residualkapazität sind erhöht.
- Der Atemwiderstand bei maximaler Exspiration ist im Alter erhöht, die zeitabhängigen forcierten Exspirationsvolumina sind entsprechend vermindert.
- Die pulmonale Gasaustauschfläche nimmt ab. Dadurch fällt der arterielle pO_2 mit zunehmendem Alter ab. Unterer Grenzwert des p_aO_2 ist 70 mmHg. Der p_aCO_2 verändert sich dagegen nicht.
- Der zentrale Atemantrieb auf Hyperkapnie ist vermindert, ebenso die Reaktion auf Hypoxämie. Anästhetika verstärken diesen Effekt und erhöhen die Gefahr der Hypoventilation und Hypoxämie.

- Der Hustenreflex und die Schutzreflexe des Kehlkopfes sind im Alter weniger aktiv, der Schluckvorgang häufig gestört (Dysphagie). Hierdurch wird die Aspirationsgefahr erhöht.

- **Nierenfunktion**
- Funktion und Durchblutung der Niere nehmen ab, ebenso der renale Plasmafluss und die glomeruläre Filtrationsrate.
- Die Reaktion der Niere auf Natriummangel ist eingeschränkt, d. h., Natrium wird schlechter konserviert.
- Die renale Ausscheidung von Medikamenten kann verlängert sein.

Erhöhte Risiken sind perioperatives Nierenversagen, Störungen des Flüssigkeits- und Elektrolyt-Haushalts.

- **Leberfunktion**
- Die Leberfunktion ist eingeschränkt.
- Hierdurch kann die Metabolisierung bzw. Ausscheidung von Medikamenten verzögert und ihre Wirkung verlängert sein.

- **Zentrales Nervensystem**
- Das Gehirn atrophiert, die Hirndurchblutung und der zerebralen Sauerstoffverbrauch nehmen ab.
- Das Hirnvolumen nimmt mehr und mehr ab, zwischen dem 80. und 90. Lebensjahr um etwa 6 %.
- Die Alterung des Pallidum im Thalamus führt zu Bewegungsarmut.
- Die Atrophie des Nucleus basalis manifestiert sich in Gedächtnisstörungen und affektiven Störungen (Störungen der Emotionalität).
- Die Atrophie der grauen Substanz des Kleinhirns führt zu Ataxie und motorischer Zielunsicherheit.
- Das Sprachverstehen unter störenden Bedingungen verschlechtert sich.
- Es treten mäßige Gedächtnisstörungen auf, die nicht als pathologisch oder als Demenz gewertet werden dürfen.
- Die Reaktion auf zentral wirkende Medikamente ist häufig verstärkt.
- Das Risiko für ein postoperatives Delir und für postoperative Kognitionsstörungen ist erhöht.
- Das Gehirn reagiert empfindlicher auf Blutdruckabfälle und auf Hypoxie.

- **Thermoregulation**
- Die Regulation der Körpertemperatur ist eingeschränkt, ebenso die Wärmeproduktion.
- Dadurch nimmt der Gefahr der perioperativen Auskühlung zu.
- Entsprechend ist ein aktives perioperatives Wärmemanagement erforderlich.

25

25.2.2 Chronische Erkrankungen

Mit zunehmendem Alter nimmt auch die Anzahl der chronischen Krankheiten zu.

Die häufigsten chronischen Krankheiten bei geriatrischen Patienten sind folgende:
- Herzkrankheiten: koronare Herzkrankheit, Herzinsuffizienz, Vorhofflimmern, Herzrhythmusstörungen, Klappenfunktionsstörungen
- Hypertonie
- Schlaganfall
- chronisch obstruktive Lungenkrankheit (COPD)
- Diabetes mellitus
- Krebs
- Nierenkrankheiten
- Erkrankungen des Bewegungs- und Stützapparats
- Kognitive Einschränkungen, Demenz, Depressionen
- Seh- und Hörbehinderungen

- **Gebrechlichkeit (Frailty)**
Viele hochbetagte Patienten sind gebrechlich. Die World Health Organization (WHO) definiert Gebrechlichkeit als klinisch erkennbaren Zustand, bei dem die Fähigkeit älterer Menschen, die alltäglichen Anforderungen sowie akute Herausforderungen zu bewältigen, eingeschränkt ist. Der Grad der Gebrechlichkeit kann anhand der **FRAIL-Skala** eingeschätzt werden. Sie setzt sich aus folgenden Parametern zusammen:
- Müdigkeit
- Muskelkraft oder Fähigkeit, 1 Stockwerk hochzusteigen
- Mobilität oder Fähigkeit, 100 m zu gehen
- Krankheit: mehr als 5 Erkrankungen
- Gewichtsverlust: mehr als 5 % oder 5 kg Gewichtsverlust in den letzten 6 Monaten

Jedes Kriterium wird mit 1 Punkt gewertet: Je höher die Punktzahl, desto stärker die Gebrechlichkeit.

> Gebrechlichkeit erhöht das OP-Risiko und verschlechtert die Prognose einer Intensivbehandlung.

25.2.3 Präoperative Einschätzung

Funktionelle Einschränkungen werden oft übersehen oder fehleingeschätzt, weil sich die gesamte Aufmerksamkeit auf die akute Erkrankung richtet. Zudem werden wichtige Symptome und Beschwerden vom Patienten häufig verschwiegen und müssen daher gezielt erfragt werden.

> **Typische perioperative Risikofaktoren des alten Menschen**
> - Altersgebrechlichkeit, schlechter funktioneller Status

- Chronische Erkrankungen und Komorbidität
- Kognitive Einschränkungen
- Sturzgefahr
- Osteoporose
- Mangelernährung, schlechter Allgemeinzustand
- Antikoagulation
- Multimorbidität
- Polypharmazie

- **Risikofaktor Krankenhaus**
Mit der stationären Aufnahme in die Klinik wird der Patient aus seiner vertrauten Umgebung gerissen und von seinen Bezugspersonen getrennt. Allein durch diesen Stress können sich die häufig bereits eingeschränkten Organfunktionen und auch die kognitiven Funktionen erheblich verschlechtern und zu Komplikationen führen. Nicht selten gleitet der Patient dann trotz erfolgreicher Akutbehandlung in die Pflegeabhängigkeit.

Multimedikation – häufig eingenommene Medikamente

Der alte Patient nimmt durchschnittlich *8 Medikamente pro Tag* ein, zusätzlich etwa 3 nicht verschreibungspflichtige, selbst verordnete Substanzen. Diese Medikamente können zu unübersichtlichen Interaktionen führen und schwerwiegende Nebenwirkungen hervorrufen.

- **Häufig verordnete Medikamente beim alten Patienten**
- Angiotensin-Converting-Enzym-Hemmer (ACE-Hemmer) und AT_1-Rezeptorantagonisten (AT = Angiotensin)
- Antihypertensiva
- β-Blocker
- Hemmstoff der Blutgerinnung wie Acetylsalicylsäure (ASS) oder Marcumar
- Diuretika
- Cholesterinsenker (Statine)
- Antidiabetika
- Schmerzmittel wie Ibuprofen oder Diclofenac
- Nitrate
- Kalziumantagonisten
- Beruhigungsmittel, Antidepressiva und Neuroleptika

- **Medikamente mit Risiken für alte Menschen**
Beim alten Patienten können viele Medikamente **Verwirrtheitszustände, Delir und Stürze** auslösen oder begünstigen.

Risikomedikamente beim alten Patienten (Auswahl)
- Benzodiazepine
- Trizyklische Antidepressiva
- Neuroleptika
- Opioide

- Parkinsonmittel
- Antiepileptika
- Anticholinergika
- Diuretika, β-Blocker, α-Blocker, Kalziumantagonisten, ACE-Hemmer, Digoxin, Antiarrhythmika
- Kortikosteroide
- Sedierende H_1-Blocker

■ **Häufige Nebenwirkungen von Medikamenten bei alten Patienten**

Die Polypharmazie geht bei mehr als der Hälfte der alten Patienten mit typischen Nebenwirkungen einher:
- Schwindel oder Benommenheit
- Stürze
- Verwirrtheit
- Trockener Mund
- Übelkeit, Bauchschmerzen, Verstopfung
- Inkontinenz
- Schlafstörungen

Welches Medikament kann welche Komplikation hervorrufen?
- **Stürze:** Digoxin, Amitriptylin, Bromazepam, Doxazosin, Doxepin
- **Verwirrtheit:** Digoxin, Amitriptylin, Bromazepam, Doxepin, Sotalol, Trimipramin
- **Trockener Mund:** Amitriptylin, Doxazosin, Doxepin, Promethazin
- **Schwindel und Benommenheit:** Amitriptylin, Bromazepam, Doxazosin, Doxepin, Etoricoxib, Flecainid, Sotalol, Trimipramin
- **Übelkeit, Bauchschmerzen, Obstipation:** Digoxin, Amitriptylin, Doxazosin, Diclofenac, Flecainid, Piracetam, Sotalol
- **Schlafstörungen:** Digoxin, Flecainid, Piracetam, Sotalol, Trimipramin

Narkoserisiko und Narkosefähigkeit

Das Narkoserisiko ist erhöht, jedoch weniger durch das Alter als durch die Multimorbidität und die Art der OP. Es gibt aber keine Altershöchstgrenze für Narkosen.

❯ Das Alter allein bestimmt nicht die Narkosefähigkeit. Auch Hundertjährige können sicher anästhesiert werden.

25.2.4 Prämedikation

- Nur ängstliche und aufgeregte Patienten erhalten eine Prämedikation.
- Die Prämedikationssubstanzen müssen niedriger dosiert werden als bei Jüngeren.

- **Benzodiazepine** verlängern die Aufwachzeit, verzögern die kognitive Erholung von der Narkose/OP und sind ein Risikofaktor für ein postoperatives Delir (POD). Sie sollten daher bei älteren Patienten **nicht** eingesetzt werden (DEGAM 2017).

25.2.5 Wahl des Anästhesieverfahrens

Alle gängigen Anästhesieverfahren können auch bei geriatrischen Patienten angewendet werden.

Zu beachten: Alte Patienten reagieren empfindlicher auf Anästhesiesubstanzen. Ihre Wirkung ist zumeist verstärkt und der Dosisbedarf vermindert.

■ **Wirkung von Anästhesiemedikamenten**
- **Volatile Anästhetika:** Der MAC-Wert nimmt ab; der Dosisbedarf ist vermindert.
- **Opioide:** Die zerebralen und kardiovaskulären Wirkungen sind verstärkt, der Dosisbedarf ist vermindert, die Gefahr der postoperativen Atemdepression erhöht.
- **Propofol, Thiopental:** Die Wirkung ist verstärkt, der Dosisbedarf um ca. 30–40 % vermindert.
- **Benzodiazepine:** Sie werden schlecht vertragen, führen häufiger zu kognitiven Störungen und sind ein Risikofaktor für das postoperative Delir. Daher nur sehr zurückhaltend einsetzen!
- **Muskelrelaxanzien:** Die Anschlagzeit der nichtdepolarisierenden (ND-)Relaxanzien ist verlängert, die Wirkung verlängert, wenn die Leber- und Nierenfunktion eingeschränkt ist.

25.2.6 Allgemeinanästhesie

■ **Balancierte Anästhesie**
Die Kombination von Opioiden mit volatilen Anästhetika ist auch beim alten Patienten Standard. Hierbei ist Folgendes zu beachten:
- Der Dosisbedarf für Sevofluran, Desfluran und Isofluran ist vermindert.
- Remifentanil in Kombination mit einem volatilen Anästhetikum in hypnotischer (niedriger) Konzentration ist besonders geeignet, wenn der Patient rasch erwachen soll.

■ **Totale intravenöse Anästhesie (TIVA)**
Die Kombination eines Opioids mit Propofol ist ebenfalls Standard in der geriatrischen Anästhesie. Zumeist müssen die Dosen dieser Substanzen wegen stärkerer kardiovaskulärer Nebenwirkung (v. a. Blutdruckabfall und Bradykardie) reduziert werden.

25

Narkoseeinleitung

Bei der Narkoseeinleitung sind folgende **Besonderheiten** zu beachten:

- Oft eingeschränkte Kommunikation, besonders wenn Hörgerät und Brille auf der Station zurückgelassen werden mussten.
- Oft schlechter Zahnstatus, dadurch erhöhte Gefahr von Intubationsschäden.
- Erschwerte Maskenbeatmung bei Patienten ohne Gebiss.
- Erschwerte Intubation, wenn die Beweglichkeit von Kopf und Hals eingeschränkt ist.
- Erschwerte Lagerung durch arthritische Gelenkveränderungen, erhöhte Gefahr von Lagerungsschäden.
- Ein präoperativ festgestellter Wassermangel und Elektrolytstörungen müssen vor elektiven Eingriffen ausgeglichen werden.
- Die Reaktion auf Anästhetika ist meist verstärkt. Darum **grundsätzlich** langsam injizieren und die Dosis reduzieren.
- Muskelrelaxanzien: Der Dosisbedarf ist vermindert, die Wirkung setzt etwas langsamer ein und hält länger an. Neuromonitoring ist geboten.

- **Komplikationen während der Narkoseeinleitung**
- Schlagartiger Blutdruckabfall/Kreislaufkollaps durch die Anästhesiesubstanzen, besonders bei Patienten mit Volumenmangel; daher langsame Injektion und niedrige Dosierung!
- Starker Blutdruckanstieg und Herzrhythmusstörungen durch die Laryngoskopie und endotracheale Intubation bei zu flacher Narkose
- Erneuter Blutdruckabfall nach Wegfall der Intubationsreize

Narkoseführung

Die Narkose ist häufig schwieriger zu führen, bedingt durch kardiovaskuläre Reaktionen wie Blutdruckabfall oder starker Blutdruckanstieg, v. a. bei Hypertonikern.

- Die Nachinjektionsdosen von Muskelrelaxanzien sollten auf die Hälfte reduziert und in größeren Zeitabständen injiziert werden (Nervenstimulator einsetzen!).
- Bei der intraoperativen Flüssigkeitszufuhr müssen die eingeschränkten Regulationsmechanismen des Wasser-/Elektrolythaushalts und der Niere berücksichtigt werden.
- Übermäßige Flüssigkeitszufuhr muss vermieden werden, v. a. bei Patienten mit Herzinsuffizienz oder eingeschränkter Nierenfunktion.

- **Intraoperatives Monitoring**

Die intraoperative Überwachung entspricht der bei jüngeren Patienten. Besonders zu achten ist auf die kontinuierliche Überwachung des Herzrhythmus.

25.2.7 Spinalanästhesie

- **Indikationen:** Gut geeignet für transurethrale und andere urologische Eingriffe sowie für Operationen an Hüfte, Knie und Füßen.
- **Punktion des Spinalkanals:** Sie ist wegen anatomischer Veränderungen der Wirbelsäule und eingeschränkter Lagerung häufiger erschwert. Der paramediane Zugang ist häufig besser geeignet.
- **Anästhesieausbreitung:** höher aus als beim Jüngeren; daher Dosis reduzieren.
- **Wirkdauer:** länger als bei Jüngeren.
- **Blutdruckabfälle:** treten durch die Sympathikusblockade vermehrt auf; sind auch im Aufwachraum noch möglich.
- **Sedierung:** nur, wenn unbedingt notwendig; ausschließlich niedrige Dosen anwenden. Vorsicht mit Benzodiazepinen und Opioiden.
- **Postspinale Kopfschmerzen** sind sehr selten.

25.2.8 Periduralanästhesie

- **Punktion des Periduralraums:** häufig schwieriger als beim Erwachsenen.
- **Anästhesieausbreitung:** höher als bei Jüngeren, daher Dosis reduzieren.
- **Wirkdauer:** länger als bei Jüngeren.
- **Toxizität:** Lokalanästhetika werden stärker ins Blut aufgenommen, die Intoxikationsgefahr ist dadurch erhöht.
- **Sedierung:** nur, wenn unbedingt erforderlich und so wenig wie möglich.
- **Postspinale Kopfschmerzen** treten nach versehentlicher Duraperforation wesentlich seltener auf als bei Jüngeren.

25.2.9 Periphere Nervenblockaden und Plexusanästhesien

- **Vorteile:** Sie sind wenig invasiv, bewirken keine Sympathikusblockade, schalten das Bewusstsein nicht aus.
- **Wirkdauer:** verlängert.
- **Sedierung:** nur wenn unbedingt erforderlich. Vorsicht mit Benzodiazepinen und Opioiden.

25.3 Überwachung im Aufwachraum

Der Patient soll bei Ankunft im Aufwachraum wach und schmerzfrei sein.

- **Besonderheiten**
- Erhöhtes Risiko einer postoperativen respiratorischen Insuffizienz.

- Häufiger verzögertes Erwachen und opioidbedingte Atemdepression.
- Höheres Aspirationsrisiko durch Erkrankungen (z. B. Parkinson), abgeschwächte Hustenreflexe und Störungen der Schluckmuskulatur.
- Häufiger kardiovaskuläre Komplikationen, besonders Blutdruckanstiege und Bradykardien.
- Die Indikation zur postoperativen Überwachung auf einer Intermediate-Care- (IMC-) oder Intensivstation sollte großzügiger gestellt werden als beim Jüngeren.

- **Postoperative Schmerztherapie**
- Opioide sollten, wenn überhaupt, nur sparsam eingesetzt werden.
- Metamizol und Ibuprofen sind derzeit die Standardanalgetika.

- **Postoperatives Delir (POD)**
Ein POD tritt bei älteren Patienten häufiger auf als bei jüngeren, typischerweise in den ersten 3 postoperativen Tagen. Es kann aber auch länger als 1 Woche andauern.

> **Die 4 wichtigsten Auslöser für Verwirrtheit/Delir beim alten Patienten**
> - Operationen und Unfälle
> - Dehydratation und Elektrolytstörungen (Hyponatriämie)
> - Infektionen (v. a. bei Fieber)
> - Medikamente (s. o.)

- **Akutbehandlung**
- **Haloperidol**: anfangs 0,5–1 mg i. v., wenn nach 15–60 min kein Effekt: Dosis verdoppeln.
- Weitere Maßnahmen: häufige Reorientierung durch das betreuende Personal, ruhige Umgebung, Zwang vermeiden, Angehörige einbeziehen.

Nachschlagen und Weiterlesen

Niebling W-B, Maun A, Lundgren C (2018) Arzneimitteltherapie im Alter. Urban & Fischer/Elsevier, München
Zeyfang A, Denkinder M, Hagg-Grün U (2018) Basiswissen Medizin des Alterns und des alten Menschen, 3. Aufl. Springer, Berlin, Heidelberg, New York
Zink W, Graf B, Zausig Y et al (Hrsg) (2019) Anästhesie beim geriatrischen Patienten. De Gruyter, Berlin

Im Internet

Bundesministerium für Bildung und Forschung (BMBF) (2019) Medikamente im Alter: Welche Wirkstoffe sind ungeeignet? https://www.bmbf.de/upload_filestore/pub/Medikamente_im_Alter.pdf. Zugegriffen: 5. Febr. 2021
Deutsche Gesellschaft für Allgemeinmedizin und Familienmedizin (DEGAM) (2017) S3-Leitlinie: Multimorbidität. https://www.awmf.org/leitlinien/detail/ll/053-047.html. Zugegriffen: 5. Febr. 2021

Herzchirurgie

Reinhard Larsen

Inhaltsverzeichnis

© Der/die Herausgeber bzw. der/die Autor(en), exklusiv lizenziert durch Springer-Verlag GmbH, DE, ein Teil von Springer Nature 2021
R. Larsen, T. Fink, T. Müller-Wolff (Hrsg.), *Larsens Anästhesie und Intensivmedizin für die Fachpflege*,
https://doi.org/10.1007/978-3-662-63127-0_26

Herzoperationen gehören zu den gefährlichsten Eingriffen in der operativen Medizin. Sie sind häufig gekennzeichnet durch rasch wechselnde Phasen extremer kardiovaskulärer Instabilität. Die Assistenz bei der herzchirurgischen Anästhesie gehört daher zu den anspruchsvollsten fachpflegerischen Tätigkeiten und erfordert ein hohes Maß an Kompetenz, Kooperationsfähigkeit, Flexibilität, Umsicht und Besonnenheit.

26.1 Herz-Lungen-Maschine (HLM)

Zahlreiche Operationen am Herzen und an der thorakalen Aorta sind nur bei stillstehendem Herzen möglich. Darum müssen für diese Eingriffe das Herz und die Lungen aus dem normalen Kreislauf ausgeschaltet werden. Ihre Funktion wird durch eine außerhalb des Körpers befindliche HLM übernommen: die extrakorporale Zirkulation oder der Herz-Lungen-Bypass. Während des extrakorporalen Kreislaufs fließt das gesamte Venenblut des Patienten in den Oxygenator der HLM, wird dort mit

O_2-angereichert und dann in den arteriellen Kreislauf des Patienten zurückgepumpt; CO_2 entweicht passiv über den Oxygenator in die Umgebung.

26.1.1 Extrakorporale Zirkulation – Bypassarten

Totaler Bypass

Beim totalen Bypass (◨ Abb. 26.1) fließt das gesamte Blut über eine Kanüle im rechten Vorhof passiv aufgrund der Schwerkraft (Patient liegt höher als die HLM) in den Oxygenator und wird von dort, nach dem Gasaustausch, in eine große Arterie des Körpers – Aorta oder A. femoralis – zurückgepumpt. Hierbei fließt kein Blut mehr in das Herz und den Lungenkreislauf zurück. Beide Organe sind vollständig aus der normalen Zirkulation ausgeschaltet. Da der Oxygenator die Lungenfunktion übernimmt, ist eine Beatmung während des totalen Bypasses nicht erforderlich. Auch während des totalen

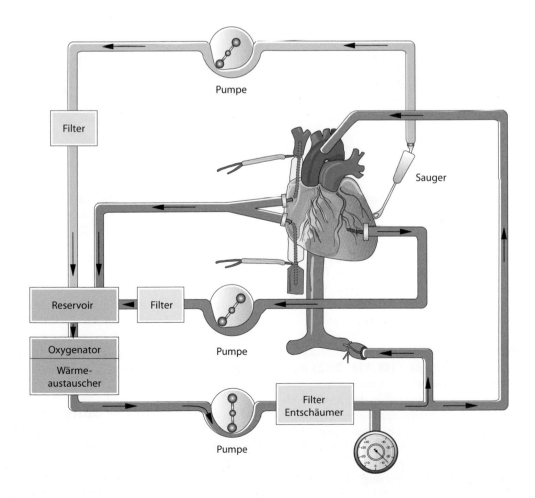

◨ **Abb. 26.1   Totaler Herz-Lungen-Bypass.** Herz und Lungen sind aus der normalen Zirkulation ausgeschaltet. Die *Pfeile* geben die Richtung des Blutstroms an. Der arterielle Einstrom erfolgt entweder über die Aorta oder die A. femoralis

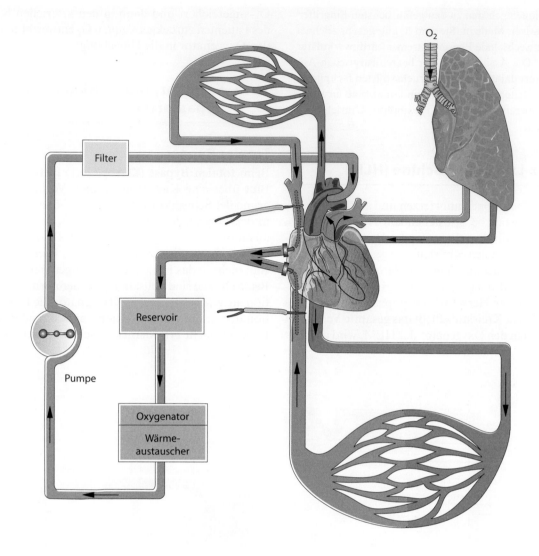

◼ **Abb. 26.2   Partieller Bypass.** Ein Teil des Blutes wird noch vom Herzen selbst gepumpt, der andere Teil von der HLM. Die Lungen des Patienten müssen beatmet werden

Bypasses strömt noch eine gewisse Blutmenge über die Vv. Thebesi und die Lungenvenen in das linke Herz ein. Dieses Blut wird über eine Kanüle im linken Ventrikel („Vent") kontinuierlich abgesaugt, damit das Herz während des Stillstands nicht überdehnt wird.

Partieller Bypass

Während des partiellen Bypasses (◼ Abb. 26.2) fließt ein Teil des Venenblutes wie bisher in den rechten Ventrikel und über den Lungenkreislauf in den linken Ventrikel und von dort in die Arterien des Körperkreislaufs. Die Pumpfunktion des Herzens ist hierbei also noch erhalten. Der restliche Teil des Blutes fließt über die noch nicht fest angeschlungene Hohlvenenkanüle zur HLM und wird von dort, nach Oxygenierung und CO_2-Elimination, direkt über die Aorten- oder Femoraliskanüle, unter Umgehung von Herz und Lungen, in den arteriellen Kreislauf gepumpt. Während des partiellen

Bypasses müssen die Lungen des Patienten beatmet werden.

Der partielle Bypass ist eine Übergangsphase zum Ein- oder Entwöhnen, jeweils wenige Minuten vor Beginn und nach Beendigung des totalen Bypasses. Außerdem wird der partielle Bypass unmittelbar nach dem operativen Eingriff eingesetzt, um das Herz beim Low-Output-Syndrom vorübergehend zu unterstützen.

26.1.2 Aufhebung der Blutgerinnung

Vor der Kanülierung für die extrakorporale Zirkulation muss die Blutgerinnung vollständig mit Heparin aufgehoben werden, damit das Blut nicht in der Maschine gerinnt. Hierzu werden anfangs 300–400 IE/kg KG unfraktioniertes Heparin i. v. (zentralvenös) injiziert. Während des Bypasses wird die Blutgerinnung mit dem ACT-Test (ACT =

„activated clotting time") kontrolliert. Nachinjektionen erfolgen in Abhängigkeit vom ermittelten ACT-Wert mit 1/3–1/2 der Ausgangsdosis direkt in die HLM:

- ACT-Normalwerte: 100–130 s
- ACT-Werte für die extrakorporale Zirkulation: 400–600 s

Hämodilution, Hypothermie, Thrombopenie und Thrombozytenaggregationshemmer verlängern die ACT. Beim Wiedererwärmen mit der HLM wird die ACT um ca. 10–30 % verkürzt.

Bei heparininduzierter Thrombozytopenie Typ II (HIT II) werden Bivalirudin, Danaparoid oder Argatroban anstelle von Heparin eingesetzt.

Am Ende der extrakorporalen Zirkulation wird das Heparin mit Protamin antagonisiert und so die Blutgerinnung wiederhergestellt.

> **ⓘ Dosierung**
> 1 ml Protamin (= 1000 IE) neutralisiert 1000 IE Heparin.
> → ACT-Zielwert: 110–130 s

26.1.3 Schutz durch Hypothermie

Die O_2-Aufnahme eines Oxygenators ist begrenzt, ebenso der Blutfluss. Um die Organe vor den möglichen Folgen eines O_2-Mangels während der extrakorporalen Zirkulation zu schützen, wird der O_2-Verbrauch durch Abkühlung des Patienten auf etwa 30 °C mit einem Wärmeaustauscher der HLM stark vermindert. Bei bestimmten Operationen angeborener Herzfehler wird die Temperatur sogar auf 16–20 °C gesenkt. Unter dieser Temperatur kann der Kreislauf für eine begrenzte Zeit (bis zu 60 min) vollständig unterbrochen werden, sodass Operationen ohne Blutfluss und behindernde Schläuche in den großen Gefäßen durchführbar sind.

26.1.4 Myokardschutz

Struktur und Funktionsfähigkeit des Herzens werden durch die extrakorporale Zirkulation in hohem Maße gefährdet. Herzoperationen unter extrakorporaler Zirkulation sind daher im Allgemeinen ohne spezielle myokardschützende Maßnahmen nicht möglich. Durch 2 Verfahren kann der Energiebedarf des Herzens so weit gesenkt werden, dass eine Koronardurchblutung auch bei länger dauernden Operationen nicht erforderlich ist: **Hypothermie** und **Kardioplegie** („Herzstillstand"). Das Myokard kann durch Übergießen des Herzens mit kalter Elektrolytlösung gekühlt werden; die Kardioplegie erfolgt durch Infusion einer kardioplegischen Lösung in den Koronarkreislauf. Die Kardioplegielösung bewirkt einen schlaffen Herzstillstand.

26.1.5 Auswirkungen und Komplikationen durch extrakorporale Zirkulation

Durch die extrakorporale Zirkulation können zahlreiche Störungen auftreten: Die wichtigsten sind

- Störungen der Blutgerinnung,
- Wasser- und Elektrolytstörungen,
- Blutzuckeranstieg,
- Embolien,
- Lungenfunktionsstörungen,
- systemische Entzündungsreaktion mit Kapillarleckage,
- neurologische und neuropsychiatrische Störungen.

Störungen der Blutgerinnung

- **Ursachen**

Die wichtigsten Ursachen von Blutungen in der Herzchirurgie sind, neben den chirurgischen, die Gerinnungsstörungen. Die wichtigsten Auslöser sind

- Abfall und Funktionsverlust der Thrombozyten,
- Überdosierung von Protamin,
- ungenügende Antagonisierung von Heparin mit Protamin,
- Mangel an plasmatischen Gerinnungsfaktoren durch Verbrauch,
- Verbrauchskoagulopathie.

Daneben können folgende **weitere Faktoren** zu Störungen der Blutgerinnung beitragen:

- Zyanotischer Herzfehler
- Sehr lange Bypasszeit,
- Patchverschlüsse von Defekten am Herzen
- Anhaltende Unterkühlung
- Extreme Hämodilution

- **Prophylaxe**

Für die Prophylaxe von Blutungen nach dem kardiopulmonalen Bypass werden fakultativ folgende Medikamente eingesetzt:

- **Desmopressin (Minirin):** Steigert die Konzentration bestimmter Gerinnungsfaktoren (Faktor VIII). Dosierung: 0,3–0,4 µg/kg KG als Kurzinfusion (mind. 20 min). Bei zu rascher Zufuhr: Gefahr des Blutdruckabfalls.
- **Synthetische Antifibrinolytika (Aminocapronsäure, Tranexamsäure):** Verhindern die Bindung zwischen Plasmin und Fibrinogen und wirken so einer Fibrinolyse entgegen. Dosierung: 100–150 mg/kg KG Aminocapronsäure oder 10–30 mg/kg KG Tranexamsäure als Bolus; danach ggf. kontinuierliche Infusion von 1–2 mg/kg KG/h.

26

Neurologische Störungen

Neurologische Störungen nach Operationen mit der HLM gehören zu den häufigen und typischen Komplikationen. Wichtigste Ursache sind Embolien durch Luft, Fett, Mikroaggregate, Kalk und Plaques aus den großen Gefäßen. Hingegen scheint eine ungenügende Hirndurchblutung während der extrakorporalen Zirkulation ursächliche keine wesentliche Rolle zu spielen.

Neurologische Störungen können sich in folgender Weise manifestieren:

- Irreversibles Koma
- Schlaganfall
- Fokale neurologische Ausfälle
- Verwirrtheit, Desorientiertheit, verzögertes Erwachen, vorübergehende Persönlichkeitsveränderungen

- **Psychische und psychiatrische Störungen**

Sie treten nach Herzoperationen ebenfalls gehäuft auf. Beobachtet werden Veränderungen der Gefühlslage, Verwirrtheit, Schlaflosigkeit, Unruhe, Depression, Delir oder Albträume. Die Ursache dieser Störungen ist nicht bekannt.

26.2 Praxis der herzchirurgischen Anästhesie

26.2.1 Spezielle Einschätzung

Bei der präoperativen Visite muss sich der Anästhesist sorgfältig über Art und Schweregrad der Herzerkrankung informieren. Außerdem wird gezielt nach bestimmten Begleiterkrankungen gesucht, die den Verlauf und das Ergebnis der OP beeinflussen können. Dies sind v. a.

- respiratorische Erkrankungen,
- Infektionskrankheiten,
- Nierenfunktionsstörungen,
- Gerinnungsstörungen,
- periphere Gefäßerkrankungen.

Wichtig ist auch die **medikamentöse Vorbehandlung** des Patienten. Besondere Aufmerksamkeit erfordert das aufklärende Gespräch, denn kaum eine OP ist, aus verständlichen Gründen, so sehr mit Angst besetzt wie der Eingriff am Herzen.

26.2.2 Prämedikation

Die Prämedikation muss jeweils individuell dem Krankheitsbild und dem Schweregrad angepasst werden. Einzelheiten sind bei den entsprechenden Erkrankungen angegeben. Auf die Gabe von *Atropin* wird im Allgemeinen verzichtet.

○ **Tab. 26.1**   Dosierung kardiovaskulärer Medikamente

Medikament	Dosierung (über Perfusor)
Noradrenalin	0,2–1 µg/kg KG/min
Dobutamin	2–20 µg/kg KG/min
Adrenalin	0,005–0,5 µg/kg KG/min
Lidocain	1–5 mg/min
Nitroglycerin	25–300 µg/min

Anstelle von Elektrolytlösungen kann auch Glukose 5 % als Infusionslösung gewählt werden.

26.2.3 Auswahl der Narkosemittel

Grundsätzlich werden Anästhetika verwendet, die eine möglichst geringe Wirkung auf das Herz-Kreislauf-System haben, gleichzeitig, aber auch genügend Schutz vor anästhesiologischen und chirurgischen Stimuli bieten. Keine Substanz erfüllt für sich allein diese Forderungen. Darum wird eine balancierte Anästhesie (Opioid + Inhalationsanästhetikum) oder eine totale intravenöse Anästhesie (TIVA), z. B. Opioid + Propofol oder (bei kardialen Hochrisikopatienten) Opioid + Benzodiazepin, durchgeführt. Für die Narkoseeinleitung wird Propofol verwendet, bei stark eingeschränkter Herz-Kreislauf-Funktion auch Etomidat oder Ketamin/Esketamin.

26.2.4 Herz-Kreislauf-wirksame Pharmaka

Perioperativ müssen beim herzchirurgischen Patienten sehr häufig kardiovaskuläre Medikamente zugeführt werden. Die wichtigsten Substanzen und ihre Dosierung sind in ○ Tab. 26.1 zusammengefasst. Wegen der besseren Steuerbarkeit werden sie mit einem *Perfusor* zugeführt werden. Weitere Einzelheiten: ► Kap. 9 und 51.

26.2.5 Überwachung während der Narkose

Bei herzchirurgischen Eingriffen muss die Herz-Kreislauf-Funktion umfassend überwacht werden. Hierfür ist ein invasives Vorgehen erforderlich. Folgende Überwachungsmaßnahmen – je nach Erfordernis – werden eingesetzt:

- **Vor der Narkoseeinleitung:**
  - EKG-Monitor
  - Pulsoxymeter
  - Intraarterielle Blutdruckmessung
- **Nach der Narkoseeinleitung:**
  - Kapnometer
  - Zentrale Venendruckmessung

– Prozessiertes Elektroenzephalogramm (EEG): z. B. BIS-Monitor- oder Narcotrend-Monitor
– Nahinfrarotspektroskopie (NIRS) des Gehirns: bei Kindern obligat
– Transösophageale Echokardiografie (TEE)
– Linker Vorhofkatheter und Pulmonaliskatheter: nur bei spezifischer Indikation
– Temperatursonde
– Blasenkatheter
– Arterielle und venöse Blutgase, Hämatokrit, Elektrolyte (Kalium!), Osmolarität, Blutzucker

26.2.6 Praktisches Vorgehen bei Operationen mit der Herz-Lungen-Maschine

Operationen mit der HLM (◘ Abb. 26.3) erfolgen in der Regel in *Rückenlage* des Patienten. Der Zugang zum Herzen erfolgt über eine mediane Sternotomie.

Vor der Narkoseeinleitung

- Praktisches Vorgehen
- Sofort nach der Ankunft des Patienten:
  - EKG-Monitor und Pulsoxymeter anschließen.
  - Blutdruck und Herzfrequenz bestimmen.
  - Werte ins Narkoseprotokoll eintragen.
- Danach großlumige Venenkanüle legen, Elektrolytinfusionslösung anschließen und Antibiotikum zuführen.
- Bei **hohem Blutdruck und/oder Tachykardie** durch Angst und Aufregung (Koronarkranke!): Sedativum injizieren; Dosierung immer nach Wirkung, niemals schematisch, z. B. Midazolam, evtl. auch Fentanyl (Atmung überwachen!).
- Bei **pektanginösen Beschwerden**: Nitroglycerin als Spray verabreichen.
- Arterielle Kanüle in die A. radialis der nicht dominanten Hand (unter Lokalanästhesie, vor Narkoseeinleitung) legen. Größen: Erwachsene 20 G, Kinder 20 oder 22–24 G. *Ausnahmen:* Bei Entnahme der linken A. radialis als Bypass: rechte A. radialis kanülieren. Bei Operationen an der Aorta wird die rechte A. radialis kanüliert, weil durch die Aortenklemme die linke A. subclavia abgeklemmt werden kann (dann Puls- und Drucklosigkeit in der linken A. radialis).
- Bei vorangegangenen Herzkatheterisierungen arterielle Kanüle nicht auf der Seite des Herzkatheterzugangs legen, weil hierbei oft intraoperativ Störungen der Druckmessung auftreten. Alternativer Zugangsweg, auch bei Kindern: Katheterisierung der A. femoralis mit Seldinger-Technik (17, 18 oder 20 G).

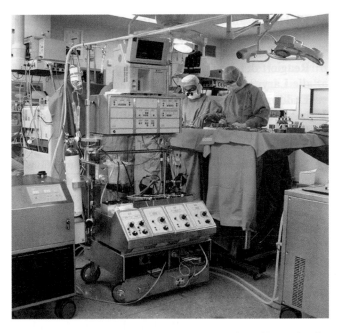

◘ **Abb. 26.3** Herz-Lungen-Maschine (*Mitte*) mit Kühlgerät für das Blut (*rechts vorn*)

Narkoseeinleitung

Die Narkoseeinleitung erfolgt durch 2 Anästhesisten und 1 in der Kardioanästhesie qualifizierte Pflegekraft!

❯ Für die Einleitung gilt der Grundsatz: ruhig – besonnen – ohne Hast! Alle Medikamente müssen langsam injiziert und nach Wirkung dosiert werden; das Körpergewicht dient nur als Anhaltspunkt.

Um eine ausreichende Narkosetiefe für die Intubation zu erreichen, müssen zumeist mehrere Medikamente kombiniert werden. In jedem Fall ist ein *individuelles* Vorgehen erforderlich, das sich v. a. an der zugrunde liegenden Herzerkrankung orientieren muss.

- Praktisches Vorgehen (Beispiel)
- **Präoxygenieren:** O_2-Voratmung, 3–5 min über Maske.
- **Opioidvorinjektion:** Sufentanil, 0,01–0,03 µg als Bolus langsam i. v., oder 0,1–0,3 mg Fentanyl. Eine zu schnelle Injektion kann zu Blutdruckabfall und Bradykardie führen; zumeist ist auch die Muskelsteife stärker ausgeprägt. Falls erforderlich: zusätzlich kleine Dosen Midazolam oder Flunitrazepam.
- **Kommando-Atmung,** dann assistierte/kontrollierte Beatmung über Maske. Hierbei nicht zu hohen Überdruck anwenden, da sonst der intrathorakale Druck ansteigt und hierdurch der Blutdruck abfällt!
- **Muskelrelaxierung:** nichtdepolarisierendes (ND-) Muskelrelaxans in Intubationsdosis, z. B. Rocuronium, 0,6–0,12 mg/kg KG i. v.

26

◨ Tab. 26.2   Myokardiales Sauerstoffgleichgewicht

Sauerstoffangebot	Sauerstoffbedarf
Koronardurchblutung: – Durchgängigkeit der Koronarien – Aortendruck – Linksventrikulärer end-diastolischer Druck (LVEDP) – Diastolische Füllungszeit	– Herzfrequenz – Blutdruck („afterload") – Ventrikelvolumen („preload") – Kontraktilität
O_2-Gehalt im Koronarblut: – Hämoglobingehalt – Arterielle O_2-Sättigung – O_2-Bindungskurve	

größeren Koronararterien. Durch die Stenose ist die automatische Anpassung der Koronardurchblutung an den Energiebedarf des Herzens eingeschränkt. Je schwerer die Einengung der Koronararterie, desto weniger kann die Koronardurchblutung bei Belastung gesteigert werden. Schließlich tritt ein myokardiales Ungleichgewicht auf. Der O_2-Bedarf ist größer als der Nachschub an Sauerstoff mit dem Koronarblut: Eine Mangeldurchblutung des Myokards (Myokardischämie) ist die Folge. Bei schwerer Mangeldurchblutung tritt ein Myokardinfarkt auf.

Für die Narkosepraxis bedeutet dies:

❯ Beim Koronarkranken dürfen keine Anästhetika verwendet werden, die den O_2-Bedarf des Herzens steigern.

Blutdruckabfälle, z. B. durch Anästhetika, sind ebenfalls gefährlich, weil sie den koronaren Perfusionsdruck senken. Da aber durch die Stenose die kompensatorische Gefäßerweiterung eingeschränkt oder sogar ganz aufgehoben ist, nimmt die Koronardurchblutung ab und es kann eine Myokardischämie auftreten.

Das myokardiale O_2-Gleichgewicht ist in ◨ Tab. 26.2 zusammengestellt. Auf der linken Seite der Tabelle sind die klinisch wichtigen Faktoren aufgeführt, die das O_2-Angebot an das Herz bestimmen (Koronardurchblutung und O_2-Gehalt im Koronarblut), und auf der rechten Seite die Faktoren, die im Wesentlichen den O_2-Bedarf des Herzens beeinflussen. Störungen des Gleichgewichts können von beiden Seiten – auch in Kombination – ausgehen. Sie führen, je nach Ausprägung, zur Myokardischämie und zum Herzinfarkt.

26.3.3   Praxis der koronaren Bypass-Operation

Bei der aortokoronaren Bypass-Operation (ACB-Operation) wird der stenotische (verengte) Bereich der Koronararterie mit einem neu implantierten Gefäß (körpereigene Arterien und Venen) umgangen.

Aortokoronare Bypass-Operation

– Operation: Überbrückung der Koronarstenose mit Bypass-Grafts (A. radialis, A. mammaria, V. saphena)
  – Mit HLM = On-Bypass: Standardverfahren
  – Ohne HLM am schlagenden Herzen = Off-Pump-Bypass (OPCAB) oder minimal invasiv (MIDCAP)
– OP-Lagerung: Rücken, mediane Sternotomie
– OP-Dauer: ca. 3–4 h
– Chirurgische Stimulation: sehr stark
– Blutverluste: mäßig, 2–4 Eryhrozytenkonzentrate
– Anästhesie: Intubationsnarkose, 1 arterielle Kanüle, 2 Venenkanülen, 1 Zentralvenenkatheter (3-Lumen), Blasenkatheter, Magensonde (oral) 2 Thermosonden, evtl. TEE

▪ **Vorbereitungen**

Wie in ► Abschn. 26.2.6 beschrieben. Bei Verwendung der linken A. radialis: linken Arm freilassen. Venenkanüle und arterielle Kanüle am rechten Unterarm einführen.

Anästhesie

Myokardischämie und Herzinfarkt sind die beiden Hauptrisiken für den Koronarpatienten.

Grundsätze für die Narkose

– Herzfrequenz: zwischen 50 und 60/min
– Systolischer Druck: nicht höher als 15–20 % über oder unter Ausgangswert
– Diastolischer Druck: > 60 mmHg
– Wedge-Druck: < 12 mmHg
– Keine extreme Hämodilution

Postoperative Besonderheiten

Zumeist sind nur wenige Stunden Nachbeatmung auf der Intensivstation erforderlich: Eine frühe Extubation ist besonders bei Verwendung von Remifentanil möglich (Fast-Track-Anästhesie). Eine postoperative Hypertonie tritt v. a. bei Hypertonikern auf.

Wichtigste **OP-Komplikationen** sind
– Myokardischämien bzw. Myokardinfarkt,
– atriale Herzrhythmusstörungen: Vorhofflimmern oder -flattern,
– bradykarde Herzrhythmusstörungen, AV-Überleitungsstörungen,
– Verschluss des Bypasses: früh postoperativ bei 10 % der venösen Bypässe.

26.4 Mitralstenose

Bei einer Mitralstenose wird der Blutstrom aus dem linken Vorhof in den rechten Ventrikel durch die verengte Mitralklappe behindert.

26.4.1 Operation

Die chirurgische Behandlung erfolgt, wenn möglich, als Mitralklappenrekonstruktion (bessere Langzeitergebnisse, geringere Frühletalität), ansonsten durch prothetischen Herzklappenersatz (mechanischen oder biologischen), jeweils unter Einsatz der HLM.

Mitralstenoseoperation
- Operation: offene Kommissurotomie und Klappenrekonstruktion mit HLM oder Klappenersatz mit HLM
- OP-Lagerung: Rücken, mediane Sternotomie
- OP-Dauer: 3–4 h
- Chirurgische Stimulation: stark bis sehr stark
- Blutverlust: mäßig, 2 Erythrozytenkonzentrate bereithalten
- Anästhesie: Intubationsnarkose als balancierte Anästhesie oder TIVA, 1 arterielle Kanüle, 2 Venenkanülen, 1 Zentralvenenkatheter (3-Lumen), Magensonde (oral), Blasenkatheter, 2 Thermosonden, evtl. TEE

26.4.2 Anästhesie

- **Vorgehen**
- **Prämedikation:** Wichtigstes Ziel der Prämedikation: Angst und Aufregung, die mit Tachykardie einhergehen, vermeiden! Denn eine Tachykardie vermindert bei der Mitralstenose die diastolische Füllung des linken Ventrikels. Die Prämedikation muss dem Schweregrad der Mitralstenose angepasst sein.
- **Narkoseeinleitung:** Mit Blutdruckabfällen ist zu rechnen bei Patienten, die präoperativ mit Diuretika ausgeschwemmt worden sind. Vorsichtig Volumen infundieren!
- **Volumenzufuhr:** Die Füllungsdrücke des Ventrikels sollten so hoch wie möglich gehalten werden, ohne dass ein Lungenödem auftritt.
- **Herzfrequenz:** Die Herzfrequenz niedrig halten: 60–65/min! Tachykardie ist gefährlich für Patienten mit Mitralstenose. Darum gilt:
  - Substanzen vermeiden, die die Herzfrequenz steigern.
  - Sympathikusreaktion durch ausreichend tiefe Narkose dämpfen.
  - Schwere Anämie und Volumenmangel vermeiden.
  - Eine Tachykardie muss sofort behandelt werden: z. B. mit β-Blockern in niedriger Dosis, Verapamil oder Kardioversion.
- **Lungenfunktion:** Lungenfunktionsstörungen durch lang anhaltende pulmonale Stauung sind bei Patienten mit Mitralstenose nicht selten. Diese Störungen müssen bei der Narkosebeatmung berücksichtigt werden.

26.4.3 Postoperative Besonderheiten

Zu den typischen postoperativen Komplikationen gehören
- Low-Output-Syndrom (v. a. nach Mitralklappenersatz),
- Rechtsherzversagen durch pulmonale Hypertonie.

Zu den wichtigsten **Behandlungsmaßnahmen** gehören
- maschinelle Atemunterstützung in der frühen postoperativen Phase,
- ausreichende Unterstützung des rechten Ventrikels,
- Senkung der rechtsventrikulären Nachlast im Pulmonalkreislauf,
- Antikoagulation (Quick-Wert bei mechanischer Prothese 15–20 %),
- Endokarditisprophylaxe.

26.5 Mitralinsuffizienz

Bei der Mitralinsuffizienz strömt Blut aus dem linken Ventrikel während der Systole in den linken Vorhof zurück (Regurgitation).

26.5.1 Operation

Bei NYHA-Schweregrad III und IV ist im Allgemeinen eine operative Behandlung indiziert, bei Patienten ohne klinische Symptome aber mit eingeschränkter linksventrikulärer Funktion und deutlich vergrößertem Ventrikel auch bei geringerem NYHA-Schweregrad. Wenn möglich sollte eine **Mitralklappenrekonstruktion** durchgeführt werden (niedrigere Frühsterblichkeit, bessere Langzeitergebnisse). Ist die Rekonstruktion nicht möglich, wird die Klappe durch mechanische oder biologische **Prothesen** ersetzt. Beide OP-Verfahren werden unter Einsatz der HLM durchgeführt.

26

> **Mitralinsuffizienzoperation**
> - Operation: Klappenrekonstruktion mit HLM oder Klappenersatz mit HLM
> - OP-Lagerung: Rücken
> - OP-Dauer: 3–4 h
> - Chirurgische Stimulation: stark bis sehr stark
> - Blutverluste: mäßig, 2 Erythrozytenkonzentrate bereithalten
> - Anästhesie: ▶ Abschn. 26.4

26.5.2 Anästhesie

- **Vorgehen**
- Tachykardien werden besser toleriert als bei der Mitralstenose (▶ Abschn. 26.4)! Angestrebte Herzfrequenz: 80–100/min. Bradykardien müssen vermieden werden, da sie die Regurgitationszeit verlängern.
- Inhalationsanästhetika sollten wegen ihrer negativ inotropen Wirkung nicht oder nur in niedriger Konzentration verwendet werden.
- Gesteigerter peripherer Widerstand erhöht das Regurgitationsvolumen und muss unbedingt vermieden werden. Ist der Widerstand angestiegen, wird Nitroglycerin infundiert.
- Die Volumenzufuhr muss behutsam und mit größtem Fingerspitzengefühl erfolgen, weil durch zu starke Volumenzufuhr ein Lungenödem entstehen kann.
- Blutdruckabfälle während der Narkoseeinleitung oder OP werden mit inotropen Substanzen behandelt, die das Schlagvolumen steigern und gleichzeitig den peripheren Widerstand herabsetzen: z. B. Dobutamin, Adrenalin.

26.5.3 Postoperative Besonderheiten

Zu den typischen Komplikationen in der frühen postoperativen Phase gehören
- Low-Output-Syndrom aufgrund einer Pumpfunktionsstörung des linken Ventrikels, bedingt durch den Wegfall der systolischen Entleerung in den linken Vorhof; Therapie: Senkung der Nachlast durch arterielle Vasodilatatoren,
- Rechtsherzversagen durch pulmonale Hypertonie; Therapie: Senkung der Nachlast im Pulmonaliskreislauf.

Antikoagulation und Endokarditisprophylaxe: ▶ Abschn. 26.4.

26.6 Aortenstenose

Bei der Aortenstenose ist der Ausstrom des Blutes in die Aorta behindert. Chirurgische Therapie der Wahl ist der Klappenersatz durch mechanische oder biologische Prothesen.

> **Aortenstenoseoperation**
> - Operation: Klappenrekonstruktion mit HLM oder Klappenersatz mit HLM; transapikal auch am schlagenden Herzen möglich („transcatheter aortic valve implantation", TAVI)
> - OP-Lagerung: Rücken, mediane Sternotomie
> - OP-Dauer: ca. 2–3 h
> - Chirurgische Stimulation: stark bis sehr stark
> - Blutverluste: mäßig, 2 Erythrozytenkonzentrate bereithalten
> - Anästhesie: Intubationsnarkose als balancierte Anästhesie oder TIVA, 1 Arterie, 2 Venenkanülen, 1 Zentralvenenkatheter (3-Lumen), Magensonde (oral), Blasenkatheter, 2 Thermosonden, evtl. TEE

26.6.1 Anästhesie

- **Vorgehen**
- Prämedikation: Sie darf bei Patienten mit Linksherzinsuffizienz nicht zu stark sein, weil sonst das Herzzeitvolumen abfallen kann. Eine Hypoventilation durch zu starke Prämedikation muss ebenfalls vermieden werden.
- **Volatile Inhalationsanästhetika** müssen vorsichtig dosiert werden.
- Eine **Angina pectoris** vor der Narkoseeinleitung wird zunächst mit O_2-Zufuhr behandelt, evtl. zusätzlich mit Nitroglycerin.
- Bei der Aortenstenose muss der **Sinusrhythmus** erhalten bleiben, damit der linke Ventrikel gut gefüllt werden kann. Darum gilt: bei **supraventrikulärer Tachykardie** sofort Kardioversion, auch wenn der kardiopulmonale Bypass unmittelbar bevorsteht.
- **Bradykardien** (< 45/min) müssen ebenfalls vermieden werden, weil hierdurch das Herzzeitvolumen abfallen kann. Erhebliche **Tachykardien** sind bedrohlich und müssen sofort behandelt werden. Vorsichtig β-Blocker geben.
- **Blutdruckanstiege** müssen bei der Aortenstenose vermieden werden. Darum Vorsicht bei der Intubation, Hautinzision, Sternotomie und Kanülierung der Gefäße. Die Therapie erfolgt mit einem Vasodilatator.
- **Blutdruckabfälle** werden ebenfalls schlecht toleriert: Sie können zu Herz- und Hirninfarkt führen. Behandlung: Noradrenalin.

- Der linke Ventrikel ist steif und verdickt; nicht selten werden positiv inotrope Substanzen wie Dobutamin benötigt, um die Kontraktion zu verbessern.

26.6.2 Postoperative Besonderheiten

Zu den typischen postoperativen Komplikationen gehören
- totaler atrioventrikulärer (AV-)Block durch Schädigung des Reizleitungssystems während der OP,
- neurologische Ausfälle durch Luft- oder Kalkembolien während der OP (3–5 %).
- Die OP-Letalität beträgt 3–5 %. Spätere Komplikationen sind Thromboembolien, Prothesenendokarditis, Degeneration der biologischen Klappe.

- **Antikoagulation**

Bei mechanischen Klappen ist eine lebenslange orale Antikoagulation erforderlich, bei Bioklappen für 6 Wochen bis 3 Monate nach der OP. Angestrebt wird ein Quick-Wert von 20–30 % bzw. eine International Normalized Ratio (INR) von 2. Patienten bei denen zusätzlich eine koronare Bypass-Operation durchgeführt wurde, erhalten außerdem Acetylsalicylsäure (ASS), 100 mg/Tag.

- **Endokarditisprophylaxe**

Bei allen operativen Eingriffen oder medizinischen Maßnahmen sowie Zuständen, in denen eine Bakteriämie auftreten kann, ist eine Antibiotikaprophylaxe erforderlich.

26.7 Aorteninsuffizienz

Bei einer Aorteninsuffizienz fließt während der Diastole Blut aus der Aorta in den linken Ventrikel zurück. NYHA-Grad III und IV gelten als Indikation für eine operative Behandlung, wenn möglich als Klappenrekonstruktion, ansonsten Ersatz der Klappe durch eine mechanische oder biologische Prothese.

> **Aorteninsuffizienzoperation**
> - Operation: Aortenklappenersatz mit HLM, evtl. Rekonstruktion
> - OP-Lagerung: Rücken, mediane Sternotomie
> - OP-Dauer: ca. 2–3 h
> - Vorgehen: ▶ Abschn. 26.6

26.7.1 Anästhesie

- **Vorgehen**
- Das Herzzeitvolumen ist frequenzabhängig.

- Bei Patienten mit schwerer Insuffizienz muss die Prämedikation leicht sein, zumal eine Tachykardie meist gut toleriert wird. Ein Blutdruckabfall oder eine Hypoventilation durch zu starke Prämedikation müssen unbedingt vermieden werden.
- Volatile Inhalationsanästhetika sollten wegen ihrer negativ inotropen Wirkung nur sehr vorsichtig dosiert werden.
- Bradykardien werden sehr schlecht vertragen und müssen darum verhindert werden. *Therapie:* Atropin, Vorhof-Pacing. Als wünschenswert gelten Herzfrequenzen von 90/min.
- Wichtig ist eine ausreichende Kontraktilität des Herzens: Wenn ungenügend: positiv inotrope Substanzen zuführen, z. B. Dobutamin oder Adrenalin.

26.7.2 Postoperative Besonderheiten

Typische postoperative Komplikationen sind (wie bei der Aortenstenoseoperation; ▶ Abschn. 26.6)
- totaler AV-Block durch operative Schädigung des Reizleitungssystems,
- neurologische Störungen durch Embolien.

26.8 Kombinierte Herzklappenfehler

Bei kombinierten Klappenfehlern haben die Erkrankungen der Mitral- und Aortenklappe im anästhesiologischen Denken den Vorrang.

- **Vorgehen**
- Hohe Beatmungsdrücke und Venodilatation vermeiden! Hierdurch wird der venöse Rückstrom gehemmt, das Herzzeitvolumen fällt ab.
- Blutvolumen und zentralen Venendruck anheben! Hierdurch wird das Rechtsherzschlagvolumen aufrechterhalten und eine ausreichende Füllung des linken Ventrikels gewährleistet.
- Anstiege des pulmonalen Gefäßwiderstandes verhindern! Sonst droht eine Rechtsherzinsuffizienz. Auslösende Faktoren können folgende sein: Hypoxie, Hyperkapnie, Azidose, α-Rezeptoren-Stimulatoren (Noradrenalin), Lachgas. Vasodilatatoren sollen nützlich sein, um den pulmonalen Gefäßwiderstand zu senken.

26.9 Herztransplantation

Herztransplantationen werden bei Herzerkrankungen im terminalen Stadium durchgeführt, wenn alle anderen Therapiemöglichkeiten nicht mehr wirksam sind. Wichtigste Erkrankung ist die dilatative Kardiomyopathie mit fortgeschrittener Herzinsuffizienz.

26

Nicht indiziert ist die Herztransplantation bei schwerer pulmonaler Hypertonie mit irreversiblen Gefäßveränderungen, weiterhin bei Patienten mit Tumorerkrankungen oder insulinpflichtigem Diabetes mellitus. In Deutschland wurden im Jahr 2019 insgesamt 344 Herzen transplantiert, die 5-Jahres-Überlebensrate beträgt derzeit 82 %.

Nach Anschluss des Empfängers an die HLM werden Aorta und Pulmonalarterie durchtrennt und das Herz im atrioventrikulären Übergang – unter Belassung von Vorhofstümpfen – herausgeschnitten.

Anschließend wird das Spenderherz mit den beiden Vorhöfen, der Aorta und der Pulmonalarterie anastomosiert (Dauer ca. 90 min).

26.9.1 Anästhesie

Das Vorgehen unterscheidet sich nicht wesentlich von anderen Herzoperationen. Da die Patienten bereits präoperativ Immunsuppressiva erhalten, ist bei allen Maßnahmen ein **strikt aseptisches Vorgehen** erforderlich!

- **Vorgehen**
- Vor Legen der Gefäßkatheter Zufuhr der ersten prophylaktischen Dosis eines Antibiotikums.
- Für den Zentralvenenkatheter die linke V. jugularis interna bevorzugen, da die rechte Vene postoperativ als Zugang für Myokardbiopsien verwendet wird.
- Bei pulmonaler Hypertonie evtl. Pulmonaliskatheter einführen, um die Drücke zu messen.
- Größte Vorsicht bei der Narkoseeinleitung, da es sich zumeist um sehr instabile Patienten handelt.
- Einen Abfall des arteriellen Mitteldrucks auf < 70 mmHg umgehend beseitigen.
- Die endotracheale Intubation erfolgt mit sterilem Intubationszubehör einschließlich steriler Handschuhe.
- Intraoperativ Kortikoide zuführen.
- Nach Öffnen der Aorta: Sympathikomimetikum infundieren, um die Kontraktionskraft und die Herzfrequenz zu steigern. Angestrebte Herzfrequenz 100–110/min (denerviertes Spenderherz!).
- Wedge-Druck: ca. 12 mmHg.
- Nach Abgehen vom Bypass muss mit Blutungen gerechnet werden. Darum Erythrozytenkonzentrate, Thrombozytenkonzentrate, Fibrinogen und Frischplasma bereithalten. Außerdem sorgfältige Antagonisierung von Heparin (ACT-Test).
- Nach der Transplantation können ventrikuläre Herzrhythmusstörungen oder länger anhaltenden Bradyarrhythmien auftreten.
- Fortsetzung der Sympathikomimetikazufuhr in der unmittelbaren postoperativen Phase.

26.9.2 Postoperative Behandlung

Sie entspricht im Wesentlichen der Behandlung nach anderen Herzoperationen. Wichtigste Gefahr ist das **Rechtsherzversagen**; bereits ein Anstieg des Venendrucks sollte als Warnhinweis gewertet werden. Die Zufuhr von Sympathikomimetika in niedriger Dosierung sollte in den ersten 4–5 Tagen fortgesetzt werden. Mit der immunsuppressiven Therapie wird sofort begonnen. Die meisten Patienten können am ersten postoperativen Tag extubiert werden. Die Mobilisierung sollte so früh wie möglich erfolgen.

26.10 Angeborene Herz- und Gefäßmissbildungen

Die häufigsten Herz- und Gefäßmissbildungen sind in ◘ Tab. 26.3 zusammengestellt.

26.10.1 Azyanotische Herzfehler mit Links-rechts-Shunt

Bei diesen Kindern ist die Lungendurchblutung gesteigert, eine Zyanose besteht nicht. Ist der Shunt sehr groß, drohen folgende Gefahren:
- Linksherzinsuffizienz
- Pulmonale Hypertonie

Persistierender Ductus arteriosus (Ductus Botalli)

Bei diesen Kindern hat sich der Ductus arteriosus, die normale fetale Gefäßverbindung zwischen A. pulmonalis und Aorta, nach der Geburt nicht verschlossen. Hierdurch fließt Blut aus der Aorta in den Lungenkreislauf.

◘ **Tab. 26.3**   Einteilung kongenitaler Herzfehler

	Herz- und Gefäßmissbildungen
Zyanotische Herzfehler (Rechts-links-Shunt)	– Fallot-Tetralogie – Transposition der großen Arterien (TGA) – Gemeinsamer Ventrikel – Totale Lungenvenenfehlmündung – Trikuspidalatresie – Ebstein-Anomalie – Pulmonalatresie
Azyanotische Herzfehler mit Links-rechts-Shunt	– Vorhofseptumdefekt (ASD) – Endokardkissendefekt – Ventrikelseptumdefekt (VSD) – Persistierender Ductus arteriosus (PDA) – Truncus arteriosus
Herzfehler ohne Shunt	– Aortenstenose – Aortenisthmusstenose (ISTHA) – Gefäßringe – Pulmonalstenose

Bei sehr großem Shunt kann das Verhältnis von Lungendurchblutung zu systemischer Durchblutung mehr als 3 : 1 betragen.

Therapie der Wahl ist die Ligatur des Ductus in rechter Seitenlage, ohne HLM.

- **Vorgehen**
- Intubationsnarkose als TIVA oder balancierte Anästhesie.
- Eine gut laufende Venenkanüle. Ein zentraler Venenkatheter ist nicht erforderlich.
- Überwachung:
  - Ösophagusstethoskop
  - EKG-Monitor
  - Blutdruckmanschette
  - Kapnometer
  - prä- und postduktales Pulsoxymeter
  - Thermometer
- Vor der Thorakotomie: Blut bereitstellen. Blutverluste sind gewöhnlich minimal, können aber bei plötzlichen Gefäßabrissen lebensbedrohlich sein.
- Während der Unterbindung des Ductus das Kind manuell beatmen, dabei die Beatmung während des Legens der Nähte unterbrechen.
- Sofort nach OP-Ende das Kind aufwachen lassen und extubieren.

Ventrikelseptumdefekt

Hierbei fließt Blut aus dem linken in den rechten Ventrikel und von dort in die Lunge. Der Defekt wird unter Einsatz der HLM verschlossen.

- **Vorgehen**
- Intubationsnarkose als TIVA oder balancierte Anästhesie.
- Gefäßzugänge:
  - 1 arterielle Kanüle, 20 oder 22 G
  - 1 zentraler Venenkatheter
  - 2 gut laufende Venenkanülen
- Überwachung: wie bei Erwachsenen-HLM. Gute Relaxierung während der extrakorporalen Zirkulation, damit das Kind nicht atmet (Herz ist offen!).

Vorhofseptumdefekt

Bei diesem Herzfehler fließt Blut während der Systole aus dem linken in den rechten Vorhof und von dort über den rechten Ventrikel in die Lunge. Die operative Korrektur erfolgt unter Einsatz der HLM. Anästhesiologisches Vorgehen wie beim Ventrikelseptumdefekt (s. o.).

26.10.2 Zyanotische Herzfehler

Bei diesen Fehlern fließt Blut aus dem rechten in das linke Herz (Rechts-links-Shunt). Die Lungendurchblutung ist vermindert. Es besteht eine Untersättigung des arteriellen Blutes mit Zyanose. Kompensatorisch sind das Hämoglobin und der Hämatokrit erhöht. Insbesondere bei der Fallot-Tetralogie können plötzlich *zyanotische Anfälle* auftreten, wenn der Rechts-links-Shunt durch Schreien oder Füttern, aber auch spontan zunimmt. Bewusstlosigkeit, schwere Hypoxämie und evtl. auch Herzstillstand können die Folge sein.

Fallot-Tetralogie

Bei diesem Herzfehler bestehen 4 Missbildungen:
- Großer Ventrikelseptumdefekt
- Pulmonalstenose
- Rechtsherzhypertrophie
- Eine über beiden Ventrikeln „reitende" Aorta

Bei schwerer Pulmonalarterienobstruktion kann der Druck im rechten Ventrikel so hoch wie im Körperkreislauf sein. Vor der endgültigen Operation werden bei einigen Kindern zunächst Palliativoperationen durchgeführt, um die Lungendurchblutung zu verbessern. Die wichtigsten Eingriffe sind folgende:
- **Blalock-Taussig-Anastomose:** Eine A. subclavia wird mit der Pulmonalarterie End-zu-Seit anastomosiert.
- **Potts-Anastomose:** Seit-zu-Seit-Anastomose zwischen A. pulmonalis und Aorta descendens.
- **Cooley-Anastomose:** Die rechte Pulmonalarterie wird mit der Aorta ascendens anastomosiert.

Alle Anastomosenoperationen werden in Seitenlage, ohne HLM, durchgeführt. Mit Blutverlusten muss gerechnet werden.

Die Korrektur der Fallot-Tetralogie erfolgt unter Einsatz der HLM.

- **Vorgehen**
- Besondere Gefahren drohen durch Blutdruckabfall, Hypoxämie und Hämokonzentration sowie systemische Luftembolien.
- Die Narkoseeinleitung mit Sevofluran ist verlängert, weil die Lungendurchblutung vermindert ist. Darum bevorzugt i. v. einleiten. Schreien des Kindes vermeiden: Gefahr des zyanotischen Anfalls.
- Je nach klinischem Zustand wird die Narkose mit Opioid/N_2O/O_2 oder Sevofluran durchgeführt.
- Gefäßzugänge:
  - 1 arterielle Kanüle
  - 1 Mehrlumenvenenkatheter (zentral)
  - 2 gut laufende Venenkanülen
- Überwachung: wie bei Erwachsenen-HLM (► Abschn. 26.2.6).

Transposition der großen Gefäße (TGA)

Bei kompletter Transposition entspringt die Aorta aus dem rechten Ventrikel und die A. pulmonalis aus dem linken Ventrikel. Ein Überleben ist ohne intrakardiale Shuntverbindungen nicht möglich. Zur Korrektur der Transpo-

26

sition wird in tiefer Hypothermie (▶ Abschn. 26.10.4) die **Switch-Operation** durchgeführt: Durchtrennen von Aorta und A. pulmonalis oberhalb der Klappen, Implantation der Koronararterien in den Stumpf der A. pulmonalis (Neoaorta), Annähen der Aorta an den linken Ventrikel und der A. pulmonalis an den rechten Ventrikel. Die anästhesiologischen Probleme entsprechen im Wesentlichen denen der Fallot-Tetralogie.

26.10.3 Obstruktion der Ausflussbahnen

Bei diesen Kindern ist der Blutfluss durch eines der großen Gefäße behindert. Das Herz hypertrophiert kompensatorisch. Später entwickelt sich eine Herzinsuffizienz.

Pulmonalstenose

Bei dieser Erkrankung ist der Ausstrom des Blutes aus dem rechten Ventrikel durch eine Verengung der Pulmonalklappe behindert. Hierdurch steigt der Druck im rechten Ventrikel stark an. Zur Korrektur wird eine Valvotomie in extrakorporaler Zirkulation durchgeführt. Das Vorgehen bei der Narkose entspricht im Wesentlichen dem für den Vorhof- und Ventrikelseptumdefekt (▶ Abschn. 26.10.1).

Aortenstenose

Bei der Aortenstenose ist der Ausfluss des Blutes aus dem linken Ventrikel behindert. Die Stenose kann über, unter oder innerhalb der Aortenklappe liegen. Der Druck im linken Ventrikel steigt durch die Stenose stark an. Die Korrektur – Inzision, Dilatation oder Patch des stenosierten Bezirks – wird in extrakorporaler Zirkulation durchgeführt.

Bei der Narkose müssen Tachykardien und Hypertonie vermieden werden.

Aortenisthmusstenose

Bei dieser Erkrankung liegt eine Verengung der Aorta descendens vor. Das Lumen der Aorta ist an dieser Stelle zumeist vollständig verschlossen. Darum bildet sich ein Umgehungskreislauf aus. Durch die Stenose entwickelt sich eine kompensatorische Linksherzhypertrophie. Der Blutdruck steigt in der oberen Körperhälfte an. Zur Korrektur wird eine Anastomosenoperation in rechter Seitenlage, ohne HLM, durchgeführt.

- **Vorgehen**
- Die größten Gefahren während der OP sind: **Blutverlust** und **Blutdruckanstieg**. Darum ausreichend Erythrozytenkonzentrate bereitstellen und Vasodilatator vorbereiten.
- Blutdruckmanschette, arterielle Kanüle, Venenzugänge am *rechten* Arm anlegen.

- Beim Abklemmen der Aorta: Starke Blutdruckanstiege vermeiden bzw. sofort behandeln.
- Beim Öffnen der Aortenklemme auf Blutverluste vorbereitet sein.

26.10.4 Tiefe Hypothermie mit Herzstillstand

Die tiefe Hypothermie wird während der intrakardialen Korrektur bestimmter Herzmissbildungen bei Kleinkindern eingesetzt. Hierfür wird das Kind zunächst in Narkose oberflächlich mit einer Kühlmatte abgekühlt, dann mithilfe der HLM auf 16–18 °C Rektaltemperatur weiter abgekühlt. Anschließend werden die Schläuche der HLM entfernt, sodass ungehindert operiert werden kann. Die Wiedererwärmung erfolgt ebenfalls mit der HLM.

- **Vorgehen**
- Nach Narkoseeinleitung Rektal- und Ösophagusthermometer einführen.
- Die Oberflächenkühlung erfolgt bis zu einer Ösophagustemperatur von ca. 30–31 °C. Sie kann durch Vasodilatatoren beschleunigt werden.
- Rechtzeitig Heparin geben, solange der Kreislauf noch ausreichend ist.
- Während der Abkühlung mit der HLM keine Inhalationsanästhetika zuführen (Löslichkeit nimmt mit der Kälte zu!).
- Während des hypothermen Herzstillstands keine Medikamente injizieren.
- Postoperativ ca. 24 h nachbeatmen.

26.11 Herzschrittmacherimplantation

Indikationen für die Implantation eines Herzschrittmachers sind
- Adam-Stokes-Anfälle,
- AV-Block,
- sinuatrialer (SA-)Block,
- bradykarde Herzinsuffizienz,
- pathologische Sinusbradykardie,
- Bradyarrhythmia absoluta,
- Sinusknotensyndrom,
- Karotissinussyndrom.

- **Implantation des Schrittmachers**
Die Schrittmachersonden werden transvenös oder transthorakal platziert, am häufigsten transvenös über die V. subclavia mithilfe der Seldinger-Technik oder indirekt durch Freilegung und Katheterisierung der V. cephalica. *Alternative Wege* können sein: V. jugularis interna, V. jugularis externa, V. femoralis.

Die Sonde wird unter Bildwandlerkontrolle im Herzen platziert. Ventrikelelektroden werden in der Spitze des rechten Ventrikels fixiert, Vorhofelektroden im rechten Herzohr oder im Sinus coronarius. Bei der transthorakalen Methode werden die Elektroden in das Epikard eingenäht oder eingedreht. Hierfür ist eine Thorakotomie in Allgemeinnarkose erforderlich.

Die richtige Lage der Elektroden wird durch Messung der Myokardpotenziale und Bestimmung der Reizschwelle kontrolliert. Die Batterie des Schrittmachers wird im subkutanen Gewebe des Thorax implantiert. Die Implantation erfolgt meist in Lokalanästhesie, nur selten in Allgemeinanästhesie.

Zu beachten: Besteht präoperativ ein kompletter AV-Block oder eine schwere Bradykardie, muss vor der Narkose bzw. der OP ein temporärer Schrittmacher gelegt werden.

■ **Grundsätze für die Narkose**
Sowohl bei der Lokalanästhesie als auch bei der Allgemeinnarkose ist bis zur endgültigen Platzierung des Schrittmachers immer eine lückenlose Überwachung der Herzfunktion erforderlich. Die Standardmaßnahmen sind folgende:
- Nichtinvasive Blutdruckmessung (NIBP)
- EKG-Monitoring
- Pulsoxymetrie
- Kapnometrie (bei Allgemeinanästhesie)
- Temperaturmessung (bei Allgemeinanästhesie)

Wenn möglich, sollte die Implantation des Schrittmachers in Lokalanästhesie erfolgen, weil die Anästhetika die schwer gestörte Herzfunktion noch mehr beeinträchtigen können. *Ausnahmen* sind die epikardiale Elektrodenplatzierung und die Implantation bei kleinen Kindern.

■ **Vorgehen**
- Allgemeinnarkose: Narkoseeinleitung mit den üblichen i. v. Anästhetika in reduzierter Dosis; Aufrechterhaltung mit TIVA oder balancierter Anästhesie.
- Bei Patienten mit temporärer Schrittmachersonde kann Kammerflimmern auftreten, wenn der Schrittmacher auf ein falsch geerdetes elektrisches Gerät gelegt wird. Während der OP sollte der Schrittmacher in Kopfnähe des Patienten liegen, in ausreichender Entfernung zu anderen elektrischen Geräten.
- Beim Einführen der Sonde können ventrikuläre Herzrhythmusstörungen ausgelöst werden. Behandlung, wenn erforderlich, z. B. mit Lidocain (Xylocain), ca. 1 mg/kg KG i. v., evtl. als Dauerinfusion.
- Nach Platzierung der Sonde und Implantation des Schrittmachers wird der temporäre Schrittmacher ausgestellt. Danach sofort Pulskontrolle. Stimmt die Pulsfrequenz nicht mit der Frequenz des implantierten Schrittmachers überein, wird der temporäre Schrittmacher erneut eingeschaltet.

- Unmittelbar postoperativ sollte die Schrittmacherfunktion noch für einige Zeit im Aufwachraum überwacht werden.

26.12 AICD-Implantation

Bei Patienten mit lebensbedrohlichen ventrikulären Herzrhythmusstörungen, die auf Medikamente nicht ansprechen, wird ein automatischer Cardioverter bzw. Defibrillator (AICD = „automatic implantable cardioverter defibrillator") implantiert. Der AICD erkennt ventrikulären Tachykardien und Kammerflimmern und löst einen Elektroschock aus. Hierdurch wird das Risiko eines akuten Herztods vermindert.

Weitere Indikationen sind fortgeschrittene Herzinsuffizienz mit einer Ejektionsfraktion (EF) von < 35 %, hypertrophe Kardiomyopathie, Brugada-Syndrom, Long-QT-Syndrom.

■ **Vorgehen**
- Der AICD wird unterhalb der Klavikula in einer Gewebetasche implantiert. Die Sonde wird über die rechte V. subclavia eingeführt.
- Der Eingriff erfolgt in der Regel unter Lokalanästhesie.
- Funktionstest: Nach der Implantation wird – in Kurznarkose – Kammerflimmern ausgelöst. Der AICD muss das Flimmern erkennen und einen Elektroschock abgeben.

Typische perioperative **Komplikationen** sind Herzperforation, Blutungen, Fehllage des Kabels, Hypertonie und Tachykardie oder Bradykardie.

Nachschlagen und Weiterlesen

Bolanz H, Osswald P, Leisinger H (2007) Pflege in der Kardiologie/Kardiochirurgie. Urban & Fischer/Elsevier, München
Christ J, Sagmeister V (2019) BASICS Kardiologie, 5. Aufl. Urban & Fischer/Elsevier, München
Larsen R (2016) Anästhesie und Intensivmedizin in Herz-, Thorax- und Gefäßchirurgie. Springer, Berlin, Heidelberg, New York
Schmid C, Philipp A (2011) Leitfaden extrakorporale Zirkulation. Springer, Berlin, Heidelberg, New York

Internet

Deutsche Gesellschaft für Kardiologie – Herz-und Kreislaufforschung e. V. (DGK) (2018) ESC/EACTS Pocket Guidelines. Management von Herzklappenerkrankungen, Version 2017. https://leitlinien.dgk.org/files/27_2017_pocket_leitlinien_herzklappen.pdf. Zugegriffen: 5. Febr. 2021
Deutsche Gesellschaft für Anästhesiologie und Intensivmedizin e. V. (DGAI), Deutsche Gesellschaft für Thorax-, Herz- und Gefäßchirurgie e. V. (DGTHG) (2017) S3-Leitlinie zur intensivmedizinischen Versorgung herzchirurgischer Patienten. Hämodynamisches Monitoring und Herz-Kreislauf. https://www.awmf.org/leitlinien/detail/ll/001-016.html. Zugegriffen: 5. Febr. 2021

Thoraxchirurgie

Reinhard Larsen

Inhaltsverzeichnis

© Der/die Herausgeber bzw. der/die Autor(en), exklusiv lizenziert durch Springer-Verlag GmbH, DE, ein Teil von Springer Nature 2021
R. Larsen, T. Fink, T. Müller-Wolff (Hrsg.), *Larsens Anästhesie und Intensivmedizin für die Fachpflege*,
https://doi.org/10.1007/978-3-662-63127-0_27

27

Wichtigste Besonderheit der Thoraxanästhesie ist die Einlungenventilation, d. h. die Ausschaltung der zu operierenden Lunge aus der Beatmung über einen Doppellumentubus oder Bronchusblocker. Hauptindikationen sind Lobektomien und Pneumektomien, v. a. aber alle videoassistierten thorakalen Eingriffe bei geschlossenem Thorax, da hierbei die Lunge nicht zur Seite geschoben werden kann. Gebräuchliche Anästhesieverfahren sind die totale intravenöse Anästhesie (TIVA) und die Inhalationsanästhesie in Kombination mit Opioiden. Nach Thorakotomien können erhebliche Schmerzen auftreten, die am besten mit thorakaler Peridural- oder patientenkontrollierter Analgesie behandelt werden.

27.1 Spezielle Gesichtspunkte

27.1.1 Einschätzung des Patienten

Bei der präoperativen Visite muss sich der Anästhesist über Art und Schweregrad der Lungenerkrankung informieren und außerdem gezielt nach Begleiterkrankungen suchen.

Zu den wichtigsten Voruntersuchungen gehören
- Bronchoskopie,
- Bildgebende Verfahren,
- Elektrokardiografie (EKG),
- Labor, insbesondere eine arterielle Blutgasanalyse,
- Lungenfunktionstests zur Überprüfung der Atemmechanik und der pulmonalen Reserve.

27.1.2 Spezielle Vorbereitung

Thoraxchirurgische Patienten sind postoperativ v. a. durch respiratorische Störungen gefährdet. Respiratorische Störungen sind besonders dann zu erwarten, wenn bereits vor der OP die Lungenfunktion schwerwiegend beeinträchtigt war. Bei diesen Patienten sind vor der OP risikomindernde Maßnahmen erforderlich, u. a.
- Rauchen einstellen,
- Bronchitis gezielt antibiotisch behandeln,
- Bronchospasmus beseitigen,
- Atemübungen, Training der Atemmuskulatur,
- physikalische Atemtherapie,
- Behandlung eines Cor pulmonale.

27.1.3 Intraoperative Überwachung

Die Überwachung richtet sich v. a. nach dem Ausmaß der präoperativen Störungen und der Art des Eingriffs. Sie erfolgt nach den in ▶ Kap. 7 angegebenen Empfehlungen.

Bei allen Eingriffen mit Einlungenventilation ist eine **arterielle Kanülierung** erforderlich, damit die arteriellen Blutgase und der arterielle Blutdruck lückenlos überwacht werden können. Ein zentraler Venenkatheter ist nicht zwingend bei allen Operationen indiziert, zumal in Seitenlage mit offenem Thorax der zentrale Venendruck nicht zuverlässig gemessen werden kann. Ein Blasenkatheter wird empfohlen.

27.1.4 Auswahl des Narkoseverfahrens

Alle Thoraxeingriffe werden unter kontrollierter Beatmung durchgeführt. Bewährt haben sich volatile Inhalationsanästhetika, v. a. wegen ihrer bronchodilatierenden Wirkung. Sie ermöglichen außerdem die Zufuhr hoher O_2-Konzentrationen, ohne dass der Patient erwacht. Vorteile ergeben sich auch für die postoperative Phase: Die Patienten erwachen schnell und können häufig frühzeitig extubiert werden. Vergleichbare Ergebnisse können aber auch mit einer TIVA (z. B. Remifentanil + Propofol) erreicht werden.

27.1.5 Besonderheiten der Seitenlage und des offenen Thorax

Wenn die Pleurahöhle eröffnet wird, kollabiert die Lunge der betroffenen Seite aufgrund ihrer elastischen (Rückstell-)Kräfte. Dieser Kollaps kann nur durch kontrollierte Beatmung verhindert werden. Allerdings wird bei eröffnetem Thorax die oben liegende Lunge relativ überbelüftet und minderdurchblutet, während umgekehrt die unten liegende Lunge relativ unterbelüftet und zu stark durchblutet wird. Hierdurch besteht eine Tendenz zur Atelektasenbildung in der unteren Lunge. Außerdem sondert die unten liegende Lunge vermehrt Flüssigkeit ab und wird ödematös. Diese Störungen könnten durch Anwendung eines positiven endexspiratorischen Drucks (PEEP) nur auf die untere Lunge gebessert werden. Allerdings ist diese Technik nicht ungefährlich und wird darum nicht routinemäßig angewandt.

27.2 Einlungenventilation

27.2.1 Indikationen

Bei diesem Verfahren wird die gesunde Lungen beatmet, die Lunge der Gegenseite dagegen nicht. Bei eröffnetem Thorax kollabiert die nicht beatmete Lunge. Hierdurch wird das operative Vorgehen wesentlich erleichtert.

Eingriffe unter Einlungenventilation:
- Pneumektomie, obere Lobektomie
- Verhinderung der Kontamination der gesunden Lunge (z. B. bei Abszessen)
- Große bronchopleurale Fistel
- Einseitige Riesenzyste der Lunge

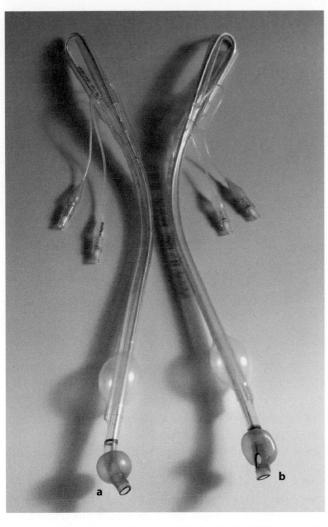

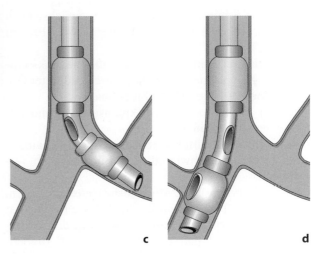

Abb. 27.1   Robertshaw-Endobronchialtuben für die „Einlungenventilation". a Linksseitiger Tubus, **b** rechtsseitiger Tubus, **c** linksseitiger Tubus mit der Spitze im linken Hauptbronchus, **d** rechtsseitiger Tubus mit der Spitze im rechten Hauptbronchus. Die distale Manschette enthält eine Öffnung, über die der rechte Oberlappenbronchus beatmet wird

- Massive Lungenblutung
- Einseitige Lungenspülung
- Thorakale Aortenaneurysmen
- Ösophagusresektion

Für die Einlungenventilation werden doppellumige Endotrachealtuben oder Bronchusblocker eingesetzt Bei beiden Verfahren wird die Spitze des Tubus oder Blockers im Hauptbronchus der zu operierenden Lunge platziert.

27.2.2 Doppellumentuben

Die Tuben werden blind in den entsprechenden Bronchus vorgeschoben. Die Lage wird durch Blocken, Entblocken und Thoraxauskultation sowie durch fiberoptische Bronchoskopie überprüft. Alle gebräuchlichen Tuben besitzen eine proximale Blockmanschette in der Trachea und eine distale Blockmanschette in einem Hauptbronchus.

Die wichtigsten Tuben sind: Robertshaw-, Carlens- und White-Tubus.

Robertshaw-Tubus

Dies ist der am häufigsten verwendete doppellumige Tubus (■ Abb. 27.1). Die Lumina des Tubus sind d-förmig; sie liegen seitlich nebeneinander und sind größer als beim Carlens-Tubus; die Lumina sind relativ eng, z. B. 6 mm beim 39-Ch-Tubus. Rechts- und linksseitige Tuben sind erhältlich; ein Carinahaken fehlt. Hierdurch wird die endotracheale Intubation wesentlich erleichtert.

Ein *linksseitiger* Doppellumentubus wird bei Operationen der rechten Lunge und Beatmung der linken Lunge eingesetzt. Soll die linke Lunge isoliert werden, kann ein rechts- oder linksseitiger Doppellumentubus verwendet werden. Allerdings besteht bei Verwendung eines rechtsseitigen Tubus für die Isolierung der linken Lunge die Gefahr, dass der *rechte Oberlappen* nicht ausreichend belüftet wird. Darum wird nicht selten der

27

linksseitige Tubus für alle Operationen mit Einlungenventilation eingesetzt. Muss der linke Hauptbronchus abgeklemmt werden, wird der Tubus einfach zurückgezogen und wie ein normaler Endotrachealtubus verwendet.

Carlens-Tubus

Dieser doppellumige Tubus mit Carinahaken wird zur Intubation des *linken* Hauptbronchus verwendet.

White-Tubus

Dieser modifizierte Carlens-Tubus dient zur Intubation des *rechten* Hauptbronchus.

- **Praktische Grundsätze**
- Den größten Doppellumentubus auswählen, der *leicht* durch die Stimmritze passt; hierbei zunächst nach der Körpergröße richten: Männer 37–41, Frauen 35–37 Ch.
- Linksseitige Tuben bevorzugen, außer bei linksseitiger Lungenresektion oder anatomisch bedingter Obstruktion des linken Hauptbronchus.
- Vor der Intubation alle Blockmanschetten und Zuleitungen überprüfen.
- Tubus mit Gleitmittel bestreichen, z. B. Lidocaingel. Bei Intubationsschwierigkeiten Führungsstab verwenden.
- Für die Laryngoskopie Macintosh-Spatel verwenden.
- Robertshaw-Tubus so einführen, dass die Konkavität der Spitze vorn liegt. Sobald die Spitze die Stimmbänder passiert hat, den Tubus um 90° drehen, sodass die Konkavität seitlich liegt und der Tubus in den gewählten Bronchus vorgeschoben werden kann.
- Doppellumentubus so weit vorschieben, bis ein mäßiger Widerstand zu spüren ist: dann liegt die Tubusspitze in einem Hauptbronchus.
- Liegt die Tubusspitze endobronchial, wird die Lage *fiberbronchoskopisch* überprüft.

- ■ **Kontrolle der trachealen Lage**
- Tracheale Manschette blocken.
- Manuell beatmen.
- Beide Lungen müssen belüftet sein.
- Wenn nicht: Tubus etwa 3 cm zurückziehen und erneut beatmen.

- ■ **Kontrolle der linken Manschette**
- Rechten Tubus abklemmen, rechte Kappe entfernen.
- Linke Manschette so weit blocken, bis rechtsseitiges Atemgeräusch verschwindet.
- Rechte Klemme entfernen, rechte Kappe wieder aufsetzen.
- Atemgeräusch überprüfen.

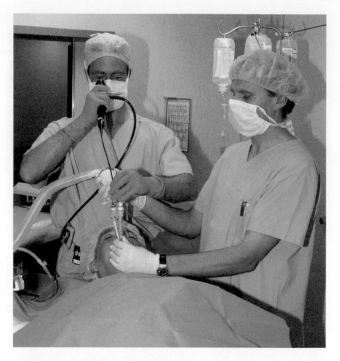

☐ Abb. 27.2 Korrekte Platzierung des Doppellumentubus mit dem Fiberglasbronchoskop

- ■ ■ **Kontrolle der rechten Seite**
- Linken Tubus abklemmen.
- Atemgeräusche überprüfen, nur die rechte Seite darf jetzt belüftet sein.
- Klemme wieder entfernen.
- Alle Lagerungsmaßnahmen besonders sorgfältig durchführen, damit der Tubus nicht aus seiner Lage herausgleitet.
- Nach der Seitenlagerung Thorax erneut beidseits auskultieren (Axilla).

> Grundsätzlich sollte die korrekte endobronchiale Lage des Tubus mit dem Fiberglasbronchoskop kontrolliert werden, und zwar direkt nach Platzierung des Tubus und erneut nach Abschluss der OP-Lagerung (☐ Abb. 27.2).

27.2.3 Bronchusblocker

Dies ist ein Ballonkatheter, der über einen Einlumentubus in den zu blockierenden Haupt- oder Lappenbronchus vorgeschoben wird. Eine Beatmung über den Blocker ist nicht möglich. Bronchusblocker werden v. a. angewandt, wenn der Doppellumentubus nicht korrekt platziert werden kann. Folgende Typen sind gebräuchlich:
- Univent-Bronchusblocker
- EZ-Endobronchialblocker
- Arndt-Blocker

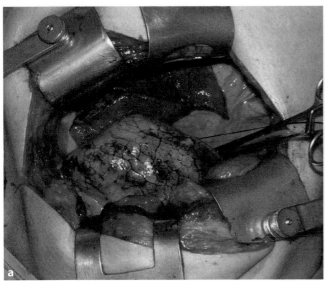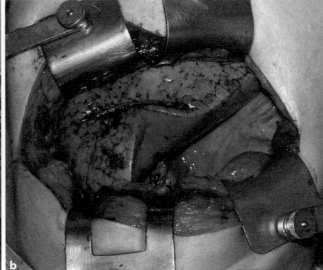

◻ Abb. 27.3 Ein Lungen-Ventilation bei Lungenoperation. a Die nicht belüftete Lunge ist kollabiert. **b** Wiederbelüftung des Lungenlappens nach Resektion des erkrankten Lungenanteils

Univent-Blocker

Das System besteht aus einem Endotrachealtubus, in dem sich ein Kanal mit einem beweglichen, flexiblen Bronchusblocker befindet. Der Blocker kann in den linken oder rechten Hauptbronchus sowie in jeden sekundären Bronchus vorgeschoben werden. Die Blockade der Hauptbronchien erfolgt mit 4–6 ml Luft, die der Lappenbronchien mit ca. 2 ml. Über ein zentrales Lumen im Blocker kann Luft abgesaugt und Sauerstoff zugeführt werden. Eine Umintubation ist postoperativ nicht notwendig. Der Blocker wird grundsätzlich unter fiberoptischer Kontrolle platziert.

Größen für Erwachsene: 6,0–9,0 mm Innen-, 9,7–12,7 mm Außendurchmesser.

EZ-Endobronchial-Blocker

Dieser y-förmige Bronchusblocker verfügt über 2 Enden, die jeweils einen aufblasbaren Cuff aufweisen. Der EZ-Blocker wird über einen normalen Endotrachealtubus eingeführt. Sobald der EZ-Blocker den Tubus passiert hat, öffnet sich sein gabelförmiges Ende und die aufblasbaren Cuffs kommen jeweils im rechten und linken Hauptbronchus zu liegen. Die Lagekontrolle erfolgt mithilfe der Fiberbronchoskopie und der Auskultation.

Arndt-Blocker

Der Blocker besteht aus einem 5-, 7- oder 9-F-Ballonkatheter mit „high volume low pressure cuff" und einem Multiporttubusadapter. Er wird mithilfe eines Fiberbronchoskops über einen normalen Endotrachealtubus in den Haupt- oder Lappenbronchus vorgeschoben. Am distalen Ende des 9-F-Katheters befinden sich seitliche Löcher, über die die Lunge entlüftet werden kann. Emp-

fohlene Mindestgröße der Endotrachealtuben, über die der Blocker eingeführt wird:
- 9-F-Bocker: Tubus mit 7,5 mm Innendurchmesser
- 7-F-Blocker: Tubus mit 6 mm Innendurchmesser
- 5-F-Blocker: Tubus mit 4,5 mm Innendurchmesser

27.2.4 Praxis der Einlungenventilation

- Während der OP die beidseitige Lungenbeatmung so lange wie möglich aufrechterhalten.
- Druckkontrollierte Einlungenbeatmung (◻ Abb. 27.3) mit einem Atemzugvolumen von etwa 8–10 ml/kg KG beginnen.
- Atemwegsspitzendruck: max. 35 mbar.
- PEEP: 5–8 mbar.
- F_iO_2: 1,0, später 0,5–0,8.
- Atemfrequenz so wählen, dass ein p_aCO_2 von 35 ± 3 mmHg erreicht wird, Hypokapnie bzw. Hyperventilation vermeiden.
- Wenn sich die Oxygenierung verschlechtert (Hypoxämie): CPAP („continuous positive airway pressure") auf die nicht beatmete Lunge anwenden: O_2-Fluss 3–5 l/min, Druck ca. 5 mbar.
- Arterielle Blutgase kontrollieren.
- Bei starkem Abfall der O_2-Sättigung: F_iO_2: 1,0; CPAP der nichtbelüfteten Lunge auf 10 mbar erhöhen, Lunge blähen (Recruitment-Manöver), evtl. Jetventilation; wenn alles erfolglos: Obere Lunge intermittierend beatmen. Bei Pneumektomie die Lungenarterie der nicht belüfteten Lungen so früh wie möglich abklemmen.

27

Am Ende der OP: Doppellumentubus entfernen und durch Magill-Tubus ersetzen. Tuben mit großem Durchmesser erleichtern das postoperative Absaugen und bronchoskopische Kontrollen.

Postoperative Besonderheiten
Übermäßige Flüssigkeitszufuhr sollte vermieden werden, da die Lunge wegen der Unterbrechung der Lymphgefäße vermehrt Wasser aufnimmt. Wenn es die Herz-Kreislauf-Funktion erlaubt, sollte eher negativ bilanziert werden.

Derzeit muss bei 50–80 % der Patienten mit einer akuten Abstoßungsreaktion gerechnet werden. Klinische Zeichen einer solchen Reaktion sind
- Husten,
- Giemen,
- Kurzatmigkeit,
- leichtes Fieber.

27.4 Postoperative Behandlung

27.4.1 Postoperative Beatmung

Die meisten Patienten können kurz nach der OP extubiert werden, während bei Patienten mit schwerer chronisch obstruktiver Lungenkrankheit (COPD) oder vorbestehender respiratorischer Insuffizienz in der Regel eine vorübergehende maschinelle Atemunterstützung benötigen.

27.4.2 Postoperative Schmerztherapie

Lungenoperationen gehören zu den schmerzhaftesten Eingriffen! Schmerzbedingte Schonatmung und ungenügendes Abhusten von Sekreten begünstigen respiratorische Komplikationen. Daher muss die Schmerztherapie sofort und effizient begonnen werden.

- **Verfahren**
- Opioide: systemisch oder peridural
- Thorakale Periduralanalgesie
- Interkostalnervenblockade

Nichtopioidanalgetika reichen nicht aus, können aber mit Opioiden kombiniert werden, damit die Opioiddosis reduziert werden kann.

27.4.3 Frühkomplikationen

Bereits im Aufwachraum können nach größeren Thoraxeingriffen schwerwiegende Komplikationen auftreten; die wichtigsten sind
- massive Blutung,
- Bronchusstumpfinsuffizienz,

- Herzverlagerung (nach Pneumektomie),
- bronchopleurale Fistel.

Massive Blutungen
Massive Blutungen unmittelbar nach dem Eingriff beruhen zumeist auf dem Lösen einer Ligatur um ein Lungengefäß. Sofortige Rethorakotomie, in dramatischen Situationen im Patientenbett.

Ausriss des Bronchusstumpfs
Der Ausriss des Bronchusstumpfs mit bronchopleuraler Fistel und Spannungspneumothorax ist eine unmittelbar lebensbedrohliche Komplikation, bei der der Patient sofort rethorakotomiert werden muss.

Herniation des Herzens
Sie kann eintreten, wenn bei der OP das Perikard eröffnet wurde und nicht wieder verschlossen werden konnte. Auslösende Faktoren: zu starker Sog der Pleuradrainage, zu hoher Beatmungsdruck, Lagerung des Patienten auf der pneumektomierten Seite.

Zeichen der Herniation:
- Schlagartiger Blutdruckabfall
- Herzrhythmusstörungen
- Vena-cava-superior-Syndrom

- **Behandlung**

Sofortige Rethorakotomie, bis dahin den Patienten auf der nicht operierten Seite lagern und mit niedrigem Druck beatmen, evtl. einen Vasopressor infundieren.

Nachschlagen und Weiterlesen

Hachenberg T, Welte T, Fischer S (2010) Anästhesie und Intensivtherapie in der Thoraxchirurgie. Thieme, Stuttgart
Larsen R (2016) Anästhesie und Intensivmedizin in Herz-, Thorax- und Gefäßchirurgie, 9. Aufl. Springer, Berlin, Heidelberg, New York
Müller MR, Watzka SB (2015) Expertise Thoraxchirurgie. Thieme, Stuttgart
Schneider P, Kruschewski M, Buhr HJ (Hrsg) (2018) Thoraxchirurgie für den Allgemein- und Viszeralchirurgen, 2. Aufl. Springer, Berlin, Heidelberg, New York

Internet

Deutsche Gesellschaft für Pneumologie und Beatmungsmedizin e. V., Deutsche Krebsgesellschaft e. V. (DKG) (DGP) (2018) S3-Leitlinie: Prävention, Diagnostik, Therapie und Nachsorge des Lungenkarzinoms. https://www.awmf.org/leitlinien/detail/ll/020-007OL.html. Zugegriffen: 5. Febr. 2021

Gefäßchirurgie – Aorta, periphere Gefäße, A. carotis

Reinhard Larsen

Inhaltsverzeichnis

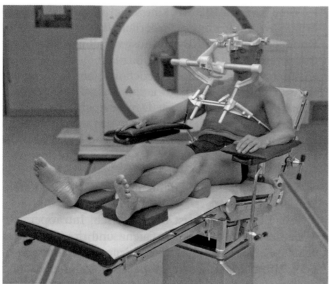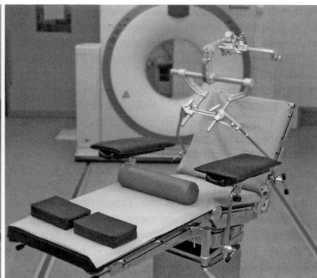

Abb. 29.3   Sitzende Position bei Eingriffen in der hinteren Schädelgrube

Mannitol) eingesetzt werden, um den intrakraniellen Druck zu senken, außerdem bei Diabetes insipidus.

Intrakranielle Druckmessung
Bei Patienten mit stark erhöhtem Hirndruck sollte, die Narkose unter kontinuierlicher Hirndruckmessung eingeleitet und fortgeführt werden.

Muskelrelaxierung
Für die meisten intrakraniellen Eingriffe ist eine Muskelrelaxierung erforderlich. Der Patient darf sich nicht bewegen, nicht husten oder pressen, damit der intrakranielle Druck nicht ansteigt. Aus diesem Grund empfiehlt sich die Überwachung der Muskelrelaxierung mit einem Nervenstimulator.

29.3.6 Lagerung des Patienten

Folgende 4 Lagerungsarten werden bei neurochirurgischen Patienten angewandt:
- Rückenlage
- Sitzende Position
- Bauchlage
- Seitenlage

Bei allen intrakraniellen Eingriffen wird der Kopf immer etwas erhöht gelagert, um den venösen Abfluss zu erleichtern und die Blutung im OP-Gebiet sowie den intrakraniellen Druck zu vermindern.

Rückenlage
Die meisten Kraniotomien werden in Rückenlage durchgeführt. Der Kopf wird um 10–15° erhöht, um den venösen Abfluss zu fördern. Bei temporoparietookzipitalen In-

zisionen wird der Kopf auf die betreffende Seite gedreht, ohne den Abfluss über die Halsvenen zu behindern. Bei bifrontaler Kraniotomie oder transsphenoidaler Hypophysenoperation liegt der Kopf erhöht in Neutralposition.

Die Rückenlage wird auch bei einem vorderen Zugang zu Operationen an der Halswirbelsäule gewählt. Die Rückenlage ist dem Anästhesisten am liebsten: Hier treten die wenigsten Komplikationen auf.

Sitzende Position
Bei der sitzenden Position wird der Oberkörper um 30–60° aufgerichtet; gleichzeitig werden die Hüft- und Kniegelenke gebeugt.

> Luftembolie und Blutdruckabfall sind die am meisten gefürchteten Komplikationen der sitzenden Position.

Vor der Lagerung muss das intravasale Volumen aufgefüllt werden, um einen Blutdruckabfall zu verhindern. Außerdem können die Beine von den Zehen bis zur Hüfte bandagiert werden, damit das Blut nicht in den unteren Extremitäten versackt.

Der Patient wird, wie in Abb. 29.3 gezeigt, gelagert. Die Unterschenkel müssen so hoch wie möglich liegen, um den venösen Rückstrom zu fördern und den Venendruck anzuheben. Hierdurch wird die Luftemboliegefahr vermindert.

Die sitzende Position wird nach der Narkoseeinleitung *schrittweise und langsam*, unter ständiger Kontrolle von Blutdruck und Herzfrequenz, hergestellt. Der Oberkörper wird um 30–60° von der Horizontalen angehoben, die Knie werden in Herzhöhe gebeugt und der Kopf in einer Mayfield-Klemme fixiert.

Eine extreme Beugung des Halses muss vermieden werden, weil hierdurch der hirnvenöse Abstrom behin-

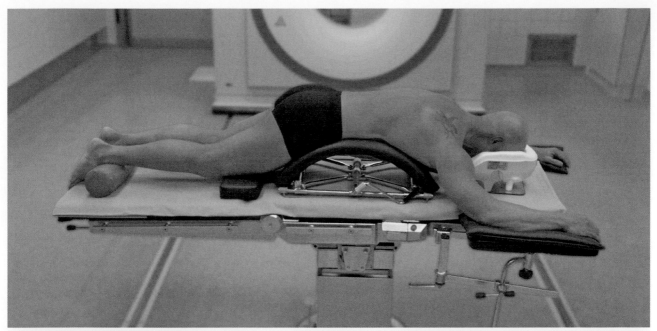

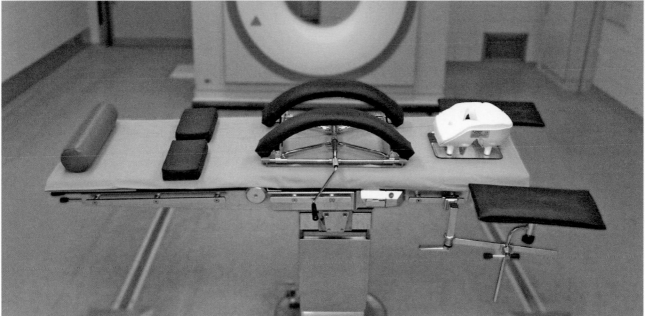

Abb. 29.4 Bauchlagerung für Bandscheibenoperationen mit Wilson-Bank

dert wird und dadurch der intrakranielle Druck ansteigt. Außerdem kann eine Mangeldurchblutung des Rückenmarks auftreten (Querschnittlähmung!). Der Abstand zwischen Kinn und Sternum muss daher mindestens 2–3 Querfinger betragen. Tubus und Verbindungsschläuche zum Respirator müssen sicher fixiert werden.

Überwachungsmaßnahmen bei Eingriffen in sitzender Position:

- Anästhesiestandardmonitoring, einschl. arterieller Kanüle
- Zentraler Venenkatheter: ▶ Abschn. 29.3.10 („Luftembolie")

- TEE, präkordialer Doppler: ▶ Abschn. 29.3.10 („Luftembolie")
- Somatosensorisch evozierte Potenziale, um eine Druckschädigung oder Minderdurchblutung des Halsmarks zu erkennen

Bauchlage

Die modifizierte Bauchlage (▶ Abb. 29.4) wird bei Bandscheibenoperationen, gelegentlich auch bei Eingriffen in der hinteren Schädelgrube angewandt. Sie erfolgt immer unter **kontrollierter Beatmung**. Spontanatmung führt zur Hypoventilation!

29

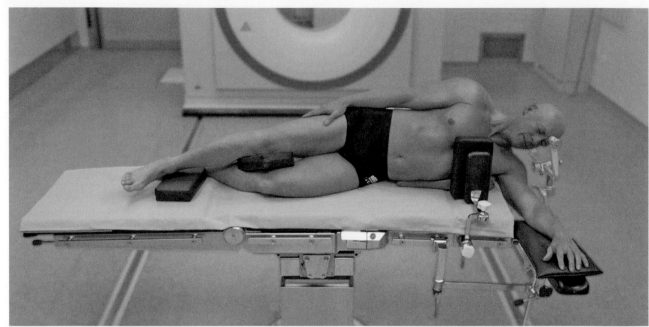

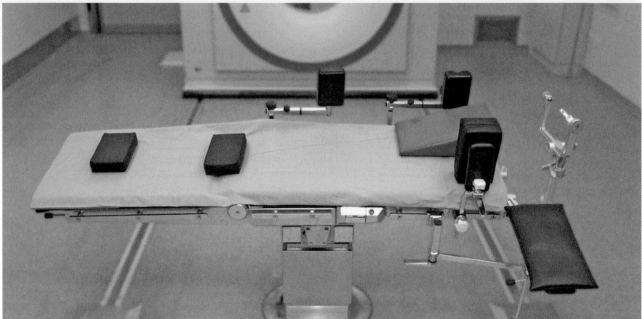

◘ Abb. 29.5   Seitenlagerung für Operationen in der hinteren Schädelgrube und temporoparietale Kraniotomien

Seitenlage

Die Seitenlage (◘ Abb. 29.5) wird angewandt bei Eingriffen in der hinteren Schädelgrube und bei temporoparietalen intrakraniellen Eingriffen sowie bei Bandscheibenoperationen.

29.3.7 Narkoseeinleitung

Die Narkoseeinleitung ist eine besonders kritische Phase. Nicht selten treten hierbei durch fehlerhafte Technik in-

trakranielle Druckanstiege auf. Die wichtigsten Faktoren sind

- Angst des Patienten beim Aufsetzen der Gesichtsmaske,
- zu flache Narkose oder ungenügende Muskelrelaxierung bei der Intubation,
- zu flache Narkose für die Intubation,
- CO_2-Anstieg während der Intubation,
- Hypoxie durch zu kurze O_2-Voratmung,
- falsche Lagerung des Kopfes.

❯ Der Patient darf erst dann intubiert werden, wenn die Narkose ausreichend tief und die Muskelrelaxierung vollständig ist.

Die Narkoseeinleitung muss glatt und rasch erfolgen. Hierfür werden Substanzen verwendet, die den intrakraniellen Druck senken: Thiopental (Trapanal) oder Propofol.

Die Muskelrelaxierung erfolgt mit einer Intubationsdosis eines ND-Muskelrelaxans (z. B. Rocuronium, 0,6 mg/kg KG i. v.). Succinylcholin kann in Sonderfällen ebenfalls verwendet werden. Muskelkontraktionen können den Hirndruck steigern und sind daher zu vermeiden.

29.3.8 Aufrechterhaltung der Narkose

Die Narkose kann als balancierte Anästhesie (Opioid + volatiles Inhalationsanästhetikum, z. B. Isofluran, Sevofluran oder Desfluran, max. 1 MAC) oder als TIVA (Propofol + Opioid, z. B. Remifentanil) aufrechterhalten werden. Bei erhöhtem Hirndruck sollte jedoch auf volatile Inhalationsanästhetika und Lachgas grundsätzlich verzichtet werden (▶ Abschn. 29.2).

❯ Während der OP darf sich der Patient nicht bewegen, nicht husten oder pressen.

Eine zu flache Narkose muss vermieden werden. Bei Bedarf können Inhalationsanästhetika in niedriger Konzentration zugesetzt werden, um unerwünschte Blutdruckanstiege zu verhindern. Spezielle Reize, die eine tiefere Narkose erfordern, sind

- Laryngoskopie,
- Lagerung,
- Einspannen des Kopfes in die Klemme,
- Inzision,
- Eröffnen des Periosts bzw. der Dura.

Vor diesen Reizen kann die Narkose durch die Bolusinjektion eines Opioids vertieft werden.

29.3.9 Intraoperative Flüssigkeitszufuhr

Eine übermäßige Flüssigkeitszufuhr kann ein Hirnödem verstärken und dadurch den intrakraniellen Druck erhöhen. Reine Glukoselösungen dürfen *nicht* infundiert werden, weil sie nach dem Abbau der Glukose hypoton werden und nachfolgend die Hirnschwellung begünstigen.

❯ Plasmaisotone Vollelektrolytlösungen sind Mittel der Wahl für den Volumenersatz bei intrakraniellen Ein-

griffen. Ein Abfall der Serumosmolalität muss wegen der Hirnödemgefahr unbedingt vermieden werden. Glukoselösungen sind kontraindiziert!

Blutverluste werden mit plasmaisotonen Elektrolytlösungen und/oder Blutkomponenten ersetzt, die Zufuhr von HES ist dagegen kontraindiziert (▶ Kap. 21).

29.3.10 Intraoperative Komplikationen

Luftembolie und Blutdruckabfall sind die wichtigsten lagerungsbedingten Komplikationen bei neurochirurgischen Operationen.

Luftembolie

Die Luftembolie tritt am häufigsten in sitzender Position auf (25–40 %), wird jedoch auch bei Seiten-, Rücken- und Bauchlage beobachtet.

Die Luftembolie wird ausgelöst, wenn ein Druckgradient von mehr als 5 mmHg zwischen dem rechten Herzen und dem oberen Pol der Wunde besteht. Niedriger zentraler Venendruck und mangelhafte chirurgische Technik begünstigen die Luftembolie.

Die Luft gelangt in das rechte Herz, vermischt sich dort mit dem Blut und behindert den Blutausstrom aus dem rechten Herzen. Dieses Luft-Blut-Gemisch verursacht ein charakteristisches *„Mühlradgeräusch"* im Ultraschalldoppler (Spätzeichen!). Die Luft gelangt über die Pulmonalarterien in den Lungenkreislauf, der dadurch verstopft.

Die Schwere der Komplikation hängt v. a. von der angesaugten Luftmenge ab (über 50 ml) und von der Geschwindigkeit, mit der die Luft angesaugt wurde. Größere Mengen können tödlich sein, weil sie durch Verlegung der Lungenstrombahn ein akutes Cor pulmonale bzw. Rechtsherzversagen hervorrufen. 10 % aller neurochirurgischen Patienten haben ein offenes Foramen ovale, über das die Luft direkt in das Gehirn oder die Koronararterien gelangen und tödliche Embolien auslösen kann.

Wichtigste Zeichen der Luftembolie
- Blutdruckabfall
- Tachykardie
- Herzrhythmusstörungen
- Gestaute Halsvenen
- Zyanose

Diese Zeichen gehen dem Kreislaufkollaps voran. Treten sie auf, sind bereits größere Mengen Luft in das Herz bzw. den Lungenkreislauf gelangt.

29

- Die Muskelrelaxierung wird mit einem ND-Muskelrelaxans fortgesetzt; am besten unter Kontrolle mit dem Nervenstimulator.
- Erhaltungsbedarf an Volumen ca. 2–4–6 ml/kg KG/h plasmaisotone Vollelektrolytlösung.
- Verluste mit balancierten Elektrolytlösungen, ggf. mit Blut und Blutderivaten, ersetzen.
- Einstellung des Respirators durch arterielle Blutgasanalysen kontrollieren.
- Überwachungsmaßnahmen: ▶ Abschn. 29.3.5.

■ **Narkoseausleitung**
- Narkose erst ausleiten, wenn Kopfverband angelegt worden ist.
- Extubation nur, wenn Patient wach, Atmung sicher ausreichend und Herz-Kreislauf-Funktion stabil ist. Opioide und Relaxanzien ggf. antagonisieren.
- Muskelzittern sollte vermieden bzw. umgehend behandelt werden, z. B. mit Clonidin, Ondansetron oder Pethidin.
- *Vor dem Transport*: Anschluss an einen Monitor mit EKG, Pulsoxymeter, Kapnometer und arterieller Druckmessung.
- *Auf dem Transport*: sorgfältige Überwachung. Beatmete Patienten nicht hypo- oder hyperventilieren.
- *Auf der Intensivstation*: Den Patienten dem Arzt übergeben, dabei über Verlauf und Besonderheiten während der OP berichten.

29.4 Spezielle Neuroanästhesie

29.4.1 Eingriffe in der hinteren Schädelgrube

Die hintere Schädelgrube wird eröffnet für die OP von Hirntumoren und Aneurysmen, die Mikrochirurgie von Hirnnerven und die Implantation von Elektroden für die Stimulation des Kleinhirns. Nicht selten besteht präoperativ ein Hydrozephalus mit gesteigertem Hirndruck. Darum wird oft vor der OP eine Ventrikeldrainage eingelegt, die den Hydrozephalus entlastet und den intrakraniellen Druck senkt.

Die Patienten werden in sitzender Position operiert, Seiten- oder Bauchlage ist aber ebenfalls möglich. Anästhesiologische Besonderheiten ergeben sich v. a. durch
- die Lagerung des Patienten,
- operative Manipulationen in der Nähe der Herz- und Kreislaufzentren des Gehirns.

■ **Sitzende Position**
Luftembolie und Blutdruckabfall sind die Hauptkomplikationen der sitzenden Position. Prophylaxe, Diagnostik und Therapie sind in ▶ Abschn. 29.3.10 beschrieben.

■ **Stimulation des Hirnstamms und der Hirnnerven**
Herzrhythmusstörungen und Blutdruckschwankungen sind die wichtigsten Komplikationen, die durch Stimulation bzw. Schädigung des Hirnstamms und der Hirnnerven entstehen. Sie müssen dem Operateur sofort mitgeteilt werden. Störungen der Atmung treten ebenfalls auf, können jedoch beim kontrolliert beatmeten Patienten nicht festgestellt werden.

■ **Schädigung des Hirnstamms**
Intraoperativ kann der Hirnstamm durch eine Kompressionsischämie (ungenügende Durchblutung aufgrund von Kompression) geschädigt werden: Die Patienten erwachen nicht mehr. Auch können Hirnnerven oder ihre Kerne geschädigt werden, sodass z. B. der Schluckreflex beeinträchtigt wird. Dann ist bei der Extubation mit Schwierigkeiten zu rechnen: Atemstörungen und Aspirationsgefahr!

■ **Postoperative Frühkomplikationen**
Zu den postoperativen Frühkomplikationen zählen
- Ödem,
- Hämatom,
- Infarkt von Hirnstamm und Kleinhirn.

Die **Zeichen** sind folgende:
- Vorher ansprechbare Patienten werden plötzlich bewusstlos.
- Arterielle Hypertonie.
- Bradykardie.
- Unregelmäßige oder fehlende Atmung.

Die Behandlung besteht in sofortiger Reintubation und Beatmung und der operativen Reexploration.

29.4.2 Intrakranielle Aneurysmen und arteriovenöse Malformationen

Aneurysmen (◖ Abb. 29.6) sind umschriebene Erweiterungen der Hirnarterien. Bei über 90 % handelt es sich um angeborene, meist sack- oder spindelförmige Erweiterungen, der Rest ist durch Arteriosklerose, Trauma oder Sepsis bedingt. Hypertensive Mikroaneurysmen kommen ebenfalls vor. Lokalisiert sind die meisten Aneurysmen im vorderen Hirnkreislauf (A. carotis interna, A. cerebri anterior und A. cerebri media), nur 10–20 % im hinteren Hirnkreislauf (A. vertebralis, A. basilaris, A. cerebri posterior).

Aneurysmen mit einem Durchmesser von mehr als 2,5 cm werden als *Riesenaneurysmen* bezeichnet; ihre Häufigkeit beträgt ca. 5 %.

Bei der **arteriovenösen Malformation** handelt es sich um angeborene oder erworbene (z. B. arteriovenöse Fisteln nach Trauma, Kraniotomie oder Sinusvenen-

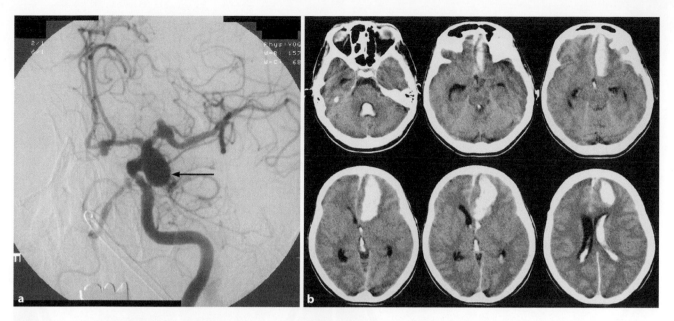

Abb. 29.6 Hirnarterienaneurysma. a Angiografische Darstellung des Aneurysmas (*Pfeil*). **b** Aneurysmablutung (*weiß*) im Computertomogramm mit Verlagerung der Hemisphären

thrombose) zerebrale Gefäßmissbildungen mit einer Kurzschlussverbindung zwischen einer Arterie und ihrer Begleitvene. Der arterielle Druck wird direkt auf den venösen Anteil übertragen, und entsprechend hoch kann das kurzgeschlossene (funktionell unwirksame) Blutvolumen sein. Im Extremfall ist der Shunt so groß, dass sich eine Kardiomyopathie mit Herzinsuffizienz entwickelt. Aufgrund der Struktur der Missbildungen können eine venöse Abflussbehinderung, eine venöse Hypertonie sowie ein Pseudoaneurysma auftreten.

Klinisches Bild der Aneurysmaruptur

Häufigste Manifestation eines zerebralen Aneurysmas ist die **spontane** (d. h. nichttraumatisch bedingte) **Subarachnoidalblutung** (Abb. 29.7), hervorgerufen durch eine Ruptur. In einigen Fällen kann die Aneurysmaruptur auch zu intrazerebralen und intraventrikulären Blutungen führen.

> Typisch für eine Subarachnoidalblutung ist ein plötzlich einsetzender, meist heftiger ("vernichtender") Kopfschmerz, wie er bislang vom Patienten noch nicht erlebt worden ist.

Weitere **Symptome** sind
- Schwindel,
- Übelkeit und Erbrechen,
- Nackensteifigkeit,
- evtl. Bewusstseinsverlust,
- fokale neurologische Ausfülle.

Als Ersatz für die Einteilung der Subarachnoidalblutung nach Hunt und Hess wurde von der World Federation of Neurosurgical Societies (WFNS) eine Bewertungsskala unter Berücksichtigung der Glasgow-Koma-Skala eingeführt (Tab. 29.2).

Während der Blutung in den Subarachnoidalraum steigt der intrakranielle Druck kurzfristig sehr stark an und nimmt in den nächsten 30 min durch Umverteilung des Liquors in den Intraspinalraum wieder ab. Ausmaß und Dauer des intrakraniellen Druckanstiegs bestimmen die anfängliche Abnahme der Hirndurchblutung und damit den klinischen Schweregrad der Subarachnoidalblutung. Ein subarachnoidales Blutvolumen von mehr als 150 ml wird nicht überlebt.

Zerebraler Vasospasmus

Die aneurysmatische Subarachnoidalblutung bewirkt eine Kontraktion der Hirnarterien. Dieser Vasospasmus ist zwischen dem 6. und 10. Tag nach dem Blutungsereignis maximal ausgeprägt und kann zu einer sekundären Mangeldurchblutung des Gehirns führen. Insgesamt ist das neurologische Ergebnis bei schwerem Vasospasmus ungünstiger und ein tödlicher Ausgang doppelt so häufig wie bei einer Subarachnoidalblutung ohne Vasospasmus.

Klinisches Bild der arteriovenösen Malformation

Klinisch manifestiert sich die arteriovenöse Malformation am häufigsten als intrakranielle Blutung, bei 95 % der Patienten kombiniert mit einer Subarachnoidalblutung. Eine alleinige Subarachnoidalblutung ist hingegen

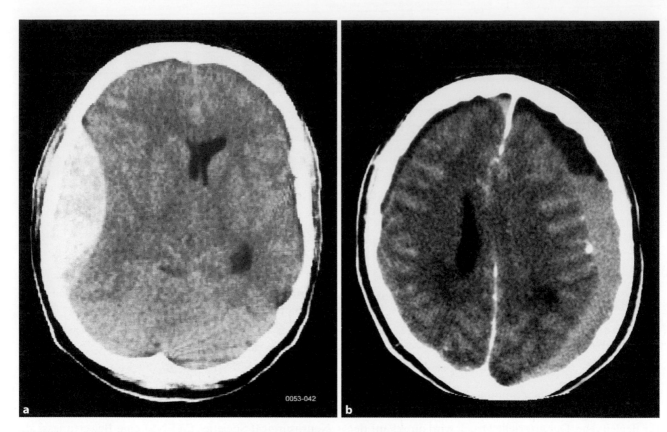

◘ Abb. 29.7 Computertomografie (CT) bei Schädel-Hirn-Trauma. a Mit epiduralem Hämatom, **b** mit subduralem Hämatom

◘ Tab. 29.2 Stadieneinteilung der Subarachnoidalblutung. (Nach: WFNS)

Stadium	Glasgow-Koma-Skala	Motorisches Defizit
1	15	Keines
2	14–13	Keines
3	14–13	Vorhanden
4	12–7	Vorhanden oder nicht vorhanden
5	6–3	Vorhanden oder nicht vorhanden

bei arteriovenöser Malformation sehr selten. Ursache der Blutungen ist die Ruptur der Malformation. Weitere mögliche Symptome sind
- Krampfanfälle,
- halbseitige Kopfschmerzen,
- neurologische Ausfälle.

Diagnostik der Subarachnoidalblutung

Bei Verdacht wird notfallmäßig eine kraniale CT ohne Kontrastmittel oder eine Magnetresonanztomografie (MRT) durchgeführt. Eine diagnostische Lumbalpunktion erfolgt nur bei negativem CT/MRT und hinreichendem klinischen Verdacht. Ist eine Subarachnoidalblu-

tung im CT nachgewiesen worden, erfolgt *umgehend* eine selektive digitale Subtraktionsangiografie (DSA), um die Blutungsquelle zu lokalisieren, eine Malformation auszuschließen und das operative Vorgehen zu planen. Diagnostische Alternative: CT-gestützte Angiografie.

Behandlung der Subarachnoidalblutung

Die Behandlung von Aneurysmen richtet sich v. a. nach der akuten Blutung, der Gefahr der erneuten Ruptur und des Vasospasmus. Die Gefahr der erneuten Ruptur ist am 1. Tag am größten. Während der Zeit des maximalen Vasospasmus – also zwischen dem 6. und dem 10. Tag – sind die operativen Ergebnisse am ungünstigsten. Das Aneurysma kann mikrochirurgisch oder interventionell neuroradiologisch (durch Coiling) ausgeschaltet werden. Aneurysmen nach Subarachnoidalblutung sollten bevorzugt endovaskulär, also durch Coiling, behandelt werden, wenn hierfür die technischen Kriterien erfüllt sind (Leitlinie der DGN).

Erstversorgung

Zu den wichtigsten Erstmaßnahmen nach der Aufnahme in die Klinik gehören folgende:
- Stabilisierung der Vitalfunktionen, evtl. endotracheale Intubation
- Bei systolischen Blutdruckwerten von > 150 mmHg: antihypertensive Therapie, angestrebte systolische Blutdruckwerte: 120–140 mmHg

- Zerebrale Perfusionsdruck (CPP): 60–90 mmHg, bei durchblutungsminderndem Vasospasmus 80–120 mmHg (DGN-Leitlinie)
- Bei starker Bewusstseinstrübung oder Koma: endotracheale Intubation und mäßige kontrollierte Hyperventilation
- bei Anisokorie: sofort antiödematöse Therapie mit Mannitol

Prophylaxe des zerebralen Vasospasmus

Eine prophylaktische Triple-H-Therapie ist nicht indiziert. Üblicherweise wird zur Prophylaxe eines Spasmus der Hirngefäße und dadurch bedingter ischämischer Komplikationen der Kalziumantagonist **Nimodipin** zugeführt. Obwohl Nimodipin einen Vasospasmus nicht aufheben kann, soll das neurologische Ergebnis nach einer Subarachnoidalblutung durch die Substanz verbessert werden. Wegen der blutdrucksenkenden Wirkung mit Abnahme des zerebralen Perfusionsdrucks muss die i. v. Nimodipintherapie lückenlos überwacht und den jeweiligen Blutdruckwerten angepasst werden.

Aneurysma-Coiling

Beim Coiling (von engl. „coil" = Spirale, Wicklung) wird der Aneurysmasack über ein Mikrokathetersystem mit spezialbeschichteten Platinmikrospiralen ausgefüllt und so vom Blutfluss ausgeschlossen. Der Zugang zum Hirnaneurysma erfolgt über die A. femoralis mit Roadmap-Technik und gleichzeitigem nativem Durchleuchtungsbild. Der Eingriff wird in der Regel in **Allgemeinanästhesie** durchgeführt, um eine vollständige Ruhigstellung des Patienten zu erreichen. Dauer: durchschnittlich 1–2 h.

Ob ein Aneurysma embolisiert werden kann, hängt v. a. von seiner Größe, Form, Beschaffenheit und Lage ab. Ungünstig sind große Aneurysmen (> 10 mm Durchmesser) und Riesenaneurysmen mit weitem Hals, eine teilweise Thrombosierung des Aneurysmasacks sowie Aneurysmen im Bereich multipler Gefäßabzweigungen.

Risiken des Coiling:
- Aneurysmaperforation mit massiver Blutung
- Thromboembolien
- Verschluss des Aneurysmagefäßes
- Ruptur und Dislokation von Spiralen mit Gefäßverschluss
- Rezidivblutung unvollständig verschlossener Aneurysmen

Insgesamt ist die 30-Tage-Sterblichkeit beim Coiling etwa um die Hälfte niedriger als bei der OP mit Clip.

Anästhesiologisches Vorgehen bei Operationen von Aneurysmen und arteriovenösen Malformationen

Standardoperation von Hirnaneurysmen ist die Kraniotomie mit mikrochirurgischem Clipping, d. h. das Abklemmen des Aneurysmahalses mit einem Clip. Hierdurch wird das Aneurysma von der weiteren Blutzufuhr abgeschnitten. Das anästhesiologische Vorgehen entspricht dem für die Kraniotomie beschriebenen (▶ Abschn. 29.3.13). Verbindliche Anästhesiestandards fehlen allerdings. Folgende spezifische Gefahren sind zu beachten:
- Blut- und intrakranieller Druckabfall nach Eröffnung des Schädels
- Ruptur des Aneurysmas im Verlauf der Gefäßpräparation mit Blutung

- **Praktisches Vorgehen**
- Narkose: TIVA oder balancierte Anästhesie (volatile Anästhetika + Opioid).
- Nach Eröffnung des Schädels können sich transmurale Druckgradienten direkt auf die pathologisch veränderte Gefäßwand übertragen und zur Ruptur des Aneurysmas führen. Entsprechend müssen in dieser Phase stärkere Blutdruckanstiege, Blutdruckabfälle sowie ein Abfall des intrakraniellen Drucks vermieden werden.
- Vor Eröffnung der Dura mater darf keine lumbale Drainage von Liquor erfolgen; außerdem keine stärkere Hyperventilation und keine Zufuhr von Osmotherapeutika.
- Nach Eröffnung der Dura mater kann über einen lumbalen Katheter Liquor abgelassen werden, um das operative Vorgehen zu erleichtern; wenn nötig, kann außerdem Mannitol zugeführt werden. Hyperventilation kann einen bestehenden Vasospasmus verstärken und darf daher nur mit Vorsicht angewandt werden.
- In der Phase der Gefäßpräparation ist die Gefahr der Aneurysmaruptur besonders groß. Einige Anästhesisten senken den systolischen Blutdruck während dieser Zeit medikamentös um 60 mmHg unter den Ausgangswert (kontrollierte Hypotension).
- Bei **Aneurysmaruptur** sollte der arterielle Mitteldruck auf ca. 50 mmHg gesenkt werden, bei Ruptur supratentorieller Aneurysmen unterstützt durch Kompression der A. carotis communis am Hals.
- Bei Riesenaneurysmen kann eine mäßige kontrollierte Hypothermie angewandt werden, um die für die Präparation der Gefäße zur Verfügung stehende Zeit zu verlängern.

Hauptgefahren der OP von **arteriovenösen Malformationen** sind massive Blutungen und eine maligne Hirnschwellung. Wegen der Blutungsgefahr wird häufig eine kontrollierte Hyperventilation empfohlen. Da die Gefäßpräparation zumeist länger dauert, sollte der Blutdruck nicht zu stark gesenkt werden. Nach der operativen Entfernung der arteriovenösen Missbildung sollte der arterielle Mitteldruck für ca. 20–30 min in den Bereich des oberen Normwerts des Patienten angehoben werden. Hypertone Blutdruckwerte müssen wegen der Gefahr des **Hyperperfusionssyndroms** aber strikt vermieden werden.

29

29.4.3 Schädel-Hirn-Trauma

Zu den sekundären Komplikationen eines Schädel-Hirn-Traumas, die operativ behandelt werden müssen, gehören v. a. die **intrakraniellen Hämatome** (◘ Abb. 29.7). Hierbei ist eine besonders enge Zusammenarbeit von Anästhesist und Neurochirurg erforderlich, um eine sekundäre Schädigung des Gehirns durch Hypoxie, Hyperkapnie und Blutdruckabfall zu verhindern (Intensivbehandlung des Schädel-Hirn-Traumas in ▶ Kap. 67). Impressionsfrakturen des Schädels werden ebenfalls operativ behandelt. Erstversorgung des Schädel-Hirn-Trauma-Patienten: ▶ Kap. 37.

- **Praktisches Vorgehen**
- Atemwege und Atmung sichern. Bewusstlose (Glasgow-Koma-Skala ≤ 8) frühzeitig intubieren. Bei bereits vom Notarzt intubierten Patienten die Tubuslage kontrollieren.
- Herz-Kreislauf-Funktion stabilisieren. Blutdruckabfall verhindern. Zerebraler Perfusionsdruck 50–70 mmHg, systolischer Blutdruck > 90 mmHg, Normovolämie.
- Beatmung: anfänglich Normoventilation (pCO_2 35–38 mmHg), p_aO_2 > 60 mmHg, S_aO_2 > 90 %; druckkontrollierte Beatmung möglich, jedoch Atemzugvolumen kontrollieren.
- Blutzucker nicht mehr als 180 mg/dl.
- Frühzeitig zerebrale CT durchführen und dann das weitere Vorgehen festlegen.
- Bei intrakraniellen Blutungen ist die OP in der Regel dringlich, darum darf nicht unnötig Zeit vertan werden.
- Liegen allerdings mehrere lebensbedrohliche Verletzungen vor, die operativ versorgt werden müssen, haben **kreislaufstabilisierende Eingriffe** Vorrang. Bei Kombinationsverletzungen wie Leberruptur und epiduralem Hämatom ist gleichzeitiges Operieren zweier Teams zweckmäßig.
- Schädel-Hirn-Traumen sind häufig mit **Begleitverletzungen** verbunden, die akut lebensbedrohlich sein können. Diese Verletzungen müssen möglichst vor dem intrakraniellen Eingriff festgestellt und ggf. behandelt werden.
- Blutdruckabfall, Tachykardie und Blässe sind Hinweise auf eine Blutung in den Thorax oder das Abdomen, wenn keine äußeren Verletzungen erkennbar sind.
- Blutverluste bei isoliertem Schädel-Hirn-Trauma sind zumeist unbedeutend. Bei der Kraniotomie können dagegen erhebliche Blutverluste auftreten. Darum immer ausreichend Blutkonserven bereitstellen!
- Die Narkose erfolgt nach den in ▶ Abschn. 29.3.13 dargelegten Grundsätzen.

> ❯ Inhalationsanästhetika sind beim Schädel-Hirn-Trauma kontraindiziert!

29.4.4 Neuroradiologische Untersuchungen

Die für den Anästhesisten wichtigsten Untersuchungsmethoden sind
- CT, MRT,
- zerebrale Angiografie,
- Ventrikulografie.

Bei sehr vielen Patienten können diese Untersuchungen unter Lokalanästhesie und Sedierung durchgeführt werden. Bei Kindern und unkooperativen Patienten ist jedoch in der Regel eine Allgemeinnarkose (TIVA oder balancierte Anästhesie) erforderlich, damit die radiologischen Aufnahmen nicht durch Bewegungen des Patienten unbrauchbar werden.

29.4.5 Operationen an der Wirbelsäule

Neurochirurgische Eingriffe an der Wirbelsäule werden v. a. bei degenerativen Erkrankungen der Bandscheiben und bei Tumoren durchgeführt, viel seltener hingegen bei akuten Traumen. Die Operationen erfolgen in Bauch- oder Seitenlage oder in sitzender Position (▶ Abschn. 29.3.6).

Bandscheibenvorfall

Beim Bandscheibenvorfall „fällt" eine Bandscheibe in den seitlichen Anteil des Spinalkanals vor und komprimiert die Nervenwurzel (◘ Abb. 29.8). Schmerzen und neurologische Funktionsstörungen in dem von der betroffenen Nervenwurzel versorgten Gebiet sind die Folge. Beim zentralen Bandscheibenvorfall wird die Cauda equina des Rückenmarks komprimiert – eine Indikation zur dringlichen OP. Operativ wird beim Bandscheibenvorfall eine sog. „Laminektomie" durchgeführt, d. h., der Wirbelbogen wird reseziert und der vorgefallene Bandscheibenanteil ausgeräumt. Hierdurch wird die Kompression der Nervenwurzel beseitigt.

- **Besonderheiten bei der Anästhesie**
Lumbale Bandscheibenoperationen werden in modifizierter Bauchlage oder in Seitenlage durchgeführt, Operationen im Bereich der Halswirbelsäule oft in sitzender Position oder in Rückenlage, wie z. B. die **Cloward-Operation**, eine vordere Verblockungsoperation im Bereich der Halswirbelsäule, z. B. bei lokaler Spondylolyse oder degenerativen Bandscheibenerkrankungen mit Einengung des Spinalkanals und Kompression des Rückenmarks. Anästhesiebesonderheiten ergeben sich im Wesentlichen aus der Lagerung (Einzelheiten: ▶ Abschn. 29.3.6). Bei

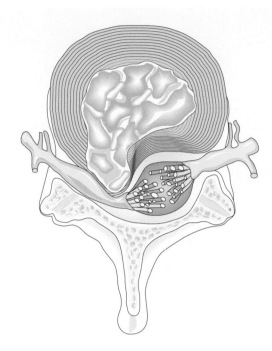

Abb. 29.8 Bandscheibenvorfall mit Kompression der linken Spinalnervenwurzel

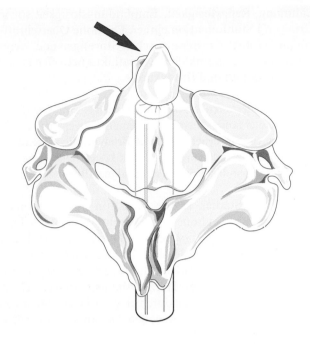

Abb. 29.9 Densfraktur. Der Zapfen des 2. Halswirbelkörpers (Axis), um den sich der 1. Halswirbel (Atlas) normalerweise dreht, ist komplett durchgebrochen; Eindringen des Zapfens in das Rückenmark führt sofort zum Tod. Die Behandlung erfolgt operativ durch Fixierung

sonst gesunden Patienten können die üblichen Verfahren der Allgemeinnarkose (TIVA, balancierte Anästhesie) zusammen mit kontrollierter Beatmung und Muskelrelaxierung durchgeführt werden.

29.4.6 Verletzungen der Wirbelsäule

Verletzungen (■ Abb. 29.9) können zu neurologischen Funktionsstörungen bis hin zum Querschnittsyndrom führen (Einzelheiten: ▶ Kap. 67). Häufig werden die Verletzungen konservativ behandelt, jedoch ist bei einigen dislozierten Frakturen eine Fixierung durch Verdrahtung und evtl. Spongiosa- bzw. Palakosplastik erforderlich. Die Zufuhr von **Methylprednisolon** wird nicht empfohlen, da Beweise für eine Wirksamkeit fehlen.

■ **Besonderheiten bei der Anästhesie**
Bei allen instabilen Frakturen mit geringen oder fehlenden neurologischen Ausfällen besteht die Gefahr einer irreversiblen Rückenmarkschädigung, darum gilt:

❶ Bei allen instabilen Frakturen der Wirbelsäule ohne oder mit nur geringen neurologischen Funktionsstörungen müssen alle unsachgemäßen Bewegungen des Kopfes und des Halses vermieden werden.

■ **Praktisches Vorgehen**
— Bei der endotrachealen Intubation von Patienten mit instabilen Frakturen im Bereich der Halswirbelsäule

darf der Kopf nur wenig gebeugt oder gestreckt werden.
— Intubiert wird in Mittelposition des Kopfes, meist ohne Intubationskissen, wenn erforderlich im Wachzustand des Patienten unter Sedierung, am besten fiberoptisch (oral oder nasal) – in jedem Fall eine Aufgabe für den erfahrenen Facharzt. Bewusstlose oder unkooperative Patienten sollten in Allgemeinnarkose intubiert werden. Kardiovaskulär instabile Patienten sollten mit Etomidat oder Ketamin eingeleitet werden.
— In Absprache mit dem Chirurgen muss geklärt werden, ob für die Narkoseeinleitung eine evtl. vorhandene Extension entfernt werden darf oder Zug durch eine Hilfsperson per Hand ausgeübt werden soll. Hilfreich ist bei vielen Patienten auch die Lagerung auf einer Vakuummatratze.
— Die Lagerung des Patienten auf dem OP-Tisch ist ebenfalls eine besonders kritische Phase, bei der mit großer Umsicht, unter minimaler Bewegung von Kopf, Wirbelsäule und Extremitäten, vorgegangen werden muss. Für das Umlagern sind immer mehrere Helfer erforderlich. Zum praktischen Vorgehen: ▶ Kap. 4.

Bei akuter traumatischer Querschnittlähmung muss, abhängig von der Höhe der Verletzung, mit **Störungen der Atem- und Herz-Kreislauf-Funktion** gerechnet werden. Eine akute Querschnittlähmung geht mit motorischer

Lähmung, Reflexlosigkeit, Empfindungslosigkeit sowie Urin- und Stuhlretention einher. Die hohe Querschnittlähmung führt zu respiratorischen Störungen und, wenn der Bereich des thorakalen Sympathikus betroffen ist, zu Blutdruckabfall und Bradykardie.

> ❯ Die Minderfunktion des sympathischen Nervensystems bei akuter hoher Querschnittlähmung prädisponiert zu schwerem **Blutdruckabfall und Bradykardie** während der Narkoseeinleitung. Außerdem besteht eine gesteigerte Empfindlichkeit gegenüber akuten Blutverlusten.

In späteren Stadien ist die Funktion des autonomen Nervensystems bei hoher Querschnittlähmung (ab Th6) gewöhnlich gesteigert (vegetative Dysregulation). Dann ist nach der Narkoseeinleitung eher mit erheblichen **Blutdruckanstiegen** und Bradykardie zu rechnen, gelegentlich auch mit ventrikulären Herzrhythmusstörungen. Diese Reaktionen können auch durch eine starke Dehnung von Hohlorganen (z. B. einer vollen Harnblase) ausgelöst werden.

Nachschlagen und Weiterlesen

Deutsche Gesellschaft für Anästhesie und Intensivmedizin (DGAI) (2008) Perioperatives Management bei neurochirurgischen Operationen in sitzender oder halbsitzender Position. Empfehlungen des Wissenschaftlichen Arbeitskreises Neuroanästhesie der DGAI. Anasth Intensivmed 49:47–51 (https://www.dgai.de/publikationen/vereinbarungen.html. Zugegriffen: 05. Februar 2021)

Dützmann S (2018) BASICS Neurochirurgie, 3. Aufl. Urban & Fischer/Elsevier, München

Engelhard K, Menzel M, Baetgen R (2011) Aktualisierte Empfehlungen: Innerklinische Akutversorgung des Patienten mit Schädel-Hirn-Trauma. Aus dem Wissenschaftlichen Arbeitskreis Neuroanästhesie der DGAI. Anasth Intensivmed 52(2011):S65–S72 (https://www.dgai.de/publikationen/vereinbarungen.html. Zugegriffen: 05. Februar 2021)

Internet

Deutsche Gesellschaft für Neurochirurgie (2015) Leitlinie Schädel-Hirn-Trauma im Erwachsenenalter. https://www.awmf.org/leitlinien/detail/ll/008-001.html. Zugegriffen: 5. Febr. 2021

Deutsche Gesellschaft für Neurologie e. V. (DGN) (2012) Leitlinie Subarachnoidalblutung (SAB). https://www.awmf.org/leitlinien/detail/ll/030-073.html. Zugegriffen: 5. Febr. 2021

Deutsche Gesellschaft für Neurologie e. V. (DGN) (2017) Leitlinie Intrakranieller Druck (ICP). https://www.awmf.org/leitlinien/detail/ll/030-105.html. Zugegriffen: 5. Febr. 2021

Augenoperationen

Reinhard Larsen

Inhaltsverzeichnis

30

30.3.3 Perforierende Augenverletzungen

Die Versorgung dieser Notfälle ist dringlich. **Anstiege des Augeninnendrucks** müssen vermieden werden, denn sie können zum Austreten von Augeninhalt und zur Erblindung führen.

Operation bei perforierender Augenverletzung
- Der Patient gilt als nichtnüchtern.
- OP-Dauer: 30–(45–)120 min
- Rückenlagerung des Patienten
- Schmerzintensität: gering bis sehr stark
- Anästhesie: Intubations- oder Larynxmaskennarkose, kontrollierte Beatmung

---

■ **Praktisches Vorgehen**
- Bei der Präoxygenierung darf kein Druck mit der Maske auf die Augen ausgeübt werden.
- Für die Notfallintubation kann Rocuronium eingesetzt werden (Antagonist: Sugammadex). Vorsicht: Zu frühe Intubationsversuche bei zu flacher Narkose und ungenügender Muskelrelaxierung können Husten und Pressen und hierdurch einen drastischen Anstieg des Augeninnendrucks auslösen.
- Anästhesisten, die eine Aspiration mehr fürchten als Anstiege des Augeninnendrucks, führen eine „Blitzeinleitung" durch und verwenden Succinylcholin oder Rocuronium für die Intubation. Diese Technik gilt als sicher für den Augeninnendruck.
- Für die Intubation ist eine ausreichend tiefe Narkose erforderlich, um Anstiege des Augeninnendrucks zu vermeiden.
- Die Extubation kann am wachen Patienten erfolgen. Hierbei sollten Husten und Pressen unbedingt vermieden werden.

■ **Vorgehen bei Kindern**
Heftige Abwehr und Schreien des Kindes, z. B. beim Anlegen eines venösen Zugangs, steigern den Augeninnendruck und müssen daher vermieden werden. Eventuell muss per Inhalation eingeleitet werden.

30.3.4 Überwachung im Aufwachraum

Es wird die übliche Standardüberwachung durchgeführt. Husten, Pressen, Würgen, Erbrechen und hoher arterieller Blutdruck müssen vermieden werden. Der Kopf sollte etwas erhöht gelagert werden, um die Abflussbedingungen des Auges zu verbessern, möglich ist auch die Lagerung des Körpers auf der nichtoperierten Seite.

■ **Postoperative Schmerztherapie**
- Nach der OP unter Lokalanästhesie sind zunächst keine Analgetika erforderlich.
- Nach Allgemeinanästhesie: Ibuprofen oder Oxycodon, je nach Schmerzstärke.

Nachschlagen und Weiterlesen

Dahlmann C (2019) Basics Augenheilkunde, 5. Aufl. Urban & Fischer/Elsevier, München
Grehn F (2019) Augenheilkunde, 32. Aufl. Springer, Berlin, Heidelberg, New York
Rex S (2004) Anästhesie in der Augenheilkunde. Anaesthesist 50:798–815

HNO-Operationen und Mund-Kiefer-Gesichtschirurgie

Reinhard Larsen

Inhaltsverzeichnis

© Der/die Herausgeber bzw. der/die Autor(en), exklusiv lizenziert durch Springer-Verlag GmbH, DE, ein Teil von Springer Nature 2021
R. Larsen, T. Fink, T. Müller-Wolff (Hrsg.), *Larsens Anästhesie und Intensivmedizin für die Fachpflege*,
https://doi.org/10.1007/978-3-662-63127-0_31

Bei **HNO-Operationen** sind viele Patienten kleine Kindern; ältere Patienten sind oft multimorbide; langjähriger Alkohol- und Nikotinabusus sind häufig. Operateur und Anästhesist teilen sich bei zahlreichen Eingriffen den Luftweg; dann ist eine besonders enge Zusammenarbeit erforderlich, um schwerwiegende respiratorische Komplikationen zu vermeiden. Blutungen nach Tonsillektomie sind besonders gefährlich, v. a. bei kleinen Kindern. Oft wurden große Mengen Blut verschluckt, sodass entsprechende Vorsichtsmaßnahmen bei der Narkoseeinleitung erforderlich sind. Das Patientenspektrum in der **Mund-Kiefer-Gesichtschirurgie** umfasst v. a. Kinder mit Fehlbildungen, geistig behinderte Kinder zur Zahnsanierung, Polytraumatisierte mit Frakturen des Gesichtsschädels (und des Gehirns), außerdem Tumorpatienten mit langjährigem Alkohol- und Nikotinabusus sowie kardialen und hepatischen Begleiterkrankungen. Besonders bei Tumoren in Mundhöhle und Pharynx muss mit erheblichen Schwierigkeiten bei der Maskenbeatmung und endotrachealen Intubation gerechnet werden; Blutungen aus zerfallenden Tumoren sind ebenfalls möglich. Die Eingriffe selbst können oft viele Stunden dauern.

31.1 HNO-Operationen

31.1.1 Atemwege

Zahlreiche Operationen und diagnostische Eingriffe erfolgen im Bereich der Atemwege. Die Gefahr einer Verlegung der Atemwege durch Blut, Sekret und Instrumente ist dann besonders groß. Darum werden diese Eingriffe meist in Allgemeinnarkose mit endotrachealer Intubation vorgenommen. Hierbei werden nicht abknickende Spiraltuben bevorzugt. Außerdem wird oft der Rachen austamponiert, damit kein Blut am Tubus entlang in den Kehlkopf und in die Luftröhre gelangen kann. Besondere Vorsicht ist bei der Extubation geboten, wenn der Patient im Bereich der Atemwege blutet: Er sollte erst extubiert werden, wenn die Schutzreflexe zurückgekehrt sind.

31.1.2 Schwierige Intubation

Bei Erkrankungen im Mund- und Halsbereich ist besonders häufig mit Intubationsschwierigkeiten zu rechnen. Darum muss sich der Anästhesist bei der Prämedikationsvisite sorgfältig über den mutmaßlichen Zustand der Luftwege und über vorangegangene Intubationen (Tubusgröße, spezielle Schwierigkeiten) informieren.

Bei manchen Patienten ist es zweckmäßig, vor der Intubation in Lokalanästhesie und leichter Sedierung die oberen Atemwege mithilfe eines Bronchoskops oder Laryngoskops zu inspizieren.

> ❯ Erwartet schwierige Intubationen erfolgen bei HNO-Patienten grundsätzlich in Tracheotomiebereitschaft.

31.1.3 Nottracheotomie

Ist bei einer Verlegung der oberen Luftwege mit drohendem Ersticken die endotracheale Intubation nicht möglich, wird in Lokalanästhesie eine Nottracheotomie vorgenommen. Während der OP erhält der Patient 100 % Sauerstoff über eine Maske. Wenn erforderlich, wird die Atmung durch Kompression des Atembeutels unterstützt. Sedativa dürfen in dieser Phase nur mit allergrößter Vorsicht und nur in niedrigen Dosen angewandt werden.

31.1.4 Jet-Ventilation

Dieses Beatmungsverfahren (◘ Abb. 31.1) wird v. a. bei Eingriffen im Bereich des Kehlkopfes angewandt. Der Patient ist apnoisch; Atembewegungen und Bewegungen der Stimmbänder sind ausgeschaltet. Sauerstoff strömt über eine Öffnung im Laryngoskop oder Bronchoskop oder über einen speziellen Tubus – unter hohem Fluss – in die Lungen ein. Durch den Venturi-Effekt wird Raumluft angesaugt. Die inspiratorische O_2-Konzentration ist nicht kontrollierbar.

31.1.5 Adenotomie, Tonsillotomie und Tonsillektomie

Bei den Patienten handelt es sich zumeist um Kinder oder jüngere Erwachsene. Die OP erfolgt unter Intubationsnarkose, bei Kindern > 15 kg KG auch unter (Spiral-)Larynxmaskennarkose, bei Erwachsenen auch unter Lokalanästhesie durch den Operateur (Nachteil: unangenehm). Besonderes Augenmerk gilt den Atemwegen, die partiell verlegt sein können.

Postoperative Übelkeit und Erbrechen sind häufig. Darum wird eine **PONV-Prophylaxe** empfohlen, z. B. mit
- Ondansetron; 0,1 mg/kg KG, + Dexamethason, 0,15–0,5 mg/kg KG, oder
- Dehydrobenzperidol (DHBP), ab 2. Lebensjahr: 20–40 µg/kg KG.

- **Vorgehen**
- Werden die Atemwege präoperativ durch stark hypertrophierte Tonsillen eingeengt, sollte auf die Zufuhr von Sedativa bzw. Hypnotika vor der Narkoseeinleitung besser verzichtet werden.
- Bei vermehrter Speichelsekretion kann ein Anticholinergikum wie Atropin kurz vor der OP i. v. injiziert werden.

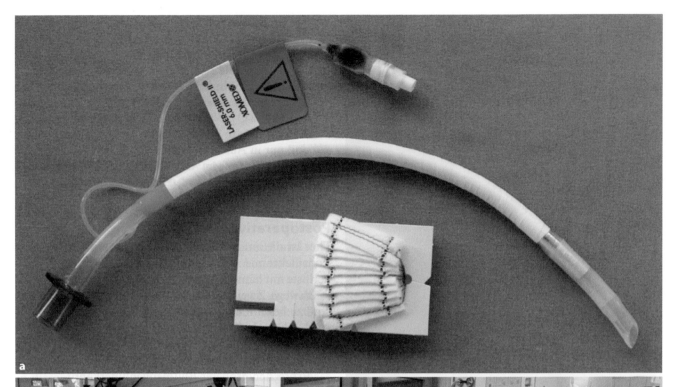

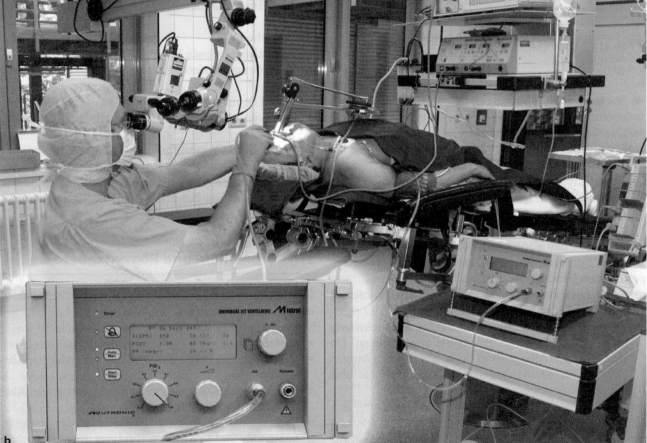

◻ **Abb. 31.1   Jet-Ventilation beim Larynxeingriff. a** Lasertubus für Jet-Ventilation, **b** Jet-Ventilator, eingestellt ist eine Atemfrequenz von 150/min

- Die Anwesenheit von Bezugspersonen bei der Narkoseeinleitung kann von Nutzen sein.
- Das Verfahren der Wahl ist die (oft ambulante) Intubationsnarkose. Intubiert wird zumeist nasal, um optimale OP-Bedingungen zu schaffen.
- Nach der Intubation sollte der Rachen austamponiert werden, um das Ablaufen von Blut in Magen und/oder Lunge zu verhindern.
- Extubiert wird erst nach sorgfältigem Absaugen der Mundhöhle in Seitenlage mit leichter Tieflagerung des Kopfes. In dieser Lagerung erfolgt auch der Transport des Patienten in den Aufwachraum.

Nachschlagen und Weiterlesen

Gürkov R (2019) BASICS Hals-Nasen-Ohren-Heilkunde, 5. Aufl. Urban & Fischer/Elsevier, München

Howaldt HP, Schmelzeisen R (2015) Einführung in die Mund-, Kiefer-, Gesichtschirurgie, 2. Aufl. Deutscher Zahnärzte-Verlag, Köln

Lenarz T, Boenninghaus HG (2012) Hals-Nasen-Ohren-Heilkunde, 14. Aufl. Springer, Berlin, Heidelberg, New York

Internet

Österreichischen Gesellschaft für Anästhesiologie, Reanimation und Intensivmedizin (ÖGARI) (2013) Information kompakt. Anästhesiologisches Management bei den häufigsten HNO-Eingriffen im Kindesalter. https://www.oegari.at/web_files/dateiarchiv/editor/im_anaesthesiologisches_management_bei_den_haeufigsten_hno-eingriffen_im_kindesalter_gueltig_bis_2020.pdf. Zugegriffen: 5. Febr. 2021

Abdominal- und Adipositaschirurgie

Reinhard Larsen

Inhaltsverzeichnis

Bei jungen Patienten mit abdominellen Erkrankungen bestehen zumeist keine Besonderheiten. Ältere Patienten weisen oft kardiopulmonale Begleiterkrankungen auf, die zu postoperativen Komplikationen führen können. Notfalleingriffe erhöhen zusätzlich das OP-Risiko. Bei Leberresektionen können rasch bedrohliche Blutverluste auftreten. Postoperativ muss v. a. nach Oberbaucheingriffen mit teilweise erheblichen Schmerzen gerechnet werden. Eine besonders effektive Analgesie lässt sich mit Periduralkathetern erreichen, alternativ mit patientenkontrollierter Analgesie.

32.1 Spezielle Gesichtspunkte

Intraabdominelle Eingriffe werden überwiegend in Allgemeinanästhesie durchgeführt, nur selten in Regionalanästhesie. Bei großen Operationen wird die Allgemeinanästhesie aber nicht selten mit einer Periduralanalgesie kombiniert.

- **Besonderheiten**
- Erhöhte Aspirationsgefahr aufgrund der gastrointestinalen Erkrankung, z. B. Ileus
- Präoperative Erkrankungen oder Funktionsstörungen, die häufig mit intraoperativen Komplikationen verbunden sind, z. B. Hypovolämie, Elektrolytstörungen
- Oft tiefe Muskelrelaxierung erforderlich, um das operative Vorgehen zu erleichtern
- Unerwünschte kardiovaskuläre Reflexreaktion durch starke Eingeweidereize
- Intraoperative Flüssigkeitsverschiebungen
- Starke Blutverluste bei großen Eingriffen möglich
- Auskühlung des Patienten
- Postoperativ häufig Atemstörungen

32.1.1 Aspirationsgefahr

Bei vielen abdominalchirurgischen Patienten ist die Aspirationsgefahr erhöht, weil der Magen zum Zeitpunkt der OP aus verschiedenen Gründen nicht leer ist. Dies gilt ganz besonders bei Patienten mit einer **Obstruktion im oberen Intestinaltrakt**, z. B. bei Dünndarmileus oder Tumoren, weiterhin bei Refluxkrankheit und Hiatusgleithernie. Auch sollte bei abdominalchirurgischen Notoperationen immer davon ausgegangen werden, dass der Magen des Patienten nicht leer und somit das Aspirationsrisiko erhöht ist.

Einzelheiten des Vorgehens bei nichtnüchternen Patienten: ▶ Kap. 5.

32.1.2 Präoperative Funktionsstörungen

Abdominale Erkrankungen gehen präoperativ häufiger mit folgenden Störungen einher:
- Vermindertes Blutvolumen bzw. Hypovolämie durch Volumenverluste, z. B. in den Darm, oder durch ungenügende Flüssigkeitsaufnahme, ungenügenden Flüssigkeitsersatz oder Darmspülungen
- Elektrolytstörungen durch Verluste mit den Sekreten des Darms, z. B. Galle, Pankreassaft, Magensaft, oder durch Durchfälle und Darmspülungen

- **Hypovolämie**
Mit einem verminderten Blutvolumen muss v. a. gerechnet werden bei
- Ileus,
- Aszites,
- Reinigungseinläufen des Darms,
- massivem Erbrechen,
- Durchfällen,
- schweren gastrointestinalen Blutungen.

> Eine Hypovolämie sollte möglichst vor der OP ausgeglichen werden, um bedrohliche Blutdruckabfälle während der Narkose zu verhindern.

- **Elektrolytstörungen**
Häufigste Elektrolytstörungen des abdominalchirurgischen Patienten sind die **Hypokaliämie** und die **Hypochlorämie**. Zu niedriges (oder zu hohes) Serumkalium kann zu bedrohlichen Herzrhythmusstörungen führen, besonders unter dem Einfluss von Anästhetika. Darum sollte das Serumkalium vor der OP möglichst normalisiert werden.

32.1.3 Muskelrelaxierung

Abdominale Operationen, besonders im Oberbauch, erfordern zumeist eine tiefe Muskelrelaxierung, um das operative Vorgehen zu erleichtern oder erst zu ermöglichen. Eine gute Muskelerschlaffung ist aber auch beim Verschluss der Bauchdecken erforderlich: Straffe Bauchdecken behindern einen sicheren Wundverschluss; Bauchpressen kann zum Ausreißen der Wundnähte führen.

32.1.4 Flüssigkeitsersatz

Vorbestehende Flüssigkeitsverluste, v. a. beim Ileus, sollten präoperativ mit plasmaisotonen Vollelektrolytlösungen ausgeglichen werden, um schwerwiegende Blutdruckabfälle zu vermeiden. Bei **Hypokaliämie** muss zusätzlich Kalium infundiert werden.

niedrig (< 5 mmHg) gehalten werden, um den venösen Abstrom aus der Leber zu verbessern.

Postoperative Phase

War der OP-Verlauf unkompliziert, können stabile, normotherme Patienten unmittelbar postoperativ extubiert werden. Instabile oder hypotherme Patienten werden unter kontrollierter Beatmung und invasiver Überwachung auf die Intensivstation transportiert.

Postoperative Komplikationen: ▶ Kap. 69.

32.2.14 Karzinoid

Diese seltenen, hormonproduzierenden Tumoren kommen am häufigsten im Darm vor, seltener in anderen Eingeweiden. Sezerniert werden u. a. Serotonin, Kinin und Histamin; entsprechend vielfältig kann das Krankheitsbild sein. Intraoperativ werden v. a. folgende **Störungen** beobachtet:

- Bronchospasmus
- Blutdruckabfall
- Blutdruckanstieg

Bei einigen Patienten besteht eine Karzinoid-Herzerkrankung. Die Narkoseführung bei einem Patienten mit Karzinoid kann insgesamt sehr schwierig sein und erfordert einen erfahrenen Facharzt.

32.3 Minimalinvasive Chirurgie

Bei der minimalinvasiven Chirurgie (◼ Abb. 32.1) werden Eingriffe, die sonst nur über eine größere Eröffnung der Körperhöhlen erfolgten, laparoskopisch vorgenommen.

32.3.1 Besonderheiten

Bei laparoskopischen Eingriffen im Abdomen muss ein **Pneumo-** bzw. **Kapnoperitoneum** angelegt werden. Hierbei wird die Bauchhöhle mit CO_2 aufgeblasen, um das operative Vorgehen zu ermöglichen.

- **Auswirkungen**

Für den Anästhesisten sind folgende Auswirkungen wichtig:

- Anstieg des intraabdominellen Drucks, dadurch Abnahme des venösen Rückstroms
- Zunahme des peripheren Gefäßwiderstands
- Anstieg des arteriellen Blutdrucks und Abnahme des Herzzeitvolumens
- Abnahme der Herzfrequenz
- Höhertreten des Zwerchfells mit Abnahme der funktionellen Residualkapazität und der Compliance so-

wie Anstieg des Atemwegsdrucks, evtl. Ausbildung von Atelektasen und Anstieg des $etCO_2$ (Hyperkapnie)

Bei extremen Lagerungen können die ungünstigen kardiovaskulären Nebenwirkungen des Pneumoperitoneums deutlich stärker ausgeprägt sein.

- **Relative Kontraindikationen**
- Herzinsuffizienz
- Angina pectoris
- Schwangerschaft
- Respiratorische Insuffizienz
- Deutlich reduzierter Allgemeinzustand

32.3.2 Anästhesie

Standard ist die Allgemeinanästhesie mit kontrollierter Beatmung und Muskelrelaxierung, zum einen wegen der größeren Akzeptanz durch den Patienten, zum anderen weil sich hierunter die Auswirkungen des Pneumoperitoneums besser beherrschen lassen. Zu beachten ist, dass die OP meist abrupt endet, da kein lange dauernder Wundverschluss erforderlich ist.

Rasch ausgeatmete Anästhetika wie Sevofluran und Desfluran sollten daher bevorzugt werden, alternativ eine TIVA, z. B. mit Remifentanil und Propofol.

- **Magensonde**

Zur Entlastung des Magens wird direkt nach der Narkoseeinleitung eine Magensonde eingeführt und der Magen abgesaugt. Danach wird die Sonde an einen Sammelbeutel angeschlossen.

- **Muskelrelaxierung**

Die Muskelrelaxierung erfolgt am besten mit kurz- oder mittellang wirkenden nichtdepolarisierenden (ND-)Relaxanzien.

- **Intraoperative Überwachung**

Standardmonitoring, v. a. ein **Kapnometer**!

- **Intraoperative Komplikationen**

Am häufigsten werden intraoperativ folgende Störungen beobachtet:

- Schwankungen des Blutdrucks
- Herzrhythmusstörungen
- Bradykardien: wenn bedrohlich: Druckentlastung des Abdomens
- Hyperkapnie
- Hypoxie

Eine Gasembolie führt zur akuten Rechtsherzinsuffizienz, ist aber zum Glück extrem selten.

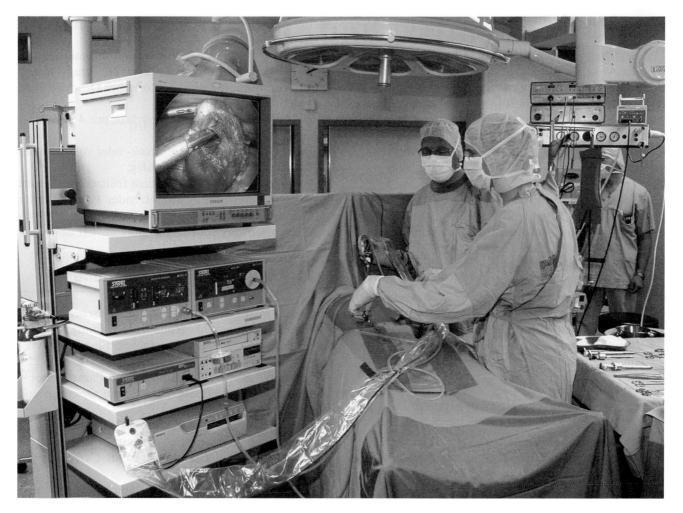

◘ Abb. 32.1 Laparoskopischer intraabdomineller Eingriff

32.3.3 **Postoperative Besonderheiten**

Postoperativ kann Übelkeit oder Erbrechen auftreten.

Der postoperative Schmerzmittelbedarf ist wesentlich geringer als nach Laparotomien. Meist reicht die einmalige Injektion eines Opioids aus. Typischerweise treten 12–18 h nach der OP Schmerzen in der Schulter oder unter dem Zwerchfell auf, die durch das Pneumoperitoneum bedingt sind.

32.4 **Adipositaschirurgie (bariatrische Chirurgie)**

Wenn entsprechende Kriterien erfüllt sind, wird die Adipositas per magna oder morbide Adipositas (Einzelheiten: ► Kap. 3) nicht mit einer Ernährungstherapie behandelt, sondern chirurgisch, üblicherweise bei einem BMI von > 40 kg/m² oder einem BMI von > 35 kg/m² mit Begleiterkrankungen wie Diabetes mellitus, Hypertonie oder Fettstoffwechselstörungen. Die OP ist wesent-

lich effektiver als die alleinige Ernährungstherapie. Auch bessert sich die Lebensqualität der Patienten nach der OP zumeist rasch.

▪ Operative Verfahren

Unterschieden werden restriktive Verfahren, die dazu führen, dass weniger Nahrung aufgenommen werden kann, und malabsorptive Verfahren, die die Verdauung der Nahrung beeinträchtigen. Kombinierte Verfahren werden ebenfalls eingesetzt.

Die 3 häufigsten bariatrischen OP-Verfahren in Deutschland
- **Sleeve-Gastrektomie (SG) oder Schlauchmagen:** Restriktives Verfahren, bei dem der Magen operativ verkleinert wird. Zusätzlich wird die Hormonbildung gehemmt und der Appetit unterdrückt.
- **Roux-en-Y-Magenbypass (RYGB):** Magenpouch, der mit einer Dünndarmschlinge anastomosiert wird. Die OP wirkt restriktiv und malabsorptiv.
- **Magenbanding:** Restriktives Verfahren, bei dem der Magen mit einem Silikonband im oberen Anteil (Mageneingang) eingeengt wird. Das Band kann über einen Ballon enger oder weiter gestellt werden. Restriktives Verfahren!

Bei orthopädischen Operationen und Eingriffen in der Unfallchirurgie kann der Anästhesist das gesamte Spektrum gebräuchlicher Anästhesieverfahren einsetzen: Allgemeinnarkose, Periduralanästhesie, Spinalanästhesie sowie Plexus- und periphere Nervenblockaden, ergänzt durch komplexe Überwachungsverfahren, Maßnahmen zur Einsparung von Fremdblut und die verschiedenen Methoden der postoperativen Schmerzbehandlung. Eine besondere Herausforderung sind hierbei Patienten der extremen Altersklassen, seien es Säuglinge und Kleinkinder oder polymorbide alte Patienten mit erhöhtem Narkose- und OP-Risiko.

33.1 Spezielle Gesichtspunkte

33.1.1 Arthritis

Diese Erkrankung führt zu Deformierungen, Instabilitäten und Einschränkung oder sogar Aufhebung der Gelenkbeweglichkeit und geht außerdem mit chronischen Schmerzen einher, die den Patienten oft zur Einnahme einer Vielzahl von Schmerzmitteln zwingen. Hieraus können sich folgende für die Anästhesie wichtige Besonderheiten ergeben:
- Erschwerte Intubation bei Veränderungen im Bereich der Halswirbelsäule.
- Schwierigkeiten bei der OP-Lagerung.
- Störungen der Blutgerinnung durch Analgetika wie ASS (Acetylsalicylsäure, z. B. Aspirin).
- Chronische Einnahme von Kortikosteroiden mit der Gefahr der akuten Nebenniereninsuffizienz durch den OP-Stress und erschwerte Venenpunktion wegen der typischen Hautveränderungen (dünne Haut, reduziertes Unterhautfettgewebe). Diese Patienten müssen intraoperativ Kortikosteroide erhalten.
- Schwierige Kanülierung der A. radialis aufgrund von Verkalkungen und Einschränkung der Beweglichkeit im Handgelenk: Seldinger-Technik bevorzugen.

33.1.2 Spondylitis ankylosans (Morbus Bechterew)

Diese primär chronisch-rheumatische Entzündung der Kreuz-Darmbein-Fugen und der Wirbelgelenke führt zur allmählichen Verknöcherung dieser Gelenke und zur Versteifung der Wirbelsäule. Es gibt eine Reihe von **Besonderheiten für die Anästhesie:**
- Vorsicht: erhöhtes Risiko für Wirbelfrakturen und Instabilität der Wirbelsäule. Daher sorgfältige, behutsame Lagerung des Patienten.
- Bei Deformierung, Unbeweglichkeit oder Instabilität der Halswirbelsäule muss mit Intubationsschwierigkeiten gerechnet werden. Dann bevorzugt fiberoptisch intubieren!

- Die axilläre oder vertikale infraklavikuläre Plexusblockade ist oft leichter durchzuführen als die interskalenäre Blockade.
- Die lumbale Spinal- und Periduralanästhesie sind oft erschwert, manchmal nicht möglich.

33.1.3 Thromboseprophylaxe

Die tiefe Venenthrombose und die Lungenembolie sind gefürchtete Komplikationen orthopädischer Eingriffe, besonders nach Hüft- und Kniegelenkersatz. Daher wird in der Regel eine Thromboseprophylaxe mit niedermolekularem Heparin (NMH), Fondaparinux oder nicht-Vitamin-K-abhängigen Antikoagulanzien (NOAK) durchgeführt:
- NMH am Vorabend der OP
- Fondaparinux frühestens 6 h nach der OP
- Dabigatranetexilat: Beginn mit der Hälfte der Tagesdosis 1–4 h nach der OP
- Rivaroxaban: erstmals 6–10 h nach der OP
- Apixaban. 12–24 h nach der OP

33.1.4 Lagerung zur Operation

Orthopädische Operationen erfordern häufig die ganze Vielfalt an Lagerungsmaßnahmen, um den operativen Zugang zu erleichtern oder erst zu ermöglichen. Oft muss der Patient vor der OP-Lagerung anästhesiert werden, weil bereits präoperativ Schmerzen bestehen oder die Lagerung selbst mit erheblichen Schmerzen verbunden ist.

❗ Falsche Lagerung führt leicht zu Lagerungsschäden und entsprechenden Schadenersatzansprüchen des Patienten!

Starke Beugung des Halses und exzessive Bewegung von Gelenken über den normalen Bereich hinaus müssen beim anästhesierten Patienten unbedingt vermieden werden.

Bauchlage
Die Bauchlage wird v. a. bei Operationen an der Wirbelsäule durchgeführt. Hierbei soll die Brustkyphose erhalten bleiben und die Lendenlordose aufgehoben werden. Druck auf den Bauch darf nicht ausgeübt werden, da hierdurch der venöse Rückstrom gehemmt und die Atmung beeinträchtigt werden. Weitere mögliche **Gefahren** sind
- Abknicken oder Verrutschen des Endotrachealtubus,
- Anstieg des Venendrucks durch abdominale Kompression: hierdurch verstärkte Blutung,
- Kompression von Blutgefäßen der oberen Extremität,

- Nervenschäden:
  - Plexus brachialis durch Zug oder Kompression bzw. zu starke Rotation des Halses
  - N. ulnaris durch Druck auf das Olekranon
  - N. peroneus durch seitliche Kompression am Fibulakopf
  - N. cutaneus femoris durch Druck auf den Darmbeinkamm
- Hyperextension oder Hyperflexion des Halses,
- Druck auf die Augen mit Schädigung der Netzhaut und Schädigung des N. supraorbitalis.

Seitenlage

Die Seitenlage wird bei Hüftgelenkersatz angewandt, gelegentlich auch bei Bandscheibenoperationen. Wichtig ist eine ausreichende Stabilität (Einzelheiten: ▸ Kap. 4 und 29). Gut tastbare Pulse und eine freilaufende Infusion weisen darauf hin, dass die Durchblutung des unten liegenden Arms aufrechterhalten wird.

> **Praxistipp**
>
> In Seitenlage sollte der Blutdruck des Patienten am oben liegenden Arm gemessen werden. Wenn erforderlich, kann hier auch ein weiterer Venenzugang angelegt werden.

Sitzende Position

Bei einigen Operationen an der Schulter und der Halswirbelsäule wird der Patient sitzend gelagert (Einzelheiten: ▸ Kap. 29). Hierbei ist auf das Abstützen des Kopfes und die Sicherung der Atemwege bzw. des Tubus zu achten (Spiraltubus verwenden).

❯ Die sitzende Position kann beim anästhesierten Patienten zum schweren Blutdruckabfall und zur Minderdurchblutung von Hirn und Herz führen, ausgelöst durch Versacken des Blutes (orthostatische Hypotension). Darum den Patienten langsam in die sitzende Position bringen und einen Vasopressor injektionsfertig bereithalten.

- **Luftembolie**
Liegt das OP-Feld über der Herzebene, kann eine Luftembolie auftreten, besonders bei Operationen in sitzender Position (Schulter, Halswirbelsäule). Prävention, Erkennen und Behandlung: ▸ Kap. 29.

33.1.5 Blutverluste

Zahlreiche orthopädische Operationen können mit erheblichen Blutverlusten einhergehen, besonders Tumoroperationen, Eingriffe an großen Muskeln oder Kno-

chen, Wechsel von Hüftgelenkprothesen usw. Angesichts der bekannten Risiken der Transfusion von Fremdblut und seinen Bestandteilen sollten **fremdblutsparende Maßnahmen** ergriffen werden, hierzu gehören

- Eigenblutspende: 3–4 Konserven, 3–4 Wochen vor der OP,
- perioperative isovolämische Hämodilution (kaum noch gebräuchlich),
- maschinelle Autotransfusion,
- evtl. kontrollierte Hypotension bei Hüft- und Skolioseoperationen,
- evtl. Peridural- oder Spinalanästhesie: Sie sollen aus nicht bekannten Gründen mit geringerem operativem Blutverlust einhergehen.

33.1.6 Tourniquets

Bei zahlreichen Operationen an den Extremitäten werden Tourniquets (Staubinden) angelegt, um das operative Vorgehen durch die Blutleere zu erleichtern.

- **Praktisches Vorgehen**
- Zunächst Hochhalten der Extremität für ca. 1 min, dann Auswickeln der Extremität mit einer Esmarch-Binde.
- Anschließend Staumanschette aufblasen. Der Staudruck sollte 50–100 mmHg über dem systolischen Blutdruck liegen. Vorsicht: falscher Sitz der Manschette kann zu Kompressionsschäden von Nerven führen.
- Die sichere Zeit für das Stauen der Extremität beträgt etwa 1–2 h.
- Beim Aufheben des Staudrucks können vorübergehend eine metabolische Azidose und ein Kaliumanstieg auftreten.

33.2 Wahl des Anästhesieverfahrens

Das Anästhesieverfahren muss individuell gewählt werden, unter Berücksichtigung von Patientenwunsch, Gesundheitszustand des Patienten, operativen Erfordernissen einschließlich der Lagerung und der Dauer des Eingriffs usw.

Regionale Anästhesieverfahren sind häufig möglich und oft auch sinnvoll, z. B. bei kürzeren Eingriffen oder bei zu erwartenden Intubationsschwierigkeiten. Bei der Periduralanästhesie reicht allerdings die erforderliche Muskelerschlaffung oft nicht aus.

Bei bestimmten Eingriffen können kontinuierliche regionale Anästhesieverfahren wie Katheterperiduralanästhesie oder Katheterplexusblockaden mit einer flachen Allgemeinnarkose kombiniert werden, so z. B. wenn postoperativ mit erheblichen Schmerzen zu rechnen ist.

33.2.1 Regionalanästhesien

Viele orthopädische Eingriffe können unter regionalen Anästhesieverfahren durchgeführt werden. Bei der Auswahl des Verfahrens muss aber die hiermit jeweils erreichbare Anästhesieausdehnung *vorher* bedacht und das Vorgehen entsprechend geplant werden. Für die postoperative Analgesie werden häufig Katheterverfahren eingesetzt.

▪ Schulter

Eine ausreichende Blockade auch der Dermatome von C5 und C6 ist nur mit der *interskalenären* Plexusblockade möglich. Das Verfahren ist daher die Methode der Wahl bei Eingriffen im Schultergelenk. Erstreckt sich die Inzision in die Axilla, kann zusätzlich eine Infiltrationsanästhesie durchgeführt werden; für die postoperative Analgesie kann ein Plexuskatheter eingeführt werden.

Zu beachten: Axilläre Plexusblockaden reichen für Schulteroperationen nicht aus und werden daher nicht eingesetzt.

▪ Arm

Die Auswahl der Plexusblockade oder der i. v. Regionalanästhesie richtet sich v. a. nach dem OP-Gebiet und der Verwendung eines Tourniquets.

▪ Ellenbogen

Geeignet sind axilläre, supraklavikuläre oder interskalenäre Plexusblockaden. Bei Inzisionen an der Innenseite des Oberarms muss nicht selten der N. intercostobrachialis (Th1–Th2) in der Achselhöhle zusätzlich blockiert werden.

▪ Hand und Unterarm

Alle beschriebenen Blockadetechniken sind möglich. Bei Eingriffen an der medialen Unterarm- oder Handseite (C7–Th1) sollte die axilläre Plexusblockade bevorzugt werden.

Bei länger dauernden Eingriffen und zur postoperativen Schmerztherapie kann auch ein Plexuskatheter eingeführt werden. Kürzere Eingriffe können unter i. v. Regionalanästhesie erfolgen.

▪ Vorfuß

Geeignet sind Nervenblockaden am Fußgelenk oder eine proximale Blockade der Äste des N. ischiadicus und N. femoralis.

▪ Medialer Fuß

Es kommt die Blockade des N. saphenus am Fußgelenk oder höher infrage. Eine Blutsperre ist hierunter nicht möglich! Ein Fußblock erlaubt jedoch eine Staumanschette unmittelbar oberhalb des Sprunggelenks.

▪ Sprunggelenk

Es kann eine Spinalanästhesie durchgeführt werden.

▪ Unter- oder Oberschenkel

Je nach OP-Gebiet kommen folgende Verfahren infrage: Femoralis- und/oder Ischiadikusblockade, 3-in-1-Block bei Kniearthroskopie, „Knieblock" bei Unterschenkeloperation.

▪ Kniegelenk

Es kann eine Spinalanästhesie durchgeführt werden. Postoperative Analgesie: Femoraliskatheter.

▪ Hüfte

Es kann eine Spinalanästhesie oder ein Psoaskompartmentblock durchgeführt werden. Einzelheiten zu den Blockadetechniken und ihrer Anästhesieausbreitung: ► Kap. 18.

33.3 Spezielle Anästhesie

33.3.1 Beckenfrakturen

Zu unterscheiden sind Azetabulumfrakturen, Beckenringfrakturen und komplexes Beckentrauma. Diese Verletzungen treten häufiger bei Polytraumatisierten auf.

Zu beachten: Vor allem Beckenringfrakturen oder komplexe Beckenfrakturen können mit erheblichen **Blutverlusten** einhergehen und zum hämorrhagischen Schock führen.

▪ Anästhesiologisches Vorgehen
- OP-Lagerung: Wegen der Verletzung ein komplexer Vorgang, der eine gute interdisziplinäre Zusammenarbeit erfordert:
    - Rückenlage: bei vorderem Beckenring; bei Bedarf auch bei Azetabulumfrakturen und Iliosakralgelenkfugen
    - Seitenlage: Azetabulumfrakturen bei dorsalem Zugang
    - Bauchlage: ermöglicht den Zugang zum Kreuzbein, den Iliosakralgelenkfugen und dem dorsalen Becken
- Anästhesie: Intubationsnarkose als totale intravenöse Anästhesie (TIVA) oder balanciert, meist invasives Monitoring mit Arterie und Zentralvenenkatheter.
- Venenkanülen: mehrere großlumige Venenkanülen für den schnellen Volumenersatz.
- Blasenkatheter: Vorsicht bei Begleitverletzungen der Harnröhre.
- Während der OP auf massive Blutverluste vorbereitet sein; maschinelle Autotransfusion bereithalten.
- Aktiver Schutz vor Auskühlung.

33.3.2 Totaler Hüftgelenkersatz

Die Wahl des Anästhesieverfahrens spielt keine wesentliche Rolle, allerdings sollen Blutverluste und perioperatives Thromboembolierisiko bei der Spinalanästhesie geringer sein. Bei einem Prothesenwechsel muss mit teilweise erheblichen Blutverlusten gerechnet werden. Daher sollte hierbei die Intubationsnarkose bevorzugt werden. Für den totalen Hüftgelenkersatz gilt Folgendes:
- Thromboseprophylaxe mit NMH, Fondaparinux oder NOAK
- OP-Lagerung: meist seitlich
- Durchschnittliche OP-Dauer: 1,5–2 h
- Durchschnittliche Blutverluste: 300–500 ml, manchmal mehrere Liter

■ **Spezielle Maßnahmen**
Abhängig vom jeweiligen Zustand des Patienten und den anästhesiologischen Erfordernissen werden folgende Maßnahmen durchgeführt:
- Arterielle Kanülierung
- Zentraler Venenkatheter
- Blasenkatheter
- Perioperative Hämodilution
- Homologe Bluttransfusion (wenn kein Eigenblut vorhanden)
- Autologe Bluttransfusion
- Kontrollierte Blutdrucksenkung
- Eventuell Periduralkatheter zur postoperativen Schmerzbehandlung

■ **Intraoperativer Blutdruckabfall durch Zement**
Bei Hüftgelenkersatz wird häufig Knochenzement (Methylmethacrylat) verwendet, um die Prothese zu fixieren. Unmittelbar nach Einbringen des Zements kann der Blutdruck schlagartig abfallen oder sogar ein irreversibler Herzstillstand auftreten. Eine Hypoxie kann sich ebenfalls entwickeln, möglicherweise bedingt durch pulmonale Embolisierung von Knochenmark oder Zement.

Meist normalisiert sich der Blutdruck innerhalb weniger Minuten; bei einigen Patienten ist aber die Zufuhr kardiovaskulärer Medikamente erforderlich.

■ **Postoperative Behandlung**
Bei einigen Patienten, insbesondere polymorbiden älteren, ist eine Intensivüberwachung in den ersten 24–72 h nach der OP erforderlich, v. a. wenn die OP mit großen Blutverlusten verbunden war. Hiervon betroffen sind in erster Linie Patienten mit Prothesenwechsel. Grundsätzlich sollte bereits präoperativ eingeschätzt werden, ob nach der OP eine Intensivüberwachung erforderlich ist, damit rechtzeitig ein Bett auf der Intensivstation reserviert werden kann.

■ **Postoperative Schmerztherapie**
Lumbaler Plexusblock, Femoralisblock, Periduralanalgesie, intraspinale Opioide, systemische Opioide, zusätzlich NSAR.

33.3.3 Hüft- bzw. Schenkelhalsfrakturen

Betroffen sind zumeist ältere Patienten. Ursache ist zumeist ein Sturz. Abwarten erhöht das Risiko einer aseptischen Nekrose des Femurkopfes und steigert die Mortalität, v. a. durch respiratorische Komplikationen. Die OP ist daher dringlich indiziert. Zu den wichtigsten **anästhesiologischen Maßnahmen** gehören:
- Präoperativ Volumenstatus einschätzen und Verluste ausgleichen. Ein normaler Hämoglobinwert ist nicht selten Zeichen der Dehydrierung.
- Die Wahl des Anästhesieverfahrens ist ohne wesentliche Bedeutung, eine Spinalanästhesie ist ebenso möglich wie die üblichen Verfahren der Allgemeinanästhesie. Unterschiede der perioperativen Mortalität (ca. 7 %) zwischen den Verfahren bestehen nicht.

33.3.4 Totaler Kniegelenkersatz

Meist handelt es sich um Patienten mit schwerer rheumatischer Arthritis oder degenerativer Osteoarthritis. Wesentliche Begleiterkrankungen sind keine Seltenheit. **Angaben zur OP**:
- Medikamentöse Thromboseprophylaxe: NMH, Fondaparinux oder NOAK
- Rückenlagerung
- Blutsperre
- OP-Dauer: ca. 2–4 h
- Intraoperative Bluttransfusion: nicht erforderlich bei Einsatz eines Tourniquets
- Postoperative Blutverluste: ca. 500–1000 ml

■ **Anästhesiologisches Vorgehen**
Eine Allgemeinnarkose ist ebenso möglich wie die Spinalanästhesie. Wird Zement verwendet, so können – wenngleich selten – die in ► Abschn. 33.3.2 beschriebenen hämodynamischen Reaktionen auftreten.

■ **Postoperative Schmerztherapie**
Postoperativ ist mit stärkeren Schmerzen zu rechnen als nach dem Hüftgelenkersatz. Für die Schmerztherapie eignen sich besonders die peripheren Nervenkatheterverfahren (N. femoralis + N. ischiadicus); mögliche Alternative ist die Periduralanalgesie. Wenn eine Regionalanalgesie nicht möglich ist: i. v. patientenkontrollierte Analgesie (PCA), außerdem NSAR.

33.3.5 Skolioseoperationen, instabile Wirbelsäule

Hierbei handelt es sich in erster Linie um Skolioseoperationen oder um Eingriffe bei einer Instabilität der Wirbelsäule. Bei schwerer Deformierung treten erhebliche Störungen der Atemfunktion auf. Die alveoläre Ventilation ist vermindert, die Atemarbeit erhöht; es entsteht eine respiratorische Globalinsuffizienz (Hypoxie und Hyperkapnie). Außerdem kann sich ein Cor pulmonale entwickeln. Bei kongenitaler Skoliose können zusätzlich kongenitale Herzfehler, Anomalien der Atemwege und neurologische Störungen vorhanden sein.

Die meisten Eingriffe an der Wirbelsäule erfolgen von hinten in Bauchlage, aber auch von vorn unter Einschluss einer Thorakotomie, nur selten hingegen in Seitenlage.
- Dauer des Eingriffs: ca. 3–8 h
- Blutverluste: 1000 ml bis mehrere Liter

Die wichtigsten **Besonderheiten** dieser Operationen sind
- Risiken der Lagerung,
- mögliche große Blutverluste,
- intraoperative Überprüfung der Rückenmarkfunktion.

■ Anästhesiologisches Vorgehen
Die meisten Operationen werden in Intubationsnarkose durchgeführt.

■ Überprüfung der Rückenmarkfunktion
Die Aufrichtung der Wirbelsäule kann zu Schäden des Rückenmarks führen, bedingt durch eine Minderdurchblutung der A. spinalis anterior. Darum sollte intraoperativ die Rückenmarkfunktion überwacht werden. Zwei Verfahren werden hierfür eingesetzt:
- Somatosensorisch evozierte Potenziale
- Intraoperatives Aufwachenlassen

Schädigungen des hinteren Rückenmarks führen zu Veränderungen der Amplitude und Latenz von somatosensorisch evozierten Potenzialen. Allerdings werden die Potenziale auch durch alle volatilen Anästhetika beeinflusst, nur minimal hingegen durch eine Opioid-Propofol-Anästhesie. Darum sollten Opioidtechniken bzw. die TIVA bevorzugt werden.

Die Minderdurchblutung des vorderen Rückenmarks führt zu motorischen Störungen in den unteren Extremitäten. Diese Schäden können durch **intraoperatives Aufwachenlassen** des Patienten überprüft werden. Für dieses Vorgehen eignet sich am besten die TIVA mit kurz wirkenden Substanzen, z. B. Opioide in Kombination mit Propofol. Wenige Minuten nach Unterbrechung der Propofolzufuhr wachen die Patienten auf und befolgen entsprechende Anweisungen zur Überprüfung der motorischen Funktion, sofern keine wesentliche Muskelrelaxierung mehr besteht. Kann der Patient die Füße bewegen, ist keine wesentliche Minderdurchblutung des Rückenmarks vorhanden.

■ Blutdruckabfall
Die intraoperativen Blutverluste können beträchtlich sein und zu erheblichen Störungen der Herz-Kreislauf-Funktion führen. Mäßige kontrollierte Hypotension (arterieller Mitteldruck > 60–70 mmHg) soll den Blutverlust vermindern.

■ Postoperative Hyponatriämie
Gelegentlich tritt postoperativ eine Hyponatriämie auf, die durch unangemessene Sekretion von antidiuretischem Hormon (ADH) hervorgerufen sein soll. Eine schwere Hyponatriämie kann zu zerebralen Krämpfen führen.

■ Postoperative Überwachung
Bei einigen Patienten ist eine postoperative Nachbeatmung für ca. 24 h erforderlich. Darum sollte bereits präoperativ ein Bett auf der Intensivstation reserviert werden.

33.3.6 Wirbelkörperfrakturen

Es gibt folgende OP-Verfahren:
- **Vertebroplastie:** Einbringen von Knochenzement in den Wirbelkörper; Lagerung: Bauch; Bildwandler
- **Kyphoplastie:** minimalinvasives Verfahren: substanzzerstörende Ballon-Kyphoplastie oder substanzerhaltende Radiofrequenz-Kyphoplastie
- **Dorsale Spondylodese:** Stabilisierung von Wirbelkörperfrakturen mit Fixateur interne, manchmal zusätzlich ventrale Spondylodese

■ Anästhesiologisches Vorgehen
- Standardverfahren ist die Allgemeinanästhesie.
- Der Tubus muss sicher fixiert werden, besonders bei Operationen in Bauchlage.
- Ventrale Spondylodese: Thorakotomie oder thorakoskopisch mit Einlungenventilation.
- Bei großen Eingriffen auf starke Blutverluste vorbereitet sein. Maschinelle Autotransfusion bereithalten.

33.3.7 Schulteroperationen

Diese Eingriffe erfolgen oft in sitzender Position, sodass die Besonderheiten dieser Lagerung für die Herz-Kreislauf-Funktion (Blutdruckabfall!) beachtet werden müssen (▶ Kap. 4 und 29). Am häufigsten werden Allgemeinanästhesien angewandt; interskalenäre Blockaden sind ebenfalls möglich.

■ **Postoperative Schmerztherapie**

Nach Eingriffen mit lange anhaltenden Schmerzen: kontinuierliche interskalenäre Katheteranalgesie, alternativ starke Opioide i. v.

33.3.8 Amputationen

Amputationen der unteren Extremität werden nicht selten in Spinalanästhesie durchgeführt. Hierbei empfiehlt es sich, kurz vor dem Absetzen der Extremität ein Hypnotikum, z. B. Propofol, zu injizieren, um dem Patienten das kreischende Geräusch beim Durchsägen des Knochens zu ersparen.

■ **Postoperative Schmerztherapie**

Für die postoperative Schmerztherapie sollte *präoperativ* ein Periduralkatheter gelegt und, wenn möglich, bereits mit Narkosebeginn verwendet werden. Ob hierdurch das spätere Auftreten von Phantomschmerzen verhindert werden kann, ist nicht bewiesen.

33.3.9 Gelenkmobilisationen und Untersuchungen

Diese kurzen, jedoch meist sehr schmerzhaften Eingriffe werden oft in Allgemeinanästhesie durchgeführt, z. B. durch Injektion eines i. v. Anästhetikums und Zufuhr von Lachgas/Sauerstoff über eine Maske, bei Bedarf ergänzt durch eine Kurzrelaxierung mit 0,5 mg/kg KG Succinylcholin. Eine endotracheale Intubation ist zumeist nicht erforderlich.

Regionale Anästhesieverfahren wie Plexusblockaden, Nervenblockaden oder Periduralanästhesien können bei vielen Eingriffen ebenfalls angewandt werden, erfordern aber einen wesentlich größeren Zeitaufwand. Soll wiederholt in Abständen mobilisiert werden, kann auch ein Plexus-, Nerven- oder Periduralkatheter gelegt und bei Bedarf eine entsprechende regionale Anästhesie durchgeführt werden.

33.4 Anästhesie bei akuten schweren Verletzungen

Im Gegensatz zu Wahleingriffen ist bei Operationen höchster Dringlichkeit oft nur eine unzureichende präoperative Einschätzung möglich. Hierdurch bleiben weitere Verletzungen und für die Narkose wichtige Begleiterkrankungen und Störungen möglicherweise unerkannt. Gelegentlich muss jedoch auch eine OP höchster Priorität so lange verschoben werden, bis massive Blut- und Volumenverluste weitgehend ausgeglichen und die Herz-Kreislauf-Funktion ausreichend stabilisiert worden ist.

■ **Was ist für das Anästhesieteam wichtig?**

Für das Anästhesieteam ist bei der operativen Akutversorgung Schwerverletzter Folgendes von großer praktischer Bedeutung:

- Art und Anzahl der Verletzungen.
- Art und mutmaßliche Dauer des operativen Eingriffs.
- Ausmaß des Blutverlusts.
- Wirksamkeit der anfänglichen Volumentherapie und Reanimationsmaßnahmen.
- Körperliche Untersuchung, v. a. von
  - Atemwegen,
  - Atemorganen,
  - Thorax,
  - Herz-Kreislauf-System,
  - Bewusstseinslage.
- Sekundäre Informationen durch Ersthelfer, Angehörige, Traumateammitglieder über Unfallmechanismus, Umstände des Unfallgeschehens, Vorerkrankungen, frühere Operationen, vorangegangene Medikamenteneinnahme, Allergien usw.

33.4.1 Präoperative Untersuchung und Einschätzung

Vor dem Transport des Patienten in den OP sollten die wesentlichen diagnostischen Maßnahmen abgeschlossen sein. Vor der Narkoseeinleitung ist eine erneute kurze narkosebezogene Untersuchung folgender Funktionen erforderlich:

- Atemwege und Atemfunktion
- Herz-Kreislauf-Funktion
- Neurologischer Status

Atemwege und Atmung

Ist der Patient noch nicht intubiert, müssen die oberen Atemwege sorgfältig untersucht werden, um eine Atemwegobstruktion und Intubationsschwierigkeiten auszuschließen. Von besonderer Bedeutung für die Intubation sind weiterhin Verletzungen der Halswirbelsäule, des Gesichts und des Mundes sowie der oberen und unteren Atemwege. Oft können Ausmaß und Schweregrad solcher Verletzungen wegen der Dringlichkeit der OP nicht ausreichend festgestellt werden.

Kann der Patient sprechen, sind die Atemwege in der Regel frei und die Atemfunktion nicht beeinträchtigt. In diesem Fall kann die Intubation geplant und ohne Zeitdruck erfolgen.

❯ Ist der Patient bewusstlos und die Atemfunktion gestört, muss er umgehend intubiert werden, um sekundäre zerebrale Schäden durch Hypoxie und Hyperkapnie oder eine Verstärkung primärer Hirnschäden zu verhindern.

Mit **Störungen des pulmonalen Gasaustauschs** muss v. a. bei Polytraumatisierten gerechnet werden. Die wichtigsten Ursachen für Störungen des pulmonalen Gasaustausches in der Frühphase nach einem Trauma sind
- Lungenkontusion,
- Pneumothorax,
- Hämatothorax,
- Rippenserienfrakturen, instabiler Thorax,
- Aspiration von Mageninhalt,
- Zwerchfellhernie.

Herz-Kreislauf-Funktion

Zu achten ist v. a. auf Blutverluste, hämorrhagischen Schock, Zeichen der Herztamponade, Myokardkontusion und Spannungspneumothorax.

Ein niedriger Blutdruck ist meist durch **Hypovolämie** bedingt. Er muss vor der Narkoseeinleitung angehoben werden, um weitere bedrohliche Abfälle durch die Wirkung der Anästhetika zu vermeiden.

Das Ausmaß der Blutverluste und die Hypovolämie können grob anhand folgender Parameter abgeschätzt werden:
- Arterieller Blutdruck
- Herzfrequenz
- Zentraler Venendruck
- Verluste über Drainagen
- Art der Verletzung
- Menge und Geschwindigkeit der erforderlichen Flüssigkeitszufuhr

Massive Blutverluste sollten auch bei Operationen höchster Priorität vor der Narkoseeinleitung rasch durch Erythrozytenkonzentrate, Frischplasma, Fibrinogen, Gerinnungspräparate, Thrombozytenkonzentrate, Kolloide und plasmaisotone Elektrolytlösungen ausgeglichen werden, um bedrohliche hämodynamische Komplikationen zu vermeiden.

Erneute neurologische Einschätzung

Unmittelbar vor der Narkoseeinleitung sollte erneut ein neurologischer Kurzstatus erhoben werden:
- Bewusstseinslage
- Größe und Reaktion der Pupillen
- Motorische Reaktion der Extremitäten

33.4.2 Präoperative Laborparameter

Wenn nicht bereits im Zusammenhang mit der Notfallversorgung erfolgt, sollten vor der Narkose und OP des Patienten mit schweren Verletzungen oder Polytrauma die in ► Abschn. 36.4.1 aufgeführten Laborwerte bestimmt werden.

33.4.3 Prämedikation

Patienten mit mäßig schweren Verletzungen können zumeist bereits im Notfallbehandlungsraum prämediziert werden, bevorzugt mit einem starken Opioid, z. B. Piritramid i. v., bei Bedarf ergänzt durch ein Sedativum, z. B. Midazolam, nach Wirkung titriert, in Dosen von 0,5–1 mg.

❗ Bei Patienten mit schweren Verletzungen oder bei Polytraumatisierten ist große Vorsicht bei der Zufuhr von Analgetika und Sedativa geboten, v. a. solange eine Hypovolämie besteht.

Opioidanalgetika werden in der Regel erst nach ausreichender Volumensubstitution zugeführt und auch dann nur, wenn anschließend eine lückenlose Überwachung von Blutdruck, Herzfrequenz und Atmung durch den begleitenden Arzt, bevorzugt ein Anästhesist, gewährleistet ist. Sedativa sind bei Schwerverletzten zumeist nur dann indiziert, wenn sie bereits vor der operativen Versorgung intubiert worden sind.

33.4.4 Transport des Patienten in den OP

Der Transport des Schwerverletzten in den OP stellt oft eine kritische Phase dar, besonders wenn sich die Notfallabteilung und der OP-Trakt weit voneinander entfernt befinden. Für den Transport von Patienten mit instabilen oder gefährdeten Vitalfunktionen sind tragbare Beatmungsgeräte, Transportmonitore mit Elektrokardiograf (EKG), Pulsoxymeter, Kapnometer und invasiver Druckmessvorrichtung, Notfallmedikamente, Infusionsständer usw. erforderlich. Weiterhin sollten folgende **Besonderheiten** beachtet werden:
- Bei **hypovolämischen Patienten** führen *Umlagerungsmanöver und rascher Transport* durch Einwirkung der Schwerkraft wegen der beeinträchtigten kardiovaskulären Reflexaktivität zum Versacken des Blutes mit Abnahme des venösen Rückstroms und Abfall von Blutdruck und Herzzeitvolumen. Darum Volumenersatz auf dem Transport und schonende Fahrweise ohne abrupte Bewegungen der Transportliege!
- Bei **Verletzungen der Halswirbelsäule** ist besondere Vorsicht geboten, um eine *traumatische Querschnittlähmung* durch Lagerungsmanöver sicher zu vermeiden. Für den Transport sollte die zervikale Extension aufrechterhalten werden.
- Bereits intubierte Patienten mit **Schädel-Hirn-Trauma** müssen für den Transport ausreichend sediert werden, um einen Anstieg des intrakraniellen Drucks durch Husten, Pressen oder Abwehrbewegungen zu verhindern.

33.4.5 Maßnahmen vor der Narkoseeinleitung

Erneute Einschätzung

Bei Eintreffen des Patienten im OP müssen erneut die Vitalfunktionen eingeschätzt werden. Besonderes Augenmerk gilt hierbei wieder den Atemwegen, der Kontrolle der Tubuslage (wenn bereits intubiert) und dem pulmonalen Gasaustausch sowie dem Volumenstatus bzw. dem arteriellen Blutdruck und der Herzfrequenz des Schwerverletzten, außerdem der Bewusstseinslage.

> Kommt der Patient bereits intubiert in den OP, müssen Tubuslage, Tubusdurchgängigkeit und Wirksamkeit der Beatmung erneut kontrolliert werden.

Weiterhin sollte, v. a. bei Mehrfachverletzten, direkt vor der Narkoseeinleitung (und auch während der OP!) erneut gezielt nach anfangs möglicherweise übersehenen Verletzungen gesucht werden. Von Bedeutung sind v. a.
- Verletzungen von Kopf, Halswirbelsäule oder Augen,
- Verletzungen der Atemwege,
- Rippenfrakturen, Lungenkontusion, Pneumothorax, Hämatothorax, Zwerchfellruptur,
- Herzkontusion, Hämoperikard, Aortenruptur.

Venenzugänge und Volumenzufuhr

Siehe ▶ Abschn. 37.4.3.

Arterielle Kanülierung

Bei allen Schwerverletzten sollte eine Arterie kanüliert werden, damit der arterielle Blutdruck kontinuierlich überwacht und außerdem nach Bedarf die arteriellen Blutgase bestimmt werden können. Die Kanülierung sollte möglichst *vor* der Narkoseeinleitung erfolgen, denn bei einem scheinbar stabilen, aber hypovolämischen Patienten kann während der Narkoseeinleitung, besonders aber nach akuter Entlastung einer Blutung in Abdomen oder Thorax schlagartig der Blutdruck abfallen.

> Beatmungsabhängige deutliche Schwankungen der systolischen arteriellen Blutdruckwerte auf dem Monitor sind zumeist ein zuverlässiger Hinweis auf eine Hypovolämie.

33.4.6 Perioperatives Monitoring

Zu den wichtigsten Überwachungsmaßnahmen/-parametern bei Schwerverletzten gehören
- EKG-Monitoring,
- arterieller Blutdruck, invasiv,
- zentraler Venendruck,
- O_2-Sättigung: Pulsoxymeter,
- endexspiratorische CO_2-Konzentration: Kapnometer,
- Körpertemperatur,
- Urinausscheidung,
- Notfalllaborparameter.

Laboruntersuchungen

Intraoperativ sollten wiederholt die Notfallparameter, einschließlich Gerinnungsdiagnostik und Blutgasanalyse, bestimmt werden: Besonders geachtet werden sollte auf das *Serumkalium*: Beim Traumapatienten treten häufig Störungen des Serumkaliums auf, einerseits Hyperkaliämien (vermutlich durch den Ausstrom aus den Zellen, aber auch durch Massivtransfusionen), häufiger jedoch Hypokaliämien durch Verschiebungen in den intrazellulären Raum unter dem Einfluss der sympathoadrenergen Aktivierung.

▪ **Störungen der Blutgerinnung**
Bei massiven Blutverlusten muss mit Störungen der Blutgerinnung gerechnet werden (▶ Kap. 22). Aber nicht nur die Blutverluste, sondern auch die schwere Verletzung bzw. das Polytrauma lösen eine eigenständige Gerinnungsstörung aus. Wegen des zeitlichen Aufwands „hinkt" die Gerinnungsdiagnostik allerdings der aktuellen Situation oft hinterher, sodass die Parameter lediglich Richtung, Ursache und Ausmaß der Gerinnungsstörung zu einem bereits vergangenen Zeitpunkt anzeigen können. Empfohlen wird daher eine „Point-of-Care-Gerinnungsdiagnostik" direkt im OP.

33.4.7 Narkoseeinleitung beim hämorrhagischen Schock

Bei Patienten mit unkompensierter Hypovolämie (erkennbar an niedrigem Blutdruck und erhöhter Herzfrequenz) oder Schock, ist die Narkoseeinleitung eine besonders risikoreiche Phase, in der bereits geringe Dosen von Narkosemitteln einen Kreislaufkollaps auslösen können.

> Wenn immer möglich sollte eine Hypovolämie vor der Narkose durch rasche Volumenzufuhr (balancierte Elektrolytlösung, Erythrozytenkonzentrate, Fibrinogen, Gerinnungsfaktoren) ausgeglichen werden.

Ist dies nicht möglich, müssen die i. v. Anästhetika in kleinen Dosen, langsam und nach Wirkung injiziert werden. Bei Hypovolämie oder Schock besteht nicht nur eine gesteigerte Empfindlichkeit des kardiovaskulären Systems, sondern auch ein verminderter Bedarf an Narkosemitteln. Ist der Patient ohnehin tief bewusstlos und ohne Schluckreflexe, sind für die Intubation keine Anästhetika erforderlich.

33.4.8 Atemwegsicherung

Endotracheale Intubation

Die meisten Polytraumatisierten werden bereits im Verlauf der anfänglichen Notfallbehandlung endotracheal intubiert. Ist der Patient bei der Ankunft im OP noch nicht intubiert, kann die endotracheale Intubation als „Blitzintubation" unter Narkose oder aber unter Lokalanästhesie (meist mit Sedierung) am wachen Patienten durchgeführt werden.

Tracheotomie

Bei massiven Verletzungen des Kehlkopfes oder nicht zu behebenden Intubationsschwierigkeiten kann in seltenen Fällen eine Tracheotomie erforderlich sein, als lebensrettende Sofortmaßnahme möglicherweise auch vorangehend die Kanülierung der Trachea über einen Seldinger-Draht bis zum Abschluss der Tracheotomie.

Intubation mit einem Doppellumentubus

Bei wesentlichen Verletzungen der Lunge mit Blutungen in den Bronchus oder bei einer Bronchusruptur kann die verletzte Lunge durch Einführen eines Doppellumentubus isoliert werden. Alternativ kann in Notsituationen auch ein ausreichend langer Tubus über ein Fiberbronchoskop in den gegenseitigen Hauptbronchus vorgeschoben oder ein Bronchusblocker eingeführt werden (▶ Kap. 27).

33.4.9 Aufrechterhaltung der Narkose

Bei der Dosierung der Anästhetika und Hilfssubstanzen müssen der intravasale Volumenstatus und die Herz-Kreislauf-Funktion des Traumapatienten besonders beachtet werden.

Intraoperative Beatmung

Traumapatienten werden während der OP kontrolliert beatmet. Die Beatmung erfolgt normalerweise mit einem Narkoserespirator, jedoch kann bei schweren Störungen des pulmonalen Gasaustausches auch ein *Intensivrespirator* erforderlich sein. Zu beachten sind v. a. die Auswirkungen der Beatmung auf die Herz-Kreislauf-Funktion, besonders wenn eine Hypovolämie oder eine Perikardtamponade vorliegt.

▪ Hypovolämie

Bei hypovolämischen Patienten wird durch die Überdruckbeatmung der venöse Rückstrom behindert, sodass der arterielle Blutdruck und das Herzzeitvolumen mit jedem Beatmungshub abfallen. Je höher das gewählte Atemzugvolumen ist, desto ausgeprägter ist dieser Effekt! Ein positiver endexspiratorischer Druck (PEEP) verstärkt die ungünstigen hämodynamischen Auswirkungen der Beatmung.

▪ Herztamponade

Bei einer Perikardtamponade ist der Einstrom des Blutes in den rechten Ventrikel behindert. Unter maschineller Beatmung wird dieser Effekt durch den Anstieg des intrathorakalen Drucks verstärkt. Das heißt, durch die Beatmung nehmen venöser Rückstrom und Herzzeitvolumen weiter ab; auch hier wird der Effekt durch PEEP verstärkt.

❯ Grundsätzlich sollte ein Perikarderguss vor Beginn der Beatmung in Lokalanästhesie drainiert werden, um einen Kreislaufkollaps oder Herzstillstand während der Narkoseeinleitung zu vermeiden.

Intraoperative Flüssigkeitszufuhr

Intraoperative Flüssigkeits- und Volumenverluste werden primär mit plasmaisotonen Elektrolytlösungen ersetzt. Reichen sie nicht aus, werden Erythrozytenkonzentrate, Plasmapräparate und Gerinnungspräparate zugeführt. Für den Volumenersatz gibt es derzeit keine verbindlich festgelegten Zielparameter. Der Hämatokrit sollte wahrscheinlich etwa 30 % betragen, der arterielle Blutdruck im Normbereich liegen, ebenso der zentrale Venendruck. Die Urinausscheidung sollte mindestens 0,5–1 ml/kg KG/h betragen.

Bei einer *Lungenkontusion* oder einem *Hirntrauma* kann durch übereifrige Volumenzufuhr ein Ödem ausgelöst werden, sodass Zurückhaltung geboten ist. Die Zufuhr freien Wassers in Form von reinen Glukoselösungen ist beim Schädel-Hirn-Trauma kontraindiziert.

Kardiovaskuläre Medikamente

Nicht immer kann durch massive Flüssigkeitszufuhr allein ein niedriger Blutdruck wieder normalisiert werden. Dann sind zusätzlich kardiovaskuläre Medikamente erforderlich, um die Herz-Kreislauf-Funktion zu unterstützen. Bevor sympathoadrenerge Substanzen, z. B. Noradrenalin (Arterenol), eingesetzt werden, sollten jedoch andere Ursachen der Hypotension ausgeschlossen werden. Hierzu gehören

- Spannungspneumothorax,
- Herztamponade,
- Kompression der V. cava durch den Chirurgen,
- Fehlanzeige des Blutdruckmonitors.

Bei akuter Entlastung einer intraabdominellen Blutung kann der Blutdruck trotz ausreichender Volumensubstitution erniedrigt bleiben, weil der periphere Gefäßwiderstand drastisch abgefallen ist. Bei solchen Patienten mit offenkundiger Normovolämie können Vasopressoren wie *Noradrenalin* eingesetzt werden, um den arteriellen Blutdruck zu normalisieren.

Dobutamin kann bei Störungen der Myokardfunktion indiziert sein, *Vasodilatatoren* bei Hypertension oder Myokardischämie. Antiarrhythmika sind beim Traumapatienten intraoperativ selten erforderlich, wenn die auslösenden Ursachen beseitigt worden sind. Intraoperative Herzrhythmusstörungen beruhen zumeist auf Elektrolytstörungen, Hypoxie, Azidose, Hypothermie, beim schweren Thoraxtrauma gelegentlich auch auf einer Myokardkontusion. Eine Tachykardie beruht fast immer auf einer Hypovolämie oder einer zu flachen Narkose.

33.4.10 Intraoperative Komplikationen

Massive Blutverluste gehören zu den häufigsten und schwerwiegendsten Problemen während der OP, gefolgt von Komplikationen durch bislang nicht erkannte Verletzungen.

Bislang nicht erkannte Verletzungen
Grundsätzlich sollte der Anästhesist mit der Möglichkeit rechnen, dass bislang nicht erkannte Verletzungen sich während der Narkose manifestieren und zu teils lebensbedrohlichen Komplikationen führen können.

Anhaltend niedriger Blutdruck
Zu den wichtigsten Ursachen für einen anhaltend niedrigen Blutdruck während der OP gehören
- Blutungen,
- Spannungspneumothorax,
- Verletzungen des Herzens.

Demgegenüber spielen Vorerkrankungen des Herzens, allergische Reaktionen, Fehltransfusion von Blut usw. eine untergeordnete Rolle.

Störungen der Blutgerinnung
Störungen der Blutgerinnung sind typisch für schwere Mehrfachverletzungen. Ursächlich sind hieran mehrere Faktoren beteiligt: Verlust von Gerinnungsfaktoren bei massiver Blutung, Verdünnungskoagulopathie durch den erforderlichen Volumenersatz und die Mehrfachverletzung, die eine eigenständige Gerinnungsstörung auslösen kann. Eine *Anämie* verstärkt die Gerinnnungsstörungen. Für eine Differenzierung zwischen Verbrauchskoagulopathie und Verdünnungskoagulopathie ist allerdings ein Gerinnungsstatus erforderlich.

Die Behandlung der klinisch manifesten Blutgerinnungsstörung erfolgt pragmatisch mit Frischplasma, Fibrinogen, Thrombozytenkonzentrat und Gerinnungsfaktoren. Eine prophylaktische Zufuhr von Gerinnungspräparaten und Thrombozytenkonzentraten ist beim Traumapatienten trotz möglicherweise pathologischer Laborparameter nicht sinnvoll, solange keine klinisch manifeste Blutung besteht.

Elektrolyt- und Säure-Basen-Störungen

- **Hyperkaliämie**

Nicht selten entwickelt sich beim Traumapatienten intraoperativ eine Hyperkaliämie. Zu den wichtigsten Ursachen gehören anhaltender Schock, Reperfusion ischämischer Organe und die Zufuhr großer Mengen Blutkonserven. Es empfiehlt sich, intraoperativ das Serumkalium wiederholt zu bestimmen, damit im Notfall rasch therapeutische Maßnahmen ergriffen werden können. Hierzu gehören
- Glukose-Insulin-Infusion,
- Zufuhr von Natriumbikarbonat,
- Zufuhr von Kalziumchlorid.

- **Metabolische Azidose**

Häufigste Ursache einer intraoperativen metabolischen Azidose ist der anhaltende Schock. Andere, jedoch seltene Ursachen sind
- diabetische Ketoazidose,
- alkoholische Ketoazidose,
- alkoholische Laktatazidose,
- Kohlenmonoxidvergiftung,
- Zyanidintoxikation.

Wichtigste therapeutische Maßnahme ist die Beseitigung der auslösenden Faktoren; die Zufuhr von Natriumbikarbonat ist selten sinnvoll.

33.4.11 Frühe postoperative Phase

Schwerverletzte und Polytraumatisierte bedürfen nach der OP der Intensivüberwachung und -behandlung. Die Patienten sollten bei stabiler Herz-Kreislauf-Funktion, unter Fortführung der Beatmung und Analgosedierung, direkt auf die Intensivbehandlungsstation transportiert werden. Hierbei müssen die beschriebenen Grundsätze für den Transport beachtet werden.

Soll der Traumapatient hingegen im OP erwachen und bereits dort oder im Aufwachraum extubiert werden, müssen hierfür folgende Kriterien erfüllt sein:
- Ausreichende Spontanatmung ohne Hinweise auf zu erwartende schwere respiratorische Störungen, z. B. durch Lungenkontusion, Thoraxwandinstabilität
- Stabile Herz-Kreislauf-Funktion
- Wacher und orientierter Patient
- Körperkerntemperatur > 35 °C
- Keine wesentlichen Verletzungen im Bereich der oberen Atemwege
- Kein schweres Schädel-Hirn-Trauma

Kurz nach Ankunft im Aufwachraum (oder in der Intensivbehandlungsstation) und in der anschließenden Überwachungsphase ist die erneute Einschätzung des

Traumapatienten erforderlich. Das Hauptaugenmerk gilt hierbei folgenden Funktionen und Parametern:

- Blutdruck und Herzfrequenz, evtl. auch zentraler Venendruck
- Ventilation und Gasaustausch
- Neuromuskuläre Funktion (Restrelaxierung?)
- Neurologischer Status, v. a. Bewusstseinslage, Pupillen, motorische Reaktion
- Körpertemperatur
- Urinausscheidung bzw. Nierenfunktion
- Laborparameter, insbesondere Hämoglobin, Hämatokrit, Elektrolyte, Blutgase, Säure-Basen-Parameter, Blutzucker, Gerinnungsstatus

33.4.12 Postoperative Schmerztherapie

Eine ausreichende postoperative Schmerztherapie ist für Polytraumatisierte oder Patienten mit schweren Einzelverletzungen oft nicht nur aus humanen Gründen zwingend erforderlich. Vielmehr können hierdurch häufig auch die Ventilation und der pulmonale Gasaustausch günstig beeinflusst werden, so z. B. nach Oberbaucheingriffen, Thorakotomien oder Verletzungen des Brustkorbs. Einzelheiten sind in ▶ Kap. 38 dargestellt. Im Aufwachraum erfolgt die Schmerztherapie in der Regel i. v. mit Opioiden.

33.5 Spezielle Anästhesie: Verbrennungskrankheit

Operative Eingriffe gehören zu den häufigen Maßnahmen bei einer Verbrennungskrankheit, anfangs das Débridement und die Hautdeckung, später rekonstruierende Eingriffe.

33.5.1 Der noch nicht intubierte Patient

Bei Patienten ohne Inhalationstrauma bestehen bei der endotrachealen Intubation meist keine Besonderheiten, sofern keine Verbrennungen des Gesichts und des Halses vorliegen. Bei Verbrennungen von Gesicht und Hals sollte die Indikation für eine fiberendoskopische Intubation des wachen Patienten großzügig gestellt werden. Sie ist vermutlich sicherer als eine Narkoseeinleitung per Inhalation. Dies gilt auch für spätere Stadien, wenn Kontrakturen und narbige Verziehungen in diesem Bereich bestehen.

> Patienten mit Inhalationstrauma sollten, wenn noch nicht im Schockraum geschehen, möglichst frühzeitig intubiert werden, da die Schwellungen im Bereich der oberen Atemwege rasch zunehmen und zum Ersticken führen können.

33.5.2 Wahl des Anästhesieverfahrens

Ein spezifisches Allgemeinanästhesieverfahren für Verbrennungspatienten existiert nicht, daher sollte der Anästhesist die ihm am besten vertrauten Verfahren anwenden.

33.5.3 Anästhesiepraxis

Muskelrelaxanzien

Am Unfalltag kann Succinylcholin zwar für die Notfallintubation des Verbrennungspatienten eingesetzt werden; eine gleichwertige Alternative ist aber Rocuronium. Ansonsten gilt:

> Succinylcholin ist bei der Verbrennungskrankheit ab dem 10. Tag nach dem Unfall bis zum vollständigen Abheilen der Verbrennungen absolut kontraindiziert.

Nichtdepolarisierende (ND-)Muskelrelaxanzien müssen bei der Verbrennungskrankheit zumeist erheblich höher dosiert werden, um eine ausreichende neuromuskuläre Blockade, besonders für die endotracheale Intubation, zu erzielen. Die Blockade sollte mit einem Nervenstimulator überwacht werden.

Schutz vor Wärmeverlusten

Da die schützende Haut fehlt, sind Patienten mit ausgedehnten Verbrennungen besonders hypothermiegefährdet. Der OP muss daher ausreichend vorgewärmt werden. Auch sollte der Luftaustausch für die Zeit des Eingriffs reduziert werden.

Flüssigkeitszufuhr

Wie bereits dargelegt, führt die schwere Verbrennung in der Akutphase zu massiven Flüssigkeitsverlusten, die umgehend ausgeglichen werden müssen, um bedrohliche Störungen der Herz-Kreislauf-Funktion zu vermeiden. Für den anfänglichen Flüssigkeitsersatz werden verschiedene Formeln angegeben, die in ▶ Kap. 77 zusammengestellt sind.

Zu beachten ist, dass diese Formeln nur Anhaltswerte darstellen und beim Flüssigkeitsersatz immer eine individuelle Anpassung an den Patienten erforderlich ist, um ein ausreichendes Blutvolumen aufrechtzuerhalten. Glukose sollte wegen der oft vorhandenen Verwertungsstörung eher nicht zugeführt werden. Die Flüssigkeitstherapie sollte sich an kardiovaskulären Parametern und an der Urinausscheidung (mind. 0,5–1 ml/kg KG/24 h) orientieren.

Blutverluste

Beim Débridement (Entfernen nekrotischer und fibrinöser Belege) der Verbrennungswunden können massive Blutverluste auftreten (ca. 200 ml pro 1 % exzidierter

Fläche) und innerhalb kurzer Zeit zur Hypovolämie führen. Für den Blutersatz bei diesen Eingriffen muss daher eine ausreichende Anzahl großlumiger Venenkanülen eingeführt und eine entsprechende Anzahl von Erythrozytenkonzentraten bereitgestellt werden. Wurden vom Chirurgen lokal Vasopressoren angewandt, muss unmittelbar nach OP-Ende mit weiteren Blutverlusten gerechnet werden, wenn die Vasokonstriktion nachlässt.

Blutgerinnung

Unmittelbar nach dem operativen Eingriff kann die Aktivität verschiedener Gerinnungsfaktoren vermindert sein, sodass ein Gerinnungsstatus bestimmt werden sollte.

Nachschlagen und Weiterlesen

van Aken H, Wulf H, Biermann E et al (2010) Lokalanästhesie, Regionalanästhesie, regionale Schmerztherapie, 3. Aufl. Thieme, Stuttgart

Büttner J, Meier G (2011) Memorix AINS: Periphere Regionalanästhesie. Thieme, Stuttgart

Ficklscherer A (2017) BASICS Orthopädie und Traumatologie, 5. Aufl. Urban & Fischer/Elsevier, München

Frietsch T, Weiler-Lorentz A (2009) Anästhesie in der Traumatologie und Orthopädie. Urban & Fischer/Elsevier, München

Meier G, Büttner J (2013) Atlas der peripheren Regionalanästhesie. Thieme, Stuttgart

33

Gynäkologische Eingriffe

Reinhard Larsen

Inhaltsverzeichnis

© Der/die Herausgeber bzw. der/die Autor(en), exklusiv lizenziert durch Springer-Verlag GmbH, DE, ein Teil von
Springer Nature 2021
R. Larsen, T. Fink, T. Müller-Wolff (Hrsg.), *Larsens Anästhesie und Intensivmedizin für die Fachpflege*,
https://doi.org/10.1007/978-3-662-63127-0_34

Im Vordergrund stehen Eingriffe bei Patientinnen ohne wesentliche Begleiterkrankungen. Große Tumorchirurgie spielt, je nach Klinik, ebenfalls eine wichtige Rolle. Viele Operationen und diagnostische Maßnahmen erfolgen laparoskopisch, häufig in Steinschnittlagerung. Ein TCRE-Syndrom (TCRE = transzervikale Endometriumresektion) ist möglich, wenn große Mengen Spülflüssigkeit angewendet werden.

34.1 Allgemeines

34.1.1 Patientinnen

Oft besteht eine große Erwartungsangst, die bei der Prämedikationsvisite einfühlsam angesprochen und durch beruhigendes Auftreten des Arztes vermindert werden muss. Schwerwiegende Begleiterkrankungen, die bei der Anästhesie eine Rolle spielen, sind deutlich seltener als bei Männern der gleichen Altersgruppe.

34.1.2 Eingriffe

Die Anästhesie in der Gynäkologie umfasst v. a. folgende Maßnahmen und Operationen: Hysteroskopie, Abrasio, Laparoskopie, Hysterektomie, Mammachirurgie, Exstirpation gynäkologischer Tumoren sowie Reproduktionsmaßnahmen. Die Eingriffe erfolgen von vaginal oder abdominal (offen oder laparoskopisch).

34.1.3 Anästhesieverfahren

Je nach Eingriffe können alle üblichen Anästhesieverfahren angewandt werden:
- Intubations-/Larynxmaskennarkose
- Spinalanästhesie
- Periduralanästhesie

34.1.4 Lagerungen

Angewandt werden die Steinschnittlagerung mit/ohne Trendelenburg-Lagerung, Rücken-, Sit-up- oder Beach-Chair-Lagerung. Die Steinschnittlagerung wird v. a. bei vaginalen Eingriffen, zum Teil bei laparoskopischen Eingriffen und bei Eingriffen im Unterbauch eingesetzt. Gefahren der Steinschnittlagerung sind
- Kompartmentsyndrom der Unterschenkel,
- Schädigung des N. femoralis/N. peroneus im Bereich des Fibulaköpfchens (Lagerungsprophylaxe!).

34.1.5 Postoperative Übelkeit und Erbrechen (PONV)

Weibliches Geschlecht ist ein Hauptrisikofaktor für PONV. Junge Frauen sind stärker betroffen als ältere, Nichtraucherinnen häufiger als Raucherinnen. Daher wird eine PONV-Prophylaxe bei jedem gynäkologischem Eingriff empfohlen:
- Inhalationsanästhetika vermeiden, totale intravenöse Anästhesie (TIVA) mit kurz wirkenden Opioiden, z. B. Remifentanil bevorzugen.
- Dexamethason (4 mg) nach Narkoseeinleitung.
- Ondansetron (4 mg) oder ein anderes Setron vor Narkoseausleitung.

PONV-Behandlung: ▶ Kap. 2 und 38.

34.2 Gebärmutter- und Beckenoperationen

34.2.1 Hysteroskopie (HSK)

- **Maßnahme**
Spiegelung des Inneren der Gebärmutter über ein vaginal eingeführtes Endoskop (Hysteroskop). Meist wird die Gebärmutterhöhle mit elektrolytfreier Spüllösung erweitert.

- **Indikationen**
- **Diagnostisch:** Blutungsstörungen, Abklärung von Unfruchtbarkeit, Tumorsuche (Zervix, Endometrium)
- **Operativ** (über Endoskop): Entfernung von Gebärmutterschleimhaut, Myomen, Polypen, Adnexzysten

- **Anästhesie**
- Anästhesie: Intubationsnarkose, Larynxmaske; Spinalanästhesie
- Lagerung: Steinschnitt
- OP-Dauer: 30–60 min
- 1 Venenkanüle

- **Gefahren**
- Uterusperforation, Darmverletzung
- Bei langen Eingriffen: **TCRE-Syndrom**, auch als weibliches TUR-Syndrom (TUR = transurethrale Resektion) bezeichnet. Entsteht durch Eindringen der Spüllösung über venöse Gefäß in den Kreislauf. Führt zur Wasserintoxikation (Einzelheiten: ▶ Kap. 35).

34.2.2 Abrasio (Kürettage)

- **Maßnahme**

Ausschabung der Gebärmutterschleimhaut (Endometrium) für diagnostische und therapeutische Zwecke über den vaginalen Zugangsweg:

- ■ Fraktionierte Abrasio: getrennte Ausschabung von Gebärmutterhals (Zervix) und Gebärmutterhöhle (Cavum uteri)
- ■ Nicht fraktionierte Abrasio: gemeinsame Ausschabung von Zervix und Cavum uteri

- **Indikationen**
- ■ Abklärung von Blutungen
- ■ Abort
- ■ Unvollständige Plazentalösung

- **Anästhesie**
- ■ Anästhesie: Intubationsnarkose, Larynxmaske, Maske
- ■ OP-Dauer: 5–10 min, manchmal länger
- ■ Lagerung: Steinschnitt

- **Gefahren**
- ■ Nachblutungen.
- ■ Perforation des Uterus.
- ■ Bei Schwangeren: Aspirationsgefahr, darum „Blitzeinleitung" (Rapid Sequence Induction = RSI; ▶ Kap. 5) ab 18.–20. Schwangerschaftswoche (SSW); außerdem Blutungsgefahr bei Plazentaresten: 1–2 Venenkanülen, Kreuzblut, bei Bedarf Erythrozytenkonzentrate bereithalten.

34.2.3 Konisation

- **Maßnahme**

Einstellung der Portio über Spekulum und Entnahme einer kegelförmigen Gewebeprobe von der Portio mit der elektrischen Schlinge bei Verdacht auf Zervixkarzinom.

- **Anästhesie**
- ■ Anästhesie: Intubations- oder Larynxmaskennarkose
- ■ Lagerung: Steinschnitt
- ■ 1 Venenkanüle
- ■ OP-Dauer: 20–30 min

34.2.4 Hysterektomie

- **Maßnahme**

Entfernung der Gebärmutter von vaginal oder von abdominal (Pfannenstielschnitt oder untere mediane Laparotomie) oder endoskopisch.

- **Anästhesie**
- ■ Lagerung: Trendelenburg oder Steinschnitt, beide Arme angelagert
- ■ Anästhesie: Intubations- oder Larynxmaskennarkose als TIVA, Muskelrelaxierung; Spinalanästhesie möglich (erforderliche Höhe: Th6–Th8)
- ■ 1 Venenkanüle

- **Postoperative Schmerztherapie**
- ■ Zervikalblock und Umspritzen der Wundränder bei vaginaler Hysterektomie
- ■ Diclofenac, Metamizol, Paracetamol; evtl. Periduralkatheter, tief thorakal, patientenkontrollierte Analgesie (PCA)

34.2.5 Pelviskopie

- **Maßnahme**

Minimalinvasiver laparoskopischer Eingriff im Becken mit Kapnoperitoneum (Insufflation von Gas in die Bauchhöhle).

- **Besonderheiten**
- ■ Meist extreme Kopftieflagerung mit Verrutschen von Bauchorganen in Richtung Kopf. Dadurch Abnahme der Lungendehnbarkeit und Anstieg des intrathorakalen Drucks
- ■ Kapnoperitoneum und dessen Auswirkungen (Einzelheiten: ▶ Kap. 32)

- **Anästhesie**
- ■ Intubationsnarkose, bevorzugt als TIVA und Muskelrelaxierung.
- ■ Nach Anlage des Kapnoperitoneums: Neueinstellung des Beatmungsgeräts erforderlich, um eine Hypoventilation bzw. Hyperkapnie zu vermeiden.
- ■ Auf schlagartiges Ende des Eingriffs vorbereitet sein.

34.3 Tumorchirurgie

- **In Kürze – gynäkologische Tumorchirurgie**

- ■■ **Zervixkarzinom**
- ■ Circa 4600 Frauen pro Jahr betroffen, Überlebensrate abhängig vom Stadium
- ■ Radikale Hysterektomie nach Piver I–V – je nach Tumorbefall:
  - – Hysterektomie und Entfernung der Ovarien und Adnexen
  - – Entfernung der Parametrien und Teilen der Scheidenmanschette

Urologische Eingriffe

Reinhard Larsen

Inhaltsverzeichnis

Die meisten urologischen Patienten sind Männer im höheren Lebensalter, oft mit wesentlichen Begleiterkrankungen, weiterhin ansonsten gesunde kleine Kinder mit angeborenen urologischen Fehlbildungen. Wichtigste spezifische Besonderheiten sind die Patientenlagerungen und das TUR-Syndrom (TUR = transurethrale Resektion), hervorgerufen durch Absorption großer Mengen von Spülflüssigkeit. Zahlreiche Eingriffe, insbesondere die transurethralen Resektionen, sind in Spinalanästhesie möglich. Große Tumoroperationen können mit erheblichen Blutverlusten einhergehen. Beim Einsatz des Da-Vinci-OP-Roboters sind die Besonderheiten des Pneumoperitoneums zu beachten.

35.1 Transurethrale Resektion (TUR)

35.1.1 Steinschnittlagerung

Prostataadenome und Harnblasentumoren werden sehr häufig transurethral operiert. Für transurethrale Eingriffe an Prostata oder Blase wird der Patient in die Steinschnittlagerung gebracht. Bei der Standardsteinschnittlagerung liegt der Patient auf dem Rücken, Hüften und Knie sind gebeugt, die Oberschenkel abgespreizt und leicht nach außen rotiert (◘ Abb. 35.1).

Diese Lagerung hat folgende **Auswirkungen:**
- Die Beweglichkeit des Zwerchfells wird eingeschränkt, die Vitalkapazität nimmt ab. Hierdurch besteht v. a. bei Patienten mit Übergewicht oder chronisch obstruktiven Lungenerkrankungen (COPD) die Gefahr der respiratorischen Insuffizienz (daher Oberkörper etwas erhöht lagern).
- Anheben der Beine erhöht vorübergehend den venösen Rückstrom. Diese Verschiebung von Blut aus den Beinen wird zumeist gut toleriert. Vorsicht ist jedoch bei Patienten mit Herzinsuffizienz geboten.

Zu beachten: Die Rückverlagerung der Beine am Ende der OP muss langsam erfolgen, damit der Blutdruck wegen des Versackens von Blut nicht zu stark abfällt.

Dies gilt besonders für die Spinalanästhesie, bei der wegen der noch anhaltenden Sympathikusblockade die Gegenregulation des Kreislaufs eingeschränkt ist.

Bei der Steinschnittlagerung müssen Drucknekrosen und Verletzungen von peripheren Nerven vermieden werden. Das Fibulaköpfchen muss sorgfältig geschützt werden.

35.1.2 Blutverluste

▪ Intraoperative Blutverluste
Die Blutverluste während einer transurethralen Prostataresektion sind schwierig einzuschätzen. Als „normal"

gelten Verluste von ca. 2–5 ml/min Resektionszeit. Bei einigen Patienten können die Blutverluste jedoch erheblich sein, besonders bei langen Resektionszeiten. Dann muss evtl. Blut transfundiert werden.

▪ Postoperative Blutverluste
Anhaltende Blutverluste nach der TUR können auch durch Gerinnungsstörungen bedingt sein, z. B. durch Urokinase, die aus dem Prostatagewebe freigesetzt wird. Urokinase steigert die Fibrinolyse durch Aktivierung von Plasminogen. Die Therapie besteht in der Gabe von ε-Aminocapronsäure oder Tranexamsäure.

35.1.3 Anästhesie

Für transurethrale Resektionen werden Regionalanästhesien oder Allgemeinnarkosen mit gleichem Erfolg eingesetzt.

> **Transurethrale Prostataresektion (TURP)**
> - Operation: diathermische, zystoskopische Resektion von Prostataadenomen
> - OP-Lagerung: Steinschnitt
> - OP-Dauer bzw. Resektionszeit: max. 60 min, je nach Größe der Prostata
> - OP-Intensität: mäßig
> - Blutverlust: gering, manchmal bis zu 2 l
> - 1 periphere Venenkanüle
> - Arterielle Kanüle nur bei Risikopatienten
> - Standardmonitoring
> - Anästhesie: Spinalanästhesie bis Th10, z. B. mit 3 ml Bupivacain 0,5 % oder Intubations-/Larynxmaskennarkose, balanciert oder totale intravenöse Anästhesie (TIVA), meist ohne weitere Muskelrelaxierung
> - Spezifische intraoperative Komplikation: TUR-Syndrom, besonders bei langen Resektionszeiten
> - Postoperativer Analgetikabedarf: meist gering

Sehr große Prostataadenome werden offen, z. B. suprapubisch entfernt („enukleiert"). Hierbei kann es erheblich bluten. Anästhesist und Pflegekraft sollten auf Bluttransfusionen vorbereitet sein.

▪ Regionalanästhesie
Die Spinalanästhesie wird bevorzugt. Hierbei ist eine (sensible) Anästhesieausdehnung bis Th10 erforderlich.

Bei OP-bedingter Stimulation des N. obturatorius (bei Harnblasentumoren) sollte der Nerv zusätzlich geblockt werden, um Zuckungen des Beins zu vermeiden.

Störende Erektionen lassen sich jedoch durch die regionalen Anästhesieverfahren nicht sicher verhindern.

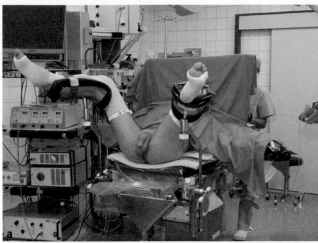
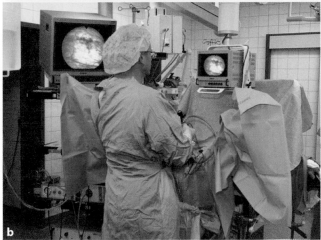
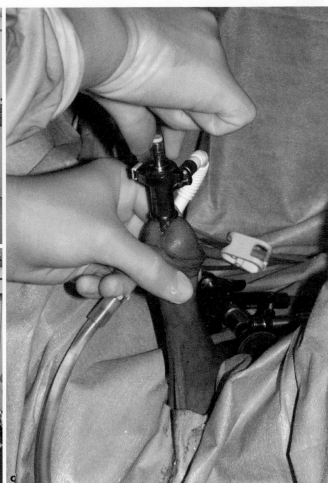

Abb. 35.1 Steinschnittlagerung bei transurethraler Prostataresektion

■ **Allgemeinanästhesie**

Bei transurethralen Resektionen wird die Allgemeinanästhesie als Intubations- oder Larynxmaskennarkose mit kontrollierter Beatmung durchgeführt, um respiratorische Störungen sicher zu vermeiden. Eine zusätzliche Muskelrelaxierung ist nicht erforderlich.

35.1.4 Spülflüssigkeit und TUR-Syndrom

Das TUR-Syndrom entsteht durch das Einschwemmen der hypotonen, elektrolytfreien Spülflüssigkeit in den Kreislauf. Hierdurch kommt es – je nach Flüssigkeitsmenge – zu Hypervolämie, Hyponatriämie, Lungenödem und Hirnödem mit entsprechenden kardiovaskulären und neurologischen Störungen.

Zu beachten: Mit zunehmender OP-Dauer (ab ca. 60 min) nimmt die Gefahr der *Wasserintoxikation* zu.

Weitere Risikofaktoren für das TUR-Syndrom sind die Größe der Prostata, hydrostatischer Druck der Spülflüssigkeit (Behälter maximal 60 cm über der Symphyse anbringen) und die Erfahrung des Operateurs.

■ **Zeichen des TUR-Syndroms**
- Anstieg des systolischen und diastolischen Blutdrucks, Bradykardie, Tachykardie oder Herz-Kreislauf-Kollaps
- Wasserintoxikation:
  – Gähnen des wachen Patienten
  – Unruhe, Kopfschmerzen, Benommenheit, Verwirrtheit
  – Übelkeit
  – Engegefühl in der Brust
  – Kurzatmigkeit
  – Sehstörungen
  – Koma
  – Generalisierte Krämpfe
  – Ventrikuläre Tachykardie oder Kammerflimmern

Bei den Laborwerten fällt eine **Hyponatriämie** auf, hervorgerufen durch die ins Blut gelangte Spülflüssigkeit

(Verdünnungshyponatriämie bzw. hypotone Hypervolämie).

> Die Frühzeichen des TUR-Syndroms – Gähnen, Unruhe, Verwirrtheit, Rigidität und Atemnot – sind nur am wachen Patienten zu erkennen. Hieraus ergeben sich Vorteile für die Spinalanästhesie gegenüber der Allgemeinnarkose.

■ **Behandlung des TUR-Syndroms**

Grundsätzlich muss während der OP auf die Zeichen des TUR-Syndroms geachtet werden. Treten sie auf, ist umgehendes Handeln erforderlich; auch muss der Operateur sofort informiert und die OP abgebrochen werden.

■ **Vorgehen**
- (Arterielles) Blut entnehmen, Serumnatrium und Blutgase bestimmen.
- Bei leichteren Formen: Einschränkung der Flüssigkeitszufuhr, außerdem Gabe von 20–40 mg Furosemid (Lasix) i. v.
- Nur bei **schwerer Hyponatriämie** (Natriumkonzentration im Serum < 125 mmol/l) hypertone Kochsalzlösung über Perfusor zuführen. Natriumbedarf = (Natrium-Soll- − Natrium-Ist-Konzentration) × kg KG × 0,6. Hierbei lückenlos die Serumnatriumkonzentration kontrollieren. Übermäßige oder zu schnelle Zufuhr von Natrium kann zum Hirnödem und zur pontinen Myelinolyse führen! Daher nur 0,5–1 mmol/kg KG/h Natrium zuführen, bis die Serumnatriumkonzentration auf > 125 mmol/l ansteigt.
- Bei Lungenödem: zusätzlich endotracheale Intubation, kardiovaskuläre Medikamente.
- Bei Krämpfen: Antikonvulsivum, z. B. Clonazepam (Rivotril) oder Diazepam (Valium).

Tritt eine Hämolyse auf, muss die Herz-Kreislauf-Funktion gestützt und die Urinausscheidung gesteigert werden.

35.1.5 Auskühlung

Weist die während der OP verwendete Spülflüssigkeit nur Raumtemperatur auf, muss mit einem Abfall der Körpertemperatur des Patienten gerechnet werden. Dieser Effekt wird durch die Allgemeinnarkose noch verstärkt (Beeinträchtigung der Temperaturregulation). Das Anwärmen der Spülflüssigkeit vermindert die Wärmeverluste und die Häufigkeit von Kältezittern.

35.1.6 Blasenperforation

Die Perforation der Blase oder der Prostatakapsel ist eine schwerwiegende Komplikation, die frühzeitig erkannt

werden muss. Wird der Eingriff in Regionalanästhesie durchgeführt, können folgende **Zeichen** auftreten:
- Plötzlicher, heftiger Schmerz im Unterbauch
- Gespanntes Abdomen
- Präkordialer Schmerz, Schulterschmerz, Übelkeit und Erbrechen bei Perforation in die freie Bauchhöhle
- Oft auch Blutdruckanstieg und Tachykardie; manchmal Blutdruckabfall

Beim narkotisierten Patienten ist die Diagnose schwierig zu stellen.

TUR-Blasentumor (TURB)
- Operation: diathermische Resektion von Blasentumoren
- OP-Lagerung: Steinschnitt
- OP-Dauer: 10–40 min
- OP-Reiz: mäßig bis stark
- Standardmonitoring
- Anästhesie: Spinalanästhesie bis Th10, mit z. B. 3 ml Prilocain oder Intubations-/Larynxmaskennarkose als TIVA oder balanciert
- Bei Resektionen an der Blasenwand: gleichseitige Blockade des N. obturatorius (z. B. mit 10 ml Mepivacain 1 %), um Kontraktionen der Beinadduktoren zu verhindern
- Blutverluste: keine oder mehrere Hundert Milliliter, bei langer OP-Dauer auch mehr (Blutungen sind in der Regel resektionsbedingt, nur selten durch Hyperfibrinolyse)
- Postoperativer Analgetikabedarf: meist gering

35.2 Radikale Prostatektomie

Hierbei wird die Prostata „offen", d. h. nicht durch die Harnröhre, sondern suprapubisch-transvesikal (durch die Blase) oder suprapubisch-prävesikal entfernt. Dieses Vorgehen ist bei großen Prostataadenomen und beim Prostatakarzinom indiziert. Beim Prostatakarzinom erfolgt – allerdings in Abhängigkeit vom Tumorstadium – eine radikale Prostatektomie, d. h. die vollständige Entfernung der Prostata mit dem Geschwulstgewebe. Die Wahl des Anästhesieverfahrens richtet sich v. a. nach folgenden Faktoren:
- Lagerung des Patienten
- Kardiopulmonaler Funktionszustand
- Kooperationsfähigkeit des Patienten

Bei extremer Lagerung und Beeinträchtigung der Herz-Kreislauf- und Atemfunktion sowie bei älteren, nichtkooperativen oder verwirrten Patienten sollte die Allgemeinnarkose unter kontrollierter Beatmung bevorzugt werden.

Unter den regionalen Anästhesieverfahren führt die Spinalanästhesie zu einer besseren Anästhesiequalität als die Periduralanästhesie. Allerdings ist die Sympathikusblockade zumeist ausgeprägter und damit die Gefahr des Blutdruckabfalls sowie der intraoperative Volumenbedarf größer. Es empfiehlt sich, die Regionalanästhesie mit einer leichten Sedierung zu kombinieren.

35.2.1 Da-Vinci-Prostatektomie

Bei diesem Verfahren wird die Prostata, robotergestützt, endoskopisch durch die Bauchhöhle entfernt.

Das System besteht aus 3–4 Da-Vinci-Trokaren mit 2 oder 3 chirurgischen Instrumenten und einer Kontrollkonsole, die fernab vom OP-Tisch platziert wird. Von hier steuert der Operateur mit seinen beiden Händen die chirurgischen Instrumente im Bauch des Patienten. 2 Assistenzpersonen bedienen direkt am OP-Tisch die Hilfsinstrumente (Kamera, Sauger, Clippen von Gefäßen usw.). Die Trokare werden über kleine Inzisionen in den Bauchraum eingeführt (Einzelheiten und Video unter ▶ https://www.davincisurgery.com/).

Vorteile sind überragende Sichtverhältnisse bei der OP, schonenderes operatives Vorgehen (auch der Nerven), geringere postoperative Schmerzen, raschere Mobilisierung und Entlassung aus dem Krankenhaus; abhängig vom Operateur: weniger Inkontinenz und Impotenz.

Das Da-Vinci-Verfahren kann auch bei Zystektomien und Nephrektomien angewandt werden.

Da-Vinci-Prostatektomie
- Operation: roboterassistierte, endoskopische Entfernung der Prostata über das Abdomen
- OP-Lagerung: Extreme Trendelenburg-Lage (Oberkörpertieflagerung), beide Arme angelegt, beidseitige Schulterstützen (Da-Vinci-Kissen)
- OP-Dauer: 2–3 h
- Schmerzintensität: mäßig bis stark
- Blutverluste: gering, sehr selten Transfusionen erforderlich
- 2 Venenkanülen, arterielle Kanüle nur bei Risikopatienten
- Sorgfältiger Augenschutz (Gel + Pflaster oder Uhrglasverband), Magensonde
- Blasenkatheter (durch Urologen)
- Narkose: Intubationsnarkose als TIVA oder balanciert, immer mit kontrollierter Beatmung und guter Muskelrelaxierung
- Standardmonitoring
- Extubation am OP-Ende

Anästhesie

Zwei Besonderheiten dieses OP-Verfahrens sind für die Anästhesie von herausragender Bedeutung:

1. die extreme Oberkörpertieflagerung (Trendelenburg-Lagerung) und
2. das für den Eingriff erforderliche Pneumoperitoneum mit intraabdominellen Drücken zwischen 10–20 mbar.

Durch beide Faktoren werden die Baucheingeweide thoraxwärts verschoben, der Druck im Thorax erhöht und die Lungen komprimiert. Die funktionelle Residualkapazität nimmt ab, ebenso die Ventilation (wenn die Einstellung des Beatmungsgeräts nicht angepasst wird). Der venöse Abfluss aus dem Hirn kann behindert werden.

- **Vorgehen**
- Lagerung auf dem OP-Tisch mit Da-Vinci-Kissen (spezielle Schulterstützen), die intraoperativ das Körpergewicht des Patienten während der extremen Kopftieflagerung abstützen und ein Abrutschen verhindern.
- 2 großlumige Venenkanülen einführen, Verlängerungen verwenden, an jede Kanüle 500 ml balancierte Elektrolytlösung anschließen, langsam tropfen lassen (restriktive Volumenzufuhr während der OP wegen Hirnödemgefahr durch Extremlagerung).
- Narkose in üblicher Weise einleiten. Die Intubationsdosis eines nichtdepolarisierenden (ND-)Relaxans reicht für die gesamte OP zumeist aus.
- Nach der Einleitung: 4 mg Dexamethason zur PONV-Prophylaxe; Antibiotikum zur perioperativen Infektionsprophylaxe.
- Tubus sicher fixieren, Verlängerung anschließen.
- Magensonde und Thermometer einführen.
- Sorgfältiger Augenschutz (Gel + hautfreundliches Pflaster oder Uhrglasverband), da wegen der Extremlagerung Magensaft zurücklaufen und in die Augen gelangen kann.
- Anfängliche OP-Lagerung: Rücken, beide Arme angelagert, daher alle Kanülen mit Verlängerungen und auch später noch zugänglichen Dreiwegehähnen versehen. Abnehmer des Pulsoxymeters sorgfältig am Finger mit Pflaster fixieren, um ein Abrutschen während des Eingriffs zu verhindern.
- Anlage des Pneumoperitoneums durch den operativen Assistenten und Einbringen der Trokare in den Bauchraum in normaler Rückenlage des Patienten. Angewandter intraabdomineller Druck: ca. 11 mbar.
- Wenn Patient abgedeckt ist: Wärmegerät anschließen, um ein Auskühlen während der OP zu verhindern.
- Narkose: bevorzugt balanciert (z. B. Remifentanil 0,1–0,5 µg/kgKG/min + Desfluran oder Sevofluran 0,5–0,7 MAC). Bei den meisten Patienten fällt die Herzfrequenz während der Narkose auf 40–60/min ab.
- Nach Einführen der Instrumente wird der Patient in die extreme Oberkörpertieflage gebracht und mit der

OP begonnen. Hierdurch nimmt die Ventilation sofort ab und das $etCO_2$ steigt an. Bei druckkontrollierter Beatmung muss umgehend der Inspirationsdruck erhöht werden, im Durchschnitt auf 20–25 mbar, bei stark Adipösen manchmal bis auf 30–35 mbar.

- Kurz vor Absetzen der Prostata wird der intraabdominelle Druck auf ca. 20 mbar erhöht, um mögliche Blutungen zu minimieren. Jetzt muss erneut der Inspirationsdruck erhöht werden, um einen Anstieg des $etCO_2$ bzw. p_aCO_2 zu verhindern.
- Anschließend wird die abgesetzte Prostata über den Nabeltrokar entfernt und das Abdomen vom Druck entlastet. Nun muss der Inspirationsdruck am Beatmungsgerät sehr stark reduziert werden, um eine exzessive Hyperventilation zu verhindern.
- Etwa 15 min vor OP-Ende mit der Schmerztherapie beginnen: z. B. 7,5 mg Dipidolor i. v. + nichtsteroidale Antirheumatika (NSAR, z. B. 2,5 g Novalgin per Infusion). Außerdem 20 mg Furosemid (Lasix) zur Förderung der Diurese und 4 mg Ondansetron zur PONV-Prophylaxe.

35.3 Nierenoperationen

35.3.1 Seitliche Taschenmesserlagerung

Zunächst wird der anästhesierte Patient auf die Seite gelagert; das untere Bein wird gebeugt, das obere bleibt gestreckt. Dann werden Kopf- und Fußteil des OP-Tischs langsam heruntergedreht, bis die Flanke des Patienten der am höchsten liegende Körperteil ist (◘ Abb. 35.2). Anschließend wird die richtige Höhe der Flanke durch ein „Nierenbänkchen" hergestellt. Die Taschenmesserlagerung kann die Atmung und die Herz-Kreislauf-Funktion erheblich beeinträchtigen.

■ **Atmung**
Das Verhältnis zwischen Belüftung und Durchblutung der Lungen ist gestört: die untere Lunge wird vermehrt durchblutet, aber weniger belüftet; die obere Lunge ist vermehrt belüftet, aber weniger durchblutet. Hierdurch kann, besonders bei vorbestehenden Lungenerkrankungen, eine Hypoxämie auftreten.

■ **Herz-Kreislauf-Funktion**
Durch die Lagerung versackt das Blut in den beiden unten liegenden Körperteilen. Außerdem wird durch eine Kompression der unteren V. cava der Rückstrom des Blutes aus Bauch und unteren Extremitäten vermindert,

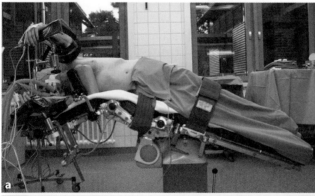
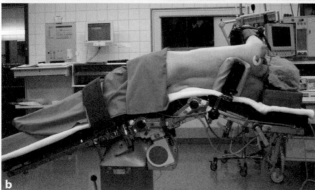
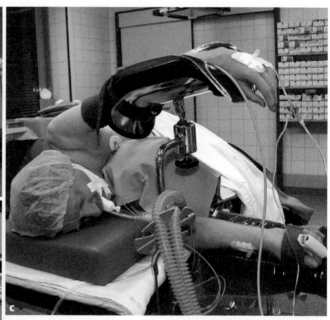

◘ **Abb. 35.2** Nierenlagerung

sodass Blutdruck und Herzzeitvolumen abfallen können. Darum muss eine *extreme* Taschenmesserlagerung unbedingt vermieden werden.

Nephrektomie

- Operation: Entfernung einer Niere wegen Tumor- oder anderer Erkrankungen, offen oder endoskopisch mit Da-Vinci-System (Vorgehen: ▶ Abschn. 35.2.1)
- OP-Lagerung: Rücken- oder Nierenlagerung
- OP-Dauer: 1–3 h
- 2 große Venenkanülen auf der Gegenseite, Indikation für Arterie großzügig stellen
- Zentralvenenkatheter (1-Lumen), wenn untere Hohlvene vom Tumor betroffen
- Blasenkatheter
- Magensonde
- Schmerzintensität: stark bis sehr stark
- Blutverluste: gering bis massiv
- Narkose: Intubationsnarkose, balanciert oder TIVA mit kontrollierter Beatmung
- Standardmonitoring
- Bei Nierenteilresektion: 2000 IE Heparin i. v. vor dem Ausklemmen

---

35.3.2 Anästhesie

Alle Operationen in Taschenmesserlagerung werden in Intubationsnarkose mit kontrollierter Beatmung durchgeführt. Regionalanästhesien sind nicht indiziert.

Typische **Komplikationen** während der OP sind
- starke, schwer beherrschbare Blutungen aus dem Nierenstiel und der V. cava inferior, darum gilt: auf rasche Transfusionen vorbereitet sein,
- Pneumothorax: frühzeitig erkennen (▶ Kap. 59) und drainieren,
- Thrombosen durch Behinderung des venösen Rückstroms; zur Prophylaxe beide Beine wickeln, extreme Abknickung des OP-Tischs vermeiden, Patienten früh mobilisieren.

35.3.3 Nierentransplantation

Narkoseverfahren der Wahl ist die Allgemeinanästhesie mit kontrollierter Beatmung. Geeignet sind balancierte Anästhesietechniken mit Opioiden und volatilen Anästhetika ebenso wie die TIVA. Wegen der stark erhöhten Infektionsgefahr muss bei allen Maßnahmen auf ein *strikt aseptisches Vorgehen* geachtet werden. Zur Bilanzierung der Flüssigkeitstherapie sollte ein zentraler Venenkatheter gelegt und der zentrale Venendruck kontinuierlich überwacht werden.

Präoperative Vorbereitung

Hierfür steht wegen der tolerablen Ischämiezeiten von 20 h für die Spenderniere ausreichend Zeit zur Verfügung. Kritisch ist zumeist die Zeit vom Transplantationsangebot bis zur eigentlichen OP. Wichtig ist eine rechtzeitige Einschätzung der OP- und Narkosefähigkeit des Patienten, wenn erforderlich ergänzt durch entsprechende Korrekturmaßnahmen, insbesondere eine präoperative Dialysebehandlung.

> Um den Patienten optimal auf die OP und Narkose vorzubereiten, ist innerhalb von 24 h vor der OP eine Hämodialyse erforderlich.

■ **Laborwerte**

Für die OP sollten folgende Voraussetzungen erfüllt sein:
- Hämoglobin: 6–8 g/dl
- Serumkalium: 4,0–5,5 mmol/l
- Normaler Säure-Basen-Status
- Normaler Gerinnungsstatus

Für die Narkose sollten folgende aktuellen Laborwerte verfügbar sein:
- Serumkalium und Serumnatrium
- Blutbild
- Serumkreatinin und Serumharnstoff
- Gerinnungsstatus
- Gesamteiweiß
- Aspartat-Aminotransferase (ASAT)

Außerdem: aktuelles Röntgenbild des Thorax und ein EKG.

Operation

Die OP erfolgt in Rückenlage. Hierbei wird die Spenderniere in das Becken implantiert, der Ureter mit der Harnblase, die Nierenvene mit der V. iliaca externa oder V. iliaca communis verbunden. Die immunsuppressive Therapie mit Glukokortikoiden erfolgt prä- oder intraoperativ, die Zufuhr von Ciclosporin dagegen erst postoperativ.

■ **Vorgehen**
- 1 Venenkanüle auf dem Handrücken einführen, Shuntarm vermeiden!
- Anästhetika und Opioide vorsichtig dosieren.
- Für die Muskelrelaxierung Atracurium oder Cisatracurium einsetzen.
- Besteht eine dialysebedingte Hypovolämie, sollte vorsichtig Volumen zugeführt werden, am besten unter Kontrolle des zentralen Venendrucks.
- Das Serumnatrium sollte im oberen Normbereich gehalten werden.
- Nach Anschluss der Spenderniere Diurese mit Furosemid oder Mannitol in Gang bringen.
- Postoperativ Volumenstatus (Gefahr der Dehydratation!) und Serumelektrolyte sorgfältig überwachen.

35.4 Zystektomie

Bei infiltrativ wachsenden Blasentumoren wird die Harnblase radikal entfern, beim Mann zusätzlich Prostata, Samenblasen und proximale Urethra, bei der Frau Urethra, vordere Wand der Vagina, Uterus und Adnexen. Anschließend wird eine Harnableitung gebildet, meist ein Ileum- oder Kolonkonduit.

- **Vorgehen**
- Operation: Entfernung der Harnblase mit urinableitenden Eingriffen (Ileumkonduit) oder Neubildung der Blase, in spezialisierten Zentren auch roboterassistiert (da Vinci; ▶ Abschn. 35.2.1).
- OP-Dauer: 2–3 h, bei Neoblase bis zu 7 h oder mehr.
- OP-Schmerz: sehr stark.
- Lagerung: Rücken, beide Arme angelegt.
- Mehrere großlumige Venenkanülen, arterielle Kanüle und zentraler Venenkatheter,
- auf starke Blutverluste vorbereitet sein, 4 EKs bereithalten.
- Antibiotikaprophylaxe bei Narkoseeinleitung.
- Magensonde (postoperativ häufig Darmatonie oder Ileus),
- PDK (tiefthorakal) für postoperative Analgesie empfohlen.
- Aktive wärmeerhaltende Maßnahmen,
- Intraoperative Periduralanalgesie (wenn überhaupt) erst dann, wenn die Phase großer Blutverluste vorüber ist
- Postoperativ: Intensivüberwachung; Flüssigkeitsersatz, patientenkontrollierte (PCA) oder Periduralanalgesie

Nachschlagen und Weiterlesen

Gasser T (2019) Basiswissen Urologie, 7. Aufl. Springer, Berlin, Heidelberg, New York

von Heymann C, Heller AR (2013) Anästhesie in der Allgemeinchirurgie, Urologie, Gynäkologie und Geburtshilfe. Deutscher Ärzteverlag, Köln

Ambulante Anästhesie

Reinhard Larsen

Inhaltsverzeichnis

© Der/die Herausgeber bzw. der/die Autor(en), exklusiv lizenziert durch Springer-Verlag GmbH, DE, ein Teil von Springer Nature 2021
R. Larsen, T. Fink, T. Müller-Wolff (Hrsg.), *Larsens Anästhesie und Intensivmedizin für die Fachpflege*,
https://doi.org/10.1007/978-3-662-63127-0_36

Anästhesien bei ambulanten Patienten erfordern das gleiche sorgfältige Vorgehen wie Anästhesien bei stationären Patienten. Regionale Anästhesieverfahren einschließlich Spinalanästhesie sind möglich, erfordern aber oft größeren Zeitaufwand und gelingen nicht immer. Für Allgemeinanästhesien werden gut steuerbare, kurz wirkende Substanzen bevorzugt. Die postoperative Überwachung durch qualifiziertes Personal muss gewährleistet sein. Übelkeit mit und ohne Erbrechen oder starke Schmerzen können die Entlassung nach Hause verzögern oder zur Wiederaufnahme des Patienten führen.

36.1 Voraussetzungen und Vorteile

Nach den Entschließungen der Deutschen Gesellschaft für Anästhesiologie und Intensivmedizin (DGAI) soll beim ambulanten Operieren die Allgemeinanästhesie oder die Spinalanästhesie durch einen *Anästhesisten* durchgeführt werden, nicht vom Operateur. Hierbei sollte dem Anästhesisten eine *speziell unterwiesene Hilfskraft* zur Verfügung stehen, deren Tätigkeiten denen einer Fachkraft für Anästhesiepflege entsprechen. Gefordert werden weiterhin Narkosegeräte und ein entsprechendes Anästhesiezubehör, außerdem ein Aufwachraum, in dem der Patient durch eine speziell unterwiesene Pflegekraft überwacht wird.

Ambulantes Operieren soll v. a. Kosten sparen (aber keinesfalls zulasten der Sicherheit des Patienten und des Heilungsverlaufs). Weitere Vorteile sind
- die Vermeidung unnötiger Trennung von der Familie,
- der Schutz vor im Krankenhaus erworbenen Infektionen (▸ Kap. 44) und
- das Freihalten von Krankenhausbetten für andere Patienten.

36.2 Art der Operation

Viele diagnostische und chirurgische Eingriffe können ambulant durchgeführt werden. Hierzu wurde von den Krankenkassen ein entsprechender OP-Katalog aufgestellt. Beispiele sind in der Übersicht zusammengestellt.

Beispiele für ambulant mögliche Eingriffe
- **Allgemeinmedizin:**
  – Hernien (Leisten, Nabel, epigastrisch)
  – Hydrozele
  – Verbandwechsel
  – Eingewachsener Zehennagel
  – Hautexzisionen
  – Endoskopie: Magen, Rektum, Kolon
  – Knochenmarkpunktion
  – Lumbalpunktion

  – Computer- (CT), Magnetresonanztomografie (MRT)
  – Interventionelle Radiologie
- **Hals-Nasen-Ohren-Heilkunde (HNO):**
  – Adenotomie
  – Myringotomie, Paukenröhrchen
  – Fremdkörperentfernung
  – Korrektur abstehender Ohren
- **Urologie:**
  – Zirkumzision
  – Vorhautlösung
  – Orchidopexie
  – Zystoskopie
  – Geringgradige Hypospadie
- **Ophthalmologie:**
  – Schieloperation
  – Tränengangsondierung
- **Orthopädie:**
  – Arthroskopie
  – Metallentfernung
  – Gipsanlage, -wechsel oder -entfernung
- **Zahn-, Mund und Kieferheilkunde (ZMK):**
  – Zahnextraktion
  – Zahnbehandlung

Intraabdominelle und **intrathorakale Eingriffe** sollten, mit Ausnahme von Laparoskopien und Bronchoskopien, *nicht* ambulant erfolgen. Dies gilt auch für Eingriffe, die mit **größeren Blutverlusten** einhergehen, weiterhin für alle **Notfalleingriffe**. Grundsätzlich muss bei allen Eingriffen eine ausreichende Zeit für die postoperative Überwachung gewährleistet sein.

36.3 Auswahl der Patienten

Nach sorgfältiger Voruntersuchung werden ambulante Operationen und Narkosen v. a. bei Patienten der ASA-Risikogruppen I und II, aber auch bei Gruppe III durchgeführt (ASA = American Society of Anesthesiologists). Voraussetzung ist ein verständiger Patient, von dem erwartet werden kann, dass er die Anweisungen für das prä- und postoperative Verhalten beachtet bzw. von seinen Angehörigen ausreichend lange Zeit betreut werden kann.

Bei der Vereinbarung des ambulanten OP-Termins wird der Patient über das Anästhesieverfahren aufgeklärt und erhält schriftliche **Instruktionen für das prä- und postoperative Verhalten**.

- **Wichtige Instruktionen für den Patienten**
- Keine Nahrungs- und Flüssigkeitsaufnahme und kein Nikotin nach Mitternacht, wenn die OP am Vormittag erfolgt; nicht nach 6:30 Uhr bei einer OP am

Nachmittag. Klare Flüssigkeit bis zu 2 h vor OP. Dem Patienten den Grund für diese Anweisung erklären: Er wird sich dann eher danach richten!

- Bei Kleinkindern letzte Milch- oder Flaschennahrung 6 h vor der OP, klare Flüssigkeit bis zu 2 h vor der OP.
- Kein Make-up, Augenschminke oder Nagellack am OP-Tag auftragen. Schmuck zu Hause lassen.
- Kinder durch Eltern oder eine andere erwachsene Person begleiten lassen.
- Erwachsene sollten ebenfalls in Begleitung kommen.
- Kein Fahrzeug innerhalb von 24 h nach der Narkose führen.
- Alle zwischenzeitlichen Veränderungen des Gesundheitszustands rechtzeitig vor der geplanten OP den behandelnden Ärzten mitteilen.

- **Ausschlusskriterien**

Bei folgenden Patienten bzw. Besonderheiten sollte auf eine ambulante Narkose verzichtet werden:

- Keine zu Hause vorhandene Betreuungsperson
- Unkooperativer oder unzuverlässiger Patient
- Erhebliches Übergewicht, z. B. BMI > 35 kg/m^2
- Akute Infektionskrankheit
- Medikamentös nicht ausreichend eingestellte Erkrankung
- Akuter Drogen-, Alkohol- oder Medikamentenmissbrauch
- Nicht ausreichend eingestellte Epilepsie
- Maligne Hyperthermie in der Vorgeschichte oder entsprechende Risikofaktoren
- Risikokinder, z. B. Frühgeborene, bronchopulmonale Dysplasie

36.4 Voruntersuchungen

Die Voruntersuchung muss ausreichend lange vor dem geplanten Eingriff erfolgen. Sie wird möglichst durch den Anästhesisten vorgenommen, alternativ durch den Hausarzt oder den Operateur. Allerdings sollten die wichtigsten Labor- und körperlichen Untersuchungsbefunde dem Anästhesisten möglichst 24 h vor der OP zur Verfügung stehen, damit evtl. erforderliche Zusatzuntersuchungen noch durchgeführt werden können.

36.4.1 Präoperative Laborwerte

Art und Ausmaß der präoperativen Laborwerte hängen im Wesentlichen von Alter, Gesundheitszustand und Medikamentenanamnese des Patienten ab. Die Laborwerte werden ca. 1–10 Tage vor der OP bestimmt (Einzelheiten: ▶ Kap. 2).

36.4.2 Befragung und körperliche Untersuchung

Die Befragung und körperliche Untersuchung des Patienten kann in der Anästhesieambulanz erfolgen, alternativ auch durch den Hausarzt oder Operateur, am besten nach einem bestimmten Schema. Die Ergebnisse müssen schriftlich niedergelegt und dem Anästhesisten rechtzeitig zur Verfügung gestellt werden. Im Zweifelsfall nimmt der Anästhesist unmittelbar vor der Narkose eine narkosebezogene Kurzuntersuchung vor.

Vor der Untersuchung wird der Patient gezielt befragt (Einzelheiten: ▶ Kap. 2):

- Fühlen Sie sich im Moment gesund?
- Leiden Sie unter ernsten Erkrankungen, z. B. Zuckerkrankheit, zu hohem Blutdruck, Herzbeschwerden, Störungen der Blutgerinnung?
- Werden Sie bei Anstrengung kurzatmig?
- Haben Sie Schmerzen in der Brust bei Anstrengung?
- Schwellen Ihre Knöchel tagsüber an?
- Haben Sie Husten?
- Haben Sie in den letzten 3 Monaten Medikamente eingenommen? Welche? Wie viele?
- Leiden Sie unter Allergien?
- Haben Sie oder ein Blutsverwandter Narkosen schlecht vertragen?
- Könnten Sie schwanger sein?

Bei Kindern müssen deren Eltern gezielt nach folgenden Erkrankungen des Kindes befragt werden:

- Herzerkrankungen
- Häufige Erkältungskrankheiten, Schnupfen, Pseudokrupp, Bronchitis, Asthma usw.
- Entwicklungsstörungen, Frühgeburt und deren Verlauf
- Muskuläre Erkrankungen
- Medikamenteneinnahme

- **Kinder**

Säuglinge erfordern ein sehr erfahrenes Anästhesieteam!

Die präoperative Einschätzung von Kindern entspricht im Wesentlichen der von Erwachsenen. Zu achten ist aber besonders auf Infektionen der oberen Atemweg.

- Bei folgenden Erkrankungen wird der ambulante Eingriff verschoben:
- Fieber ≥ 38,5 °C
- Eitriger Schnupfen
- Klinisch manifeste Erkrankung, die das Allgemeinbefinden beeinträchtigt

36.5 Anästhesiepraxis

36.5.1 Prämedikation

Auf eine anxiolytische Prämedikation wird zumeist verzichtet, um eine unnötig lange postoperative Sedierung zu vermeiden. Bei größerer Angst und Aufregung sowie bei hyperaktiven oder geistig retardierten Kindern oder Erwachsenen kann ein kurz wirkendes Benzodiazepin wie Midazolam 30–60 min vor der OP zugeführt werden. Opioide werden bei schmerzfreien Patienten nicht für die Prämedikation angewandt. Kinder benötigen häufiger eine Prämedikation als Erwachsene. Geeignet ist auch hier Midazolam, das oral, nasal oder rektal verabreicht werden kann.

Antazida und Antiemetika sollten nicht routinemäßig zugeführt werden.

36.5.2 Wahl des Anästhesieverfahrens

Bei ambulanten Operationen werden bevorzugt lokale oder regionale Anästhesieverfahren eingesetzt, allerdings keine supraklavikulären Plexusblockaden (Pneumothoraxgefahr!). Bei der Allgemeinanästhesie werden volatile Inhalationsanästhetika wegen ihrer guten Steuerbarkeit und kurzen Wirkdauer bevorzugt.

36.5.3 Narkoseeinleitung

Bei Erwachsenen wird die Narkose i. v. eingeleitet, bei Kindern auch per Inhalation. Bevorzugte Einleitungssubstanz ist Propofol, und zwar wegen der kurzen Wirkungsdauer, guten Steuerbarkeit und des raschen Erwachens. Barbiturate können ebenfalls eingesetzt werden; Etomidat erfordert wegen der Myoklonien zusätzlich die Vorinjektion eines Opioids. Auf Ketamin sollte bei ambulanten Narkosen verzichtet werden (► Kap. 11).

▪ Endotracheale Intubation
Ambulante Narkosen sind keine Kontraindikation für die endotracheale Intubation, allerdings sollte der Patient aus Sicherheitsgründen nach der Extubation etwa 2–3 h im Aufwachraum auf Schwellungen in den oberen Atemwegen überwacht werden.

Anstelle der endotrachealen Intubation sollte – wenn immer möglich – die Larynxmaskennarkose (II. Generation) bevorzugt werden.

▪ Schwierige Intubation
Auch bei ambulanten Anästhesien müssen Anästhesist und Pflegepersonal auf (unerwartete) Intubationsschwierigkeiten vorbereitet sein und das hierfür erforderliche Instrumentarium einsatzbereit halten (Einzelheiten: ► Kap. 8), insbesondere Führungsstäbe, Larynxmasken und Krikotomiebesteck. Sehr zu empfehlen ist außerdem ein Videolaryngoskop.

36.5.4 Aufrechterhaltung der Narkose

Prinzipiell geeignet sind reine Inhalationsnarkosen, aber auch die totale intravenöse Anästhesie (TIVA) mit einem kurz wirkenden Opioid wie Remifentanil (Ultiva) und einem ebenfalls kurz wirkenden Hypnotikum wie Propofol. Allerdings tritt bei der Verwendung von Opioiden und von Inhalationsanästhetika postoperativ häufiger Übelkeit und Erbrechen auf. Bei Inhalationsnarkosen ergeben sich für die Wahl der jeweiligen Substanz keine wesentlichen Unterschiede. Für die Kinderanästhesie ist Sevofluran das Mittel der Wahl.

▪ Intraoperativer Flüssigkeitsersatz
Bei den meisten Patienten besteht wegen der präoperativen Nahrungskarenz ein gewisses Flüssigkeitsdefizit, das bei Bedarf intraoperativ durch Zufuhr plasmaisotoner Elektrolytlösungen ausgeglichen werden kann.

▪ Muskelrelaxierung
Wenn zwingend erforderlich, können Muskelrelaxanzien eingesetzt werden. Am besten geeignet sind kurz oder mittellang wirkende nichtdepolarisierende (ND-)Muskelrelaxanzien wie Mivacurium, Atracurium, Cisatracurium oder Rocuronium.

36.5.5 Regionalanästhesie

Regionalanästhesien sind bei ambulanten Patienten von großem Vorteil. Postoperative Übelkeit und Erbrechen (PONV) sind seltener als bei Allgemeinanästhesien. Sensorik und Motorik sollten vor der Entlassung des Patienten aber zurückgekehrt sein, um sicherzustellen, dass sich der Patient nicht verletzen kann.

Periphere Nervenblockaden werden häufig vom Operateur vorgenommen, Plexusanästhesien und rückenmarknahe Verfahren grundsätzlich durch einen Anästhesisten.

▪ Spinalanästhesie
Diese Anästhesieform ist geeignet für ambulante Eingriffe an den unteren Extremitäten, für urologische und perineale Operationen (z. B. Hämorrhoiden), aber auch für Herniotomien. Vorteilhaft ist hierbei u. a. die geringere PONV-Rate im Vergleich zur Allgemeinanästhesie.

Wegen des möglichen **Harnverhalts** durch die Spinalanästhesie sollten kurz wirkende Lokalanästhetika wie Prilocain oder Chlorprocain bevorzugt werden. Lidocain und Mepivacain sollten dagegen wegen der relativ häufigen **transitorischen neurologischen Symptome** (TNS; ► Kap. 16) nicht mehr verwendet werden. Der Patient sollte erst entlassen werden, wenn die sensorische und die motorische Funktion vollständig zurückgekehrt, zumindest aber rückläufig sind, der Patient in Gegenwart einer geeigneten Assistenzperson selbst gehen und außerdem spontan Urin entleeren kann.

■ **Periduralanästhesie**
Die Periduralanästhesie kann ebenfalls bei ambulanten Operationen eingesetzt werden. Hierbei werden kurz bzw. mittellang wirkende Lokalanästhetika bevorzugt. Der Aufwand ist aber meist zu groß.

■ **Intravenöse Regionalanästhesie**
Diese Anästhesieform wird bevorzugt bei kurzen Eingriffen an der oberen Extremität eingesetzt, auch bei Kindern. Durch Verwendung eines Doppeltourniquets kann der Tourniquetschmerz vermindert werden. Bei länger dauernden Eingriffen sollte aber die axilläre Plexusblockade der i. v. Regionalanästhesie vorgezogen werden.

36.5.6 Postoperative Überwachung

Die Überwachung erfolgt im Aufwachraum, und zwar nach den in ► Kap. 38 aufgezeigten Kriterien, in ambulanten Praxen in dafür geeigneten Räumen, jeweils unter der Aufsicht von speziell geschultem Assistenzpersonal und unmittelbarer Verfügbarkeit eines Arztes. Die Zeit für die Überwachung richtet sich v. a. nach der **Narkosedauer** und dem gewählten Anästhesieverfahren.

36.5.7 Postoperative Schmerztherapie

Schmerzen im Aufwachraum müssen umgehend behandelt werden, weil sonst die Entlassung des Patienten verzögert wird. Durch die intraoperative Gabe von Alfentanil oder Fentanyl wird der postoperative Analgetikabedarf hinausgezögert, ebenso durch regionale Anästhesieverfahren und die Infiltrationsanästhesie des Wundgebiets, z. B. mit 0,25 % Bupivacain.

Starke Schmerzen im Aufwachraum lassen sich am besten mit rasch wirkenden Opioiden, i. v. injiziert, beseitigen (Nichtopioidanalgetika: ► Kap. 39).

36.5.8 Entlassung des Patienten nach Hause

Vor der Entlassung des Patienten müssen bestimmte Kriterien erfüllt sein, v. a. die vollständige Rückkehr des Bewusstseins und bei Spinal- und Periduralanästhesie eine zumindest partielle Rückkehr der Sensibilität und Motorik. Im Einzelnen gelten folgende **Voraussetzungen für die Entlassung**:

- Stabile Vitalfunktionen für mindestens 30 min
- Vollständig vorhandene Schutzreflexe
- Keine neuen Zeichen oder Symptome nach der OP
- Keine Blutungen
- Nur geringe Übelkeit bzw. Erbrechen in den letzten 30 min
- Keine Schwellung oder Beeinträchtigung der Durchblutung einer operierten Extremität
- Entfernte Venenkanüle
- Klarer Urin nach Zystoskopie
- Orientierung zu Zeit, Ort und Person
- Nur geringe Benommenheit beim Anziehen der Kleidung und Sitzen für mindestens 10 min
- Rückläufige motorische Blockade
- Postoperative Schmerzen durch Analgetika beherrschbar
- Vorhandensein einer verantwortlichen Begleitperson

❯ Vor der Entlassung des Patienten ist eine Visite des Operateurs und des Anästhesisten erforderlich. Das Ergebnis ihrer Visite muss dokumentiert werden.

Das Behandlungsteam muss sich außerdem davon überzeugen, dass der Patient von einer Begleitperson abgeholt und zu Hause 24 h lang unterstützt werden kann.

Zu beachten: Der Patient muss darauf hingewiesen werden, dass die Feinmotorik, das Urteilsvermögen und die Fähigkeit, ein Fahrzeug zu führen, für mindestens 24 h nach der Narkose beeinträchtigt sein können und deshalb entsprechende Vorsichtsmaßnahmen erforderlich sind. Weiterhin darf der Patient in den ersten 24 h keinen Alkohol trinken. Wichtige Entscheidungen sollen ebenfalls nicht getroffen werden.

36.5.9 Schmerzen zu Hause

Schmerzen sind der häufigste Grund, aus dem ein nach der OP entlassener Patient wieder den Arzt aufsucht. Hieraus folgt: Postoperativ muss eine ausreichende Schmerztherapie gewährleistet sein. Für die Schmerztherapie zu Hause eignen sich v. a. Analgetika mit antiphlogistisch-antipyretischer Wirkung (► Kap. 39). Diese Substanzen wirken besonders gut bei Gewebeödem und Entzündungen, die zumeist 24–48 h nach der OP auftreten.

36.5.10 Komplikationen

Vor der Entlassung muss der Patient über mögliche Komplikationen aufgeklärt werden (z. B. Sodbrennen, Muskelkater, Schmerzen). Außerdem erhält er eine Telefonnummer, über die er notfalls und jederzeit einen Arzt erreichen kann.

Insgesamt sind aber Komplikationen bei sorgfältig durchgeführten ambulanten Operationen und Narkosen selten, neurologische Schäden oder sogar der Tod eine extreme Ausnahme. Wichtige Komplikationen sind

- Übelkeit und Erbrechen: bis zu 25 %, Kinder sind häufiger betroffen als Erwachsene,
- Kopfschmerzen: 10–20 %,
- Muskelschmerzen: bis zu 46 % nach Succinylcholin,
- Verhaltensstörungen oder Albträume, bei Kindern 15–20 %.

Nachschlagen und Weiterlesen

Bein B, Scholz J, Möllmann M et al (2014) Ambulante Anästhesie in Klinik und Praxis. Thieme, Stuttgart

Deutschen Gesellschaft für Anästhesiologie und Intensivmedizin e. V. (DGAI) (2005) Vereinbarungen zur Qualitätssicherung in der ambulanten Anästhesie des Berufsverbandes Deutscher Anästhesisten, der Deutschen Gesellschaft für Anästhesiologie und Intensivmedizin und des Berufsverbandes der Deutschen Chirurgen. Anasth Intensivmed 46:36–37 (https://www.dgai.de/publikationen/vereinbarungen.html. Zugegriffen: 05. Februar 2021)

Deutschen Gesellschaft für Anästhesiologie und Intensivmedizin e. V. (DGAI) (2006) Vereinbarungen zur Qualitätssicherung in der ambulanten Anästhesie des Berufsverbandes Deutscher Anästhesisten, der Deutschen Gesellschaft für Anästhesiologie und Intensivmedizin und des Berufsverbandes der Deutschen Chirurgen. Anasth Intensivmed 47:50–51 (https://www.dgai.de/publikationen/vereinbarungen.html. Zugegriffen: 05. Februar 2021)

Internet

Deutsche Gesellschaft für Anästhesiologie und Intensivmedizin e. V. (DGAI) (2013) S1-Leitlinie: Empfehlungen zur Durchführung der Spinalanästhesie bei ambulanten Patienten. https://www.awmf.org/leitlinien/detail/ll/001-022.html. Zugegriffen: 5. Febr. 2021

36

Schockraumversorgung des Schwerverletzten

Reinhard Larsen

Inhaltsverzeichnis

© Der/die Herausgeber bzw. der/die Autor(en), exklusiv lizenziert durch Springer-Verlag GmbH, DE, ein Teil von Springer Nature 2021
R. Larsen, T. Fink, T. Müller-Wolff (Hrsg.), *Larsens Anästhesie und Intensivmedizin für die Fachpflege,*
https://doi.org/10.1007/978-3-662-63127-0_37

Traumen gehören zu den häufigsten Todesursachen. Aus klinischen Gründen sind 2 Arten von Verletzten zu unterscheiden: der **Schwerverletzte** (Barytrauma) mit einer für sich genommen lebensgefährlichen Einzelverletzung und der **Polytraumatisierte** (Mehrfachverletzte). Polytraumatisierte sind Patienten mit Verletzungen mindestens zweier relevanter Körperregionen, von denen mindestens eine oder ihre Kombination lebensbedrohlich ist, z. B. Schädel und Abdomen, Schädel und Thorax, Thorax und verschiedene Extremitäten. Die Erstbehandlung des Schwer- oder Mehrfachverletzten muss bereits am Unfallort beginnen. Hierdurch können die Überlebenschancen wesentlich verbessert werden. In der Klinik hängt das Überleben von einem klar strukturierten und koordinierten Vorgehen des interdisziplinären Notfallteams ab. Im Vordergrund der Erstversorgung stehen die Sicherung der Vitalfunktionen und die Diagnostik und Akutversorgung lebensbedrohliche Verletzungen.

37.1 Schockräume: Struktur und Ausstattung

Der Schockraum sollte sich im gleichen Gebäude befinden wie die OP- und die Röntgenabteilung und möglichst in direkter Nähe zur Liegendkrankeneinfahrt.
- Der Schockraum sollte mindestens 25–50 m² groß sein.
- In überregionalen Traumazentren müssen mindestens 2 Schwerverletzte in einem 50 m² großen Raum versorgt werden können oder in mindestens 2 Räumen mit je 25 m².
- Für die Anästhesie muss ein vollständiger Anästhesiearbeitsplatz bereitstehen (▶ Kap. 4).

Ausstattung des Schockraums (gilt für alle Notfallpatienten)
- Multifunktionsmonitor
- Pulsoxymeter
- Kapnometer
- Invasive und nicht invasive Blutdruckmessung
- Notfallwagen „schwierige Intubation"
- Fiberoptisches Bronchoskop
- Transvenöser und transkutaner temporärer Schrittmacher
- Defibrillator
- Temperaturmessung
- Wärmegeräte
- Blutgasanalysator, in Traumazentren auch Thrombelastometer (ROTEM)
- Beatmungsgerät für invasive und nichtinvasive Beatmung

37.2 Schockraumteam

Die Patientenversorgung sollte durch ein fest zugeteiltes Schockraumteam mit einem Leiter und mit zugeteilten Kompetenzen erfolgen. Das Team sollte aus folgenden Mitgliedern bestehen:

- **Basis-Schockraumteam (Mindestbesetzung)**
- 2 Chirurgen: 1 Unfallchirurg und 1 Allgemein-/Viszeralchirurg (davon 1 Facharzt, Oberarzt kurzfristig verfügbar)
- 1 Anästhesist (Facharztstandard)
- 1 Radiologe
- 2 Chirurgiepflegekräfte
- 1 Anästhesiepflegekraft
- 1 Röntgenassistent

- **Erweitertes Schockraumteam**
- In überregionalen Traumazentren sollen Facharztvertreter aller Disziplinen, die an der Versorgung teilnehmen, innerhalb von 20–30 min nach Alarmierung beim Patienten anwesend sein.
- Bei direkt lebensbedrohlich Verletzten sollte das erweiterte Team so rasch wie möglich im Schockraum eintreffen.

Alarmiert wird das Team immer dann, wenn schwere Verletzungen des Patienten anzunehmen oder erkennbar sind oder wenn seine Vitalfunktionen beeinträchtigt sind.

37.3 Welche Patienten kommen primär in den Schockraum?

Der Schockraum ist das Bindeglied zwischen präklinischer Notfallmedizin und der klinischen Patientenversorgung. Im Idealfall wird der Patient bereits von der Rettungsleitstelle als Schwerverletzter angemeldet, oft auch mit Verdachtsdiagnosen oder Verletzungsmuster, und dann vom Notfallteam direkt empfangen. Die Deutsche Gesellschaft für Unfallchirurgie (DGU) hat Kriterien aufgestellt, nach denen Patienten in den Schockraum aufgenommen werden sollen.

Kriterien für die Aufnahme in den Schockraum (DGU)
- **Störungen der Vitalparameter:**
  - Störungen der Atmung, Beeinträchtigung der Atemwege nach Trauma
  - Hypotonie oder Schock nach Trauma
  - Glasgow-Koma-Skala (GCS) unter 9 nach Trauma
- **Offensichtliche Verletzungen:**
  - Instabiler Thorax

- Offene Schädelverletzung
- Penetrierende Verletzungen von Rumpf oder Hals
- Schussverletzungen von Rumpf oder Hals
- Querschnittverletzung
- Beckenfrakturen
- Frakturen von 3 oder mehr proximalen Knochen
- Amputationsverletzungen oberhalb der Hände oder Füße
- Verbrennungen von mehr als 20 % ab Grad 2b
▬ **Unfallmechanismus:**
- Sturz aus mehr als 3 m Höhe
- Verkehrsunfall:
  - Frontalaufprall, bei dem das Fahrzeug mehr als 50–75 cm eingedrückt wurde
  - Aus dem PKW geschleudertes Unfallopfer
  - Mit Geschwindigkeitsveränderungen von mehr als 30 km/h
  - Tod eines Insassen

37.4 Versorgung des Notfallpatienten

Durch ein strukturiertes, auf Algorithmen beruhendes Vorgehen kann die hohe Letalität der ersten Stunde auf null gesenkt werden.

Das Vorgehen richtet sich v. a. nach der *Dringlichkeit*. Die Dringlichkeit wird mit einem Triage-System festgestellt. Ein auch in Deutschland eingesetztes System ist das **Manchester-Triage-System (MTS)**, in dem die Dringlichkeit mit **Farbsymbolen** eingestuft:
▬ Rot: sofort, keine Wartezeit
▬ Orange: sehr dringend, maximale Wartezeit: 10 min
▬ Gelb: dringend, maximale Wartezeit: 30 min
▬ Grün: normal, maximale Wartezeit: 90 min
▬ Blau: nicht dringend, maximale Wartezeit: 120 min

37.4.1 Ersteinschätzung nach dem ABCDE-Schema

Sofort nach dem Eintreffen im Schockraum wird der Patient nach dem ABCDE-Schema eingeschätzt. Hierbei wird überprüft, ob ein akut lebensbedrohlicher Zustand vorliegt.

ABCDE-Schema der Ersteinschätzung (Phase des ersten Blicks)
▬ A – Airway (Atemweg): Atemwege frei oder korrekt gesichert? Bedroht? Verlegt? Apnoe?
▬ B – Breathing (Atmung/Beatmung): Atemfrequenz, Atemtyp, Atemmechanik, Hautemphysem, Auskultation, Pulsoxymetrie (Oxygenierung), Kapnometrie, wenn intubiert (Ventilation)

▬ C – Circulation (Kreislauf): EKG-Monitor, nicht-invasive Blutdruckmessung (NIBP), invasive Blutdruckmessung (IPB), wenn instabil. Hautblässe? Pulse tastbar? Herzfrequenz? Blutdruck?
▬ D – Disability (neurologischer Status): Bewusstseinslage, Pupillengröße und -reaktion
▬ E – Environment (Umfeld): vollständiges Entkleiden des Patienten, Messung der Körpertemperatur, Wärmeschutz

▪ **Nicht-traumatologische Notfallpatienten.**
Akut lebensbedrohlich erkrankte Nicht-Traumapatienten sollten ebenfalls zuerst im Schockraum versorgt werden. Auch sie können anfangs nach dem ABDE-Schema eingeschätzt werden.

37.4.2 Erstmaßnahmen

Die Erstmaßnahmen laufen weitgehend parallel zur Ersteinschätzung:
▬ Großlumige Venenkanülen einführen; ein Zentralvenenkatheter (ZVK) hat meist keine Priorität, sondern kann später gelegt werden.
▬ EKG-Monitor anschließen.
▬ Blutdruckmanschette anlegen, arterielle Kanüle in Seldinger-Technik, wegen des Zeitaufwands jedoch nicht als Erstmaßnahme.
▬ Pulsoxymeter und Kapnometer anschließen.
▬ Blasenkatheter und Temperatursonde einführen.
▬ Magensonde legen.
▬ Blut für Notfalllabor entnehmen.

Endotracheale Intubation

▪ **Dringende Indikationen**
▬ Schweres Schädel-Hirn-Trauma (GCS ≤ 8), Bewusstlosigkeit anderer Ursache
▬ Hämorrhagischer Schock
▬ Schweres Thoraxtrauma
▬ Schwere Gesichts- und Halsverletzungen mit drohender Verlegung der Atemwege

▪ **Gefahren**
▬ Schwierige Intubation, besonders bei Verletzungen im Kopf-Hals-Bereich
▬ Pulmonale Aspiration
▬ Querschnittlähmung bei Verletzungen der Halswirbelsäule (Motorradfahrer!)

▪ **Bereits vom Notarzt intubierte Patienten**
Wurde der Patient bereits vom Notarzt am Unfallort oder auf dem Transport intubiert, muss die Tubuslage sofort überprüft werden, da angesichts präklinisch er-

schwerter Intubationsbedingungen Fehllagen häufig vorkommen.

Behandlung von Atemstörungen

Mit schwerwiegenden Störungen der Atemfunktion muss bei Polytraumatisierten bereits bei der Aufnahme im Schockraum gerechnet werden.

- ▪ **Mögliche Ursachen**
- – Pulmonale Aspiration
- – Verlegung der Atemwege durch Fremdkörper, Blutkoagel, Weichteile
- – Thoraxtrauma: Rippenserienfraktur, Lungenkontusion, Hämatothorax, Pneumothorax, Bronchusruptur
- – Verletzungen des Kehlkopfes oder der Trachea
- – Inhalationstrauma
- – Vorbestehende Lungenerkrankungen

Venöse Zugänge

Falls noch nicht präklinisch erfolgt, muss so rasch wie möglich der erste venöse Zugang angelegt werden. Großlumige Venenkanülen sind grundsätzlich besser für den raschen Volumenersatz geeignet als ein zentraler Venenkatheter. Soll ein zentraler Venenkatheter gelegt werden, darf er nur vom Geübten eingeführt werden, um den Zeitverlust so gering wie möglich zu halten.

❯ Zur Notfallbehandlung sollen mehrere großlumige Venenzugänge angelegt werden.

Punktionsstellen für Venenzugänge:
- – **Zentral:**
  - – V. subclavia
  - – V. jugularis interna/externa
- – **Peripher:**
  - – V. jugularis externa
  - – V. basilica
  - – V. cephalica
  - – V. saphena in der Leiste
  - – V. saphena in der Knöchelgegend

Die **arterielle Kanülierung** gehört nicht zu den Anfangsmaßnahmen, weil sie in der Regel zeitraubend ist. Dennoch sollte sie frühzeitig erfolgen, weil
- – der Druck blutig gemessen (Vorteil bei Zentralisation) und
- – die Blutgase lückenlos überwacht werden können.

Volumenersatz

Die rasche Korrektur schwerer Blutverluste bereits am Notfallort kann für den Patienten lebensrettend sein. Hierfür stehen am Notfallort meist nur plasmaisotone Vollelektrolytlösungen und Kolloide (▶ Kap. 20) zur Verfügung. Erst in der Klinik ist die Therapie mit Blut und Blutkomponenten möglich. Sie erfolgt nach den in

▶ Kap. 21 angegebenen Richtlinien, ergänzt durch die Gabe plasmaisotoner Elektrolytlösungen, im äußersten Notfall auch kolloidaler Lösungen in ausreichender Menge, um die Isovolämie zu erhalten. Zeichen und Behandlung des hämorrhagischen Schocks: ▶ Kap. 74.

Analgesie und Sedierung

Die meisten Schwerverletzten leiden unter erheblichen Schmerzen, sind ängstlich und aufgeregt und müssen mit Opioiden und Sedativa behandelt werden, oft auch mit Anästhetika.

❯ Analgesie und Sedierung sind essenzieller Bestandteil der Sofortbehandlung des Notfallpatienten.

Analgetika

Starke Schmerzzustände können nur mit potenten Analgetika beseitigt werden. Gut geeignet sind hierfür lediglich die **Opioide**.

Am Notfallort injiziert man am besten nur kurz wirkende Opioide oder Ketamin. Nachteile der Opioide: Sie können beim Notfallpatienten laryngeale Schutzreflexe (Aspiration!), die Atmung (Hypoventilation!) und die Kreislauffunktion (Blutdruckabfall!) beeinträchtigen. Im Allgemeinen sind jedoch bei starken Schmerzzuständen die dämpfenden Wirkungen weniger ausgeprägt. Pupillenverengung und evtl. Beeinträchtigung des Bewusstseins können die Diagnostik bei Patienten mit Schädel-Hirn-Trauma erschweren.

Sedativa-Anxiolytika

In der Notfallmedizin werden Benzodiazepine, z. B. Midazolam (Dormicum), eingesetzt. Diese Substanzen besitzen eine gute sedierende und angstlösende Wirkung. Analgetische Wirkungen fehlen, jedoch potenzieren die Benzodiazepine die Wirkungen der Opioide, allerdings auch die Atemdepression.

- ▪ **Praxishinweise**
- – Alle Substanzen nur i. v. zuführen, da schnelle und sichere Wirkung erwünscht.
- – Niemals i. m. oder s. c. geben, da periphere Zirkulation häufig ungenügend und Wirkungseintritt zu langsam.
- – Mit niedrigen Dosen beginnen, Zusatzdosen nach Wirkung titrieren; Patienten ständig beobachten.
- – Keine Kombinationspräparate geben.
- – Vollständige Schmerzfreiheit kann zumeist nur durch eine Anästhesie (mit Intubation und Beatmung) erreicht werden.

Wärmeschutz

Polytraumatisierte werden oft bereits unterkühlt eingeliefert oder kühlen während der Schockraumversorgung aus. Eine Unterkühlung verstärkt Gerinnungsstörungen und erhöht das Sepsisrisiko. Darum müssen so früh wie möglich **wärmeerhaltende oder -wiederherstellende Maßnahmen** ergriffen werden, z. B. durch konvektive Wärmezufuhr mit Bair Hugger oder Warm Touch.

37.5 Notfalldiagnostik

Wenn alle lebensbedrohlichen Störungen erkannt und sofort beseitigt worden sind, erfolgt die **2. Untersuchung** des Patienten. Hiermit sollen Verletzungen festgestellt werden, die das Leben, die Organe und die Gliedmaßen bedrohen. Die Untersuchungen erfolgen nach einem Prioritätensystem. Dabei müssen akute lebensbedrohliche Verletzungen immer zuerst erkannt und behandelt werden.

Bildgebende Basisdiagnostik beim Polytrauma

- Sonografie von Abdomen, Pleura und Perikard nach dem eFAST-Schema (= erweitert, Trauma fokussiert):
  - Abdomen: freie Flüssigkeit oder intraabdominelle Blutung?
  - Thorax: Hämato-/Pneumothorax?
  - Herz: Herzbeuteltamponade?
- Spiral-Computertomografie (Spiral-CT) des ganzen Körpers: zentrales Verfahren, das zeitnah vorgenommen werden soll
- Thorax-Röntgen: wenn Verletzung unklar bleibt oder kein CT umgehend angefertigt werden kann
- Schädel-Röntgen: wenn Verletzung unklar bleibt oder kein CT umgehend angefertigt werden kann
- Becken-Röntgen: wenn Verletzung unklar bleibt oder kein CT umgehend angefertigt werden kann

---

Diagnostische Laparotomie: Sie erfolgt bei perforierenden abdominellen Verletzungen, Hohlorganläsion und bei klinischen Peritonitiszeichen.

- **Notfalllabor**

Bestimmt werden zunächst nur die **Laborwerte mit hoher Priorität**:

- Blutgruppe mit Kreuzprobe
- Hämoglobin, Hämatokrit, Leukozyten
- Gerinnungsstatus einschließlich Thrombozytenzahl, wenn erforderlich mit bettseitiger Thrombelastografie
- Serumelektrolyte, Harnstoff, Kreatinin
- Blutglukose
- Arterielle Blutgasanalyse

37.6 Hämorrhagischer Schock

Massive Blutungen gehören zu den häufigsten Todesursachen in der Frühphase.

- **Vorgehen**
- Volumen- und Gerinnungstherapie: isotone Vollelektrolytlösung (keine Kochsalzlösung, keine Hydroxyethylstärke), Erythrozytenkonzentrate, Frischplasma, Fibrinogenkonzentrate, Thrombozytenkonzentrate, 1 g Tranexamsäure über 10 min, dann Infusion; **Zielwerte: Hb 7–9 g/dl, Thrombozyten 50.000–100.000/ul.**
- Systolischen Blutdruck bei 80–90 mmHg halten; bei Schädel-Hirn-Trauma (GCS < 9) und Schädel-Hirn-Trauma: > 80 mmHg.
- Blutungsquelle identifizieren.
- Bei unkontrollierten Blutungen: Volumenzufuhr reduzieren, um den Kreislauf auf niedrigem stabilem Niveau zu halten = permissive Hypotonie: arterieller Mitteldruck ca. 65 mmHg. Hierdurch werden die Blutverluste reduziert.
- Weitere Maßnahmen: manuelle Kompression, Kompressionsverband und Tourniquet (massive Blutungen an den Extremitäten).

37.7 Weitere Versorgung

Folgende Vorgehensweisen in der Akutphase werden unterschieden:

- Nicht-operative Versorgung
- Early Total Care: primär definitive Versorgung der Verletzungen
- Damage Control Surgery:
  - Die Versorgung beschränkt sich auf die Blutstillung und Verhinderung sekundärer Schäden. Die definitive Versorgung der Verletzungen erfolgt erst, wenn der Patient stabilisiert worden ist, d. h. nach etwa 5 Tagen.
  - Beispiele: Anlage eines Fixateur externe, vorübergehender Blindverschluss verletzter Darmabschnitte, Offenlassen der Bauchwand nach OP eines Bauchtraumas.

37.8 Versorgung von Verletzungen

37.8.1 Thoraxverletzungen

- Sofort transthorakale Ultraschalluntersuchung (eFAST) auf Pneumo- oder Hämatothorax.
- Bei hämodynamisch instabilen Patienten mit Thoraxtrauma: sofort sonografisch eine Perikardtamponade ausschließen (eFAST).
- Bei penetrierender Thoraxverletzung mit hämodynamischer Instabilität: sofortige explorative Thorakotomie.
- Bei anfänglichen Blutverluste von > 1500 ml aus der Thoraxdrainage oder bei anhaltenden Blutungen von mehr als 250 ml/h kann innerhalb von 4 h thorakotomiert werden.

- Verdacht auf Trachea- und Bronchusverletzungen: Tracheobronchoskopie, operative Versorgung
- Thorakale Aortenrupturen: bevorzugt Endostent-Prothese implantieren, bis zur Rekonstruktion den systolischen Blutdruck bei 90–120 mmHg halten.
- Penetrierende Herzverletzungen: linksseitige Thorakotomie oder mediane Sternotomie.
- Traumatische Zwerchfellruptur: zügiger Verschluss.

Spannungspneumothorax

- **Verdachtsdiagnose:** fehlendes Atemgeräusch bei Auskultation der Lunge (vorher korrekte Tubuslage kontrollieren) und schwere respiratorische und kardiovaskuläre Störungen.
- **Behandlung:** Sofort durch Nadel-Dekompression entlasten, dann Thoraxdrainage. Bei traumabedingtem Herzstillstand sofort beidseitige Minithorakotomie.
- Bei Herzstillstand durch penetrierende Thoraxverletzungen: Notfallthorakotomie.

37.8.2 Abdominale Verletzungen

- Bei kreislaufinstabilen Patienten mit komplexen Schäden: bevorzugt Damage Control Surgery: Blutstillung, Packing, temporärer Bauchdeckenverschluss/ Laparostoma, dann intensivmedizinische Stabilisierung.
- Bei Isolierter stumpfer Leber- oder Milzverletzung: nichtoperative Versorgung anstreben, wenn der Patient hämodynamisch stabil ist.

37.8.3 Schädel-Hirn-Trauma

- Systolischer Blutdruck: nicht unter 90 mmHg (bei Kindern altersangepasst).
- Arterielle Sauerstoffsättigung: mind. 90 %.
- Bei bewusstlosen Schädelhirnverletzten sollte der intrakranielle Druck (ICP) gemessen werden.
- Bei stark erhöhtem ICP: kontrollierte Hyperventilation, hypertone Kochsalzlösung, Mannitol.
- Herausgeschlagene Zähne sicher und feucht lagern für die Retransplantation.
- Raumfordernde intrakranielle Verletzungen werden notfallmäßig operiert.
- Bei offenen oder geschlossenen Impressionsfrakturen ohne Verlagerung der Mittellinie oder penetrierende Verletzungen und Basisfrakturen mit Liquorrhöe besteht eine aufgeschobene operative Dringlichkeit.
- Bei erhöhtem ICP kann eine operative Dekompression erwogen werden.

37.8.4 Wirbelsäule

- Bei *Bewusstlosen* sollte bis zum Beweis des Gegenteils immer von einer Wirbelsäulenverletzung ausgegangen werden.
- Instabile Wirbelsäulenverletzungen mit neurologischen Ausfällen und Fehlstellungen sollten möglichst am Unfalltag operiert werden.
- Instabile thorakolumbale Wirbelsäulenverletzungen ohne neurologische Ausfälle sollten ebenfalls am Unfalltag oder später operiert werden.

37.8.5 Becken

- Bei Eintreffen des Patienten: Immer eine akut lebensbedrohliche Beckenverletzung ausschließen.
- Das Becken auf klinische Stabilität untersuchen.
- Bildgebende Diagnostik: Beckenübersicht und/oder CT des Beckens.
- Bei instabilem Beckenring und hämodynamischer Instabilität: mechanische Notfallstabilisierung.
- Bei anhaltender Blutung: chirurgische Blutstillung und/oder selektive Angiografie mit Embolisation.

37.8.6 Obere Extremität

- Frakturen der langen Röhrenknochen des Arms sollten frühzeitig operiert werden.
- Gefäßverletzungen sollten direkt nach Stabilisierung des Patienten operiert werden.

37.8.7 Hand

- Geschlossene Frakturen und Luxationen: Zunächst bevorzugt konservativ behandeln.
- Offene Frakturen und Luxationen: primäres Debridement und Stabilisierung durch Drähte oder Fixateur externe.
- Replantation von Amputationsverletzung: erst das Leben, dann die Hand.

37.8.8 Untere Extremität

- Isolierte und multiple Schaftfrakturen langer Röhrenknochen: primär definitive, primär-temporäre und sekundär-definitive Osteosynthese.
- Instabile Femurfrakturen beim Polytrauma können primär operativ stabilisiert werden.
- Knieluxationen sollten frühestmöglich reponiert werden.

- Instabile proximale Tibiafrakturen, Tibiakopffrakturen und Sprunggelenksfrakturen sollten primär stabilisiert werden.
- Tibiaschaftfrakturen und distale Unterschenkelfrakturen sollten operativ stabilisiert werden.
- Gefäßverletzungen der unteren Extremität sollten direkt nach Stabilisierung des Patienten operiert werden.

37.8.9 Fuß

- Kompartmentsyndrom des Fußes: umgehende Fasziotomie.
- Die Replantation des Fußes wird beim Polytrauma nicht generell empfohlen.
- Luxationen und Luxationsfrakturen der Fußwurzel und des Mittelfußes: So früh wie möglich reponieren und stabilisieren.

37.8.10 Gesicht

- Weichteilverletzungen: in der 1. OP-Phase versorgen.
- Zahntraumen: möglichst schnell versorgen.
- Mittelgesichts- und Unterkieferfrakturen: 1. OP-Phase oder sekundär.

37.8.11 Hals

- Endotracheal Intubation oder Tracheotomie. Den Algorithmus „schwieriger Atemweg" beachten (▶ Abschn. 8.6.4).
- Eine vom Notarzt vorgenommene Koniotomie sollte operativ verschlossen werden.
- Penetrierende Ösophagusverletzungen: Möglichst innerhalb von 24 h primär rekonstruktiv operieren.

37.8.12 Verbrennungen

- Nicht kühlen.
- Bei Verbrennung im Stammbereich, die die Atemmechanik beeinträchtigen: notfallmäßige Escharotomie (Entlastungsschnitte der Haut) durch einen Verbrennungschirurgen.
- Bei gleichzeitigem Inhalationstrauma: umgehende endotracheale Intubation, bevor die Atemwege zuschwellen.

37.8.13 Urogenitaltrakt

- Schwerste Nierenverletzungen werden operativ exploriert.
- weniger schwere Nierenverletzungen werden primär konservativ behandelt.
- Intraperitoneale Harnblasenrupturen werden chirurgisch exploriert.
- Extraperitoneale Harnblasenrupturen ohne Beteiligung des Blasenhalses und komplette Rupturen der Harnröhre können durch suprapubische Harnableitung behandelt werden.

Nachschlagen und Weiterlesen

Adams HA (Hrsg) (2010) Hypovolämischer Schock. Interdisziplinäre Behandlungspfade. Eine Empfehlung der IAG Schock der DIVI. Deutscher Ärzteverlag, Köln

Wirth CJ, Mutschler WE, Kohn D et al (2013) Praxis der Orthopädie und Unfallchirurgie. Thieme, Stuttgart

Internet

Deutsche Gesellschaft für Unfallchirurgie (DGU) (2016) S3-Leitlinie: Polytrauma-/Schwerverletzten-Behandlung. https://www.awmf.org/leitlinien/detail/ll/012-019.html. Zugegriffen: 5. Febr. 2021

Postoperative Versorgung und Transport

Inhaltsverzeichnis

Aufwachzone

Reinhard Larsen

Inhaltsverzeichnis

Unter Mitarbeit von M. Klein, T. Müller-Wolff

In der unmittelbaren postoperativen Phase sind eine kontinuierliche Überwachung der Vitalfunktionen und eine einfühlsame Betreuung des Patienten durch kompetentes Fachpflegepersonal erforderlich. Die Überwachung und Versorgung erfolgt in der Regel in einer speziellen Aufwacheinheit oder -zone. Die Dauer der erforderlichen Überwachung kann wenige Minuten bis mehrere Stunden betragen. Die Übergänge von der Aufwachraumbetreuung zur Intermediate Care und zur Intensivtherapie sind häufig fließend: Wenn zu erwarten ist, dass der Zustand des Patienten nicht innerhalb weniger Stunden nach der OP gebessert werden kann, sollte die weitere Versorgung auf einer Intermediate-Care- oder einer operativen Intensivtherapieeinheit erwogen werden.

38.1 Aufbau und Personal

38.1.1 Räumliche Voraussetzungen

Die Aufwachzone oder der Aufwachraum muss in den OP-Trakt integriert sein, damit Anästhesist und Chirurg unmittelbaren Zugang haben und der Patient im Notfall rasch in den OP zurückgebracht werden kann. Baulich und ablauforganisatorisch sollte der Aufwachraum der Übergang zwischen OP-Bereich (Nähe zur Patientenausschleuse) und den bettenführenden Abteilungen sein. Der Aufwachraum ist aber der Betreuung von Patienten in einer *ruhigen* Atmosphäre vorbehalten und darf daher nicht zusätzlich als Organisationsstützpunkt der Anästhesie- und/oder OP-Abteilung zweckentfremdet werden. In Krankenhäusern, die ambulante Operationen durchführen, sollte der Aufwachraum über Strukturen zur Patientenentlassung und für den Aufenthalt von Angehörigen verfügen.

Die Größe des Aufwachraums hängt v. a. von der chirurgischen Kapazität des Krankenhauses ab. Für jeden OP werden durchschnittlich 1,5 Aufwachbetten benötigt.

> **Ausstattung des Bettplatzes im Aufwachraum**
> - O_2- und Druckluftanschluss
> - Beatmungsgerät, Beatmungsbeutel
> - Vakuum zum Absaugen von Drainagen
> - Absauggerät und Absaugkatheter
> - Monitor für Elektrokardiografie (EKG), Blutdruck – nichtinvasiv (NIBP) und invasiv (IBP), zentralen Venendruck (ZVD), Pulsoxymetrie, Kapnometrie, Atemfrequenz und Temperatur
> - Blutdruckmanschette
> - Stethoskop
> - Relaxometer
> - Defibrillator und Notfallmaterialien
> - Narkosewagen
> - Atemwegmaterialien und Intubationszubehör

> - Apparatives Infusions- und Transfusionszubehör
> - Schmerztherapiepumpen
> - Therapie- und Notfallmedikamente
> - O_2-Applikationszubehör
> - Wärmetherapiegeräte und -materialien
> - Übliches Einmalmaterial
> - Pflege- und Lagerungsmaterial, Verbandsprodukte
> - Ausscheidungsmaterialien und Katheterzubehör
> - Übliche Hygieneausstattungen
> - Patientenaktenablage und Dokumentationsmöglichkeit
> - Diagnostikzubehör, z. B. für Notfalllabor und Blutgasanalyse

38.1.2 Personelle Besetzung

Für die personelle Besetzung gilt Folgendes: 1 Pflegekraft (möglichst mit entsprechender Fachweiterbildung) versorgt 3 Patienten; sind die Patienten schwer krank, betreut sie 2 Patienten. Mindestens 1 Fachpflegekraft muss im Aufwachraum *ständig* anwesend sein, wenn dort postoperative Patienten betreut werden.

> **Aufgaben des Personals im Aufwachraum**
> - Ersteinschätzung und Verlaufsbeobachtung postoperativer Patienten aller Alters- und Erkrankungsgruppen
> - Rechtzeitiges Erkennen und Behandeln von Komplikationen nach diagnostischen oder therapeutischen Eingriffen unter Allgemeinanästhesie oder unter regionalen Anästhesieverfahren
> - Einleitung einer postoperativen Schmerztherapie
> - Behandlung postoperativer Übelkeit und Erbrechen (PONV)
> - Behandlung postoperativer Unterkühlung

Die fachliche Leitung des Aufwachraums liegt beim Anästhesisten. Er übernimmt die Behandlung der Patienten und entscheidet über ihre Verlegung auf die Allgemein- oder Intensivstation. Für OP-bedingte Komplikationen ist der Operateur zuständig. In sehr großen Aufwacheinheiten sollte ständig 1 Anästhesist anwesend sein.

Qualifikation des Pflegepersonals

Die Einschätzung, Pflege, Überwachung und Therapie der Patienten im Aufwachraum ist eine anspruchsvolle Tätigkeit. Sie erfordert spezielle Kenntnisse und Erfahrungen, damit individuelle Patientenbedürfnisse oder Komplikationen sofort erkannt und behandelt werden können. Es gilt:

> Die verantwortliche Pflegefachkraft im Aufwachraum muss eine vitale Bedrohung des Patienten umgehend erkennen und außerdem die erforderlichen Erstmaßnahmen zu ihrer Beseitigung einleiten, bis der gleichzeitig alarmierte Anästhesist eintrifft. Hierfür trägt sie die medizinische und juristische Verantwortung!

Unerfahrene, nicht eingearbeitete Pflegekräfte dürfen nur bei direkter Anwesenheit einer Fachpflegekraft den Patienten überwachen.

38.2 Übernahme des Patienten

Im Aufwachraum wird der Patient vom Anästhesisten der Pflegefachkraft strukturiert übergeben, z. B. nach dem SBAR-Konzept.

Übergabe des Patienten im Aufwachraum (SBAR-Konzept)
- **S – Situation:**
  - Name
  - Alter
  - Geschlecht
  - Diagnose
  - Operativer Eingriff/Maßnahme
  - Anästhesieverfahren
- **B – Background (Hintergrund):**
  - Begleiterkrankungen
  - Präoperative Medikamente
  - Allergien
  - Präoperative Diagnostik
  - Intraoperative Ereignisse
  - Präoperativer Hautzustand
  - Wertsachen
- **A – Assessment (Einschätzung):**
  - Monitoring, Lagerung, Wärmemanagement
  - Ort für die Zufuhr von Notfallmedikamenten
  - Volumentherapie: Ein- und Ausfuhr
  - Kumulativer Blutverlust
  - Blut/Blutprodukte: gegeben, vorhanden
  - Aktueller Stand der OP
  - Letzte Laborwerte
  - Antibiotikagabe, Relaxanziengabe, Opioidgabe
- **R – Recommendations (Empfehlungen):**
  - Einzelheiten der OP: Drainagen/Lage/Sog
  - Anordnungen des Operateurs: Heparingaben/ Ziel-PTT (partielle Thromboplastinzeit)
  - Extubation geplant/Nachbeatmung
  - Weiterversorgung auf der Normalstation/Post Anaesthesia Care Unit (PACU)/Intensive Care Unit (ICU)
  - Postoperative Schmerztherapie

Der Anästhesist darf den Aufwachraum erst verlassen, wenn die Versorgung des Patienten gesichert und eine ärztliche Anwesenheit nicht mehr erforderlich ist.

38.3 Einschätzung des Patienten

Bei jedem Patienten müssen während seines Aufenthalts im Aufwachraum die Vitalfunktionen systematisch und regelmäßig beobachtet und klinisch eingeschätzt werden. Die Ergebnisse werden, ähnlich wie bei der Narkose, sorgfältig protokolliert.

Am Anfang steht ein orientierender **Schnellcheck**:
- Ist der Patient wach?
- Sind seine Atemwege frei?
- Atmet er ausreichend?
- Wie hoch ist seine S_pO_2?
- Wie hoch sind Blutdruck und Herzfrequenz?
- Laufen die Infusionen?
- Sind die Drainagen durchgängig? Wie hoch sind die Blutverluste?
- Hat der Patient Schmerzen?

Die weitere Einschätzung kann anhand eines Scores erfolgen, z. B. mit dem Aldrete-Score, der 5 Merkmale erfasst (◘ Tab. 38.1). Erreicht der Patient 9 Punkte, kann er auf die Allgemeinstation verlegt werden.

38.3.1 Dokumentation im Aufwachraum

Damit der Verlauf und die Behandlung nachvollziehbar sind, müssen folgende Maßnahmen dokumentiert werden (Empfehlung der DGAI):

Regelmäßig zu dokumentierende Maßnahmen im Aufwachraum (DGAI u. BDA 2009)
- Kontinuierlich gemessene O_2-Sättigung
- Herzfrequenz und -rhythmus
- Arterieller Blutdruck
- Bewusstseinslage
- Schmerzintensität (Skala)
- Blutverluste über liegenden Drainagen
- Therapeutische Maßnahmen
- Übernehmende Personen
- Aufnahme- und Verlegungszeitpunkt, Verlegungsort

38.4 Routineüberwachung

Die meisten Patienten sind bei der Aufnahme in den Aufwachraum bereits extubiert; Atmung- und Herz-Kreislauf-Funktion sind stabil. Die Vigilanz der Patienten ist aber häufig noch eingeschränkt.

◘ Tab. 38.1 Postoperativer Aufwachscore nach Aldrete

Merkmal – Benotung	Befund
Aktivität	
2	Bewegt 4 Extremitäten spontan oder nach Aufforderung
1	Bewegt 2 Extremitäten spontan oder nach Aufforderung
0	Bewegt sich weder spontan noch nach Aufforderung
Atmung	
2	Atmet tief durch, hustet ausreichend stark
1	Luftnot oder eingeschränkte Atmung
0	Atmet nicht (Apnoe)
Blutdruck	
2	±20 % des Werts vor Narkose
1	±20–50 % des Werts vor Narkose
0	± über 50 % des Werts vor Narkose
Bewusstsein	
2	Vollkommen wach
1	Durch Anruf erweckbar
0	Reagiert nicht
O_2-Sättigung (S_aO_2)	
2	≥ 92 % bei Atmung von Raumluft
1	O_2-Zufuhr erforderlich, um S_aO_2 > 90 % zu halten
0	S_aO_2 < 92 % trotz Sauerstoffzufuhr
Erreichbare Gesamtpunktzahl: 10	

Der „Routinepatient" erhält Sauerstoff über eine Nasensonde oder Maske und wird regelmäßig zum Durchatmen und Abhusten ermuntert. Seine Vitalfunktionen werden in der 1. Phase mindestens alle 15 min eingeschätzt und protokolliert.

Die wichtigsten Aufgaben der Pflegekraft zeigt folgende Übersicht.

Aufgaben der Pflegekraft

- Überwachung der Atmung, Sicherung der Atemwege
- Überwachung der Herz-Kreislauf-Funktion
- Überprüfung der Bewusstseinslage, Ansprache des Patienten, Aufklärung über die Situation und beruhigende Zuwendung

---

- Infusionstherapie nach ärztlicher Verordnung
- Erkennen und Behandeln von Schmerzen
- Behandlung von Übelkeit und Erbrechen
- Überwachung der Körpertemperatur
- Wiederherstellung und Unterstützung der Mobilität
- Dokumentation wesentlicher Daten

38.5 Komplikationen in der frühen postoperativen Phase

Die Häufigkeit von Komplikationen im Aufwachraum beträgt ca. 25 %.

Die wichtigsten Störungen und Komplikationen in der unmittelbaren postnarkotischen Phase sind folgende:
- Verlegung der Atemwege, Atemdepression, Atemstillstand
- Überhang von Muskelrelaxanzien
- Blutdruckabfälle, Blutdruckanstiege
- PONV
- Nachblutungen, Hypovolämie
- Flüssigkeits- und Elektrolytstörungen
- Anhaltende Unterkühlung
- Muskelzittern
- Übelkeit und Erbrechen
- Harnverhalt
- Temperaturanstieg

38.5.1 Erkennen und Behandeln von Atemstörungen

Zu den wichtigsten Atemstörungen in der frühen postoperativen Phase gehören folgende:
- Verlegung der oberen Atemwege
- Überhang von Muskelrelaxanzien mit Muskelschwäche
- Atemdepression durch Opioide
- Pulmonale Aspiration bei eingeschränktem Bewusstsein
- Laryngospasmus: ► Kap. 19
- Bronchospasmus: ► Kap. 19

Verlegung der oberen Atemwege

Häufigste Ursache der postoperativen Atemwegobstruktion ist das Zurücksinken der Zunge beim sedierten oder noch erheblich anrelaxierten Patienten. Erkennbar ist diese Komplikation an paradoxen Atembewegungen mit muskulären Einziehungen am Hals und verstärkter Aktivität der Bauchmuskulatur (Schaukelatmung).

Sofortbehandlung einer Verlegung der oberen Atemwege durch die Pflegekraft

- Beim Patienten bleiben und Hilfe anfordern.
- Patienten ansprechen und zum Atmen auffordern.
- Gegebenenfalls Oberkörper hochlagern bzw. den Patienten atemunterstützend positionieren.
- Wenn Atemwege weiterhin verlegt: Esmarch-Handgriff, Wendl-Tubus, Sauerstoff zuführen.
- Gegebenenfalls Maskenbeatmung.
- Wenn nicht zu beseitigen: extraglottische Atemwegshilfe (EGA), endotracheale Intubation.

Muskelrelaxierung

Die **Zeichen** hängen vom Grad der Muskelschwäche ab:
- Der Händedruck ist schwach und kraftlos.
- Die Augen können nicht oder nur mit Mühe geöffnet und offen gehalten werden.
- Der Kopf kann nicht oder nur mit Mühe angehoben und gehalten werden.
- Die Atmung ist schaukelnd und ruckartig („schlingerndes Boot").
- Der Patient ist unruhig und hat erkennbar Luftnot.
- Mögliche vegetative Zeichen (Stress): Tachykardie, Blutdruckanstieg, starkes Schwitzen, Tränenfluss.

Die Muskelschwäche durch Relaxanzienüberhang sollte mit dem **Nervenstimulator** gesichert werden.

Die Anrelaxierung muss umgehend behandelt werden, bevor sich ein bedrohlicher O_2-Mangel entwickelt. Das Vorgehen richtet sich nach dem Schweregrad der muskulären Schwäche:

Sofortbehandlung des Relaxanzienüberhangs

- Anästhesisten alarmieren.
- Patienten mit erhöhtem Oberkörper lagern und beruhigen (er ist wach!).
- Wenn erforderlich: Atmung mit Atembeutel/Sauerstoff assistieren.
- Nichtdepolarisierende (ND-)Relaxanzien mit Neostigmin + Atropinzusatz (▶ Kap. 14) antagonisieren (nach ärztlicher Anweisung), Rocuronium mit Sugammadex.
- Wenn keine ausreichende Wirkung: intubieren und beatmen.
- Nach Antagonisierung: Patienten ausreichend lange im Aufwachraum überwachen.

Zentrale Atemdepression durch Opioide

Ist die Muskelkraft normal und liegt eine Hyperkapnie vor, ist die Atemdepression bzw. Apnoe wahrscheinlich durch Opioide bedingt.

❗ Die opioidbedingte Atemdepression kann auch dann auftreten, wenn der Patient im OP bereits ausreichend geatmet hat. Sie ist erkennbar an zunehmender Sedierung, abnehmender Atemfrequenz und schließlich Atemstillstand.

Mit einer erneuten Atemdepression muss v. a. nach höheren Opioiddosen gerechnet werden, besonders wenn keine die Atmung stimulierenden Reize (Tubus! Schmerzen!) mehr vorhanden sind („silent death" nach Opioidnarkose). Darum darf der Patient nicht zu früh auf die Normalstation verlegt werden!

Sofortbehandlung der opioidbedingten Atemdepression durch die Pflegekraft

- Patienten laut ansprechen und zum Atmen auffordern, Anästhesisten alarmieren.
- Kommandoatmung, wenn erforderlich: Wendl-Tubus.
- Wenn nicht ausreichend: Masken-/Beutelbeatmung und Injektion von Naloxon (Narcanti), zunächst 1 µg/kg KG.

Arterielle Hypoxie

Die arterielle Hypoxie bzw. Hypoxämie, d. h. der Abfall des arteriellen pO_2 unter 70 mmHg mit Abfall der arteriellen O_2-Sättigung, tritt bei vielen Patienten in der frühen postoperativen Phase auf. Die Ursachen sind vielschichtig. Gefährdet sind v. a. Patienten nach/mit
- Oberbaucheingriffen,
- Thoraxoperationen,
- chronischen Lungenerkrankungen,
- starkem Übergewicht.

Hypoventilation

Hierbei handelt es sich meist um ein typisches Anästhesieproblem. Die **Hauptursachen** sind
- zentrale Atemdepression durch Anästhetika, v. a. Opioide und Sedativa,
- periphere Ateminsuffizienz durch Muskelrelaxanzien,
- Apnoe durch verlängerte Hyperventilation während der Narkose,
- Verlegung der Atemwege,
- Beeinträchtigung der Atmung oder Atemmechanik durch Schmerzen, Übergewicht, Pneumothorax, Hämatothorax, zu straffe Verbände.

Je nach Anästhesie/OP können diese Faktoren kombiniert auftreten. Die Behandlung richtet sich nach den Ursachen.

38.5.2 Störungen der Herz-Kreislauf-Funktion

Die wichtigsten postoperativen Komplikationen sind folgende:
- Blutdruckabfall
- Blutdruckanstieg
- Herzrhythmusstörungen
- Herzinsuffizienz

Blutdruckabfall

Ein niedriger arterieller Blutdruck ist eine sehr häufige Komplikation in der unmittelbaren postoperativen Phase. Wichtigste Ursache ist ein **Volumenmangel**, nur selten eine Herzinsuffizienz. Andere Ursachen können folgende sein: anaphylaktische Reaktion, anhaltende Sympathikusblockade nach Spinal-/Periduralanästhesie, Lungenembolie, Herzinfarkt, Herztamponade oder systemisches inflammatorisches Response-Syndrom (SIRS)/Sepsis.

Ein **Volumenmangel** beruht meist auf ungenügendem Volumenersatz während der Narkose oder anhaltenden Blutverlusten. Die Zeichen sind
- niedriger Blutdruck,
- Tachykardie,
- niedriger zentraler Venendruck,
- verminderte Urinausscheidung,
- bei Schock: Hautblässe, eingeschränktes Bewusstsein, Bewusstseinsverlust.

Sofortmaßnahmen der Pflegekraft beim Blutdruckabfall
- Peripheren Puls fühlen, Patienten laut ansprechen, Bewusstseinslage prüfen.
- Anästhesisten alarmieren.
- Nach Möglichkeit Beine hochlagern oder Trendelenburg-Lagerung.
- Pulsoxymetrische O_2-Sättigung überprüfen.
- Sauerstoff zuführen.
- Volumen und Medikamente nach ärztlicher Anordnung verabreichen.

Hypertonie

Zu den häufigsten Ursachen für einen Blutdruckanstieg in der postoperativen Phase gehören folgende:
- Schmerzen
- Vorbestehende Hypertonie (häufige Ursache!)
- Vorangegangene Karotisstenoseoperationen
- Hypoxie
- Hyperkapnie
- Hypervolämie durch Übertransfusion bzw. Überinfusion
- Muskelzittern
- Volle Harnblase (häufig übersehen!)
- Unerkanntes Delir

Sofortmaßnahmen der Pflegekraft bei postoperativer Hypertonie
- Anästhesisten benachrichtigen.
- Patienten nach Schmerzen befragen.
- Harnblasenstatus überprüfen.
- Auf Anordnung: Antihypertensiva, Sedativa, Analgetika.

Herzrhythmusstörungen

Am häufigsten sind Bradykardie, Tachykardie und ventrikuläre Extrasystolen, weiterhin Vorhofflimmern und vorbestehende Herzrhythmusstörungen. Die wichtigsten Ursachen für Herzrhythmusstörungen in der frühen postoperativen Phase sind folgende:
- Vorbestehende Herzerkrankungen/Herzrhythmusstörungen
- Elektrolytstörungen, besonders die Hypokaliämie!
- Hypoxie, Hyperkapnie und Hypokapnie

- Therapie
- Arzt benachrichtigen, wenn möglich Ursache behandeln.
- Bei symptomatischen Rhythmusstörungen: Antiarrhythmika nach Anweisung des Anästhesisten (▶ Kap. 54).

Zu geringe Urinausscheidung

Eine zu geringe Urinausscheidung in der frühen postoperativen Phase ist am häufigsten *prärenal* (vor der Niere) bedingt. Wichtigste Ursachen sind
- intravasaler Volumenmangel (Hypovolämie),
- Herzinsuffizienz bzw. zu niedriges Herzzeitvolumen (Low-Output-Syndrom).

Die Diagnose „Oligurie" kann im Aufwachraum nur nach Legen eines Blasenkatheters gestellt werden. Vor Einleitung einer Behandlung muss die Durchgängigkeit des Katheters überprüft werden.

- Therapie
Die Therapie besteht in ausreichender Flüssigkeitszufuhr bei Hypovolämie, am besten unter Kontrolle des zentralen Venendrucks. Tritt danach keine Diurese ein, können Diuretika in niedriger Dosierung (z. B. Lasix) zugeführt werden. Beim Low-Output-Syndrom werden Katecholamine (z. B. Dobutamin oder Dopamin) infundiert.

38

38.5.3 Nachblutungen

> Nachblutungen sind fast immer chirurgisch bedingt und müssen entsprechend behandelt werden!

Deshalb müssen Verbände und Wunddrainagen regelmäßig zusammen mit den Vitalwerten überprüft werden.
Zu Gerinnungsstörungen nach Massivtransfusionen: ▶ Kap. 21.

38.5.4 Abfall der Körpertemperatur

Die Unterkühlung des Patienten ist eine typische Folge moderner OP-Räume mit Klimaanlage, v. a. wenn die Raumtemperatur weniger als 21 °C beträgt. Besonders gefährdet sind Patienten bei langdauernden Operationen im Thorax oder Abdomen. Nicht selten sind die Patienten bis auf etwa 32 °C rektal abgekühlt und zeigen folgende **Zeichen der Hypothermie**:
- Schläfrigkeit und Verlangsamung
- Bradykardie
- Niedriger Blutdruck
- Verminderte Atmung

Alle diese *Zeichen* sind Folgen des erniedrigten Stoffwechsels und bedürfen in der Regel keiner Behandlung, da sie von selbst verschwinden, wenn die Körpertemperatur wieder ansteigt. Im Mittelpunkt steht vielmehr die Behandlung der Hypothermie. Dies gilt besonders für das postoperative Kältezittern, das häufiger nach Inhalationsnarkosen auftritt und für den Patienten sehr unangenehm ist.
Präoperatives Wärmen vor langen Eingriffen, angewärmte Infusionslösungen und postoperatives aktives Wärmen können zur Prophylaxe der postoperativen Hypothermie beitragen.

Sofortmaßnahmen der Pflegekraft bei Hypothermie
- Patienten nach längeren Eingriffen in angewärmtes Bett legen, gut zudecken, nicht unnötig aufdecken.
- Temperatur wiederholt messen.
- Einsatz von Wärmedecken oder apparativen Wärmesystemen.
- O_2-Zufuhr bei Muskelzittern.

Postoperatives Kältezittern (Shivering)

Postoperatives Kältezittern (Shivering) ist Folge einer intraoperativen Auskühlung, gelegentlich zittern aber auch normotherme Patienten. Das Kältezittern wird von den meisten Patienten als sehr unangenehm empfunden und

erhöht zudem den O_2-Verbrauch. Es kann verhindert werden, wenn die Narkose erst beim *normothermen* Patienten ausgeleitet wird.
Stärkeres Kältezittern wird medikamentös behandelt (allerdings als Off-Label-Use), ergänzend mit wärmenden Maßnahmen, z. B. eine konvektive Wärmedecke.

> ℹ **Medikamentöse Behandlung des Kältezitterns (S3-Leitlinie)**
> - Medikamente erster Wahl:
>   - Pethidin: 0,35–0,7 mg/kg KG i. v. – Clonidin: 0,15–0,3 µg/kg KG i. v.
> - Medikamente zweiter Wahl:
>   - Tramadol: 1–3 mg/kg KG i. v.
>   - Magnesiumsulfat: 30 mg/kg KG i. v.

Zu beachten sind die möglichen Nebenwirkungen dieser Medikamente: Sedierung, Übelkeit, Erbrechen, Bradykardie.

> Auf die Normalstation sollte der Patient erst dann verlegt werden, wenn seine Kerntemperatur auf über 35 °C angestiegen ist und bei ihm kein Gefühl der Auskühlung mehr besteht.

38.5.5 Anstieg der Körpertemperatur

Die wichtigsten Ursachen für einen Anstieg der Körpertemperatur in der frühen postoperativen Phase sind
- akute oder vorbestehende Infektionen, z. B. nach Darmoperationen oder urologischen Eingriffen,
- Überdosierung von Atropin bei Kindern,
- verminderte Wärmeabgabe bei Zentralisation,
- Pyrogene, z. B. aus Blutkonserven oder Infusionslösungen,
- Reaktion auf Medikamente, z. B. MAO-Hemmer, trizyklische Antidepressiva,
- maligne Hyperthermie (extrem selten, aber immer zu bedenken! ▶ Kap. 19).

Die **Therapie** ist meist symptomatisch: physikalische Maßnahmen (dünne Decke, Wadenwickel, kalte Waschung) und fiebersenkende Medikamente bei Rektaltemperaturen über 39 °C.

38.5.6 Schmerzen

Postoperative Schmerzen hängen von vielen Faktoren ab. Sehr junge und sehr alte Patienten benötigen oft weniger Schmerzmittel. Opioide in der Prämedikation schieben den postoperativen Schmerzmittelbedarf hinaus; ebenso die Narkose mit einem Opioid. Eine wichtige Rolle spielt auch die Art der OP: Thorax- und Oberbaucheingriffe sind besonders schmerzhaft.

■ **Therapie**

Vor der Zufuhr von Analgetika sollte die Schmerzintensität mit einer numerischen Ratingskala erfasst und im Narkoseprotokoll dokumentiert werden, später auch die Schmerzlinderung im Verlauf. Bei der Wahl der Analgetika muss zwischen stationären und ambulanten Patienten unterschieden werden.

Starke bis sehr starke Schmerzen werden mit **Opioiden** (z. B. Piritramid = Dipidolor), in titrierenden Dosen i. v. oder mit patientenkontrollierter Analgesie (PCA) behandelt. Hierbei muss aber mit einer Atemdepression gerechnet werden; darum den Patienten wiederholt zum Durchatmen auffordern! Weniger starke Schmerzen können oft auch mit einem nichtsteroidalen Antirheumatikum (NSAR) wie Metamizol beseitigt werden. Hilfreich sind auch regionale Anästhesiemethoden zur postoperativen Schmerzbehandlung (z. B. Periduralanalgesie, Plexusanalgesie, periphere Nervenblockaden über Katheter). Einzelheiten zur postoperativen Schmerztherapie: ▶ Kap. 39.

38.5.7 Unruhe, Agitiertheit, postoperatives Delir (POD)

Ursache dieser Störungen können u. a. folgende sein:
- Hypoxie
- Hyperkapnie
- Harnverhaltung
- Schmerzen
- Medikamentenentzug (z. B. Psychopharmaka)

Ein postoperatives Delir, also ein akuter Verwirrtheitszustand, manifestiert sich innerhalb von Stunden oder Tagen nach einem Eingriff und darf nicht mit dem sog. „Aufwachdelir" einer Narkose verwechselt werden. Dem postoperativen Delir geht in der Regel eine Phase der vollständigen Normalisierung nach dem Erwachen aus der Narkose voraus (Einzelheiten zum Delir: ▶ Kap. 50).

■ **Therapie**

Als Grundregel der Therapie gilt: Zunächst Ursachen beseitigen. Hierzu wird der Patient strukturiert und gezielt nach möglichen Ursachen befragt und außerdem die Patientenanamnese entsprechend analysiert (▶ Kap. 50).

38.5.8 Übelkeit und Erbrechen

Übelkeit und Brechreiz bis hin zum Erbrechen (PONV) treten postoperativ bei ca. 30 % der Patienten auf. Die wichtigsten Risikofaktoren sind in ▶ Kap. 2 zusammengestellt.

■ **Prophylaxe**
Siehe ▶ Kap. 2.

■ **Therapie**

Postoperative Übelkeit und Erbrechen sind für die betroffenen Patienten eine schwerwiegende Komplikation, die – unbehandelt – mit hoher Wahrscheinlichkeit lange anhält oder wieder auftritt. Weitere, jedoch seltene Komplikationen von PONV sind: Nahtdehiszenz, pulmonale Aspiration von Mageninhalt, Ösophagusruptur (Boerhaave-Syndrom), Pneumothorax, Hautemphysem, Trachealruptur oder Sehverlust.

PONV sollte umgehend behandelt werden. Mittel der ersten Wahl sind **Serotoninantagonisten** (▶ Kap. 2), besonders wenn sie noch nicht zur Prophylaxe eingesetzt worden sind. Wirksam sind auch, in absteigender Reihenfolge, Dexamethason, Haloperidol, Dehydrobenzperidol (DHBP), Dimenhydrinat und Promethazin. Empfohlen wird eine Kombinationstherapie, um die Wirksamkeit zu erhöhen, z. B. Dexamethason + Ondansetron oder Haloperidol.

> ⓘ **Behandlung von PONV**
> Bei PONV sollten mindestens 2 der nachfolgenden Medikamentengruppen eingesetzt werden, z. B. Ondansetron oder Granisetron + Dexamethason:
> - Ondansetron: 4 mg i. v., Kinder 0,1 mg/kg i. v., *oder*
> - Granisetron(Kevatril): 1 mg i. v.
> - Dimenhydrinat (Vomex A), 16–64 mg i. v., Kinder 0,5–1 mg/kg i. v., *oder*
> - DHBP (Mittel der letzten Wahl) 0,625–1,25 mg i. v., Kinder 0,02–0,05 mg/kg i. v. Nicht bei Parkinsonkranken anwenden!
> - Dexamethason 4–8 mg i. v. Nur in Kombination mit einer der anderen Medikamentengruppen. Nicht bei Diabetes anwenden.

Tritt PONV trotz Prophylaxe auf, sollte primär ein Antiemetikum aus einer anderen Substanzklasse eingesetzt werden. Die Nebenwirkungen der jeweils verwendeten Substanzen müssen beachtet werden (▶ Kap. 2)

Ergänzende Maßnahmen:
- Behandlung starker Schmerzen
- Entfernen einer dicht sitzenden Gesichtsmaske
- Mundpflege nach dem Erbrechen

PONV bei Kindern: ▶ Kap. 24.

38.5.9 Verzögertes Erwachen

Die meisten Patienten erwachen innerhalb von 15–20 min nach der Narkose. Bleiben anamnestisch unauffällige Patienten über längere Zeit bewusstseinseingeschränkt, sollte in jedem Fall nach den möglichen Ursachen gesucht werden, z. B.

- Überdosierung von Anästhetika und Sedativhypnotika und Muskelrelaxanzien (täuscht Bewusstlosigkeit vor),
- exzessive Hyperventilation, besonders bei alten Patienten mit Störungen der Hirndurchblutung,
- schwere Hypoglykämie,
- ausgeprägte Hyperkapnie (CO_2-Narkose),
- Unterkühlung,
- zerebrale Störungen wie Schlaganfall, Hirnblutung,
- zentral anticholinerges Syndrom,
- vorbestehende Vigilanz- oder Orientierungsstörungen.

38.6 Verlegung des Patienten

Die Verlegung des Patienten auf die Allgemeinstation erfolgt durch den für den Aufwachraum verantwortlichen Anästhesisten in Zusammenarbeit mit dem Fachpflegepersonal. Eine routinemäßige Verlegung aus dem Aufwachraum sollte nur dann erfolgen, wenn der Patient weitestgehend wach, stabil und beschwerdefrei ist. Die Therapie von Narkosefolgen wie Hypothermie, PONV oder Atem- und Herz-Kreislauf-Störungen sollte zum Verlegungszeitpunkt abgeschlossen sein. Eine notwendige Schmerztherapie sollte eingeleitet und ausreichend wirksam sein.

Vorgehen bei ambulanten Patienten: ▶ Kap. 36.

> ❯ Der Patient darf nur dann verlegt werden, wenn folgende grundlegende Voraussetzungen erfüllt sind:
> - Ausreichende Spontanatmung
> - Stabile Herz-Kreislauf-Funktion
> - Keine wesentliche Nachblutung
> - Ausreichende Schutzreflexe
> - Keine Bewusstlosigkeit
>
> Im Zweifelsfall sollte der Patient länger im Aufwachraum verbleiben oder auf eine Intensivstation verlegt werden!

38.6.1 Plexusblockaden

Hier ist in der Regel keine postoperative Überwachung erforderlich. Die meisten Patienten können direkt auf die Allgemeinstation verlegt werden. Allerdings muss vorher auf die Verletzungsgefahr für die noch anästhesierte Extremität und die Vermeidung dieser Gefahren hingewiesen werden.

38.6.2 Spinal- und Periduralanästhesie

Nach diesen Verfahren sollten die Patienten erst verlegt werden, wenn folgende Anforderungen erfüllt sind:

- Stabile Herz-Kreislauf-Funktion, ausreichender Volumenersatz, kein Volumenmangel
- Rückkehr der Empfindlichkeit für Nadelstiche in der perianalen Region (S5)
- Plantarbeugung des Fußes möglich
- Vorhandener Lagesinn in der Großzehe
- Bei *ambulanten* Patienten: Rückkehr der Sensibilität

Nachschlagen und Weiterlesen

Deutsche Gesellschaft für Anästhesiologie und Intensivmedizin (DGAI), Berufsverband Deutscher Anästhesisten (BDA) (Hrsg) (1997) Apparative Ausstattung für Aufwachraum, Intensivüberwachung und Intensivtherapie. Anästh Intensivmed 38; 470–474. https://www.dgai.de/publikationen/vereinbarungen.html. Zugegriffen: 05. Februar 2021

Deutsche Gesellschaft für Anästhesiologie und Intensivmedizin (DGAI), Berufsverband Deutscher Anästhesisten (BDA) (2009) Überwachung nach Anästhesieverfahren. Anasth Intensivmed 50:S486 S489 (https://www.dgai.de/publikationen/vereinbarungen.html. Zugegriffen: 05. Februar 2021)

Hohenberger W (2013) Schmerztherapie im Aufwachraum. Evaluation und Auswirkung. Diplomarbeit. GRIN Verlag, München

Klein M, Müller-Wolff T (2014) Praktische Umsetzung der neuen AWMF-Leitlinie – Hypothermie erfolgreich vermeiden. Pflegen Intensiv 4:41

Internet

AWMF (2019) S3-Leitlinie: Vermeidung von postoperativer Hypothermie. https://www.awmf.org/leitlinien/detail/ll/001-018.html. Zugegriffen: 5. Febr. 2021

Postoperative Schmerztherapie

Reinhard Larsen

Inhaltsverzeichnis

Akute Schmerzen unterschiedlicher Intensität treten nach allen Operationen auf. Sie sind in der frühen postoperativen Phase am stärksten und werden im weiteren Verlauf immer geringer, können jedoch auch chronifizieren. Starke Schmerzen werden mit Opioiden behandelt, weniger starke mit sog. „Nichtopioidanalgetika". Beide Substanzgruppen können auch kombiniert werden. Die Schmerzstärke sollte vor Therapiebeginn mit einer numerischen Schmerzskala erfasst werden, ebenso die Wirksamkeit der zugeführten Analgetika. Die Erfassung der Schmerzen und ihre Behandlung gehört zu den wesentlichen Aufgaben der Fachpflegekräfte im Aufwachraum. In vielen Krankenhäusern sind zudem speziell weitergebildete „Pain Nurses" mit besonderen Befugnissen im Team des Akutschmerzdienstes tätig.

Zu den wichtigsten Verfahren der postoperativen Schmerztherapie gehören folgende:
- Konventionelle Zufuhr von Opioiden (i. v., i. m., s. c.)
- Patientenkontrollierte Analgesie (PCA) mit Opioiden
- Peridurale Zufuhr von Lokalanästhetika, auch in Kombination mit Opioiden, in der Regel als PCA
- Zufuhr von Nichtopioidanalgetika (NOPA)
- Plexus- und Einzelnervenblockaden, in der Regel über Katheter

> Eine ausreichende postoperative Schmerzbehandlung ist ein Gebot der Menschlichkeit! Dieses Gebot kann durch individuellen Einsatz der verschiedenen schmerztherapeutischen Verfahren bei nahezu allen Patienten zufriedenstellend erfüllt werden.

39.1 Physiologische Grundlagen des akuten Schmerzes

Der akute Schmerz, z. B. bei Verletzungen oder nach Operationen, ist physiologisch: Er informiert über bedrohliche schädigende Einflüsse (Noxen) auf den Körper und übt eine **Signal- und Warnfunktion** aus. Ist die Schädigung beseitigt, verschwindet der Schmerz rasch wieder.
Nach Art der *Schmerzentstehung* werden unterschieden:
- **Nozizeptive Schmerzen:** Sie werden durch eine Stimulation der peripheren Nozizeptoren (Schmerzrezeptoren) ausgelöst.
- **Neuropathische Schmerzen:** Sie beruhen auf einer Schädigung von Nervenfasern, haben keine Warnfunktion, sind also nicht physiologisch, sondern pathologisch und verlaufen in der Regel chronisch.

39.1.1 Einteilung des Schmerzes und Schmerzqualitäten

Nach dem *Ort ihrer Entstehung* können somatische und viszerale Schmerzen unterschieden werden.

■ **Somatischer Schmerz**
Zwei Arten somatischer Schmerzen werden voneinander abgegrenzt:
- **Somatischer Oberflächenschmerz:** Er entsteht in der Haut, wird als „hell" beschrieben, ist gut lokalisierbar und klingt nach Aufhören des Reizes rasch ab.
- **Somatischer Tiefenschmerz:** Er entsteht in Muskeln, Gelenken, Knochen und Bindegewebe; wird als „dumpf" empfunden, ist meist schlecht zu lokalisieren und strahlt oft in die Umgebung aus. Kopfschmerzen gehören zu den tiefen somatischen Schmerzen.

■ **Viszeraler Tiefenschmerz**
Der Eingeweideschmerz entsteht in Brustkorb, Bauch oder Becken. Er tritt bei Dehnung der glatten Muskulatur der Hohlorgane und bei krampfartigen Kontraktionen auf:
- Schmerzen der Beckenorgane werden oft als tief, dumpf, ziehend oder drückend beschrieben.
- Akute, v. a. kolikartige Schmerzen können mit Übelkeit, Erbrechen, Schwitzen, Blutdruckanstieg und Tachykardie einhergehen.

Viszerale Schmerzen werden oft nicht nur im betroffenen Organ, sondern auch in oberflächlichen, entfernten Körperregionen, z. B. auf der Hautoberfläche (!), empfunden (übertragener Schmerz).

39.1.2 Schmerzkomponenten

Der Schmerz besteht aus mehreren Komponenten:
- **Sensorische Schmerzkomponente:** Die Sensorik erfasst den Ort, die Intensität, die Art und die Dauer des Schmerzes.
- **Affektive Schmerzkomponente:** Sie beschreibt, welche Gefühle der Schmerz auslöst. Sie sind in der Regel unangenehm und beeinträchtigen das Wohlbefinden und lösen vermeidendes Verhalten aus.
- **Vegetative Schmerzkomponente:** Sie umfasst die vegetativen Reaktionen, die der Schmerz auslösen kann, z. B. Übelkeit, Blutdruckabfall, Tachykardie.
- **Motorische Schmerzkomponente:** Sie beschreibt die vom Schmerz ausgelösten Schutzreflexe, Schonhaltungen und Muskelverspannungen.
- **Kognitive Schmerzkomponente:** Sie beschreibt, wie der Schmerz anhand früherer Schmerzerlebnisse bewertet wird und welche Bedeutung ihm aktuell zugesprochen wird.
- **Operante Komponente:** Sie umfasst die Folgen des Schmerzverhaltens wie soziale Zuwendung, Einnahme von Schmerzmitteln, Schonhaltungen.

- Minimalinvasive OP-Techniken
- Gabe von Gabapentin oder Pregabalin

Es ist nicht erwiesen, dass eine Spinal-/Periduralanästhesie, regionale Nervenblockade und die Lokalanästhesie des Wundgebiets PPS verhindert.

39.2.3 Faktoren mit Einfluss auf den postoperativen Schmerz

Wichtige, den Schmerz beeinflussende Faktoren sind folgende:
- Operativer Eingriff
- Präoperative Aufklärung und Vorbereitung
- Soziokulturelle und ethnische (Volkszugehörigkeit)
- Haltung von Ärzten und Pflegepersonen

Operativer Eingriff

Art der OP, Lokalisation sowie Dauer und Ausmaß des chirurgischen Traumas beeinflussen die Art, die Intensität und die Dauer der postoperativen Schmerzen. Als besonders schmerzhaft gelten
- intrathorakale und intraabdominale Eingriffe,
- Nierenoperationen,
- ausgedehnte Operationen an Knochen, Gelenken und Wirbelsäule.

50–70 % dieser Patienten beschreiben ihre Schmerzen als schwer, 20–40 % als mäßig und 5–20 % als leicht und nicht behandlungsbedürftig.

Präoperative Aufklärung und Vorbereitung

Die Patienten müssen präoperativ über die Möglichkeit postoperativer Schmerzen und deren Behandlung aufgeklärt werden. Hierdurch werden Ängste und der Analgetikabedarf vermindert. Falsche Informationen können dagegen Ängste auslösen und postoperative Schmerzen verstärken. Nicht alle Patienten äußern ihre Schmerzen, obwohl sie vorhanden sind. Da aber ca. 30 % der Pflegekräfte Analgetika nur dann zuführen, wenn der Patient ausdrücklich danach verlangt, sollten sie postoperativ immer gezielt nach Schmerzen fragen.

Persönlichkeitsfaktoren

Der Schmerz kann durch Gefühle von Scham, Schuld, Hilflosigkeit und Einsamkeit verstärkt werden. *Angst* kann ebenfalls schmerzverstärkend wirken oder die Wirkung von Analgetika abschwächen.

Eine Erwartungshaltung aufgrund früherer Erfahrungen mit chirurgischen Eingriffen und die Berichte Anderer beeinflussen ebenfalls die Reaktion des Patienten auf den postoperativen Schmerz.

Haltung des Personals

Ärzte und Pflegepersonal haben oft andere Vorstellungen von der Intensität und der Zumutbarkeit postoperativer Schmerzen als der Patient. Nicht selten werden Beschwerden des Patienten als „psychisch überlagert" fehlgedeutet und nicht auf Schmerzen zurückgeführt. Die Fehlbeurteilung beruht zum Teil auf der Nichteinfühlbarkeit von Außenstehenden in die Schmerzen („fremder Schmerz geht nicht zu Herz").

Patienten, die nicht ausdrücklich nach Schmerzmitteln verlangen, erhalten oft keine Analgetika, weil Ärzte und Pflegekräfte davon ausgehen, dass keine Schmerzen bestehen oder diese nur gering sind. Einige Ärzte und Pflegekräfte – ebenso wie manche Patienten – glauben, der Schmerz müsse tapfer ertragen werden, andere fürchten Sucht und Abhängigkeit oder Atemdepression durch die Opioide.

39.3 Intravenöse Schmerztherapie mit Opioiden

Opioide sind die Standardsubstanzen der postoperativen Schmerztherapie. Sie werden v. a. bei *starken* und *sehr starken* Schmerzen eingesetzt. Bei den meisten Patienten lässt sich hiermit eine zufriedenstellende postoperative Analgesie erreichen. Allerdings werden die Opioide oft falsch angewandt und das angestrebte Ziel nicht erreicht.

> Häufigster Fehler bei der postoperativen Schmerztherapie mit Opioiden ist die Zufuhr nach einem starren Schema!

Starre Dosierungsrichtlinien berücksichtigen aber nicht den *individuellen* Schmerzmittelbedarf und sind daher abzulehnen. Hintergrund für die zurückhaltende Einstellung vieler Ärzte beim Einsatz von Opioiden ist die Angst vor einer tödlichen Atemdepression sowie vor Sucht und Abhängigkeit. Schlichte Unkenntnis der pharmakologischen Wirkungen spielt jedoch ebenfalls eine nicht zu unterschätzende Rolle.

39.3.1 Pharmakologische Wirkungen der Opioide

Zu Einzelheiten sei auf ► Kap. 12 verwiesen. Hier werden nur die für die postoperative Schmerztherapie wichtigen Gesichtspunkte erläutert.

Analgesie

Klinisch werden schwache und starke Opioide unterschieden:
- **Schwache Opioide**, z. B. Tramadol, Tilidin und Dehydrocodein, werden in der postoperativen Schmerz-

therapie bei *mäßigen bis mittelstarken* Schmerzen eingesetzt.

- **Starke Opioide** sind Morphin, Piritramid (Dipidolor), Hydromorphin, Buprenorphin, Oxycodon, Levomethadon, Fentanyl, Sufentanil, Remifentanil und Alfentanil. Sie werden bei *starken und stärksten* Schmerzen zugeführt.

Die starken Opioide unterdrücken v. a. den über C-Fasern geleiteten langsamen Schmerz, während die schnelle, über Aδ-Fasern geleitete Komponente oft relativ wenig beeinflusst wird. Allerdings wird die affektive (gefühlsmäßige) Komponente des Schmerzes durch die euphorisierende Wirkung der Opioide in günstiger Weise abgeschwächt.

Atemdepression

Eine gefürchtete Komplikation der systemischen Schmerztherapie mit Opioiden ist die Atemdepression! Sie beruht v. a. auf der herabgesetzten Empfindlichkeit des Atemzentrums für den normalen Stimulus pCO_2 im Blut.

❗ Alle Opioidagonisten bewirken, dosisabhängig, eine Atemdepression bis hin zum Atemstillstand, der unbehandelt zum Tode führt.

Die Atemdepression hängt auch von der *Wirkstärke* des Opioids ab:

- Sehr starke Analgetika wie Fentanyl, Alfentanil, Remifentanil oder Sufentanil können bereits in niedriger Dosis eine Atemdepression auslösen.
- Schwache Opioide wie Codein beeinflussen in klinischer Dosierung die Atmung nicht wesentlich.

Die opioidbedingte Atemdepression kann schlagartig durch die i. v. Injektion des Opioidantagonisten **Naloxon** aufgehoben werden. Der Antagonist wirkt allerdings nur, wenn noch kein Kreislaufstillstand eingetreten ist bzw. das Gehirn ausreichend durchblutet wird.

Wirkung von Schmerzen auf die opioidbedingte Atemdepression

Der Schmerz aktiviert die Formatio reticularis, das netzartige Wecksystem im Gehirn, und wirkt vermutlich hierdurch der opioidbedingten Atemdepression entgegen. Diese antagonistische Wirkung von Schmerzen muss bei der Zufuhr von Opioiden beachtet werden, denn eine abrupte Aufhebung des postoperativen Schmerzes kann zur Atemdepression führen.

❯ Um eine Atemdepression zu vermeiden, müssen die Opioide vorsichtig (titrierend) in kleinen Dosen i. v. injiziert werden, bis über mehrere Minuten eine ausreichende Abnahme der Schmerzen erreicht worden ist!

Die opioidbedingte Atemdepression kann auch durch Wegfall anderer antagonistisch wirkender Reize „demaskiert" bzw. manifest werden, z. B. durch Herausziehen des störenden Trachealtubus oder den Einsatz anderer schmerzstillender Verfahren wie der Periduralanalgesie unter der noch anhaltenden Wirkung von Opioiden.

Potenzierende Wirkung anderer Medikamente

Die opioidbedingte Atemdepression wird durch Benzodiazepine (z. B. Diazepam, Midazolam, Flunitrazepam), Neuroleptika (z. B. Haloperidol, DHBP) und MAO-Hemmer verstärkt. Daher muss beim spontan atmenden Patienten die Kombination dieser Substanzen vermieden werden.

Weitere Opioidwirkungen: ❯ Kap. 11.

■ Körperliche Abhängigkeit

Die länger dauernde Opioidzufuhr (20–25 Tage) führt zur körperlichen Abhängigkeit und beim Absetzen zu Entzugserscheinungen. Eine Sucht bzw. psychische Abhängigkeit, also das unabweisbare Verlangen nach erneuter Zufuhr der Opioide, spielt im Rahmen der postoperativen Schmerztherapie selten eine Rolle, kommt aber vor.

■ Alter

Alte Menschen reagieren zumeist empfindlicher auf Opioide: Die Wirkung ist verstärkt, die Wirkdauer verlängert. Darum Dosisreduktion!

■ Nierenerkrankungen

Bei Dialysepatienten ist die Wirkung von Morphin und von Dehydrocodein wegen der verzögerten Ausscheidung *aktiver* Metabolite verlängert.

❯ Die Gefahr der Atemdepression durch Morphin und Dehydrocodein ist bei Dialysepatienten erhöht! Darum Dosisreduktion und sorgfältige Überwachung!

■ Lebererkrankungen

Die meisten Opioide werden in der Leber metabolisiert. Daher kann die Wirkung bei schweren Lebererkrankungen verstärkt und verlängert sein. Darum gilt: Vorsichtig dosieren und lange wirkenden Opioide vermeiden!

■ Hypothyreose

Bei Schilddrüsenunterfunktion ist die Empfindlichkeit gegenüber Opioiden – und anderen zentral wirkenden Medikamenten – gesteigert, sodass entsprechende Vorsicht geboten ist.

■ Alkohol- und Medikamentenabhängigkeit

Bei Alkoholabhängigkeit werden oft erstaunlich hohe Dosen von Opioiden vertragen, d. h., die Wirksamkeit ist abgeschwächt. Ähnliches gilt auch für den chronischen

Missbrauch von Psychopharmaka: Diese Patienten benötigen oft ebenfalls höhere Opioiddosen.

39.3.2 Einzelne Opioide

Die für die postoperative Schmerztherapie geeigneten Opioide lassen sich nach ihrer Wirkung in schwach und stark wirksame Opioide einteilen:

- Werden schwach wirksame Opioide angewandt müssen die Tageshöchstdosis und die kurze Wirkdauer beachtete werden.
- Stark wirksame Opioide haben den Vorteil, dass es keine klinisch relevante Tageshöchstdosis gibt.

Zur oralen oder parenteralen postoperativen Schmerztherapie mit Opioiden können Tramadol, Tilidin, Morphin, Hydromorphon, Oxycodon und Piritramid verwendet werden (S3-Leitlinie der DIVS). In der frühen postoperativen Phase ist die **i. v. Injektion** die Methode der Wahl, im weiteren Verlauf die orale Verabreichung.

Morphin

Morphin wird für die Therapie akuter Schmerzen und für die Langzeittherapie chronischer Schmerzen eingesetzt. Für die Behandlung starker und sehr starker postoperativer Schmerzen wird die *i. v. Zufuhr* bevorzugt, da hierbei die Wirkung und auch das Wirkmaximum rascher eintreten. Eine orale Zufuhr ist im Rahmen der frühen postoperativen Schmerztherapie nicht sinnvoll.

> **ⓘ Dosierung und Wirkzeiten von Morphin**
> - Intravenöse Einzeldosis: 5–10 mg bzw. 0,1–0,15 mg/ kg KG
> - Intravenöse PCA: Bolus: 2 mg (Spritzenansatz: 1 mg/ml), Sperrzeit: 20 min
> - Intramuskuläre Einzeldosis: 0,2 mg/kg KG
> - Perorale Einzeldosis: 10–100 mg retardiert
> - Wirkungseintritt: nach ca. 15 min
> - Maximalwirkung: nach ca. 30 min
> - Wirkdauer: 4–5 h
> - Antagonist: Naloxon

Bei Patienten mit erheblicher **Niereninsuffizienz** kann eine verstärkte Sedierung mit Atemdepression auftreten. Daher vorsichtig dosieren!

Piritramid (Dipidolor)

Piritramid ist ein reiner Opioidagonist Die analgetische und atemdepressive Wirkung entsprechen im Wesentlichen denen von Morphin, jedoch hält die Wirkung länger an. Übelkeit und Erbrechen sind gleich häufig wie bei Morphin. Der Einfluss auf die Herz-Kreislauf-Funktion ist gering.

Piritramid gehört (in Deutschland) zu den am häufigsten für die postoperative Schmerztherapie eingesetzten Analgetika. Wesentliche Vorteile gegenüber Morphin bestehen nicht.

> **ⓘ Dosierung und Wirkzeiten von Piritramid (Dipidolor)**
> - Intravenöse Einzeldosis: 7,5–15 mg bzw. 0,1–0,15 mg/kg KG
> - Intramuskuläre Einzeldosis: 0,2–0,4 mg/kg KG
> - Wirkungseintritt: 2–5 min nach i. v. Injektion
> - Maximale Wirkung: 10–15 min nach i. v. Injektion
> - Mittlere Wirkdauer: 4–6 h
> - Antagonist: Naloxon

Hydromorphon

Die analgetische Wirkung von Hydromorphon entsprechen im Wesentlichen denen von Morphin, jedoch ist die analgetische Potenz um das 5- bis 7-Fache höher. Diese Substanz ist besonders gut bei chronischen Schmerzpatienten (kein Ceiling-Effekt) und Patienten mit Niereninsuffizienz geeignet.

Präparate: Palladon injekt, zahlreiche Generika, auch als Tabletten.

> **ⓘ Dosierung und Wirkzeiten von Hydromorphon**
> - Einzeldosis: 1–1,5 mg i. v., etwa alle 3–4 h bzw. nach Bedarf
> - Oral: 2-mal 4 mg/Tag, Steigerung in 4-mg-Schritten
> - Wirkungseintritt: 5 min nach i. v. Injektion
> - Maximale Analgesie: nach ca. 3 h
> - Wirkdauer: 3–4 h

Oxycodon (Oxygesic)

Dieser 100 Jahre alte Opioidagonist, auch als „Heroin der Reichen" bezeichnet, wirkt ähnlich stark wie Morphin; die Nebenwirkungen sind identisch, das Suchtpotenzial hoch. Die Substanz kann bei starken und sehr starken Schmerzen enteral und parenteral zugeführt werden (Handelspräparate: Oxygesic, Generika). Ein Retardpräparat in Kombination mit dem Antagonisten Naloxon (Targin) steht ebenfalls zur Verfügung. Es ist 4- bis 5-mal teurer als Oxycodon allein, ohne dass ein größerer Nutzen nachgewiesen worden wäre.

Präparate: Oxycodon-Injektionslösung (Generika), Oxygesic-Injektionslösung, -Tabletten, Targin-Tabletten.

> **ⓘ Dosierung und Wirkzeiten von Oxycodon**
> - Intravenöse Einzeldosis (verdünnt auf 1 mg/ml): 1–10 mg, langsam i. v. (1–2 min), bei Bedarf auch mehr; Nachinjektionen ca. alle 4 h
> - Intravenöse PCA: Bolusdosen: 0,03 mg/kg KG, Sperrzeit mindestens 5 min
> - Orale Einzeldosis: 0,04–0,1 mg/kg KG; 12-h-retardiert: 0,15–0,35 mg/kg KG, alle 12 h
> - Wirkdauer der i. v. Dosis: ca. 3,5–7 h
> - Antagonist: Naloxon

39

■ **Pethidin (Dolantin)**

Nach der S3-Leitlinie der DIVS ist Pethidin wegen der Kumulationsgefahr des aktiven neurotoxischen Metaboliten und wegen seiner kurzen Wirkdauer für die Akutschmerztherapie nicht geeignet.

Präparate: Dolantin-Injektionslösung, -Tropfen, -Zäpfchen und Generika

Tramadol (Tramal)

Tramadol gilt als reiner Opioidagonist. Die – vergleichsweise schwachen – analgetischen Wirkungen sollen allerdings nur zum Teil über Opioidrezeptoren vermittelt werden. Der sedierende und hypnotische Effekt ist aber schwächer ausgeprägt als bei anderen Opioiden; euphorisierende Wirkungen fehlen bei klinischer Dosierung weitgehend. Das Suchtpotenzial ist ebenfalls sehr gering, daher unterliegt Tramadol nicht der Betäubungsmittelverordnung. Missbrauch kommt jedoch gelegentlich vor. Die Gefahr einer Atemdepression ist sehr gering, jedoch treten relativ häufig Übelkeit und Erbrechen auf.

Tramadol wird häufig für die postoperative Schmerztherapie eingesetzt, auch in Kombination mit antipyretisch-antiphlogistischen Analgetika. Harnverhaltung und Obstipation sind selten.

Präparate: Tramal, Tramundin, Tramadol-Generika.

ⓘ **Dosierung und Wirkzeiten von Tramadol**
- Einzeldosis: 50–100 mg, alle 4–6 h bzw. nach Bedarf
- Maximale Tagesdosis: 400 mg
- Wirkungseintritt: 10–30 min nach i. m. Injektion
- Wirkdauer: 4–6 h

Tilidin (Valoron N)

Tilidin gilt als Opioidagonist, weil die pharmakologischen Wirkungen weitgehend denen von Morphin entsprechen, einschließlich der atemdepressive Wirkung bei äquipotenter Dosierung. Die kardiovaskulären Wirkungen sind gering. Wegen der großen Suchtgefahr enthält Tilidin Naloxon in fixer Kombination. Dieses Kombinationspräparat (Valoron N) unterliegt nicht dem Betäubungsmittelgesetz. Bei parenteraler Injektion oder oraler Einnahme hoher Dosen werden bei Opioidabhängigen durch das Naloxon („N") sofort starke Entzugserscheinungen ausgelöst. Tilidin wird gelegentlich zur postoperativen Schmerztherapie eingesetzt, des Weiteren im Rettungswesen. Bei Niereninsuffizienz kann die Substanz kumulieren und muss daher niedriger dosiert werden.

ⓘ **Dosierung und Wirkdauer von Tilidin (Valoron N)**
- Einzeldosis: 50–100 mg als Kapsel oder Tropfen
- Maximale Tagesdosis: 600 mg
- Mittlere Wirkdauer: Tropfen 2–3 h, Kapseln 6–8 h

39.3.3 Auswahl des Opioids

Die pharmakodynamischen Unterschiede der einzelnen Opioide sind relativ gering. Dies gilt besonders für die reinen Opioidagonisten, bei denen analgetische und atemdepressive Wirkung untrennbar gekoppelt sind, sodass sich hieraus keine Bevorzugung einer bestimmten Substanz ableiten lässt.

Der Einsatz von Opioiden zur postoperativen Schmerztherapie sollte sich auf möglichst wenige Substanzen beschränken. Der Umgang mit nur wenigen Substanzen führt zu größerer Erfahrung bei Pflegepersonal und Ärzten. Hierdurch wird die Sicherheit für den Patienten erhöht.

39.3.4 Art der Zufuhr

Bei der konventionellen postoperativen Schmerztherapie werden die Opioide in der Akutphase i. v., im weiteren Verlauf dann auch per os oder transdermal als Pflaster zugeführt.

Intravenöse Injektion

Dies ist die Methode der Wahl bei starken Schmerzen.

Wichtigste **Vorteile** der i. v. Injektion sind
- rascher Wirkungseintritt mit schneller Schmerzlinderung,
- bessere individuelle Steuerbarkeit nach Bedarf des Patienten.

Allerdings ist die Gefahr der Atemdepression größer und die Sedierung stärker ausgeprägt.

Grundsätzlich können die Opioide als Boli injiziert oder kontinuierlich infundiert werden:
- **Bolusinjektionen** sind das Verfahren der Wahl. Dosiert wird nach Bedarf, nicht nach einem starren Schema.
- Die **kontinuierliche Infusion** wird nicht empfohlen, weil sie schlecht steuerbar ist und die Gefahr der Atemdepression erhöht. Der Überwachungsaufwand ist größer.

Intramuskuläre Injektion

Trotz ihrer offensichtlichen *Mängel* werden Opioide immer noch s. c. und i. m. injiziert. Folgendes sollte aber beachtet werden:

❯ Nach der Leitlinie der DIVS ist die i. m. Zufuhr von Analgetika in der postoperativen Phase nicht mehr vertretbar, da genügend andere (und bessere) Anwendungsformen zur Verfügung stehen.

Orale, sublinguale und rektale Zufuhr

Bei all diesen Verfahren ist die Wirkung sehr variabel und eine zuverlässige Steuerbarkeit nicht gegeben. In der Frühphase der postoperativen Schmerztherapie werden diese Zugangswege daher von Experten weitgehend abgelehnt. Bei länger andauernder Therapie oder chronischen Schmerzen hat die orale Zufuhr dagegen hohe Bedeutung.

Transdermale Anwendung

Bei diesem Verfahren werden fettlösliche Opioide wie Fentanyl oder Sufentanil in Form von Pflastern auf die Haut geklebt. Die Aufnahme der Substanz ins Blut hängt von der Hautdurchblutung ab und ist somit variabel. Entsprechend variieren auch der Wirkungseintritt und der Verlauf der Blutkonzentrationen.

39.4 Patientenkontrollierte Analgesie mit Opioiden (PCA)

Bei diesem Verfahren werden die Opioide über Infusionspumpen zugeführt, allerdings nicht durch den Arzt oder das Pflegepersonal, sondern durch den Patienten selbst, und zwar nach dessen Bedarf („on demand"). Das therapeutische Konzept dieser Methode geht davon aus, dass nur der Patient die Intensität seiner Schmerzen und die Wirksamkeit der Behandlung mit Analgetika beurteilen kann. Hierdurch wird eine ungenügende Schmerztherapie weitgehend vermieden.

39.4.1 Das Prinzip

Die Selbstmedikation des Opioids erfolgt über mikroprozessorgesteuerte Infusionspumpen. Verspürt der Patient behandlungsbedürftige Schmerzen, kann er durch Knopfdruck das System aktivieren und einen vom Arzt vorher programmierten Bolus des Opioids anfordern. Die Injektion erfolgt i. v., i. m., s. c. oder peridural. Eine erneute Injektion ist nicht beliebig hintereinander möglich, sondern erst nach Ablauf einer programmierbaren *Sperrzeit*. Hierdurch wird eine Überdosierung vermieden. Einige Pumpen verfügen als zusätzliche Sicherheit über Reaktionszeitprüfungen oder Stundenmaximaldosen.

Vorprogrammierte Demand-Dosis

Die Wirksamkeit der PCA wird wesentlich von der vorprogrammierten Demand-Dosis bestimmt. Die selbst zu verabreichenden Boli dürfen nicht zu niedrig gewählt werden, weil der Patient sonst keinen direkten Zusammenhang zwischen Demand-Dosis und Schmerzlinderung wahrnehmen kann. Die häufige Zufuhr zu niedriger Dosen führt nicht zur befriedigenden Schmerzlinderung. Demgegenüber reduzieren Patienten bei hoher Demand-

Dosis die Anzahl ihrer Anforderungen, sobald die erwünschte Schmerzlinderung eingetreten ist.

> 🛈 **Dosierungsbeispiele für Demand-Boli bei i. v. PCA (Sperrzeit 5–10 min)**
> - Morphin: 1 mg (nicht bei Niereninsuffizienz anwenden)
> - Piritramid: 1,5 mg
> - Hydromorphon: 0,2 mg, Sperrzeit 5–10 min
> - Tramadol: 10–20 mg
> - Fentanyl: 0,02 mg

Alternativ zu diesem Konzept kann auch zu Beginn der PCA einmalig ein Bolus zur Aufsättigung injiziert werden, dessen Dosis sich nach der Wirkung (zufriedenstellende Schmerzlinderung) richtet. Dieses Vorgehen hat sich v. a. bei anfangs nicht kooperativen Patienten bewährt, die das PCA-System noch nicht selbstständig aktivieren können.

Kontinuierliche Begleitinfusion

Eine kontinuierliche Basisinfusion des Opioids zusätzlich zu den Boli erhöht die Gefahr der Atemdepression und wird daher für die postoperative Akutschmerztherapie nicht empfohlen.

39.4.2 Nebenwirkungen und Komplikationen

Zu den wichtigsten Nebenwirkungen der PCA gehören folgende:
- Übelkeit: bei ca. 35 %
- Erbrechen: bei ca. 20 %
- Schwitzen: bei ca. 21 %
- Juckreiz: bei ca. 3 %
- Starke Sedierung: bei ca. 3 %
- Euphorie, Dysphorie: bei je ca. 3 %

Eine **Atemdepression** ist grundsätzlich möglich, insgesamt jedoch relativ selten. Aus Sicherheitsgründen muss aber die Atmung ausreichend überwacht werden, z. B. durch Atemmonitore und Pulsoxymeter mit eingeschalteten Alarmeinrichtungen.

> **S3-Leitlinie der DIVS**
> - Bei starken Schmerzen in der frühen postoperativen Phase sollte die PCA den konventionellen Verabreichungstechniken vorgezogen werden.
> - Durch zusätzliche Gabe eines Nichtopioidanalgetikums (NOPA) kann die tägliche Opioiddosis um 30–50 % gesenkt werden.
> - Die PCA bewirkt eine bessere Schmerzkontrolle und eine stärkere Patientenzufriedenheit als die konventionelle parenterale Analgesie nach Bedarf.

– PCA-Patienten verbrauchen mehr Opioide und leiden häufiger unter Juckreiz als Kontrollpatienten. Andere Nebenwirkungen sind gleich häufig; die Dauer des Krankenhausaufenthalts wird nicht beeinflusst

39.4.3 Praxis der patientenkontrollierten Analgesie

Die PCA ist bei starken Schmerzen indiziert. Das Verfahren ist allerdings nur mit geschultem Pflegepersonal möglich, das auch die Pumpen korrekt programmieren kann. Einzelheiten zum Ablauf sollten in einem **Protokoll** aufgezeichnet werden:

■ **Praktisches Vorgehen**
– Für die PCA dürfen nur Patienten ausgewählt werden, die das Prinzip der Selbstzufuhr verstehen und die Pumpe selbstständig bedienen können. Bei schwerwiegenden kardialen, respiratorischen, zerebralen oder psychiatrischen Erkrankungen sollte die PCA nicht angewendet werden.
– Für die PCA sollte das Opioid eingesetzt werden, mit dem Ärzte und Pflegepersonal die größte Erfahrung haben. Bei Dialysepatienten sollte kein Morphin verwendet werden.
– Vor dem Starten der PCA-Pumpe: ausreichend hohe Loading-Dosis des Opioids zuführen, um die Schmerzen auszuschalten.
– Bedarfsbolus, Sperrzeit und stündliche Maximaldosis festlegen und die Pumpe entsprechend programmieren. Beim Auftreten von Schmerzen kann der Patient den eingestellten Bolus anfordern.
– Lässt sich innerhalb 1 h keine befriedigende Analgesie erreichen, sollte die Dosis des Demand-Bolus erhöht werden. Tritt noch immer keine ausreichende Analgesie ein, kann die Sperrzeit verkürzt werden.
– Die Opioidzufuhr mit kontinuierlicher Basalrate oder Hintergrundinfusion außerhalb von Überwachungseinheiten ist aufgrund der hohen Gefahr der Atemdepression **kontraindiziert** (S3-Leitlinie der DIVS).
– Während der PCA dürfen keine anderen Opioide oder Sedativhypnotika ohne Rücksprache mit dem für die PCA verantwortlichen Arzt zugeführt werden: **Gefahr der übermäßigen Sedierung und lebensbedrohlichen Atemdepression!**
– Zunehmende Sedierung, Abnahme der Atemfrequenz (<10/min) und Abfall der S_aO_2 sind eindeutige Zeichen der Opoidüberdosierung. *Sofortmaßnahmen*: Kommandoatmung, O_2-Zufuhr, Naloxon (Narcanti) i. v., bei schwerer Atemdepression: sofortige Beatmung, Intensivüberwachung.

■ **Überwachung der PCA**
– In den ersten 8 h alle 1–2 h, danach alle 4 h:
  – Atemfrequenz, evtl. zusätzlich Pulsoxymeter,
  – Analgesiequalität,
  – Sedierungsgrad,
  – Führung eines Verlaufsprotokolls.
– Täglich den Opioidverbrauch prüfen; bei steigendem Verbrauch: Situation neu einschätzen.
– Anwendungsdauer der PCA: nach Bedarf.
– Bei übermäßiger Sedierung oder Atemdepression: Naloxon.
– Bei Übelkeit und Erbrechen: Dosis reduzieren, Naloxon injizieren.
– Bei Juckreiz: Naloxon in niedriger Dosierung; wenn unwirksam: PCA absetzen.
– Bei Harnverhalt: Einmalkatheterisierung der Harnblase.

■ **Komplikationen der PCA**
Zu unterscheiden sind Anwenderfehler, Patientenfehler und Fehlfunktionen der Pumpe.
Anwenderfehler sind am häufigsten. Hierzu gehören folgende:
– Fehler bei der Programmierung der Pumpe
– Verwechslung der Medikamente, Irrtümer bei der Konzentration
– Zusätzliche Gabe von Benzodiazepinen oder anderer Opioide
– Nichtverwendung von Rückschlagventilen

Zu den **Patientenfehlern** gehört die zu häufige Anforderung von Boli (sofort nach jedem Sperrintervall).

Zur patientenkontrollierten periduralen Analgesie (PCEA, „patient controlled epidural analgesia"):
▶ Abschn. 39.7.7.

39.5 Peridurale Opioidzufuhr und peridurale patientenkontrollierte Analgesie (PCA)

Durch die peridurale Injektion von Opioiden lässt sich ebenfalls eine Analgesie erreichen. **Vorteile des Verfahrens** sind die
– lange Wirkdauer und evtl. auch bessere Analgesiequalität als bei konventioneller Zufuhr,
– Reduktion der für eine gute Analgesie erforderlichen Dosis,
– fehlende Blockade sensorischer, motorischer und sympathischer Nervenfasern.

Die analgetische Wirkung peridural (oder intraspinal) injizierter Opioide beruht vermutlich in erster Linie auf ihrer Bindung an Opioidrezeptoren in der Substantia gelatinosa im Hinterhorn des Rückenmarks. Hierdurch

◘ Tab. 39.1   Dosierung und Wirkzeiten peridural injizierter Opioide

Substanz	Dosis (mg)	Wirkungseintritt (min)	Volle Analgesie (min)	Wirkdauer (h)
Morphin	2–3	24	37–60	8–12
Fentanyl	0,05–0,1	4–10	15–30	2–4
Sufentanil	0,02–0,05	5	15–30	2–4
Buprenorphin	0,3	2–6	–	4–10

wird die Übertragung afferenter nozizeptiver Impulse prä- und postsynaptisch gehemmt, während die Funktion der sympathischen, motorischen und anderen sensorischen Fasern nicht beeinträchtigt wird. Eine gewisse Menge des peridural injizierten Opioids gelangt aber auch über den Liquor und das Blut ins Gehirn.

39.5.1 Auswahl der Substanzen

Die einzelnen Opioide unterscheiden sich bei äquipotenter Dosierung nicht wesentlich in Bezug auf ihre analgetische Wirksamkeit, jedoch in Bezug auf den Wirkungseintritt und die Wirkdauer (◘ Tab. 39.1). Die Wirkung der ersten periduralen Morphindosis setzt verzögert (nach 30–90 min) ein, hält aber unter allen Opioiden am längsten an.

39.5.2 Dosierung

Grundsätzlich sollte nach Wirkung dosiert werden, um unerwünschten Nebenwirkungen und einer raschen Toleranzentwicklung vorzubeugen. Hierbei können die Substanzen als einmalige oder wiederholte Boli injiziert oder kontinuierlich über einen Periduralkatheter infundiert werden.

Das Volumen, in dem das Opioid peridural injiziert wird, ist wahrscheinlich von geringer Bedeutung. Morphin kann z. B. in einer Konzentration vom 1 mg/ml injiziert werden.

39.5.3 Punktionsort

Die Punktionsstelle spielt für die peridurale Opioidanalgesie keine entscheidende Rolle. Daher kann auch bei Oberbaucheingriffen oder Thoraxoperationen die Zufuhr des Opioids im *lumbalen* Bereich erfolgen. Bei *thorakaler* Katheterlage können die Dosen reduziert werden.

39.5.4 Nebenwirkungen

Obwohl das Rückenmark der Hauptort der analgetischen Wirkung peridural zugeführter Opioide ist, treten bei dieser Technik die gleichen Nebenwirkungen auf wie bei anderen Anwendungsarten.

Atemdepression

Die Atemdepression ist eine zwar seltene, aber gefürchtete Komplikation der periduralen Opioidzufuhr. Sie kann mit Blutdruckabfall, Sedierung oder Koma einhergehen und zum Tod des Patienten führen. Am häufigsten scheint die Atemdepression bei Morphin aufzutreten, sie ist aber grundsätzlich auch bei anderen Opioiden möglich. Zwei Formen der Atemdepression sind zu unterscheiden:

- **Frühe Atemdepression:** Sie tritt innerhalb von 2–4 h nach der Injektion, am häufigsten nach 30 min auf und beruht wahrscheinlich auf der Resorption der Substanz ins Blut.
- **Späte Atemdepression:** Sie tritt zumeist nach 6–12 h, bei älteren Patienten auch bis zu 15 h nach der Injektion auf und beruht wahrscheinlich auf der Ausbreitung des Opioids im Liquor mit Eindringen in das Atemzentrum. Diese Form der Atemdepression ist am ehesten bei **Morphin** zu erwarten, da die Substanz vom Injektionsort aufsteigt und direkt zum Atemzentrum gelangt.

Die Häufigkeit der Atemdepression nach periduraler Opioidinjektion ist nicht genau bekannt. Die Angaben reichen von 0,12–2 %.

- **Begünstigende Faktoren**

Folgende Faktoren begünstigen das Auftreten einer Atemdepression:
- Höheres Lebensalter
- Gleichzeitige i. v. oder i. m. Zufuhr von Opioiden, Benzodiazepinen oder Neuroleptika
- Ausgedehnte OP mit hoher intraoperativer Zufuhr von Opioiden
- Körperlage und Bewegungen

Folgendes muss beachtet werden:

> Während der periduralen Opioidzufuhr sollten möglichst keine anderen Opioide, Benzodiazepine oder Neuroleptika parenteral injiziert werden, da hierdurch die Gefahr der lebensbedrohlichen Atemdepression erheblich verstärkt wird.

- Sind zusätzlich Opioide erforderlich, weil die Analgesie nicht ausreicht, muss die Dosis sehr sorgfältig i. v. titriert und danach die Atmung lückenlos überwacht werden. Abzulehnen ist hingegen in dieser Situation die *i. m.* oder *s. c.* Injektion des Opioids.
- Vermieden werden sollte auch die peridurale Injektion von Opioiden im Anschluss an Operationen, bei denen der Patient hohe Dosen an Opioiden erhalten hat.

Darf die peridurale Opioidanalgesie auf der Allgemeinstation erfolgen? Ja, wenn die Atemfunktion durch speziell geschultes (dokumentiert!) Personal überwacht wird und 2 Visiten pro Tag durch geschultes Fachpersonal erfolgen (S3-Leitlinie der DIVS).

Der venöse Zugang sollte bis zu 24 h nach der letzten Opioidinjektion belassen werden, damit im Notfall rasch Naloxon (Narcanti) i. v. injiziert werden kann. Bei periduraler Opioidanalgesie sollte immer Naloxon in Höhe des Patientenbetts gebrauchsfertig bereitgehalten werden.

39.5.5 Praktische Hinweise

- Voraussetzung der periduralen Opioidanalgesie: speziell geschultes Pflegepersonal und lückenlose apparative Überwachung der Atemfunktion.
- Einsatz des Verfahrens nur bei sorgfältig ausgewählten Patienten. Vorsicht bei Risikopatienten und bei älteren Menschen: Dosisreduktion!
- Anwendung in Absprache mit dem Operateur.
- Beginn der periduralen Opioidzufuhr erst, wenn eine entsprechende Überwachung gewährleistet ist. Voraussetzung: sicher funktionsfähiger Venenzugang, Naloxon griffbereit. Atemfrequenz, Herzfrequenz und Blutdruck messen.
- Vor der Opioidinjektion: Sicherung der Katheterlage durch Injektion der Testdosis eines Lokalanästhetikums.
- Dosierung der Opioide individuell nach Wirkung. Angaben zur Dosierung auf dem Verordnungsplan aufzeichnen. Die Injektion der Anfangsdosis und Beurteilung der Wirksamkeit erfolgt durch den Anästhesisten.
- Keine zusätzliche systemische Injektion von Opioiden unter der laufenden periduralen Analgesie. Möglichst auch keine Benzodiazepine oder Neuroleptika bzw. nur nach Rücksprache mit dem verantwortlichen Arzt.

- Überwachung: Atemfrequenz, Analgesieeffekt, Sedierungsgrad, 1- bis 2-stündlich in den ersten 8 h, dann alle 4 h.
- Regelmäßige Kontrollbesuche des Anästhesisten.

> Bei einem Abfall der Atemfrequenz auf unter 8/min, Anstieg des p_aCO_2 auf über 50 mmHg, Abfall der O_2-Sättigung oder bei ungenügender Analgesie: Schmerzdienst benachrichtigen.

39.6 Nichtopioidanalgetika (NOPA)

39.6.1 Einteilung

Analgetika, die nicht mit den Opioidrezeptoren reagieren, werden als „Nichtopioidanalgetika" bezeichnet. Diese Substanzen beeinflussen, im Gegensatz zu den „zentral" wirkenden Opioiden, vorwiegend die **Nozizeptoren** (= freie Nervenendigungen sensibler Neuronen) im geschädigten Gewebe. Die meisten wirken zusätzlich antipyretisch (fiebersenkend) und in höheren Dosen antiphlogistisch (antientzündlich). Folgende 3 Gruppen von Nichtopioidanalgetika können, vereinfacht, unterschieden werden:
1. **Saure NOPA:** Nichtsteroidale antiphlogistische Antirheumatika (NSAR; NSAID) = nichtselektive COX-Hemmer:
   - Ibuprofen
   - Diclofenac
   - Indometacin
   - Acetylsalicylsäure (ASS)
2. **Selektive COX-2 Hemmer (Coxibe):**
   - Celecoxib
   - Etoricoxib
   - Parecoxib
3. **Nichtsaure NOPA:**
   - Paracetamol
   - Metamizol

Saure und nichtsaure antipyretische Analgetika hemmen alle das Enzym Cyclooxygenase (COX; ◘ Tab. 39.2). Die nichtsteroidalen Antiphlogistika werden auch als **NSAID** („nonsteroidal antiinflammatory drugs") bezeichnet.

39.6.2 Nebenwirkungen

Die wichtigsten Nebenwirkungen gebräuchlicher Nichtopioidanalgetika sind folgende:
- **Magen-Darm-Trakt:**
   - Magenschmerzen
   - Übelkeit
   - Durchfälle
   - Verstopfung
   - Gastrointestinale Blutungen

◼ Tab. 39.2   Wirkspektrum von Nichtopioidanalgetika

Substanz	Analgetisch	Spasmolytisch	Antientzündlich	Antipyretisch
Paracetamol	Schwächstes NOPA	Nein	Sehr gering	Ja
NSAID	Stark	Gering	Stark	Ja
COX-2-Hemmer[a]	Stark	Gering	Stark	Ja
Metamizol	Stark	Stark	Nein	Ja

[a] COX-2: Cyclooxygenase 2

– Reaktivierung von Ulzera durch Karbonsäuren, wie ASS
◼ **Blutgerinnung:** Hemmung der Thrombozytenaggregation und damit der Thrombenbildung durch Karbonsäuren. Beeinflussung bereits nach niedrigen Dosen ASS (< 1 g; Gefahr der postoperativen Nachblutung)
◼ **Bronchien:** Karbonsäuren wie ASS mögliche Auslöser einer Bronchokonstriktion, gelegentlich auch eines Asthmaanfalls
◼ **Niere:** Abnahme der Nierendurchblutung durch Hemmung der Prostaglandinsynthese; Natrium- und Wasserretention
◼ **Herz:** Myokardinfarkt (bei Langzeitanwendung)
◼ **Gehirn:** Kopfschmerzen, Schwindel, Seh- und Hörstörungen durch Karbonsäuren, Schlaganfall (bei Langzeitanwendung)
◼ **Überempfindlichkeit:** Häufigkeit bei Normalpersonen ca. 1 %, bei Asthmatikern ca. 4 %

39.6.3 Klinische Anwendung

Mit Nichtopioidanalgetika (◼ Tab. 39.3) lässt sich höchstens ein analgetischer Effekt erreichen, der dem von etwa 10 mg Morphin entspricht. Die Substanzen sind somit relativ schwach analgetisch wirksam und daher für die Behandlung starker und sehr starker Schmerzen in der frühen postoperativen Phase allein kaum geeignet.

Hochselektive COX-2-Hemmer
Diese NSRA hemmen – selbst in hohen Dosen – *selektiv* die Cyclooxygenase 2 (COX 2). Sie wirken analgetisch, entzündungshemmend und fiebersenkend (◼ Tab. 39.4). Allerdings besteht die Gefahr kardialer (Myokardinfarkt, Schlaganfall) und renaler Schäden. Daher dürfen diese Substanzen nicht bei Patienten mit Herz- oder Nierenerkrankungen eingesetzt werden.

Außerdem können die Nichtopioidanalgetika bei der Behandlung postoperativer Schmerzen mit Opioiden in niedriger Dosierung kombiniert werden. Hierdurch lässt sich der analgetische Effekt steigern.

Die Nichtopioidanalgetika können bei vielen Patienten mit Nachlassen des stärksten Wundschmerzes am 2.–3. postoperativen Tag anstelle von Opioiden zugeführt werden.

39.6.4 Auswahl der Substanzen

Da in der analgetischen Wirkung der Substanzen keine wesentlichen Unterschiede bestehen und auch die Nebenwirkungen bei kurzzeitiger Zufuhr (2–3 Tage postoperativ) zumeist gering sind, wird das Nichtopioidanalgetikum meist nach persönlicher Bevorzugung des Arztes ausgewählt.

39.7 Periduralanalgesie

Die peridurale Zufuhr von Lokalanästhetika über einen Katheter, die sog. „Periduralanalgesie", ist eine sehr effektive Methode der postoperativen Schmerzbehandlung. Der Katheter muss in die Nähe der den postoperativen Schmerz leitenden Nervenfasern platziert werden, um eine segmentäre Blockade unter Aussparung der übrigen Nervenfasern zu erzielen und hierdurch die Nebenwirkungen zu vermindern. Je nach Art der OP bzw. Lokalisation der Schmerzen wird der Katheter lumbal oder thorakal platziert.

39.7.1 Vor- und Nachteile

■ **Vorteile**
Nach Eingriffen im Oberbauch oder im Thorax ist mithilfe der Peridualanalgesie wahrscheinlich eine bessere Schmerztherapie möglich als bei systemischer Zufuhr von Opioiden. Die Atemfunktion soll ebenfalls günstiger beeinflusst werden. Als weiterer Vorteil gilt die Abschwächung postoperativer endokriner und metabolischer Reaktionen.

39

Tab. 39.3 Nichtopioidanalgetika bzw. saure antiphlogistische und antipyretische Analgetika (NSAR) für die postoperative Schmerztherapie

Substanz	Übliche orale (rektale) Einzeldosis	Intravenöse Dosis	Intervall bei Einzelgabe (h)	Mögliche Art der Zufuhr
Metamizol[a]	0,5–1 g	1 g (6 g/24 h)	4–6	i. v., p. o., rektal
Acetylsalicylsäure (ASS)	0,5–1 g	1 g (7,2 g/24 h)	4	i. v., p. o.
Indometacin	25–50 mg			
Diclofenac	25–50 mg	75 mg	6	i. v., rektal, p. o.
Paracetamol	0,5–1 g; max. 4 g bzw. 50 mg/kg KG/Tag	1 g (Perfalgan), max. 4 g/Tag	4–6	rektal, p. o.
Ibuprofen	200–800 mg, max. 2,4 g/Tag		4–6	rektal, p. o.
Ketoprofen	25–75 mg; 75–100 mg anti-thrombotische Wirkung			p. o.
Naproxen	250 mg		6–8	rektal, p. o.

[a] Wirkt auch spasmolytisch und ist daher gut bei Kolikschmerzen geeignet.

Tab. 39.4 Selektive COX-2-Hemmer

Substanz	Anwendungsart	Einzeldosis beim Erwachsenen (mg)	Maximale Tagesdosis (mg)
Celecoxib	p. o.	100–200	
Etoricoxib	p. o.	60–120	120
Parecoxib	i. v.	40	80

■ **Nachteile**

Das Verfahren ist aufwendig, erfordert geschultes Personal und kann mit schwerwiegenden Nebenwirkungen einhergehen.

39.7.2 Indikationen

— Schmerztherapie nach verschiedenartigsten Operationen
— Behandlung schwerer posttraumatischer Schmerzen auf der Intensivstation

Lumbale Katheterperiduralanalgesie

Dies ist das am häufigsten eingesetzte Verfahren. Die Anwendungsgebiete sind
— Unfallchirurgie,
— Orthopädie,
— Gynäkologie,
— Urologie,
— Abdominalchirurgie.

Thorakale Katheterperiduralanalgesie

Dieses Verfahren wird nach Oberbaucheingriffen und intrathorakalen Eingriffen angewandt, um eine zu ausgedehnte Sympathikusblockade und evtl. motorische Blockade wie bei lumbaler Injektion zu vermeiden.

39.7.3 Wahl des Lokalanästhetikums

Bupivacain und **Ropivacain** werden wegen ihrer langen Wirkdauer und der geringeren motorischen Blockadewirkung bevorzugt. Durch Injektion eines anderen Lokalanästhetikums, z. B. Mepivacain, können sie ergänzt werden.

39.7.4 Art der Zufuhr

Das Lokalanästhetikum wird entweder intermittierend – nach Bedarf – injiziert oder kontinuierlich infundiert.

Intermittierende Bolusinjektion

Die Injektion erfolgt nach Bedarf oder in vorgegebenen Zeitabständen:

- **Nach Bedarf:** 5–20 ml 0,25 % Bupivacain als Bolus; durchschnittliche Zeitabstände: 4–6 h; Tagesdosen: ca. 75–150 mg; bei Thorakotomien auch 6 ml Bupivacain 0,25–0,5 % mit einem Zeitintervall von 3–6 h.
- **Nach Schema:** z. B. stündlich 5 ml Bupivacain 0,5 % oder 6–10 ml alle 2 h. Bei diesem Vorgehen soll sich weniger rasch eine Tachyphylaxie entwickeln.

Kontinuierliche Infusion

Bei diesem Verfahren lässt sich, vielleicht mit Ausnahme von thorakalen Eingriffen, eine gleichmäßigere Analgesie erreichen. Lokalanästhetika der Wahl sind Bupivacain 0,125–0,25 % oder Ropivacain 0,2 %.

> **ⓘ Kontinuierliche Infusion von Bupivacain 0,25 % (0,1–0,5 %) oder Ropivacain 0,2 %**
> - Thorakal: 2–4 ml/h Bupivacain 0,25 % oder 6–14 ml/h Ropivacain 0,2 %
> - Lumbal: 3–5 ml/h Bupivacain 0,25 % oder 5–10 ml/h Ropivacain 0,2 %
> - Bolusinjektionen: 5–10 ml Bupivacain 0,25 % oder 5–10 ml Ropivacain 0,2 %

Zu beachten: Unter der periduralen Infusion von Lokalanästhetika müssen die Ausbreitung der Analgesie und das Ausmaß der motorischen Blockade in regelmäßigen Abständen überprüft werden. Reicht die Analgesie nicht aus, sollte zunächst ein Bolus von 5–10 ml Bupivacain 0,5 % injiziert, die Infusionsrate hingegen noch nicht erhöht werden.

39.7.5 Praktische Hinweise

> **❗ Die peridurale Schmerztherapie mit Lokalanästhetika ist mit Risiken und möglichen Nebenwirkungen verbunden. Daher gilt: sorgfältige Indikationsstellung und ausreichende Überwachung des Patienten! Die Blutgerinnung ist wegen der Hämatomgefahr ebenfalls zu beachten!**

- Intermittierende Injektionstechniken nach Bedarf können auch auf der Normalstation durch geschultes Personal angewandt werden, bevorzugt aber durch einen Akutschmerzdienst.
- Vor der Injektion muss ein venöser Zugang angelegt und eine Infusion angeschlossen werden. Notfallinstrumente müssen in Griffnähe liegen!
- Nach der Injektion muss der Patient so lange überwacht werden, bis sich die Analgesie stabilisiert hat.
- Nach jeder Injektion des Lokalanästhetikums sollte der Patient für ca. 20 min auf dem Rücken liegen bleiben.

39.7.6 Kombination von Lokalanästhetika mit Opioiden

Dieses Verfahren wird angewandt, um die Vorteile der Lokalanästhesie – rascher Wirkungseintritt, sichere Analgesie – mit den Vorteilen der Opioide – längere Wirkdauer, kein Blutdruckabfall, keine Muskelschwäche – zu kombinieren. Als besonders wirksam gilt diese Kombination bei postoperativen Schmerzen durch Husten, Bewegungen oder schwere Muskelspasmen.

> **⟩ Die Kombination von Lokalanästhetika mit einem Opioid ist wirksamer als die Zufuhr der Einzelsubstanzen (S3-Leitlinie der DIVS). Darum sollte die Kombination bevorzugt werden.**

Die Substanzen können in einer Mischspritze injiziert oder zusammen kontinuierlich peridural infundiert werden.

Grundsätzlich gelten bei diesem Kombinationsverfahren die gleichen Sicherheitsregeln und Vorsichtsmaßnahmen, wie zuvor für die jeweiligen Einzelverfahren beschrieben. Die Überwachung des Patienten auf einer Station mit entsprechend geschultem Pflegepersonal muss gewährleistet sein.

39.7.7 Patientenkontrollierte peridurale Analgesie (PCEA)

Wie bei der i. v. PCA („patient controlled epidural analgesia") kann mit der periduralen PCA eine stärker am Bedarf des Patienten ausgerichtete Schmerztherapie erfolgen als durch eine starre kontinuierliche Zufuhr (◨ Tab. 39.5). Hierdurch können sich folgende Vorteile gegenüber der i. v. PCA ergeben:

- Geringerer Medikamentenverbrauch
- Bessere Analgesiequalität
- Größere Patientenzufriedenheit

Das Verfahren gilt als sicher und kann – unter entsprechender Überwachung – auch auf operativen Normalstationen durchgeführt werden.

39.8 Kontinuierliche Plexusanästhesie

Das Verfahren (Technik: ▶ Kap. 18) eignet sich zur Schmerztherapie nach Operationen am Arm, für die Mobilisierung von Gelenken und für krankengymnastische Übungen. Bei der Infusion sollte das Lokalanästhetikum in niedriger Konzentration zugeführt werden. Bupivacain 0,125–0,25 % gilt als Mittel der Wahl.

39

Tab. 39.5 Beispiele für die peridurale PCA mit Lokalanästhetika und Opioiden			
Analgetische Lösung	**Basisrate (ml/h)**	**Demand-Dosis (ml)**	**Sperrzeit (min)**
0,0625 % Bupivacain + 3–5 µg/ml Fentanyl oder 0,5–0,75 µg/ml Sufentanil	4–6	3–4	10–15
0,1 % Bupivacain + 3–5 µg/ml Fentanyl oder 0,5–0,75 µg/ml Sufentanil	6	2	20
0,2 % Ropivacain + 3–5 µg/ml Fentanyl oder 0,75 µg/ml Sufentanil	5	2	20

> **ℹ Dosierung von Bupivacain oder Ropivacain bei der kontinuierlichen Plexusblockade**
> - Bupivacain: 0,125 %: 4–8 ml/h, max. 10 ml/h; Tageshöchstdosis: 300 mg, oder 0,25 %: 2–4 ml/h; max. 5 ml/h; Tageshöchstdosis: 300 mg
> - Ropivacain 0,2 %: 6–8 ml/h; keine Angaben für Tageshöchstdosis in Deutschland

Bei Bedarf, z. B. bei physiotherapeutischen Maßnahmen, können zusätzliche Boli von 15–20 ml Bupivacain 0,25 % oder Ropivacain 0,2 % über den Katheter injiziert werden.

39.9 Praxisempfehlungen für die Behandlung postoperativer Schmerzen

39.9.1 Voraussetzungen und Rahmenbedingungen

Die praktische Schmerztherapie auf **Normalstationen** und ihre Kontrolle erfolgt weitgehend durch Pflegepersonal. Alle an der Schmerztherapie Beteiligten müssen speziell geschult und eingewiesen werden, um die Patientensicherheit zu gewährleisten.

- **Erforderliche Kenntnisse**
- Grundlagen des OP-Schmerzes und seine Einschätzung
- Pharmakologie der Analgetika, einschließlich Nebenwirkungen und Interaktionen mit anderen Medikamenten
- Verfahren der Schmerztherapie, einschließlich deren Gefahren und Komplikationen

- **Richtlinien und Standard Operating Procedures (SOPs)**
- Vereinbarungen über die interdisziplinäre Zusammenarbeit bei der Schmerztherapie
- Messung der Schmerzstärke mit Standardanalogskala in Ruhe und bei Mobilisierung

- Richtlinien zur Routineüberwachung und deren Aufzeichnung im Protokoll: Vitalparameter, Vigilanz, neurologische Parameter
- Richtlinien zum Vorgehen bei ungenügender Schmerzlinderung
- Richtlinien zum Vorgehen bei Nebenwirkungen und Komplikationen wie Somnolenz, Atemdepression, Blutdruckabfall, nicht vorgesehenen Störungen der Sensibilität und/oder der Motorik, Übelkeit und Erbrechen, Juckreiz, Harnverhalt
- Rasche Verfügbarkeit eines kompetenten Arztes zu jeder Zeit, bevorzugt eines Anästhesisten
- Tägliche Visite eines Anästhesisten

39.9.2 Praxis

- Vor dem Eingriff Schmerzanamnese einschließlich Risikofaktoren (► Abschn. 39.2) erheben.
- Den Patienten über die postoperativ geplanten medizinischen und pflegerischen Maßnahmen der Schmerztherapie aufklären und einwilligen lassen; Daten dokumentieren.
- Vorbestehende Schmerzen mit der numerischen Ratingskala (NRS) einschätzen, außerdem nach Beginn, Häufigkeit, Dauer, Lokalisation, Qualität und auslösenden/verstärkenden Faktoren der Schmerzen fragen, ebenso nach bisherigen Behandlungsmaßnahmen.
- Vor Beginn der postoperativen Schmerztherapie die Schmerzintensität mit der NRS erfassen:
  – NRS < 3: geringe Schmerzintensität
  – NRS 3 bis < 5: mittlere Schmerzstärke
  – NSR > 5: hohe Schmerzintensität
  – NSR 10: maximaler Schmerz

> ❯ Im Allgemeinen ist ab einer NRS von 3 eine analgetische Therapie indiziert. Angestrebt wird ein NSR-Wert von < 3.

- Während der Schmerztherapie bestimmt das Pflegepersonal regelmäßig (mindestens 1- bis 2-mal pro Tag) die Schmerzstärke und dokumentiert den Wert in der Krankenakte. Je nach ermitteltem Wert wird die Schmerztherapie (nach Anweisung des Arztes) angepasst.

■ **Leichte Schmerzen**

Bei leichten Schmerzen reicht die alleinige Gabe eines Nichtopioidanalgetikums aus.

■ **Geringe bis mittelstarke Schmerzen**

Bei geringen bis mittelstarken Schmerzen werden in *regelmäßigen* Abständen Nichtopioidanalgetika verabreicht. Treten gelegentlich stärkere Schmerzen auf, kann zusätzlich ein Opioid zugeführt werden, z. B. Piritramid.

Die NOPA sollten in festen Zeitabständen und Standarddosierungen verabreicht werden, nicht auf Anforderung des Patienten. Hierdurch werden Schmerzspitzen vermieden.

Außerdem müssen vorher Konzepte für die zusätzliche, bedarfsorientierte Gabe anderer Analgetika, z. B. von Opioiden, festgelegt werden, einschließlich der Kontrolle von Wirksamkeit und Nebenwirkungen.

Eine i. m. oder s. c. Injektion von Analgetika wird nicht empfohlen.

■ **Starke und mittelstarke Schmerzen**

Bei starken und mittelstarken Schmerzen sollten Opioide in Kombination mit Nichtopioidanalgetika verabreicht werden. Ob die Kombination mehrerer Nichtopioidanalgetika (z. B. Paracetamol + NSAR) vorteilhaft ist, muss noch geklärt werden; 2 oder mehr NSAR bzw. 1 Coxib und 1 NSAR sollten jedenfalls nicht miteinander kombiniert werden.

Bei starken Schmerzen in der frühen postoperativen Phase sollte die i. v. PCA bevorzugt werden, z. B. mit Piritramid oder Morphin. Bei extremen Schmerzen soll Sufentanil wirksamer sein als Piritramid.

Die Kombination mit Droperidol, Ketamin, Naloxon oder Clonidin wird nicht empfohlen. Auf Normalstation sollte *keine* kontinuierliche Basisrate infundiert werden, da das Risiko der Atemdepression erhöht ist.

■ **Spezielle Schmerztherapieverfahren**

Für starke Schmerzen, wie sie v. a. nach großen Eingriffen auftreten, können folgende Verfahren eingesetzt werden:
- PCA
- Peridurale Analgesie mit Lokalanästhetika und/oder Opioiden, PCEA
- Regionale Analgesieverfahren: Plexuskatheter, periphere Nervenkatheter
- „Multimodale" Schmerztherapie: Kombination von 2 oder mehreren analgetisch wirkenden Substanzgruppen, zusätzlich auch regionale Analgesieverfahren.

39.9.3 Akutschmerzdienst (ASD)

Der ASD betreut rund um die Uhr postoperative Patienten mit invasiven Analgesieverfahren. Er ist daher in der Regel der Anästhesieabteilung angeschlossen, häufig einer Schmerzambulanz. Zu den wesentlichen Aufgaben des ASD gehören die Mitbehandlung des Patienten im Auftrag des primär behandelnden Arztes, die schmerzmedizinische Konsiliartätigkeit (Beurteilung) mit Beratung, die Schulung der Stationsmitarbeiter und die psychologische Betreuung des Patienten.

■ **Handelnde Personen**
- Auf Schmerztherapie spezialisierter Arzt
- Auf Schmerztherapie spezialisierte Fachpflegekraft, sog. „Pain Nurse"
- Fakultativ: Psychologe, Physiotherapeut

■ **Techniken und Verfahren**
- PCA, i. v. und peridural
- Periduralkatheter
- Periphere Nervenkatheter

Pain Nurse

Die Pain Nurse spielt eine zentrale Rolle im ASD. Ihre Tätigkeit setzt eine erfolgreiche Teilnahme am Lehrgang „Pain Nurse" oder der Weiterbildung „Schmerzmanagement in der Pflege" voraus. Zu ihren wesentlichen **Aufgaben** gehören folgende:
- Umsetzung des für den jeweiligen Patienten entwickelten Schmerztherapiekonzepts
- Mitarbeit an der Weiterentwicklung des Schmerzdienstes
- Schulungen des Pflegepersonals auf der Normalstation
- Ausbildung von Schmerzmentoren auf der Station
- Teilnahme an Qualitätszirkeln und an Fortbildungen für Schmerztherapie
- Erstellen von Fehlerlisten und Teilnahme an deren fachlicher Auseinandersetzung

Nachschlagen und Weiterlesen

Erlenwein J, Meißner W, Petzke F et al (2019) Personelle und organisatorische Voraussetzungen für Schmerzdienste in Krankenhäusern. Empfehlung der Deutschen Gesellschaft für Anästhesiologie und Intensivmedizin e. V. (DGAI). Anasth Intensivmed 60:265–272 (https://www.dgai.de/publikationen/vereinbarungen.html. Zugegriffen: 05. Februar 2021)

Freye E (2010) Opioide in der Medizin, 8. Aufl. Springer, Berlin, Heidelberg, New York

Huber H, Winter E (2005) Checkliste Schmerztherapie. Thieme, Stuttgart

Pogatzki-Zahn E, Van Aken H, Zahn PK (2007) Postoperative Schmerztherapie: Pathophysiologie, Pharmakologie und Therapie. Thieme, Stuttgart

Internet

Deutsche Interdisziplinäre Vereinigung für Schmerztherapie e. V. (DIVS) (2009) S3-Leitlinie: Behandlung akuter perioperativer und posttraumatischer Schmerzen. (Gültigkeit 2014 abgelaufen, Anmeldeverfahren läuft). https://www.awmf.org/uploads/tx_szleitlinien/001-025p_S3_Behandlung_akuter_perioperativer_und_ posttraumatischer_Schmerzen_abgelaufen_01.pdf. Zugegriffen: 5. Febr. 2021 (auch unter https://www.awmf.org/leitlinien/detail/anmeldung/1/ll/001-025.html)

Suchtmittel e. V. (2021) Instruktives Drogen-Forum, auch für professionelle Anwender. https://forum.suchtmittel.de/. Zugegriffen: 5. Febr. 2021

Innerklinischer Transport kritisch kranker Patienten

Werner Armbruster, Tobias Fink

Inhaltsverzeichnis

© Der/die Herausgeber bzw. der/die Autor(en), exklusiv lizenziert durch Springer-Verlag GmbH, DE, ein Teil von Springer Nature 2021
R. Larsen, T. Fink, T. Müller-Wolff (Hrsg.), *Larsens Anästhesie und Intensivmedizin für die Fachpflege*,
https://doi.org/10.1007/978-3-662-63127-0_40

Viele kritisch kranke Patienten müssen während ihres Aufenthalts auf der Intensivstation wiederholt zu diagnostischen oder interventionellen Prozeduren und Eingriffen transportiert werden. Jeder Transport ist eine erhebliche zusätzliche Gefährdung für diese Patienten und muss daher sorgfältig geplant und mit ausreichender apparativer und personeller Ausstattung vorgenommen werden.

40.1 Planung und Durchführung des Transports

Da der Transport von Intensivpatienten eine grundsätzliche Gefährdung darstellt, ist vor jedem geplanten Transport der Nutzen einer solchen Maßnahme kritisch zu hinterfragen. Das Risiko für den Patienten lässt sich durch eine sorgfältige Planung und Durchführung der Maßnahme verringern. Deshalb gelten folgende Grundsätze für die Transportentscheidung:

> Es muss für die dem Transport zugrunde liegende Maßnahme eine eindeutige Indikation und einen klaren Nutzen für den Intensivpatienten geben. Während des Transports darf der Patient nicht schlechter behandelt werden als auf der Intensivstation.

- **Risiken des Transports**
- Verschlechterung des Zustands durch Wechsel des Beatmungsgeräts oder Lageänderung bzw. Unterbrechung der Lagerungstherapie
- Unbeabsichtigte Dislokation von Zugängen, Tubus oder Drainagen
- Herz-Kreislauf-Störungen durch ungeplante Unterbrechung der Medikamentenzufuhr (Abknicken, Dislokation, erhöhter Sedierungsbedarf)
- Hypothermie
- Transporttrauma durch Lärm, Vibration oder Lageänderung
- Eingeschränkte Überwachung während Umlagerung oder Prozeduren (Magnetresonanz- [MRT], Computertomografie [CT])
- Funktionsstörungen der medizinischen Geräte

40.1.1 Vorbereitung

Wegen seiner Risiken muss jeder Transport sorgfältig geplant und vorbereitet werden. Dabei ist es oberstes Ziel, den Behandlungsstandard der Intensivstation auch während des Transports zu gewährleisten. Hierfür hat sich die Verwendung von **Checklisten** bewährt:

- Patientenübernahme, Begleitdokumente, Akte?
- Notfalltasche mit Notfallmedikamenten, Reservemedikamenten, Sauerstoff (voraussichtlicher Bedarf + 30 % Reserve), Atemwegsmanagement?

- Transportmonitor funktionsbereit und angeschlossen, inkl. Netzteil?
- Transportrespirator funktionsbereit und angeschlossen, inkl. Netzteil?
- Handbeatmungsbeutel mit O_2 Anschluss?
- Perfusoren auf notwendige Anzahl reduziert, funktionsbereit, inkl. Netzteil?
- Infusionen, Zugänge, Drainagen auf notwendige Anzahl reduziert, gesichert?
- Funktionsbereiter Defibrillator?
- Zielort und Weg bekannt und zugänglich?
- Wird der Patient am Zielort erwartet?
- Befinden sich Netz- und Sauerstoffanschluss am Zielort?
- Lagerungskontrolle, Druckpunkte, Sicherung der Geräte und des Materials?
- Besteht eine Kommunikationsmöglichkeit (schnurloses Telefon) mit den wichtigen Telefonnummern im Notfall

40.1.2 Begleitendes Personal

Das begleitende Personal (mindestens 1 Pflegekraft und 1 Arzt) sollte in der Behandlung und im Transport von kritisch erkrankten Patienten erfahren und in alle medizinischen Geräte, die während des Transports genutzt werden, eingewiesen sein. Beim Einsatz von invasiven Organersatzverfahren, z. B. extrakorporaler Membranoxygenierung (ECMO), intraaortaler Ballonpumpe (IABP) oder Impella-Herzpumpe, sollte das Transportteam um mindestens eine zusätzliche eingewiesene Person erweitert werden.

40.1.3 Zustand des Patienten

Für den Transport sollte der Patient möglichst kardiopulmonal stabil und mit einer ausreichenden Anzahl von Zugängen (venös, arteriell) ausgestattet sein. Alle Zugänge und Drainagen müssen mechanisch gegen Dislokation gesichert werden. Bei grenzwertiger Oxygenierung ist eine prophylaktische Atemwegssicherung und Beatmung durchzuführen. Instabile Frakturen sind für den Transport zu immobilisieren. Falls der Patient ansprechbar ist, sollte er über den anstehenden Transport informiert werden.

40

40.1.4 Transportvorbereitung und Material

Die mitzuführenden medizinischen Geräte müssen vor Beginn des Transports auf ihre einwandfreie Funktion überprüft werden. Besonders ist hierbei bei Bedarf auf die Laufzeit der Akkus und das Mitführen eines entsprechenden Ladegeräts zu achten. Bei invasiv beatmeten Patienten und medizinischen Geräten mit Sauerstoffanschluss (z. B. ECMO) muss der **erforderliche Sauerstoffvorrat** berechnet werden.

Berechnung des Sauerstoffbedarfs

Nutzbarer Sauerstoffvorrat: Volumen der O_2-Flasche × (Flaschendruck − 30 mbar Restdruck)

Einige Beatmungsgeräte benötigen zum Betrieb ebenfalls einen O_2-Fluss (z. B. 1 l/min), dieser Verbrauch ist mit einzurechnen.

Beispiel:

- 10-l-Flasche mit 130 mbar: $10 \times (130 - 30) = 1000$ l O_2
- O_2-Verbrauch: Atemminutenvolumen von 8,5 l mit F_iO_2 von 0,8
- 8,5 l/min × 0,8 + 1 l/min = 7,8 l O_2/min

Damit ergibt sich ein Sauerstoffvorrat (inkl. 30 % Reserve) für (1000 l × 0,7) / 7,8 l/min = 89 min.

Ebenso müssen die begrenzten **Laufzeiten der Perfusoren** berücksichtigt werden. Hier kann im Transportteam entschieden werden, aus Gründen der Übersichtlichkeit und der Dislokationsgefahr nur die unbedingt notwendigen Perfusoren und Infusionen mitzunehmen. Sollte während des Transports ein Wechsel der Katecholamin-Perfusorspritzen erforderlich sein, muss ein zusätzlicher Perfusor für den überlappenden Wechsel mitgeführt werden.

Bevor der Transport beginnt, sollte erneut die **Indikation für die geplante Maßnahme** bestätigt werden. Weiterhin müssen der Termin und der Zielort des Transports sicher sein (welcher OP, welches CT?) und der Transport per Telefonanruf am Zielort angekündigt werden, um Verzögerungen, z. B. durch ein belegtes CT, zu verhindern. Der Transportweg muss klar sein, ebenso sollten im Vorfeld eventuelle Transporthindernisse wie Baustellen oder ein zu kleiner Fahrstuhl ausgeschlossen worden sein.

Muss der Patient innerhalb der Klinik aufgrund der örtlichen Gegebenheiten mit einem **Rettungswagen** transportiert werden, so ist abzuklären, ob das Fahrzeug für den Transport des Patienten und der mitzuführenden Geräte geeignet ist.

Weiterhin muss vor dem Transport sichergestellt werden, dass am **Transportziel** die Versorgung mit Elektrizität, Beatmungsgasen und medizinischem Verbrauchsmaterial gewährleistet ist. Dies gilt v. a. für MRT-Untersuchungen.

40.1.5 Transportnachbereitung

Nach dem Transport müssen die Ausrüstung und die medizinischen Geräte umgehend wieder aufbereitet und in den ordnungsgemäßen Zustand zurückversetzt werden.

40.2 Risikomanagement und Qualitätssicherung

Um die innerklinischen Transporte für Patient und Personal so sicher wie möglich durchführen zu können, muss die betreffende Abteilung Erfahrung und Expertise entwickeln.

Hierfür hat sich folgendes Vorgehen bewährt.

40.2.1 Besprechung und Bewertung von Zwischenfällen

Kritische und fast kritische Zwischenfälle sollten im Rahmen eines Critical Incident Reporting System (CIRS) besprochen und objektiv bewertet werden, um mögliche vermeidbare Fehlerquellen zu identifizieren.

40.2.2 Nutzung einer Checkliste

Der Nutzen von Checklisten für die Sicherheit und die Vermeidung kritischer Ereignisse beim Transport kritisch kranker Patienten ist wissenschaftlich bewiesen.

40.2.3 Ausbildung mithilfe von Simulationstrainings

Die Schulung der Transport- und Notfallteams erhöht die Sicherheit für den Patienten (und das Transportteam) und führt zu besseren Ergebnissen. Das gilt besonders für das Simulationstraining von Zwischenfällen und Notfallsituationen mit ihren Nachbesprechungen.

Der Einsatz eines speziellen Transportwagens für die medizinischen Geräte kann von Vorteil sein (◘ Abb. 40.1).

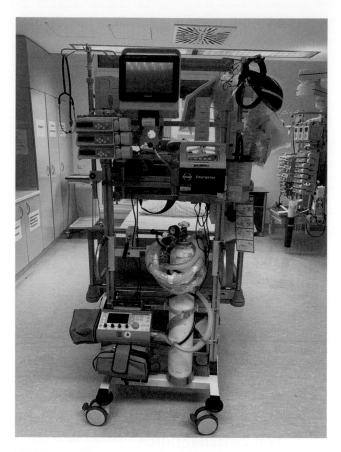

◨ **Abb. 40.1**   Transportwagen für kritisch kranke Intensivpatienten

Nachschlagen und Weiterlesen

Flemming A (2013) Herausforderung Intensivtransport. Anasth Intensivmed 54:59–68 (https://www.ai-online.info/images/ai-ausgabe/2013/02-2013/2013_2_59-68_Intensivtransport.pdf. Zugegriffen: 05. Februar 2021)

Internet

Olga F (2014) Empfehlungen. Innerklinische Transporte kritisch kranker Patienten. https://www.patientensicherheit.ch/fileadmin/user_upload/2_Forschung_und_Entwicklung/Archiv/Interklinische_Transporte/Empfehlungen_Innerklinische_Transporte_kritisch_kranker_Patienten.pdf. Zugegriffen: 5. Febr. 2021

Vereinigung für Intensiv- und Notfallmedizin (DIVI) (2004) Empfehlung der deutschen interdisziplinären Vereinigung für Intensiv- und Notfallmedizin (DIVI) zum innerklinischen Transport kritisch kranker, erwachsener Patienten. https://www.divi.de/images/Dokumente/04-intensivtransport-empfehlung-innerklinischer-transport.pdf. Zugegriffen: 5. Febr. 2021

40

Grundlagen der Intensivmedizin und Intensivpflege

Inhaltsverzeichnis

Einführung in die Intensivmedizin

Reinhard Larsen

Inhaltsverzeichnis

Der Intensivpatient und seine psychosoziale Situation

Reinhard Larsen

Inhaltsverzeichnis

© Der/die Herausgeber bzw. der/die Autor(en), exklusiv lizenziert durch Springer-Verlag GmbH, DE, ein Teil von Springer Nature 2021
R. Larsen, T. Fink, T. Müller-Wolff (Hrsg.), *Larsens Anästhesie und Intensivmedizin für die Fachpflege*,
https://doi.org/10.1007/978-3-662-63127-0_43

Die Intensivmedizin ist grundsätzlich der Gefahr ausgesetzt, die körperlichen Aspekte der Behandlung ganz in den Vordergrund zu stellen und die *seelischen Bedürfnisse* des Patienten zu vernachlässigen oder sogar zu ignorieren. Dabei kann gerade beim Intensivpatienten davon ausgegangen werden, dass seine oft lebensbedrohliche Erkrankung häufig mit psychischen Störungen einhergeht, die der besonderen Aufmerksamkeit und Zuwendung durch das Pflegepersonal und die behandelnden Ärzte bedürfen. Arbeit am kranken Menschen ist immer auch „Gefühlsarbeit", deren Vernachlässigung oder Verleugnung durch das Pflegepersonal und die Ärzte den Patienten zu einem bloßen Objekt macht und das Vorurteil in der Bevölkerung, die Intensivmedizin sei „seelenlose Apparatemedizin" begünstigt.

43.1 Erkrankungssituation des Intensivpatienten

Die schwere Erkrankungssituation ist durch folgende objektive Belastungen für den Patienten gekennzeichnet:

- Körper und Seele sind beeinträchtigt bis hin zur akuten Lebensbedrohung.
- Die Bewegungsmöglichkeiten und -fähigkeiten sind eingeschränkt (Immobilisation).
- Die Individualität und persönliche Freiheit sind aufgehoben.
- Die bisherigen zwischenmenschlichen Beziehungen sind weitgehend unterbrochen.
- Der Patient ist einer fremden Umgebung ausgesetzt und muss häufig unangenehme, manchmal auch schmerzhafte Maßnahmen über sich ergehen lassen.
- Der Ablauf der Intensivstation greift massiv in die biologischen Rhythmen des Körpers ein.

Hinzu kommen als mehr subjektive, individuell unterschiedlich empfundene Faktoren folgende:

- Beschwerden durch den Krankheitsprozess oder durch Verletzungen
- Störungen des Selbstwertgefühls
- Ängste über körperliche Beschädigungen, Fantasien über das Körpergeschehen bzw. die Bedeutung der Krankheit, Zukunftsängste
- Trennungstrauma mit dem Gefühl, abgeschnitten zu sein und soziales Ansehen zu verlieren
- Gefühle der Isolierung und Vereinsamung durch *sensorische Verarmung* (Deprivation) bei steriler, unpersönlicher Atmosphäre mit Mangel an Orientierungshilfen; weiterhin durch die monotone Reizüberflutung mit Licht, Lärm, Entblößung und nicht zuletzt durch die Aufhebung der Persönlichkeitsgrenzen
- Das „Betriebsklima" der Intensivstation und die gefühlsmäßigen Beziehungen des Patienten zum Behandlungsteam

Auf diese Faktoren reagiert der Intensivpatient mit einem Verhalten, das – abgesehen von der individuellen Persönlichkeitsstruktur – ganz wesentlich durch die Krankheitssituation selbst und das affektive Klima („Betriebsklima") auf der Intensivstation erheblich beeinflusst wird.

43.1.1 Wie bewältigt der Intensivpatient seine Situation?

Schwer kranke oder schwer verletzte Intensivpatienten werden zumeist analgosediert, um die Anpassung an die belastende Situation der Intensivbehandlung zu erleichtern. Wache Intensivpatienten reagieren auf die Krankheitssituation häufig mit Angst (auch Todes- oder Vernichtungsangst), Schock und Erschütterung. Im weiteren Verlauf entwickeln sie bestimmte krankheitsabhängige Verhaltensweisen, um die vital bedrohliche Situation zu bewältigen: Sie passen sich der Situation an oder sie entwickeln bestimmte Abwehrmechanismen, um Kontrolle über ihre Situation zu erlangen.

Anpassungsreaktion

Die Anpassungsreaktion ist gekennzeichnet durch gefühlsmäßige, erkenntnismäßige und motorische Aktivitäten des Patienten, mit denen er versucht, seine körperliche Unversehrtheit und sein seelisches Gleichgewicht zu erhalten oder wiederherzustellen. Er erkennt die Bedrohung an und setzt sich realistisch mit ihr auseinander. Diese Anpassung ist das vom Behandlungsteam erwünschte Verhalten, weil es die Führung, Pflege und Therapie wesentlich erleichtert.

Abwehrreaktionen

Nicht alle Patienten akzeptieren die Behandlungssituation, sondern verleugnen oder wehren ihre Erkrankung ab und ziehen sich auf starre, „unreife" Verhaltensweisen aus dem Kindesalter zurück. Dieser Rückzug wird von Psychologen auch als *Regression* bezeichnet.

▪ Der ablehnende Patient

Der ablehnende Patient fühlt sich in der Beziehung zum Behandlungsteam bedroht; selbst für die Behandlung notwendige Regressionen auf „kindliche" Verhaltensweisen lösen Ängste aus; das Gefühl der Abhängigkeit wird heftig verleugnet bzw. abgewehrt. Der Patient ist misstrauisch und möchte das Behandlungsteam beherrschen, zeigt sich entsprechend uneinsichtig, besserwissend und stark kontrollierend.

❯ Der ablehnende Intensivpatient erlebt das Behandlungsteam als Bedrohung.

Er ist nicht leicht zu führen und bereitet dem Behandlungsteam entsprechende Schwierigkeiten.

◻ Tab. 43.1 Organische Psychosyndrome mit ihren Leitsymptomen

Art des organischen Psychosyndroms	Leitsymptome
Delir	Akute Störungen des Bewusstseins und der Aufmerksamkeit: – Denk- und Wahrnehmungsstörungen – Desorientierung zu Zeit, Ort und Person – Störungen des Schlaf-Wach-Rhythmus
Organische Halluzinose	Halluzinationen, Stimmung unauffällig
Organische wahnhafte Störung	Paranoide Symptome: z. B. Verfolgungswahn
Organische affektive Störung	Depressivität, Affektlabilität
Organische Angststörung	Angstsymptomatik
Chronisches hirnorganisches Psychosyndrom	Demenzielles Syndrom, Alzheimer-Krankheit usw.

Zu beachten: Ablehnendes Verhalten des Patienten löst beim Behandlungsteam häufig Unwillen und ein stark direktives (dominantes) Verhalten aus. Hierdurch werden aber seine ablehnende Haltung, Widerstände, Ängste und Misstrauen eher noch verstärkt.

■ **Der überangepasste Patient**
Auch dieser Patient kann seine Krankheit und die damit verbundene Patientenrolle nicht annehmen. Er verleugnet seine Ängste und traurigen Gefühle, gibt sich nach außen hin ruhig und zuversichtlich oder in sein Schicksal ergeben und entwickelt eine besondere *Gefügigkeit* gegenüber der Behandlungssituation und den Mitgliedern des Behandlungsteams. Er überspielt seine gefühlsmäßige Hilflosigkeit und täuscht das Behandlungsteam (zumeist leicht) über seine wirkliche innere Befindlichkeit und Not hinweg.

■ **Der kindlich regredierte Patient**
Dieser Patient ist weitgehend auf kindliche Verhaltensweisen zurückgefallen, von Angst überwältigt und emotional vollständig vom Behandlungsteam abhängig. Er erlebt das Team gewissermaßen als allmächtig. Typisch sind *anklammernde Verhaltensweisen* sowie *Hypochondrie und Verleugnung* der Behandlungsfortschritte. Entsprechend schwierig gestaltet sich häufig die Rehabilitationsphase, da der Patient nicht bereit ist, seine infantilen Verhaltensweisen aufzugeben, und sich stattdessen weiter an das Personal klammert und seine Unsicherheit und Unselbstständigkeit aufrechterhält. Gerade bei diesen Patienten kann z. B. die Entwöhnung vom Respirator sehr schwierig sein.

43.2 Psychische Störungen beim Intensivpatienten

Psychische Störungen beim Intensivpatienten können grob in die folgende beiden Kategorien eingeteilt werden:

━ Akute organische Psychosyndrome (veraltet: Durchgangssyndrome)
━ Nichtorganische (reaktive) psychische Störungen

43.2.1 Akute organische Psychosyndrome

Organische Psychosyndrome sind vorübergehende präpsychotische oder psychotische Störungen, hervorgerufen durch *organische* Veränderungen im zentralen Nervensystem. Der Beginn ist meist akut, die Störungen fluktuieren und manifestieren sich im Bereich der geistigen Fähigkeiten, der Psychomotorik, der Affektivität und evtl. auch der Bewusstseinslage (◻ Tab. 43.1). Akute Psychosyndrome treten besonders häufig nach operativen Eingriffen auf, v. a. bei Patienten mit zerebraler Vorschädigung (z. B. durch Hirnverletzungen), weiterhin bei Sepsis, Alkohol-, Medikamenten- und Drogenmissbrauch bzw. -entzug.

■ **Delirbehandlung**
Siehe ▶ Kap. 50.

43.2.2 Reaktive psychische Störungen

Diese Störungen treten als Reaktion auf bestimmte Belastungssituationen („Stress") auf. Organische Faktoren können jedoch ursächlich beteiligt sein. Zu den reaktiven psychischen Störungen gehören
━ Angst, Gefühle der Ohnmacht und Depression,
━ Schlafstörungen
━ Störungen des Selbstwertgefühls, Abhängigkeitswünsche,
━ Infantilisierung (Verkindlichung) mit Gefühlen extremer Hilflosigkeit und Abhängigkeit, kindlich-gläubiger Zuwendung zu Ärzten und Pflegekräften und Abnahme der Kritikfähigkeit,

- starke Abwehr eigener Aggressionswünsche aus Angst vor Verlust der Zuwendung von Pflegekräften und Ärzten,
- Neigung zur Selbstbeobachtung des erkrankten Körpers (Hypochondrie),
- Verleugnung unangenehmer Gefühle und Vorstellungen im Zusammenhang mit der Schwere der Erkrankung einschließlich zugehöriger Ängste und der Abhängigkeit von Pflegekräften und Ärzten.

Risikofaktoren reaktiver psychischer Störungen

Abgesehen von der individuellen Persönlichkeitsstruktur des Intensivpatienten wird die Entstehung psychischer Störungen durch bestimmte Belastungsfaktoren begünstigt. Hierzu gehören v. a.
- die Erkrankung selbst,
- bestimmte Behandlungsverfahren,
- Wechselwirkungen aus den Beziehungen zwischen Patient, Pflegenden und Ärzten im Zusammenhang mit der Behandlungssituation.

■ **Psychische Belastung durch die Erkrankung**

Intensivpatienten sind, definitionsgemäß, schwer oder akut lebensbedrohlich erkrankt und befinden sich somit objektiv in einer *Extremsituation*, die ein besonderes Abwehr- und Anpassungsverhalten erfordert. Durch die Erkrankung wird ihr körperliches Befinden beeinträchtigt oder sogar schwer gestört. Die gewohnte Verfügbarkeit über den eigenen Körper geht verloren. Die bisherigen Lebensbeziehungen und sozialen Verflechtungen werden weitgehend unterbrochen, und es entwickelt sich eine weitreichende Abhängigkeit vom Pflegepersonal und von den Ärzten.

Während zahlreiche Patienten überraschend gut mit ihrer Erkrankung „fertig werden", treten bei anderen die oben beschriebenen reaktiven psychischen Störungen auf, durch die der Krankheits- und Behandlungsverlauf ganz erheblich beeinträchtigt und verlängert werden kann.

■ **Belastung durch Behandlungsverfahren und -techniken**

Durch Behandlungsmaßnahmen ausgelöste Störungen sind seltener, als nach dem Bild der Intensivstation in der Öffentlichkeit als einer „seelenlosen Maschinenwelt" zu erwarten wäre. Hier besteht offensichtlich eine erhebliche Diskrepanz zwischen der Meinung Außenstehender und dem tatsächlichen Erleben der betroffenen Patienten. So haben zahlreiche Untersuchungen ergeben, dass viele Intensivpatienten die Intensivbehandlung keineswegs als „seelisch krank machend" erleben, sondern als *Sicherheit und Halt gebend*.

Erfahrungsgemäß werden besonders folgende Faktoren als belastend angesehen:
- Schläuche, Tuben, Beatmungsgeräte, Kabel, O_2-Masken, Überwachungsgeräte usw.

- Unruhe und Lärm auf der Station
- Fehlender Tag-Nacht-Rhythmus, Dauerlicht, fehlendes Tageslicht
- Monotone Umgebung einerseits, Überstimulierung durch vielfältige Reize andererseits
- Häufige Pflege- und Überwachungsmaßnahmen
- Verlust der Blasen- und Darmkontrolle
- Mangel an Intimsphäre
- Erleben der Reanimation und des Todes von Mitpatienten

■ **Belastung durch das Beziehungsgeflecht auf der Intensivstation**

Intensivpatienten bedürfen, wie andere Kranke auch, des Gefühls der **Sicherheit und Geborgenheit** in ihren Beziehungen zu Pflegekräften und Ärzten. Eine wichtige Rolle spielen hierbei auch die Angehörigen, die gewissermaßen die einzige Verbindung zur Außenwelt innerhalb der Intensivstation darstellen.

Kontaktangebote und Zuwendung durch Pflegepersonal, Ärzte und Angehörige sollen dem Patienten das Gefühl der Isoliertheit und Ohnmacht nehmen oder dieses lindern und Sicherheit und Geborgenheit vermitteln, um psychische Störungen zu verhindern. Ständige Anwesenheit und Kontinuität der Pflegekräfte wirken als *entlastende* Faktoren für den Intensivpatienten.

> Einfühlende Zuwendung, häufige Kontaktangebote und ausreichende Informationen über Pflege- und Behandlungsmaßnahmen sind der Schlüssel für eine menschenwürdige und Angst vermindernde Beziehung des Behandlungsteams zum Patienten.

■ **Verlegung des Patienten**

Die Verlegung des Langzeitintensivpatienten kann in Einzelfällen ein besonderes *Trennungstrauma* auslösen, das aber zumeist durch rechtzeitige und behutsame Aufklärung verhindert oder gemildert werden kann. Abrupte Verlegungen sollten unbedingt vermieden werden. Einige Patienten reagieren auf die Verlegung mit akuten psychischen Störungen.

Angstzustände

Sie sind häufig nur am Verhalten des Patienten zu erkennen, und zwar oft erst, wenn die Sedierung nachlässt. Mögliche Zeichen sind folgende:
- Unruhe (Zittern)
- Schwitzen
- Tachykardie und Blutdruckanstieg
- Rückzug

■ **Behandlung**
- Verbale Beruhigung; Erklärung der Situation
- Anxiolyse mit Benzodiazepinen
- Bei organischen Auslösern: Beseitigung der Ursache

Depressive Störungen

Auf schwere akute körperliche Erkrankungen können Menschen mit einer depressiven Symptomatik reagieren. Grundlage der Depression ist eine angeborene Vulnerabilität (Verletzlichkeit); neurobiologisch wird ein Ungleichgewicht von Transmittersystemen angenommen; psychologisch spielen negative Lebensereignisse als Auslöser eine Rolle. Aus verhaltenstherapeutischer Sicht liegt eine kognitive Triade vor, gekennzeichnet durch die negative Wahrnehmung der eigenen Person („ich bin nichts wert"), der Umwelt und der Zukunft. Stress wirkt als aktivierender Faktor dieser negativen Denkmuster.

- **Klinisches Bild**

Apathie und vollständiger Rückzug müssen beim Intensivpatienten an ein depressives Syndrom denken lassen. Folgende Subtypen der Depression werden unterschieden:

- **Gehemmte Depression:** Abnahme der Aktivität und Psychomotorik
- **Agitierte Depression:** ängstliche Getriebenheit, Bewegungsunruhe, hektisches Verhalten, Jammern und Klagen
- **Somatisierte Depression:** funktionelle Organbeschwerden unterschiedlichster Art, vegetative Störungen
- **Psychotische Depression:** depressive Wahngedanken

Beim Intensivpatienten können sich depressive Reaktionen in folgender Weise manifestieren:

- Äußerungen von Hoffnungslosigkeit und Vergeblichkeit der Behandlungsmaßnahmen
- Verweigerung aktiver Maßnahmen wie Mobilisation und Physiotherapie oder Einnahme von Medikamenten
- Verweigerung jeglicher Kontaktaufnahme

Bei stärkeren depressiven Reaktionen sollte ein Psychotherapeut oder Psychiater hinzugezogen werden.

Angststörungen

Mit Angststörungen muss bei Intensivpatienten immer gerechnet werden, da sie einer erheblich belastenden und angsterzeugenden Situation ausgesetzt sind. Folgende Angstformen werden unterschieden:

- Panikstörungen bzw. -attacken mit ausgeprägter körperlicher Symptomatik
- Generalisierte Angst: anhaltende Angst unterschiedlicher Stärke
- Phobische Angst: umschriebene Angst vor bestimmten Situationen, Objekten, Tieren

Akute Belastungsreaktion

Die Reaktion tritt innerhalb weniger Wochen nach der schweren Belastungssituation auf, hält mindestens 2 Tage an und klingt in der Regel innerhalb von 4 Wochen wieder ab. Der Patient erscheint angespannt und schreckhaft oder apathisch und völlig in sich gekehrt. Außerdem treten sog. *„dissoziative Symptome"* auf: Depersonalisation (veränderte Wahrnehmung der eigenen Person), Derealisation (veränderte Wahrnehmung der eigenen Umwelt), dissoziative Amnesie (fehlende Erinnerungen an die eigene Vergangenheit), Gefühl der emotionalen Taubheit oder des Losgelöstseins.

43.2.3 Professionelle psychologische Hilfe

Es hat sich gezeigt, dass die meisten Behandlungsteams, insbesondere Pflegekräfte, *intuitiv* eine Art „Psychotherapie des täglichen Lebens" beim Intensivpatienten anwenden, durch die es ihnen gelingt, ihm **Sicherheit, Geborgenheit und Vertrauen** zu vermitteln. Dieser Vorgang spielt sich sehr häufig auf *nichtverbaler* Ebene ab und vollzieht sich u. a. in Gestik, Mimik, Bewegungen und Stimme sowie im körperlichen Kontakt mit dem Patienten.

Ebenso gelingt es dem Pflegepersonal zumeist auch, die seelische Befindlichkeit sowie Ängste und Abwehrreaktionen von Patienten, die nicht sprechen können, richtig einzuschätzen. Erst in späteren Phasen, wenn der Patient extubiert ist, kann auch die *Sprache* wieder als Kommunikationsmittel eingesetzt werden, sodass es möglich wird, tiefergehende Konflikte, Gefühle und Befürchtungen offen durchzusprechen und hierdurch eine sog. „kathartische Abfuhr", d. h. **Spannungsentlastung**, zu erreichen. Hierzu sollte der Patient durchaus ermuntert werden, zumal seine Bereitschaft, sich Anderen mitzuteilen, in der besonderen Intensivbehandlungssituation viel größer ist als sonst.

Bei schwerwiegenden psychischen Störungen sollte dagegen frühzeitig ein Psychiater/Psychotherapeut/Psychologe hinzugezogen werden. Dies gilt besonders für folgende Störungen:

- Angstsymptome, akute Belastungsreaktionen
- Anhaltend gedrückte Stimmung oder Depression und Hoffnungslosigkeit
- Anpassungsstörungen, die eine Krankheitsverarbeitung erschweren oder blockieren

43.2.4 Prophylaxe psychischer Störungen

Die Intensivbehandlung kann – bei entsprechender Organisation und konzeptueller Gestaltung – dem durch die Krankheit stark verunsicherten oder sich bedroht fühlenden Patienten Halt und Sicherheit geben. Die Grunderkrankung und die notwendigen medizinischen und pflegerischen Maßnahmen können aber massive psychische Störungen auslösen, deren Prophylaxe nicht vernachlässigt werden darf.

❯ Grundlage der Prophylaxe psychischer Störungen beim schwer kranken Intensivpatienten ist der Aufbau einer umfassend unterstützenden Beziehung, verbunden mit einer sorgfältigen Information über geplante Eingriffe, Funktion von Geräten, geplante Verlegung auf die Intensivstation, aber auch Rückverlegung auf die Normalstation.

Im Einzelnen sollte sich die Prophylaxe psychischer Störungen auf folgende Prinzipien stützen:

▬ Angebot einer kontinuierlichen, Halt und Sicherheit vermittelnden *Beziehung*, die auch nicht durch krankheitsbedingte negative Affekte des Patienten beeinträchtigt werden darf.

▬ *Stützung der Ich-Funktionen* des Patienten: gezielte Orientierungshilfen bei Bewusstseinsgetrübten, Erfüllung der Informationswünsche des Patienten; Korrektur unzutreffender Vorstellungen und Theorien des Patienten über die Erkrankung und ihre Behandlung, Berücksichtigung patientenspezifischer Bewältigungs- und Anpassungsstrategien und deren Anerkennung als psychische Leistungen.

▬ *Unterstützung des Selbstgefühls:* Befriedigung der grundlegenden Bedürfnisse nach Unabhängigkeit (Autonomie), Kompetenz und Verbundenheit. Hierfür sollte der Patient so viel Restautonomie wie möglich erleben, z. B. durch Mitwirkung bei therapeutischen und pflegerischen Maßnahmen. Die verbleibende Kompetenz sollte anerkannt und bestärkt werden.

▬ *Unterstützung der Selbstbewertung:* Oft wird eine große Kluft zwischen dem akuten Zustand des Selbstgefühls und dem ursprünglichen Ideal-Selbst erlebt, die zu depressiven Episoden führen kann. Hilfreich sind in diesen Fällen angemessene Informationen über die weitere Entwicklung sowie die Korrektur falscher Vorstellungen und Befürchtungen.

43.2.5 Besuchszeiten

Die Angehörigen des Patienten sollten so früh wie möglich in den Behandlungsprozess einbezogen werden, um ihn zu stützen und zu ermutigen und um seine Trennungsängste zu vermindern. Hierfür ist eine großzügige **Besuchsregelung** und eine professionelle Begleitung der Angehörigen erforderlich.

Da die *Reaktion* des Patienten auf Angehörigenkontakte nicht pauschal eingeschätzt werden kann, ist jeweils eine am Zustand des Patienten orientierte Entscheidung über Art, Umfang und Dauer der Kontakte erforderlich. Eine für alle Patienten identische Regelung kann den individuellen Erfordernissen nicht gerecht werden. Auch ist zu beachten, dass Angehörigenkontakte den Patienten belasten können, v. a. wenn sie ihn verunsichern und ängstigen statt Sicherheit, Trost, Ermutigung und wohltuende Nähe hervorzurufen.

43.3 Gespräche mit den Angehörigen

Auch für die Angehörigen ist die akute Erkrankung ihres Familienmitglieds in der Regel eine hochgradige Belastung, die Unsicherheit, Ängste und Sorge auslöst und für deren Umgang zumeist keine Vorerfahrungen bestehen. Somit bedürfen die Angehörigen ebenfalls einer professionellen Unterstützung. Ziele sind die Beruhigung, die Aufklärung und der Abbau von Unsicherheit und Ängsten. Grundsätzlich sollten die Betreuung und die Aufklärung der Angehörigen über den klinischen Zustand und die Prognose des Krankheitsverlaufs durch den behandelnden Arzt erfolgen. Aber auch die Pflegekräfte sollten hieran beteiligt werden, zumal sie zwangsläufig am Krankenbett den Fragen, Ängsten und Befürchtungen der Angehörigen nicht ausweichen können.

❯ Niemals darf den Angehörigen durch das Behandlungsteam das Gefühl vermittelt werden, mit ihren Fragen und Befürchtungen unerwünscht zu sein oder gar zu stören!

43.3.1 Inhalt und Struktur der Angehörigengespräche

Das Erstgespräch mit der Familie des Patienten sollte so früh wie möglich nach der Aufnahme in die Intensivstation erfolgen. Hierin wird die Familie über die Diagnose, die Behandlungsmöglichkeiten und die Prognose informiert. Außerdem werden für die Behandlung wichtige Informationen über den Patienten erfragt. Und nicht zuletzt sollte geklärt werden, ob ein Patientenwille und eine Betreuungsvollmacht vorliegen. Weitere Gespräche sollten mindestens 2-mal pro Woche erfolgen, bei Bedarf auch öfter, v. a. wenn neue Entwicklungen zu erwarten oder eingetreten sind.

Die Gespräche mit den Angehörigen des Intensivpatienten sollten klar strukturiert und zielgerichtet sein. Die wesentlichen **Ziele** sind folgende:

▬ Die emotionale Belastung des Angehörigen reduzieren.

▬ Seine Fähigkeit stärken, mit der Situation umzugehen und Gefühle der Hilflosigkeit und Ohnmacht zu überwinden.

▬ Die Diagnose der Erkrankung und die Ziele der für die Behandlung erforderlichen Maßnahmen verständlich erklären und die Zukunftsperspektiven darlegen.

Eine klare Struktur und Methodik der Gesprächsführung erleichtert das Vorgehen und schafft die notwendige Vertrauensbasis:

▬ Das Gespräch sollte möglichst in einem gesonderten Raum, in ruhiger und ungestörter Umgebung statt-

43

finden, nicht auf dem Flur oder am Krankenbett. Die Beteiligten sollten bei dem Gespräch sitzen. Unterbrechungen durch Telefonate und durch Außenstehende sollten vermieden werden.

— Die beteiligten Teammitglieder sollten sich mit ihrem Namen und ihrer Funktion vorstellen. Die Beziehungsverhältnisse zwischen den Angehörigen und dem Patienten sollten dabei bekannt sein oder jetzt geklärt werden.

— Danach wird in verständlichen Worten und ohne Ausschweifungen die aktuelle Situation erläutert. In der Regel genügen 2–3 Hauptinformationen pro Gespräch, je nach Informationsbedürfnis des Angehörigen auch mehr (oder weniger).

— Ungünstige Nachrichten sollten einleitend angekündigt werden, z. B. mit: „Es tut mir sehr leid, aber ich muss Ihnen sagen, dass …" Die dabei ausgelösten Gefühlsreaktionen des Angehörigen müssen zugelassen und respektiert werden.

— Die Angehörigen sollten ermuntert werden, Fragen zu stellen.

43.3.2 Dokumentation der Angehörigengespräche

Gespräche mit den Angehörigen werden aus medizinischen und aus rechtlichen Gründen in der Krankenakte dokumentiert, entweder in schriftlicher Form oder über das elektronische Dokumentationssystem.

Dokumentiert werden stichwortartig oder checklistenartig
— der aktuelle Zustand des Patienten,
— die aktuelle Behandlungsplanung,
— der ermittelte Patientenwille (tatsächlich oder mutmaßlich),
— die kurzfristigen und mittelfristigen Behandlungsziele,
— Angaben zur Prognose durch den behandelnden Arzt.

43.4 Umgang mit dem sterbenden Intensivpatienten

» Schlussstück
Der Tod ist groß.
Wir sind die Seinen
lachenden Munds.
Wenn wir uns mitten im Leben meinen,
wagt er zu weinen
mitten in uns.
(Rainer Maria Rilke)

Die Bundesärztekammer hat **Grundsätze zur Sterbebegleitung** herausgegeben, die kurz zusammengefasst lauten:

❯ Sterbenden, d. h. Kranken oder Verletzten mit irreversiblem Versagen einer oder mehrerer vitaler Funktionen, deren Tod innerhalb kurzer Zeit zu erwarten ist, muss so geholfen werden, dass sie in Würde sterben können.

Hierzu gehört eine Basisbetreuung, bestehend aus folgenden Maßnahmen:
— Menschenwürdige Unterbringung
— Zuwendung
— Körperpflege
— Linderung von Schmerzen, Atemnot und Übelkeit
— Stillen von Hunger und Durst

Art und Ausmaß der Behandlung sind vom Arzt zu verantworten. Er muss dabei den Willen des Patienten beachten; auch sollte er bei seiner Entscheidungsfindung Konsens mit den anderen ärztlichen und pflegerischen Mitarbeitern suchen.

▪ Lebensverlängernde Maßnahmen
Sie dürfen – in Übereinstimmung mit dem Willen des Patienten – unterlassen oder nicht weitergeführt werden, wenn sie nur den Todeseintritt verzögern, die Krankheit in ihrem Verlauf aber nicht mehr aufhalten können. Eine unvermeidbare Lebensverkürzung des Sterbenden kann hingenommen werden, wenn die Linderung des Leidens Vorrang haben muss.

Die Unterrichtung des Sterbenden über seinen Zustand und mögliche Maßnahmen muss wahrheitsgemäß sein. Sie soll sich aber an der Situation des Sterbenden orientieren und vorhandene Ängste berücksichtigen.

▪ Therapiebegrenzung
Für die Therapiebegrenzung empfiehlt die Deutsche Interdisziplinäre Vereinigung für Intensiv- und Notfallmedizin (DIVI) eine 3-teilige Dokumentation. Hierin sollen die nicht mehr vorzunehmenden Maßnahmen gelistet werden, außerdem der Grund für die Therapiebegrenzung.

43.4.1 Auswirkungen auf das Pflegepersonal

Durch die intensive Pflege und Betreuung, v. a. wenn sie über einen längeren Zeitraum erfolgt ist, entwickelt sich oft eine emotionale Beziehung zum Patienten, die das Abschiednehmen erheblich erschwert.

❯ Das Erleben des Todes ihres Patienten kann beim Behandlungsteam starke Gefühle der Ohnmacht und des

Versagens auslösen. Nicht selten werden auch eigene Ängste vor dem Sterben aktiviert.

Manche Helfer schützen sich vor ihren eigenen Gefühlen, indem sie eine große Distanz zwischen sich und dem Patienten aufbauen, ihn nicht in seiner Gesamtheit wahrnehmen, sondern nur auf die Symptome oder auf den Ablauf achten.

Für einen reifen Umgang mit dem Sterbenden ist ein schwieriges Gleichgewicht zwischen Distanz und Identifikation erforderlich: Betroffenheit und Trauer sollten zugelassen werden, aber nicht zu eigenem Leiden oder sogar dazu führen, dass die beruflichen Aufgaben nicht mehr professionell ausgeübt werden können. Hilfreich sind hierbei Gespräche mit eigenen Angehörigen, aber auch mit Kollegen, z. B. in einer Supervisionsgruppe.

Grundregeln für den Umgang mit dem Sterben

- Eigene Gefühle zulassen und akzeptieren; sich über die eigenen Abwehrmechanismen Klarheit verschaffen (z. B. Abblocken bei Fragen des Patienten, nicht aktiv zuhören, das Thema Krankheit und Tod vermeiden usw.).
- Gefühle des Patienten respektieren und auf sie eingehen, nicht moralisch werten oder verurteilen, stattdessen Wertschätzung vermitteln.
- Sich der Trauer des Patienten nicht verschließen; seinem Wunsch nachkommen, wenn er über das Sterben und den Tod reden will, ihm dabei Halt geben und in seinen Gefühlen beistehen; kein vorschnelles Trösten und Mitleid äußern beim Weinen des Patienten, sondern seine Tränen zulassen!
- Angehörigen die Sterbebegleitung am Krankenbett ermöglichen.
- Das Sterben des Patienten aushalten und selbst von ihm Abschied nehmen.
- Die Teamarbeit verbessern.

43.4.2 Umgang mit den Angehörigen gestorbener Intensivpatienten

Sterben und Tod gehören zu den großen Tabus unserer Gesellschaft, dabei können wir dem Tod nicht entrinnen, sind vielmehr mitten im Leben von ihm umfangen. Schon der Gedanke an den Tod ist unangenehm und löst Ängste aus. Über Tod und Sterben spricht man nicht, Tod betrifft die anderen, nicht mich. Der Umgang mit dem Tod ist durch *Verleugnung und Verdrängung* gekennzeichnet; der Tod passt nicht in unsere Gesellschaft, er ist etwas Störendes und gehört abgeschafft. Wir lernen nicht, wie man trauert, die Trauer annimmt und durchlebt, und erhalten meist nur eine kurze Frist, unseren Schmerz und unseren Zorn über den Verlust auszusprechen. Diese Ver-

leugnung des Todes ist allgemein verbreitet und findet sich auch bei den Personen wieder, die am häufigsten damit konfrontiert werden: den Ärzten und Pflegekräften auf der Intensivstation. Nicht einmal die Techniken der Gesprächsführung, die Übermittlung der Todesnachricht und der Umgang mit Trauernden werden in diesen beiden Berufsgruppen ausreichend gelehrt und vermittelt. Dabei ist es für den angemessenen Umgang mit den Hinterbliebenen des Intensivpatienten erforderlich, den psychischen Hintergrund und den Verlauf der Trauer zu kennen und sein Verhalten danach auszurichten.

Trauerreaktionen der Hinterbliebenen

Der Tod eines geliebten Menschen löst bei den Angehörigen Trauer aus. Trauer ist eine normale, in allen Kulturen vorkommende Reaktion auf den Verlust. Trauer ist keine einmalige, kurze Reaktion auf den Tod, sondern ein *Prozess*, der zumeist in Phasen verläuft, die durch typische affektive, kognitive, verhaltensbezogene und körperliche Reaktionen gekennzeichnet sind:

- Phase des Nicht-Wahrhaben-Wollens: Schock und Verleugnung
- Phase der Traurigkeit und Verzweiflung
- Phase der langsamen Neuorientierung oder Auflösung
- Neues inneres Gleichgewicht

Diese Phasen sind nicht scharf voneinander abgegrenzt, sondern überschneiden sich. Pflegende erleben die Angehörigen zumeist in der Phase des Nicht-Wahrhaben-Wollens.

▪ Schock und Verleugnung

Die Nachricht des Todes, v. a. wenn er plötzlich und unerwartet eintrat, führt bei den Angehörigen zu Schock und Erstarrung oder einem heftigen Gefühlsausbruch. Diese 1. Phase dauert Stunden bis Tage, mitunter auch Monate und ist gekennzeichnet durch Verleugnung (Nicht-Wahrhaben-Wollen, Gefühle der Betäubung, der Unwirklichkeit des Ereignisses, der Desorganisation und der Hilflosigkeit). Heftige Emotionen wie Angst und Wut, Weinen oder rastlos suchende Aktivität mit dem Ziel, den verlorenen Angehörigen zurückzugewinnen, treten auf. Typisch sind weiterhin Schlaflosigkeit, Appetitlosigkeit, Unruhe, Engegefühl im Hals, Seufzeratmung.

Die Phase des Schocks und der Verleugnung beginnt unmittelbar nach Erhalt der Todesnachricht und dauert mehrere Tage, mitunter auch mehrere Monate.

▪ Traurigkeit und Verzweiflung

Innerhalb von etwa 2 Wochen nach dem Tod des Angehörigen wird die Endgültigkeit des Verlusts allmählich erkannt, und es kommt zum Durchbruch von Gefühlen der tiefen Verzweiflung, Angst, Hilflosigkeit, Einsamkeit, Schuld, aber auch Wut auf sich und den Toten. Weinen

43

tritt in Wellen auf, die Welt erscheint leer, das Interesse an alltäglichen Dingen ist erheblich eingeschränkt oder nicht mehr vorhanden. Nicht selten wird der Tote als anwesend erlebt und mit ihm ein fantasiertes Zwiegespräch geführt. Körperliche Begleiterscheinungen können sein: Unruhe, Appetitlosigkeit oder Essanfälle, Verstopfung oder Durchfälle, Schlaflosigkeit, Gedächtnis- und Konzentrationsstörungen. Die Phase kann 1–2 Jahre anhalten, manchmal auch länger, bis der Betroffene den Verlust akzeptieren kann.

Umgang mit den Angehörigen in der Schockphase

Beim erwarteten Tod nach längerer Krankheit können sich die Helfer und auch die Angehörigen auf die Situation vorbereiten. Anders hingegen beim plötzlichen, unvorhersehbaren Tod, z. B. durch Unfälle, Herzinfarkt, Suizid, Komplikationen im Behandlungsverlauf. Hier bleibt dem Personal oft keine Zeit, eigene Gefühle, insbesondere des Versagens, zu verarbeiten; vielmehr müssen die Angehörigen akut auf den nahenden oder bereits eingetretenen Tod vorbereitet werden.

- **Praxisregeln**
- Der Übermittler der Todesnachricht – auf der Intensivstation in der Regel der Arzt – sollte sich mutig und entschlossen auf die Gesprächssituation *vorbereiten*.
- Die Aufklärung der Angehörigen über den Tod sollte ungestört in einem *speziellen Raum*, z. B. dem Arztzimmer oder im „Trauerraum", erfolgen. Hier sollten die Angehörigen ungehindert und ohne Störung von außen ihre Gefühle der Trauer, Verzweiflung und Wut äußern dürfen.
- Bei der Sitzordnung sollte darauf geachtet werden, die Stühle zur psychologischen Rückendeckung an der Wand zu positionieren.
- Zwischen den Angehörigen und dem Aufklärenden sollte sich kein unnötige Distanz schaffender Schreibtisch befinden. Ein direktes Gegenübersitzen sollte ebenfalls vermieden werden, damit die Angehörigen – je nach Wunsch – vor sich hinblicken oder Augenkontakt mit dem Aufklärenden suchen können. Eine seitliche Sitzposition bietet sich hierfür an.
- Die Übermittlung der Todesnachricht sollte ohne lange und umständliche Erklärungen erfolgen, da die Angehörigen den Toten zumeist umgehend sehen wollen und sich ohnehin im Zustand äußerster innerer Anspannung und emotionalen Aufruhrs befinden.
- Auch sollte der Aufklärende die erforderliche Ruhe ausstrahlen und sich nicht von der Aufgeregtheit der Angehörigen anstecken lassen. Er sollte Empathie (Mitgefühl) ausstrahlen, nicht distanzierte Geschäftigkeit und keine Floskeln verwenden wie „Kopf hoch, wird schon wieder" oder „Zeit heilt alle Wunden". Mitleid zu äußern ist ebenfalls nicht zielführend.

- Bei der Begrüßung der Angehörigen sollte sich der Aufklärende mit Namen und Funktion vorstellen und sich außerdem vergewissern, dass er mit den richtigen Angehörigen spricht. Nach der Begrüßung sollten Stühle angeboten und die Übermittlung der Todesnachricht an die sitzenden Angehörigen erfolgen.
- Auf dem Weg zum Verstorbenen sollten die Angehörigen, wenn erforderlich, auf dessen Anblick vorbereitet werden. Hierdurch können Erschrecken und Entsetzen im günstigen Fall gemildert werden.
- Befindet sich der Patient im Zustand des Sterbens bzw. ist seine Prognose aussichtslos, dürfen bei den Angehörigen keine falschen Hoffnungen mehr geweckt werden; vielmehr muss unmissverständlich klargestellt werden, dass keine Hoffnung mehr besteht und mit dem baldigen Tod zu rechnen ist. Diese Botschaft sollte so früh wie möglich vermittelt werden, damit der Angehörige sich besser auf den herannahenden Verlust einstellen kann und der Schock weniger stark ist.
- Nach Übermittlung der Todesnachricht und dem Hinweis, dass alles medizinisch nur Mögliche getan worden sei, um den Tod abzuwenden, sollten die Angehörigen Gelegenheit haben, sich von dem Toten zu verabschieden. Sie müssen sich selbst davon überzeugen können, dass es sich wirklich um ihren Angehörigen handelt. Wird den Angehörigen dieser letzte Anblick verweigert, bleibt häufig das Gefühl der unglaublichen Leere und Unwirklichkeit zurück. Bei schwerst entstellten Patienten sollte die Konfrontation aber nicht erzwungen werden.
- Eine *Reaktionslosigkeit* mancher Angehöriger auf die Todesnachricht darf nicht falsch interpretiert werden. Oft handelt es sich um einen Rückzug oder Trancezustand, der zum eigenen Schutz aufgebaut und zumeist innerhalb der nächsten Stunden aufgelöst wird.
- *Schuldgefühle* gegenüber dem Verstorbenen bis hin zu dem Gedanken, an seinem Tod schuld zu sein, gehören zu den häufigsten Trauerreaktionen. Diese zumeist irrationalen Gefühle müssen ernst genommen werden, lassen sich aber in der Akutsituation zumeist nur sehr schwer auflösen.
- Bei einigen Angehörigen muss in der Akutphase mit heftigen *körperlichen Reaktionen* gerechnet werden, z. B. Zittern, heftiges Atmen, Schluchzen, Schreien oder Toben, aber auch Erstarrung. Auch diese Reaktionen sind normal und sollten das Behandlungsteam nicht veranlassen, ihm Beruhigungsmittel zu verabreichen.

Nachschlagen und Weiterlesen

Bucka-Lassen E (2005) Das schwere Gespräch: Einschneidende Diagnosen menschlich vermitteln. Deutscher Ärzte-Verlag, Köln

Deffner T, Michels G, Nojack A et al (2020) Psychologische Versorgung auf der Intensivstation. Med Klin Intensivmed Notfmed 115:205–212

De Ridder M (2015) Welche Medizin wollen wir? Warum wir den Menschen wieder in den Mittelpunkt ärztlichen Handelns stellen müssen. Deutsche Verlags-Anstalt, München

Hontschik B (2006) Körper, Seele, Mensch. Versuch über die Kunst des Heilens, 6. Aufl. Suhrkamp, Frankfurt a.M.

Kumpf O, Ostmeier S, Braun JP et al (2019) Wie sollte man ein strukturiertes Angehörigengespräch auf einer Intensivstation führen und dokumentieren? Anasth Intensivmed 60:244–253 (https://www.ai-online.info/archiv/2019/05-2019/wie-sollte-man-ein-strukturiertes-angehoerigengespraech-auf-einer-intensivstation-fuehren-und-dokumentieren.html, Zugegriffen: 05. Februar 2021)

Ratheiser K (2006) Dauerfeuer. Das verborgene Drama im Krankenhausalltag, 2. Aufl. Suhrkamp, Frankfurt a.M.

Schmidbauer W (2007) Das Helfersyndrom: Hilfe für Helfer, 4. Aufl. Rowohlt, Hamburg

Internet

Bundesärztekammer (2011) Grundsätze der Bundesärztekammer zur ärztlichen Sterbebegleitung. https://www.bundesaerztekammer.de/aerzte/medizin-ethik/sterbebegleitung/. Zugegriffen: 5. Febr. 2021

Deutsche Interdisziplinäre Vereinigung für Intensiv- und Notfallmedizin (DIVI) (2006) Medizinische Versorgung Sterbender und von Patienten mit infauster Prognose auf Intensivstationen. https://www.divi.de/empfehlungen/publikationen/ethik/medizinische-versorgung-sterbender-patienten-mit-infauster-prognose. Zugegriffen: 5. Febr. 2021

43

Intensivpflege: Aufgaben und Qualitätssicherung

Tilmann Müller-Wolff, Reinhard Larsen

Inhaltsverzeichnis

Die Intensivpflege ist ein Spezialgebiet der Krankenpflege und Kernbestandteil der intensivmedizinischen Patientenversorgung. Gleichzeitig ist sie eine gemeinsame Schnittstelle verschiedener medizinischer Fachdisziplinen. Die Tätigkeit in der Intensivpflege erfordert umfassende Fachkenntnisse, Kompetenzen und Fertigkeiten, die über spezifische Weiterbildungen oder Studiengänge, entsprechende Berufserfahrung und kontinuierliche Fortbildungen erworben und erhalten werden müssen. Die Intensivpflege erfolgt auf der Grundlage gesetzlicher Vorgaben und pflegerischer Berufsordnungen und stützt sich auf wissenschaftlich gesicherte Erkenntnisse.

44.1 Definition und Aufgaben der Intensivpflege

> **Definition**
>
> Die **Intensivpflege** umfasst die Pflege und Überwachung von Patienten mit akuten schweren oder lebensbedrohlichen Erkrankungen, weiterhin die Unterstützung der Rekonvaleszenz sowie die palliative Versorgung unheilbar Erkrankter einschließlich Sterbebegleitung.

Die Intensivpflege erfolgt primär auf Intensivbehandlungsstationen, erstreckt sich aber auch auf die Mitarbeit in angrenzenden therapeutischen und diagnostischen Einheiten wie der inner- und außerklinischen Notfallversorgung, der Interhospitaltransporte und der ambulanten Intensivpflege.

Die wesentlichen Aufgaben der Intensivpflege sind in folgender Übersicht zusammengestellt.

Wichtigste Aufgaben des Intensivpflegepersonals

- Einschätzung und Beobachtung des Patientenzustands und des Krankheitsverlaufs
- Kontinuierliche klinische und apparative Überwachung
- Patientenzentrierte Intensivpflege
- Eigenverantwortliche Durchführung der erforderlichen Pflegemaßnahmen
- Verantwortliche Durchführung delegierbarer ärztlicher Tätigkeiten
- Dokumentation der Pflege
- Begleitung, pflegerelevante Beratung und Anleitung des Patienten sowie seiner Angehörigen oder Bezugspersonen
- Mitarbeit bei ärztlichen Maßnahmen der Diagnostik und Therapie
- Verabreichung der ärztlich verordneten Medikamente, Flüssigkeiten und Ernährung einschließlich Kontrolle der Wirksamkeit und Dokumentation

---

- Funktionsprüfung, Bereitstellung, Bedienung und Überwachung verschiedener Medizingeräte
- Zusammenarbeit im Behandlungsteam, Koordination und Planung von Abläufen
- Palliative Versorgung und Sterbebegleitung

Grundlegendes Ziel der Intensivmedizin und -pflege ist die Wiederherstellung der Gesundheit oder, wenn dies nicht möglich ist, des bestmöglichen Patientenzustands. Die Intensivpflege ist hierbei verantwortlich für die Erfüllung der pflegerisch notwendigen Maßnahmen nach dem aktuellen Standard.

44.2 Verfahren und Methoden der Intensivpflege

Professionelle Intensivpflege erfordert Vorgehensweisen, die sich an dem allgemeinen Pflegeprozess, den Anforderungen des jeweiligen Fachgebiets, den organisatorischen Strukturen der Intensivstation, den rechtlichen Vorgaben und an den Empfehlungen in Leitlinien orientieren.

44.2.1 Pflegeprozess

Der Pflegeprozess ist eine strukturierte Arbeitsmethode der klinischen Krankenpflege, einschließlich der Fachpflege. Mit ihm wird der Pflegebedarf ermittelt, die infrage kommenden Maßnahmen überprüft und ihre Wirksamkeit eingeschätzt.

> **Definition**
>
> Die World Health Organization (WHO) definiert den **Pflegeprozess** als systematisches, patientenorientiertes Konzept der Planung und Durchführung von Pflege.

Im deutschen Krankenpflegegesetz ist der Pflegeprozess seit 2004 festgeschrieben. Hiernach sind die Planung der Pflege, die Anwendung des Pflegeprozesses und die Dokumentation gesetzlich vorgegeben und gehören somit zu den Sorgfaltspflichten der Pflegeberufe. Seit 2018 ist nach dem Pflegeberufsgesetz der Pflegeprozess eine Aufgabe, die *examinierten* Pflegekräften vorbehalten ist und keiner anderen Person übertragen werden darf.

Vereinfachtes 6-Schritte-Modell des Pflegeprozesses

1. Informationen sammeln.
2. Bedürfnisse, Fähigkeiten und Probleme des Patienten erkennen; die Probleme beschreiben.
3. Pflegeziele festlegen.

4. Pflegemaßnahmen planen.
5. Pflege durchführen.
6. Wirksamkeit der Pflege beurteilen (Evaluation).

44.2.2 Dokumentation der Pflege

Auch im Bereich der Intensivpflege besteht eine gesetzliche Pflicht zur Dokumentation des Pflegeprozesses. Sie dient der Qualitätskontrolle und der Qualitätssicherung und sollte, soweit möglich, EDV-gestützt erfolgen und folgende Anforderungen erfüllen:

- Verwendung der Pflegeprozesskriterien
- Übersichtlichkeit, rasche Verfügbarkeit, Verlauf über 24 h
- Planungs- und Berichteinträge
- Keine Mehrfachdokumentation
- Verbindliche Vorgaben mit der Möglichkeit freier Einträge
- Pflegezeitbilanz

44.2.3 Festlegung der Prioritäten der Pflege

Intensivpflege erfordert ein strukturiertes Vorgehen, bei dem die einzelnen Schritte nach ihrer Notwendigkeit und Dringlichkeit festgelegt werden. Hierfür werden folgende systematische Maßnahmen empfohlen:

- Den spezifischen Gesundheitsstatus des Patienten einschätzen.
- Den Grad seiner Selbstpflegedefizite erkennen.
- Das Ausmaß der Abhängigkeit von lebenserhaltenden Geräten und Medikamenten erfassen.
- Den Krankheitsverlauf und die Wirksamkeit der Pflege- und Therapiemaßnahmen überwachen.

Aus der Gesamtbewertung dieser Faktoren in Teambesprechungen kann das weitere Vorgehen festgelegt werden.

> ▶ Beispiel: Umstellung der Ernährung

Bei dem Patienten Hermann K. soll nach langer enteraler Ernährung ein enteraler Kostaufbau versucht werden. Diese Plan wird zunächst in einem gemeinsamen Gespräch mit den beteiligten Berufsgruppen diskutiert: Welchen Bedarf hat der Patient? Gibt es Einschränkungen, die dem Vorhaben entgegenstehen? Welche Ziele sollen erreicht werden? Welche Maßnahmen sind dafür erforderlich? Wie werden die Aufgaben verteilt?

Sind die Zielkriterien festgelegt worden, kann der Arzt den Kostaufbau detailliert anordnen, die Fachpflegekraft kann z. B. die Ernährungssonde platzieren und die Physiotherapiekraft am Kostaufbau ausgerichtete Mobilisierungs- und Lagerungszeiten angeben. Alle Maß-

nahmen werden dokumentiert. Das weitere Vorgehen wird erst festgelegt, wenn der Erfolg oder Misserfolg des Kostaufbaus eingeschätzt worden ist. ◀

44.2.4 Interprofessionelle Zusammenarbeit

Intensivmedizin ist nur erfolgreich, wenn alle daran beteiligten Berufsgruppen eng und vertrauensvoll zusammenarbeiten. Hierbei bringen die Teammitglieder, u. a. bestehend aus Ärzten, Pflegekräften, Physiotherapeuten, Atemtherapeuten, ihre jeweilige Fachkompetenz und Sichtweisen in den Behandlungsprozess ein und schaffen so die Grundlage für die bestmögliche Behandlung des Intensivpatienten.

> Multiprofessionelle Teamarbeit in der Intensivmedizin verbessert nachweislich die Patientenversorgung und das Behandlungsergebnis.

Die Zusammenarbeit im multiprofessionellen Team wird durch klare Aufgabenteilung geregelt und durch gemeinsame Aus- und Weiterbildung gefördert.

- **Wer trägt die Verantwortung?**

In Deutschland liegt die Anordnungskompetenz und die Gesamtverantwortung für alle medizinischen Maßnahmen, die Verordnung von Medikamenten und die gesamte Patientenbehandlung in den Händen des Intensivmediziners. Er ist außerdem verantwortlich für die Einbindung weiterer Berufsgruppen wie Fachpflegekräfte, Physiotherapeuten oder Atemtherapeuten in die Patientenversorgung sowie für die Hinzuziehung von Konsiliarärzten anderer Fachgebiete nach Bedarf.

44.3 Qualität der Intensivpflege

Das Qualitätsmanagement befasst sich mit der Darstellung, Sicherung und Weiterentwicklung der Qualität medizinischer und pflegerischer Maßnahmen. Zum Qualitätsmanagement gehören auch die Erstellung gesetzlich vorgeschriebener Berichte und geregelte oder freiwillige Qualitätsvergleiche verschiedener Institutionen (sog. „Benchmarks")

Qualität (lat. „qualitas") bedeutet Beschaffenheit, Eigenheit, Merkmal. In der Pflegepraxis muss der Begriff Qualität unter fachlichen Gesichtspunkten nach Soll- und Ist-Abgleich definiert werden:

- Den Pflegebedarf definieren.
- Die verfügbaren Pflegeverfahren abwägen.
- Das pflegerische Behandlungsziel festlegen.
- Pflegestandards anwenden.
- Das erreichte Ergebnis einschätzen („evaluieren").

– Bei Bedarf die Maßnahmen fortführen, anpassen oder beenden.

Der Patient (und seine Angehörigen) erwarten eine hohe Qualität aller Behandlungsmaßnahmen, so auch der Intensivpflege. An diesem Maßstab sollte sich das Behandlungsteam bei allen Tätigkeiten orientieren.

44.3.1 Struktur-, Prozess- und Ergebnisqualität

Um hochwertige Qualität in der Intensivpflege zu erreichen, müssen die Leiter von Intensivstationen verschiedene Aspekte der Qualität definieren und einhalten:

- **Strukturqualität**
Sie bezieht sich auf die Voraussetzungen, die für eine hohe Leistungsqualität erforderlich sind. *Beispiel*: Anzahl und Qualifikation der Mitarbeiter, technische und bauliche Infrastruktur, Organisationsform, Pflegematerialien.

- **Prozessqualität**
Sie umfasst die Abfolge der zu einem Prozess vernetzten Tätigkeiten bei der Leistungserbringung. *Beispiel*: Art der pflegerischen Maßnahme, Anwendung von Standards oder Verfahrensanweisungen, Zusammenarbeit der Berufsgruppen.

- **Ergebnisqualität**
Hiermit wird das Ergebnis beschrieben, d. h. die mit der Leistung erreichten Ziele und die Zufriedenheit der Patienten. *Beispiel*: Subjektives Wohlbefinden des Patienten, Mortalitätsrate, Infektionsrate, Komplikationsrate, Status bei der Entlassung, Wiederaufnahmequote.

44.3.2 Qualitätsindikatoren für die Intensivpflege

Mit gesicherten Qualitätsindikatoren der Intensivpflege kann zuverlässig beurteilt werden, ob die angestrebten Qualitätsziele erreicht worden sind. Anhand von Pflegestandards und Leitlinien können Kennzahlen und Indikatoren abgeleitet werden (z. B. Anzahl von Dekubiti, Auftreten von Infektionen, beatmungsassoziierten Pneumonien). Sie ermöglichen es, die pflegerische Versorgung in besonders sensiblen Pflegebereichen differenziert in „gut" oder „verbesserungsbedürftig" einzuteilen. So entsteht sowohl für das interne Qualitätsmanagement als auch für externe Vergleiche ein Werkzeug für die Bewertung (Evaluation) von Versorgungsleistungen.

Beispiele für Qualitätsindikatoren in der Intensivpflege nach internationalen und nationalen Fachgesellschaften
- European Society of Intensive Care Medicine (ESICM):
  – Nosokomiale Infektionen
  – Komplikationen bei invasiven Eingriffen
  – Rückverlegungen auf die Intensivstation zwischen 24 und 48 h
  – Überlebensrate von COPD-Patienten nach Beatmung
  – Ungeplante Extubationen oder Reintubationen innerhalb von 48 h
  – Blutprodukteverbrauch und Verbrauch von teuren Medikamenten
  – Effektive Behandlungskosten pro überlebender Patient
  – Renale Komplikationen nach Aufenthalt auf einer Intensivstation
- American Nurse Association (ANA):
  – Mitarbeiterzufriedenheit
  – Dekubitusprophylaxe
  – Sturzprophylaxe
- Deutsche interdisziplinäre Vereinigung für Intensiv- und Notfallmedizin (DIVI):
  – Empfehlungen zur Struktur und Ausstattung von Intensivtherapiestationen
  – Qualitätsindikatoren Intensivstation
- Deutsche Gesellschaft für Intensivpflege und Funktionsdienste (DGF):
  – Erklärung zur Pflegequalität und Patientensicherheit in der Intensivpflege
  – Fachpflegestandard

44.3.3 Qualifikation in der Intensivpflege

In der Intensivpflege wird für die Pflegekräfte eine Fachweiterbildung im Anschluss an die 3-jährige abgeschlossene Krankenpflegeausbildung als Standard gefordert. In der Fachweiterbildung werden die Pflegekräfte für erweitere Tätigkeiten und Maßnahmen qualifiziert, die auf Intensivstationen für die Patientenbehandlung erforderlich sind.

> Jedem Intensivpatienten sollte zu jeder Tages- und Nachtzeit eine Fachpflegekraft zur Verfügung stehen. Andere Pflegekräfte können an der Patientenversorgung beteiligt werden, jedoch nur unter Anleitung und Aufsicht einer qualifizierten Fachpflegekraft.

44

■ **Fachpflegestandard –**
Forderungen der Fachgesellschaften

▬ Die DGF fordert die Qualifikation der Fachkrankenpflege als Standard für die Versorgung kritisch Kranker auf der Intensivstation.

▬ Die Deutsche Gesellschaft für Anästhesiologie und Intensivmedizin (DGAI) fordert für die meisten Tätigkeiten in der Zusammenarbeit zwischen Anästhesisten und Pflegekräften in der Intensivmedizin ebenfalls den Fachpflegestandard.

▬ Die DIVI fordert ebenfalls die Fachkrankenpflege-Qualifizierung als Standard für die Versorgung von Intensivpatienten.

■ **Die Qualifikation aufrechterhalten**

Fachpflegekräfte müssen ihre Qualifikation und ihre Kenntnisse immer auf dem aktuellen Stand halten, um eine Patientenversorgung nach Leitlinien und anerkannten Verfahren zu gewährleisten. Hierfür sind verschiedene Möglichkeiten geeignet:

▬ Lesen von Fachzeitschriften

▬ Besuche von Kongressen und Fachtagungen

▬ Stationsinterne Fortbildungen zu spezifische Themen

▬ Teilnahme an Lehrgängen, Seminaren, Weiterbildungsveranstaltungen

Nachschlagen und Weiterlesen

Böhme H, Müller-Wolff T (2012) Zur Aufgaben- und Verantwortungsverteilung in der Intensivversorgung. DIVI 3:31–37

Kumpf O (2019) Qualitätsindikatoren in der Intensivmedizin. Med Klin Intensivmed Notfmed. https://doi.org/10.1007/s00063-019-00630-w

Mayer H (2011) Pflegeforschung anwenden. Facultas, Wien

Panfil E-M (2013) Wissenschaftliches Arbeiten in der Pflege. Huber, Bern

Riessen R, Tränkle P, Schwabbauer N et al (2011) Berufsgruppenübergreifende Zusammenarbeit auf der Intensivstation. Intensivmed 48:389–395

Schaeffer D, Wingenfeld K (Hrsg) (2011) Handbuch Pflegewissenschaft. Beltz Juventa, Weinheim

Schindele D, Müller-Wolff T, McDonough J et al (2020) Klinische Handlungskompetenzen gemeinsam verbessern – interprofessionelles Lernen in der Intensivmedizin. Med Klin Intensivmed Notfmed. https://doi.org/10.1007/s00063-020-00686-z

Internet

American Association of Critical-Care Nurses (AACN) (2015) Scope and standards for acute and critical care nursing practice. https://www.aacn.org/nursing-excellence/standards/aacn-scope-and-standards-for-progressive-and-critical-care-nursing-practice. Zugegriffen: 5. Febr. 2021

Bundesministerium für Gesundheit (2017) Pflegeberufegesetz (PflBG) Artikel 1 G. v. 17.07.2017 BGBl. I S. 2581; zuletzt geändert durch Artikel 9 G. v. 19.05.2020 BGBl. I S. 1018. https://www.bundesgesundheitsministerium.de/pflegeberufegesetz.html. Zugegriffen: 5. Febr. 2021

Deutsche Interdisziplinäre Vereinigung für Intensiv- und Notfallmedizin (DIVI) (2014) Kompetenzkatalog Intensivpflege – DIVI Empfehlungen 2014. https://www.divi.de/empfehlungen/publikationen/intensiv-und-notfallpflege/20140521-publikationen-kompetenzkatalog-intensivpflege. Zugegriffen: 5. Febr. 2021

Deutsche Interdisziplinäre Vereinigung für Intensiv- und Notfallmedizin (DIVI) (2017) Peer Review Qualitätsindikatoren Intensivmedizin. 3. Aufl. http://www.divi.de/qualitaetssicherung/peer-review/qualitätsindikatoren.html. Zugegriffen: 5. Febr. 2021

Deutscher Berufsverband für Pflegeberufe (DBfK) (2014) ICN-Ethikkodex für Pflegende. https://www.wege-zur-pflege.de/fileadmin/daten/Pflege_Charta/Schulungsmaterial/Modul_5/Weiterfu%CC%88hrende_Materialien/M5-ICN-Ethikkodex-DBfK.pdf. Zugegriffen: 5. Febr. 2021

Deutsches Netzwerk für Qualitätsentwicklung in der Pflege (DNQP) Expertenstandards und Auditinstrumente. https://www.dnqp.de/expertenstandards-und-auditinstrumente/. Zugegriffen: 5. Febr. 2021

Spezielle Intensivpflege

Denise Schindele, Reinhard Larsen

Inhaltsverzeichnis

Unter Mitarbeit von A. Schäfer, T. Müller-Wolff

© Der/die Herausgeber bzw. der/die Autor(en), exklusiv lizenziert durch Springer-Verlag GmbH, DE, ein Teil von Springer Nature 2021
R. Larsen, T. Fink, T. Müller-Wolff (Hrsg.), *Larsens Anästhesie und Intensivmedizin für die Fachpflege*, https://doi.org/10.1007/978-3-662-63127-0_45

Die Grund- und Behandlungspflege können beim Intensivpatienten nicht voneinander getrennt werden. Alle Pflegemaßnahmen werden von einer Fachpflegekraft prozessorientiert, standardisiert und eigenverantwortlich vorgenommen, überwacht und dokumentiert. *Spezielle* Pflegemaßnahmen werden bevorzugt im Behandlungsteam besprochen und festgelegt. Das Vorgehen orientiert sich grundsätzlich am aktuellen Bedarf des Patienten und berücksichtigt – soweit möglich – seine Wünsche und die seiner Angehörigen.

45.1 Ausstattung des Intensivbettplatzes

Der Intensivbettplatz erfordert eine besondere Ausstattung und Struktur, damit kritisch kranke Patienten erfolgreich überwacht und pflegerisch und intensivmedizinisch behandelt werden können.

Grundausstattung des Intensivbettplatzes
- Intensivbett
- Monitor für die Basisüberwachung von Herz, Kreislauf, Atmung und Temperatur: Elektrokardiografie (EKG), nichtinvasive Blutdruckmessung (NIBP), Messung der partiellen Sauerstoffsättigung (S_pO_2), Kapnometer und Thermometer (▶ Kap. 48), gut sichtbar und leicht zugänglich aufgestellt
- O_2-Insufflation: Druckregulierer, Schlauchsysteme, Gesichtsmasken
- Absaugeinrichtung mit Absaugkathetern verschiedener Größen
- Handbeatmungsbeutel und Atemmaske
- Sauerstoffanschluss
- Beatmungsgerät
- Infusionspumpen
- Atemtherapiegeräte (in Reichweite)
- Pflegerelevantes Einmalmaterial
- Materialien für die Hygiene, persönliche Schutzausrüstung (Einmalhandschuhe, Mund-Nasen-Schutz, Schutzkittel)
- Lagerungsmaterialien
- Notfallzubehör in Reichweite: Intubationszubehör, Notfallmedikamente, Defibrillator
- Erweiterte Ausstattung in Reichweite: z. B. flexibles Bronchoskop, Thoraxdrainagen, Zubehör für die Nierenersatztherapie

- **Bettplatzcheck**
Vor jeder Patientenaufnahme muss überprüft werden, ob der Bettplatz vollständig gerichtet und die Geräte funktionsbereit sind.

45.2 Aufnahme des Patienten

In der Regel werden intensivbehandlungspflichtige Patienten geplant aufgenommen, in Ausnahmefälle auch notfallmäßig. Die Aufnahme erfolgt strukturiert und standardisiert. Der Patient wird umgehend an den Monitor und die für seine Behandlung erforderlichen Geräte angeschlossen, sein klinischer Zustand dabei fortlaufend kontrolliert.

45.2.1 Bettplatz- und Patientencheck

Bei jeder Aufnahme erfolgt umgehend ein strukturierter und standardisierter Check, mit dem die Pflegekraft die korrekte Funktion der angeschlossenen Geräte und den klinischen Zustand des Patienten, vorrangig seiner Vitalparameter, überprüft. Dieser Check wird auch bei jedem Schichtbeginn und bei allen Patientenübernahmen vorgenommen.

Bettplatzcheck – praktisches Vorgehen
- Überprüfung der Monitore, ihrer Messwerte, Alarmgrenzen und Kurvenbilder
- Überprüfung der arteriellen Druckmessung, ihrer Zuleitungen, Spülvorrichtungen usw.
- Kontrolle der angeschlossenen Perfusoren: Medikamente, Laufraten, Dosierung, korrekte Beschriftung
- Kontrolle der Zentralvenenkatheteranschlüsse, Belegung der Lumina (wo befindet sich der Zuspritzschenkel, wo laufen die Katecholamine?)
- Kontrolle des Endotrachealtubus oder der Trachealkanüle: Fixierung, Lagekontrolle, Cuffdruck
- Kontrolle des Beatmungsmonitorings
- Kontrolle der Einstellung des Beatmungsgeräts, der Steckverbindungen und der Schläuche
- Auskultation von Thorax und Abdomen
- Kontrolle der Pupillen und des Bewusstseins
- Therapie- und Pflegekontrollen: Analgesie, Sedierungsgrad, Magensonde, Wunden, Verbände, Hautzustand, Drainagen
- Einschätzung der Lagerung und Positionierung des Patienten

45.3 Dienstübergabe und Patientenübergabe

Die Weitergabe relevanter Informationen ist ein wesentlicher Bestandteil der pflegerischen Patientenversorgung. Sie erfolgt v. a. bei der Dienstübergabe.

Auf der Intensivstation finden 2- bis 3-mal täglich Dienst- oder Patientenübergaben statt. Hierbei berichtet die abzulösende Pflegekraft die ablösende umfassend über den aktuellen Stand der Pflege, der Therapie, der Diagnostik und über den Verlauf des zu versorgenden Patienten. Die ablösende Pflegekraft verschafft sich aufgrund dieses Berichts und ihrer eigenen direkten Beobachtung einen Überblick über die aktuelle Situation des Patienten. Weitere Formen der Patientenübergabe erfolgen – auch abseits des Krankenbetts – bei interdisziplinären Visiten und Fallbesprechungen.

> ❯ Die Übergabe findet am Patientenbett statt. Hierbei sollten die geltenden Kommunikationsregeln beachtet und hierarchisch bedingte Hemmnisse ausgeschaltet werden.

45.3.1 Störfaktoren der Übergabe

Die Patientenübergabe und -übernahme ist ein sehr störanfälliger Vorgang, der von den Beteiligten Kommunikationsfähigkeit und eine hohe Konzentration auf das Wesentliche erfordert.

Zu den **Hauptstörfaktoren** gehören folgende:
- Fehlende Struktur und Standardisierung der Übergabe
- Komplexe hierarchische Strukturen mit unklaren Zuständigkeiten
- Hoher Lärmpegel und Unruhe
- Zeitdruck
- Ablenkung durch Telefonanrufe
- Unterbrechungen durch Visiten, Konsile, andere Untersuchungen des Patienten

45.3.2 Strukturierte Übergabe nach dem SBAR-Konzept

Die Deutsche Gesellschaft für Anästhesiologie und Intensivmedizin (DGAI) empfiehlt das SBAR-Konzept, um die Übergabe des Intensivpatienten zu strukturieren und die Patientensicherheit zu erhöhen. Das Konzept ist flexibel, kann inhaltlich frei gestaltet und an die jeweiligen Rahmenbedingungen angepasst werden. Die Informationen werden dabei in einer definierten und thematisch geordneten Reihenfolge übermittelt:
- S – Situation
- B – Background (Hintergrund)
- A – Assessment (Einschätzung)
- R – Recommendation (Empfehlung)

Das Konzept erfordert Anleitung und Übung, damit es auch in „Stresssituationen" angewandt werden kann.

Situation (Situation)
Im 1. Schritt werden folgende Informationen über den Patienten ermittelt:
- Name
- Alter und Geschlecht
- Hauptdiagnose oder Grund für den Aufenthalt auf der Intensivstation
- Datum der Aufnahme in die Intensivstation

Hintergrund (Background)
Im 2. Schritt wird der medizinische und pflegerische Verlauf seit der Aufnahme übermittelt, außerdem die wichtigsten Vorerkrankungen:
- Schilderung des medizinischen und pflegerischen Verlaufs
- Überblick der diagnostischen und der therapeutischen Maßnahmen, z. B. Art des Eingriff, einschließlich intraoperativer Ereignisse und Besonderheiten
- Ereignisse im Behandlungsverlauf wie Reintubation, Komplikationen

Einschätzung (Assessment)
Im 3. Schritt werden die aktuelle Situation des Patienten und der Behandlungsverlauf geschildert, weiterhin die aktuellen Parameter (z. B. Labor, Beatmungseinstellung), die derzeitige Medikation sowie pflegerelevante oder psychosoziale Besonderheiten und Auffälligkeiten mitgeteilt:
- Monitoring
- Herz-Kreislauf-Situation und Medikation
- Volumenstatus
- Beatmung und Weaningziele
- Temperaturmanagement
- Zugänge, Drainagen
- Laborwerte, einschließlich Blutgasanalyse
- Neurologischer Status, Sedierungsgrad
- Pflegerische Besonderheiten, z. B. Hautzustand, Lagerung
- Mikrobiologie, vorhandene Infektionen
- Wundbehandlung
- Kommunikationsstand mit den Angehörigen und psychosoziale Gesichtspunkte

Empfehlungen (Recommendation)
Im 4. und letzten Schritt werden die noch anstehenden diagnostischen, therapeutischen und pflegerischen Maßnahmen weitergegeben:
- Geplante Untersuchungen oder Interventionen
- Änderungen im Therapieplan
- Festgelegte Therapieziele und -prioritäten
- Ausstehende pflegerische Maßnahmen, z. B. Verbandswechsel
- Noch zu klärende offene Fragen

45.3.3 Festlegen der Tagesziele

Die Intensivpflege wird von den Fachpflegekräften – innerhalb festgelegter Rahmenbedingungen – in eigener Verantwortung organisiert, koordiniert und ausgeübt (Prinzip der Selbstorganisation). Hierbei müssen Tagesziele aufgestellt werden, um den Heilungsprozess des Patienten voranzubringen und seine Entlassung aus der Intensivbehandlung zu fördern. Die Tagesziele müssen realistisch und für alle Mitglieder des Teams verbindlich sein. Die Aufstellung der Tagesziele stützt sich auf Informationen aus dem Bettplatz-/Patientencheck, auf die klinische Einschätzung des Patienten und auf die Ergebnisse interprofessioneller Visiten. Hierbei müssen folgende Faktoren berücksichtigt werden:

- Analgesie, Sedierung und Delirbehandlung
- Beatmung, Entwöhnung von der Beatmung, Atemtherapie
- Herz-Kreislauf-Situation, Katecholamin- und Flüssigkeitstherapie
- Ernährung, bei Bedarf Inkontinenzversorgung/Ausscheidungen
- Frühmobilisation, Bewegungsförderung
- Umgang mit Infektionen
- Kritische Prüfung der Notwendigkeit invasiver Katheter
- Festlegung der Präventionsmaßnahmen, z. B. Physiotherapie oder Ergotherapie
- Notwendige diagnostische und therapeutische Maßnahmen
- Abstimmung der Kommunikation: Konsile, Angehörige, weiterbehandelnde Einrichtungen

> Die Tagesziele konzentrieren sich auf dringliche Patientenprobleme und deren Lösung wie geplante medizinische Interventionen, Ausschleichen der Sedierung, Erreichen der Spontanatmung, Gewährleistung der Patientensicherheit.

45.4 Körperpflege

Der Körperpflege geht eine sorgfältige **Inspektion** der zu pflegenden Körperregion voran. Die Inspektion ist Grundlage einer am jeweiligen Bedarf des Patienten ausgerichteten Planung und Durchführung der Pflege. Die Schwerpunkte bei der Körperpflege ergeben sich aus dem Schweregrad der Erkrankung und der Invasivität der Überwachungs- und Behandlungsmaßnahmen. Auf eine ritualisierte tägliche Ganzkörperwaschung kann verzichtet werden, wenn dadurch wichtigere Pflege- und Behandlungsmaßnahmen eingeschränkt oder unterlassen werden müssten.

> **Praxistipp**
>
> Durch regelmäßige Inspektion des Patienten vor der Körperpflege können Veränderungen und Komplikation oft frühzeitig erkannt und behandelt werden.

45.4.1 Pflege der Augen

Sedierte, relaxierte oder komatöse Patienten benötigen eine spezielle Augenpflege, weil bei ihnen der normale „Scheibenwischermechanismus" nicht ausreichend funktioniert. Beim Gesunden werden die Hornhaut und der Bindehautsack durch Tränenflüssigkeit und Lidschlag fortwährend mechanisch gereinigt. Die Tränen stammen aus den Tränendrüsen, vorwiegend aus der temporal, unter dem oberen Rand der Augenhöhle liegenden orbitalen Tränendrüse. Die Tränen

- reinigen den Bindehautsack und die Hornhautoberfläche,
- wirken bakteriostatisch,
- ernähren und entquellen die Hornhaut.

Die Tränen werden durch den Lidschlag über das Auge zum inneren Lidwinkel hin gespült und dort vom oberen und unteren Tränenpünktchen aufgenommen und über die Tränengänge in die Nase geleitet.

Der Lidschlag hält die Hornhaut ständig feucht. Zusätzlich schützt der Blinzelreflex das Auge vor eindringenden Fremdkörpern.

Beim sedierten, relaxierten oder komatösen Patienten fehlen Lidschlag und Blinzelreflex oder sind eingeschränkt; auch sind die Lider häufig nicht vollständig geschlossen. Bei zahlreichen beatmeten Intensivpatienten tritt zudem ein Lidödem auf, das ebenfalls die Schutzfunktionen beeinträchtigt.

> Die Augen des Intensivpatienten sind gefährdet durch
> - Austrocknung,
> - Hornhautulzerationen,
> - Infektionen.

Die spezielle Augenpflege soll das Auge reinigen und vor Infektionen, Austrocknung und Verlust des Sehvermögens schützen. Die Augen werden mindestens 1-mal pro Schicht und nach weiterem Bedarf gereinigt, Augenprothesen 1-mal pro Tag (mit NaCl 0,9 %). Die Augenpflege erfolgt möglichst unter keimarmen Bedingungen und jeweils zu Beginn der Körperpflege.

Material zur Augenpflege
- Sterile Tupfer
- Angewärmte, sterile NaCl-Lösung 0,9 % zur Spülung
- Augensalbe oder -gel ohne Antibiotikazusatz, möglichst klarsichtig
- Sterile Handschuhe

■ **Praxis der Augenpflege**
- Hände desinfizieren und sterile Handschuhe anziehen.
- Augenlider mit Daumen und Zeigefinger der einen Hand spreizen; kochsalzgetränkten Tupfer mit der anderen Hand unmittelbar über dem geöffneten Auge vorsichtig ausdrücken, dabei das Auge nicht mit dem Tupfer berühren.
- Augenlider schließen und das Auge vorsichtig *vom äußeren zum inneren* Augenwinkel hin auswischen. Dabei alte Augensalben- oder -gelreste vollständig entfernen.
- Nach Abschluss der Reinigung Augensalbe oder -gel in beide Augen einbringen (nicht bei wachen Patienten und nur bei unvollständigem Lidschluss). Hierzu das untere Augenlid herunterziehen, die Salbe vorsichtig in den Bindehautsack einstreichen. Ein Salbenstrang von 0,5–1 cm Länge reicht zumeist aus. Bei Bedarf kann zusätzlich eine feuchte, sterile Kompresse auf die Augen gelegt werden.
- Augenkompressen und Uhrglasverbände begünstigen als feuchte Kammern die Infektion des Auges; sie dürfen daher nur auf besondere ärztliche Anordnung verwendet werden.
- Bei allen auffälligen Veränderungen des Auges: Information des Arztes und Dokumentation des Befunds. Hierbei v. a. auf Rötung, Schwellung, gesteigerte Sekretion, Hornhautschädigung und Infektion achten. Schäden werden nach Anweisungen des Augenarztes behandelt.
- **Pflege von Augenprothesen:** Glasauge und Augenhöhle werden 1-mal pro 24 h mit physiologischer Kochsalzlösung gereinigt: Unterlid des Patienten herunterziehen, Prothesenrand mit den Fingernägeln fassen, Glasauge herausnehmen. Nach der Reinigung von Auge und Augenhöhle Oberlid hochziehen und Glasauge wieder einsetzen.

45.4.2 Mundpflege

Die Mundpflege hat beim Intensivpatienten einen sehr hohen Stellenwert, denn erhöhte Keimbesiedlungen im Mund-Nasen-Rachenraum können Infektionen der unteren Atemwege begünstigen und eine ventilatorassoziierte Pneumonie (VAT) auslösen. Zudem kann eine mangelnde Mundhygiene zu Entzündungen der Mundschleimhaut führen. Die Mundpflege erfolgt mindestens 1-mal pro Schicht. Vor jeder Mundpflege muss die Mundhöhle sorgfältig inspiziert werden. Veränderungen können mit dem sog. „Oral Health Assessment Tool" (OHAT) erfasst werden.

Außerdem besteht bei Intensivpatienten die Gefahr einer Entzündung der Ohrspeicheldrüse (**Parotitis**), weil die Kautätigkeit und damit der normale Speichelfluss

fehlt. Die Parotitis ist an einer Schwellung vor dem Ohr, evtl. Kieferklemme und starken Schmerzen erkennbar.

Von besonderer Bedeutung ist der **verminderte Speichelfluss** (Hyposalivation): er führt zur Austrocknung der Mundschleimhaut und begünstigt Erosionen, Ulzerationen und Infektionen.

Ziele der Mundpflege
- Saubere, feuchte und unversehrte Mundschleimhaut
- Belagfreie Zunge
- Sekret- und borkenfreier Rachen
- Geschmeidige, nicht aufgesprungene Lippen

Hierfür sind regelmäßig folgende regelmäßig Maßnahmen anzuwenden:
- Absaugen der Sekrete aus dem Rachen
- Reinigung der Mundhöhle
- Mobilisierung des Kiefergelenks

Die Mundpflege wird mehrmals pro Tag durchgeführt.

■ **Reihenfolge der Mundpflege**
- Materialien vorbereiten.
- Hände desinfizieren und unsterile Handschuhe anziehen.
- Cuff und Tubuslage kontrollieren.
- Mundhöhle inspizieren, wenn erforderlich vorher Sekret aus der Mundhöhle absaugen.
- Zähne mit Zahnbürste und Zahnpasta putzen.
- Mundhöhle mit speziellem Pflegeschwamm reinigen und mit desinfizierender Mundspüllösung auswischen, wenn erforderlich unter kontinuierlicher Absaugung spülen.
- Mundhöhle und Nasenrachenraum gründlich absaugen.
- Tubus umlagern.
- Cuff und Tubuslage kontrollieren.
- Endotracheales Absaugen.
- Zum Schluss: Lippenpflege.

Absaugen von Rachensekret

Wie oft der Rachen abgesaugt werden muss, hängt vom Patienten ab. Bei gesteigerter Speichelsekretion muss verhindert werden, dass der Mund überläuft und sich der Speichel über das Gesicht ausbreitet.

Folgende Regeln sind zu beachten:
- Für jeden Absaugvorgang muss ein frischer Katheter verwendet werden.
- Der Katheter darf sich nicht an der Mundschleimhaut festsaugen (Verletzungsgefahr).
- Vor dem Entblocken des Tubus und/oder der Extubation muss der Rachen besonders sorgfältig abgesaugt werden. Tuben mit subglottischer Absaugung: ▶ Kap. 61.

- Beim Zugang über die Nase immer ein Gleitmittel verwenden, um Verletzungen der Nasenschleimhaut zu vermeiden. Besondere Vorsicht ist bei Patienten mit Störungen der Blutgerinnung geboten!
- Größe des Absaugkatheters: so groß wie nötig und so klein wie möglich.

Zubehör für die Rachenabsaugung
- Absauggerät
- Absaugkather; großlumig, wenn festes Material abgesaugt werden muss (z. B. Erbrochenes)
- Einmalhandschuhe
- Bei Bedarf: Spüllösung, z. B. Chlorhexidin

Praxis der Rachenabsaugung
- Den Patienten über die geplante Maßnahme informieren.
- Cuffdruck kontrollieren und anpassen.
- Hände desinfizieren, Handschuhe anziehen, Katheter mit der einen Hand steril aus der vorher geöffneten Verpackung entnehmen und an den Absaugschlauch anschließen.
- Absauggerät einschalten.
- Mund des Patienten mit der anderen Hand durch vorsichtiges Herunterdrücken des Unterkiefers öffnen.
- Wenn der Mund nicht zu öffnen ist, Katheter vorsichtig durch den unteren Nasengang in den Rachenraum einführen.
- Mit der Hand den Katheter in den Rachenraum einführen und gründlich, aber vorsichtig absaugen.
- Handschuh über den Katheter ziehen und beides zusammen in den Abwurfbehälter werfen.
- Absaugschlauch gut durchspülen. Absauggerät ausschalten. Hände erneut desinfizieren.

Spülen und Auswischen der Mundhöhle
- Die Mundhöhle wird mindestens 1-mal pro Schicht mit Spatel und Lampe vorsichtig inspiziert. Verletzungen sind zu vermeiden. Auffällige Befunde werden dokumentiert.
- Die Mundpflege wird mehrmals pro Schicht durchgeführt; bei geringer Speichelsekretion öfter.
- Die Reinigung der Mundhöhle einschließlich der Wangentaschen erfolgt mit einer milden Pflegelösung.
- Zur Prävention einer Beatmungspneumonie wird der Mund regelmäßig mit Chlorhexidin-/Octenidol-Lösung gespült oder ausgewischt.
- Trockene Lippen und Zunge müssen wiederholt mit Salbe eingefettet werden.
- Bei sehr trockener Mundhöhle kann künstlicher Speichel (z. B. Glandosane) eingesetzt werden. Bewährt haben sich auch Dexpanthenollösung zur Anregung der Speichelproduktion. Vor dem Ausspülen des Munds den Cuffdruck kontrollieren!

Material zur Mundpflege
- Sterile Tupfer/Kompressen
- Sterile Watteträger
- Mundpflegepads
- Becher
- Eventuell Pinzette
- Reinigungslösung, z. B. Bikarbonat
- Antiseptische Lösung, z. B. Chlorhexidin, Octenidin
- Gegebenenfalls Zungenspatel aus Holz
- Lampe
- Lippenfettstift oder Bepanthensalbe

Praxis der Mundpflege
- Bei orotracheal intubierten Patienten Mundpflege möglichst durch 2 Pflegepersonen durchführen, um eine versehentliche Extubation zu verhindern: Tubusfixierung lösen, Beißschutz entfernen und Tubus festhalten. Mundpflege durch die 2. Pflegeperson.
- Zunächst Mundhöhle und Rachen wie oben beschrieben absaugen.
- Mit Mundpflegepads (Schaumstoffträger) vorsichtig die Mundhöhle auswischen.
- Mundhöhle gründlich, aber vorsichtig auswischen: Zunge, unter der Zunge, Wangeninnenfläche, Wangentaschen, harter und weicher Gaumen, Zähne. Diese Maßnahmen dienen nicht nur der Reinigung, sondern auch zur Massage und Durchblutungsförderung.
- Hierbei die Schleimhaut nicht verletzen. Lässt sich der Kiefer nicht öffnen: Gummikeil verwenden.
- Anschließend die Mundhöhle (evtl. mit Schleimhautantiseptika) ausspülen. Die Lippen können mit einem Fettstift oder Bepanthensalbe eingefettet werden. Tubus umlagern und neu fixieren, Tubuslage durch Auskultation des Thorax kontrollieren.
- Bei intermaxillärer Verdrahtung kann ein Atomiseur oder eine Munddusche für die Mundpflege eingesetzt werden.

Zahnpflege
Die Zähne sollten 3-mal täglich mit Zahnbürste und -pasta oder einer elektrischen Zahnbürste gereinigt werden (jeder Patient hat seine eigene Zahnbürste!). Zähne in senkrechter Richtung (Zahnfleisch-Zahn-Zahnfleisch) bürsten! Ist das Zähneputzen erschwert oder lässt sich der Kiefer nicht öffnen, kann ein Atomiseur eingesetzt werden. Hiermit werden die Zähne gereinigt, das Zahnfleisch massiert und gefestigt sowie die Zahnsteinbildung gehemmt. Nach der Munddusche den Mund absaugen!

Erkrankungen der Mundhöhle bedürfen einer besonderen Behandlung, am besten nach Anweisung des Haut- oder Zahnarztes.

45.4.3 Nasenpflege

Bei allen intubierten und kanülierten Patienten und bei Patienten mit nasal eingeführter Magensonde ist die natürliche Reinigung der Nase beeinträchtigt. Diese Patienten haben ein hohes Risiko für eine Sinusitis. Zusätzlich drohen evtl. Druckschäden durch einen nasalen Tubus und die Magensonde sowie Entzündungen der äußeren Nase an den Befestigungsstellen von Magensonde und Tubus. Aus diesem Grund ist eine spezielle Nasenpflege beim Intensivpatienten erforderlich.

- **Ziele der Nasenpflege**
- Reinigung der Nase
- Vermeidung von Borkenbildung
- Verhinderung von Druckulzerationen, Läsionen und Infektionen

Die Nasenpflege wird mindestens 1-mal pro Schicht durchgeführt. Dabei Störungen der Blutgerinnung beachten!

Material für die Nasenpflege
- Absauggerät
- Dünner Absaugkatheter für die Nase
- 0,9 %ige Kochsalzlösung
- Dünne Watteträger
- Hautfreundliches Fixiermaterial
- Nasensalbe, z. B. Bepanthen
- Bei Bedarf: abschwellende Nasentropfen
- Einmalhandschuhe

- **Praxis der Nasenpflege**
- Hände desinfizieren, Einmalhandschuhe anziehen, Patienten über die geplante Maßnahme informieren.
- Dünnen Absaugkatheter steril entnehmen und durch den unteren Nasengang tief einführen. Dicke Absaugkatheter verletzen die Schleimhaut. Absaugkatheter immer durch den unteren Naseneingang einführen. Vorsichtig absaugen.
- Handschuhe über den Katheter streifen und beides abwerfen.
- Watteträger mit Kochsalzlösung oder Öl tränken und damit beide Nasengänge reinigen. Für jeden Naseneingang wird jeweils ein frischer Watteträger verwendet.
- Nach der Reinigung Sinusitisprophylaxe mit abschwellenden Nasentropfen. Danach Nasensalbei auftragen.
- Borkenbildung und Sekreteindickung vermeiden.
- Pflaster vorsichtig von Magensonde und Endotrachealtubus lösen (evtl. zum Lösen Pflasterlösemittel verwenden); beides erneut mit speziellen (hautfreundlichen) Fixierungen sichern.

> Nase in regelmäßigen Abständen auf Druckstellen im Bereich von Magensonde und Tubus überprüfen. Auf Hautschäden an den Pflasterbefestigungsstellen achten.

45.4.4 Magensonde

Eine Magensonde wird beim Intensivpatienten zu folgenden Zwecken eingeführt:
- Zufuhr von Sondennahrung und Flüssigkeit, z. B. Tee
- Ableiten von Magensaft
- Dekompression und Entleerung des Magens
- Drainage des Magens, z. B. bei Ileus, Peritonitis, gastroduodenalen Blutungen
- Zufuhr oraler Medikamente

Verwendet werden doppellumige Einmalsonden mit Röntgenkontraststreifen, bevorzugt aus Silikon. Die Doppelläufigkeit verhindert das Ansaugen der Magenschleimhaut und senkt den Druck im Magen.

- **Überwachung und Pflege der Magensonde**
- Lage mindestens 3-mal täglich und vor allen Instillationen von Sondennahrung und Flüssigkeiten kontrollieren.
- Refluxkontrolle 1-mal pro Schicht.
- Tägliche Reinigung der Fixationsstelle und des Naseneingangs sowie Kontrolle auf Druckschädigung.
- Bei Druckstellen: Salbe anwenden, evtl. auch Polsterung, wenn erforderlich Nasenloch wechseln.
- Regelmäßiger Wechsel von PVC-Sonden, da nach längerer Liegezeit die Weichmacher austreten und die Sonde verhärtet (Gefahr von Ulzerationen und Perforationen).
- Notwendigkeit der Magensonde regelmäßig überprüfen; Verweildauer so kurz wie zwingend erforderlich halten.

- **Komplikationen**
- Versehentliches Vorschieben in die Trachea (kann beim relaxierten oder tief bewusstlosen Patienten wegen fehlender Hustenmechanismen zunächst unbemerkt bleiben!) mit Einlaufen der Sondennahrung in die Lunge
- Zu tiefe Lage der Sonde (im Darm) mit ungenügender Vorverdauung der Sondennahrung und nachfolgenden Durchfällen
- Druckschäden im Bereich der Fixierungsstelle
- Ulzerationen in Magen und Ösophagus
- Perforationen von Magen und Ösophagus

45.5 Positionierung und Lagerung des Intensivpatienten

Intensivpatienten können sich zumeist nicht selbst in die richtige Körperlage bringen, weil sie sediert und relaxiert, komatös oder durch schwere Verletzungen teilweise oder vollständig immobilisiert sind.

Werden immobile oder bewegungseingeschränkte Patienten über längere Zeit in einer Körperposition (z. B. Rückenlage) belassen, können sich schwerwiegende **Lagerungsschäden** und respiratorische Störungen entwickeln. Daher werden bei Intensivpatienten Lagerungs- bzw. Positionierungsstandards angewandt werden, mit denen Komplikationen vermieden werden sollen.

> ❗ Immobilität oder eingeschränkte und falsche Lagerungspositionen, unphysiologische Bewegungen, Haltungen oder fehlende Bewegungsspielräume schädigen den Patienten und wirken sich negativ auf seine Genesung aus.

Falsche und zu seltene Positionswechsel führen zu **Störungen der Atmung**, weil ständig dieselben Lungenpartien abhängig bleiben, d. h., aufgrund der Schwerkraftwirkung zwar vermehrt durchblutet, aber weniger belüftet werden. Hierdurch entwickeln sich sehr rasch hypostatische **Atelektasen** und nachfolgend **Pneumonien.**

Diese Schäden können zumeist vermieden werden, wenn der Patient in regelmäßigen Abständen – am besten stündlich – in eine andere Körperlage gebracht wird. Dies gilt auch für Teilkörperlagerungen. Alle Lagerungen sollten möglichst durchgehend als 30°-Oberkörperhochlagerung erfolgen. Hierfür kann entweder das Kopfteil des Bettes oder das gesamte Bett entsprechend eingestellt werden.

Zu beachten: Verstellungen der Bettenposition oder -neigung allein ersetzen nicht die erforderlichen Umlagerungen des immobilisierten Patienten.

> ❯ Starre Zeitintervalle für die Umlagerungen werden nicht empfohlen. Vielmehr muss der Lagerungsbedarf des Patienten wiederholt und individuell erfasst werden.

- Bei **therapeutischen Lagerungsmaßnahmen** oder -einschränkungen müssen diese Positionen unter Umständen über einen längeren Zeitraum aufrechterhalten werden. In diesen Fällen sind häufigere Kontrollen erforderlich, wenn möglich auch Teil- oder Mikrolagerungen, z. B. des Kopfes oder der Extremitäten.
- **Spezielle Lagerungsdrainagen** werden zusätzlich vorgenommen, wenn gezielt bestimmte erkrankte Lungenpartien drainiert werden sollen. Die Lagerungsdrainagen gehen dann der Thoraxphysiotherapie voraus.

Ein **Schwenk- oder Drehbett** wird eingesetzt, wenn die Seitenlagerungen nur schwierig oder gar nicht durchführbar sind, z. B. bei multiplen Frakturen oder Wirbelsäulenfrakturen. Hierbei wird der Patient in regelmäßigen Abständen von der Rücken- in die Bauchlage gedreht (◻ Abb. 45.1). Voraussetzung ist aber eine stabile Herz-Kreislauf-Funktion.

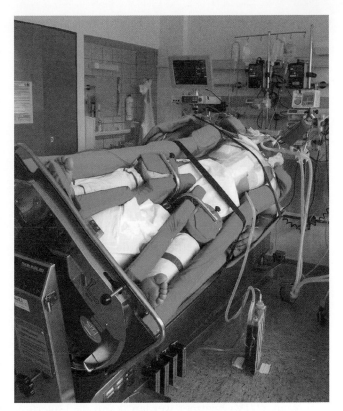

◻ **Abb. 45.1** Drehbett (rotorest)

45.5.1 Sitzende Position und Oberkörperhochlagerung

Die sitzende Position ermöglicht dem Patienten einen stärkeren Einsatz der Atemmuskulatur und verbessert die Atemmechanik. Weil hierdurch auch das Zwerchfell entlastet wird, nehmen die Lungenvolumina zu und damit auch der pulmonale Gasaustausch bzw. die Oxygenierung des Blutes. Auch werden die Hustenkapazität und die Orientierung im Raum verbessert, weiterhin die Beweglichkeit der Arme und Hände, sodass dem nicht mehr immobilen Patienten die „Verrichtungen des täglichen Lebens" erleichtert werden.

Zu beachten: Bei der Herstellung einer sitzenden Position ist darauf zu achten, dass dem Auflagedruck der Gesäßregion sowie der Entstehung von Scherkräften beim Herunterrutschen des Patienten durch eine korrekte Hüftbeugung entgegengewirkt wird. Bei lange anhaltender sitzender Position kann es notwendig sein, den Auflagedruck in der Gesäßregion durch *Mikropositionswechsel* zu reduzieren.

❯ Der Oberkörper sollte bei intubierten Patienten möglichst um ≥ 30° erhöht gelagert werden. Hierdurch wird möglicherweise die Häufigkeit der ventilatorassoziierten Pneumonie (VAP) reduziert und außerdem der pulmonale Gasaustausch verbessert (DGAI-Leitlinie).

Im Einzelnen wird Folgendes empfohlen:

- Beim ARDS-Patienten (ARDS = Acute Respiratory Distress Syndrome) kann die Oberkörperhochlagerung (20–45°) zu einer Verbesserung der Oxygenierung und der Atemmechanik beitragen.
- Bei der schwierigen Entwöhnung von der Beatmung (ohne Vorliegen einer chronisch obstruktiven Lungenerkrankung (COPD)) sollte die 45°-Oberkörperhochlagerung eingesetzt werden. Hierdurch wird die Atemarbeit vermindert und der Patientenkomfort erhöht.
- Bei Patienten mit massiver Adipositas (BMI > 35 kg/m²) sollte eine Flachlagerung vermieden und stattdessen eine Oberkörperhochlagerung von > 45° angewandt werden, um die Atemmechanik zu verbessern.
- Bei Patienten mit erhöhtem Hirndruck wird die Oberkörperhochlagerung von 15–30° empfohlen, da sie zur Senkung des Hirndrucks beitragen kann.
- Bei COPD-Patienten, die spontan atmen oder nichtinvasiv (NIV) beatmet werden, kann die Lagerung nach Patientenwunsch erfolgen, da die Effekte einer Oberkörperhochlagerung auf die Atemarbeit nicht ausreichend belegt sind.
- Unter der Oberkörperhochlagerung kann der arterielle Blutdruck stark abfallen, besonders bei kontrollierter Beatmung, hohem positivem endexspiratorischem Druck (PEEP), kontinuierlicher Analgosedierung, erhöhtem Bedarf an Vasopressoren oder hohem SAPS-II-Score (SAPS = Simplified Acute Physiology Score). Liegen diese Risikofaktoren vor, sollte die 45°-Oberkörperhochlagerung nicht angewandt werden, sondern max. eine 30°-Hochlagerung.
- Durch die Oberkörperhochlagerung mit Beugung der Hüfte kann der intraabdominelle Druck (in der Harnblase gemessen) ansteigen. Daher sollte bei Patienten mit abdominellen Erkrankungen oder schwerer Adipositas die Oberkörperhochlagerung ohne Beugung der Hüfte bevorzugt werden.

45.6 Intensivpflege des beatmeten Patienten

45.6.1 Aufnahme des Patienten

In der Regel werden Beatmungspatienten geplant in die Intensivstation aufgenommen, sodass der Bettplatz in Ruhe gerichtet werden kann (Einzelheiten ▶ Abschn. 45.2.1).

Die Aufnahme eines Beatmungspatienten ist in der Regel eine arbeitsintensive Tätigkeit, die Umsicht und ein strukturiertes Vorgehen erfordert.

■ **Vorinformationen**

Bei geplanter Aufnahme sollten vorab die wichtigsten Informationen über den Patienten eingeholt werden:

- Grund der Aufnahme und der Beatmung
- Beatmungsprobleme
- Wesentliche Begleiterkrankungen
- Geplante intensivmedizinische Maßnahmen
- Wenn möglich: mutmaßliche Dauer der Beatmungstherapie

45.6.2 Dokumentation der Beatmung

Die fortlaufende Dokumentation der Beatmungstherapie wie auch das Weaning sind aus medizinischen und juristischen Gründen zwingend erforderlich. Sie kann wahlweise handschriftlich in der Patientenkurve, auf einem separaten Beatmungsprotokoll oder elektronisch über ein Datenerfassungssystem erfolgen.

> **Dokumentation der Beatmung**
> - Beatmungsform bzw. maschinell unterstützte Spontanatmung
> - Eingestellte Beatmungsparameter und Alarmgrenzen
> - Arterielle Blutgaswerte und Säure-Basen-Parameter
> - Cuffdruck
>
> Mindestens 1-mal pro Tag und bei allen Veränderungen:
> - Art der Atemgasklimatisierung, Temperatur des Atemgases (wenn möglich)
> - Wechsel des Beatmungsschlauchsystems
> - Maßnahmen im Zusammenhang mit der Intubation oder Tracheotomie wie Größe und Lage des Tubus oder der Trachealkanüle, Tubus- oder Kanülenwechsel, Manschettendruck

45.6.3 Untersuchung des Thorax und der Lunge des Beatmungspatienten

Um die Wirksamkeit der Lungenpflege zu überwachen und rechtzeitig respiratorische Komplikationen zu erkennen, muss das Intensivpflegepersonal die Grundlagen der klinischen Untersuchung des Thorax und der Lungen beherrschen. Diese Tätigkeit ist anspruchsvoll und erfordert eine entsprechende Unterweisung und Schulung.

Die klinische Untersuchung der Lunge und des Thorax umfasst folgende Maßnahmen:

- Inspektion
- Palpation
- Perkussion
- Auskultation

Inspektion des Thorax

Bei der Inspektion des Thorax wird v. a. auf folgende Faktoren geachtet:
- Atemfrequenz
- Atemtyp
- Verminderte Beweglichkeit einer Thoraxseite
- Paradoxe Beweglichkeit der Thoraxwand

▪ Atemfrequenz

Die Atemfrequenz beträgt in Ruhe beim Erwachsenen etwa 12–20/min. Sie ist u. a. gesteigert bei Fieber, Lungenerkrankungen, Lungenödem oder Erregung.

▪ Atemtyp

Der Rhythmus der normalen Atmung ist relativ gleichmäßig. Pathologische Atemtypen sind folgende:
- *Cheyne-Stokes-Atmung:* periodisches An- und Abschwellen der Atemtiefe und des Abstandes der einzelnen Atemzüge,
- *Biot-Atmung:* wiederkehrende kurz dauernde Atemstillstände; dazwischen ist die Atmung regelmäßig und normal tief,
- *Kussmaul-Atmung:* regelmäßig und tief; Azidoseatmung,
- *Maschinenatmung:* tiefe und schnelle Atemzüge mit Hyperventilation, z. B. bei Schädel-Hirn-Trauma,
- *Schnappatmung:* ▶ Kap. 51.

▪ Verminderte Thoraxbeweglichkeit

Sie tritt u. a. auf bei
- ausgedehnter Infiltration der Lunge,
- schmerzhaften Pleuraerkrankungen,
- Rippenfrakturen, Rippenprellung,
- Atelektase,
- Pleuraerguss.

▪ Paradoxe Beweglichkeit

Im Gegensatz zur normalen Atmung wird die Thoraxwand bei der Inspiration paradoxerweise eingezogen, bei Exspiration dagegen vorgewölbt, z. B. bei
- instabilem Thorax, z. B. durch Rippenserienfraktur,
- unkoordinierten Zwerchfellbewegungen.

Palpation des Thorax

Hierunter versteht man das Betasten des Thorax. Von besonderer Bedeutung ist in der Intensivmedizin das *subkutane Emphysem* („Hautemphysem"). Hierbei handelt es sich um eine Luftansammlung im Unterhautgewebe. Bei der Palpation knirscht es unter den Fingern („Schneeballknirschen"). Folgende Ursachen kommen infrage:
- Pneumothorax bei Verletzung der Pleura parietalis

- Mediastinalemphysem, z. B. durch Bronchusruptur
- Verletzungen von Pleura und Lunge ohne Pneumothorax
- Eintritt von Luft durch eine offene Thoraxwandverletzung

Die Luft kann sich, besonders unter maschineller Beatmung, über den ganzen Körper ausbreiten. Eine Therapie ist zumeist nicht erforderlich; es gilt aber:

> ❯ Bei subkutanem Emphysem muss immer ein Pneumothorax ausgeschlossen werden.

Perkussion des Thorax

Bei der Perkussion wird die Thoraxwand mit dem Finger beklopft. Dabei schlägt der Mittelfinger der rechten Hand auf das Endglied des linken Mittelfingers (◘ Abb. 45.2). Bei der vergleichenden Perkussion werden immer entsprechende Punkte auf beiden Thoraxseiten beklopft. Durch Perkussion sollen pathologische Veränderungen innerhalb der Thoraxhöhle festgestellt werden.

Normaler Klopfschall wird als *sonor* bezeichnet. Veränderungen des Klopfschalls sind
- *hypersonor:* tief, laut, lang (als ob auf eine leere Schachtel geklopft wird); hypersonorer Klopfschall tritt auf bei vermehrtem Luftgehalt des Thorax, z. B. durch Pneumothorax oder Lungenemphysem;
- *gedämpft:* leise, hoch, kurz (als ob auf den Schenkel geklopft wird); gedämpfter Klopfschall entsteht, wenn der Luftgehalt der Lunge vermindert ist, z. B. bei Pleuraerguss, Pneumonie oder Hämatothorax.

Auskultation

Die Auskultation dient dem Erkennen pathologischer Atemgeräusche.

▪ Normales Atemgeräusch

Das normale Atemgeräusch entsteht durch Vibrationen. Unterschieden werden das Vesikuläratmen („Bläschenatmen") und das Bronchialatmen:
- *Vesikuläratmen:* Dies klingt weich und säuselnd, ist während der gesamten Inspiration hörbar, bei der Exspiration ebenfalls, jedoch schwächer. Vesikuläratmen ist über allen Lungenabschnitten zu hören (Ausnahme rechte Lungenspitze: hier bronchiovesikulär).
- *Bronchialatmen:* Dies klingt scharf wie das Fauchen einer Katze. Es ist am deutlichsten über der Trachea zu hören und klingt hier während der In- und Exspiration nahezu gleich laut. Außerdem kann man Bronchialatmen leiser über den Hauptbronchien und im Rücken nahe dem 7. Halswirbeldornfortsatz hören. An allen anderen Stellen des Thorax ist Bronchialatmen pathologisch.

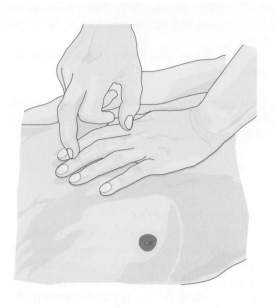

◘ Abb. 45.2 Perkussion (Beklopfen) des Thorax zur Beurteilung des Klopfschalls. Der Klopfschall kann normal (sonor), hypersonor (bei vermehrtem Luftgehalt) oder gedämpft (bei vermindertem Luftgehalt) sein

■ **Rasselgeräusche**

Rasselgeräusche sind pathologisch; sie entstehen zusätzlich zum normalen Atemgeräusch. Unterschieden werden trockene und feuchte Rasselgeräusche:

– *Trockene Rasselgeräusche:* Sie entstehen, wenn Luft durch Bronchien strömt, die durch Sekretmembranen oder -fäden verengt sind. Sie werden auch als „bronchitische Rasselgeräusche" bezeichnet und sind während des gesamten Atemzyklus hörbar, während der Exspiration sogar zumeist deutlicher. Sie klingen wie Brummen, Schnurren, Pfeifen, Giemen. Exspiratorisches Giemen ist auch beim Bronchospasmus zu hören. Trockene Rasselgeräusche sind typisch für den nicht abgesaugten Intensivpatienten; in der Allgemeinmedizin typisch für eine Bronchitis.

– *Feuchte Rasselgeräusche:* Sie werden nur mit einiger Übung gehört. Sie entstehen, wenn Luft durch dünnflüssige Sekrete im Tracheobronchialbaum und in den Alveolen strömt. Sie wechseln in Größe, Verteilung, Lautstärke usw., je nachdem, welche Art von Sekret vorliegt und welche Bereiche betroffen sind (Trachea, Bronchien, Bronchiolen, Alveolen). Unterschieden werden

– feinblasige Rasselgeräusche: scharf, knackend, durch Flüssigkeit in den Alveolen;
– mittelblasige Rasselgeräusche: durch Sekrete in den Bronchiolen;
– grobblasige Rasselgeräusche: laut, gurgelnd; durch Exsudat in Trachea, Bronchien und kleineren Bronchien.

Wichtigste Ursachen sind Pneumonie und Lungenödem.

■ **Pleurareiben**

Dies ist ein knarrendes Geräusch, das bevorzugt während der späten Inspirationsphase und frühen Exspirationsphase auftritt. Es klingt wie Lederknarren und ist oft von außen mit der Hand fühlbar. Pleurareiben entsteht durch entzündliche Veränderungen der beiden Pleurablätter, die nicht mehr reibungsfrei aufeinander gleiten.

■ **Fehlendes oder abgeschwächtes Atemgeräusch**
Wichtigste Ursachen sind Atelektase, Pneumothorax, verstopfter Bronchus, Hämatothorax, Pleuraerguss und Pleuraschwarte.

Perkussion und Auskultation können nur dann sinnvoll durchgeführt werden, wenn man die Projektion der Lungengrenzen auf den knöchernen Thorax kennt. Diese sog. „Topografie" ist in ◘ Abb. 45.3 dargestellt.

Untersuchungsbefunde ausgewählter Krankheitsbilder

■ **Sekretverhalt beim Intensivpatienten**
– Inspektion: normal
– Palpation: normal
– Klopfschall: normal
– Trockene Rasselgeräusche über den betroffenen Lungenpartien

■ **Pneumonie**
– Schnelle Atmung, Nasenflügeln, Zyanose, evtl. einseitig verminderte Atembewegungen
– Gedämpfter Klopfschall, wenn betroffener Bereich ausreichend groß
– Bronchialatmen und feinblasige Rasselgeräusche

■ **Atelektase**
– Asymmetrische Atembewegungen, lokale Einziehungen der Thoraxwand
– Gedämpfter Klopfschall
– Abgeschwächtes Atemgeräusch

■ **Pleuraerguss**
– Nachschleppen der erkrankten Seite
– Gespannte Interkostalräume
– Absolut gedämpfter Klopfschall
– Atemgeräusch stark abgeschwächt oder aufgehoben

❯ Auch beim Hämatothorax ist der Klopfschall gedämpft und das Atemgeräusch aufgehoben.

■ **Lungenödem (intraalveoläres)**
– Schaumiges, rötlich-tingiertes Sekret
– Laute in- und exspiratorische feuchte Rasselgeräusche, von der Lungenspitze bis zur Basis, oft auch exspiratorisches Giemen; bei subakutem Verlauf häufig auch feinblasige Rasselgeräusche über der Lungenbasis

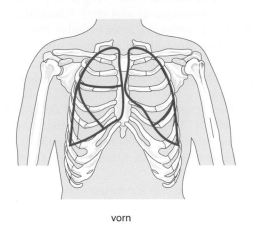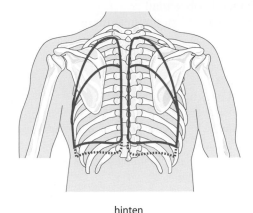

vorn   hinten

◧ **Abb. 45.3**   Projektion der Lungengrenzen auf den knöchernen Thorax

❱ Der Arzt ist umgehend zu benachrichtigen bei akutem Auftreten oder Verdacht auf folgende Erkrankungen:
   - Pneumothorax
   - Hämatothorax
   - Lungenödem
   - Schwere Atelektase
   - Bronchusobstruktion

Einzelheiten zur Anfeuchtung und Erwärmung der Atemluft: ► Kap. 60.

45.6.4 Endotracheales Absaugen, Bronchialtoilette

Das endotracheale Absaugen bedarf einer strikten Indikationsstellung und sollte nur von erfahrenen Pflegekräften vorgenommen werden, besonders bei respiratorisch instabilen Patienten. Abgesaugt wird der Patient nur dann, wenn Sekrete vorhanden sind. Das Absaugen muss strukturiert, unter Beachtung der Hygieneregeln, atraumatisch und patientenangepasst erfolgen. Dabei sind immer sterile Handschuhe und Materialien sowie ein Mund-Nasen-Schutz (zum Selbstschutz) erforderlich.

Offenes Absaugen

Zu unterscheiden ist zwischen offener und geschlossener Absaugung: Bei der offenen Absaugung mit sterilem Einmalkatheter wird der Patient kurzzeitig vom Beatmungsgerät diskonnektiert.

Bei der geschlossenen Absaugung ist keine Diskonnektion erforderlich.

■ **Absaugkatheter**
Das Absaugen des Bronchialsystems erfolgt in der Regel mit Einmalkathetern. Hierbei kann zwischen „atrauma-

tischen" und konventionellen Absaugkathetern unterschieden werden.

Atraumatische Katheter weisen an der Spitze einen ringförmigen Wulst auf. Unmittelbar oberhalb des Wulstes befinden sich zusätzliche kleine Öffnungen, die beim Anschluss an den Sog der Absaugvorrichtung einen Luftkisseneffekt erzeugen Hierdurch sollen das Ansaugen der Schleimhaut verhindert und die Gefahr der Schleimhautschädigung verringert werden.

Konventionelle Absaugkatheter weisen ebenfalls eine zentrale Öffnung auf, jedoch fehlt der Wulst, auch sind seitlich nur 1–2 größere Öffnungen angebracht, um ein Festsaugen an der Trachealwand zu verhindern. Sie sind daher nur bedingt für die endotracheale Absaugung geeignet.

■ **Grundsätze**
- Schwer kranke Patienten werden unmittelbar vor dem Absaugen mit 100%igem O_2 präoxygeniert, um die pulmonalen O_2-Speicher zu vergrößern und einen schlagartigen Abfall des p_aO_2 während des Absaugens zu verhindern.
- Wache Patienten werden vorher über die geplante Maßnahme informiert.
- Der Absaugkatheter soll nicht größer als die Hälfte des inneren Tubusdurchmessers sein. Meist genügt ein 12- oder 14-F-Katheter. Mit dem Katheter dürfen auf keinen Fall vorher Mund, Nase und Rachen abgesaugt werden.
- Der Absaugvorgang sollte so zügig wie möglich erfolgen, etwa 10–15 s. Zu langes Absaugen kann bei Patienten, die hohe O_2-Konzentrationen und/ oder PEEP bzw. CPAP (Continuous Positive Airway Pressure) benötigen, eine bedrohliche Hypoxie und Bradykardie auslösen.

- Beim Absaugen Pulsoxymeter, EKG-Monitor und den Patienten beobachten!
- Besonderheiten sind zu dokumentieren.

> **Material**
> - Absauggerät
> - Y-Stück, Fingertipp
> - Sterile Absaugkatheter verschiedener Größen
> - Sterile Handschuhe und persönliche Schutzkleidung
> - Spritze mit steriler physiologischer Kochsalzlösung für die Lavage

■ **Vorgehen**
- Patienten vorab informieren und ca. 3 min lang mit 100 % Sauerstoff präoxygenieren.
- Zum Absaugen den Respiratoralarm vorübergehend unterbrechen.
- Cuffdruck überprüfen, bei Bedarf korrigieren.
- Katheterverpackung öffnen, dabei Sterilität wahren.
- Sterilen Handschuh über die rechte Hand ziehen.
- Mit der einen Hand Beatmungsgerät (Swivel-Konnektor) oder T-Stück abnehmen und auf eine sterile Unterlage legen.
- Mit der anderen Hand den Absaugkatheter entnehmen und an das eingeschaltete Absauggerät anschließen.
- Wenn erforderlich, den Tubus mit 1–2 ml NaCl 0,9 % benetzen.
- Absaugkatheter in den Endotrachealtubus einführen und in die Trachea vorschieben; bei Widerstand nicht gewaltsam vorschieben.
- Mit dem Daumen die Öffnung der Absaugpfanne oder des Y-Stücks verschließen und den Katheter langsam herausziehen.
- Absauggerät abstellen.
- Handschuh über den Absaugkatheter streifen; beides abwerfen.
- Patienten an den Respirator anschließen und Beatmung wieder aufnehmen.

■ **Gefahren und Komplikationen**
Der Absaugvorgang kann zu akut lebensbedrohlichen Komplikationen führen, die von der zuständigen Pflegekraft sofort erkannt und beseitigt werden müssen:
- Hypoxie durch zu lange dauerndes Absaugen
- Bradykardie durch vagale Stimulation
- Dislokation des Tubus
- Verletzungen der Trachea und Bronchien

Geschlossene Absaugung

Geschlossene Absaugsysteme sind Standard bei der Langzeitbeatmung. Das System (◘ Abb. 45.4) besteht aus einem Ansatzstück mit einer Öffnung für den Tubus oder die Trachealkanüle und einer Öffnung für die Be-

atmungsschläuche, einem Saugventil mit Anschlussstück für das Absauggerät und einer Schutzhülle, in der sich der sterile Absaugkatheter befindet. Spülungen oder die Gabe von Medikamenten können über die Ansatzstücke oder das Saugventil erfolgen.

Wichtigste **Vorteile** des geschlossenen Systems sind folgende:
- Die Beatmung wird während des Absaugens fortgeführt, der PEEP bleibt erhalten, dadurch größere Sicherheit bei Patienten mit hohem Sauerstoffbedarf.
- Sie ermöglicht das Absaugen bei extremen Patientenlagerungen.
- Sie schützt den Patienten und seine Umgebung vor Kreuzinfektionen.
- Sie ist rascher und weniger aufwendig durchzuführen als das offene Absaugen.

Von **Nachteil** ist die systembedingte eingeschränkte Beweglichkeit des Patienten.

■ **Indikationen**
- Hoher Sauerstoffbedarf: $F_iO_2 > 0,5$
- Hohe Beatmungsdrücke, PEEP > 8 mbar
- Beatmung mit erwünschtem intrinsischen PEEP
- Patienten mit bekannten Infektionskrankheiten
- Immunsupprimierte Patienten
- Voraussichtliche Beatmungsdauer von > 48 h
- Akutes Lungenödem
- Spezielle Lagerungen, z. B. Bauchlage
- Sich selbst absaugender Patienten
- Pädiatrie: NO-Beatmung, Hochfrequenzbeatmung

■ **Vorgehen**
- Vorbereitung wie bei offener Absaugung; auf die Präoxygenierung kann evtl. verzichtet werden.
- Absaugkatheter an das geschlossene System anschließen, dabei die Verbindung zum Tubus mit einer Hand festhalten.
- Dann Absaugkatheter mit der anderen Hand ohne Sog vorschieben, max. 0,5–1 cm über die Tubusspitze hinaus.
- Sog (max. 20 mbar) durch Drücken des Saugventils auslösen und den Katheter vorsichtig in die Ausgangslage zurückziehen.
- Spritze mit 10 ml steriler 0,9%iger NaCl-Lösung am Spülzugang aufsetzen, Saugventil drücken und Kochsalzlösung langsam einspritzen, um den Katheter durchzuspülen.
- Danach Spülzugang verschließen, Katheter diskonnektieren und Sog ausschalten.

Bronchoskopisches Absaugen

Die gezielte Absaugung des Bronchialsystems über ein fiberoptisches oder auch starres Bronchoskop ist v. a. bei Verlegung der Bronchien durch zähes Sekret oder Blutkoagel, weiterhin bei der Aspiration von Fremdkör-

45

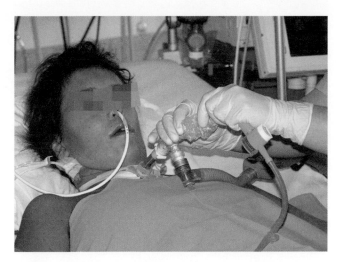

Abb. 45.4   Geschlossene endotracheale Absaugung

pern oder festem Mageninhalt sowie für die Entnahme von Untersuchungsmaterial aus bestimmten Lungenabschnitten indiziert.

Sputumgewinnung

Je nach ärztlicher Anordnung oder Hygieneprotokoll werden mehrmals in der Woche steril gewonnene Sputumproben für Bakterienkultur- und Empfindlichkeitstests in das Hygienelabor geschickt. Das Sputum wird am besten in spezielle, sterile Auffangvorrichtungen gesaugt, um das Risiko einer Kontamination zu vermindern (▶ Kap. 47).

45.6.5 Bauchlagerung des Beatmungspatienten

Die Bauchlagerung gehört zu den therapeutischen Lagerungen. Sie wird bei akuter Lungenschädigung (ARDS) eingesetzt, um den pulmonalen Gasaustausch zu verbessern, mit der Beatmung verbundene Lungenschäden zu begrenzen und Sekrete des Bronchialsystems zu mobilisieren. Damit ist die Bauchlagerung eine ergänzende therapeutische Maßnahme.

Die beiden folgenden Formen werden angewandt:
- Komplette Bauchlage (■ Abb. 45.5): Umlagerung des Patienten aus der Rückenlage um 180° in die Bauchlage
- Inkomplette Bauchlage (■ Abb. 45.6): Umlagerung um ca. 135° aus der Rückenlage

Welche Wirkungen hat die Bauchlage?

- Bei vielen Patienten mit akutem Lungenversagen (ARDS) steigert die Bauchlagerung die Aufnahme von Sauerstoff bzw. die Oxygenierung des Blutes um mehr als 20 %. Dieser erwünschte Effekt tritt allerdings nicht bei allen Patienten auf.

- Die Bauchlagerung bewirkt eine bessere Verteilung der Atemluft und der Lungendurchblutung und damit des Ventilations-Perfusions-Verhältnisses. Bei einigen Patienten werden Atelektasen vermindert; dadurch nimmt die Gasaustauschfläche zu.
- In Bauchlage nehmen die Volumendehnbarkeit (Compliance) der Lunge und des Thorax ab; nach Umlagerung in die Rückenlage steigt die Compliance des Atemsystems jedoch über den Ausgangswert an: Die Atemmechanik wird verbessert.
- Durch Bauchlagerung wird die beatmungsinduzierte Lungenschädigung reduziert und die Drainage des Bronchialsekrets *möglicherweise* gefördert.

Zu beachten: Bisher konnte nicht nachgewiesen werden, dass die Bauchlagerung die Beatmungsdauer bei *mäßig schwerem* Lungenversagen verkürzt, die Häufigkeit der beatmungsassoziierten Pneumonie reduziert und die Überlebensrate erhöht.

Welche Kontraindikationen bestehen?

Für die Bauchlagerung gelten folgende Kontraindikationen:
- Erhöhter intrakranieller Druck
- Offenes Abdomen
- Instabilität der Wirbelsäule
- Bedrohliche Herzrhythmusstörungen
- Kardiovaskuläre Instabilität bzw. Schock
- Operativ nicht versorgtes Gesichtstrauma

Grundsätze für die Anwendung der Bauchlagerung (nach DGAI-Leitlinie)

■ Bei welchen Patienten wird die therapeutische Bauchlagerung eingesetzt?

Die Bauchlagerung wird angewandt bei Patienten mit schwerem ARDS, gekennzeichnet durch einen Horovitz-Quotienten (p_aO_2/F_iO_2) von < 150 mmHg. Die komplette Bauchlagerung sollte gegenüber der inkompletten bevorzugt werden, da sie die Oxygenierung stärker verbessert.

■ Wann wird mit der therapeutischen Bauchlagerung begonnen?

Die Bauchlagerung sollte so früh wie möglich angewandt werden, nachdem die Indikation festgestellt worden ist. Durch frühen Beginn kann die Sterblichkeit im Vergleich mit der Rückenlage gesenkt werden. Vor Beginn muss der Patient hämodynamisch stabilisiert und eine Hypovolämie ausgeglichen werden.

■ Wie lange wird die therapeutische Bauchlagerung jeweils beibehalten?

Wenn möglich wird die Bauchlage für mindestens 16 h beibehalten, um eine optimale Wirkung zu erreichen. Partielle Spontanatmung (z. B. BiPAP oder APRV) ist bei der Bauchlagerung ebenfalls möglich.

■ **Wann wird die Bauchlagerung beendet?**

Die therapeutische Bauchlagerung wird beendet, wenn sich die Oxygenierung in Rückenlage anhaltend verbessert hat, d. h., wenn der Horovitz-Quotient bei einem PEEP von ≤ 10 cmH$_2$O und einer F$_i$O$_2$ von ≤ 0,6 bei ≥ 150 mmHg liegt.

Praxis der Bauchlagerung

Die Durchführung der Bauchlagerung ist aufwendig, erfordert zahlreiche Vorbereitungen und eine gute Absprache des Behandlungsteam. Auch müssen alle diagnostischen, therapeutischen und pflegerischen Maßnahmen vor der Umlagerung abgeschlossen sein. Für das eigentliche Lagerungsmanöver sind 3–5 Pflegekräfte und 1 Arzt erforderlich.

Um den Patienten in Bauchlage zu positionieren, gibt es unterschiedliche Herangehensweisen. Wichtig ist daher eine enge Absprache im Team, wie der Patient gedreht werden soll. Die vom Team eingeübte und bewährte Technik sollte bei allen Lagerungen beibehalten und nicht gewechselt werden. Unabhängig von der angewandten Technik ist aber Folgendes zu beachten:

- Vor dem Drehmanöver wird die Analgosedierung vertieft, um Husten, Pressen oder die Regurgitation von Mageninhalt zu verhindern.
- Die enterale Ernährung wird unterbrochen und der Magen über die Sonde abgesaugt.
- Tubus oder Trachealkanüle, Katheter und Drainagen müssen beim Drehen durch ein verantwortliches Teammitglied gesichert werden.
- Während des Lagerungsmanövers muss die Überwachung des Patienten gesichert sein.

? **Checkliste zur Vorbereitung der Bauchlagerung**
- Sind die benötigten Lagerungsmaterialien vorhanden (Decke, Kissen, usw.)?
- Wurde die enterale Ernährung pausiert und die Magensonde für das Drehmanöver auf Ablauf gestellt?
- Wurde der Patient ausreichend lange präoxygeniert?
- Wurden alle therapeutischen, diagnostischen und pflegerischen Maßnahmen vorgenommen (z. B. Mundpflege)?
- Wurden die Verbände kontrolliert oder erneuert?
- Sind der Endotrachealtubus und alle anderen lebenswichtigen Zugänge gut fixiert/gesichert?
- Wurde die Sedierung für das Drehmanöver ausreichend vertieft?
- Wurde eine invasive Blutdruckmessung für das Manöver angeschlossen?

■ **Nach dem Drehen**
- Patientenzustand sofort einschätzen, einschließlich Monitorparameter.

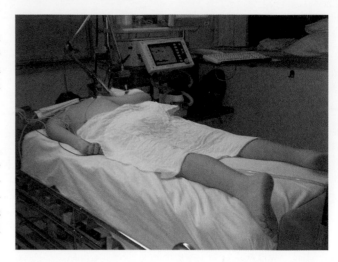

□ **Abb. 45.5** Komplette Bauchlagerung. (Mit freundlicher Genehmigung von Michael Riccabona)

- Lungenprotektive Beatmung anpassen und kurzfristig kontrollieren.
- Druckentlastende Maßnahmen im Bereich von Kopf, Becken und Knie vornehmen, dekubitusgefährdete Stellen sorgfältig polstern.
- Kopf und Arme zusätzlich in kürzeren Intervallen umlagern.

Komplikationen

Die Bauchlagerung kann zahlreiche Komplikationen hervorrufen, die aber weitgehend vermeidbar sind:

- Während des Lagerungsmanövers oder kurz danach: Blutdruckabfall, akzidentelle Dislokation der „Lebenslinien", Extubation, Husten und Pressen.
- Fehlende Toleranz: Der Patient reagiert mit Husten, Pressen und Beatmungsproblemen.
- Druckschäden von Geweben und Nerven.

45.7 Prophylaxe

Zu den wesentlichen Zielen der Intensivpflege gehören auch die Prophylaxe und das frühzeitige Erkennen von Komplikationen. Die grundlegenden pflegerischen Prophylaxen sind in den allgemeinen Lehrbüchern der Krankenpflege beschrieben und werden für die Fachkrankenpflege vorausgesetzt. Daher wird nachfolgend nur auf die speziellen Prophylaxen bei Intensivpatienten eingegangen.

45.7.1 Prophylaxe der ventilatorassoziierten Pneumonie (VAP)

Eine Pneumonie, die 48 h nach Beginn der maschinellen Beatmung über einen Endotrachealtubus auftritt, wird als VAP bezeichnet (Einzelheiten: ▶ Kap. 47 und 62).

45

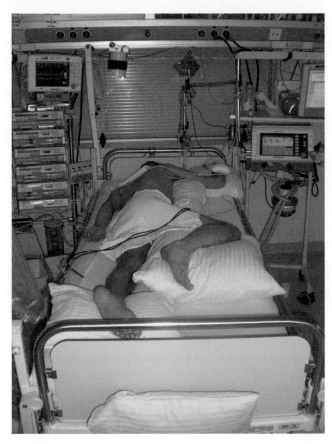

Abb. 45.6 Inkomplette Bauchlagerung. (Mit freundlicher Genehmigung von Michael Riccabona)

Sie gehört zu den häufigsten nosokomialen Infektionen bei Intensivpatienten und ist mit einer hohen Letalität verbunden. Entscheidend ist daher die Verhinderung der VAP.

> Hauptrisikofaktoren der VAP sind der Endotrachealtubus und die Dauer der *invasiven* Beatmung.

Weitere wichtige **intensivpflegerische Risikofaktoren** sind:
- Wiederholte Reintubationen
- Häufige Diskonnektion vom Beatmungsgerät
- Häufiges, unsachgemäßes Absaugen
- Häufige Manipulationen am Endotrachealtubus
- Ungenügende Klimatisierung des Atemgases
- Pulmonale Aspirationen (auch Mikroaspirationen)

Präventionsmaßnahmen

Für die Prävention der VAP ist ein standardisiertes **Maßnahmenbündel** erforderlich. Einzelmaßnahmen reichen nicht aus!
   Folgende Kategorien werden unterschieden:
- Basismaßnahmen
- Apparativ-technische Maßnahmen
- Patientenbezogene Maßnahmen
- Medikamentöse Prophylaxe

■ **Basismaßnahmen**
Hierzu gehören v. a. die bekannten Hygienestandards:
- Hygienische Händedesinfektion v. a. Maßnahmen oder Manipulation am Tubus und am Beatmungssystem
- Tragen von persönlicher Schutzkleidung und Einmalschürzen sowie eines Mund-Nasen-Schutzes bei geplanter Diskonnektion vom Beatmungssystem

■ **Apparativ-technische Maßnahmen**
- Sie beziehen sich auf das Beatmungssystem:
- Wechselintervalle der Beatmungsschläuche einhalten.
- Verschmutzte Beatmungsschläuche umgehend wechseln. Kondenswasser in Wasserfallen auffangen und regelmäßig entfernen.
- Atemluft anfeuchten, verschmutzte HME-Filter sofort austauschen.
- Subglottisches Absaugen bei Langzeitbeatmung.
- Cuffdruck regelmäßig kontrollieren; zu niedrige Drücke vermeiden (Aspirationsgefahr).

■ **Patientenbezogene Maßnahmen**
Hierzu gehören folgende:
- NIV einer invasiven Atmung vorziehen.
- So früh wie möglich mit dem Weaning beginnen.
- Oberkörper des Patienten erhöht lagern (Aspirationsprophylaxe).
- Regelmäßige Mundpflege, Empfehlungen der Kommission für Krankenhaushygiene und Infektionsprävention (KRINKO) beachten.
- Frühzeitig die enterale Ernährung beginnen.

■ **Medikamente: selektive Darmdekontamination**
Die folgenden beiden Verfahren werden unterschieden:
- *Selektive Darmdekontamination (SSD):* Zufuhr nicht resorbierbarer Antibiotika (Mischung aus Colistin, Aminoglykosid und Amphotericin B) über die Magensonde (und in die Mundhöhle) während der gesamten Intubationszeit. Zusätzlich erhalten die Patienten für 2–4 Tage prophylaktisch ein Antibiotikum i. v. (meist ein Cephalosporin).
- *Selektive oropharyngeale Dekontamination (SOD):* Selektive Dekontamination des Mundrachenraums, ebenfalls mit nicht resorbierbaren Antibiotika.

Die Maßnahme darf nicht routinemäßig angewandt werden, da sie die Resistenzentwicklung gegen Antibiotika begünstigt.

■ **Maßnahmenbündel ("bundle") einsetzen**
Die Prävention sollte in Maßnahmenbündeln (zumeist bestehend aus 3–6 gesichert wirksamen Einzelkomponenten) erfolgen. Ihre Einhaltung sollte anhand von Checklisten gesichert werden.

45.7.2 Thromboembolieprophylaxe

Neben der medikamentösen Prophylaxe mit Heparin werden physikalische Maßnahmen eingesetzt, besonders wenn Heparin kontraindiziert ist.

Prophylaxe einer venösen Thromboembolie (VTE) beim Intensivpatienten – physikalische Maßnahmen

- ▬ **Basismaßnahmen:**
  - Schnellstmögliche Herstellung der Mobilität, Frühmobilisation
  - Bewegungsübungen:
    - Füße anziehen, strecken, kreisen, gegen einen Widerstand drücken.
    - Auf der Stelle gehen.
    - Bettfahrrad.
  - Ausstreichen der Beine von distal nach proximal bis über das Knie
  - Ausreichende Hydrierung
  - Vermeidung einer Immobilisierung des Knie- und Sprunggelenks sowie der Beckenregion
  - Ödemreduktion durch erhöhte Lagerung der Extremitäten
- ▬ **Physikalische Maßnahmen:**
  - Intermittierende pneumatische Kompression (IPK): bevorzugtes Verfahren
  - Medizinische Thromboseprophylaxestrümpfe (MTS), kontinuierlich getragen
  - Passive/assistierte/aktive Bewegungsübungen
  - Anleitung zu Eigenübungen

45.7.3 Dekubitusprophylaxe

An der Entwicklung eines Dekubitus beim Intensivpatienten sind verschiedene Risikofaktoren beteiligt. Von besonderer Bedeutung sind die Immobilisierung des Patienten und die Zufuhr von Vasopressoren wie Noradrenalin (Arterenol), die zu einer Abnahme der Hautdurchblutung führen.

Dekubitusprophylaxe und -therapie stellen hohe Anforderungen an die Fachpflegekräfte.

Zu den grundlegenden Prophylaxemaßnahmen gehören
- ▬ die regelmäßige Risikoeinstufung mit entsprechenden Scoring-Systemen,
- ▬ eine strukturierte Pflegeplanung- und -durchführung,
- ▬ die sorgfältige Dokumentation auffälliger Hautbefunde,
- ▬ die Beachtung einschlägiger Empfehlungen (nationale Expertenstandards, Einschätzungsskalen).

Trotz aller Sorgfalt und Umsicht können beim Intensivpatienten schwerwiegende Dekubitalulzerationen auftreten, die in enger Zusammenarbeit zwischen Fachpflegekräften, Ärzten und Wundexperten (Wundkonsildienst) behandelt werden müssen.

45.7.4 Prophylaxe der Harnwegsinfektionen

Die meisten Intensivpatienten benötigen einen Harnblasenkatheter. Er dient, neben der Urinableitung, der exakten Bilanzierung der Flüssigkeitsausfuhr. Weitere Indikationen sind Blasenentleerungsstörungen und die Ruhigstellung der Blase nach operativen Eingriffen.

Zwei Wege stehen für die Katheterisierung der Harnblase zur Verfügung:
- ▬ Durch die Harnröhre (transurethral)
- ▬ Durch suprapubische (oberhalb des Schambeins) Punktion

Die Gefahr einer Harnwegsinfektion durch den Katheter ist beim Intensivpatienten besonders hoch: Harnwegsinfekte gehören zu den häufigsten nosokomialen Infektionen (▶ Kap. 47) des Intensivpatienten und sind nicht selten Ausgangspunkt einer generalisierten Sepsis. Diese Gefahr ist bei der transurethralen Harnblasenkatheterisierung wesentlich höher als bei der suprapubischen. Darum wird die suprapubische Katheterdrainage als Alternative für den transurethralen Katheter empfohlen.

45.7.5 Obstipationsprophylaxe

Eine Obstipation tritt bei Intensivpatienten häufig auf. Sie wird durch Störungen der Motilität bzw. Verlangsamung der Peristaltik des Magen-Darm-Trakts hervorgerufen.

Begünstigende oder auslösende Faktoren sind folgende:
- ▬ Bettlägerigkeit
- ▬ Parenterale statt enterale Ernährung
- ▬ Reizung des Peritoneums durch Laparotomie bzw. Eingriffen im Abdomen
- ▬ Polytrauma
- ▬ Schädel-Hirn- oder Rückenmarktrauma
- ▬ Verletzungen oder Eingriffe mit großem retroperitonealem Hämatom
- ▬ Die Darmaktivität lähmende Wirkung von Medikamenten wie Opioiden, Clonidin, Dexmedetomidin, Propofol, Midazolam, Katecholaminen

- ▬ **Maßnahmen**

Die motilitätshemmende Wirkung von Medikamenten, besonders von **Opioiden**, sollte bei der Indikationsstellung und Dosierung berücksichtigt werden. Motilitätsfördernde Medikamente sollten von Beginn an ausreichend hoch dosiert werden. Bleibt die Wirkung mehrere Tage lang aus, sollte eine Medikamentenpause eingelegt

45

werden. Bei Patienten mit frischen Darmanastomosen dürfen abführende Maßnahmen nur nach Rücksprache mit dem Operateur erfolgen. Folgende Medikamente werden bei Motilitätsstörungen eingesetzt:

- Laxanzien
- Prokinetika
- Cholinesterasehemmer
- Erythromycin
- Opioidantagonisten

45.7.6 Stuhlinkontinenz

Bei Stuhlinkontinzenz und lang anhaltenden oder infektiösen Diarrhöen können Stuhldrainagesysteme eingesetzt werden, um die Fäzes kontrolliert abzuleiten. Hierdurch können Hautschäden vermieden, Infektionen verringert, der Patientenkomfort gesteigert und die Ausfuhrbilanz gesichert werden.

Für die Ableitung von Stuhl stehen Fäkalkollektoren als anklebbare Beutel oder vollständige, geschlossene Stuhldrainagesysteme mit blockbarem Darmrohr und Ablaufbeutel zur Verfügung.

Wichtig sind eine korrekte Indikationsstellung und Auswahl der Hilfsmittel.

Zu beachten: Herkömmliche Einmaldarmrohre dürfen nicht für die kontinuierliche Stuhldrainage eingesetzt werden.

45.7.7 Stressulkusprophylaxe (SUP)

Stress kann die Magenschleimhaut schädigen und zu Ulzerationen und Magenblutungen führen. Hohe Salzsäurekonzentration und schlechte Kapillardurchblutung der Magenschleimhaut beeinträchtigen die schützende Funktion des Schleims und begünstigen die Entwicklung von Ulzerationen.

- **Risikofaktoren für Stressulzera**
- Operationen, Polytrauma
- Sepsis, Schock
- Invasive Beatmung
- Gerinnungsstörungen, Antikoagulation
- Magen- oder Duodenalulkus in der Anamnese
- Therapie mit Kortikosteroiden
- COX-2-Hemmer-Therapie

- **Medikamentöse Prophylaxe**
Ziel ist die Anhebung des Magen-pH-Werts auf 4–6. Hierfür können folgende Medikamente eingesetzt werden:

- **Sucralfat** (z. B. Ulcogant): ein Aluminiumsalz, das einen Schutzfilm auf der Magenschleimhaut bildet.
- **Histaminrezeptor-2-Antagonisten** (z. B. Ranitidin, Cimetidin): hemmen die Histaminwirkung an den

H2-Rezeptoren. Hierdurch werden weniger H^+-Ionen freigesetzt und die Magensaftsekretion vermindert, außerdem die Pepsinproduktion.
- **Protonenpumpeninhibitoren (PPI):** hemmen die Magensäuresekretion und heben den pH-Wert des Magensafts an (z. B. Pantoprazol).

■ ■ **Bei welchen Patienten ist die Prophylaxe indiziert?**
Wichtigste Prophylaxemaßnahme ist die Behandlung der Grunderkrankung. Bei kritisch Kranken können zusätzlich die beschriebenen Medikamente eingesetzt werden. Hierbei sind die Interaktionen mit anderen Medikamenten zu beachten.

45.8 Spezielle Behandlungspflege

45.8.1 Fiebersenkende Maßnahmen

Fieber, der Anstieg der Körpertemperatur über den Wert von 38,5 °C, ist ein häufiges Zeichen beim Intensivpatienten. Es wird durch sog. „Pyrogene" ausgelöst und belastet den Stoffwechsel des Intensivpatienten; O_2-Bedarf, Atemarbeit und Herzarbeit nehmen zu. Unterschieden wird zwischen dem durch Infektionen bedingten Fieber und dem nicht durch Infektionen bedingtem Fieber. Bevor Fieber gesenkt wird, sollte die Ursache geklärt werden. Ansonsten wird das Fieber symptomatisch behandelt, und zwar durch Medikamente und durch physikalische Maßnahmen.

ⓘ **Dosierung fiebersenkender Medikamente (mit NSAR)**
- Metamizol: ca. 3–5 g/Tag, max. 70 mg/kg KG/Tag
- Paracetamol: ca. 4 g/Tag, max. 60 mg/kg KG/Tag

- **Physikalische Maßnahmen**
Sie werden v. a. bei hohem Fieber (> 39,5 °C) unterstützend eingesetzt. Gebräuchliche Maßnahmen sind Wadenwickel, Kühlelemente in den Leisten und abkühlende Waschungen. Da sie eine Gegenregulation mit Kältezittern und peripherer Vasokonstriktion auslösen, sollten sie nur bei analgosedierten Patienten angewandt werden, und dann auch nur nach Vorgabe eines Antipyretikums.

45.8.2 Steuerung der Katecholamintherapie

Katecholamine sind die Standardmedikamente für die Behandlung kardiovaskulär instabiler Patienten (Einzelheiten: ▶ Kap. 51). Ihre Dosierung muss häufig kurzfristig geändert werden; überschießende Reaktionen von Herz und Kreislauf sind keine Seltenheit.

Die verantwortliche Steuerung der Katecholamintherapie innerhalb vorgegebener Grenzen gehört zu den Aufgaben der Fachpflegekräfte. Nur so kann die Versorgung instabiler Patienten aufrechterhalten werden.

■ **Praktische Hinweise**
▬ Katecholamine werden wegen ihres extrem raschen Wirkungseintritts über Perfusoren zugeführt. Bolusinjektionen sind speziellen Notsituationen vorbehalten.
▬ Bei kardiovaskulär instabilen Patienten müssen die Perfusorspritzen überlappend gewechselt werden, um eine massiven Blutdruckabfall zu verhindern.

45.8.3 Wundbehandlung

Beim schwer erkrankten Intensivpatienten sind Wunden oder Hautinfektionen häufig. Alle offenen und alle infizierten Wunden müssen beim Intensivpatienten zumindest durch einen Verband abgedeckt werden. Der Wundverband dient bei offenen und infizierten Wunden folgenden **Zielen**:
▬ Schutz der Wunde vor Kontamination und mechanischer Reizung
▬ Ableitung von Sekret
▬ Förderung der Wundheilung
▬ Schutz der Umgebung vor Verunreinigung und Kontamination

Grundlage der Wundtherapie ist die sorgfältige Beobachtung der Wunde und die frühzeitige Diagnose von Wundheilungsstörungen oder Wundinfektionen. Die Wundtherapie muss strukturiert, standardisiert und patientenadaptiert durchgeführt werden. Sekundäre Wunden, z. B. bei chirurgischen Patienten, werden in der Wundtherapie wie chronische Wunden behandelt. Im Vordergrund steht die lokale Wundbehandlung, für die eine Vielzahl von Wundauflagen zur Verfügung steht. Systemische Faktoren wie ausreichender Ernährungsstatus, Druckentlastung und allgemeine Hygienemaßnahmen müssen dabei berücksichtigt werden.

Wundauflagen und -therapeutika werden in enger Zusammenarbeit von Behandlungsteam und Wundtherapeuten dem jeweiligen Wundzustand entsprechend eingesetzt. Erweiterte Maßnahmen sind chirurgisches Wunddebridement oder Vakuumversiegelungen.

Nachschlagen und Weiterlesen

Asmussen M (2009) Praxisbuch Kinaesthetics, 2. Aufl. Urban & Fischer, München

Braun J, Bein T, Wiese CHR et al (2011) Ernährungssonden bei kritisch kranken Patienten. Anaesthesist 60:352–365

Knipfer E, Kochs E (2014) Klinikleitfaden Intensivpflege, 5. Aufl. Urban & Fischer, München

Paula H (2007) Patientensicherheit und Risikomanagement. Springer, Berlin, Heidelberg, New York

Protz K, Timm JH (2014) Moderne Wundversorgung, 7. Aufl. Urban & Fischer, München

Riccabona M (2012) Akutes schweres Lungenversagen. Pro Care 17:12–19

Rothaug O, Kaltwasser A, Dubb R et al (2010) Kontinuierliches Stuhldrainagesystem im intensivtherapeutischen Bereich. Intensivmed Notfallmed 47:452–462 (https://link.springer.com/article/10.1007/s00390-009-0122-4, Zugegriffen: 05. Februar 2021)

Specht-Tomann M, Tropper D (2011) Hilfreiche Gespräche und heilsame Berührungen im Pflegealltag, 4. Aufl. Springer, Berlin, Heidelberg, New York

Internet

Arbeitsgemeinschaft der Wissenschaftlichen Medizinischen Fachgesellschaften e. V. (AWMF) (2015) S3-Leitlinie: Prophylaxe der venösen Thromboembolie. https://www.awmf.org/leitlinien/detail/ll/003-001.html. Zugegriffen: 5. Febr. 2021

Deutsche Gesellschaft für Anästhesiologie und Intensivmedizin e. V. (DGAI) (2015) S2e-Leitlinie: Lagerungstherapie und Frühmobilisation zur Prophylaxe oder Therapie von pulmonalen Funktionsstörungen. https://www.awmf.org/leitlinien/detail/ll/001-015.html. Zugegriffen: 5. Febr. 2021

Deutsche Gesellschaft für Anästhesiologie und Intensivmedizin e. V. (DGAI) (2017) S3-Leitlinie: Invasive Beatmung und Einsatz extrakorporaler Verfahren bei akuter respiratorischer Insuffizienz. https://www.awmf.org/leitlinien/detail/ll/001-021.html. Zugegriffen: 5. Febr. 2021

Deutsche Interdisziplinäre Vereinigung für Intensiv- und Notfallmedizin (DIVI) (2010) Empfehlungen zur Struktur und Ausstattung von Intensivtherapiestationen. https://www.divi.de/joomlatools-files/docman-files/publikationen/intensivmedizin/20101130-publikationen-empfehlungen-zur-struktur-v-intensivstationen-langversion.pdf. Zugegriffen: 5. Febr. 2021

Deutsche Sepsis-Gesellschaft e. V. (2018) S3-Leitlinie: Sepsis – Prävention, Diagnose, Therapie und Nachsorge. https://www.awmf.org/leitlinien/detail/ll/079-001.html. Zugegriffen: 5. Febr. 2021

Deutsches Netzwerk für Qualitätsentwicklung in der Pflege (DNQP) (2010) Expertenstandard Dekubitusprophylaxe in der Pflege. https://www.dnqp.de/expertenstandards-und-auditinstrumente/. Zugegriffen: 5. Febr. 2021

von Dossow V, Zwißler B (2016) DGAInfo: Empfehlung: Strukturierte Patientenübergabe in der perioperativen Phase – Das SBAR-Konzept. https://www.ai-online.info/archiv/2016/02-2016/strukturierte-patientenuebergabe-in-der-perioperativen-phase-das-sbar-konzept.html. Zugegriffen: 5. Febr. 2021

Medizinischer Dienst der Spitzenverbände der Krankenkassen e. V. (2005) Grundsatzstellungnahme Pflegeprozess und Dokumentation: Handlungsempfehlungen zur Professionalisierung und Qualitätssicherung in der Pflege. https://www.mds-ev.de/fileadmin/dokumente/Publikationen/SPV/Grundsatzstellungnahmen/30_Pflegeprozess_Dok_2005.pdf. Zugegriffen: 5. Febr. 2021

Österreichische Gesellschaft für Wundbehandlung (AWA) (2009) Leitlinie Dekubitusprävention. http://www.a-w-a.at/publikationenleitlinien/. Zugegriffen: 5. Febr. 2021

Mobilisierung des Intensivpatienten

Reinhard Larsen

Inhaltsverzeichnis

Unter Mitarbeit von O. Rothaug, T. Müller-Wolff

R. Larsen, T. Fink, T. Müller-Wolff (Hrsg.), *Larsens Anästhesie und Intensivmedizin für die Fachpflege*,
https://doi.org/10.1007/978-3-662-63127-0_46

Immobilisierung führt bei Intensivpatienten zu zahlreichen Störungen und Komplikationen. Durch frühe Mobilisierung und Physiotherapie sollen immobilitätsbedingte Schädigungen verhindert oder begrenzt werden. Mobilisierungsmaßnahmen gehören zu den wesentlichen Aufgabe der Fachpflege. Physiotherapie setzt dagegen eine spezielle Ausbildung voraus und wird daher von Physiotherapeuten durchgeführt.

46.1 Auswirkungen der Immobilisierung

Die Immobilisierung eines Patienten kann zu schwerwiegenden Komplikationen führen und hierdurch den Heilungsprozess erheblich verzögern. Erste negative Auswirkungen der Immobilität können bereits nach 2 Tagen einsetzen und im Extremfall Ursache weiterer Immobilität sein. Nahezu jedes Organ bzw. Organsystem ist bei körperlicher Immobilität von einer funktionellen Verschlechterung betroffen.

Mögliche Folgen der längeren Immobilität beim Intensivpatienten

- **Bewegungsapparat:**
  - Aktivitätsintoleranz
  - Muskelschwäche und Muskelatrophie
  - Gelenkkontrakturen, Gelenkknorpeldegeneration
  - Knochendemineralisierung
  - Periphere Nervenverletzungen
  - Degenerationen
- **Herz-Kreislauf-System:**
  - Orthostatische Hypotension
  - Vermindertes Schlagvolumen, erhöhte Herzfrequenz
  - Thromboembolische Erkrankungen
  - Störungen der Mikrozirkulation
  - Verschiebung von Plasma in den extrazellulären Raum
  - Verschiebung von Körperflüssigkeiten und Elektrolyten
- **Lungenfunktion:**
  - Sekretverhalt
  - Atelektasen
  - Abnahme aller Atemvolumina
  - Atrophie der Atemmuskulatur einschließlich Zwerchfell
- **Verdauungssystem:**
  - Abnahme der Magensekretion und Peristaltik
  - Obstipation
  - Insulinresistenz
- **Zentrales Nervensystem:**
  - Gleichgewichtsstörungen
  - Sensorische Deprivation (Depression)
- **Zerebraler Status:**
  - Delir
  - Desorientierung
  - Kognitive Dysfunktion
  - Angst
  - Depression
  - Schlafstörungen
- **Sonstiges:**
  - Systemische Entzündungen
  - Druckulzerationen prädestinierter Stellen (über Knochenvorsprüngen)
  - Periphere Ödembildung

46.1.1 Critical-Illness-Myopathie und Critical-Illness-Polyneuropathie

Diese beiden neuromuskulären Erkrankungen des Intensivpatienten entstehen schleichend, erschweren die Entwöhnung vom Respirator erheblich und verlängern die Dauer der Intensivbehandlung. Beide Erkrankung sind reversibel, der natürliche Verlauf kann sich jedoch über Monate und Jahre erstrecken.

- **Risikofaktoren**
- Sepsis und Multiorganversagen
- Längere Zufuhr von Kortikosteroiden und von nichtdepolarisierenden (ND-)Muskelrelaxanzien
- Immobilisierung
- Organtransplantationen
- Status asthmaticus

Critical-Illness-Polyneuropathie
Die Critical-Illness-Polyneuropathie des Intensivpatienten ist eine Erkrankung der peripheren **Nerven,** vermutlich ausgelöst durch Mikrozirkulationsstörungen und Entzündungsreaktionen:
- Kennzeichen: schlaffe Lähmungen und starke Muskelatrophien
- Diagnose: Neurografie und Elektromyografie
- Therapie: symptomatisch; keine spezifische Therapie bekannt

Critical-Illness-Myopathie
Erkrankung der **Muskulatur** nach längerer Intensivbehandlung, gekennzeichnet durch diffuse Muskelschädigung, vermutlich durch Mikrozirkulationsstörungen mit Muskelschwäche:
- Kennzeichen: Muskelschwäche, Sensibilitätsstörungen und Muskelatrophien
- Diagnose: histologisch
- Therapie: unspezifisch; keine spezifische Therapie bekannt

46

46.2 Frühmobilisation

Eine längere Inaktivität des Intensivpatienten führt zu Muskelatrophie, Muskelfunktionsstörungen und Abnahme der Muskelkraft („ICU-erworbene Muskelschwäche"). Begünstigende Faktoren sind Entzündungsreaktionen und verschiedene Medikamente, u. a. Kortikosteroide, ND-Muskelrelaxanzien und Antibiotika.

Durch frühe Mobilisierung auch des beatmeten Patienten wird vermutlich der Heilungsprozess unterstützt und die Komplikationsrate vermindert.

> **Definition**
>
> Die **Frühmobilisation** ist eine pflegerische oder therapeutische Maßnahme, die *innerhalb von 72 h* nach Aufnahme des Patienten in die Intensivstation begonnen wird, um vorübergehende Beeinträchtigungen von Körperfunktionen und -strukturen zu beheben (DGAI-Leitlinie).

Die Frühmobilisation ist grundsätzlich bei allen Intensivpatienten indiziert, sofern keine Ausschlusskriterien vorliegen.

Zu beachten: Intubation und maschinelle Beatmung sind keine Kontraindikationen für eine Frühmobilisation!

46.2.1 Ziele der Frühmobilisation

Durch Frühmobilisierung soll der Intensivpatient seine **körperliche Eigenaktivität** oder Mobilität erhalten oder zurückerlangen. Hierdurch können im günstigen Fall immobilisations- und krankheitsbedingte Komplikationen und Schädigungen verhindert oder ihre Auswirkungen abgeschwächt werden. Die Maßnahmen der Frühmobilisation müssen dem jeweiligen Krankheitszustand des Patienten angepasst werden. Hierfür ist eine enge Zusammenarbeit zwischen Intensivpflege und Physiotherapie im Rahmen eines gemeinsam festgelegten Mobilisierungskonzepts erforderlich.

46.2.2 Welche Maßnahmen gehören zur Mobilisierung?

Zur Mobilisierung gehören
- alle aktiven Bewegungen,
- alle aktiven Bewegungen, die teilweise unterstützt werden,
- alle passiven Bewegungen, die aktiv angeleitet werden.

Hierbei können folgende Mobilisierungsstufen unterschieden werden:

> **ICU-Mobilisierungsskala**
> - 0 Keine Mobilisierung; passives Lagern oder Durchbewegen möglich.
> - 1 Sitzen im Bett oder aktive Übungen im Bett.
> - 2 Passiv in einen Stuhl setzen.
> - 3 An der Bettkante sitzen, wenn erforderlich mit Unterstützung.
> - 4 Vor dem Bett stehen, mit oder ohne Hilfe.
> - 5 Aktiver Transfer in den Stuhl: Patient bewegt sich selbst zum Stuhl.
> - 6 Auf der Stelle gehen (jedes Bein 2 Schritte), mit oder ohne Unterstützung.
> - 7 Gehen mit Unterstützung durch 2 oder mehr Personen mehr als 5 m.
> - 8 Gehen mit Unterstützung durch 1 Person, mehr als 5 m.
> - 9 Gehen mit Gehhilfe, mehr als 5 m.
> - 10 Unabhängiges Gehen ohne Gehhilfe oder Unterstützung, mindestens 5 m.

46.2.3 Praxis

Die Frühmobilisation erfordert einen hohen personellen und materiellen Aufwand, um die Sicherheit des Patienten zu gewährleisten.

- **Voraussetzungen der Frühmobilisierung**
- Für die Frühmobilisierung muss der Patient kreislaufstabil und schmerzfrei sein.
- Die Zuleitungen und der Tubus müssen vorher ausreichend gesichert werden.
- Die Maßnahmen selbst sollten durch ein geschultes und erfahrenes Team anhand eines **strukturierten Protokolls** erfolgen.

- **Mobilisationshilfsmittel**
- Spezielle Betten zur schnellen, personalunabhängigen Herstellung einer adäquaten Sitzposition
- Drehscheibe (Transferhilfe bei fixierten Füßen)
- Rollbrett (Transferhilfe vom Bett in den Sessel)
- Gleitbrett (Transferhilfe bei Instabilität in den Beinen)
- Rollator, Gehwagen
- Lifter, Aufstehlifter
- Stehtische
- Rollstuhl bzw. Mobilisationssessel

- **Hindernisse bei der Frühmobilisation**
Zahlreiche Hindernisse – medizinischer, technischer oder auch psychologischer Natur – lassen sich bei be-

wegungsfördernden Maßnahmen auf der Intensivstation beobachten. Hierzu gehören

- die persönliche Einstellung des Betreuenden zur Aufgabe der Frühmobilisation beatmeter Patienten: falsche Annahme, bei beatmeten Patienten sei Bettruhe erforderlich,
- bewegungsfördernde Maßnahmen werden den physiotherapeutischen Aufgaben zugeordnet,
- Sicherheitsbedenken bezüglich der Zu- und Ableitungen, insbesondere des Beatmungszugangs,
- instabiler hämodynamischer, pulmonaler oder neurologischer Zustand des Patienten,
- Auswirkungen der Analgosedierung,
- körperliche Konstitution (neuromuskulär, Körpergewicht) des Patienten,
- ungenügende personelle Besetzung,
- Rahmenbedingungen, Kultur (mangelnde Prioritätensetzung), Hilfsmittel der Abteilung,
- fehlendes Mobilisationskonzept.

- **Komplikationen**
- Blutdruckabfall, Ohnmacht
- Abfall der O_2-Sättigung
- Sturz
- Dislokation von Gefäßkathetern, Extubation
- Herz-Kreislauf-Stillstand

46.3 Prävention von Sekundärkomplikationen

Sekundärkomplikationen können die Schwere der Erkrankung verstärken und die Aufenthaltsdauer des Patienten verlängern. Für die Prävention kommen die folgenden Maßnahmen in Betracht:
- Funktions- und Bewegungserhalt
- Krafterhalt
- Ausdauertraining
- Atemtherapie

46.3.1 Funktions- und Bewegungserhalt

Immobilität ist ein wesentlicher Auslöser von **Kontrakturen** bei Intensivpatienten. Begünstigend wirken Alter, Medikamente und Begleiterkrankungen. Geeignete Behandlungs- und Prophylaxemaßnahmen sind passive Bewegungsübungen in physiologischen Bewegungsmustern. Die Extremitäten, aber auch der Rumpf müssen durch die Physiotherapie passiv assistierend, am besten aber **aktiv anleitend** vom Patienten selbst in alle Richtungen bewegt werden. Unterstützend wirken dabei passive Bewegungsschienen für die Extremitäten oder Radergometer.

46.3.2 Krafterhalt

Intensivpatienten verlieren durch Immobilität sehr rasch an Muskelkraft. Daher muss in allen Stadien der Erkrankung und Einschränkung versucht werden, die Muskelkraft zu erhalten. Zur Erhebung des Kraftstatus wird ein einfacher Test verwendet. Der Untersucher gibt dem Patienten manuelle Widerstände und beurteilt die Muskelkraft nach Muskelfunktionstest mit Noten von 0 bis 5.

Um den Kraftverlust zu verhindern, sollte man dem Patienten nicht mehr Aufgaben abnehmen als notwendig. Zum anderen sollte die Anordnung von Physiotherapie aber durch den Arzt erfolgen. Mithilfe der Physiotherapie kann präventiv durch ein individuelles Übungsprogramm die Kraft erhalten oder – bei Kraftverlust – auch ein Kraftaufbau mit den Patienten erarbeitet werden.

Eine Voraussetzung für die Kräftigung der Muskulatur ist die freie Beweglichkeit der Extremitäten oder des Rumpfes. Sie muss primär durch Bewegungsübungen erarbeitet werden, bevor die Kräftigung beginnen kann. Immobile Körperteile können durch Isometrie oder Elektrotherapie zum Krafterhalt stimuliert werden, wenn sie z. B. ruhiggestellt werden müssen. Kräftigung kann weiterhin durch manuelle Widerstände des Therapeuten oder durch Anwendung von Hilfsmitteln erfolgen.

Die Kräftigung der Muskulatur, besonders der Inspirationsmuskulatur, kann die Entwöhnung von der maschinellen Beatmung (▸ Kap. 62) unterstützen. Denn nicht nur die Kraft der Extremitäten nimmt beim Intensivpatienten ab, sondern auch die inspiratorische Muskelkraft. Und ohne ausreichende Kraft der Atemmuskulatur ist die Entwöhnung zum Scheitern verurteilt!

46.3.3 Physiotherapeutische Hilfsmittel

Zur Grundausstattung der Physiotherapie gehören folgende Hilfsmittel:
- Softbälle (Handübungen)
- Therabänder
- Hanteln bzw. Unterarmgewichte
- Arm- und Beinergometer, Beinstepper (für die Therapie im Bett und/oder Sessel)

Therapeutische Hilfsmittel können sehr unterschiedlich sein. Je nach Ausstattung der Abteilung oder Station sollte man die vorhandenen Hilfsmittel nutzen. **Softbälle** mit einer geringen Größe (Durchmesser 6 cm, ca. Tennisballgröße) können für Handübungen (Kneten, Greifen) genutzt werden. Es ist wichtig, nach den Übungen die Bewegung zum Öffnen der Hände ebenfalls zu trainieren, ansonsten kann eine schmerzhafte Überlastung der Handbeuger entstehen. Empfehlenswert ist eine Intervallübung von 10-maligem Kneten und 10-maligem

46

Öffnen der Hand mit einer Wiederholungssequenz von 3 Einheiten.

Therabandübungen können für alle Muskelgruppen verwendet werden. Therabänder werden auch als „Fitnessstudio im Miniformat" bezeichnet. Alle Übungen, die an Fitness- und Kraftgeräten trainiert werden, können mit dem Theraband imitiert werden. Eine korrekte Anleitung ist hier von großer Bedeutung, um einen positiven Effekt zu erzielen. Die Handhabung des Therabands zu Kräftigungsübungen sollte von Physiotherapeuten angeleitet und kontrolliert werden. Der Physiotherapeut sollte auch über die Stärke des Bands entscheiden. Verschiedene Farben geben die Dichte des Materials an und somit die Stärke des Widerstands. Empfehlenswert sind gelbe Bänder, die einen leichten Widerstand aufweisen und die initiale Kräftigung unterstützen.

Hanteln und Gewichte sind unspezifischere Widerstände als das Theraband. Sie können v. a. zur Kräftigung der oberen Extremität eingesetzt werden. Die Handhabung ist nicht schwierig, und die meisten Patienten verstehen den Gebrauch der Hanteln ohne größere Erklärungen. So können angeleitete Übungen schnell als Eigenübungen weitergeführt werden und den Therapieverlauf unterstützen. Auf einer Intensivstation sollten kleinere Gewichte für das Krafttraining verwendet werden (250 bis 1000 g).

Das **Arm- und Beinergometer** kann ebenfalls zur Kräftigung und zum Erhalt der Extremitätenbeweglichkeit eingesetzt werden. Das Beinergometer kann aktiv sowie passiv genutzt werden und ermöglicht den Erhalt oder die Wiedererlangung der Kraft der Oberschenkelmuskulatur. Diese Muskelgruppe ist v. a. für das Gehen und Stehen von Patienten von Bedeutung, die noch nicht aus dem Bett heraus mobilisiert werden können. Die Übungen sollten als Kraftausdauereinheit betrachtet werden (▶ Abschn. 46.3.4).

46.3.4 Ausdauertraining

Mit einem Ausdauertraining kann der körperliche Abbau verhindert oder die Kraftausdauer wiederhergestellt werden. Das Training kann als Intervall- oder als Dauermethode gestaltet werden. Ein Intervalltraining besteht aus einer Sequenz mit einer bestimmten Dauer der Belastung und einer anschließenden Erholungspause. Diese Pause liegt zumeist im selben Zeitintervall wie die Belastungssequenz. Die Prozedur wird 3- bis 5-mal wiederholt. Anschließend erfolgt eine längere Erholungspause.

Radergometer gibt es als Arm- oder Beinergometer. Sie werden auch als Fahrradergometer bezeichnet. Beim Intensivpatienten können die Geräte im Bett oder im Sessel eingesetzt werden. Ein Ausdauertraining sollte sehr früh beginnen. Bei computergestützten Radergometern können individuelle Trainingsprogramme erstellt und auf einer Chipkarte gespeichert werden. Die Patienten können dann nach der Intervall- oder Dauermethode ein spezifisches Training absolvieren. Im Anschluss kann das Rad auch passiv verwendet werden. Das Rad steuert die Drehbewegung, und der Benutzer wird passiv bewegt. Die Einstellung kann in diesem Fall als Abkühlung („cool down") verwendet werden.

Nachschlagen und Weiterlesen

Braxenthaler M, Stöver K, Süssenguth M et al (2016) Manual Physiotherapie in der Intensivmedizin: Basiswissen für Physiotherapeuten und Physiotherapeutinnen für ein sicheres und effektives Arbeiten am Intensivpatienten im interprofessionellen Team. Medizinisch Wissenschaftliche Verlagsgesellschaft, Berlin

Fuest K, Schaller S (2019) Frühmobilisation auf der Intensivstation. Wo ist die Evidenz? Med Klin Intensivmed Notfmed 114:759–764

Nessizius S, Rottensteiner C, Nydahl P (2017) Frührehabilitation in der Intensivmedizin. Interprofessionelles Management. Urban & Fischer, München

Nydahl P, Dubb R, Filipovic S et al (2016) Algorithmen und Checklisten unterstützen Frühmobilisierung. Pflegen Intensiv 4:12–19 (http://www.fruehmobilisierung.de/Fruehmobilisierung/Algorithmen_files/PI_04_2016_Nydahl_Fruehmobilisierung_12_19.pdf, Zugegriffen: 05. Februar 2021)

Nydahl P, Dewes M, Rothaug O et al (2016) Frühmobilisierung – Zuständigkeiten, Verantwortung, Meilensteine. Med Klin Intensivmed Notfmed 111:153–159

Van den Berg F (2016) Physiotherapie für alle Körpersysteme. Evidenzbasierte Tests und Therapie. Thieme, Stuttgart

Weiterer S, Trierweiler-Hauke B, Hecker A et al (2012) Frühmobilisierung des chirurgischen Intensivpatienten. Intensivmed Up2date 8:165–180

Internet

Deutsche Gesellschaft für Anästhesiologie und Intensivmedizin e. V. (DGAI) (2015) S2e-Leitlinie: Lagerungstherapie und Frühmobilisation zur Prophylaxe oder Therapie von pulmonalen Funktionsstörungen. https://www.awmf.org/leitlinien/detail/ll/001-015.html. Zugegriffen: 5. Febr. 2021

Nydahl P (2021) Deutsches Netzwerk Frühmobilisierung beatmeter Patienten. http://www.fruehmobilisierung.de/Fruehmobilisierung/Start.html. Zugegriffen: 5. Febr. 2021

Hygiene, Infektionen und Antibiotikatherapie

Reinhard Larsen, Frederic Albrecht, Tobias Fink

Inhaltsverzeichnis

© Der/die Herausgeber bzw. der/die Autor(en), exklusiv lizenziert durch Springer-Verlag GmbH, DE, ein Teil von Springer Nature 2021
R. Larsen, T. Fink, T. Müller-Wolff (Hrsg.), *Larsens Anästhesie und Intensivmedizin für die Fachpflege*,
https://doi.org/10.1007/978-3-662-63127-0_47

Intensivpatienten weisen ein hohes Infektionsrisiko auf, besonders auf operativen Intensivstationen. Die wichtigsten Risikofaktoren sind hohes Lebensalter, die eigentliche Erkrankung, operative Eingriffe sowie pflegerische, diagnostische und therapeutische Maßnahmen. Durch ein klar strukturiertes Konzept sinnvoller Hygienemaßnahmen, an dem sich alle auf der Intensivstation tätigen Personen beteiligen, kann das Infektionsrisiko für den Intensivpatienten erheblich gesenkt werden.

47.1 Krankenhausinfektionen

Bei etwa der Hälfte aller Intensivpatienten besteht zu einem gegebenen Zeitpunkt eine Infektion. Eine herausragende Rolle spielen hierbei sog. „nosokomiale (krankenhauserworbene) Infektionen".

Definition

Eine Infektion wird als **nosokomial** bezeichnet, wenn sie bei der Aufnahme des Patienten ins Krankenhaus weder vorhanden war noch der Patient sich in der Inkubationsphase befand. Der Tag mit dem 1. Symptom (= Infektionstag) ist frühestens der 3. Tag des Krankenhausaufenthalts.

Nosokomiale Infektionen sind eine häufige Komplikation beim Intensivpatienten (insgesamt ca. 21 %), durch die der Krankheitsverlauf verlängert und die Sterblichkeitsrate erhöht wird. Die Häufigkeit von im Krankenhaus erworbenen Infektionen durch Mikroorganismen beträgt in Deutschland etwa 10 %, in Risikobereichen wie der Intensivstation bis zu 30 %.

Die Letalität der nosokomialen Infektion ist hoch: Mehr als 30.000 Patienten sterben pro Jahr direkt an den Folgen einer nosokomialen Infektion. Um diese erschreckend hohe Zahl zu senken, müssen bestimmte hygienische Regeln und Maßnahmen strikt eingehalten werden. Diese hygienischen Maßnahmen dienen der primären Prävention, d. h. der Verhütung nosokomialer Infektionskrankheiten, und sind Aufgabe aller in einer Intensivstation tätigen Personen.

47.1.1 Erreger

Die Erreger nosokomialer Infektionen sind klinikgebunden (jedoch verschleppbar), breiten sich außerhalb des Körpers an zahlreichen Stellen des Krankenhauses aus, können sich auf Haut und Schleimhäuten des Personals ansiedeln und vermehren, ohne bei den Trägern Krankheiten hervorzurufen (unverdächtige Keimüberträger!). Sie weisen oft eine mehrfache Resistenz gegenüber Antibiotika sowie eine hohe Infektiosität auf.

Die wichtigsten Erreger nosokomialer Infektionen sind
- gramnegative Bakterien:
  - Pseudomonaden
  - Enterobacter
  - Escherichia coli (E. coli)
  - Proteus
  - Klebsiellen
- grampositive Bakterien:
  - Staphylococcus aureus
  - Staphylococcus epidermidis
  - Streptokokken
  - Pneumokokken
  - Enterokokken
  - Clostridien

Wichtig ist, dass die meisten gramnegativen Sepsiserreger zur physiologischen Darmflora gehören und damit nur fakultativ pathogen sind.

Resistenz

Eine wichtige Besonderheit nosokomialer Erreger ist ihre Resistenz (Widerstandsfähigkeit) und Mehrfachresistenz gegen Antibiotika, durch die insbesondere der schwer kranke Intensivpatient gefährdet wird.

Definition

Eine **Resistenz** des Erregers liegt vor, wenn ein Therapieversagen bei erhöhter Antibiotikaexposition sehr wahrscheinlich ist.

Antibiotikaresistenzen dienen zum Schutz des Bakteriums gegen andere Mikroorganismen und kommen natürlich in der Umwelt vor. Die Resistenzentwicklung ist Folge der (oft leichtfertigen) Anwendung von Antibiotika, die zu einer Selektion besonders widerstandsfähiger Erreger geführt hat.

Neben den Bakterien gehören auch noch *Pilze* (Candida- und Aspergillus-Spezies) und *Viren* (u. a. respiratorische Viren, Influenzaviren etc.) zu den nosokomialen Krankheitserregern.

47.1.2 Infektionsquellen

Die wichtigsten Infektionsquellen auf Intensivstationen sind
- Patient,
- Personal,
- Besucher,
- Blut- und Organspender,
- Harnblasenkatheter,
- zentraler Venenkatheter,
- Instrumente und Geräte,

47

- Medikamente und Infusionen,
- Luft.

Patient

Häufigste und wichtigste Infektionsquelle ist der Patient selbst: bei 50–80 % der nosokomialen Infektionen stammen die Erreger aus dem Gastrointestinaltrakt oder von der Haut des Patienten (endogene Infektion). Ein Teil dieser Erreger gehört zur physiologischen Flora des Darmtrakts und ist nur fakultativ pathogen, z. B. bei geschwächter Abwehrlage. Ein weiterer Teil stammt aus einer unphysiologischen Besiedelung der Haut und der Schleimhäute während der Intensivbehandlungszeit (Kolonisation). Der Vorgang der Infektion mit eigenen Bakterien wird als *Autoinfektion* bezeichnet, die Übertragung der Erreger von einem Patienten zum anderen mit nachfolgender Infektion als *Kreuzinfektion*. Wichtigstes Transportmittel sind hierbei die *Hände des Pflegepersonals und der Ärzte*. Die Erreger werden v. a. mit dem Stuhl, Sekreten und Exkreten ausgeschieden.

Personal

Die Ansteckung des Patienten durch Pflegepersonal und Ärzte als gesunde Keimträger spielt in der Intensivmedizin eine untergeordnete Rolle. Dennoch müssen Ausscheider pathogener Bakterien (Personal, Besucher) von der Intensivstation ferngehalten werden. Alle Personen, bei denen der Verdacht auf eine Infektionskrankheit besteht (Keimausscheidung während der Inkubationszeit), sollten direkten Patientenkontakt unterlassen.

Kontamination

Die Besiedelung von Kathetern, Tuben, Drainagen, Geräten, Instrumenten, Infusionslösungen, Medikamenten, Wasser, Arbeitsflächen, Fußböden usw. durch Anflugbzw. Kontaktkeime wird als Kontamination bezeichnet. *Feuchtigkeit* als begünstigender Faktor ist hierbei von großer Bedeutung, denn es werden überwiegend Nasskeime (v. a. gramnegative Bakterien wie E. coli, Pseudomonas und Klebsiellen) übertragen.

Zu beachten: Grundsätzlich sind die Kontaminationsmöglichkeiten nahezu unbegrenzt, jedoch sollte die Infektion des Intensivpatienten durch kontaminierte Quellen bei entsprechender Qualität der Hygienekontrolle auf ein Minimum reduziert werden.

47.1.3 Übertragungswege

Die wichtigsten Übertragungswege für nosokomiale Erreger sind

- Kontaktinfektion,
- aerogene Infektion,
- Nahrungsmittelinfektion,
- transmissive Infektion.

Hiervon spielt die nosokomiale Kontaktinfektion eine herausragende Rolle.

Kontakt- oder Schmierinfektion

Über 90 % aller nosokomialen Infektionskrankheiten werden durch Kontakt übertragen, und zwar in folgender Weise:

- Direkter Kontakt mit der Infektionsquelle; dies können Patient, Personal oder Besucher sein.
- Direkte Übertragung durch eine kontaminierte Quelle, z. B. Instrumente, Geräte, Infusionslösungen, Medikamente.
- Indirekt über eine kontaminierte Quelle, die nicht in unmittelbarem Kontakt mit dem Patienten steht, sondern ein Transportmittel benötigt.

> Die Kreuzinfektion erfolgt v. a. durch die ungeschützten Hände des Personals. Ihre Verhütung ist von allergrößter Bedeutung für den Intensivpatienten.

Weitere Übertragungswege

■ Aerogene Infektion

Die Übertragung von nosokomialen Erregern durch die Luft (aerogen) ist mit ca. 10 % aller Erkrankungen relativ selten. Übertragungswege sind defekte Klimaanlage, Zugluft, Tröpfcheninfektion durch Staub.

■ Nahrungsmittelinfektion

Sie wird durch Nahrungsmittel und Trinkwasser übertragen. Eintrittspforte ist der Mund, Ursache ist eine schlechte Krankenhaushygiene!

■ Transmissive Infektion

Die Übertragung erfolgt z. B. durch Fliegen und Kakerlaken. Sie ist in der Intensivmedizin von außerordentlich geringer Bedeutung, jedoch möglich.

Eintrittsstellen nosokomialer Erreger

Grundsätzlich können die Erreger über die natürlichen Körperöffnungen in den Organismus eintreten. Beim Intensivpatienten spielen außerdem alle künstlich geschaffenen Zugänge in den Körper eine wichtige Rolle. Hierzu gehören z. B.

- Blasenkatheter,
- Endotrachealtubus und Trachealkanüle,
- zentraler Venenkatheter,
- arterielle Kanüle,
- Drainagen und Sonden.

■ Harnwegskatheter

Die Infektionsrate durch Harnwegskatheter ist hoch. Im Allgemeinen tritt bereits innerhalb von 3 Tagen eine bakterielle Kontamination des Urins auf. Nicht selten wird hierdurch beim Intensivpatienten eine generalisierte Sepsis ausgelöst.

■ **Endotrachealtubus und Trachealkanüle**

Tubus und Kanüle erhöhen das Infektionsrisiko. Bei geschädigter Schleimhaut oder traumatischer Verletzung der Atemwege (z. B. schwierige Intubation, Tracheotomie), Aspiration oder regelmäßigem endotrachealem Absaugen wird das Infektionsrisiko zusätzlich erhöht.

> ❯❯ Je länger die endotracheale Intubationszeit, desto größer die Gefahr der Schleimhautschädigung und desto höher die Wahrscheinlichkeit einer Infektion! Darum sollte der Patient so früh wie gefahrlos möglich extubiert werden.

■ **Arterien- und Venenkatheter**

Auch sie sind potenzielle Eintrittspforten für nosokomiale Erreger. Eitrige oder gerötete Punktionsstellen, Rötung, Überwärmung und Schmerzen im Bereich des Katheters sowie Fieber können Hinweise auf Katheterinfektionen geben. Der Nachweis erfolgt durch mikrobiologische Untersuchung von Blutkulturen und Katheterspitzen.

47.1.4 Begünstigende Faktoren

Intensivpatienten sind bereits durch ihre Grunderkrankung, die zur Aufnahme führte, besonders infektionsgefährdet. Vermutlich beruht die Anfälligkeit auf einer Schwächung ihrer Abwehrkräfte und den künstlich geschaffenen (invasiven) Eintrittspforten sowie auf dem Einsatz von Antibiotika. Warum die Abwehrkräfte des Patienten vermindert sind, ist nicht vollständig geklärt, jedoch sind zahlreiche begünstigende **Risikofaktoren** bekannt. Hierzu gehören u. a.

- extreme Altersgruppen: Frühgeborene, alte Patienten,
- schweres Trauma oder Polytrauma,
- große chirurgische Eingriffe,
- Verbrennungen,
- unzureichende Ernährung,
- schlechter Allgemeinzustand bzw. Kachexie bei Aufnahme,
- chronisches Nierenversagen,
- Diabetes mellitus,
- Therapie mit Immunsuppressiva (Organtransplantationen), Zytostatika, Kortikosteroiden,
- bösartige Erkrankungen,
- Bestrahlungstherapie.

■ **Schwere Traumen**

Polytrauma, ausgedehnte operative Eingriffe und Verbrennungen beeinträchtigen die Immunreaktion des Organismus und vermindern die Bildung von Antikörpern. Außerdem wird die Funktion der Leukozyten beeinträchtigt.

■ **Mangelernährung**

Ein wichtiger Faktor für gesteigerte Infektanfälligkeit des Intensivpatienten ist die Mangelernährung. Eine bedarfsadaptierte Nährstoffzufuhr – auch bei übergewichtigen Patienten – soll an die Krankheitsphase und Schwere der Erkrankung angepasst werden. Keineswegs darf die Intensivtherapie mit einer „Abmagerungskur" kombiniert werden. Dialysepflichtige Patienten weisen ein sehr hohes Infektionsrisiko auf, bedingt durch die Grunderkrankung, die erhöhte Gefahr der Mangelernährung (Vitamin- und Eiweißverluste durch die Dialyse) und durch die künstlichen Zugänge zum Körper wie arteriovenöse Shunts, Peritonealdialyse, Dialysekatheter.

47.1.5 Häufige nosokomiale Infektionen

Die häufigsten nosokomialen Infektionen beim Intensivpatienten sind

- Harnwegsinfektionen,
- untere Atemwegsinfektionen, Pneumonien,
- Wundinfektionen,
- Sepsis.

Harnwegsinfektionen

Bei nahezu allen Intensivpatienten mit Harnwegskathetern treten innerhalb weniger Tage nach der Katheterisierung Bakterien (E. coli, Klebsiellen, Enterokokken, Enterobacter, Serratia, Proteus und Pseudomonas) und Pilze (Candida albicans) im Urin auf. Sie gelangen beim Vorschieben des Katheters in die Harnblase, können jedoch auch am Katheter entlang in die Harnblase gelangen. Ein vermeidbarer Infektionsweg ist der Rückstrom von Urin aus dem Sammelgefäß in die Harnblase.

Atemwegsinfektionen und Pneumonien

Sie treten besonders während der Beatmungs- und Inhalationstherapie auf. Eine bakterielle Besiedelung des unteren Respirationstrakts ist bei prolongierter Beatmung kaum zu verhindern. Die häufigsten Keime sind: Staphylokokken, Pseudomonas, Klebsiellen und andere Enterobakterien. Sie stammen zumeist vom Patienten selbst, können aber auch durch Kreuzinfektion (z. B. Sekrete intubierter Nachbarpatienten) übertragen werden.

Wundinfektionen

Sie treten bei 1–4 % der Patienten nach chirurgischen Eingriffen auf, abhängig von zahlreichen Faktoren. Häufigste Erreger sind: Staphylococcus aureus, Enterokokken, E. coli, Staphylococcus epidermidis, Klebsiellen, Enterobakterien, Pseudomonas aeruginosa, Serratia und Proteus. Infektionen durch Anaerobier kommen ebenfalls vor.

Sepsis

Erreger im Blut (Septikämien) treten bei 16–22 % der Patienten einer gemischten Intensivstation auf (▶ Kap. 73). Zu den wichtigsten Ursachen gehören die mit Gefäßkathetern assoziierte Sepsis sowie sekundäre Blutstrominfektionen durch Pneumonien, Harnwegsinfektionen, Wundinfektionen etc. Wichtigste Erreger sind Staphylococcus aureus, Staphylococcus epidermidis, Candida albicans und Enterobakterien, bei Neugeborenen Streptokokken.

47.2 Verhinderung (Prävention) nosokomialer Infektionen

Die Intensivstation gehört zum **Risikobereich**, in dem ein erhöhtes Infektionsrisiko für den Patienten besteht und daher hohe bis besonders hohe Anforderungen an die Keimarmut (Asepsis) gestellt werden.

Asepsis, d. h. Keimarmut, ist eine Grundvoraussetzung für die Prävention nosokomialer Infektionen auf Intensivstationen.

Asepsis allein kann jedoch eine Infektion des Intensivpatienten nicht sicher verhindern. Sie muss vielmehr durch eine hygienebewusste Intensivpflege (▶ Kap. 47) und durch andere infektionsverhütende Maßnahmen ergänzt werden, um vermeidbare Auto- und Kreuzinfektionen auszuschalten.

❯ Hygienebewusstes Verhalten von Pflegekräften und Ärzten bei der Versorgung von Intensivpatienten ist eine weitere Grundvoraussetzung, um nosokomiale Infektionen zu verhindern.

„Vertrauen ist gut, Kontrolle ist besser" – dieser Grundsatz gilt in ganz besonderem Maße für die Hygiene auf Intensivstationen. Die Kontrolle erfolgt am besten in enger Zusammenarbeit von ärztlicher und pflegerischer Stationsleitung, Krankenhaushygieniker und Hygienefachkraft.

Die entscheidenden Hygieneregeln für die Intensivstation

- Konsequentes Händewaschen und Händedesinfektion von Pflegepersonal und Ärzten.
- Gründliche Schulung und strikte Einhaltung der Hygienedisziplin durch Pflegekräfte und Ärzte.
- Spezielle hygienische Pflege von Beatmungszubehör, Venen- und Arterienkathetern, Harnblasenkathetern, Drainagen und Wunden.
- Gezielte, wirksame und sinnvolle Desinfektions- und Sterilisationsverfahren.
- Wirksame und einfache Isolierungstechniken des Patienten.

- Ausreichendes Pflegepersonal pro Patient! Zu wenig Personal führt zur Vernachlässigung der hygienischen Aufgaben.
- Perioperative Antibiotikaprophylaxe nur für gesicherte Indikationen und nicht länger als 24 h.
- Gezielte Antibiotikatherapie nach Antibiogramm bei nachgewiesenen Infektionen.
- Schriftliche formulierte Richtlinien für die Antibiotikaprophylaxe und -therapie.
- Enge Zusammenarbeit mit dem Krankenhaushygieniker und den Hygienefachpflegekräften.
- Spezielle Hygieneprophylaxen bei Venenkathetern, Harnblasenkathetern, Beatmungszubehör, beim endotrachealem Absaugen, bei der Wundpflege usw. sind in den entsprechenden Kapiteln dargestellt.

47.2.1 Bauliche Maßnahmen

Hygiene ist ohne bestimmte bauliche Maßnahmen und die Raumgestaltung von Intensivstationen nicht möglich.

Standort und Zugang der Intensivstation

Aus hygienischen Gründen darf die Intensivstation nicht als Zugangsweg für andere Krankenhausabteilungen dienen. Der Eingang in die Station erfolgt über geschlossene Türen, die entsprechend deutlich gekennzeichnet sein müssen (Eintritt nur nach Anmeldung, z. B. über eine Sprechanlage). Ein Schleusensystem mit Umkleidemöglichkeiten sollte vorgeschaltet sein.

Klimaanlage

Grundsätzlich sollte die gesamte Intensivstation mit einer Klimaanlage ausgestattet sein:

- Temperatur in den Patientenzimmern: 24–26 °C
- Luftfeuchtigkeit 35–60 %
- Filterung der Luft
- Möglichkeit der Kühlung einzelner Räume

Die Wirksamkeit von Laminar-Air-Flow-Systemen bei der Infektionskontrolle ist nicht gesichert.

Raumgestaltung

Der Behandlungsraum muss ausreichend groß sein, die direkte Größe des Bettplatzes sollte 25 m^2 im Einzelzimmer und 40 m^2 im Doppelzimmer betragen. Für 2 Patientenbetten müssen folgende hygienische Installationen vorhanden sein:

- Waschbecken mit Ellbogen- oder Fußbedienung oder berührungslos funktionierenden Armaturen
- Spender mit Waschlotion (Ellbogenbedienung)
- Spender mit Händedesinfektionsmittel (Ellbogenbedienung)
- Spender mit Einmalhandtüchern
- Abwurfbehälter

Außerdem sollte zu jedem Patientenbett 1 Spender mit alkoholischem Händedesinfektionsmittel gehören, zu 4 Patientenbetten je 1 primärer Entsorgungsraum für unreine Materialien.

Weiterhin empfiehlt sich die funktionelle Trennung des direkten Pflegebereichs am Patientenbett in eine „reine" Seite (Standort des Respirators, der Monitore und der Infusionssysteme) und eine „unreine" Seite (Urinsammelgefäß, Sonden und Drainagen, Absaugvorrichtung, Abfallbehälter).

Isolierung septischer Patienten

Ebenso wenig wie alle Intensivpatienten in Einzelzimmern untergebracht werden können, ist die strenge räumliche Isolierung septischer von aseptischen Patienten immer möglich. Vielmehr müssen infizierte Patienten häufig zusammen mit nicht infizierten behandelt werden. Hierdurch wird die Gefahr einer Kreuzinfektion über das Pflegepersonal erhöht. Um dieser Gefahr wirksam zu begegnen, erfolgt die Pflege des septischen Patienten jeweils isoliert durch eine bestimmte Pflegekraft.

❯ Eine strenge räumliche, apparative und personelle Isolierung ist jedoch erforderlich bei
  ▬ therapieresistenten Infektionen, z. B. mit MRSA (methicillinresistentem Staphylococcus aureus),
  ▬ Organtransplantationen,
  ▬ schwerer Verbrennungskrankheit,
  ▬ Patienten unter Chemotherapie oder Immunsuppressiva,
  ▬ Patienten mit Zusammenbruch der Abwehrlage,
  ▬ Ausscheidung bestimmter Erreger.

Bei der strikten Isolierung von Patienten ist Folgendes zu beachten
  ▬ Isolierung in eigenem Zimmer oder eigener Box, möglichst mit vorgeschalteter Schleuse
  ▬ Pflege durch fest zugeordnete Pflegekräfte
  ▬ Eigene Geräte, Instrumente und Zubehör für den isolierten Patienten
  ▬ Strenge Trennung des reinen vom unreinen Bereich (sichere Entsorgung von infektiösen Ausscheidungen und verunreinigtem Zubehör)
  ▬ Kleider- bzw. Kittelwechsel vor und nach Betreten des Isolierzimmers, Händehygiene und Einmalhandschuhe bei Kontakt, Gesichtsmasken

47.2.2 Organisatorische und pflegerische Maßnahmen

Die hygienischen Anforderungen an Intensivstationen sind besonders hoch, sodass entsprechende organisatorische und pflegerische Maßnahmen erforderlich sind, um den Patienten wirksam vor einer nosokomialen Auto- oder Kreuzinfektion zu schützen.

❯ Organisatorische und pflegerische Hygienemaßnahmen dienen dem Schutz des Patienten und dürfen nicht als Behinderungen der täglichen Arbeit angesehen werden!

Für die Organisation und Überwachung hygienischer Maßnahmen auf Intensivstationen sind v. a. folgende Personen verantwortlich:
  ▬ Ärztlicher Leiter
  ▬ Hygienebeauftragter
  ▬ Hygienefachpflegekraft

▪ Ärztlicher Leiter
Er trägt die Verantwortung für die Hygiene auf der Intensivstation und hat die Aufgabe, alle für die Hygienemaßnahmen erforderlichen Informationen an die beteiligten Mitarbeiter weiterzuleiten.

▪ Hygienebeauftragter
Ein Hygieniker oder medizinischer Mikrobiologe (Krankenhaushygieniker oder Hygieniker der Intensivstationen) geht hygienischen Problemen nach und führt die Koordination der hygienischen Maßnahmen auf der Intensivstation durch.

▪ Hygienefachpflegekraft
Qualifikation: Fachkraft mit spezieller Weiterbildung nach Ablegung des Krankenpflegeexamens und mit praktischer Berufserfahrung. *Aufgaben*: praktische Durchführung der im Hygieneplan aufgestellten Hygienemaßnahmen für die Intensivstation in selbstständiger Tätigkeit ohne zusätzliche Dienstverpflichtungen. Die Hygienefachkraft ist entweder dem Hygienebeauftragten oder dem ärztlichen Leiter der Intensivstation unterstellt.

Personal
Schutz des Patienten
Das Personal der Intensivstation nimmt eine *Schlüsselstellung* bei der Prävention nosokomialer Infektionen ein. Von besonderer Bedeutung ist hierbei die Hände- und Kleidungshygiene.

▪ Händehygiene
Wie bereits dargelegt, sind die Hände des Pflegepersonals und der Ärzte das wichtigste Transportmittel für Kreuzinfektionen – ein Transportmittel, das bei mangelhafter Hygiene weitreichende Spuren mit schlimmen Folgen für zahlreiche Intensivpatienten hinterlassen kann. Hände übertragen jedoch nicht nur die Keime von Patient zu Patient, sondern kontaminieren Geräte und Zubehör und schaffen damit neue Infektionsquellen.

47

❯ Die wiederholte hygienische Händedesinfektion ist ein wesentlicher Faktor, um Kreuzinfektionen und Kontaminationen des Intensivpatienten zu verhindern.

Indikationen für die hygienische Händedesinfektion (nach WHO)

– Vor jedem Betreten und nach jedem Verlassen der Patientenumgebung/des Bettplatzes
– Vor dem Patientenkontakt
– Nach dem Patientenkontakt
– Vor invasiven Maßnahmen oder aseptischer Tätigkeit
– Nach jeder Manipulation, die zur Kontamination führte oder mit Kontaminationsgefahr verbunden war, z. B. Kontakt mit Körperflüssigkeiten

▪▪ Vorgehen bei der Händedesinfektion

– Die Desinfektion der Hände erfolgt mit hygienischen alkoholischen Händedesinfektionsmitteln; Seife reicht nicht aus und führt bei häufiger Anwendung zu vermehrtem Keimbefall.
– Auf ausreichende Einwirkzeit (30 s) des Desinfektionsmittels muss geachtet werden; während dieser Zeit sollte das Desinfektionsmittel ständig eingerieben werden. Bei Bedarf erneut Händedesinfektionsmittel entnehmen.
– Bei Kontamination erfolgt die hygienische Händedesinfektion vor der Reinigung der Hände, um die Erreger abzutöten.
– Zum Trocknen der Hände nach dem Waschen dürfen nur Einmalhandtücher verwendet werden.
– Ergänzend zur hygienischen Händedesinfektion ist eine tägliche Handpflege mit Creme erforderlich, um Schädigungen der Haut durch das Desinfektionsmittel zu reduzieren.

Neben der hygienischen Händedesinfektion spielen das Tragen von Handschuhen bei bestimmten Maßnahmen und der Handschuhwechsel eine wesentliche Rolle.

▪ Unsterile Einmalhandschuhe

Unsterile Einmalhandschuhe werden bei folgenden Tätigkeiten getragen:

– Körperreinigung des Intensivpatienten
– Verbandwechsel
– Pflege von Patienten mit schweren Infektionen (z. B. Sepsis)
– Dekubituspflege
– Einführung von Suppositorien und rektalen Sonden
– Maßnahmen an kontaminiertem Zubehör wie Sonden, Drainagen, Bettwäsche

▪ Sterile Handschuhe

Sterile Handschuhe werden getragen bei

– der Anlage von Venen- und Blasenkathetern,
– endotrachealen Absaugungen,
– Punktionen,
– chirurgischen Eingriffen.

▪ Kleidungshygiene

Personalschleusen sind nicht erforderlich. Die Arbeitskleidung von Pflegekräften muss an jedem Arbeitstag gewechselt werden, bei entsprechender Verunreinigung auch öfter. Personen, die keinen direkten pflegerischen oder ärztlichen Kontakt mit dem Patienten haben, benötigen keine Schutzkleidung.

Bei allen pflegerischen Maßnahmen wie dem Waschen des Patienten, dem Entfernen von Kot, Urin und anderen Ausscheidungen sollten zusätzlich *Einmalschürzen* getragen werden.

Spezielle Bereichsschuhe sind nicht erforderlich; Plastiküberziehschuhe sind überflüssig.

Schutzhauben und *Masken* sind für die Routineintensivpflege *nicht* erforderlich, jedoch in bestimmten Umständen indiziert, z. B. bei strenger Isolierpflege, Lungentuberkulose, Einführen von Kathetern und Thoraxdrainagen.

▪ Persönliche Hygiene

Die persönliche Hygiene des Personals soll die Übertragung *eigener* Erreger auf den Patienten verhindern.

❯ Folgende Pflegekräfte und Ärzte dürfen, vorübergehend oder auf Dauer, nicht im Intensivbehandlungsbereich eingesetzt werden:

– Dauerausscheider pathogener Erreger, z. B. Hepatitisviren, Salmonellen
– Akut an Enteritis oder Erkältung erkrankte Personen
– Personen mit entzündlichen Hauterkrankungen, z. B. Pyodermien, Herpes

Nach den Richtlinien der Berufsgenossenschaften dürfen während der Arbeit keine Ringe und andere Schmuckstücke sowie Uhren getragen werden.

Schutz des Personals

Das auf den Intensivstationen tätige Personal muss ausreichend vor einer Infektion durch den Patienten oder durch kontaminierte Quellen geschützt werden. Hierzu sind bestimmte eigene Verhaltensweisen sowie eine Unterweisung in hygienische Maßnahmen beim Umgang mit Patienten, Geräten und Material im Rahmen einer Fortbildung erforderlich. Sie werden durch Kontrolluntersuchungen und Impfungen, z. B. gegen Hepatitis, ergänzt.

Bei **Patienten mit Aids** muss sich das Personal vor Blut und Sekreten sowie vor kontaminierten Geräten und Instrumenten schützen. Eine besondere Ansteckungsgefahr besteht nach den bisherigen Erkenntnissen jedoch nicht, sodass es keinen Grund für das Personal gibt, in ängstliche Verhaltensweisen zu verfallen und dem Patienten die notwendige Behandlung und Pflege zu verweigern. Eine Isolierung des Patienten im Einzelzimmer ist ebenfalls nicht erforderlich. Händedesinfektion sowie das Tragen von Handschuhen, Hauben und Gesichtsmasken erfolgen entsprechend den oben angeführten Richtlinien. Ein Abweichen hiervon ist aufgrund der Aids-Erkrankung nicht notwendig.

Patienten

Alle Maßnahmen am Patienten müssen den Gesichtspunkt der Infektionsverhütung berücksichtigen. Eine besondere Gefährdung geht hierbei, wie bereits beschrieben, von allen invasiven bzw. künstlichen Zugängen zum Körper, aber auch den patienteneigenen Körperöffnungen aus. Von besonderer Bedeutung sind

- Harnblasenkatheter,
- Gefäßkatheter, Thoraxdrainagen, Sonden,
- Wunddrainage
- endotracheales Absaugen,
- Infusionstherapie und Ernährung,
- intravenöse Medikamentenzufuhr.

■ Besucher

Die Besuchsregelung für die nächsten Angehörigen des Patienten sollte, wenn eine Kontaktaufnahme möglich ist, großzügig gestaltet werden, um den Genesungsprozess zu fördern. Bestimmte hygienische Gesichtspunkte müssen hierbei berücksichtigt werden. Sie entsprechen im Wesentlichen den genannten Forderungen beim Kontakt mit dem Patienten. Eine entsprechende Unterweisung der Besucher durch das Personal ist daher erforderlich. Dies gilt v. a. für die Händedesinfektion, die alle Besucher vor dem Patientenkontakt und vor Verlassen der Station vornehmen müssen.

> ❯ Grundsätzlich sollen Besucher beim Aufenthalt auf der Intensivstation Schutzkittel tragen und keine Nahrungsmittel oder Getränke etc. mitbringen.

Geräte, Instrumente und Gebrauchsgegenstände

Eine besondere Gefährdung der Intensivpatienten entsteht durch Geräte, Instrumente und Gebrauchsgegenstände bei Kontamination und Übertragung pathogener Keime. Darum wird auf Intensivstationen so weit wie möglich Einmalzubehör verwendet (Nachteil: Verschwendungsgefahr, Umweltbelastung).

Geräte und Instrumente, die weiterverwendet werden müssen, bedürfen einer besonderen Wartung bzw. der Desinfektion und Reinigung. Hierbei muss aus hygienischen Gründen in folgender **Reihenfolge** vorgegangen werden:

- Zunächst Entsorgung, d. h. Dekontamination bzw. Desinfektion

- Danach Reinigung (manuell oder maschinell)
- Schlussdesinfektion und/oder Sterilisation

Folgende Instrumente müssen **steril**, d. h. vollkommen **frei von Erregern** (vegetative Formen und Sporen) sein:

- Harnblasenkatheter
- Gefäßkatheter und Kanülen
- Intrakranielle Druckaufnehmer
- Thoraxdrainagen
- Intraabdominelle Drainagen
- Periduralkatheter, Spinalkatheter
- Chirurgische Instrumente, Prothesen

Frei von vegetativen Keimen müssen folgende Instrumente sein:

- Endotrachealtubus, Trachealkanüle
- Absaugkatheter
- Zubehör des Beatmungsgeräts
- Vibrationsmassagegeräte
- Gastrointestinale Sonden
- Oropharyngeale Tuben
- Beatmungsbeutel
- Blutdruckmanschetten
- Monitore
- Patientenbett

Die Entsorgung und Wiederaufbereitung von Geräten und Instrumenten erfolgt entweder in zentralen Einrichtungen (sog. „Zentralsterilisation") oder in einem stationseigenen Gerätewartungszentrum. Beide Verfahren haben Vor- und Nachteile.

■ Beatmungsgeräte

Von Beatmungsgeräten geht eine besondere Infektionsgefährdung aus. Sie müssen daher vor dem Einsatz am Patienten desinfiziert werden, und zwar – wegen der Vielfalt der Beatmungsgeräte – entsprechend den Vorschriften des Herstellers, entweder im Ganzen (z. B. im Aseptor) oder in einzelne Teile zerlegt (nach der Reinigung). Häufig können ganze Systeme als Einmalartikel eingesetzt und entsprechend ausgetauscht werden.

Bei laufendem Betrieb müssen v. a. die Anfeuchter der Respiratoren sorgfältig überwacht und gewechselt werden, weil sie eine besondere Keimquelle darstellen.

■ Wäsche

Alle Wäscheteile des Patientenbetts sind als kontaminiert anzusehen. Darum müssen beim Wäschewechsel Einmalhandschuhe getragen und alle ausgewechselten Wäschestücke sofort, vorsichtig (Keimaufschüttung in die Umgebung), in keimdichte Säcke verpackt werden. Patientenwäsche muss besonders keimarm sein, bei Verbrennungspatienten sogar steril.

Flächen- und Raumreinigung bzw. -desinfektion

■ **Reinigung und Desinfektion von Räumen**

Besonders wichtig ist die tägliche Scheuerdesinfektion des Fußbodens der Intensivstation:

- Der Fußboden wird 2-mal pro Tag mit dem hausüblichen Reinigungssystem – ohne Zusatz von Desinfektionsmittel – gereinigt.
- Der Patientenplatz und das Waschbecken werden 1-mal pro Tag in gleicher Weise wie oben angegeben gereinigt.

Eine routinemäßige Desinfektion des Raums durch Verdampfen oder Vernebeln von Formaldehyd ist nicht erforderlich, auch nicht bei einigen meldepflichtigen Erkrankungen nach dem Bundesseuchengesetz, z. B. bei offener Lungentuberkulose.

■ **Flächenreinigung und -desinfektion**

Folgende Oberflächen sind besonders häufig kontaminiert:

- Alle patientennahen Ablageflächen
- Oft berührte Gegenstände und Handgriffe
- Bedienungsknöpfe und -schalter von Geräten
- Feuchtstellen, wie Waschbecken, Badewanne, Bodenabläufe

❯ Zwei Grundsätze, um eine Kontamination zu vermeiden:
  - Unnötiger Berührungen vermeiden.
  - Keine potenziell kontaminierten Gegenstände auf nichtkontaminierten Flächen ablegen, z. B. darf der Beatmungsbeutel nicht neben den Kopf des Patienten gelegt werden; verschmutzte Wäsche, benutzte Einmalartikel (z. B. Absaugkatheter) usw. müssen in Behältern untergebracht werden.

Um eine Kontamination von Oberflächen zu verhindern oder zu beseitigen, ist eine häufige **Wischdesinfektion** mit Flächendesinfektionsmitteln erforderlich, ergänzt durch die Beseitigung von Staub und Feuchtigkeit.

■ **Fußmatten**

Meist mit Desinfektionsmitteln getränkt. Sie besitzen keinerlei infektionsverhütende Wirkung und sind daher entbehrlich.

47.2.3 Unnötige Hygienemaßnahmen auf Intensivstationen

Viele Hygienemaßnahmen auf Intensivstationen sind überflüssig. Sie werden häufig noch angewandt, „weil es schon immer so gemacht wurde", aber auch weil neuere Erkenntnisse und Fortschritte nicht bekannt geworden sind oder einfach ignoriert werden.

Zu den **unnötigen Hygienemaßnahmen** gehören
- routinemäßige Abklatschuntersuchungen,
- routinemäßige Personaluntersuchungen wie Rachenabstriche,
- routinemäßige Bestimmung der Keimzahlen in der Luft,
- routinemäßige Raumsprühdesinfektion (dafür Scheuer-Wisch-Reinigung),
- routinemäßige Desinfektion von Waschbecken, Gullys, Siphons, Badewannen,
- Sprühdesinfektion von Matratzen, Bettdecken, Kopfkissen (unwirksame Maßnahme),
- routinemäßige Fußbodendesinfektion, da der Fußboden kein Erregerreservoir für Harnwegsinfektionen, Wundinfektionen, Sepsis, Pneumonie, Infektion durch Venenkatheter darstellt,
- UV-Lampen,
- Klebematten, Desinfektionsmatten,
- Plastiküberschuhe, Schuhwechsel, Kleiderwechsel ohne Patientenkontakt,
- Wechsel der Beatmungsschläuche und Vernebler alle 8 h,
- routinemäßiger Wechsel von Beatmungsgeräten,
- routinemäßiger Wechsel von Blasenkathetern,
- systemische Antibiotikaprophylaxe gegen Pneumonien,
- Bettschleusen, Materialschleusen,
- aufwendige Personalschleusen,
- Kleiderwechsel bei Betreten oder Verlassen der Intensivstation.

47.3 Infektionsüberwachung auf Intensivstationen

Um nosokomiale Infektionen bei Intensivpatienten zu vermeiden, sind eine Infektionsüberwachung und eine routinemäßige mikrobiologische Kontrolle der Patienten erforderlich. Hierzu gehört v. a. die regelmäßige Kontrolle des *Urins* bei Dauerkatheterisierung der Harnblase und des *Trachealsekrets* bei intubierten Patienten. Außerdem dient die Infektionskontrolle dem Erkennen von Keimquellen und Übertragungswegen sowie von Fehlern bei der Pflege und Behandlung des Patienten. Hierzu gehören wiederum gezielte Untersuchungen der Umgebung, der Geräte und des Zubehörs (auch als „device" bezeichnet), Überprüfung und Diskussion von Arbeitsabläufen und Pflegemaßnahmen sowie eine regelmäßige Kontrolle der Desinfektions- und Sterilisationsmaßnahmen. Alle diese Maßnahmen werden unter dem Begriff **„Surveillance"** zusammengefasst. In Deutschland gibt es ein Krankenhaus-Infektions-Surveillance-System (KISS), an dem alle Intensivstationen teilnehmen sollen (▶ https://www.nrz-hygiene.de/).

47.3.1 **Probenentnahme für bakteriologische Untersuchungen**

Die mikrobiologische Untersuchung von Proben erfolgt im Hygienelabor. Die Proben werden in der Regel von Pflegekräften entnommen.

- **Vorgehen bei der Probenentnahme und Verschickung**
- Bei jeder Entnahme Handschuhe anziehen.
- Untersuchungsmaterial kontaminationsfrei abnehmen. Vorher Haut reinigen und mit Alkohol desinfizieren.
- Die Probenentnahme sollte vor Beginn der Antibiotikatherapie erfolgen, damit der die Infektion verursachende Erreger identifiziert und gezielt behandelt werden kann.
- Den Laborbegleitschein sorgfältig ausfüllen.
- Die Proben so schnell wie möglich in das Labor transportieren.

Urin

Die Entnahme erfolgt aus dem Drainagesystem des Harnblasenkatheters oder durch suprapubische Blasenpunktion in eine sterile Monovette. Einzusendende Menge: 5 ml. Aufbewahrungszeit im Kühlschrank bis zum Transport 4–6 h. Nicht bei Raumtemperatur lagern!

> Positiv ist eine Urinkultur, wenn sie $\geq 10^5$ Kolonien/ml Urin mit nicht mehr als 2 Spezies von Mikroorganismen enthält.

Trachealsekret

Das Sekret wird beim endotracheal intubierten oder tracheotomierten Patienten unter aseptischen Bedingungen (wie beim Routineabsaugen) durch Absaugen mit dem Hygieneabsaugset oder mittels Bronchoskopie gewonnen und in ein angeschlossenes Auffangröhrchen asserviert. Die Proben müssen sofort ins Labor transportiert werden.

> Positiv ist der Befund, wenn im Trachealsekret, im Bronchialsekret oder in der bronchoalveolären Lavage Erreger kulturell nachgewiesen werden können. Alternativ reicht auch der Nachweis relevanter Antigene in Atemwegsekreten aus.

Stuhl

Der Stuhl wird bei Durchfällen unklarer Ursache untersucht. Entnommen wird eine erbsengroße Probe (am besten aus dem frisch eingesetzten Steckbecken), die in einem sterilen Röhrchen aufbewahrt wird.

Die Probe wird bis zum Transport im Kühlschrank gelagert.

Wundabstrich

Der Wundabstrich wird bei Hinweisen auf Wundinfektion vorgenommen, z. B. bei
- eiterndem Dekubitus,
- nässender Operationswunde,
- intraabdominellen Drainagen.

Die Entnahme erfolgt aus der Tiefe von Wunden nach erstem Wegwischen von Eiter mit einem Applikator, der anschließend in das Transportröhrchen eingeführt wird. Der Transport ins Labor muss grundsätzlich am Tag der Entnahme erfolgen.

Blut

Die bakteriologische Untersuchung von Blut ist u. a. indiziert bei
- Verdacht auf Sepsis, Meningitis, Pneumonie,
- Fieber mit unklarem Fokus,
- Antibiotikatherapie: vor Beginn, 24 h nach der letzten Gabe im freien Intervall, vor der nächsten Gabe.

Die Entnahme erfolgt – nach Punktion einer peripheren Vene – in spezielle Blutkulturflaschen mit 2-mal 10 ml aerober/anaerober Nährlösung, unter aseptischen Bedingungen, nach Reinigung und Desinfektion der Haut und des Gummistopfens der Flasche.

Bei Verdacht auf Blutstrominfektion werden die Blutentnahmen innerhalb von 24 h 3-mal im Mindestabstand von 2 h durchgeführt, vor Beginn der Antibiotikazufuhr oder direkt vor der nächsten Gabe.

Liquor

Die bakteriologische Kontrolle des Liquors ist indiziert bei neurochirurgischen Patienten mit Liquordrainage (Häufigkeit je nach Krankheitsbild) und bei Verdacht auf Meningitis oder Enzephalitis.

Die Entnahme erfolgt über die Drainage oder durch Lumbalpunktion. Entnommen werden, unter aseptischen Bedingungen, 2 ml Liquor mit einer sterilen Monovette oder durch Abtropfen aus der Drainage in ein Röhrchen. Verschluss mit sterilem Stopfen.

Bei Lumbalpunktion werden benötigt: Hautdesinfektion, sterile Abdeckung, Handschuhe und Mundschutz.

Aufbewahrung im Brutschrank bei 37 °C. Nativliquor sofort ins Labor transportieren, sonst später in einer Wärmebox transportieren.

> Der kulturelle Nachweis von Erregern in einer aseptisch entnommenen Liquorprobe gilt als Kriterium einer Meningitis oder Ventrikulitis.

Sekret aus Thoraxdrainagen

Die bakteriologische Kontrolle von Sekret aus Thoraxdrainagen wird bei Verdacht auf Abszess durchgeführt. Die Entnahme erfolgt aus dem Drainagenschlauch (Punktionsstelle vorher desinfizieren!) durch Punktion mit einer sterilen Kanüle und aufgesetzter Spritze. Das entnommene Sekret wird in ein Röhrchen mit Nährlösung gespritzt und im Brutschrank bei 37 °C aufbewahrt.

47.4 Prävention der nosokomialen Pneumonie

Tritt eine Pneumonie erstmals im Krankenhaus auf, wird sie als krankenhauserworben (nosokomial) angesehen. Nach dieser Definition darf die Pneumonie bei der stationären Aufnahme weder vorhanden noch in Inkubation befindlich gewesen sein.

Pneumonien, die sich unter einer maschinellen Beatmung entwickeln, werden als beatmungsassoziierte Pneumonien (VAT) bezeichnet. Sie gehören ebenfalls zu den nosokomialen Pneumonien (▶ Kap. 62).

❯ Die Pneumonie ist die häufigste krankenhauserworbene Infektion des Intensivpatienten. Sie erhöht das Sterberisiko um 30 % und verlängert die Dauer der Intensivbehandlung!

47.4.1 Risikofaktoren

Folgende Patienten sind besonders anfällig für eine nosokomiale Pneumonie:
- Alter über 65 Jahre oder unter 1 Jahr
- Schwere Grunderkrankung mit beeinträchtigter Immunabwehr und/oder des Bewusstseins
- Thorakale oder abdominale Eingriffe
- Notwendigkeit der maschinellen Beatmung
- Beeinträchtigung der laryngealen Schutzreflexe mit Aspiration

Durch die primär beeinträchtigten Abwehrmechanismen wird die Besiedelung des Mund- und des Rachenraums mit pathogenen Mikroorganismen anstelle der normalen Flora begünstigt. Die strikte Einhaltung hygienischer Basismaßnahmen senkt die Häufigkeit der nosokomialen Pneumonie um bis zu 30 %.

47.4.2 Verhinderung der postoperativen Pneumonie

Wichtigste Basismaßnahme der Prophylaxe postoperativer Pneumonien ist die hygienische Händedesinfektion!

> **Hygienische Händedesinfektion in der perioperativen Phase als Basismaßnahme**
> - Vor und nach jedem Kontakt mit dem Trachealtubus, Tracheostoma oder Beatmungszubehör.

> - Nach jedem Kontakt mit Schleimhäuten, Sekret aus den Atemwegen oder Gegenständen, die mit solchem Sekret kontaminiert sind.
> - Bei Kontakt mit Schleimhäuten, Sekret aus den Atemwegen oder mit diesem Sekret kontaminierten Gegenständen müssen keimarme Einmalhandschuhe getragen werden.

Verminderung endogener Risiken

Chronische Lungen- und Atemwegserkrankungen, Rauchen, schwere Grunderkrankung, schlechter Ernährungszustand und immunsuppressive Therapie sind sog. „endogene Risikofaktoren". Sie können in der Regel nur bei elektiven operativen Patienten beeinflusst werden, nicht bei akut intensivmedizinisch erkrankten.

- **Präoperative risikomindernde Maßnahmen**
- Ambulante Vorbehandlung chronischer Atemwegserkrankungen
- Präoperatives physikalisches Atemtraining bei Patienten mit eingeschränkter Lungenfunktion oder anderen Risiken
- Rechtzeitiges Einstellen des Rauchens
- Behandlung anderer begünstigender Grunderkrankungen
- Reduktion oder Unterbrechen der immunsuppressiven Therapie

Postoperative Maßnahmen

Auch in dieser Phase steht die Behandlung chronischer Atemwegserkrankungen und anderer die Atemfunktion beeinträchtigender Faktoren im Vordergrund:
- Postoperativ regelmäßige und am Bedarf orientierte Anleitung zum Abhusten und tiefen Atmen.
- Medikamentöse und physikalische Therapie von Atemwegserkrankungen.
- Intensive Atemtherapie, einschließlich Physiotherapie, bei Risikopatienten.
- Ausreichende Schmerztherapie, v. a. nach Thorax- und Baucheingriffen.
- Nichtsedierende Schmerztherapieverfahren sollten bevorzugt werden.
- Frühzeitige Mobilisierung des Patienten.
- Hygienegrundsätze beim Umgang mit Inhalationsgeräten und O_2-Befeuchtern beachten.
- Verhinderung von Aspirationen: frühzeitige Entfernung von Ernährungssonden, Oberkörperhochlagerung, vor jeder Nahrungszufuhr korrekte Lage der Sonde überprüfen, Nahrungszufuhr an die Darmtätigkeit anpassen.

- Eine spezifische Ulkusprophylaxe wird nicht empfohlen; vielmehr sollte möglichst auf eine Stressulkusprophylaxe verzichtet werden, da hierdurch der pH-Wert des Magens angehoben und die Besiedelung mit pathogenen Keimen gefördert wird. Indikationen: ▶ Kap. 45.

- **Beatmungsassoziierte Pneumonie**
▶ Kap. 62.

47.5 MRSA (methicillinresistenter Staphylococcus aureus)

Staphylococcus aureus (SA) gehört zu den häufigsten Erregern krankenhauserworbener Infektionen, insbesondere von
- beatmungsassoziierten Pneumonien,
- Wundinfektionen,
- primärer Sepsis,
- Katheterbedingten Harnwegsinfektionen.

Ist der Erreger gegen das eigentlich Staphylokokken wirksame penicillinasefeste Methicillin und andere penicillinasefeste Penicilline resistent, so spricht man von methicillinresistentem Staphylococcus aureus (MRSA). Da der Erreger zunehmend Resistenzen gegen andere Antibiotikaklassen ausgebildet hat, wird er (nicht korrekt) auch als *multiresistenter* Staphylococcus aureus bezeichnet. Wegen der Resistenzentwicklung wurden bei schweren SA-Infektionen zunehmend Glykopeptidantibiotika eingesetzt. Hierdurch und durch den unkontrollierten Einsatz dieser Antibiotika entwickelten auch andere grampositive Erreger Resistenzen.

Ein weiterer Faktor ist im Zusammenhang mit MRSA-Infektionen von Bedeutung: 20 % der Bevölkerung sind ständig in der vorderen Nasenhöhle mit MRSA kolonisiert, 60 % intermittierend. Die Kolonisation des Intensivpatienten mit MRSA ist daher ein wichtiger Risikofaktor für die Entwicklung einer nosokomialen Infektion.

> Wichtigstes Reservoir für MRSA ist der Nasenrachenraum. Übertragen wird MRSA meist durch Kontakt über die Hände, kontaminierte Gegenstände oder Flächen und durch Tröpfchen beim Husten und Niesen.

Neben MRSA gibt es weitere multiresistente Erreger (MRE): glykopeptidresistente Enterokokken (GRE) und vancomycinresistente Enterokokken (VRE). Die Hauptursache für die Zunahme von MRE ist die unkritische Anwendung von Antibiotika.

47.5.1 Diagnostik

Ist ein MRSA festgestellt worden, müssen die Weiterverbreitung und das Weiterverbreitungsrisiko abgeklärt werden. Hierfür sollten Kontrollabstriche an folgenden Lokalisationen vorgenommen werden:
- Wunde
- Nase
- Rachen
- Eventuell perineal

Bei VRE sollten Abstriche an Wunde, perineal und anal/rektal entnommen und untersucht werden.

Bei **Mitpatienten** im selben Krankenzimmer sind die gleichen Abstriche vorzunehmen.

47.5.2 Behandlung von MRSA-Infektionen

Grundlage der Behandlung ist eine effektive antibiotische Therapie. Sie sollte unter Mitarbeit des klinischen Mikrobiologen erfolgen. Die Wahl des Antibiotikums hängt v. a. vom MRSA-Typ ab. Gebräuchliche Substanzen sind Vancomycin, Daptomycin, Linezolid oder Tigecyclin.

Ergänzend sollte überprüft werden, ob invasive Maßnahmen wie zentrale Venenkatheter, Blasenkatheter oder maschinelle Beatmung beendet werden können.

Antiepidemische Maßnahmen

Wichtigstes Ziel ist die Verhinderung einer *primären* Besiedelung oder Infektion mit MRSA. Hierzu gehört das sog. „Screening" bzw. der Nasenabstrich aus der vorderen Nasenhöhle beider Nasenlöcher. Ergänzende präventive Maßnahmen sind folgende:
- Wenn möglich: Vermeidung invasiver diagnostischer Maßnahmen und Eingriffe
- Minimierung von Verlegungen und Transporten

> Patienten mit nachgewiesener MRSA-Kolonisation oder -Infektion sollten schutzisoliert (Einzelzimmer oder abgetrennter Bereich bzw. Bettplatzisolierung) werden. Steht keine Isoliereinheit zur Verfügung, sollte der Patient im Einzelzimmer untergebracht werden; sind mehrere Patienten betroffen, ist auch eine Kohortenisolierung (gemeinsame Unterbringung mehrerer MRSA-Träger) möglich.

Tritt MRSA zeitgleich bei 2 oder mehr Patienten der Intensivstation auf, muss von einem **Ausbruch** ausgegangen werden, sodass entsprechende Sanierungs- und Isolierungsmaßnahmen erforderlich sind. Außerdem muss die MRSA-Quelle gefunden und die Übertragungskette unterbrochen werden.

47

- **Weitere Maßnahmen**
- Akte des MRSA-Patienten deutlich kennzeichnen, alle Kontaktbereiche informieren!
- Schutzkittel und chirurgische Maske sowie Händedesinfektion und Handschuhwechsel bei *allen* direkten Tätigkeiten am Patienten; eine Kopfhaube ist nicht erforderlich.
- Pflegezubehör patientenbezogen einsetzen und im Zimmer belassen.
- Abstriche aus Nasenraum, Rachenraum, Perineum, von allen Wunden und Hautveränderungen; bei Dauerkatheter: Urinproben entnehmen.
- Transport des Patienten auf einer Liege mit frischem Tuch; im eigenen Bett nur, wenn es vorher frisch bezogen und wischdesinfiziert wurde; Wunden vorher frisch verbinden; bei nasaler Besiedelung: Mund-Nasen-Schutz anlegen.
- Aufklärung der Angehörigen des Patienten und Unterweisung in der hygienischen Händedesinfektion; Händedesinfektion vor dem Patientenkontakt und bei Verlassen des Zimmers.
- Screening auf MRSA bei Patienten, die vor der Isolierung mit dem MRSA-Patienten Kontakt hatten, ebenso bei Patienten, die aus Kliniken mit bekanntem MRSA-Ausbruch aufgenommen werden.
- Bei Ausbruch: Wenn erforderlich Screening des gesamten Personals.

Sanierungsmaßnahmen bei MRSA

- Antibiotika nur bei Infektion, nicht bei kontaminierten Patienten
- Bei MRSA-Besiedelung des Nasenrachenraums: 3-mal täglich Mupirocin-Nasensalbe über 5 Tage; bei Resistenz: Polihexanidpräparate
- Mund-Rachen-Antiseptik mit Octenidin oder Chlorhexidin
- 1-mal täglich antiseptische Ganzkörperwäsche einschließlich Kopfhaaren (z. B. mit Octenidin oder Polihexanid) während der Dekolonisation des Nasenraums, für mindestens 3 Tage
- Antiseptische Reinigung der Gehörgänge
- Täglicher Wäschewechsel nach Ganzkörperantiseptik; Abfall und Wäsche im Patientenzimmer sammeln; normal entsorgen
- Nach Aufhebung der Isolierung: Wöchentliche Kontrolle der Abstriche auf MRSA-Besiedelung

47.6 Vancomycinresistente Enterokokken

Betroffen sind v. a. immungeschwächte Patienten, bei denen die Erreger zu intraabdominellen oder Harnwegsinfektionen sowie zu Sepsis oder Endokarditis führen können. Ist ein Patient besiedelt oder infiziert, sollte wie bei MRSA verfahren werden:

- Isolierung im Einzelzimmer; bei mehreren Patienten Kohortenisolierung.
- Betreuendes Pflegepersonal auf wenige Mitglieder reduzieren.
- Langärmelige Schutzkittel und Einmalhandschuhe bei allen pflegerischen Tätigkeiten tragen.

47.7 Antibiotikatherapie und -prophylaxe

Der leichtfertige und unsachgemäße Einsatz von Antibiotika beim Intensivpatienten hat ganz wesentlich zur Entwicklung therapieresistenter Erreger, besonders der nosokomialen Infektionskrankheiten, beigetragen. Hinzu kommen die Gefahren der Über- oder Unterdosierung durch fehlende Kontrolle der therapeutischen Wirkspiegel von Antibiotika. Aus diesen Gründen sollte die Antibiotikatherapie in enger Zusammenarbeit mit dem Hygieniker erfolgen und die rationale Anwendung durch Antibiotic-Stewardship-Expertenteams (ABS-Expertenteams) überprüft werden. Im Vordergrund stehen hierbei folgende Maßnahmen:

- Identifizierung des pathogenen Erregers und seiner klinischen Bedeutung
- Austestung der Empfindlichkeit des Erregers
- Kontrolle der Wirksamkeit und Toxizität der Antibiotikabehandlung
- Kostenanalyse der Behandlung und Vorschläge für ebenso wirksame, jedoch kostengünstigere Antibiotika

- **Prophylaktische Zufuhr von Antibiotika**
Hierunter versteht man den ungezielten Einsatz von Antibiotika (oft mit breitem Spektrum) vor einer möglichen Infektion bzw. unmittelbar vor der Operation mit dem Ziel, das Auftreten von Wundinfektionen zu verhindern. Nur für einige wenige Eingriffe ist die Wirksamkeit der Kurzprophylaxe gesichert (z. B. Hysterektomie, Kolon- und Gallenwegschirurgie). Die Zufuhr des Antibiotikums erfolgt hierbei 1 h vor dem Eingriff. Die Dauer der Prophylaxe sollte nach Dettenkofer et al. 24 h nicht überschreiten.

> Beim Intensivpatienten ist eine prophylaktische Antibiotikazufuhr zum Schutz vor möglichen Infektionen nicht indiziert!

47.7.1 Wirkungsweise

Antibiotika sind Medikamente, die zur Therapie bakterieller Infektionen eingesetzt werden können. Die Hemmung der Bakterien erfolgt auf unterschiedliche Weise; dabei können einzelne Antibiotika mehrere Wirkmechanismen aufweisen; solche Mechanismen sind folgende:

▢ Tab. 47.1   Einteilung der antibakteriellen Antiinfektiva

Gruppe	Wichtige Substanzen	
β-Laktam-Antibiotika	▢ Tab. 47.2	
Gyrasehemmer (Chinolone)	Norfloxacin	
	Ciprofloxacin	Ofloxacin
	Levofloxacin	
	Moxifloxacin	
Tetracycline	Tetracyclin Minocyclin	Doxycyclin
Chloramphenicol	Chloramphenicol	
Ältere Aminoglykoside	Streptomycin Neomycin	Kanamycin
Neuere Aminoglykoside	Gentamicin Tobramycin	Amikacin
Makrolide	Erythromycin Azithromycin	Clarithromycin Roxithromycin
Lincosamide	Clindamycin	
Glykopeptide	Vancomycin Teicoplanin	Oritavancin Telavancin Dalbavancin
Oxazolidinone	Linezolid	Tedizolid
Glycycline	Tigecyclin	
Zyklische Lipopeptide	Daptomycin	
Phosphonsäuren	Fosfomycin	
Ansamycine	Rifampicin	
Polymyxine	Polymyxin B	Colistin
Sulfonamide	Sulfadiazin	
Sulfamethoxazol-Trimethoprim-Kombination	Cotrimoxazol	
Nitrofurane	Nitrofurantoin	Nitrofurazon
Nitroimidazole	Metronidazol Ornidazol	Tinidazol
Makrocycline	Fidaxomicin	

— Hemmung der Bakterienzellwandsynthese: Penicillin und Cephalosporine
— Hemmung der Proteinsynthese in den bakteriellen Ribosomen
— Hemmung der Nukleinsäuresynthese
— Schädigung der Bakterienzellmembran
— Interferenz mit spezifischen Stoffwechselprozessen der Bakterienzelle

■ **Bakteriostase**

Dieser Begriff bezeichnet die Hemmung der Bakterienvermehrung. Keime werden nicht abgetötet, die natürliche Sterberate ruhender Bakterien nicht beeinflusst.

■ **Bakterizidie**

Hierbei handelt es sich um die Abtötung der Bakterien, z. B. durch Verhinderung der Zellwandsynthese. Penicilline und Cephalosporine wirken nur in der Vermehrungsphase der Bakterien bakterizid, Aminoglykoside auch in der Ruhephase. Eine klinisch wesentliche bakterizide

47

☐ Tab. 47.2 Einteilung der β-Laktam-Antibiotika

Gruppe	Untergruppe	Wichtige Substanzen
Penicilline	Benzylpenicilline	Penicillin-G-Natrium Benzathin-Penicillin G
	Phenoxypenicilline	Penicillin V
	Aminopenicilline	Ampicillin Amoxicillin
	Acylaminopenicilline	Mezlocillin Piperacillin
	Carboxypenicilline	Ticarcillin
	Isoxazolylpenicilline	Flucloxacillin Oxacillin
Cephalosporine	Gruppe I	Cefazolin
	Gruppe II	Cefuroxim Cefaclor
	Gruppe IIIa	Cefotaxim Ceftriaxon
	Gruppe IIIb	Ceftazidim
	Gruppe IIIc	Ceftolozan
	Gruppe IV	Cefepim
	Gruppe V	Ceftarolin Ceftobiprol
Carbapeneme	–	Imipenem Meropenem Ertapenem
Monobactame	–	Aztreonam
β-Laktamase-Hemmer	–	Clavulansäure Sulbactam Tazobactam Avibactam

Wirkung liegt nur vor, wenn innerhalb von 4 h nach der Einwirkung mehr als 99 % aller Keime abgetötet werden.

■ **Synergistische Wirkung**
Werden 2 oder mehr Antibiotika miteinander kombiniert, kann eine synergistische Wirkung auftreten: Die Wirkung wird gesteigert und das Wirkspektrum verbreitert.

■ **Minimale Hemmkonzentration**
Dies ist die in vitro gemessene geringste Konzentration, die das Wachstum der Bakterien in einem flüssigen oder festen Medium hemmt.

■ **Minimale bakterizide Hemmkonzentration**
Sie ist definiert als die geringste in vitro gemessene Antibiotikumkonzentration, die nach 24 h im Nährmedium zum Absterben aller Keime geführt hat.

47.7.2 Wirkspektrum

Unterschieden werden Antibiotika mit schmalem, mittlerem und breitem Wirkspektrum. *Schmalspektrumantibiotika* werden zur gezielten Behandlung von Infektionen mit einem bekannten Erreger eingesetzt, *Breitspektrumantibiotika* v. a. bei der kalkulierten Behandlung schwerer Infektionen mit großem Erregerspektrum oder bei Mischinfektionen.

47.7.3 Zufuhr

Antibiotika können i. v., i. m., p. o. oder lokal angewendet werden. Bei parenteraler Zufuhr treten zumeist höhere Konzentrationen in Blut und Gewebe auf als nach oraler Gabe. Schwere Infektionen werden anfangs zumeist mit i. v. zugeführten Antibiotika behandelt, nach Eintritt der Besserung kann auf die orale Zufuhr umgestellt werden.

■ **Behandlungsdauer**

Sie hängt vom Krankheitsverlauf und der Art des Erregers ab und reicht von der Einmalgabe bis zur Langzeit- und Dauertherapie. Bei septischen Erkrankungen mit bekannter Rezidivneigung sowie bei Patienten mit Immunschwäche ist zumeist eine längere antibiotische Therapie erforderlich.

47.7.4 Einteilung der Antibiotika

In ◘ Tab. 47.1 und 47.2 sind die Antibiotikagruppen mit ihren einzelnen Substanzen zusammengestellt.

β-Laktam-Antibiotika

Die β-Laktam-Antibiotika sind die wichtigsten Antibiotika in der Intensivmedizin. Hierzu gehören folgende Substanzen:
- Penicilline
- Cephalosporine
- Carbapeneme
- Monobactame
- β-Laktamase-Hemmer

Alle Substanzen sind zumeist gut verträglich, die Toxizität ist gering, die therapeutische Breite hoch.

■ **Nebenwirkungen**

Zu den wichtigsten Nebenwirkungen gehören
- allergische Reaktionen,
- Störungen der plasmatischen (kumarinartige Wirkung) und thrombozytären Blutgerinnung (Hemmung der Thrombozytenfunktion),
- Nephrotoxizität,
- Hepatotoxität,
- Neurotoxizität, z. B. Penicillin in sehr hoher Dosierung, außerdem Imipenem.

■ **Penicilline**

Für die Intensivmedizin wichtige Penicilline sind
- Benzylisopenicillin,
- Isoxazolylpenicilline,
- Aminopenicilline,
- Acylaminopenicilline.

47.7.5 Antibiotika bei typischen nosokomialen Infektionen

Bei schweren septischen Infektionen wird die kalkulierte Antibiotikatherapie nach dem Infektionsfokus und dem vermuteten Erregerspektrum ausgewählt. Häufig wird eine Kombinationstherapie mehrerer Gruppen bei schweren Verläufen eingesetzt:
- Acylaminopenicilline + β-Laktamase-Inhibitor (Piperacillin + Tazobactam)

- Cephalosporine der 3. oder 4. Generation (Ceftriaxon, Cefotaxim, Ceftazidim oder Cefepim)
- Carbapeneme (Imipenem oder Meropenem)
- Fluorchinolone (Ciproflaxin oder Levofloxacin)
- Fosfomycin
- Glykopeptide
- Lipopeptid (Daptomycin)
- Nitroimidazole (Metronidazol)

■ **Staphylococcus aureus und koagulasenegative Staphylokokken**

Mittel der Wahl sind penicillinasefeste Penicilline, z. B. Flucloxacillin, Alternativen: Cephalosporin Gruppe I/II, Clindamycin, Fosfomycin; bei Flucloxacillinresistenz: Linezolid, Daptomycin oder Glykopeptid. Cephalosporine der 3. Generation sind, im Gegensatz zur 1. und 2. Generation, nicht geeignet.

■ **Enterococcus faecalis**

Mittel der Wahl ist Ampicillin oder Amoxicillin. Alternativen: Mezlocillin, Piperacillin, Vancomycin. Cephalosporine sind unwirksam.

■ **Enterococcus faecium**

Mittel der Wahl ist Vancomycin, Alternative: Teicoplanin. Bei Vancomycinresistenz: Linezolid, Daptomycin oder Tigecyclin; Erreger sind fast immer ampicillinresistent.

■ **Escherichia coli**

Mittel der Wahl sind Aminopenicilline, Alternativen: Cephalosporine der 3./4. Generation, Acylaminopenicilline, Carbapeneme und Chinolone.

■ **Klebsiella pneumoniae**

Mittel der Wahl sind Cephalosporine, Alternative: Chinolone, Carbapeneme. β-Lactamase instabile Aminopenicilline und Acylaminopenicilline sind nicht geeignet.

■ **Proteus mirabilis**

Mittel der Wahl: Ampicillin, Cephalosporine der 3./4. Generation, Cotrimoxazol, Alternative: Mezlocillin, Piperacillin.

■ **Pseudomonas aeruginosa**

Mittel der Wahl: Cephalosporin Gruppe 3b/3c/4 oder Piperacillin oder Carbapenem + Chinolon oder Fosfomycin oder Glykopeptid.

■ **Stenotrophomonas maltophilia**

Mittel der Wahl: Cotrimoxazol und Cephalosporin Gruppe 3b/4 oder Chinolon.

■ **Acinetobacter baumannii**

Mittel der Wahl: Carbapenem. Achtung bei Carbapenemresistenz: antibiotische Therapie sehr limitiert,

47

Kombinationstherapie vorteilhaft. Angewendet werden Colistin, Tigecyclin, Sulbactam und Cotrimoxazol.

47.7.6 Pneumonien beim Intensivpatienten

In der Reihenfolge ihrer Häufigkeit sind Pneumonien beim Intensivpatienten u. a. durch folgende Erreger bedingt:
- Staphylococcus aureus
- Pseudomonas aeruginosa
- Enterobacteriacae (E. coli, Klebsiellen, Enterobacter spp.)
- Haemophilus influenzae
- Streptococcus pneumoniae
- Acinetobacter
- Pilze und Viren (v. a. bei immunsupprimierten Intensivpatienten)

> Eine Keimbesiedelung der Trachea ohne Fieber, Leukozytose und ohne röntgenologische Veränderungen der Lunge ist keine Indikation für den Einsatz von Antibiotika.

Eine Antibiotikatherapie ist bei Gewebeinvasion, deutlichem Fieber, Leukozytose mit Linksverschiebung und röntgenologisch sichtbaren Infiltraten erforderlich.

Die Auswahl der Antibiotika richtet sich nach Zeitpunkt und Ort des Auftretens der Pneumonie und nach dem Entstehungsmechanismus (ambulant erworbene oder nosokomiale Pneumonie).

Geeignet sind β-Laktam-Antibiotika (Aminopenicilline oder Acylaminopenicilline mit β-Laktamase-Inhibitoren, Cephalosporine oder Carbapeneme), Chinolone, Aminoglykoside sowie Makrolide. Die Kombinationstherapie ist bei schwerem Verlauf oder Risiko für multiresistente Erreger indiziert.

- **Risikofaktoren für eine nosokomiale Pneumonie mit multiresistenten Erreger (MRE)**
- Antimikrobielle Therapie in den letzten 90 Tagen
- Hospitalisierung ≥ 5 Tage
- Kolonisation durch multiresistente gramnegative Bakterien (MRGN) oder MRSA
- Vorherige medizinische Versorgung in Süd- und Osteuropa, Afrika, im Nahen Osten, in Asien
- Septischer Schock, sepsisassoziierte akute Organdysfunktion

- **Risikofaktoren für eine Pneumonie mit Pseudomonas aeruginosa**
- Strukturelle Lungenerkrankung (fortgeschrittene COPD, Bronchiektasen)
- Bekannte chronische Pseudomonas-aeruginosa-Infektion

Bei **Aspirationspneumonien** handelt es sich häufig um bakterielle Mischinfektionen. Die Therapie besteht aus einem Penicillin mit β-Laktamase-Inhibitor, Cephalosporin der Gruppe 3a und Clindamycin, Moxifloxacin oder Carbapenem.

47.7.7 Pilzinfektionen

Schwere systemische Pilzinfektionen werden mit Antimykotika behandelt. Hierzu gehören
- Echinocandine: Caspofungin, Anidulafungin, Micafungin,
- Azolderivate: Fluconazol, Voriconazol, Posaconazol, Itraconazol, Miconazol und Ketoconazol,
- Polyene: Amphotericin B,
- Pyrimidinanaloga: Flucytosin.

Nachschlagen und Weiterlesen

Arbeitskreis „Krankenhaus- & Praxishygiene" der AWMF (2009) Leitlinie: Maßnahmen beim Auftreten multiresistenter Erreger (MRE). Hyg Med 34:287–292 (https://www.awmf.org/fileadmin/user_upload/Leitlinien/029_AWMF-AK_Krankenhaus-_und_Praxishygiene/HTML-Dateien/029-019l_S1_Massnahmen%20bei%20Auftreten%20multiresitenter%20Erreger.htm, Zugegriffen: 05. Februar 2021)

Dettenkofer M, Frank U, Just H-M, Lemmen S et al (2018) Praktische Krankenhaushygiene und Umweltschutz, 4. Aufl. Springer, Berlin, Heidelberg, New York

Kappstein I (2009) Nosokomiale Infektionen. Thieme, Stuttgart

Schulz-Stübner S (2013) Repetitorium Krankenhaushygiene und hygienebeauftragter Arzt. Springer, Berlin, Heidelberg, New York

Schulz-Stübner S, Hauer T, Dettenkofer M (2003) Aufbereitung von Medizinprodukten in der Anästhesiologie und Intensivmedizin. Anästhesiologie Intensivmed 44:442–446

Schulze-Stübner S, Mattner F, Meyer E, Mahlberg R (2016) Antibiotika bei Infektionen mit multiresistenten Erregern. Springer, Berlin, Heidelberg, New York

Schulze-Stübner S, Dettenkofer M, Mattner F, Meyer E, Mahlberg R (2019) Multiresistente Erreger. Springer, Berlin, Heidelberg, New York

Stille W, Brodt HR, Groll A, Just-Nübling G (2012) Antibiotika-Therapie. Klinik und Praxis der antiinfektiösen Behandlung. Schattauer, Stuttgart

Internet

Deutsche Gesellschaft für Pneumologie und Beatmungsmedizin e. V. (DGP) (2017) S3-Leitlinie: Epidemiologie, Diagnostik und Therapie erwachsener Patienten mit nosokomialer Pneumonie. https://www.awmf.org/leitlinien/detail/ll/020-013.html. Zugegriffen: 5. Febr. 2021

Nationales Referenzzentrum für Surveillance von nosokomialen Infektionen (NRZ) (2018) IST-KISS (Krankenhaus-Infektions-Surveillance-System) – Projektbeschreibung. https://www.nrz-hygiene.de/surveillance/kiss/. Zugegriffen: 5. Febr. 2021

Paul-Ehrlich-Gesellschaft für Chemotherapie e. V. (PEG) (2019) S2k Leitlinie: Kalkulierte parenterale Initialtherapie bakterieller Erkrankungen bei Erwachsenen – Update 2018. https://www.awmf.org/leitlinien/detail/ll/082-006.html. Zugegriffen: 5. Febr. 2021

Robert-Koch-Institut (RKI) (2017) Nosokomiale Infektionen (§ 23IfSG) Informationen zur Umsetzungen. https://www.rki.de/DE/Content/Infekt/IfSG/Nosokomiale_Infektionen/noso_inhalt.html. Zugegriffen: 5. Febr. 2021

Robert-Koch-Institut (RKI) (2017) Definitionen nosokomialer Infektionen für die Surveillance im Krankenhaus-Infektions-Surveillance-System (KISS-Definitionen) 06/2017. https://www.rki.de/DE/Content/Infekt/Krankenhaushygiene/Nosokomiale_Infektionen/nosokomiale_infektionen_node.html. Zugegriffen: 5. Febr. 2021

Robert-Koch-Institut Empfehlungen der Kommission für Krankenhaushygiene und Infektionsprävention (KRINKO). https://www.rki.de/DE/Content/Kommissionen/KRINKO/krinko_node.html. Zugegriffen: 5. Febr. 2021

47

Überwachung des Intensivpatienten

Reinhard Larsen

Inhaltsverzeichnis

Unter Mitarbeit von D. Schindele, T. Müller-Wolff

Die Überwachung des Patienten gehört, neben der Behandlung und Pflege, zu den Grundlagen der Intensivmedizin. Überwachung umfasst die Beobachtung, Messung und Registrierung veränderlicher Vitalwerte, Funktionen und Zustände des Intensivpatienten. Sie ist darauf ausgerichtet, frühzeitig Störungen des physiologischen Gleichgewichts zu erkennen.

Die Patientenüberwachung muss systematisch und zielgerichtet erfolgen. Die Beobachtungen und Ergebnisse müssen zuverlässig und nachvollziehbar sein und entsprechend eindeutig dokumentiert werden, denn sie sind die Grundlage für therapeutische und pflegerische Maßnahmen. Eine vollständige Patientenüberwachung umfasst klinische und apparative Maßnahmen.

48.1 Überwachungsstufen

In ▶ Kap. 7 wurde dargelegt, dass die Überwachung in Stufen erfolgen soll – und zwar von der Routineüberwachung über die spezielle Überwachung bis zur umfassenden Überwachung aller größeren Organsysteme. Welches Vorgehen erforderlich ist, richtet sich jeweils nach dem Patienten und seiner Erkrankung. Hierbei müssen Nutzen und Risiken invasiver Verfahren abgeglichen werden.

48.2 Überwachte Funktionen und Systeme

Beim kritisch kranken Intensivpatienten sind zumeist mehrere Organfunktionen gestört oder gefährdet. Entsprechend ist bei ihnen ein umfangreiches klinisches und apparatives Überwachungsprogramm erforderlich.

Die wichtigsten zu überwachenden Funktionen und Systeme sind
- Herz-Kreislauf-Funktion,
- Ventilation und pulmonaler Gasaustausch,
- Gehirn bzw. neurologische Funktion, Sedierungsgrad,
- O_2-Transport des Blutes,
- Säure-Basen-Haushalt, Wasser und Elektrolyte, Flüssigkeitsbilanz,
- Blutgerinnung,
- Metabolismus,
- Temperaturregulation,
- weitere Organfunktionen: Niere, Leber, Magen-Darm-Trakt.

■ **Basismonitoring beim Intensivpatienten**
Alle Intensivpatienten werden an einen Basismonitor angeschlossen und außerdem mindestens einmal pro Schicht beim Bettplatz-Check klinisch eingeschätzt. Der Basismonitor muss mindestens folgende Parameter erfassen:

Basismonitoring des Intensivpatienten
- Elektrokardiografie (EKG): gleichzeitige Anzeige von mind. 2 Ableitungen
- Blutdruckmessung: invasiv oder nichtinvasiv, je nach Patientenzustand
- Pulsoxymeter: S_pO_2 analog und digital, d. h. Zahlenwert und Pulskurve
- Kapnometer: $etCO_2$ analog und digital; obligat bei invasiver Beatmung
- Temperaturmessung
- Atmung bei spontan atmenden Patienten
- Apparative Alarmeinstellung, angepasst an den Patientenzustand

48.3 Überwachung der Atemfunktion

Ventilation und pulmonaler Gasaustausch gehören zu den Vitalfunktionen. Bereits ein kurz dauernder Ausfall dieser Funktionen ist mit dem Leben nicht vereinbar. Störungen der Atmung treten beim Intensivpatienten sehr häufig auf, und nicht selten sind Atemstörungen der primäre Grund für die Aufnahme des Patienten auf die Intensivstation.

Aus diesen Gründen spielt die Überwachung der Atemwege und der Atemfunktion beim Intensivpatienten eine zentrale Rolle.

Die grundlegende klinische Überwachung der Atemfunktion ist in ▶ Kap. 7 dargestellt. Sie gilt auch für den Intensivpatienten.

Überwachungsparameter der Atemfunktion
- **Atemmechanik und Ventilation:**
  - Atemfrequenz
  - Atemzugvolumen
  - Atemminutenvolumen
  - Vitalkapazität
  - Compliance des Respirators
  - Kapnometrie
- **Pulmonaler Gasaustausch:**
  - Arterielle Blutgase
  - Pulsoxymetrie
  - Shunt-Durchblutung
  - Alveoloarterielle Gradienten

48.3.1 Monitore für die Spontanatmung

Die klinische Überwachung ist bei spontan atmenden Patienten essenziell. Vor allem Veränderungen der Atemfrequenz und des Atemmusters weisen frühzeitig auf Störungen der Ventilation hin, die sofort abgeklärt werden müssen.

Neben der klinischen Beobachtung kann die Spontanatmung mit **Atemmodulen** überwacht werden. Bei diesen Geräten wird die Atemkurve auf einem Monitor dargestellt, die Atemfrequenz hingegen digital angezeigt. Die Messgrößen werden mit verschiedenen Methoden erfasst, z. B. anhand der Steuerung durch die Thoraxbewegungen während der Atmung, durch Messung der Temperaturdifferenz zwischen In- und Exspirationsluft, durch Erfassung transthorakaler Widerstände während der Ein- und Ausatmung. Alle Geräte sind relativ störanfällig. Die Atemmonitore besitzen nicht die Bedeutung der Herz-Kreislauf-Monitore, weil sie keine Aussagen über den pulmonalen Gasaustausch ermöglichen. Sie dienen daher v. a. als **Apnoemonitor** bei Patienten, die durch einen Atemstillstand gefährdet sind, z. B. bei intrakraniellen Erkrankungen.

48.3.2 Pulsoxymetrie

Die nichtinvasive Überwachung der arteriellen O_2-Sättigung gehört zu den Standardverfahren auf der Intensivstation. Die Pulsoxymetrie dient zur **Kontrolle der Oxygenierung.** Außerdem ist sie ein Warninstrument bei akuter Hypoxie (z. B. während des Absaugens), Bronchoskopien, technischen Komplikationen, Lagerungsmanövern, Physiotherapie, der Entwöhnung vom Respirator, nach der Extubation (Einzelheiten: ▶ Kap. 7).

48.3.3 Kapnometrie und Kapnografie

Mit der Kapnometrie (▶ Kap. 7), d. h. der Messung der ausgeatmetenCO_2-Konzentration ($etCO_2$), kann die Einstellung des Beatmungsgeräts kontrolliert und eingeschätzt werden, ob der Patient ausreichend ventiliert wird. Aus dem Verlauf der CO_2-Kurve auf dem Monitor (Kapnografie) ergeben sich zudem Hinweise auf eine Verlegung der oberen Atemwege.

- ■ Interpretation der Messwerte
- ▬ Ein Anstieg des $etCO_2$ ist Zeichen der Hypoventilation.
- ▬ Ein erniedrigter $etCO_2$ weist auf eine Hyperventilation hin.
- ▬ Ein plötzlicher Abfall der $etCO_2$ kann durch einen Tubusfehllage, Abfall des Herzzeitvolumens (HZV), Herzstillstand oder eine akute Lungenembolie bedingt sein.

48.3.4 Überwachung des Sauerstofftransports

Ein ausreichender pulmonaler Gasaustausch (= normale arterielle O_2-Sättigung) allein garantiert noch keine aus-

reichende O_2-Versorgung der Gewebe; er ist nur eine zwingende Voraussetzung. Vielmehr müssen auch die für den O_2-Transport zum Gewebe und die O_2-Abgabe an die Gewebe verantwortlichen Faktoren kontrolliert werden. Das sind v. a. die Herz-Kreislauf-Funktion, der arterielle O_2-Gehalt und der pH-Wert.

Der O_2-Transport zu den Geweben ergibt sich aus folgender Formel (▶ Kap. 58):

$$O_2\text{-Tansport} = \text{arterieller } O_2\text{-Gehalt} \times \text{HZV}$$

Zu beachten: Ist der Hämoglobinwert zu niedrig, nimmt die Sauerstofftransportkapazität des Blutes ab. Ein niedriger pH-Wert verschiebt die O_2-Bindungskurve nach rechts, ein hoher nach links (◘ Abb. 58.5; ▶ Kap. 58).

48.3.5 Arterielle Blutgasanalyse

Die arterielle Blutgasanalyse ist das Standardverfahren zur Überwachung des pulmonalen Gasaustauschs, der Ventilation und des Säure-Basen-Haushalts (Einzelheiten: ▶ Kap. 59). Die Analyse erfolgt in heparinisiertem Vollblut im Blutgasanalysator. Der Standort des Geräts sollte auf der Intensivstation sein, damit die Analysen in Notfällen sofort verfügbar sind.

❯ Jede Atemunterstützung und maschinelle Beatmung muss durch regelmäßige arterielle Blutgasanalysen kontrolliert werden, v. a. bei schwerwiegenden Störungen der Lungenfunktion (▶ Kap. 59). Die Häufigkeit der Analysen richtet sich v. a. nach dem Schweregrad der Gasaustauschstörung.

Zu beachten: Die arterielle Blutgasanalyse ist nur eine Momentaufnahme und ersetzt nicht die kontinuierliche Pulsoxymetrie und Kapnometrie.

48.4 Überwachung der Herz-Kreislauf-Funktion

Die Kreislaufdepression ist eine sehr häufige Störung bei Intensivpatienten und oft auch der Grund für die Aufnahme in die Intensivstation. Daher müssen die Herz- und die Kreislauffunktion kontinuierlich überwacht werden.

Apparative Überwachung der Herz-Kreislauf-Funktion
- ▬ **Basismonitoring:**
  - – EKG-Monitor: Herzfrequenz und Rhythmus, ST-Strecken
  - – Arterieller Blutdruck: nichtinvasiv (NIBP) oder invasiv

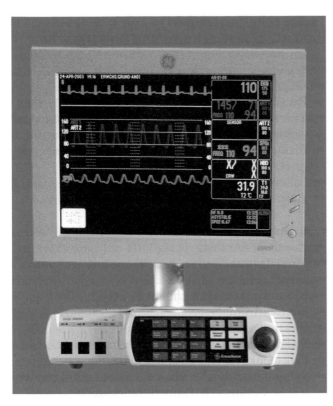

– Zentraler Venendruck (ZVD): bei herzchirurgischen Intensivpatienten
– Pulsoxymeter
– **Erweitertes Monitoring:**
  – PiCCO-Monitor
  – Transthorakale (TEE) und transösophageale Echokardiografie (TTE)
  – Pulmonaliskatheter
  – Linker Vorhofdruck (herzchirurgische Patienten)

Die einfache klinische Überwachung der Herz-Kreislauf-Funktion ist in ▶ Kap. 7 dargestellt. Darum werden an dieser Stelle nur die apparativen Methoden beschrieben.

48.4.1 EKG-Monitor

Der EKG-Monitor (▶ Kap. 7, 53, 54) gehört zum Standardüberwachungsgerät bei jedem Intensivpatienten. Hiermit sollen Arrhythmien und Myokardischämien festgestellt werden.

Monitor
Auf Intensivstationen werden **Multifunktionsmonitore** eingesetzt, mit denen mehrere Variablen überwacht werden können, z. B. EKG, Herzfrequenz, Blutdruck, Puls-

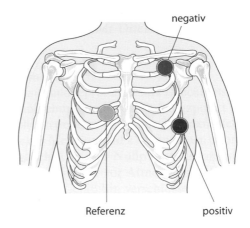

◘ **Abb. 48.2**   Simulierte Extremitätenableitung mit 3 Elektroden

oxymeter, Atemfrequenz, Temperatur, Elektroenzephalografie (EEG) usw. (◘ Abb. 48.1).

Der Monitor sollte mindestens über 2 EKG-Ableitungen verfügen:
— Ableitung II und V5 (erfasst ca. 80 % aller ST-Strecken-Veränderungen) oder
— Ableitung II und V3 oder
— Ableitung II und V4 oder
— Ableitung V3, V4 und V5

Elektroden
In der Intensivmedizin werden in der Regel *Hautelektroden* verwendet; Nadelelektroden sind nur noch seltenen und speziellen Indikationen vorbehalten (z. B. bei schweren Verbrennungen).

Am häufigsten werden auf Intensivstationen die II. Extremitätenableitung oder eine modifizierte Brustwandableitung zur Herzrhythmuskontrolle eingesetzt.

Extremitätenableitung
Für eine Extremitätenableitung sind mindestens 3 Elektroden erforderlich: eine positive, eine negative und eine Referenzelektrode, weiterhin eine Erdung (◘ Abb. 48.2). Die Extremitätenableitungen I, II und III sind bipolare Ableitungen nach Einthoven, die Ableitungen aVR, aVL und aVF unipolare Ableitungen nach Goldberger.

Modifizierte Brustwandableitungen
Mit diesen Ableitungen sind Erregungsstörungen des Herzens erkennbar (z. B. Schenkelblöcke), die von der Extremitätenableitung nicht erfasst werden. Eine Ableitung mit 5 Elektroden ist in ◘ Abb. 48.3 dargestellt. Die klassische Ableitung nach Wilson ist eine unipolare Brustwandableitung. Hierbei werden routinemäßig 6 Elektroden (V1–V6) benötigt und wie folgt platziert:
— V1: 4. ICR (Interkostalraum) am rechten Sternumrand
— V2: 4. ICR am linken Sternumrand

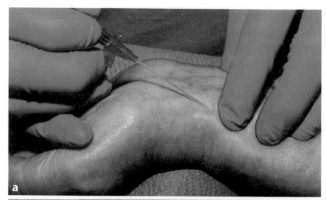

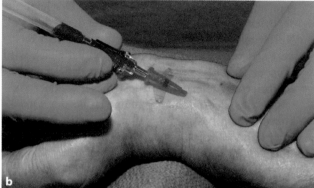

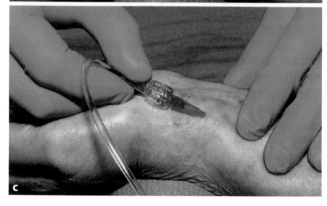

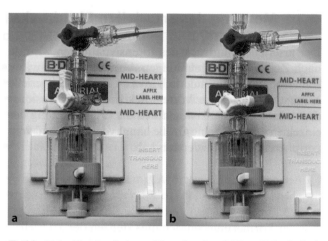

■ **Abb. 48.5 Druckaufnehmer (Transducer). a** 3-Wege-Hahn in Stellung „Nullabgleich", **b** 3-Wege-Hahn in Stellung „Messen"

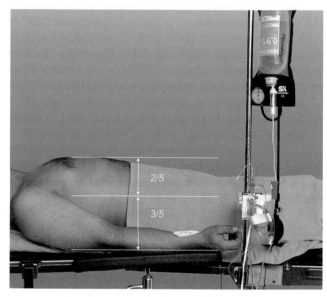

■ **Abb. 48.4 Kanülierung der. A. radialis. a** Unterpolsterung des Handgelenks (Überstreckung) und Punktion der Arterie. **b** Freier Rückfluss von Blut in die Kanüle zeigt die korrekte Lage an. **c** Anschluss eines Verbindungsstücks an die Kanüle

■ **Abb. 48.6 Anschluss einer arteriellen Druckmesseinrichtung mit Spülvorrichtung.** Der Druckaufnehmer muss in Herzhöhe angebracht werden

Anschluss der Druckmesseinrichtung

In der Regel werden Fertigsets verwendet.

Zubehör der Druckmesseinrichtung
- Druckmodul
- Druckaufnehmer
- Druckspülsystem (z. B. Intraflo)
- Druckbeutel
- 500 ml Elektrolytlösung
- Druckstabile Zuleitung
- 3-Wege-Hähne (3)
- Spritzen mit physiologischer Kochsalzlösung
- Haltevorrichtung für Transducer

■ **Komplikationen**
Thrombose der A. radialis, Embolie, Hämatom, Fingernekrosen, arteriovenöse Fistel.

■ **Alternative Punktionsstellen**
- A. ulnaris: nur selten genutzt.
- A. brachialis: per Seldinger-Technik, nur selten genutzt, da Endgefäß.
- A. femoralis: per Seldinger-Technik, nur selten genutzt, da Endgefäß und stark kontaminationsgefährdet durch Abführmaßnahmen, zudem pflegerisch schlecht zugänglich.
- A. dorsalis pedis: Diese kleine Arterie auf dem Fußrücken wird nur ausnahmsweise kanüliert.

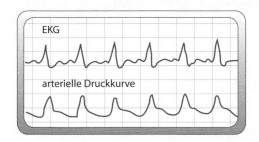

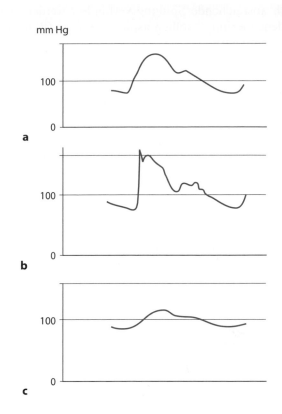

○ **Abb. 48.7   Druckkurve in der A. radialis (*unten*) und EKG (*oben*).**
Beachte die typische Inzisur der Druckkurve

- **Praktisches Vorgehen**
- ○ Abb. 48.5 und 48.6.
- ▬ Membran des Druckaufnehmers mit NaCl-Lösung benetzen, dann Dom festschrauben. Kammer im Dom mit NaCl-Lösung blasenfrei füllen.
- ▬ Auf beide Öffnungen des Transducers 3-Wege-Hahn fest aufsetzen oder aufschrauben.
- ▬ Druckaufnehmer mit dem Verstärker verbinden; einige Minuten warmlaufen lassen.
- ▬ Spülflüssigkeit an Intraflo-Spülsysteme anschließen. Druckbeutel auf 300 mmHg aufblasen. System mit Flüssigkeit füllen.
- ▬ Spülsystem mit einem 3-Wege-Hahn der Transducer-öffnung verbinden; Transducerkammer blasenfrei durchspülen.
- ▬ Spülsystem mit der starren Druckleitung zur arteriellen Kanüle verbinden.
- ▬ Transducer in Höhe des Referenzpunkts befestigen.

Druckmessung

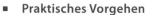

- **Praktisches Vorgehen**
- ▬ System mit der Spülflüssigkeit durchspülen.
- ▬ Einen 3-Wege-Hahn des Transducers zur Atmosphäre hin öffnen, den anderen 3-Wege-Hahn verschließen:
  - – Nullabgleich des Transducers: Abgleichknopf des Verstärkers drücken.
  - – Kalibrierung des Transducers: Kalibrierungsknopf des Verstärkers drücken.
- ▬ 3-Wege-Hahn zum Patienten hin öffnen, der andere 3-Wege-Hahn bleibt verschlossen.
- ▬ Druck kontinuierlich messen.

In ○ Abb. 48.7 ist eine typische arterielle Druckkurve der A. radialis zusammen mit dem EKG dargestellt.

Die meisten Druckmessgeräte können folgende Drücke elektronisch ermitteln und digital und als Kurve auf dem Monitor anzeigen:
- ▬ Systolischer Druck

○ **Abb. 48.8   Störungen der arteriellen Druckmessung. a** Normaler Kurvenlauf, **b** Kurve verschleudert, **c** Kurve gedämpft

- ▬ Diastolischer Druck
- ▬ Mitteldruck

Fehlerquellen und Störungen der Druckmessung

Die wichtigsten Störungen der arteriellen Druckmessung sind folgende (○ Abb. 48.8):

- **Schleuderzacken**

Sie entstehen zumeist, wenn eine überlange Zuleitung mit einer 18-G-Kanüle in der A. radialis verbunden wird, und führen zu Fehlmessungen. Daher sollten die Zuleitungen möglichst kurz sein. Nicht benötigte 3-Wege-Hähne sollten entfernt werden. Durch eine kleine Luftblase in der Zuleitung kann eine Dämpfung der Kurve erreicht werden.

- **Gedämpfte Kurve**

Ist die Kurve gedämpft, wird der systolische Blutdruck zu niedrig und der diastolische Druck zu hoch gemessen. Häufigste Ursachen sind
- ▬ Luftblasen im System,
- ▬ Blutgerinnsel in Kanüle oder System.

Die Luftblasen müssen aus dem System herausgespült werden (nicht in den Patienten). Gerinnselbildung soll durch ausreichende Spülung verhindert werden. Vorhandene Gerinnsel sollten aspiriert werden (Blut nicht zurückspritzen).

- ■ **Der Transducer lässt sich nicht abgleichen**
Ursachen:
  - ■ Druckaufnehmer defekt.
  - ■ Druckaufnehmer falsch angeschlossen.
  - ■ Verstärker defekt.
  - ■ Menüauswahl stimmt nicht mit Aufbau überein.

- ■ **Die Druckkurve driftet**
Ursachen:
  - ■ Kabel abgeknickt.

- ■ **Der Druck wird zu niedrig angezeigt**
Ursachen:
  - ■ Kurve gedämpft.
  - ■ Transducer nicht richtig abgeglichen.
  - ■ Transducer nicht in richtiger Referenzhöhe platziert, sondern zu hoch.

- ■ **Der Druck wird zu hoch angezeigt**
Ursachen:
  - ■ Transducer falsch platziert, zu tief angebracht oder heruntergefallen.
  - ■ Transducer nicht richtig abgeglichen.

- ■ **Keine Kurve auf dem Monitor**
Ursachen:
  - ■ Transducer falsch angeschlossen.
  - ■ Transducer defekt.
  - ■ Verstärker defekt.
  - ■ Menüeinstellung nicht korrekt.

- ■ **Die direkte Druckmessung stimmt nicht mit Manschettendruck überein**
Die direkte Messung ist genauer, besonders bei Hypotension, niedrigem HZV, peripherer Gefäßkonstriktion und bei Herzrhythmusstörungen. Bei Patienten ohne Pulswelle wie bei der extrakorporalen Membranoxygenierung (ECMO-Behandlung, „heart assist device") oder mit einer inkonstanten Pulswelle wie bei einer IABP-Therapie (IABP = intraaortale Ballonpumpe) ist nur die direkte Druckmessung möglich. Gefäßanomalien müssen ebenfalls beachtet werden.

❯ Pflegekräfte und Ärzte müssen die Druckkurve auf dem Monitor korrekt beurteilen können. Verläuft die Druckkurve normal, ist eine Kontrolle mit nichtinvasiver Druckmessung nicht erforderlich.

Kanülenpflege

Die Hauptrisiken der arteriellen Druckmessung sind Thrombose und Embolie, Infektion, Rückfluss von Blut und Diskonnektion.

Das Risiko einer **Thrombose und Embolie** kann durch eine kontinuierliche Druckspülung vermindert werden.

Der **Rückfluss von Blut** wird durch eine Druckspülung und die richtige Bedienung der 3-Wege-Hähne und Zuleitungen verhindert.

Eine **Infektionskontrolle** wird erreicht durch aseptische Technik bei der arteriellen Kanülierung und durch Sauberkeit bei der Bedienung der Zuleitungen, 3-Wege-Hähne und Transducer sowie durch regelmäßige aseptische Verbandswechsel. Bei den Wechselintervallen sind die Richtlinien des Robert-Koch-Instituts (RKI) zu beachten. Aus hygienischen Gründen werden Einmalprodukte eingesetzt. Hierdurch entfällt die Aufbereitung von Druckaufnehmern usw. Die vom Hersteller am System angebrachten Verschlussstopfen haben zumeist ein Loch (Druckausgleich im Herstellungsprozess notwendig) und müssen vor dem ersten Einsatz und nach dem Spülen des Systems durch sterile Einmalverschlussstopfen ersetzt werden.

48.5 Zentraler Venenkatheter

Zentrale Venenkatheter (ZVK) sind Katheter, deren Spitze im oberen klappenlosen Hohlvenensystem liegt. Als optimal gilt die Lage unmittelbar vor der Einmündung der V. cava superior in den rechten Vorhof. Standardzugänge beim Erwachsenen sind die V. subclavia und die V. jugularis interna.

Der ZVK dient der Zufuhr parenteraler Ernährungslösungen und stark wirkender kardiovaskulärer Medikamente sowie der Messung des ZVD. Die Anlage des ZVK muss wegen der Infektionsgefahr strikt aseptisch erfolgen; die Eintrittsstelle ist regelmäßig zu kontrollieren. Die Punktionsversuche sind auf ein Minimum zu beschränken, da mit zunehmender Anzahl vergeblicher Punktionsversuche die Infektionsrate deutlich zunimmt.

48.5.1 Indikationen

ZVK können schwerwiegende Komplikationen hervorrufen. Sie dürfen daher nur bei eindeutiger Indikation eingeführt werden. Die wichtigsten Indikationen sind folgende:
- ■ Parenterale Ernährung.
- ■ Zufuhr hochwirksamer (meist kardiovaskulärer) Medikamente.
- ■ Sicherer venöser Zugang über einen längeren Zeitraum.
- ■ Wenn andere Venenzugänge nicht möglich sind.
- ■ Messung des ZVD; Vorsicht: nicht als zuverlässiger „Volumenparameter" geeignet.

48.5.2 Kathetersets

Für die Katheterisierung der V. cava stehen fertige Punktionssets zur Verfügung. Nur selten ist für die Platzierung des Katheters eine Venenfreilegung erforderlich. Zwei Verfahren werden angewandt, um den Katheter einzuführen:

- Über einen Draht: Seldinger-Technik mit Dilatator. Diese Technik ist am wenigsten traumatisierend und daher in der Intensivmedizin Standard.
- Vorschieben durch die Kanüle.

Zubehör für ZVK

- Einmalset, bestehend aus:
  - 1- oder mehrlumigem Katheter
  - Punktionskanüle + 5-ml-Spritze
  - Führungsdraht, meist mit J-Spitze
  - Dilatator
  - EKG-Kabel für EKG-gesteuerte Lagekontrolle (Alpha-Card) oder Ultraschallgerät
- 3-Wege-Hähne
- 10-ml-Spritze mit NaCl 0,9 %
- 2- oder 5-ml-Spritze mit Lokalanästhetikum 0,5 % (bei Punktion am wachen Patienten)
- Stichskalpell
- Steriler Kittel, Haube, Mund-Nasen-Schutz
- Sterile Handschuhe
- Hautdesinfektionsmittel; Einwirkzeit beachten!
- Sterile Abdecktücher oder großes Lochtuch
- Kleines Nahtbesteck
- Verbandmaterial
- Anschlussbereite Infusionslösung

48.5.3 Wie viele Lumina soll der Katheter haben?

Je nach Zweck, werden mehr- oder 1-lumige Katheter verwendet. Standard in der Intensivmedizin ist zumeist der 3-Lumen-Katheter, bei kontinuierlicher fiberoptischer Oxymetrie ein 4-Lumen-Katheter. Allerdings gilt: je mehr Lumina, desto größer die Infektionsgefahr. Darum sollte die Indikation für Mehrlumenkatheter streng gestellt werden. Die Liegedauer sollte so kurz wie möglich sein.

> Eine sichere intravasale Lage ist nur anzunehmen, wenn über alle Lumina des Mehrlumenkatheters Blut aspiriert werden kann.

48.5.4 Zugänge zur oberen Hohlvene

Für den Zugang zur oberen Hohlvene stehen verschiedene periphere und große körpernahe Venen zur Verfügung; Standardzugänge sind aber in der Intensivmedizin die V. subclavia und die V. jugularis interna, wobei die V.-subclavia-Katheterisierung eine geringere Infektionsrate aufweist als die der V. jugularis interna. Die Punktion sollte ultraschallgesteuert erfolgen. Bei der über eine periphere Venen eingeführten ZVK ist das Infektionsrisiko nicht höher als beim zentralen Zugang, wohl aber die Thrombophlebitisrate.

- **Weitere Punktionsstellen**
- V. jugularis externa
- V. basilica, V. cephalica
- V. saphena magna
- V. femoralis: höchste Infektionsrate

Asepsis bei der ZVK-Anlage

Grundsätzlich sollten alle ZVK wegen der Infektionsgefahr unter strikt aseptischen Bedingungen eingeführt werden:

- Alle benötigten Materialien auf einem steril abgedeckten Tisch bereitstellen.
- Mund-Nasen-Schutz, Haube.
- Hygienische Händedesinfektion.
- Sterile Einmalhandschuhe.
- Steriler Kittel (besonders bei Seldinger-Technik).
- Hautdesinfektion mit alkoholischer Lösung unter Beachtung der erforderlichen Einwirkzeit.
- Sterile Abdeckung der Punktionsstelle mit großem Tuch oder Lochtuch.
- Sichere Fixierung des Katheters.
- Verband.
- Intervallspülungen des Katheters mit isotoner Elektrolytlösung ohne Heparinzusatz.

Zugang über die V. subclavia

Das Lumen der V. subclavia ist aus anatomischen Gründen immer offen; die Vene kann daher auch bei ausgeprägtem Volumenmangel punktiert werden. Die rechte Venen wird bevorzugt, da sie aus anatomischen Gründen leichter zu punktieren ist.

Die Katheterisierung erfolgt unter sterilen Bedingungen und immer mithilfe der Seldinger-Technik. Eine gute Lokalanästhesie ist bei wachen Patienten erforderlich. Für die Punktion wird der Oberkörper tief gelagert, der Kopf leicht zur Gegenseite gedreht. Leichter Zug am Arm nach kaudal durch einen Helfer erleichtert unter Umständen die Punktion. Durch Einsatz von Ultraschall bei der Punktion der Venen kann die Anzahl der Fehlpunktionen vermindert werde.

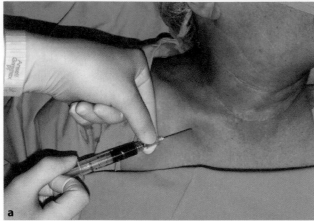

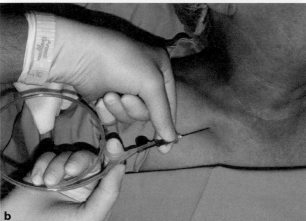

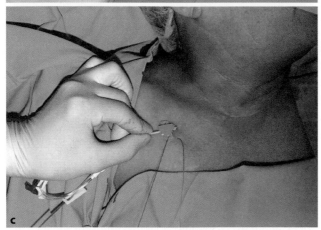

Abb. 48.9 Katheterisierung der rechten V. subclavia. a Punktion der Vene in ihrem Verlauf unterhalb des Schlüsselbeins. **b** Einführen des Seldinger-Drahts. **c** Nahtfixierung des Katheters

Die Punktion wird unterhalb der Klavikula, etwa in der Medioklavikularlinie, mit aufgesetzter Kochsalzspritze unter ständiger Aspiration durchgeführt (■ Abb. 48.9).

Beim Vorschieben des Katheters sollte der Kopf des Patienten zur Punktionsseite gedreht werden, um ein Vordringen des Katheters in die gleichseitige V. jugularis interna zu vermeiden.

■ **Vorteile**
Bevorzugter Zugang beim Intensivpatienten, da er gut, bei geringer Bewegungsmöglichkeit des Katheters, zu fixieren ist. Wird von den Patienten am besten akzeptiert.

■ **Nachteile**
Schwierige Technik für den Unerfahrenen mit relativ hoher Komplikationsrate, nicht frei zugänglich bei Operationen.

■ **Komplikationen**
- Pneumothorax (häufigste Komplikation!)
- Hämatothorax durch Verletzung der A. subclavia
- Infusionsthorax bei Fehllage durch Gefäßperforation
- Schädigung des Plexus brachialis, meist durch fehlerhafte Technik
- Luftembolie

■ **Kontraindikationen**
- Gerinnungsstörungen
- Antikoagulanzientherapie (abhängig vom Gerinnungsstatus)
- Frakturen im Bereich des Schultergürtels
- Ausgeprägtes Lungenemphysem mit hochstehenden Lungenkuppeln
- Schwere Thoraxdeformitäten
- Pneumothorax auf der Gegenseite

Zugang über die V. jugularis interna

Die Vene verläuft am Hals in unmittelbarer Nähe der A. carotis und des N. vagus (■ Abb. 48.10). Sie kann mithilfe des Ultraschalls für die Punktion lokalisiert werden. Hierdurch wird die Zahl der Fehlpunktionen, besonders vom Anfänger, reduziert.

Die Punktion erfolgt mithilfe der Seldinger-Technik unter sterilen Bedingungen (Mund-Nasen-Schutz, Haube, steriler Kittel, sterile Handschuhe, Desinfektion – Einwirkzeit beachten! –, steriles Lochtuch). Für die Punktion wird der Kopf tief gelagert und leicht zur Gegenseite gedreht.

Die Punktion der *rechten* V. jugularis interna wird wegen ihres geraden Verlaufs bevorzugt.

Die Punktion erfolgt, nach Lokalanästhesie, mit aufgesetzter Kochsalzspritze unter ständiger Aspiration (■ Abb. 48.10). Empfohlen wird die ultraschallgesteuerte Technik, da hierbei weniger Komplikationen auftreten.

■ **Komplikationen**
- Punktion der A. carotis (sofort Kompression! Erstickungsgefahr!)
- Pneumothorax, Hämatothorax (nur bei Verwendung zu langer Kanülen)
- Luftembolie (vermeidbar durch Kopftieflagerung)

■ **Kontraindikationen**
- Gerinnungsstörungen
- große Strumen

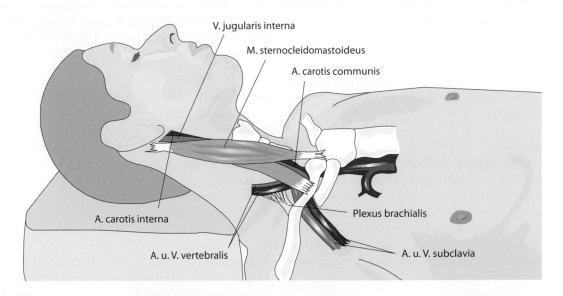

a

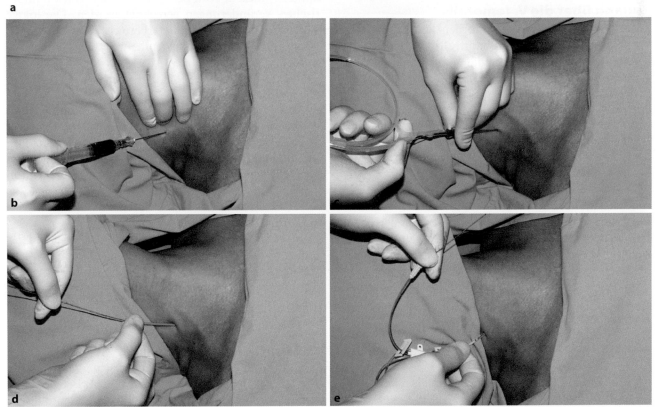

b   c

d   e

▢ Abb. 48.10 Katheterisierung der rechten V. jugularis interna. a Verlauf der V. jugularis interna und der A. und V. subclavia. **b** Punktion der V. jugularis interna in Höhe des Kehlkopfschildknorpels lateral von der A. carotis unter „Wegdrücken" der A. carotis. **c** Vorschieben des Seldinger-Drahts über die Kanüle. **d** Vorschieben des Dilatators (*grün*) über den Draht. **e** Vorschieben des Katheters über den Seldinger-Draht

Zugang über die V. jugularis externa

Für die Punktion wird der Kopf tief gelagert (Luftemboliegefahr!) und zur Gegenseite gedreht. Zur besseren Füllung kann die Vene fingerbreit über der Klavikula durch einen Helfer abgedrückt werden. Nach Lokalanästhesie erfolgt die Punktion mit einem Ruck durch die Gefäßwand. Beim langsamen Vorschieben der Kanüle gelingt die Punktion wegen der großen Beweglichkeit der Vene häufig nicht. Bei 25–50 % der Patienten lässt sich der Katheter nicht bis in die obere Hohlvene vorschieben. Durch Verwendung eines J-Drahts, über den der Katheter vorgeschoben wird, kann die Erfolgsrate auf ca. 75–95 % erhöht werden.

Zugang von der Ellenbeuge aus

Der periphere Zugang zur oberen Hohlvene wird bei Intensivpatienten nur ausnahmsweise gewählt. Von den Armvenen ist die V. basilica am besten geeignet. Diese Vene kann in der Ellenbeuge oder auch distal am Unterarm punktiert werden. Die V. cephalica weist dagegen in ihrem Verlauf große anatomische Unterschiede auf, und oft ist es nicht möglich, den Katheter bis in die V. subclavia vorzuschieben.

▪ Komplikationen

Wichtigste Komplikation dieser Katheterisierung ist die **Thrombophlebitis**; die Häufigkeit beträgt 2–10 %. Beim Abspreizen des Oberarms kann sich die Katheterspitze verschieben und Herzrhythmusstörungen auslösen. Eine Perforation des rechten Vorhofs ist ebenfalls beschrieben worden. Um die Komplikationsrate zu vermindern, wird von einigen Ärzten empfohlen, den Katheter nur bis in die proximale V. axillaris vorzuschieben.

Zugang über die V. femoralis

Die Punktion erfolgt unter sterilen Bedingungen, bevorzugt unter Ultraschallkontrolle, unterhalb des Leistenbands, ca. 1 cm medial von der pulsierenden A. femoralis. Wegen der erhöhten Komplikationsrate (Thrombosierungen, aufsteigende Infektionen, Lungenembolie) wird die V. femoralis nur dann katheterisiert, wenn die anderen Punktionsstellen nicht verwendbar sind!

48.5.5 Lagekontrolle

Bei jedem ZVK muss die korrekte Lage in der oberen Hohlvene umgehend überprüft und, wenn nötig, korrigiert werden, um schwerwiegende Komplikationen, insbesondere eine Perforation des Vorhofs mit Herztamponade und Herzrhythmusstörungen, zu vermeiden.

Die Lage des Katheters kann durch folgende Verfahren kontrolliert werden:
- Ultraschallgesteuerte Anlage des Katheters
- Ableitung des EKGs von der Katheterspitze beim Einführen
- Röntgenbild des Thorax nach Abschluss der Katheterisierung

Die ultraschallgesteuerte Anlage sollte bevorzugt werden. Die intraatriale EKG-Ableitung über den Venenkatheter ist einfach und ohne großen Aufwand durchzuführen (◨ Abb. 48.11). Die Lage der Katheterspitze im rechten Vorhof ist an einer deutlich *überhöhten P-Welle* zu erkennen. Bei diesem EKG-Bild muss der Katheter so weit zurückgezogen werden, bis eine normale P-Zacke auf dem Monitor erscheint. Die Spitze liegt dann korrekt in der oberen Hohlvene. Ist von vornherein keine überhöhte P-Welle im EKG nachweisbar,

wurde der Katheter entweder zu weit, nämlich in die untere Hohlvene, oder nicht weit genug vorgeschoben. Weitere, jedoch seltene Ursachen: Fehllage in einem anderen Gefäß oder Fehllage im Gewebe nach Perforation des Gefäßes.

48.5.6 Allgemeine Komplikationen von Kavakathetern

Die geringsten Komplikationen weist die Katheterisierung der rechten V. jugularis interna auf, gefolgt von der V. subclavia. Diese beiden Gefäße werden daher beim Intensivpatienten in erster Linie für die Katheterisierung der V. cava gewählt.

▪ Thrombosen

Je enger das Gefäß ist, in dem der Katheter liegt, desto häufiger treten Thrombosierungen auf. Beim Subklaviakatheter muss in etwa bei 50 % der Fälle mit thrombotischen Veränderungen gerechnet werden. Die lokale Thrombosierung im Katheterbereich kann durch eine systemische Antikoagulanzientherapie nicht beeinflusst werden.

▪ Infektionen

Sie treten beim Kavakatheter relativ häufig auf und können zu **Sepsis** bis hin zum Tod des Patienten führen. Wichtig ist die **Prävention**: Einlegen des Katheters unter aseptischen Bedingungen, möglichst wenige Punktionsversuche und sorgfältige Pflege der Kathetereintrittsstelle.

▪ Luftembolie

Die Gefahr einer Luftembolie besteht v. a. während der Punktion mit der großlumigen Kanüle. Durch den langen und relativ dünnen Katheter kann die Luft dagegen nicht so schnell einströmen. Die Luftembolie kann durch Tieflagerung des Patienten während der Katheterisierung verhindert werden.

▪ Gefäßperforation

Perforationen der V. subclavia oder V. jugularis interna können zu erheblichen Blutungen führen. Bei gleichzeitiger Pleuraverletzung tritt zumeist ein Hämatothorax auf. Perforationen der V. cava sind ebenfalls möglich. Zur Prophylaxe muss der Katheter immer vorsichtig, ohne Kraftanwendung, vorgeschoben werden.

▪ Herzperforationen

Sie treten sehr selten auf und führen durch **Herztamponade**, wenn nicht rechtzeitig erkannt, zum Tod. Prophylaxe: Katheter korrekt *vor* dem rechten Vorhof platzieren (Röntgenkontrolle).

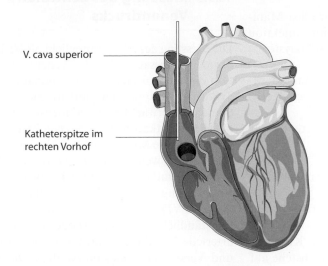

V. cava superior

Katheterspitze im
rechten Vorhof

a

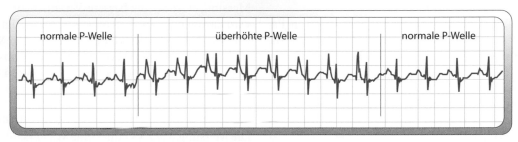

normale P-Welle   überhöhte P-Welle   normale P-Welle

b

□ Abb. 48.11   Platzierung eines ZVK unter EKG-Kontrolle. a Lage der Katheterspitze im rechten Vorhof. **b** Von der Spitze des mit Kochsalzlösung gefüllten Katheters wird ein EKG über ein spezielles Kabel abgeleitet und auf dem Monitor angezeigt. Die Lage der Katheterspitze wird an der P-Welle des EKGs kontrolliert. *Links* im Bild befindet sich die Katheterspitze in der unteren Hohlvene: Die P-Welle ist normal hoch. Beim Zurückziehen des Katheters gelangt die Spitze in den rechten Vorhof: Die P-Welle ist stark überhöht (*Bildmitte*). Beim weiteren Zurückziehen gelangt die Katheterspitze nun in die obere Hohlvene, erkennbar an normal hohen P-Wellen. Diese Art der Lagekontrolle kann die röntgenologische Kontrolle der Katheterspitze zumeist ersetzen

▪ Katheterembolie

Tritt eine zentrale Katheterembolie auf, muss das Fragment entfernt werden. Das gelingt oft durch transvenöse Katheterisierung. Manchmal ist eine Thorakotomie und, je nach Lage des Katheters, eine Entfernung unter extrakorporaler Zirkulation erforderlich.

▪ Katheterfehllagen

Katheterfehllagen sind relativ häufig, jedoch zumeist nicht schwerwiegend. Schlingenbildung wird durch zu weites Vorschieben und anschließendes Zurückziehen des Katheters begünstigt. Sie führt häufig zu Katheterfehllagen. Zum Ausschluss einer Katheterfehllage wird immer ein Röntgenbild angefertigt.

48.5.7 Katheterpflege

Die Pflege der Gefäßkatheter dient v. a. der Prophylaxe von Infektionen an der Kathetereintrittsstelle und der Vermeidung der gefürchteten **Kathetersepsis**. Ab dem

4. Tag ist zumeist ein deutlicher Anstieg der bakteriellen Besiedelung des Katheters nachweisbar, der am 7. Tag das Maximum erreicht. Das Risiko der Thrombophlebitis und Infektion besteht bei allen Kathetern, jedoch ist das Infektionsrisiko nach Venae sectio wesentlich größer als bei perkutaner Katheterisierung. Bei entsprechendem Verdacht muss der Katheter umgehend entfernt und an anderer Stelle neu gelegt werden. Die infektionsprophylaktische Wirksamkeit spezieller Katheter mit antiseptischer Beschichtung ist nicht gesichert, ebenso wenig die von In-Line-Filtern.

❯ Die Kathetereintrittsstelle muss täglich auf Infektionszeichen überprüft werden: Rötung, subkutane Infiltration, eitrige Sekretion, lokaler Schmerz.

Die wichtigsten **prophylaktischen Maßnahmen** sind
▬ eine strikt aseptische Technik beim Einführen von Katheter und Kanülen,
▬ die sichere Fixierung der Katheter (Zugwirkungen und Abknicken vermeiden!),

- eine sterile Abdeckung,
- die hygienische Händedesinfektion vor allen Manipulationen (Konnektion, Diskonnektion, Injektion von Medikamenten, Wechsel des Infusionssystems) am Katheter und den Verbindungsstellen,
- Diskonnektionen auf ein absolutes Minimum beschränkten; nach jeder Diskonnektion einen neuen, sterilen Verschlussstopfen anbringen,
- Katheter so früh wie möglich wieder entfernen.

■ **Pflege der Kathetereintrittsstelle**

In der Regel wird die Kathetereintrittsstelle mit sterilem Gazeverband oder wasserdampfdurchlässigem Transparentverband abgedeckt. Hydrokolloidverbände sind hierfür nicht geeignet. Weitere Maßnahmen:

- Tägliche Inspektion der Verbände bzw. Kathetereintrittsstelle; bei Gazeverbänden Einstichstelle auf Druckschmerz überprüfen.
- Gazeverbände bei eingeschränkt kooperativen Patienten (bewusstlos, beatmet) täglich wechseln; die Wechselfrequenz ist bei bewusstseinsklaren Patienten nicht gesichert.
- Transparentverbände nach Herstellerangaben (zumeist 7 Tage) wechseln; sofort wechseln, wenn verschmutzt, durchfeuchtet, abgelöst oder bei Verdacht auf Infektion.
- Bei unklarem Fieber, Druckschmerz oder Sepsis: Gazeverband öffnen und Kathetereintrittsstelle inspizieren.
- Vor und nach dem Verbandwechsel hygienische Händedesinfektion.
- Beim Verbandwechsel sterile Handschuhe tragen; Kathetereintrittsstelle mit Hautdesinfektionsmittel einsprühen; keine Salben auftragen.
- Verbandwechsel dokumentieren.
- Kein routinemäßiger Wechsel der Katheter nach einer bestimmten Anzahl von Liegetagen, jedoch Katheter möglichst rasch austauschen, wenn sie unter unzureichenden aseptischen Bedingungen gelegt wurden.
- (Intervall-)Spülung von Kathetern, wenn nötig, mit isotoner Elektrolytlösung.
- Tägliche Überprüfung, ob der Katheter bzw. die Anzahl der Lumina noch erforderlich ist.

■ **Wechsel der Infusionssysteme**

- Die Infusionssysteme sollten nicht häufiger als alle 8 Tage gewechselt werden.
- Bei Infusion lipidhaltiger Lösungen sollten die Infusionsleitungen dagegen alle 24 h gewechselt werden, bei Blutprodukten alle 6 h.
- *Bakterienfilter* werden nicht generell empfohlen, aber Partikelfilter.

48.5.8 Messung des zentralen Venendrucks

Die Messung des ZVD ermöglicht als Verlaufsparameter begrenzte Aussagen über den Venentonus und die Funktion des rechten Herzens (Tamponade, Pumpfunktion, Trikuspidalklappenfunktionen). Sie gehörte lange zur Standardüberwachung beim Intensivpatienten, wird aber in vielen nichtkardiochirurgischen Bereichen kaum noch eingesetzt. Die Messung ist von Nutzen, wenn ihre Grenzen beachtet werden: Der ZVD wird durch Veränderungen des intrathorakalen Drucks (Beatmung) und durch Behinderung des zentralvenösen Blutstroms beeinflusst.

Der ZVD kann intermittierend über eine Wassersäule (umständlich, keine Kurve) oder kontinuierlich (wie die arterielle Druckmessung) mit einem Druckaufnehmer und Verstärker gemessen werden. Die *kontinuierliche* Messung erlaubt eine bessere Verlaufsbeobachtung und wird darum beim Intensivpatienten bevorzugt. Gemessen wird der Druck in der klappenlosen oberen V. cava.

Um zuverlässige Werte zu erhalten, muss die Messung immer in der gleichen Körperposition vorgenommen werden.

Messung mit vorkalibriertem Manometer

Die Messung des ZVD über eine Wassersäule liefert hinreichend genaue Werte, zumal der mittlere Venendruck nur langsam schwankt. Auch die Atem- oder Beatmungsschwankungen übertragen sich auf die Wassersäule und sind sichtbar.

Elektronische Messung

Die Vorbereitungen und Anschlüsse für die elektronische ZVD-Messung entsprechen weitgehend denen der arteriellen Druckmessung (▶ Abschn. 48.4.2).

- Referenzpunkt für den Druckaufnehmer ist die Thoraxmitte (◘ Abb. 48.5).
- Für die Messung den Patienten flach lagern, hierbei die Kontraindikationen beachten!
- Digitalanzeige des Verstärkers auf Mitteldruckanzeige einstellen.
- **ZVD-Normalwerte: 1–10 mmHg.**
- Die Lagerung und Beatmungssituation bei der Messung sollten für spätere Interpretationen in der Verlaufskurve dokumentiert werden.

In ◘ Abb. 48.12 ist eine typische ZVD-Kurve dargestellt:

- a-Welle: Vorhofsystole
- c-Welle: Schluss der Trikuspidalklappe
- v-Welle: Ventrikelsystole

ZVD und rechter Vorhofdruck sind nahezu identisch.

48

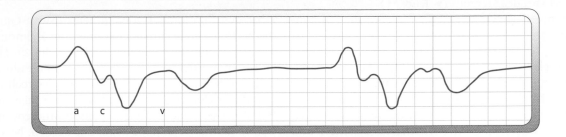

Abb. 48.12 ZVD-Kurve mit a-, c- und v-Wellen

Aussage des ZVD

Der ZVD ist *zu hoch;* Ursachen:
- Rechtsherzinsuffizienz
- Lungenembolie
- Obstruktion der V. cava
- Herztamponade
- Pulmonale Hypertonie

48.6 Erweitertes hämodynamisches Monitoring

Bei kritisch kranken Intensivpatienten ist zumeist ein erweitertes hämodynamisches Monitoring erforderlich, das weitere Parameter erfasst und eine bessere Überwachung und Steuerung der Therapie ermöglicht. Hierzu gehören folgende Verfahren:
- PiCCO-Monitoring (Pulse Contour Cardiac Output, Pulskontur-HZV)
- Echokardiografie (TEE, TTE)
- Pulmonaliskatheter: hauptsächlich in der Kardiochirurgie

- **Indikationen**
- Hämodynamische Instabilität und Zufuhr kardiovaskulärer Medikamente: PiCCO, TEE
- Lungenödem: PiCCO, TEE, Pulmonaliskatheter
- Rechtsherzversagen, pulmonale Hypertonie: TEE, Pulmonaliskatheter
- Multiorganversagen: PiCCO, gemischtvenöse O_2-Sättigung

48.6.1 Pulskonturanalyse: PiCCO

Durch eine Analyse der arteriellen Pulskontur kann das HZV kontinuierlich und ohne einen Pulmonaliskatheter gemessen werden. Anstelle des Pulmonaliskatheters wird ein Thermodilutionskatheter in eine Arterie (bevorzugt die A. femoralis) eingeführt, außerdem ein ZVK gelegt

und das HZV unter Verwendung eines Pulskonturalgorithmus vom Computer berechnet.

Die Pulskonturanalyse ist das Standardverfahren für das erweiterte hämodynamische Monitoring und die Steuerung der Volumen- und Katecholamintherapie bei kardiovaskulär instabilen Patienten. Das Verfahren ist umfassender und weniger invasiv als der Pulmonaliskatheter.

Indikationen für das PiCCO-Monitoring
- Hämodynamisch instabile Patienten, die eine differenzierte Volumen- und Katecholamintherapie benötigen.
- Septischer Schock, Multiorganversagen.
- Wenn ein Pulmonaliskatheter kontraindiziert ist.

Messparameter
Folgende Parameter können gemessen oder berechnet werden:
- HZV- und Schlagvolumen-Messung (SV-Messung) mit transpulmonaler Thermodilution
- Schlagvolumenvariation (SVV): Die SVV gibt an, um wie viel Prozent das SV über einen Zeitraum von 30 s variiert. Der Wert ergibt sich aus den (mittleren) Maximal- und Minimalwerten des SV eines beatmeten Patienten. Normal ist eine Variation von < 10 %.
- Globales enddiastolisches Blutvolumen (GEDV): Sie entspricht der Summe der enddiastolischen Volumina beider Vorhöfe und beider Ventrikel. GEDV ist ein Parameter der Vorlast (Preload) des Herzens (▶ Kap. 55).
- Extravaskuläres Lungenwasser (EVLW): Flüssigkeit im Interstitium der Lunge. Wird mit transpulmonaler Thermodilution bestimmt (▶ Kap. 53). Es nimmt zu beim Lungenödem, z. B. durch Linksherzinsuffizienz, Hypervolämie, schwere Atemwegsobstruktion sowie Permeabilitätsstörungen der Lungenkapillaren. Normalwerte des EVLW-Index: 3–7 ml/kg/m².
- Kontinuierliche arterielle Druckmessung und systemischer Gefäßwiderstand (SVR): Der SVR er-

möglicht Aussagen über die mechanische Nachlast (Afterload) des Herzens (► Kap. 51).

— Kontinuierliche HZV- und SV-Messung mit Pulskonturanalyse.

Die anfängliche Kalibrierung des PiCCO erfolgt durch eine transpulmonale Thermodilutionsmessung. Hierbei wird ein kalter Kochsalzbolus in einen ZVK injiziert, die sich ergebende Temperaturverlaufskurve im arteriellen System vom Thermodilutionskatheter registriert und hieraus vom Gerät das HZV nach der Stewart-Hamilton-Gleichung berechnet. Die Messung ist unabhängig vom Atemzyklus.

■ **Extravasales Lungenwasser (EVLW)**
Normalerweise strömt kontinuierlich Flüssigkeit aus den Lungenkapillaren in das Interstitium der Lunge. Die Flüssigkeit wird aus dem Interstitium über pulmonale Lymphgefäße wieder abtransportiert. Wird die Drainagekapazität überschritten, sammelt sich Flüssigkeit im Interstitium an und es entsteht ein interstitielles Lungenödem.

48.6.2 Pulmonaliskatheter

Über den Pulmonalarterienkatheter (Swan-Ganz-Katheter, Pulmonaliskatheter) können die Pulmonalarteriendrücke und die Füllungsdrücke des linken Herzens bestimmt werden. Damit ermöglicht der Pulmonaliskatheter Aussagen über die Funktion des rechten und des linken Herzens. Außerdem kann mit mehrlumigen Pulmonaliskathetern das HZV intermittierend mit der Thermodilutionsmethode bestimmt werden, bei einigen Geräten auch kontinuierlich.

Vierlumiger Pulmonaliskatheter
In ◘ Abb. 48.13 ist ein 4-lumiger Pulmonaliskatheter dargestellt. Der Katheter besitzt 4 Anschlüsse:

— *Distal:* Dieser Anschluss verbindet den Druckaufnehmer mit der distalen Öffnung in der Katheterspitze; hierüber werden die Pulmonalarteriendrücke gemessen.

— *Proximal:* Er verbindet einen 2. Druckaufnehmer mit der Öffnung für den rechten Vorhof; dient der

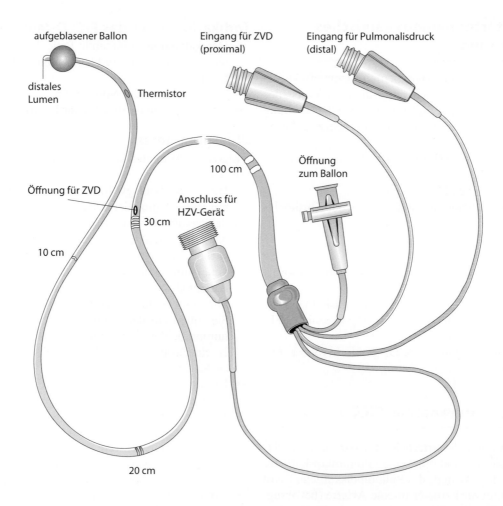

◘ **Abb. 48.13** Pulmonaliskatheter, 4-lumig

Messung des ZVD und zur Injektion von Eiswasser bei der HZV-Messung nach der Kälteverdünnungsmethode.

— *Ballonzuleitung:* Hierüber wird Luft in den Ballon an der Katheterspitze gespritzt; bei geblocktem Ballon und richtiger Lage der Katheterspitze wird der Lungenkapillarenverschluss (Wedge-Druck) über das distale Lumen gemessen.

— *Thermistorverbindung:* An diese Verbindung zum Thermistor im Pulmonaliskatheter wird der HZV-Computer angeschlossen.

Mit dem 4-lumigen Pulmonaliskatheter können somit folgende Messungen durchgeführt werden:

> **Messgrößen des Pulmonaliskatheters**
> — ZVD
> — Pulmonalarteriendrücke (systolisch, diastolisch, Mitteldruck)
> — Lungenkapillarenverschlussdruck (Wedge-Druck)
> — HZV

Neben diesem Katheter sind auch 2- und 3-lumige sowie 5-lumige Pulmonaliskatheter im Gebrauch.

Indikationen

Wegen seiner Risiken wird der Pulmonaliskatheter nur zur Überwachung von Intensivpatienten mit schwersten Störungen der Herz-Kreislauf-Funktion gelegt. Als Indikationen gelten z. B.
— kardiogener Schock,
— pulmonale Hypertonie,
— akutes Rechtsherzversagen bei ARDS (Acute Respiratory Distress Syndrome),
— Überwachung einer NO-Inhalationstherapie,
— Sepsis mit instabiler Herz-Kreislauf-Funktion,
— Überwachung der medikamentösen Therapie oder der intraaortalen Ballongegenpulsation bei schwerster Herzinsuffizienz.

Einführen des Pulmonaliskatheters

Am häufigsten werden Pulmonaliskatheter über eine in die rechte V. jugularis interna eingeführte Schleuse eingeschwemmt (= Einschwemmkatheter). Der Pulmonaliskatheter wird unter kontinuierlicher Druckkontrolle vorgeschoben. Anhand der Druckkurven kann die jeweilige Lage der Katheterspitze zweifelsfrei bestimmt werden. Lässt sich der Katheter nicht platzieren, kann ein Bildwandler eingesetzt werden.

■ **Praktisches Vorgehen**
— Funktionierenden Defibrillator bereitstellen.
— Zunächst distale Katheteröffnung mit einem Druckaufnehmer verbinden.

— Dann den Katheter langsam unter Druckkontrolle auf dem Monitor vorschieben.
— Bei Eintritt der Katheterspitze in die V. cava superior ca. 1 ml Luft in den Ballon injizieren, damit der Katheter über den rechten Vorhof durch die Trikuspidalklappe in den rechten Ventrikel und von dort durch die Pulmonalklappe in eine Lungenarterie eingeschwemmt werden kann („Einschwemmkatheter"). Hierbei sind nacheinander die in ◘ Abb. 48.14 gezeigten typischen Druckkurven zu beobachten.
— Anschließend Ballon entblocken.
— Jetzt proximale Katheteröffnung mit einer Infusionslösung oder einem 2. Druckaufnehmer zur Messung des ZVD verbinden.

Messungen mit dem Pulmonaliskatheter

■ **Pulmonalarteriendrücke**
Hierzu wird ein Druckaufnehmer in üblicher Weise an die distale Katheteröffnung angeschlossen. Nach Nullabgleich und Kalibrierung kann kontinuierlich der Pulmonalarteriendruck gemessen werden.

> **Normwerte Pulmonalarteriendrücke**
> — Systolisch: 15–28 mmHg (Mittel 24 mmHg)
> — Diastolisch: 5–16 mmHg (Mittel 10 mmHg)
> — Mitteldruck: 10–22 mmHg (Mittel 16 mmHg)
> — Kurvenverlauf: ◘ Abb. 48.14

■ **Lungenkapillarenverschlussdruck (Wedge-Druck)**
Für die Messung des Wedge-Drucks wird der Ballon an der Spitze des Katheters mit ca. 1 ml Luft gefüllt. Hierdurch wird der Katheter nach wenigen Herzschlägen mit dem Blutstrom in die Wedge-Position geschwemmt: Der Ballon klemmt sich gewissermaßen in eine Lungenarterie ein (◘ Abb. 48.14), sodass kein Blut mehr durch dieses Gefäß strömen kann, solange der Ballon, gefäßabdichtend, aufgeblasen ist. Der in dieser Position in der Spitze gemessene Druck wird darum als Verschlussdruck bezeichnet. Er entspricht bei gesundem Herzen in etwa dem Druck im linken Vorhof und dem linksventrikulären enddiastolischen Druck. Sofort nach der Messung des Wedge-Drucks muss der Ballon entblockt werden, damit durch die Unterbrechung der Blutzufuhr kein Infarkt im betroffenen Gebiet entsteht.

> **Normwerte Wedge-Druck**
> — Mittlerer Verschlussdruck: 5–16 mmHg (Mittel 9 mmHg)
> — Kurvenverlauf: ◘ Abb. 48.14

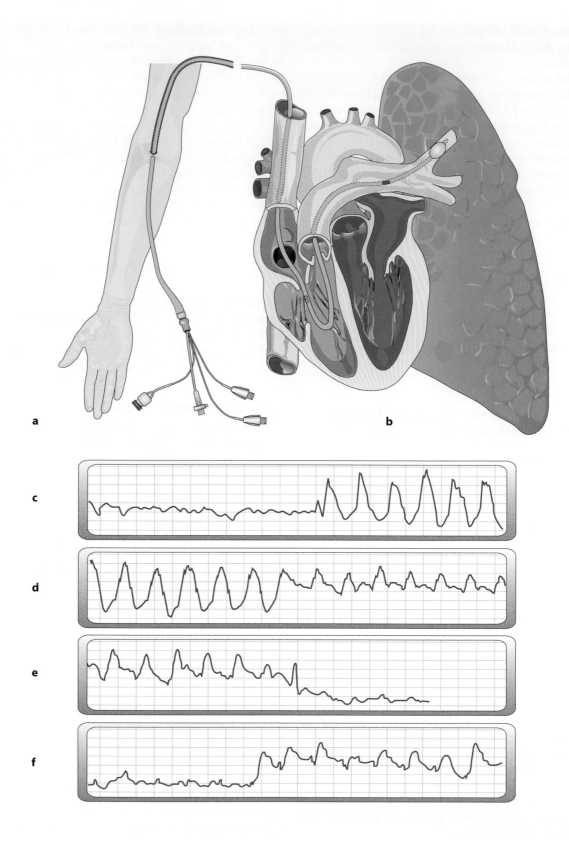

□ **Abb. 48.14   Weg des Pulmonaliskatheters. a** Weg des Katheters bis ins Herz. **b** Katheterspitze in Wedge-Position. In den folgenden Ab-
bildungen Druckkurven beim Einführen des Pulmonaliskatheters, **c** rechter Vorhof in rechten Ventrikel, **d** rechter Ventrikel in Pulmonalarterie,
e Pulmonalarterie zur Wedge-Position (Ballon geblockt), **f** Wedge-Position zur Pulmonalarterienposition (Ballon entblockt)

- **Herzzeitvolumen (HZV)**

Zur Messung des HZV wird der Anschluss des Temperaturfühlers im Pulmonaliskatheter mit dem HZV-Computer verbunden. Nach Kalibrierung des Geräts werden einige Milliliter eiskalte Lösung in die proximale Öffnung (rechter Vorhof) des Katheters gespritzt. Die kalte Lösung strömt zum Temperaturfühler nahe der Katheterspitze; auf ihrem Weg wird sie erwärmt. Der Temperaturwechsel wird vom Thermistor registriert. Hieraus kann auf die Verdünnung der kalten Lösung und damit auf den Blutfluss rückgeschlossen werden. Der Computer errechnet aus der Verdünnung (Thermodilution) das HZV oder den Herzindex (Cardiac Index, CI).

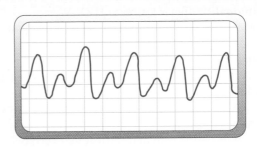

☐ **Abb. 48.15** Linker Vorhofdruck (LAP)

> **Normalwerte HZV**
> ▬ 5–6 l/min

- **Blutentnahme**

Neben den Messungen kann über den Pulmonaliskatheter gemischtvenöses Blut zur Bestimmung der gemischtvenösen Blutgase, der Sauerstoffsättigung und der Säure-Basen-Parameter entnommen werden.

Komplikationen des Pulmonaliskatheters

- **Arrhythmien**

Beim Einführen des Katheters können supra- und ventrikuläre Herzrhythmusstörungen auftreten. Ventrikuläre Tachykardien und Kammerflimmern sind ebenfalls möglich.

- **Ballonruptur**

Diese tritt zumeist nach einigen Tagen auf oder wenn der Ballon zu stark geblockt worden ist. Bei Ballonruptur dringt die Luft in das Blut ein. Die Komplikation ist harmlos, solange kein Rechts-links-Shunt besteht. Dann sollte der Ballon mit CO_2 gefüllt werden.

- **Lungeninfarkt**

Er entsteht, wenn der Katheter zu lange in Wedge-Position liegt. Darum kontinuierliche Überwachung der Druckkurve! Katheter, wenn erforderlich, etwas zurückziehen. Blockspritze niemals arretiert lassen!

- **Gefäßruptur**

Übereifriges Blocken des Ballons kann zur Ruptur der Lungenarterie führen, besonders bei älteren Patienten mit pulmonaler Hypertonie (Verblutungsgefahr!). Darum den Ballon langsam und mit minimalem Volumen auffüllen (ca. 1–1,5 ml).

- **Schädigungen der Herzklappen**

Sie treten relativ häufig und oft bereits nach wenigen Stunden auf. Darum Katheter niemals unnötig lange liegen lassen.

- **Knotenbildung**

Sie tritt besonders leicht auf, wenn der Katheter zu weit in den rechten Ventrikel vorgeschoben wird und nicht in die Pulmonalarterie gelangt.

- **Weitere Komplikationen**

Außerdem können die bei anderen ZVK beobachteten Komplikationen auftreten (► Abschn. 48.5.6).

Die Ursachen für Störungen der Druckmessung entsprechen weitgehend den für die arterielle Druckmessung beschriebenen (► Abschn. 48.4.2).

48.6.3 Messung des linken Vorhofdrucks

Der linke Vorhofdruck (LAP) wird praktisch nur bei herzchirurgischen Patienten gemessen, um die Funktion des linken Herzens nach der Operation zu überwachen. Hierzu wird intraoperativ ein Katheter in den linken Vorhof eingeführt und mit einem Druckaufnehmer verbunden. Die kontinuierliche Druckmessung kann auf der Intensivstation noch einige Zeit fortgesetzt werden.

> **Normalwerte LAP**
> ▬ 4–12 mmHg (Mittel 7 mmHg)
> ▬ Kurvenverlauf: ☐ Abb. 48.15

48.6.4 Fehlmessungen

Mit dem Pulmonaliskatheter und dem PiCCO-System sind Fehlmessungen möglich:
- Eine Klappeninsuffizienz vor dem Messort führt aufgrund wiederholter Indikatorpassagen zu falsch niedrigen HZV-Werten.

- Bei intrakardialen Shunts liefern weder PiCCO noch Pulmonaliskatheter korrekte HZV-Werte.
- Aortenaneurysmen und größere Perfusionsstörungen der Lungen verfälschen die volumetrischen Parameter.
- Extreme Körpertemperaturveränderungen begrenzen beide Verfahren.
- Bei IABP ist die kontinuierliche PiCCO-Messung nicht einsetzbar.
- Massivtransfusionen und -infusionen verfälschen die gemessenen Temperaturkurven.
- Falsche Eingaben von Körpergewicht und Größe führen zu Fehlberechnungen der Indexparameter, ebenso falsche Eingaben der Injektionsmenge bei der Thermodilution.
- Ein erheblicher Totraum zwischen Injektionsort und Gefäß verfälscht die HZV-Messung.
- Verwechslung von indizierten und absoluten Werten.

48.7 Neurologische Überwachung

Zur Standardüberwachung beim Intensivpatienten gehören die Beurteilung der Vigilanz bzw. Sedierungstiefe und die Erfassung kognitiver Störungen und eines Delirs (▶ Kap. 50). Bei neurochirurgische/neurologischen Patienten ist ein erweitertes neurologisches Monitoring erforderlich (▶ Kap. 67).

48.8 Überwachung der Körpertemperatur

Die Körperkerntemperatur wird bei allen kritisch kranken Intensivpatienten kontinuierlich überwacht. Die Messung erfolgt über Temperatursonden mit einem elektrischen Messgerät. Gemessen wird rektal, ösophageal, transdermal (Pädiatrie), über Blasenkatheter oder Magensonden mit integriertem Temperaturfühler, manchmal auch im äußeren Gehörgang. Der Messbereich liegt meist zwischen 20 und 42 °C. Für die rektale Temperaturmessung muss die Sonde mit einer dünnen Plastikhülle überzogen und etwa 8–10 cm tief in das Rektum eingeführt werden. Für die Messung sollte jeweils die gleiche Messmethode und der gleiche Messort gewählt werden, um eine bessere Verlaufsbeurteilung der Temperaturwerte zu ermöglichen.

Temperaturbereiche und ihre Auswirkungen
- **36–37,8 °C: Normothermie**
- 37,9–40 °C: Fieber, Hyperthermie
- 40–44 °C: Versagen der Thermoregulation, Hitzschlag, Krämpfe
- > 44 °C: Eiweißdenaturierung, Tod
- **33–36 °C: milde Hypothermie**

- 30–33 °C: Hypothermie, Abnahme des Metabolismus, Atemdepression, Bewusstseinsstörungen
- 27–30 °C: tiefe Hypothermie, Versagen der Thermoregulation, Kammerflimmern
- 20–27 °C: drohender Tod, lichtstarre Pupillen, extreme Bradykardie
- < 20 °C: Asystolie, Tod

48.9 Überwachung des Wasser-, Elektrolyt- und Säure-Basen-Haushalts und der Nierenfunktion

Der Wasser-, Elektrolyt- und Säure-Basen-Haushalt gehört zum sog. „inneren Milieu". Dessen stabile Zusammensetzung ist Voraussetzung für den ungestörten Ablauf physiologischer und metabolischer Funktionen. Die Systeme sind eng miteinander verknüpft und beeinflussen sich gegenseitig. Die **Niere** ist das zentrale Steuerungsorgan des Wasser- und Elektrolythaushalts und zudem an der Regulation des Säure-Base-Haushalts beteiligt:
- **Klinische Überwachungsparameter:**
  - Status der Haut: Ödeme (Überwässerung) oder stehende Hautfalten und trockene Schleimhäute (Exsikkose)
  - Urinausscheidung: stündlich bei allen kritisch Kranken
  - Bilanzierung: Ein- und Ausfuhr unter Berücksichtigung von Drainagenverlusten, Durchfällen, Erbrechen starkem Schwitzen
- **Laborparameter** (Häufigkeit nach Bedarf):
  - Serumelektrolyte: alle 12–24 h, bei Bedarf öfter
  - Serumharnstoff und -kreatinin
  - Säure-Basen-Parameter, Blutgase
  - Serumosmolarität: 1-mal/Tag
  - Blutzucker: 1-mal/Tag; bei Diabetes, Insulintherapie oder totaler parenteraler Ernährung öfter
  - Serumlaktat

48.10 Überwachung der Blutgerinnung und hämatologischer Parameter

Je nach Zustand des Patienten werden folgende beispielhafte Parameter 1-mal pro Tag, bei Bedarf auch öfter, bestimmt:
- Hämoglobinwert, Hämatokrit
- Erythrozyten
- Leukozyten
- Thrombozyten

Wenn indiziert, sollten außerdem folgende Laborparameter bestimmt werden:

- Blutungszeit
- Quick-Test oder International Normalized Ratio (INR)
- partielle Thromboplastinzeit, aktivierte partielle Thromboplastinzeit (aPTT)
- Thrombinzeit
- Fibrinogen, D-Dimere, Fibrinogenspaltprodukte
- Antithrombin
- Retikulozyten
- Differenzialblutbild

48.11 Überwachung metabolischer Parameter

Anhand metabolischer Parameter sollen v. a. der Stoffwechsel und der Ernährungsstatus des Intensivpatienten eingeschätzt werden (Einzelheiten: ▶ Kap. 49).

Wichtige Parameter:

- Körpertemperatur: 4-stündlich bzw. kontinuierlich
- Körpergewicht: bei Aufnahme und im Verlauf 1-mal pro Woche und bei Entlassung
- Gesamteinfuhr/Gesamtausfuhr
- Kalorienaufnahme
- Blutzucker
- Laktat
- Gesamteiweiß
- Stickstoffbilanz in 24 h
- Kaliumausscheidung
- Serumalbumin
- O_2-Verbrauch

Die meisten dieser Parameter werden nicht routinemäßig bestimmt, sondern nur bei kritisch kranken Intensivpatienten, z. B. mit Sepsis.

48.12 Überwachung der Leber- und Magen-Darm-Funktion

Wichtigste Parameter:

- Bilirubin
- Alkalische Phosphatase
- SGOT/SGPT (Serum-Glutamat-Oxalacetat-Transaminase/Serum-Glutamat-Pyruvat-Transferase)
- Serumproteine
- Magensaft-pH
- Darmsaft-pH
- Hämotest auf okkultes Blut
- Amylase
- Lipase

Weiterhin sollten Peristaltik und Reflux mind. alle 8 h kontrolliert werden.

48.13 Entzündungsparameter

Wichtigste Parameter:

- CRP (C-reaktives Protein)
- PCT (Procalcitonin)
- Interleukin 6
- Akute-Phase-Proteine

Die neurologische Überwachung des Intensivpatienten ist in ▶ Kap. 67 dargestellt.

Nachschlagen und Weiterlesen

Felbinger TW, Goepfert MS, Goresch T et al (2005) Arterielle Pulskonturanalyse zur Messung des Herzindex unter Veränderungen der Vorlast und der aortalen Impedanz. Anaesthesist 54:755–762

Janssens U, Jung C, Hennersdorf M et al (2016) Empfehlungen zum hämodynamischen Monitoring in der internistischen Intensivmedizin. Kardiologe 10:149 (https://leitlinien.dgk.org/2016/2016_empfehlungen-zum-haemodynamischen-monitoring-in-der-internistischen-intensivmedizin/, Zugegriffen: 05. Februar 2021)

Rockmann F (2011) Taschenbuch Monitoring Intensivmedizin, 2. Aufl. Medizinisch Wissenschaftliche Verlagsgesellschaft, Berlin

Internet

Arbeitskreis „Krankenhaus- und Praxishygiene" der AWMF (2016) Intravasale Punktion und Medikamentenapplikation: Hygienemaßnahmen. https://www.awmf.org/leitlinien/detail/ll/029-015.html. Zugegriffen: 5. Febr. 2021

Deutsche Gesellschaft für Anästhesiologie und Intensivmedizin e. V. (DGAI) (2020) Intravasale Volumentherapie beim Erwachsenen. https://www.awmf.org/leitlinien/detail/ll/001-020.html. Zugegriffen: 5. Febr. 2021

Deutsche Interdisziplinäre Vereinigung für Intensiv- und Notfallmedizin (DIVI) (2010) Empfehlungen zur Struktur und Ausstattung von Intensivstationen. https://www.divi.de/empfehlungen/publikationen/intensivmedizin. Zugegriffen: 5. Febr. 2021

Robert-Koch-Institut (RKI) (2011) Anforderungen an die Hygiene bei Punktionen und Injektionen. https://cdoc.rki.de/handle/176904/216. Zugegriffen: 5. Febr. 2021

Robert-Koch-Institut (RKI) (2017) Prävention von Infektionen, die von Gefäßkathetern ausgehen. Aktualisierte Empfehlung der KRINKO. https://www.rki.de/DE/Content/Infekt/Krankenhaushygiene/Kommission/Tabelle_Gefaesskath_Rili.html. Zugegriffen: 5. Febr. 2021

Ernährung und Infusionstherapie

Reinhard Larsen, Tobias Fink

Inhaltsverzeichnis

© Der/die Herausgeber bzw. der/die Autor(en), exklusiv lizenziert durch Springer-Verlag GmbH, DE, ein Teil von Springer Nature 2021
R. Larsen, T. Fink, T. Müller-Wolff (Hrsg.), *Larsens Anästhesie und Intensivmedizin für die Fachpflege*,
https://doi.org/10.1007/978-3-662-63127-0_49

— krampflösende Wirkung,
— zentrale Muskelrelaxierung.

◾ **Mögliche Nebenwirkungen**
— Blutdruckabfall, besonders bei Herzkranken und bei Kombination mit Opioiden
— Atemdepression, verstärkt bei Kombination mit Opioiden
— Toleranzentwicklung, d. h. Abschwächung der Wirkung
— Entzugssyndrom nach längerer Zufuhr
— Paradoxe Reaktionen: Agitiertheit statt Sedierung

Zu beachten ist – neben der schlechten Steuerbarkeit der Benzodiazepine – der **Ceiling-Effekt**: Die Substanzen binden sich an spezifische Rezeptoren, sodass bei entsprechender Sättigung dieser Rezeptoren auch durch weitere Dosissteigerung die Sedierung nicht weiter verstärkt werden kann.

Midazolam

Midazolam (Dormicum und Generika) ist ein wasserlösliches, kurz wirkendes Benzodiazepin, das v. a. für die Langzeitsedierung (> 7 Tage) eingesetzt wird. Die Halbwertszeit beträgt 1–4 h. Wird Midazolam kontinuierlich infundiert, kumuliert die Substanz. Die kontextsensitive Halbwertszeit nimmt zu und die Aufwachzeit wird verlängert. Es besteht keine enge Beziehung zwischen der Blutkonzentration und dem Sedierungsgrad. Die Therapie sollte nach Langzeitsedierung ausschleichend beendet werden, um ein Entzugssyndrom zu vermeiden. Die Steuerbarkeit ist bei Bolusinjektionen besser, als bei der kontinuierlichen Infusion und sollte daher bevorzugt werden.

ⓘ Dosierung von Midazolam in Kombination mit einem Opioid
— Bolusinjektionen: 2 bis max. 5 mg i. v., langsam injizieren! Maximal 1 Bolus/h!
— Kontinuierlich (Perfusor mit 1 mg/ml = 45 mg + 36 ml NaCl 0,9 %): ca. 0,05–0,1 mg/kg KG/h, d. h. 4–8 ml/h beim Erwachsenen (80 kg KG). Nur in Ausnahmefällen anwenden!

❯ Wegen der Kumulation sollte Midazolam nur eingesetzt werden, wenn eine Sedierung für mehr als 7 Tage erforderlich ist (S3-Leitlinie).

Antagonisierung von Benzodiazepinen

Die Wirkung der Benzodiazepine kann durch den Benzodiazepinantagonisten Flumazenil (Anexate; ▶ Kap. 11) aufgehoben werden. Es muss jedoch die kurze Halbwertszeit (1 h) von Flumazenil beachtet werden, die gerade nach Langzeitsedierung zu ausgeprägten und lebensbedrohlichen Rebound-Phänomenen führen kann.

ⓘ Dosierung von Flumazenil
— 0,3–0,8 mg
— Halbwertszeit: ca. 1 h

◾ **Indikationen**
— Benzodiazepinintoxikation
— Diagnostisch bei Koma unklarer Ursache bzw. Verdacht auf Benzodiazepinintoxikation

Flumazenil sollte nicht routinemäßig als Antagonist eingesetzt werden.

50.3.2 Propofol

Propofol (Disoprivan und Generika) ist ein reines Hypnotikum bzw. i. v. Anästhetikum ohne analgetische Komponente (Einzelheiten: ▶ Kap. 11). Propofol ist wegen der kurzen Aufwachphase v. a. für kürzere Sedierungszeiten in Kombination mit einem Opioid vorteilhaft, z. B. bei postoperativer Nachbeatmung. Bei länger dauernder Zufuhr kann es zu einem erheblichen Anstieg langkettiger Triglyzeride (LCT) im Plasma und damit zur Belastung des retikuloendothelialen Systems kommen.

ⓘ Dosierung von Propofol
— Kontinuierliche Infusion über Perfusor (50 ml 2 %ige Lösung = 20 mg/ml): 1–3 mg/kg KG/h, d. h. ca. 4–12 ml/h beim Erwachsenen (80 kg KG)
— Maximale Anwendungsdauer: 7 Tage (Leitlinie)
— Maximale Dosierung: 4 mg/kg/h (Leitlinie)
— Bolus: 0,5–1 mg/kg KG

◾ **Praktische Hinweise**
Die Propofollösung fördert das Wachstum von Bakterien. Daher muss Folgendes strikt beachtet werden:
— Propofol immer erst direkt vor dem Gebrauch aufziehen; dabei aseptisch Vorgehen, Stechampulle mit Alkohol desinfizieren.
— Propofolspritze nicht länger als 12 h verwenden.
— Nicht vollständig entleerte Propofolspritzen keinesfalls bei anderen Patienten einsetzen.

Propofolinfusionssyndrom

Das sehr seltene Syndrom umfasst einen Symptomenkomplex aus Rhabdomyolyse (Muskelzerstörung), fortschreitendem Herzversagen, schwerer metabolischer Azidose und akutem Nierenversagen. Betroffen sind v. a. schwer kranke Kinder unter Langzeitsedierung (> 48 h) mit Propofol; Fallberichte über Erwachsene liegen jedoch ebenfalls vor. Die Letalität ist in beiden Gruppen sehr hoch. Klinisch tritt anfangs eine Laktatazidose auf, danach entwickeln sich therapierefraktäre bradykarde Herzrhythmusstörungen (manchmal auch ventrikuläre Kammertachykardien), Blutdruckabfall bis hin zum Kreislaufversagen, akutes Nierenversagen sowie eine Rhabdomyolyse der Herz- und Skelettmuskulatur mit extremem Anstieg der Kreatinkinase (CPK) im Serum.

Die **Diagnose** wird klinisch gestellt. Die Ursache des Infusionssyndroms ist unbekannt. Die Therapie des Krankheitskomplexes erfolgt symptomatisch.

Behandlung des Propofolinfusionsyndroms
- Propofolinfusion sofort unterbrechen.
- Kreislauf mit Katecholaminen und Volumen stabilisieren.
- Bei therapierefraktärer Bradykardie: Herzschrittmacher.
- Metabolische Azidose korrigieren.
- Bei akutem Nierenversagen: Hämofiltration/Hämodialyse.

▪ **Prophylaxe**
Die Arzneimittelkommission der deutschen Ärzteschaft empfiehlt zur Prophylaxe des Infusionssyndroms folgendes Vorgehen:
- Kein Einsatz von Propofol für die Intensivsedierung von Kindern < 16 Jahren.
- Anwendung von Propofol nur durch anästhesiologisch bzw. intensivmedizinisch ausgebildete Ärzte.
- Bei Kindern von 1 bis 3 Jahren sollte aus Gründen der besseren Dosierbarkeit die Zufuhr der 1%igen Emulsion erwogen werden.
- Bei Jugendlichen (ab 17 Jahren) und Erwachsenen sollte für die Sedierung während der Intensivbehandlung eine Dosis von 4 mg/kg KG/h nicht überschritten werden. Die Anwendungsdauer sollte sich auf **7 Tage** beschränken; eine Dosisreduktion sollte erwogen werden; außerdem sollten die Säure-Basen- und die Rhabdomyolyseparameter kontrolliert werden.
- Ampullen und Durchstechflaschen vor Gebrauch gut schütteln, um Konzentrationsunterschiede durch Phasentrennung der Emulsion zu verhindern.

50.3.3 Ketamin

Ketamin (Ketanest, Ketamingenerika) oder Esketamin (Ketanest S) bewirkt einen kataleptischen Zustand („dissoziative Anästhesie") und eine Analgesie (▶ Abschn. 50.4.4). Bei Intensivpatienten mit instabiler Kreislauffunktion weist Ketamin wegen der sympathoadrenergen Aktivierung Vorteile gegenüber Opioiden auf. In Kombination mit einem Benzodiazepin in niedriger Dosierung lässt sich häufig eine zufriedenstellende Analgosedierung erreichen. Von Nachteil ist die Steigerung der Sekretion im Respirationstrakt.

ℹ **Dosierung von Ketamin bei Kombination mit einem Benzodiazepin oder Propofol**
- Ketamin: ca. 0,5–2 mg/kg KG/h + 0,03–0,1 mg/kg KG/h Midazolam oder 1–2 mg/kg KG/h Propofol
- Esketamin: 0,3–1 mg/kg KG/h + Midazolam oder Propofol wie oben

50.3.4 Clonidin

Clonidin senkt aufgrund seiner die α_2-Rezeptoren stimulierenden Wirkung den Blutdruck und wirkt außerdem durch zentrale Wirkungen sedierend und angstlösend. Daher wird die Substanz bei der Behandlung des Alkohol- und des Opioidentzugssyndroms eingesetzt. Außerdem soll Clonidin bei periduraler und i. v. Zufuhr in Kombination mit einem Opioid *analgetische* Wirkungen besitzen, möglicherweise auf der Ebene des Rückenmarks. Hier soll die Schmerzweiterleitung in das Gehirn gehemmt werden.

Als **Indikationen** für Clonidin gelten
- die Prävention und die Behandlung des Alkoholdelirs in Kombination mit Neuroleptika oder Benzodiazepinen,
- ergänzend zu Benzodiazepinen, wenn deren sedierende Wirkung nicht ausreicht,
- Reduzierung des Opioidbedarfs durch kombinierte Zufuhr.

ℹ **Dosierung von Clonidin**
- Bei kontinuierlicher systemischer Zufuhr: 0,5–2 µg/kg KG/h

▪ **Nebenwirkungen**
- Blutdruckabfall
- Bradykardie
- Stärkere Sedierung
- Polyurie
- Obstipation

50.3.5 Dexmedetomidin

Dexmedetomidin ist für die Sedierung von erwachsenen Intensivpatienten zugelassen. Es aktiviert, ähnlich wie Clonidin, die zentralen α_2-Adrenorezeptoren und weist somit neben seiner sedierenden auch eine analgetische Wirkung auf. Die Substanz bewirkt eine Sedierungstiefe, die das Erwecken des Patienten durch verbale Stimulation noch erlaubt (RASS 0 bis −3). Wesentliche Vorteile von Dexmedetomidin sind die Möglichkeit der Langzeitanwendung und die geringe Abhängigkeitsgefahr im Vergleich zu den Benzodiazepinen. Von Nachteil ist der hohe Preis des Präparats. Das Nebenwirkungsprofil entspricht dem von Clonidin.

51

Im Verlauf einer Intensivbehandlung sind sehr häufig kardiovaskuläre Medikamente erforderlich, um die Herz-Kreislauf-Funktion zu stützen bzw. eine ausreichende Durchblutung und O_2-Versorgung der Gewebe aufrechtzuerhalten. Am häufigsten werden hierfür – je nach Bedarf – Katecholamine bzw. positiv inotrope Substanzen, Vasopressoren und Vasodilatatoren eingesetzt.

51.1 Positiv inotrope Substanzen

Positiv inotrope Substanzen steigern die Kontraktionskraft des Herzens. Sie werden daher beim Intensivpatienten v. a. zur Behandlung einer Herzinsuffizienz eingesetzt. Folgende Substanzgruppen stehen zur Verfügung:
- Katecholamine (am häufigsten verabreicht)
- Phosphodiesterasehemmer
- Digitalis

51.1.1 Katecholamine

Die Katecholamine sind adrenerge Agonisten (Sympathikomimetika), d. h. sie stimulieren direkt oder indirekt die Erregungsübertragung adrenerger Nerven (Einzelheiten: ▶ Kap. 3; ◘ Tab. 51.1). Folgende Substanzen werden therapeutisch eingesetzt:
- Adrenalin
- Noradrenalin
- Dopamin
- Dopexamin
- Dobutamin

Adrenalin

Adrenalin ist ein körpereigenes Katecholamin, das im *Nebennierenmark* gebildet wird. Die Substanz wirkt nicht nur auf das Herz und die Blutgefäße, sondern beeinflusst auch den Stoffwechsel und andere Funktionen.

▪ Wirkungen
Die kardiovaskulären Wirkungen von Adrenalin beruhen auf der Stimulation von α- und β-Rezeptoren (▶ Kap. 9). Die jeweiligen Auswirkungen hängen von der zugeführten Dosis ab (◘ Tab. 51.2).

▪ Einsatz beim Intensivpatienten
In der Intensivmedizin wird Adrenalin v. a. zur kardiopulmonalen Reanimation verwendet (▶ Kap. 52), nur selten zur Behandlung der Herzinsuffizienz (▶ Kap. 55) und dann zumeist in Kombination mit anderen Katecholaminen. Außerdem ist Adrenalin die Standardsubstanz bei der Behandlung des anaphylaktischen Schocks (▶ Kap. 74).

❶ Dosierung von Adrenalin
- Low-Output-Syndrom: 0,05–0,5 µg/kg KG/min über Perfusor

- Herzstillstand: 1 mg (auf 10 ml mit 0,9%iger NaCl-Lösung verdünnt): 1 mg, alle 3–5 min i. v.
- Stimulation des Herzens: 5–10 µg als Boli i. v. (Wirkdauer: 1–5 min)
- Halbwertszeit: ca. 2 min

▪ Nebenwirkungen
Zu den wichtigsten unerwünschten Nebenwirkungen gehören
- Tachykardie und Herzrhythmusstörungen bis hin zum Kammerflimmern,
- periphere Vasokonstriktion mit Zunahme des Gefäßwiderstands und Verschlechterung der Durchblutung wichtiger Organe (z. B. der Niere),
- starker Blutdruckanstieg,
- Steigerung des O_2-Bedarfs des Herzens,
- Unruhe, Angst, Kopfschmerzen.

Die Nebenwirkungen sind zumeist dosisabhängig; bei entsprechender Ausprägung muss die Dosis reduziert werden. Sinnvoll ist oft auch die Kombination mit einem anderen Katecholamin.

Noradrenalin

Noradrenalin ist der Transmitter postganglionärer sympathischer Nervenendigungen und bestimmter Systeme im zentralen Nervensystem (▶ Kap. 9).

▪ Einsatz beim Intensivpatienten
Wichtigste Indikation ist ein Blutdruckabfall, der mit anderen Vasopressoren und Volumenzufuhr nicht zu beseitigen ist, z. B. beim septischen Schock (▶ Kap. 74). Hierbei wird Noradrenalin zumeist mit einem anderen Katecholamin kombiniert.

❶ Dosierung von Noradrenalin
- Grundsätzlich so niedrig wie möglich dosieren, über zentralen Venenkatheter (ZVK) zuführen.
- Bei schwerem Blutdruckabfall: 0,01–1 µg/kg KG/ min über Perfusor.

▪ Nebenwirkungen
Hauptgefahr der Noradrenalinzufuhr ist die Mangeldurchblutung (Ischämie) der Niere und des Splanchnikusgebiets sowie die Steigerung des myokardialen O_2-Verbrauchs.

Weitere Nebenwirkungen sind Angst, Herzklopfen, Angina pectoris, Atemschwierigkeiten, Kopfschmerzen.

Dopamin

Dopamin ist ein natürliches Katecholamin, das in postganglionären Nervenendigungen und im Nebennierenmark als Vorstufe von Noradrenalin gebildet wird und außerdem als Transmitter im Gehirn eine wichtige Rolle spielt (▶ Kap. 2). Wegen seiner erheblichen Nebenwirkungen – Tachyarrhythmien, erhöhte Letalität beim

◘ Tab. 51.1 Wirkstärke von Katecholaminen

	Herzzeitvolumen	Herzfrequenz	Arterieller Mitteldruck	Peripherer Widerstand	Nierendurchblutung
Dopamin	↑↑↑	↑↑	↑	↑	↑↑↑
Dobutamin	↑↑↑	↑	↔↑	↓	↓
Adrenalin	↑↑	↑↑	↑↑	↑↑	↓↓
Noradrenalin	↑↔	↔↑	↑↑↑	↑↑↑	↓↓↓

↑, ↑↑, ↑↑↑: leicht, mittel, stark ansteigend. ↓, ↓↓, ↓↓↓: leicht, mittel, stark abnehmend. ↔: gleichbleibend

kardiogenen Schock – wird Dopamin beim Intensivpatienten nicht mehr empfohlen.

Dobutamin

Dobutamin (Dobutrex) ist ein synthetisches Katecholamin mit geringerer Wirkung auf den peripheren Gefäßwiderstand und die Herzfrequenz als die anderen Katecholamine.

■ Wirkungen

Das Präparat ist ein Gemisch aus sog. „Razematen", die unterschiedlich auf die adrenergen Rezeptoren wirken: Das linksdrehende Isomer stimuliert die α-Rezeptoren, das rechtsdrehende die β_1-und β_2-Rezeptoren. Der hämodynamische Endeffekt ergibt sich aus der Wirkung auf diese Rezeptoren:
- Dosen von 2,5–10 µg/kg KG/min steigern die Myokardkontraktilität bzw. das Schlagvolumen und das Herzzeitvolumen, der periphere und der pulmonale Gefäßwiderstand nehmen ab, ebenso der pulmonalkapilläre Verschlussdruck und der zentrale Venendruck.
- Dosen von 10–15 µg/kg KG/min führen zu ausgeprägten Nebenwirkungen: Anstieg des Blutdrucks und Tachykardie.

Die spezifischen dopaminergen Rezeptoren der Nieren werden durch Dobutamin nicht beeinflusst, jedoch kann die Urinausscheidung durch die Steigerung des Herzzeitvolumens zunehmen.

■ Einsatz beim Intensivpatienten

Dobutamin wird v. a. eingesetzt, wenn die Kontraktilität des Herzens gesteigert, der periphere Widerstand aber nicht verändert werden soll, z. B. bei Patienten mit Herzinsuffizienz und normalem arteriellen Blutdruck. Die Substanz steigert das Schlagvolumen und das Herzzeitvolumen, während die kardialen Füllungsdrücke abnehmen. Hierbei ist die Wirkung auf die Herzfrequenz deutlich geringer als die von Dopamin. Es ergeben sich daher Vorteile bei kardiochirurgischen Patienten. Günstiger als Dopamin ist Dobutamin auch bei Patienten mit transplantiertem Herzen, da die Wirkung nicht von einem intakten sympathischen Nervensystem abhängt.

Kann mit Dobutamin allein kein ausreichender arterieller Mitteldruck aufrechterhalten werden, sollte die Substanz mit Noradrenalin kombiniert werden.

ⓘ Dosierung von Dobutamin
- 2,5–15 µg/kg KG/min über Perfusor und ZVK

■ Nebenwirkungen

Die wichtigsten Nebenwirkungen von Dobutamin sind
- Tachykardie, Herzrhythmusstörungen (seltener als mit Dopamin),
- Abnahme des peripheren Gefäßwiderstands mit Blutdruckabfall,
- in hohen Dosen: Blutdruckanstieg,
- Angst, Tremor, Kopfschmerzen.

Dopexamin

■ Wirkungen

Die Substanz wirkt auf Dopaminrezeptoren und auf β_2-Rezeptoren, hingegen nur schwach auf β_1-Rezeptoren. Neben der positiv inotropen Wirkung führt Dopexamin (Dopacard) auch zu einer starken Vasodilatation und Zunahme der Nierendurchblutung. Schlagvolumen und Herzzeitvolumen nehmen zu, peripherer Gefäßwiderstand und arterieller Blutdruck fallen hingegen ab; die Herzfrequenz steigt an.

■ Anwendung

Akutbehandlung (max. 48 h) der schweren Herzinsuffizienz, die auf die Standardmedikamente nicht anspricht. Dopexamin wird in der Intensivmedizin nur noch selten angewendet.

◘ Tab. 51.2 Rezeptorwirkungen von Adrenalin (Suprarenin)

Dosis (µg/min)	Wirkung
1–2	Primär β-Stimulation
2–10	Gemischte α- und β-Stimulation
10–20	Primär α-Stimulation

51

ℹ Dosierung von Dopexamin
- Zu Beginn 0,5 µg/kg KG/min, dann 1–4 µg/kg KG/min über Perfusor.
- Dosen von 4 µg/kg KG/min sollten nicht überschritten werden.

■ **Nebenwirkungen**
Sie hängen v. a. von der Dosis ab und entsprechen denen anderer Katecholamine:
- Tachykardie
- Zunahmen des O_2-Verbrauchs des Herzens
- Myokardischämien bei Patienten mit koronarer Herzkrankheit (KHK)

51.1.2 Phosphodiesterasehemmer

Diese Substanzen hemmen das Enzym Phosphodiesterase III und erhöhen den Gehalt des Herzmuskels an energiereichem Phosphat (cAMP). Hierdurch wird der Kalziumeinstrom in die Zelle verstärkt und der Kalziumgehalt erhöht. Kalzium aktiviert die kontraktilen Proteine: Die Kontraktionskraft des Herzmuskels nimmt zu. Wegen ihrer positiv inotropen Wirkung und der dilatierenden Wirkung auf Arterien und Venen werden die Phosphodiesterasehemmer auch als *„Inodilatoren"* bezeichnet.

■ **Anwendung**
Eingesetzt werden Phosphodiesterasehemmer zur Akuttherapie der schweren Herzinsuffizienz, die auf die Standardmedikamente nicht anspricht, sowie bei akuter postoperativer Herzinsuffizienz, jeweils in Kombination mit anderen Substanzen.

Enoximon

■ **Wirkungen**
Die Wirkung von Enoximon (Perphan) entspricht im Wesentlichen denen anderer Phosophodiesterasehemmer: Anstieg des Herzzeitvolumens, Abfall von peripherem Gefäßwiderstand und Lungenkapillarenverschlussdruck; keine wesentliche Änderung von arteriellem Druck und Herzfrequenz.

ℹ Dosierung von Enoximon
- Initialer Bolus: 0,5 mg/kg KG, *langsam* i. v., da Gefahr des Blutdruckabfalls
- Danach kontinuierliche Infusion von 2,5–10 µg/kg KG/min bzw. nach Wirkung

■ **Nebenwirkungen**
Die wichtigsten Nebenwirkung sind Herzrhythmusstörungen, Tachykardie (selten) und Blutdruckabfall.

Milrinon

Die Substanz ist ein Phosphodiesterasehemmer der 2. Generation mit positiv inotroper und vasodilatierender Wirkung. Peripherer und pulmonaler Gefäßwiderstand werden gesenkt, der arterielle Blutdruck fällt ab, während des Herzzeitvolumen und das Schlagvolumen zunehmen.

ℹ Dosierung von Milrinon
- Anfangsdosis beim Low-Output-Syndrom: 50 µg/kg KG als Bolus *langsam* i. v., danach 0,5 µg/kg KG/min über Perfusor
- Halbwertszeit: ca. 50 min
- Beim Auftreten von Herzrhythmusstörungen: Dosisreduktion

51.1.3 Kalzium(sensitizer) und Vasopressin

Levosimendan

Der „Kalziumsensitizer" Levosimendan (Simdax) wirkt positiv inotrop und vasodilatierend („Inodilatator"). Indikationen sind die schwere Herzinsuffizienz oder der kardiogene Schock, v. a. bei KHK. Die Substanz kann bei Bedarf mit Katecholaminen kombiniert werden.

ℹ Dosierung von Levosimendan
- Initialer Bolus: 6–12 µg/kg KG über 10 min i. v.
- Dann kontinuierliche Infusion: 0,1–0,2 µg/kg KG für 24 h
- Bei Bedarf: Kombination mit Dobutamin, Adrenalin oder Noradrenalin

■ **Nebenwirkungen**
Typische Nebenwirkungen sind Herzrhythmusstörungen, Kopfschmerzen, Tachykardie (bei Patienten mit Herzinsuffizienz) und Blutdruckabfall.

Kalzium

Kalzium wirkt positiv inotrop; die Wirkung hält jedoch nur einige Minuten an. Ausgeprägte Wirkungen sind nur bei **Hypokalzämie** zu erwarten.

ℹ Dosierung von Kalzium
- 5–10 mg/kg KG, langsam i. v.

Vasopressin (ADH)

Arginin-Vasopressin (ADH, antidiuretisches Hormon) stammt aus dem Hypothalamus und reguliert den Wasserhaushalt, wird jedoch auch beim vasodilatatorischen Schock in großer Menge freigesetzt. Die Substanz wirkt stark vasokonstriktorisch und kann beim katecholaminresistenten vasodilatatorischen Schock eingesetzt werden.

ℹ Dosierung von Vasopressin
- Kontinuierliche Infusion: 0,01–0,03 IE/min

51.2 β-Rezeptorenblocker

Diese Substanzen verbinden sich mit dem β-adrenergen Rezeptor, ohne mit ihm zu reagieren. Hierdurch wird die Wirkung der β-adrenergen Agonisten, z. B. der Katecholamine, beeinträchtigt.

■ Einteilung

β-Blocker werden als kardioselektiv bezeichnet, wenn sie hauptsächlich auf die β_1-Rezeptoren des Herzens wirken. Allerdings gibt es derzeit keine β-Blocker, die ausschließlich auf die β_1-Rezeptoren wirken, d. h. in klinischen Dosen weisen alle β-Blocker kardioselektive und nichtselektive Wirkungen auf.

Neben der Selektivität können noch β-Blocker mit membranstabilisierenden Eigenschaften von solchen mit intrinsischer sympathikomimetischer (das Herz stimulierender) Wirkung unterschieden werden. Einige Substanzen verfügen über beide Eigenschaften.

■ Kardiovaskuläre Wirkungen

β-Blocker senken die Herzfrequenz und das Herzzeitvolumen, verlängern die mechanische Systole und senken leicht den Blutdruck. Bei entsprechender Dosierung wirken alle β-Blocker negativ inotrop und negativ chronotrop. Außerdem wird die Wirkung β-adrenerger Medikamente vermindert, während die inotropen Wirkungen von Kalzium, Digitalis, Aminophyllin und Glukagon nicht beeinflusst werden.

Aufgrund der negativ inotropen und negativ chronotropen Wirkung der β-Blocker nimmt der O_2-Verbrauch des Herzens hierunter ab – ein erwünschter Effekt bei Patienten mit KHK.

β-Blocker wirken antihypertensiv. Diese Wirkung setzt langsam ein und wird vermutlich durch das Zusammenspiel verschiedener Mechanismen hervorgerufen.

■ Klinische Anwendung

Die wichtigsten Indikationen für β-Blocker sind
- Hypertonie,
- KHK,
- Herzrhythmusstörungen,
- obstruktive Kardiomyopathie.

In der **Intensivmedizin** werden die β-Blocker eher selten eingesetzt. Mögliche Indikationen sind supraventrikuläre Tachykardien, gelegentlich auch eine Hypertonie, die mit anderen Maßnahmen nicht zu beseitigen ist. Für den Intensivpatienten geeignet ist z. B. Esmolol (Brevibloc), v. a. wegen seiner kurzen Halbwertszeit von nur 9 min.

ⓘ Dosierung von Esmolol
- Initial 0,5–1–1,5 mg/kg KG, langsam i. v.
- Danach kontinuierliche Infusion von 6–12 mg/min, max. 0,2–0,3 mg/kg KG/min

❶ Vorsicht mit β-Blockern bei Patienten mit eingeschränkter Funktion des linken Ventrikels!

■ Nebenwirkungen und Gefahren

Die Hauptgefahr dieser Substanzen geht von der β-Blockade aus, v. a. bei Patienten mit eingeschränkter Funktionsreserve des Herzens. Weitere Gefahren sind
- Herzinsuffizienz,
- AV-Dissoziation oder Herzstillstand bei Patienten mit partiellem AV-Block,
- Bronchokonstriktion (bei Asthmatikern sind β-Blocker kontraindiziert).

51.3 Vasodilatatoren

Diese Substanzen werden beim Intensivpatienten zur Blutdrucksenkung und zur Behandlung einer akuten Herzinsuffizienz eingesetzt. Hierbei werden Substanzen mit raschem Wirkungseintritt und guter Steuerbarkeit bevorzugt, z. B.
- Nitroglycerin,
- Nifedipin,
- Urapidil.

Die Auswahl der Substanzen richtet sich v. a. nach dem gewünschten hämodynamischen Effekt.

51.3.1 Nitroglycerin

■ Wirkungen

■■ Preload (Vorlast)

Nitroglycerin dilatiert primär die venösen Kapazitätsgefäße; hierdurch wird das Blut in den peripheren Venen „gepoolt", und der venöse Rückstrom zum Herzen nimmt ab. Aufgrund dieser Wirkung nimmt das enddiastolische Volumen ab und dadurch auch die Wandspannung des Herzens und der myokardiale O_2-Verbrauch.

■■ Afterload (Nachlast)

Neben der venösen Dilatation werden bei i. v. Infusion auch die Arteriolen dilatiert; hierdurch nimmt die Nachlast des Herzens ab, entsprechend auch der myokardiale O_2-Verbrauch.

■■ Koronararterien

Nitroglycerin dilatiert die Koronararterien; hierdurch nimmt die Koronardurchblutung zwar insgesamt nicht zu, jedoch wird der Blutfluss umverteilt und die Durchblutung der Endokardregion (ischämiegefährdete Region) verbessert.

51

▪▪ Reflextachykardie

Gelegentlich tritt unter Nitroglycerin eine Reflextachykardie auf, die jedoch zumeist weniger ausgeprägt ist als unter Nitroprussid.

▪ Einsatz beim Intensivpatienten

Häufigste Indikation für Nitroglycerin ist der erhöhte arterielle Blutdruck, beim Herzkranken auch die Senkung des linksventrikulären Füllungsdrucks und die Senkung des myokardialen O_2-Verbrauchs bei Patienten mit KHK.

▪ Dosierung

Der Dosisbedarf ist sehr variabel und beträgt ca. 1–5 mg/h über Perfusor. Durchschnittlich sind Dosen von ca. 80 µg/min erforderlich, um den erhöhten Blutdruck zu normalisieren. Initial wird die Zufuhr mit ca. 30 µg/min begonnen und die Dosis so lange gesteigert, bis der gewünschte hämodynamische Effekt eingetreten ist.

> ❗ Bei Hypovolämie ist mit Nitroglycerin allergrößte Vorsicht geboten: Gefahr des schweren Blutdruckabfalls!

▪ Nebenwirkungen

Die wichtigsten unerwünschten Nebenwirkungen von Nitroglycerin sind
– Blutdruckabfall, v. a. in höherer Dosierung,
– Reflextachykardie,
– Kopfschmerzen.

51.3.2 Urapidil

Urapidil (Ebrantil) blockiert die α_1-Rezeptoren und wirkt dadurch vasodilatierend; ein zentraler Effekt spielt jedoch ebenfalls eine Rolle. Die Arteriolen werden stärker dilatiert als die Venolen. Eine Tachykardie tritt nicht auf.

▪ Indikationen

Behandlung akuter hypertensiver Reaktionen beim Intensivpatienten.

> ℹ **Dosierung von Urapidil**
> – Bei stark erhöhten Blutdruckwerten: initial 10–50–100 mg i. v., evtl. Injektion nach 5 min wiederholen.
> – Verwendung eines Perfusors: initial 1 mg/min, durchschnittliche Erhaltungsdosis 9 mg/h.

▪ Nebenwirkungen

Volumenmangel verstärkt die blutdrucksenkende Wirkung, ebenso Cimetidin (Tagamet), β-Blocker und Kalziumantagonisten.

51.3.3 Kalziumantagonisten

Die Kalziumantagonisten Nifedipin (Adalat) und Nitrendin (Bayotensin) werden zur Behandlung der arteriellen Hypertonie eingesetzt, nicht hingegen bei akuter Herzinsuffizienz (myokarddepressive Wirkung, Tachykardie).

▪ Wirkungen

Kalziumantagonisten senken den Blutdruck durch Relaxation der Gefäßmuskulatur; die Koronardurchblutung wird gesteigert. Außerdem können die Substanzen Koronarspasmen beseitigen. Die blutdrucksenkende Wirkung wird durch β-Blocker und Thiaziddiuretika gesteigert. Bei Volumenmangel kann der Blutdruck bedrohlich abfallen.

▪ Dosierung

Hypertensive Reaktionen können durch i. v. Bolusinjektionen von ca. 0,4 mg Nifedipin behandelt werden; kontinuierliche Zufuhr ist ebenfalls möglich. Hierbei beträgt die durchschnittliche Dosierung ca. 2–5 µg/min. Infusion und Zuleitung müssen vor Licht geschützt werden, um den Zerfall der Substanz zu verhindern.

Nifedipin ist auch als Kapsel für die sublinguale Anwendung erhältlich, Nitrendipin als Phiole mit 1 ml Lösung zum Herunterschlucken.

▪ Nebenwirkungen

Wichtigste und gefährlichste Nebenwirkung von Kalziumantagonisten ist der **schwere Blutdruckabfall** (Nifedipin stärker als Nitrendipin). Stärkerer Blutdruckabfall kann eine Reflextachykardie mit Steigerung des myokardialen O_2-Verbrauchs auslösen. Weitere Nebenwirkungen sind Kopfschmerzen, Hitzegefühl, Gesichts-Flush, Benommenheit, Übelkeit und Erbrechen.

51.3.4 Clonidin

▪ Wirkungen

Clonidin (Catapresan) ist vorwiegend ein partieller Agonist der α_2-Rezeptoren im Gehirn und der peripheren präsynaptischen Rezeptoren; die Wirkung auf die peripheren α_1-Rezeptoren ist wesentlich geringer. Die blutdrucksenkende Wirkung beruht v. a. auf der Stimulation der α_2-Rezeptoren in den Vasomotorenzentren der Medulla oblongata; durch die Stimulation der Rezeptoren wird die Freisetzung von Noradrenalin gehemmt und der Sympathikotonus vermindert, der Vagotonus hingegen erhöht. Die Plasmakonzentrationen von Noradrenalin, Adrenalin und Renin sind vermindert, mit entsprechenden Auswirkungen:
– Blutdruckabfall und Abnahme des Herzzeitvolumens
– Bradykardie
– Sedierung

— Ko-Analgesie (?)

— Mydriasis

Außerdem hemmt Clonidin die Freisetzung von Acetylcholin, Serotonin, Dopamin und Substanz P.

Typische **klinische Zeichen** sind

— Mundtrockenheit,

— Abnahme der Magensaftsekretion,

— Verminderung der Magen-Darm-Motilität.

Anfänglich kann nach der Injektion der Blutdruck vorübergehend ansteigen, bedingt durch die Stimulation der postsynaptischen α-Rezeptoren der Gefäße.

■ **Einsatz beim Intensivpatienten**

Wegen der unerwünschten Nebenwirkungen wird Clonidin beim Intensivpatienten nur ausnahmsweise als Antihypertensivum eingesetzt. Wichtigste Indikationen sind hier die Behandlung von Entzugssyndromen (Alkohol, Opioide, Nikotin) und die Kombination mit Opioiden zur Potenzierung der analgetischen Wirkung.

ℹ Dosierung von Clonidin

— Antihypertensivum: 75–150 µg als Kurzinfusion über 20 min.

— Die Wirkung setzt verzögert ein, daher nicht sofort nachinjizieren!

— Delirbehandlung: anfangs Bolusinjektion, dann kontinuierliche Infusion von 0,5–2 µg/kg/h.

■ **Nebenwirkungen**

Die oben beschriebenen (unerwünschten) Wirkungen und klinischen Zeichen hängen v. a. von der Dosis ab, weiterhin von der Dauer der Zufuhr. Vorsicht ist geboten bei Hypovolämie, Hypotonie, Bradykardie, Herzrhythmusstörungen, Kombination mit β-Blockern, Herzinsuffizienz, Niereninsuffizienz, gleichzeitiger Zufuhr von Vecuronium (Bradykardieverstärkung!).

51.3.5 **Prostanoide**

Prostacyclin wirkt stark dilatierend auf die Gefäße der Lungenstrombahn und hemmt außerdem die Thrombozytenaggregation und die Leukozytenadhärenz an den Gefäßwänden. Die Substanz wird im Plasma innerhalb von 2–3 min inaktiviert, weist also eine sehr kurze Halbwertszeit auf.

Iloprost (Ilomedin), ein stabiles Analogon des Prostacyclin mit identischer Wirkung, besitzt allerdings eine längere Halbwertszeit.

Beide Substanzen werden bei der Behandlung der **pulmonalen Hypertonie** eingesetzt. Durch *inhalative* Anwendung von Iloprost können die Nebenwirkungen reduziert werden. Unter dieser Therapie fallen der erhöhte

pulmonale Gefäßwiderstand und damit die Belastung des rechten Herzens ab.

51.3.6 **Antiarrhythmika**

Lidocain

Lidocain (Xylocain) ist ein Lokalanästhetikum, das auch zur Behandlung ventrikulärer Herzrhythmusstörungen eingesetzt wird. Die Wirkung ist kurz, darum wird nach einer Bolusinjektion von 1–1,5 mg/kg KG eine kontinuierliche Infusion angeschlossen. Toxizität: ▶ Kap. 13.

Propafenon (Rytmonorm)

Die Substanz beeinflusst die Vorhöfe und Kammern sowie das Erregungsleitungssystem des Herzens. Indiziert ist Propafenon v. a. bei ventrikulären Extrasystolen, außerdem bei paroxysmalen Tachykardien, paroxysmalen supraventrikulären Tachykardien, symptomatischem Wolff-Parkinson-White-Syndrom (WPW-Syndrom).

ℹ Dosierung von Propafenon

— 0,5–1 mg/kg KG, langsam i. v., unter kontinuierlicher EKG-Kontrolle

■ **Gefahren**

Überdosierung kann zu Kammerflimmern oder Asystolie führen. Eine Verbreiterung des QRS-Komplexes unter Propafenon weist auf toxische Wirkungen hin.

Amiodaron (Cordarex)

Die Substanz blockiert die spannungsabhängigen Kaliumkanäle und verlängert die Repolarisationsphase des Herzens. Amiodaron wirkt nicht negativ inotrop und kann daher auch bei Herzinsuffizienz eingesetzt werden.

■ **Indikationen**

— Therapieresistente salvenartige Extrasystolen und Kammertachykardien

— Vorhofflimmern, v. a. bei eingeschränkter Ventrikelfunktion

— Tachykarde supraventrikuläre Herzrhythmusstörungen

— Anhaltendes Kammerflimmern: nach der 3. erfolglosen Defibrillation

Die Substanz sollte nicht zusammen mit volatilen Inhalationsanästhetika (Isofluran, Desfluran, Sevofluran) zugeführt werden.

ℹ Dosierung von Amiodaron bei lebensbedrohlichen Herzrhythmusstörungen

— Anfangs 5 mg/kg KG, langsam i. v. (mindestens 2 min)

— Keine 2. Injektion vor Ablauf von 15 min

51

- Einmalige Infusion von 300 mg innerhalb von 20 min bis 2 h
- Dauerinfusion: 10–20 mg/kg KG/24 h

■ **Nebenwirkung bei i. v. Anwendung**
- Blutdruckabfall
- Bradykardie

■ **Kontraindikationen**

Amiodaron ist kontraindiziert bei
- Sinusknotensyndrom,
- AV-Block II. und III. Grades,
- Hyper- und Hypothyreose,
- Jodallergie (enthält Jod).

Adenosin

Dieser körpereigene Mediator hemmt die Schrittmacherfunktion des Sinusknotens und verkürzt die Dauer des Aktionspotenzials und die Refraktärzeit im Vorhof. Die Erregungsleitung im AV-Knoten wird verlangsamt.

■ **Indikationen**
- Paroxysmale supraventrikuläre Tachykardie
- AV-Knoten-Reentry-Tachykardien
- WPW-Syndrom

■ **Kontraindikationen**
- AV-Block Grad II oder III
- Sinusknotensyndrom
- Vorhofflimmern/-flattern
- Chronisch obstruktive Lungenerkrankung (COPD) und Asthma bronchiale

ⓘ **Dosierung von Adenosin**
- 3 mg, rasch i. v., wenn unwirksam: mit 6 mg wiederholen, wenn weiter unwirksam 9–12 mg nach 1–2 min.
- Boli von 12 mg sollten nicht überschritten werden.
- Halbwertzeit: 1–2 s.

Nachschlagen und Weiterlesen

Geislinger G, Menzel S, Gudermann T, Hinz B, Ruth P (2020) Arzneimittelwirkungen: Pharmakologie – Klinische Pharmakologie – Toxikologie, 11. Aufl. Wissenschaftliche Verlagsgesellschaft, Stuttgart
Schneider D, Richling F (2017) Checkliste Arzneimittel A–Z, 7. Aufl. Thieme, Stuttgart

Internet

Deutsche Gesellschaft für Anästhesiologie und Intensivmedizin e. V. (DGAI), Deutsche Gesellschaft für Thorax-, Herz- und Gefäßchirurgie e. V. (DGTHG) (2018) S3-Leitlinie: Intensivmedizinische Versorgung herzchirurgischer Patienten – Hämodynamisches Monitoring und Herz-Kreislauf. https://www.awmf.org/leitlinien/detail/ll/001-016.html. Zugegriffen: 5. Febr. 2021
Deutsche Interdisziplinäre Vereinigung für Intensiv- und Notfallmedizin (DIVI) (2005) Empfehlungen zur Diagnostik und Therapie der Schockformen. https://www.divi.de/empfehlungen/publikationen/schock. Zugegriffen: 5. Febr. 2021

Innerklinische Reanimation

Reinhard Larsen

Inhaltsverzeichnis

Unter Mitarbeit von D. Schindele, W. Armbruster

© Der/die Herausgeber bzw. der/die Autor(en), exklusiv lizenziert durch Springer-Verlag GmbH, DE, ein Teil von Springer Nature 2021
R. Larsen, T. Fink, T. Müller-Wolff (Hrsg.), *Larsens Anästhesie und Intensivmedizin für die Fachpflege*,
https://doi.org/10.1007/978-3-662-63127-0_52

52

Ein Herzstillstand muss sofort behandelt werden, um irreversible Hirnschäden oder den Tod des Patienten zu verhindern. Hierfür ist ein klar strukturiertes Vorgehen erforderlich, das in aktuellen Reanimationsleitlinien festgelegt ist. In diesem Kapitel werden die verschiedenen Ursachen und Formen des Herzstillstands beschrieben, weiterhin das Erkennen kritischer Frühwarnzeichen, die Sofortdiagnose des Kreislaufstillstands, die grundlegenden und speziellen Verfahren der kardiopulmonalen Reanimation und die Postreanimationsbehandlung auf der Intensivstation.

52.1 Begriffe und Definitionen

- **Herzstillstand, Kreislaufstillstand, Wiederbelebungszeit**
- Ein **Herzstillstand** liegt vor, wenn keine mechanisch wirksame Herzaktion mehr vorhanden ist und somit auch kein Blut mehr ausgeworfen wird. Der Herzstillstand führt sofort zum Kreislaufstillstand, innerhalb kürzester Zeit auch zum Atemstillstand.
- Der innerklinische Herzstillstand ist eine häufige Komplikation. Oft geht ihm eine Verschlechterung des Patientenzustands voran, die auf Allgemeinstationen – im Gegensatz zu Intensivstationen – vom Personal häufig nicht bemerkt oder nicht ausreichend behandelt wird. Ein Herzstillstand kann bei der Narkoseeinleitung, während der Operation, in der postoperativen Phase und im Verlauf der Intensivbehandlung auftreten.
- Bei jedem **Kreislaufstillstand** – gleich welcher Ursache – muss sofort mit der Reanimation des Herzens begonnen werden, um schwerste **hypoxische Hirnschäden** zu verhindern. Hierbei ist zu unterscheiden zwischen Basismaßnahmen (BLS = Basic Life Support) und fortgeschrittenen Maßnahmen (ALS = Advanced Life Support) der Reanimation.
- **Wiederbelebungszeit:** Zeitspanne, in der ein Organ nach Eintritt des Herzstillstands ohne strukturelle Schädigung durch Hypoxie wiederbelebt werden kann. Hypothermie verlängert die Wiederbelebungszeit, Hyperthermie verkürzt sie. Ob eine Reanimation erfolgreich war, wird an den neurologischen Schädigungen durch die Hypoxie gemessen.

❯ Wiederbelebungszeiten:
- Herz: ca. 15–30 min
- Gehirn: ca. 3–5 min

- **Reanimationsmaßnahmen**
- **Basic Life Support (BLS)** ist bei jeder Form des Herzstillstands indiziert und umfasst Thoraxkompressionen und Beatmung, wenn verfügbar auch den Einsatz eines automatischen externen Defibrillators (AED).
- **Advanced Life Support (ALS)** ist professionellen Helfern vorbehalten und umfasst folgende Maßnahmen:

EKG-Diagnostik (welche Form des Herzstillstands liegt vor?), die Defibrillation von Kammerflimmern (KF) und pulsloser ventrikulärer Tachykardie (pVT), die Anlage eines peripheren Venenzugangs, die Injektion von Medikamenten wie Adrenalin und Amiodaron oder Lidocain und die endotracheale Intubation.

52.1.1 Formen des Herzstillstands

Folgende 3 Formen des Herzstillstands werden unterschieden:
- **Kammerflimmern (KF):** pulsloser, ungeordneter elektrischer Erregungsablauf in den Kammern mit ungeordneter Kontraktion ohne Auswurf von Blut und damit Kreislaufstillstand
- **Asystolie:** schlaffer Herzstillstand ohne jede elektrische Aktivität
- **Pulslose elektrische Aktivität (PEA) oder elektromechanische Entkopplung:** elektrische Aktivität vorhanden, jedoch kein Herzauswurf und somit kein tastbarer Puls (nicht zu verwechseln mit ventrikulärer Tachykardie)

52.1.2 Ursachen des Herzstillstands

Unterschieden werden der primär kardial bedingte Herzstillstand und der sekundäre Herzstillstand, bei dem das Herz aus nicht kardialer Ursache stehen bleibt, z. B. durch eine respiratorisch bedingte Hypoxie oder einen Spannungspneumothorax. Am häufigsten ist der primär kardiale Herzstillstand.

Ursachen von Herzstillständen
- **Primär kardialer Herzstillstand:**
  - Koronare Herzkrankheit (KHK), Myokardinfarkt, Herzrhythmusstörungen
  - Myokardhypertrophie, Myokarditis, Herzklappenfehler
  - Perikardtamponade
- **Sekundärer Herzstillstand:**
  - **4 H:**
    - **Hypoxie:** in der Regel durch respiratorische Störungen bedingt, die nicht rechtzeitig erkannt und behandelt wurden.
    - **Hypovolämie:** zumeist durch massive Blutungen.
    - **Hypo-/Hyperkaliämie:** z. B. durch metabolische Entgleisungen oder bei Nierenversagen; Diagnose: Blutgasanalyse (BGA).
    - **Hypothermie:** Der Verdacht ergibt sich aus der Auffindesituation. Bei Ertrinkungunfällen muss grundsätzlich von einer Unterkühlung

ausgegangen werden. Diagnose: Kerntemperaturmessung.

- **HITS:**
  - **Herzbeuteltamponade:** Unter Reanimation sehr schwer zu diagnostizieren. Der Verdacht kann sich aus den Umständen ergeben (z. B. bei herzchirurgischen Patienten, Thoraxtrauma, nach Herzkatheteruntersuchung). Diagnose: Ultraschalluntersuchung während der Rhythmusanalyse. Therapie: Punktion oder Drainage durch den Erfahrenen.
  - **Intoxikation:** Kaum zu erkennen, wenn spezifische Hinweise fehlen. Wenn die auslösende Substanz bekannt ist, wird – bei laufender Reanimation – so schnell wie möglich ein Antidot verabreicht (z. B. Atropin bei Vergiftung mit bestimmten Pflanzenschutzmitteln).
  - **Thromboembolie:** Hierzu gehören 2 Krankheitsbilder: akuter Myokardinfarkt und Lungenembolie. Diagnose: Umstände des Herz-Kreislauf-Stillstands, Anamnese.
  - **Spannungspneumothorax:** Die Diagnose wird klinisch gestellt, vorrangig durch Auskultation. Zu beachten: ein Spannungspneumothorax kann sich auch erst unter der Reanimation entwickeln (Beatmungsdrücke überwachen!). Behandlung: sofortige Entlastung durch Punktion, nachfolgend Thorakostomie.

52.2 Innerklinischer Herzstillstand und Notfallversorgung

Der innerklinische Herzstillstand ist eine häufige Komplikation: 1–5 von 1000 Patienten erleiden während ihres Klinikaufenthalts einen Herzstillstand. Die meisten Herzstillstände *chirurgischer* Patienten treten auf Allgemeinstationen auf, nur ca. 8 % auf einer Intensivstation. Darum müssen alle dort tätigen Pflegekräfte in den Basismaßnahmen der Reanimation unterwiesen werden und diese Techniken auch sicher beherrschen.

❯ Da vielen innerklinischen Herzstillständen bereits Stunden vorher kritische Veränderungen der Vitalparameter des Patienten als Warnzeichen vorangehen, müssen die Pflegekräfte auch im Erkennen kritischer Situationen und in deren Bewältigung geschult werden.

52.2.1 Gefährdete Patienten erkennen

Werden kritische Veränderungen des Patienten frühzeitig erkannt, kann ein Herzstillstand häufig verhindert werden:

- **Atmung:** Luftnot, Tachypnoe, Bradypnoe, angestrengte Atmung, Verlegung der Atemwege
- **Herzfrequenz:** Tachykardie, Bradykardie
- **Systolischer Blutdruck:** Abfall ≤ 90 mmHg
- **Sauerstoffsättigung:** Abfall ≤ 91 %, in der Regel durch Atemstörungen bedingt
- **Bewusstseinslage:** Delir, Eintrübung
- **Urinausscheidung:** Abnahme

❯ Kritische Veränderungen des Patienten werden nur dann frühzeitig erkannt, wenn sein Zustand in individuell festgelegten Abständen vom Pflegepersonal überprüft und umgehend dem Stationsarzt oder dem medizinischen Einsatzteam (MET) gemeldet wird.

Frühwarnsysteme

Risikopatienten für einen Herzstillstand können von Pflegekräften und Ärzten auf Normalstationen mithilfe eines **Frühwarnsystems (EWS = Early Warning System)** identifiziert werden. Das Frühwarnsystem muss auch eindeutige Anweisungen für das Vorgehen in kritischen Situationen und beim Herzstillstand enthalten. Außerdem müssen an allen bekannten und rasch zugänglichen Stellen – standardisiert – Notfallmedikamente und Geräte zur Wiederbelebung, einschließlich Defibrillator (möglichst ein AED), bereit- und instandgehalten werden. Diese Orte müssen allen auf der Station tätigen Personen bekannt sein!

Alarmierungskriterien nach dem MET-System des Austrian Resuscitation Council

- **Atemwege:**
  - Gefahr einer Verlegung der Atemwege
- **Atmung:**
  - **Atemstillstand**
  - Atemfrequenz: < 5/min
  - Atemfrequenz: > 36/min
- **Kreislauf:**
  - **Kreislaufstillstand**
  - Pulsfrequenz: < 40/min
  - Pulsfrequenz: > 140/min
  - Systolischer Blutdruck: < 90 mmHg
- **Neurologie:**
  - Plötzlich einsetzende Bewusstseinstrübung: Somnolenz, Sopor, Koma
  - Wiederholte oder länger dauernde zerebrale Krampfanfälle
- **Weiteres:**
  - Jeder Patient, um den Sie akut besorgt sind

Sobald ein Patient außerhalb der Intensivstation als kritisch eingestuft wurde, wird die innerklinische Rettungskette alarmiert. Schlüsselglied dieser Kette ist ein Notfallteam oder MET.

52

52.2.2 Innerklinische Überlebenskette

Das Überleben einer lebensbedrohlichen Situation oder eines eingetretenen Herzstillstands hängt von einem klar strukturierten Vorgehen ab, dessen einzelne Bestandteile ineinander verschränkt sind wie die Glieder einer Kette. Vier Glieder der Kette sind zu unterscheiden:

> **Die 4 Glieder der innerklinischen Überlebenskette**
> 1. Die kritische Situation frühzeitig erkennen und umgehend professionelle Hilfe (Notfallteam) hinzuziehen.
> 2. Bei Herzstillstand sofort mit kardiopulmonaler Reanimation (CPR = Cardiopulmonary Resuscitation) beginnen, vorrangig mit Thoraxkompressionen.
> 3. Defibrillierbare Rhythmen (KF, pVT) so früh wie möglich defibrillieren, bevor ein nicht defibrillierbarer Rhythmus (Asystolie, PEA) eintritt.
> 4. Die Rückkehr des Spontankreislaufs (ROSC = Return of Spontaneous Circulation) ist das letzte Glied der Kette. Ihr folgt die Postreanimationsbehandlung auf der Intensivstation.

52.2.3 Medizinisches Einsatzteam (MET)

Weiterführende Reanimationsmaßnahmen sollten möglichst von **professionellen Notärzten** zusammen mit **Fachpflegepersonal** vorgenommen werden, z. B. auf Intensivstationen tätige Anästhesisten und Fachpflegekräfte. Das MET sollte allerdings nicht erst alarmiert werden, wenn ein Herzstillstand eingetreten ist, sondern bereits beim Erkennen von Frühwarnzeichen (▸ Abschn. 52.2.1). Nur so lässt sich häufig ein Herzstillstand verhindern.

Es muss stationsintern verbindlich geregelt werden, wie die Alarmierung des MET zu erfolgen hat, wenn das Pflegepersonal eine Situation als kritisch einschätzt. Steht noch ausreichend Zeit zur Verfügung, wird in der Regel zunächst der Stationsarzt informiert. Ist die Situation dagegen akut lebensbedrohlich, wird das MET direkt vom Pflegepersonal alarmiert.

Die interne Alarmierung kann über ein spezielles Notfalltelefon („rotes Telefon"), das nur für diesen Zweck benutzt werden darf, erfolgen. Das MET muss innerhalb weniger Minuten nach Alarmierung am Patientenbett eintreffen.

■ **Vorgehen**
- Bei einer **kritischen Situation** wird gemeinsam über das weitere Vorgehen entschieden, v. a. ob der Patient auf die Intensivstation verlegt werden muss.

- Beim **Herzstillstand** übernimmt das Notfallteam die bereits vom Stationspersonal begonnenen BLS-Maßnahmen und setzt sie mit ALS fort.
- Jeder MET-Einsatz muss sorgfältig dokumentiert werden.

> **Praxistipp**
>
> Das Personal auf Normalstationen sollte in regelmäßigen Abständen in den Reanimationsmaßnahmen und im Erkennen kritischer Situationen (MET-Kriterien) trainiert werden.

52.3 Praxis der kardiopulmonale Reanimation – BLS und ALS

Die kardiopulmonale Reanimation umfasst alle Maßnahmen, mit denen beim Herzstillstand der Spontankreislauf (ROSC) wiederhergestellt werden soll. Unterschieden werden folgende Schritte:
- **Basismaßnahmen (BLS)** ohne Hilfsmittel (Ausnahme: AED):
  - Feststellen des Herzstillstands
  - Freimachen und Freihalten der Atemwege
  - Beginn der Thoraxkompressionen (Herzdruckmassage) und Beatmung
  - Anschluss eines AED
- **Erweiterte Maßnahmen (ALS)** mit Hilfsmitteln und Medikamenten:
  - EKG-Diagnose und -überwachung
  - Elektrische Defibrillation des Herzens
  - Endotracheale Intubation
  - Venöser Zugang
  - Gabe von Reanimationsmedikamenten, beginnend mit Adrenalin
- **Postreanimationsbehandlung** auf der Intensivstation

52.3.1 Diagnose des Kreislaufstillstands

Ein Patient, der weder reagiert und noch normal atmet, hat einen Kreislaufstillstand und benötigt eine Herz-Lungen-Wiederbelebung (ERC-Leitlinie).

Atemstörungen, Atemstillstand

Atemstörungen und Atemstillstand werden durch *Sehen, Hören* und *Fühlen* erkannt. **Hauptzeichen** sind folgende:
- Keine normale Atmung, Schnappatmung
- Keine sichtbaren Atembewegungen
- Keine hör- oder fühlbare Luftströmung an Mund oder Nase

> ❯ Das Feststellen von Atemstörungen/Atemstillstand durch Sehen, Hören und Fühlen darf nicht länger als 10 s dauern!

Zeichen einer **kompletten Verlegung der Atemwege** mit noch erhaltenen Atembewegungen („Ersticken"):
- Sichtbare Einziehungen supraklavikulär und interkostal
- Keine hör- oder fühlbare Luftströmung an Mund und Nase

Zu beachten: Bei kompletter Verlegung der Atemwege kann der Patient nicht beatmet werden.

Eine **partielle Verlegung der Atemwege** (partielle) erkennt man an geräuschvoller Luftströmung, häufig verbunden mit Einziehungen:
- Schnarchen: bei Obstruktion des Hypopharynx durch die Zunge, Epiglottitis (karchelnde Atmung)
- Krächzen oder Stridor: bei Laryngospasmus oder Glottisödem
- Gurgeln: bei Fremdkörpern im Rachen
- Giemen: bei Bronchusobstruktion bzw. Bronchospasmus

Herzstillstand

Die klinischen Zeichen des **Kreislaufstillstands** sind in der Übersicht zusammengestellt.

Klinischen Zeichen des Kreislaufstillstands
- **Hauptzeichen des Kreislaufstillstands:**
  - Pulslosigkeit: A. carotis, A. femoralis
  - Bewusstlosigkeit: nach 6–12 s
  - Nicht normale Atmung: agonale Atmung bzw. Schnappatmung (= langsames, mühsames und lautes Atmen) oder Atemstillstand
- **Unsichere Zeichen:**
  - Weite oder lichtstarre Pupillen (ca. 60 s)
  - Zyanose (grau-blaue Haut)
  - Generalisierte Krämpfe
  - Kein Radialispuls zu fühlen
  - Kein Blutdruck zu messen
  - Keine Herztöne zu hören
  - Keine Reflexe auslösbar

Fehlende Reaktion und **nicht normale Atmung** sind die Schlüsselsymptome für die Diagnose „Kreislaufstillstand" am Notfallort. Beim Intensivpatienten und bei anästhesierten Patienten wird die Diagnose in der Regel mithilfe des EKG-Monitors gestellt.

Weitere, jedoch unsichere Zeichen sind nicht hörbare Herztöne, nicht messbarer Blutdruck.

Einschätzung der Zeichen

- **Pulslosigkeit der A. carotis**

Pulslosigkeit der A. carotis ist zwar das wichtigste Zeichen des Herzstillstands, kann aber selbst vom Geübten nicht immer sofort und zuverlässig festgestellt werden. Daher sollte die Pulsdiagnostik an der A. carotis höchstens 10 s dauern und nur von *professionellen* Helfern vorgenommen werden. Bestehen Zweifel am Vorhandensein eines Karotispulses, sollte die CPR sofort begonnen werden.

> ❯ Periphere Pulsdiagnostik, z. B. an der A. radialis, ist noch unzuverlässiger als die Karotispulsdiagnostik. Diese Pulse können fehlen, obwohl der Karotispuls gut tastbar ist.

- **Bewusstlosigkeit**

Das Bewusstsein wird durch vorsichtiges Schütteln der Schulter des Patienten und laute Ansprache geprüft. Bewusstlosigkeit ist allerdings als Zeichen des Herzstillstands nicht verwertbar bei Narkose, Analgosedierung, Vergiftungen, schwerem Schädel-Hirn-Trauma und Koma anderer Ursachen.

- **Atemstillstand und Schnappatmung**

Ein Atemstillstand ist nicht erkennbar bei primär beatmeten Patienten. Schnappatmung – eine langsame, tiefe, oft schnarchende Atmung – ist dagegen auch unter maschineller Beatmung möglich, sofern der Patient nicht relaxiert ist. Schnappatmung tritt häufig beim Kreislaufstillstand auf und kann, trotz stehendem Herzen, einige Minuten anhalten.

> ❯ Schnappatmung ist ein Zeichen des Kreislaufstillstands, bei dem sofort mit der Reanimation begonnen werden muss.

- **Generalisierte Krämpfe**

Durch den akuten O_2-Mangel des Gehirns können direkt nach Eintritt des Kreislaufstillstands zerebrale Krämpfe auftreten, die nicht mit einem epileptischen Anfall verwechselt werden dürfen. Daher muss bei krampfenden Patienten immer untersucht werden, ob ein Kreislaufstillstand vorliegt.

Suche nach den Ursachen

Reversible Ursachen des Herzstillstands müssen umgehend gesucht und beseitigt werden, damit die Reanimationsmaßnahmen erfolgreich sind. Hierzu gehören v. a. die 4 H und die HITS (► Abschn. 52.1.2).

52.3.2 Basismaßnahmen (BLS)

Die kardiopulmonale Reanimation beginnt mit den Basismaßnahmen (ABC der Wiederbelebung oder BLS).

52

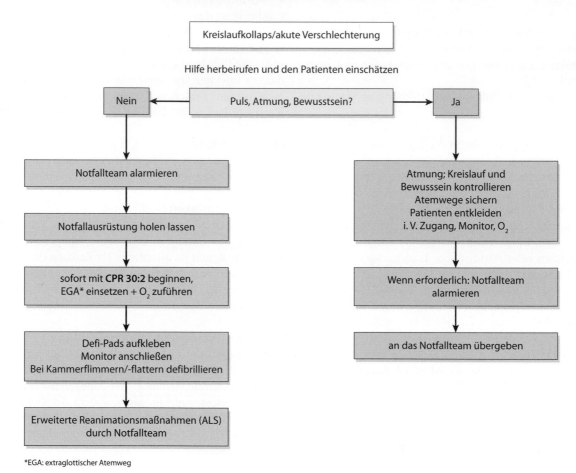

Algorithmus **innerklinische Reanimation** außerhalb von Intensivstationen

Kreislaufkollaps/akute Verschlechterung

Hilfe herbeirufen und den Patienten einschätzen

Nein ← Puls, Atmung, Bewusstsein? → Ja

Nein-Zweig:

Notfallteam alarmieren

↓

Notfallausrüstung holen lassen

↓

sofort mit **CPR 30:2** beginnen, EGA* einsetzen + O₂ zuführen

↓

Defi-Pads aufkleben
Monitor anschließen
Bei Kammerflimmern/-flattern defibrillieren

↓

Erweiterte Reanimationsmaßnahmen (ALS) durch Notfallteam

Ja-Zweig:

Atmung; Kreislauf und Bewusssein kontrollieren
Atemwege sichern
Patienten entkleiden
i. V. Zugang, Monitor, O₂

↓

Wenn erforderlich: Notfallteam alarmieren

↓

an das Notfallteam übergeben

*EGA: extraglottischer Atemweg

☐ Abb. 52.1   Algorithmus der innerklinischen Reanimation. *CPR* kardiopulmonale Reanimation. (Aus: Monsieurs et al., 2015; mit freundlicher Genehmigung des German Resuscitation Council [GRC] und Austrian Resuscitation Council [ARC] 2015)

Durch die Basismaßnahmen soll v. a. das Gehirn *sofort* mit Sauerstoff versorgt werden, um irreversible Hirnschäden zu verhindern.

Erst nachdem die Basismaßnahmen der Reanimation in *Sekundenschnelle* eingeleitet worden sind, wird mit den ALS-Maßnahmen begonnen: Anschluss eines EKG-Monitors, Defibrillation, Venenzugang, Medikamente, endotracheale Intubation. Im Operationssaal und auf der Intensivstation sind die Voraussetzungen für ALS in der Regel erfüllt, sodass BLS und ALS direkt ineinander übergehen. In ☐ Abb. 52.1 sind die innerklinischen Reanimationsmaßnahmen zusammengefasst.

Freimachen der Atemwege

Vor Beginn der Beatmung müssen bei nicht intubierten Patienten die Atemwege freigemacht werden.

▪ **Reinigen der Mundhöhle und des Rachens**

Erbrochenes, Blut, Fremdkörper usw. werden durch Auswischen der Mundhöhle mit dem Finger entfernt (nur professionelle Helfer). Wenn vorhanden, können zusätzlich ein Absauggerät und eine Extraktionszange verwendet werden.

▪ **Öffnen der Atemwege**

Zunächst wird überprüft, ob der Patient atmet: Kopf überstrecken, Kinn hochziehen und innerhalb von 10 s die Diagnose „Atemstillstand" stellen. Überstrecken des Kopfes mit Vorziehen des Unterkiefers werden als **Esmarch-Handgriff** (☐ Abb. 52.2) bezeichnet. Dieses nur vom professionellen Helfer anzuwendende Manöver wird in Rückenlage des Patienten vorgenommen. Häufig genügt der Handgriff schon, um die Atemwegsobstruktion beim Bewusstlosen zu beheben.

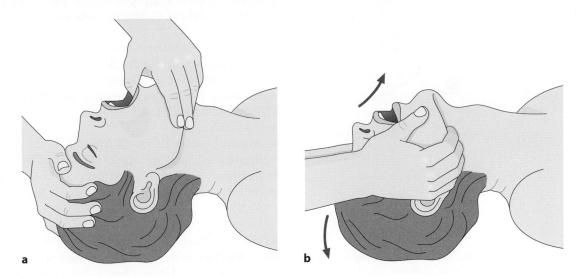

◘ Abb. 52.2 Esmarch-Handgriff. a Überstrecken des Kopfes mit Vorziehen des Unterkiefers am Kinn oder **b** am Kieferwinkel

Zu beachten: Bei Verdacht auf eine Halswirbelverletzung darf der Kopf nicht überstreckt, sondern muss in Mittelposition ruhiggestellt werden.

Herzdruckmassage – den Thorax rhythmisch komprimieren

Bei Verdacht auf einen Herzstillstand wird innerhalb von höchstens 10 s vom *professionellen* Helfer der Karotispuls überprüft (Laien beginnen direkt mit der Kompression). Ist kein Puls tastbar, wird **sofort** mit der externen („extrathorakalen") Thoraxkompression (30 initiale Kompressionen, erst dann 2 Beatmungshübe) begonnen, um das Gehirn und das Herz mit Blut zu versorgen. Die Kompressionen werden solange fortgesetzt, bis wieder ein ausreichender Spontankreislauf (ROSC) in Gang gekommen ist.

■ **Praxis der Thoraxkompression**
— Für die Herzkompression muss der Patient auf den Rücken gelagert werden. Die Unterlage muss flach und hart sein, sonst weicht die Wirbelsäule während der Kompression zurück. Befindet sich der Patient im Bett, wird ein Brett unter den Rücken gelegt; wenn nicht vorhanden, wird der Patient auf den Fußboden gelegt.
— **Druckpunkt** für die Herzkompression ist die Brustkorbmitte (◘ Abb. 52.3). Hierauf werden die Handballen der übereinandergelegten Hände gesetzt.
— Für eine wirksame **Kompression** muss das Brustbein beim Erwachsenen um **mindestens 5 bis max. 6 cm** eingedrückt werden (Grundsatz: **Drücke schnell und hart!**). Die Kompressionstiefe ist aber schwierig einzuschätzen!

— Den erforderlichen Kompressionsdruck erreicht der Helfer, wenn er sein gesamtes Körpergewicht bei gestreckten Armen auf seine Hände überträgt. Nach jeder Kompression wird der Brustkorb entlastet, ohne dabei die Hände vom Druckpunkt zu nehmen.
— Die **Kompressionsfrequenz** beträgt **100–120/min**, das Verhältnis von Thoraxkompressionen zu Beatmung 30 : 2.
— Die Thoraxkompressionen sollten so selten und nur so kurz (< 10 s) wie möglich unterbrochen werden.
— Die Thoraxkompressionen sind anstrengend. Daher sollte der Helfer, wenn möglich, alle 2 min – bei minimaler Unterbrechung – ausgewechselt werden.
— Nur Thoraxkompressionen – ohne Beatmung des Patienten – werden für professionelle Helfer nicht empfohlen.

■ **Alte Patienten**
Ein starrer Thorax lässt sich nur im Ganzen bewegen; entsprechend hoch muss der Kompressionsdruck sein. Lässt sich bei der normalen Technik kein Puls tasten, üben die nebeneinander gelegten Hände des Helfers Druck auf die gesamte vordere Thoraxwand aus (Gefahr: Rippenbrüche, die in diesem Fall aber zu vernachlässigen sind).

■ **Fehler bei der Kompression**
— Die Wiederbelebungsmaßnahmen werden länger als 5 s unterbrochen, z. B. bei der Bergung vom Notfallort! Ausnahme: Für die endotracheal Intubation stehen maximal 1 s zur Verfügung.
— Falscher Kompressionspunkt (Brustbeinspitze statt -mitte).

52

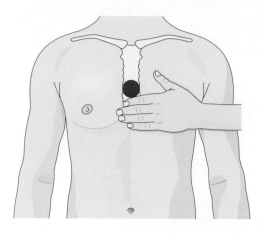

◼ **Abb. 52.3 Kompressionspunkt für die Herzkompression.** Brustbeinmitte; Kompressionsfrequenz 100–120/min (Grundsatz: „push hard, push fast" – drücke hart, drücke schnell)

- Die Handballen werden links vom Sternum aufgesetzt; Folge: Rippenbrüche, unwirksame Massage.
- Die Handballen werden nach der Kompression vom Thorax hochgenommen.
- Die Finger des Helfers berühren bei der Kompression die Rippen. Folge: Rippenbrüche.
- Die Wirksamkeit der Reanimation wird nicht überprüft.

■ **Komplikationen durch die Thoraxkompression**

Während der Reanimation können Komplikationen auftreten, die in der kritischen Situation zumeist nicht zu vermeiden sind und in Kauf genommen werden müssen:
- Rippenfrakturen, Sternumfraktur
- Pneumothorax, Hämatothorax
- Leber-, Milz- und Magenruptur
- Zwerchfellruptur
- Aspiration (beim Nichtintubierten)

Beatmung

Mit der Beatmung wird sofort begonnen, wenn nach dem Freimachen der Atemwege keine Spontanatmung auftritt. Hierzu wird der Patient auf den Rücken gelegt.

Zwei Techniken der Beatmung ohne Hilfsmittel können angewandt werden:
1. Mund-zu-Mund-Beatmung
2. Mund-zu-Nase-Beatmung

Die Mund-zu-Nase-Beatmung ist effektiver als die Mund-zu-Mund-Beatmung. Die inspiratorische O_2-Konzentration beträgt hierbei 16 Vol.-%.

Diese basalen Beatmungstechniken ohne Hilfsmittel werden v. a. bei der *Laienreanimation* angewandt und in den Grundkursen unterrichtet. Für die innerklinische Reanimation sind sie dagegen nur von Bedeutung, wenn keine Hilfsmittel zur Verfügung stehen.

■ **Beatmung mit Hilfsmitteln**

In der Klinik werden für die Beatmung beim Atemstillstand und auch für die Beatmung während der BLS-Maßnahmen Hilfsmittel eingesetzt, um die Effizienz zu erhöhen und um die Helfer vor Infektionen zu schützen. Hierzu gehören
- oropharyngeale Tuben (◼ Abb. 52.4),
- Beatmungsbeutel mit Maske (◼ Abb. 52.5),
- Larynxmaske oder Larynxtubus,
- endotracheale Intubation (sie ist der Standard bei ALS).

Bei der Reanimation nicht intubierter Patienten ist die **Maskenbeatmung mit dem Beatmungsbeutel** Standard, sie erfordert aber Übung und Erfahrung. Ungeübten wird empfohlen, den Patienten mit dem Mund über den Konus der Gesichtsmaske zu beatmen. Die Mund-zu-Mund- oder Mund-zu-Nase-Beatmung wird allenfalls vorgenommen, wenn kein Beatmungsbeutel zur Verfügung steht (hierüber entscheidet der Helfer).

Zu beachten: Auf keinen Fall dürfen die Thoraxkompressionen wegen einer schwierigen Maskenbeatmung unterbrochen werden. Notfalls wird ohne Beatmung komprimiert!

■ **Praxis der Beatmung**
- Kopf des Patienten überstrecken, die Maske mit beiden Händen fest über Mund und Nase andrücken. Bei sehr schwieriger Maskenbeatmung: 2-Helfer-Beatmung anwenden.
- Maskenbeatmung: 2 Atemhübe in max. 5 s, Insufflationsdauer: 1 s, Tidalvolumen: 6–7 ml/kg KG bzw. 500–600 ml beim Erwachsenen. Alternativ: Larynxmaske.
- Verhältnis von Thoraxkompressionen zu Beatmung 30 : 2, d. h. 30-mal komprimieren, dann 2-mal beatmen usw.
- Wenn Endotrachealtubus oder extraglottische Atemwegshilfe (EGA) platziert: 10 Beatmungen/min unter kontinuierlicher Herzdruckmassage.

Automatischer externer Defibrillator (AED)

Steht ein AED zur Verfügung, wird er bereits bei den BLS-Maßnahmen eingesetzt, wenn Kammerflimmern vorliegt, da gilt: Je früher das Herz defibrilliert wird, desto größer sind die Überlebenschancen des Patienten.

■ **Vorgehen**
- Klebeelektroden bei laufender Reanimation anbringen. Steht nur ein Helfer zur Verfügung, muss er hierfür die Kompression kurz unterbrechen.
- Den Anweisungen des Geräts folgen.

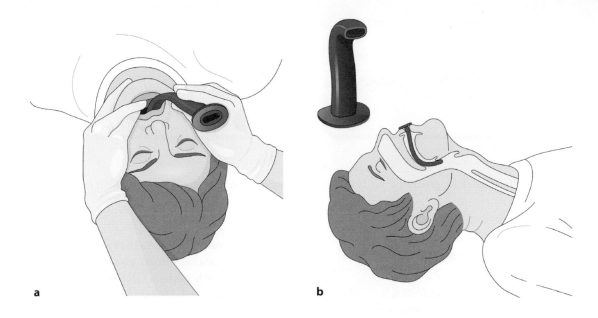

a

b

◻ **Abb. 52.4   Guedel-Tubus. a** Einführen eines Guedel-Tubus; **b** richtige Lage des Tubus im Rachen

— Während der Analyse den Patienten nicht berühren.
— Bei der Schockabgabe auf die eigene Sicherheit achten.

Kontrolle der BLS-Maßnahmen

Die kardiopulmonale Wiederbelebung ist wirksam, wenn folgende **Zeichen** zu beobachten sind:
— Der Thorax hebt und senkt sich mit der Beatmung.
— Der Karotis- und Femoralispuls sind mit jeder Kompression tastbar.

— Die Hautfarbe wird rosiger.
— Die Pupillen werden wieder enger.

Manchmal tritt Schnappatmung auf, bevor das Herz wieder spontan schlägt.

In sehr seltenen Fällen erlangt der Patient unter der noch laufenden Reanimation das Bewusstsein zurück.

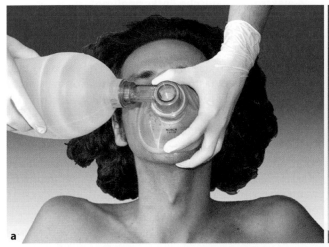

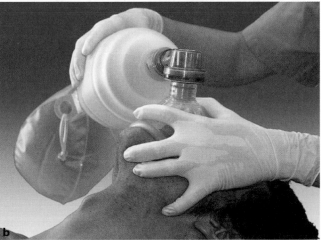

◻ **Abb. 52.5   Beatmung mit Beutel und Maske. a** Daumen und Zeigefinger halten die Maske und drücken sie fest auf das Gesicht, die übrigen Finger ziehen den Unterkiefer nach oben. **b** Der Kopf ist in Schnüffelposition gelagert, um den durch die zurückfallende Zunge verlegten Atemweg freizumachen

52

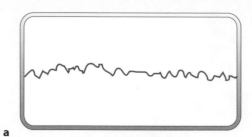
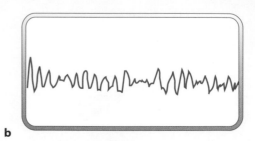

a   b

Abb. 52.6   Kammerflimmern (KF), gekennzeichnet durch eine vollkommen unkoordinierte elektrische Aktivität mit einer Oszillationsfrequenz von 250–400/min

52.3.3 Erweiterte Reanimationsmaßnahmen (ALS)

Die ALS-Maßnahmen müssen so früh wie möglich eingeleitet werden, da durch die Thoraxkompressionen selbst bei perfekter Technik höchstens 30 % des normalen Herzzeitvolumens erreicht werden. Entsprechend niedrig sind dabei auch die Koronardurchblutung und die Hirndurchblutung.

> Oberstes Ziel aller CPR-Maßnahmen ist die schnellstmögliche Wiederherstellung des Spontankreislaufs (ROSC), um schwere Hirnschäden zu verhindern.

Die wichtigsten **ALS-Maßnahmen** sind
- EKG-Diagnose und -Überwachung,
- Defibrillation,
- Intubation,
- venöser Zugang,
- Medikamente, Infusion.

EKG-Diagnose und Kontrolle der CPR

Nach Beginn der Basisreanimationsmaßnahmen wird der Patient so rasch wie möglich an einen EKG-Monitor angeschlossen. Das EKG zeigt die Art des Herzstillstands an, sodass eine gezielte Therapie eingeleitet werden kann.

- **Kammerflimmern (KF)**

KF ist die häufigste Form des Herzstillstands. Auf dem EKG-Monitor ist KF erkennbar als vollkommen unkoordinierte elektrische Aktivität (Abb. 52.6). P-Zacken und Kammerkomplexe sind nicht vorhanden. Die Grundlinie ist durch unregelmäßige Ausschläge verschiedener Höhe deformiert. Anfangs ist das Flimmern grobschlägig, später feinschlägig und geht dann in eine Nulllinie über. Die Kammern kontrahieren sich nicht mehr synchron; hämodynamisch bzw. funktionell liegt ein Herz-Kreislauf-Stillstand vor; klinisch ist der Patient tot. Therapie der Wahl ist die sofortige **Defibrillation**.

- **Pulslose ventrikuläre Tachykardie (pVT)**

Sie ist gekennzeichnet durch eine sehr schnelle Kammererregung mit verbreiterten QRS-Komplexen, deren Form wechseln oder gleich bleiben kann (Abb. 52.7). Funktionell liegt ein Herzstillstand vor, d. h., es wird kein Blut mehr ausgeworfen. Therapie der Wahl ist die sofortige **Defibrillation**.

- **Asystolie**

Im EKG-Monitor ist die Asystolie erkennbar als leicht wellenförmig verlaufende Grundlinie (Abb. 52.8); eine elektrische Aktivität ist *nicht* vorhanden (eine vollkommen gerade Grundlinie wird durch lose Elektroden verursacht). Feinschlägiges KF kann eine Asystolie vortäuschen.

Der Asystolie geht zumeist eine elektrische Blockierung (AV-Block) und/oder Bradykardie voraus. Medikament der Wahl ist **Adrenalin**. Die Erfolgsrate der Reanimation beträgt weniger als 5 %, wenn der Asystolie eine Herzerkrankung zugrunde liegt.

- **Pulslose elektrische Aktivität (PEA) – „elektromechanische Entkoppelung"**

Hierbei besteht eine elektrische Aktivität des Herzens, jedoch keine mechanische: Das Herz kontrahiert nicht. Im EKG (Abb. 52.9) finden sich gerichtete Wellenformen; ein Puls ist wegen der fehlenden mechanischen Aktion zwangsläufig nicht tastbar. Da auch keine Koronardurchblutung vorhanden ist, hält die geregelte Wellenform im EKG nur kurz an; entsprechend wird die PEA außerhalb des Krankenhauses auch nur selten diagnostiziert. Die Chance einer erfolgreichen Reanimation liegt unter 5 %, wenn die Entkoppelung im Zusammenhang mit einer Herzerkrankung steht. Günstiger sind die Ergebnisse, wenn reversible Ursachen vorliegen, z. B. eines der 4 H oder HITS.

Defibrillation

Bei der Defibrillation wird das Myokard durch Gleichstrom depolarisiert und so eine geordnete elektrische Erregung mit einer nachfolgenden effektiven Kontraktion

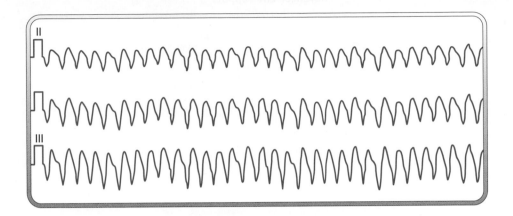

◨ **Abb. 52.7** Pulslose ventrikuläre Tachykardie (pVT). Sehr schnelle Kammerfrequenz ohne Auswurf von Blut, QRS-Komplex verbreitert, Form variabel; sie ist defibrillierbar

des Herzens wiederhergestellt. Der angewandte Strom kann biphasisch oder (zunehmend seltener) monophasisch sein.

- **Biphasische Defibrillation:** Der Strom verläuft in einem definierten Zeitraum erst in positiver, dann in negativer Richtung.
- **Monophasische Defibrillation:** Der Strom verläuft mit einer höheren Spitzenenergie sinusförmig oder exponentiell nur in *eine* Richtung.

Wird das KF oder eine pVT *unmittelbar* beobachtet, z. B. bei Patienten unter EKG-Überwachung im OP oder auf der Intensivstation, und steht ein Defibrillator zur Verfügung, wird **sofort** – vor allen anderen Maßnahmen – 1- bis 3-mal schnell aufeinanderfolgend defibrilliert und danach – wenn erfolglos – sofort 1 Herzkompressions*sequenz* angewandt. Sind dagegen bereits mehrere Minuten vergangen, bevor der Patient pulslos gefunden wurde, müssen zunächst die BLS-Maßnahmen eingeleitet werden, also erst ein Herzkompressionszyklus, dann die Defibrillation (◨ Abb. 52.10).

Für die Defibrillation werden folgende **Energiemengen** empfohlen (in Joule, J):

- Erwachsene:
  - Biphasisch: 1. Defibrillation 150 200 J, alle weiteren 150–360 J
  - Monophasisch: immer 360 J
- Kinder: 100–200 J
- Säuglinge: 50–100 J

Defibrillierbarer Herzstillstand – Kammerflimmern (KF) und pulslose ventrikuläre Tachykardie (pVT)

- **Defibrillation bei KF und bei pVT**
- Herzstillstand feststellen und mit BLS beginnen.
- Unter laufender Herzkompression selbstklebende Elektroden (Pads) aufbringen (◨ Abb. 52.11), gleichzeitig den Defibrillator einschalten (Defibrillationsmodus).
- Sobald die Pads positioniert sind und der Defibrillator funktionsbereit ist: Thoraxkompression für die Rhythmusanalyse max. für 2 s unterbrechen.

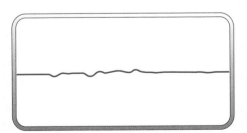

◨ **Abb. 52.8** Asystolie, d. h. keine elektrische Aktivität, erkennbar an der Nulllinie im EKG

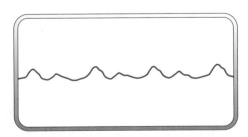

◨ **Abb. 52.9** Pulslose elektrische Aktivität (PEA), Frequenz meist niedrig, QRS-Komplexe breit deformiert

52

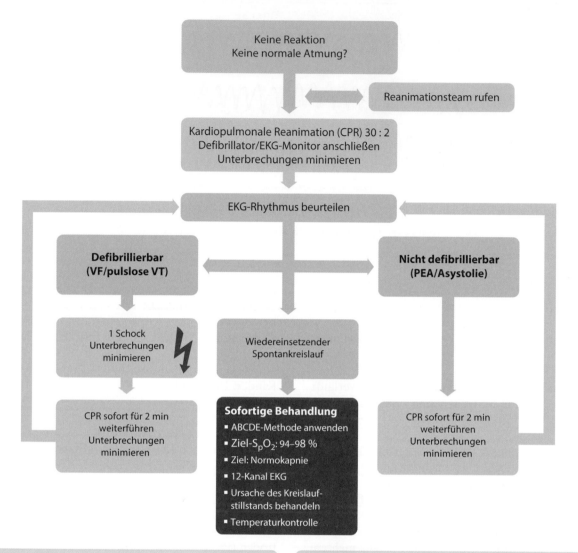

Advanced Life Support

Keine Reaktion
Keine normale Atmung?

Reanimationsteam rufen

Kardiopulmonale Reanimation (CPR) 30 : 2
Defibrillator/EKG-Monitor anschließen
Unterbrechungen minimieren

EKG-Rhythmus beurteilen

**Defibrillierbar
(VF/pulslose VT)**

**Nicht defibrillierbar
(PEA/Asystolie)**

1 Schock
Unterbrechungen
minimieren

Wiedereinsetzender
Spontankreislauf

CPR sofort für 2 min
weiterführen
Unterbrechungen
minimieren

Sofortige Behandlung
- ABCDE-Methode anwenden
- Ziel-S_pO_2: 94–98 %
- Ziel: Normokapnie
- 12-Kanal EKG
- Ursache des Kreislauf-
  stillstands behandeln
- Temperaturkontrolle

CPR sofort für 2 min
weiterführen
Unterbrechungen
minimieren

Während CPR
- CPR hoher Qualität sichern: Frequenz, Tiefe, Entlastung
- Unterbrechungen der Thoraxkompression minimieren
- Sauerstoff geben
- Kapnografie verwenden
- Thoraxkompression ohne Unterbrechung wenn Atemweg
  gesichert
- Gefäßzugang (intravenös oder intraossär)
- Adrenalin alle 3–5 min
- Amiodaron nach dem 3. Schock

Reversible Ursachen behandeln

Hypoxie	Herzbeuteltamponade
Hypovolämie	Intoxikation
Hypo-/Hyperkaliämie/metabolisch	Thrombose (kardial oder pulmonal)
Hypo-/Hyperthermie	Spannungspneumothorax

Erwägen
- Ultraschalluntersuchung
- Verwendung von mechanischen Reanimationsgeräten für Transport
  oder weitere Behandlung
- Coronarangiografie und Perkutane Coronar Intervention (PCI)
- Extrakorporale CPR

Abb. 52.10   ALS-Algorithmus. ALS-Algorithmus für erweiterte Reanimationsmaßnahmen bei Erwachsenen aus den Leitlinien 2015 des European Resuscitation Council, ERC. *CPR* kardiopulmonale Reanimation, *EKG* Elektrokardiogramm, *PEA* pulslose elektrische Aktivität, *VF* Kammerflimmern, *VT* Kammertachykardie. (Aus: Monsieurs et al., 2015; mit freundlicher Genehmigung des German Resuscitation Council [GRC] und Austrian Resuscitation Council [ARC] 2015)

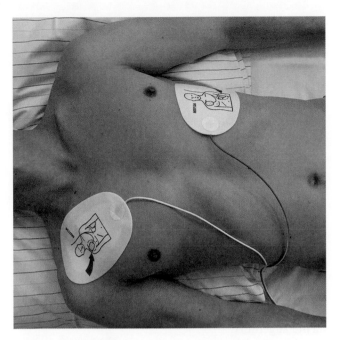

Abb. 52.11 Elektrische Defibrillation des Herzens. Positionierung der selbstklebenden Elektroden

- Sobald der Rhythmus festgestellt worden ist: Thoraxkompressionen sofort wieder aufnehmen.
- Liegt ein defibrillierbarer Rhythmus vor (KF oder pVT): den Defibrillator unter laufender Kompression auf den empfohlenen Joule-Wert einstellen (biphasisch 120–200 J, monophasisch 360 J) und laden.
- Sobald der Defibrillator vollständig geladen ist, werden die Thoraxkompressionen unterbrochen; kein Teammitglied befindet sich noch in Kontakt mit dem Patienten, und der Defibrillator wird ausgelöst. Dieser Vorgang dauert maximal 5 s.
- Sofort nach Abgabe der Defibrillationsenergie den CPR-Zyklus für 2 min fortsetzen – ohne weitere Rhythmusanalyse!
- Nach 2 min erneut den Rhythmus feststellen. Wenn weiter Flimmern vorliegt: erneut defibrillieren mit der gleichen Energiemenge (evtl. auch höher).
- Danach **sofor**t 2 min BLS, dann erst Puls- und EKG-Kontrolle.
- Wenn weiter KF oder VT besteht: erneut defibrillieren.
- Danach **sofort** 2 min BLS, danach EKG-Kontrolle.
- Wenn weiter KF/pVT besteht: erneut defibrillieren, danach sofort wieder BLS sowie 1 mg Adrenalin (Suprarenin 1 mg auf 10 ml NaCl 0,9 %) und 300 mg Amiodaron (2 Amp., unverdünnt) i. v., jeweils rasch injiziert.
- Weitere 2-min BLS, danach EKG-Kontrolle. Wenn weiter KF/pVT:
  - 1 mg Adrenalin i. v. und Defibrillation
  - Danach 2 min BLS
  - Dann wieder EKG-Kontrolle

- Nach 5 erfolglosen Defibrillationen können weitere 150 mg Amiodaron injiziert werden.
- Unabhängig vom Herzrhythmus wird **alle 3–5 min 1 mg Adrenalin i. v.** injiziert, bis der Spontankreislauf zurückkehrt. Die CPR darf während der Injektion nicht unterbrochen werden!

Die Dauer der Reanimationsmaßnahmen richtet sich jeweils nach den individuellen Umständen. Wurde sofort nach Eintritt des Herzstillstands mit der Reanimation begonnen, sollte sie nicht abgebrochen werden, solange KF bestehen bleibt. Tritt eine **Asystolie** auf, sind die Erfolgsaussichten für eine Rückkehr des Spontankreislaufs gering.

Nicht defibrillierbarer Herzstillstand – Asystolie und pulslose elektrische Aktivität (PEA)

Die Erfolgsaussichten bei Asystolie und PEA sind schlecht, wenn nicht umgehend die Ursache gefunden und beseitigt werden kann (▶ Abschn. 52.1.2). Ausnahmen sind extreme Bradykardie, trifaszikulärer Block mit P-Welle, Asystolie durch Defibrillation bei KF.

- **Praktisches Vorgehen bei Asystolie und bei PEA**
- Kreislaufstillstand feststellen.
- Sofort BLS-Maßnahmen beginnen:
  - Thoraxkompression (100–120/min) und Beatmung 30 : 2.
  - Selbstklebende Elektroden (Pad) anbringen, dabei BLS fortsetzen.
  - Rhythmusanalyse über die Pads des Defibrillators vornehmen.
  - Sofort 1 mg Adrenalin i. v. injizieren, wenn Zugang liegt. Bei gesicherter Asystolie: kein Defibrillationsversuch!
- Nach 2 min CPR: Herzrhythmus erneut überprüfen:
  - Wenn weiterhin Asystolie: 1 mg Adrenalin (1 Amp. + 9 ml NaCl 0,9 %) i. v. injizieren, sobald ein peripher venöser Zugang geschaffen wurde.
  - CPR fortsetzen.
  - Alle 3–5 min erneut 1 mg Adrenalin, wenn kein Puls zu tasten ist (insgesamt 3-mal).
- Sicheren Atemweg schaffen (max. 10 s):
  - Trachealtubus (Kontrolle mit Kapnometrie empfohlen). Wenn nicht möglich: EGA einführen: Larynxmaske, Larynxtubus oder I-Gel.
  - Liegt der Atemweg sicher, kann die Herzkompression kontinuierlich fortgesetzt werden, d. h. ohne Unterbrechung während der Beatmung.
- 100 % O_2 in der Inspirationsluft zuführen.
- Wenn auf dem EKG-Monitor P-Wellen vorhanden: transkutanen Herzschrittmacher erwägen (jedoch nicht bei reiner Asystolie).
- Wenn keine elektrische Aktivität vorhanden ist: Zyklus erneut beginnen.

52

— Erneute Injektion von 1 mg Adrenalin i. v. (jeweils alle 3–5 min).
— Wenn KF erkennbar: Defibrillation.

Endotracheale Intubation

Bei der kardiopulmonalen Reanimation wird der Patient so früh wie möglich und ohne wesentlichen Zeitverlust intubiert. Die korrekte Tubuslage wird routinemäßig mit **Kapnografie** bzw. CO_2-Messung überprüft.

■ **Vorteile**

Die Intubation erleichtert die Beatmung und ermöglicht die Zufuhr hoher O_2-Konzentrationen und die kontinuierliche Herzkompression.

■ **Nachteile und Gefahren**

— Unerkannte Tubusfehllage; Prophylaxe: Intubation nur durch den Erfahrenen
— (Zu) lange Unterbrechung der Thoraxkompressionen für die Intubationsversuche
— Relativ häufiges Misslingen der Intubation am Notfallort
— Setzt entsprechende Erfahrung voraus
— Unbeabsichtigte Dislokation oder Diskonnektion des Tubus

CO_2-Messung unter CPR

Die Kapnografie wird bei einer innerklinischen ALS-Reanimation standardmäßig eingesetzt (Leitlinie). Hiermit lässt sich Folgendes feststellen:
— Korrekte Tubuslage in der Trachea (Fehlintubation unter Reanimationsbedingungen sind häufig!)
— Höhe der Beatmungsfrequenz
— Qualität der Reanimationsmaßnahmen
— Rückkehr des Spontankreislaufs (ROSC)

Unter Reanimation sind die etCO_2-Werte wegen des geringen Herzauswurfs durch die Kompressionen in der Regel erniedrigt. Angestrebt werden etCO_2-Werte von ca. 20 mmHg. Sehr niedrige oder zunehmend niedriger werdende Werte weisen auf eine ungenügende CPR hin.
— Ein plötzlicher Anstieg des etCO_2 unter Reanimation zeigt vermutlich die Rückkehr des Spontankreislaufs an. Dann sollte kein Adrenalin mehr injiziert werden.
— Anhaltend niedrige etCO_2-Werte sind dagegen mit einer schlechten Überlebenschance verbunden.

Venöser Zugang

Ein peripherer venöser Zugang ist **1. Wahl** bei der Reanimation. Er wird so früh wie möglich gelegt, spätestens während des 2. Reanimationszyklus. Ein zentraler Venenkatheter ist wegen des Zeitaufwands und der Komplikationsmöglichkeiten in dieser Phase nicht indiziert, sondern nur in Ausnahmefällen. Über den Venenzugang

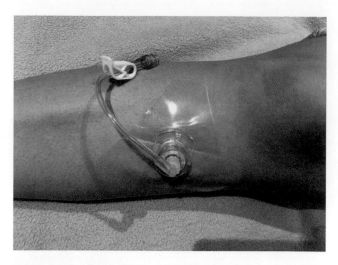

◨ **Abb. 52.12**   Intraossäre (i. o.) Kanüle in der Tibia

werden so rasch wie möglich die Reanimationsmedikamente zugeführt.

❯ Kardiovaskuläre Medikamente dürfen während der Reanimation auf keinen Fall i. m. oder s. c. injiziert werden!

■ **Intraossärer Zugang**

Nur wenn auch nach wiederholten Versuchen kein i. v. Zugang gelegt werden kann, wird eine Spezialkanüle in die Tibia eingeführt (◨ Abb. 52.12). Über diesen intraossären (i. o.) Zugang können alle Reanimationsmedikamente injiziert werden.

■ **Können die Medikamenten über den Tubus zugeführt werden?**

In den ERC-Leitlinien wird die *endotracheale* Zufuhr von Reanimationsmedikamenten ausdrücklich *nicht mehr empfohlen*, weil hiermit keine zuverlässige Plasmakonzentration der Medikamente erreicht werden kann.

Arterielle Blutdruckmessung

Wenn möglich, sollte eine arterielle Kanüle eingeführt und der Blutdruck unter der Reanimation kontinuierlich gemessen werden. Von wesentlicher Bedeutung für die Organdurchblutung ist v. a. ein ausreichend hoher *diastolischer* Druck. Ausreichende diastolische Drücke können als Qualitätsindikator der Herzkompressionen gewertet werden.

Medikamente

Alle Medikamente werden i. v. zugeführt, nur ausnahmsweise auch intraossär. Die Gabe über den Tubus ist obsolet.

Die wichtigsten Medikamente bei der Reanimation sind
— Adrenalin,
— Amiodaron oder Lidocain.

Zu beachten ist Folgendes:

- **Noradrenalin** (Arterenol), **Vasopressin** und **Orciprenalin** (Alupent) sind bei der kardiopulmonalen Wiederbelebung nicht indiziert.
- **Atropin** wird bei der Asystolie nicht mehr empfohlen, sondern nur bei instabilen Patienten mit Sinus-, Vorhof- oder Knotenbradykardie.

■ Adrenalin (Suprarenin)

Adrenalin ist das Katecholamin der Wahl bei der kardiopulmonalen Reanimation. Es kann bei jeder Art von Herzstillstand gegeben werden. Hierbei gilt:

❯ Bei nicht defibrillierbarem Herzstillstand wird Adrenalin so früh wie möglich injiziert.

Adrenalin stimuliert den Sinusknoten und erhöht den peripheren Widerstand und den diastolischen Druck (wichtig für Koronardurchblutung!).

❶ Dosierung von Adrenalin beim Herzstillstand (ERC-Leitlinien)

- Initial: 1 mg (1 ml Adrenalin + 9 ml NaCl 0,9 % = 10 ml Lösung) i. v. oder i. o., mit 20 ml Flüssigkeit nachspülen.
- Wiederholungsdosen: 1 mg alle 3–5 min.

Adrenalin ist *nicht indiziert*, wenn KF festgestellt (EKG-Monitor) wurde und durch umgehende Defibrillation beseitigt werden konnte. Bei wiederholtem Flimmern wird die Defibrillation aber mit der Zufuhr von Adrenalin kombiniert.

■ Amiodaron

Dieser Kaliumkanalblocker senkt die Defibrillationsschwelle und wirkt außerdem stark antiarrhythmisch. Bei rascher i. v. Injektion wird die Kontraktionskraft des Herzens leicht vermindert und außerdem der periphere Gefäßwiderstand gesenkt.
Indikationen sind

- therapierefraktäres KF/pVT,
- hämodynamisch instabile Kammertachykardie oder andere anhaltende Tachyarrhythmien.

❶ Dosierung von Amiodaron währen der Reanimation

- Bei KF/pVT: 300 mg gelöst in 5 % Glukose mit einem Volumen von 20 ml i. v., nach 3 erfolglosen Defibrillationsversuchen
- Weitere 150 mg nach 5 erfolglosen Defibrillationsversuchen, gefolgt von 900 mg/24 h über Perfusor

■ Lidocain

Ist Amiodaron nicht verfügbar, kann beim KF alternativ Lidocain eingesetzt werden. Lidocain darf aber nicht gegeben werden, wenn bereits Amiodaron verabreicht worden ist.

❶ Dosierung von Lidocain

- Initialer Bolus: 1,5 mg/kg KG i. v.
- Anschließend Nachinjektionen: 1,5 mg/kg KG, bei Bedarf nach jeweils 3–5 min

■ Magnesium

Die Routineinjektion von Magnesium bei der CPR erhöht nicht die Überlebenschance und wird nicht empfohlen, es sei denn, dass eine Torsades-de-Pointes-Tachykardie als Ursache vermutet wird.

■ Atropin

Die Substanz vermindert den Vagotonus, verbessert die atrioventrikuläre Überleitung und beschleunigt die Herzfrequenz bei einer durch vagale Stimulation bedingten **Sinusbradykardie.**
Indikationen sind

- Bradykardie durch hohen Vagotonus oder Hypoxie: 3 mg als Bolus (1-mal),
- hämodynamisch wirksame Sinusbradykardie,
- AV-Block auf Knotenebene.

❶ Dosierung von Atropin

- Initial: 1 mg i. v.
- Bei Bedarf wiederholen, bis zu einer Gesamtdosis von 3 mg oder 0,04 mg/kg KG

■ Natriumbikarbonat

Nach dem Herzstillstand tritt innerhalb weniger Minuten eine metabolische Azidose auf. Eine schwere Azidose steigert die Erregbarkeit des Herzens und erniedrigt die Flimmerschwelle; sie vermindert die Kontraktilität des Herzens und die Ansprechbarkeit auf die elektrische Defibrillation und auf Katecholamine.

In den ERC-Leitlinien wird Natriumbikarbonat im Zusammenhang mit Reanimationsmaßnahmen wie folgt bewertet:

- Nicht empfohlen als Routinemedikament für die kardiopulmonale Reanimation – trotz der Laktatazidose.
- Bei länger bestehendem Herzstillstand und/oder Reanimationsmaßnahmen wird Bikarbonat nur als *möglicherweise* hilfreich angesehen.
- Bei vorbestehender metabolischer Azidose oder Vergiftung mit trizyklischen Antidepressiva oder Phenobarbital gilt Natriumbikarbonat als vorteilhaft.
- Bei hyperkaliämischem Herzstillstand ist Natriumbikarbonat indiziert und wirksam.

Für die Standardreanimation gilt Folgendes:

❯ Effektive Kompression des Herzens, ausreichende Ventilation der Lungen und v. a. die rasche Wiederherstellung des Spontankreislaufs (ROSC) sind die besten Maßnahmen der Azidosebehandlung.

ⓘ Dosierung von Natriumbikarbonat nach den ersten 10 min
- ERC-Empfehlung: 50 mmol per Infusion (50 ml, 8,4 %)

Bei Erfolglosigkeit der Reanimationsmaßnahmen können nach Ablauf von jeweils 10 min erneut 0,5 mmol/kg KG infundiert werden, in der Klinik jedoch möglichst unter Kontrolle des Säure-Basen-Status und der Blutgase.

▪ Lysetherapie
Besteht der dringende Verdacht, dass der Herz-Kreislaufstillstand durch eine **fulminante Lungenembolie** ausgelöst worden ist, kann unter der Reanimation, bei Würdigung der Gesamtumstände, eine Thrombolyse eingeleitet und die Reanimation für 60–90 min fortgesetzt werden.

ⓘ Dosierung einer Lysetherapie bei Herzstillstand durch Lungenembolie
- Altepase, 0,6 mg/kg KG (bis 50 mg), oder
- Reteplase, 10 IE, oder
- Tenecteplase, 0,5 mg/kg KG i. v.

Die Ultima-Ratio-Lyse bei Herzstillstand durch vermuteten akuten Myokardinfarkt wird *nicht* empfohlen.

▪ Kalziumglukonat
Die Substanz erhöht die Kontraktionskraft des Herzens und steigert die ventrikuläre Erregbarkeit. **Keine** routinemäßige Zufuhr, essenzielle Substanz nur beim hyperkaliämischen Herzstillstand, bei Hypokalzämie und bei Intoxikation mit Kalziumantagonisten. Vorsicht bei Digitalisierten und bei Azidose!

ⓘ Dosierung von Kalzium
- 10 ml Kalziumglukonat 10 % (1 g), Nachinjektion nach Bedarf

Bei pulsloser elektrischer Aktivität sollte Adrenalin vorgezogen werden.

Mechanische Thoraxkompressionsgeräte
Hierbei handelt es sich um Geräte, mit denen der Thorax automatisch komprimiert wird (◻ Abb. 52.13). Es gibt Geräte mit Stempeltechnik (z. B. LUCAS oder Corpuls CPR) und halbkreisförmige Kompressionsbänder (Lifeband). Bei einigen Geräten ist die volumenkontrollierte Beatmung integriert (LifeStat oder Siemens Sirepuls); die Betriebsdauer beträgt, je nach Gerät, ca. 45–90 min.

▪ Vorgehen
- Für das Anbringen der Geräte am Patienten muss die manuelle Herzdruckmassage weniger als 10 s unter-

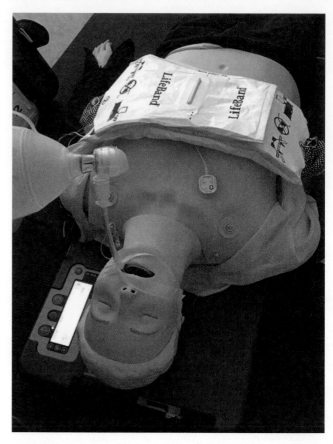

◻ **Abb. 52.13** Mechanisches Thoraxkompressionsgerät, halbzirkuläre Konstruktion

brochen werden. Die Gesamtanlagedauer beträgt ca. 20 s.
- Die Kompressionsfrequenz der Stempelgeräte beträgt 100/min, die Kompressionstiefe 45–58 mmHg.

Der *routinemäßige* Einsatz von HLW-Geräten wird in den Leitlinien ausdrücklich nicht empfohlen, zumal die Überlebenschancen hiermit nicht nachweislich verbessert werden. Dennoch gibt es anerkannte Indikationen.

▪ Indikationen
- Zur Entlastung des Reanimationsteams bei lange dauernder Reanimation
- Bei zwingend erforderlichem Transport unter Reanimation, wenn vorher kein ausreichender Spontankreislauf hergestellt werden konnte
- Während einer Koronarangiografie im Herzkatheterlabor unter wiederkehrenden Reanimationsbedingungen. Gerätebeispiel: Corpuls CPR aus röntgendurchlässigen Materialien

Rückkehr des Spontankreislaufs (ROSC)
Kehrt der Spontankreislauf zurück, werden die Reanimationsmaßnahmen beendet. Folgende **Zeichen** weisen auf ROSC hin:

- Tastbare Pulse, messbarer Blutdruck
- Abrupter Anstieg des $etCO_2$ (meist ≥ 40 mmHg)
- Spontane arterielle Druckwellen auf dem Monitor bei invasiver Druckmessung

52.3.4 CPR unter besonderen Umständen

CPR bei Schwangeren

Ursachen eines Kreislaufstillstands bei Schwangeren sind Blutung, Lungenembolie, hypertensive Krise, kardiovaskulär, Medikamente, Anästhesiekomplikation; allgemein: die 4 H und HITS:

- Wegen der großen Hypoxiegefahr: Möglichst sofort intubieren (Aspirationsgefahr), Tubuslage mit Kapnografie kontrollieren oder Larynxmaske (Larynxtubus) einführen.
- Uterus mit der Hand nach links verschieben oder Kissen unter die rechte Beckenhälfte legen, um das Kavakompressionssyndrom zu vermeiden.
- 10 Beatmungen/min unter kontinuierlicher Thoraxkompression.
- Kein fetales Monitoring unter Reanimation, da hierdurch die Reanimationsmaßnahmen beeinträchtigt werden.
- Sofortige Sectio caesarea anstreben, um das Ungeborene zu retten.
- Bei Defibrillation: Elektroden in anterior-posteriorer Position anbringen, Standarddefibrillation.
- Adrenalin nach Richtlinien (Gefahr der Mangeldurchblutung des Uterus und der Plazenta).
- Wenn innerhalb von 5 min kein Spontankreislauf auftritt: sofortige Sectio.
- Wenn nach Rückkehr des Spontankreislaufs weiter komatös: gezielte Hypothermie anwenden.

CPR bei Opioidintoxikation

- Sofortiger Beginn der CPR bei nicht reagierenden Personen mit unnormaler Atmung und Pulslosigkeit
- Injektion des Opioidantagonisten Naloxon bei Verdacht auf opioidinduzierten Herzstillstand (auch durch Laienretter)
- Weiter mit ALS

CPR bei Unterkühlten

- Atmung einschätzen, Puls über 30–45 s kontrollieren wegen möglicher schwerer Bradykardie.
- Wenn ohne Atmung: sofort beatmen.
- Wenn Herzstillstand oder extreme Bradykardie: 5 Kompressionszyklen für 2 min.
- Dann ALS, CPR-Medikamente aber erst, wenn Körpertemperatur > 30 °C; bis 35 °C die Abstände zwischen den Injektionen verdoppeln.
- Bei KF: 1-mal Standarddefibrillation, dann sofort 5 Zyklen CPR für 2 min usw.
- Infusion erwärmen.

- Wenn Körperkerntemperatur < 30 °C: Kompressionen fortsetzen, bei Flimmern maximal 3-mal defibrillieren, kein Adrenalin injizieren. Wenn kein Spontankreislauf: aktive Erwärmung.
- Wenn Kerntemperatur > 30 °C: Kompressionen fortsetzen, bei Bedarf zusätzlich 1 mg Adrenalin alle 10 min injizieren. Wenn Spontankreislauf vorhanden: externe Erwärmung; wenn kein Spontankreislauf herstellbar: aktiv erwärmen.
- Wenn Kerntemperatur von 33 °C erreicht: aktive Erwärmung unterbrechen; milde Hypothermie nutzen (► Abschn. 52.4.1).

52.3.5 Spezielle Verfahren bei der CPR

Hierzu gehören Techniken und Verfahren, mit denen reversible Ursachen des Herzstillstands festgestellt und behandelt werden können. Sie sind aber dem geschulten Anwender vorbehalten.

Sonografie

Mit der Sonografie lassen sich v. a. einige der reversiblen Ursachen des Herzstillstands feststellen, z. B. eine Herzbeuteltamponade oder ein Pneumothorax. Die Untersuchung erfolgt in den kurzen Pausen für die *Rhythmusanalyse*, um die Herzkompressionen nur kurz wie möglich zu unterbrechen. Nach Rückkehr des Spontankreislaufs können mit der Sonografie zudem die Pumpfunktion des Herzens und der Volumenstatus eingeschätzt werden.

Thorakotomie

Die Herzkompression bei eröffnetem Thorax ist wegen des Zeitaufwands und der großen Verletzungsgefahr Ausnahmen vorbehalten, d. h., wenn nur mit dieser Methode ein ausreichender Spontankreislauf wiederhergestellt werden kann.

- **Mögliche Indikationen**
- Verdacht auf massive intrathorakale Blutung mit Herzstillstand
- Perikardtamponade durch penetrierende Thoraxverletzungen
- Intraoperativer Herzstillstand bei Oberbauch- oder Thoraxeingriffen mit unmittelbarem manuellem Zugang zum Herzen für den Operateur
- Patienten mit Brustkorb- und Wirbelsäulendeformitäten oder starrem Emphysemthorax, bei denen durch externe Kompressionen keine tastbaren Karotis- oder Femoralispulse erreicht werden können
- Herzstillstand durch massive Lungenembolie oder Unterkühlung

- **Vorgehen**
- **Voraussetzungen:** endotracheale Intubation und kontrollierte Beatmung; Eröffnung des Thorax nur durch

52

einen mit der Technik vertrauten Arzt und innerhalb von 10 min nach Eintritt des Herzstillstands, notwendige Materialien sofort verfügbar, für die Maßnahme geeigneter Ort
- **Clamshell-Thorakotomie:** quere beidseitige Thorakotomie im 5. ICR (Interkostalraum) mit Durchtrennen des Sternums, Eröffnen des Thorax im 4. oder 5. ICR links und Einsetzen eines Thoraxsperrers wie beim Eröffnen einer Muschelschale (= „clamshell")
- Sofortige Kompression des Herzens, zunächst ohne Eröffnung des Perikards
- Bei KF: interne Defibrillation mit speziellen Elektroden, 20–50 J

Extrakorporale kardiopulmonale Reanimation (eCPR)

In ausgewählten Fällen kann es hilfreich sein, unter laufender CPR ein ECLS (Extrakorporales Life Support System) einzusetzen. Kanüliert wird dabei zumeist perkutan mit Seldinger-Technik über die V. femoralis (Abfluss des Blutes) und die A. femoralis (Zurückpumpen des Blutes).

- **Voraussetzungen**
- Beobachteter Kreislaufstillstand
- Laienreanimation
- Anfangs defibrillierbarer Herzstillstand oder Verdacht auf Lungenembolie
- CPR kontraindiziert

Nach reversiblen Ursachen des Kreislaufstillstands suchen

Bei jedem Herzstillstand muss sofort nach reversiblen Ursachen gesucht werden. Hierzu gehören v. a. die bereits erwähnten 4 H und die HITS: Die Diagnose ist unter laufender Reanimation allerdings sehr schwierig, da spezifische Symptome und Zeichen fehlen und weitergehende Untersuchungen zumeist nicht möglich sind. Im günstigen Fall lässt sich aus der Auffindesituation und der Anamnese eine Verdachtsdiagnose stellen.

52.3.6 Abbruch der Reanimation

Formal betrachtet wird die kardiopulmonale Wiederbelebung so lange durchgeführt, bis der Spontankreislauf zurückkehrt oder die Zeichen des irreversiblen Herzstillstands bzw. Herztodes eintreten. Mit Eintritt des irreversiblen Hirn- oder Herztodes werden alle weiteren Wiederbelebungsmaßnahmen sinnlos.

Hirntod
Die Zeichen des Hirntodes sind
- tiefe Bewusstlosigkeit,
- fehlende Spontanatmung,
- weite und lichtstarre Pupillen.

Diese Zeichen (▶ Kap. 72) können während und unmittelbar nach erfolgreicher Reanimation nicht mit hinreichender Sicherheit festgestellt werden. Darum sollte die Reanimation nicht allein aufgrund neurologischer Zeichen eingestellt werden. Dies gilt insbesondere für den anästhesierten und relaxierten Patienten sowie bei Unterkühlung.

Herztod
Ein irreversibler Herzstillstand liegt vor, wenn trotz optimaler Reanimationsmaßnahmen und medikamentöser Therapie auf dem EKG-Monitor für mehr als 30 min eine elektrische Asystolie (flache Grundlinie) nachweisbar ist. Solange jedoch im EKG Zeichen der elektrischen Aktivität vorhanden sind, muss davon ausgegangen werden, dass eine Wiederbelebung des Herzens evtl. noch möglich ist, besonders wenn KF besteht. Mit zunehmender Reanimationsdauer nimmt das Risiko irreversibler Hirnschäden allerdings drastisch zu.

52.3.7 Ethische Gesichtspunkte der Reanimation

Die Verlängerung des Lebens um jeden Preis ist nicht das Ziel der Reanimation, zumal die Zahl der Patienten mit vollständiger neurologischer Erholung niedrig ist. Darum müssen bei allen Wiederbelebungsversuchen auch die Grundsätze der Medizinethik berücksichtigt werden:
- Verpflichtung zur Fürsorge für den Patienten
- Vermeiden von Schäden
- Gerechtigkeit
- Selbstbestimmung des Patienten

- **Kriterien für den Abbruch oder das Unterlassen von Reanimationsmaßnahmen**

Beim Unterlassen und beim Abbruch von Reanimationsmaßnahmen müssen grundsätzlich die gesetzlichen Regelungen beachtet werden. Daneben sind weitere Kriterien für die Entscheidungsfindung hilfreich:
- Nicht beobachteter Kreislaufstillstand und damit unbekannte Dauer der Hirnischämie
- Asystolie bei Reanimationsbeginn und keinerlei Änderung des Rhythmus unter der Reanimation
- Reanimationsdauer von mehr als 20 min mit anhaltender Asystolie
- Keine reversiblen Ursachen des Herzstillstands erkennbar
- Maligne Grunderkrankung oder Multimorbidität
- $etCO_2$ anhaltend unter 10 mmHg

- **Wer entscheidet über den Abbruch der Reanimation?**

Die Entscheidung zum Abbruch von Reanimationsmaßnahmen liegt in der medizinischen und juristischen Verantwortung des ärztlichen Teamleiters. Es empfiehlt sich, die anderen Teammitglieder in den Entscheidungsprozess einzubeziehen und Konsens zu erreichen.

52.4 Postreanimationsbehandlung

Mit der Rückkehr des Spontankreislaufs (ROSC) beginnt die Postreanimationsbehandlung. Hierfür wird jeder reanimierte Patient – nach Stabilisierung seines Zustands – auf eine geeignete Intensivstation verlegt. Eine Intensivüberwachung unmittelbar nach der Reanimation ist v. a. wegen eines drohenden **Postreanimationssyndroms** erforderlich. Dieses Syndrom ist Folge der durch den Herzstillstand hervorgerufenen Schäden. Hierzu gehören folgende:

- Anoxisch-ischämische Hirnschäden mit neurologischen Funktionsstörungen (= zerebrale Postreanimationschädigung)
- Funktionsstörungen des Myokards (= kardiale Postreanimationsdysfunktion)
- Systemische Schäden durch die Ischämie (Mangeldurchblutung) und Reperfusion (Rückkehr der Durchblutung)

Ob ein Postreanimationssyndrom auftritt, hängt v. a. von der Dauer und der Qualität der Reanimationsmaßnahmen ab. Für die Behandlung werden klinikinterne SOPs (Standard Operating Procedures) empfohlen.

Intensivbehandlung nach Reanimation
- **Basis-Überwachung:**
  - EKG-Monitor
  - Invasive Blutdruckmessung, zentraler Venenkatheter
  - Pulsoxymetrie, Kapnometrie
  - Kerntemperaturmessung
  - Urinausscheidung über Harnblasenkatheter
  - EEG-Monitoring, wenn möglich
- **Diagnostik**, je nach vermuteter Ursache des Herzstillstands:
  - 12-Kanal-EKG, Herzkatheter, Echokardiografie
  - Röntgen-Thorax, Thorax-CT mit Angiografie der Pulmonalarterien
  - CT des Schädels (innerhalb von 24 h), MRT
  - Engmaschige Laboruntersuchungen, besonders BGA, Elektrolyte, Blutzucker, NSE (neuronenspezifische Enolase) usw.
  - Evozierte Potenziale
- **Therapie:**
  - Kardiovaskuläre Medikamente, systolischer Blutdruck > 90 mmHg, arterieller Mitteldruck > 65 mmHg
  - S_pO_2 92–98 % (Hypoxie und Hyperoxie vermeiden)

- Normoventilation: p_aCO_2 ca. 35–45 mmHg (Hypo- und Hyperkapnie vermeiden), lungenprotektive Beatmung
- Zielgerichtete Hypothermie (Targeted Temperature Management = TTM) für 24 h von 32–36 °C (Hyperthermie vermeiden)
- Normaler Blutzucker (Hyper- und Hypoglykämien vermeiden)

52.4.1 Behandlung des Postreanimationssyndroms

In der ersten Behandlungsphase werden die Atemwege und die Atmung gesichert sowie die Herz-Kreislauf-Funktion stabilisiert. Danach werden umgehend Entscheidungen über das weitere Vorgehen getroffen.

Atemwege und Beatmung

Patienten mit nur kurz dauerndem Kreislaufstillstand, die unmittelbar nach der Reanimation wieder erwacht sind, benötigen keine Intubation und Beatmung, sondern erhalten nur Sauerstoff über eine Gesichtsmaske, wenn ihre S_aO_2 weniger als 94 % beträgt.

Komatöse Patienten werden – wenn noch nicht geschehen – endotracheal intubiert und kontrolliert beatmet. Wurde unter Reanimation ein supraglottischer Atemweg eingeführt, wird er sobald wie möglich und unter kontrollierten Bedingungen durch einen Endotrachealtubus ersetzt. Die Intubation sollte nur von einem Erfahrenen vorgenommen werden. Der Patient wird lungenprotektiv (Tidalvolumen 6–8 m/kg, PEEP 4–8 mmHg) beatmet. **Zielparameter** der Beatmung sind:

- p_aCO_2: 35–45 mmHg
- S_aO_2: 94–98 %

Hypoxämie und Hyperkapnie müssen strikt vermieden werden. Auf Muskelrelaxanzien sollte verzichtet werden.

Stützung der Herz-Kreislauf-Funktion

Nach erfolgreicher Reanimation kann es zunächst zu Funktionsstörungen des Herzens und des Kreislaufs kommen bis hin zur hämodynamischen Instabilität:

> Herz-Kreislauf-Funktionsstörungen:
> - Anhaltend niedriger Blutdruck
> - Erniedrigtes Herzzeitvolumen
> - Herzrhythmusstörungen

Bei vielen Patienten muss die myokardiale Dysfunktion mit **Dopamin** behandelt werden. Wenn hiermit der Blutdruck nicht stabilisiert werden kann, wird **Noradrenalin** (auch in Kombination) eingesetzt. Ein Volumenmangel muss durch Flüssigkeitszufuhr ausgeglichen werden.

52

- **Zielparameter der Therapie**
- Systolischer Blutdruck: > 90 mmHg
- Arterieller Mitteldruck: > 65 mmHg

Bei Verdacht auf eine KHK als Ursache der Herzstillstands ist an eine frühzeitige Herzkatheteruntersuchung und Koronarintervention zu denken.

In therapierefraktären Fällen kann ein ECLS implantiert werden.

Zielgerichtetes Temperaturmanagement (TTM)

Eine zielgerichtete Hypothermie nach CPR reduziert den O_2-Verbrauch des Gehirns und wirkt neuroprotektiv. Hierdurch soll das neurologische Reanimationsergebnis verbessert werden. Die Hypothermie wird bevorzugt mit einem intravasalen Wärmeaustauscher oder mit extrakorporaler Zirkulation herbeigeführt und gesteuert.

> **Zielgerichtetes Temperaturmanagement nach Leitlinien**
> - Bei allen komatösen Patienten sofort mit der TTM beginnen (wenn Patient kreislaufstabil).
> - Konstante Zieltemperatur **zwischen 32 und 36 °C** für **24 h** einhalten, dann aufwärmen.
> - Kühlverfahren: bevorzugt intravaskuläre Wärmeaustauscher (Kühlkatheter in der V. femoralis oder V. subclavia) oder mit extrakorporaler Zirkulation.
> - Nach Wiedererwärmung: NSE bestimmen, nach 72 h erneut, ggf. Hirn-MRT (cMRT).

Mögliche **Nebenwirkungen und Komplikationen** der induzierten Hypothermie sind
- Arrhythmien (meist Bradykardien),
- gesteigerte Diurese,
- Elektrolytstörungen (Abfall der Serumkonzentration),
- Abnahme der Insulinempfindlichkeit mit Hyperglykämie,
- Beeinträchtigung der Blutgerinnung; Verstärkung von Blutungen,
- Störungen des Immunsystems, Anstieg der Infektionsrate,
- Wirkungsverlängerung von Sedativa und Muskelrelaxanzien und anderer Medikamente.

Kontraindikationen sind
- schwere systemische Infektionen und
- Störungen der Blutgerinnung (aber: fibrinolytische Therapie ist keine Kontraindikation des TTM).

Neurologische Prognose

Je rascher der Patient nach der Reanimation das Bewusstsein zurückerlangt, desto günstiger ist der zerebrale Verlauf. Bei komatösen Patienten (ohne Hypothermie, Sedativa oder Muskelrelaxanzien), die ≥ 72 h nach Wiedererwärmung immer noch keine Kornealreflexe aufweisen, ist dagegen zuverlässig von einer schlechten neurologischen Prognose auszugehen.

> **Befunde, die 72 h nach ROSC auf eine schlechte Prognose hinweisen**
> - Beidseits fehlende Pupillenlichtreaktion, fehlende Kornealreflexe
> - Status myoklonischer Anfälle
> - EEG mit Burst Suppression
> - Nicht auslösbare somatosensorisch evozierte Potenziale (SSEP) – bereits 24 h nach ROSC

52.4.2 Einstufung der Hirnschädigung

Für die Einstufung der zerebralen Schädigung nach Reanimation eignet sich die **Glasgow-Pittsburgh-Skala**:

I.   **Gute Hirnfunktion**: wach, rege, kann arbeiten; evtl. leichte neurologische oder psychische Störungen.

II. **Mäßige zerebrale Beeinträchtigung**: wach, Hirnfunktion ausreichend, um die Verrichtungen des Alltagslebens unabhängig durchführen zu können. Arbeiten in beschützender Umgebung möglich.

III. **Schwere zerebrale Beeinträchtigung**: wach, benötigt die Hilfe anderer für die Verrichtung des Alltagslebens. Der Zustand reicht von gewisser Beweglichkeit bis zu schwerer Demenz oder Paralyse.

IV. **Koma oder vegetativer Zustand**: Koma jedes Grades ohne die vollständigen Zeichen des Hirntodes; apallisches Syndrom ohne Beziehung zur Umwelt. Spontanes Augenöffnen ohne Schlaf-Wach-Zyklen möglich; nicht ansprechbar.

V.   **Hirntod**: Apnoe, Arreflexie, Nulllinien-EEG (► Kap. 72).

52.4.3 Rehabilitation

In der Regel ist nach der Entlassung aus dem Krankenhaus eine umfassende Rehabilitationsbehandlung der neurologischen, kognitiven, psychischen und kardiopulmonalen Schädigungen in einer darauf spezialisierten Einrichtung erforderlich.

Nachschlagen und Weiterlesen

European Resuscitation Council (ERC) (2015) Kardiopulmonale Reanimation – aktuelle Leitlinien. Notfall Rettungsmed 18:748–1015
Heller AR, Koch T (2020) Innerklinisches Notfallmanagement. Anaesthesist 69:702–711

Madler C, Jauch KW, Werdan K et al (2009) Akutmedizin – die ersten 24 Stunden, 4. Aufl. Urban & Fischer, München

Monsieurs KG, Nolan JP, Bossaert LL et al (2015) Kurzdarstellung: Kapitel 1 der Leitlinien zur Reanimation 2015 des European Resuscitation Council. Notfall Rettungsmed 18:655–747. https://doi.org/10.1007/s10049-015-0097-6

Treffer D, Weißleder A, Gässler H et al (2019) Funktionalität und Einsatztauglichkeit von Thoraxkompressionsgeräten. Anasth Intensivmed 60:113–121

Ziegenfuß T (2017) Notfallmedizin, 7. Aufl. Springer, Berlin, Heidelberg, New York

Internet

American Heart Association (AHA) (2020) Zusammenfassung (Deutsch) Leitlinien für CPR und kardiovaskuläre Notfallmedizin 2020. https://cpr.heart.org/-/media/cpr-files/cpr-guidelines-files/highlights/hghlghts_2020eccguidelines_german.pdf. Zugegriffen: 5. Febr. 2021

Deutsche Gesellschaft für Anästhesiologie und Intensivmedizin (DGAI) (2021) Deutsches Reanimationsregister. https://www.dgai.de/projekte/deutsches-reanimationsregister.html. Zugegriffen: 5. Febr. 2021 (https://www.reanimationsregister.de/)

German Resuscitation Council (GRC) (2021) Leitlinien des ERC zur Reanimation in Deutsch. https://www.grc-org.de/. Zugegriffen: 5. Febr. 2021

Herz-Kreislauf-Funktion und ihre Störungen

Inhaltsverzeichnis

Physiologie des Herzens und des Kreislaufs

Reinhard Larsen

Inhaltsverzeichnis

© Der/die Herausgeber bzw. der/die Autor(en), exklusiv lizenziert durch Springer-Verlag GmbH, DE, ein Teil von Springer Nature 2021
R. Larsen, T. Fink, T. Müller-Wolff (Hrsg.), *Larsens Anästhesie und Intensivmedizin für die Fachpflege*,
https://doi.org/10.1007/978-3-662-63127-0_53

53

Der Herzmuskel ist quergestreift und verfügt über eine Automatie, d. h., er kann spontan – ohne Einwirkung von Substanzen oder Nerven – ein Aktionspotenzial bilden und kontrahieren. Das Aktionspotenzial entsteht im Sinusknoten und breitet sich über dem gesamten Herzen aus. Die beiden Ventrikel des Herzens werfen einen Teil ihres Blutes in der sog. Ejektionsphase in die beiden Teilkreisläufe (Lunge und Körperkreislauf) aus. In der Erschlaffungsphase werden sie über die Vorhöfe wieder gefüllt. Der Blutstrom wird durch die Herzklappen gerichtet und ein Rückstrom hierdurch verhindert. Die Herzfunktion wird über den Frank-Starling-Mechanismus und eine Reflexkontrolle durch das autonome Nervensystem gesteuert. Nach dem Frank-Starling-Mechanismus gilt: je größer der venöse Rückstrom, desto höher das Schlagvolumen und umgekehrt. Vagale Stimulation führt zur Bradykardie, sympathoadrenerge Stimulation zur Tachykardie. Die elektrische Aktivität des Herzens lässt sich als Elektrokardiogramm (EKG) ableiten und beurteilen. Der arterielle Blutdruck wird vom linken Ventrikel erzeugt; er ist die treibende Kraft für die Blutströmung im Körperkreislauf (Hochdrucksystem). Der dem Blutfluss entgegengerichtete Widerstand wird als totaler peripherer Gefäßwiderstand bezeichnet. 84 % des gesamten Blutes befinden sich im systemischen Kreislauf, der Rest im Lungenkreislauf (Niederdrucksystem). Das Herzzeitvolumen (HZV) ist die entscheidende Größe für die Durchblutung der Organe. Seine Höhe hängt von der Stoffwechselaktivität des Körpers ab.

53.1 Funktion des Herzens

53.1.1 Das Herz als Pumpe

Das Herz ist eine Pumpe, die aus 4 Kammern besteht: 2 Vorhöfen und 2 Ventrikeln. Über die Vorhöfe werden die beiden Ventrikel mit Blut gefüllt. Anschließend entleeren sich beide Ventrikel in die ihnen zugehörigen Kreisläufe: der rechte Ventrikel über die A. pulmonalis in den Lungenkreislauf und der linke Ventrikel über die Aorta in den Körperkreislauf.

Physiologie des Herzmuskels

Der Herzmuskel ist aus folgenden Geweben aufgebaut: Vorhofmuskulatur, Kammermuskulatur und spezielles Erregungsbildungs- und Leitungssystem. Vorhof- und Kammermuskulatur werden auch als *Arbeitsmuskulatur* bezeichnet.

Der Herzmuskel ist wie der Skelettmuskel *quergestreift*, bildet jedoch nicht wie dieser ein morphologisches Netzwerk. Vielmehr sind alle Muskelfasern jeweils durch Membranen voneinander getrennt (◻ Abb. 53.1). Die Muskelfasern bestehen aus vielen hintereinandergeschalteten Herzmuskelzellen, die nur durch dünne Membranen voneinander getrennt sind. Da sich die Erregung leicht von Muskelzelle zu Muskelzelle ausbreiten

kann, verhält sich das Herzmuskelgewebe, zumindest funktionell, wie ein Netzwerk.

Herzmuskeln unterscheiden sich noch in anderer Hinsicht von quergestreiften Muskeln: Sie besitzen eine *Automatie*, d. h., sie können spontan, ohne humorale (stoffliche) oder nervale Einflüsse, ein Aktionspotenzial bilden und rhythmisch kontrahieren.

Wie andere Muskeln auch sind die Herzmuskelzellen aus unzähligen kontraktilen Elementen aufgebaut, den Aktin- und Myosinfilamenten. Diese Filamente überlappen sich. Bei der Kontraktion des Herzmuskels gleiten die Aktin- und Myosinfilamente ineinander: Der Muskel verkürzt sich. Anschließend kehren die Filamente in ihre Ausgangslage zurück: Der Muskel erschlafft (◻ Abb. 53.2). Die Kontraktion kann nur unter Vermittlung von *Kalziumionen* ablaufen, außerdem wird dafür Energie benötigt.

Jeder Kontraktion geht ein Aktionspotenzial voran. Ohne Aktionspotenzial keine Kontraktion! Das Aktionspotenzial (Definition: ▶ Kap. 9) entsteht normalerweise im *Sinusknoten* des rechten Vorhofs. Es breitet sich innerhalb sehr kurzer Zeit über dem gesamten Herzen aus und setzt Kalziumionen frei. Unter dem Einfluss der Kalziumionen kontrahiert einige Millisekunden später der Herzmuskel.

Herzzyklus

Die Zeit vom Ende einer Kontraktion des Herzmuskels bis zum Ende der nächsten Kontraktion wird als Herzzyklus bezeichnet. Dieser Zyklus wird jeweils durch ein spontanes Aktionspotenzial aus dem Sinusknoten ausgelöst. Der Herzzyklus besteht aus einer Erschlaffungsphase, der Diastole, und einer Kontraktionsphase, der Systole.

Funktion der Vorhöfe

Die Pumpleistung der beiden Vorhöfe ist gering. Normalerweise fließt das venöse Blut *kontinuierlich* in die Vorhöfe. Während der Kammerdiastole strömen etwa 70 % des Vorhofblutes bereits in die Kammern, bevor die Vorhöfe kontrahieren. Nur 30 % des Blutes werden durch eine aktive Kontraktion der Vorhöfe in die Ventrikel befördert. Darum kann unter Ruhebedingungen das Herz auf die aktive Kontraktion der Vorhöfe verzichten. Bei Belastung oder bestimmten Herzfehlern (z. B. Mitralstenose) leistet die Vorhofkontraktion allerdings einen wesentlichen Beitrag zur Füllung der Kammern. Während des Herzzyklus verändert sich die Druckkurve der Vorhöfe in charakteristischer Weise: Es treten a-, c- und v-Wellen auf:

- **a-Wellen:** Sie entstehen durch die Vorhofkontraktion; im rechten Vorhof steigt der Druck hierbei auf 4–6 mmHg an, im linken Vorhof hingegen auf 7–8 mmHg,
- **c-Welle:** Sie tritt auf, wenn die Ventrikel kontrahieren.
- **v-Welle:** Sie entsteht am Ende der Ventrikelkontraktion.

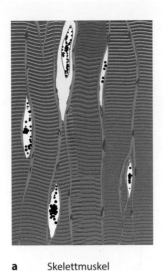
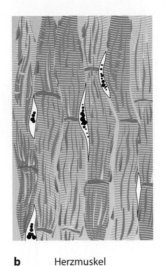
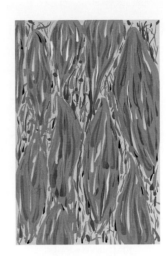

a Skelettmuskel   **b** Herzmuskel   **c** Glatter Muskel

◻ **Abb. 53.1** **Aufbau von Muskelgewebe. a** Skelettmuskel, **b** Herzmuskel, **c** glatter Muskel

Funktion der Ventrikel

Während der Systole werfen die Ventrikel ihr Blut in die zugehörigen Kreisläufe aus. Gleichzeitig sammeln sich große Mengen Blut in den durch die geschlossenen Klappen von den Ventrikeln getrennten Vorhöfen an. Darum kann sofort nach Erschlaffung der Ventrikel Blut aus den Vorhöfen in die Ventrikel einströmen. Diese Phase wird als rasche Füllungsphase bezeichnet; sie dauert etwa die halbe Diastole an. Im 2. Drittel strömt nur eine geringe Blutmenge über die Vorhöfe in die Ventrikel und im letzten Drittel fließen die restlichen 30 % durch die Vorhofkontraktion in die Kammern.

Bei der Ventrikelsystole können folgende Phasen unterschieden werden (◻ Abb. 53.3):
— Isometrische Kontraktion
— Auswurfphase
— Protodiastole

▪ Isometrische Kontraktion

Die Ventrikel kontrahieren; unmittelbar nach Beginn der Kontraktion steigt der Druck im Ventrikel steil an; die AV-Klappen (Trikuspidal-, Mitralklappe) schließen sich. In dieser Phase wird kein Blut ausgeworfen.

▪ Auswurfphase (Ejektionsphase)

Sobald der Druck im linken Ventrikel den Aortendruck (ca. 80 mmHg) und der Druck im rechten Ventrikel den Pulmonalarteriendruck (ca. 8 mmHg) geringfügig überschreiten, öffnen sich die Aorten- und die Pulmonalisklappe und das Blut wird ausgeworfen, davon 60 % bereits innerhalb des 1. Viertels der Systole, der Rest in den folgenden beiden Vierteln.

▪ Protodiastole

Dies ist das letzte Viertel der Systole. In dieser Zeit wird kein Blut mehr ausgeworfen; die Kammern bleiben jedoch noch kontrahiert. Während dieser Phase fällt der arterielle Druck ab, weil große Blutmengen über die Arterien in die peripheren Gefäße einströmen.

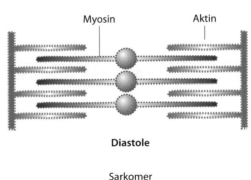

Diastole

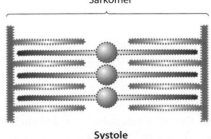

Systole

◻ **Abb. 53.2** **Herzmuskel mit kontraktilen Elementen.** Diastole: Die Filamente sind auseinandergeglitten. Systole: Die Filamente haben sich ineinander geschoben

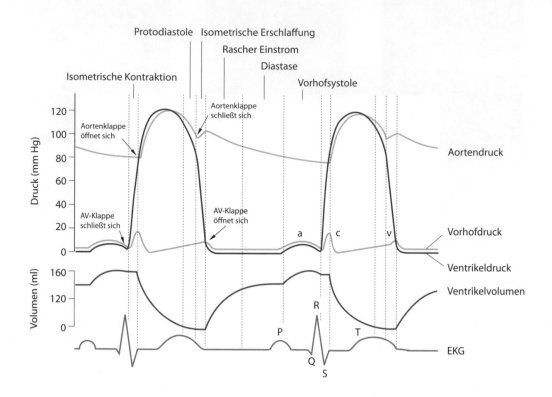

◘ Abb. 53.3   Herzzyklus des linken Ventrikels. Druckveränderungen in linkem Vorhof, Ventrikel und Aorta; Volumenänderung im linken Ventrikel; EKG

Am Ende der Systole erschlafft der Ventrikel schlagartig, und die Drücke fallen rasch ab. Da die Drücke in den Arterien (Aorta, A. pulmonalis) jetzt größer als die Ventrikeldrücke sind, fließt Blut zurück in Richtung Ventrikel. Hierdurch schließen sich die Aorten- und die Pulmonalklappe, sodass kein Blut in die Ventrikel zurückströmen kann.

Herzvolumina
Während des Herzzyklus befinden sich jeweils unterschiedliche Blutmengen in den Herzkammern.

■ **Enddiastolisches Volumen**
Dies ist das Volumen in den Ventrikeln am Ende der Diastole. Es beträgt etwa 120–130 ml.

■ **Endsystolisches Volumen**
Während der Systole werfen die Ventrikel ein Schlagvolumen von ca. 80 ml aus. Zurück bleibt das endsystolische Volumen; das sind ca. 50–60 ml. Bei starker Kontraktion des Ventrikels nimmt das endsystolische Volumen noch weiter ab und das Schlagvolumen damit zu. Das Schlagvolumen kann weiterhin gesteigert werden, wenn das enddiastolische Volumen zunimmt, also mehr Blut

in die Herzkammern einströmt (Frank-Starling-Mechanismus).

■ **Ejektionsfraktion (EF)**
Die Auswurffraktion bezeichnet den Anteil des enddiastolischen Volumens, der mit jedem Herzschlag ausgeworfen wird; dies sind in Ruhe 50–70 %, d. h., die EF beträgt 0,5–0,7.

❯ Bei einer EF von 30 % bzw. 0,3 liegt eine schwere Funktionsstörung des linken Ventrikels vor.

Funktion der Herzklappen
Das Herz besitzt 4 Klappen: 2 atrioventrikuläre Segelklappen (Trikuspidal- und Mitralklappe) sowie 2 Semilunarbzw. Taschenklappen (Aortenklappe und Pulmonalklappe; ◘ Abb. 53.4). Die AV-Klappen verhindern den Rückstrom von Blut aus den Kammern in die Vorhöfe während der Systole. Die Semilunarklappen verhindern den Rückstrom von Blut aus der Aorta und der A. pulmonalis in die Ventrikel während der Diastole. Alle 4 Klappen öffnen und schließen sich passiv aufgrund der entstehenden Druckgradienten. Die Kontraktion der Papillarmuskeln unterstützt lediglich das „Stellen" der Klappen im Blutstrom.

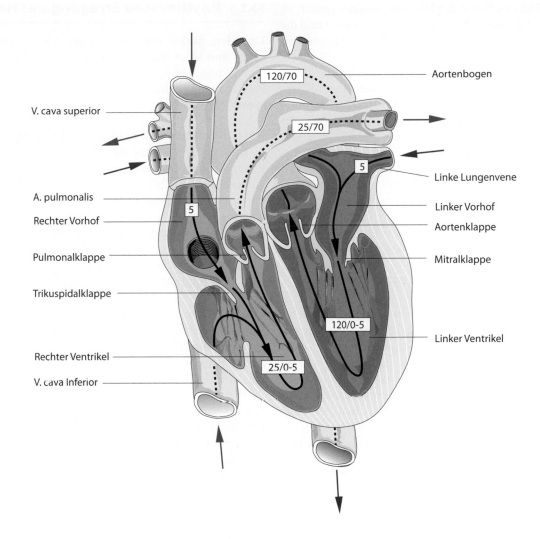

V. cava superior

120/70

Aortenbogen

25/70

A. pulmonalis

Rechter Vorhof

5

5

Linke Lungenvene

Linker Vorhof

Aortenklappe

Pulmonalklappe

Mitralklappe

Trikuspidalklappe

120/0-5

Linker Ventrikel

Rechter Ventrikel

V. cava Inferior

25/0-5

◩ **Abb. 53.4** Verlauf des Blutstroms durch die Herzkammern und Herzklappen und die zugehörigen Drücke

53.1.2 **Steuerung der Herzfunktion**

Die Aufgabe des Herzens besteht darin, ein dem Bedarf der Gewebe bzw. Organe angepasstes HZV zu pumpen. In Ruhe beträgt das HZV etwa 4–6 l/min; es nimmt jedoch bei Belastung entsprechend dem gesteigerten Bedarf um ein Vielfaches zu. Für die rasche Anpassung des Herzens an einen veränderten Bedarf stehen 2 grundlegende Steuermechanismen zur Verfügung:
– Frank-Starling-Mechanismus (Autoregulation)
– Reflexkontrolle durch das autonome Nervensystem

Frank-Starling-Mechanismus (Autoregulation)

Der venöse Rückstrom zum Herzen bestimmt ganz wesentlich, wie viel Blut das Herz jede Minute auswirft. Abhängig von diesem Rückfluss pumpt das Herz automatisch das zurückströmende Blut in den Körperkreislauf. Je mehr Blut zurückströmt, desto mehr Blut wird vom Herzen ausgeworfen und umgekehrt. Diese Fähigkeit des Herzens, sich an wechselnde Mengen zurückströmenden Blutes anzupassen, wird nach ihren beiden Entdeckern als Frank-Starling-Mechanismus bezeichnet. Das Frank-Starling-Gesetz sagt Folgendes aus:

❯ Je stärker das Herz während der Diastole gefüllt wird, desto größer ist die in die Aorta ausgeworfene Blutmenge. Das Herz pumpt also, was es bekommt.

Das Herz kann somit höchst unterschiedliche Volumina pumpen, je nachdem, wie groß der venöse Rückstrom ist.

■ **Worauf beruht der Frank-Starling-Mechanismus?**
Durch die vermehrte diastolische Füllung werden die Herzmuskelfasern stärker gedehnt. Aufgrund dieser stärkeren Vordehnung kann der Muskel stärker kontrahieren und damit mehr Blut auswerfen; er hat sich automatisch der erhöhten Blutmenge angepasst. Umgekehrt gilt:

Wird das Herz während der Diastole weniger gefüllt, ist auch die Vordehnung der Muskelfasern geringer und die Kontraktion entsprechend weniger stark; dadurch wird weniger Blut ausgeworfen.

Zwei weitere Mechanismen unterstützen zusätzlich die Pumpfunktion des Herzens, wenn der venöse Rückstrom zunimmt: Durch die stärkere Dehnung der Vorhöfe nimmt die *Herzfrequenz* zu; durch Veränderung des Herzstoffwechsels die *Kontraktilität*.

Wichtig ist noch folgende Beziehung: Innerhalb bestimmter Grenzen ist das HZV unabhängig vom Aortendruck, gegen den der linke Ventrikel anpumpen muss. Auch wenn der Aortendruck ansteigt, bleibt der venöse Rückstrom der entscheidende Faktor für den Herzauswurf. Erst wenn der Aortendruck Werte um 170 mmHg erreicht, beginnt das HZV abzufallen.

Reflexkontrolle durch das autonome Nervensystem

Das Herz wird von sympathischen und parasympathischen Nerven versorgt. Die Nerven beeinflussen die Herzfrequenz und die Kontraktionskraft des Herzmuskels. Eine Stimulation des Parasympathikus (N. vagus) verlangsamt die Herzfrequenz bis auf 20 Schläge/min bei maximaler Stimulation. Eine Stimulation des Sympathikus steigert die Herzfrequenz maximal auf etwa 250 Schläge/min.

Die Pumpleistung des Herzens wird durch diese beiden Effekte ebenfalls beeinflusst.

■ **Herzfrequenz und Pumpleistung**
Innerhalb bestimmter Grenzen gilt:

> Je schneller das Herz schlägt, desto mehr Blut wird ausgeworfen und desto höher ist das HZV.

Ab einer bestimmten Herzfrequenz nimmt das HZV jedoch wieder ab: zum einen, weil die Diastole so stark verkürzt wird, dass sich die Vorhöfe nicht mehr ausreichend in die Ventrikel entleeren können; und zum anderen, weil vermutlich die Energiereserven des Herzmuskels erschöpft werden.

Als kritische obere Grenze gilt beim untrainierten Herzgesunden eine Herzfrequenz von 180 Schlägen/min, als untere Grenze von etwa 48 Schlägen/min.

■ **Nervale Kontrolle der Kontraktilität**
Während die beiden Vorhöfe von zahlreichen parasympathischen und sympathischen Nerven versorgt werden, werden die *Herzkammern* ganz überwiegend von sympathischen Fasern innerviert.

Eine Stimulation des Sympathikus steigert die Kontraktionskraft des Herzens, während eine Stimulation des N. vagus die Kontraktionskraft vermindert. Bei maximaler Stimulation des Sympathikus kann die Kontraktionskraft um 100 % zunehmen.

53.1.3 Rhythmische Erregung des Herzens

Das Herz besitzt eine Automatie, d. h., es erregt sich selbst und leitet diese Erregung an seine Muskelzellen weiter, die nachfolgend kontrahieren. Erregungsbildung und Erregungsleitung des Herzens erfolgen in einem speziellen Gewebe.

Reizbildungs- und Erregungsleitungsgewebe

In ◨ Abb. 53.5 ist das Reizbildungs- und Erregungsleitungssystem des Herzens dargestellt. Die Selbsterregung des Herzens beginnt im Sinusknoten und läuft von dort zum AV-Knoten, wo sie vor dem Übertritt auf die Kammern etwas verzögert wird. Vom AV-Knoten läuft die Erregung über das AV-Bündel (His-Bündel) zu den Kammern und von dort über den linken und rechten Tawara-Schenkel zum Purkinje-Fasernetz. Von hier aus wird der Impuls über alle Ventrikel geleitet.

■ **Sinusknoten**
Der Sinusknoten ist ein kleiner spezialisierter Muskelbezirk an der Hinterwand des rechten Vorhofs nahe der Einmündung der oberen Hohlvene (◨ Abb. 53.5). Der Sinusknoten ist der normale **Schrittmacher** des Herzens. Zwar besitzen die meisten Herzmuskelfasern die Fähigkeit der Selbsterregung mit nachfolgender Kontraktion. Der Sinusknoten ist jedoch der dominierende Schrittmacher für die Erregung und Kontraktion des Herzens, weil seine Erregbarkeit am größten ist und seine Impulse mit höherer Frequenz ausgesandt werden als die Impulse aus anderen Bezirken, z. B. aus dem AV-Knoten oder aus den Purkinje-Fasern.

■ **AV-Knoten**
Vom Sinusknoten wird die Erregung über sog. „internodale Bahnen" auf den AV-Knoten übertragen. Dieser Knoten liegt in der Wand des rechten Vorhofs zwischen der Mündung des Koronarsinus und dem Ansatz der Trikuspidalklappen. Die Hauptfunktion des AV-Knotens besteht darin, die Erregung zu *verzögern*, damit sie nicht zu schnell auf die Herzkammern übertragen wird. Dadurch können sich die Vorhöfe in die Ventrikel entleeren, bevor diese kontrahieren. Auch der AV-Knoten ist (wie der Sinusknoten) in der Lage, sich spontan zu erregen und diese Impulse weiterzuleiten. Seine Aktivität wird aber normalerweise von den Impulsen des Sinusknotens unterdrückt.

Nervale Kontrolle von Herzrhythmus und Erregungsleitung

Der Parasympathikus innerviert v. a. den Sinusknoten und den AV-Knoten und in geringerem Ausmaß die Muskulatur der Vorhöfe, während der Sympathikus ebenfalls die beiden Knoten und außerdem die übrigen Teile des Herzens versorgt.

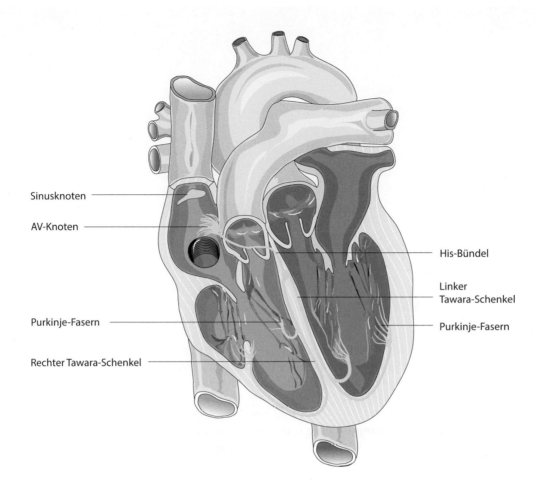

◘ Abb. 53.5   Erregungsbildungs- und Leitungssystem des Herzens

(Beschriftungen in der Abbildung:)
Sinusknoten
AV-Knoten
Purkinje-Fasern
Rechter Tawara-Schenkel
His-Bündel
Linker Tawara-Schenkel
Purkinje-Fasern

■ **Vagale Stimulation**

Eine Stimulation des Herzvagus setzt an den Nervenendigungen den Transmitter **Acetylcholin** frei. Die Substanz wirkt in folgender Weise auf das Herz:

- Die Frequenz der Erregungsbildung im Sinusknoten wird vermindert.
- Die Erregbarkeit der Verbindungsfasern zwischen Vorhofmuskulatur und AV-Knoten wird herabgesetzt; hierdurch wird die Übertragung der Erregung auf die Ventrikel verlangsamt.

Bei maximaler Erregung des N. vagus kann die spontane Erregungsbildung im Sinusknoten oder die Erregungsleitung in den atrioventrikulären Verbindungsfasern vollständig unterdrückt werden. Als Folge werden keine Impulse mehr auf die Ventrikel übertragen. Das Herz bleibt stehen, springt jedoch nach etwa 5–10 s wieder an, weil tiefer liegende Strukturen des Erregungsleitungssystems beginnen, Impulse auszusenden. Es entsteht ein Kammerrhythmus mit niedriger Frequenz (20–40 Schläge/min).

■ **Sympathikusstimulation**

Eine Stimulation des Sympathikus setzt an den Nervenendigungen des Herzens den Transmitter **Noradrenalin** frei, der in folgender Weise auf das Herz wirkt:

- Die Frequenz der Erregungsbildung im Sinusknoten wird erhöht.
- Die Erregbarkeit und die Erregungsleitung werden im gesamten Herzen gesteigert.
- Die Kontraktionskraft der gesamten Herzmuskulatur nimmt zu (positiv-inotrope Wirkung).

Eine maximale Stimulation des Sympathikus verdreifacht die Herzfrequenz und verdoppelt die Kontraktionskraft.

Störungen der Erregung

Störungen des Herzrhythmus können durch abnorme Erregungsbildungen oder durch eine Beeinträchtigung der Erregungsleitung entstehen, z. B.

- abnormer Rhythmus des Schrittmachers,
- Ausfall des Sinusknotens als Schrittmacher und Übernahme der Schrittmacherfunktion durch andere Teile des Herzens,

53

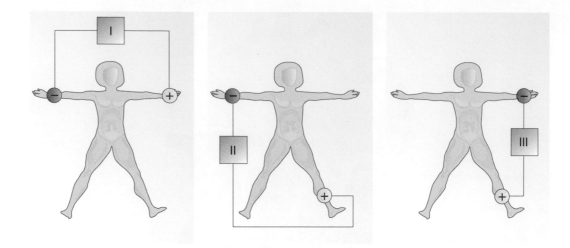

◨ **Abb. 53.6**   Bipolare Extremitätenableitungen

━ Unterbrechung der Erregungsleitung an verschiedenen Stellen des spezifischen Leitungsgewebes,
━ pathologische Spontanerregungen in beliebigen Teilen des Herzens.

Die wichtigsten Störungen der Erregungsbildung und -leitung sind in ▸ Kap. 56 dargelegt.

53.2 Elektrokardiogramm (EKG)

Die zuvor dargestellten Erregungsvorgänge am Herzen führen zu elektrischen Strömen, die sich über den gesamten Körper ausbreiten. Ein geringer Teil der Ströme erscheint auch an der *Oberfläche* des Körpers und kann hier in Form von Spannungsdifferenzen über Elektroden mit einem Elektrokardiografen gemessen und als EKG registriert werden.

53.2.1 Ableitungssysteme

Da sich die Aktionsströme des Herzens über den gesamten Körper ausbreiten, können sie praktisch an jeder beliebigen Stelle abgeleitet werden. Zumeist werden jedoch folgende Standardableitungen gewählt:
━ Bipolare Extremitätenableitungen
━ Unipolare Extremitätenableitungen
━ Unipolare Thoraxwandableitungen
━ Zusätzliche Thoraxwandableitungen

Bipolare Extremitätenableitungen (Einthoven-Ableitungen)
Bei dieser Ableitung wird die Spannungsdifferenz (Potenzialdifferenz) zwischen 2 Elektroden (bipolar) gemessen.

Hierzu werden die Elektroden oberhalb des Hand- und Fußgelenks angebracht und in folgender Weise miteinander verbunden (◨ Abb. 53.6):
━ Ableitung I: rechter Arm – linker Arm
━ Ableitung II: rechter Arm – linkes Bein
━ Ableitung III: linker Arm – linkes Bein
   Diese 3 Ableitungen bilden das sog. „Einthoven-Dreieck", in dessen Mitte sich in etwa das Herz befindet.

Unipolare Extremitätenableitungen (Goldberger-Ableitungen)
Diese Ableitungen werden unipolar durchgeführt, d. h., die Spannungsdifferenzen werden in jeder Extremität für sich registriert. Wie bei den Einthoven-Ableitungen werden die Elektroden an beiden Armen sowie am linken Bein angebracht: aVR, aVL und aVF (◨ Abb. 53.7). Hierbei wird der Spannungsunterschied zwischen einer Extremität (differente Elektrode) und den beiden zusammengeschalteten übrigen Extremitäten (indifferente oder Nullelektrode) gemessen. Der Buchstabe a bei den Ableitungen bedeutet „augmented" (verstärkt).

Unipolare Thoraxwandableitungen (Wilson-Ableitungen)
Auch hier wird unipolar abgeleitet. Die differenten Brustwandelektroden werden an genau bezeichneten 6 Stellen des Thorax (V1–V6) angelegt (◨ Abb. 53.8). Als indifferente (Null-)Elektrode dient die durch Zusammenschluss der 3 Extremitätenableitungen entstehende Sammelelektrode. Durch die Kombination von Extremitäten- und Thoraxwandableitungen kann das Herz nicht nur flächenhaft, sondern auch räumlich erfasst werden. Hierdurch wird die Diagnostik von Störungen der Erregung des Herzens wesentlich verbessert.

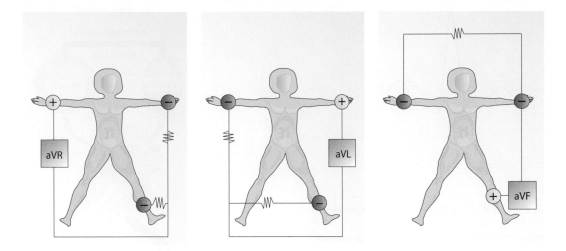

◘ Abb. 53.7   Unipolare Goldberger-Ableitungen

Zusätzliche Thoraxwandableitungen

Neben den beschriebenen Standardableitungen gibt es noch einige andere spezielle Ableitungen, die internistischen Fragestellungen vorbehalten sind, z. B. die Ableitung nach Nehb.

53.2.2 Normales Elektrokardiogramm (EKG)

Das normale EKG besteht aus folgenden Zacken und Wellen: P, Q, R, S, T und U (◘ Abb. 53.9). Außerdem gibt es eine isoelektrische Linie, die Nulllinie, bei der keine elektrische Aktivität registriert wird. Diese Linie ist die Bezugslinie zur Vermessung des EKG.

■ **P-Zacke**

Die P-Zacke wird durch die elektrische Erregung der Vorhöfe verursacht. Sie geht der Kontraktion der Vorhöfe voran. Amplitude: max. 0,2 mV (Kinder 0,25); Dauer: < 0,11 s.

■ **PQ-Intervall**

Die PQ-Zeit entspricht der atrioventrikulären Überleitungszeit. Sie reicht vom Beginn der P-Zacke bis zum Beginn der Q-Zacke. Die PQ-Zeit ist frequenzabhängig; je höher die Herzfrequenz, desto kürzer die PQ-Zeit. Dauer: < 0,21 s.

■ **QRS-Komplex**

Er wird durch die elektrische Erregung der Ventrikel hervorgerufen und geht der Kontraktion der Kammern voran. Breite: 0,06–0,10 s. Die Q-Zacke ist die erste negative Zacke nach dem PQ-Intervall (Ausschlag nach unten). Sie sollte kleiner sein als die R-Zacke. Die R-Zacke ist die

größte Zacke des normalen EKG. In den Thoraxwandableitungen sind die R-Zacken in V1 und V2 klein; sie nehmen nach V5 hin immer mehr zu.

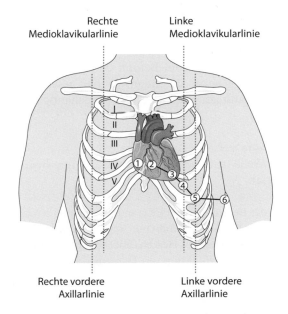

◘ Abb. 53.8   Brustwandableitungen nach Wilson. *V1* rechter Sternumrand im 4. Interkostalraum (ICR); *V2* linker Sternumrand im 4. ICR; *V3* Mitte zwischen V2 und V4; *V4* Schnittpunkt der linken Medioklavikularlinie mit dem 5. ICR (etwa Herzspitze); *V5* Schnittpunkt der vorderen Axillarlinie mit einer horizontal durch V4 gezogenen Linie (gleiche Höhe wie V4); *V6* Schnittpunkt der linken mittleren Axillarlinie mit einer horizontalen Linie durch V4

53

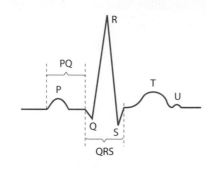

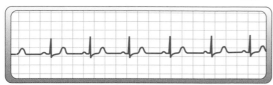

☐ **Abb. 53.9** **Schema eines normalen Elektrokardiogramms.** Erläuterungen im Text

- **ST-Strecke**

Sie reicht vom Beginn der S-Zacke bis zum Beginn der T-Zacke. In diesem Zeitraum sind beide Kammern vollständig depolarisiert. Diese Strecke darf max. 0,1 mV (1 mm) ober- oder unterhalb der isoelektrischen Linie verlaufen.

- **T-Zacke**

Sie entspricht der Erregungsrückbildung in den Herzkammern (Repolarisation).

- **QT-Dauer**

Die QT-Zeit reicht vom Beginn der Q-Zacke bis zum Ende der T-Zacke; sie entspricht der gesamten elektrischen Kammersystole (nicht der mechanischen Kontraktion!).

- **U-Welle**

Die U-Welle tritt nach der T-Zacke auf. Ihre Bedeutung ist unklar.

❯ Bei der Beurteilung des EKG muss Folgendes beachtet werden: Das EKG erlaubt nur Aussagen über die elektrische Aktivität des Herzens, nicht hingegen über die mechanische Funktion des Herzens oder des Kreislaufs.

53.3 Kreislauf

53.3.1 Hämodynamik

Der Blutkreislauf besteht aus 2 Hauptteilen (☐ Abb. 53.10):
- Systemischer Kreislauf
- Pulmonalkreislauf

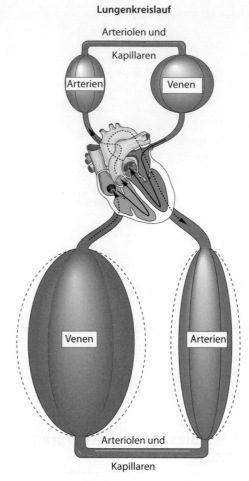

☐ **Abb. 53.10** **Der Kreislauf und seine Unterteilungen.** Die Arteriolen und Kapillaren setzen der Blutströmung den größten Widerstand entgegen

Im Kreislauf fließt, angetrieben durch die Herzpumpe, das Blut. Während das Blut in den großen Gefäßen nahezu ohne Widerstand strömt, setzen die Arteriolen und Kapillaren wegen ihres geringen Durchmessers dem Blutstrom den größten Widerstand entgegen. Um den Widerstand dieser kleinen Gefäße zu überwinden, muss das Herz das Blut unter hohem Druck in die Arterien pumpen: ca. 120 mmHg systolisch im großen Kreislauf und ca. 20 mmHg im kleinen Kreislauf.

Physikalische Eigenschaften von Blut

Blut ist eine visköse Flüssigkeit, die aus Plasma und Zellen besteht. Die Zellen sind fast ausschließlich Erythrozyten.

- **Hämatokrit**

Der Hämatokrit beschreibt den Anteil der Zellen im Blut in %. Wird ein Hämatokrit von 40 % gemessen, so beträgt der Zellanteil 40 %, der Plasmaanteil hingegen 60 % des gesamten Blutvolumens.

Blut ist viskös (zähflüssig), und diese Viskosität erschwert die Strömung des Blutes. Die Viskosität hängt direkt vom Hämatokrit ab: je höher der Hämatokrit, desto visköser das Blut. Steigt die Viskosität an, muss das Herz einen höheren Druck erzeugen, damit das Blut ausreichend strömen kann.

▪ **Plasma**

Das Plasma hat nahezu die gleiche Zusammensetzung wie die interstitielle Flüssigkeit, enthält jedoch mit 7 % einen wesentlich höheren Anteil an Eiweißen (Proteinen) als die interstitielle Flüssigkeit (2 %). Die Proteine können nur in geringem Ausmaß durch die Poren der Kapillaren in das Interstitium abwandern und bleiben aus diesem Grund im Gefäßsystem.

Blutfluss, Blutdruck und Widerstand

▪ **Blutfluss**

Der Blutstrom in einem Blutgefäß hängt von 2 Faktoren ab:
- der Druckdifferenz zwischen den beiden Enden des Gefäßes; sie ist die treibende Kraft für die Blutströmung, nicht der absolute Druck im Gefäß: je größer die Druckdifferenz, desto höher der Blutfluss,
- dem Gefäßwiderstand, der dem Blutfluss im Gefäß entgegengerichtet ist.

Der Blutfluss oder Blutstrom bezeichnet die Blutmenge in Milliliter oder Liter, die innerhalb einer bestimmten Zeit durch einen bestimmten Abschnitt des Kreislaufs fließt. Der gesamte Blutfluss im Körper beträgt in Ruhe etwa 5 l/min. Dies ist das **HZV** bzw. **Herzminutenvolumen**.

Normalerweise strömt das Blut *laminar*, d. h., jede Blutschicht bleibt während des Strömens immer in derselben Entfernung zur Gefäßwand, also der zentrale Blutstrom immer in der Gefäßmitte. Als turbulenter Strom wird hingegen ein Blutfluss bezeichnet, der in alle Richtungen innerhalb des Gefäßes fließt und sich ständig innerhalb des Gefäßes mischt. Turbulenz tritt z. B. auf, wenn das Blut zu schnell fließt oder scharf die Flussrichtung ändert. Bei Turbulenz steigt der Widerstand an.

▪ **Blutdruck**

Der Blutdruck ist die Kraft, die das Blut auf einen beliebigen Abschnitt der Gefäßwand ausübt:

$$\text{Druck} = \frac{\text{Kraft}}{\text{Fläche}}$$

Der Druck wird meist in mmHg gemessen, manchmal auch in cmH_2O.

▪ **Widerstand**

Der Widerstand ist die Behinderung des Blutflusses beim Durchströmen eines Blutgefäßes. Er kann nicht direkt gemessen, sondern muss aus dem Blutfluss und der Druckdifferenz im Gefäß errechnet werden:

$$\text{Widerstand (R)} = \frac{\text{Druckdifferenz}}{\text{Blutfluss}}$$

Als **totaler peripherer Widerstand** wird der Gesamtwiderstand des systemischen Kreislaufs bezeichnet.

Der Widerstand eines Gefäßes hängt ganz wesentlich von seinem *Durchmesser* ab: je kleiner der Durchmesser, desto höher der Widerstand gegen die Blutströmung und umgekehrt.

Auch der Blutdruck beeinflusst den Gefäßwiderstand: Da die Gefäße dehnbar sind, nimmt ihr Durchmesser mit steigendem Blutdruck zu. Dadurch nimmt der Widerstand ab. Umgekehrt gilt: Fällt der Druck, so nimmt der Widerstand zu. Wird der Druck allerdings zu niedrig, so hört die Blutströmung ganz auf. Dieser Druck, bei dem die Blutströmung aufhört, wird als *kritischer Verschlussdruck* bezeichnet. Er beträgt etwa 20 mmHg.

Dehnbarkeit der Gefäße

Die verschiedenen Gefäße des Körpers unterscheiden sich erheblich in Bezug auf ihre Dehnbarkeit und damit ihre Kapazität. So sind die dünnwandigen Venen etwa 6- bis 10-mal dehnbarer als die Arterien mit ihren dickeren Wänden. Bei einem entsprechenden Druckanstieg können sie darum auch 6- bis 10-mal mehr Blut aufnehmen als Arterien vergleichbarer Größe. Wegen ihrer hohen Dehnbarkeit können die Venen große Mengen Blut speichern, ohne dass der Druck im Gefäß wesentlich zunimmt. Darum werden die Venen auch als *Kapazitäts- oder Speichergefäße* bezeichnet. Die Venen stehen unter Kontrolle des sympathischen Nervensystems. Durch Zunahme des Venentonus über eine Sympathikusstimulation können große Blutmengen zum Herzen verschoben werden.

Mittlerer Kreislauffüllungsdruck

Der mittlere Kreislauffüllungsdruck ist ein Maß für den Füllungszustand des gesamten Kreislaufsystems. Dies ist der Druck, der unmittelbar nach einem Kreislaufstillstand im Gefäßsystem gemessen werden könnte. Der mittlere Kreislauffüllungsdruck bestimmt, wie schnell das Blut zum rechten Vorhof zurückfließt; er hat damit maßgeblichen Einfluss auf die Größe des HZV.

53.3.2 Systemischer Kreislauf

Der systemische Kreislauf wird auch als Großkreislauf oder peripherer Kreislauf bezeichnet. Seine wichtigsten funktionellen Bestandteile sind folgende:

53

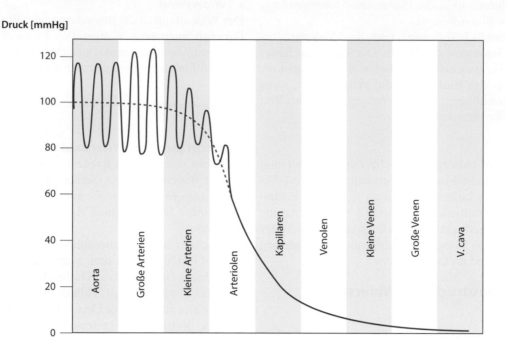

Druck [mmHg]

(Diagrammbereiche von links nach rechts: Aorta, Große Arterien, Kleine Arterien, Arteriolen, Kapillaren, Venolen, Kleine Venen, Große Venen, V. cava)

❑ **Abb. 53.11**   Druckverlauf im systemischen Kreislauf

▪ Arterien

Sie leiten das Blut unter hohem Druck zu den Geweben. Ihre Gefäßwand ist stark, die Blutströmung im Gefäß hoch.

▪ Arteriolen

Dies sind die kleinsten Arterien. Ihre Gefäßwand ist muskelstark und kann das Gefäß komplett verschließen oder um das 7-Fache erweitern. Auf diese Weise wirken die Arteriolen (Widerstandsgefäße) als Regulierventile für den Blutstrom. Sie steuern den Einstrom des Blutes in die Kapillaren.

▪ Kapillaren

Über die Kapillaren findet der Austausch von Flüssigkeit, Nährstoffen, Elektrolyten, Hormonen usw. mit den Geweben statt. Darum besitzen die Kapillaren eine sehr dünne Wand, die für niedermolekulare Stoffe durchgängig ist.

▪ Venolen

Sie sammeln das Blut aus den Kapillaren und gehen in größere Venen über.

▪ Venen

Diese dienen als Leitungen für den Rücktransport des Blutes von den Geweben zum Herzen. Ihre Wand ist zwar dünn, kann jedoch kontrahieren oder sich erweitern.

Verteilung des Blutvolumens

Das Blut im systemischen Kreislauf verteilt sich in folgender Weise:

- Arterien: 15 %
- Kapillaren: 5 %
- Venen: 64 %

Hieraus ergibt sich, dass sich ca. 84 % des Blutvolumens im systemischen Kreislauf befinden, davon der allergrößte Teil in den Venen, der Rest im Herzen und im Lungenkreislauf.

Drücke im systemischen Kreislauf

In ❑ Abb. 53.11 ist der Druckverlauf im systemischen Kreislauf dargestellt. Der arterielle Blutdruck ist in der Aorta am höchsten. Da das Herz einen pulsatilen (pulsierenden) Fluss erzeugt, schwankt der Blutdruck zwischen Systole und Diastole etwa um 40 mmHg. Bei weiterem Einstrom in den Systemkreislauf fällt der Druck fast auf null ab. Der Druckabfall in den verschiedenen Teilen des systemischen Kreislaufs hängt direkt vom Gefäßwiderstand ab. Er ist in den Arteriolen am größten, weil diese Gefäße der Blutströmung den größten Widerstand entgegensetzen.

Arterieller Druckpuls

Das Herz erzeugt einen pulsierenden (pulsatilen) Blutfluss. Dadurch strömt das Blut nicht kontinuierlich, sondern rhythmisch in die Arterien ein, sodass ein Druckpuls entsteht. Der höchste Wert des Druckpulses

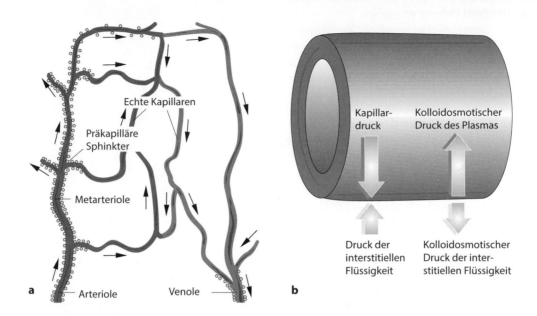

Abb. 53.12 Flüssigkeitsbewegung. a Mikrozirkulation, **b** Kräfte, die im Bereich der Kapillarmembran den Ein- und Ausstrom von Flüssigkeit bewirken

entspricht dem systolischen Druck, der niedrigste hingegen dem diastolischen Druck. Die Differenz zwischen den beiden Drücken wird als „Pulsdruck" bezeichnet. Der Pulsdruck hängt v. a. vom Schlagvolumen und von der Dehnbarkeit des arteriellen Gefäßsystems ab. Im Allgemeinen gilt: je höher das Schlagvolumen, desto größer der Pulsdruck.

Radialispuls

Der Griff an den Radialispuls gehört zu den typischen Handbewegungen der meisten Ärzte. Manchmal können hiermit folgende Veränderungen festgestellt werden:

- **Schwacher Puls:** Häufigste Ursachen sind ein niedriges Schlagvolumen oder eine Dämpfung der Pulswelle durch Gefäßspasmen (z. B. bei Zentralisation).
- **Paradoxer Puls:** Der Pulsdruck wechselt mit der Atmung: schwach, stark, schwach usw. Diese Veränderungen entstehen durch die Schwankungen des HZV bei der Atmung.
- **Pulsdefizit:** Hierzu muss der Puls gefühlt und gleichzeitig das Herz auskultiert werden. Bei Vorhofflimmern sind z. B. mehr Herztöne zu hören als Pulsschläge zu fühlen, d. h., nicht alle Herzschläge werfen genügend Blut aus, um eine Pulswelle zu erzeugen.
- **Alternierender Puls:** Das Herz schlägt von Schlag zu Schlag unterschiedlich stark, entsprechend wechselt die Pulsstärke.

Funktion der Arteriolen und Kapillaren

Die Arteriolen kontrollieren durch Eng- oder Weitstellung den Blutfluss zu den einzelnen Organen, während über die Kapillaren die Austauschvorgänge zwischen Blut und Geweben ablaufen.

Die Arteriolen sind kurz und stark verzweigt; eine Arteriole versorgt 10–100 Kapillaren. In den peripheren Geweben gibt es über 50 Billionen Kapillaren mit einer Gesamtoberfläche von 500 m^2.

Die Kapillarmembran ist sehr dünn und stark durchlässig für Wasser und alle im Plasma und in den Geweben gelösten Substanzen, mit Ausnahme der Eiweiße.

Kolloidosmotischer Druck

Weil die Eiweiße das Gefäßsystem nicht verlassen können, üben sie einen Druck aus, den *kolloidosmotischen Druck*. Er spielt eine wichtige Rolle beim Flüssigkeitsaustausch an der Membran. Die Flüssigkeitsbewegung durch die Kapillarmembran hängt von 2 Druckgradienten ab (Abb. 53.12):

- Hydrostatischer Druckgradient zwischen Innen- und Außenseite der Membran
- Kolloidosmotischer Druckgradient zwischen den beiden Membranseiten

Ist der hydrostatische Druck im Gefäß im Vergleich zum hydrostatischen Druck im Gewebe hoch, strömt Wasser aus der Kapillare in das Gewebe. Diesem Ausstrom wirkt der kolloidosmotische Druck in der Kapillare entgegen; denn dieser Druck ist im Gefäß wesentlich höher als im Gewebe. Normalerweise stehen hydrostatischer und kolloidosmotischer Druck untereinander im Gleichgewicht, sodass der Nettoaustausch von Flüssigkeit zwischen Ge-

53

fäß und Gewebe gering ist. Wäre dies nicht so, würden im Gewebe fortlaufend Ödeme entstehen.

Steigt jedoch unter pathologischen Verhältnissen der Druck in der Kapillare zu stark an, geht Flüssigkeit aus dem Kreislauf ins Gewebe verloren: es entsteht ein Ödem. Fällt hingegen der Druck in der Kapillare ab, strömt die Flüssigkeit zurück ins Gefäß.

Funktion der Venen, Venendrücke

Das gesamte Blut des Körpers sammelt sich in den Venen und fließt über diese Gefäße in den rechten Vorhof.

> Der Druck im rechten Vorhof bzw. in den großen herznahen Venen wird als zentraler Venendruck (ZVD) bezeichnet. Er beträgt im (zeitlichen) Mittel 3–5 mmHg.

Der Druck in den peripheren Venen wird ganz wesentlich durch den ZVD beeinflusst. Damit Blut zum Herzen zurückfließen kann, muss ein Druckgefälle zwischen den peripheren Venen und dem ZVD bestehen, d. h. der ZVD bzw. der Druck im rechten Vorhof muss niedriger sein als der Druck in den peripheren Venen. Der Druck in den peripheren Venen liegt etwa 4–9 mmHg über dem ZVD. Ein Teil der peripheren Venen ist bereits unter normalen Umständen kollabiert. So werden z. B. die Halsvenen im Stehen so stark durch den Luftdruck komprimiert, dass sie teilweise kollabieren. Hingegen kollabieren die Venen innerhalb des Thorax nicht, weil der negative Druck im Thorax auf sie erweiternd wirkt.

▪ Hydrostatischer Druck

Das Blut besitzt als Flüssigkeit ein bestimmtes Gewicht und übt damit, auch wenn der Kreislauf steht, einen bestimmten Druck im Gefäßsystem aus, den hydrostatischen Druck. Den Einfluss des hydrostatischen Drucks auf die Venendrücke zeigt ◻ Abb. 53.13.

Steht eine Person absolut still, bleibt der Druck im rechten Vorhof etwa bei 0–4 mmHg, weil das Blut ständig weggepumpt wird. In den Venen des Fußes steigt der Druck hingegen aufgrund des Gewichts der Blutsäule und ihrer Entfernung zum Herzen auf 85–90 mmHg an. In den Halsvenen ist der Druck hingegen 0 mmHg, weil die Venen durch den Umgebungsdruck kollabieren. Andererseits gilt: Steigt der Druck in den Halsvenen an, öffnen sie sich und der Druck fällt wieder ab: Die Venen innerhalb des Schädels können nicht kollabieren, darum ist der Druck in den Blutsinus der Dura im Stehen zum Teil negativ. Der negative Druck (Sog) entsteht durch den hydrostatischen Sog zwischen Schädeldach und Schädelbasis. Darum kann bei neurochirurgischen Operationen eine große Menge Luft angesaugt werden, wenn der Sinus oberhalb des Herzens liegt.

Damit nun aber der Venendruck, z. B. im Fuß, wegen des hydrostatischen Drucks nicht ständig 90 mmHg beträgt, besitzen die Venen Klappen. Diese Klappen verhindern, dass Blut in den Venen rückwärts fließt.

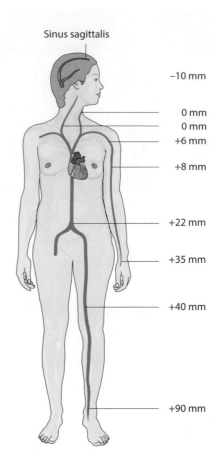

Sinus sagittalis

−10 mm
0 mm
0 mm
+6 mm
+8 mm
+22 mm
+35 mm
+40 mm
+90 mm

◻ **Abb. 53.13** Einfluss des hydrostatischen Drucks auf die Venendrücke

Außerdem werden die Venen mit jeder Bewegung durch die Muskeln komprimiert und ausgepresst, ein Vorgang, der als **Muskelpumpe** bezeichnet wird. Muskelpumpe und Venenklappen bewirken, dass der Venendruck im Fuß normalerweise < 25 mmHg liegt. Steht der Mensch jedoch ganz still, so arbeitet die Muskelpumpe nicht und der Druck in den Venen kann auf den hydrostatischen Druck von 90 mmHg ansteigen. Dann schwellen die Füße an, weil der Kapillardruck stark zunimmt. Das zirkulierende Blutvolumen nimmt ab: Es versackt in den unteren Extremitäten.

▪ Referenzpunkt für Druckmessungen

Bei allen Druckmessungen im Herz-Kreislauf-System muss ein Punkt als hydrostatischer Referenzpunkt (Nulldruck) gewählt werden.

Der hydrostatische Referenzpunkt ist die Ebene der *Trikuspidalklappe*.

An dieser Stelle beträgt der hydrostatische Druck etwa 0 mmHg. Er wird hier auch durch Lageveränderungen des Körpers um nicht mehr als 1 mmHg beeinflusst. Darum beziehen sich alle gemessenen Druckwerte im Kreislauf auf diesen Referenzpunkt.

■ **Venen als Blutreservoir**

In den gesamten Venen des Körpers, einschließlich des Lungenkreislaufs, befindet sich eine große Blutmenge, die z. B. als funktionelles Reservoir angesehen werden kann. Geht Blut aus den Gefäßen verloren, kontrahieren die Venen unter dem Einfluss des sympathischen Nervensystems. Hierdurch wird Blut aus den Venen zum Herzen verschoben und der Blutverlust innerhalb bestimmter Grenzen (etwa 20–25 %) kompensiert.

53.3.3 Steuerung der Durchblutung

Die Durchblutung der einzelnen Organe unterscheidet sich voneinander. Sie wird durch lokale, nervale und humorale Faktoren gesteuert.

Lokale Steuerung

Die meisten Organe steuern ihren aktuellen Blutbedarf selbst, entsprechend ihrem Bedarf an Sauerstoff und Nährstoffen. Sie besitzen eine **Autoregulation**: Sinkt ihr Bedarf, drosseln sie ihre Durchblutung; nimmt er zu, steigern sie ihre Durchblutung. Eine wichtige regulatorische Rolle spielt hierbei die sog. „Mikrozirkulation". Im Mittelpunkt der Mikrozirkulation steht das Kapillarbett, in dem der Stoff- und Flüssigkeitsaustausch zwischen Blut und Geweben stattfindet. Der Einstrom von Blut in das Kapillarbett erfolgt über die Arteriolen und Metarteriolen, der Ausstrom über Venolen. Arteriolen und Venolen stehen unter der Kontrolle des sympathischen Nervensystems.

Nervale Steuerung

Das sympathische Nervensystem (► Kap. 9) besitzt vasodilatatorische, v. a. aber vasokonstriktorische Fasern. Diese vasokonstriktorischen Fasern sind praktisch über das gesamte Gefäßsystem verteilt. Das vasokonstriktorische System wird durch das Vasomotorenzentrum im Gehirn (in der Medulla oblongata) kontrolliert. Dieses Zentrum steht über das Rückenmark mit den konstriktorischen Fasern der Blutgefäße in direkter Verbindung.

Neben dem Gefäßtonus kontrolliert das Vasomotorenzentrum auch die Aktivität des Herzens.

Der Überträgerstoff an den Nervenendigungen der vasokonstriktorischen Fasern ist das **Noradrenalin**. Wird diese Substanz freigesetzt, kontrahieren die Blutgefäße.

Neben den beschriebenen Mechanismen gibt es noch eine nervale Reflexkontrolle des Kreislaufs, die den Blutdruck, das Blutvolumen und die Körpertemperatur mitreguliert.

Humorale Steuerung

Unter humoraler Steuerung versteht man die Beeinflussung der Herz-Kreislauf-Funktion durch bestimmte körpereigene *Substanzen*, z. B. Hormone oder Ionen:

▬ **Vasokonstriktorische Substanzen:** Noradrenalin, Adrenalin, Angiotensin, antidiuretisches Hormon (ADH, Vasopressin)
▬ **Vasodilatatorische Substanzen:** Histamin, Serotonin, Bradykinin, Prostaglandine

Auch Ionen können den Gefäßtonus beeinflussen: Kalziumionen führen zur Vasokonstriktion, Kaliumionen zur Vasodilatation, ebenso Magnesiumionen.

Arterieller Blutdruck

Der mittlere arterielle Blutdruck muss relativ konstant bleiben, damit die Organe ihre eigene Durchblutung selbst steuern können. Der mittlere arterielle Blutdruck ist der Durchschnittsdruck während des gesamten Herzzyklus. Er beträgt etwa 96 mmHg. Dieser Druck ist dafür verantwortlich, dass die Blutsäule durch das Gefäßsystem getrieben wird; es gilt:

mittlerer arterieller Druck (MAP)
= HZV × totaler peripherer Widerstand

Die Formel zeigt: Ändert sich das HZV oder der periphere Widerstand und bleibt die andere Größe konstant, ändert sich auch der arterielle Blutdruck.

Der arterielle Blutdruck wird nicht durch ein einziges System, sondern durch zahlreiche Mechanismen reguliert. Hierbei können sofort wirkende Mechanismen von verzögert einsetzenden unterschieden werden.

Barorezeptorenreflexe

In den Wänden von Aortenbogen und Karotissinus liegen Dehnungsrezeptoren, die bei einem Druckanstieg im Gefäß gestreckt werden und auf diese Streckung hin Impulse zum zentralen Nervensystem aussenden. Diese Impulse hemmen das Vasokonstriktorenzentrum und erregen das Vaguszentrum: Die Aktivität des Sympathikus wird vermindert. Die Folgen sind
▬ Vasodilatation im peripheren Kreislauf,
▬ Abnahme der Herzfrequenz,
▬ Abnahme der Kontraktionskraft des Herzens.

Es gilt daher: Eine Erregung der Barorezeptoren durch einen Blutdruckanstieg senkt nachfolgend den erhöhten Blutdruck. Bei einem Blutdruckabfall senden die Rezeptoren weniger Impulse aus, weil ihre Dehnung geringer ist. Folglich nimmt die Aktivität des Vasokonstriktorentonus zu, der Blutdruck steigt wieder an.

Die Reflexreaktion durch die Barorezeptoren tritt praktisch sofort auf. Neben den Barorezeptorenreflexen gibt es noch zahlreiche andere Reflexmechanismen, durch die der Blutdruck sofort beeinflusst wird.

Herzrhythmusstörungen: Akutbehandlung

Reinhard Larsen

Inhaltsverzeichnis

© Der/die Herausgeber bzw. der/die Autor(en), exklusiv lizenziert durch Springer-Verlag GmbH, DE, ein Teil von Springer Nature 2021
R. Larsen, T. Fink, T. Müller-Wolff (Hrsg.), *Larsens Anästhesie und Intensivmedizin für die Fachpflege*,
https://doi.org/10.1007/978-3-662-63127-0_54

54

Herzrhythmusstörungen treten beim Intensivpatienten relativ häufig auf. Die Ursachen sind vielfältig, und nicht immer liegt ihnen eine primäre Erkrankung des Herzens zugrunde. Schwerwiegende Störungen müssen umgehend erkannt werden, damit rechtzeitig die erforderlichen Behandlungsmaßnahmen eingeleitet werden können.

Für ein besseres Verständnis der Störungen der elektrischen Herzfunktion wird auf die Grundlagen der Erregungsleitung und des Elektrokardiogramms (EKG) verwiesen (▶ Kap. 53).

Zunächst zur Erinnerung einige grundlegende Begriffe (◘ Abb. 54.1; ▶ Kap. 53):

- **Tachykardie:** Herzfrequenz > 100/min.
- **Bradykardie:** Herzfrequenz < 60/min.
- **Isoelektrische Strecke:** gerade Linie; zeigt an, dass keine elektrische Aktivität vorhanden ist.
- **P-Welle:** Abweichung von der Grundlinie; entsteht durch Depolarisation der Vorhöfe.
- **PQ-Intervall:** Strecke zwischen Beginn der P-Welle und Beginn des QRS-Komplexes; normale Dauer der PQ-Zeit: 0,12–0,2 s; in dieser Zeit läuft der Impuls vom Schrittmacher durch die Vorhöfe zum Atrioventrikularknoten (AV-Knoten).
- **QRS-Komplex:** Abweichung von der Grundlinie; entsteht durch Depolarisation der Kammern; normale Dauer: 0,06–0,1 s.
- **ST-Segment:** Segment zwischen Ende des QRS-Komplexes und Beginn der T-Welle.
- **QT-Intervall:** reicht vom Beginn des QRS-Komplexes bis zum Ende der T-Welle; normale Dauer: 0,32–0,4 s. Innerhalb dieser Zeit läuft die Erregung der Kammern ab und bildet sich zurück.
- **T-Welle:** Abweichung von der Grundlinie; entsteht durch die Repolarisation (Erregungsrückbildung) der Kammern; Ausschlag normal in gleicher Richtung wie QRS-Komplex.
- **U-Welle:** kleiner, meist positiver Ausschlag nach der T-Welle; Bedeutung unklar; tritt bei Hypokaliämie auf.

Herzrhythmusstörungen treten auf als Störungen der Erregungsbildung und der Erregungsleitung.

54.1 Störungen der Sinusknotenfunktion

54.1.1 Sinusbradykardie

- **Definition**

Eine Herzfrequenz < 60/min wird als Bradykardie bezeichnet. Die elektrischen Impulse stammen aus dem Sinusknoten. Der Rhythmus ist regelmäßig; die Diastolendauer ist verlängert (◘ Abb. 54.2).

- **Ursachen**

Eine Bradykardie ist häufig bei jungen Menschen oder Sportlern zu finden, kann aber auch Zeichen einer Erkrankung (z. B. Herzinfarkt) oder Medikamentenwirkung (z. B. Digitalis, β-Blocker) sein. Die Sinusbradykardie entsteht durch einen gesteigerten Vagotonus. Während der Gesunde niedrige Herzfrequenzen im Allgemeinen gut toleriert, kann beim Herzkranken die Sinusbradykardie einen bedrohlichen Abfall des Herzzeitvolumens (HZV) hervorrufen.

- **Behandlung**

Eine Behandlung ist zumeist erst erforderlich, wenn die Frequenz auf < 40/min abfällt. Therapiert wird mit Atropin (0,5–1 mg, alle 2–5 min i. v., bis max. 0,04 mg/kg KG), bei schwerer Bradykardie Adrenalin (10- bis 30-μg-Boli i. v.), Orciprenalin (Alupent) oder einem passageren transvenösen Schrittmacher. Vorrangig sollte die Ursache beseitigt werden, z. B. starker Vagusreiz, Elektrolytentgleisung, Perikardtamponade. Bei ausgeprägter Bradykardie mit hämodynamischer Instabilität, die nicht auf Medikamente anspricht, ist die sofortige kardiopulmonale Reanimation (CPR) erforderlich, bis eine Schrittmacherstimulation verfügbar ist.

54.1.2 Sinustachykardie

- **Definition**

Eine Herzfrequenz von > 100/min wird als Tachykardie bezeichnet. Bei der Sinustachykardie stammen die elektrischen Impulse aus dem Sinusknoten. Der Rhythmus ist regelmäßig, schwankt jedoch gewöhnlich von Minute zu Minute. Durch die hohe Frequenz wird die Diastole stärker verkürzt als die Systole (◘ Abb. 54.3).

- **Ursachen**

Eine Sinustachykardie entsteht durch einen gesteigerten Sympathikotonus und ist die normale bzw. physiologische Reaktion auf Volumenmangel/Schock, Sepsis, Fieber, Anämie, Aufregung, körperliche Anstrengung, Hyperthyreose. Andere Auslöser sind Leberzirrhose; Drogen (Ecstasy, Kokain); Herzerkrankungen oder Medikamenten wie Atropin, Adrenalin, Orciprenalin.

- **Symptome**

Die Tachykardie manifestiert sich zumeist als Herzrasen; bei Herzkranken oft mit den Zeichen der Herzinsuffizienz.

- **Behandlung**

Beseitigung der Ursachen; medikamentös β-Blocker.

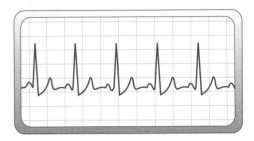

Abb. 54.1 Normales EKG. Erklärungen im Text

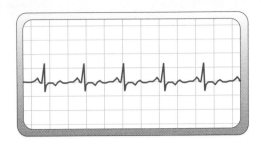

Abb. 54.2 Sinusbradykardie < 60/min

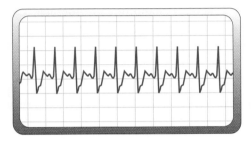

Abb. 54.3 Sinustachykardie > 100/min

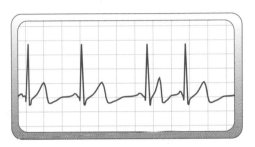

Abb. 54.4 Sinusarrhythmie

54.1.3 Sinusarrhythmie

■ **Definition**
Hierbei wechselt die Herzfrequenz ständig; alle Impulse entstammen jedoch dem Sinusknoten (■ Abb. 54.4). Beispiel: respiratorische Arrhythmie (Zunahme der Frequenz bei Inspiration und Verlangsamung bei Exspiration).

■ **Behandlung**
Meist nicht erforderlich.

54.1.4 Sinusknotensyndrom

■ **Definition**
Dies ist eine Störung der Sinusknotenfunktion, die zu nicht ventrikulären Arrhythmien führt. Andere Bezeichnungen sind Sick-Sinus-Syndrom, Lazy-Sinus-Syndrom und Bradykardie-Tachykardie-Syndrom.

■ **Ursachen**
Es handelt sich um eine chronische, fortschreitende Erkrankung, deren Ursache zumeist unbekannt ist oder nicht genau festgestellt werden kann. Eine wichtige Rolle bei der Krankheitsentstehung spielt aber die koronare

Herzkrankheit (► Kap. 56), weiterhin die arterielle Hypertonie. Bei der Autopsie finden sich entzündliche, sklerotische, ischämische oder rheumatische Veränderungen im sinuatrialen Bereich des Herzens.

■ **Klinisches Bild und Diagnostik**
Im Vordergrund stehen Herzrhythmusstörungen. Die häufigsten Rhythmusstörungen sind
▬ Sinusbradykardie,
▬ sinuatriale Blockierungen,
▬ Sinusknotenstillstand mit Ersatzrhythmus,
▬ supraventrikuläre Tachykardien,
▬ Vorhofflimmern oder -flattern.

Klinisch kann sich das Sinusknotensyndrom in folgender Weise manifestieren:
▬ Adam-Stokes-Anfall
▬ Herzinsuffizienz
▬ Angina pectoris
▬ Embolien
▬ Schwindel
▬ Herzklopfen

Zu den wichtigsten **diagnostischen Maßnahmen** gehören folgende:
▬ Ruhe-EKG, Langzeit-EKG, Belastungs-EKG
▬ Atropinversuch

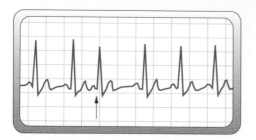

◘ Abb. 54.5   Supraventrikuläre Extrasystolen

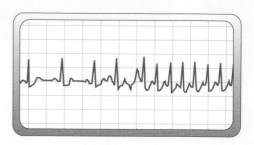

◘ Abb. 54.6   Supraventrikuläre Tachykardie

54

- Karotisdruckversuch
- Vorhofstimulation

- **Behandlung**
Bradykarde Formen werden mit Parasympathikolytika und Sympathikomimetika behandelt, allerdings auf längere Sicht zumeist erfolglos. Bei tachykarden Formen sind Antiarrhythmika wie Chinidin, Verapamil oder β-Blocker nur sehr begrenzt einsetzbar, da sie bradykarde Rhythmusstörungen hervorrufen können. Bei intermittierendem Vorhofflimmern wird eine Antikoagulanzientherapie empfohlen. Bei folgenden klinisch relevanten Störungen gilt die Implantation eines elektrischen *Schrittmachers* als Verfahren der Wahl:
- Bradykardiebedingte Synkopen
- Angina pectoris
- Allgemeine Leistungsminderung
- Bradykarde Herzinsuffizienz
- Bradykardie-Tachykardie-Syndrom
- Verlängerung der Sinusknotenerholungszeit auf mehrere Sekunden

54.2 Supraventrikuläre und ventrikuläre Herzrhythmusstörungen

54.2.1 Supraventrikuläre Extrasystolen

- **Definition**
Während des normalen Herzrhythmus tritt plötzlich eine frühzeitige Kontraktion auf. Der Impuls für diese Kontraktion entstammt nicht dem Sinusknoten, sondern einer anderen Stelle der Vorhöfe. Die P-Welle ist sichtbar, ihre Form jedoch zumeist verändert; der QRS-Komplex sieht normal aus, kann aber auch verzerrt sein oder ganz ausfallen. Meist tritt danach eine kurze Pause auf (◘ Abb. 54.5).

- **Ursachen**
Tritt bei Gesunden oder bei Herzkranken auf. Wird von manchen Patienten als Herzstolpern empfunden.

- **Behandlung**
Zumeist ist keine Behandlung erforderlich. Liegt eine Herzerkrankung zugrunde, können bei Symptomen Klasse-Ic-Antiarrhythmika, β-Blocker oder Amiodaron indiziert sein.

54.2.2 Supraventrikuläre Tachykardie

- **Definition**
Dies ist eine Tachykardie mit hoher Frequenz und regelmäßigem Rhythmus. Der Impuls entstammt nicht dem Sinusknoten, sondern einer anderen Stelle des Vorhofs oder dem AV-Knoten (◘ Abb. 54.6).

- **EKG**
- Frequenz meist 140–220/min, regelmäßiger Rhythmus. Die Anfälle dauern Sekunden, Stunden oder Tage.
- P-Welle: bei Vorhoftachykardie meist nach aufwärts gerichtet; bei Knotenrhythmus in Ableitung II, III und aVF nach abwärts. Bei sehr hohen Frequenzen kann die P-Welle mit dem QRS-Komplex verschmelzen.
- QRS-Komplex: meist normal geformt, gelegentlich verzerrt.

- **Ursachen**
Kann bei Gesunden und bei Herzkranken auftreten. Typischerweise gehen supraventrikuläre Extrasystolen voran. Eine Digitalisüberdosierung kann zu paroxysmalen Tachykardien mit Block führen.

- **Symptome**
Herzklopfen und Benommenheit. Bei Herzkranken: Zeichen der Herzinsuffizienz, Luftnot, Angina pectoris.

- **Behandlung**
Stimulation des N. vagus: einseitiger Druck des Karotissinus, Valsalva-Manöver (Bauchpresse), Kaltwassertrunk.

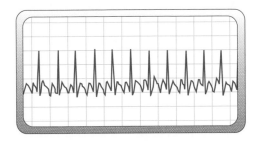

◻ Abb. 54.7 Vorhofflattern

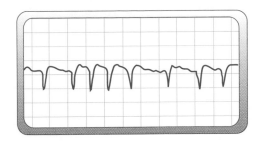

◻ Abb. 54.8 Vorhofflimmern

Wenn diese Maßnahmen unwirksam sind, werden Medikamente eingesetzt: 1. Wahl sind β-Blocker, 2. Wahl sind z. B. Ajmalin, Flecainid, Propafenon, Amiodaron. In Notsituationen oder wenn Medikamente unwirksam sind, wird eine Kardioversion durchgeführt.

54.2.3 Vorhofflattern

■ **Definition**
Dies ist ein Vorhofrhythmus mit einer Frequenz von 250–350/min. Dabei werden nicht alle Impulse von den Vorhöfen auf die Kammern übertragen. Wird nur jeder 2. Impuls übergeleitet, dann ist die Kammerfrequenz zumeist halb so hoch wie die Vorhoffrequenz. Die Vorhoferregungen (P-Wellen) sehen im EKG sägezahnartig aus; der QRS-Komplex ist gewöhnlich normal geformt (◻ Abb. 54.7).

■ **Ursachen**
Zumeist liegt dem Vorhofflattern eine Herzerkrankung zugrunde. Klasse-Ic-Antiarrhythmika und Amiodaron können ebenfalls Vorhofflattern auslösen.

■ **Behandlung**
Keine, wenn das Vorhofflattern mit einem AV-Block einhergeht und dabei die Kammerfrequenz normal ist. Bei hoher Kammerfrequenz sollte sofort medikamentös behandelt werden: Klasse-Ic-Antiarrhythmika (Flecainid, Propafenon, Amiodaron, Ibutilid), unter EKG-Monitorkontrolle. In Notfallsituationen wird eine hochfrequente Überstimulation des rechten Vorhofs durchgeführt, alternativ eine externe Kardioversion in Kurznarkose.

54.2.4 Vorhofflimmern

■ **Definition**
Dies ist ein Vorhofrhythmus mit einer Frequenz von 400–600/min ohne koordinierte Aktivität (◻ Abb. 54.8).

Nicht alle Impulse werden auf die Kammern übergeleitet; darum ist der Herzschlag unregelmäßig (absolute Arrhythmie). Hierbei werden Frequenzen von < 60/min als „Bradyarrhythmia absoluta" bezeichnet, Frequenzen von > 100/min als „Tachyarrhythmia absoluta".

■ **EKG**
━ P-Wellen: unregelmäßige Flimmerwellen
━ QRS-Komplex: zumeist normal oder verlängert

■ **Ursachen**
Vorhofflimmern kommt nur selten (und vorübergehend) bei Gesunden vor. Anhaltendes Vorhofflimmern beruht so gut wie immer auf einer Herzerkrankung, z. B. einem Mitralklappenfehler.

Das HZV nimmt ab, weil die koordinierte Vorhofkontraktion fehlt und sich die Kammern nicht richtig füllen können. Außerdem besteht Emboliegefahr aufgrund einer Thrombenbildung in den flimmernden Vorhöfen.

■ **Behandlung**
Unbehandeltes Vorhofflimmern erhöht das *Schlaganfallrisiko* etwa um das 5- bis 10-Fache. Dauerhafte Antikoagulation und Frequenzkontrolle, z. B. mit Digitalis, β-Blockern oder Kalziumantagonisten wie Verapamil, sind die Grundpfeiler der Behandlung des chronischen Vorhofflimmerns. Bei erst kürzlich aufgetretenem Vorhofflimmern (48 h) kann primär pharmakologisch kardiovertiert werden, z. B. mit Flecainid, Propafenon oder Amiodaron. In Notsituationen wie Vorhofflimmern mit schneller Kammerfrequenz und gleichzeitiger Myokardischämie, symptomatischem Blutdruckabfall, Angina pectoris oder Herzinsuffizienz ist die sofortige **elektrische Kardioversion** erforderlich, wenn der Patient nicht auf die medikamentöse Behandlung anspricht und das Vorliegen von Thromben mit transösophagealer Echokardiografie (TEE) ausgeschlossen worden ist. Die Rezidivprophylaxe erfolgt mit Flecainid, Propafenon, Amiodaron, Sotalol, β-Blockern und/oder ACE-Hemmern.

54

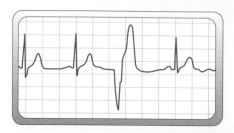

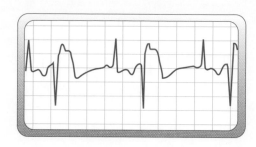

◘ Abb. 54.9   **Ventrikuläre Extrasystole.** P-Welle fehlt, QRS bizarr verformt, kompensatorische Pause nach der Extrasystole

◘ Abb. 54.10   Bigeminus

54.2.5 Ventrikuläre Extrasystolen

■ **Definition**
Hierbei wird die Kontraktion der Ventrikel durch einen Impuls ausgelöst, der nicht dem Sinusknoten, sondern dem Netzwerk der Purkinje-Fasern der Kammern entstammt. Vor dem QRS-Komplex fehlt die P-Welle; der QRS-Komplex ist bizarr verformt und verbreitert. Nach der ventrikulären Extrasystole folgt eine kompensatorische Pause (◘ Abb. 54.9).

■ **Ursachen**
Ventrikuläre Extrasystolen gehören zu den häufigsten Rhythmusstörungen. Sie treten bei Gesunden und bei Herzkranken (typischerweise mit einer Erkrankung des Myokards) auf und können Vorläufer oder Auslöser von ventrikulären Tachykardien oder Kammerflimmern sein.
- **Bigeminus:** Die ventrikuläre Extrasystole tritt nach jedem Sinusimpuls auf (◘ Abb. 54.10).
- **Trigeminus:** Nach einem Sinusimpuls treten 2 ventrikuläre Extrasystole auf, anschließend folgt 1 Sinusimpuls, 2 ventrikuläre Extrasystolen etc.
- **Unifokale Extrasystolen:** Sie entstehen in einem Gebiet der Kammern.
- **Multifokale Extrasystolen:** Sie entstehen aus verschiedenen Gebieten der Kammern.

■ **Symptome**
Oft keine; sonst: Herzstolpern.

■ **Behandlung**
Vereinzelte Extrasystolen bedürfen keiner Behandlung; sonst Klasse-Ic-Antiarrhythmika, selten β-Blocker oder Amiodaron.

54.2.6 Ventrikuläre Tachykardie

■ **Definition**
Die Kammertachykardie ist gekennzeichnet durch Herzfrequenzen zwischen 100 und 220/min. Die Impulse entstammen nicht dem Sinusknoten, sondern werden in schneller, regelmäßiger Folge von einem ektopischen Kammerfokus ausgesandt. P-Wellen sind nicht vorhanden, der QRS-Komplex ist bizarr verformt (◘ Abb. 54.11).

■ **Ursachen**
Kammertachykardien treten nur sehr selten bei Gesunden auf, häufig jedoch bei Herzkranken, z. B. nach Herzinfarkt; bei Digitalisintoxikation. Durch die ventrikuläre Tachykardie nimmt das HZV bedrohlich ab. Maligne Kammertachykardien sind die häufigste Ursache eines plötzlichen Herztodes.

■ **Symptome**
Herzklopfen, Angina pectoris, Schwäche, Blutdruckabfall, Zeichen der Herzinsuffizienz.

■ **Behandlung**
Bei Patienten mit hämodynamisch instabilen Kammertachykardien mit Schocksymptomatik ist die umgehende **elektrische Kardioversion** (synchronisiert, 150 J) indiziert. Wenn die Kardioversion nicht wirksam ist, wird zusätzlich Amiodaron (150–300 mg als Kurzinfusion) verabreicht. Verapamil ist nicht indiziert (Gefahren: Blutdruckabfall, kardiale Dekompensation). Die Rezidivprophylaxe erfolgt durch Implantation eines ICD („implantable cardioverter defibrillator").

54.2.7 Polymorphe ventrikuläre Tachykardie mit QT-Verlängerung (Torsade-de-Pointes-Tachykardie)

■ **Definition**
Dies ist eine Sonderform der Kammertachykardie mit undulierenden Kammerausschlägen in der QRS-Achse. Sie gilt als spezielle Form des Kammerflatterns, kann jedoch auch in Kammerflimmern übergehen. Auslöser ist eine spät einfallende ventrikuläre Extrasystole.

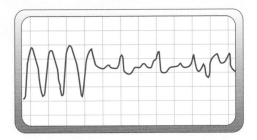

□ Abb. 54.11   Ventrikuläre Tachykardie

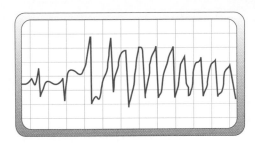

□ Abb. 54.12   Kammerflimmern

■ Ursachen

Eine Torsade-de-Pointes-Tachykardie wird durch sinuatriale und atrioventrikuläre Blockierungen ausgelöst, weiterhin durch Elektrolytstörungen (Hypokaliämie, Hypomagnesiämie) und Medikamente, z. B. Antiarrhythmika, Phenothiazine, trizyklische Antidepressiva, außerdem durch koronare Herzkrankheit, Mitralklappenprolapssyndrom.

■ Behandlung

Magnesiumsulfat i. v., bei anhaltenden Torsade-de-Pointes-Tachykardien oder Kreislaufinstabilität: Defibrillation. Beseitigung der auslösenden Faktoren. Um erneute Episoden einer Torsade-de-Pointes-Tachykardie zu verhindern, wird ein ICD implantiert.

54.2.8 Wolff-Parkinson-White-Syndrom (WPW-Syndrom)

■ Definition

Diese sehr seltene Erkrankung gehört zu den sog. „Präexzitationssyndromen", die durch eine vorzeitige, den AV-Knoten umgehende Depolarisation der Kammern (Antesystolie) gekennzeichnet sind. Charakteristisch ist beim WPW-Syndrom eine Doppelerregung der Herzkammern. Dabei werden zunächst die vorhofnahen Kammeranteile durch eine vorzeitige Erregungswelle über akzessorische Leitungsbahnen erregt (Präexzitation); anschließend wird die Kammer durch eine normale, über die AV-Leitungsbahn laufende Erregungswelle depolarisiert.

■ EKG

Abnorm kurzes atrioventrikuläres Intervall (PQ-Zeit < 0,12 s); verbreiterter QRS-Komplex, Repolarisationsstörungen.

■ Klinik

Bei den meisten Patienten führt das Syndrom zu keinen klinischen Symptomen und kann als harmlos angesehen werden. Erst wenn hämodynamisch relevante Herzrhythmusstörungen auftreten, ist eine Behandlung erforderlich. Wichtigste Arrhythmie beim WPW-Syndrom ist die paroxysmale Tachykardie; paroxysmales Vorhofflimmern tritt nur bei 10 % der Patienten auf, Vorhofflattern noch seltener.

■ Behandlung

Die Akuttherapie der regelmäßigen Reentrytachykardie besteht in der Zufuhr von Ajmalin, 50 mg, langsam i. v., alternativ von Propafenon, 70 mg, langsam i. v. Als Anfallprophylaxe werden u. a. β-Blocker oder Propafenon eingesetzt. Kurativ wird bei Tachyarrhythmien die Katheterablation mit Hochfrequenzstrom durchgeführt.

54.2.9 Kammerflimmern

■ Definition

Dies ist eine rasche unregelmäßige Erregung der Kammern mit funktionellem Stillstand des Herzens. Die EKG-Grundlinie verläuft wellenförmig mit bizarren Ausschlägen (□ Abb. 54.12).

■ Ursachen

Vielfältig, zumeist Herzinfarkt, seltener Digitalisintoxikation, Hypoxie, ventrikuläre Extrasystolen, Stromschlag.

■ Symptome

Sofortige Pulslosigkeit, Bewusstlosigkeit nach 8–10 s. Zeichen des klinischen Todes, da kein Herzauswurf.

■ Behandlung

Gehäufte polymorphe ventrikuläre Extrasystolen sind Warnzeichen des drohenden Kammerflimmerns; sie müssen darum frühzeitig mit Antiarrhythmika behandelt werden. Kammerflimmern muss mit sofortiger Reanimation bzw. Defibrillation beseitigt werden (► Kap. 52).

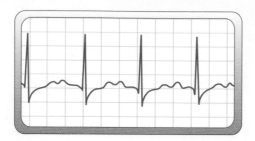

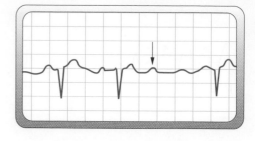

⊡ Abb. 54.13   AV-Block I. Grades. PR-Intervall > 0,2 s

⊡ Abb. 54.14   AV-Block II. Grades, Typ Mobitz I. Das PR-Intervall nimmt mit jedem Schlag zu, schließlich fällt ein Schlag aus (*Pfeil*)

54

54.3 Blockbilder

54.3.1 AV-Block I. Grades

■ **Definition**
Hierbei ist die Erregungsüberleitung durch den AV-Knoten gestört. Das P-Intervall ist über 0,2 s hinaus verlängert (⊡ Abb. 54.13).

■ **Ursache**
Der AV-Block I. Grades tritt bei Gesunden und bei Herzkranken auf und kann auch durch Medikamente, z. B. Digitalis, Chinidin, Procainamid, ausgelöst werden. Der Impuls stammt aus dem Sinusknoten. Seine Überleitung von den Vorhöfen auf die Kammer wird jedoch im AV-Knoten länger als normal verzögert.

■ **Behandlung**
Eine Behandlung ist in der Regel nicht erforderlich.

54.3.2 AV-Block II. Grades (Mobitz I oder Wenckebach-Periode)

■ **Definition**
Mit jedem Herzschlag nimmt hierbei die Dauer der Überleitung durch den AV-Knoten zu. Schließlich wird der nachfolgende Sinusimpuls geblockt. Es tritt kein QRS-Komplex auf (⊡ Abb. 54.14).

■ **EKG**
━ PQ-Intervall: nimmt mit jedem Herzschlag immer mehr zu
━ QRS-Komplex: normale Form; tritt mit zunehmender Verzögerung auf; fällt schließlich ganz aus

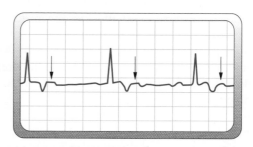

⊡ Abb. 54.15   AV-Block II. Grades, Typ Mobitz II. Die *Pfeile* markieren nicht übergeleitete P-Wellen

54.3.3 AV-Block II. Grades (Mobitz II)

■ **Definition**
Bei dieser Störung werden einige Impulse aus dem Sinusknoten normal auf die Kammern übergeleitet, andere hingegen blockiert. Die Kammerfrequenz beträgt 1 : 2, 1 : 3, 1 : 4 usw. der Vorhoffrequenz; so kommen z. B. bei einem Verhältnis von 1 : 2 auf 80 Vorhofkontraktionen 40 Kammerkontraktionen (⊡ Abb. 54.15).

■ **Ursache**
Tritt meist bei Erkrankungen des Erregungsleitungssystems auf, z. B. nach Vorderwandinfarkt.

■ **Symptome**
Treten erst bei sehr niedrigen Kammerfrequenzen auf. Dann fällt das HZV ab.

■ **Behandlung**
Herzschrittmacher; medikamentös Adrenalin.

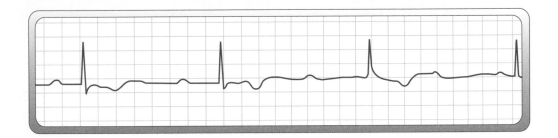

Abb. 54.16   AV-Block III. Grades, kompletter AV-Block

54.3.4 AV-Block III. Grades (kompletter AV-Block)

■ **Definition**
Hierbei wird kein einziger Sinusimpuls mehr auf die Kammern übertragen. Vorhöfe und Kammern schlagen völlig unabhängig voneinander. Die Vorhoffrequenz ist zumeist normal und regelmäßig. Die Kammerfrequenz ist ebenfalls regelmäßig, aber erniedrigt: 30–45/min. Der QRS-Komplex ist normal geformt (■ Abb. 54.16).

■ **Ursache**
Es liegt immer eine Herzerkrankung zugrunde, z. B. eine Degeneration des Reizleitungsgewebes, manchmal auch eine Digitalisintoxikation.

■ **Symptome**
Es sind keine Symptome vorhanden, wenn das HZV trotz der niedrigen Frequenz normal bleibt. Ist hingegen die Kontraktion des Myokards beeinträchtigt, fällt das HZV ab: Bewusstlosigkeit (Adams-Stokes-Anfall), Krämpfe, Herzstillstand, Tod.

■ **Behandlung**
Herzschrittmacher; medikamentös Adrenalin.

54.3.5 Schenkelblock

■ **Definition**
Eine Verzögerung der Erregungsleitung durch den rechten oder linken Ventrikel wird als Links- oder Rechtsschenkelblock bezeichnet (■ Abb. 54.17).

■ **EKG**
— QRS-Komplex: länger als 0,12 s; verbreitert
— T-Welle: weit, gegenläufig zum QRS-Komplex

■ **Ursache**
Herzerkrankungen (Infarkt, Kardiomyopathie), Hypertonie.

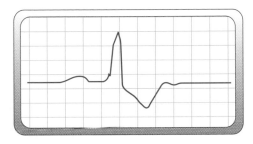

Abb. 54.17   Schenkelblock

■ **Symptome**
Fehlen.

■ **Behandlung**
Je nach zugrunde liegender Erkrankung.

54.4 Elektrolytbedingte Herzrhythmusstörungen

54.4.1 Hyperkaliämie

■ **EKG**
Das EKG bei Hyperkaliämie zeigt ■ Abb. 54.18:
— Hohe spitze T-Welle (ab 6–7 mmol/l)
— Abflachung und Verbreiterung der P-Welle
— Verbreiterung des PR-Intervalls
— Verbreiterung des QRS-Komplexes, Schenkelblock (ab 8–9 mmol/l)

■ **Gefahren**
Kammerflimmern (etwa ab Serumkalium von 8–10 mmol/l).

■ **Notfallbehandlung**
► Kap. 65.

54

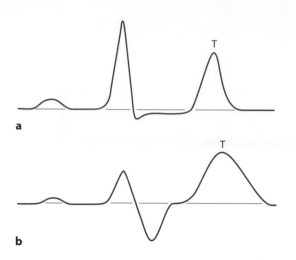

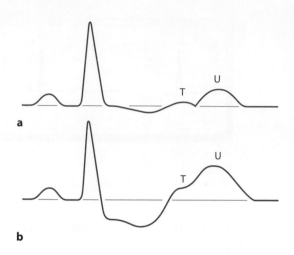

■ **Abb. 54.18   EKG bei Hyperkaliämie.** U-Welle. Abflachung der T-Welle, U-Welle mit T-Welle verschmolzen

■ **Abb. 54.19**   EKG bei Hypokaliämie

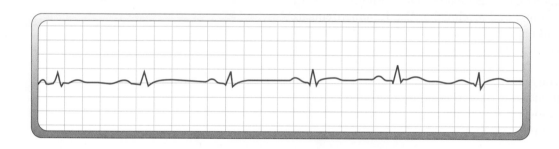

■ **Abb. 54.20   EKG bei Hyperkalzämie.** Verkürztes QT-Intervall

54.4.2 Hypokaliämie

- **EKG**

Das EKG bei Hypokaliämie ist in ■ Abb. 54.19 dargestellt:
- U-Welle (nach der T-Welle)
- Abflachung der T-Welle

- **Gefahren**

Herzrhythmusstörungen: Vorhoftachykardien, ventrikuläre Extrasystolen, ventrikuläre Tachykardie, Kammerflimmern.

- **Behandlung**

Kalium substituieren.

54.4.3 Hyperkalzämie

- **EKG**

Bei Hyperkalzämie ist das QT-Intervall verkürzt (■ Abb. 54.20).

54.4.4 Hypokalzämie

- **EKG**

Bei Hypokalzämie ist das QT-Intervall verlängert (■ Abb. 54.21).

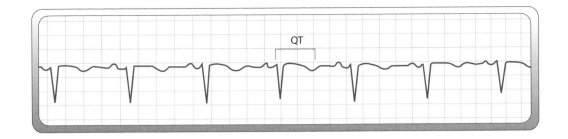

Abb. 54.21   EKG bei Hypokalzämie. Verlängertes QT-Intervall

Nachschlagen und Weiterlesen

Deutsche Gesellschaft für Kardiologie – Herz und Kreislaufforschung e. V. (DGK) (2016) ESC Pocket Guidelines: Management von Vorhofflimmern, 2. Aufl. Börm Bruckmeier, Grünwald (https://leitlinien.dgk.org/2017/pocket-leitlinie-management-von-vorhof-flimmern-version-2016/, Zugegriffen: 05. Februar 2021)

Lewalter T, Lüderitz B (2010) Herzrhythmusstörungen, 6. Aufl. Springer, Berlin, Heidelberg, New York

Mewis C, Riessen R, Spyridopoulos I (2006) Kardiologie compact, 2. Aufl. Thieme, Stuttgart

56

▪▪ Ventrikuläre Extrasystolen (VES)

Dies sind die häufigsten Rhythmusstörungen bei akutem Infarkt, bedingt durch die vulnerable Phase beim Übergang von der Systole zur Diastole. VES können Kammerflimmern auslösen.

▪ Ventrikelaneurysma

Bei 15–20 % der Infarktpatienten entwickelt sich ein sog. „Aneurysma", d. h. ein bewegungsgestörter Abschnitt der Herzwand, der eine systolische und diastolische Aussackung darstellt, in der sich fibrotisches Material befindet. Die Diagnose wird durch Echokardiografie gestellt. Mit der Farbdopplerechokardiografie kann eine begleitende Mitralinsuffizienz festgestellt werden.

▪ Ventrikelthrombus

Besteht ein Herzwandaneurysma, muss immer nach Thromben im linken Ventrikel gesucht werden. Die Diagnose wird durch Echokardiografie gesichert. Die Thromben können mobil sein und erhöhen dann das Embolierisiko.

▪ Klappeninsuffizienz

Bei akuter hämodynamischer Verschlechterung im akuten Infarktstadium muss immer an eine Mitralinsuffizienz bzw. einen Papillarmuskelabriss gedacht werden. Während eine Mitralinsuffizienz v. a. beim Hinterwandinfarkt häufiger auftritt, sind die Papillarmuskelfunktionsstörung oder gar der Papillarmuskelabriss sehr seltene Komplikationen.

Der **Papillarmuskelausriss** ist durch eine schwere Mitralinsuffizienz mit Dilatation des linken Ventrikels und des linken Vorhofs gekennzeichnet. Die Behandlung erfolgt durch eine kardiochirurgische Notoperation!

▪ Ventrikelseptumruptur

Die Ventrikelruptur ist gekennzeichnet durch eine akute Verschlechterung des klinischen Bildes, bedingt durch den großen Links-rechts-Shunt. Die Diagnose wird durch Echokardiografie gestellt, die Behandlung erfolgt operativ.

▪ Akute Herzwandruptur

Diese Infarktkomplikation tritt bei etwa 3 % der Patienten auf und verläuft fast immer tödlich. Die Ruptur manifestiert sich als akute Bewusstlosigkeit, der Blutdruck ist nicht messbar, die Herzfrequenz beträgt etwa 70/min, das EKG zeigt eine pulslose elektrische Aktivität (PEA).

▪▪ Gedeckte Perforation mit Pseudoaneurysma

Bei gedeckter Perforation der Herzwand entwickelt sich ein Pseudoaneurysma. Hauptgefahren sind eine rasche Ausdehnung des Aneurysmas mit Ruptur, Embolien sowie eine Thrombosierung der Herzhöhle. Die Diagnose wird echokardiografisch gestellt.

▪ Perikarditis und Perikarderguss

Erneut auftretende starke Thoraxschmerzen nach einem akuten transmuralen Infarkt sind am ehesten durch eine Perikarditis bedingt. Die Diagnose wird durch Auskultation gestellt; ein Perikarderguss kann durch Echokardiografie nachgewiesen werden. Um eine Perikarditis rechtzeitig zu erkennen, sollte der Thorax des Intensivpatienten routinemäßig 2-mal täglich auskultiert werden.

Ein Perikarderguss tritt – unabhängig von einer Perikarditis – bei ca. 30 % der Patienten in der Akutphase des Myokardinfarkts auf, gewöhnlich innerhalb der ersten 3 Tage. Die Resorption des Ergusses kann Wochen bis Monate dauern.

56.2 Akuttherapie

56.2.1 Präklinische Versorgung des akuten Myokardinfarkts

Die Frühsterblichkeit beträgt beim akuten Infarkt in der 1. Stunde ca. 30 %, innerhalb der ersten 4 Stunden 38 %. Ein Drittel der Patienten mit akutem Myokardinfarkt muss innerhalb der 1. Stunde nach Beginn der Symptomatik reanimiert werden. Neben der Infarktgröße ist die **Infarktzeit** der wichtigste Prognosefaktor, d. h., das Überleben eines Infarkts hängt vom möglichst frühen Beginn der Thrombolysebehandlung ab. Beim Auftreten von klinisch bedeutsamen Thoraxschmerzen sollte daher sofort der Notarzt gerufen werden. Hierdurch können der Therapiebeginn verkürzt und die Überlebenschancen des Patienten wesentlich verbessert werden. Die wichtigsten Maßnahmen in der präklinischen Phase sind nachfolgend zusammengestellt.

▪ Präklinische Erstmaßnahmen bei akutem Koronarsyndrom – praktisches Vorgehen

1. **Stellung der Diagnose:**
   - Aktuelle Beschwerden: Angina pectoris, Vernichtungsschmerz,
   - EKG: ST-Streckenhebung.
2. **Parallele Maßnahmen:**
   - Intravenöser Zugang,
   - 12-Kanal-Standard-EKG, Überwachung des Herzrhythmus,
   - O_2-Gabe bei Sauerstoffsättigung < 90 %, Dyspnoe oder Lungenödem,
   - Anxiolyse: z. B. Midazolam, 1–2 mg i. v. (nach Wirkung titrieren),
3. **Maßnahmen nach Diagnosestellung:**
   - Schmerztherapie: z. B. Morphin i. v. (4–8 mg, weiter nach Wirkung titrieren),
   - Nitrat: 1–2 Hub als Spray, wenn der systolische Blutdruck > 90 mmHg,

- β-Blocker: z. B. Metoprolol, 2–5 mg i. v.; nur bei therapierefraktärer Hypertonie oder Tachykardie ohne Schockzeichen, kritische Indikationsstellung,
- Thrombozytenaggregationshemmer: Acetylsalicylsäure (ASS): 150–300 mg i. v.
- Antikoagulation: Heparin, 70–140 IE/kg KG als Bolus, max. 5000 IE,
- ADP-Antagonisten: Bei Patienten mit Verdacht auf STEMI kann die Gabe von Clopidogrel (300 mg p. o.), Ticagrelor (180 mg p. o.) oder Parsugrel (60 mg p. o.) erwogen werden.
- Präklinische Thrombolyse: bei infarkttypischen ST-Hebungen oder Linksschenkelblock, wenn PCI nicht innerhalb von 2 h möglich.

4. **Behandlung von Komplikationen:**
   - Kammertachykardie/-flimmern: Defibrillation; Herzstillstand: kardiopulmonale Reanimation (CPR).
   - Maligne ventrikuläre Arrhythmien: Lidocain, 1–1,5 mg/kg KG innerhalb von 3–4 min + 2–4 mg/min per Infusion.
   - Bradykardie: Atropin (0,5–3 mg i. v.); Adrenalin (5–10 µg i. v.), perkutaner Schrittmacher.
   - Akute Herzinsuffizienz/kardiogener Schock: Dobutamin.

5. **Umgehender Transport** in ein geeignetes Krankenhaus mit Herzkatheterlabor, dabei Lagerung mit erhöhtem Oberkörper. Die wichtigsten Gefahren auf dem Transport sind
   - lebensbedrohliche Herzrhythmusstörungen,
   - akute Herzinsuffizienz,
   - kardiogener Schock.

56.2.2 Reperfusionstherapie in der Klinik

Wichtigstes Ziel der Behandlung des akuten STEMI ist die Wiedereröffnung der verschlossenen Koronararterie. Sie muss so rasch wie möglich erfolgen. Die folgenden beiden Verfahren werden angewandt:

- Thrombolyse mit Antifibrinolytika, wenn keine PCI möglich ist
- PCI: Ballondilatation oder Stenteinlage

Als beste Reperfusionsmaßnahme gilt die primäre PCI mit Stentimplantation. Sie sollte spätestens innerhalb von 2 h nach der EKG-Diagnose („medizinischer Erstkontakt") durchgeführt werden, bei Patienten mit großem Infarkt innerhalb von 90 min oder weniger.

Intravenöse Fibrinolyse

Kann eine primäre PCI nicht rechtzeitig vorgenommen werden, erfolgt unmittelbar nach Diagnosestellung eine Lysetherapie des Thrombus. Hierdurch wird die Durchblutung in der betroffenen Koronararterie wiederhergestellt und der Myokardschaden minimiert. Die Lyse erfolgt mit fibrinspezifischen Substanzen wie Tenecteplase, Alteplase oder Reteplase. Wichtigster Vorteil der Lysetherapie: Sie kann, unabhängig vom Vorhandensein eines Herzkatheterlabors, in jeder Klinik durchgeführt werden; im günstigen Fall auch bereits im Notarztwagen.

> Ziele der Lysetherapie sind die frühe, vollständige und anhaltende Offenheit des Infarktgefäßes, letztlich aber die Senkung der Infarktmorbidität und -letalität.

Ist die Lysetherapie nicht erfolgreich, muss eine „Rettungs-PCI" erfolgen, besonders bei großem Infarkt und wenn die PCI noch innerhalb von 12 h nach Beginn der Symptome durchgeführt werden kann.

- **Voraussetzungen für eine i. v. Lysetherapie**
- Vorliegen eines transmuralen Vorder- oder Hinterwandinfarkts mit ST-Streckenhebungen von mehr als 0,2 mV in den Extremitäten- oder von 0,3 mV in den präkordialen Ableitungen
- Symptombeginn weniger als 12 h zurückliegend; Anhalten der Symptome für mehr als 30 min
- Nichtansprechen der Symptome auf Nitroglycerin
- Beachtung der Kontraindikationen

- **Kontraindikationen**

Zu den wichtigsten Kontraindikationen einer Lysetherapie gehören

- Schlaganfall, Demenz, ZNS-Schädigung vor weniger als 1 Jahr,
- Hirntumor,
- Verdacht auf Aortendissektion,
- innere Blutung vor weniger als 6 Wochen,
- akute Blutung,
- großer chirurgischer Eingriff, Trauma,
- traumatische Reanimation vor weniger als 3 Wochen.

Daneben gibt es noch zahlreiche relative Kontraindikationen, u. a. akute Pankreatitis, infektiöse Endokarditis, fortgeschrittene Lebererkrankung.

ℹ Dosierung von Fibrinolytika beim akuten Myokardinfarkt
- Streptokinase: 1,5 Mio. U über 30–60 min infundiert; Beginn der Heparintherapie nach 12–24 h. Ziel-aPTT: 50–75 s oder
- Alteplase (rt-PA): 15 mg als Bolus, dann 0,75 mg/kg KG über 30 min infundiert, dann 0,5 mg/kg KG über 60 min. Heparin: i. v. Bolus: 60 IE/kg KG, max. 4000 IE + 12 IE/kg KG/h über 48 h (max. 1000 IE/h). Ziel-aPTT: 50–75 s oder
- Reteplase (r-PA): 10 U + 10 U als i. v. Bolus im Abstand von 30 min; Heparin: i. v. Bolus: 60 IE/kg KG, max. 5000 IE + Infusion: 12 IE/kg KG/h über 48 h; max. 1000 IE/h. Ziel-aPTT: 50–75 s oder

- Tenecteplase (TNK-tPA): i. v. Bolus (körpergewichtsabhängig, s. u.); Heparin: i. v. Bolus: 60 IE/kg KG, max. 5000 IE; i. v. Infusion 12 IE/kg KG/h über 48 h, max. 1000 IE/h. Ziel-aPTT: 50–75 s.
    - Dosierung von *Tenecteplase* in Anhängigkeit vom Köpergewicht:
        - 30 mg bei < 60 kg KG
        - 35 mg bei 60 bis < 70 kg KG
        - 40 mg bei 70 bis < 80 kg KG
        - 45 mg bei 80 bis < 90 kg KG
        - 50 mg bei > 90 kg KG
    - Es wird empfohlen, die Dosis bei Patienten > 75 Jahre zu halbieren.

■ **Begleittherapie**

Alle 3 Substanzgruppen werden mit antithrombozytären Medikamenten (ASS + Ticagrelor, Prasugrel oder Clopidogrel) und mit antithrombotischen Medikamenten (Enoxaparin, Heparin oder Fondaparinux) kombiniert. **Ziele** dieser Maßnahme sind

- eine frühere Eröffnung des verschlossenen Infarktgefäßes,
- eine Erhöhung der Wiedereröffnungsrate,
- Verhinderung eines No-Reflow-Phänomens (Ausbleiben der Wiederdurchblutung) in der Mikrozirkulation nach erfolgreicher primärer Ballondilatation (PTCA) oder Thrombolyse des Gefäßes,
- Verhinderung eines Reinfarkts durch erneuten Verschluss des wieder eröffneten Infarktgefäßes.

Bleibt die Lysetherapie erfolglos, sollte unmittelbar im Anschluss eine PTCA durchgeführt werden.

Die interventionellen Verfahren gelten als Therapie der Wahl beim akuten Myokardinfarkt.

Primäre PCI

Hierzu gehören die alleinige Ballonangioplastie und die routinemäßige Stentimplantation. Bei STEMI sind mit der Stentimplantation später seltener erneute Revaskularisationen erforderlich als mit der Ballondilatation.

Primäre Ballondilatation (PTCA)

Hierbei wird perkutan ein Katheter in die verschlossene Koronararterie vorgeschoben, der Thrombus mit dem Führungsdraht durchstoßen, dann ein Dehnungsballon im Stenosebereich platziert und aufgepumpt. Durch den hohen Druck wird das thrombotische und sklerotische Material an die Gefäßwand gepresst und das Lumen wieder eröffnet. Die primäre Ballondilatation oder perkutane transluminale Koronarangioplastie (PTCA) wird als Alternative zur Thrombolyse in Zentren mit entsprechender Erfahrung durchgeführt. Hiermit lässt sich eine Reperfusionsrate von > 95 % erreichen. Als wichtigste Vorteile des Verfahrens gegenüber der Lysetherapie gelten die

- bessere Durchblutung und Erholung des Myokards,
- wesentlich geringere Rate von Blutungskomplikationen.

Die Ballondilatation ist besonders dann indiziert, wenn Kontraindikationen für eine Thrombolysetherapie vorliegen.

■ **Zusatztherapie**

Antithrombozytäre Therapie: ASS + Clopidogrel oder Abciximab; antithrombotische Therapie: Heparin oder Bivalidurin.

Stentimplantation

Bei diesem Verfahren wird zunächst eine perkutane Ballondilatation durchgeführt, dann eine Gefäßstütze (Stent) im Stenosebereich platziert, um das Gefäß offen zu halten. Bei kleinen Koronararterien (< 3 mm Durchmesser) sind Medikamente abgebende Stents („drug eluting stents") vorteilhafter als reine Metallstents („bare metal stents", BMS), wobei die Medikamente abgebenden Stents für die Patienten den Nachteil einer 1-jährigen Antikoagulation mit sich bringen. Die grundsätzlichen Vorteile der Stentimplantation sind

- Abstützung einer akuten Gefäßdissektion,
- Verbesserung der Koronardurchblutung,
- Verminderung der Restenosierungsrate im Infarktgefäß.

56.2.3 Behandlung des NSTE-ACS

Die wichtigsten medikamentösen Behandlungsmaßnahmen bei akutem Koronarsyndrom ohne ST-Hebung sind folgende:

- Antiischämische Therapie: β-Blocker, Nitrate und Kalziumantagonisten
- Duale Thrombozytenaggregationshemmung: ASS + Ticagrelor, Prasugel oder Clopidogrel
- Antikoagulation: Fondaparinux oder Enoxaparin oder unfraktioniertes Heparin (Ziel-PTT: 50–70 s)

Daneben ist die frühe Koronarangiografie indiziert. Je nach Befund wird dann entschieden, ob die Revaskularisierung mit PCI oder Koronarbypassoperation erfolgen sollte.

Blutungskomplikationen

Durch die antithrombotische/antithrombozytäre Therapie werden bei 2–8 % der Patienten größere Blutungen ausgelöst. Hierdurch wird das Risiko für Tod, Myokardinfarkt und Schlaganfall um das 4- bis 5-Fache erhöht. Wesentlich Risikofaktoren für Blutungen sind Alter, weibliches Geschlecht, Blutungen in der Anamnese, Niereninsuffizienz, Glykoprotein-IIb/IIIa-Inhibitoren und

Anämie. Dieses Risiko muss bei Therapieentscheidungen berücksichtigt werden.

■ **Vorgehen bei Blutungen**
- Kleinere Blutungen: Therapie möglichst nicht unterbrechen.
- Größere Blutungen: Gerinnungshemmende Therapie unterbrechen und/oder antagonisieren, wenn die Blutung nicht durch gezielte Blutstillungsmaßnahmen kontrolliert werden kann.
- Keine Bluttransfusionen bei hämodynamisch stabilen Patienten bei einem Hämatokrit > 25 % und/oder einem Hämoglobinwert > 8 g/l.

56.3 Intensivbehandlung

In der frühen Phase des Infarkts ist wegen lebensbedrohlicher Komplikationen eine Intensivüberwachung bis hin zur Intensivbehandlung erforderlich. Diese Phase umfasst – je nach klinischem Schweregrad des Infarkts – einen Zeitraum von 2–8 Tagen.

56.3.1 Basisbehandlung

Zu den grundlegenden Maßnahmen in den ersten Tagen gehören folgende:
- Kontinuierliche Überwachung der Herz-Kreislauf-Funktion, EKG-Monitor einschließlich Arrhythmieerkennung; bei großen und komplizierten Infarkten: invasive arterielle Druckmessung; bei schwerer Herzinsuffizienz: evtl. Pulmonalis- oder PiCCO-Katheter
- O$_2$-Gabe (nur bei S$_a$O$_2$ < 90 %), Schmerztherapie, parenterale Flüssigkeits- und Elektrolytsubstitution
- Nahrungskarenz in den ersten 12 h, danach leichte Kost ohne blähende Gemüse sowie Regulierung des Stuhlgangs (häufig Obstipation!)
- Antithrombotische und antithrombozytäre Begleittherapie mit Heparin und ASS

Basismedikamente
In der Akutphase werden, je nach Vorbehandlung und Infarkttyp (STEMI, NSTEMI) verschiedene Medikamente verabreicht:

■ **Acetylsalicylsäure (ASS)**
Die Substanz hemmt irreversibel die Thrombozytenaggregation und wird als Basisbehandlung bei allen Patienten mit akutem Myokardinfarkt eingesetzt – unabhängig davon, ob eine Thrombolyse durchgeführt wird oder nicht. Durch frühzeitige ASS-Zufuhr kann die Infarktletalität gesenkt werden.

Weiterhin wird ASS bei Akut-PTCA bzw. Stentimplantation (s. u.) zugeführt.

ⓘ Dosierung von ASS
- Initial 150–300 mg p. o., alternativ i. v.
- Erhaltungsdosis 75–100 mg/d i. v.
- Bei STEMI und PTCA mit Stent wird ASS in der Regel mit Ticagrelor, Prasugrel oder Clopidogrel kombiniert.

■ **Heparin**
In der Akutphase des Infarkts wird eine Heparintherapie durchgeführt, um die Bildung tiefer Beinvenenthrombosen mit nachfolgender Lungenembolie zu verhindern. Außerdem wird Heparin im Zusammenhang mit der Thrombolyse (s. u.) eingesetzt. Die Dosierung von Heparin erfolgt unter Kontrolle der partiellen Thromboplastinzeit (PTT). Für die Wirksamkeit ist ein ausreichend hoher Antithrombinspiegel erforderlich.

ⓘ Dosierung von UF Heparin
- Initialer Bolus: vor Koronarangiografie 60–70 IE/kg KG i. v. (max. 5000 IE)
- Infusion: 12–15 IE/kg/h (max. 1000 IE/h), PTT: 1,5- bis 2,5-Fache des Normwerts

■ **β-Blocker**
Diese Substanzen wirken antiischämisch, antiarrhythmisch und blutdrucksenkend; sie vermindern die Herzarbeit und damit den myokardialen O$_2$-Verbrauch und hemmen außerdem die Thrombozytenaggregation.

Bei Myokardinfarkt sind sie als Erhaltungstherapie bei vorbestehender Herzinsuffizienz oder bei einer LVEF < 40 % indiziert, sofern keine Kontraindikationen vorliegen.

■ **Nitrate**
Die Substanzen erweitern die Koronararterien und steigern die globale und regionale Koronardurchblutung. Nicht indiziert sind Nitrate bei einem systolischen Blutdruck von < 90 mmHg, schwerer Bradykardie (< 50/min) oder Rechtsherzbeteiligung.

ⓘ Dosierung von Nitroglycerin
- Initialer Bolus von 12,5–20 µg
- Anschließend Infusion von 10–20 µg/min, mit Steigerung um 5–10 µg alle 5–10 min bis zu 33–133 µg/min, dabei Kontrolle von Blutdruck, Herzfrequenz und klinischem Zustand

Die Substanz sollte so dosiert werden, dass ein systolischer Blutdruck von 90 mmHg nicht unterschritten wird.

■ **ACE-Hemmer**
Diese Substanzen vermindern die linksventrikuläre Funktionsstörung und Dilatation und begrenzen das Fortschreiten zur manifesten Herzinsuffizienz. Die Therapie wird bei Patienten mit Herzinsuffizienz, einer systo-

lischen linksventrikulären (LV-)Dysfunktion, Diabetes oder Vorderwandinfarkt innerhalb der ersten 24 h nach einem STEMI begonnen.

▪ Statine

Es wird empfohlen, so früh wie möglich eine hochsensitive Statintherapie zu starten und diese lebenslang beizubehalten.

Mobilisierung

Das Ausmaß der Mobilisierung richtet sich nach dem Schweregrad des Infarkts; hierzu sollte ein individueller Mobilisierungsplan aufgestellt werden. Bei unkompliziertem Infarkt kann am 2. Tag mit der Mobilisierung begonnen werden, bei kompliziertem Infarkt nach 1 Woche, bei Pumpversagen individuell nach 1–2 Wochen.

▪ Mobilisierungsplan für Infarktpatienten – praktisches Vorgehen

- **Gruppe A:** Patienten ohne Komplikationen in der Akutphase:
    - 2. und 3. Tag: 2-mal 10 min Sitzen auf der Bettkante mit Beinbaumeln
    - 4. und 5. Tag: Hinstellen vor das Bett, Atemgymnastik, 2-mal/Tag ums Bett gehen
    - 6. und 7. Tag: Gehen im Zimmer, Bewegungsübungen, 1-mal auf dem Flur gehen
    - 8. und 9. Tag: freies Auf- und Abgehen auf dem Flur, Gehzeit: 2-mal 30 min.
    - Herzfrequenzmessung: 3- bis 4-mal täglich
- **Gruppe B:** leichte bis mittelschwere Komplikationen in der Akutphase:
    - Verzögerte Mobilisierung, Bewegungsübungen und Nachtstuhl in der 1. Woche, allmählich ansteigende Aufstehzeiten ab 2. Woche nach Plan wie Gruppe A, jedoch zeitversetzt
- **Gruppe C:** schwere Komplikationen in der Akutphase (kardiogener Schock oder anhaltende Linksherzinsuffizienz, Papillarmuskelabriss, Septumperforation, Hinterwandinfarkt mit persistierendem höhergradigem AV-Block):
    - Langsame Mobilisierung, jeweils nach erneuter klinischer Einschätzung
- **Abbrechen der Mobilisierung:**
    - Schwere Stenokardien unter Belastung oder Reinfarkt
    - Kollapsneigung oder systolischer Blutdruckanstieg auf > 180 mmHg
    - Linksherzinsuffizienz mit Belastungsdyspnoe
    - Schwerwiegende Herzrhythmusstörungen

Patienten der Gruppe A werden in der Regel am 3. Tag auf die Allgemeinstation verlegt, Patienten der Gruppe B am 2.–4. Tag.

56.3.2 Behandlung von Infarktkomplikationen

Die wesentlichen Komplikationen in der Akutphase des Myokardinfarkts sind in ▶ Abschn. 56.1.3 dargestellt.

Herzrhythmusstörungen

Am häufigsten treten folgende Herzrhythmusstörungen auf:
- Ventrikuläre Extrasystolen
- Warnarrhythmien
- Ventrikuläre Tachykardien
- Kammerflimmern

▪ Ventrikuläre Extrasystolen und Warnarrhythmien

Bei nahezu allen Patienten mit transmuralem Infarkt treten in den ersten Tagen einzelne ventrikuläre Extrasystolen (auch als Bigeminus) auf. Sie sind nicht behandlungsbedürftig, d. h., es wird kein Lidocain oder Antiarrhythmikum der Klasse I zugeführt, um diese Extrasystolen zu unterdrücken. Bei der kontinuierlichen EKG-Überwachung muss aber auf folgende Warnarrhythmien geachtet werden:

> **Warnarrhythmien für Kammerflimmern**
> - Gehäufte polytope Extrasystolen
> - Ventrikuläre Extrasystolenketten
> - Ventrikuläre paroxysmale Tachykardien
> - R-auf-T-Phänomen
> - Bifaszikulärer Block
> - AV-Block II. und III. Grades

Treten ventrikuläre Extrasystolen in Salven oder Ketten auf, wird Lidocain zugeführt.

ⓘ Dosierung von Lidocain
- 1–1,5 mg/kg KG i. v., bei Bedarf weitere Boli von 0,5–0,75 mg/kg KG bis zu einer Gesamtdosis von 3 mg/kg KG
- Danach kontinuierliche Infusion von 2–4 mg/min

▪ Ventrikuläre Tachykardien

Bei rezidivierenden ventrikulären Tachykardien werden Amiodaron, Lidocain, Sotalol bzw. β-Blocker, bei verlängerter QT-Zeit evtl. auch Magnesium eingesetzt. Bei hämodynamisch instabiler ventrikulärer Tachykardie wird kardiovertiert.

▪ Kammerflimmern

Tritt Kammerflimmern auf, wird umgehend defibrilliert und reanimiert. Obwohl bei 4–18 % der Patienten in den ersten 48 h nach akutem Infarkt mit Kammerflimmern gerechnet werden muss, wird die prophylaktische Zufuhr von Lidocain oder Amiodaron nicht empfohlen, weil unter dieser Maßnahme die Frühletalität ansteigt.

Infarktbedingter kardiogener Schock

Der kardiogene Schock ist die häufigste Todesursache bei stationären Infarktpatienten. Er beruht zumeist auf einem linksventrikulären Pumpversagen. 5–10 % aller Infarktpatienten erleiden akut oder innerhalb der ersten Tage einen kardiogenen Schock, wobei die Sterblichkeit 50–80 % beträgt.

> Die wirksamste Behandlungsmaßnahme beim infarktbedingten Schock ist die Wiedereröffnung des verschlossenen Infarktgefäßes, in der Regel durch PCI. Dieses Verfahren der 1. Wahl sollte so rasch wie möglich durchgeführt werden.

Die Standardtherapie des kardiogenen Schocks umfasst folgende Maßnahmen (▶ Kap. 55):
- O_2-Gabe
- Je nach Blutgasstatus: frühzeitige maschinelle Atemunterstützung, um die Atemarbeit und den linksventrikulären Füllungsdruck zu vermindern
- Hämodynamische Überwachung
- Katecholamintherapie mit Dobutamin (positiv-inotrop) und/oder Noradrenalin (vasopressorisch, gering positiv-inotrop); bei rechtskardialer Infarzierung auch Volumengabe
- Intraaortale Ballongegenpulsation (IABP); linksventrikuläre Assist-Systeme
- Frühe Revaskularisation

Intraaortale Ballonpulsation (IABP)

Für den Einsatz der IABP gelten folgende Indikationen:
- Kardiogener Schock, der nicht durch pharmakologische Therapie beherrscht werden kann, vor einer Angiografie oder aortokoronaren Koronarbypassoperation (ACB-Operation)
- Akute Mitralinsuffizienz oder Ventrikelseptumruptur bei akutem Infarkt vor Angiografie oder ACB-Operation
- Nicht beherrschbare ventrikuläre Arrhythmie mit hämodynamischer Instabilität
- Therapierefraktäre Postinfarktangina als Vorbereitung auf die Angiografie oder Revaskularisation

56.4 Pflegeschwerpunkte

Zu den wichtigsten speziellen Aufgaben der Pflege eines Infarktpatienten gehören
- lückenlose Überwachung der Herz-Kreislauf-Funktion: EKG-Monitor, Hämodynamik,
- umgehendes Erkennen bedrohlicher Komplikationen,
- Lagerung und Mobilisierung,
- einfühlsame psychische Betreuung des Patienten.

56.4.1 Psychische Betreuung

In den ersten Tagen nach dem Infarkt ist das Befinden des Patienten v. a. durch Ängste und gedrückte (depressive) Stimmung gekennzeichnet. Im weiteren Verlauf treten häufig Depressionen auf. Weitere Störungen sind Verleugnung und Interaktionsprobleme. Das Auftreten psychischer Symptome erhöht nach derzeitigem Kenntnisstand das Risiko für Komplikationen, v. a. für den plötzlichen Herztod.

Angst

Für die erhöhte Angst des Infarktpatienten sind vermutlich 2 Faktoren von Bedeutung: zum einen das Erleben des Vernichtungsschmerzes während des akuten Ereignisses, zum anderen die für einen Teil der Koronarpatienten typische negative Vorstellung über den Verlauf ihrer Erkrankung. Es wird aber nicht nur der Tod gefürchtet, sondern auch das Selbstwertgefühl als bedroht erlebt. Besonders von Patienten, die sich in ihrem Leben verstärkt um soziale Anerkennung bemühen, wird ein Verlust der sozialen Wertschätzung und damit auch der bisherigen Sozialkontakte befürchtet. Weiterhin kann ein überbeschützendes Verhalten (aufgrund von Verlustängsten oder Schuldgefühlen) der Angehörigen die Ängste vergrößern. Die Angst kann durch folgende Maßnahmen gemindert werden:
- Kompetente ärztliche und pflegerische Betreuung
- Aufklärung über die Erkrankung und entsprechende Beruhigung, v. a. Beseitigung unrealistischer Vorstellungen
- Aufstellung von Plänen für die spätere Rehabilitation

Depression

Anfängliche depressive Gefühle sollten als normale Reaktion auf die akute Erkrankung gewertet werden. Sie sind Zeichen der Auseinandersetzung mit der Bedrohung durch die Erkrankung und deren Folgen für das weitere Leben. Pathologisch ist erst der Übergang in ausgeprägte und anhaltende depressive Symptome. So kann der Infarkt bei Patienten, die für ihr Selbstwertgefühl auf große körperliche und seelische Leistungsfähigkeit angewiesen sind und die jetzt ihre Abhängigkeit von anderen erfahren und hinnehmen müssen, der Infarkt eine tiefgreifende narzisstische Krise auslösen. Nicht selten manifestieren sich diese Störungen in aggressiven Impulsen. Wegen der Abhängigkeit von Ärzten und Pflegepersonen richten sich diese Impulse oft gegen das eigene Selbst. Niedergedrückte Stimmung kann durch folgende Maßnahmen häufig gebessert werden:
- Empathische Zuwendung in Gesprächen
- Verständnis äußern für die aktuellen Gefühle des Patienten
- Anerkennung der bisherigen Lebensleistung
- Förderung des positiven Denkens
- Hinweise auf die Möglichkeit der vollständigen Rehabilitation

Verleugnung

Verleugnung ist ein Abwehrmechanismus, mit dem Ängste reduziert werden sollen. In der Akutphase ist diese Reaktion normal und trägt zur Entlastung von dem als Schock erlebten Geschehen bei. Anhaltende und übermäßige Verleugnung kann aber schließlich dazu führen, dass die Erkrankung nicht angemessen bewältigt wird. Geeignete Maßnahmen sind

- das Angebot einer tragfähigen Beziehung,
- eine klare Orientierung über die Therapieziele einschließlich der Rehabilitation,
- der Hinweis, dass das Ertragen der derzeitigen Schwäche eine Stärke ist.

Interaktionsprobleme

Sie treten v. a. bei Patienten auf, die in jedem Fall die Kontrolle über sich und ihre Umwelt behalten müssen, also Schwierigkeiten haben, Abhängigkeit von anderen hinzunehmen. Diese Patienten versuchen häufig, eine Position der Überlegenheit gegenüber den Helfern herzustellen oder wiederzuerlangen und verweigern die Annahme von Hilfsangeboten. Bei Patienten, die den Infarkt als narzisstische Kränkung erleben, muss mit aggressiven Impulsen gerechnet werden.

Häufige Fehler bei der psychischen Führung

Zu den häufigen Fehlern bei der psychischen Führung des Patienten gehören

- die Nichtbeachtung des stillen, unauffälligen Kranken; hier liegen nicht selten erhebliche Ängste und depressive Stimmungen vor,
- eine unnötige Frustration des Patienten, z. B. durch nicht zwingend erforderliche Einschränkungen oder Behinderungen,
- alleiniges Vertrauen auf die Monitorüberwachung mit mangelhafter Zuwendung; dies führt zu Verlassenheits- und Einsamkeitsgefühlen des Patienten,
- eine unvorbereitete Verlegung von der Intensivstation; sie kann schmerzhafte Trennungsängste auslösen.

Nachschlagen und Weiterlesen

Christ J, Sagmeister V (2019) BASICS Kardiologie, 5. Aufl. Urban & Fischer, München

Deutsche Gesellschaft für Kardiologie – Herz- und Kreislaufforschung e. V. (2016) ESC Pocket Guidelines: Akutes Koronarsyndrom ohne ST-Hebung (NSTE-ACS), Version 2015. Börm Bruckmeier, Grünwald (https://leitlinien.dgk.org/2016/pocket-leitlinie-akutes-koronarsyndrom-ohne-st-hebung-nste-acs-version-2015/, Zugegriffen: 05. Februar 2021)

Deutsche Gesellschaft für Kardiologie – Herz- und Kreislaufforschung e. V. (2018) ESC Pocket Guidelines: Therapie des akuten Herzinfarktes bei Patienten mit ST-Streckenhebung (STEMI), Version 2017. Börm Bruckmeier, Grünwald (https://leitlinien.dgk.org/2018/pocket-leitlinie-therapie-des-akuten-herzinfarktes-bei-patienten-mit-st-streckenhebung-stemi-version-2017/, Zugegriffen: 05. Februar 2021)

Deutsche Gesellschaft für Kardiologie – Herz- und Kreislaufforschung e. V. (2019) ESC Pocket Guidelines. 4. Definition des Myokardinfarkt. Version 2018. Börm Bruckmeier, Grünwald (https://leitlinien.dgk.org/2019/pocket-leitlinie-vierte-definition-des-myokardinfarktes/, Zugegriffen: 05. Februar 2021)

Erdmann E (2011) Klinische Kardiologie, 8. Aufl. Springer, Berlin, Heidelberg, New York

Radke PW, Wolfrum S, Elsässer A et al (2011) „Standard operating procedures" für periprozedurale Komplikationen im Herzkatheterlabor. Kardiologe 5:27–37 (https://leitlinien.dgk.org/0201/standard-operating-procedures-fuer-periprozedurale-komplikationen-im-herzkatheterlabor/, Zugegriffen: 05. Februar 2021)

Stierle U, Weil J (2020) Klinikleitfaden Kardiologie, 7. Aufl. Urban & Fischer, München

Internet

Deutsche Gesellschaft für Kardiologie – Herz und Kreislaufforschung e. V. (DGK) (2019) Deutsch-österreichische S3-Leitlinie: Infarktbedingter kardiogener Schock – Diagnose, Monitoring und Therapie. https://www.awmf.org/leitlinien/detail/ll/019-013.html. Zugegriffen: 5. Febr. 2021

Lungenembolie und akutes Cor pulmonale

Reinhard Larsen

Inhaltsverzeichnis

Nachschlagen und Weiterlesen

Christ J, Sagmeister V (2019) BASICS Kardiologie, 5. Aufl. Urban & Fischer, München

Deutsche Gesellschaft für Kardiologie – Herz- und Kreislaufforschung e. V. (DGK) (2020) Version, Bd. 2019. Börm Bruckmeier, Grünwald

Gesenberg S, Voigt I (2017) Pflegewissen Kardiologie. Springer, Berlin, Heidelberg, New York

Internet

Deutsche Gesellschaft für Angiologie – Gesellschaft für Gefäßmedizin e. V. (DGA) (2017) Leitlinie: Diagnostik und Therapie der Venenthrombose und der Lungenembolie. https://www.awmf.org/leitlinien/detail/ll/065-002.html. Zugegriffen: 5. Febr. 2021

57

Lunge, Atmung und Beatmung

Inhaltsverzeichnis

hingegen der Alveolardruck höher sein als der Munddruck; es gilt:

- Strömungsdruck bei Inspiration = Munddruck (Luftdruck) − intraalveolärer Druck,
- Strömungsdruck bei Exspiration = intraalveolärer Druck − Munddruck (Luftdruck).

Analog zum Ohm-Gesetz der Elektrizität wird das Verhältnis zwischen treibender Druckdifferenz und Atemstromstärke $\dot{V}$ als *Atemwegswiderstand* oder *Resistance* bezeichnet (▸ Abschn. 58.2.4):

$$R = \frac{\text{Munddruck} - \text{Alveolardruck}}{\text{Atemstromstärke}}$$

Normalwert: 0,05–1,5 kPa/l/s.

❯ Der Atemwegswiderstand wird durch die innere Reibung der strömenden Atemluft und durch die Reibung zwischen der Atemluft und den Atemwegen hervorgerufen.

Unterschiedliche Größe der Atemwegswiderstände

Entgegen gängiger Vorstellung sind es nicht die kleinen Atemwege, in denen der Widerstand am höchsten ist, sondern die größeren, d. h. obere Atemwege, Trachea, Hauptbronchien sowie Lappen- und Segmentbronchien bis zu einem Durchmesser von 2 mm. In diesen Abschnitten sind mehr als 80 % des Atemwegswiderstands lokalisiert, in den Bronchiolen mit einem Durchmesser von < 2 mm weniger als 20 %.

Faktoren, die den Atemwegswiderstand beeinflussen

Der Atemwegswiderstand wird vom Lungenvolumen und vom Tonus der Bronchialmuskulatur beeinflusst.

▪ Lungenvolumen

Nimmt das Lungenvolumen zu, fällt der Atemwegswiderstand ab, weil mit zunehmendem Lungenvolumen die größeren und mittelgroßen Bronchien aufgrund der Zugkraft der Lunge erweitert werden. Umgekehrt nimmt der Atemwegswiderstand bei einer Verkleinerung des Lungenvolumens zu, da auch die Atemwege wegen der nachlassenden Zugkräfte der Lunge enger werden. Bei sehr kleinen Lungenvolumina können die Bronchiolen kollabieren und hierdurch der Widerstand erheblich ansteigen.

▪ Nervale Regulation des Atemwegswiderstands

Abgesehen von den passiven Kaliberschwankungen der Atemwege durch die Zugkraft der Lunge wird der Atemwegswiderstand aktiv durch Kontraktion oder Relaxation glatter Muskeln nerval reguliert. Glatte Muskeln sind über die gesamten Atemwege bis hin zu den Alveolargängen verteilt. Zwar besitzen die Alveolen

selbst keine Muskelzellen, jedoch finden sich an den Einmündungen in die Alveolargänge sphinkterartige Muskelfasern, die unabhängig von der Bronchialmuskulatur kontrahieren können. Hierdurch werden die Alveolargänge zusammengezogen und die Alveolen abgeflacht, sodass die Luft aus den Alveolen gedrückt wird. Lungenvolumen und Compliance nehmen ab. Dagegen erhöht eine Kontraktion der terminalen Bronchiolen den Atemwegswiderstand; die Exspiration wird erschwert und das Lungenvolumen nimmt zu.

Bei gesteigertem Ventilationsbedarf, z. B. bei körperlicher Tätigkeit, werden die Atemwege reflektorisch während der Inspiration erweitert.

58.2.6 Atemarbeit

Die Inspiration ist ein aktiver Vorgang, der eine Atemarbeit erfordert. Diese Arbeit wird von den inspiratorischen Atemmuskeln geleistet. Die Atemmuskeln müssen folgende **Widerstände** überwinden:

- Elastische Kräfte, die sich der Ausdehnung der Lunge widersetzen
- Viskosität des Lungen- und Thoraxgewebes
- Atemwiderstand während der Luftbewegung in den Atemwegen

Die normale Atemarbeit verbraucht sehr wenig Energie; auch bei körperlicher Anstrengung nimmt der prozentuale Anteil am Gesamtenergieverbrauch des Körpers nur sehr wenig zu. Anders hingegen bei Lungenerkrankungen, die mit einer Abnahme der Compliance oder einer Zunahme des Atemwiderstands einhergehen: Hier kann die Atemarbeit bis zur völligen Erschöpfung, sogar bis zum Tod des Patienten zunehmen.

58.3 Lungenvolumina

Mithilfe eines Spirometers können die verschiedenen Lungenvolumina (◘ Abb. 58.2), zum Teil auf einfache Weise, bestimmt werden. Hierzu wird die ein- und ausgeatmete Luft gemessen:

- Das **Atemzugvolumen** ist das Volumen der mit einem Atemzug ein- oder ausgeatmeten Luft. Es beträgt beim Erwachsenen etwa 500 ml (ca. 7 ml/kg KG).
- Das **inspiratorische Reservevolumen** ist das Luftvolumen, das nach einer normalen Inspiration noch zusätzlich eingeatmet werden kann. Es beträgt etwa 3000 ml.
- Das **exspiratorische Reservevolumen** ist das Luftvolumen, das am Ende einer normalen Exspiration noch zusätzlich ausgeatmet werden kann; Größe: etwa 1100 ml.
- Das **Residualvolumen** ist das Luftvolumen, das auch nach einer maximalen Exspiration noch in der Lunge

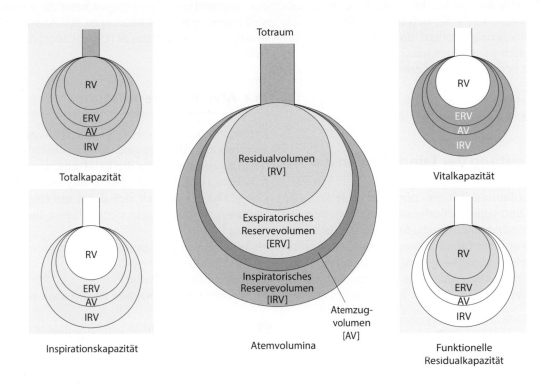

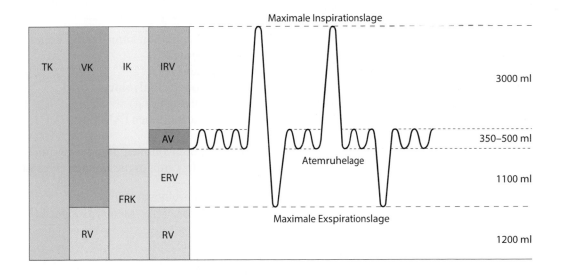

Abb. 58.2 Lungenvolumina. AV = Atemzugvolumen; ERV = exspiratorisches Reservevolumen; FRK = funktionelle Residualkapazität: ERV + RV; IK = Inspirationskapazität: IRV + AV; IRV = inspiratorisches Reservevolumen; RV = Reservevolumen; TK = Totalkapazität; VK = Vitalkapazität: AV + IRV + ERV

zurückbleibt. Es beträgt etwa 1200 ml und kann nicht mit einem Spirometer gemessen werden.

— Die **funktionelle Residualkapazität** ist die Summe von Residualvolumen und exspiratorischem Reservevolumen. Dies ist die Luft, die nach einer normalen Exspiration in der Lunge zurückbleibt; Größe: etwa 2300 ml.

— Die **Inspirationskapazität** ist die Summe von Atemzugvolumen und inspiratorischem Reservevolumen. Das ist die Luftmenge, die nach einer normalen Exspiration maximal eingeatmet werden kann.

— Die **Vitalkapazität** ist die Summe aus Atemzugvolumen, inspiratorischem Reservevolumen und exspiratorischem Reservevolumen. Das ist die Luftmenge,

die nach einer maximalen Inspiration maximal ausgeatmet werden kann. Sie beträgt etwa 5000 ml.
- Die **Totalkapazität** umfasst das gesamte Luftvolumen, das sich nach einer maximalen Inspiration in der Lunge befindet; Größe: etwa 6000 ml.

Alle angeführten Volumina und Kapazitäten liegen bei Frauen 20–25 % niedriger als bei Männern.

58.3.1 Bedeutung der Lungenvolumina

Die Lungenvolumina hängen normalerweise von der Körpergröße und vom Körperbau ab, außerdem von der Körperlage. Sie sind anatomische Messgrößen, die nichts über die Funktion der Lunge aussagen. Allerdings gehen zahlreiche Lungenerkrankungen mit Veränderungen der Lungenvolumina einher, sodass die Lungenvolumina zur Beurteilung der Erkrankung mit herangezogen werden können.

Residualvolumen

Das Residualvolumen ist die Luft, die auch nach einer maximalen Ausatmung noch in der Lunge zurückbleibt.

Ohne das Residualvolumen würde die Lunge während der Exspiration kollabieren. Jede erneute Inspiration müsste dann mit einem größeren Kraftaufwand erfolgen, als wenn die Alveolen durch das Residualvolumen bereits vorgedehnt wären. Zur Veranschaulichung: Ein bereits etwas aufgeblasener (vorgedehnter) Luftballon lässt sich leichter bis zu einer bestimmten Größe aufblasen als ein luftleerer Ballon. Mit zunehmender Größe nimmt allerdings die Dehnbarkeit des Ballons wieder ab, ebenso die der Lungenalveolen.

Funktionelle Residualkapazität

Residualvolumen und exspiratorisches Reservevolumen ergeben zusammen die funktionelle Residualkapazität (FRK oder FRC).

Die FRK bewirkt, dass zwischen den einzelnen Atemzügen weiterhin Luft in den Alveolen für den pulmonalen Gasaustausch zur Verfügung steht. Gäbe es die FRK nicht, d. h., wäre die Lunge nach jeder Exspiration luftleer, würden die Blutkonzentrationen von O_2 und CO_2 mit jedem Atemzug beträchtlich hin und her schwanken. So aber sorgt die FRK dafür, dass die beiden Blutgase während des Atemzyklus relativ konstant bleiben.

Vitalkapazität

Die Vitalkapazität eines Menschen hängt von zahlreichen Faktoren ab, z. B. vom Körperbau, von der Körperlage während der Messung, von der Stärke der Atemmuskulatur und von der Compliance von Lunge und Thorax.

Bei bestimmten Erkrankungen kann die Vitalkapazität abnehmen, z. B. bei Lähmungen der Atemmuskeln, bei herabgesetzter Dehnbarkeit (Compliance) der Lunge und beim Lungenödem.

58.4 Alveoläre Ventilation

Die Ventilation ist die Hin- und Herbewegung von Luft zwischen den Alveolen und der Umgebung. Die Ventilation ist gewissermaßen die Belüftung der Alveolen mit Frischgas (O_2) und ihre Entlüftung von verbrauchtem Gas (CO_2). Es handelt sich dabei um einen zyklischen Vorgang, der aus verschiedenen Phasen besteht:
- Inspiration
- Wechsel von Inspiration zu Exspiration
- Exspiration
- Exspiratorische Pause
- Wechsel von Exspiration zu Inspiration

> Die Ventilation wird so gesteuert, dass in der Alveolarluft ein pO_2 von ca. 100 mmHg und ein pCO_2 von ca. 40 mmHg herrschen.

58.4.1 Kenngrößen der Ventilation

Die alveoläre Ventilation kann durch folgende Parameter beschrieben werden:
- Atemfrequenz (f)
- Atemzug- oder Tidalvolumen (V_T)
- Totraumvolumen (V_D)
- Atemminutenvolumen (AMV bzw. $\dot{V}$)

Das Atemminutenvolumen gibt die gesamte Frischluftmenge an, die in 1 min in die Lungen eingeatmet wird:

Atemminutenvolumen ($\dot{V}$)
= Atemfrequenz (f) × Atemzugvolumen (V_T)

> **Normwerte**
> - Atemfrequenz (f): 12–20/min
> - Atemzugvolumen (V_T): 500 ml (7 ml/kg KG)
> - Atemminutenvolumen, z. B. $\dot{V}$ = 12 (f) × 500 (V_T) = 6000 ml

Das Wichtigste an der gesamten Ventilation ist die Belüftung der *Alveolen*, denn nur hier findet der pulmonale Gasaustausch mit dem Blut statt, nicht hingegen in den zuleitenden Atemwegen. Diese Atemwege nehmen nicht am Gasaustausch teil. Sie werden deshalb auch als anatomischer Totraum bezeichnet.

58.4.2 Totraum

Bevor die Luft in die Alveolen gelangt, muss zunächst der Totraum aufgefüllt werden. Zum Totraum zählen die luftleitenden Wege, also Nase, Rachen, Kehlkopf, Luftröhre, Bronchien und Bronchiolen. Somit gelangt nicht die gesamte eingeatmete Frischluft in die Alveolen, sondern nur ein bestimmter Anteil des Atemzugvolumens. Die Luftmenge, die in die Alveolen einströmt, errechnet sich aus dem Atemzugvolumen minus dem Totraumvolumen. Hierbei beträgt das Totraumvolumen etwa 150 ml. Das bedeutet: Von einem Atemzug von 500 ml gelangen nur 350 ml bis in die Alveolen; und nur diese 350 ml nehmen am pulmonalen Gasaustausch teil.

58.4.3 Alveoläre Minutenventilation

Die alveoläre Minutenventilation umfasst das gesamte Frischluftvolumen, das innerhalb von 1 min in die Alveolen einströmt. Es errechnet sich aus der Atemfrequenz und dem alveolären Anteil des Atemzugvolumens:

AMV_{alv}

= Atemfrequenz × (Atemzugvolumen − Totraumvolumen)

$$AMV_{alv} = f \times (V_T - V_D)$$

Werden die „normalen" Atemwerte in diese Formel eingesetzt, errechnet sich die alveoläre Minutenventilation in folgender Weise:

$$AMV_{alv} = 12 \times (500 - 150) = 4200 \, ml/min$$

Wenn man sich die Formel genau betrachtet, erkennt man Folgendes:

❯ Bei niedrigen Atemzugvolumina und hoher Atemfrequenz kann die alveoläre Ventilation ab- statt zunehmen.

Beispiel:

$$AMV_{alv} = 30 \, (f) \times (250 - 150) = 3000 \, ml/min$$

Bei sehr hohen Atemzugvolumina wird die Bedeutung der Totraumventilation für die alveoläre Ventilation zunehmend geringer. Diese Beziehungen sind klinisch v. a. bei der maschinellen Beatmung wichtig.

58.5 Pulmonaler Gasaustausch

Nachdem Frischluft in die Alveolen eingeströmt ist, beginnt der pulmonale Gasaustausch: O_2 aus der Alveolarluft diffundiert in das Lungenkapillarblut und CO_2 aus dem Lungenkapillarblut in die Alveolarluft. Die Diffusion dieser beiden Gase in verschiedene Richtungen beruht auf ihren unterschiedlichen Partialdrücken. In der Alveolarluft ist der O_2-Partialdruck (pO_2) höher als im Lungenkapillarblut: O_2 strömt entlang diesem Druckgefälle in das Blut ein. Im Blut wiederum ist der CO_2-Partialdruck größer als in der Alveolarluft: CO_2 strömt entlang dem Druckgefälle aus dem Blut in die Alveolen und wird mit der Alveolarluft ausgeatmet.

58.5.1 O_2- und CO_2-Partialdrücke

Die eingeatmete Luft ist ein Gemisch aus mehreren Gasen und Wasserdampf: Stickstoff (N_2), Sauerstoff (O_2), Wasser (H_2O), Kohlendioxid (CO_2) und Edelgase. Die einzelnen Gase liegen im Luftgemisch nicht nur in unterschiedlicher Konzentration vor, sondern üben auch jeweils einen spezifischen Druck aus, der als Teildruck oder Partialdruck bezeichnet wird. Werden diese Teildrücke addiert, ergibt sich hieraus der Gesamtdruck des Luftgemischs: Er beträgt in der Regel 760 mmHg. Dies ist der Druck der uns umgebenden Atmosphäre. Der Druck des Luftgemischs (und der aller anderen Gase) entsteht dadurch, dass die Gasmoleküle sich in ständiger Bewegung befinden und dabei miteinander kollidieren. Der Druck des Gases hängt u. a. von der Anzahl der Kollisionen ab.

❯ In einem Gasgemisch verhält sich jedes Gas so, als ob es allein vorhanden wäre, d. h., die anderen Gase haben keinen Einfluss auf den Partialdruck des betreffenden Gases. Hierbei gilt: je höher die Konzentration eines Gases, desto größer der Partialdruck.

Die Partialdrücke der Gase werden mit p bezeichnet.

Zurück zur Lunge: In den Alveolen sind die Gase des Luftgemischs durch Membranen vom Lungenkapillarblut getrennt. Sie diffundieren nun aufgrund des Partialdruckgefälles zwischen Alveolen und Blut durch die Membranen in das Blut und lösen sich hier so lange, bis ein Gleichgewichtszustand zwischen dem Gas in der Alveolarluft und dem im Blut gelösten Gas eingetreten ist. Im Gleichgewichtszustand herrscht Partialdruckgleichheit, d. h., die Gase strömen so lange vom Ort mit dem höheren Partialdruck zum Ort des niedrigeren Partialdrucks, bis an beiden Orten identische Partialdrücke herrschen.

Die *Konzentration* des im Blut gelösten Gases hängt nicht nur von der Höhe des Partialdrucks ab (je höher der Partialdruck, desto größer die gelöste Menge), sondern auch vom Löslichkeitskoeffizienten des bestimmten Gases. So gibt es gut lösliche und schlecht lösliche Gase.

58

58.5.2 Wasserdampfdruck, pH$_2$O

Alle Gase, die in die Lunge gelangen, werden vom Körper mit Wasser angefeuchtet. Dieses Wasser verdampft in das Gasgemisch und übt einen bestimmten Druck aus, den Dampfdruck. Bei 37 °C beträgt der Dampfdruck 47 mmHg; er muss bei allen Berechnungen der Alveolarluft berücksichtigt werden.

58.5.3 Zusammensetzung der Gasgemische

Die eingeatmete Raumluft besitzt auf Meereshöhe zunächst folgende Zusammensetzung:

Stickstoff	79 %	pN$_2$	600 mmHg
Sauerstoff	20,9 %	pO$_2$	159 mmHg
Andere Gase	0,1 %	p	1 mmHg
Gesamt	100 %		760 mmHg

> Die Raumluft besteht fast ausschließlich aus N$_2$ und O$_2$.

CO$_2$ ist normalerweise kaum enthalten, der Wasserdampfgehalt gering.

Auf dem Weg in die Alveolen wird dieses Gasgemisch jedoch mit *Wasserdampf* gesättigt. Da in den Alveolen der Druck des Gasgemischs nicht über 760 mmHg ansteigen kann, dehnt sich das Gasgemisch durch den hinzutretenden Wasserdampf aus. Hierdurch werden die Gase verdünnt. Die Zusammensetzung der nun angefeuchteten Luft hat sich in folgender Weise verändert:

Stickstoff	74 %	pN$_2$	563 mmHg
Sauerstoff	19,7 %	pO$_2$	149,3 mmHg
Wasserdampf	6,2 %	pH$_2$O	47 mmHg

Auch diese Luft entspricht noch nicht der Zusammensetzung der Alveolarluft. Hierfür gibt es mehrere Gründe: Die Alveolarluft wird nicht mit jedem Atemzug vollständig durch Frischluft ersetzt; vielmehr stammt der erste Anteil aus dem Totraum. Aus der Alveolarluft wird fortwährend O$_2$ ins Blut aufgenommen, während gleichzeitig CO$_2$ in die Alveolarluft einströmt. Schließlich ergibt sich folgende **Zusammensetzung der Alveolarluft**:

Stickstoff	74,9 %	pN$_2$	569 mmHg
Sauerstoff	13,6 %	pO$_2$	104 mmHg
Kohlendioxid	5,3 %	pCO$_2$	40 mmHg
Wasserdampf	6,2 %	pH$_2$O	47 mmHg

58.5.4 O$_2$-Konzentration und pO$_2$ in den Alveolen

Die O$_2$-Konzentration und der O$_2$-Partialdruck in den Alveolen hängen von der Aufnahme des O$_2$ in das Blut und von der Belüftung der Alveolen mit Frischluft ab: Je mehr O$_2$ ins Blut diffundiert, desto niedriger werden die alveoläre Konzentration und der Partialdruck. Andererseits gilt: Je höher das Atemminutenvolumen, desto höher sind die Konzentration und der Partialdruck von O$_2$ in den Alveolen. Hierbei gilt aber: Bei Atmung von *Raumluft* kann der alveoläre pO$_2$ auch durch maximale Ventilation niemals höher als 149 mmHg ansteigen.

58.5.5 CO$_2$-Konzentration und pCO$_2$ in den Alveolen

CO$_2$ wird ununterbrochen mit dem Blut aus dem Stoffwechsel zu den Alveolen transportiert und von dort durch den Vorgang der *Ventilation* ausgeatmet. Alveoläre CO$_2$-Konzentration und alveolärer pCO$_2$ hängen von der Diffusion des CO$_2$ aus dem Blut in die Alveolen und von der alveolären Minutenventilation ab:

- Der alveoläre pCO$_2$ steigt direkt mit zunehmender Ausscheidung aus dem Blut an.
- Der alveoläre pCO$_2$ ist umgekehrt proportional zum alveolären Minutenvolumen: je höher das Atemminutenvolumen, desto niedriger der alveoläre pCO$_2$ und umgekehrt.

58.5.6 Exspirationsluft

Die ausgeatmete Luft ist ein Gemisch aus Totraumluft und Alveolarluft. Ihre Zusammensetzung hängt damit von der Zusammensetzung dieser beiden Anteile ab:

Stickstoff	74,5 %	pN$_2$	566 mmHg
Sauerstoff	15,7 %	pO$_2$	120 mmHg
Kohlendioxid	3,6 %	pCO$_2$	27 mmHg
Wasserdampf	6,2 %	pH$_2$O	47 mmHg

58.5.7 Diffusion der Atemgase durch die Lungenmembranen

In den respiratorischen Einheiten der Lunge findet der Austausch der Gase zwischen den Alveolen und dem Blut statt. Diese respiratorischen Einheiten bestehen aus respiratorischen Bronchiolen, Alveolardukten und Alveolen (□ Abb. 58.3). Die 300 Mio. respiratorischen Einheiten in den beiden Lungen sind sehr klein: So beträgt der Durchmesser der Alveolen nur 0,25 mm; und auch ihre Wände sind außerordentlich dünn. Das Netz-

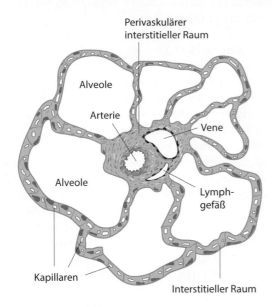

Abb. 58.3 Die Lungenalveolen und ihre Blutgefäße, der Ort des pulmonalen Gasaustauschs

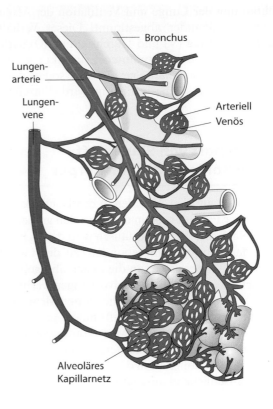

Abb. 58.4 Lungenkapillarnetz um die Alveolen. Das venöse Blut (*blau*) in den Pulmonalarterien wird während der Passage des alveolären Kapillarnetzes mit O_2 angereichert und gelangt über die arterielles Blut (*rot*) führenden Lungenvenen in den linken Vorhof

werk der Lungenkapillaren (■ Abb. 58.4) befindet sich in den Alveolarwänden und ist ebenfalls entsprechend dünn. Da die Kapillaren nur einen sehr geringen Durchmesser besitzen, strömt das Blut wie ein dünner Film durch sie hindurch. Der Vorteil eines solchen Blutfilms besteht darin, dass die Atemgase der Alveolen mit dem Kapillarblut in besonders engen Kontakt kommen. Hierdurch wird der Gasaustausch zwischen ihnen gefördert. Folgende *Schichten* müssen dabei von den Gasen durchdrungen werden:

- Der innere Oberflächenfilm der Alveolen (Surfactant)
- Das sehr dünne Alveolarepithel
- Die Basalmembran des Epithels
- Der interstitielle Raum zwischen Alveolarepithel und Kapillarmembran
- Die Basalmembran der Kapillare
- Das Endothel der Kapillare

Offensichtlich müssen somit die Gase zahlreiche Membranen durchdringen, bevor sie aus den Alveolen ins Blut oder umgekehrt aus dem Blut in die Alveolen gelangen. Diese Vielschichtigkeit der Membranen spielt jedoch unter physiologischen Bedingungen keine wesentliche Rolle für den pulmonalen Gasaustausch.

■ **Partialdruckdifferenz an der respiratorischen Membran**

Dies ist die Differenz zwischen dem Partialdruck des Gases in den Alveolen und seinem Partialdruck im Blut; hierbei gilt:

- Ist der Partialdruck eines Gases in den Alveolen höher als im Blut, so diffundiert das Gas in das Blut (z. B. O_2).
- Ist hingegen der Partialdruck des Gases im Blut höher als in den Alveolen, so diffundiert das Gas vom Blut in die Alveolen (z. B. CO_2).

Diffusionskapazität

Die Diffusionskapazität ist ein Maß für die Leistungsfähigkeit der respiratorischen Membran. Sie gibt an, wie viel Gasvolumen pro mmHg Druckänderung durch die Membran diffundieren kann. Sie wird von den oben angegebenen Faktoren maßgeblich beeinflusst. Bei ruhiger Atmung diffundieren 230 ml O_2/min durch die Membran in das Blut. Diese Menge entspricht dem O_2-Bedarf des Organismus. Bei Belastung nehmen die O_2- und die CO_2-Diffusion durch die Membran zu.

Durchblutung und Belüftung der Lunge

Wie wirksam der Gasaustausch an der respiratorischen Membran ist, hängt nicht allein von der alveolären Ventilation ab, sondern ganz entscheidend von der Durchblutung der Lungenkapillaren. Denn ohne Durchblutung ist kein Gasaustausch möglich. Darum sind die

Durchblutung der Lunge und Ventilation der Alveolen sehr fein aufeinander abgestimmt. Dieses Verhältnis zwischen Belüftung ($\dot{V}$) und Durchblutung ($\dot{Q}$) wird als $\dot{V}/\dot{Q}$ bezeichnet. Bei bestimmten Erkrankungen kann dieses Verhältnis nachhaltig gestört sein, sodass der pulmonale Gasaustausch beeinträchtigt wird (Einzelheiten: ▶ Kap. 59).

58.6 Transport von Sauerstoff und Kohlendioxid im Körper

O_2 diffundiert aus den Alveolen in das Lungenkapillarblut, weil der Partialdruck in den Alveolen größer ist als im Blut. Nach diesem Gasaustausch wird der O_2 im Blut, v. a. an das Hämoglobin gebunden, zu den Geweben transportiert. Hier wird er an die Zellen abgegeben und bei verschiedenen Stoffwechselvorgängen verbraucht. Als Folge dieses Prozesses entstehen große Mengen CO_2, das in die Gewebekapillaren diffundiert und mit dem Blut zur Lunge transportiert wird. Von hier diffundiert es aufgrund der Partialdruckdifferenz – der CO_2-Partialdruck im Blut ist höher als in der Lunge – in die Alveolen und wird anschließend ausgeatmet.

58.6.1 Transport von O_2 im Blut

O_2 wird im Blut in folgender Weise zu den Geweben transportiert:

- Chemisch an das Hämoglobin der Erythrozyten gebunden: 97 %
- Physikalisch im Plasma gelöst: 3 %

Hieraus ergibt sich: Der O_2 wird im Blut fast ausschließlich von den *Erythrozyten* transportiert. Die im Plasma physikalisch gelöste Menge spielt hingegen nur eine sehr untergeordnete Rolle.

O_2-Bindung des Hämoglobins

Das Blut enthält etwa 15 g Hämoglobin pro 100 ml. Jedes Gramm Hämoglobin (Hb) kann maximal 1,34 ml (1,39 ml, wenn das Hb chemisch rein ist) O_2 binden.

> Hüfner-Zahl: 1 g Hb bindet max. 1,39 ml O_2, unter physiologischen Bedingungen 1,34 ml O_2.

Dann binden 15 g Hb (15 × 1,39 =) 20,8 bzw. 21 ml O_2. Das bedeutet: In 100 ml Blut mit einem Hb-Gehalt von 15 g sind 21 Vol.-% O_2 chemisch gebunden, wenn jedes Gramm Hb die maximal mögliche O_2-Menge (1,39 ml) aufgenommen hat, d. h. zu 100 % mit O_2 gesättigt ist.

Wie viel O_2 das Hb jeweils aufnimmt, hängt vom arteriellen O_2-Partialdruck (p_aO_2) ab; je höher der Partialdruck, desto mehr O_2 kann aufgenommen werden. Ist

das gesamte Hb maximal mit O_2 beladen, so gilt: Das Hb ist zu 100 % mit O_2 gesättigt.

■ O_2-Sättigung (S_aO_2)

Sie sagt aus, zu wie viel Prozent das Hb aktuell mit O_2 gesättigt ist. Die O_2-Sättigung des Hb hängt vom *O_2-Partialdruck* ab. Bei einem normalen arteriellen pO_2 von 100 mmHg beträgt die O_2-Sättigung des Hb im arteriellen Blut 96 %. Eigentlich müsste die Sättigung bei diesem p_aO_2 100 % betragen. Eine Vollsättigung des Blutes mit O_2 wird aber nicht erreicht, weil eine geringe Menge Blut nicht am pulmonalen Gasaustausch teilnimmt, sondern über Kurzschlüsse in den arteriellen Kreislauf fließt. Dieses kurzgeschlossene Blut (sog. „Shunt") bleibt venös: Es mischt sich mit dem arteriellen Blut und setzt dessen O_2-Sättigung um etwa 3 % herab. Außerdem liegen im Blut 0,5–1 % des Hb als MetHb (Methämoglobin) vor und 1–2 % als COHb. Für S_aO_2 gilt Folgendes:

$$S_aO_2(\%) = \frac{cO_2Hb}{cO_2Hb + cDesoxyHb + cCOHb + cMetHb}$$

c = Konzentration, O_2Hb = mit O_2 beladenes Hb, DesoxyHb = Hb ohne O_2, COHb = Hb mit Kohlenmonoxid statt O_2

Im Gegensatz zu dieser auf das Gesamt-Hb bezogenen O_2-Sättigung (S_aO_2) kennzeichnet die *partielle* O_2-Sättigung (S_pO_2) den prozentualen (fraktionellen) Anteil des O_2Hb an der Summe von O_2Hb + DesoxyHb:

$$S_pO_2(\%) = \frac{cO_2Hb}{cO_2Hb + cDesoxyHb}$$

> Als Schwellenwert für therapeutische Maßnahmen gilt ein Abfall der S_aO_2 auf 90 %.

■ O_2-Bindungskurve

Diese Kurve beschreibt die Beziehung zwischen dem arteriellen pO_2 und der O_2-Sättigung des Hb (◘ Abb. 58.5). Zu jedem bestimmten p_aO_2 im Blut gehört auch eine bestimmte O_2-Sättigung des Hb. Bei niedrigem p_aO_2 ist auch die O_2-Sättigung niedrig, bei hohem p_aO_2 ist auch die O_2-Sättigung entsprechend hoch.

Die Beziehung zwischen O_2-Sättigung des Hb und p_aO_2 im Blut ist jedoch *nicht* linear, d. h., fällt der p_aO_2 um einen bestimmten Betrag ab, so fällt nicht gleichzeitig die O_2-Sättigung um denselben Betrag ab. Vielmehr besteht folgende Beziehung (◘ Abb. 58.5):

- Im Bereich niedriger p_aO_2-Werte verläuft die Kurve sehr steil, d. h., bereits geringe Anstiege des p_aO_2 führen zu einer starken Zunahme der O_2-Sättigung.
- Im Bereich höherer p_aO_2-Werte, also im Normalbereich und darüber, nimmt die O_2-Sättigung nur geringfügig zu, wenn der p_aO_2 ansteigt.
- Ist das Hb zu 100 % gesättigt, kann keine noch so starke Erhöhung des p_aO_2 die O_2-Sättigung des Hb

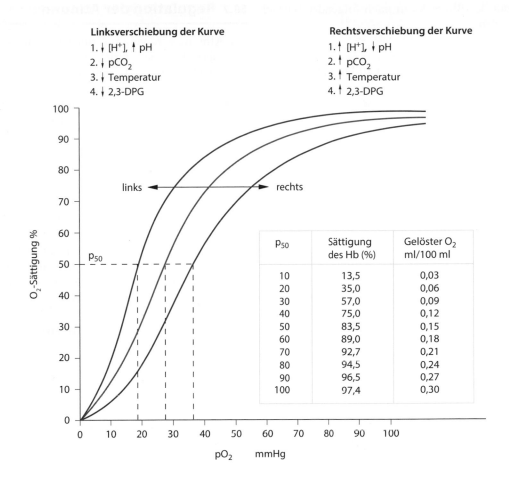

Linksverschiebung der Kurve
1. ↓ [H⁺], ↑ pH
2. ↓ pCO₂
3. ↓ Temperatur
4. ↓ 2,3-DPG

Rechtsverschiebung der Kurve
1. ↑ [H⁺], ↓ pH
2. ↑ pCO₂
3. ↑ Temperatur
4. ↑ 2,3-DPG

p₅₀	Sättigung des Hb (%)	Gelöster O₂ ml/100 ml
10	13,5	0,03
20	35,0	0,06
30	57,0	0,09
40	75,0	0,12
50	83,5	0,15
60	89,0	0,18
70	92,7	0,21
80	94,5	0,24
90	96,5	0,27
100	97,4	0,30

Abb. 58.5 O₂-Bindungskurve des Hämoglobins und ihre Verschiebungen. 2,3-DPG = Diphosphoglyzerat; p_{50} pO_2, bei dem eine 50 %ige O_2-Sättigung des Hämoglobins (Hb) erreicht wird

weiter steigern. Lediglich der physikalisch im Plasma gelöste O_2-Anteil kann geringfügig zunehmen.

■ **Verschiebungen der O₂-Bindungskurve**

Die in ◘ Abb. 58.5 dargestellte O_2-Bindungskurve gilt für das normale Blut. Zahlreiche Faktoren können die O_2-Bindungskurve jedoch verschieben, und zwar nach rechts oder links.

Eine **Rechtsverschiebung** der O_2-Bindungskurve bedeutet: Bei gleichem p_aO_2 wird weniger O_2 vom Hb gebunden. Allerdings wird der O_2 auch besser vom Hb abgegeben. Rechtsverschiebung tritt auf bei Azidose, Hyperkapnie und Fieber.

Eine **Linksverschiebung** bedeutet: Bei gleichem p_aO_2 kann das Hb mehr O_2 binden; die O_2-Sättigung ist entsprechend höher. Die Bindung zwischen O_2 und Hb ist stärker, darum wird bei Linksverschiebung der O_2 auch schlechter vom Hb freigegeben. Linksverschiebung tritt auf bei Alkalose und Unterkühlung.

Physikalisch gelöster O₂

Pro mmHg p_aO_2 werden im Plasma 0,003 ml O_2 physikalisch gelöst. Bei einem normalen p_aO_2 von rund 100 mmHg beträgt dann die physikalisch gelöste und auf diese Weise transportierte O_2-Menge: 0,003 × 100 mmHg = 0,3 ml/100 ml Vollblut. Diese Menge ist außerordentlich gering im Vergleich zum chemisch gebundenen O_2 von etwa 21 ml/100 ml Vollblut. Selbst wenn der arterielle pO_2 durch Atmung von 100 % O_2 auf etwa 600 mmHg gesteigert würde, bliebe die physikalisch gelöste Menge immer noch gering, nämlich 0,003 × 600 mmHg = 1,8 ml O_2/100 ml Blut.

O₂-Gehalt im Blut

Die entscheidende Größe des arteriellen Blutes ist die O_2-Konzentration bzw. der O_2-Gehalt, c_aO_2. Er hängt von folgenden arteriellen Größen ab:

▬ O_2-Partialdruck, p_aO_2 (mmHg)
▬ O_2-Sättigung, S_aO_2 (%)
▬ Hb-Konzentration, cHb (g/dl)

Der O_2-Gehalt des Blutes kann nach folgender Formel berechnet werden:

c_aO_2 (ml/dl)

$= s_aO_2$ (%) $\times$ cHb (g/dl) $\times$ 1,39 + ($p_aO_2 \times$ 0,003)

❯ Normwert des arteriellen O_2-Gehalts: Männer 20,4 ml/dl, Frauen 18,6 ml/dl.

O_2-Angebot an die Organe

Die O_2-Versorgung aller Organe hängt vom O_2-Angebot mit dem arteriellen Blutstrom ab. Für den Gesamtorganismus ergibt sich das O_2-Angebot ($\dot{A}O_2$) aus dem Produkt von Herzzeitvolumen (HZV) und arteriellem O_2-Gehalt bzw. arterieller O_2-Konzentration (c_aO_2).

O_2 (ml/min) = HZV (l/min) $\times c_aO_2$ (ml/dl)

Das O_2-Angebot an die einzelnen Organe wiederum wird von der Organdurchblutung ($\dot{Q}$) und der arteriellen O_2-Konzentration bestimmt:

O_2 (ml/min) = $\dot{Q}$ (ml/min) $\times c_aO_2$ (ml/dl)

58.6.2 Transport von CO_2 im Blut

Das im Stoffwechsel entstehende CO_2 diffundiert in Gasform aus den Gewebezellen in das venöse Blut. Für den Transport zur Lunge stehen folgende 3 Mechanismen zur Verfügung:

- **Physikalische Lösung**
Ein geringer Teil des Gases bleibt gasförmig und löst sich im Plasma (etwa 2,7 ml/100 ml Blut). Dieses physikalisch gelöste Gas übt im venösen Blut einen Partialdruck von 45 mmHg aus und im arteriellen Blut (also nach dem pulmonalen Gasaustausch) einen pCO_2 von 40 mmHg.

- **Umwandlung zu Bikarbonat**
Ein großer Teil des CO_2 (ca. 70 %) diffundiert in die Erythrozyten und verbindet sich reversibel mit Wasser zu Bikarbonat. Diese Reaktion wird durch das Enzym Carboanhydrase stark beschleunigt. In der Lunge wird das CO_2 wieder freigesetzt und ausgeatmet.

- **Bindung an Hb und Plasmaeiweiße**
Ein kleiner Teil des CO_2 bindet sich reversibel an das Hb (Carbaminohämoglobin) und an Eiweißkörper des Plasmas.

58.7 Regulation der Atmung

Die Atmung wird vom zentralen Nervensystem so genau gesteuert, dass die arteriellen Partialdrücke von O_2 und CO_2, p_aO_2 und p_aCO_2, immer in einem eng begrenzten Normalbereich bleiben. An der Steuerung der Atmung sind verschiedene Mechanismen beteiligt. Sie alle bewirken, dass die Atmung jeweils an den Bedarf des Körpers angepasst wird.

58.7.1 Atemzentren

Die Lunge besitzt, anders als das Herz, keine Automatie und damit auch keinen Spontanrhythmus. Jeder Atemzug wird vielmehr durch einen nervalen Impuls vom Gehirn zu den Atemmuskeln ausgelöst. Die Steuerung erfolgt durch sog. „Atemzentren", die sich in der Medulla oblongata und in der Brücke (Pons) des Gehirns befinden.

Inspiratorisches Atemzentrum

Dieses Gebiet in der Medulla oblongata erzeugt den Grundrhythmus der Atmung. Während der Exspiration ruht das Inspirationszentrum für kurze Zeit.

Pneumotaktisches Zentrum

Dieses in der Pons gelegene Gebiet sendet kontinuierlich Impulse zum inspiratorischen Atemzentrum. Die Impulse bewirken, dass die Inspiration aufhört, bevor die Lungen „zu voll" werden. Damit besteht die Funktion des pneumotaktischen Zentrums v. a. darin, die Inspiration zu begrenzen. Indirekt wird aber durch die Begrenzung der Inspirationsdauer auch die Atemfrequenz beeinflusst.

- **Hering-Breuer-Reflex**
Die Inspiration kann noch auf andere Weise gehemmt werden, nämlich durch den sog. „Hering-Breuer-Reflex". Dieser Reflex wird über Dehnungsrezeptoren in der Wand von Bronchien und Bronchiolen ausgelöst. Werden die Lungen stark gedehnt, senden die Dehnungsrezeptoren nervale Impulse über den N. vagus zum Inspirationszentrum: Die Inspiration wird „abgeschaltet". Dieser Effekt kann im Selbstversuch durch eine tiefe Inspiration leicht überprüft werden.

Exspirationszentrum

Dieses Gebiet in der Medulla oblongata stimuliert die Exspirationsmuskeln, allerdings nicht bei ruhiger Exspiration (die passiv ist), sondern nur bei forcierter Ausatmung.

58.7.2 Chemische Kontrolle der Atmung

Die Aufgabe der Atmung besteht letztlich darin, die arteriellen Blutgase, also O_2 und CO_2, im Normbereich zu halten. Veränderungen dieser beiden Blutgase haben daher großen Einfluss auf die Atmung.

Kohlendioxid (CO_2)

CO_2 hat den größten Einfluss auf die Atmung. Ein Anstieg des CO_2-Gehalts in Blut und Gewebe führt zu einer starken Stimulierung der Atemzentren: Atemfrequenz und Atemtiefe nehmen zu. Durch die Zunahme der Ventilation wird die Ausscheidung von CO_2 aus dem Körper gesteigert.

Wasserstoffionenkonzentration

Die Wasserstoffionenkonzentration in Blut und Gewebe beeinflusst ebenfalls die Atmung:

- Anstieg der H^+-Ionen bzw. pH-Abfall (Azidose) steigert die Atmung. Allerdings ist der Effekt nicht so ausgeprägt wie beim CO_2-Anstieg.
- Abfall der H^+-Ionenkonzentration bzw. pH-Anstieg (Alkalose) vermindert die Atmung.

Sauerstoff (O_2)

Der Einfluss von O_2 auf die Atmung ist unter Normalbedingungen gering. Erst wenn der arterielle pO_2 unter 50 mmHg abfällt, wird die Atmung stark gesteigert. Hierbei wird der arterielle pO_2 von Chemorezeptoren in den Karotis- und Aortenbogenkörperchen kontrolliert.

58.7.3 Körperliche Anstrengung

Bei körperlicher Aktivität nehmen der O_2-Verbrauch und die CO_2-Produktion stark zu, entsprechend steigt auch die alveoläre Ventilation, sodass die arteriellen Blutgase im Normbereich bleiben.

58.7.4 Körpertemperatur

Veränderungen der Körpertemperatur beeinflussen ebenfalls die Atmung. Bei Fieber wird die Atmung gesteigert, weil hierdurch der O_2-Bedarf und die CO_2-Produktion zunehmen. Bei Unterkühlung nimmt die Atmung hingegen ab, weil der O_2-Verbrauch und die CO_2-Produktion vermindert sind.

Nachschlagen und Weiterlesen

Bösch D, Criée CP (2013) Lungenfunktionsprüfung, 3. Aufl. Springer, Berlin, Heidelberg, New York

Haber P (2013) Lungenfunktion und Spiroergometrie, 3. Aufl. Springer, Berlin, Heidelberg, New York

Lüscher T, Steffel J (Hrsg) (2014) Lunge und Atemwege. Springer, Berlin, Heidelberg, New York

Respiratorische Insuffizienz – Pathophysiologie und Zeichen

Reinhard Larsen

Inhaltsverzeichnis

Die respiratorische Insuffizienz gehört zu den häufigsten Störungen beim Intensivpatienten, besonders nach großen Operationen. Grundlegende Ursachen sind Hypoventilation, Verteilungsstörungen der Atemluft, venöse Beimischung in der Lunge (Links-rechts-Shunt) und Diffusionsstörungen der Atemgase. In schweren Fällen führt die respiratorische Insuffizienz zu O_2-Mangel und Hyperkapnie. Die Behandlung richtet sich in erster Linie nach den zugrunde liegenden Ursachen.

59.1 Definitionen und Klassifizierung

Eine respiratorische Insuffizienz entsteht durch Störungen der Ventilation, des pulmonalen Gasaustauschs oder der Lungendurchblutung. Sie ist durch pathologische Veränderungen der arteriellen Blutgase gekennzeichnet. Klinisch kann zwischen Störungen der Oxygenierung und Störungen der Ventilation unterschieden werden.

> **Respiratorische Partial- und Globalinsuffizienz**
> - Störungen der **Oxygenierung**, auch als „respiratorische Partialinsuffizienz" (Teilinsuffizienz) bezeichnet, führen zum Abfall des arteriellen pO_2, zur Hypoxie und – bei Atmung von Raumluft – auch der arteriellen O_2-Sättigung.
> - Störungen der **Ventilation** führen zum Anstieg des arteriellen pCO_2 (Hyperkapnie) und zum Abfall des arteriellen pO_2 (Hypoxie) und der arteriellen O_2-Sättigung, d. h. zur respiratorischen Globalinsuffizienz.

■ **Begriffe**
- Arterielle Hypoxie: Abfall des p_aO_2 auf < 70 mmHg
- Hypoxische Hypoxämie: Abfall des arteriellen O_2-Gehalts (c_aO_2) auf < 18 ml/dl
- Hyperkapnie: Anstieg des arteriellen pCO_2 auf > 45 mmHg

■ **Klassifizierung**
Die respiratorische Insuffizienz wird auch in folgender Weise klassifiziert:
- **Typ I: Oxygenierungsversagen (pulmonales Parenchymversagen):** Störungen des Belüftungs-Durchblutungs-Verhältnisses führen zum Abfall des p_aO_2; der p_aCO_2 ist normal oder erniedrigt (kompensatorische Hyperventilation); der alveoloarterielle O_2-Partialdruckgradient, die venöse Beimischung und der Totraumanteil des Atemzugvolumens sind erhöht.
- **Typ II: Ventilationsversagen (pulmonales Pumpversagen):** Es besteht eine alveoläre Hypoventilation; der p_aCO_2 ist erhöht, der p_aO_2 und die S_aO_2 (bei Atmung von Raumluft) sind erniedrigt; der alveo-

loarterielle O_2-Partialdruckgradient bleibt hingegen unverändert.
- **Typ III: Kombination von Oxygenierungs- und Ventilationsversagen:** Es besteht ein niedriger p_aO_2 und ein erhöhter p_aCO_2 (Hypoxie und Hyperkapnie), der alveoloarterielle pO_2-Gradient ist erhöht, ebenso die venöse Beimischung und der Totraumanteil des Atemzugvolumens.

Welche Art von Störung vorliegt, kann durch die Bestimmung der arteriellen Blutgase festgestellt werden (◨ Tab. 59.1).

59.2 Pathophysiologie und Ursachen

Folgende 4 Mechanismen sind die Hauptursachen für eine akute respiratorische Insuffizienz:
- Hypoventilation
- Verteilungsstörungen der Atemluft
- Venöse Beimischungen in der Lunge
- Diffusionsstörungen der Atemgase

Diese Mechanismen treten häufig kombiniert auf. Gelegentlich kann auch ein O_2-Mangel in der Inspirationsluft eine akute respiratorische Insuffizienz auslösen. Klinisch spielt eine ungenügende Anreicherung der Narkosegase mit O_2 die wichtigste Rolle. Andere Gründe sind z. B. Urlaub in den Anden, Bergsteigen im Himalaya, Segelfliegen in zu großer Höhe.

59.2.1 Hypoventilation

Hypoventilation (ventilatorisches Pumpversagen) ist eine zu geringe Belüftung der Lunge. Wird eine große Zahl von normal durchbluteten Alveolen zu wenig belüftet, steigt in der Alveolarluft die CO_2-Konzentration an, während die O_2-Konzentration abnimmt. Hierdurch werden die beiden Gase in den betroffenen Gebieten ungenügend ausgetauscht. Es tritt eine *globale* Ateminsuffizienz ein: Bei Atmung von Raumluft fällt der p_aO_2 ab, der p_aCO_2 steigt immer an.

❯ Hypoventilation = Hypoxie + Hyperkapnie.

> **Ursachen der Hypoventilation**
> - **Hypoventilation bei gesunden Lungen:**
>   - Zentrale Atemdepression:
>   - Anästhetika, Sedativa, Hypnotika
>   - Schädel-Hirn-Trauma
>   - Schlaganfall
>   - Neuromuskuläre Störungen:
>   - Muskelrelaxanzien

◘ **Tab. 59.1** Klassifizierung der respiratorischen Insuffizienz

	p_aO_2	p_aCO_2
Typ I: Oxygenierungsversagen	Erniedrigt	Erniedrigt
Typ II: Ventilationsversagen	Erniedrigt	Erhöht
Typ III: kombiniertes Versagen	Erniedrigt	Erhöht

- Myasthenia gravis
- Tetanus, Botulismus
- Thoraxtrauma
- **Hypoventilation bei Erkrankungen des Respirationstrakts:**
  - Obstruktion der Atemwege:
    - Asthma
    - Chronische Bronchitis
    - Lungenemphysem
  - Elastizitätsverlust des Lungengewebes:
    - Lungenemphysem
  - Restriktive Lungenerkrankungen:
    - Kyphoskoliose
    - Pickwick-Syndrom

Pneumonie und Lungenödem führen zumeist nicht zur Hypoventilation. Die Atmung ist sogar in der Regel gesteigert, sodass die Hypoxie mit einer *Hypokapnie* (niedriger p_aCO_2) einhergeht.

Die Diagnose „Hypoventilation" wird anhand der Blutgasanalyse gestellt. Die Therapie ist darauf ausgerichtet, die Ventilation zu steigern und hierdurch den pulmonalen Gasaustausch zu verbessern. Die spezielle Therapie richtet sich nach der zugrunde liegenden Ursache.

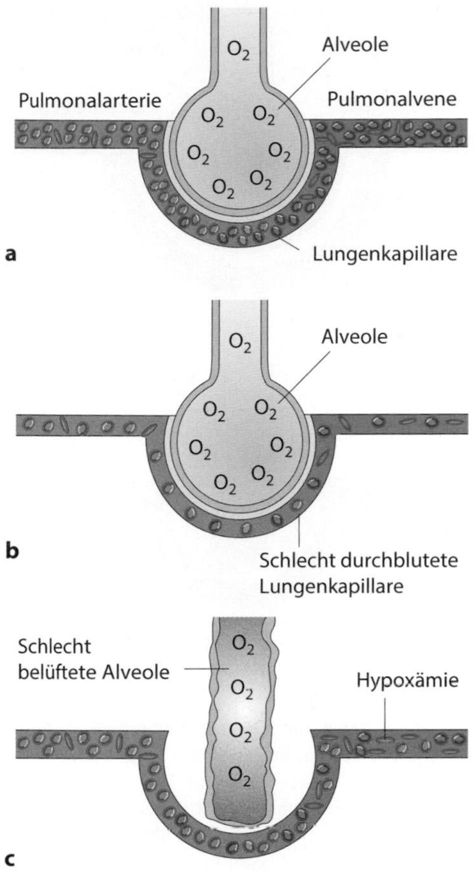

◘ **Abb. 59.1 Störungen des Belüftungs-Durchblutungs-Verhältnisses der Lunge. a** Normales Durchblutungs-Belüftungs-Verhältnis, **b** normale Belüftung bei schlecht durchbluteter Kapillare: hohes Belüftungs-Durchblutungs-Verhältnis, **c** teilweiser Alveolenkollaps mit verminderter Belüftung bei normaler Durchblutung der Kapillaren: niedriges Belüftungs-Durchblutungs-Verhältnis

59.2.2 Verteilungsstörungen

Unter physiologischen Bedingungen sind die Belüftung der Lunge ($\dot{V}$) und ihre Durchblutung ($\dot{Q}$) genau aufeinander abgestimmt. Anders bei den Verteilungsstörungen: Hier sind die Atemgase inhomogen über die Lunge verteilt. Das Verhältnis von Belüftung zu Durchblutung ($\dot{V}/\dot{Q}$) ist gestört. In ◘ Abb. 59.1 sind die beiden Mechanismen dargestellt, die bei Verteilungsstörungen zur Hypoxämie führen können: Entweder ist die Belüftung im Vergleich zur Durchblutung hoch oder sie ist niedrig. Hierbei spielt die zu geringe Belüftung einer normal durchbluteten Region die wichtigere Rolle: Sie führt zur *Hypoxie* (Abfall des p_aO_2). Der arterielle pCO_2 bleibt zumeist normal, weil die Atmung kompensatorisch gesteigert wird.

❯ Verteilungsstörung = Belüftung der Lunge vermindert, Durchblutung normal.

Die Verteilungsstörung führt zur respiratorischen Partialinsuffizienz, weil nur der Austausch für O_2 gestört wird.

Ursachen für Verteilungsstörungen der Atemluft
- Obstruktion der Atemwege:
  - Sekret, Fremdkörper, Ödem, Entzündung
  - Bronchospasmus
  - Emphysem
  - Asthma
- Restriktive Lungenerkrankungen:
  - Kyphoskoliose
  - Fettsucht
  - Interstitielle Lungenerkrankungen
- Erkrankungen der Lungengefäße

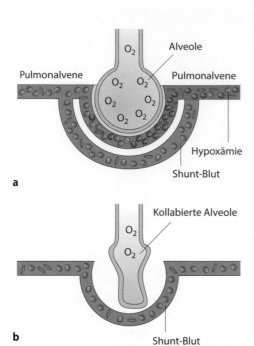

a

b

❏ Abb. 59.2 Zwei Arten von Shunt-Durchblutung. a Anatomischer Shunt: pathologische Verbindung zwischen einer Pulmonalarterie und einer Lungenvene. Das kurzgeschlossene Blut nimmt nicht am Gasaustausch teil. **b** Physiologischer Shunt: eine kollabierte (und nichtbelüftete) Alveole mit einer normal durchbluteten Kapillare. Auch hier nimmt das Blut nicht am Gasaustausch teil

Die Diagnose „Verteilungsstörung" kann nicht allein aufgrund der Blutgasanalyse gestellt werden. Die Blutgasanalyse zeigt lediglich eine Hypoxie.

Die Verteilungsstörung spricht gut auf die Zufuhr von O_2 an. Die spezielle Therapie richtet sich nach der zugrunde liegenden Ursache.

59.2.3 Pulmonaler Rechts-links-Shunt (venöse Beimischung)

Beim pulmonalen Rechts-links-Shunt wird ein Teil der Alveolen zwar noch durchblutet, jedoch nicht mehr belüftet. Hierdurch bleibt dieses Blut ungesättigt (venös). Es vermischt sich mit dem gesättigten Blut von belüfteten Alveolen und erniedrigt durch diese Beimischung dessen O_2-Gehalt (❏ Abb. 59.2). Der p_aCO_2 bleibt normal, weil die gut belüfteten Alveolen kompensatorisch hyperventiliert werden. Diese Art von venöser Beimischung wird als *funktioneller* Rechts-links-Shunt bezeichnet. Typisches Beispiel sind **Atelektasen**.

Daneben gibt es noch einen *anatomischen* Rechts-links-Shunt durch pathologische Direktverbindungen von der Lungenarterie zur Lungenvene. Dieses Kurzschlussblut passiert die Alveolen nicht und kann daher auch nicht am Gasaustausch teilnehmen (❏ Abb. 59.2).

❯ Pulmonaler Rechts-links-Shunt = Hypoxie durch venöse Beimischung in der Lunge.

Ursachen des Rechts-links-Shunts
- **Funktioneller Shunt** – Blut fließt durch nichtbelüftete Alveolen:
  - Alveolarkollaps:
    - Atelektasen
    - Pneumothorax
    - Hämatothorax
    - Pleuraerguss
  - Alveolen mit Fremdmaterial gefüllt:
    - Lungenödem
    - Pneumonie
    - Akutes Lungenversagen (ARDS)
- Anatomischer Shunt – Blut fließt an Alveolen vorbei:
  - Normaler anatomischer Shunt: Bronchial-, Pleural- und thebesische Venen
  - Pathologischer intrapulmonaler Shunt (AV-Fistel), intrakardialer Shunt (Fallot-Tetralogie usw.)

Die Diagnose „Rechts-links-Shunt" wird gestellt durch
- Blutgasanalyse: Hypoxie mit normalem oder erniedrigtem p_aCO_2,
- 100 %ige O_2-Atmung: Bleibt die große Differenz zwischen alveolärem pO_2 und arteriellem pO_2 bestehen, kann der Shuntanteil ausgerechnet werden.

❯ Für die Therapie ist Folgendes wichtig: Die Zufuhr von O_2 hat keinen Einfluss auf den Rechts-links-Shunt. Die Hypoxie bleibt bestehen. Die Therapie muss sich nach den zugrunde liegenden Ursachen richten.

59.2.4 Diffusionsstörungen

Bei dieser Störung ist die Diffusion des O_2 von der Alveole in die Kapillare behindert, weil entweder die Diffusionsstrecke durch Verdickung der alveolokapillären Membran verlängert ist (❏ Abb. 59.3) oder weil die Kontaktzeit der Erythrozyten für die Aufsättigung des Blutes mit O_2 in den Kapillaren verkürzt ist. Beide Mechanismen führen zur Hypoxie. Die Diffusion von CO_2 ist dagegen nicht gestört; zumeist ist der p_aCO_2 durch eine kompensatorische Hyperventilation sogar erniedrigt.

❯ Diffusionsstörung = Hypoxie durch Behinderung der O_2-Diffusion in der Lunge.

Ursachen von Diffusionsstörungen
- **Zunahme der Diffusionsstrecke:**
  - Ansammlung von Flüssigkeit:

– Lungenödem
– Bindegewebe im Interstitium:
  – Lungenfibrose
  – Sarkoidose
  – Lungengefäßerkrankungen
— **Verkürzung der Kontaktzeit des Blutes:**
  – Lungenemphysem
  – Lungenfibrose

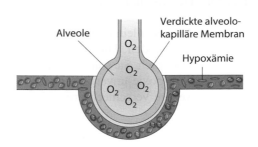

Alveole   Verdickte alveolokapilläre Membran

Hypoxämie

◻ Abb. 59.3 Diffusionsstörung. Die alveolokapilläre Membran ist deutlich verdickt. Es entsteht eine Hypoxämie, weil die Kontaktzeit des Blutes mit dem O_2 in den Alveolen zu kurz ist

Die Diagnose „Diffusionsstörung" kann nicht allein anhand der Blutgasanalyse gestellt werden.

Bei Diffusionsstörungen wird die Hypoxie bereits durch eine geringe Erhöhung der inspiratorischen O_2-Konzentration beseitigt.

59.2.5 Andere Ursachen für Sauerstoffmangel

Eine Hypoxämie (genauer: hypoxämische Hypoxie bzw. ein erniedrigter O_2-Gehalt des arteriellen Blutes) ist per Definition immer durch eine *respiratorische* Störung bedingt. Ein O_2-Mangel (Hypoxie) kann jedoch auch bei völlig ungestörter Atemfunktion auftreten. Unabhängig von der Ursache sind allerdings die Auswirkungen der Hypoxie im Wesentlichen gleich.

59.3 Auswirkungen und Zeichen

Die respiratorische Insuffizienz führt zu Hypoxie, Hyperkapnie und Veränderungen des Säure-Basen-Haushalts. Ihre Folgen hängen ganz wesentlich davon ab, ob die Störung akut eintritt oder schleichend beginnt und chronisch verläuft.

59.3.1 Hypoxie

Kompensationsreaktionen

Die Hypoxie löst zumeist über eine Stimulation des sympathischen Nervensystems kardiovaskuläre Reaktionen aus, durch die der erniedrigte O_2-Gehalt im arteriellen Blut zunächst kompensiert wird. Die wichtigsten Reaktionen sind
— Tachykardie,
— Blutdruckanstieg,
— Zunahme des Herzzeitvolumens (HZV).

Die Durchblutung von Gehirn, Herz und Lungen nimmt zu, die von Haut und Eingeweiden hingegen ab. Ein Abfall des p_aO_2 führt auch zur kompensatorischen Hyperventilation. Hierbei ist die Steigerung der Atmung am

deutlichsten ausgeprägt bei p_aO_2-Werten zwischen 50 und 25 mmHg. In Spätstadien der akuten Hypoxie fallen Blutdruck, Herzfrequenz und HZV ab.

Schädigende Wirkungen der Hypoxie

Ein O_2-Mangel im Blut führt auch zum O_2-Mangel im Gewebe. Hierdurch wird die Funktion der Organe, später auch ihre Struktur unter Umständen irreversibel geschädigt.

Bei welchen p_aO_2-Werten Störungen der Organfunktion zu erwarten sind, lässt sich nicht mit Sicherheit vorhersagen. Ist die Durchblutung aufgrund der vorher beschriebenen Kompensationsmechanismen hoch, können auch niedrige p_aO_2-Werte längere Zeit toleriert werden. Ist hingegen die Durchblutung bei Hypoxie niedrig, treten die Funktionsstörungen früher auf. Liegt zusätzlich noch eine Anämie und/oder ein gesteigerter O_2-Bedarf vor (Fieber), muss mit einer raschen Schädigung lebenswichtiger Organe gerechnet werden.

❯ Als kritischer Wert für eine ausreichende Organfunktion wird ein p_aO_2 von 30 mmHg angesehen; ein $p_aO_2 < 20$ mmHg ist akut lebensbedrohlich. Besonders empfindlich reagiert hierauf das Gehirn.

Klinische Zeichen der Hypoxie

Die klinischen Zeichen des O_2-Mangels sind unspezifisch und werden häufig durch Sedierung und Muskelrelaxierung überdeckt. Im Vordergrund stehen zunächst zumeist die Kompensationsreaktionen; später treten die Zeichen der gestörten Organfunktion hinzu:
— Tachykardie
— Mäßiger Blutdruckanstieg
— Gesteigerte Atmung
— Schwitzen
— Zyanose
— Unruhe, Erregung, Verwirrtheit
— Schläfrigkeit
— Blutdruckabfall

Atemtherapie

Reinhard Larsen

Inhaltsverzeichnis

Unter Mitarbeit von O. Rothaug, T. Fink

R. Larsen, T. Fink, T. Müller-Wolff (Hrsg.), *Larsens Anästhesie und Intensivmedizin für die Fachpflege*,
https://doi.org/10.1007/978-3-662-63127-0_60

Respiratorische Komplikationen wie Belüftungsstörungen, Sekretverhalt und Störungen des Gasaustauschs sind bei Intensivpatienten häufig, können jedoch oft mit einfachen Verfahren der Atemtherapie behandelt und/oder verhindert werden. Hierzu gehören Atemgaskonditionierung, O_2-Therapie, Inhalationstherapie und physikalische Maßnahmen Diese Maßnahmen werden weitgehend eigenständig von geschultem Intensivpflegepersonal vorgenommen.

60.1 Physiologische Atemwegs-Clearance

▪ Muköziliäre Clearance
In der Mukosa des Respirationstrakts wird fortwährend visköses Sekret (Mukus) gebildet. Das Sekret nimmt Fremdpartikel, Bakterien und körpereigene Zellteile auf und entfernt sie aus den Atemwegen. Der Transport des Schleims erfolgt wie auf einer Rolltreppe durch Zilienbewegungen. Die Zilien oder Flimmerhärchen schlagen mit einer Frequenz von ca. 8–15 Hz ständig in Richtung Pharynx; hierdurch wird der Mukus mit den aufliegenden Partikeln in die größeren Bronchien und von dort in die oberen Atemwege befördert. Die Funktion der muköziliären Clearance wird von der Zusammensetzung des Mukus, der Schlagfrequenz der Zilien und der Tiefe der die Zilien umgebenden wässrigen Solschicht beeinflusst. Reduzierte Temperatur und verminderte Feuchte der Atemgase, hohe O_2-Konzentrationen und aggressive Beatmungsmuster können die Transportkapazität der Zilien beeinträchtigen.

▪ Husten-Clearance
Der Hustenakt beginnt mit einer tiefen Inspiration, die Glottis wird verschlossen und der intrathorakale Druck durch die kontrahierte Bauchmuskulatur drastisch erhöht. Bei der schlagartigen Öffnung der Glottis entsteht so ein zentral gerichteter Gasfluss, der durch die Reduktion des Bronchialdurchmessers (Vorstülpen der Pars membranacea) noch verstärkt wird.

▪ Auswirkungen der endotrachealen Intubation oder Kanülierung
Die Umgehung der oberen Atemwege durch einen künstlichen Atemweg (Endotrachealtubus oder Trachealkanüle) schaltet den oberen Respirationstrakt funktionell aus. Damit entfallen die Reinigungs-, Befeuchtungs- und Erwärmungsfunktionen der oberen Atemwege. Außerdem bildet der Endotrachealtubus oder die Trachealkanüle eine Barriere für das bereits in die Trachea transportierte Sekret. Zusätzlich beeinträchtigen Analgosedierung, Immobilisierung des Patienten und der künstliche Atemweg die Hustenfunktion. Folgen können sein
− Abnahme der Zilienbeweglichkeit,
− Sekretverhalt, Gefahr der Tubusobstruktion,
− Zunahme des Atemwegswiderstands,
− Zunahme der Atemarbeit,
− Atelektasenbildung,
− Beeinträchtigung des Gasaustauschs,
− Infektionen der Atemwege und der Lunge

> ❯ Bei allen intubierten oder tracheotomierten Intensivpatienten muss das Atemgas künstlich angefeuchtet und erwärmt werden.

60.2 Atemgaskonditionierung

Unter physiologischen Bedingungen wird das inhalierte Atemgas vorwiegend in den oberen Atemwegen erwärmt und befeuchtet. Dieser Vorgang setzt sich in der Trachea bis auf die Höhe der Luftröhrengabelung fort. Dort werden bei normaler Körperkerntemperatur 100 % relative Feuchte erreicht (44 mg H_2O pro Liter Atemluft bei 37 °C Körpertemperatur).

▪ Absolute Feuchte
Die absolute Feuchte beschreibt den tatsächlichen Wassergehalt eines Gasgemischs; sie wird in mg/l Atemluft angegeben.

▪ Relative Feuchte
Die relative Feuchte beschreibt den prozentualen Wasseranteil eines Gasgemischs bezogen auf den maximal möglichen Wassergehalt.

60.2.1 Aktive Atemgaskonditionierung

Bei aktiven Befeuchtungssystemen wird das Atemgas über eine erwärmte Wasseroberfläche geleitet. Dabei sättigt es sich mit Energie und Feuchte auf. Der Grad der Befeuchtungsleistung wird durch die Temperatureinstellung gesteuert. Diese ist in der Regel vorgegeben (z. B. Invasivmodus 37 °C in der Befeuchterkammer, bis 40 °C am Y-Stück), aber auch frei wählbar. Die Temperatur wird patientennah am Y-Stück gemessen, patientenfern am Ausgang der Befeuchterkammer oder nur in der Befeuchterkammer, wenn keine Schlauchheizung verwendet wird Beheizte Schlauchsysteme sind Standard. Sie verhindern den Temperatur- und Feuchteverlust zwischen Befeuchterkammer und Patient und damit auch die Bildung von hygienisch bedenklichem Kondensat. Beeinflusst werden können die aktiven Befeuchtungssysteme durch die Umgebungstemperatur, den Fluss durch den Befeuchter und die Gastemperatur am Auslass des Respirators (◻ Abb. 60.1).

▪ Praktisches Vorgehen
− Der Wasserstand und die Temperatur müssen regelmäßig kontrolliert werden.

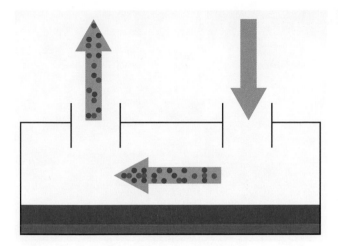

Abb. 60.1 Funktionsprinzip der Aktivbefeuchtung

- Nach Transporten, Inhalationstherapie oder Schlauchwechseln sollte man sich vergewissern, dass der Befeuchter wieder eingeschalten wurde.
- Eventuell anfallendes Kondensat muss in Wasserfallen aufgefangen und nach hygienischen Richtlinien entsorgt werden.

60.2.2 Passive Atemgaskonditionierung

Bei passiven Befeuchtungssystemen, den HME („heat and moisture exchanger", Wärme- und Feuchteaustauscher, „feuchte Nase"), werden Feuchte und Wärme aus dem ausgeatmeten Atemgas des Patienten in einem speziell beschichteten (hygroskopischen, wasserspeichernden) HME-Element gespeichert und zum Teil während der Inspirationsphase wieder eingeatmet. Um eine Kontamination von Schlauchsystem, Patient oder Umwelt mit pathogenen Keimen zu verhindern, sind HME zusätzlich mit elektrostatischen (geringerer Atemwegswiderstand) oder rein mechanischen Filtern (höherer Atemwegswiderstand) verfügbar (Abb. 60.2).

- **Praktische Hinweise**
- HME mit möglichst niedrigem Totraum (< 50 ml) und Atemwegswiderstand (< 2 cmH$_2$O bei einem Flow von 60 l/min) sollten bevorzugt werden.
- Die Befeuchtungsleistung sollte 30 mg H$_2$O/l Atemluft nicht unterschreiten.
- HME können nur dann ihre volle Leistung erbringen, wenn sie möglichst tubusnah platziert werden.
- Kontraindikationen und Anwendungsbeschränkungen müssen beachtet werden.

60.2.3 Probleme der Atemgaskonditionierung

- **Hygiene**

Die Art der Atemgaskonditionierung (aktiv/passiv) hat keinen Einfluss auf die Häufigkeit der beatmungsassoziierten Pneumonie.

- **Mechanische Eigenschaften**

Problematisch ist der Einsatz eines HME bei der lungenprotektiven Beatmung bzw. bei schwieriger Entwöhnung von der Beatmung. Hier können Totraum und erhöhter Atemwegswiderstand hohe CO$_2$-Werte mit nachfolgender respiratorischer Azidose hervorrufen und so wiederum höhere Beatmungsdrücke, -volumina und -frequenzen erfordern. Unter Spontanatmung steigt die Atemarbeit gerade bei schwierigem Weaning signifikant an.

- **Atemgaskonditionierung und nichtinvasive Beatmung (NIV)**

Durch die ständig vorhandenen Leckagen während der NIV wird die Leistung eines passiven Befeuchters deutlich reduziert, da ein Großteil der Ausatemluft nicht zum HME gelangt, dort also auch keine Feuchte und Wärme gespeichert werden kann. Des Weiteren beeinträchtigen Totraum und Widerstand die Effizienz der Beatmung. Bei den meisten NIV-Verfahren sind HME für die Rückbefeuchtung nicht geeignet.

- **Leistung**

Beim Einsatz der unterschiedlichen Befeuchtungsmethoden ist die angegebene Befeuchtungsleistung zu beachten. So können aktive Befeuchter theoretisch Werte bis zur Vollsättigung erreichen, leistungsfähige HME dagegen max. 32 mg H$_2$O/l Atemluft. Eine reduzierte Befeuchtungsleistung kann aber gerade bei Hypersekretion, zähem oder blutigem Sekret zum Sekretverhalt oder zur Tubusobstruktion führen.

60.2.4 Klinische Bewertung der Atemgaskonditionierung

Mit der aktiven und passiven Atemgaskonditionierung stehen sich 2 Methoden gegenüber, die sich deutlich in Bezug auf ihr Leistungsspektrum und die Kosten unterscheiden (Tab. 60.1). Für die Praxis haben sich Algorithmen bewährt, bei denen beide Verfahren patientenbezogen eingesetzt werden (Abb. 60.3).

60.3 Sauerstofftherapie

O$_2$ ist das am häufigsten verwendete „Medikament" in der Intensivmedizin. Dabei wird oftmals vergessen, dass es auch hier auf eine exakte Dosierung ankommt,

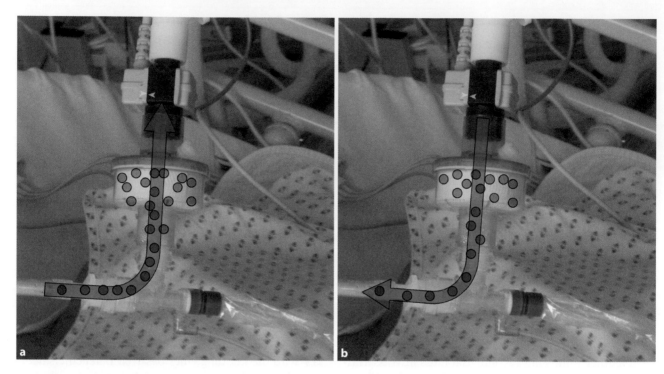

Abb. 60.2   Funktionsprinzip HME („heat and moisture exchanger"). a Exspiration, **b** Inspiration

Tab. 60.1   Gegenüberstellung aktiver und passiver Befeuchter

Aktive Befeuchter	Passive Befeuchter
Nachteile	**Nachteile**
– Anschaffungs- und Unterhaltskosten	– Hoher Totraum
– Netzabhängig	– Erhöhter Atemwegswiderstand
– Erfordert Einweisung und Training	– Geringere Befeuchtungsleistung
	– Häufige Wechsel bei Inhalationstherapie
	– Kontraindikationen
Vorteile	**Vorteile**
– Keine Kontraindikationen	– Kostengünstig
– Hohe Befeuchtungsleistung	– Einfache Handhabung
– An Patientenbedarf anpassbar	– Mobil/transportfähig

60

zumal v. a. zu hohe O_2-Konzentrationen Schädigungen verschiedener Gewebe hervorrufen können.

60.3.1 Indikationen

Grundlegende Indikation für die Zufuhr von O_2 sind **Oxygenierungsstörungen** der Lunge, erkennbar am Abfall des arteriellen pO_2 (Hypoxie) und der arteriellen O_2-Sättigung. Ab welchem Grenzwert des p_aO_2 eine O_2-Zufuhr erfolgen sollte, lässt sich wegen der individuellen Hypoxietoleranz nicht genau festlegen; auch muss hierbei der Gesamt-O_2-Gehalt des Blutes berücksichtigt werden.

Kritisch sind aber p_aO_2-Werte von 55–65 mmHg, weil in diesem Bereich die O_2-Bindungskurve sehr steil verläuft und daher die O_2-Sättigung des Hämoglobins stark abnimmt (**Abb. 58.5**). Bei normaler O_2-Sättigung ist die zusätzliche O_2-Gabe in der Regel ohne Nutzen und daher nicht indiziert.

> In der Akut- und Intensivmedizin sollten O_2-Sättigungswerte zwischen 94 und 98 % angestrebt werden sofern keine chronischen Störungen bzw. Kontraindikationen vorliegen. Für COPD-Patienten werden S_pO_2-Werte von 91–92 % empfohlen.

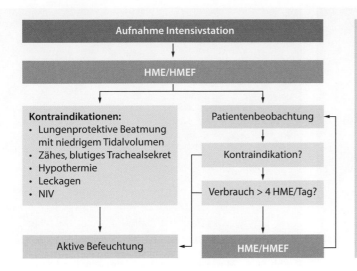

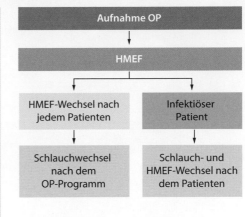

Abb. 60.3 Algorithmus zur Atemgasklimatisierung

60.3.2 Methoden der Sauerstoffzufuhr

Grundsätzlich werden Low-Flow- und High-Flow-Applikatoren unterschieden (◘ Abb. 60.4).

Low-Flow-Systeme bieten nur einen geringen Gasfluss, der weit unter dem Inspirationsfluss des Patienten liegt (z. B. 2 l/min). Zur Deckung des Gesamtflows muss demnach Umgebungsluft von außen beigemischt werden. Die effektive inspiratorische O_2-Konzentration hängt vom Atemmuster, dem O_2-Fluss sowie der Tiefe der Inspiration ab und kann daher nicht sicher benannt werden. Bei High-Flow-Systemen kann ein Gasfluss von bis zu 60 l/min angeboten werden. Hierdurch wird die Beimischung von Umgebungsluft auf ein Minimum reduziert.

Sauerstoffsonden und Sauerstoffbrillen

Zu den am häufigsten eingesetzten Applikatoren gehören Sauerstoffsonden und -brillen (◘ Abb. 60.5). Hier dient der Nasopharynx als Reservoir, in dem die mit O_2 angereicherte Luft gespeichert wird. Üblicherweise werden Gasflüsse von 2–6 l/min verwendet. Von höheren Flussraten ist abzusehen, da es zu Schädigungen an der Schleimhaut kommen kann.

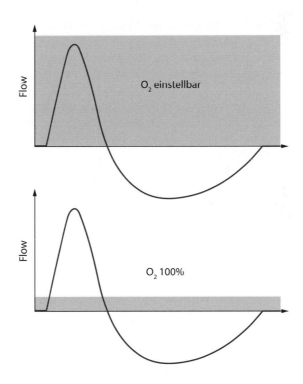

Abb. 60.4 Low-Flow- und High-Flow-Applikatoren

Sauerstoffmasken

Gebräuchlich sind einfache Sauerstoffmasken und Masken mit Nichtrückatemventilen.

▪ Einfache Sauerstoffmasken

Diese Masken vergrößern das O_2-Reservoir des Nasopharynx durch den Maskenkörper, in den der O_2 eingeleitet wird. Die Inspiration und auch die Exspiration erfolgen durch Öffnungen im Maskenkörper. Eine Flussrate von 5 l/min sollte nicht unterschritten werden, da es sonst zu einer CO_2-Anreicherung im Maskenkörper

kommen kann. Die effektive inspiratorische O_2-Konzentration beträgt bei einfachen Masken zwischen 40 und 60 %.

▪ Sauerstoffmasken mit Nichtrückatmungsventilen

Diese Masken ermöglichen die Zufuhr höherer O_2-Konzentrationen. Hierfür steht ein Reservoir zur Verfügung, in das der O_2 kontinuierlich eingeleitet wird. Inspiration und Exspiration werden durch ein Ventilsystem getrennt (◘ Abb. 60.6). Während der Inspiration öffnet sich das

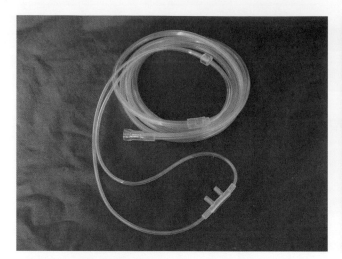

Abb. 60.5   Sauerstoffbrille

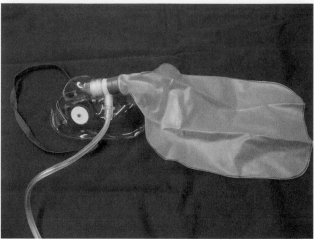

Abb. 60.6   Maske mit Nichtrückatmungsventil und Reservoir

Ventil zum Reservoir, die Exspirationsventile im Maskenkörper bleiben geschlossen. In der Exspirationsphase entweicht die Luft durch die Ventile im Maskenkörper nach außen, während das Reservoir mit Frischgas gefüllt wird. Bei einer dicht sitzenden Maske können so O_2-Konzentrationen von bis zu 90 % erreicht werden.

> Bei Masken mit Nichtrückatemventilen muss der inspiratorische Gasfluss so hoch eingestellt werden, dass der Reservoirbeutel während der Inspirationsphase nicht kollabiert.

Masken nach dem Venturi-Prinzip

Die Venturi-Maske ermöglicht eine kontrollierte O_2-Abgabe von 24, 28, 30, 35, 40, 50 oder 60 %. Der O_2 wird durch eine sich verjüngende Düse geleitet (Abb. 60.7). Durch den dabei entstehenden Unterdruck wird Umgebungsluft entsprechend der Größe der Öffnungen angesaugt und mit dem zugeführten O_2 in einem festen Verhältnis gemischt. Wird der Flow durch die Düse erhöht, nimmt auch die angebotene Frischgasmenge entsprechend dem Mischverhältnis zu, jedoch *nicht* die inspiratorische O_2-Konzentration. Venturi-Masken eignen sich speziell für Patienten, bei denen die Gefahr einer Hyperkapnie durch unkontrollierte O_2-Gabe besteht (z. B. COPD).

> Eine Erhöhung des O_2-Flusses bewirkt bei Venturi-Masken keine Erhöhung der inspiratorischen O_2-Konzentration!

Nasale High-Flow-Sauerstofftherapie

Für die nasale High-Flow-O_2-Therapie stehen unterschiedliche Geräte zur Verfügung, mit denen O_2 und Druck- oder Umgebungsluft zusammengeführt werden. Hierbei werden Flows von bis zu 60 l/min durch ein Schlauchsystem geleitet. O_2-Konzentration und Flow können vom Anwender reguliert werden. Der hohe Gasflow erleichtert die Inspiration und bewirkt außerdem einen Ausspüleffekt im

Nasopharynx. Hierdurch wird die CO_2-Konzentration in diesem Raum sehr stark vermindert (Abb. 60.8). Da bei hohen Gasflüssen mit einer Austrocknung und nachfolgender Schädigung der Schleimhäute im Nasenrachenraum zu rechnen ist, muss die nasale High-Flow-O_2-Therapie zwingend mit einer aktiven Befeuchtung einhergehen. Als Nebeneffekt wird die Sekretolyse verbessert. Diese Wirkung ist v. a. bei COPD oder Pneumonie von Vorteil.

Als Interface zwischen Patient und System werden in der Regel spezielle, großlumige Nasenbrillen verwendet. Aufgrund des hohen Oxygenierungspotenzials bei maximalem Patientenkomfort erfreut sich dieses System großer Beliebtheit bei Anwendern und Patienten. Die nasale High-Flow-O_2-Therapie eignet sich besonders gut für Patienten, bei denen eine NIV-Therapie kontraindiziert ist, weiterhin zur Überbrückung von NIV-Pausen, bei Interventionen und in Palliativsituationen.

Die nasale High-Flow-O_2-Therapie darf nur als Bindeglied zwischen konventioneller O_2-Gabe und NIV angesehen werden, nicht als deren Ersatz.

- **Indikationen**
- Postoperative Störungen des pulmonalen Gasaustauschs
- Zur Überbrücken von Pausen bei der NIV
- Lungenödem
- Pneumonie
- COPD
- Präoxygenierung vor endotrachealer Intubation
- Bei Bronchoskopien mit erhaltener Spontanatmung
- Zur Linderung der Dyspnoe bei palliativen Patienten

60.4 Inhalationstherapie

Die Inhalationstherapie nimmt einen wichtigen Platz in der Versorgung von Intensivpatienten ein. Neben den „klassischen" Medikamenten zur Bronchialdilatation

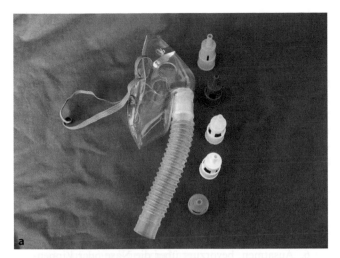

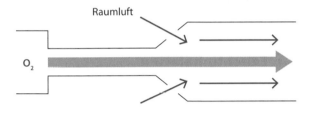

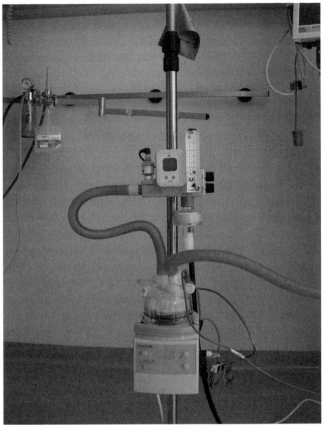

◘ Abb. 60.8 Nasales High-Flow-Sauerstoffgerät

b

◘ Abb. 60.7 Venturi-Maske für die Sauerstofftherapie. **a** Maske, **b** Venturi-Prinzip

und Entzündungshemmung werden auch Antibiotika, Mukolytika, Sekretolytika und Vasodilatatoren appliziert (◘ Tab. 60.2).

60.4.1 Grundlagen der Inhalationstherapie

Aerosole

Als Aerosole werden Mischungen aus flüssigen oder festen Schwebeteilchen in einem Gas oder Gasgemisch bezeichnet.

Deposition

Unter der pulmonalen Deposition versteht man die Abscheidung eines Aerosols in den Atemwegen. Diese ist von mehreren Faktoren, z. B. der Teilchengröße und Verteilung des Aerosols, Atemfluss und Atemzugvolumen des Patienten und der Größe der Atemwege, abhängig. Die Deposition selbst kann in 3 Phasen unterteilt werden:

◘ Tab. 60.2 Inhalativ zu verabreichende Medikamente (Auswahl)	
Medikamentengruppe	**Medikamente**
Antiobstruktiva (Bronchodilatatoren)	Salbutamol, Ipratropium, Tiotropium, Salmeterol, Fenoterol etc.
Kortikosteroide	Budesonid, Beclometason
Antiinfektiva	Colistin, Tobramycin, Gentamicin
Mukolytika	RhDNase, Ambroxol
Vasodilatatoren	NO, Prostacyclin

▪ Impaktion
Hier werden größere Aerosolpartikel (> 5 µm) beim ersten Aufprall auf eine Oberfläche abgelegt. Dies geschieht vorwiegend bei abrupten Richtungsänderungen wie am Kniestück des Beatmungssystems oder an der Rachenhinterwand bei der Spontanatmung.

▪ Sedimentation
Kleinere Aerosolpartikel (1–5 µm) sinken aufgrund der Schwerkraft auf den „Boden" der Atemwege. Neben der Größe ist hier die Verweildauer der Partikel in den Bronchien ausschlaggebend.

Huffing-Technik

Beim Huffing erfolgt die Ausatmung durch ein schnelles Aushauchen der Luft, während die Glottis geöffnet bleibt. Hierdurch entstehen geringere transpulmonale Drücke beim Hustenvorgang, sodass die kleinen Atemwege nicht kollabieren. Nach tiefer Inspiration soll der Patient die Luft bei geöffneter Glottis rasch ausstoßen, so als ob er Brillengläser zum Putzen anhauchen würde („Hauchen" = „Huffing").

60.5.2 Vibration

Hierunter wird die Anwendung feiner, schüttelnder Bewegungen über der betroffenen Lungenpartie oder über dem gesamten Thorax verstanden. Die Bewegungen können entweder mit der Hand oder mit einem Vibrationsgerät (z. B. Vibrax, „The Vest") ausgeführt werden. Die Technik dient der verbesserten Durchblutung der Muskulatur. Ob mit dem Verfahren Sekret mobilisiert wird, ist bisher nicht erwiesen.

60.5.3 Atemtherapie mit PEP-Systemen

PEP-Systeme („positive expiratory pressure") werden verwendet, um dem Atemwegskollaps eines instabilen Bronchialsystems (COPD) zu verhindern und so der Sekretretention entgegenzuwirken. Der sich in der Exspirationsphase aufbauende Druck „schient" die Atemwege und gibt so den Weg für das zu transportierende Sekret frei. Prinzipiell werden PEP-Systeme in oszillierende (PEP + Oszillation zur Sekretolyse – Flutter, RC Cornet, Acapella) und nichtoszillierende (nur PEP – BA Tube, Pari-PEP, EzPAP) unterteilt. Einige PEP-System können zusätzlich mit Inhalationssystemen kombiniert werden, um die Sekretmobilisierung zu unterstützen.

PEP-Übungen können bei invasiv beatmeten Patienten nicht angewendet werden, jedoch in der postoperativen Phase, nach der Extubation und während der NIV. Systeme, die über eine Mundstück oder eine Mund-Nasen-Maske verwendet werden, können hierbei von Vorteil sein. Das EzPAP kann zusätzlich auch bei tracheotomierten Patienten über die Trachealkanüle – unter Verwendung eines HME – eingesetzt werden.

60.5.4 Atemtherapie mit Masken-CPAP

Beim Masken-CPAP wird unter Spontanatmung ein kontinuierlicher positiver Druck auf die Atemwege ausgeübt und über den gesamten Atemzyklus aufrechterhalten (▶ Kap. 62).

Mit dieser Form der Atemtherapie können Atelektasen eröffnet und dadurch der pulmonale Gasaustausch verbessert werden. Zusätzlich werden durch den permanent bestehenden Atemwegsdruck die peripheren Atemwege „geschient" und ihr Kollaps während der Exspiration verhindert. Offene Atemwege erleichtern zudem die nachfolgende Inspiration, weil eine geringere Atemarbeit erforderlich ist.

Bei der Verwendung eines Intensivrespirators wird in der Regel die Inspirationsbemühung des Patienten zusätzlich über einen vom Anwender eingestellten Inspirationsdruck (ASB/Druckunterstützung) unterstützt.

Das Verfahren setzt eine ausreichende Kraft für die Atemarbeit und erhaltene Schutzreflexe der Atemwege voraus.

60.5.5 Inzentive Spirometrie

Die inzentive (anspornende) Spirometrie (IS) gehört zu den die Lunge ausdehnenden (expandierenden) Techniken. Das Verfahren zwingt den nicht intubierten Patienten zu einer langsamen und maximalen Einatmung. Als Ansporn dient eine optische Kontrolle des Erfolgs am Gerät.

60.5.6 Atemübungen

Diese Übungen können nur bei *kooperativen* Patienten durchgeführt werden. Sie erfordern Geduld und Einfühlungsvermögen. Die Übungen sollen den pulmonalen Gasaustausch prä- und postoperativ verbessern. Für die Übungen wird die normale Atemmechanik so weit ausgenutzt, dass eine maximale Ausdehnung der betroffenen Seite oder beider Thoraxhälften erreicht wird. Physiotherapeuten können mit verschiedenen Techniken, unterstützenden Griffen und zusätzlicher manueller Reibung die Übungsart variieren und individuell auf den Patienten abstimmen. Es werden verschiedene Zielsetzungen wie die Verbesserung der Ein- und oder Ausatmung, der Thoraxmobilität und der Dehnfähigkeit des Brustkorbs verfolgt. Diese Ziele werden mit Atemübungen unter physiotherapeutischer Atemtherapie umgesetzt.

60.5.7 Lagerung

Der Patient wird möglichst bequem gelagert, um eine maximale Ausdehnung der Thoraxwand zu erleichtern. Eine gute Muskelentspannung wird erreicht, wenn der Patient auf dem Rücken liegt und hierbei der Kopf leicht angehoben und das Kopfteil des Bettes etwas erhöht wird. Die Knie und Arme des Patienten werden etwas gebeugt und durch Kissen unterstützt. Hierdurch werden die Bauchmuskeln entspannt und die Beweglichkeit des Zwerchfells verbessert. Der Patient kann auch seine Arme über den Kopf legen, denn hierdurch wird die Lungenausdehnung ebenfalls begünstigt.

Als therapeutische Lagerung können weitere Techniken angewandt werden. Eine Unterlagerung mit Kissen zur Unterstützung verschiedener Lungenareale zeigt z. B. die VATI-Lagerung in Rückenlage. Die Seitenlage ist für die unterschiedliche Belüftung unterschiedlicher Lungenareale ebenfalls vorteilhaft und kann mit physiotherapeutischen Übungen kombiniert werden. Die Bauchlagerung wird als therapeutische Lagerung v. a. beim Lungenversagen eingesetzt.

60.5.8 Zwerchfellatmung

Eine tiefe und entspannte Atmung kann durch die Zwerchfellatmung erreicht werden. Zu Beginn wird der Patient auf die Bewegungen seines Zwerchfells während der Atmung aufmerksam gemacht. Die Pflegekraft legt ihre Hände auf die vordere Basis der Rippen; die Hände üben dort einen leichten Druck aus. Dann wird der Patient aufgefordert, gleichmäßig durch die Nase zu atmen und das Zwerchfell zu benutzen, „um seinen Bauch aufzufüllen". Während dieses Vorgangs soll der Patient die Ausdehnung der unteren Rippen und das Auffüllen des Bauchs bei der Abwärtsbewegung des Zwerchfells fühlen.

Anschließend soll der Patient gleichmäßig durch den Mund ausatmen. Hierbei wird wiederum leichter Druck auf die Rippenbasis ausgeübt. Hat der Patient die Übung genau verstanden, wird er gebeten, die Knöchel seiner Hände auf die Rippenbasis zu legen und die Zwerchfellatmung selbstständig durchzuführen.

Patienten mit Störungen im Bereich des Zwerchfells profitieren von der Physiotherapie. Hierbei können osteopathische Techniken und Kräftigungs- oder Bewegungsübungen zur Verbesserung der Zwerchfellfunktion eingesetzt werden.

Einseitige basale Ausdehnung

Die Pflegekraft legt ihre Hände seitlich auf den Thorax, um die Seitenatmung zu kontrollieren und zu unterstützen. Die gegenüberliegende Thoraxseite muss entspannt sein. Nun wird der Patient aufgefordert, gleichmäßig durch die Nase einzuatmen und ebenso gleichmäßig durch den Mund wieder auszuatmen. Während der Exspiration wird leichter Druck ausgeübt. Der Patient wird aufgefordert, während der Inspiration seine Rippen nach auswärts, in Richtung der Druck ausübenden Hand, auszudehnen. Mit zunehmender Inspiration wird der Druck der Hand vermindert, bis er schließlich so stark ist wie bei der Exspiration. Der Patient soll langsam ausatmen; die Rippen sollen hierbei vollkommen entspannt werden. Während der Exspiration wird leichter Druck ausgeübt. Anschließend wird die gesamte Übung wiederholt. Auch hier führt der Patient die weiteren Übungen selbstständig durch. Diese Übung kann auch in Seitenlage geübt werden.

Beidseitige basale Ausdehnung

Hierbei wird die gleiche Technik, wie für die einseitige basale Ausdehnung beschrieben, angewandt. Allerdings werden beide Hände auf die Thoraxseiten gelegt und üben dort Druck aus. Diese Übung soll der Patient ebenfalls selbstständig ausführen.

Obere seitliche Ausdehnung

Die Technik entspricht der für die einseitige basale Ausdehnung; die Hände werden jedoch etwas unterhalb der Achselhöhle auf die Thoraxwand gelegt.

Ausdehnung der Lungenspitzen

Bei dieser Methode wird während der Inspiration ein leichter Gegendruck unterhalb der Klavikula ausgeübt. Der Patient soll seinen Brustkorb nach vorne und aufwärts gegen den Druck der Fingerspitzen ausdehnen. Die meisten Patienten mit pulmonalen Erkrankungen neigen dazu, bei dieser Technik ihre Atemhilfsmuskeln einzusetzen. Dann wird die Methode nicht angewandt oder durch Aufstützen der Arme in therapeutischen Sitzpositionen wie Kutschersitz, Torwarthaltung o. Ä. die Funktion der Muskulatur unterstützt.

60.6 Pharmakologische Atemtherapie

Bei einigen Intensivpatienten reichen die physikalischen Methoden der Atemtherapie und die Anfeuchtung der Atemluft nicht aus, um die Atemwege freizuhalten. Hier ist zumeist eine gezielte medikamentöse Therapie erforderlich. Die eingesetzten Medikamente wirken entweder erweiternd auf die Bronchien oder sie verflüssigen bzw. vermindern die Bronchialsekrete. Nicht selten müssen beide Substanzgruppen miteinander kombiniert werden, so z. B. wenn ein Bronchospasmus und gleichzeitig eine Sekreteindickung und Sekretverhaltung bestehen. Außerdem werden diese Medikamente bei chronischen Lungenerkrankungen eingesetzt, die mit pathologischen Veränderungen der Atemwege einhergehen.

Die Hauptziele der pharmakologischen Atemtherapie sind somit
- Erweiterung von funktionell verengten Bronchien,
- Verflüssigung eingedickter Sekrete.

Hierzu werden folgende Substanzgruppen angewandt:
- Bronchodilatatoren (Broncholytika; ◘ Tab. 60.3)
- Sekretolytika

Die Zufuhr dieser Substanzen erfolgt per Inhalation als Aerosol, i. v., i. m., s. c. oder p. o.

Intubation und Tracheotomie

Reinhard Larsen

Inhaltsverzeichnis

Unter Mitarbeit von T. Müller-Wolff, R. Dubb, A. Kaltwasser

Die endotracheale Intubation und die Tracheotomie (▶ Kap. 8) sind wesentliche Bestandteile der respiratorischen Behandlung des Intensivpatienten. Sie schützen zuverlässig vor pulmonaler Aspiration, ermöglichen die Zufuhr hoher O$_2$-Konzentrationen unter Spontanatmung und das Absaugen von Bronchialsekreten. Beim Intensivpatienten werden 2 Verfahren des künstlichen Atemwegs angewandt: endotracheale Intubation (oral oder nasal) oder Tracheotomie (konventionell oder perkutan).

61.1 Endotracheale Intubation

Die endotracheale Intubation des Intensivpatienten kann oral oder nasal erfolgen (Einzelheiten: ▶ Kap. 8). Die nasale Intubation wird zumeist besser toleriert und ermöglicht eine bessere Mundpflege, führt aber häufig zu Entzündungen der Nasennebenhöhlen (meist der Kieferhöhle) mit der Gefahr der Bakteriämie und der lebensbedrohlichen Sepsis. Bei der orotrachealen Intubation tritt diese Komplikation dagegen wesentlich seltener auf; auch werden Verletzungen der Nasenmuscheln und Drucknekrosen im Bereich der Nasenflügel vermieden. Zudem kann ein größerer Tubus eingeführt werden; hierdurch werden der Atemwegswiderstand und die Atemarbeit bei Spontanatmung vermindert.

Wegen der erhöhten Sinusitisgefahr durch die nasotracheale Intubation wird beim Erwachsenen die kurzzeitige orale Intubation bevorzugt. Ist absehbar, dass der Patient längere Zeit invasiv beatmet werden muss, wird er in der Regel tracheotomiert.

61.1.1 Fixierung des oralen Tubus

Orale Tuben müssen sicher fixiert werden, um Dislokationen, mechanische Reizungen und Fehllagen zu vermeiden. Hierfür werden spezielle Tubusfixierungssysteme oder -techniken eingesetzt. Mit der jeweils gewählten Fixierung muss den Tubus sicher am Kopf des Patienten befestigt werden. Zumeist wird hierfür ein auf die Gesichtshaut geklebtes Hilfsmittel verwendet. Pflasterstreifen eignen sich für *vorübergehende* Fixierungen.

Zu beachten: Am Tubus werden zumeist Beatmungsschläuche und Filter angebracht, die Zugkräfte auf den Tubus übertragen können und dadurch die Gefahr der akzidentellen Extubation bei Umlagerungsmanövern erhöhen.

❯ Der Tubus ist die „Lebenslinie" des beatmeten Patienten. Er muss daher jederzeit zugänglich sein und absolut sicher fixiert werden, um eine Dislokation oder Verlegung durch Sekret oder Blut zu verhindern.

▪ Vorgehen
▬ Wenn möglich: Fixierung durch 2 Pflegekräfte vornehmen, v. a. bei unruhigen oder deliranten Patienten.
▬ Korrekte Lage und Durchgängigkeit des Tubus auskultatorisch, wenn nötig korrigieren (▶ Kap. 8).
▬ Abstand zwischen Tubusspitze und Zahnreihe oder Mundwinkel ermitteln und markieren (z. B. 20 cm bei Frauen und 22 cm bei Männern); Markierungspunkt dokumentieren.
▬ Tubus im Mundwinkel oder mittig platzieren; bei Bedarf Beißschutz einführen.
▬ Tubus nach klinikinternem Standard fixieren.
▬ Tubuslage nach jeder Manipulation erneut kontrollieren (Auskultation; im Zweifelsfall Röntgen-Thorax).
▬ Cuffdruck kontrollieren und anpassen.
▬ Wenn erforderlich: Patienten absaugen.
▬ Nach Abschluss der Fixierung: Dokumentation, v. a. bei Besonderheiten.

▶ Beispiele
▬ Fixierung des oralen Tubus mit **2 Pflasterstreifen** (◨ Abb. 61.1):
 – Den 1. Pflasterstreifen auf die Wange kleben, faltenfrei über der Oberlippe zum Tubus führen und direkt am Eintritt in den Mund kreisförmig um den Tubus kleben, dann auf der anderen Wange befestigen, ohne Hautfalten zu erzeugen.
 – Danach den 2. Pflasterstreifen unterhalb der Unterlippe auf der Wange befestigen, dann kreisförmig um den Tubus kleben und auf der anderen Wange ankleben. An einem Pflasterende eine Umschlagfalte bilden.
 – *Alternative:* Den 2. Pflasterstreifen ebenfalls oberhalb der Oberlippe befestigen, kreisförmig um den Tubus führen und auf der gleichen Wangenseite unterhalb der Unterlippe befestigen.
 – Tubuslage durch erneute Auskultation überprüfen.
▬ Fixierung des Tubus mit **Klettband** (◨ Abb. 61.2):
 – Tubus direkt am Mund mit Pflasterstreifen umwickeln.
 – Dann Klettband fest um diesen Pflasterstreifen am Tubus wickeln.
 – Klettband um den Kopf des Patienten führen, z. B. rechts oberhalb des Ohrs, links unterhalb. Dann Klettverschluss schließen. ◀

Tubus-Fixierungssysteme: Eingesetzt werden unterschiedliche Medizinprodukte, von denen einige vor der Erstanwendung eine Einweisung erfordern.

Lagewechsel des Tubus
Der orale Tubus sollte in regelmäßigen Abständen, z. B. 3-mal täglich, umgelagert werden, um Druckschäden der Mundwinkel, Lippen und der Mundhöhle zu vermeiden.

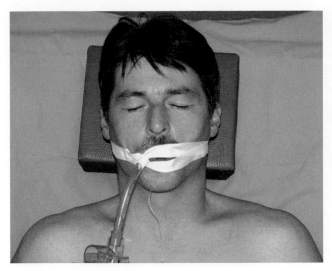

Abb. 61.1 Fixierung des oralen Tubus mit 2 Pflasterstreifen

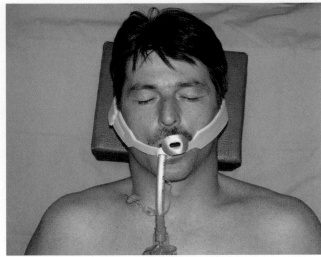

Abb. 61.2 Fixierung des oralen Tubus mit Klettband

■ **Vorgehen**
- Zubehör vorbereiten.
- Einmalhandschuhe anziehen, Cuffdruck kontrollieren, dann Mundhöhle und Rachen absaugen.
- Tubusfixierung vollständig entfernen (Vorsicht: Extubationsgefahr!).
- Mundwinkel, Lippe und Mundhöhle auf Druckschäden inspizieren.
- Tubus und Durchgängigkeit des Tubuslumens überprüfen.
- Pflasterreste vorsichtig – unter Hautschutz – entfernen.
- Tubus behutsam über den Zungengrund hinweg in den anderen Mundwinkel schieben, dabei die Tubuslage in der Trachea nicht verändern (Markierung beachten!).
- Kontrolle der Tubuslage, bei Bedarf absaugen. Fixierung und Dokumentation.

61.1.2 Fixierung des nasalen Tubus

Nasale Tuben können ebenfalls mit Pflasterstreifen (▶ Abschn. 61.1.1) oder mit Klettband fixiert werden (Abb. 61.3). Die Tuben werden so befestigt, dass möglichst wenig Druck auf die Nase ausgeübt wird.

■ **Vorgehen**
- Korrekte Tubuslage durch Auskultation überprüfen.
- Befestigung mit **Pflasterstreifen oder geeigneten Nylonbändern**:
  - Direkt oberhalb der Markierung einen schmalen, ca. 15 cm langen Pflasterstreifen schräg über einen Nasenflügel führen, dann kreisförmig um den Tubus wickeln und auf dem anderen Nasenflügel befestigen; wenn erforderlich: Hautschutz mit Klebeplatten.
  - *Alternative:* Einen breiten Pflasterstreifen (ca. 10 cm lang) bis zur Mitte einschneiden, dann den nicht

aufgeschnittenen Pflasteranteil auf den Nasenrücken kleben; danach den einen Schenkel des Pflasters direkt am Austritt aus den Nase um den Tubus kleben, dann den anderen Schenkel; die Enden beider Schenkel auf einem Nasenflügel festkleben.
- Befestigung mit **klebefreiem Fixierband**:
  - Pflasterstreifen am Austritt aus der Nase kreisförmig um den Tubus kleben.
  - Industriell vorgefertigtes Fixierband auf dem zirkulären Tubuspflaster befestigen; das eine Ende des Bands oberhalb des einen Ohrs, das andere Ende unterhalb des anderen Ohrs um den Kopf führen und verschließen. Beim nächsten Verbandwechsel die Ohrführung wechseln, um Druckstellen in diesem Bereich zu vermeiden.

61.1.3 Cuffdruckmessung

Um Druckschäden der Trachea durch den geblockten Cuff zu vermeiden, werden in der Intensivmedizin grundsätzlich Endotrachealtuben mit Niederdruckmanschetten verwendet. Sicherheitshalber muss aber der Cuffdruck mit einem speziellen Manometer (sog. „Cuffwächter"; ■ Abb. 61.4) kontinuierlich oder intermittierend überwacht und – wenn erforderlich – korrigiert werden. Für die länger dauernde Intubation wird die kontinuierliche, automatische Cuffdruckmessung eingesetzt.

> **Praxistipp**
>
> Der Cuffdruck des Endotrachealtubus sollte im Bereich von 15 bis max. 25 cmH$_2$O liegen oder dem Patienten angepasst werden. Außerdem muss der Cuffdruck regelmäßig kontrolliert und der Wert in der Verlaufskurve dokumentiert werden.

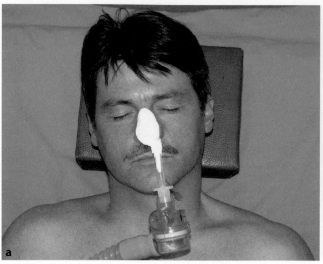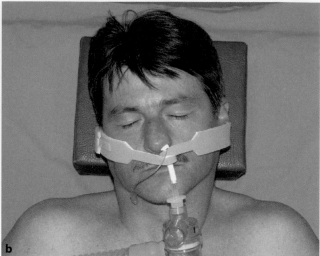

Abb. 61.3   Fixierung des nasalen Tubus. a Mit Pflaster, **b** mit Klettband

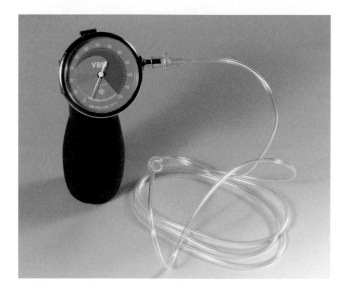

Abb. 61.4   Cuffwächter für die Überwachung des Cuffdrucks. Der Zeiger sollte sich im grünen Druckbereich befinden

■ **Hohe Cuffdrücke**

Sind hohe Cuffdrücke erforderlich, um die Dichtigkeit des Tubus zu erreichen, sollte immer nach den Ursachen gesucht werden. Mögliche Ursachen sind

— zu kleiner Tubus im Vergleich zur Weite der Trachea: Tubus auswechseln,
— herausgerutschter Tubus mit Cufflage in der Glottis: Tubus korrekt platzieren,
— akuter Anstieg durch Kopfbewegungen oder Umlagerung des Patienten.

■ **Undichter Cuff**

Beim beatmeten Patienten muss der Cuff dicht schließen. Treten Leckagen auf, muss umgehend die Ursache beseitigt werden. Mögliche Ursachen sind u. a.

— Cuff, Zuleitung oder Kontrollballon defekt: Tubus auswechseln,
— Fehllage des Tubus, z. B. im unteren Rachenraum oder im Ösophagus: Lage korrigieren,
— hoher Beatmungsdruck: Tubus vorsichtig nachblocken.

61.1.4 Tubusüberwachung und -pflege

Tubusüberwachung

Der Tubus darf niemals durch eingedicktes Sekret, geronnenes Blut, Ballonhernie o. Ä. verlegt werden. Solche bedrohlichen Komplikationen lassen sich durch folgende Maßnahmen verhindern:

— Regelmäßige Kontrolle und Pflege des Tubus
— Ausreichende Befeuchtung der Atemluft (Atemgasklimatisierung), Sekretolyse
— Regelmäßiges und bedarfsangepasstes Absaugen
— Täglich mehrfache Kontrolle der Tubusdurchgängigkeit mit dem Absaugkatheter
— Regelmäßige Atem- und Physiotherapie

In Bettnähe des Intensivpatienten muss immer ein funktionsfähiges **Notfallintubationsbesteck** bereitgehalten werden.

❶ Bei akuter, nicht mehr zu beseitigender Verlegung des Tubus muss wegen der großen Erstickungsgefahr der Tubus sofort herausgezogen, der Patient überbrückend mit Maske/Beutel beatmet und ein neuer Tubus eingeführt werden. Ist dies nicht möglich, können zur Überbrückung ein Larynxtubus, eine Larynxmaske oder ein Combitubus eingeführt werden (▶ Kap. 8).

Nasenpflege

Bei nasaler Intubation sollte die betroffene Nasenseite mehrmals täglich auf Durchblutungsstörungen und Druckschäden kontrolliert werden. Die Nasenpflege wird im Allgemeinen 1- bis 2-mal pro Tag durchgeführt.

- **Vorgehen**
- Zubehör bereitstellen: geeigneter Absaugkatheter, Einmalhandschuhe, mehrere Wattestäbchen und Kompressen, physiologische Kochsalzlösung, Nasensalbe, Fixiermaterial.
- Den Patienten über das geplante Vorgehen informieren.
- Tubusfixierung entfernen und Sekrete im Tubusbereich vorsichtig absaugen.
- Nase mit NaCl 0,9 % getränkten Wattestäbchen reinigen; Verkrustungen vorsichtig lösen und entfernen.
- Nase auf Durchblutungsstörungen und Druckschäden inspizieren, wenn erforderlich Arzt hinzuziehen (Frage der Umintubation!).
- Nasensalbe mit Wattestäbchen im Bereich des Tubus auf die Nasenschleimhaut auftragen.
- Tubus neu fixieren.
- Tubuslage durch Auskultation überprüfen.

Ist die Haut durch den Druck des Tubus bereits geschädigt worden, sollten die betroffenen Stellen mit Hautschutzplatten abgedeckt und die Pflasterstreifen auf den Platten befestigt werden.

Absaugen des subglottischen Raums

Beim endotracheal intubierten Patienten sammelt sich oberhalb des Cuffs Sekret aus dem Mund-, Nasen- und Rachenraum. Die darin enthaltenen Keime können durch sog. „Mikroaspirationen" am Cuff vorbei in das Bronchialsystem gelangen und eine sog. „ventilatorassoziierte Pneumonie" (VAP) hervorrufen. Da es nur selten gelingt, das Sekret oberhalb des Tubuscuffs gezielt zu entfernen, sollte primär versucht werden, Sekretansammlung durch Mund-, Nase- und Rachenpflege zu verhindern (► Kap. 45).

Bei Verwendung spezieller Tuben mit subglottischer Absaugmöglichkeit können die Sekrete eher entfernt werden. Hierbei wird das Sekret im subglottischen Raum durch intermittierend angewandten Sog abgesaugt.

61.2 Tracheotomie

- **Definitionen**
- **Tracheotomie:** operative Eröffnung der Luftröhre im vorderen Halsbereich mit anschließender Kanülierung der Trachea

- **Perkutane Tracheotomie:** perkutanes Einführen einer Kunststoffkanüle zwischen den Trachealringen (2–4) in die Luftröhre
- **Minitracheotomie:** perkutanes Einführen einer Spezialkanüle mit kleinem Durchmesser durch die Membran zwischen Schild- und Ringknorpel des Kehlkopfes für die Bronchialtoilette
- **Tracheostoma:** die durch eine Tracheotomie geschaffene Öffnung der Luftröhre nach außen
- **Tracheostomie:** chirurgische Technik, bei der die Haut mit der Vorderwand der Trachea vernäht wird, um einen permanenten Luftweg zu schaffen

Bei der Tracheotomie wird die Luftröhre im vorderen Halsbereich operativ eröffnet und anschließend kanüliert. Wann der Intensivpatient tracheotomiert werden soll, ist nach wie vor umstritten, v. a. deshalb, weil keine Einigkeit darüber besteht, wie lange ein Endotrachealtubus, ohne Schädigungen hervorzurufen, belassen werden kann. Die entsprechenden Angaben differieren zwischen 24 und 48 h bzw. 14 Tagen. Unstrittig ist hingegen die Indikation zur Tracheotomie bei Verletzungen des Kehlkopfes und bei bestimmten Erkrankungen im oberen Respirationstrakt.

- **Vorteile der chirurgischen Tracheotomie**

Die wichtigsten Vorteile der Tracheotomie im Vergleich zur oralen und nasalen Intubation sind
- größere und kürzere Kanülen, daher geringerer Widerstand und weniger Atemarbeit für den spontan oder unterstützt atmenden Patienten,
- einseitige Intubation sehr selten,
- bessere Fixierung der Kanüle,
- bessere Mund- und Nasenpflege,
- leichtere Schluckmöglichkeiten für den Patienten
- einfacheres und effektiveres Absaugen des Bronchialsystems,
- Verminderung des Totraums,
- größerer Patientenkomfort.

- **Indikationen**

In der Regel wird der Intensivpatient zunächst oral intubiert und später elektiv tracheotomiert (sekundäre Tracheotomie). Wann dieser Zeitpunkt am günstigsten ist, wird nicht einheitlich beurteilt. Eine *primäre* Tracheotomie ist u. a. in folgenden Situationen indiziert:
- Schwere Verletzungen des Kehlkopfes
- Verätzungen im Mund- und Rachenbereich
- Unmöglichkeit der oralen oder nasalen Intubation

> Eine Notfalltracheotomie ist gefährlich und sollte nur ausnahmsweise durchgeführt werden, d. h., wenn die orale Intubation misslingt.

- Eventuell Lokalanästhesie der Punktionsstelle.
- Quere Inzision der Haut über der Punktionsstelle mit dem Skalpell, dann Vorschieben der Einführhilfe durch die Membrana cricothyroidea in die Luftröhre.
- Kanüle über die Einführhilfe vorschieben.
- Bei korrekter Lage Einführhilfe entfernen und Kanüle fixieren.

61.2.5 Überwachung der Trachealkanüle und des Tracheostomas

Die Grundsätze der Tubuspflege gelten auch für die Trachealkanüle (▶ Abschn. 61.1.4):
- Durchgängigkeit der Trachealkanüle jederzeit erhalten.
- Cuffdruck kontrollieren, zu hohe Cuffdrücke, aber auch Undichtigkeiten der Manschette vermeiden.

Bei nicht zu behebender Verlegung der Trachealkanüle muss die Kanüle sofort herausgezogen und der Patient mit dem Atembeutel über eine Gesichtsmaske beatmet werden. Hierzu muss das offene Tracheostoma luftdicht mit einer Kompresse abgedeckt werden. Anschließend wird entweder orotracheal intubiert oder eine neue Trachealkanüle eingeführt.

- **Vorgehen**
- Hygienisches Vorgehen wie beim Verbandswechsel.
- Verunreinigten Tracheostomaverband entfernen. Haut um das Stoma herum mit 0,9%iger NaCl-Lösung reinigen und bei Bedarf desinfizieren.
- Tracheostomaverband (Schlitzkompresse) anlegen; Kanüle dabei sichern.
- Stoffbänder durch die seitlichen Öffnungen der Kanüle ziehen und festknoten; dann um den Hals herumführen und seitlich miteinander verbinden. Band nicht zu locker befestigen, sonst gleitet die Kanüle in der Trachea auf- und abwärts.
- Liegt eine Doppelkanüle, so ist die Pflege mit der oben beschriebenen Technik identisch. Zusätzlich wird die innere Kanüle nach Herstellerangaben herausgezogen und wieder eingesetzt. Solange die innere Kanüle entfernt ist, muss ein Adapter auf die äußere Kanüle gesetzt werden, damit das Beatmungsgerät angeschlossen werden kann.

61.2.6 Kanülenwechsel

Innerhalb der ersten 48 h nach der konventionellen Tracheotomie darf die Trachealkanüle nicht ohne vitale Indikation gewechselt werden, da sich noch kein richtiger Kanal gebildet hat. Hierdurch besteht die Gefahr, dass nach der Dekanülierung die neue Kanüle nicht mehr eingesetzt werden kann. Die Folge ist **Erstickungsgefahr**.

Im Gegensatz zur konventionellen Tracheotomie ist das Tracheostoma bei der **Dilatationstracheotomie** in den ersten Tagen sehr instabil und kollabiert sehr rasch nach dem Entfernen der Trachealkanüle. Zumeist gelingt es dann nicht, die Kanüle erneut einzuführen. Wegen dieser Gefahr sollte ein elektiver Kanülenwechsel erst 7 Tage nach der Dilatationstracheotomie erfolgen.

Bei versehentlicher Dekanülierung muss der Patient umgehend orotracheal intubiert werden. Die erneute Kanülierung sollte danach vorsichtshalber über einen Dilatator erfolgen.

Zubehör für den Kanülenwechsel
- Trachealkanülen, Kanülenband, Blockerspritze
- Trachealspreizer
- Einführungsmandrin
- Lichtquelle
- Notfallintubationsbesteck
- Sterile Absaugkatheter
- Sterile Einmalhandschuhe
- Steriles Abdecktuch
- Sterile Tupfer, Watteträger und Schlitzkompressen
- Hautdesinfektionsmittel

- **Praktisches Vorgehen**
- Trachealkanülen werden in der Regel nach Bedarf bzw. 1- bis 2-mal pro Woche gewechselt. Vor dem Kanülenwechsel wird eine 4-stündige Nahrungskarenz empfohlen.
- Der 1. Kanülenwechsel erfolgt durch den Arzt, weitere Wechsel durch 1–2 erfahrene Fachpflegekräfte; Anfänger werden angeleitet.
- Erforderliche Ausrüstung einschließlich Lichtquelle und Notfallbesteck in Bettnähe aufbauen. Dichtigkeit der neuen Manschette überprüfen.
- Patient endotracheal und im Nasenrachenraum absaugen, präoxygenieren (Pulsoxymeterkontrolle!), Oberkörper (20–)30–40° erhöht lagern, Kopf leicht überstrecken.
- Alte Kanüle entfernen.
- Neue Kanüle behutsam durch das Tracheostoma einführen und korrekt in der Trachea platzieren. Fehllagen, z. B. im umgebenden Gewebe statt in der Trachea, unbedingt vermeiden.
- Manschette langsam blocken, Beatmungsgerät anschließen, Lungen auf seitengleiche Belüftung auskultieren.
- Gelingt das Einführen der Kanüle nicht auf Anhieb, kann eine Einführungshilfe verwendet oder zunächst oral intubiert werden: Hierbei muss die Tubusmanschette unterhalb des Tracheostomas liegen. Als Alternative wird das Stoma mit einer sterilen Platte abgedeckt, sodass der Patient mit Beutel und Maske beatmet werden kann. Anschließend wird ein neuer Versuch unternommen.

61

61.2.7 Entfernen der Trachealkanüle

Für das Entfernen der Trachealkanüle beim Intensivpatienten gelten die gleichen Grundsätze wie für das Entfernen des Endotrachealtubus; auch das Vorgehen ist ähnlich.

■ **Vorgehen**
- Eine 4-stündige Nahrungskarenz vor dem Entfernen der Kanüle wird empfohlen.
- Patienten über die geplanten Maßnahmen informieren.
- Mund- und Rachenraum gründlich absaugen.
- Oberkörper hoch lagern.
- Trachealkanüle entblocken und herausziehen.
- Zunächst Sauerstoff über Gesichtsmaske zuführen.
- Wunde mit einem sterilen Verband abdecken.
- Epithelialisiertes Tracheostoma chirurgisch mit Naht verschließen (Analgesie beachten!), anschließend steriler Verband.
- Verbandwechsel zunächst 1-mal pro Tag.
- Bei anhaltender Heiserkeit und Schluckstörungen: HNO-Kontrolle.

61.3 Extubation

Der Patient wird extubiert, wenn sein klinischer Zustand und die gemessenen Atemgrößen und Blutgaswerte darauf hinweisen, dass er ausreichend spontan atmen und außerdem seine Atemwege selbst freihalten kann.

■ **Praktisches Vorgehen**
- Patienten vollständig über die geplante Maßnahme aufklären; behutsam auf möglichen Misserfolg hinweisen.
- Sämtliches Zubehör für Reintubation bereitstellen und Funktion überprüfen.
- Oberkörper des Patienten so hoch wie möglich lagern, Lungen einige Minuten präoxygenieren.
- Trachea und Mund sorgfältig absaugen.
- Den Patienten maximal tief einatmen lassen, dann Manschette entblocken und Tubus rasch herausziehen. Beim Herausziehen Sekrete, die sich oberhalb des Cuffs angesammelt haben, absaugen!
- Patient zum Abhusten auffordern; wenn erforderlich, Rachen absaugen. Oft werden große Mengen Sekret, die bisher oberhalb der Manschette in der Trachea lagen, in die Mundhöhle befördert.
- O_2-Therapie einleiten, z. B. über eine Maske.
- Wenn erforderlich, atemtherapeutische Maßnahmen fortsetzen.
- Dokumentation.
- Patientenbeobachtung und -überwachung verstärken.

Nachschlagen und Weiterlesen

Gründling M, Kuhn SO, Pavolvic D, Feyerherd F et al (2006) Atemwegsmanagement bei Dilatationstracheotomie. Anasth Intensivmed 47:505–514

Klemm E, Nowak A (2018) Kompendium der Tracheotomie. Springer, Berlin, Heidelberg, New York

Kommission für Krankenhaushygiene und Infektionsprävention (KRINKO) beim Robert Koch-Institut (2013) Prävention der nosokomialen beatmungsassoziierten Pneumonie. Bundesgesundheitsbl 56(2021):1578–1590

Schneider-Stickler B, Kress P (2018) Tracheotomie und Tracheostomaversorgung. Springer, Berlin, Heidelberg, New York

Internet

Deutsche Gesellschaft für Anästhesiologie und Intensivmedizin e. V. (DGAI) (2017) S3-Leitlinie: Invasive Beatmung und Einsatz extrakorporaler Verfahren bei akuter respiratorischer Insuffizienz. https://www.awmf.org/leitlinien/detail/ll/001-021.html. Zugegriffen: 5. Febr. 2021

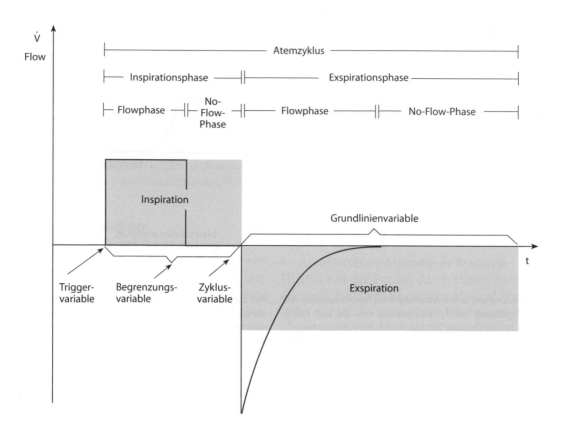

Abb. 62.2 Darstellung der Phasenvariablen bei maschineller Beatmung. Sie steuern oder beeinflussen den Verlauf der Inspiration und Exspiration bzw. den Wechsel von In- zu Exspiration. Zu den Phasenvariablen gehören: Triggervariable, Begrenzungsvariable, Zyklusvariable und Grundlinienvariable

62

der Lunge kommt: Lungenbezirke mit hoher Zeitkonstante (verzögerter Belüftung) füllen sich durch Umverteilung aus Bezirken mit niedriger Zeitkonstante (rasche Belüftung), und es bildet sich ein inspiratorischer Plateaudruck aus, der sog. „endinspiratory pressure" (EIP).

Im Gegensatz zur Flowphase ist die Phase der inspiratorischen Pause nicht obligat, d. h., es gibt Beatmungsmuster mit und ohne inspiratorischer Pause.

62.3.2 Beendigung der Inspirationsphase (Steuerung)

Die Inspirationsphase kann durch das Beatmungsgerät beendet werden (= Gerätesteuerung) oder durch den Patienten (= Patientensteuerung). Die Zyklusvariable gibt an, wodurch die Inspiration beendet wird. Zyklusvariablen sind Zeit und Flow.

Umgeschaltet wird bei Erreichen eines bestimmten Flows oder einer bestimmten Zeit (⬛ Abb. 62.3). Die Variable kann wiederum durch die Maschine oder durch den Patienten gesteuert werden.

62.3.3 Ablauf der Exspirationsphase

Die Exspiration erfolgt bei der maschinellen Beatmung (wie bei der Spontanatmung) *passiv* durch die Rückstellkräfte (Retraktionskräfte) der Lunge. Grundsätzlich kann auch die Exspiration in eine Phase mit Flow (exspiratorische Flowphase) und eine Phase ohne Flow (exspiratorische Pause) unterteilt werden (⬛ Abb. 62.2). Die Flowrichtung während der Exspirationsphase ist der inspiratorischen Flowrichtung entgegengesetzt. Daher wird der Exspirationsflow in Flow-Zeit-Diagrammen negativ, d. h. unterhalb der Nulllinie, abgebildet.

Der Druck fällt am Ende der Exspiration entweder auf null ab („zero endexpiratory pressure", ZEEP) oder es wird vom Beatmungsgerät ein positiver Druck am Ende der Exspiration aufrechterhalten („positive endexpiratory pressure", PEEP).

▪ Intrinsischer PEEP
Beginnt die nächste Inspiration, bevor die exspiratorische Flowphase beendet ist, d. h., bevor die Flowkurve die Nulllinie erreicht hat, liegt ein sog. „intrinsischer"

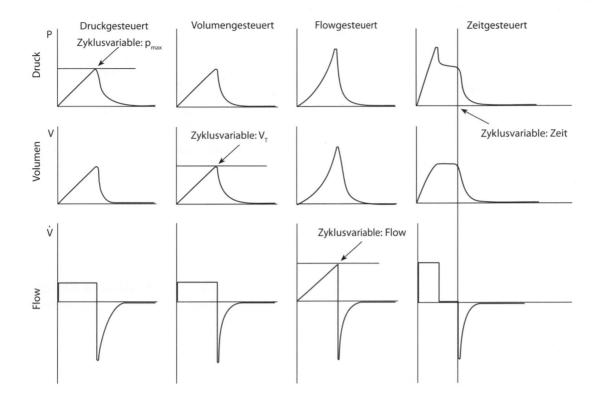

◘ Abb. 62.3   Steuerungsprinzipien der maschinellen Beatmung. Steuerung bezeichnet die Umschaltung von der Inspiration zur Exspiration. Danach wird zwischen Druck-, Volumen-, Flow- und Zeitsteuerung unterschieden. Drucksteuerung: Die Inspiration wird bei Erreichen eines am Beatmungsgerät vorgewählten Drucks in den oberen Atemwegen beendet. Flowsteuerung: Umschaltung von In- auf Exspiration bei Erreichen bzw. Über- oder Unterschreiten eines bestimmten Flows. Volumensteuerung: Umschaltung bei Erreichen eines am Respirator vorgewählten Volumens. Zeitsteuerung: Umschalten nach Ablauf einer vorgewählten Zeit. (Aus: Larsen u. Ziegenfuß, 2013)

(ein nicht von außen vorgegebener, sondern „von innen heraus" entstehender) PEEP vor.

62.4 Beatmungsmuster

Während des Beatmungszyklus verändern sich aufgrund der Steuerungsmechanismen des Respirators der Druck, das Volumen und der Gasflow. Der zeitliche Verlauf dieser 3 Variablen wird als Beatmungsmuster bezeichnet und kann als Diagramm dargestellt werden. Das Beatmungsmuster, also die Veränderungen von Druck, Volumen und Flow in den Atemwegen während des Beatmungszyklus (◘ Abb. 62.3), ergeben sich aus folgenden Einstellgrößen des Respirators:

- Atemhubvolumen
- Beatmungsfrequenz
- Inspirationsflow
- Inspirationsdruck
- Verhältnis von In- zu Exspiration (Atemzeitverhältnis)
- Endexspiratorischer Druck

62.4.1 Wie wird das Atemhubvolumen erzeugt?

Im Deutschen bezeichnet „*Zugvolumen*" das spontan eingeatmete Volumen, „*Hubvolumen*" hingegen das vom Respirator zugeführte Atem- oder Beatmungsvolumen. Bei partiellen (teilweisen) Formen der Beatmung ist oft beides vermischt: Entweder zieht der Patient selbsttätig ein gewisses Volumen aus dem Beatmungssystem und löst hierdurch die Verabreichung eines Hubvolumens aus oder der Respirator unterstützt den Patienten beim Einatmen des Zugvolumens durch Erzeugung eines Überdrucks.

Erhöhung des Atemwegsdrucks

Dies ist das Grundprinzip der maschinellen Beatmung: Die maschinelle Beatmung ist in der Regel eine *Überdruckbeatmung*. Im Gegensatz zur Spontanatmung, die durch Sog erfolgt, wird hierbei während der Inspiration der Druck in den Atemwegen erhöht und das vom Respirator erzeugte Hubvolumen strömt unter Druck in die Lunge ein (◘ Abb. 62.4).

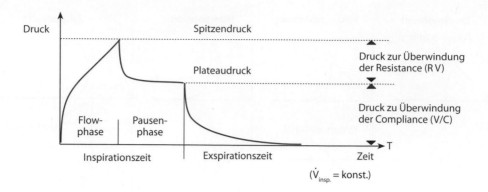

Abb. 62.4   **Terminologie der Phasen des Beatmungszyklus.** (Aus: Larsen u. Ziegenfuß, 2013)

> Die Überdruckbeatmung ist das Standardverfahren der maschinellen Beatmung. Hierbei wird der Lunge das Atemhubvolumen vom Respirator mit Überdruck zugeführt.

62.5 Klassifikation der Beatmungsformen

Bei der kontinuierlichen kontrollierten (mandatorischen) Beatmung („controlled mandatory ventilation", CMV) können 2 grundlegende Formen unterschieden werden:

- Druckkontrollierte Beatmung
- Volumenkontrollierte Beatmung

62.5.1 Druckkontrollierte Beatmung („pressure-controlled ventilation", PCV)

Die Kontrollvariable ist der Druck (■ Abb. 62.5). Das Beatmungsgerät erzeugt einen Überdruck bis zu einer voreingestellten Höhe $p_{max.}$; dieser Druck wird während der Inspirationszeit konstant gehalten. Wenn der eingestellte inspiratorische Druck erreicht ist, fällt der anfangs hohe Flow zunehmend ab. Die Umschaltung auf die Exspiration ist zeitgesteuert.

Eine druckkontrollierte Beatmung (PCV) ist immer auch druckbegrenzt und umgekehrt. Daher können beide Begriffe in der Praxis austauschbar benutzt werden – nicht jedoch, wenn Steuerungsaspekte des Respirators beschrieben werden sollen.

62.5.2 Volumenkontrollierte Beatmung („volume-controlled ventilation", VCV)

Bei der volumen**kontrollierten** Beatmung ist das Volumen die Kontrollvariable (■ Abb. 62.6), d. h., der Patient erhält ein vorgewähltes Atemhubvolumen mit *konstantem* Flow. Der Einfachheit halber kann auch die flowkontrollierte Beatmung als „volumenkontrolliert" bezeichnet werden.

Bei der volumen*gesteuerten* Beatmung schaltet der Respirator ab, wenn das eingestellte Atemzugvolumen erreicht worden ist.

Neben diesen beiden Grundformen gibt es noch Mischformen wie „dual control mode", druckbegrenzte Beatmung und die druckbegrenzte, volumenkontrollierte Beatmung.

Bei der **druckbegrenzten Beatmung** ist der Druck die Begrenzungsvariable; er kann den jeweils eingestellten Wert nicht überschreiten. Eine druckbegrenzte Beatmung ist immer druckkontrolliert. Die **druckunterstützte Beatmung** (besser: druckunterstützte Atmung, „pressure support ventilation", PSV) ist eine patientengetriggerte und patientengesteuerte Sonderform der druckkontrollierten, druckbegrenzten Beatmung.

62.6 Respiratorische Eigenleistung des Patienten

Je nach dem Anteil der respiratorischen Eigenleistung des Patienten werden die Beatmungsmodi häufig in mandatorische und partielle Beatmungsformen und Spontanatmungsformen unterteilt.

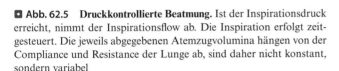

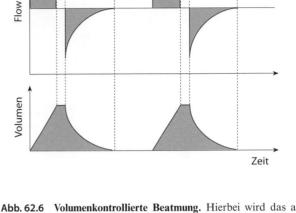

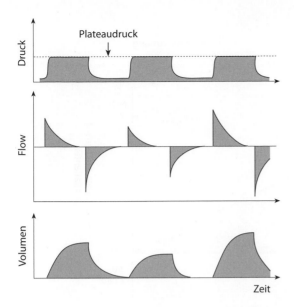 **Abb. 62.5 Druckkontrollierte Beatmung.** Ist der Inspirationsdruck erreicht, nimmt der Inspirationsflow ab. Die Inspiration erfolgt zeitgesteuert. Die jeweils abgegebenen Atemzugvolumina hängen von der Compliance und Resistance der Lunge ab, sind daher nicht konstant, sondern variabel

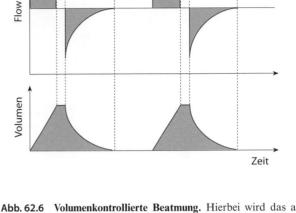 **Abb. 62.6 Volumenkontrollierte Beatmung.** Hierbei wird das am Respirator vorgewählte Atemhubvolumen der Lunge des Patienten mit konstantem Flow zugeführt, unabhängig von den sich entwickelnden Atemwegsdrücken. Sind also Atemwegswiderstand und Compliance hoch, nimmt der Atemwegsdruck unter der Beatmung proportional zu

62.6.1 Kontrollierte oder mandatorische Beatmung

Hierbei übernimmt die Maschine die *gesamte* Atemarbeit und die Atemsteuerung.

> Bei der kontrollierten Beatmung übernimmt der Respirator die gesamte Belüftung der Lunge. Der Patient ist an der Ventilation nicht beteiligt.

Die Anpassung des Patienten an den Respirator erfolgt mit Medikamenten, z. B. Sedativa, Hypnotika und Opioiden; Muskelrelaxanzien sind dagegen nur selten erforderlich. Einige Patienten passen sich auch ohne medikamentöse Unterstützung dem Respirator an. Schlechte Anpassung oder gar ein „Kampf gegen den Respirator" muss jedoch vermieden werden, da hierdurch die Belüftung der Lunge beeinträchtigt wird und außerdem ein erheblicher „Stress" für den Patienten entstehen kann.

62.6.2 Partielle Beatmungsformen

Bei den partiellen (teilweisen) Beatmungsformen ist die Atemkontrolle des Patienten aktiv und der Respirator unterstützt seine Spontanatmung oder lässt sie zu (Abb. 62.7). Die Unterstützung der Atmung erfolgt in der Regel während der Inspiration; nur bei der APRV wird die Exspiration ebenfalls unterstützt.

Andere Bezeichnungen für partielle Beatmungsverfahren sind
- augmentative Beatmungsformen,
- augmentierende Beatmung,
- augmentierte Spontanatmung.

Einteilung der partiellen Beatmungsformen
Die partiellen Beatmungsformen lassen sich nach dem Mechanismus der Ventilationsunterstützung und der Respirator-Patienten-Interaktion in hubvolumenorientierte und minutenvolumenorientierte Modi unterteilen:
- **Hubvolumenorientierte Beatmungsformen:** Hierbei wird jeder Atemzug des Patienten unterstützt, z. B.: PSV, ASB („assisted spontaneous breathing").
- **Minutenvolumenorientierte Beatmungsformen:** Hierbei wird der nicht unterstützten Spontanatmung ein bestimmtes Minutenvolumen durch Beatmung hinzugefügt, z. B.: SIMV, APRV.

Beide Prinzipien können miteinander kombiniert werden, z. B. SIMV + PSV.

Eine partielle Beatmung liegt nur dann vor, wenn ein wesentlicher Anteil der Atemarbeit oder der Atemregulation *vom Patienten* selbst erbracht wird.

Partielle Beatmungsformen werden nicht nur zur Entwöhnung vom Respirator, sondern auch bei der länger dauernden Beatmung eingesetzt.

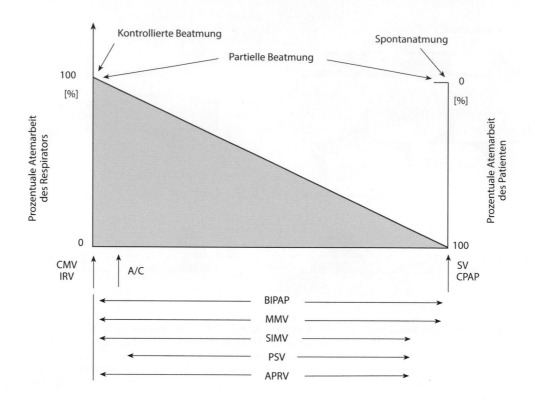

■ **Abb. 62.7   Prozentualer Anteil des Respirators und des Patienten an der Atemarbeit verschiedener Beatmungsmodi.** A/C = „assist/control ventilation", APRV = „airway pressure release ventilation", BiPAP = „biphasic positive airway pressure", CMV = „continuous mandatory ventilation", CPAP = „continuous positive airway pressure", IRV = „inverse ratio ventilation", MMV = „mandatory minute ventilation", PSV = „pressure support ventilation", SIMV = „synchronized intermittent mandatory ventilation", SV = „spontaneous ventilation" (Aus: Larsen u. Ziegenfuß, 2013)

62

■ **Vorteile der partiellen Beatmung**

Die partiellen Beatmungsformen weisen gegenüber der kontrollierten Beatmung zahlreiche Vorteile auf:

- Die Hämodynamik und die Organdurchblutung werden weniger beeinträchtigt.
- Der Patient kann besser an den Respirator angepasst werden.
- Die Atemmuskulatur atrophiert weniger als bei kontrollierter Langzeitbeatmung.
- Geringere Störungen der Atemkoordination, wie häufig nach kontrollierter Langzeitbeatmung zu beobachten.
- Bessere pulmonale Zirkulation und Lymphdrainage.
- Kontinuierliche, möglicherweise auch einfachere und sicherere Entwöhnung vom Respirator.
- Größere Patientenakzeptanz und dadurch häufig geringerer Sedativaverbrauch.
- Patientenangepasstere Therapieform.

■ **Nachteile der partiellen Beatmung**

Trotz aller Vorteile müssen bei den partiellen Beatmungsformen folgende potenziellen Nachteile oder Gefahren beachtet werden:

- Zu geringe Triggerempfindlichkeit, z. B. ältere Geräte, zu große Latenzphase (Zeit bis zur ausreichenden Flowerzeugung) oder schlecht eingestellter Modus können die Atemarbeit und den O_2-Verbrauch der Atemmuskulatur erhöhen und hierdurch zur Ermüdung der Atemmuskulatur führen.
- Bei Herzinsuffizienz kann ein zu hoher Spontanatmungsanteil den intrathorakalen Druck zu stark erniedrigen und hierdurch die Funktion des linken Ventrikels verschlechtern.
- Erhöhter Pflege-, Betreuungs- und Überwachungsaufwand (kontinuierliche Patientenanleitung und Therapieanpassungen notwendig).
- Bei ungenügender Überwachung wird eine Verschlechterung der Atemfunktion, insbesondere des Atemantriebs möglicherweise nicht rechtzeitig bemerkt, evtl. mit tödlichen Folgen.
- Andererseits können eine zu starke maschinelle Unterstützung oder ein gesteigerter Atemantrieb, z. B. durch Angst oder zerebrale Störungen, zu Hyperventilation und respiratorischer Alkalose führen.

62.7 Einstellgrößen am Respirator

62.7.1 O$_2$-Konzentration

Die O$_2$-Konzentration im Inspirationsgasgemisch (F$_i$O$_2$) lässt sich bei fast allen Respiratoren zwischen 21 und 100 % einstellen. Aus klinischen Gründen muss unterschieden werden zwischen der O$_2$-Konzentration, die das Gerät abgibt (F$_d$O$_2$), und der Konzentration oder Fraktion, die der Patient tatsächlich einatmet (F$_i$O$_2$). Nur wenn das Atemsystem dicht ist und der Patient keine Nebenluft einatmet, stimmen beide Fraktionen überein. Dies ist bei Beatmung über einen Endotrachealtubus zumeist der Fall, bei Maskenbeatmung jedoch nicht immer. Besonders groß ist die Differenz zwischen F$_i$O$_2$ und F$_d$O$_2$ bei Spontanatmung mit O$_2$-Anreicherung über eine Maske und bei der Beatmung mit einem Atembeutel. In beiden Fällen ist die F$_i$O$_2$ immer erheblich kleiner als die F$_d$O$_2$.

Zu beachten: Höhere Konzentrationen von Sauerstoff wirken toxisch!

Einstellung der O$_2$-Konzentration: ▶ Abschn. 62.14.2.

62.7.2 Atemzugvolumen

Das Atemzugvolumen (V$_T$) kann bei volumenkontrollierten Atemmodi entweder direkt eingestellt werden oder es ergibt sich aus dem eingestellten Atemminutenvolumen (AMV) und der Atemfrequenz (f): V$_T$ = AMV/f. Bei den druckkontrollierten Beatmungsformen kann kein Atemzugvolumen eingestellt werden; V$_T$ ergibt sich vielmehr aus der Höhe des Beatmungsmodus und der Impedanz des respiratorischen Systems.

❯ Normalerweise wird bei der volumenkontrollierte Beatmung ein Atemzugvolumen von 6–8 ml/kg Idealgewicht (!) eingestellt.

Einzelheiten: ▶ Abschn. 62.12.

62.7.3 Atemfrequenz

Die Atemfrequenz bzw. Beatmungsfrequenz (f) und Atemzugvolumen sollten so eingestellt werden, dass sich der angestrebte p$_a$CO$_2$ ergibt (▶ Abschn. 62.7.4) und eine vollständige Ausatmung möglich ist. Hierfür sind je nach gewähltem V$_T$, Stoffwechselzustand und Alter des Patienten sowie dem Ausmaß der Totraumventilation sehr unterschiedliche Einstellungen erforderlich.

❯ Die eingestellte Beatmungsfrequenz beträgt üblicherweise 8–15/min, wenn erforderlich bis max. 25/min.

Wann soll eine hohe, wann eine niedrige Beatmungsfrequenz eingestellt werden?
Bei stark sedierten oder narkotisierten Patienten kann mit niedrigen Frequenzen zumeist eine Normoventilation erreicht werden, ebenso bei Unterkühlten. Hingegen sind bei vermehrter CO$_2$-Produktion bzw. gesteigertem Stoffwechsel hohe Beatmungsfrequenzen erforderlich (Vorsicht: Gefahr des Auto-PEEP). Hat die Lunge eine erniedrigte Compliance (steife Lunge), kann versucht werden, mit niedrigen Atemzugvolumina und hohen Atemfrequenzen die CO$_2$-Elimination zu verbessern. Hierbei sollten Frequenzen von 25/min nicht überschritten werden, weil darüber hinaus keine klinisch wesentlichen Effekte zu erreichen sind. Weiterhin ist zu beachten, dass bei hohen Atemfrequenzen und kurzen Exspirationszeiten evtl. keine vollständige Ausatmung mehr möglich ist und ein „air trapping" (Zunahme des endexspiratorischen Lungenvolumens) mit Überblähung der Lunge auftritt.

62.7.4 Atemminutenvolumen (AMV)

Das AMV kann an einigen Geräten direkt eingestellt werden, bei anderen ergibt es sich aus der eingestellten Atemfrequenz und dem Hubvolumen. Dies gilt jedoch nur für die reine volumenkontrollierte Beatmung (VC-CMV). Bei allen anderen Beatmungsformen hängt das tatsächliche AMV von der Eigenatmung des Patienten (partielle Beatmungsmodi) und/oder der jeweiligen Compliance und Resistance (druckkontrollierte Modi) ab.

❯ Grundsätzlich wird das AMV so eingestellt, dass sich der gewünschte p$_a$CO$_2$ – normalerweise 35–45 mmHg – ergibt. Beim Erwachsenen beträgt das AMV etwa 80 ml/kg ideales Körpergewicht pro Minute bzw. etwa 6 l/min.

Je nach Stoffwechselzustand (Fieber, Hypothermie) kann das AMV zwischen 4 und 30 l/min variieren.

62.7.5 Positiver endexspiratorischer Druck (PEEP)

An allen Intensivrespiratoren lässt sich das exspiratorische Druckniveau über den Einstellparameter „PEEP" regulieren (◻ Abb. 62.8).

Ein positives endexspiratorisches Druckniveau (PEEP) wird durch ein sog. „PEEP-Ventil" während der Exspirationsphase aufrechterhalten. An den meisten Respiratoren kann ein endexspiratorischer Druck zwischen 0 und etwa 35–50 mbar eingestellt werden. Ohne PEEP entspricht der endexspiratorische Druck dem Atmosphärendruck (Druck im Behandlungszimmer) bzw. null (ZEEP).

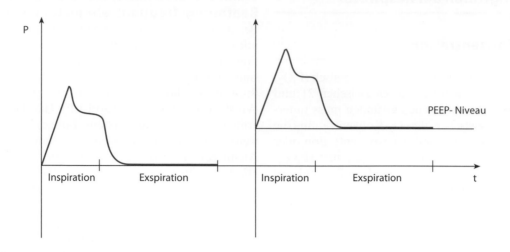

■ **Abb. 62.8   Beatmung ohne (*links*) und mit PEEP (*rechts*).** Bei Beatmung ohne PEEP fällt der Atemwegsdruck am Ende der Exspiration auf 0, bei PEEP ist er „positiv" bzw. über 0, je nach eingestelltem Wert. (Aus: Larsen u. Ziegenfuß, 2013)

Extrinsischer und intrinsischer PEEP

Für praktische Zwecke muss zwischen extrinsischem und intrinsischem PEEP unterschieden werden: Der am Respirator eingestellte PEEP wird als „externer" oder „extrinsischer" PEEP ($PEEP_e$) bezeichnet, im Gegensatz zum intrinsischen PEEP ($PEEP_i$), der sich bei obstruktiven Atemwegserkrankungen und/oder bestimmten Atemmodi mit kurzen Exspirationszeiten und unvollständiger Ausatmung gewissermaßen von selbst aufbauen kann (■ Abb. 62.9).

Die Auswirkungen von $PEEP_e$ und $PEEP_i$ auf die meisten der weiter unten erläuterten Parameter (z. B. Gasaustausch) sind im Prinzip ähnlich. Wird ein externer PEEP angewandt und besteht gleichzeitig ein interner PEEP, so ist für die meisten Wirkungen der Gesamt-PEEP ($PEEP_{total}$) entscheidend. Zu beachten ist die Wechselwirkung bei unterschiedlichen Erkrankungen.

■ **Restriktive Lungenerkrankung**
$PEEP_i$ und $PEEP_e$ verhalten sich weitgehend additiv:

$$PEEP_{total} = PEEP_i + PEEP_e$$

■ **Obstruktive Lungenerkrankung**
$PEEP_i$ und $PEEP_e$ verhalten sich nicht additiv. Der $PEEP_e$ führt erst dann zu einer Erhöhung des totalen PEEP, wenn er höher ist als der $PEEP_i$ („Wasserfalleffekt"):

$$PEEP_{total} < PEEP_i + PEEP_e$$

Wirkungen auf das intrapulmonale Gasvolumen und den intrathorakalen Druck

PEEP bewirkt, dass sich bei der Exspiration das eingeatmete Volumen nicht bis zum Ausgleich mit dem Atmosphärendruck entleert. Es bleibt vielmehr ein gewisser Anteil des Volumens in der Lunge zurück. Dieser Anteil korreliert mit der Höhe des PEEP, d. h. je höher der PEEP, desto größer das zurückbleibende Volumen. Dieses Volumen kommt zur funktionellen Residualkapazität hinzu. Der intrathorakale Druckanstieg ist bei normaler Lunge und normalem Thorax etwa halb so groß wie der am Respirator eingestellte PEEP, bei verminderter Dehnbarkeit der Lunge jedoch geringer.

Wirkungen auf die Lungenfunktion

Die Hauptwirkung von PEEP ist die Erhöhung der funktionellen Residualkapazität (FRC), also des nach einer normalen Exspiration in der Lunge zurückbleibenden Volumens. Hierdurch wird die Oxygenierung des Blutes meistens verbessert. Daneben weist PEEP aber auch unerwünschte Wirkungen auf.

Wirkungen auf das Herz-Kreislauf-System

Die kardiovaskulären Wirkungen des PEEP entstehen ausschließlich durch den erhöhten intrathorakalen Druck:
- Hemmung des venösen Rückstroms
- Senkung der Vorlast des rechten und indirekt auch des linken Ventrikels; hierdurch Abfall des Herzzeitvolumens bei gesundem Herzen möglich
- Zunahme der Vorlast des rechten Ventrikels durch Kompression der Lungenkapillaren; dadurch Anstieg des pulmonalen Gefäßwiderstands

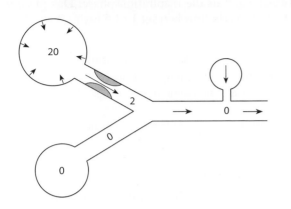

Abb. 62.9 **Intrinsischer PEEP.** Bei obstruktiven Atemwegserkrankungen und bestimmten Atemmodi mit kurzen Exspirationszeiten und unvollständiger Exspiration kann sich ein intrinsischer („intrinsic") PEEP aufbauen. (Aus: Larsen u. Ziegenfuß, 2013)

- Verschiebung des Ventrikelseptums in Richtung linker Kammer möglich wegen der Druckbelastung des rechten Ventrikels; hierdurch Abnahme der Volumendehnbarkeit des linken Ventrikels
- Senkung der Nachlast des linken Ventrikels: günstig bei Herzinsuffizienz

Wirkungen auf Hirn, Leber und Niere

Durch den erhöhten intrathorakalen Druck wird der Einstrom des Blutes in die obere Hohlvene gehemmt, sodass der intrakranielle Druck ansteigen kann.

Gehemmt wird weiterhin der Abfluss des Blutes in der unteren Hohlvene. Hierdurch können die Drücke in Lebervenen, Pfortader- und Splanchnikusgebiet und Nierenvene ansteigen und die Durchblutung der betroffenen Organe abnehmen.

Weiterhin beeinträchtigt PEEP die Nierenfunktion: renaler Blutfluss, glomeruläre Filtrationsrate und Natriumausscheidung können abnehmen, bedingt durch Druckerhöhung in der Nierenvene, Abfall des Herzzeitvolumens und humorale Mechanismen.

Indikationen für PEEP

PEEP wird in der Intensivmedizin v. a. bei Störungen der *Oxygenierung* angewandt. Zahlreiche Intensivmediziner empfehlen die Anwendung eines niedrigen PEEP bei jeder maschinellen Beatmung über einen Endotrachealtubus, um die durch die Intubation erniedrigte FRC zu normalisieren. Meist genügt hierfür ein PEEP von 4–8 mbar. Dieser niedrige PEEP wird auch als „physiologischer PEEP" bezeichnet, da die ungünstigen Auswirkungen auf die Lunge zumeist vernachlässigt werden können.

- **Oxygenierungsstörungen und restriktive Lungenerkrankungen**

Sind bei einer Oxygenierungsstörung die Compliance und die FRC erniedrigt, kann durch Anwendung von PEEP die O_2-Aufnahme in der Lunge zumeist verbessert werden. Daher ist PEEP bei folgenden Störungen bzw. Erkrankungen indiziert:
- Nichtkardial bedingtes Lungenödem
- Kardial bedingtes Lungenödem
- Akutes Atemnotsyndrom (ARDS)
- Atemnotsyndrom des Neugeborenen
- Pneumonie
- Lungenkontusion
- Postoperativ bei Oberbauch- und Thoraxeingriffen

- **Ventilationsstörungen und obstruktive Erkrankungen**

Bei obstruktiven Erkrankungen wie Asthma und chronisch obstruktiver Lungenerkrankung (COPD) besteht bereits ein intrinsischer PEEP; andererseits können durch Einstellen eines extrinsischen PEEP unterhalb des $PEEP_i$ ohne zusätzliche Erhöhung der FRC die kleinen Atemwege offen gehalten, die Exspiration erleichtert und die Atemarbeit vermindert werden.

Höhe des PEEP

Grundsätzlich nehmen die unerwünschten Wirkungen mit der Höhe des PEEP zu oder treten erst bei hohen PEEP-Werten von mehr als 10–15 mbar auf. Daher sollte das PEEP-Niveau so gewählt werden, dass sich ein günstiges Verhältnis von erwünschten zu unerwünschten Nebenwirkungen ergibt (= bester PEEP). Ein unnötig hoher PEEP muss auf jeden Fall vermieden werden. Auch ist zu beachten, dass die günstigen Wirkungen von PEEP auf p_aO_2, S_aO_2 und c_aO_2 (O_2-Gehalt im arteriellen Blut) durch einen PEEP-bedingten Abfall des Herzzeitvolumens wieder aufgehoben werden können.

❯ Der PEEP sollte nur so hoch gewählt werden, dass bei einer F_iO_2 von < 0,6 ein p_aO_2 von > 60 mmHg oder eine arterielle O_2-Sättigung von > 90 % erreicht wird. Normalerweise reichen hierfür 5–15 mmHg aus.

62.7.6 Maximaler Inspirationsdruck ($p_{max.}$)

Die Höhe von $p_{max.}$ richtet sich nach der Größe des gewünschten Atemzugvolumens. Um Druckschädigungen und eine Überdehnung der Lunge zu vermeiden, sollte die Druckbegrenzung aber nur so hoch wie nötig bzw. so niedrig wie möglich gewählt werden.

❯ Ein $p_{max.}$ bzw. ein Plateaudruck von 30 mbar sollte möglichst nicht überschritten werden.

Bei extremen Störungen der Compliance und der Resistance sind allerdings höhere Drücke erforderlich, um eine Mindestventilation der Lunge aufrechtzuerhalten. Wichtig ist jedoch, solche Drücke nur kurzfristig anzuwenden und möglichst bald auf ein niedriges Niveau zu reduzieren, das ein erneutes Kollabieren der Alveolen verhindert.

62.7.7 Inspiratorische Druckunterstützung (IPS)

Das Synonym (sinnverwandter Begriff) für inspiratorische Druckunterstützung ist „assisted spontaneous breathing" (ASB).

An jedem modernen Respirator lässt sich die Höhe der inspiratorischen Druckunterstützung („inspiratory pressure support", IPS) für die druckunterstützte Beatmung („pressure support ventilation", PSV) einstellen. IPS kann dabei als alleiniger Atemmodus, aber auch in Kombination mit anderen Modi wie SIMV und MMV angewandt werden.

IPS wird entweder als gesonderter Parameter eingestellt oder er ist mit dem eingestellten oberen inspiratorischen Druckniveau für die druckkontrollierte Beatmung identisch. IPS sollte so hoch eingestellt werden, dass dem Patienten die Atemarbeit im gewünschten Ausmaß abgenommen wird. Für die optimale Einstellung des Druckniveaus gibt es unterschiedliche Empfehlungen:

- Das Druckniveau bei PSV wird so gewählt, dass der Einsatz der Atemhilfsmuskulatur, erkennbar an der Kontraktion des M. sternocleidomastoideus, gerade nicht notwendig ist.
- Das Druckniveau wird so eingestellt, dass die Atemfrequenz des Patienten unter 30 Atemzügen/min liegt.
- Das Druckniveau wird so gewählt, dass bei wachen Patienten eine etwaige Atemnot verschwindet.
- Bei der Einstellung muss vermieden werden, dass der Patient das Gerät nur triggert, aber keine eigene Atemarbeit leistet.

62.7.8 Atemzeitverhältnis, Inspirationszeit und Exspirationszeit

Atemzeitverhältnis

Das Atemzeitverhältnis (I : E) bestimmt das Verhältnis von Inspirationszeit (t_i) zu Exspirationszeit (t_e). Es kann je nach Respiratortyp bei den einzelnen Atemmodi in unterschiedlicher Weise eingestellt werden.

Zu beachten ist, dass I : E nicht bei allen Beatmungsmodi eingestellt werden kann, sondern grundsätzlich nur bei der zeitgetriggerten, zeitgesteuerten mandatorischen Beatmung. Eine Triggerung bei assistierter Beatmung verkürzt stets die Exspirationszeit und vergrößert so das I : E-Verhältnis. Normalerweise ist die Exspirationsphase

etwas länger als die Inspirationsphase: Das physiologische I : E-Verhältnis beträgt 1 : 1,5 bis 1 : 2.

Einstellung des Atemzeitverhältnisses I : E
- Standardeinstellung: 1 : 1 bis 1 : 2
- Schwere Oxygenierungsstörung: 2 : 1 bis 3 : 1, wenn IRV beabsichtigt
- Obstruktive Lungenerkrankungen: 1 : 2 bis 1 : 4

Inspiratory hold

Bei einigen Respiratoren kann die Inspirationsphase manuell durch Drücken einer „Inspiratory-hold-Taste" vorübergehend verlängert werden, um die Lunge zu blähen. Ein „inspiratory hold" kann außerdem nach Absaugvorgängen, zur Extubation oder beim Röntgen des Thorax in Inspirationsstellung angewandt werden. Zur Sicherheit sollte der „inspiratory hold" nur nach strenger Indikationsstellung und bei entsprechender Patientenüberwachung eingesetzt werden.

Erniedrigung des I : E-Verhältnisses

Eine relative Verlängerung der Exspirationszeit und Verkürzung der Inspirationszeit hat folgende Auswirkungen:
- Bei druckkontrollierter, druckbegrenzter Beatmung nimmt das Atemzugvolumen meist ab.
- Bei volumenkontrollierter Beatmung nimmt je nach Einstellung und Konstruktionsprinzip des Respirators bei gleichbleibendem Flow zunächst die Dauer der Plateauphase ab oder das Inspirationsvolumen kann nur durch Steigerung des Flows und Erhöhung des Spitzendrucks aufrechterhalten werden.
- Der Atemwegsmitteldruck wird erniedrigt.
- Die Entleerung der Lunge wird bei obstruktiven Störungen verbessert, eine dynamische Lungenüberdehnung verringert.
- Die Kreislaufbelastung bei obstruktiven Ventilationsstörungen wird durch Reduktion eines intrinsischen PEEP vermindert.
- Die Lunge kann durch höhere Spitzendrücke evtl. geschädigt werden. Die Oxygenierung kann sich verschlechtern.

Eine Verlängerung der Exspirationszeit bzw. eine Verringerung des Atemzeitverhältnisses ist v. a. bei obstruktiven Ventilationsstörungen wie Asthma bronchiale oder COPD indiziert.

Erhöhung des I : E-Verhältnisses

Ist die Inspirationszeit länger als die Exspirationszeit, liegt eine Umkehr des Atemzeitverhältnisses vor. Eine solche Erhöhung des I : E-Verhältnisses auf Werte von > 1 : 1 wird als „inverse Beatmung" bzw. „inverse ratio ventilation" (IRV) bezeichnet.

■ **Air trapping und intrinsischer PEEP**

Bei IRV wird die nächste Inspiration bereits begonnen, obwohl das ursprüngliche Exspirationsvolumen noch nicht ausgeatmet worden ist, d. h., es bleibt ein erhöhtes Exspirationsvolumen in der Lunge zurück. Hierdurch kommt es zum „air trapping" (Zurückhalten von Exspirationsluft) und zur Ausbildung eines intrinsischen PEEP (Auto-PEEP); die FRC nimmt zu. Daneben können alle erwünschten und unerwünschten Wirkungen eines PEEP auftreten.

Indikationen für IRV: ▸ Abschn. 62.9.1.

62.7.9 Inspiratorische Pause

Während der inspiratorischen Pause fließt, wie bereits beschrieben, kein Atemgas, und es bildet sich ein Druckplateau, der endinspiratorische Druck (EIP), aus. Die inspiratorische Pause wird auch als No-Flow-Phase oder Plateauphase bezeichnet.

62.7.10 Inspirationsflow bzw. Gasgeschwindigkeit

Der kontinuierliche inspiratorische Gasflow bzw. der Spitzenflow bei einem Nichtrechteckflow bestimmt die Geschwindigkeit, mit der ein bestimmtes Hubvolumen zugeführt wird: Flow (l/min) = V/t. Die Dehnung der Lunge erfolgt umso rascher, je höher der Flow ist.

Die Geschwindigkeit kann an vielen Geräten für einen flow-/volumenkontrollierten Atemhub direkt als Begrenzungsvariable eingestellt werden. Bei anderen ergibt er sich aus dem eingestellten Hubvolumen, der Frequenz und der Inspirationsdauer.

❯ Normalerweise wird bei der volumenkontrollierten Beatmung ein Flow zwischen 20 und 60 l/min eingestellt, abhängig von der Atemfrequenz und dem Atemzugvolumen.

Hoher Inspirationsflow

Ein hoher Inspirationsflow führt zu einer schnellen Belüftung der Lunge mit relativ hohen Atemwegsspitzendrücken und einer relativ langen Plateauphase, ohne dass sich der Plateaudruck ändert.

Niedriger Inspirationsflow

Ein niedriger Inspirationsflow bewirkt eine weniger turbulente Verteilung des verabreichten Atemzugvolumens und vermindert den Spitzendruck und den mittleren Atemwegsdruck, besonders bei erhöhtem Atemwegswiderstand. Er wird jedoch vom Patienten oft nicht gut toleriert und kann das Gefühl der Atemnot auslösen. Außerdem kann die Atemarbeit aufgrund vergeblicher zusätzlicher Einatembemühungen gesteigert werden.

Daher ist oft eine stärkere Sedierung erforderlich, um diese unerwünschten Wirkungen auszuschalten.

62.7.11 Triggerempfindlichkeit

Damit der Patient am Beatmungsgerät selbstständig atmen oder eine Inspiration auslösen kann, muss ihm das Gerät genügend Frischgas zur Verfügung stellen. Hierfür stehen die beiden folgenden Verfahren zur Verfügung:
- Continuous-Flow-Systeme
- Demand-Flow-Systeme

■ **Continuous-Flow-Systeme für Spontanatmung**

Das Gerät erzeugt kontinuierlich, d. h. während In- und Exspiration, einen ausreichend hohen Flow. Eine Triggerung ist nicht erforderlich, daher gibt es auch kein Triggerventil.

Diese Geräte werden zur CPAP-Atmung eingesetzt. Von Vorteil ist der Wegfall der Atemarbeit für das Öffnen der Triggerventile. Nachteilig sind der hohe Frischgasverbrauch und Schwierigkeiten bei der Messung des AMV.

■ **Demand-Flow-Systeme für Spontanatmung und Beatmung**

Respiratoren erzeugen normalerweise während der Exspiration keinen Flow. Der Inspirationsflow muss durch Triggerung angefordert werden („demand"). Die Trigger sind druck- oder volumengesteuert und reagieren auf Druck- oder Volumenschwankungen im System.

Wie sollte die Triggerempfindlichkeit eingestellt werden?

Der Trigger des Beatmungsgeräts sollte so empfindlich wie möglich eingestellt werden, ohne dass es zur Selbsttriggerung des Respirators kommt. Eine zu geringe Empfindlichkeit muss ebenfalls vermieden werden, denn sie führt zu unnötiger Atemarbeit des Patienten mit der Gefahr der Ermüdung der Atemmuskulatur oder zum „Kampf mit dem Respirator". Auch sollte der Trigger nicht ausgeschaltet werden.

❯ Bei Drucksteuerung beträgt die Triggerempfindlichkeit −0,5 bis −2 mbar, bei der Flowsteuerung 1–4 l/min.

62.7.12 Alarme

Wegen ihrer vitalen Bedeutung ist eine lückenlose Überwachung der Beatmung erforderlich. Bei allen modernen Respiratoren können für die wichtigsten Beatmungsparameter obere und untere Alarmgrenzen eingestellt werden.

Druckalarm

Die *obere Alarmgrenze* sollte stets etwa 5–10 mbar oberhalb des als tolerabel angesehenen Atemwegsspitzendrucks eingestellt und an die Situation des Patienten angepasst werden, also zumeist bei 30–35 mbar. Diese Maßnahme ist für die Patientensicherheit besonders bei volumenkontrollierter Beatmung erforderlich.

Mögliche Ursachen für das Erreichen der oberen Druckalarmgrenze
- Anstieg des Atemwegswiderstands
- Abnahme der Compliance
- Husten des Patienten
- Verlegung des Tubus
- Abknickungen im Tubus-/Schlauchsystem

Volumenalarm

Zumeist kann ein oberes und unteres exspiratorisches AMV eingestellt werden, bei dessen Über- oder Unterschreiten ein Alarm ausgelöst wird. Diese Alarme sind besonders bei druckkontrollierten Beatmungsformen und Modi mit überwiegendem Spontanatmungsanteil wichtig. Der untere Alarm sollte etwa 10–20 % unter dem gewünschten Mindestminutenvolumen eingestellt werden. Die obere Volumenalarmgrenze muss nicht so eng eingestellt werden, da eine Mehrventilation des Patienten im Gegensatz zur Minderventilation in der Regel keine akut bedrohlichen Auswirkungen hat.

Mögliche Ursachen für das Unterschreiten des unteren Minutenvolumens
- Diskonnektion vom Beatmungsgerät
- Hypoventilation oder Apnoe im Spontanatmungsmodus
- Akuter Anstieg des Atemwegswiderstands im druckkontrollierten Modus
- Akute Abnahme der Compliance im druckkontrollierten Modus
- Verlegung des Tubus

Apnoealarm

Respiratoren lösen immer Alarm aus, wenn innerhalb einer bestimmten Zeit – zumeist 15 s – keine Ventilation erfolgt bzw. diese vom Gerät nicht erkannt wird. An einigen Respiratoren kann eine sog. „Apnoeventilation" vorgewählt werden, die nach einer Apnoedauer von 15–60 s automatisch eine kontrollierte Beatmung auslöst.

Hechelüberwachung

Bei vielen Geräten lässt sich ein Alarm für eine obere Atemfrequenz einstellen. Hierdurch wird vermieden, dass sehr hohe Atemfrequenzen mit sehr kleinen Hubvolumina fälschlich als ausreichende Minutenventilation gewertet werden.

O$_2$-Alarm

Die O$_2$-Konzentration im Inspirationsgas muss immer überwacht werden. Einige Respiratoren erlauben die Einstellung von Mindest- und Maximalwerten für die F$_i$O$_2$, bei deren Unter- bzw. Überschreiten Alarm ausgelöst wird. Andere Respiratoren geben dann Alarm, wenn die gemessene O$_2$-Konzentration um einen bestimmten Betrag von der eingestellten Konzentration abweicht.

62.8 Standardformen der Beatmung

62.8.1 Kontrollierte Beatmung („continuous mandatory ventilation", CMV)

Bei der kontrollierten Beatmung übernimmt der Respirator die gesamte Atemarbeit des Patienten. Entsprechend wird nur der mandatorische, d. h. obligatorische Atemtyp verwendet.

> Bei der kontrollierten Beatmung ist der Atemzyklus maschinengetriggert, maschinenbegrenzt und maschinengesteuert.

Beginn und Ende der Inspiration sind zumeist zeitgesteuert; der Patient kann daher bei CMV weder das vorgewählte Atemmuster noch den Atemzyklus verändern. Oft ist eine tiefe Sedierung, gelegentlich sogar eine Muskelrelaxierung erforderlich, um den Patienten an den Respirator anzupassen. Ein „Ankämpfen des Patienten gegen den Respirator" muss auf jeden Fall erkannt bzw. vermieden werden, weil hierdurch die (ineffektive) Atemarbeit und der O$_2$-Verbrauch zunehmen. Kontrollierte Langzeitbeatmung kann zur Atrophie der Atemmuskulatur führen.

Die CMV kann *volumenkontrolliert* (VC-CMV) oder *druckkontrolliert* (PC-CMV) durchgeführt werden. Bei VC-CMV können unterschiedliche Flowformen angewandt werden, bei PC-CMV ergibt sich immer ein dezelerierender (abnehmender) Flow.

Volumenkontrollierte CMV

Die volumenkontrollierte Beatmung (VC-CMV) gehört zu den häufig verwendeten Beatmungsformen.

- **Vorteile**

Die VC-CMV ermöglicht die genaue Kontrolle des Hub- und Minutenvolumens – unabhängig von Änderungen der Compliance der Lunge oder des Thorax, weiterhin des p$_a$CO$_2$ und indirekt auch des pH-Werts im Blut.

- **Nachteile**

Bei erhöhtem Atemwiderstand besteht die Gefahr des pulmonalen Baro- bzw. Volutraumas, da mit Abnahme der Compliance und Zunahme des Atemwegswiderstands der Beatmungsdruck ansteigt. Bei Leckagen im Beatmungssystem wird die Ventilation um den Betrag des entweichenden Volumens vermindert.

> **Grundeinstellung bei VC-CMV**
> - Atemhubvolumen: 6–8 ml/kg Idealgewicht
> - Atemfrequenz: 10–15/min (je nach p_aCO_2 oder $p_{et}CO_2$)
> - Niedriger Inspirationsflow: 30–40 l/min (kurze endinspiratorische Pause)
> - I : E-Verhältnis: 1 : 1 bis 1 : 2
> - PEEP: 5–8 mbar
> - Inspirationsdruckbegrenzung: 30 mbar
> - F_iO_2: 0,5 bzw. nach Höhe des p_aO_2

Druckkontrollierte CMV

Die druckkontrollierte Beatmung (PC-CMV) wird häufig bei schweren Lungenerkrankungen eingesetzt.

▪ Vorteile

Bei dieser Beatmungsform werden Druckanstiege über das vorgewählte Niveau ($p_{max.}$) hinaus vermieden. Entsprechend kann durch Einstellung niedriger Inspirationsdrücke (zumeist < 30 mbar) eine Druckschädigung und Überdehnung der Lunge häufig verhindert werden. Besteht eine Undichtigkeit im System (Leck in den Schläuchen, Atemwegen oder der Lunge), werden das Druckniveau und die Ventilation innerhalb gewisser Grenzen dennoch aufrechterhalten. Außerdem können das kontinuierliche Druckniveau und der abnehmende Flow günstiger für die Eröffnung der Alveolen sein als der Druckverlauf bei volumenkontrollierter Beatmung mit konstantem Flow.

▪ Nachteile

Das vom Respirator gelieferte Hubvolumen hängt ganz wesentlich von der thorakopulmonalen Dehnbarkeit und dem Atemwegswiderstand ab. Daher verändern Schwankungen des Atemwegswiderstands das Hubvolumen: Nimmt die Volumendehnbarkeit des Atemapparats (Compliance) zu, steigt auch das Atemzugvolumen an, und es besteht die Gefahr der Hyperventilation und der respiratorischen Alkalose, evtl. auch der Lungenüberdehnung. Umgekehrt nimmt bei einer Abnahme der Compliance das Atemzugvolumen ab, und es kann eine Hypoventilation mit Hyperkapnie und respiratorischer Azidose auftreten.

> **Grundeinstellung bei PC-CMV**
> - Inspirationsdruck: 12–15 mbar über PEEP
> - Atemfrequenz: 10–15/min
> - Druckanstiegsgeschwindigkeit: 80–120 l/min

> - PEEP: 5–8 mbar
> - I : E-Verhältnis: 1 : 1 bis 1 : 2
> - F_iO_2: 0,5 bzw. nach Höhe des p_aO_2

Druckregulierte volumenkontrollierte Beatmung

Bei dieser Beatmungsform erzeugt der Respirator automatisch den geringstmöglichen Druck, mit dem das eingestellte Hubvolumen zugeführt werden kann. Durch dieses Verfahren werden das jeweils vorgewählte Atemzug- und -minutenvolumen sichergestellt und gleichzeitig hohe, die Lunge schädigende Atemwegsdrücke verhindert.

Klinische Bewertung der kontrollierten Beatmung

Die kontrollierte Beatmung gehört nach wie vor zu den Standardverfahren der Respiratortherapie in der Intensivmedizin. Es gilt aber:

❯ Wegen der bekannten Nachteile sollte eine reine kontrollierte Beatmung möglichst nicht über einen längeren Zeitraum durchgeführt werden, sondern nur in Ausnahmefällen und bei besonderen Indikationen. Wenn immer möglich sollten stattdessen die Spontanatmung am Respirator unterstützende Verfahren eingesetzt werden.

> **Indikationen für die kontrollierte Beatmung**
> - Sehr schwere respiratorische Störungen
> - Vollständiger Ausfall der Atemmuskulatur, einschließlich Triggerung
> - Schwere Störungen der Atemregulation
> - Therapeutische Hyperventilation, z. B. bei erhöhtem Hirndruck
> - Notwendigkeit der Muskelrelaxierung

Allerdings kann auch in den meisten dieser Fälle die Beatmung gleichwertig im A/C-Modus, oft sogar im SIMV-Modus durchgeführt werden.

62.8.2 Assistierte/kontrollierte Beatmung („assist/control ventilation", A/C)

Bei der assistierten/kontrollierten Beatmung besteht die Möglichkeit der Triggerung (Auslösung des Respirators) durch den Patienten (◻ Abb. 62.10). Das Verfahren vereint mandatorische (kontrollierte) und assistierte Atemtypen und wird nach wie vor wegen seiner Einfachheit sehr häufig eingesetzt.

Bei A/C wird dem CMV-Modus eine Triggermöglichkeit *für den Patienten* zugeschaltet. Hierdurch kann der

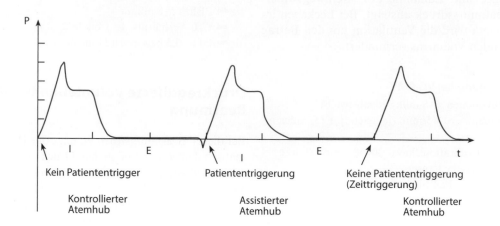

○ **Abb. 62.10**   A/C-Ventilation („assist/control ventilation"), die Kombination aus mandatorischen (obligaten) und assistierten Atemtypen. (Aus: Larsen u. Ziegenfuß, 2013)

Patient vor Ablauf einer bestimmten Zeitspanne den Respirator triggern, d. h. durch eigene Inspirationsaktivität (Sog) einen volumen- oder druckkontrollierten Atemhub auslösen.

❯ A/C ist volumen- oder druckkontrolliert, maschinen- oder patientengetriggert, maschinenbegrenzt und maschinengesteuert. Erfolgt eine Triggerung, erhält der Patient im volumenkontrollierten Modus stets das vollständige an der Maschine eingestellte Hubvolumen.

Eine patientengetriggerte A/C wird als assistierte Atmung bezeichnet.

■ **Vorteile**

A/C vereint die Vorteile der CMV mit der Möglichkeit einer besseren Synchronisation von Patient und Respirator.

■ **Nachteile**

Jede wirksame Triggerung des Patienten löst einen vollständigen Atemhub der Maschine aus. Hierdurch kann es – besonders bei Patienten mit gesteigertem Atemantrieb – zu *Hyperventilation und Hypokapnie* kommen. Bei Patienten mit COPD oder Asthma tritt häufig ein „air trapping" auf. Volumenkontrollierte A/C mit niedrig eingestelltem Flow kann zu Atemnot und erhöhter Atemarbeit führen. Diese Komplikation kann durch druckkontrollierte A/C mit initial hohem Flow zumeist verhindert werden.

62.8.3 Intermittierend mandatorische Beatmung – IMV und SIMV

Bei den intermittierend (mit Unterbrechung erfolgenden) mandatorischen Beatmungsverfahren werden maschinelle Beatmungshübe mit der erhaltenen Spontanatmung des Patienten kombiniert. Hierbei kann der jeweilige Anteil je nach Zustand des Patienten variiert werden kann. SIMV ist eine Kombination von maschineller Beatmung mit Spontanatmung, setzt also eine erhaltene Atemaktivität des Patienten voraus.

Die Frequenz der vom Respirator zwangsweise („mandatory") zugeführten Atemhübe wird fest vorgegeben. Die Atemhübe können volumenkontrolliert (VC-SIMV) oder druckkontrolliert (PC-SIMV) verabreicht werden. Zwischen den maschinellen Beatmungshüben kann der Patient spontan atmen, meist auf einem am Gerät eingestellten PEEP-Niveau. Die SIMV besteht aus mandatorischen, assistierten und spontanen Atemzügen (○ Abb. 62.11). Die Beatmung erfolgt innerhalb eines bestimmten Zeitraums zusammen, also synchronisiert, mit einer Inspirationsbewegung des Patienten. Bleibt der spontane Atemzug des Patienten aus, wird der Atemhub maschinengetriggert verabreicht. SIMV-Atemhübe sind somit entweder patienten- oder maschinengetriggert.

Werden alle oder einige maschinelle Atemzüge durch Inspirationsbewegungen des Patienten getriggert, ist die tatsächliche Frequenz der maschinellen Atemhübe immer etwas höher als die eingestellte SIMV-Frequenz, da eine Inspiration innerhalb des eingestellten Zeitintervalls die Dauer zwischen 2 Inspirationen verkürzt.

Praktisches Vorgehen bei SIMV

Die Spontanatmung erfolgt zumeist getriggert nach dem Demand-Flow-Prinzip. Bei vielen Geräten kann zusätz-

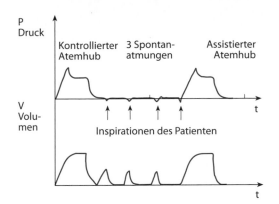

Abb. 62.11 Synchronisierte IMV (SIMV, „synchronized intermittent mandatory ventilation"). Einem kontrollierten Atemhub folgen 3 spontane Atemzüge des Patienten, danach ein patientengetriggerter assistierter Atemhub des Respirators. (Aus: Larsen u. Ziegenfuß, 2013)

lich eine Druckunterstützung der spontanen Atemzüge eingestellt werden (SIMV + PSV).

> **Grundeinstellung bei druckkontrollierter SIMV**
> - SIMV-Frequenz: 8–12/min
> - Inspirationsdruck: 12–15 mbar über PEEP
> - Dauer des kontrollierten Atemhubs: 1,5–2 s
> - Triggerschwelle: 2 l/min bzw. ≤ 1 mbar unter PEEP
> - Druckanstiegsgeschwindigkeit: 80–120 l/min
> - PEEP: 5–8 mbar
> - Inspirationsdruckbegrenzung: 30 mbar

> **Grundeinstellung bei volumenkontrollierter SIMV**
> - SIMV-Frequenz: 8–12/min
> - Atemzugvolumen: 6–(8) ml/kg Idealgewicht
> - Dauer des kontrollierten Atemhubs: 1,5–2 s
> - Triggerschwelle: 2 l/min bzw. ≤ 1 mbar unter PEEP
> - Inspirationsflow: 30–40 l/min
> - PEEP: 5–8 mbar
> - Inspirationsdruckbegrenzung: 30 mbar

Am häufigsten wird die *volumenkontrollierte* SIMV eingesetzt, oft kombiniert mit der PSV. Hierdurch können zahlreiche Nachteile der SIMV (s. u.) vermieden werden.

Durch Einstellen einer hohen SIMV-Frequenz (> 8/min) lässt sich auch im SIMV-Modus praktisch eine kontrollierte Beatmung durchführen. Hingegen nimmt durch Einstellen immer geringer werdender Beatmungsfrequenzen der Atemanteil des Patienten und damit seine Atemarbeit immer mehr zu. Dieser Effekt kann bei Bedarf durch gleichzeitige Druckunterstützung abgeschwächt werden. Praktisch gilt Folgendes:

> ❯ SIMV-Frequenzen < 4/min bei normalen arteriellen Blutgaswerten mit einer F_iO_2 von < 0,4, geringem PEEP (< 8 mbar) und geringer Druckunterstützung (weniger als 10 mbar über PEEP) weisen auf eine ausreichende Atemfunktion des Patienten hin, die einen Extubationsversuch zumeist rechtfertigt!

SIMV eignet sich gut zur Entwöhnung von der Beatmung; allerdings wird hierdurch die Entwöhnungsphase im Vergleich mit anderen Methoden nicht wesentlich verkürzt.

Vor- und Nachteile von SIMV

- **Vorteile**

Bei den intermittierenden Beatmungsformen kann der Patient seinen Atemrhythmus weitgehend selbst bestimmen; gleichzeitig ist eine vorwählbare Mindestventilation gewährleistet. Die Atemarbeit des Patienten kann durch schrittweise Änderung der SIMV-Frequenz seinen jeweiligen Fähigkeiten angepasst werden, und zwar von der vollständig kontrollierten Beatmung (hohe SIMV-Frequenz) bis hin zur weitgehenden Spontanatmung (sehr niedrige SIMV-Frequenz).

- **Nachteile**

Ist die SIMV-Frequenz zu hoch eingestellt, besteht wie bei A/C die Gefahr der *Hyperventilation* mit respiratorischer Alkalose. Andererseits können niedrig eingestellte SIMV-Frequenzen bei nicht beachteter Abnahme der Spontanatmungsaktivität des Patienten auch zu Hypoventilation und respiratorischer Azidose führen.

Schlecht ansprechende oder zu wenig empfindlich eingestellte Triggerventile können die Atemarbeit des Patienten erhöhen. Weiterhin kann die nicht unterstützte Spontanatmung zwischen den maschinellen Atemhüben den Patienten überanstrengen und zur Erschöpfung führen.

Bewertung

Für die SIMV konnten keine Vorteile gegenüber anderen Verfahren nachgewiesen werden, auch nicht als Entwöhnungsverfahren von der maschinellen Beatmung. Viele Intensivmediziner bewerten daher die SIMV als nicht mehr zeitgemäß und setzen sie nicht mehr ein.

62.8.4 Mandatorische Minutenbeatmung (MMV)

Bei MMV kann der Patient vollständig spontan atmen; gleichzeitig wird am Respirator zur Sicherheit ein Mindestminutenvolumen eingestellt und durch einen Mikroprozessor innerhalb enger Grenzen aufrechterhalten. MMV eignet sich als Sicherheitsmodus für CPAP oder PSV.

▪ Einstellung

Meist wird mit der SIMV-Frequenz und dem Atemhub, V_T, des Respirators ein Mindestminutenvolumen eingestellt, das zur Normo- oder leichten Hypoventilation (p_aCO_2 40–50 mmHg) führt. Hierdurch wird eine ausreichende Ventilation gesichert und außerdem die p_aCO_2-Steuerung der Atmung aufrechterhalten.

Grundeinstellung bei MMV

- ▬ Atemfrequenz: 12–15/min
- ▬ Atemzugvolumen: 6–8 ml/kg Idealgewicht
- ▬ Dauer des kontrollierten Atemhubs: 1,5–2 s
- ▬ Triggerschwelle: 2 l/min
- ▬ Inspirationsflow: 30–40 l/min
- ▬ PEEP: 5–8 mbar
- ▬ Inspirationsdruckbegrenzung: 30 mbar

62.8.5 Druckunterstützte Atmung (PSV/ASB)

Andere Bezeichnungen für die druckunterstützte Atmung sind

- ▬ PSV – „pressure support ventilation",
- ▬ IPS – „inspiratory pressure support",
- ▬ PS – „pressure support",
- ▬ ASB – „assisted spontaneous breathing",
- ▬ IFA – „inspiratory flow assistance",
- ▬ IHS – „inspiratory help system",
- ▬ IA – „inspiratory assist",
- ▬ Druckunterstützung.

Bei der PSV wird jeder Atemhub vom Patienten getriggert und so lange vom Respirator mit Druck unterstützt, bis die Inspiration durch den Patienten beendet wird, längstens aber bis zum Erreichen eines vorgewählten Druckniveaus (◘ Abb. 62.12).

Ein Unterschreiten von 25 % des inspiratorischen Spitzenflows oder eines bestimmten, nicht veränderbaren Mindestflows von z. B. 5 l/min ist für den Respirator das Signal für das Ende der Inspiration.

Das Ausmaß der ventilatorischen Unterstützung bei PSV hängt von der Höhe der eingestellten inspiratorischen Druckunterstützung (IPS) ab.

Bleibt eine Triggerung durch den Patienten aus, wird auch kein Hubvolumen verabreicht. Daher ist Folgendes zu beachten:

> ❯ Für PSV muss der Atemantrieb des Patienten weitgehend erhalten sein!

Je nach Höhe der Druckunterstützung wird dem Patienten die Atemarbeit praktisch vollständig oder nur wenig abgenommen. Das Spektrum von PSV reicht so-

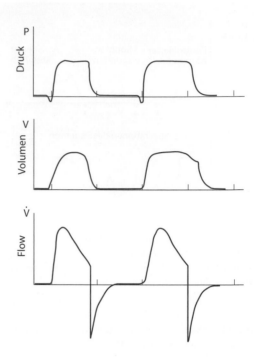

◘ **Abb. 62.12**   PSV („pressure support ventilation") bzw. ASB („assisted spontaneous breathing"). Jeder Atemhub des Respirators wird durch den Patienten ausgelöst (getriggert) und so lange vom Respirator unterstützt, bis entweder die Inspiration durch den Patienten beendet wird oder ein vorgewähltes Druckniveau erreicht worden ist

mit von der druckkontrollierten, patientengetriggerten, flowgesteuerten „vollständigen" Beatmung bis zur leicht unterstützten Spontanatmung.

Grundeinstellung von PSV (ASB)

- ▬ Inspiratorische Druckunterstützung: 10–12 mbar über PEEP
- ▬ Angestrebtes Atemhubvolumen 6–(8) ml/kg Idealgewicht
- ▬ Druckanstiegsgeschwindigkeit: < 0,2 s
- ▬ Triggerschwelle: 2–5 l/min bzw. ≤ 1 mbar unter PEEP
- ▬ PEEP: 5–8 mbar
- ▬ F_iO_2: 0,5 bzw. nach p_aO_2

PSV kann als eigener Atemmodus verwendet oder mit anderen Atemmodi wie SIMV und MMV kombiniert werden.

Vor- und Nachteile von PSV

▪ Vorteile

Bei den meisten Intensivpatienten ist die Atemregulation primär nicht oder nur wenig gestört, sodass eine vollständig kontrollierte Beatmung oft nicht erforderlich ist.

Entsprechend weist PSV im Vergleich zu CMV oder A/C folgende Vorteile auf:

- Der Patient kann *Atemrhythmus, Atemzyklus* und *Inspirationsdauer* weitgehend selbst bestimmen, sein Spielraum ist also größer. Hierdurch wird oft eine bessere Synchronisation mit dem Respirator erreicht, sodass oft auf eine tiefe, gelegentlich sogar auf jegliche Sedierung verzichtet werden kann.
- Der *mittlere Atemwegsdruck* ist häufig niedriger und die Kreislaufbelastung entsprechend geringer.
- Die Oxygenierung kann sich bei Übergang von CMV oder A/C auf PSV verbessern.

Im Vergleich zu CPAP und reinem SIMV oder MMV vermindert die Druckunterstützung der spontanen Atemzüge die Atemarbeit und den O_2-Verbrauch der Atemmuskulatur. Hierdurch wird einer *Erschöpfung der Atemmuskulatur* vorgebeugt.

In der *Entwöhnungsphase* ermöglicht PSV eine stufenlose Verminderung der ventilatorischen Unterstützung von maximaler bis minimaler oder keiner Unterstützung. Unter Umständen verläuft hierdurch die Entwöhnungsphase besonders bei schwierigen Patienten einfacher, sicherer und kürzer.

- **Nachteile**

Wegen der fehlenden maschinellen Kontrolle des Atemhub- und -minutenvolumens kann eine *Hypoventilation* bis hin zur Apnoe auftreten. Die Apnoegefahr kann bei einigen Respiratoren durch Einstellen einer sog. „Apnoeventilation" als Sicherheitsfunktion (Back-up-Modus) vermieden werden. Alternativ kann PSV mit MMV kombiniert werden.

Die Synchronisation mit der Maschine kann bei Patienten mit sehr starkem Atemantrieb auch im PSV-Modus so schlecht sein, dass es zur ausgeprägten Hyperventilation oder zum „Kampf mit dem Respirator" kommt.

> Bei hohen inspiratorischen Atemwegswiderständen kann der hohe Inspirationsflow zusammen mit der Zyklusvariablen die Inspiration zu rasch beenden, sodass die verabreichten Hubvolumina zu klein sind.

Proportional pressure support (PPS) oder proportional assist ventilation (PAV)

Bei dieser Variante der PSV erfolgt die Druckunterstützung proportional zur Atemarbeit des Patienten: je höher die Atemarbeit des Patienten, desto größer die Druckunterstützung während der Inspiration und umgekehrt. Die Druckunterstützung ist also nicht konstant, sondern variabel – je nach Atemarbeit des Patienten. Sie ändert sich damit von Atemzug zu Atemzug und wird unmittelbar vom Atemantrieb des Patienten kontrolliert. PPS kann nur angewandt werden, wenn ein ausreichend starker Atemantrieb vorliegt. Im Gegensatz zu PSV endet die maschinelle Volumen- oder Flowunterstützung mit

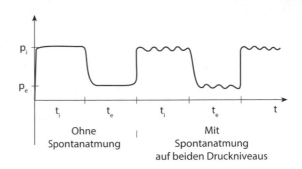

□ **Abb. 62.13** BiPAP („biphasic positive airway pressure", 1 : 3 und 1 : 1). Hierbei kann der Patient auf 2 unterschiedlich hohen Atemwegsdruckniveaus spontan atmen (*wellenförmige Linie*). Durch den Druckunterschied zwischen beiden Niveaus wird zusätzlich zur möglicherweise vorhandenen Spontanatmung ein Atemhubvolumen erzeugt. p_i = inspiratorisches (oberes) Druckniveau, p_e = exspiratorisches (unteres) Druckniveau, t_i: = Inspirationszeit, t_e = Exspirationszeit

dem Ende der aktiven Inspiration und passt sich somit theoretisch besser dem ventilatorischen Unterstützungsbedarf des Patienten an.

62.8.6 Biphasic positive airway pressure (BiPAP)

Grundsätzlich ähnelt BiPAP der Demand-Flow-CPAP-Atmung, jedoch mit dem wesentlichen Unterschied, dass der Patient im BiPAP-Modus auf 2 unterschiedlich hohen Atemwegsdruckniveaus spontan atmen kann (□ Abb. 62.13). Durch den Druckunterschied zwischen den beiden Niveaus wird zusätzlich zur evtl. vorhandenen Spontanatmung ein Atemhubvolumen erzeugt. Daher gilt:

> BiPAP ist eine Kombination aus Spontanatmung und maschineller Beatmung, wobei die Beatmung kontrolliert oder assistiert erfolgen kann.

Die Möglichkeit für den Patienten, gleichzeitig spontan zu atmen und maschinell beatmet zu werden, unterscheidet BiPAP von allen anderen Mischformen aus spontaner und kontrollierter Ventilation, bei denen beide Atemmodi nur nacheinander erfolgen können, so z. B. bei SIMV. Im BiPAP-Modus ist praktisch jedes Maß an Unterstützung der Ventilation möglich – von kontrollierter Beatmung über zahlreiche partielle Beatmungsformen bis hin zur ausschließlichen Spontanatmung.

Einstellgrößen bei BiPAP

BiPAP ist ein druckkontrollierter, maschinen- oder patientengetriggerter, maschinenbegrenzter und maschinengesteuerter Atemmodus. Um das Atemmuster zu

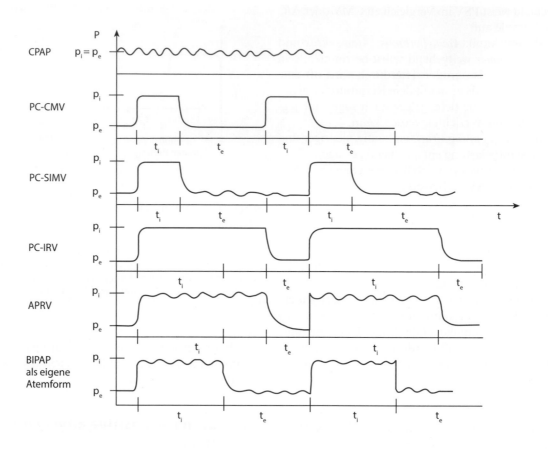

▣ Abb. 62.14   Beatmungsformen im BiPAP-Modus

bestimmen, werden folgende 4 Variablen am Respirator eingestellt:

- Oberes (inspiratorisches) Druckniveau: p_i
- Unteres (exspiratorisches) Druckniveau: p_e
- Zeitdauer des oberen Druckniveaus: t_i
- Zeitdauer des unteren Druckniveaus: t_e

Innerhalb eines bestimmten Zeitraums kann der Patient den Wechsel zwischen den beiden Druckniveaus triggern.

Grundeinstellung von BiPAP

- Oberes Druckniveau: 10–12 mbar über PEEP
- Angestrebtes Atemhubvolumen: 6–8 ml/kg Ideal-
  gewicht
- Unteres Druckniveau (PEEP): 5–8 mbar
- Dauer des oberen Druckniveaus (t_i): 2 s
- Dauer des unteren Druckniveaus (t_e): 4 s oder
- Kontrollierte Atemfrequenz: 10/min
- Triggerschwelle: 2–5 l/min
- F_iO_2: 0,5 bzw. nach Höhe des p_aO_2

■ **Flexibilität von BiPAP**

Der Intensivmediziner hat bei BiPAP die Möglichkeit, durch geeignete Wahl der 4 Parameter eine Vielzahl druckkontrollierter Modi zu verwirklichen. Der Patient wiederum kann in jedem dieser Modi auf jedem Druckniveau spontan atmen. Folgende Beatmungsformen können im BiPAP-Modus nachgeahmt werden (▣ Abb. 62.14):

- PC-CMV: BiPAP-CMV
- PC-IRV: BiPAP-IRV
- PC-SIMV: BiPAP-SIMV
- PRV: BiPAP-APRV
- BiPAP als eigene Atemform
- Spontanatmungsmodus: CPAP

Durch die druckkontrollierte Beatmung soll die Gefahr der Baro- bzw. Volutraumatisierung der Lunge vermindert werden, durch den Erhalt der Spontanatmung auch der Bedarf an Sedativa. Ansonsten entsprechen die Vor- und Nachteile spezieller BiPAP-Einstellungen im Wesentlichen denen der hierdurch entstehenden Beatmungsformen. Da sich praktisch jede Form der druckkontrollierten Beatmung mit BiPAP durchführen lässt,

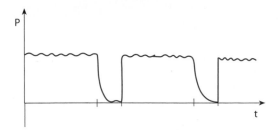

■ **Abb. 62.15** APRV („airway pressure release ventilation"). Der Patient kann bei einem vorwählbaren Atemwegsdruck spontan atmen. Der Atemwegsdruck wird in bestimmten Abständen für kurze Zeit freigegeben und fällt auf ein niedrigeres Niveau ab. Hierdurch wird primär die Exspiration des Patienten unterstützt, sekundär auch die nachfolgende Inspiration. t = Zeit

ist BiPAP in einigen Zentren die überwiegend verwendete Form der Beatmung von Intensivpatienten.

62.8.7 Airway pressure release ventilation (APRV)

Bei APRV wird wie bei CPAP ein vorwählbarer Atemwegsdruck erzeugt, bei dem der Patient spontan atmen kann (■ Abb. 62.15). Der Atemwegsdruck wird in bestimmten Abständen für kurze Zeit freigegeben („relcased") und fällt dadurch auf ein niedrigeres Druckniveau ab. Hierdurch wird die Ventilation des Patienten unterstützt.

❯ APRV ist Spontanatmung auf hohem PEEP-Niveau (20–30 mbar) mit regelmäßiger, kurz dauernder PEEP-Entlastung für die Abatmung von CO_2.

Während der Entlastungsphase fällt der Druck in den oberen Atemwegen bis auf ein niedriges PEEP-Niveau oder auf den Atmosphärendruck bzw. null (ZEEP) und die „schnellen" Alveolarkompartinente können ausatmen. Demgegenüber bildet sich in den unteren Atemwegen während der „Release-Phase" ein höheres Druckniveau aus als am Gerät vorgewählt, d. h., es entsteht ein intrinsischer PEEP, durch den die „langsamen" Alveolarkompartimente gebläht bleiben.

APRV kann bei ARDS eingesetzt werden. Eindeutige Vorteile von APRV gegenüber anderen Atemmodi sind nicht erwiesen.

❗ Bei COPD und Asthma ist APRV kontraindiziert.

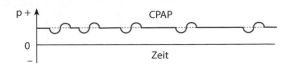

■ **Abb. 62.16** CPAP. Spontanatmung unter kontinuierlichem positivem Atemwegsdruck

62.8.8 Spontanatmung bei kontinuierlich erhöhtem Atemwegsdruck (CPAP)

CPAP („continuous positive airway pressure") bedeutet Spontanatmung (SV) unter kontinuierlichem positivem Atemwegsdruck bzw. auf einem einstellbaren PEEP-Niveau (CPAP = SV + PEEP; ■ Abb. 62.16). Die Einstellungen und Auswirkungen des PEEP sind in ▶ Abschn. 62.7.5 dargestellt.

CPAP-Praxis

CPAP kann technisch auf 3 Arten verwirklicht werden:
- Continuous-Flow
- Demand-Flow
- Flow-by-System

■ Continuous-Flow-CPAP

Dieses System benötigt keinen Respirator. Es besteht aus einer Frischgasquelle mit ausreichend hohem Fluss (etwa 2- bis 3-mal so hoch wie das AMV des Patienten), einem elastischen Reservoirbehältnis, einem T- oder Y-Stück sowie einem PEEP-Ventil (z. B. Federventil oder Wasserschloss). Von Vorteil sind die Einfachheit des Systems und die fehlenden Triggerventile. Allerdings bestehen folgende Nachteile:
- Erschwerte Überwachung des Patienten
- Keine Messung von Atemwegsdruck, Atemzugvolumen und Atemminutenvolumen
- Keine Möglichkeit, bei Hypoventilation oder Apnoe auf stärker unterstützende oder kontrollierte Atemmodi umzustellen

■■ Masken-CPAP

Neben der herkömmlichen Anwendung über einen Endotrachealtubus oder eine Trachealkanüle lässt sich v. a. der Continuous-Flow-CPAP gut über eine dicht sitzende Gesichts- oder Nasenmaske durchführen. (▶ Abschn. 62.10).

■ Demand-Flow-CPAP

Alle Respiratoren bieten die Möglichkeit der Spontanatmung auf vorwählbarem PEEP-Niveau. Dabei muss jedoch der Inspirationsflow erst durch Aktivierung eines Triggerventils angefordert werden (meist Drucktrigge-

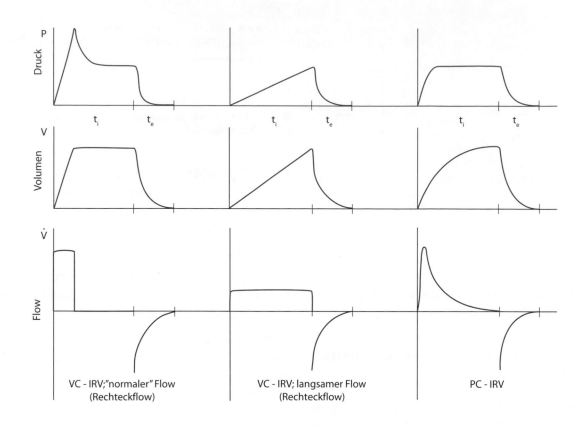

□ Abb. 62.17   Verschiedene Formen der IRV („inverse ratio ventilation"). Beispielhaft gewähltes Verhältnis I : E = 2 : 1. VC-IRV = volumenkontrollierte IRV, PC-IRV = druckkontrollierte IRV

rung). Hierdurch kann aber die *Atemarbeit* zunehmen. Andererseits kann die Atmung bei Demand-Flow-CPAP gut überwacht werden, auch kann bei Hypoventilation oder Apnoe einfach auf andere Beatmungsformen übergegangen werden; oder die eingestellte Apnoeventilation oder MMV wird aktiviert.

Demand-Flow-CPAP kann gut mit einer Druckunterstützung kombiniert werden; hieraus ergibt sich eine Druckunterstützung der Spontanatmung mit PEEP, also PSV mit PEEP.

Vor- und Nachteile von CPAP

■ **Vorteile**

Bei *restriktiven* (die Lungenfläche einschränkenden) Lungenerkrankungen erhöht CPAP meistens die FRC und verbessert die *Oxygenierung*. Wird hierbei die Ventilation in einen günstigeren Bereich der Druck-Volumen-Kurve angehoben, nimmt gleichzeitig die Atemarbeit ab.

Bei Patienten mit *obstruktiven* Lungenerkrankungen und Ausbildung eines „air trapping" bzw. einer dynamischen Lungenüberdehnung kann CPAP auf einem Druckniveau wenig unterhalb des Auto-PEEP den

Druckgradienten zwischen Mund und Alveolen vermindern, sodass die Atemarbeit ebenfalls abnimmt.

In der präklinischen Situation können Patienten mit kardialem Lungenödem durch den frühzeitigen Einsatz von CPAP profitieren.

■ **Nachteile**

Zu hohe PEEP-Level können zu Lungenüberdehnung, Volutrauma und Zunahme der Atemarbeit führen. Unempfindliche oder schlecht eingestellte Triggerventile sowie ein kleiner Endotrachealtubus steigern die Atemarbeit und den O_2-Verbrauch, evtl. bis hin zur muskulären Erschöpfung.

Außerdem sollte Folgendes beachtet werden:

❶ CPAP ist ein reiner Spontanatmungsmodus und schützt nicht vor Hypoventilation oder Atemstillstand!

Einsatz von CPAP

Steht bei restriktiven Lungenerkrankungen die Störung der Oxygenierung im Vordergrund, reicht CPAP oft aus, um die O_2-Aufnahme und damit den arteriellen pO_2 zu verbessern. Dies gilt in ähnlicher Weise für Patienten mit COPD, allerdings nur bei vorsichtiger Wahl des PEEP-

Niveaus! Oft wird den Demand-Systemen eine Druckunterstützung zugeschaltet, um die Atemarbeit weiter zu vermindern. Außerdem wird CPAP bei der Entwöhnung vom Respirator für einige Stunden oder Tage vor der Extubation zur Atemphysiotherapie angewandt, um zu überprüfen, ob die Spontanatmung des Patienten ausreichen wird.

Bei intubierten oder tracheotomierten Patienten kann CPAP ebenfalls angewandt werden, selbst wenn keine Lungenfunktionsstörung vorliegt; denn durch einen niedrigen PEEP von 5–8 mbar kann die wegen des Tubus oder der Trachealkanüle erniedrigte FRC im physiologischen Bereich gehalten werden.

62.9 Alternative Beatmungsverfahren

Hierbei handelt es sich um spezielle Beatmungsverfahren, die zumeist erst dann eingesetzt werden, wenn mit den Standardverfahren keine ausreichende Beatmung des Patienten möglich ist. Die Grenzen zwischen den konventionellen und den alternativen Beatmungsverfahren sind allerdings nicht starr festgelegt.

> **Alternative Beatmungsformen**
> - IRV – „inverse ratio ventilation"
> - ILV – „independent lung ventilation"
> - PHC – permissive Hyperkapnie

62.9.1 Beatmung mit umgekehrtem Atemzeitverhältnis („inverse ratio ventilation", IRV)

Im Gegensatz zur konventionellen Beatmung und normalen Spontanatmung ist bei der IRV, einer Variante der kontrollierten Beatmung, die Inspirationszeit (I) länger als die Exspirationszeit (E), das Verhältnis von I : E somit größer als 1 (◻ Abb. 62.17).

> ❯ IRV wird nur bei schweren Störungen des pulmonalen Gasaustauschs angewandt.

Einfluss von IRV auf den pulmonalen Gasaustausch

IRV verbessert v. a. die *O₂-Aufnahme* in das Lungenblut, im günstigen Fall auch die Elimination von CO_2. Diese erwünschten Effekte beruhen auf folgenden Mechanismen:
- Verlängerung der Inspirationszeit mit gleichmäßigerer Verteilung der Atemluft und längerer Kontaktzeit für den Gasaustausch
- Ausbildung eines intrinsischen PEEP
- Erhöhung des mittleren Atemwegsdrucks

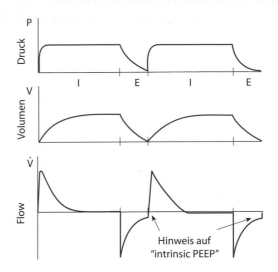

◻ **Abb. 62.18 Druckkontrollierte IRV (PC-IRV) mit einem Atemzeitverhältnis (I : E) von 3 : 1.** I = Inspiration, E = Exspiration, t = Zeit

Einstellung von IRV

Die Einstellung von IRV oder des I : E-Verhältnisses richtet sich nach der Schwere der Oxygenierungsstörung. Je länger die Inspirationszeit im Verhältnis zur Exspirationszeit ist, desto ausgeprägter ist die Verbesserung des pulmonalen O_2-Austauschs bzw. der Anstieg des arteriellen pO_2. Meist reicht ein I : E von 3 : 1 aus, jedoch sind bei vielen Respiratoren Einstellungen bis 4 : 1 oder mehr möglich.

IRV kann grundsätzlich druckkontrolliert (PC-IRV; ◻ Abb. 62.18) oder volumenkontrolliert (VC-IRV) durchgeführt werden. Die Anwendung eines PEEP ist ebenfalls möglich.

Nachteile der IRV

Grundsätzlich beeinträchtigt IRV die Herz-Kreislauf-Funktion stärker als die konventionelle Beatmung mit einem I : E < 1 und vergleichbaren oberen Atemwegsdrücken. Die kardiozirkulatorischen Effekte sind umso ausgeprägter, je höher der mittlere Atemwegsdruck ist.

Bei wachen Patienten ruft IRV, besonders die VC-IRV mit langsamem Flow, also *Luftnot* hervor, sodass bei einigen Patienten neben tiefer Sedierung sogar eine Muskelrelaxierung erforderlich ist, um spontane Atemzüge zu verhindern.

> ❗ IRV verstärkt bei obstruktiven Lungenerkrankungen das „air trapping". Daher ist IRV bei Asthma und COPD kontraindiziert.

62.9.2 Seitengetrennte Beatmung ("independent lung ventilation", ILV)

Praktisch keine Lungenerkrankung ist völlig homogen über die gesamte Lunge verteilt. Dennoch muss in der Regel die gesamte Lunge, d. h. gesunde und kranke Anteile, zur gleichen Zeit und mit dem gleichen Atemmodus beatmet werden. Aus anatomischen Gründen ist eine Ausnahme hiervon nur möglich, wenn die Hauptschädigung vorwiegend einen Lungenflügel betrifft, während der andere weitgehend gesund ist. In diesen Fällen kann mit einem Doppellumentubus (► Kap. 27) intubiert und seitengetrennt beatmet werden. Beim gesunden und kranken Lungenflügel können unterschiedliche Beatmungsmodi angewandt werden.

62.9.3 Permissive Hyperkapnie ("permissive hypercapnia", PHC)

Wichtigstes Ziel aller konventionellen Beatmungstechniken sind *normale Blutgaswerte*. Bei schwersten Formen des akuten Lungenversagens, z. B. ARDS und obstruktiven Lungenerkrankungen, kann allerdings die Normoventilation oft nur mit massiv erhöhten inspiratorischen Atemwegsdrücken erreicht werden. Hohe Drücke überdehnen regionale Lungenbezirke und führen zum Barobzw. Volutrauma.

Die Druck- und Volumenbelastungen der Lunge können durch Beatmung mit niedrigen Atemhubvolumina oder einer niedrig eingestellten Druckbegrenzung vermieden werden.

Hierdurch entsteht jedoch zwangsläufig eine Hyperkapnie, die auch durch Erhöhung der Atemfrequenz nicht vollständig kompensiert werden kann. Der arterielle p_aO_2 bleibt hingegen meistens im Normbereich, wenn die inspiratorische O_2-Konzentration entsprechend erhöht wird.

> Bei der permissiven (zulassenden) Hyperkapnie wird mit niedrigen Atemhubvolumina (4–6 ml/kg Idealgewicht) und Inspirationsdrücken von max. 30 mbar beatmet und die hierdurch entstehende Hyperkapnie (hoher p_aCO_2) hingenommen, um die lungenschädigende Wirkung hoher inspiratorischer Atemwegsdrücke bzw. hoher Atemzugvolumina zu vermeiden.

Meistens steigen die p_aCO_2-Werte nicht höher als 100 mmHg an, jedoch sind im Extremfall auch Beatmungstherapien mit p_aCO_2-Werten von > 150 mmHg erfolgreich eingesetzt worden. Der Anstieg des p_aCO_2 sollte in Schritten von 10 mmHg erfolgen.

Auswirkungen der Hyperkapnie

Hauptwirkung der Hyperkapnie ist die respiratorische Azidose. Weitere Auswirkungen sind nachfolgend zusammengestellt.

Ungünstige Auswirkungen und Gefahren der PHC
- Respiratorische Azidose
- Anstieg des pulmonalen Gefäßwiderstands
- Zunahme der Hirndurchblutung und des Hirndrucks
- Zerebrale Krampfanfälle (bei p_aCO_2 > 150–200 mmHg)
- Ventrikuläre und supraventrikuläre Arrhythmien
- Beeinträchtigung der Myokardkontraktilität
- Tachypnoe oder Dyspnoe (bei Spontanatmung)
- Hyperkaliämie
- Verschlechterung der O_2-Aufnahme des Hämoglobins in der Lunge (Rechtsverschiebung der O_2-Bindungskurve)
- Hypoxie (wenn F_iO_2 zu niedrig)

■ **Günstige Auswirkungen**

Als günstig werden die Zunahme der Splanchnikusdurchblutung und die Verbesserung der O_2-Abgabe des Hämoglobins im Gewebe (Rechtsverschiebung der O_2-Bindungskurve) angesehen.

Begleitende Maßnahmen

Zu den begleitenden Maßnahmen bei PHC gehören die Verminderung der CO_2-Produktion im Stoffwechsel und die Anhebung des abfallenden pH-Werts (wenn < 7,2).

Durch Senkung der CO_2-Produktion kann der Anstieg des p_aCO_2 bzw. die Hyperkapnie vermindert werden. Hierzu gehören Sedierung, Analgesie, Muskelrelaxierung, Ernährung mit hohem Fett- und niedrigem Kohlenhydratanteil, Senkung der erhöhten Körpertemperatur, z. B. durch Acetylsalicylsäure (ASS) oder Ibuprofen und kühlende Maßnahmen.

Indikationen

Die PHC kann bei allen schweren Lungenfunktionsstörungen erwogen werden, bei denen eine Normoventilation ohne Anstieg des oberen Atemwegsdrucks auf > 30 mbar nicht aufrechterhalten werden kann, z. B. beim ARDS oder Status asthmaticus.

Zumeist wird die PHC in Kombination mit druckkontrollierten Beatmungsverfahren wie PCV, PSV und IRV angewandt. Bei obstruktiven Erkrankungen ist IRV kontraindiziert.

Kontraindikationen

Als Kontraindikationen für die PHC gelten
- Schädel-Hirn-Trauma,

- hoher intrakranieller Druck,
- koronare Herzerkrankung,
- schwere Herzinsuffizienz,
- zerebrales Krampfleiden.

In kritischen Fällen müssen jedoch diese Kontraindikationen gegen die Gefahren einer erzwungenen Normoventilation abgewogen werden.

Begrenzung des Atemwegsdrucks

Der endinspiratorische Plateaudruck sollte auf Werte von etwa 30 mbar begrenzt werden; die Höhe des PEEP richtet sich nach der Schwere der Oxygenierungsstörung. Insgesamt scheint die Baro-/Volutraumatisierung der Lunge unter PHC geringer zu sein als unter erzwungener Normoventilation mit hohen Atemwegsdrücken.

62.10 Nichtinvasive Beatmung („non-invasive ventilation", NIV)[1]

Die nichtinvasive Beatmung ist eine maschinelle Atemunterstützung ohne endotracheale Intubation, Tracheotomie oder andere Atemwegshilfsmittel. NIV wird v. a. in folgenden 3 Bereichen eingesetzt:

- Heimbeatmung bei chronischen respiratorischen Erkrankungen
- Behandlung akuter respiratorischer Erkrankungen oder akuter Dekompensation chronischer respiratorischer Erkrankungen in der Intensivmedizin
- Präklinische Notfallmedizin

62.10.1 Indikationen für die NIV

Bei folgenden Erkrankungen ist eine NIV indiziert:
- Alveoläre Hypoventilation durch Störungen des Atemantriebs (z. B. Schlafapnoesyndrom, Undines-Fluch-Syndrom, Pickwick-Syndrom)
- Hohe Querschnittlähmung
- Poliomyelitis
- Beidseitige Phrenikusparese
- Neuromuskuläre Erkrankungen
- Schwere Skoliose oder andere deformierende Brustkorberkrankungen
- Amyotrophe Lateralsklerose
- COPD
- Hyperkapnisches Lungenversagen und kardial bedingtes Lungenödem

▪ Intensivmedizin

Wegen der Nachteile und Komplikationsmöglichkeiten einer verlängerten Beatmung wird auch im Bereich der Intensivmedizin zunehmend versucht, die Atmung ohne

---

1   Unter Mitarbeit von R. Dubb.

endotracheale Intubation zu unterstützen. Es können 3 Evidenzgrade (Beweisgrade) für den Einsatz von NIV unterschieden werden:

> **Indikationen und Evidenzgrade für den Einsatz von NIV bei akuter respiratorischer Insuffizienz (ARI) (S3-Leitlinie)**
>
> - **Hohe Evidenz:** NIV sollte bevorzugt werden
>   - bei akut exazerbierter COPD,
>   - beim akuten kardiogenen Lungenödem,
>   - bei ARI bei immungeschwächten Patienten,
>   - zur Prophylaxe des Extubationsversagens bei COPD-Patienten.
> - **Mittlere Evidenz:** NIV kann eingesetzt werden
>   - beim postoperativen respiratorischen Versagen,
>   - zur Prophylaxe des Extubationsversagens,
>   - bei Patienten, die nicht intubiert werden sollen.
> - **Niedrige Evidenz**: Weniger bis nicht zu empfehlen ist der Einsatz bei
>   - ARDS,
>   - Trauma,
>   - zystischer Lungenfibrose.

62.10.2 Methoden der NIV

Prinzipiell stehen die folgenden beiden Verfahren der NIV zur Verfügung:
- Positive Druckbeatmung (Überdruckbeatmung) über eine Maske
- Negative Druckbeatmung über die Körperoberfläche (kaum noch angewandt)

Nichtinvasive Überdruckbeatmung

Die nachfolgend beschriebene nichtinvasive Überdruckbeatmung („non-invasive positive pressure ventilation", NIPPV) bezieht sich auf den Bereich der Intensivmedizin, nicht auf die Heimbeatmung.

▪ Masken

Die Überdruckbeatmung kann über Gesichtsmasken, die Nase und Mund umschließen, über Kopfhelme (◻ Abb. 62.19) oder über reine Nasenmasken erfolgen. Bei Nasenmasken sollte der Mund während der CPAP-Atmung geschlossen bleiben. Die Gesichtsmasken müssen durchsichtig sein, um Erbrechen leichter erkennen zu können. Insgesamt scheinen beide Maskenarten für intensivmedizinische Zwecke gleichwertig zu sein, wobei die Bevorzugung durch die Patienten unterschiedlich ist.

▪ Voraussetzungen für NIV

Für den sicheren Einsatz von NIPPV müssen folgende Bedingungen erfüllt sein:
- Komfortabler und dichter Sitz der Maske

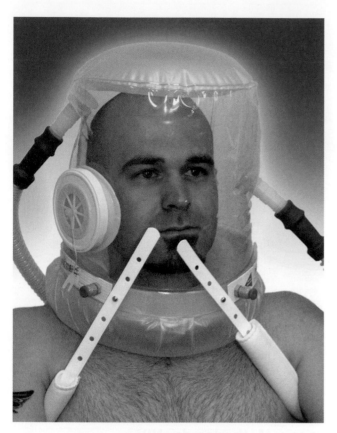

□ **Abb. 62.19   Helm für die druckunterstützte nichtinvasive Beatmung (CASTAR) oder CPAP-Therapie im High-Flow-Modus.** Der Helm wird über den Kopf gestülpt und am Hals abgedichtet. Die In- und Exspirationsschläuche des Respirators werden an den dafür vorgesehenen Öffnungen des Helms seitlich angeschlossen. Als In- und Exspirationsventile werden die des Respirators benutzt. Über eine Dichtungsverbindung kann außerdem eine Magensonde eingeführt werden. Nach Möglichkeit sollte ein HME-Filter zur Geräuschdämmung in den Inspirationsschenkel geschaltet werden. Auf eine aktive Befeuchtung muss beim Einsatz von Helmen wegen der Kondenswasserbildung verzichtet werden

- Wacher und kooperativer Patient
- Erhaltener Atemantrieb und funktionierende Schutzreflexe (Schlucken, Husten)
- Keine ausgeprägte hämodynamische Instabilität
- Keine größeren Verletzungen im Gesichtsbereich
- Intensive ärztliche und fachpflegerische Anleitung und Überwachung des Patienten
- Möglichkeit der sofortigen endotrachealen Intubation

> Für agitierte und/oder unkooperative Patienten ist NIV nicht oder nur bedingt geeignet.

■ **Beatmungsformen für NIV**

Grundsätzlich können die meisten Beatmungsmodi, bei Beachtung einer oberen Druckbegrenzung, auch nichtinvasiv angewendet werden. Gebräuchlich sind folgende Formen:
- *CPAP* (sog. „Masken-CPAP"): zur Therapie von Störungen der Oxygenierung, erniedrigter Compliance,

Atelektasen, nächtlicher Obstruktion der oberen Atemwege und akuter Exazerbation obstruktiver Lungenerkrankungen (Asthma, COPD)
- PSV, BiPAP und CMV: bei Ventilationsstörungen, Schlafapnoesyndromen sowie zusammen mit PEEP bei den unter CPAP erwähnten respiratorischen Störungen.

■ **Kontraindikationen**
- **Absolute Kontraindikationen:**
  - Atemstillstand, Schnappatmung
  - Verlegung der Atemwege
  - Gastrointestinale Blutung oder Ileus
- **Relative Kontraindikationen** (NIV-Versuch im Einzelfall gerechtfertigt):
  - Schwere kardiozirkulatorische Instabilität bzw. Schock
  - Schwere Gesichtsverletzungen oder Hindernisse im Bereich der oberen Atemwege
  - Zustand nach Operation im oberen Gastrointestinaltrakt
  - Schwere Sepsis
  - Schwere Hypoxämie oder Azidose (pH-Wert < 7,1)
  - Massiver Sekretverhalt bzw. bei häufig erforderlichem endobronchialem Absaugen
  - Maligne Herzrhythmusstörungen, die durch Kardioversion behandelt werden müssen
  - Agitiertheit oder Koma

■ **Gefahren der NIV**

Zu den wichtigsten Komplikationen von NIV gehören Verletzungen der Gesichtshaut durch den Maskendruck (v. a. des Nasenrückens), Konjunktivitis bei stark undichtem Maskensitz, klaustrophobische Reaktionen des Patienten, Überblähung des Magens sowie Erbrechen und pulmonale Aspiration.

> Die Hauptrisiken einer NIV beruhen auf der fehlenden Sicherung der oberen Atemwege.

Um diese Risiken zu mindern, sollte der PEEP so niedrig wie möglich gewählt und der inspiratorische Spitzendruck auf etwa 20 mbar begrenzt werden. Eine kontinuierliche Überwachung des Patienten durch geschultes Fachpflegepersonal muss gewährleistet sein.

Erfolgskriterien der NIV
- Abnahme der Atemnot (Dyspnoe)
- Zunehmende Verbesserung des Wachheitsgrades (Vigilanz)
- Abnahme der erhöhten Atemfrequenz (Tachypnoe)
- Verbesserung der Ventilation: Abfall eines erhöhten p_aCO_2

- Verbesserung der Oxygenierung: Anstieg von S_aO_2 und p_aO_2
- Anstieg eines erniedrigten pH-Werts in den Normbereich
- Abnahme einer erhöhten Herzfrequenz

Die Parameter sollten sich innerhalb von 2 h nach Beginn NIV verbessern. Wenn nicht, sollte der Patient intubiert und invasiv beatmet werden.

NIV-Praxis

Wichtigstes Ziel der NIV ist es, die endotracheale Intubation zu vermeiden. Daher muss das Verfahren *frühzeitig* begonnen werden. Ist eine Intubation nicht zu vermeiden, kann NIV in das Konzept der frühzeitigen Extubation integriert werden. Hierbei werden die Patienten zunächst über den Tubus beatmet und bei Besserung des Zustands nichtinvasiv weiterbeatmet. Der Extubationszeitpunkt sollte so gewählt werden, dass eine Reintubation voraussichtlich nicht mehr erforderlich sein wird.

- **Vorgehen**
- Vor Beginn dem Patienten das Verfahren erklären.
- Maske zunächst per Hand aufsetzen bzw. den Patienten die Maske mit halten lassen.
- Bei guter Akzeptanz und dichtem Sitz Maske mit Bandkonstruktion am Kopf befestigen.
- **Grundeinstellung der Beatmungsparameter:**
  - Inspirationsdruck (PSV) zunächst auf 10–12 mbar einstellen, bei Bedarf schrittweise auf 20–30 mbar erhöhen; der Druck ist hoch genug, wenn der Patient ruhiger atmet, seine Atemhilfsmuskulatur entspannt und die muskulären Einziehungen weniger werden.
  - PEEP 5 mbar.
  - Steiler Anstieg des inspiratorischen Gasflows.
  - F_iO_2 nach Bedarf.
  - Bei Bedarf kontrollierte Beatmung mit Atemzugvolumen von 3–5 ml/kg KG.
- Beobachten, ob der Patient größere Menge Luft verschluckt (Meteorismus?).
- Zur Nahrungsaufnahme und zum Sprechen NIV unterbrechen.
- Oft reichen intermittierende Anwendungen aus, z. B. über Nacht oder pro Stunde 15 min.

Fragen an den Patienten, mit denen die Einstellung des Respirators verbessert werden kann

1. Kommt zu viel oder zu wenig Luft? → Inspirationsdruck erniedrigen oder erhöhen.
2. Kommt die Luft zu schnell oder zu langsam? → Rampe erniedrigen oder erhöhen.
3. Kommen zu viele oder zu wenige Atemhübe? → Beatmungsfrequenz erniedrigen oder erhöhen.
4. Wollen Sie länger oder kürzer einatmen? → Inspirationszeit verlängern oder verkürzen.

- **Abbruch der NIV**
In folgenden Situationen muss die nichtinvasive Beatmung abgebrochen und durch eine invasive Beatmung ersetzt werden:
- Zunehmende Intoleranz, Agitiertheit oder Lethargie des Patienten
- Fehlender Beatmungserfolg innerhalb angemessener Zeit (meist 2 h; s. Erfolgskriterien)
- Ausgeprägte Sekretretention
- Pulmonale Aspiration
- Hämodynamische Instabilität
- Nicht beherrschbares Luftschlucken (Aerophagie)

Spätes Versagen (mehr als 48 h nach NIV für mind. 6 h/Tag):
- Akuter oder zunehmender Abfall des pH-Werts auf < 7,34 mit Anstieg des p_aCO_2 um mehr als 15–20 % vom Ausgangswert
- Dyspnoe
- Bewusstseinstrübung

62.11 Sonstige Verfahren der respiratorischen Unterstützung

Als unkonventionell werden Verfahren der respiratorischen Unterstützung bezeichnet, bei denen von der physiologischen Norm sehr stark abweichende Atemfrequenzen oder Atemhubvolumina angewandt werden oder bei denen neben der konventionellen Beatmung zusätzlich ein künstliches Organ für den Gasaustausch eingesetzt wird, wobei sich das künstliche Organ außerhalb oder innerhalb des Körpers befinden kann.

Unkonventionelle Verfahren der respiratorischen Unterstützung
- Hochfrequenzbeatmung
- Beatmungstechniken mit konstantem Flow
- Künstliche Lungenunterstützung („artificial lung assist", ALA):
  - Extrakorporale Verfahren: „extracorporeal lung assist" (ECLA)
  - Intrakorporale Verfahren: „intravascular oxygenation" (IVOX)

62.11.1 Atemunterstützung mit konstantem Flow

Hierzu gehören die apnoische Oxygenierung und die tracheale O_2-Insufflation sowie die „constant flow ventilation" (CFV). Während sich die apnoische Oxygenierung und die tracheale O_2-Insufflation nicht zur Langzeitbeatmung eignen, sondern nur als überbrückende Maßnahme in speziellen Situationen, um die Oxygenierung aufrechtzuerhalten, eignen, kann mit CFV über einen längeren Zeitraum die Normoventilation gewährleistet werden.

Tracheale O_2-Insufflation (TRIO)

Bei der trachealen O_2-Insufflation („tracheal insufflation of oxygen", TRIO), wird ein Katheter in der Trachea, etwa 1 cm oberhalb der Carina platziert und hierüber 2 l O_2/min zugeführt. Beim Tier können auf diese Weise Apnoezeiten bis zu 5 h erreicht werden. Ähnlich wie die Jet-Beatmung kann TRIO bei schwieriger Intubation oder massiver Verlegung der oberen Atemwege durch Punktion der Membrana cricothyroidea angewandt werden. Weiterhin kann mit TRIO bei noch ausreichend spontan atmenden Patienten mit COPD oder Lungenfibrose eine schwere Hypoxämie behandelt werden.

Beatmung mit konstantem Flow (CFV)

Ähnlich wie bei TRIO wird auch bei CFV Sauerstoff distal in die Trachea oder – besser – über 2 Katheter in die Hauptbronchien insuffliert. Die Flowrate ist mit 1 l/kg KG/min sehr hoch; hierdurch kommt es an der Katheterspitze zu einem Jet-Effekt. Der Gastransport und der Gasaustausch erfolgen durch Turbulenzen, Oszillationen des Herzens, molekulare Diffusion und kollaterale Ventilation; die Exspirationsluft entweicht über den Endotrachealtubus.

Bei CFV bleibt die Lunge bewegungslos, aufgrund des hohen Flows jedoch offen. Die CO_2-Elimination ist umso größer, je tiefer der Katheter in die Atemwege vorgeschoben wird.

62.11.2 Künstliche Lungenunterstützung („artificial lung assist", ALA)

Wie bereits dargelegt, können hohe inspiratorische O_2-Konzentrationen sowie hohe Atemwegsdrücke und Atemhubvolumina beim schweren akuten Lungenversagen die Lunge schädigen und die Funktion weiter verschlechtern. Auch kann bei einigen dieser Patienten selbst mit extremen Einstellungen des Beatmungsmusters kein ausreichender p_aO_2 aufrechterhalten werden. Dieser Zustand kann sich rasch, d. h. innerhalb weniger Stunden, oder innerhalb mehrerer Tage entwickeln. Beim Versagen konventioneller Maßnahmen der Atemtherapie werden bei diesen Patienten in einigen wenigen Zentren extra- und gelegentlich auch intrakorporale Lungen-

ersatzverfahren eingesetzt und gleichzeitig eine „lungenschonende" Beatmung unter Vermeidung hoher Atemwegsspitzendrücke und Atemhubvolumina sowie hoher inspiratorischer O_2-Konzentration durchgeführt („Ruhigstellung der Lunge"). Zu diesen Verfahren gehören

- extrakorporale Membranoxygenierung (ECMO): bei Neugeborenen und Kindern,
- extrakorporale CO_2-Elimination (ECCO$_2$-R),
- intravaskuläre Oxygenierung (IVOX), Synonym: intravenöse Membranoxygenierung.

Extrakorporale Membranoxygenierung und extrakorporale CO_2-Elimination werden auch als extrakorporale Lungenunterstützung („extracorporal lung assist", ECLA) bezeichnet. Während mit der venovenösen (selten: venoarteriellen) ECMO und der venovenösen ECCO$_2$-R ein effektiver Gasaustausch erreicht werden kann, ist mit den intrakorporalen Verfahren (IVOX) derzeit nur eine partielle Oxygenierung und Elimination von CO_2 möglich. Diese Verfahren werden auch beim ARDS und bei der außerklinischen Reanimation eingesetzt. Sie sollten aber prinzipiell den darauf spezialisierten Zentren vorbehalten bleiben.

> Der extrakorporale Gasaustausch ist indiziert, wenn trotz optimaler konventioneller Beatmungstechniken der p_aO_2 bei einer F_iO_2 von 1,0 konstant unter 50–60 mmHg liegt bzw. bei einem Oxygenierungsindex von < 80 mmHg.

62.12 Praxis der Beatmung

62.12.1 Beatmungsziele

Grundlegendes Ziel jeder Beatmungstherapie ist die Aufrechterhaltung eines ausreichenden pulmonalen Gasaustauschs, also der *Oxygenierung des Blutes* und der alveolären Ventilation, d. h. der **Ausatmung von CO_2**. Daneben wird die Beatmung häufig für spezielle Zwecke eingesetzt, auch wenn keine Störung der Lungenfunktion vorliegt, so z. B. bei der kontrollierten Hyperventilation zur Senkung des intrakraniellen Drucks.

Die 3 Hauptziele der Beatmung
- Ausreichende Oxygenierung: p_aO_2 > 60 mmHg, S_aO_2 > 90 %
- Ausreichende alveoläre Ventilation: p_aCO_2 35–45 mmHg, pH-Wert 7,35–7,45
- Senkung der Atemarbeit, Beseitigung von Luftnot

Ausnahmen für die alveoläre Ventilation sind die kontrollierte Hyperventilation (p_aCO_2 < 35 mmHg) und die PHC, bei denen stark abweichende pCO$_2$-Werte aus therapeutischen Gründen akzeptiert werden.

Erhöhung des Lungenvolumens

Die individuell angepasste Wahl des endinspiratorischen und endexspiratorischen *Volumens* ist bei der maschinellen Beatmung besonders wichtig, um eine ausreichende alveoläre Ventilation zu gewährleisten, die Compliance zu verbessern, Atelektasen zu verhindern oder zu beseitigen und eine weitere Schädigung der Lunge so gering wie möglich zu halten.

Die Einstellung der Lungenvolumina erfolgt durch folgende Parameter:
- Endinspiratorischer Druck
- Atemzugvolumen
- Endexspiratorischer Druck

Das Atemzugvolumen sollte nicht zur Überdehnung der Lunge und zum Volutrauma führen. Der endexspiratorische Druck muss ausreichend hoch sein, damit die Alveolen endexspiratorisch nicht kollabieren. Ist die FRC erniedrigt, wie z. B. beim ARDS oder nach schmerzhaften Oberbauch- und Thoraxeingriffen, sollte sie durch PEEP erhöht werden.

Verminderung der Atemarbeit

Niedrige Compliance (Volumendehnbarkeit) oder erhöhte Resistance (Widerstand) können die Atemarbeit steigern und zur Ermüdung der Atemmuskulatur bis hin zu ungenügender Spontanatmung führen. Ist die Atemmuskulatur erschöpft, kann durch überbrückende maschinelle Unterstützung der Atmung die Atemarbeit vermindert und eine Erholung der ermüdeten Atemmuskulatur erreicht werden.

Neben den beschriebenen klinischen Hauptzielen der maschinellen Beatmung können sich **weitere Gründe** für eine Unterstützung der Atemfunktion ergeben. Hierzu gehören
- Verhinderung und Wiedereröffnung von Atelektasen,
- Erholung der ermüdeten Atemmuskulatur,
- Ermöglichung von Sedierung und Muskelrelaxierung,
- Verminderung des systemischen oder myokardialen O_2-Bedarfs,
- Senkung eines erhöhten intrakraniellen Drucks,
- Stabilisierung des Thorax.

Kurzzeit- und Langzeitbeatmung

Die Ziele der Beatmung gelten für die kurzfristige Beatmung ebenso wie für die Langzeitbeatmung, wobei diese Begriffe allerdings nicht eindeutig definiert sind. Eine Beatmung von mehr als 48 h wird als Langzeitbeatmung bezeichnet, eine Beatmungsdauer von < 48 h als Kurzzeitbeatmung. Im Vergleich zur Kurzzeitbeatmung bestehen bei der Langzeitbeatmung folgende **Besonderheiten**:
- Mit zunehmender Liegedauer nehmen die durch den Endotrachealtubus bedingten Komplikationen zu. Daher sollte bei einer längeren Beatmungsdauer eine Tracheotomie erwogen werden.

- Die Komplikationen der Beatmung (Infektionen, Lungenschädigung durch Baro-/Volutrauma) nehmen mit zunehmender Beatmungsdauer ebenfalls zu. Auch wirken sich Fehler bei der Einstellung der Beatmungsparameter rascher ungünstig auf die Lunge aus als bei kurzfristiger Beatmung.
- Die Entwöhnung vom Respirator ist nach Langzeitbeatmung häufig schwieriger als nach Kurzzeitbeatmung.

62.12.2 Indikationen für die Beatmung

Ob ein Patient beatmet werden muss, hängt v. a. von der Grunderkrankung und von der Schwere der Gasaustauschstörung ab.

Grunderkrankung

Die akute respiratorische Insuffizienz (ARI) gehört zu den grundlegenden Indikationen für eine Beatmung. ARI kann ohne wesentliche respiratorische Erkrankungen auftreten oder als akute Dekompensation einer chronischen Erkrankung der Lunge. Im Folgenden sind die wichtigsten pulmonalen und extrapulmonalen Indikationen für eine Beatmungstherapie zusammengestellt.

Indikationen für die Beatmung und Atemtherapie
- **Extrapulmonale Ursachen:**
  - Zentrale Atemlähmung:
    - Sedativa
    - Opiate
    - Anästhetika
    - Zerebrale Erkrankungen
    - Schädel-Hirn-Trauma
    - Hirnödem
    - Hirnblutung
    - Hirntumor
  - Periphere Atemlähmung oder Atembehinderung:
    - Muskelrelaxanzien
    - Instabiler Thorax
  - Neurologische Erkrankungen:
    - Myasthenia gravis
    - Guillain-Barré-Syndrom
  - Schwerer Schock:
    - Kardiogener Schock
    - Hypovolämischer Schock
    - Septischer Schock
  - Kardiopulmonale Reanimation
  - Durchführung einer Narkose
  - Postoperative Nachbeatmung, z. B. des unterkühlten Patienten
- **Pulmonale Ursachen:**
  - Erkrankungen der Atemwege:
    - Status asthmaticus
    - Dekompensierte COPD

▫ Tab. 62.1   Leitgrößen für die Indikation zur Beatmung und Atemtherapie bei Atmung von Raumluft. (Mod. nach: Nemes, 1992)

Parameter	Normwerte ohne Beatmung	Nichtinvasive Atemtherapie	Beatmung
Atemfrequenz	12–25	25–35	> 35
Vitalkapazität (ml/kg KG)	30–70	15–30	< 15
Inspirationskraft (Sog in mbar)	50–100	25–50	< 25
Einsekundenkapazität, FEV_1 (ml/kg KG)	50–60	10–50	< 10
p_aO_2 (mmHg)	75–100 (bei RL)	< 75 (bei RL)	< 60 bei O_2-Insufflation über Maske oder Nasensonde
p_aCO_2 (mmHg)	35–45	45–55	> 55
RL = Raumluft, F_iO_2: 0,21			

– Erkrankungen des Lungenparenchyms:
  – ALI, ARDS
  – IRDS („infant respiratory distress syndrome")
  – Pneumonie
  – Atelektasen
  – Aspiration
  – Ertrinken

Wann soll mit der Beatmung begonnen werden?

Selbst für den Erfahrenen ist der richtige Zeitpunkt, an dem mit der Beatmung begonnen werden soll, im Einzelfall schwierig festzulegen, auch wenn eine Vielzahl von Parametern zur Verfügung steht. Weiterhin ergibt sich bei Patienten mit terminaler oder unheilbarer Erkrankung nicht selten die Frage, ob bei einer respiratorischen Dekompensation überhaupt eine Beatmung eingeleitet werden sollte (▫ Tab. 62.1).

> Mit der Atemunterstützung sollte möglichst begonnen werden, bevor sich eine respiratorische Dekompensation mit Hypoxie und Azidose entwickelt. Ist eine akute respiratorische Insuffizienz zu erwarten oder sehr wahrscheinlich, sollte frühzeitig beatmet werden.

62.12.3 Durchführung der Beatmung

Die verschiedenen Störungen der Lungenfunktion und Erkrankungen erfordern ein angepasstes Vorgehen bei der Beatmungstherapie. Hierbei richtet sich die Invasivität der Atem- und Respiratortherapie in erster Linie nach dem Schweregrad der respiratorischen Insuffizienz.

> Grundsätzlich sollte die Beatmungstherapie so wenig invasiv wie möglich sein, um eine Schädigung der Lunge durch die Beatmung zu vermeiden. Jedoch darf es hierdurch nicht zur Hypoxie und schweren respiratorischen Azidose kommen.

Konzept der Beatmung – schrittweise zunehmende Invasivität

- Atemtherapie (z. B. inzentive Spirometrie)
- Nichtinvasive Atemhilfe (z. B. O_2-Zufuhr über Maske oder Sonde)
- Nichtinvasive (Be-)Atmung über Maske (z. B. Masken-CPAP, Masken-PSV) oder CPAP über Tubus
- Partielle Beatmung (z. B. SIMV, MMV, PSV, Bi-PAP, APRV)
- Kontrollierte Beatmung (CMV, IRV)
- Unkonventionelle Methoden (z. B. HFV, ECLA, IVOX)

Die Invasivität der Beatmung nimmt mit jedem Schritt zu. Kann mit einer weniger invasiven Methode der pulmonale Gasaustausch nicht aufrechterhalten werden, muss zur nächsten Stufe übergegangen werden.

Wenn erforderlich werden die einzelnen Schritte der Beatmungstherapie durch weitere Maßnahmen wie Lagerungen, Physiotherapie oder PEEP ergänzt.

62.13 Überwachung der Beatmung

Durch respiratorisches Monitoring sollen beatmungsbedingte Komplikationen rechtzeitig erkannt und außerdem die Atem- und Beatmungstherapie optimiert werden. Die Überwachung der Beatmung erfolgt klinisch, durch Geräte und durch Laboranalysen. Im Mittelpunkt des respiratorischen Monitorings steht Folgendes:
- Funktion des Beatmungsgeräts
- Interaktion von Patient und Respirator

— Überwachung der Zielparameter der Beatmung, d. h. der Oxygenierung, der Elimination von Kohlendioxid (Ventilation) und des Säure-Basen-Gleichgewichts

Zu beachten: Die Indikation für die Beatmung und die angewandte Beatmungsform müssen fortlaufend überprüft und angepasst werden.

Monitoring

— **Respirator (Maschinenmonitoring):**
 – O_2-Konzentration
 – Beatmungsdruck
 – Flowverlauf
 – Atemzugvolumen
 – Atemminutenvolumen
 – Atemfrequenz
 – Compliance von Lunge und Thorax
 – Resistance
— **Patientenseite:**
 – Tubus oder Trachealkanüle
 – Cuffdruck
 – Beatmungsschläuche, Zu- und Ableitungen
 – Geschlossenes Absaugsystem
 – Auswirkungen von Lagerungsmaßnahmen
— **Überwachung des pulmonalen Gasaustauschs:**
 – Oxygenierung: arterielle Blutgasanalyse, Pulsoxymetrie
 – Elimination von CO_2: arterielle Blutgasanalyse, Kapnometrie, Säure-Basen-Status
— **Überwachung von Atemwegen, Lunge und Thorax:**
 – Klinische Beobachtung und Untersuchung
 – Röntgenbild des Thorax
 – Computertomografie des Thorax
 – Mikrobiologische Untersuchungen des Bronchialsekrets
 – Bestimmung des Lungenwassers
— **Überwachung der Herz-Kreislauf-Funktion:**
 – Arterieller Blutdruck
 – Herzfrequenz
 – Zentraler Venendruck
 – Pulmonalarteriendrücke
 – Lungenkapillarenverschlussdruck (Wedge-Druck)
 – Herzzeitvolumen
 – O_2-Angebot und -verbrauch
— **Überwachung anderer Organfunktionen:**
 – Niere: Diurese, Retentionswerte
 – Gehirn: intrakranieller Druck, O_2-Sättigung im Bulbus, V. jugularis
 – Leberfunktion

Der Umfang der eingesetzten Überwachungsmaßnahmen und deren Invasivität richtet sich in erster Linie nach der Gesamtheit der zugrunde liegenden Funktionsstö-

rungen verschiedener Organe, v. a. der Lunge und des Herz-Kreislauf-Systems, aber auch anderer wichtiger Organe. Hierbei sollten nichtinvasive Verfahren wegen der geringeren Komplikationsmöglichkeiten bevorzugt werden, sofern hiermit ausreichende Informationen für die Überwachung und die Therapie erlangt werden können. Ist die kardiopulmonale Funktion unter Beatmung weitgehend stabil, genügen häufig Pulsoxymetrie und Kapnometrie als respiratorisches Monitoring, bei Bedarf ergänzt durch arterielle Blutgasanalysen.

Respiratorisches Monitoring

— **Basismonitoring:**
 – Klinische Beobachtung und Untersuchung
 – Respiratormonitoring: F_iO_2, Beatmungsdrücke, Frequenz, Atemminutenvolumen
 – Pulsoxymetrie
 – Kapnometrie
 – Thoraxröntgen
 – Thoraxsonografie
 – Mikrobiologische Überwachung bei Langzeitbeatmung
 – Wenn erforderlich: arterielle Blutgasanalysen
 – Herz-Kreislauf-Funktion: nichtinvasive Blutdruckmessung, Herzfrequenz; wenn erforderlich: invasive Blutdruckmessung; zentraler Venendruck
 – Urinausscheidung
— **Erweitertes Monitoring:**
 – PiCCO oder Pulmonaliskatheter: Pulmonalarteriendruck (PAP), Wedge-Druck (PCWP), Herzzeitvolumen
 – Messung des extravasalen Lungenwassers
 – Messung der gemischtvenösen O_2-Sättigung
 – Messung des intrakraniellen Drucks

62.13.1 Monitoring am Respirator

Das Respiratormonitoring besteht aus der „Selbstüberwachung" des Beatmungsgeräts mit entsprechenden Alarmvorrichtungen und aus der Messung verschiedener Atemparameter durch die Maschine, mit deren Hilfe die Beatmungstherapie überwacht und die Auswirkungen der Beatmung teilweise eingeschätzt werden können. Hierzu gehören
— inspiratorische O_2-Konzentration (gesetzlich vorgeschrieben!),
— Atemwegsdrücke,
— Flussmessung,
— Atemzug- und Atemminutenvolumen,
— Atemfrequenz.

Atemwegsdrücke

Die Atemwegsdrücke sollten möglichst vor dem Tubus gemessen werden. Der gemessene Druck stimmt häufig nicht mit dem Druck in den tieferen Atemwegen oder den Alveolen überein. Während der Inspiration ist der Druck in den Alveolen stets geringer als der am Tubus gemessene Druck, während der Exspiration hingegen höher. Ein gleich hoher Druck herrscht nur, wenn im System kein Gasfluss mehr stattfindet und alle Verbindungen offen sind. Dies ist aber nur dann der Fall, wenn das inspiratorische Plateau bzw. die Exspiration ausreichend lange dauern.

> Zu hohe Beatmungsdrücke können zu schwerwiegenden Komplikationen führen. Darum muss der Beatmungsdruck kontinuierlich überwacht werden.

Bei der Beatmung werden üblicherweise 4 Druckwerte unterschieden, die an den Respiratoren teilweise direkt abgelesen werden können:
- Atemwegsspitzendruck
- Inspiratorischer Plateaudruck
- Atemwegsmitteldruck
- Endexspiratorischer Druck, PEEP

Plötzlicher Anstieg bzw. Abfall des Beatmungsdrucks

- Bei einem **plötzlichen Anstieg des Beatmungsdrucks** muss an folgende Ursachen gedacht werden:
  - Verlegung oder Abknicken des Beatmungsschlauchs oder des Tubus
  - Cuffhernie
  - Sekretstau in den Bronchien
  - Bronchospasmus
  - Pneumothorax
  - Gegenatmen des Patienten
- Die wichtigsten Ursachen für einen **plötzlichen Abfall des Beatmungsdrucks** sind
  - Diskonnektion,
  - Undichtigkeiten im Beatmungssystem,
  - Undichtigkeit des Cuffs,
  - Funktionsstörungen des Beatmungsgeräts.

▪ Plateaudruck, endinspiratorischer Druck

Der Plateaudruck wird nach Beendigung der Inspiration gemessen. Er entspricht etwa dem endinspiratorischen Alveolardruck, sofern für eine Mindestzeit von 0,5 s kein Flow stattfindet. Dies gilt sowohl für die volumen- als auch für die druckkontrollierte Beatmung. Die Höhe des Plateaudrucks hängt von der Compliance, dem Hubvolumen und vom PEEP ab.

> Der Plateaudruck (und möglichst auch der Spitzendruck) sollte < 30 mbar gehalten werden.

▪ Atemwegsmitteldruck

Der mittlere Atemwegsdruck entspricht dem mittleren Druckniveau, gemessen über den *gesamten* Atemzyklus; er ist normalerweise etwas niedriger als der mittlere alveoläre Druck. Der mittlere Atemwegsdruck repräsentiert alle Drücke, die vom Respirator auf die Atemwege des Patienten ausgeübt werden; er wird demnach im Wesentlichen von folgenden Faktoren beeinflusst:
- Inspiratorischer Druckverlauf
- Inspirationsdauer
- PEEP

Besteht kein PEEP, wird der Atemwegsmitteldruck vom inspiratorischen Druckverlauf und der Dauer der Inspiration bestimmt. Wird ein externer PEEP angewandt, addiert er sich über den gesamten Atemzyklus; demgegenüber wirkt sich ein Auto-PEEP lediglich für die Dauer der Inspiration auf den mittleren Atemwegsdruck aus, denn während der Exspiration fällt der Atemwegsdruck auf das Niveau des externen PEEP ab.

Atemzugvolumen und Atemminutenvolumen

Die kontinuierliche Überwachung des *ausgeatmeten* Atemhub- und Atemminutenvolumens ist besonders bei Spontanatemmodi und bei druckkontrollierter Beatmung wichtig und sollte durch entsprechende Alarme unterstützt werden. Die Alarmgrenzen sollten mit ±20 % eng eingestellt werden.

▪ Ursachen eines zu niedrigen Atemhub- und Atemminutenvolumens

- Bei *druckkontrollierter Beatmung* ist das Atemzugvolumen umso niedriger, je geringer die Compliance, je höher der Atemwegswiderstand, je niedriger der eingestellte Spitzendruck, je kürzer die Inspirationszeit und je höher der PEEP sind.
- Bei *volumenkontrollierter Beatmung* weist ein erheblich vermindertes Atemzug- und Atemminutenvolumen auf eine Leckage hin, z. B. durch eine bronchopleurale Fistel oder die Undichtigkeit des Cuffs bzw. Beatmungssystems.

Nach abrupter Erniedrigung eines PEEP oder Beendigung einer IRV können vorübergehend erhöhte Hubvolumina als eingestellt gemessen werden, weil das erhöhte Lungenvolumen zunächst entleert wird.

Atemfrequenz

Beim beatmeten Patienten kann die Atemfrequenz am Respirator abgelesen werden. Bei partiellen Atemmodi wird die Atemfrequenz häufig differenziert nach Spontanatemfrequenz und maschineller Atemfrequenz angezeigt; zum Teil wird der maschinelle Anteil in % angegeben.

Daneben kann die Atemfrequenz mit dem EKG-Monitor über Impedanzänderungen des Thorax bestimmt werden, weiterhin mit Kapnometern. Das Auszählen der Atemfrequenz von spontan atmenden Patienten ist dagegen relativ unzuverlässig.

> Die Messung der Atemfrequenz ist besonders wichtig bei Spontanatemmodi und bei der SIMV-Beatmung mit sehr niedriger Maschinenfrequenz.

Niedrige Atemfrequenzen können durch Sedativa und Opioide bedingt sein, während hohe Atemfrequenzen viele Ursachen haben können. Hohe Atemfrequenzen bei kleinen Atemzugvolumina können ein Hinweis für eine Erschöpfung der Atemmuskulatur sein.

62.13.2 Pulmonaler Gasaustausch

Der pulmonale Gasaustausch umfasst die O_2-Aufnahme in der Lunge und die Elimination von CO_2, also die Oxygenierung und die Ventilation. Da den Störungen dieser beiden Teilfunktionen unterschiedliche pathologische Mechanismen zugrunde liegen, müssen die Oxygenierung und die Ventilation differenziert überwacht werden. Hierfür werden v. a. folgende Verfahren eingesetzt:
- Intermittierende Blutgasanalysen
- Kontinuierliche Pulsoxymetrie
- Kontinuierliche Kapnometrie und -grafie

Arterielle Blutgasanalyse
Die arterielle Blutgasanalyse gehört zu den essenziellen Überwachungsverfahren bei beatmeten und spontan atmenden Patienten mit respiratorischer Insuffizienz. Sie ermöglicht die Beurteilung der O_2-Aufnahme in der Lunge (Oxygenierung) und der Elimination von Kohlendioxid (Ventilation).

■ **Arterieller pO_2**
Der pO_2 ist der wichtigste Parameter für die Oxygenierung des arteriellen Blutes. Ziel der Beatmungstherapie ist im Allgemeinen ein p_aO_2 von > 60 mmHg. Werte zwischen 40 und 60 mmHg können in besonderen Fällen toleriert werden, allerdings nur bei ausreichend hohem Hämoglobinwert und ausreichender Herz-Kreislauf-Funktion. Über den Normalwert hinausgehende pO_2-Werte bieten hingegen – abgesehen von wenigen Ausnahmen wie der Kohlenmonoxidvergiftung – keine Vorteile oder sind eher schädlich und sollten daher vermieden werden.

> Der p_aO_2 kann 5–10 min nach Neueinstellung des Respirators überprüft werden.

■ **Oxygenierungsindex**
Dieser Index beschreibt das Verhältnis von p_aO_2 zur jeweiligen F_IO_2:

$$\text{Oxygenierungsindex} = \frac{p_aO_2}{F_IO_2}\,p$$

Normalerweise beträgt der Index 350–450 mmHg; Werte von 300–200 mmHg kennzeichnen eine leichte Lungenschädigung (früher als ALI bezeichnet), Werte zwischen 200–100 mmHg eine moderate Lungenschädigung und Werte < 100 mmHg eine schwere Lungenschädigung (sog. „Berliner Klassifikation"; ▶ Kap. 63).

■ **Arterieller pCO_2**
Dieser Parameter dient zur Beurteilung der Ventilation. Bei der maschinellen Beatmung wird in der Regel eine Normoventilation und Normokapnie mit p_aCO_2-Werten zwischen 35 und 45 mmHg angestrebt. Bei der Interpretation müssen Alter, pH-Wert und möglicherweise vorbestehende Lungenerkrankungen berücksichtigt werden.

■ **pH-Wert**
Die Beziehung zwischen Atmung und Säure-Basen-Haushalt ist in ▶ Kap. 58 dargestellt. Danach spielt die Lunge, neben den metabolischen Regulationsorganen Niere und Leber, eine zentrale Rolle bei der Aufrechterhaltung eines normalen pH-Werts von 7,35–7,45.

Der arterielle pH-Wert ist eine wichtige Zielgröße der Beatmungstherapie und sollte daher entsprechend kontrolliert werden.

Eine **Azidose** beim Lungenversagen kann respiratorisch und/oder metabolisch bedingt sein:
- *Respiratorische Ursachen:* Hypoventilation mit Hyperkapnie und Abfall des pH-Werts; Verstärkung durch vermehrte Atemarbeit, Zunahme des O_2-Verbrauchs mit Anstieg der CO_2-Produktion
- *Metabolische Ursachen:* Gewebehypoxie aufgrund einer unzureichenden O_2-Versorgung mit anaerober Energiegewinnung und Bildung von Laktat

> Ein niedriger pH-Wert unter Spontanatmung kann Alarmzeichen einer schweren respiratorischen Insuffizienz sein. Eine metabolische Azidose tritt bei respiratorischer Dekompensation oft früher auf als eine respiratorische Azidose.

Pulsoxymetrie
Die Pulsoxymetrie ist, wie in ▶ Kap. 7 erläutert, ein nichtinvasives Verfahren zur kontinuierlichen Überwachung der Oxygenierung des arteriellen Blutes. Gemessen wird die partielle O_2-Sättigung des arteriellen Hämoglobins, S_pO_2. Die Messwerte werden innerhalb weniger Sekunden angezeigt, die Fehlerbreite beträgt im Sättigungsbereich von 60–90 % lediglich 1–2 %. Dunkle Hautfarbe beeinflusst den Messvorgang nicht.

> Der Normalwert der S_pO_2 beträgt 98 %.

Kapnometrie
Die Kapnometrie, d. h. die Messung der endexspiratorischen CO_2-Konzentration bzw. des endexspiratorischen pCO_2, gehört zum essenziellen Monitoring in der Anästhesie (▶ Kap. 7), während die Kriterien für den Ein-

satz beim Intensivpatienten derzeit nicht verbindlich definiert sind.

> Beim Intensivpatienten mit respiratorischer Insuffizienz kann die Kapnometrie regelmäßige Kontrollen des p_aCO_2 nicht ersetzen.

Bei beatmeten Intensivpatienten mit respiratorischer Insuffizienz unterliegt der arterioalveoläre CO_2-Gradient vielfältigen Einflüssen, sodass der $p_{et}CO_2$ nicht mehr hinreichend genau dem p_aCO_2 entspricht. Der $p_{(a-et)}CO_2$ ist meistens erhöht und der $p_{et}CO_2$ deutlich niedriger als der p_aCO_2.

62.13.3 Überwachung von Lunge und Thorax

Klinische Untersuchung

Jeder beatmete Patient sollte mindestens 1-mal pro Schicht untersucht werden, zusätzlich bei allen wesentlichen Veränderungen des Zustands.

■ **Fragestellung**

Die Untersuchung sollte zielgerichtet sein und Folgendes erfassen:
- Besteht ein klinischer Anhalt für eine Hypoxie oder respiratorische Erschöpfung?
- Liegt der Tubus in der Trachea? Oder in einem Hauptbronchus?
- Sind beide Lungen ausreichend belüftet?
- Besteht Anhalt für einen Pneumothorax?
- Liegt ein Lungenödem vor?
- Besteht ein Pleuraerguss?

■■ **Praktisches Vorgehen**
- Inspektion des Patienten:
  – Zyanose?
  – Tachypnoe oder Bradypnoe?
  – Starkes Schwitzen?
  – Erschöpfungszeichen?
- Inspektion des Thorax:
  – Symmetrisches Heben und Senken?
  – Abdominelle Einziehungen?
  – Einsatz der Atemhilfsmuskulatur?
  – Paradoxe Atmung?
  – Schaukelatmung?
- Palpation des Thorax:
  – Schneeballknistern als Zeichen des subkutanen Emphysems?
- Auskultation des Thorax:
  – Beide Lungen ausreichend belüftet?
  – Atemgeräusche laut oder leise? Nebengeräusche?
  – Pfeifen? Brummen? Giemen?
  – Rasselgeräusche?

- Perkussion des Thorax:
  – Dämpfung?
  – Hypersonorer Klopfschall?
  – Sonografie?

■ **Weiterführende Diagnostik**
- *Röntgenbild des Thorax:* Sie ist indiziert bei Verdacht auf eine klinisch relevante Störung der Lunge oder des Thorax und sollte möglichst in halbsitzender Position des Patienten aufgenommen werden.
- *Computertomografie der Lunge:* Besonders beim ARDS indiziert. Transportrisiko beachten!

Mikrobiologische Untersuchungen

Bei etwa 25 % der beatmeten Patienten entwickelt sich im Behandlungsverlauf eine nosokomiale Pneumonie. Um eine Besiedelung oder Infektion der Atemwege zu erkennen und das Keimspektrum zu bestimmen, werden zumeist bis zu 3-mal pro Woche mikrobiologische Untersuchungen des Tracheal- bzw. Bronchialsekrets durchgeführt. Sekret für mikrobiologische Untersuchungen kann auf folgende Weise gewonnen werden:
- Blindes Absaugen: häufig falsch positiv
- Geschützte Bürstentechnik („protected specimen brush"): zuverlässig, aufwendig, geübter Untersucher erforderlich
- Bronchoalveoläre Lavage: zuverlässig

Cuffdruckmessung

Die Gefahr der Druckschädigung von Trachea und Larynx durch den Cuff des Tubus oder der Trachealkanüle ist in ▶ Kap. 61 ausführlich beschrieben, auch die Notwendigkeit der Messung des Cuffdrucks.

62.13.4 Überwachung der Herz-Kreislauf-Funktion

Die Überwachung der Herz-Kreislauf-Funktion gehört zu den essenziellen Maßnahmen bei allen beatmeten Patienten, zumal die Beatmung selbst, wie dargelegt, zu zahlreichen Veränderungen der Hämodynamik führen kann. Die Invasivität des kardiovaskulären Monitorings richtet sich in erster Linie nach der Art und dem Schweregrad der Erkrankung.

62.14 Auswirkungen und Komplikationen der Beatmung

Die maschinelle Beatmung beeinflusst nicht nur die Funktion zahlreicher Organe in ungünstiger Weise, sondern kann auch verschiedene, teils bedrohliche Komplikationen hervorrufen, die das eigentliche Zielorgan der Beatmungstherapie, nämlich die Lunge selbst, betreffen. Unerwünschte Wirkungen der maschinellen Beatmung auf die

Funktion verschiedener Organe, v. a. das Herz-Kreislauf-System, entstehen in erster Linie durch die unphysiologischen intrathorakalen Druckschwankungen, während eine Schädigung der Lunge durch den Beatmungsdruck und das angewandte Atemhubvolumen hervorgerufen wird.

> **Auswirkungen und Komplikationen der maschinellen Beatmung**
> - Beeinträchtigung der Herz-Kreislauf-Funktion mit Abfall des Herzzeitvolumens durch den Anstieg des intrathorakalen Drucks
> - Abnahme der Urinausscheidung und Flüssigkeitsretention
> - Verminderung der Leber- und Splanchnikusdurchblutung
> - Behinderung des hirnvenösen Abflusses mit Zunahme des intrakraniellen Drucks
> - Pulmonales Baro- und Volutrauma
> - Schädigung des Lungengewebes durch hohe inspiratorische O$_2$-Konzentrationen
> - Verschlechterung des pulmonalen Gasaustauschs
> - Nosokomiale Pneumonien
> - Schäden durch den Endotrachealtubus und die Trachealkanüle

62.14.1 Pulmonales Barotrauma

Der Begriff „pulmonales Barotrauma" umfasst alle Komplikationen in Verbindung mit maschineller Beatmung, die zum extraalveolären Luftaustritt führen. Der Begriff ist allerdings irreführend, da Druck nicht der einzige ursächliche Faktor des sog. „Barotraumas" ist. Beim pulmonalen Barotrauma kommt es durch die Ruptur von Alveolen zu Luftansammlungen an verschiedenen Stellen des Körpers (◘ Abb. 62.20).

> **Klinische Manifestationen des pulmonalen Barotraumas**
> - Interstitielles Emphysem
> - Pneumomediastinum
> - Pneumoperikard
> - Subkutanes Emphysem („Hautemphysem")
> - Pneumoperitoneum und Pneumoretroperitoneum
> - Pneumothorax
> - Bronchopleurale Fistel

Mechanismen des pulmonalen Barotraumas

Nach derzeitiger Lehrmeinung entsteht das pulmonale Barotrauma nicht durch einen zu hohen Atemwegsspitzendruck, sondern primär durch Überdehnung der Alveolen aufgrund eines zu hohen *Atemzugvolumens bzw.*

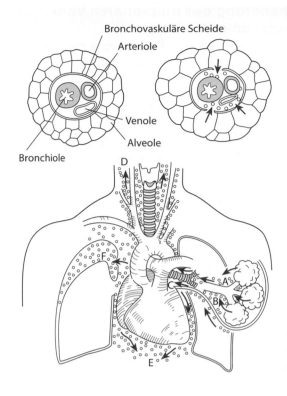

◘ **Abb. 62.20** Entstehung eines Pneumothorax unter Beatmung

Atemhubvolumens. Es wird daher auch als „Volutrauma" bezeichnet.

> ❗ Bei der maschinellen Beatmung sollten endinspiratorische Plateaudrücke von 30 mbar nicht überschritten werden, um eine Überdehnung und Zerreißung der Alveolen zu vermeiden.

▪ Einfluss der Grunderkrankung
Die Art der Lungenerkrankung hat einen wesentlichen Einfluss auf die Entstehung des pulmonalen Barotraumas. Bei gesunden Lungen tritt unter Überdruckbeatmung nur sehr selten ein Barotrauma auf, während das Barotrauma bei schweren obstruktiven Lungenerkrankungen und beim ARDS zu den typischen Komplikationen gehört.

> **Risikofaktoren des pulmonalen Barotraumas**
> - ARDS
> - Schwere COPD
> - Lungenkontusion
> - Aspirationspneumonie
> - Nekrotisierende Pneumonie
> - Rippenfrakturen
> - Hoher transalveolärer Druck unter Beatmung

Behandlung des pulmonalen Volu-/ Barotraumas

An die Möglichkeit des Barotraumas muss bei gefährdeten Patienten immer gedacht werden.

Von den verschiedenen Formen des pulmonalen Barotraumas muss v. a. der Pneumothorax unter Beatmung umgehend behandelt werden. Die anderen klinischen Manifestationen bedürfen in der Regel keiner speziellen Therapie. Um weitere Schäden zu verhindern, sollte auch die Einstellung des Respirators geändert werden.

Prinzipien der Respiratoreinstellung beim pulmonalen Barotrauma
- Verminderung des PEEP
- Erniedrigung des Atemzugvolumens
- Verminderung des AMV (so weit wie möglich)
- PHC, wenn erforderlich

Hieraus können sich folgende Nachteile ergeben:
- Abfall des p_aO_2 und der S_aO_2
- Erhöhung der F_iO_2 erforderlich
- Alveolarkollaps bei zu geringem PEEP
- Hyperkapnie, Abfall des pH-Werts (respiratorische Azidose)

■ **Pneumothorax**

Aus einem Pneumothorax unter der Beatmung kann sich sehr rasch ein lebensbedrohlicher **Spannungspneumothorax** entwickeln. Daher gilt:

> ❗ Beim Nachweis freier Luft im Pleuraspalt unter maschineller Beatmung muss umgehend eine Thoraxdrainage eingeführt werden.

Die Drainage sollte an einen Sog von etwa 20 mbar angeschlossen werden; wenn erforderlich muss der Sog erhöht werden, um die Lunge zu entfalten.

■ **Bronchopleurale Fistel**

Die bronchopleurale Fistel, d. h. der anhaltende Austritt von Luft nach Anlegen einer Thoraxdrainage, ist eine seltene Komplikation der maschinellen Beatmung. Sie kann spät im Verlauf der maschinellen Beatmung auftreten, besonders beim ARDS, oder früh im Zusammenhang mit einer Verletzung der Lunge. Das Ausmaß der Luftleckage hängt v. a. vom Druckgradienten zwischen den Atemwegen und dem Pleuraspalt ab:

> ❯ Je höher die Druckdifferenz, desto größer der Übertritt von Luft in den Pleuraspalt bzw. in das Thoraxdrainagesystem.

Entsprechend verstärken alle Maßnahmen, die der Entfaltung der Lunge und der Verbesserung des pulmonalen Gasaustauschs bei schwerer respiratorischer Insuffizienz dienen, die austretende Luftmenge. Die klinischen Auswirkungen der Fistel können je nach Ausmaß und Grunderkrankung der Lunge komplex sein.

Mögliche **Auswirkungen** der bronchopleuralen Fistel:
- Unvollständige Entfaltung der betroffenen Lunge mit Atelektasen, Störungen des Belüftungs-Durchblutungs-Verhältnisses und Behinderung des Fistelverschlusses
- Verlust des effektiven Atemzugvolumens
- Ungenügende Ausatmung von CO_2 mit respiratorischer Azidose
- Verlust von PEEP mit Atelektasenbildung und Hypoxämie
- Infektionen des Pleuraspalts durch Eindringen infizierter Atemwegsekrete
- Störungen des Beatmungszyklus mit ungenügender Ventilation

Wichtigstes Behandlungsziel ist die *Förderung des Spontanverschlusses* der Fistel. Hierfür sollte ein Atemmodus gewählt werden, bei dem der intrapulmonale Druck und damit auch die austretende Luftmenge so weit wie möglich reduziert werden.

Außerdem muss für eine ausreichende Drainage der Fistel durch eine, gelegentlich auch mehrere Thoraxdrainagen gesorgt werden.

> ❯ Bei bronchopleuraler Fistel sollten Beatmungsmodi mit möglichst niedrigem PEEP, niedrigem p_{max}, niedrigem Atemwegsmitteldruck und kleinem Atemzugvolumen gewählt werden.

Bei sehr schlecht dehnbarer Lunge sind jedoch zumeist relativ hohe PEEP-Werte (> 10 mbar) erforderlich, um die Lunge vollständig zu entfalten. Partielle Atemmodi mit hohem Spontanatmungsanteil sind günstiger als CMV. Hochfrequenzbeatmung und seitengetrennte Beatmung haben sich den anderen Beatmungsmodi bei bronchopleuraler Fistel nicht als überlegen erwiesen.

■ **Pneumomediastinum, Pneumoperikard**

Pneumomediastinum oder Pneumoperikard führen beim Erwachsenen nur extrem selten zu lebensbedrohlichen Störungen der Herz-Kreislauf-Funktion. Bei massivem Befund mit entsprechenden kardiovaskulären Störungen muss das Pneumomediastinum oder -perikard durch invasive Maßnahmen entlastet werden.

■ **Subkutanes Emphysem, Pneumoperitoneum und Pneumoretroperitoneum**

Zwar kann das subkutane Emphysem groteske Ausmaße annehmen, doch ist selbst in diesen Fällen keine spezielle Therapie erforderlich, um die subkutane Luftansammlung zu entlasten. Wichtigste Maßnahme ist vielmehr die Beseitigung der auslösenden Faktoren.

Dies gilt in ähnlicher Weise für intra- und retroperitoneale Luftansammlungen: Sie führen zu keiner Schädigung der Gewebe, können aber diagnostische Maßnahmen beeinträchtigen.

Wodurch kann das pulmonale Barotrauma verhindert werden?

Alle Intensivpatienten sollten lungenschonend bzw. lungenprotektiv beatmet werden.

Maßnahmen zur Prävention des pulmonalen Volu-/Barotraumas

- Beatmungsdrücke so niedrig wie möglich; endinspiratorischer Plateaudruck < 30 mbar
- Anwendung niedriger Atemzugvolumina (4–6 ml/kg Idealgewicht) bei Patienten mit schwerem ARDS, Asthma oder schwerer COPD oder bei Atemminutenvolumina von mehr als 12–15 l/min
- Keine Überblähung der Lunge, wenn erforderlich: PHC
- Vorsichtige Anwendung von PEEP bei gefährdeten Patienten
- Vermeidung nosokomialer Pneumonien

62.14.2 Pulmonale Sauerstofftoxizität

Hohe inspiratorische O_2-Konzentrationen können sich ungünstig auf die Atmung und schädigend auf das Lungengewebe auswirken.

Mögliche **Auswirkungen** der isobaren Hyperoxie:

- Dämpfung des Atemantriebs, Hyperkapnie
- Pulmonale Vasodilatation, Störungen des Belüftungs-Durchblutungs-Verhältnisses
- Resorptionsatelektasen
- Akute Tracheobronchitis, Beeinträchtigung der mukoziliären Clearance
- Diffuse alveoläre Schädigung, ARDS
- Bronchopulmonale Dysplasie bei Neugeborenen mit IRDS

Nach derzeitiger Auffassung gilt Folgendes:

❶ Die Toxizität von Sauerstoff nimmt bei einem F_iO_2 von > 0,6 exponentiell zu, daher sollte dieser Wert möglichst nicht überschritten werden.

Eine F_iO_2 von weniger als 0,6 wird auch über mehreren Tage oder Wochen ohne Schädigung toleriert. Da aber bei vorgeschädigter Lunge eine zusätzliche Toxizität von Sauerstoff nicht ausgeschlossen werden kann, sollte hierbei die F_iO_2 so niedrig wie möglich gewählt werden, d. h. nur so hoch, dass der p_aO_2 > 60 mmHg beträgt.

Atelektasen

Luftleere Lungenbezirke (Atelektasen) entstehen v. a. durch Abnahme der FRC, Minderbelüftung basaler Lungenpartien unter kontrollierter Beatmung in Rückenlage und durch Resorption der Atemgase in schlecht belüfteten Alveolarbezirken bei Zufuhr hoher inspiratorischer O_2-Konzentrationen. Atelektasen haben folgende Auswirkungen:

- Verschlechterung der Oxygenierung durch Abnahme der Gasaustauschfläche und Rechts-links-Shunt
- Verminderung der Compliance
- Erhöhung der Atemarbeit
- Begünstigung einer Superinfektion der Lunge

- **Atelektasenprophylaxe**
- Erhöhung der FRC durch mäßigen PEEP (5–10 mbar).
- Lagerungsmaßnahmen: regelmäßige Lagewechsel: Seite, Rücken, Bauch oder Rotationsbehandlung in Spezialbetten. Haben sich bereits Atelektasen entwickelt, sollte die Lunge mit atelektatischen Bezirken vorwiegend oben, die gut belüfteten Lungenabschnitte unten zu liegen kommen.
- Partielle Beatmung: Ein möglichst hoher Anteil an Spontanatmung bewirkt eine bessere Verteilung des Inspirationsvolumens in den dorsobasalen Lungenabschnitten, v. a. durch die Kontraktion des Zwerchfells.
- Möglichst niedrige F_iO_2 bzw. möglichst hoher Stickstoffanteil. Stickstoff beugt Resorptionsatelektasen und einem Alveolarkollaps vor.

Die beschriebenen prophylaktischen Maßnahmen sollten möglichst frühzeitig angewandt werden, da die Wiedereröffnung atelektatischer Bezirke sehr schwierig ist und erheblich höhere Drücke erfordert als das Offenhalten belüfteter Bereiche.

Die Eröffnung atelektatischer Bezirke kann durch einige Atemhübe mit relativ hohen Volumina und hohem Druck als sog. „Rekrutierungsmanöver" versucht werden.

62.14.3 Ventilatorassoziierte Pneumonie („Beatmungspneumonie")

Die nosokomiale (krankenhauserworbene) Pneumonie ist eine häufige, nicht selten tödliche Komplikation bei Intensivpatienten. Hierbei liegt das Pneumonierisiko von intubierten und beatmeten Patienten um ein Mehrfaches über dem von nichtintubierten Patienten. Dies gilt in gleicher Weise sowohl für kurzzeitig intubierte chirurgische Patienten wie auch für Patienten unter Langzeitbeatmung.

❯ Endotracheale Intubation und maschinelle Beatmung erhöhen das Risiko der nosokomialen Pneumonie erheblich. Je länger die Intubationszeit, desto höher das Pneumonierisiko!

Erreger und begünstigende Faktoren

Mehr als 60 % aller nosokomialen Pneumonien werden durch aerobe, gramnegative Bakterien hervorgerufen, v. a. durch Pseudomonas aeruginosa, Acinetobacter, Proteus, E. coli, Klebsiellen, Enterobacter cloacae, Legionellen. Unter den grampositiven Bakterien dominieren Staphylococcus aureus, Streptococcus pneumoniae, Corynebakterien, Hämophilus u. a. Selten sind hingegen Viren Auslöser der Pneumonie, v. a. bei erwachsenen Intensivpatienten.

> **Wichtige begünstigende Faktoren**
> **einer beatmungsassoziierten Pneumonie**
> - Operationen, v. a. lang dauernde
> - Immunschwäche
> - Antibiotikatherapie: Selektion resistenter Bakterienstämme
> - Endotrachealtubus, Intubationsdauer, Reintubation
> - Magensonde und enterale Ernährung
> - Unzureichende Mund- und Zahnpflege
> - Rückenlage: begünstigt die pulmonale Aspiration
> - Respiratorzubehör: Kontamination mit Bakterien

Krankheitsentstehung

Die Pneumonie entsteht durch bakterielle Besiedelung des normalerweise sterilen unteren Respirationstrakts. Die Erreger können grundsätzlich auf folgenden Wegen in den unteren Respirationstrakt gelangen:
- Aspiration von Sekreten aus dem Oropharynx
- Inhalation von Erregern mit dem Atemgas
- Mit dem Blutstrom aus anderen besiedelten Regionen

❯ Die überwiegende Mehrzahl der nosokomialen Pneumonien entsteht durch Aspiration von Erregern, die den oberen Respirationstrakt besiedelt haben. Diese Erreger stammen v. a. aus dem Oropharynx oder dem Magen.

▪ Kolonisation des Oropharynx und des Tracheobronchialsystems

Bei beatmeten Patienten erfolgt sehr häufig eine bakterielle Besiedelung des oberen Respirationstrakts, v. a. mit aerogenen, gramnegativen Erregern. Die Bakterien stammen in erster Linie aus dem Oropharynx und gelangen durch Mikroaspiration in den oberen Respirationstrakt, jedoch kann Pseudomonas aeruginosa, unter Umgehung des Oropharynx, die Trachea auch primär besiedeln.

Mit zunehmender Dauer der Intensivbehandlung nimmt auch die bakterielle Kolonisation des Oropharynx und des oberen Respirationstrakts zu.

Nach Überwindung der pulmonalen Abwehr bewirken die Erreger einen diffusen mikrobiellen Prozess, der inhomogen über die Lunge verteilt ist.

▪ Kolonisation des Magens

Nach derzeitiger Auffassung ist die bakterielle Besiedelung des Magens eine wichtige Quelle für die Besiedelung des Oropharynx und des oberen Respirationstrakts mit gramnegativen Bakterien. Zwar ist der Magen aufgrund der Salzsäure steril, jedoch ist der pH-Wert des Magensafts oft weniger sauer, beispielsweise bedingt durch schlechte Durchblutung der Magenschleimhaut, Therapie mit H_2-Blockern und Antazida, sodass die Kolonisation mit Bakterien begünstigt wird.

❯ Ein alkalischer pH-Wert des Magensafts begünstigt die bakterielle Kolonisation des Magens.

Diagnose

Die Diagnose einer Pneumonie ist beim beatmeten Intensivpatienten häufig schwer zu stellen, da die typischen Zeichen einer in der häuslichen Umgebung erworbenen Pneumonie häufig fehlen.

> **Kriterien der nosokomialen Pneumonie**
> **beim beatmeten Patienten**
> - Beatmungsdauer 48 h
> - Auskultationsbefund
> - Radiologisch pneumonische Infiltrate (neu oder zunehmend)
> - Fieber > 38 °C
> - Leukozytose > 12.000/µl oder Leukopenie < 4000/µl
> - Eitriges Trachealsekret
> - Positiver mikrobiologischer Befund im Trachealsekret

▪ Untersuchung des Trachealsekrets

Die regelmäßige mikrobiologische Untersuchung des „blind" abgesaugten Trachealsekrets gehört zu den wichtigen diagnostischen und Überwachungsmaßnahmen beim beatmeten Intensivpatienten. Jedoch ist deren Spezifität bei mäßiger bis hoher Sensitivität eher gering im Vergleich zu invasiven Maßnahmen wie der bronchoalveolären Lavage oder geschützten Bürstentechnik, zumal – wie bereits dargelegt – der Oropharynx und der obere Respirationstrakt des beatmeten Patienten häufig von Bakterien besiedelt sind, auch ohne dass eine Pneumonie vorliegt.

Allerdings sind die bronchoskopischen Verfahren der Materialgewinnung besonderen Fällen vorbehalten.

> Grundsätzlich dürfen die Transport- und Lagerungszeiten der mikrobiologischen Proben 4 h nicht überschreiten.

Behandlung

Ergeben sich aus dem klinischen Bild (Fieber und bronchopulmonale Infiltrate) und den bakteriologischen Untersuchungen des Trachealsekrets Hinweise auf eine Pneumonie, wird zumeist pragmatisch mit der Zufuhr von Antibiotika begonnen (kalkulierte Therapie). Bei der Antibiotikatherapie nosokomialer ventilatorassoziierter Pneumonien müssen die Erreger und die Resistenzlage im eigenen Krankenhaus berücksichtigt werden.

Weitere Maßnahmen:

- Selektive orale Darmkontamination: keine Empfehlung möglich; bei Polytraumatisierten und ausgewählten chirurgischen Patienten Verbesserung der Überlebensrate möglich
- Täglich mehrmals Mundpflege, einschließlich Zähne putzen (elektrische Zahnbürste) mit antiseptischen Substanzen

62.15 Entwöhnung von der Beatmung („Weaning")

Der Begriff „Weaning" bezeichnet die schrittweise Entwöhnung vom Beatmungsgerät, also den Übergang von der Beatmung zur Spontanatmung und Extubation bzw. Dekanülierung.

Für die Entwöhnung vom Respirator müssen bestimmte Voraussetzungen erfüllt sein.

62.15.1 Voraussetzungen für die Entwöhnung

Damit der Patient erfolgreich von der Beatmung entwöhnt werden kann, müssen folgende Bedingungen erfüllt sein:

- Ausreichende Oxygenierung bzw. ungestörte O_2-Aufnahme in der Lunge: $p_aO_2 > 60$ mmHg bzw. $S_aO_2 > 90\%$ bei niedrigem PEEP von 5–8 mbar, Atemzeitverhältnis von $< 1:1$ und einer F_iO_2 von $\leq 0,4$ oder Oxygenierungsindex > 150 mmHg.
- Ausreichende Ventilation bzw. Spontanatmung ohne muskuläre Erschöpfung: $p_aCO_2 < 55$ mmHg und pH $> 7,3$, Atemfrequenz < 35/min, Atemzugvolumen > 5 ml/kg KG. Bei COPD werden höhere p_aCO_2-Werte toleriert.

Die Extubation des Patienten darf nur bei ausreichenden Husten- und Schluckreflexen sowie bei freien oberen Atemwegen erfolgen.

62.15.2 Entwöhnungsmethoden

Grundsätzlich werden 2 Verfahren der Entwöhnung vom Respirator angewandt:

- Diskontinuierliche Entwöhnung
- Kontinuierliche Entwöhnung

Für jede Entwöhnung vom Beatmungsgerät sollten standardisierte Weaningprotokolle vorliegen, in denen insbesondere Folgendes festgelegt ist:

- Vorgehen bei Agitation, Delir, Schmerzen
- Überprüfung der Spontanatmungsfähigkeit des Patienten
- Kriterien für den Abbruch des Entwöhnungsversuchs

Diskontinuierliche Entwöhnung

Die diskontinuierliche Entwöhnung besteht aus Phasen der vollständigen maschinellen Beatmung und Phasen der Spontanatmung ohne jede maschinelle Unterstützung.

Sind die Voraussetzungen für einen erfolgreichen Entwöhnungsversuch erfüllt, wird die Beatmung (CMV oder A/C) intermittierend unterbrochen und der Patient atmet für einige Minuten bis mehrere Stunden über eine feuchte Nase oder ein T-Stück.

Eine Variante dieses Vorgehens ist die diskontinuierliche Entwöhnung mit einem Continuous-Flow-CPAP-System. Das System bietet zwar keine ventilatorische Unterstützung während der Spontanatmungsphasen, fördert aber die Oxygenierung und kann bei obstruktiven Lungenerkrankungen die Atemarbeit vermindern.

Die Dauer der Spontanatmungsphasen richtet sich nach der Leistungsfähigkeit des Patienten.

> Sobald Erschöpfung droht, wird der Patient wieder maschinell beatmet.

Kann der Patient hingegen über einen längeren Zeitraum am T-Stück oder über CPAP ausreichend spontan atmen, sollte die Extubation erwogen werden.

Allgemein akzeptierte Richtlinien für das praktische Vorgehen bei der intermittierenden Entwöhnung, z. B. zur Dauer der Spontanatmungsphasen, bestehen nicht. Zumeist wird nach klinischen Kriterien, Blutgaswerten und stationsinternen Vorgehensweisen entschieden.

Kontinuierliche Entwöhnung

Mit den partiellen Beatmungsverfahren SIMV, MMV und PSV kann der maschinelle Atemanteil schrittweise vermindert und der Anteil der Spontanatmung entsprechend erhöht werden. Eine vollständige Reduktion der maschinellen Ventilation oder des PEEP vor der Extubation ist nicht erforderlich. Im Gegenteil: Bei PSV sollten ein PEEP von 5 mbar und eine IPS von 5 mbar als untere Grenzwerte bis zur Extubation aufrechterhalten werden. Bei Patienten mit obstruktiven Lungenerkrankungen kann durch einen niedrigen PEEP möglicherweise die Atemarbeit vermindert werden.

Automatische Tubuskompensation (ATC)

Jeder Endotrachealtubus engt die oberen Luftwege ein und erhöht hierdurch den Atemwiderstand. Unter kontrollierter Beatmung ist dieser Effekt ohne wesentliche Bedeutung, da das *Beatmungsgerät* den tubusbedingten Atemwegwiderstand überwindet. Atmet der Patient dagegen über den Tubus spontan, so muss er *selbst* die erforderliche Atemarbeit aufbringen, um den Widerstand zu überwinden. Diese zusätzliche Atemarbeit ist variabel und hängt vom jeweiligen Tubuswiderstand ab. Neben der Tubus*größe* (v. a. dem Innendurchmesser) wird der Tubuswiderstand vom *Gasfluss* während der Inspirationsbewegungen des Patienten bestimmt: Mit zunehmendem Gasfluss nimmt der Tubuswiderstand exponentiell (d. h. nichtlinear) zu und umgekehrt. Wenn also der Patient durch seine Inspirationsanstrengungen hohe Gasflüsse erzeugt, nimmt seine Atemarbeit exponentiell zu.

Um die tubusbedingte Steigerung der Atemarbeit unter Spontanatmung zu vermindern, wird eine inspiratorische Druckunterstützung (IPS) angewandt. Allerdings darf keine fixe oder konstante Druckunterstützung (z. B. von 5 mbar) eingestellt werden, da die vom Patienten während der Inspiration erzeugte Flussgeschwindigkeit variabel ist und bei konstanter Druckunterstützung der Tubuswiderstand nicht nur kompensiert, sondern auch über- oder unterkompensiert werden kann. Um diesen Effekt zu verhindern, wird eine sog. „automatische Tubuskompensation" (ATC) angewandt.

■ **ATC oder elektronische Extubation**

Durch die am Respirator einstellbare Zusatzfunktion ATC wird die inspiratorische Druckunterstützung an den jeweils vom Patienten erzeugten Gasfluss angepasst: Atmet der Patient mit hohem Gasfluss, nimmt auch die Druckunterstützung zu; werden die Inspirationsbemühungen des Patienten geringer, wird automatisch die Druckunterstützung reduziert. Vereinfacht ausgedrückt gilt somit Folgendes:

❯ Mit der variablen Druckunterstützung ATC kann der noch intubierte Patient so spontan atmen, als sei er bereits extubiert.

Einstellung der ATC am Respirator:
- Endotrachealtubus oder Trachealkanüle
- Innendurchmesser des Tubus
- Grad der Tubuskompensation (0–100 %)
- Obere Beatmungsdruckgrenze
- Einstellung des Inspirationsdrucks bis max. 5 mbar unter der oberen Beatmungsdruckgrenze

ATC kann separat für die In- und Exspiration eingestellt werden. Bei der EVITA 4 kann ATC in jedem Atemmodus angewandt werden.

62.15.3 Beginn der Entwöhnung

Bei der kontrollierten Beatmung (CMV) kann der Beginn der Entwöhnung von der Langzeitbeatmung eindeutig festgelegt werden:

❯ Die Entwöhnung beginnt, wenn die kontrollierte Beatmung durch eine partielle Beatmung ersetzt oder der Patient versuchsweise vom Respirator abgehängt wird, damit möglichst bald die Extubation oder die Dekanülierung erfolgen kann.

Allerdings wird selbst bei der Langzeitbeatmung häufig nicht mehr kontrolliert beatmet, sondern von Anfang an ein partieller Beatmungsmodus angewandt, bei dem die Spontanatmung lediglich unterstützt wird. Die Entwöhnung beginnt somit gewissermaßen bereits mit Beginn der Beatmungstherapie, ohne dass jedoch bereits der Zeitpunkt für die Extubation festgelegt werden könnte.

62.15.4 Entwöhnung nach Kurzzeit- und Langzeitbeatmung

Eine spezielle Entwöhnung ist zumeist nur nach einer Langzeitbeatmung (> 48 h) erforderlich. Hingegen kann nach Kurzzeitbeatmung die maschinelle Beatmung zumeist mit Wiedereinsetzen einer ausreichenden Spontanatmung beendet und der Patient extubiert werden.

> **Kriterien für eine Extubation**
> - p_aO_2/F_iO_2: > 200 mmHg
> - PEEP: < 5 mbar
> - Glasgow-Koma-Skala: > 9
> - Stabile Hämodynamik
> - Atemfrequenz/Atemzugvolumen: < 105

Für die Entwöhnung sollte ein **Weaningprotokoll** verwendet werden.

Folgende Faktoren erhöhen das Risiko eines sekundären Extubationsversagens: Beatmungsdauer > 48 h und eines der folgenden Kriterien:
- Alter > 65 Jahre
- Kardialer Grund für die Beatmung
- APACHE-Score: > 12 bei der Extubation
- Mehr als 1 vergeblicher Extubationsversuch
- Anstieg des p_aCO_2 auf > 45 mmHg nach Extubation
- Schwacher Hustenstoß
- Stridor

62.15.5 **Maßnahmen nach der Extubation**

Insbesondere nach Langzeitbeatmung ist auch nach der Extubation noch eine intensive krankengymnastische und atemtherapeutische Betreuung erforderlich, um den Erfolg der Entwöhnung zu sichern. Hierzu gehören

- Sekretentfernung durch nasotracheales oder bronchoskopisches Absaugen,
- Zufuhr von Sauerstoff über Nasensonde oder Gesichtsmaske,
- intermittierender Masken-CPAP,
- inzentive Spirometrie,
- Mobilisation.

Eine Sekretretention ist v. a. in den ersten Stunden und Tagen nach der Entwöhnung zu erwarten, bis schließlich die Sekretproduktion wieder abnimmt und außerdem der Patient wieder ausreichend husten kann. Reichen die oben angeführten Maßnahmen nicht aus, um die Sekrete aus dem Respirationstrakt zu entfernen, so kann eine Minitracheotomie erwogen werden.

62.15.6 **Schwierigkeiten bei der Entwöhnung**

Die meisten Patienten können ohne wesentliche Komplikationen von der Beatmung entwöhnt werden. Bei einem kleinen Prozentsatz (< 5 %) ist die Entwöhnung jedoch sehr oder extrem schwierig und langwierig. Das gilt besonders für Patienten mit chronischen Lungenerkrankungen, die akut dekompensiert sind. Bei einigen wenigen Patienten, v. a. im Endstadium irreversibler Lungenerkrankungen, ist keine Entwöhnung vom Respirator mehr möglich, sodass eine Heimbeatmung erwogen werden sollte.

Zu den wichtigsten **Ursachen der schwierigen Entwöhnung** gehören

- anhaltendes ventilatorisches Versagen der Atempumpe,
- persistierende schwere Oxygenierungsstörungen,
- anhaltende schwere Herzinsuffizienz,
- psychische Abhängigkeit vom Beatmungsgerät.

❯ Die anhaltende ventilatorische Insuffizienz, d. h. das Unvermögen der Atempumpe, die Atemarbeit allein zu erbringen, ist die häufigste Ursache für die schwierige Entwöhnung.

Weiterhin muss bei folgenden **Erkrankungen** mit erschwerter Entwöhnung gerechnet werden:

- COPD
- Lungenfibrose
- Querschnittlähmung
- Andere irreversible neurologische Erkrankungen des thorakalen/zervikalen Rückenmarks, des Hirnstamms und/oder der Atemmuskulatur

Ergeben sich Schwierigkeiten bei der Entwöhnung, sollten folgende Faktoren beachtet werden:

- Vermehrte Atemarbeit und eine Beeinträchtigung des Atemantriebs müssen vermieden werden.
- Nachts sollte die ventilatorische Unterstützung erhöht werden, damit sich die Atemmuskulatur wieder erholen kann.
- Ein kooperativer Patient ist leichter zu entwöhnen; daher sollte der Patient über alle geplanten Schritte des Entwöhnungsvorgangs ausreichend und in verständlichen Worten informiert werden.
- Angst (zu ersticken), Schmerzen und delirante Zustände erschweren die Entwöhnung erheblich. Darum ausreichende Anxiolyse, Analgesie und antidelirante Therapie, allerdings unter Beachtung der atemdepressiven Wirkung! Geeignet sind z. B. Neuroleptika und Clonidin. Angepasste Ernährung mit einem ausreichenden Kalorienangebot und Phosphatsubstitution ist zur Regeneration oder Aufrechterhaltung der Atemmuskulatur v. a. nach Langzeitbeatmung wichtig.
- Der Nutzen einer medikamentösen Unterstützung der Atmung ist nicht gesichert.

Scheitern der Entwöhnung

Ein Scheitern der Entwöhnung manifestiert sich als zunehmende Ateminsuffizienz.

Klinische Zeichen des Scheiterns der Entwöhnung

- Kaltschweißigkeit
- Angst, zunehmende Agitiertheit oder Panik des Patienten
- Nasenflügeln
- Erhöhte Aktivität der Atemhilfsmuskulatur (v. a. des M. sternocleidomastoideus)
- Interkostale Einziehungen
- Tachypnoe
- Dyspnoe
- Paradoxe thorakoabdominale Atmung
- Zyanose
- Tachykardie

▪ **Blutgasanalyse**

Durch frühzeitige Kontrolle der Blutgaswerte kann die zunehmende respiratorische Insuffizienz oft bereits zu Beginn anhand folgender Parameter erkannt werden:

- Zunehmender Abfall des p_aO_2
- Zunehmende Azidose
- Deutlicher Anstieg des p_aCO_2

❶ Bei zunehmender respiratorischer Insuffizienz sollte der Entwöhnungsversuch rechtzeitig abgebrochen werden, bevor eine Dekompensation eintritt.

Die Atmung muss wieder stärker unterstützt werden, z. B. durch Erhöhung des IPS, der SIMV-Frequenz, A/C und/oder des PEEP. Ist bereits eine Extubation erfolgt, muss reintubiert werden, wenn nichtinvasive Maßnahmen der respiratorischen Unterstützung nicht ausreichen. Die Reintubationsrate bei Entwöhnungsversuchen nach Langzeitbeatmung beträgt etwa 5 %.

Nachschlagen und Weiterlesen

Becker H, Schönhofer B, Burchardi H (2004) Nicht-invasive Beatmung, 2. Aufl. Thieme, Stuttgart

Lang H (2016) Beatmung für Einsteiger. Theorie und Praxis für die Gesundheits- und Krankenpflege, 2. Aufl. Springer, Berlin, Heidelberg, New York

Larsen R, Ziegenfuß T (2013) Beatmung, 5. Aufl. Springer, Berlin, Heidelberg, New York

Schäfer S, Kirsch F, Scheuermann G et al (2015) Fachpflege Beatmung, 5. Aufl. Urban & Fischer, München

Internet

Deutsche Gesellschaft für Anästhesiologie und Intensivmedizin e. V. (DGAI) (2015) Leitlinie: Lagerungstherapie und Frühmobilisation zur Prophylaxe und Therapie von pulmonalen Funktionsstörungen. https://www.awmf.org/leitlinien/detail/ll/001-015.html. Zugegriffen: 5. Febr. 2021

Deutsche Gesellschaft für Anästhesiologie und Intensivmedizin e. V. (DGAI) (2017) S3-Leitlinie: Invasive Beatmung und Einsatz extrakorporaler Verfahren bei akuter respiratorischer Insuffizienz. https://www.awmf.org/leitlinien/detail/ll/001-021.html. Zugegriffen: 5. Febr. 2021

Deutsche Gesellschaft für Pneumologie und Beatmungsmedizin e. V. (DGP) (2015) S3-Leitlinie: Nichtinvasive Beatmung als Therapie der akuten respiratorischen Insuffizienz. https://www.awmf.org/leitlinien/detail/ll/020-004.html. Zugegriffen: 5. Febr. 2021

Deutsche Gesellschaft für Pneumologie und Beatmungsmedizin e. V. (DGP) (2017) S3-Leitlinie Epidemiologie, Diagnostik und Therapie erwachsener Patienten mit nosokomialer Pneumonie. https://www.awmf.org/leitlinien/detail/ll/020-013.html. Zugegriffen: 5. Febr. 2021

Deutsche Gesellschaft für Pneumologie und Beatmungsmedizin e. V. (DGP) (2019) Leitlinie: Prolongiertes Weaning. https://www.awmf.org/leitlinien/detail/ll/020-015.html. Zugegriffen: 5. Febr. 2021

Nydahl P (2021) Deutsches Netzwerk Frühmobilisierung beatmeter Patienten. http://www.fruehmobilisierung.de/. Zugegriffen: 5. Febr. 2021

Müller-Wolff T, Kaltwasser A (2009) Qualitätsanforderungen zur Respiratorentwöhnung: Personelle und strukturelle Anforderungen. https://medicom.cc/de/publikationen/intensiv-news-ch/200905/entries/10-Qualitaetsanforderungen_zur_Respiratorentwoehnung_Personelle_und_strukturelle_Anforderungen.php. Zugegriffen: 5. Febr. 2021

Akute Störungen der Atmung: spezielle Krankheitsbilder

Reinhard Larsen

Inhaltsverzeichnis

Unter Mitarbeit von T. Fink

Postoperative respiratorische Insuffizienz, Rippenserienfrakturen, Lungenkontusion, akutes Lungenversagen, pulmonale Aspiration von Magensaft, Pneumonie und die akut exazerbierte chronisch obstruktive Lungenerkrankung (COPD) gehören zu den häufigsten Krankheitsbildern, die eine intensivmedizinische Behandlung mit apparativer Unterstützung der Atmung erfordern. Bei schwersten Formen – v. a. beim akuten Lungenversagen (ARDS) – ist ein erheblicher apparativer und personeller Aufwand erforderlich. Der intensivmedizinische Behandlungsverlauf ist oft langwierig. Bei einigen Patienten sind die Schädigungen irreversibel und beeinträchtigen ihre Lebensqualität erheblich.

63.1 Postoperative respiratorische Insuffizienz

Störungen der Atemfunktion gehören zu den häufigsten Komplikationen nach chirurgischen Eingriffen. Schwere und Häufigkeit hängen von zahlreichen Faktoren ab. Die wichtigsten sind
- vorbestehende bronchopulmonale Erkrankungen,
- Risikofaktoren: hohes Alter, Übergewicht, Nikotinabusus, Allgemeinzustand,
- Art des Eingriffs: vermehrt bei Oberbaucheingriffen und Thorakotomien,
- Dauer des Eingriffs.

63.1.1 Pathophysiologie

Die postoperative respiratorische Insuffizienz kann durch Störungen der Atemmechanik und/oder ein Versagen der Lunge selbst sowie durch pharmakologische Dämpfung des Atemzentrums (Anästhetika, Sedativa) oder Beeinträchtigung der Atemmuskulatur (Schmerz, Muskelrelaxanzien) hervorgerufen werden.

Störungen der Atemmechanik
Sie entstehen v. a. nach Oberbaucheingriffen und Thoraxoperationen. Die funktionelle Residualkapazität (FRC), Thoraxwandexkursionen und die Lungencompliance sind erniedrigt. Die Atmung ist flach, der Hustenstoß kraftlos, sodass die Bildung von Atelektasen begünstigt wird. Eine Beeinträchtigung des Sekrettransportmechanismus der Bronchialschleimhaut begünstigt ebenfalls die Sekretretention und Atelektasenbildung.

Pulmonales Versagen
Dies entsteht postoperativ v. a. durch die Störungen der Atemmechanik, die zu Hypoventilation und Atelektasenbildung führen und damit zur Hypoxie und Hyperkapnie.

63.1.2 Nichtinvasive Maßnahmen

Bei den meisten Patienten kann die postoperative respiratorische Insuffizienz ohne endotracheale Intubation und kontrollierte Beatmung behandelt werden. Zu den wichtigsten „konservativen" Maßnahmen gehören folgende:
- Wirksame Schmerztherapie mit Opioiden und/oder Periduralanalgesie
- Zufuhr von Sauerstoff in leichten Fällen
- High-Flow-Sauerstoffzufuhr (HFNC; ▶ Kap. 60) über Nasenkanülen bei akuter hypoxämischer respiratorischer Insuffizienz (Oxygenierungsindex < 300 mmHg, keine Hyperkapnie) oder
- CPAP oder nichtinvasive Beatmung (NIV) über Gesichtsmaske
- Oberkörperhochlagerung um ca. 30°
- Frühzeitige Mobilisierung
- Atemgymnastik, Physiotherapie
- Drainage von Pleuraergüssen

> Durch CPAP, HFNC oder NIV unmittelbar nach Extubation kann die Häufigkeit von Reintubationen deutlich vermindert werden.

63.1.3 Maschinelle Beatmung

Grundsätzlich wird die postoperative Beatmung nur so lange durchgeführt wie nach den arteriellen Blutgasen und dem klinischen Zustand des Patienten erforderlich. Direkt nach sehr großen Operationen müssen einige Patienten noch kontrolliert beatmet werden. Mit zunehmender Wachheit sollte auf assistierende, d. h. die Spontanatmung unterstützende Verfahren übergegangen werden, zumal hiermit eine bessere Anpassung an den Respirator erreicht wird. Grundsätzlich sollte ein positiver endexspiratorischer Druck (PEEP) von ca. 5 mbar angewandt und bis zur Extubation beibehalten werden. Nach längeren Operationen oder gesicherten Dystelektasen oder Atelektasen können auch höhere PEEP-Werte eingesetzt werden.

Patienten mit postoperativem Lungenparenchymversagen oder Versagen der Atempumpe müssen frühzeitig maschinell unterstützt werden, um eine schwere, lang anhaltende Dekompensation zu verhindern. Kriterien für eine maschinelle Atemunterstützung sind z. B. ein Abfall des $p_aO_2 \leq 50$ mmHg mit gleichzeitiger Tachypnoe von ≥ 35 Atemzügen/min.

■ **Praktisches Vorgehen**
- Bei fehlendem oder vermindertem Atemantrieb zunächst kontrollierte Beatmung + PEEP mit der Möglichkeit zur Spontanatmung

- Mit zunehmender Wachheit: Übergang auf druck-unterstützte Spontanatmung, z. B. PSV/ASB mit 5–15 mbar und PEEP 5–10 mbar oder BiPAP
- Nach der Extubation, wenn erforderlich, Masken-CPAP und intensive Atemtherapie und Sekretmobilisation

63.2 Pneumonie

63.2.1 Definition

Die Pneumonie ist eine Entzündung des Lungengewebes durch Bakterien, Mykoplasmen oder Viren (infektiöse Pneumonie); daneben gibt es nichtinfektiöse Pneumonien durch chemische Stoffe oder Toxine (auch als Pneumonitis bezeichnet).

Pneumonien durch Viren und Mykoplasmen werden wegen ihres andersartigen Verlaufs auch als *primär atypische* Pneumonien bezeichnet.

In der Intensivstation spielen v. a. die krankenhauserworbenen (nosokomialen) Pneumonien (▶ Kap. 47 und 62) eine besondere Rolle. Die auslösenden Erreger sind in erster Linie gramnegative Bakterien und Staphylokokken.

63.2.2 Krankheitsentstehung und Pathophysiologie

Die Krankheitserreger können über die Luftwege (aerogen) oder das Blut in die Lunge gelangen und einen oder mehrere Lungenlappen infizieren. Bei der **Bronchopneumonie** breitet sich die Infektion von den Bronchien und Bronchiolen auf das umliegende Gewebe aus. An Lungenveränderungen findet sich ein lokales Ödem mit Zellinfiltrat; im weiteren Verlauf kann das infizierte Lungengewebe auch zerstört werden, außerdem können sich Abszesse bilden. Bei schweren Formen kommt es zur Minderbelüftung gut durchbluteter Lungenabschnitte und damit zum Rechts-links-Shunt und Hypoxämie.

63.2.3 Klinisches Bild und Diagnose

Typische klinische Zeichen sind
- Husten,
- eitriger Auswurf,
- Fieber,
- Schüttelfrost,
- Pleuraschmerz,
- gedämpfter Klopfschall, Bronchialatmen (scharf), Rasselgeräusche.

Bei primär atypischen Pneumonien ist der Beginn zumeist uncharakteristisch; sie können in schwerste Verläufe übergehen.

Eine Pneumonie wird als schwer eingestuft, wenn sie mit einer schweren akuten respiratorischen Insuffizienz einhergeht. Ein septischer Verlauf ist ebenfalls möglich.

Kriterien der schweren Pneumonie
- Atemfrequenz > 30/min
- $p_aO_2/F_iO_2 < 250$ mmHg
- Zeichen der Kreislaufinsuffizienz: systolischer Blutdruck < 90 mmHg oder diastolischer Druck < 60 mmHg
- Progression der Infiltrate im Röntgenbild um 50 % innerhalb von 2 Tagen

---

Thoraxröntgenbild
Herdförmige oder generalisierte Verschattungen, beiderseits oder einseitig.

Sonografie des Thorax
Sie kann alternativ zum Röntgenbild eingesetzt werden, wenn eine Thoraxaufnahme kurzfristig nicht möglich ist. Allerdings können zentrale Infiltrationen hiermit nicht erfasst werden.

Erregernachweis im Sputum
Er gelingt häufig nicht, und manchmal sind die nachgewiesenen Erreger nicht die Verursacher der Pneumonie. Zudem ist ein positiver Keimnachweis für sich allein kein Beweis einer bakteriellen Infektion der Lunge. Bei Virus- und Mykoplasmenpneumonie können keine pathogenen Keime im Trachealsekret nachgewiesen werden.

63.2.4 Therapie

Die Notwendigkeit einer Intensivüberwachung und Therapie der Pneumonie kann anhand von sog. „Minorkriterien" eingeschätzt werden:

Minorkriterien der Pneumonie
- Schwere akute respiratorische Insuffizienz: p_aO_2 ≤ 55 mmHg bei Raumluftatmung
- Atemfrequenz ≥ 30/min
- Multilobuläre Infiltrate in der Röntgen-Thoraxaufnahme
- Neu aufgetretene Bewusstseinsstörung
- Hypotension, die eine erhebliche Volumenzufuhr erfordert
- Akutes Nierenversagen
- Leukopenie (Leukozyten < 4000)
- Thrombozytopenie (< 100.000)
- Hypothermie: Körpertemperatur < 36 °C

Sind mehr als 2 Minorkriterien vorhanden, ist eine intensivmedizinische Behandlung erforderlich.

Bakterielle Pneumonien

Wichtigste Maßnahme beim Intensivpatienten ist die antibiotische Therapie entsprechend dem Antibiogramm sowie die Zufuhr von O_2 und eine Low-Dose-Heparinisierung. Ob invasiv beatmet werden muss, hängt v. a. vom Ausmaß der respiratorischen Insuffizienz bzw. den arteriellen Blutgaswerten ab. Ergänzt wird die Behandlung durch Lungenpflege und Physiotherapie, einschließlich Lagerungsdrainagen. Zu achten ist auf mit der Pneumonie verbundene Komplikationen wie Pleuraerguss, Empyem oder Abszess.

Einzelheiten zur Sepsisbehandlung: ▶ Kap. 73.

Pneumonien durch Viren und Mykoplasmen

Diese Pneumonien sind oft durch einen schweren Verlauf gekennzeichnet. Daher muss die Indikation zur maschinellen Unterstützung der Atmung großzügig gestellt und frühzeitig begonnen werden.

63.3 Asthma bronchiale

63.3.1 Definitionen

Asthma ist eine chronisch entzündliche Erkrankung der Atemwege, gekennzeichnet durch bronchiale Hyperreagibilität und wechselnde, reversible Obstruktion der Atemwege. Klinisch manifestiert sich die Krankheit durch anfallartig auftretende Luftnot und/oder Hustenattacken.

■ **Asthmaanfall**

Der Anfall ist gekennzeichnet durch hörbares Giemen, Hustenattacken und Auswurf eines zähen, perlartigen Sekrets. Die Luftnot beruht auf folgenden 3 Faktoren:
- Bronchospasmus
- Ödem der Bronchialwände
- Starke bronchiale Schleimbildung, sog. „Dyskrinie"

■ **Schweres Asthma**

Ein Asthma wird als schwer eingestuft, wenn trotz Behandlung mit inhalativen Kortikosteroiden in Höchstdosis und mindestens einem zusätzlichen Langzeitmedikament (β_2-Sympathikomimetikum oder Montelukast) oder oralen Kortikosteroiden mehr als 6 Monate im Jahr einer der folgenden Faktoren zutrifft:
- Atemwegsobstruktion: $FEV_1 < 80\%$ des Sollwerts
- Häufige Exazerbationen: 2 oder mehr kortisonpflichtige Exazerbationen in den letzten 12 Monaten
- Schwere Exazerbationen: 1 oder mehr Exazerbationen mit stationärer Behandlung in den letzten 12 Monaten
- Nur teilweise kontrolliertes oder unkontrolliertes Asthma

■ **Status asthmaticus**

Der Status asthmaticus ist ein anhaltender, schwerer Asthmaanfall, der trotz Standardtherapie, v. a. mit β_2-Sympathikomimetika, nicht unterbrochen werden kann. Häufig besteht eine schwere Hypoxie und Hyperkapnie, die eine invasive Beatmung erfordern. Der Status kann 24 Stunden und länger anhalten und zum Tod durch Ersticken führen.

■ **Chronisches Asthma**

Asthmasymptomatik, die Wochen, Monate oder Jahre in unterschiedlicher Stärke andauert.

■ **Exazerbationen (Verschlechterungen)**

Phasen einer fortschreitenden Zunahme der Asthmasymptome und/oder Verschlechterung der Lungenfunktion, derentwegen die bisherige Therapie geändert oder intensiviert werden muss. Der akute Asthmaanfall gehört ebenfalls zu den Exazerbationen.

63.3.2 Auslösende Faktoren

Folgende Phänotypen (Erscheinungsbilder) des Asthmas können aufgrund der auslösenden Ursachen unterschieden werden:
- Exogenes oder allergisches Asthma
- Intrinsisches oder nichtallergisches Asthma
- Mischformen
- Belastungs- oder Anstrengungsasthma
- Eosinophiles Asthma
- Asthma mit Adipositas

Dem schweren Asthma bzw. Status asthmaticus liegt bei etwa 50 % der Patienten ein bakterieller oder viraler Infekt der oberen Atemwege oder Bronchien zugrunde. Die Bedeutung psychischer Faktoren als Auslöser des schweren Asthmaanfalls ist schwierig einzuschätzen, muss jedoch mit erwogen werden. Wichtig ist, dass bei Patienten mit Asthma bestimmte Medikamente einen Anfall auslösen können, z. B. Barbiturate, Opioide, β-Blocker, Parasympathikomimetika (z. B. Prostigmin), Acetylsalicylsäure (ASS) und nichtsteroidale Antiphlogistika.

63.3.3 Pathophysiologie

Atemwegswiderstand

Im Mittelpunkt des Asthmaanfalls steht die akute Zunahme des Atemwegswiderstands, bedingt durch folgende 3 pathogenetische Faktoren:
- **Bronchospasmus** durch akute Zunahme des Bronchomotorentonus
- **Ödem der Bronchialschleimhaut** durch Histaminfreisetzung
- **Zähe Schleimpfröpfe** in den Bronchien und kleinen Atemwegen, die schwer zu entfernen sind und die bei

entsprechender Ausdehnung die Atemwege komplett verlegen können

Atemmechanik

Im Anfall nimmt der Atemwegswiderstand erheblich zu, die Exspirationskraft dagegen entsprechend ab. Die FRC und die totale Lungenkapazität steigen beim schweren Asthma stark an.

Der Patient atmet bei hohen Lungenvolumina, sodass die Atemarbeit gesteigert wird. Während der Inspiration nimmt der (negative) intrapleurale Druck stark zu, bei Exspiration hingegen ab, evtl. bis in den positiven Bereich.

Belüftungs-Durchblutungs-Verhältnis

Da die Atemwegsobstruktion nicht an allen Stellen gleich ist, treten Störungen des Belüftungs-Durchblutungs-Verhältnisses auf.

Lungenkreislauf

Beim schweren Asthmaanfall sind der pulmonalen Gefäßwiderstand und der Pulmonalarteriendruck erhöht. Außerdem ist die Belastung des rechten und linken Ventrikels gesteigert.

Durch die beschriebenen Veränderungen kommt es zu erheblichen Störungen des pulmonalen Gasaustauschs mit schwerer, teilweise lebensbedrohlicher respiratorischer Insuffizienz.

63.3.4 Schweregrade des Asthmas – Asthmakontrolle

Die Nationale Versorgungsleitlinie klassifiziert das Asthma anhand der sog. „Asthmakontrolle". Danach werden 3 Grade unterschieden:
1. Kontrolliertes Asthma
2. Teilweise kontrolliertes Asthma
3. Unkontrolliertes Asthma

63.3.5 Klinisches Bild und Diagnose des schweren oder lebensbedrohlichen Asthmaanfalls

Der schwere Asthmaanfall umfasst folgende Zeichen und Symptome:
- Sprechdyspnoe
- $S_aO_2 < 92\,\%$
- Atemfrequenz ≥ 25/min
- Herzfrequenz ≥ 110/min
- PEF („peak expiratory flow") < 50 % des PBW („predicted body weight")

Ob der Asthmaanfall akut lebensbedrohlich ist, kann anhand der Kriterien der Nationalen Versorgungsleitlinie festgestellt werden:

Kriterien des lebensbedrohlichen Asthmaanfalls
- Kein Atemgeräusch
- Flache Atmung/frustrane Atemarbeit
- Bradykardie
- Hypotension
- Zyanose
- O_2-Sättigung < 92 %
- $p_aO_2 < 8$ kPa bzw. < 60 mmHg
- p_aCO_2 normal oder erhöht: 4,6–6 kPa oder 35 mmHg bis > 45 mmHg
- PEF < 33 % des PBW bzw. < 100 l/min

- **Arterielle Blutgase**

Die Bestimmung der arteriellen Blutgase ist essenziell! Die 1. Blutentnahme sollte – wenn möglich – vor Beginn der O_2-Therapie erfolgen. Die arteriellen Blutgase werden für die Stadieneinteilung des Schweregrades und die Beurteilung des Verlaufs benötigt.

- ■ **Schweregradeinteilung des Status asthmaticus nach den arteriellen Blutgaswerten**
- Stadium I: p_aO_2 normal, p_aCO_2 durch Hyperventilation erniedrigt
- Stadium II: p_aO_2 53–68 mmHg, p_aCO_2 normal
- Stadium III: $p_aO_2 < 53$ mmHg, $p_aCO_2 > 49$ mmHg, respiratorische (häufig auch metabolische) Azidose: pH-Wert < 7,35

- **Thoraxröntgenbild**

Lunge überbläht, Rippen horizontal gestellt, Zwerchfell abgeflacht.

63.3.6 Intensivmedizinische Behandlung

Nach der Nationalen Versorgungsleitlinie sollte jeder schwere bzw. lebensbedrohliche Asthmaanfall, der sich **trotz intensiver medikamentöser Therapie** klinisch nicht bessert, intensivmedizinisch behandelt werden.

Indikationen für die intensivmedizinische Überwachung und Behandlung (Nationale Versorgungsleitlinie)
- Anhaltende oder zunehmende Hypoxämie: S_aO_2 < 92 %
- Hyperkapnie, Azidose: arterieller oder kapillärer pH-Wert < 7,35
- Wenn messbar: Verschlechterung der PEF-Werte: < 40 % des PWB
- Erschöpfung

- Bewusstseinsstörung/Verwirrtheit
- Koma oder Atemstillstand

Im Mittelpunkt der Behandlung stehen die O_2-Zufuhr und die Pharmakotherapie (v. a. β_2-Mimetika und Glukokortikoide) sowie die lückenlose Überwachung der Vitalfunktionen. Im Extremfall muss der Patient kontrolliert maschinell beatmet werden.

Primäre Behandlungsziele sind folgende:
- Beseitigung der Hypoxämie durch O_2-Zufuhr
- Aufhebung der Atemwegsobstruktion durch Bronchospasmolytika (β_2-Sympathikomimetika) per Inhalation und antientzündliche Kortikosteroide, systemisch zugeführt
- Verhinderung von Komplikationen wie Pneumothorax, Atemstillstand, Herzstillstand, Medikamententoxizität

Behandlung des schweren oder lebensbedrohlichen Asthmaanfalls

(u. a. nach Empfehlungen der Nationalen Versorgungsleitlinie Asthma)
- **Sofortbehandlung:**
  - Sauerstoffzufuhr über Nasensonde 2–4 l/min. Ziel: S_aO_2 92–95 %. Vorsicht: Gefahr der Hyperkapnie.
  - Den Patienten verbal beruhigen; Angst und Panik nehmen. Sedativa vermeiden!
  - Venöser Zugang.
  - **β-Sympathikomimetika:**
    - Inhalativ (bevorzugter Weg): 2–4 Hübe aus Dosierbehälter oder über Vernebler.
    - Subkutan: z. B. Terbutalin, 0,25–0,5 mg, alle 4–6 h.
    - Intravenöser Bolus: z. B. Reproterol, 0,09 mg, langsam i. v., evtl. erneut nach 10 min, *oder Salbutamol, 0,5 mg, langsam i. v.*
    - *Perfusor: Reproterol, 0,018–0,09 mg/h, oder Salbutamol, 1–5 mg/h; evtl. zusätzlich Ipratropium, 4 Hübe Dosieraerosol oder 0,5 mg über Vernebler.*
  - **Kortikosteroide:** 1–2 mg/kg KG Prednisolon oder ein anderes Kortikosteroid in äquivalenter Dosis i. v. (nicht per Inhalation, da unwirksam).
  - Magnesiumsulfat: 2 g, über 20 min infundiert.
  - Theophyllin: Kein zusätzlicher Nutzen zu erwarten; nur ausnahmsweise geben: 0,5–0,7 mg/kg. Wenn vorher bereits zugeführt: Serumkonzentration bestimmen und die Dosierung entsprechend anpassen.
- **Zu vermeiden oder kontraindiziert:**
  - Digitalis: nur bei tachykardem Vorhofflimmern.

- Diuretika: nur wenn indiziert.
- Intubation und Beatmung: nur bei muskulärer Erschöpfung.
- Mukolytika: können die Atemwege reizen und den Bronchospasmus verstärken.
- Antitussiva sind daher kontraindiziert.
- Übermäßige Flüssigkeitszufuhr: führt zur Herzbelastung.
- **Diagnostik und Verlaufsbeobachtung:**
  - Kontinuierliche Pulsoxymetrie.
  - Wiederholt: arterielle Blutgase.
  - Thoraxröntgenbild (Fragestellung: Pneumothorax?).
  - EKG-Monitoring.
  - Messung der Theophyllinkonzentration im Serum (Zielwert: ca. 15 mg/l).
  - Verlaufskontrolle intensivmedizinischer Laborparameter, besonders der Infektionsparameter.

Im Einzelnen hängt das weitere Vorgehen vom Schweregrad und vom Erfolg der Therapiemaßnahmen ab.

Sauerstoffzufuhr
Die O_2-Zufuhr gehört zu den ersten Maßnahmen bei der Aufnahme des Patienten, um die Hypoxämie zu beseitigen. Anfangs wird 100%iger O_2 zugeführt, dann die F_iO_2 – je nach p_aO_2 – reduziert. Angestrebt wird ein p_aO_2 von > 60 mmHg.

Flüssigkeitstherapie
Zumeist besteht beim Status asthmaticus ein Flüssigkeitsmangel (Dehydratation) mit Hypovolämie. Ausreichende Flüssigkeitszufuhr (ca. 3–4 l/Tag) ist erforderlich, um die Zähigkeit des Sekrets herabzusetzen und eventuelle Störungen der Herz-Kreislauf-Funktion durch den Volumenmangel zu beseitigen.

Korrektur der metabolischen Azidose
Eine pharmakologische Korrektur des metabolischen Anteils der Azidose (Laktatanstieg durch Hypoxie) ist zumeist nicht erforderlich.

Bronchialdrainage
Die Drainage des zähen, verstopfenden Sekrets beim Status asthmaticus ist von allergrößter Bedeutung, um die Ventilation und den pulmonalen Gasaustausch wieder zu normalisieren: gezieltes bronchoskopisches Absaugen, Förderung der Sekretmobilisation durch Anfeuchtung der Atemluft, Abklopfen, Vibrationsmassage, Lagerungsdrainagen.

Atemunterstützung und maschinelle Beatmung

Die endotracheale Intubation und kontrollierte Beatmung ist beim Status asthmaticus nur selten indiziert. Besteht keine vitale Bedrohung und ist der Patient noch zur Zusammenarbeit in der Lage, kann zunächst eine NIV versucht werden. Bei schwerstem, therapieresistentem Status mit ausgeprägter Hypoxie und Hyperkapnie muss jedoch vorübergehend endotracheal intubiert und kontrolliert beatmet werden, wenn erforderlich unter Einsatz von Muskelrelaxanzien. Als Ultima Ratio können außerdem volatile Inhalationsanästhetika eingesetzt werden, um den Bronchomotorentonus zu senken.

■ **Indikationen**
- Bradypnoe, Schnappatmung, Atemstillstand
- Erschöpfung, zunehmende Verwirrtheit, Koma
- Schwerste arterielle Hypoxämie trotz O_2-Zufuhr
- Hyperkapnie mit pCO_2-Werten von > 60–70 mmHg und Azidose

■ **Endotracheale Intubation**
In der Regel wird der Patient oral intubiert, möglichst elektiv und nicht unter Notfallbedingungen, wenn der Patient bereits schwer hypoxisch ist und nur noch wenig oder keine Zeit mehr für ein geordnetes Vorgehen zur Verfügung steht:
- Den Patienten kurz aufklären, ohne ihn noch weiter zu ängstigen.
- Beruhigend und besonnen vorgehen.
- Instrumentarium vollständig bereitstellen.
- Intubation nur durch einen erfahrenen und technisch versierten Arzt.
- Den Patienten präoxygenieren, sofern noch genügend Zeit zur Verfügung steht.
- Einleitungsmedikamente: Ketamin, 50 mg, + 100–200 mg Propofol i. v.
- Muskelrelaxierung: Rocuronium in Intubationsdosis (ca. 0,9 mg/kg KG).

Beatmung beim Status asthmaticus
- In der Regel wird eine *druckkontrollierte*, lungenprotektive Beatmung durchgeführt; alternativ auch eine volumenkontrollierte Beatmung (5–8 ml/kg Idealgewicht) mit hohem Inspirationsflow und niedriger Atemfrequenz (6–10/min).
- Niedriges Atemhubvolumen: ca. 6 ml/kg KG.
- Atemzeitverhältnis: 1 : 2 bis 1 : 4 (Gefahr eines intrinsischen PEEP durch die Obstruktion der Atemwege).
- Maximaler Inspirationsdruck: ca. 30 mbar.
- Druckanstiegsgeschwindigkeit: 80–120 l/min.
- PEEP: evtl. niedriger PEEP bei unterstützenden Atemformen.
- Permissive Hyperkapnie (p_aCO_2) bis 100 mmHg.

- F_iO_2: wenn möglich < 0,5; bei Verschlechterung der Oxygenierung F_iO_2 erhöhen, nicht den PEEP; angestrebte S_aO_2 ≥ 90 %.
- Beatmungsziele: arterieller pH-Wert > 7,2, p_aCO_2 < 120 mmHg, S_aO_2 ≥ 90 %.

Durch die endotracheale Intubation wird auch eine bessere Lungenpflege ermöglicht; z. B. ergänzt durch Inhalationstherapie mit sekretolytischen Substanzen (Wirksamkeit?).

■ **Komplikationen der apparativen Beatmung**
Beim Status asthmaticus drohen folgende Gefahren der apparativen Beatmung:
- Pneumothorax, Pneumomediastinum, Hautemphysem
- Blutdruckabfall durch hohe intrathorakale Drücke
- Sekreteindickung mit Atelektasen, Verlegung des Tubus
- Krankenhauserworbene Pneumonie
- Thromboembolien

Entwöhnung von der Beatmung

Oft kann mit der Entwöhnung bereits nach 24–48 h begonnen werden. Die mittlere Intubationsdauer beträgt 3–5 Tage.
Kriterien für die Entwöhnung sind
- Endinspiratorischer Spitzendruck: < 30 mbar,
- F_iO_2 < 0,5 bzw. p_aO_2/F_iO_2 > 150 mmHg,
- Atemminutenvolumen < 10 l/min,
- max. Inspirationssog < 25 mbar,
- Vitalkapazität > 10–15 ml/kg KG,
- Bewusstseinszustand: wach und orientiert.

Kortikoide sollten so lange gegeben werden, bis sich FEV_1 und p_aO_2 deutlich gebessert haben.

63.4 Akut exazerbierte COPD (AECOPD)

Die COPD ist eine fortschreitende Atemwegobstruktion auf dem Boden einer chronischen Bronchitis und/oder eines Lungenemphysems. Kennzeichen sind chronischer Husten, gesteigerte Sputumproduktion, Atemnot, Obstruktion der Atemwege und eingeschränkter pulmonaler Gasaustausch. Im Gegensatz zum Asthma ist die Obstruktion der Atemwege fixiert oder nur gering reversibel.

■ **Kennzeichen der COPD**
- Chronischer Husten
- Gesteigerte Sputumproduktion
- Obstruktion der Atemwege
- Störungen des pulmonalen Gasaustauschs mit Hypoxämie und Hyperkapnie

63

- **Akute Exazerbation**

Als Exazerbation wird die akute, mindestens 2 Tage anhaltende Verschlechterung der respiratorischen Situation einer bestehenden COPD bezeichnet. Häufigste Auslöser sind bakterielle oder virale Infektionen. Leitsymptome sind die zunehmende Atemnot und gesteigerter Husten.

63.4.1 Schweregrade der akuten Exazerbation

Je nachdem, wie stark die Zeichen und Symptome ausgeprägt sind, werden leichte, mittelgradige, schwere und sehr schwere Exazerbationen unterschieden:

- Schwere Exazerbation: Der Patient muss stationär aufgenommen werden.
- Sehr schwere Exazerbation: Es besteht ein Ventilationsversagen mit Hypoxämie und Hyperkapnie, hervorgerufen durch eine zunehmende Erschöpfung der Atemmuskulatur.

❯ Patienten mit sehr schwerer Exazerbation müssen auf einer Intermediate-Care- (IMC-) oder Intensivstation behandelt werden.

63.4.2 Intensivbehandlung

Nur eine geringe Anzahl der Patienten mit AECOPD benötigt eine Intensivbehandlung.

Indikationen für eine Intensivbehandlung der schweren COPD-Exazerbation sind

- schwere Atemnot, die nicht auf die Notfallmaßnahmen anspricht,
- komatöser Zustand,
- anhaltende Hypoxämie: $p_aO_2 < 50$ mmHg trotz O_2-Zufuhr und/oder
- schwere oder zunehmende Hyperkapnie: $p_aCO_2 > 70$ mmHg und/oder
- schwere (zunehmende) respiratorische Azidose (pH < 7,3) trotz NIV.

Die **Therapie** umfasst im Wesentlichen folgende Maßnahmen:

- O_2-Zufuhr, primär mit HFNC: 20–60 l/min über Nasenkanülen; Ziel: $p_aO_2 > 60$ mmHg
- Medikamente:
  - Kurz wirkende β_2-Sympathikomimetika per Inhalation (Mittel der ersten Wahl!)
  - Kortikosteroide: Prednisolonäquivalente 50 mg/d p. o., für max. 5 Tage
  - Antibiotika: nur bei gesicherter bakterieller Infektion oder begründetem Verdacht
  - Diuretika, z. B. 40 mg Furosemid: bei peripheren Ödemen und erhöhtem Jugularvenendruck

  - Theophyllin: bei akuter Exazerbation nicht empfohlen, da kein zusätzlicher Nutzen
- Sekretmobilisation und -elimination
- Nichtinvasive oder invasive Beatmung

Zunächst sollte immer eine *konservative* Therapie versucht werden, bevor mit der Respiratorbeatmung begonnen wird, weil die Entwöhnung vom Respirator sich bei diesen Patienten sehr häufig langwierig gestaltet und einen teilweise außerordentlich hohen Einsatz von Pflegepersonal und Ärzten erfordert.

Kontrollierte Sauerstofftherapie

Die O_2-Zufuhr über Gesichtsmaske oder Nasenbrille gehört zu den wichtigsten Maßnahmen, um die schwere Hypoxie zu beseitigen. Die inspiratorische Konzentration wird nur so hoch gewählt, dass hiermit der kritische Hypoxämiebereich verlassen wird, ohne den Atemantrieb bei gleichzeitiger Hyperkapnie maximal zu unterdrücken.

❯ Die inspiratorische O_2-Konzentration sollte so gewählt werden, dass der arterielle $p_aO_2 > 60$ mmHg oder die O_2-Sättigung 91–92 % beträgt.

Zumeist reichen inspiratorische O_2-Konzentrationen zwischen 24 und 40 % aus. Es empfiehlt sich, die O_2-Zufuhr mit niedrigen Konzentrationen zu beginnen und nach 20 min die Blutgase zu überprüfen (Vorsicht: Hyperkapniegefahr!).

- **High-Flow-O_2-Therapie (HFNC)**

Bei rein *hypoxämischer* akuter respiratorischer Insuffizienz ist die HFNC wirksamer als die konventionelle O_2-Zufuhr und auch wirksamer als NIV. Durch den hohen Flow wird der Druck in den Atemwegen leicht erhöht, sodass auch CO_2 ausgewaschen wird und der p_aCO_2 tendenziell sinkt. Zudem wird HFNC vom Patienten zumeist besser toleriert als NIV.

Korrektur der Azidose

Die respiratorische Komponente der Azidose sollte respiratorisch, d. h. durch Verbesserung der Ventilation, korrigiert werden, z. B. durch

- Lungenpflege, Sekretolyse und Broncholyse, Expektoration, Physiotherapie, Lagerungsdrainagen und
- Verbesserung der Atemmechanik durch halbsitzende Lagerung.

❯ Zielgröße der respiratorischen Therapie ist ein pH-Wert von > 7,2.

Lässt sich hiermit keine Besserung erzielen, ist im akuten Stadium die Zufuhr von Tris-Puffer indiziert oder es muss auf eine Beatmungstherapie übergegangen werden.

Beatmungstherapie

Durch apparative Atemunterstützung oder Beatmung kann die erschöpfte Atemmuskulatur entlastet werden. Sie wird aber nur durchgeführt, wenn mit den angeführten konservativen Maßnahmen keine Rekompensation erreicht werden kann.

> **Indikationen für eine Atemunterstützung nach Blutgaswerten**
> - Bei bislang nicht bekannter COPD: p_aO_2 < 60 mmHg und p_aCO_2 > 50 mmHg unter O_2-Zufuhr bzw. pH-Werte < 7,35
> - Bei bekannter COPD: p_aO_2 < 50 mmHg und p_aCO_2 > 70 mmHg unter O_2-Zufuhr und pH-Wert < 7,35

▪ Nichtinvasive Beatmung (NIV)

NIV ist das Verfahren der ersten Wahl bei hyperkapnischer respiratorischer Insuffizienz mit respiratorischer Azidose (pH < 7,35). Hiermit lassen sich bei den meisten Patienten der Gasaustausch verbessern und die endotracheale Intubation vermeiden sowie das Infektionsrisiko senken.

Voraussetzung ist aber, dass die NIV kontinuierlich angewandt wird, nicht nur phasenweise, denn bereits kurze Pausen können den Gasaustausch wieder akut verschlechtern.

Am besten geeignet ist die **druckkontrollierte A/C oder PSV** (▶ Kap. 62). Die Wirksamkeit der NIV wird an folgenden Zeichen erkannt:
- Abfall des p_aCO_2 durch verbesserte alveoläre Ventilation
- Anstieg der arteriellen O_2-Sättigung auf > 90 %
- Abnahme der Atem- und Herzfrequenz

Fortbestehende Hypoxämie (S_aO_2 < 80 %), anhaltende oder zunehmende Bewusstseinstrübung, weiterer Anstieg des p_aCO_2, Herzrhythmusstörungen, Kreislaufinstabilität, ungenügende Mitarbeit des Patienten, erhöhte Aspirationsgefahr, ungenügende Bronchialtoilette trotz wiederholter Bronchoskopie oder nicht beherrschbare Maskenprobleme sind Kriterien für den **Abbruch der NIV** und Indikation für die endotracheale Intubation und apparative Beatmung.

▪ Endotracheale Intubation

Muss der Patient intubiert werden, ist auch eine Atemunterstützung erforderlich, um den Tubuswiderstand auszugleichen. Hierfür eignet sich die Druckunterstützung in Form von PSV mit automatischer Tubuskompensation.

Die endotracheale Intubation ist v. a. **indiziert bei drohender Dekompensation**. Die Zeichen hierfür sind
- schnelle, flache Atmung mit Anstieg der Atemfrequenz auf > 30/min,
- unkoordinierte Atembewegungen,
- zunehmende respiratorische Azidose: pH-Abfall auf < 7,2,
- zu niedriger p_aO_2 (< 45 mmHg) trotz O_2-Gabe,
- Stupor oder Koma.

▪ Kontrollierte Beatmung

Bei NIV-Versagen muss der Patient invasiv beatmet werden. **Ziele** der invasiven Beatmung sind
- Entlastung der Atemmuskulatur (hierbei Gegenatmen verhindern),
- Verminderung der Lungenüberblähung (kleine Atemhubvolumina bei niedriger Atemfrequenz),
- Verbesserung der pulmonalen O_2-Aufnahme und des O_2-Transports mit dem Blut,
- Verbesserung der Herzfunktion.

> ❯ Mit Beginn der kontrollierten Beatmung besteht die Gefahr des akuten Blutdruckabfalls, besonders bei Hypovolämie. Daher ist eine sorgfältige Überwachung der Herz-Kreislauf-Funktion erforderlich, ergänzt durch kardiovaskuläre Medikamente.

Zumeist wird in der Akutphase eine **druckkontrollierte Beatmung (PC-CMV)** durchgeführt. Bei der Einstellung des Respirators müssen die pathophysiologischen Besonderheiten der Erkrankung berücksichtigt werden, v. a. der Kollaps der kleinen Atemwege bei der Exspiration mit Verzögerung des Atemstroms.

> **Einstellung des Respirators bei dekompensierter COPD**
> - Atemzugvolumina: 6–8 ml/kg
> - Atemfrequenz: ca. 12–18/min
> - Niedrige Atemwegsdrücke wegen der Pneumothoraxgefahr, Einstellung der endinspiratorischen Druckbegrenzung auf ca. 30 mbar
> - Ausreichend lange Exspirationszeit, kurze Druckanstiegszeit: weniger als 0,5 s bzw. hoher Inspirationsfluss (> 100 l/min), keine endinspiratorische Pause
> - I : E = 1 : 2, 1 : 3
> - Externer PEEP: 5–8 mbar bzw. bis zu 85 % über dem intrinsischen PEEP
> - Inspiratorische O_2-Konzentration nur so hoch, dass p_aO_2 60 mmHg bzw. S_aO_2 > 90 %
> - Erhöhte p_aCO_2-Werte tolerieren!

> ❗ Eine rasche Korrektur des p_aCO_2 im Stadium der Dekompensation muss unbedingt vermieden werden, damit keine schwere metabolisch-respiratorische Alkalose mit Störungen der Herz-Kreislauf-Funktion und Minderdurchblutung des Gehirns eintritt!

Der arterielle p_aCO_2 sollte unter der Beatmung nicht um mehr als 2 mmHg/h abfallen.

■ Druckunterstützte Spontanatmung

Sobald der Patient sich pulmonal und kardiozirkulatorisch stabilisiert, wird auf die druckunterstützte Spontanatmung (PSV bzw. ASB) übergegangen, um die Phase der muskulären Inaktivität des Patienten so kurz wie möglich zu halten. Ein PEEP kann angewandt werden, wenn keine Flussbegrenzung besteht, weil sonst die dynamische Lungenüberblähung verstärkt wird.

■ Koordination von Patient und Respirator

Bei Unterstützung der Spontanatmung treten häufig Anpassungsstörungen des Patienten an den Respirator auf, d. h., der Patient atmet nicht synchron mit dem Gerät. Begünstigende Faktoren sind
- starke dynamische Lungenüberblähung,
- hohe spontane Atemfrequenz,
- ungenügende Druckunterstützung.

■ Entwöhnung vom Respirator

Mit der Entwöhnung sollte begonnen werden, wenn die akute respiratorische Insuffizienz beseitigt wurde und sich die Atemmuskulatur erholt hat; außerdem muss der Patient klinisch stabil sein. Die Entwöhnung vom Respirator ist allerdings bei den häufig erschöpften und entkräfteten Patienten schwierig. Ein allgemein akzeptiertes Standardentwöhnungsverfahren gibt es derzeit nicht. Empfohlen werden
- die schrittweise Reduzierung der Druckunterstützung, z. B. 2-mal pro Tag jeweils um 2–4 cmH_2O; Extubationsversuch, wenn Druckunterstützung von weniger als 8 cmH_2O für mehr als 24 h toleriert wird,
- intermittierender Übergang auf Spontanatmung über T-Stück aus assistierter Beatmung; Extubationsversuch, wenn CPAP oder Druckunterstützung von 5 mbar oder weniger für mehr als 2 h toleriert wurde,
- NIV: intermittierend nach der Extubation,
- intermittierende nichtinvasive Selbstbeatmung.

Grundsätzlich sollte das Risiko einer Reintubation bei einem kleinen Prozentsatz der Patienten in Kauf genommen werden, um eine zu späte Extubation eines großen Teils der Patienten zu vermeiden.

63.5 Akutes Lungenversagen (ARDS)

63.5.1 Definition

Das ARDS („adult respiratory distress syndrome" oder akutes Lungenversagen) ist ein akutes, entzündliches Syndrom der Lunge, gekennzeichnet durch eine diffuse Schädigung der Alveolen und eine gesteigerte Permeabilität (Durchlässigkeit) der Lungenkapillaren mit Zunahme des extravasalen Lungenwassers (nichtkardiogenes Lungenödem) und Verlust belüfteter Lungenbezirke. Hierdurch kommt es zur schweren pulmonalen Insuffizienz mit Hypoxämie. Die Berlin-Definition des ARDS berücksichtigt v. a. den Einfluss von PEEP auf den Oxygenierungs- bzw. Horovitz-Index (p_aO_2/F_iO_2 in mmHg).

Berlin-Definition des ARDS

Schweregrade des ARDS in Abhängigkeit von der Schwere der Hypoxämie (Oxygenierungsindex) und dem eingestellten PEEP:
- Leichtes ARDS: p_aO_2/F_iO_2 = 201–300 mmHg bei einem PEEP von ≥ 5 mmHg
- Moderates ARDS: p_aO_2/F_iO_2 = 101–200 mmHg bei einem PEEP von ≥ 5 mmHg
- Schweres ARDS: p_aO_2/F_iO_2 ≤ 100 mmHg bei einem PEEP von ≥ 5 mmHg

Das leichte ARDS entspricht dem früheren Begriff des ALI („acute lung injury").

Die Erkrankung ist selten (ca. 2–8 Fälle auf 100.000 Einwohner), die Prognose ernst. Die Sterblichkeit der schweren Verlaufsform beträgt ca. 45 %. Hohes Alter und Begleiterkrankungen verschlechtern die Prognose.

63.5.2 Ursachen

Die genauen Ursachen des akuten Lungenversagens sind nicht bekannt. Folgende auslösende Faktoren können an der Schädigung der Lungen beim ARDS beteiligt sein:
- **Extrapulmonale Auslöser:**
  - Schock jeder Ursache
  - SIRS („systemic inflammatory response syndrome"), Sepsis
  - Fettembolie
  - Polytrauma
  - Massivtransfusionen
  - Verbrauchskoagulopathie
  - Immunologische Reaktionen
  - Verbrennungen
  - Akute Intoxikationen
  - Akute Pankreatitis
  - Akutes Nierenversagen
- **Pulmonale Auslöser:**
  - Bakterielle und virale Pneumonie
  - Aspiration
  - Inhalation toxischer Gase
  - Lungenkontusion
  - Beinahe-Ertrinken (► Abschn. 63.8)

Sepsis, pulmonale Infektionen, Thoraxtrauma und Polytrauma sind die häufigsten Auslöser eines ARDS.

63.5.3 Krankheitsentstehung und Pathophysiologie

In der Initialphase des ARDS (24–48 h nach der auslösenden Schädigung) läuft eine Entzündungsreaktion an der alveolokapillären Membran ab, die jedoch nicht zu spezifischen klinischen Zeichen führt. Das Thoraxröntgenbild ist unauffällig. Im weiteren Verlauf entwickelt sich – unabhängig von der auslösenden Ursache – ein einheitliches morphologisches Bild der Lungenschädigung. Hierbei können, vereinfacht, 3 Stadien unterschieden werden:

1. Exsudative entzündliche Phase oder Akutstadium: Kapillarleckage-Syndrom mit alveolärem Ödem.
2. Frühe proliferative Phase oder Intermediärstadium mit hyalinen Membranen in den Alveolen, kapillären Mikrothromben, eiweißreichem Exsudat in den Alveolen und geringer Fibrosierung. Die Veränderungen sind reversibel.
3. Späte proliferative Phase oder chronisches Stadium: generalisierte Fibrose (bindegewebiger Umbau) der Lungen, stark verdickte Membranen der Lungenkapillaren mit Abnahme der Kapillarfläche; häufig tödlicher Verlauf.

Pathophysiologische Kennzeichen des ARDS sind die schwere Hypoxämie und das nicht kardial bedingte Lungenödem. Die Hypoxämie unter Raumluftatmung beruht auf 2 Mechanismen:

- Intrapulmonaler Rechts-links-Shunt: Er kann durch Erhöhung der inspiratorischen O_2-Konzentration nicht beeinflusst werden, d. h. p_aO_2 und S_aO_2 bleiben unverändert.
- Störungen des Belüftungs-Durchblutungs-Verhältnisses: Sie werden durch Erhöhung der inspiratorischen O_2-Konzentration beeinflusst, d. h. der p_aO_2 und die S_aO_2 steigen an.

63.5.4 Klinisches Bild und Diagnose

Das klinische Bild des ARDS ist unspezifisch und wird v. a. durch die respiratorische Insuffizienz bestimmt:

- Tachypnoe und Dyspnoe mit erheblich gesteigerter Atemarbeit
- Blässe, Nasenflügeln
- Tachykardie
- Schwacher Hustenstoß
- Auskultatorisch unauffälliger Befund

Diagnostische Kriterien des ARDS nach der Berlin-Definition

- Akuter Beginn mit rascher Zunahme der Symptome und klinischen Zeichen; entwickelt sich innerhalb von 1 Woche nach einem bekannten klinischen Insult oder Entwicklung neuer oder sich verschlechternder respiratorischer Symptome
- Thoraxröntgenaufnahme oder Thorax-CT: Verschattungen beider Lungen (s. u.)
- Lungenödem, das nicht durch Herzinsuffizienz oder Volumenüberladung erklärt werden kann

■ Blutgasanalyse
- Hypoxie mit p_aO_2-Werten < 60 mmHg und nur geringem Anstieg bei Atmung von 100%igem O_2
- Oxygenierungsindex (p_aO_2/F_iO_2) < 200 mmHg
- Hypokapnie mit p_aCO_2-Werten deutlich < 40 mmHg als Zeichen der kompensatorischen Hyperventilation
- Später, als Zeichen der Dekompensation, zunehmender Anstieg des p_aCO_2 bis hin zur schweren Hyperkapnie

■ Trachealsekret
Mikrobiologische und virologische Untersuchungen des Bronchialsekrets gehören zur obligaten Diagnostik, bei infektiösen Grunderkrankungen außerdem die Abnahme von mindestens 2 Blutkulturen.

■ Thoraxröntgenbild
Hier zeigen sich beidseits Verschattungen, die nicht vollständig durch Pleuraergüsse, Atelektasen oder maligne Rundherde erklärt werden können. Im Endstadium ist die gesamte Lunge (oft milchglasartig) verschattet („weiße Lunge").

■ Sonografie, Echokardiografie
Es findet sich eine flächige Transparenzminderung beider Lungen. Der Durchmesser der Pulmonalarterie ist vergrößert, den rechte Ventrikel volumenüberlastet, der linke Ventrikel weniger gefüllt.

■ Thorax-CT
Hiermit lässt sich die Diagnose des ARDS am zuverlässigsten stellen. Zu sehen sind milchglasartige Bereiche, hervorgerufen durch interstitielle und intraalveoläre Ödeme, konsolidierte Herde.

■ Atemfunktion
FRC, Compliance und Vitalkapazität sind erniedrigt, der funktionelle Totraum erhöht. Außerdem besteht ein ausgeprägter funktioneller Rechts-links-Shunt (geringer Anstieg des p_aO_2 bei O_2-Atmung, erschwerte CO_2-Elimination).

■ **Hämodynamik, Lungenwasser**

Der Pulmonalarteriendruck ist typischerweise erhöht (pulmonale Hypertonie), der Wedge-Druck jedoch nicht. Das Herzzeitvolumen ist normal oder anfangs gesteigert, das extravasale Lungenwasser erhöht.

Differenzialdiagnosen

Die wichtigsten Differenzialdiagnosen sind
- kardiales Lungenödem,
- primäre Pneumonie,
- Hypersensitivitätspneumonie,
- fulminante Alveolitis,
- Lungenembolie.

63.5.5 Intensivmedizinische Behandlung

Die Behandlung erfolgt symptomatisch, eine spezifische medikamentöse Therapie existiert derzeit nicht. Im Mittelpunkt stehen die Behandlung der respiratorischen Insuffizienz, die Stützung der Herz-Kreislauf-Funktion und die sorgfältige Bilanzierung des Flüssigkeitsgleichgewichts, weiterhin die Behandlung der auslösenden Grundkrankheit.

Kortikosteroide sind nicht indiziert.

Atemtherapie und Beatmung

Wegen des interstitiellen Ödems und des Kollapses der Alveolen mit Störungen des pulmonalen Gasaustauschs ist bereits in der Frühphase des ARDS eine respiratorische Therapie mit CPAP oder PEEP erforderlich. Hierdurch soll der Kollaps der Alveolen wieder beseitigt und die FRC erhöht werden.

Die respiratorische Therapie sollte schrittweise dem jeweiligen Bedarf angepasst werden und *lungenprotektiv* sein. Hohe endinspiratorische Plateaudrücke ($\geq$ 30 mbar) sollten unbedingt vermieden werden, da sie zu Zerreißung der Alveolen und bronchopulmonaler Leckage führen können (pulmonales Barotrauma). Die Atemzugvolumina unter Beatmung sollten auf ca. 6 ml/kg KG reduziert werden; in besonders schweren Fällen muss sogar eine Hyperkapnie (▸ Kap. 62) hingenommen werden, um die Druck- bzw. Volumenschädigung der Lunge zu begrenzen.

■ **Lungenprotektive Beatmung beim ARDS: praktisches Vorgehen**
- Bei erhaltener Spontanatmung sollten möglichst assistierende Beatmungsformen mit PEEP eingesetzt werden, z. B. BiPAP, APRV, PSV/ASB (▸ Kap. 62). Reicht die maschinelle Unterstützung der Spontanatmung nicht aus, muss kontrolliert beatmet werden, bevorzugt mit PC-CMV.
- Niedriges Atemhubvolumen: Beginn z. B. mit 8 ml/kg Idealgewicht, dann innerhalb von 4 h Verminderung auf 7, dann auf $\leq$ 6 ml/kg Standardgewicht.
- Atemfrequenz: bis zu ca. 35/min, bei Bedarf auch höher.
- Inspirationsdruck: < 30 mbar.
- I : E : ca. 1 : 2 bis 1 : 1, evtl. IRV („inverse ratio ventilation"); bei Obstruktion evtl. auch längere Exspirationszeit.
- Gesamt-PEEP: 10–15 mbar, bei Bedarf auch höher.
- F_iO_2: möglichst < 0,5 bzw. nur so hoch, dass eine S_aO_2 von $\geq$ 90 % erreicht wird.
- Wenn erforderlich, permissive Hyperkapnie: pH-Wert 7,15–7,2, unabhängig vom p_aCO_2 (▸ Kap. 62).
- Bei schwerer, durch die oben angeführten Maßnahmen nicht zu beseitigender Hypoxie kann eine Beatmung mit umgekehrtem Atemzeitverhältnis (IRV) durchgeführt werden: I : E = 2 : 1 bis 4 : 1 (▸ Kap. 62).
- Liegen ausgeprägte einseitige Lungenveränderungen oder ein einseitiges bronchopulmonales Leck vor, ist evtl. die seitengetrennte, druckbegrenzte Beatmung erforderlich.

Hochfrequenzbeatmung und „Extracorporeal Lung Assist" (ELA): ▸ Kap. 62.

Negative Bilanzierung des Flüssigkeitshaushalts

Übermäßige Flüssigkeitszufuhr verstärkt das Lungenödem, zu geringe Flüssigkeitszufuhr führt wegen der hohen Beatmungsdrücke zum Abfall des Herzzeitvolumens und des Blutdrucks. Grundsätzlich sollte der Patient mit schwerem ARDS eher leicht „trocken" gehalten werden (negative Flüssigkeitsbilanz); jede Überwässerung muss strikt vermieden werden. Kolloidale Lösungen wie Humanalbumin sollten nur zugeführt werden, wenn eine Hypalbuminämie besteht. Bei Niereninsuffizienz sollte frühzeitig die Hämofiltration eingesetzt werden, um eine bessere Bilanzierung der Flüssigkeitszufuhr und -ausfuhr zu erreichen.

Pflegeschwerpunkt Flüssigkeitsbilanzierung
- Kontinuierliche und sorgfältige Bilanzierung der Ein- und Ausfuhr
- Ständige klinische Beobachtung: Hautturgor, Ödeme, Feuchtigkeit der Schleimhäute (Zunge), Augendruck
- Arterieller Blutdruck, Reaktion auf kurzfristige Volumenzufuhr
- Venenfüllung, zentraler Venendruck
- Urinuntersuchung: Osmolalität, Natriumausscheidung
- Wenn nötig: PiCCO-Monitoring; ausnahmsweise Pulmonaliskatheter-Monitoring

Lagerungsbehandlung

In Rückenlage werden beim ARDS-Patienten die dorsal liegenden Lungenpartien von den flüssigkeitsreichen oberen Lungenanteilen komprimiert. Durch die Kompression verlieren die unten befindlichen Lungenareale ihre Luftfüllung; sie werden atelektatisch (luftleer) und nehmen nicht mehr am pulmonalen Gasaustausch teil. Da diese Areale aber nach wie vor durchblutet werden, entsteht eine Shuntdurchblutung (Rechts-links-Shunt) mit weiterem Abfall des p_aO_2.

■ Beatmung in Bauchlage

Wird der beatmete Patient auf den Bauch gelagert, verbessert sich häufig die O_2-Aufnahme in der Lunge, allerdings nicht bei allen Patienten, sondern nur bei den sog. „Respondern". Der Effekt ist am stärksten in der exsudativen (flüssigkeitsreichen) Phase des ARDS, geringer hingegen in der fibrotischen Phase, in der das Lungengewebe umgebaut wird. Nach einigen Stunden geht die günstige Wirkung auf den pulmonalen Gasaustausch allerdings verloren, sodass erneut umgelagert werden muss (Einzelheiten: ► Kap. 62). Empfohlen wird die intermittierende Bauchlage (> 16 h) bei schwersten Oxygenierungsstörungen (Horovitz-Index < 150 mmHg). Frühzeitig begonnen kann sich die Bauchlagerung günstig auf den Krankheitsverlaus auswirken.

■■ Praktische Hinweise
- Dauer der Lagerung: mindestens 16 h.
- Bei Patienten mit Bauchadipositas: Nieren- und Leberfunktion engmaschig überwachen.
- Bei Patienten mit akuten zerebralen Läsionen: nur nach Rücksprache mit dem Neurologen/Neurochirurgen.
- Den Patienten lückenlos auf Druckulzera und Atemwegsprobleme kontrollieren.
- Beenden der Maßnahme: wenn die Oxygenierung in Rückenlage anhaltend verbessert worden ist oder wenn mehrere Lagerungsversuche erfolglose geblieben sind.

■■ Kontraindikationen
Bei folgenden Problemen ist die Bauchlagerung relativ kontraindiziert:
- Offenes Abdomen
- Instabile Wirbelsäule
- Erhöhter intrakranieller Druck
- Schockzustand
- Bedrohliche Herzrhythmusstörungen

■ Axiale Rotationsbehandlung
Kann der Patient nicht auf den Bauch gelagert werden, wird alternativ ein sog. „Rotationsbett" (◘ Abb. 45.1) eingesetzt. Dieses Bett ermöglicht eine Halbseitenlagerung bis 60°, allerdings ist das Verfahren weniger wirksam als die Bauchlagerung (Einzelheiten: ► Kap. 62).

Mobilisierung und Physiotherapie

Physikalische Therapie und Mobilisierung sollten beim ARDS-Patienten möglichst frühzeitig eingesetzt werden – sofern sein Zustand dies erlaubt.

> **Pflegeschwerpunkt Mobilisierung**
> - Den Patienten früh mobilisieren: 2-mal pro Tag, jeweils mind. 20 min, dabei stufenweise vorgehen:
>   - Passives Bewegen
>   - Aktivierendes Sitzen im Bett
>   - Sitzen im Mobilisationsstuhl
>   - Stehen vor dem Bett, Gehübungen im Stehen
> - Bronchosekretolyse durch physikalische Maßnahmen: Abklopfen des Thorax, Vibrationsmassage, Anregung zum Husten, Physiotherapie.
> - Gezielte Bronchialtoilette: endobronchiales Absaugen, wenn nötig auch bronchoskopisch mit Lavage.
> - Frühzeitige Mobilisierung: auf der Bettkante oder im Sessel sitzen lassen, aufstehen lassen, Gehversuche mit Gehwagen.

Stickstoffmonoxid (NO) und Prostazyklin

NO oder Prostazyklin wird in schwersten Fällen als Vasodilatator eingesetzt, um die pulmonale Vasokonstriktion zu durchbrechen und dadurch die Oxygenierung zu verbessern. Das Gas wird durch Inhalation zugeführt; Prostazyklin wird vernebelt. Beide Substanzen wirken daher nur in den belüfteten Alveolarbezirken. Beide Medikamente haben die Letalität des ARDS bisher *nicht* vermindert.

Extrakorporale Membranoxygenierung (ECMO)

Bei schwerem ARDS mit therapierefraktärer Hypoxämie kann in darauf spezialisierten Zentren eine venovenöse (VV-) oder venoarterielle (VA-)ECMO vorgenommen werden.

■ Indikationen für eine ECMO (ELSO-Kriterien)
- Relative Indikation: $p_aO_2/F_iO_2 < 150$ mmHg bei einer inspiratorischen O_2-Konzentration von > 90 %
- Absolute Indikation: $p_aO_2/F_iO_2 < 80$ mmHg bei einer inspiratorischen O_2-Konzentration von > 90 %
- Schwere respiratorische Azidose: pH < 7,2–7,25 bei „maximaler" kontrollierter Beatmung nach den empfohlenen Kriterien
- ARDS mit Rechts- und/oder Linksherzversagen
- Bronchopleurales Leck
- Kardiogener Schock

63.5.6 Komplikationen

Die häufigsten Komplikationen beim ARDS sind folgende:
- Pulmonales Baro-/Volutrauma, insbesondere Pneumothorax
- Lungenschädigung durch zu hohe O_2-Konzentrationen
- Pneumonie durch bakterielle Infektion
- Rechtsherzinsuffizienz durch pulmonale Hypertonie
- Akutes Nierenversagen

63.6 COVID-19-Krankheit

Die Coronavirus Disease 2019 (= COVID-19) ist eine pandemische Erkrankung, hervorgerufen durch das Coronavirus SARS-CoV-2 („severe acute respiratory syndrome coronavirus type 2") und seine Mutanten. Die Erkrankung verläuft überwiegend mit nur leichten Symptomen; jedoch müssen 5–8 % der Patienten wegen einer akuten hypoxämischen respiratorischen Insuffizienz, hervorgerufen durch eine Lungenschädigung, auf der Intensivstation behandelt werden.

COVID-19
- Pandemie, d. h. neu aufgetretene, weltweit verbreitete Infektionskrankheit mit hoher Erkranktenzahl.
- Erreger: SARS-CoV-2 und Virusvarianten.
- Übertragung von Mensch zu Mensch, hauptsächlich mit der Atemluft.
- Inkubationszeit: 5–6 Tage (Spanne: 1–14 Tage).
- Dauer der Ansteckungsfähigkeit (= Kontagiosität): bis ca. 10 Tage nach Symptombeginn, bei schweren Krankheitsverläufen und bei immungeschwächten auch länger.
- Risikogruppen: Ältere (ab 50–60 Jahren), starke Adipositas, Vorerkrankungen (KHK, Hypertonie, Diabetes, Lunge, Leber, Krebs, Immunsuppression), Raucher.
- Altersverteilung: alle Altersgruppen, Median: 49 Jahre; Männer gleich häufig wie Frauen, jedoch häufiger schwer erkrankt.
- Fallzahlsterblichkeit (Letalität) in Deutschland: 1,9 % (Stand: Dezember 2020).
- Symptome: Fieber, trockener Husten, Schnupfen, Verlust des Geruchs- und Geschmackssinns; weitere mögliche Zeichen und Symptome: Halsschmerzen, Atemnot, Kopfschmerzen, Gliederschmerzen, Magen-Darm-Beschwerden; in schweren Fällen: COVID-19-Krankheit (s. u.).
- Hospitalisierungsquote: Circa 5 % der Infizierten müssen im Krankenhaus behandelt werden, davon ca. 14 % intensivmedizinisch.

- Meldepflicht: Verdacht, Erregernachweis, Erkrankung sowie Tod sind meldepflichtig.
- Die COVID-19-Infektion bei Mitarbeitern im Gesundheitswesen ist eine Berufskrankheit.
- Quarantäne: bei Verdacht, bei positivem Befund (ambulante Behandlung möglich).
- Klinikeinweisung bei Zunahme der Beschwerden oder wenn sich die Beschwerden (Fieber, Luftnot) nach 7–10 Tagen nicht gebessert haben.
- Dauer des Aufenthalts im Krankenhaus: im Mittel 8–10 Tage.
- **Letalität** (Sterblichkeit) intensivmedizinisch behandelter COVID-19-Patiententen: 22 % (Stand: Dezember 2020).
- **Prophylaxe:** aktive Immunisierung mit mRNA- oder mit Vektor-Impfstoff.

63.6.1 Krankheitsentstehung und -übertragung

■ **Wie entsteht die Krankheit?**
SARS-CoV-2 gelangt über den Rezeptor ACE2 („Angiotensin-converting enzyme 2") der Zellmembran in die Zellen. Die Lunge ist bei schweren Verlaufsformen besonders stark betroffen, weil von den Pneumozyten große Mengen ACE2 exprimiert werden und in der Lunge außerdem eine sehr große Oberfläche vorhanden ist. Die Viren bewirken einen diffusen Schaden der Alveolen und herdförmige kleinste Thrombosen in den Lungenkapillaren, die ebenfalls zur Lungenschädigung führen.

■ **Wie wird die Krankheit übertragen?**
Der Erreger wird in der Regel von infizierten Personen durch Aerosole und Tröpfchen in der Atemluft übertragen. Die Aerosole und Tröpfchen entstehen beim Atmen und Sprechen, Schreien und Singen, noch stärker beim Husten und Niesen. Eine Übertragung durch kontaminierte Oberflächen, v. a. in direkter Nähe des Infizierten, ist nicht auszuschließen. Schmierinfektionen über die Augen bzw. Konjunktiven sind ebenfalls möglich.

Das Infektionsrisiko ist erhöht in kleinen oder nicht belüfteten Räumen, z. B. den Personalaufenthaltsräumen der Klinik, auch wenn der Abstand zueinander mehr als 2 m beträgt.

Weitere Infektionsrisiken sind
- endotracheale Intubation,
- Bronchoskopie,
- zahnärztliche Eingriffe.

◘ Tab. 63.1   Schweregrade der COVID-19-Infektion

Klassifikation	Definition	Symptome
Leichte Erkrankung	Keine Pneumonie	Keine Pneumoniesymptome
Moderate Erkrankung	Pneumonie	Fieber, beidseitige Lungeninfiltrate plus Atemfrequenz > 30/min und schwere Luftnot oder S_pO_2 < 90–94 % bei Raumluftatmung
Kritische Erkrankung	ARDS	▶ Abschn. 63.5.4
Kritische Erkrankung	Hyperinflammation	Klinisches Bild einer Sepsis oder eines septischen Schocks mit Multiorganversagen

■ **Wann beginnt die Infektiosität und wie lange hält sie an?**

Infektiös ist der Patient bereits 2 Tage bevor Symptome auftreten, d. h., er ist schon ansteckend ohne klinisch auffällig zu sein. Vermehrungsfähige Viren sind bis zum 8. Tag nach Beginn der Symptome im Nasopharyngealabstrich nachweisbar. Im Mittel ist der Patient bis zu 10 Tage nach Symptombeginn ansteckend, bei schwerem Krankheitsverlauf oder Immunschwäche auch länger.

63.6.2 Diagnose

■ **Wie wird die Krankheit diagnostiziert?**

Das Virus wird mit PCR („polymerase chain reaction") im Abstrich aus dem Nasopharynx oder dem Oropharynx nachgewiesen. Spezifische Antikörper gegen SARS-CoV-2 können bei infizierten ebenfalls nachgewiesen werden. Hieraus sind aber keine eindeutigen Rückschlüsse auf die Infektiosität für andere Personen oder den Immunstatus des Infizierten möglich. Die PCR kann durch einen Antigen-Schnelltest ergänzt werden. Hiermit werden bei infizierten Patienten Virusproteine im Untersuchungsmaterial aus dem Respirationstrakt nachgewiesen.

■ **Was ist zu tun, wenn der PCR-Test positiv ist?**

An erster Stelle muss die weitere Ausbreitung des Virus durch folgende Maßnahmen verhindert werden.
- Sofortige Isolierung der positiv getesteten Person
- Identifikation ihrer Kontaktpersonen
- Quarantäne der Kontaktpersonen

63.6.3 Klinisches Bild

Die COVID-19-Krankheit manifestiert sich am häufigsten als Infektion der Atemwege, im Mittel 5–6 Tage nach der Ansteckung. Leitsymptome sind Fieber, Husten und Schnupfen; 10–20 % der Patienten können nicht mehr riechen und/oder schmecken. Etwa 5 % der Erkrankten werden stationär aufgenommen, etwa 14 % dieser Patienten haben einen schweren Verlauf und müssen intensivmedizinisch behandelt werden. Luftnot, Tachypnoe und Hypoxämie sind die Hauptgründe für die Aufnahme in die Intensivstation.

❯ Die COVID-19-Krankheit ist eine Systemerkrankung mit überschießenden Reaktionen des Immunsystems. Nicht nur die Lunge, sondern alle Organe können betroffen sein. Entsprechend unterschiedlich kann der Verlauf sein.

Das Robert-Koch-Institut (RKI) teilt die COVID-19-Infektion in verschiedene Schweregrade ein (◘ Tab. 63.1). 80 % der COVID-19-Erkrankungen verlaufen leicht bis moderat.

Verlaufsformen und Komplikationen
- Pneumonie bei ca. 1 %, tritt meistens in der 2. Woche auf
- ARDS
- Bakterielle Koinfektion, Sepsis
- Lungenembolien
- Schädigung des Myokards, Myokarditis (sehr selten), Herzrhythmusstörungen
- Kreislaufversagen
- Akutes Nierenversagen
- Leberfunktionsstörungen
- Neurologische Störungen
- Multiorganversagen
- Post-COVID-Syndrom (Long Covid; ▶ Abschn. 63.6.5)

Mögliche Laborwertveränderungen
- Lymphopenie
- C-reaktives Protein (CRP) erhöht
- Procalcitonin normal
- Thrombozyten erniedrigt
- Troponin erhöht, ohne typisches Infarkt-EKG
- Laktatdehydrogenase (LDH) und Aspartataminotransferase (AST) erhöht
- D-Dimere erhöht
- Bei Nierenbeteiligung: frühzeitig Albuminurie, Hämaturie, Leukozyturie

Röntgen-Thorax, Sonografie und CT bei Intensivpatienten
- Oft beidseitige Infiltrate der Lunge
- Beidseitig milchglasartige Trübungen
- CT-Befunde nicht beweisend, wegen der Infektionsgefahr nur bei gezielter Indikation anzuwenden, z. B. bei Verdacht auf Lungenembolie

63

63.6.4 Intensivbehandlung

Etwa 5 % aller Patienten mit COVID-19-Krankheit müssen intensivmedizinisch behandelt werden. Luftnot, Tachypnoe und Abfall der O_2-Sättigung sind die häufigsten Gründe für die Aufnahme in die Intensivstation. In der S2k-Leitlinie der AWMF werden folgende Kriterien als Indikation für die Intensivbehandlung angegeben:

Kriterien für die Aufnahme von COVID-19-Patienten auf die Intensivstation (S2k-Leitlinie 2020)*

- S_pO_2 < 90 %, trotz Zufuhr von 2–4 l O_2/min und Dyspnoe
- Atemfrequenz > 25–30/min
- * Gilt, wenn 1 Kriterium erfüllt ist.

▪ Räumliche Unterbringung

Die Patienten sollten bevorzugt in einem Isolierzimmer mit Schleuse/Vorraum untergebracht werden. Zugang hat dabei nur für die Versorgung von COVID-19-Patienten geschultes Personal, das keine anderen Patienten versorgen sollte.

Pflege im Fokus

- Versorgung der Patienten nur durch geschultes Fachpflegepersonal im festen Team, kein Wechsel zwischen den Bereichen.
- Strikte Basishygiene, persönliche Schutzausrüstung (PSA): langärmeliger Schutzkittel, Haube und Überschuhe, doppelte unsterile Einweghandschuhe, dicht anliegende Atemschutzmaske (FFP2/FFP3), Schutzbrille/Visier.
- PSA außerhalb des Behandlungsraums kontrolliert anlegen, jeweils einzeln und mit Beobachter. Ablegen der PSA: mit Beobachter, jeweils einzeln, fachgerecht entsorgen.
- Zu beachten: Starke Aerosolbildung bei der In- und Extubation, Einsatz von High-Flow-Nasenkanülen, NIV, Maskenbeatmung, endotracheale Intubation, Bronchoskopie.
- Bei der Intubation: Maskenbeatmung vermeiden.
- Endotracheales Absaugen: Geschlossenes System verwenden.
- Bei der Extubation: Husten und Pressen vermeiden.

Medikamentöse Behandlung

Eingesetzt werden antivirale und antientzündliche Medikamente, Antikoagulanzien und Virusantikörper.

▪ Antivirale Therapie mit Remdesevir

Remdesivir wird empfohlen bei *nicht* beatmeten COVID-19-Patienten mit Pneumonie und Low-Flow-O_2-Bedarf, und zwar möglichst in der *Frühphase* der Erkrankung, d. h. 5–7(–10) Tage nach Symptombeginn (S2k-Leitlinie der AWMF). Hierdurch wird die Krankheitsdauer um 33 % verkürzt, die 28-Tage-Letalität jedoch nicht beeinflusst. Von der World Health Organization (WHO) wird Remdesivir dagegen nicht empfohlen, da die antivirale Wirkung nicht gesichert sei.

ℹ Dosierung von Remdesivir

- 200 mg i. v. am 1. Tag, dann für 5 Tage 100 mg/Tag
- Tägliche Kontrolle der Leber- und Nierenwerte; keine Zufuhr, wenn die glomeruläre Filtrationsrate (GFR) < 30 ml beträgt

▪ Antientzündliche Therapie mit Dexamethason

Dexamethason moduliert die Immunreaktion und senkt die 28-Tage-Letalität, am stärksten bei invasiv beatmeten Patienten, weniger deutlich bei nichtinvasiv beatmeten oder nur mit O_2 behandelten Patienten.

Dexamethason ist indiziert bei allen O_2-pflichtigen Patienten mit schwerer (S_pO_2 < 90 %) oder kritischer (ARDS, Sepsis, Vasopressorengabe) COVID-19-Erkrankung. Mit der Zufuhr sollte ab dem 7. Tag der Erkrankung begonnen werden.

ℹ Dosierung von Dexamethason

- 6 mg, 1-mal pro Tag p. o. oder i. v. für 10 Tage

▪ Antikoagulation

COVID-19 steigert bei vielen Patienten die Gerinnung bis hin zu Thromboembolien. Daher wird bei allen Formen der Krankheit eine frühzeitige *prophylaktische* Antikoagulation empfohlen. Bei Makro- und Mikrothromben (typischerweise in den Lungengefäßen, aber auch in anderen Gefäßbezirken) muss *therapeutisch* antikoaguliert werden.

▪ Antikörpertherapie, passive Immunisierung

Eingesetzt werden das Plasma von genesenen Patienten sowie monoklonale Antikörper, mit denen die Viruslast seronegativer Patienten reduziert wird. Beide Verfahren werden derzeit in klinischen Studie überprüft; eine Zulassung liegt noch nicht vor.

▪ Antibiotika

Antibiotika haben keine antivirale Wirkung. Sie sind indiziert bei bei Verdacht auf bakterielle Koinfektion mit Abnahme von mindestens 2 Blutkultursets.

Behandlung der akuten hypoxämischen respiratorischen Insuffizienz

Die Lunge ist das zentrale Organ der schweren COVID-19-Erkrankung. Die durch eine Lungenschädigung ausgelöste Hypoxämie wird *eskalierend*, d. h. nach dem Schweregrad behandelt:

- Sorgfältige klinische Überwachung, Pulsoxymetrie.
- Zufuhr von O_2 über Nasensonde, Venturi-Maske: Ziel: $S_pO_2 > 90\,\%$ bzw. $p_aO_2 > 55$ mmHg.
- Wenn die konventionelle O_2-Zufuhr nicht ausreicht: Versuch mit HFNC, sofern die endotracheale Intubation nicht indiziert ist.
- Wenn HFNC nicht verfügbar: CPAP, NIV-Versuch.
- Wenn trotz NIV die Hypoxämie fortbesteht: Bauchlagerungsversuch am wachen, spontan atmenden Patienten, sofern keine endotracheale Intubation indiziert ist.
- Wenn unter NIV $p_aO_2/F_iO_2 < 150$ mmHg und Atemfrequenz > 30/min: Endotracheale Intubation und invasive Beatmung erwägen.
- Wenn $p_aO_2 < 100$ mmHg: endotracheale Intubation und invasive Beatmung in der Regel erforderlich.
- Wenn $p_aO_2/F_iO_2 < 150$ mmHg: Bauchlagerung für 12–16 h pro Tag.
- Zurückhaltende Flüssigkeitszufuhr.
- Keine Routinezufuhr von NO.

❗ NIV und die endotracheale Intubation sind Aerosolschleudern. Sie erfordern daher die höchste Schutzstufe für das Behandlungsteam!

- **High-Flow-O_2-Therapie, CPAP und NIV**

Mit HFNC kann die Notwendigkeit einer endotrachealen Intubation stärker reduziert werden als mit konventioneller O_2-Zufuhr über eine Nasensonde oder Venturi-Maske. Verschlechtert sich unter HFNC die S_pO_2 zunehmend, kann eine CPAP-Therapie oder eine NIV versucht werden.

- **■ Praxis**
- HFNC und NIV erhöhen die Aerosolbildung und gefährden das Intensivteam.
- Leckagen müssen bei NIV durch Nasen-Mund-Masken, Vollgesichtsmasken oder Beatmungshelme auf ein Minimum begrenzt werden.
- Bei den Beatmungsgeräten werden Doppelschlauchsysteme bevorzugt; für Einschlauchsysteme wird ein virendichter Filter empfohlen.
- Die Versagerquote von CPAP/NIV bei COVID-19-Hypoxämie ist hoch (bis zu ca. 50 %). Daher wird eine NIV bei zunehmender oder schwerer Hypoxämie nicht empfohlen.
- Die Intubation und invasive Beatmung kann nach den gebräuchlichen ARDS-Kriterien erfolgen.

- **Endotracheale Intubation**

Die endotracheale Intubation ist eine **Hochrisikomaßnahme**, die möglichst nur geplant und elektiv durch ein geschultes Team erfolgen sollte:

- Die Notfall-ITN ist gefährlich für den Patienten und birgt ein hohes Infektionsrisiko für das Intensivteam!
- Teammitglieder (so wenige wie möglich): 2 Ärzte, 1 Fachpflegekraft.
- Vorbereitende Teambesprechung mit Zuordnung der Aufgaben.
- Zubehör, Geräte und Medikamente im Vorraum vorbereiten.
- Den Patienten korrekt mit dicht sitzender Gesichtsmaske präoxygenieren.
- Intubation nur durch den erfahrenen Intensivmediziner; auf Intubationsschwierigkeiten vorbereitet sein.
- Rapid Sequence Induction (RSI) ist Standard, eine Wachintubation die Ausnahme.
- Vollständige Muskelrelaxierung abwarten, Husten und Maskenbeatmung vermeiden. Möglichst ein Videolaryngoskop (Glidescope) verwenden, weil hiermit der Abstand zu den Atemwegen vergrößert wird.
- Korrekte Tubuslage mit Kapnometrie kontrollieren.

- **Tracheotomie**

Sie wird eher für die Entwöhnung von der Beatmung empfohlen. Der Patient muss respiratorisch stabil sein und Apnoephasen bei der Tracheotomie tolerieren können.

- **Invasive Beatmung**

Die lungenprotektive Beatmung ist das Standardverfahren:

- Tidalvolumen: < 6 ml/kg Idealgewicht
- Endinspiratorischer Atemwegsdruck: ≤ 30 cmH$_2$O
- PEEP: z. B. nach PEEP-Tabelle des ARDS-Netzwerks

- **Extrakorporale Membranoxygenierung (ECMO)**
- Wenn sich trotz optimierter Beatmungstherapie und Bauchlagerung der pulmonale Gasaustausch zunehmend verschlechtert ($p_aO_2/F_iO_2 < 150$ mmHg) und eine bedrohliche Hypoxie und/oder Hyperkapnie auftritt, wird die ECMO als Rescue-Maßnahme eingesetzt (Einzelheiten: ▶ Kap. 62).
- Standard ist die VV-ECMO unter lungenprotektiver Beatmung.
- Bei Rechtsherzversagen (durch ARDS, hohen PEEP) oder Linksherzversagen (Myokarditis) erfolgt eine VA-ECMO.
- Die VA-ECMO kann auch bei der kardiopulmonalen Reanimation eingesetzt werden (eCPR). Das Infektionsrisiko für das Behandlungsteam ist dabei sehr hoch.

Was tun bei Herzstillstand?
- Beim Kreislaufstillstand unter COVID-19 liegt zumeist eine pulslose elektrische Aktivität (PEA) vor. An eine Lungenembolie als Ursache muss gedacht werden!
- Bei der Herzkompression und bei der Sicherung der Atemwege können Aerosole freigesetzt wer-

den. Daher ist eine persönliche Schutzausrüstung für das Reanimationsteam erforderlich.

- Bei länger dauernder Reanimation kann ein Kompressionsgerät eingesetzt werden.
- Beim Herzstillstand intubierter Patienten in *Bauchlage* kann die Herzkompression zwischen den Schulterblättern erfolgen, die Defibrillation in beiden Achselhöhlen oder anterioposterior. Oder der Patient wird auf den Rücken gedreht.

- **Wann darf die Isolation des Intensivpatienten aufgehoben werden?**
- Frühestens 10 Tage nach Symptombeginn und negativem PCR-Test oder hohem Ct-Wert (> 30).
- Wenn der Patient 2 Tage keine Symptome hat.

63.6.5 Langzeitfolgen: Post-COVID-Syndrom oder Long Covid

Bei schwer erkrankten COVID-19-Patienten treten häufiger Langzeitfolgen auf. Zusätzliche Risikofaktoren sind hohes Lebensalter, weibliches Geschlecht, hoher Body-Mass-Index (BMI) und vorbestehende Lungenkrankheiten. **Hauptbeschwerden** sind

- Müdigkeit und Abgeschlagenheit,
- Kopfschmerzen,
- beeinträchtigtes Riechvermögen,
- Luftnot,
- Stimmungsschwankungen, „Nebel im Kopf".

63.7 Aspirationssyndrom (Mendelson-Syndrom)

Die Aspiration von saurem Magensaft führt, abgesehen von der Sofortreaktion (► Kap. 19), im weiteren Verlauf zu einer Schädigung des Lungengewebes mit Störungen der Atemfunktion, die im Wesentlichen denen des ARDS entsprechen und einer intensivmedizinischen Behandlung bedürfen.

63.7.1 Pathophysiologie

Das Ausmaß der Lungenschädigung durch den sauren Magensaft hängt wesentlich vom pH-Wert ab: Schwerste Zerstörungen sind bei pH-Werten < 1,5 zu erwarten.

In der Lunge zerstört der saure Magensaft die alveolokapilläre Membran und damit deren Funktion für den pulmonalen Gasaustausch; daneben tritt eine massive Exsudation von Flüssigkeit in die Alveolen bzw. ein Lun-

genödem auf. Insgesamt entstehen hierdurch folgende Störungen:

- Diffuse Schädigung der Gasaustauschfläche
- Abnahme der FRC
- Verminderung der Lungencompliance durch Infiltrationen und Fibrinablagerungen
- Alveolarkollaps
- Schwerste Hypoxämie (innerhalb der 1. Stunde)

63.7.2 Klinisches Bild und Diagnose

Neben den klinischen Zeichen der respiratorischen Insuffizienz findet sich eine anfänglich gesteigerte Tracheobronchialsekretion, die leicht mit einem Lungenödem verwechselt werden kann, zumal Rasselgeräusche (und Bronchospasmus) vorhanden sind.

Blutgasanalyse

- Erniedrigter p_aO_2: hypoxämische Hypoxie
- Zunächst erniedrigter p_aCO_2 durch kompensatorische Hyperventilation (bei erhaltener Spontanatmung)
- Später auch Hyperkapnie
- Azidose

Thoraxröntgenbild

Beim Mendelson-Syndrom sind im Thoraxröntgenbild beide Lungen diffus verschattet, außerdem findet sich ein interstitielles Lungenödem. Bei Aspiration fester Nahrungsbestandteile, großer Blutmengen oder Fremdkörper kommt es in Abhängigkeit von der betroffenen Lungenseite (oft rechter Oberlappen bei liegenden Patienten!) zu Atelektasen.

63.7.3 Therapie

Nach der Notfallbehandlung wird der intubierte und beatmete Patient auf die Intensivstation verlegt und dort, je nach Schweregrad, weiterbehandelt oder intensiv überwacht. Vorsicht ist bei zunächst wenig ausgeprägtem klinischem Bild geboten, da sich die schwere respiratorische Insuffizienz gelegentlich erst innerhalb der nächsten Stunden entwickeln kann.

Die Therapie erfolgt symptomatisch und ist v. a. auf die respiratorische Insuffizienz ausgerichtet. Wie beim ARDS ist bei schwerer Aspiration die PEEP-Beatmung Methode der Wahl; bei leichteren Formen genügt häufig CPAP. Einstellung des Respirators: ► Abschn. 63.5.5.

Kortikosteroide

Sie sind beim Aspirationssyndrom unwirksam. Kortikoide können, v. a. in hoher Dosierung, eine sekundäre Infektion begünstigen.

Antibiotika

Die Entzündungsreaktion der Lunge ist anfänglich chemisch bedingt (Aspirationspneumonitis), erst im weiteren Verlauf kann eine bakterielle Pneumonie, v. a. durch Enterobacter und anaerobe Bakterien, hinzutreten, die dann gezielt nach Antibiogramm behandelt werden muss.

Eine antibiotische Prophylaxe nach Aspiration ist nicht indiziert.

Bronchodilatatoren

Bronchodilatatoren sind zumeist nicht mehr erforderlich. Sie sollten nur eingesetzt werden, wenn ein Bronchospasmus besteht. Medikamente: ▶ Kap. 60.

63.7.4 Komplikationen

Die Letalität bei schwerem Aspirationssyndrom ist hoch. Ursachen sind v. a. sekundäre Bronchopneumonien und das irreversible ARDS.

63.8 Ertrinken und Beinahe-Ertrinken

Ertrinken ist definiert als Prozess der primären Atemstörung durch Ein- oder Untertauchen in Flüssigkeit, wobei mindestens das Gesicht untergetaucht sein muss. Das Opfer erleidet einen akuten Erstickungstod, zumeist hervorgerufen durch pulmonale Aspiration der Flüssigkeit, kann aber unter günstigen Umständen auch lebend geborgen werden.

Häufig betroffen sind Kinder (meist Nichtschwimmer) und ältere Menschen. Das typische Ertrinken dauert ca. 4–5 min und durchläuft folgende Stadien:

> **Stadien des Ertrinkens**
> - Reflektorische Einatmung
> - Apnoe: willkürliches Anhalten der Atmung
> - Dyspnoe: Wiedereinsetzen der Atmung wegen des p_aCO_2-Anstiegs im Blut
> - Krampfstadium: tonische-klonische Krämpfe aufgrund der zerebralen Hypoxie
> - Atemlähmung: präterminale Atempause, finale Schnappatmung, Atemstillstand

63.8.1 Pathophysiologie

Bei den meisten Ertrinkungsopfern findet sich aspiriertes Wasser in der Lunge, nur ca. 15 % der Opfer ertrinken „trocken", wahrscheinlich bedingt durch einen Herzstillstand bei fortbestehendem Laryngospasmus.

Ertrinken in Süßwasser

Die Überlebenszeit ist kurz (experimentell: 4 min). Da das aspirierte Süßwasser *hypoton* zum Plasma ist, kann es in großer Menge in das Blutgefäßsystem einströmen und eine hypotone Hyperhydratation hervorrufen, außerdem eine schwere Hämolyse. Möglich ist weiterhin ein akutes Emphysem, das sog. „Emphysema aquosum".

Ertrinken in Meerwasser

Die (experimentelle) Überlebenszeit ist mit ca. 8 min länger als beim Ertrinken in Süßwasser. Da das aspirierte Meerwasser hyperton ist, strömt Flüssigkeit aus dem Gefäßsystem in die Alveolen (Ödema aquosum) und es entsteht eine hypertone Hypohydratation.

Zweites Ertrinken

Kann innerhalb von 15 min bis 48 h nach der Rettung des Ertrunkenen in Form eines Lungenödems auftreten, unabhängig von der Art des aspirierten Wassers.

Begleitverletzungen

Bei Stürzen in flache Gewässer muss immer an die Möglichkeit von **Verletzungen der Wirbelsäule**, besonders der Halswirbelsäule, gedacht werden. Bei vielen Ertrinkungsopfern besteht eine **Hypothermie**.

Wird der Ertrinkungsunfall überlebt, so bestimmen 2 Faktoren den weiteren Verlauf:
- Lungenschäden durch das aspirierte Wasser mit schwerer Hypoxämie
- Hirnschäden durch den zerebralen O_2-Mangel während des Ertrinkens

63.8.2 Intensivbehandlung

Jeder reanimierte Ertrunkene und auch jeder beim Ertrinkungsunfall lebend Gerettete muss mindestens 48 h auf einer Intensivstation überwacht werden. Ertrinkungsopfer, die bei der Aufnahme keine Störungen des Bewusstseins und der arteriellen Blutgase aufweisen, können häufig nach 24 h entlassen und ambulant kontrolliert werden.

Die Intensivbehandlung richtet sich v. a. nach dem Schweregrad der respiratorischen Insuffizienz und der Dauer der zerebralen Ischämie mit den sich hieraus ergebenden Komplikationsmöglichkeiten.

63.9 Thoraxverletzungen

Thoraxverletzungen haben eine hohe Letalität, die zum Teil auf eine unzureichende Erstbehandlung zurückzuführen ist. Thoraxverletzungen sind häufig Kombinationsverletzungen, z. B. Rippenserienfraktur + Thoraxinstabilität + Pneumothorax + Hämatothorax +

63

Herzkontusion. Nicht selten sind auch gleichzeitig andere Organe außerhalb des Thorax verletzt, z. B. Gehirn, Milz, Leber.

63.9.1 Diagnose

Die Diagnose von Thoraxverletzungen ist in der Regel einfach. Sie umfasst folgende Maßnahmen: Inspektion, Palpation, Perkussion, Auskultation, Röntgenbild/CT des Thorax und Blutgasanalyse.

Schmerzen und Dyspnoe sind die typischen Symptome der Thoraxverletzung. Diese Symptome sind aber unspezifisch und nicht für eine Verletzung beweisend.

Der Schweregrad einer Thoraxverletzung kann durch das äußere Erscheinungsbild allein zumeist nicht richtig eingeschätzt werden. Akut lebensbedrohlich sind Thoraxverletzungen v. a. dann, wenn sie die Atmung schwer beeinträchtigen, mit massiven Blutungen einhergehen, eine Herztamponade hervorrufen oder zur thorakalen Aortenruptur geführt haben.

Folgende Thoraxverletzungen sind *lebensbedrohlich* und müssen sofort diagnostiziert und behandelt werden:
- Spannungspneumothorax
- Thoraxwandinstabilität
- Saugende Thoraxwunde
- Traumatische Aortenruptur
- Herztamponade
- Penetrierende Thorax-, Herz- und Aortenverletzungen

63.9.2 Spannungspneumothorax

Ein Spannungspneumothorax tritt auf, wenn die Verletzungsstelle als Einwegventil wirkt und keine Verbindung zur Atmosphäre besteht: Während der Inspiration sammelt sich die Luft im Pleuraraum, d. h. dem Spalt zwischen Rippen- und Lungenpleura, an, die während der Exspiration nicht von dort ausströmen kann. Durch die Luftansammlung im Pleuraraum steigt der Druck an, die Lunge kollabiert und verschiebt das Mediastinum, in dem sich das Herz und die großen Gefäße befinden, zur Gegenseite. Die Folgen sind schwerste Störungen der Atmung und der Herz-Kreislauf-Funktion durch Lungenkompression und Verschiebung des Herzens zur Gegenseite.

Sofortdiagnose
Die Sofortdiagnose muss ohne Röntgenbild gestellt werden:
- Übermäßige Ausdehnung der Thoraxhälfte
- Nachschleppen während der Atmung
- Hypersonorer Klopfschall
- Keine Atemgeräusche
- Rasches Herz-Kreislauf-Versagen

Steht noch genügend Zeit zur Verfügung, kann die Diagnose durch ein Röntgenbild gesichert werden: Pneumothorax mit Verschiebung des Mediastinums zur Gegenseite.

Sofortbehandlung
- Großlumige Kanüle, z. B. 13 G, zur Entlastung in den 4. Interkostalraum (ICR) medioklavikulär einstechen, wenn keine Thoraxdrainage vorhanden.
- Thoraxdrainage.

❶ Niemals vergessen: Die Beatmung mit dem Atembeutel oder Respirator bei unbehandeltem Spannungspneumothorax kann in kürzester Zeit zum Tod des Patienten führen.

63.9.3 Rippenserienfraktur und instabiler Thorax

Die Rippenserienfraktur umfasst die Fraktur von 3 und mehr Rippen einer Thoraxseite. Sind 3 und mehr Rippen jeweils an mehreren Stellen gebrochen, entsteht ein instabiles Thoraxsegment (◘ Abb. 63.1), das sich während der Atmung paradox bewegt: Einwärtsbewegung während der Inspiration und Auswärtsbewegung während der Exspiration. Bei einigen Patienten ist der pulmonale Gasaustausch zunächst ungestört, bei anderen besteht schwerste, lebensbedrohliche Atemnot. Das Ausmaß der Atemstörung hängt v. a. von der Schwere der begleitenden Lungenverletzung bzw. Lungenkontusion ab.

Schematisch können folgende Typen des instabilen Thorax unterschieden werden (◘ Abb. 63.2):
- Seitlicher Typ
- Vorderer Typ
- Hinterer Typ

❯ Die Gewalteinwirkung muss groß sein, um eine Rippenserienfaktur bzw. Instabilität der Thoraxwand hervorzurufen. Darum immer an schwere intra- und extrathorakale Begleitverletzungen denken!

Klinik und Diagnose
Beim schweren Thoraxtrauma besteht meist folgende Zeichen:
- Starke Thoraxschmerzen
- Zyanose
- Luftnot
- Tachypnoe bzw. flache, schnelle Atmung, schmerzbedingte Schonatmung
- Tachykardie

Die Diagnose „Rippenserienfraktur" wird radiologisch gestellt, die Diagnose „instabiler Thorax" dagegen klinisch.

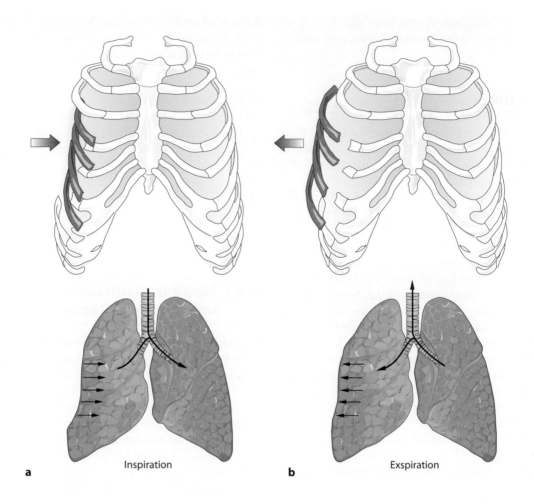

a   Inspiration   b   Exspiration

⬛ Abb. 63.1   Thoraxwandinstabilität bei Rippenserienfraktur. a Während der Inspiration bewegt sich das instabile Segment nach innen und **b** während der Exspiration nach außen. Je nach Ausmaß der Schaukelbewegung kann der pulmonale Gasaustausch schwer beeinträchtigt werden

63

Bei ausgeprägter Thoraxinstabilität besteht eine **paradoxe Atmung**, die aber häufig erst sichtbar wird, wenn man den Patienten auffordert, tief einzuatmen. Beim vorderen Typ tritt zumeist eine **Schaukelatmung** auf: Beim Zusammensinken des Brustkorbs wölbt sich der Bauch vor und umgekehrt („schlingerndes Schiff").

Therapie
Grundsätzlich gilt: Patienten mit Thoraxtrauma gehören in Intensivüberwachung!

- ▪ Behandlungsmöglichkeiten
- ▬ Ausreichende Schmerztherapie, z. B. durch thorakale Periduralanalgesie mit Opioiden und Lokalanästhetika (▶ Kap. 39) oder regionale Thoraxwandblockade (Serratus-Block) und physikalische Atemtherapie (▶ Kap. 60).
- ▬ NIV: Verfahren der ersten Wahl bei respiratorischer Insuffizienz, um die Intubation zu vermeiden.

- ▬ Intubation und invasive Beatmung, wenn mit NIV der pulmonale Gasaustausch und die Ventilation nicht aufrechterhalten werden können. Bei intaktem Atemantrieb werden unterstützende Atemverfahren eingesetzt, z. B. BiPAP, PSV, auch kombiniert, jeweils mit PEEP (5–10 mbar) und ausreichender Analgosedierung. Die Beatmung sollte nur so kurz wie möglich durchgeführt werden, um Beatmungskomplikationen zu vermeiden.

63.9.4 Saugende Thoraxwunde

Bei der saugenden Thoraxwunde ist die Kontinuität der Thoraxwand durch ein Trauma unterbrochen: Es entsteht eine saugende Thoraxwunde mit ausgedehntem **offenem Pneumothorax**. Je nach Größe der offenen Wunde ist der Patient zunächst beschwerdefrei oder sofort schwerst dyspnoisch. Dramatisch wird das kli-

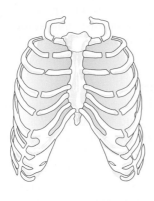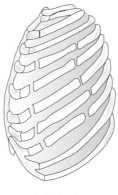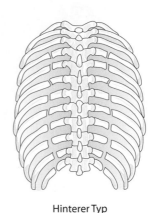

Vorderer Typ   Seitlicher Typ   Hinterer Typ

◘ Abb. 63.2   Verschiedene Typen des instabilen Thorax

nische Bild besonders dann, wenn das Stoma des Wanddefekts größer ist als der Durchmesser der Trachea: Die Atemluft strömt dann vorzugsweise über die Wunde nach außen und nimmt nicht am pulmonalen Gasaustausch teil.

Diagnose

Die Diagnose ist zumeist leicht zu stellen: Während der Atmung entsteht mit dem Ein- und Austritt von Luft durch die Thoraxwunde ein schlürfendes oder saugendes Geräusch.

Therapie

Die Wunde muss sofort chirurgisch geschlossen werden. Notfalls kann auch zunächst ein nichtabdichtender Verband angelegt werden.

Vor der operativen Versorgung muss eine **Thoraxdrainage** gelegt werden, damit aus dem offenen Pneumothorax kein Spannungspneumothorax entsteht!

63.9.5 Hämatothorax

Ein Hämatothorax ist die Ansammlung von Blut im Pleuraraum (◘ Abb. 63.3). Die wichtigsten Ursachen sind
- Rippenfrakturen mit Zerreißung der Pleura,
- Lungenverletzungen,
- Verletzungen intrathorakaler Gefäße,
- thorakale Wirbelverletzungen.

Ein Hämatothorax führt zur Kompression der Lunge mit Atemstörungen und Verdrängung des Mediastinums sowie zu teilweise beträchtlichen Blutverlusten (der Pleuraraum kann etwa 5–6 l Blut aufnehmen).

Diagnose
- Vermindertes Atemgeräusch
- Gedämpfter Klopfschall
- Thoraxröntgenbild: bei ausgedehnter Blutung zunehmende Verschattung

Therapie
- Möglichst frühzeitig Thoraxdrainage: Dauersog von etwa 20–25 mbar
- Bei massiven Blutverlusten: Volumenersatz
- Bei massiven, anhaltenden Blutungen: Thorakotomie

63.9.6 Lungenkontusion

Definition

Quetschung des Lungengewebes durch ein schweres Thoraxtrauma, je nach Schwere mit einzelnen blutdurchsetzten Herden oder ausgedehnten hämorrhagischen Bezirken, zumeist am Ort der Einwirkung (einfache Kontusion). Bei den schweren Formen zusätzlich interstitielles und alveoläres Ödem mit Mikroatelektasen und Abnahme des Surfactant. Schwerwiegendste Folge der Lungenkontusion ist ein posttraumatisches ARDS.

Pathophysiologie

Die einfache Lungenkontusion führt zumeist nicht zur wesentlichen Beeinträchtigung der Lungenfunktion, während bei der schweren Form durch die oben beschriebenen Veränderungen folgende Störungen auftreten:
- Abnahme der FRC
- Erheblicher funktioneller Rechts-links-Shunt
- Hypoxie

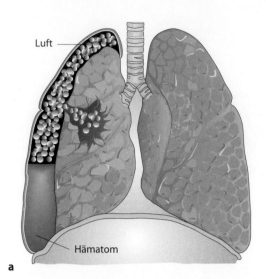

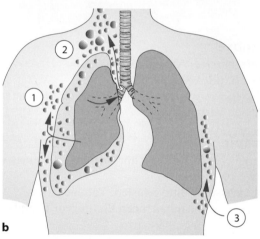

❏ **Abb. 63.3** Thoraxtrauma mit Hämatothorax, Pneumothorax und Lungenzerreißung

Klinisches Bild und Diagnose

Klinisch werden 2 Schweregrade der Lungenkontusion unterschieden:

- **Schweregrad I:** einfache Lungenkontusion:
  - Radiologie: Zeichen der Kontusion (lokalisierte Infiltrate oder Verschattungen, die sich im Verlauf von 3–4 Tagen wieder auflösen)
  - Klinik: unauffälliger Patient oder respiratorische Zeichen wie Thoraxschmerz, blutiger Auswurf, Dyspnoe, Tachypnoe
- **Schweregrad II:** Lungenkontusion; radiologisch ausgedehnte Kontusionsherde, klinisch Zeichen der respiratorischer Insuffizienz:
  - Unruhe, Somnolenz
  - Tachypnoe, Dyspnoe, verstärkte Atemarbeit
  - Tachykardie
  - Hypoxämie mit Zyanose

Bei sehr schweren Formen besteht bereits bei der Aufnahme des Patienten eine ausgeprägte respiratorische Insuffizienz mit Zyanose, Hypoxämie ($p_aO_2 < 50$ mmHg) und Hyperkapnie. Der Verlauf ist zumeist tödlich.

Die Diagnose der Lungenkontusion wird durch Röntgenbild, Spiral-CT und Blutgasanalyse gestellt.

Intensivbehandlung

- Bei **Schweregrad I** genügen zumeist die Zufuhr von angefeuchtetem O_2 und von Analgetika.
- Bei **Schweregrad II** ist fast immer eine Atemunterstützung mit PEEP erforderlich, weil eine ausgeprägte Hypoxie durch funktionellen Rechts-links-Shunt und ungenügendes Abhusten mit Sekret- und Blutretention vorliegt. Sehr schwere Formen müssen sofort kontrolliert beatmet werden.

63.9.7 Herztamponade

Ein Hämoperikard, die Ansammlung von Blut im Herzbeutel, beruht so gut wie immer auf einer schweren Herzverletzung. Die wichtigsten Ursachen sind

- Zerreißung einer Koronararterie,
- ausgedehnte Myokardverletzung,
- Ruptur des Herzens.

Pathophysiologie

Das Perikard ist zumeist unelastisch, sodass sich max. etwa 150–200 ml Blut ansammeln können, ohne dass die Herzfunktion beeinträchtigt wird. Mit zunehmender Blutung in das Perikard steigt auch der Druck auf das Herz: Die Füllung des Herzens nimmt ab, und es entwickelt sich ein Low-Output-Syndrom mit niedrigem arteriellem Druck. Zentraler Venendruck und Herzfrequenz steigen an. Durch periphere Vasokonstriktion kann der Blutdruck zunächst noch aufrechterhalten werden. Wird die Tamponade nicht beseitigt, versagen die Kompensationsmechanismen; Folge ist der Tod des Patienten.

Diagnose

Beim Polytraumatisierten ist die Diagnose schwierig. Patienten mit Herztamponade sind zumeist unruhig, klagen über Luftnot oder befinden sich im Schockzustand.

Als typische **Trias der Herztamponade** gilt:

- Hoher zentraler Venendruck
- Abgeschwächte Herztöne
- Paradoxe arterielle Pulsamplitude

Es gilt aber: Der Venendruck ist nur hoch, wenn keine Hypovolämie vorliegt. Die Herztöne können unauffällig sein. Der paradoxe Puls ist zumeist nur durch direkte arterielle Druckmessung zu erkennen.

63

Therapie

Bei Verdacht erfolgt eine Perikardiozentese durch substernale Punktion mit einer 17 oder 18 G Kunststoffkanüle unter kontinuierlicher EKG-Überwachung. Oft ist anschließend eine chirurgische Versorgung der Herzwunde erforderlich.

63.9.8 Thoraxdrainagen

Definition und Funktion

Thoraxdrainagen sind Kunststoffkatheter, die in den Spalt zwischen Lungenpleura (Pleura visceralis) und Rippenfell (Pleura parietalis) eingeführt werden und folgenden Zwecken dienen:

- Ableitung von Blut, Sekret, Eiter, Lymphflüssigkeit
- Absaugung von Luft beim Pneumothorax
- Schaffung eines negativen Drucks (= Sogs) zur Entfaltung einer kollabierten Lunge beim Pneumothorax

Nach Vorschieben in den Pleuraspalt wird der Thoraxkatheter mit einem Drainagesystem verbunden, in dem die austretende Flüssigkeit gesammelt oder über das die entweichende Luft abgesaugt wird.

Material

Gebräuchlich sind sterile Einmalsets, die einen Katheter enthalten, der mit einem sterilen Einmaldrainagesystem (◘ Abb. 63.8) oder (seltener) einer Thoraxpumpe verbunden wird.

Der Katheter besteht aus silikonisiertem Kunststoff mit Drainageöffnungen am distalen Ende. Er sollte wegen der Verletzungsgefahr keinen Trokar enthalten.

Punktionsstellen

Die Wahl des ICR, durch den der Katheter in den Pleuraspalt vorgeschoben wird, hängt vom Zweck der Drainage ab.

Beim **Pneumothorax** wird der Katheter im 2. oder 3. ICR in Höhe der Medioklavikularlinie eingeführt und nach oben zur Pleurakuppel hin vorgeschoben: Monaldi-Drainage (◘ Abb. 63.4).

Beim **Hämatothorax** oder **Hämatopneumothorax** wird der Katheter in der mittleren Axillarlinie oberhalb der Mamille im 4.–6. ICR eingeführt und entweder nach hinten oben (◘ Abb. 63.5) oder, für die Drainage der tiefen Thoraxabschnitte, nach hinten unten vorgeschoben: Bülau-Drainage (◘ Abb. 63.5).

Drainagesysteme

Um eine bessere Ableitung von Flüssigkeit und Luft aus dem Pleuraspalt sowie eine raschere Entfaltung der Lungen zu erzielen, wird der Katheter über Verbindungsschläuche an einen Dauersog angeschlossen.

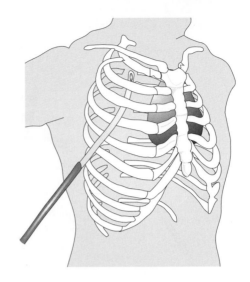

◘ **Abb. 63.4 Thoraxdrainage bei Pneumothorax.** Die Drainage wird von vorne durch den 2. oder 3. ICR eingeführt und nach oben geschoben

❯ Der Sog wird bei der Thoraxdrainage auf etwa 20 cmH$_2$O eingestellt.

Nach **Pneumektomie** sollte der Sog 5 cmH$_2$O nicht überschreiten, um eine Verlagerung des Mediastinums mit Störungen der Herz-Kreislauf-Funktion zu vermeiden.

Gelegentlich sind beim Pneumothorax erheblich höhere Sogleistungen erforderlich (45–100 mbar), um die kollabierte Lunge wieder zu entfalten.

Für die Drainage des Thorax stehen verschiedene Ableitungssysteme zur Verfügung (◘ Abb. 63.6).

■ Einflaschendrainage mit Wasserschloss

Hierbei wird nicht gesaugt, sondern nur aufgrund der Schwerkraftwirkung drainiert. Hierzu wird die Thoraxdrainage mit einer Wasserschlossröhre in der Drainageflasche verbunden (◘ Abb. 63.6), die über eine kurze Röhre entlüftet wird. Die Spitze der langen Glasröhre wird etwa 2 cm unter die Wasseroberfläche eingetaucht. Steigt nun der Druck im Pleuraraum auf > 2 cmH$_2$O an, fließt Luft oder Flüssigkeit aus dem Pleuraraum in die Flasche; Luft entweicht über die kleine Röhre nach außen. Je tiefer die lange Glasröhre in das Wasser eintaucht, desto größer muss der intrapleurale Druck sein, um Luft oder Flüssigkeit herauszubefördern. Gelangt die Glasröhre hingegen über die Wasseroberfläche, so kann Luft von außen in den Pleuraraum gesaugt werden!

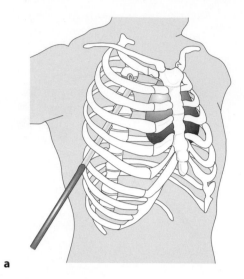

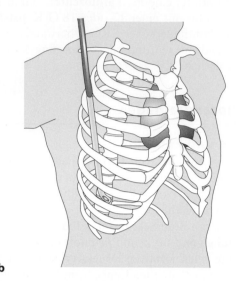

a

b

◨ **Abb. 63.5   Thoraxdrainage bei Hämatothorax. a** Einführen der Drainage in der Axillarlinie durch den 5. oder 6. ICR und Vorschieben nach oben hinten; **b** alternative Methode: Vorschieben des Katheters nach hinten unten

— Mit der Inspiration steigt die Wassersäule in der Glasröhre.
— Mit der Exspiration fällt die Wassersäule.
— Blubbern zeigt an, dass ein Leck in der Lunge oder im Bronchus vorhanden ist.

▪ **Zweiflaschenabsaugung mit Wasserschloss**
Dieses System wird eingesetzt, wenn die einfache Schwerkraftdrainage mit Wasserschloss nicht ausreicht (◨ Abb. 63.6). Die 2. Flasche dient als Saugkontrolle. Ein kurzer Schlauch in der Saugflasche ist mit der Wasserschlossflasche verbunden, ein anderer Schlauch mit der Sogquelle. Ein 3. Schlauch wird etwa 10–20 cm tief unter die Wasseroberfläche eingetaucht; die Eintauchtiefe entspricht dem Sog in cmH$_2$O.

▪ **Dreiflaschensaugsystem**
Dieses System besteht aus 1 Wasserschlossflasche, 1 Absaugkontrollflasche und 1 Drainageflasche (◨ Abb. 63.7). Mithilfe der Drainageflasche kann die abgesaugte Flüssigkeit gemessen werden.

▪ **Pleur-evac-System**
Hierbei handelt es sich um ein steriles geschlossenes Einmalabsaugsystem. Pleur-evac kann als Einflaschen-, Zweiflaschen- oder Dreiflaschensystem (◨ Abb. 63.8) eingesetzt werden.
    Folgende 3 Kammern sind vorhanden: Sammelkammer, Wasserschloss und Saugkontrollkammer. Der Sog im Pleuraraum kann direkt am Manometer des Wasserschlosses abgelesen werden.

Vorteile des geschlossenen Pleur-evac-Systems gegenüber offenen Systemen sind
— Transport des Patienten ohne Pneumothoraxgefahr möglich, da Sog bis zu 2 h erhalten bleibt,
— Schutz vor Pneumothorax durch Sicherheitsventile,
— Manometer für die Soganzeige im Pleuraspalt,
— geringere Kontaminationsgefahr, da kein Wechsel von Sammelgefäßen erforderlich ist.

Von **Nachteil** ist die relativ geringe Saugleistung.

Praktisches Vorgehen beim Anlegen der Drainagen
Die Anlage erfolgt entweder als Minithorakotomie oder mit Seldinger-Technik. Beide Verfahren können unter Lokalanästhesie erfolgen: 10 ml Lokalanästhetikum (1 %) für die Seldinger-Technik oder 20–30 ml für die Minithorakotomie. Trokarsysteme werden wegen der hohen Verletzungsgefahr für Gefäße und intrathorakale Organe nicht mehr eingesetzt.

Material
— Steriles   Trokar-Katheter-Einmalset,   Männer 32 Ch, Frauen 28 Ch
— Steriles Einmaldrainagesystem
— Steriles Einmallochtuch
— Steriles Abdecktuch
— Sterile Kompressen, Tupfer und Handschuhe
— 1 Einmalskalpell
— 1 Kornzange

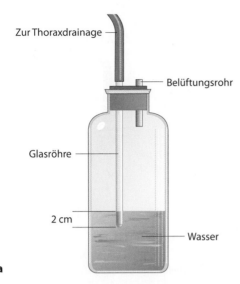

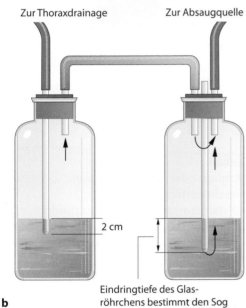

◘ Abb. 63.6 Thoraxdrainagen. a Einflaschendrainage mit Wasserschloss; **b** Zweiflaschendrainage mit Wasserschloss. Erklärung im Text

- 2 große Klemmen
- 1 anatomische + 1 chirurgische Pinzette
- 1 Schere
- Nahtmaterial (0-Prolene), Nadelhalter
- Lokalanästhetikum, z. B. 10 ml Meaverin 1 %, Quaddelkanüle + Infiltrationskanüle
- Einmalabwurfschale
- Polyvidon-Jod zur Hautdesinfektion + Wännchen

- **Vorgehen**
- Den wachen Patienten über die geplante Maßnahme informieren und mit erhöhtem Oberkörper auf den Rücken lagern; evtl. Lagerung auf die Gegenseite.
- Füllen der Drainageeinheit mit steriler NaCl-Lösung oder Aqua dest., Einheit unterhalb des Patientenniveaus am Bett aufhängen.
- Lokalisieren der Punktionsstelle.
- Arzt und Assistenzperson: Mundschutz, Haube, chirurgische Händedesinfektion, steriler Kittel und Handschuhe.
- Bei wachen Patienten: Lokalanästhesie der Punktionsstelle, bei Bedarf mit Sedierung.
- Hautinzision, ca. 4–5 cm auf der Rippe.
- Stumpfe Präparation, Eröffnen der Rippenpleura.
- Einführen des Katheters mit der Kornzange, Vorschieben des Katheters um ca. 20 cm.
- Fixierung des Drains mit Tabakbeutelnaht und Anschließen des Drainagesystems.
- Abdecken der Punktionsstelle mit sterilen Schlitzkompressen.
- Drainageschläuche sicher befestigen, damit kein Zug entsteht und die Schläuche nicht abknicken.
- Ausreichend lange Schläuche verwenden, damit der Patient richtig gelagert werden kann.
- Bei Hämatothorax die Schläuche regelmäßig ausmelken (z. B. mit Rollenzange), damit keine Koagel entstehen und die Drainage verstopfen.
- Offene Drainagesysteme bei Transport des Patienten oder Auswechseln der Sammelgefäße auf keinen Fall abklemmen (Gefahr des Spannungspneumothorax).
- Entfernen der Thoraxdrainagen: ► Kap. 68.
- **Kontrollen:**
  - Thoraxdrainagen und Verbindungsschläuche regelmäßig auf Durchgängigkeit und richtiges Funktionieren überprüfen; die Wassersäule im Wasserschloss muss sich atemabhängig bewegen.
  - Saugleistung häufig kontrollieren; leichtes Blubbern muss hörbar sein.
  - Messung der abgesaugten Flüssigkeitsmenge, Überprüfen von Aussehen und Konsistenz.
  - Bakteriologische Kontrolle: 3-mal pro Woche Punktion des Latexschlauchs.
- **Pflege:** Täglich Verbandswechsel mit Schlitzkompresse, dabei
  - Kontrolle der Punktionsstelle auf Infektion,
  - Desinfektion der Punktionsstelle mit Polyvidon-Schleimhautlösung.

Wann wird die Thoraxdrainage entfernt?

- Wenn kein Luftleck mehr vorhanden ist (über mind. 6 h)
- Wenn drainierte Blut- bzw. Flüssigkeitsmenge < 200 ml innerhalb von 24 h

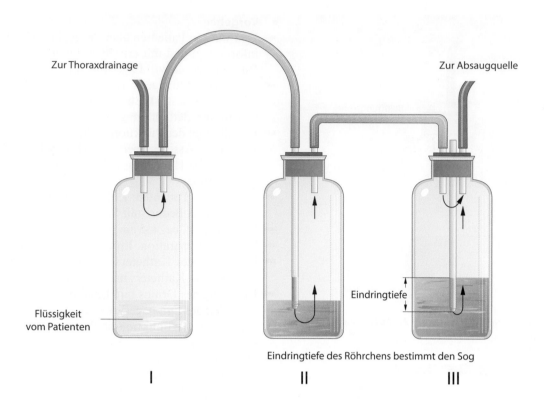

Abb. 63.7   Dreiflaschendrainagesystem. Erklärung im Text

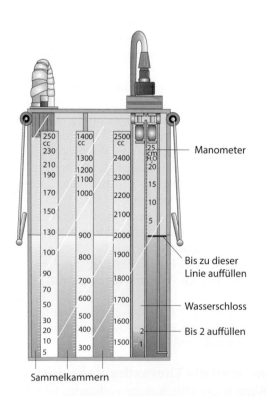

Abb. 63.8   Geschlossenes Thoraxdrainagensystem zum Einmal-gebrauch mit 3 Sammelkammern, Wasserschloss, Sicherheitsventilen und Manometer. Einzelheiten im Text

- **Vorgehen**
- Rückenlage oder sitzende Position.
- Haltenaht entfernen.
- Den Patienten zum Ausatmen auffordern.
- Am Ende der Exspiration rasch die Drainage ziehen.
- Drainageloch sofort mit steriler Auflage abdecken, Wundverband.

63.10 Inhalation toxischer Gase und Rauchvergiftung

Die Inhalation toxischer Gase kann zu schweren Schleimhautschäden der Atemwege, aber auch zum ARDS führen.

- **Ammoniak und Schwefeldioxid**
Diese Gase bewirken schwere Schäden der Schleimhäute von Kehlkopf, Luftröhre und Bronchien mit akuter Erstickungsgefahr durch Obstruktion der Atemwege. Beide Stoffe können noch nach Wochen zu einer obliterierenden Bronchiolitis mit Reizhusten, Luftnot und Giemen führen.

- **Rauch**
Dieses Gemisch aus heißen Gasen und Dämpfen kann zu chemisch-toxischen Schäden im Respirationstrakt mit Ödembildung und Erstickungsgefahr führen.

- **Vorgehen**
- Bei Rauchinhalation mit Verdacht auf eine Beteiligung des Rachenraums und der oberen Atemwege sollte der Patient möglichst *umgehend* intubiert werden, da sich rasch eine ödematöse Verlegung der Atemwege mit akuter Erstickungsgefahr entwickeln kann.
- Bei schweren Verbrennungen der oberen Atemwege ist eine Tracheotomie indiziert.
- Zumeist ist eine intensive Atemtherapie erforderlich, um das zähe Bronchialsekret zu entfernen, bei Bedarf ergänzt durch bronchoskopisches Absaugen.
- Tritt ein Lungenödem auf, sollte die Atmung maschinell, unter Einsatz von CPAP oder PEEP, unterstützt werden.
- Bei toxischen und reizenden Gasen oder Dämpfen wird die frühzeitige Zufuhr von Kortikosteroiden per Inhalation empfohlen.

Nachschlagen und Weiterlesen

Larsen R, Ziegenfuß T (2019) Pocket Guide Beatmung, 3. Aufl. Springer, Berlin, Heidelberg, New York

Internet

Arbeitsgemeinschaft der Wissenschaftlichen Medizinischen Fachgesellschaften e. V. (AWMF) (2020) S2k-Leitlinie: Empfehlungen zur intensivmedizinischen Therapie von Patienten mit COVID-19. https://www.awmf.org/leitlinien/detail/ll/113-001.html. Zugegriffen: 5. Febr. 2021

Bundesärztekammer (BÄK), Kassenärztliche Bundesvereinigung (KBV), Arbeitsgemeinschaft der Wissenschaftlichen Medizinischen Fachgesellschaften e. V. (AWMF) (2020) Nationale VersorgungsLeitlinie Asthma. 4. Aufl. https://www.awmf.org/leitlinien/detail/ll/nvl-002.html. Zugegriffen: 5. Febr. 2021

Bundesärztekammer (BÄK), Kassenärztliche Bundesvereinigung (KBV), Arbeitsgemeinschaft der Wissenschaftlichen Medizinischen Fachgesellschaften e. V. (AWMF) (2017) Nationale Versorgungsleitlinie COPD (in Überprüfung, geplante Fertigstellung 2021). https://www.leitlinien.de/nvl/copd. Zugegriffen: 5. Febr. 2021 (https://www.awmf.org/leitlinien/detail/anmeldung/1/ll/nvl-003.html)

Deutsche Gesellschaft für Anästhesiologie und Intensivmedizin e. V. (DGAI) (2017) S3-Leitlinie: Invasive Beatmung und Einsatz extrakorporaler Verfahren bei akuter respiratorischer Insuffizienz. https://www.awmf.org/leitlinien/detail/ll/001-021.html. Zugegriffen: 5. Febr. 2021

Deutsche Gesellschaft für Pneumologie und Beatmungsmedizin (2015) S3-Leitlinie: Nichtinvasive Beatmung als Therapie der akuten respiratorischen Insuffizienz. https://www.awmf.org/leitlinien/detail/ll/020-004.html. Zugegriffen: 5. Febr. 2021

Oczenski W, Hörmann C (2017) ÖGARI-Leitlinien zur invasiven Beatmung von Intensivpatienten. https://www.oegari.at/web_files/dateiarchiv/editor/leitlinien_invasiven_beatmung_aktualisert__2017.pdf. Zugegriffen: 5. Febr. 2021

Robert-Koch-Institut (RKI) (2021) Hinweise zu Erkennung, Diagnostik und Therapie von Patienten mit COVID-19. https://www.rki.de/DE/Content/Kommissionen/Stakob/Stellungnahmen/Stellungnahme-Covid-19_Therapie_Diagnose.pdf. Zugegriffen: 5. Febr. 2021

Niere, Wasser-Elektrolyt- und Säure-Basen-Haushalt

Inhaltsverzeichnis

Störungen des Säure-Basen-Haushalts

Reinhard Larsen

Inhaltsverzeichnis

© Der/die Herausgeber bzw. der/die Autor(en), exklusiv lizenziert durch Springer-Verlag GmbH, DE, ein Teil von
Springer Nature 2021
R. Larsen, T. Fink, T. Müller-Wolff (Hrsg.), *Larsens Anästhesie und Intensivmedizin für die Fachpflege*,
https://doi.org/10.1007/978-3-662-63127-0_64

Die Wasserstoffionenkonzentration der Körperflüssigkeiten wird innerhalb eines sehr engen Bereichs konstant gehalten. Nur so können die vielfältigen biochemischen Prozesse im Stoffwechsel der Gewebe und die elektrophysiologischen Vorgänge an den erregbaren Membranen des Körpers ihre normale Funktion aufrechterhalten. Die Wasserstoffionenkonzentration der Extrazellulärflüssigkeit entspricht einem pH-Wert zwischen 7,36 und 7,44. Dieses Konzentrationsgleichgewicht wird durch die fortlaufend im Stoffwechsel entstehenden Säuren und Basen gefährdet. Hierbei droht entweder eine zu hohe Wasserstoffionenkonzentration (Azidose) oder eine zu niedrige Wasserstoffionenkonzentration (Alkalose). Beide Störungen beeinträchtigen gleichermaßen die Funktion der Organe. Bestimmte Regulationssysteme sorgen jedoch dafür, dass sich die Wasserstoffionenkonzentration unter dem Einfluss von Säuren und Basen nur sehr wenig ändert. Dies sind die Puffersubstanzen, die Atmung, die Nieren und die Leber.

64.1 Grundlagen

▪ Säuren

Säuren sind Substanzen, die in wässriger Lösung Wasserstoffionen *abgeben;* sie sind Wasserstoffionendonatoren (von lat. „donare" = geben). Da das Wasserstoffion H^+ mit einem Proton identisch ist, werden Säuren auch als Protonendonatoren bezeichnet:

H_2CO_3	$\rightarrow$	H^+	+	HCO_3^-
Säure		Wasserstoffion		Base

Starke Säuren geben in wässriger Lösung viele Wasserstoffionen ab, sie „dissoziieren" stark, während schwache Säuren nur wenig dissoziieren, also wenige Wasserstoffionen abgeben.

▪ Basen

Basen sind Substanzen, die in wässriger Lösung Wasserstoffionen *aufnehmen*; sie sind Wasserstoffionen- oder Protonenakzeptoren:

HCO_3^-	+	H^+	$\rightarrow$	H_2CO_3
Base		Wasserstoffion		Säure

Starke Basen nehmen viele Wasserstoffionen auf, schwache hingegen nur wenige.

▪ pH-Wert

Die Wasserstoffionenkonzentration der Extrazellulärflüssigkeit beträgt $0,36–0,44 \times 10^{-7}$ mol/l, eine extrem kleine Zahl, die sich dem Vorstellungsvermögen entzieht. Darum wird die H^+-Ionenkonzentration durch das Symbol pH ausgedrückt. Die pH-Zahlen sind sog. „Logarithmen".

┌─ **Definition** ─────────────────────────┐

Der **pH-Wert** ist definiert als der negative dekadische Logarithmus der Wasserstoffionenkonzentration.

└──┘

Er gibt also an, wie hoch die Wasserstoffionenkonzentration einer Lösung ist. Hierbei gilt:
- Ein niedriger pH-Wert bedeutet eine hohe Wasserstoffionenkonzentration.
- Ein hoher pH-Wert bedeutet eine niedrige Wasserstoffionenkonzentration.

▪ Puffer

Puffersubstanzen sind Lösungen, deren pH-Wert (Wasserstoffionenkonzentration) sich bei Zugabe einer Säure oder Base nicht wesentlich ändert. Puffer bestehen aus dem Gemisch einer schwachen Säure mit einem ihrer Salze oder aus dem Gemisch einer schwachen Base mit einem ihrer Salze. Werden dem Puffergemisch Wasserstoffionen (H^+-Ionen) zugeführt, bindet der Puffer diese Ionen. Werden hingegen Basen zugeführt, setzt der Puffer H^+-Ionen frei. Hierdurch bleibt die H^+-Ionenkonzentration konstant.

64.2 Regulation des Säure-Basen-Haushalts

Die meisten Säuren entstehen im Stoffwechsel, ein Teil stammt aus der Nahrung. Folgende 3 Organe sind an der Elimination der Säuren beteiligt:
- Lunge: ca. 224 ml oder 10 mmol CO_2 pro min
- Leber: ca. 40 mmol H^+/h (als Milchsäure bzw. Laktat)
- Niere: ca. 40–80 mmol H^+ pro Tag (als $H_2PO_4^-$ bzw. NH_4^+)

Niere und Lunge sind über ein Puffersystem, das Kohlensäure-Bikarbonat-Puffersystem, miteinander verbunden (◙ Abb. 64.1).

Die Wasserstoffionenkonzentration bzw. der Säure-Basen-Haushalt wird durch 4 Systeme, die sich gegenseitig beeinflussen, reguliert (◙ Abb. 64.1):
- Puffersubstanzen (v. a. das Kohlensäure-Bikarbonat-Puffersystem)
- Lunge
- Leber
- Niere

▪ Puffersysteme

Zahlreiche Puffersysteme stehen im Organismus zur Verfügung, um Veränderungen der Wasserstoffionenkonzentration entgegenzuwirken:
- Bikarbonatpuffer
- Phosphatpuffer
- Proteinpuffer

64

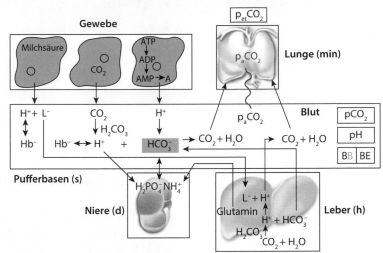

Säure-Basen-Status: beteiligte Organe

Abb. 64.1 **Regulation des Säure-Basen-Status.** Beteiligt sind Lunge, Niere, Leber und die Puffer des Blutes. Im Gewebe entstehen aus Kohlensäure (H_2CO_3) respiratorische (flüchtige) H^+-Ionen, die innerhalb von Sekunden im Blut vom Hämoglobin (Hb) unter Bildung von HCO_3^- gepuffert werden. Die nichtrespiratorischen (fixen) Säuren aus der Milchsäure oder der ATP-Spaltung werden vom Hämoglobin und von HCO_3^- gepuffert. Das metabolisch oder durch Pufferung entstandene CO_2 wird innerhalb von Minuten über die Lungen ausgeatmet. Überschüssige fixe H^+-Ionen werden über die Leber innerhalb von Stunden oder über die Nieren innerhalb von Tagen ausgeschieden. ADP = Adenosindiphosphat, AMP = Adenosinmonophosphat, ATP = Adenosintriphosphat. (Mit freundlicher Genehmigung von Prof. R. Zander, Physioklin)

Der Bikarbonatpuffer besteht aus einem Gemisch aus Kohlensäure (H_2CO_3) und Natriumbikarbonat ($NaHCO_3$) und macht 75 % der gesamten Pufferkapazität des Organismus aus, die Nichtbikarbonatpuffer 25 %. Die Wirkungsweise dieses Puffers ist in ■ Abb. 64.1 dargestellt.

Alle Pufferungsvorgänge laufen innerhalb sehr kurzer Zeit nach Beginn der Störung des Gleichgewichts an.

■ **Lunge**
Steigt die CO_2-Konzentration im Körper an, so fällt der pH-Wert ab, d. h. die Wasserstoffionenkonzentration nimmt zu. Sinkt die CO_2-Konzentration hingegen, so steigt der pH-Wert an, die Wasserstoffionenkonzentration nimmt ab. Über diese Beziehung beeinflusst die Atmung das Säure-Basen-Gleichgewicht. Einzelheiten: ■ Abb. 64.1.

Die Atmung reagiert innerhalb weniger Minuten auf Veränderungen der Wasserstoffionenkonzentration.

■ **Leber**
Die Leber verstoffwechselt Milchsäure oxidativ zu CO_2 und H_2O oder verwendet sie für die Neubildung von Glukose (Glukoneogenese). In beiden Fällen wird pro 1 mol Laktat 1 mol H^+ verbraucht.

■ **Niere**
Die Nieren regulieren die Wasserstoffionenkonzentration durch 2 Mechanismen:
– Erhöhung der Bikarbonatkonzentration im Blut
– Erniedrigung der Bikarbonatkonzentration im Blut

Hierbei gilt: Für jedes H^+-Ion, das die Niere ausscheidet, gewinnt der Körper ein Bikarbonation.

Die Regulationsmechanismen in der Niere sind komplex und erst Tage nach Beginn der Störung voll ausgebildet.

64.3 Störungen des Säure-Basen-Gleichgewichts

Störungen des Säure-Basen-Gleichgewichts äußern sich v. a. als Veränderungen der Wasserstoffionenkonzentration bzw. des pH-Werts im Blut (Übersicht: ■ Tab. 64.1):

■ **Azidose**
Störung, die mit einer Zunahme der H^+-Ionen im Blut (Azidämie) einhergeht. Erkennbar am Abfall des pH-Werts auf < 7,36.

■ **Alkalose**
Störung, die mit einer Abnahme der H^+-Ionen im Blut (Alkaliämie) einhergeht. Erkennbar am Anstieg des pH-Werts auf > 7,44.

Je nach der zugrunde liegenden Ursache können respiratorische und nichtrespiratorische (metabolische) Störungen des Säure-Basen-Haushalts unterschieden werden. ± kennzeichnet die Standardabweichung.

◘ Tab. 64.1   Primäre Störungen des Säure-Basen-Haushalts

Diagnose	pH-Wert	pCO$_2$ (mmHg)	BE (mmol/l)
Normalwerte	7,40 ± 0,04	40 ± 5	0 ± 2
Respiratorische Azidose	< 7,36	> 45	0 ± 2
Respiratorische Alkalose	> 7,44	< 35	0 ± 2
Nichtrespiratorische Azidose	< 7,36	40 ± 5	< −2
Nichtrespiratorische Alkalose	> 7,44	40 ± 5	> +2

Störungen des Säure-Basen-Haushalts

- Respiratorische Azidose
- Respiratorische Alkalose
- Metabolische (nichtrespiratorische) Azidose
- Metabolische (nichtrespiratorische) Alkalose

Außerdem können respiratorische und metabolische Störungen kombiniert auftreten.

Die Diagnose „Alkalose" oder „Azidose" wird durch Messung des pH-Werts im Blut gestellt. Ob die zugrunde liegende Störung respiratorisch oder metabolisch bedingt ist, kann jedoch nur durch eine sog. „arterielle Blutgasanalyse" (▶ Abschn. 64.4) festgestellt werden.

Hierzu müssen die respiratorischen und metabolischen Komponenten des Säure-Basen-Haushalts im Blut bestimmt und analysiert werden:

- Respiratorische Komponente: CO$_2$-Partialdruck (pCO$_2$)
- Metabolische Komponenten: Standardbikarbonat, Plasmabikarbonat, Basenabweichung, Pufferbasen, Alkalireserve

■ **Gleichung von Henderson-Hasselbalch**

Das System kann mithilfe der Gleichung von Henderson-Hasselbalch verdeutlicht werden:

$$pH = \log \frac{HCO_3^-}{0{,}03 \times pCO_2}$$

Der *respiratorische* Einfluss ist durch den pCO$_2$ im Nenner der Gleichung gegeben: Anstieg des pCO$_2$ vermindert den pH-Wert, die Wasserstoffionenkonzentration nimmt zu. Umgekehrt gilt: Wird der pCO$_2$ im Nenner kleiner, nimmt der pH-Wert zu und die Wasserstoffionenkonzentration ab.

Der *metabolische* Einfluss wird durch das im Zähler der Gleichung stehende Bikarbonat charakterisiert. Ein Anstieg des Bikarbonats erhöht den pH-Wert, die Wasserstoffionenkonzentration nimmt ab. Umgekehrt führt ein Abfall des Bikarbonats im Zähler der Gleichung zu einem Abfall des pH-Werts, d. h. einer Zunahme der Wasserstoffionenkonzentration.

64.3.1 Respiratorisch bedingte Säure-Basen-Störungen

Respiratorisch, also durch Veränderungen der Atmung bedingte Störungen des Säure-Basen-Haushalts können durch Messung des *CO$_2$-Partialdrucks* im arteriellen Blut erfasst werden.

❯ Normwerte des arteriellen pCO$_2$: 35–45 mmHg.

Zwei Arten von respiratorischen Störungen des Säure-Basen-Haushalts werden unterschieden: respiratorische Azidose und respiratorische Alkalose (◘ Tab. 64.2).

Respiratorische Azidose

┌─ **Definition** ──────────────

Respiratorische Azidose: Ein erhöhter p$_a$CO$_2$ aufgrund einer verminderten CO$_2$-Ausscheidung der Lungen (Hypoventilation).

└──────────────────────

■ **Ursachen**

Die wichtigsten Ursachen der respiratorischen Azidose sind

- Hypoventilation, z. B. bei Einstellung eines zu geringen Atemminutenvolumens bei maschineller Beatmung,
- Verlegung der Atemwege,
- zentrale Atemdepression, z. B. durch Opioide,
- Lungenerkrankungen, z. B. chronisch obstruktive Lungenerkrankung (COPD), Status asthmaticus,
- Erkrankungen der Thoraxwand, z. B. instabile Rippenserienfraktur,
- neurologische oder neuromuskuläre Erkrankungen (Einzelheiten: ▶ Kap. 67).

■ **Blutgasanalyse**
◘ Tab. 64.1

■ **Kompensationsmechanismen**

Respiratorische Störungen versucht der Körper *metabolisch* zu kompensieren. Hierbei spielen die Niere und die Leber die wichtigste Rolle: Sie steigern die H$^+$-Ionen-

◘ **Tab. 64.2** Respiratorische Störungen des Säure-Basen-Haushalts

Parameter	Störung	Mechanismus
$p_aCO_2 > 45$ mmHg	Respiratorische Azidose	Hypoventilation
$p_aCO_2 < 35$ mmHg	Respiratorische Alkalose	Hyperventilation

◘ **Tab. 64.3** Metabolische Störungen des Säure-Basen-Haushalts

Parameter	Störung	Mechanismus
Basenabweichung, Standardbikarbonat ↓	Metabolische Azidose	1. Zunahme fixer Säuren 2. Verlust von Bikarbonat
Basenabweichung, Standardbikarbonat ↑	Metabolische Alkalose	1. Verlust fixer Säuren 2. Zunahme von Bikarbonat

ausscheidung. Hierdurch wird der pH-Wertabfall kompensiert (allerdings nicht vollständig).

Bei *Kompensation* sieht die Blutgasanalyse folgendermaßen aus:

- pH-Wert: fast normal
- p_aCO_2: > 45 mmHg
- Base Excess (BE): > 2 mmol/l

■ **Therapie**
Respiratorische Azidosen müssen soweit möglich respiratorisch behandelt werden: Steigerung der Ventilation, assistierte oder kontrollierte Beatmung.

Respiratorische Alkalose

┌─ **Definition** ──────────────────
Respiratorische Alkalose: Ein erniedrigter p_aCO_2 aufgrund einer gesteigerten CO_2-Ausscheidung der Lungen (Hyperventilation).
└──────────────────────────────────

■ **Ursachen**
Die wichtigsten Ursachen der respiratorischen Alkalose sind

- kompensatorische Hyperventilation bei Lungenerkrankungen,
- kontrollierte oder versehentliche Hyperventilation mit dem Respirator,
- Schädel-Hirn-Trauma,
- Angst und Aufregung etc.

■ **Blutgasanalyse**
◘ Tab. 64.1

■ **Kompensationsmechanismen**
Länger anhaltende respiratorische Alkalosen werden metabolisch kompensiert: Die Nieren scheiden vermehrt Bikarbonat mit dem Urin aus; die Leber verbraucht Glutamin. **Blutgasanalyse** bei Kompensation:

- pH-Wert: fast normal
- p_aCO_2, BE und Standardbikarbonat: erniedrigt

■ **Therapie**
Die Behandlung richtet sich nach der zugrunde liegenden Ursache. Bei angstbedingter Hyperventilationstetanie,

falls erforderlich, den Patienten sedieren und CO_2 einatmen lassen.

64.3.2 Metabolisch (nichtrespiratorisch) bedingte Säure-Basen-Störungen

Alle nichtrespiratorisch bedingten Abweichungen der Wasserstoffionenkonzentration vom Normalbereich werden als metabolische Störungen bezeichnet. Auch hier können wieder 2 Arten unterschieden werden: metabolische Azidose und metabolische Alkalose (◘ Tab. 64.3).

Wiederum kann durch Messung des pH-Werts im Blut allein nicht festgestellt werden, ob eine Störung metabolisch oder respiratorisch bedingt ist; vielmehr ist eine vollständige arterielle Blutgasanalyse erforderlich. Hierbei stehen 2 metabolische Parameter im Mittelpunkt: das Standardbikarbonat und die Basenabweichung (Base Excess, BE). Diese beiden Säure-Basen-Parameter werden primär nur metabolisch beeinflusst und daher zusammen mit dem pH-Wert für die Diagnostik metabolischer Störungen herangezogen.

■ **Basenabweichung (Basenüberschuss, Base Excess, BE)**
Dieser sehr wichtige Parameter wird nicht im Blut gemessen, sondern ist ein Rechenwert, der angibt, wie viel mmol H^+ (oder OH^-) erforderlich wären, um den pH-Wert des Blutes bei einem pCO_2 von 40 mmHg auf 7,4 zu normalisieren. Die Einheit ist mmol/l; der Normalwert beträgt 0 ± 2 mmol/l. Die berechnete Basenabweichung wird nicht vom p_aCO_2 beeinflusst und erlaubt damit zuverlässige Aussagen über die Art einer Säure-Basen-Störung.

Ein Überschuss an Basen wird als „positive Basenabweichung" bezeichnet und mit einem „+" gekennzeichnet (positiver Base Excess), ein Mangel an Basen als „negative Basenabweichung" (sprachlich falsch als negativer Base Excess), gekennzeichnet mit einem „−".

❯ Normwerte der Basenabweichung (BE): 0 ± 2 mmol/l.

Tab. 64.4 Ursachen metabolischer Azidosen (Standardbikarbonat und Basenabweichung erniedrigt)

Zunahme fixer Säuren	Verlust von Bikarbonat
Nierenversagen	Durchfälle
Diabetische Ketoazidose	Pankreassaftdrainage
Hungerketoazidose	Dünndarmdrainage
Alkoholische Ketoazidose	Renale Tubulusazidose
Laktatazidose	Diamoxtherapie
Salicylsäurevergiftung	Ionenaustauschtherapie
Methanolvergiftung	Verdünnungsazidose
Alkoholvergiftung	Ureterosigmoidostomie

■ Standardbikarbonat

Um den respiratorischen Einfluss (des p_aCO_2) auf die Bikarbonatkonzentration auszuschalten, wird das Plasmabikarbonat bei 37 °C und einem p_aCO_2 von 40 mmHg, bei O_2-Vollsättigung des Hämoglobins, gemessen. Dieses Standardbikarbonat ist weitgehend unbeeinflusst vom p_aCO_2. Allerdings wird es doch bei respiratorischer Azidose etwas zu niedrig und bei respiratorischer Alkalose etwas zu hoch bestimmt.

> ❯❯ Normwerte des Standardbikarbonats: 21–25 mmol/l.

Metabolische Azidose

┌─ **Definition** ─────────────────────────────┐
│ **Metabolische Azidose:** Mangel an Bikarbonat und eine │
│ negative Basenabweichung (−BE) im Blut. │
└──┘

■ Ursachen

Metabolische Azidosen können durch 2 Grundmechanismen entstehen (■ Tab. 64.4):
- Anhäufung nichtflüchtiger (fixer) Säuren im Blut
- Verlust von Bikarbonat aus dem Körper

■ Blutgasanalyse
■ Tab. 64.1

■ Kompensationsmechanismen

Metabolische Störungen versucht der Körper, nach anfänglicher (jedoch nicht ausreichender) Blutpufferung, respiratorisch zu kompensieren: Es wird vermehrt CO_2 über die Lungen ausgeschieden, um das normale Verhältnis zwischen Bikarbonat und Kohlensäure (20 : 1) wiederherzustellen. Die Atemsteigerung beginnt praktisch sofort und ist nach 12–24 h maximal ausgeprägt. Vollkompensation gelingt allerdings nicht. Bei respiratorisch kompensierter metabolischer Azidose sieht die **Blutgasanalyse** folgendermaßen aus:
- pH-Wert: fast normal
- Standardbikarbonat und BE: erniedrigt
- p_aCO_2: erniedrigt (kompensatorische Hyperventilation)

■ Therapie

Metabolische Azidosen werden grundsätzlich metabolisch korrigiert, nicht respiratorisch. Hierfür werden i. v. Puffersubstanzen zugeführt. Die wichtigsten sind
- Natriumbikarbonat 8,4 % (1 ml = 1 mmol),
- Tris-Puffer (1 ml = 0,3 mmol Base).

Die Zufuhr von Puffersubstanzen ist, neben der (entscheidenden) Behandlung der auslösenden Ursache, etwa ab pH-Werten von 7,2 und darunter erforderlich. Der Bedarf an Puffer (Basen) zur Korrektur der metabolischen Azidose kann nach folgenden Formeln errechnet werden:

> ❶ **Dosierung von Puffersubstanzen**
> - Bikarbonatbedarf (mmol) = negativer BE × 0,3 × kg KG
> - Tris-Lösung (ml) 0,3 molar = negativer BE × kg KG

Die Pufferung muss behutsam erfolgen, um eine Alkalose zu vermeiden: Die Azidose darf nicht komplett korrigiert werden. Es genügt zunächst, wenn der pH-Wert auf über 7,2 angehoben wird. Beachtet werden muss, dass die schwere Azidose mit einer **Hyperkaliämie** einhergeht (Ausstrom von Kalium aus der Zelle im Austausch gegen H^+-Ionen). Hierdurch können bedrohliche Herz-Kreislauf-Störungen, insbesondere Herzrhythmusstörungen, auftreten.

■ Natriumbikarbonat

Alle Säuren, die eine metabolische Azidose hervorrufen, werden durch Zufuhr von Natriumbikarbonat gepuffert. Bei Azidosen durch Bikarbonatverlust bedeutet die Zufuhr von Natriumbikarbonat eine echte Ersatztherapie.

Bei einer *Hypernatriämie* ist Natriumbikarbonat kontraindiziert, weil hiermit große Mengen Natrium zugeführt werden. Dann sollte Tris-Puffer eingesetzt werden.

■ Tris-Puffer (THAM, Trometamol)

Dieser Puffer bindet die H^+-Ionen. Er ist natriumfrei und damit besonders indiziert, wenn kein Natrium zugeführt werden darf. Die Substanz führt zur Atemdepression. Die Atemdepression soll durch eine Abnahme der freien Kohlensäure bei gleichzeitiger Bikarbonatbildung entstehen. Bei respiratorischer Insuffizienz ohne eine Möglichkeit der maschinellen Beatmung darf Tris-Puffer daher nicht zugeführt werden. Kontraindiziert ist die Substanz auch bei Oligurie oder Anurie (Kumulationsgefahr).

❗ Extravasal infundiert führt Tris-Puffer (wie Bikarbonat) zu schweren Gewebsnekrosen!

Die Tagesdosis von Tris-Puffer soll ca. 750 ml der 0,3-molaren Lösung nicht überschreiten. Die Einlaufgeschwindigkeit liegt maximal bei 10 ml/min (0,3-molare Lösung).

Metabolische Alkalose

Definition

Metabolische Alkalose: Überschuss an Bikarbonat und eine positive Basenabweichung (+BE) im Blut.

■ Ursachen
Metabolische Alkalosen entstehen in erster Linie durch den Verlust von Wasserstoffionen aus dem Körper. Die renale Regulation der Ausscheidung von Bikarbonat ist beeinträchtigt (durch Chloridmangel, Hyperaldosteronismus, Hypokaliämie). Die wichtigsten Ursachen der metabolischen Alkalose (Standardbikarbonat und positive Basenabweichung erhöht) sind
- Verlust von saurem Magensaft: Erbrechen, Magensonde,
- Diuretikatherapie,
- Chloridverlust durch Diarrhö,
- schwerer Kaliummangel,
- übereifrige Pufferung,
- Kortikoidtherapie.

■ Blutgasanalyse
☐ Tab. 64.1

■ Kompensationsmechanismen
Auch bei der metabolischen Alkalose versucht der Organismus die Störung respiratorisch zu kompensieren. Es wird weniger CO_2 ausgeatmet (Hypoventilation), um das Verhältnis von Bikarbonat und Kohlensäure zu normalisieren. Eine Vollkompensation wird zumeist nicht erreicht. Bei respiratorisch kompensierter metabolischer Alkalose sieht die **Blutgasanalyse** folgendermaßen aus:
- pH-Wert: fast normal
- Standardbikarbonat und positiver BE: erhöht
- p_aCO_2: erhöht

Bei ausgeprägter Alkalose kann eine **Hypokaliämie** auftreten, da Wasserstoffionen aus der Zelle gegen Kalium aus dem Blut ausgetauscht werden.

■ Therapie
Metabolische Alkalosen werden metabolisch behandelt, nicht respiratorisch. Erst sehr schwere metabolische Alkalosen müssen korrigiert werden. Diese Störungen entstehen zumeist durch Salzsäureverlust oder Kaliummangel (oder beides). Für die Therapie müssen auch die Serumelektrolyte bestimmt und entsprechend ersetzt werden. Dies gilt v. a. für *Chlorid* und *Kalium*. Die wichtigsten Maßnahmen sind
- Ausgleich einer Hypovolämie,
- Substitution von Chlorid,
- Substitution von Kalium, evtl. auch von Magnesium,
- Steigerung der renalen Bikarbonatausscheidung durch Acetazolamid (Vorsicht: Hypokaliämie!).

❯ Säure wird nur bei schwerer metabolischer Alkalose und Versagen der angegebenen Maßnahmen zugeführt.

ℹ **Dosierung**
Ermittlung des Säurebedarfs:
Säurebedarf (mmol) = positiver BE × 0,3 × kg KG; maximal 25 mmol/h

Als Säuren werden zugeführt:
- Salzsäure (0,1–0,2 molar) über einen zentralen Venenkatheter
- Argininhydrochlorid
- Lysinhydrochlorid

Die Therapie mit Arginin- oder Lysinhydrochlorid ist umstritten, weil beide Substanzen die intrazelluläre Alkalose verstärken sollen.

☐ Tab. 64.5 zeigt das differenzialdiagnostische Vorgehen bei Störungen des Säure-Basen-Haushalts. Die dicken Pfeile kennzeichnen die jeweiligen für die metabolische oder respiratorische Störung typischen primären Abweichungen. Die gestrichelten, aufwärts oder abwärts gerichteten Pfeile zeigen die Kompensationsreaktionen und das Verhalten des pH-Werts. Durch die Kompensationsreaktionen verändert sich der pH-Wert immer in Richtung Normalbereich.

☐ **Tab. 64.5** Differenzialdiagnostisches Vorgehen bei Störungen des Säure-Basen-Haushalts

Störung	Bikarbonat und Basenabweichung	pH-Wert	pCO_2
Respiratorische Azidose	↗	↘	↑
Respiratorische Alkalose	↘	↗	↓
Metabolische Azidose	↓	↘	↘
Metabolische Alkalose	↑	↗	↗

64.3.3 Auswirkungen von Azidose und Alkalose

Azidose

Die Hauptwirkung einer Azidose ist die *Dämpfung des zentralen Nervensystems*. Fällt der pH-Wert unter 7,0 ab, treten folgende Zeichen auf:

- Verwirrtheit
- Muskelschwäche
- Koma

Wichtig sind auch die möglichen *Herz-Kreislauf-Wirkungen* der Azidose:

- Blutdruckabfall
- Herzrhythmusstörungen

Bei *metabolischer* Azidose ist die Atmung gesteigert: Atemfrequenz und Atemtiefe nehmen zu. Hingegen fehlt bei respiratorischer Azidose die Atemsteigerung, da eine Atemdepression zumeist die Ursache der respiratorischen Azidose ist.

Aus den Zeichen der Azidose wird ersichtlich: Sie sind unspezifisch und können auch durch andere Störungen verursacht sein. Darum kann die Diagnose nur durch eine **Blutgasanalyse** gesichert werden.

Alkalose

Hauptwirkung der schweren Alkalose ist die Übererregbarkeit des peripheren Nervensystems. Typisches Symptom ist die *Tetanie*, das sind tonische Spasmen der Muskulatur. Die Spasmen beginnen zumeist am Unterarm, breiten sich dann über das Gesicht und schließlich über den ganzen Körper aus. Verwirrtheit kann ebenfalls auftreten. Die *Herz-Kreislauf-Wirkungen* sind ähnlich wie bei der Azidose:

- Blutdruckabfall
- Herzrhythmusstörungen

Die Diagnose wird durch eine **Blutgasanalyse** gesichert.

64.4 Blutgasanalyse: Arterielle Punktionen und Normalwerte

Die sog. „arterielle Blutgasanalyse" umfasst im klinischen Sprachgebrauch die Parameter des Säure-Basen-Haushalts und die Blutgase O_2 (pO_2) und CO_2 (pCO_2). Da beide Systeme eng miteinander verknüpft sind, werden zumeist alle Parameter bestimmt.

> **Parameter der Blutgasanalyse**
> - pO_2 = O_2-Partialdruck (mmHg)
> - pCO_2 = CO_2-Partialdruck (mmHg)
> - Hämoglobin (g/100 ml)

> - S_aO_2 = O_2-Sättigung des Hämoglobins (%)
> - pH = Wasserstoffionenkonzentration
> - Standardbikarbonat (mmol/l)
> - BE = Basenabweichung/Base Excess (mmol/l)
> - Plasmabikarbonat
> - Pufferbasen

Gemessen werden bei der Blutgasanalyse folgende Größen:

- pO_2, pCO_2
- pH-Wert, Hämoglobinkonzentration (Hb)
- O_2-Sättigung

Hingegen werden Standardbikarbonat und Basenabweichung (BE) errechnet bzw. anhand von Nomogrammen ermittelt.

Für die Messung von pCO_2, pO_2 und pH werden jeweils spezielle Elektroden eingesetzt; die O_2-Sättigung wird mit einem Oxymeter bestimmt.

Grundsätzlich werden die Blutgase pO_2 und pCO_2 im *arteriellen* Blut bestimmt, da nur anhand arterieller Blutgasanalysen der *pulmonale Gasaustausch* beurteilt werden kann. Hingegen können die metabolischen Parameter des Säure-Basen-Haushalts im *venösen* Blut bestimmt werden.

64.4.1 Probenentnahme

Blutgasanalysen werden im Vollblut durchgeführt. Das Blut wird mit entsprechenden Fertigmonovetten entnommen, in denen zur Gerinnungshemmung kalziumstabilisierendes Heparin enthalten ist.

64.4.2 Arterielle Punktionen

Die arteriellen Blutentnahmen werden zumeist an einer der folgenden Stellen vorgenommen (◨ Abb. 64.2):

- A. radialis
- A. brachialis
- A. femoralis

Ausweichmöglichkeiten sind die A. ulnaris, A. dorsalis pedis, A. tibialis posterior, A. temporalis.

64.4.3 Arterialisiertes Kapillarblut

Bei Neugeborenen und Kleinkindern liefert die Analyse des arterialisierten Kapillarblutes ausreichend genaue Werte, wenn die Durchblutung im Punktionsbereich gut ist. Bei einer *Zentralisation* des Kreislaufs ist das Verfahren hingegen unzuverlässig.

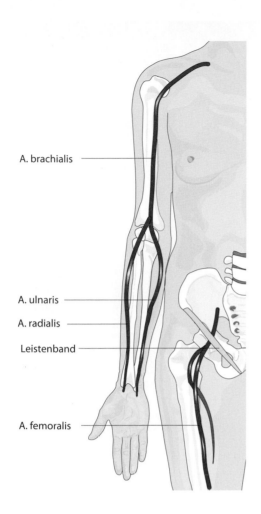

Abb. 64.2   Arterielle Blutentnahme. Die wichtigsten Punktionsstellen für arterielle Blutentnahmen: A. radialis, A. femoralis und A. brachialis in der Ellenbeuge

A. brachialis

A. ulnaris

A. radialis

Leistenband

A. femoralis

■ **Praktisches Vorgehen**
- Auswahl eines stark kapillarisierten Gefäßbetts: Ferse, Ohrläppchen, Fingerbeere, Großzehe.
- Erwärmen des Gebiets, z. B. durch 10-minütiges Anstrahlen mit einer Lampe.
- Tiefer Einstich in das erwärmte Gebiet mit einer Lanzette; Blut muss frei austreten; hierbei darf das Gewebe nicht gequetscht werden.
- Eine mit Heparin benetzte Kapillare (10 cm lang, 60–100 µl Fassungsvermögen) tief in den Bluttropfen einführen; das Blut muss leicht in der Kapillare aufsteigen.
- Probe sofort luftdicht verschließen und bei 4 °C lagern.

64.4.4 Venöse Analysen

Venöse Analysen sind nicht geeignet, um die O_2-Sättigung, den pO_2-Wert des arteriellen Blutes zu beurteilen.

Dies liegt an der unterschiedlichen Aufnahme von Sauerstoff durch die einzelnen Gewebe. Dadurch differieren die venösen O_2-Werte in den einzelnen Gefäßgebieten.

64.4.5 Gemischtvenöse Analyse

Eine echte gemischtvenöse Blutgasanalyse ist nur aus dem Blut der A. pulmonalis möglich, denn hier befindet sich repräsentatives Mischblut aus dem gesamten Körper. Zentralvenöses Blut stammt hingegen aus einer zentralen Vene oder aus dem rechten Vorhof. Im zentralvenösen Blut ist noch nicht das gesamte Körpervenenblut gemischt.

64.4.6 Aufbewahrung bzw. Verarbeitung der Proben

Das entnommene Blut ist nach wie vor ein lebendes Gewebe, das O_2 verbraucht und CO_2 produziert. Darum muss die Blutentnahme unter *anaeroben* Bedingungen erfolgen, d. h. während und nach der Entnahme darf keine Luft in die Spritze eindringen, damit die Blutgaswerte nicht verfälscht werden. Nach der Entnahme sollte das Blut sofort analysiert werden. Ist das nicht möglich, muss die Stoffwechselaktivität des entnommenen Blutes durch Lagerung bei 4 °C gesenkt werden.

❯ Bei einer Temperatur von 4 °C kann das Blut ohne wesentliche Veränderungen ca. 1–2 h aufbewahrt werden.

64.4.7 Einfluss der Temperatur auf die Blutgasanalyse

Blutgasanalysen werden im Gerät bei 37 °C durchgeführt. Da sich die Blutgase und der pH-Wert mit der Temperatur ändern, ist eine Korrektur der Werte erforderlich, wenn die Körpertemperatur des Patienten deutlich von 37 °C abweicht.

■ **pH-Wert**
Da die Temperatur das Messergebnis beeinflusst, ist eine Standardisierung der Messung erforderlich. Aus diesem Grund werden alle pH-Messungen bei 37 °C durchgeführt.

Außerdem wird der pH-Wert noch durch die Körpertemperatur des Patienten beeinflusst: Mit abnehmender Temperatur steigt der pH-Wert an und umgekehrt. Für klinische Zwecke können vereinfacht pro Grad Temperaturabfall 0,015 zum gemessenen pH-Wert addiert und pro Grad Temperaturanstieg 0,015 abgezogen werden.

■ **pCO₂**

Die Löslichkeit von Gasen nimmt mit sinkender Temperatur zu und umgekehrt (Sprudelflasche!). Darum ist bei gleicher Anzahl von CO_2-Molekülen der pCO_2 bei Hypothermie niedriger als bei Normothermie, bei Hyperthermie entsprechend höher.

Da die Blutgase grundsätzlich bei 37 °C gemessen werden, ist eine entsprechende Korrektur der erhaltenen Werte auf die aktuelle Körpertemperatur erforderlich. Die Abweichung wird mit einer Formel berechnet.

■ **pO₂**

Für den pO_2 gilt das Gleiche wie für den pCO_2: Abfall mit abnehmender Körpertemperatur und umgekehrt. Nur kommt hierbei die O_2-Sättigung hinzu, denn mit abnehmender Temperatur nimmt die Bindung des O_2 an das Hämoglobin zu. Diese Beziehung muss bei der Korrekturberechnung berücksichtigt werden.

64.5 Normwerte und Formeln

■ **Untere p_aO_2-Grenzwerte**
- Neugeborene: 40 mmHg
- < 50 Jahre: 80 mmHg
- 50–65 Jahre: 75 mmHg
- > 65 Jahre: 70 mmHg

■ **Sauerstoffgehalt im Blut**

Summe aus chemisch gebundenem und physikalisch gelöstem Sauerstoff.

O_2-Gehalt = O_2-Sättigung × 1,34 + (pO_2 × 0,003) = Vol.-%

Normal sind
- arteriell: ca. 21 ml O_2/100 ml Blut,
- venös: ca. 16 ml O_2/100 ml Blut.

❯ Es gilt folgende Regel: Multiplikation der inspiratorischen O_2-Konzentration mit 5 ergibt den zu erwartenden p_aO_2-Wert in mmHg. Bleibt der Anstieg aus, liegt eine pulmonale Gasaustauschstörung vor.

Nachschlagen und Weiterlesen

Hartwig W, Biesalski HK, Druml W et al (2003) Ernährungs- und Infusionstherapie: Standards für Klinik, Intensivstation und Ambulanz, 8. Aufl. Thieme, Stuttgart

Internet

Physioklin (2021) PhysioSBH – Säure-Basen-Haushalt. https://www.physioklin.de/physiosbh.html. Zugegriffen: 5. Febr. 2021

Störungen des Wasser- und Elektrolythaushalts

Reinhard Larsen

Inhaltsverzeichnis

© Der/die Herausgeber bzw. der/die Autor(en), exklusiv lizenziert durch Springer-Verlag GmbH, DE, ein Teil von Springer Nature 2021
R. Larsen, T. Fink, T. Müller-Wolff (Hrsg.), *Larsens Anästhesie und Intensivmedizin für die Fachpflege*,
https://doi.org/10.1007/978-3-662-63127-0_65

Störungen des Wasser- und Elektrolythaushalts treten beim Intensivpatienten häufig auf. Zunächst ist immer die extrazelluläre Flüssigkeit betroffen, bei chronischen Störungen schließlich auch der Intrazellulärraum. Störungen des Extrazellulärraums sind im Wesentlichen Störungen des Natrium- und Wasserbestands. Bei der Behandlung dieser Störungen müssen die Zusammensetzung der Flüssigkeitskompartimente und ihre normalen Regulationsmechanismen berücksichtigt werden.

65.1 Verteilung und Zusammensetzung der Körperflüssigkeiten

65.1.1 Verteilung der Körperflüssigkeiten

Der Mensch besteht zu 50–80 % aus Wasser, der Rest ist feste Substanz. Das Gesamtkörperwasser variiert mit Alter, Geschlecht und Körperbau. Allgemein gilt der Grundsatz: je mehr Fett, desto weniger Wasser.

Das Gesamtkörperwasser verteilt sich in Kompartimenten, die durch Zellmembranen voneinander getrennt sind:
- Extrazellulärflüssigkeit (ECF)
- Intrazellulärflüssigkeit (ICF)

Ein kleines Kompartiment umfasst die transzelluläre Flüssigkeit. Sie besteht aus Sekreten des Tracheobronchialsystems, Magen-Darm-Trakts, dem exkretorischen System der Nieren und Drüsen sowie dem Liquor cerebrospinalis und dem Augenkammerwasser. Die ICF umfasst 40 % des Körpergewichts, die ECF hingegen 20 %.

Aus praktischen und theoretischen Gründen wird die ECF weiter unterteilt:
ECF = interstitielle Flüssigkeit + Plasmavolumen

■ Interstitielle Flüssigkeit
Dies ist die Flüssigkeit außerhalb der Zellen und außerhalb der Blutgefäße. Sie umfasst etwa 15 % des Körpergewichts.

■ Plasmavolumen
Dieses Volumen umfasst die Flüssigkeit innerhalb des Gefäßsystems, aber außerhalb der Blutzellen. Das Plasmavolumen beträgt etwa 5 % des Körpergewichts. Das Gesamtblutvolumen (Plasmavolumen + Blutzellen) eines Erwachsenen beträgt etwa 7,5 % des Körpergewichts.

> Für die klinische Praxis ist Folgendes wichtig: Veränderungen der ECF gehen mit Veränderungen der interstitiellen Flüssigkeit und des Plasmavolumens einher. Um ein normales Blutvolumen aufrechtzuerhalten, muss auch ein normales extrazelluläres Volumen erhalten werden.

◘ Tab. 65.1　Parameter des Flüssigkeitshaushalts

Parameter	Absolut		% des Körpergewichts	
	Mann	Frau	Mann	Frau
Gewicht (kg)	70	60		
Hämatokrit (%), große Gefäße	44	40		
Blutvolumen (l)	5,3	4,2	7,5	7,0
Plasmavolumen (l)	3,2	2,7	4,5	4,5
Erythrozyten-volumen (l)	2,1	1,5	3	2,5
Gesamtkörper-wasser (l)	42	36	60	50
ICF (l)	16,4	14,2	23,4	23,7

In ◘ Tab. 65.1 sind wichtige Parameter des Flüssigkeitshaushalts zusammengefasst.

65.1.2 Zusammensetzung der Körperflüssigkeiten

Die großen Kompartimente unterscheiden sich in Bezug auf die Zusammensetzung ihrer Bestandteile erheblich voneinander. Während sich Wasser als freies Lösungsmittel praktisch ungehindert in allen Kompartimenten ausbreiten kann, ist die Ausbreitung der gelösten Substanzen begrenzt.

Praktisch wichtig ist v. a. die ECF, weil sie als Plasma leicht für eine Laboranalyse zugänglich ist, während die Zusammensetzung der ICF unter klinischen Bedingungen nicht untersucht werden kann. Zudem ist die Zusammensetzung der ICF in den einzelnen Geweben wahrscheinlich nicht einheitlich.

65.2 Beziehungen zwischen den Kompartimenten

65.2.1 Intrazellulärraum – Extrazellulärraum

Die meisten Zellmembranen sind für Wasser frei permeabel. Darum besitzen die ICF und ECF die gleiche Osmolarität. Jede vorübergehende Änderung der Osmolarität des einen Kompartiments muss zu einer Umverteilung von Wasser führen, bis beide Flüssigkeitsräume wieder die gleiche Osmolarität aufweisen (◘ Tab. 65.2); praktisch wichtig ist:

◻ Tab. 65.2 Ionenzusammensetzung der Körperkompartimente

	Plasma (mmol/l)	Interstitiell (mmol/l)	Intrazellulär (mmol/l)
Kationen			
Na^+	142	144	10
K^+	4	4	150
Ca^{++}	2,5	1,25	0
Mg^{++}	1,5	0,75	15
Gesamt	*154*	*153*	*200*
Anionen			
Cl^-	103	114	2
HCO_3^-	27	30	10
SO_4^{2-}	0,5	0,5	10
PO_4^{2-}			
– Organische Säuren	5	5	0
– Proteine	16	1	63
Gesamt	*152,5*	*150,5*	*135*

■ Primäre Veränderungen der Osmolarität treten v. a. in der ECF auf. Manchmal kann die intrazelluläre Osmolarität durch starke Änderungen des Zellstoffwechsels direkt beeinflusst werden.

■ Die Natriumkonzentration bestimmt ganz wesentlich die Osmolarität der ECF (► Abschn. 65.2.2).

65.2.2 Osmose und osmotischer Druck

ECF und ICF sind durch *semipermeable* (halbdurchlässige) Membranen voneinander getrennt. Diese Membranen sind für Wasser frei durchgängig. Kalium diffundiert langsamer durch die Membranen und Natrium sogar 100-mal langsamer als Kalium. Für Proteine und andere hochmolekulare Substanzen ist die Membran teilweise oder vollkommen undurchlässig. Befindet sich auf der einen Seite der Membran eine Lösung mit zahlreichen gelösten Teilchen, einschließlich nicht diffusionsfähiger Moleküle oder Ionen, und auf der anderen Seite der Membran eine Lösung mit einer geringeren Konzentration gelöster Teilchen, wird das Lösungsmittel Wasser durch die Membran vom Ort niedriger Konzentration zum Ort hoher Konzentration diffundieren (◻ Abb. 65.1). Dieser Vorgang heißt *Osmose*. Er dauert so lange an, bis ein neues Gleichgewicht hergestellt ist. Danach ist das Produkt der Konzentrationen von diffusionsfähigen Ionen auf jeder Seite der Membran gleich.

Der Transfer von Wasser durch die Membran entsteht durch den effektiven *osmotischen Druck*, den Teilchen ausüben, die nicht frei durch die Membran diffundieren können. Er beruht auf den Anziehungskräften zwischen den Teilchen und dem Wasser. Gelöste Teilchen, die frei durch Zellmembranen diffundieren können, beeinflussen zwar den osmotischen Gesamtdruck; sie bewirken jedoch keine Neuverteilung des Wassers.

Osmolarität

┌ **Definition** ─────────────────────

Osmolarität beschreibt das Verhältnis von Wasser zu den gelösten Teilchen in einer Lösung.

└─────────────────────────────────────

Sie ist ein Maß für die Anzahl der Teilchen in einem Lösungsmittel. 1 mol einer Substanz enthält $6,06 \times 10^{23}$ Moleküle. Unter 1 osmol versteht man 1 mol einer nichtdissoziierten Substanz in 1 l Lösungsmittel; 1 mosmol (Milliosmol) ist 1/1000 osmol Substanz in Lösung.

Osmolalität ist die molare Konzentration aller osmotisch wirksamen Teilchen *pro kg Wasser*.

Osmolarität hingegen bezeichnet die molare Konzentration gelöster Teilchen pro l Lösung.

Unter physiologischen Bedingungen stehen der intra- und extrazelluläre Raum miteinander im osmotischen Gleichgewicht. Darum ist die Serumosmolarität repräsentativ für beide Räume.

❯ Normwerte der Serumosmolarität: 290–300 mosmol/l.

Die Plasmaosmolarität ist der Bezugswert für die Tonizität (= osmotischer Druck) von Infusionslösungen. Lösungen mit der Osmolarität von Plasma, also mit 290–300 mosmol/l, werden als **isoton** bezeichnet.

Da das Natrium mit über 90 % zur effektiven Osmolarität des Extrazellulärraumes beiträgt, kann mithilfe des Serumnatriums die Serumosmolarität annähernd berechnet werden:

$$\text{Serumosmolarität} = (\text{Serum-Na in mmol/l} + 5) \times 2$$

Bei starker *Hyperglykämie* müssen zusätzlich 5,5 mosmol/l pro 100 mg/dl Glukose hinzugefügt werden.

Trinkt ein Mensch rasch mehr Wasser, als er ausscheiden kann, entwickelt sich eine *positive Wasserbilanz*. Das Wasser gelangt zunächst in den Extrazellulärraum, der an Volumen zunimmt. Seine gelösten Teilchen werden verdünnt, die effektive Osmolarität nimmt ab, d. h., die Flüssigkeit ist hypoton. Hierdurch tritt eine Wasserbewegung von extra- nach intrazellulär ein, bis die beiden Flüssigkeiten wieder die gleiche Osmolarität besitzen. Die Osmolarität ist aber niedriger als vor der Wasseraufnahme.

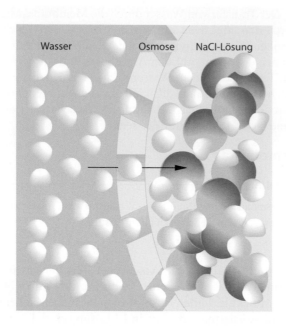

☐ Abb. 65.1   Osmose durch eine semipermeable Membran. Erklärung im Text

Nimmt ein Mensch dagegen Salz in höherer Konzentration als derjenigen der ECF zu sich, steigt dort die Natriumkonzentration an. Hierdurch tritt eine Umverteilung des Wassers von intrazellulär nach extrazellulär auf, bis das osmotische Gleichgewicht zwischen den beiden Kompartimenten wieder hergestellt ist. Die Osmolarität ist aber höher als vor der Salzaufnahme.

Die Auswirkungen sind gleich, wenn eine Hyponatriämie ausgelöst wird, weil mehr Natrium als Wasser verloren geht (▶ Abschn. 65.7.1). Dies gilt auch, wenn eine Hypernatriämie auftritt, weil mehr Wasser als Salz verloren wird (▶ Abschn. 65.7.2). In beiden Fällen ist aber der Gesamtwasserbestand vermindert.

Werden hingegen Wasser und Natrium in gleichem Maß, d. h. *isoosmotisch* verloren, treten *keine* Verschiebungen von Wasser zwischen intra- und extrazellulärem Raum auf. Dies gilt auch für einen isoosmotischen Zuwachs an Wasser und Natrium. Das extrazelluläre Volumen nimmt ab bzw. zu.

65.2.3 Interstitielle Flüssigkeit und Plasmavolumen

Das Gefäßendothel ist für Wasser und die meisten Substanzen durchgängig, hingegen relativ undurchlässig für größere Moleküle wie die Proteine. Diese im Plasma verbleibenden Moleküle beschränken die Aktivität der Wassermoleküle. Gäbe es keine entgegengerichteten Kräfte, würde die gesamte ECF in das Gefäßsystem einströmen. Die hauptsächliche entgegengerichtete Kraft

ist der *hydrostatische Druck* im Gefäßsystem. Zusätzlich wirken noch der kolloidosmotische Druck in der interstitiellen Flüssigkeit und die sog. „Gewebespannung". Der gesamte Einfluss der Plasmaproteine auf die Aktivität des Plasmawassers wird als **kolloidosmotischer Druck** bezeichnet.

Diese Kräfte bewirken, dass am arteriolären Ende der Kapillaren Wasser und diffusionsfähige Substanzen das Gefäßbett verlassen und in gleichem Ausmaß am venösen Ende des Kapillarsystems wieder eintreten. Auf diese Weise findet ein erheblicher Austausch von Wasser und gelösten Substanzen zwischen den beiden Kompartimenten statt, ohne dass sich ihr Gesamtvolumen ändert. Werden diese sog. „Starling-Kräfte" jedoch gestört, können sehr wohl Verschiebungen zwischen den beiden Kompartimenten auftreten:

- Ein Anstieg des hydrostatischen Drucks in den Kapillaren kann dazu führen, dass mehr transsudiert als reabsorbiert wird. Ähnliche Auswirkungen hat auch eine Hypoproteinämie, weil hierdurch der kolloidosmotische Druck abnimmt.
- Das Plasmavolumen kann nur durch kolloidale Lösungen spezifisch vermehrt werden. Durch Zufuhr von kristallinen Substanzen nimmt im Wesentlichen nur das interstitielle Volumen zu.

65.3 Regulation des extrazellulären Volumens und der Osmolarität

Volumen und Osmolarität der ECF werden v. a. von der *Niere* durch selektive Reabsorption von Wasser und Natrium reguliert. Dieser Vorgang steht unter Kontrolle des *antidiuretischen Hormons (ADH)* und von *Aldosteron*.

ADH wird im Hypophysenhinterlappen gespeichert. Seine Sekretion erfolgt unter Kontrolle von Osmorezeptoren im Hypothalamus sowie von Volumenrezeptoren im linken Vorhof und durch die Barorezeptoren der großen Gefäße:

- Steigt die Zahl der gelösten Teilchen und damit die Osmolarität, reagieren hierauf die Osmorezeptoren im Hypothalamus: Die ADH-Sekretion wird stimuliert, es kommt zur Wasserretention. Beim Gesunden stellt sich außerdem Durst ein und er nimmt vermehrt Wasser zu sich.
- Durch Hypoosmolarität (Zufuhr von Wasser) wird die Aktivität der Osmorezeptoren gedämpft, sodass vermehrt Wasser ausgeschieden wird.
- Hypovolämie stimuliert über die Druckrezeptoren im linken Vorhof ebenfalls die ADH-Sekretion, sodass vermehrt Wasser retiniert (zurückgehalten) wird. Dagegen reagieren die Barorezeptoren in den großen Gefäßen nicht auf Veränderungen des Blutvolumens, sondern auf den Abfall des arteriellen Mitteldrucks; hierdurch wird wiederum die ADH-Sekretion stimuliert.

65

Aldosteron greift in folgender Weise in den Regelmechanismus ein: Nimmt die Durchblutung im juxtaglomerulären Apparat der Niere ab (► Kap. 66), so wird die Reninsekretion stimuliert. Renin stimuliert die Bildung von Angiotensin; Angiotensin wiederum stimuliert die Aldosteronfreisetzung aus der Nebennierenrinde. In den Nierentubuli bewirkt Aldosteron, dass Natrium zurückgehalten wird.

Die wichtigsten *Stimuli* für eine Freisetzung von ADH und Aldosteron sind folgende:

- Hypovolämie durch schwere Dehydratation
- Verlust funktioneller ECF in traumatisiertes oder chirurgisch verletztes Gewebe

Der Organismus reagiert auf diese Störungen mit einer vermehrten Volumenreabsorption in den Nierentubuli, um das intravaskuläre Volumen aufrechtzuerhalten.

65.4 Flüssigkeits- und Elektrolytbedarf

Der Mensch benötigt täglich bestimmte Mengen an Flüssigkeit und Elektrolyten, um die laufenden Verluste zu ersetzen. Die wichtigsten Verluste sind folgende:

- **Perspiratio insensibilis:** Die unsichtbaren (insensibilis) Verluste betragen ca. 900 ml/Tag (die Verluste bestehen aus reinem Wasser, gelöste Substanzen sind nicht enthalten):
  - Über die Haut: 200–400 ml
  - Über die Lungen: 400–600 ml
- **Urin:** Der gesunde Mensch produziert etwa 1000 ml Urin/Tag. Der Urin enthält die täglich auszuscheidenden Substanzen.

Der Organismus gewinnt aber auch 300 ml Oxidationswasser aus dem Stoffwechsel hinzu.

Der tägliche **Flüssigkeitsbedarf** eines Erwachsenen beträgt ungefähr 25–40 ml/kg KG/Tag (◘ Tab. 65.3). Kinder benötigen hingegen mehr Flüssigkeit (► Kap. 20).

Der **Elektrolytbedarf** eines Gesunden oder Kranken ist sehr unterschiedlich. Lebt der Mensch völlig salzfrei, so wird innerhalb weniger Tage kein Natrium mehr mit dem Urin ausgeschieden.

Kalium wird hingegen nicht so gut konserviert wie Natrium. Ist die Nahrung kaliumarm, tritt bald ein Kaliummangel auf. Die tägliche Kaliumaufnahme beträgt etwa 4–6 g KCl.

Magnesium wird vom Organismus gut konserviert.

Leider sind Berechnungen für den Wasser- und Elektrolytbedarf, die sich am Körpergewicht oder Alter orientieren, ungenau. Sinnvoller ist hingegen eine Berechnung, die sich auf den Stoffwechsel bezieht (◘ Tab. 65.4).

◘ **Tab. 65.3** Täglicher Erhaltungsbedarf an Wasser und Elektrolyten (Anhaltswerte!)

	Täglicher Erhaltungsbedarf
Wasser	25–40 ml/kg KG
Natrium	50–80 mmol
Kalium	40 mmol

◘ **Tab. 65.4** Täglicher Wasser- und Elektrolytbedarf bezogen auf den täglichen Kalorienverbrauch

	Pro 100 kcal
Wasser	100 ml
Natrium	2–3 mmol
Kalium	2–3 mmol
Chlorid	4–6 mmol

65.5 Störungen von Volumen und Osmolarität

Im Mittelpunkt der Störungen steht zunächst immer die ECF. Sie ist über das Plasma leicht einer Laboranalyse zugänglich. Bei chronischen Störungen muss auch die ICF mitberücksichtigt werden.

Vereinfacht handelt es sich hierbei hauptsächlich um Störungen des Natrium- und Wasserbestands. Die wichtigsten Störungen sind

- isotone Dehydratation (Dehydratation = Wassermangel),
- hypertone Dehydratation,
- hypotone Dehydratation,
- isotone Hyperhydratation (Hyperhydratation = Überwässerung),
- hypertone Hyperhydratation,
- hypotone Hyperhydratation.

65.5.1 Isotone Dehydratation

Definition

Bei der **isotonen Dehydratation** besteht ein Mangel an Wasser und gelösten Stoffen. Die Plasmaosmolalität ist normal (isoton), der Gesamtnatriumbestand vermindert, der Serumnatriumspiegel dagegen normal.

▪ **Ursachen**

Die Störung tritt auf, wenn Natrium und Wasser in gleichem Ausmaß, d. h. isoton, verloren werden, z. B. über den Magen-Darm-Trakt oder bei renalen Funktionsstörungen.

■ **Auswirkungen**

Hierbei müssen einige Besonderheiten beachtet werden:

━ Der Verlust von stark saurem Magensaft führt zusätzlich zur *metabolischen Alkalose*.

━ Verluste der an Bikarbonat reichen (alkalischen) Galle und des Pankreassafts sowie der weniger stark alkalischen Darmsekrete (bei Durchfällen) können neben der Dehydratation zusätzlich eine metabolische Azidose auslösen (Ursachen: s. Übersicht in ▶ Abschn. 65.5.2).

■ **Therapie**

Prinzipiell besteht die Therapie darin, die ECF durch eine Infusionslösung einer diesem Kompartiment annähernd entsprechenden Zusammensetzung wieder aufzufüllen. Hierfür eignen sich plasmaisotone Elektrolytlösungen, z. B. Sterofundin ISO, bei hypochlorämischer Alkalose durch Verlust von saurem Magensaft auch „physiologische" NaCl-Lösung. Bei schweren Formen ist eine Schockbehandlung erforderlich.

65.5.2 Hypertone Dehydratation

┌─ Definition ────────────────────┐

Bei der **hypertonen Dehydratation** wurde mehr Wasser als Natrium verloren. Hierdurch kommt es zu Wassermangel, Hypernatriämie und einem Anstieg der Plasmaosmolalität (Hyperosmolalität).

└───────────────────────────────┘

■ **Ursachen**

Ein typisches Beispiel ist der Schiffbrüchige, der auf einem Floß der unbarmherzigen Tropensonne ausgesetzt ist. Die Störung kommt aber auch klinisch vor und ist typisch für den bewusstseinsgetrübten Patient, der nichts trinkt oder dem vom Arzt die i. v. Infusion vorenthalten wird. Andere Ursachen sind

━ Diabetes insipidus, osmotische Diurese,

━ Verlust hypotoner Flüssigkeit, z. B. durch Fieber, exzessives Schwitzen (hierbei auch Kaliumverluste), massive Durchfälle, Nierenfunktionsstörungen, ADH-Mangel,

━ ungenügende Wasseraufnahme, z. B. bei gastrointestinalen Erkrankungen, Störungen des Durstempfindens,

━ Hyperglykämie mit Wasserverlust.

In folgender Übersicht sind Ursachen und Formen der Dehydratation aufgeführt.

┌─────────────────────────────────┐

Formen der Dehydratation (Entwässerung)

━ **Isotone Dehydratation (270–290 mosmol/l):**

  – Gastrointestinale Verluste über Fisteln, Drainagen, Sonden

  – Peritonitis, Ileus, Pankreatitis

  – Flüssigkeitskarenz

━ **Hypotone Dehydratation (< 270 mosmol/l):**

  – Fieber

  – Durchfall

  – Flüssigkeitskarenz

  – Salzverlustniere

━ **Hypertone Dehydratation (> 290 mosmol/l):**

  – Schwitzen, Fieber

  – Durchfälle

└─────────────────────────────────┘

■ **Auswirkungen**

Es besteht eine **Hypernatriämie** (▶ Abschn. 65.7.2); die ECF ist nicht so stark vermindert, weil zunächst Flüssigkeitsverschiebungen von intra- nach extrazellulär auftreten.

Der Hämatokrit bleibt theoretisch unverändert, weil auch die Erythrozyten dehydriert werden. Zumeist besteht aber auch eine negative Natriumbilanz, sodass der Hämatokrit ansteigt.

■ **Klinische Zeichen und Symptome**

Die klinischen Zeichen und Symptome beruhen auf dem Wassermangel der Zellen (Zelldehydratation):

━ Trockene Haut und Schleimhäute, trockene, gerötete Zunge

━ Durst, Schwäche, Apathie, Somnolenz

━ Unruhe, Erregung, Verwirrung, Krämpfe, Koma

━ Oligurie (Ausnahmen: Diabetes insipidus, Konzentrierungsschwäche der Niere u. a.)

━ Bei fortgeschrittenem Wassermangel: Blutdruckabfall

■ **Therapie**

Die hypertone Dehydratation muss **notfallmäßig** behandelt werden: vorsichtiger Volumenersatz mit 5 %iger Glukose- und halbisotoner Elektrolytlösung. Hierbei darf die Natriumkonzentration im Serum nicht zu rasch abfallen.

65.5.3 Hypotone Dehydratation

┌─ Definition ────────────────────┐

Bei der **hypotonen Dehydratation** wird mehr Natrium als Wasser verloren (= Salzmangel), z. B. bei chronischer Niereninsuffizienz oder bei Nebennierenrindeninsuffizienz. Es besteht ein Mangel an Wasser und an Natrium; die Plasmaosmolalität ist erniedrigt, der Extrazellulärraum verkleinert, die Zellen sind überwässert.

└───────────────────────────────┘

65

■ Ursachen

Wichtige Ursache sind Verluste von Körperflüssigkeiten, Salzverluste, SIADH (Syndrom der inadäquaten ADH-Sekretion/Schwartz-Bartter-Syndrom). Die Störung tritt auch auf, wenn isotone Flüssigkeitsverluste nur mit Wasser (z. B. isotoner Glukoselösung) ohne oder mit zu wenig Elektrolytzusatz behandelt werden.

■ Auswirkungen

Das Serumnatrium ist erniedrigt (Hyponatriämie), das extrazelluläre Volumen ebenfalls, weil Wasser nicht nur nach außen verloren wird, sondern auch entlang dem entstandenen osmotischen Gradienten in die Zelle einströmt (Gefahr der Hirnschwellung). Diese Störung ist zumeist schwerwiegend und erfordert ein entschlossenes (aber überlegtes) Vorgehen, besonders wenn die Serumnatriumkonzentration auf < 125 mmol/l abgefallen ist (= schwere Hyponatriämie; ▶ Abschn. 65.7.1).

■ Therapie

Bei Hypovolämie muss vorrangig das extrazelluläre Volumen wiederhergestellt werden, und zwar durch Infusion von 0,9%iger NaCl-Lösungen in einer Dosierung von 0,5–1 ml/kg/h. Bei schwerer Hyponatriämie muss hypertone 3%ige Kochsalzlösung infundiert werden. Hierunter sollte die Serumnatriumkonzentration in den ersten 24 h nur um 6 mmol/l bis max. 10 mmol/l ansteigen, danach um 8 mmol/l pro 24 h, bis sie 130 mmol/l erreicht.

65.5.4 Isotone Hyperhydratation

> **Definition**
>
> Bei der **isotone Hyperhydratation** besteht ein Überschuss an Wasser und gelösten Substanzen; die Plasmaosmolalität ist erhalten; überwässert ist v. a. der Extrazellulärraum.

■ Ursachen

Typisches Beispiele: Ödeme bei Nieren-, Herz- und Leberkrankheiten; aber auch die übereifrige Behandlung einer Dehydratation mit plasmaisotonen Elektrolytlösungen. Die massive Zufuhr von plasmaisotonen Elektrolytlösungen führt außerdem zu einer *Verdünnungsazidose* (weil extrazelluläres Bikarbonat verdünnt wird).

■ Auswirkungen

Das Serumnatrium ist normal, Flüssigkeitsverschiebungen zwischen intra- und extrazellulär treten nicht auf.

65.5.5 Hypertone Hyperhydratation

> **Definition**
>
> Kennzeichen der **hypertonen Hyperhydratation** sind ein Wasserüberschuss und ein Überschuss an gelösten Substanzen. Die Plasmaosmolalität ist erhöht, das Serumnatrium ebenfalls; der Hämatokrit ist erniedrigt; die Zellen sind entwässert.

■ Ursachen

Wichtige Ursachen sind die exzessive Zufuhr von hypertoner Kochsalzlösung (sollte eigentlich nicht passieren!) und die falsche Behandlung von Durchfällen bei Kleinkindern.

■ Auswirkungen

Als Folge können extreme Flüssigkeitsverschiebungen auftreten; besonders betroffen ist hierbei das Gehirn: Es wird gewissermaßen dehydriert.

■ Therapie

Die Behandlung erfolgt notfallmäßig: Diuretika, vorsichtige Infusion natriumarmer halb- bis drittelisotoner Lösungen, um die Plasmaosmolalität zu senken, kochsalzarme Diät, wenn erforderlich Dialyse.

65.5.6 Hypotone Hyperhydratation ("Wasservergiftung")

> **Definition**
>
> Bei der **hypotonen Hyperhydratation** besteht ein Wasserüberschuss, v. a. der Zellen. Das Serumnatrium und die Plasmaosmolalität sind erniedrigt; der Extra- und der Intrazellulärraum haben an Volumen zugenommen, d. h., sie sind geschwollen.

■ Ursachen

- Exzessive Zufuhr von Wasser, z. B. elektrolytfreie Glukoselösung
- SIADH
- Ödemkrankheiten

■ Klinische Zeichen

Typisch sind zentralnervöse Symptome: Verwirrtheit, Apathie, Stupor, Koma, generalisierte Krämpfe.

■ Therapie

Wichtigste Maßnahme sind die sofortige Einschränkung der Wasserzufuhr und die Behandlung der Überwässerung mit Diuretika, wenn erforderlich auch mit Dialyse.

65.6 Kalium

Kalium ist das wichtigste intrazelluläre Kation. Der Gesamtkaliumgehalt beträgt 140 g, davon befinden sich 98 % intrazellulär (140–160 mmol/), nur 2 % extrazellulär (3,6–4,8 mmol/l). Kalium ist von wesentlicher Bedeutung für die Herzfunktion und die neuromuskuläre Übertragung sowie für verschiedene Zellfunktionen, Enzymaktivitäten und den Säure-Basen-Haushalt:

- Tägliche Kaliumaufnahme: ca. 2–6 g; tägliche Ausscheidung: 90 % renal, 10 % enteral
- **Normalwert im Serum: 3,6–4,8 mmol/l**

65.6.1 Hypokaliämie

Definition

Hypokaliämie: Abfall des Serumkaliums < 3,5 mmol/l:
- Leichte Hypokaliämie: 2,5–3,7 mmol/l
- Schwere Hypokaliämie: < 2,5 mmol/l

Die Hypokaliämie ist eine häufige Elektrolytstörung beim Intensivpatienten. Der Gesamtkaliumbestand kann bei Hypokaliämie erniedrigt, aber auch normal sein.

- **Ursachen**
- Renale Verluste, besonders durch Diuretikabehandlung
- Gastrointestinale Verluste, u. a. durch Erbrechen, Durchfälle, Ileus, Fisteln
- Ungenügende Kaliumaufnahme
- Endokrine Erkrankungen: Cushing-Syndrom, Hyperaldosteronismus
- Verschiebung von extra- nach intrazellulär bei Alkalose sowie unter Insulintherapie (Glukose nimmt Kalium mit in die Zelle), Katecholaminzufuhr, Hypomagnesiämie

- **Auswirkungen**
- Muskelschwäche, Muskellähmung
- Appetitlosigkeit, Erbrechen, Magen-Darm-Atonie (paralytischer Ileus)
- Herz: Herzrhythmusstörungen, Kammerflimmern

- **Diagnose**
Sie ergibt sich aus Anamnese, klinischem Bild und Labor; unter OP-Bedingungen aus dem EKG:
- Flache ST-Senkung
- Flache T-Welle, evtl. U-Welle

- **Akutbehandlung**
- Intravenöse Kaliumsubstitution: 2–3 mmol/l/kg pro 24 h; pro Stunde möglichst nicht mehr als 20 mmol

- Kaliumzusatz zur Infusionslösung: max. 40 mmol/l, bei Zufuhr über periphere Venen wegen der gefäßschädigenden Wirkung max. 20 mmol/l
- Im Notfall (instabile Arrhythmien, unmittelbar drohender Herzstillstand): vor der Narkoseeinleitung Zufuhr von 2 mmol/min für 10 min, gefolgt von 10 mmol/min über 5–10 min über einen zentralen Venenkatheter und unter EKG-Monitorkontrolle

- **Kontraindikationen der Kaliumzufuhr**
- Oligurie, Anurie, unklare Urinausscheidung
- Akute, schwere Dehydratation
- Schwere Azidose
- Hyperkaliämie: keine Zufuhr kaliumhaltiger Infusionslösungen

65.6.2 Hyperkaliämie

Definition

Hyperkaliämie: Anstieg des Serumkaliums auf ≥ 4,9 mmol/l:
- Leichte Hyperkaliämie: 5,5–5,9 mmol/l
- Mittelschwere Hyperkaliämie: 6,0–6,4 mmol/l
- Schwere Hyperkaliämie: ≥ 6,5 mmol/l

Schwere Hyperkaliämien (≥ 6,5 mmol/l) sind lebensbedrohlich, Werte von 10–12 mmol/l sind in der Regel tödlich.

- **Ursachen**
- Akutes und chronisches Nierenversagen
- Übermäßige Kaliumzufuhr bei eingeschränkter Diurese
- Medikamente
- Endokrine Störungen, z. B. Addison-Krise
- Kaliumfreisetzung aus der Zelle:
  - Azidose
  - Kaliumsparende Diuretika
  - Trauma, Rhabdomyolyse, Verbrennungen
  - Hämolyse
  - Dehydratation
  - Gesteigerter Stoffwechsel (Katabolie)

- **Auswirkungen**
- Herzrhythmusstörungen: ventrikuläre Tachykardie, Bradykardie, Kreislaufstillstand (pulslose elektrische Aktivität, Kammerflimmern, Asystolie)
- Parästhesien
- Muskelschwäche, Muskelzuckungen
- Langfristig: Paresen

- **Diagnose**
- ▬ **Klinisches Bild:** unspezifisch, kann dem der Hypokaliämie gleichen
- ▬ **Diagnose:** durch Bestimmung des Serumkaliums
- ▬ **EKG** (liefert charakteristische Hinweise):
  - Hohe, spitze T-Welle
  - QRS-Verbreiterung
  - Verschiedene Formen des AV-Blocks
  - Abflachung oder Verlust der P-Welle

- **Akutbehandlung**
- ▬ Kaliumzufuhr sofort unterbrechen.
- ▬ Urinausscheidung mit Diuretika steigern.
- ▬ Azidose mit Natriumbikarbonat korrigieren.
- ▬ Glukoseinsulin infundieren. Hierdurch wird Kalium nach intrazellulär verschoben. Dosierung: 10 IE Altinsulin auf 25 g Glukose, i. v. über 15–30 min; Wirkungseintritt: 15–30 min, Wirkdauer: bis zu 6 h; Vorsicht: Hypoglykämiegefahr, 1–3 h nach Behandlungsbeginn!
- ▬ Salbutamol vernebeln: 10–20 mg; Wirkbeginn: 15–30 min, Wirkdauer: 4–6 h.
- ▬ 10 ml Kalziumchloridlösung 10 %, i. v. über 2–5 min; antagonistisches Ion an der Zellmembran; wirkt nach 1–3 min, hat aber keinen kaliumsenkenden Effekt.

65.7 Natrium

Natrium ist das Hauptkation der ECF. Es bestimmt maßgeblich die effektive Osmolalität (Tonizität) und damit das Wassergleichgewicht zwischen dem Extra- und dem Intrazellulärraum.

- **In Kürze – Natrium**
- ▬ Hauptkatkation der ECF
- ▬ Gesamtgehalt: 70–100 g; extrazellulär 135–145 mmol/l, intrazellulär 10–15 mmol/l
- ▬ Tägliche Aufnahme 5–15 g, renale Ausscheidung 95 %
- ▬ Regulation der Natriumkonzentration: nicht durch die Zufuhr oder Ausscheidung von Kochsalz, sondern über die Zufuhr oder Ausscheidung von Wasser
- ▬ Funktionen:
  - Entscheidend an der Regulation des Wasseraustauschs zwischen dem Intra- und dem Extrazellulärraum beteiligt
  - Natriumgradient zwischen dem Intra- und dem Extrazellulärraum Voraussetzung für das Aktionspotenzial an den Membranen; zudem erforderlich für sekundäre aktive Prozesse
- ▬ **Normalwerte im Serum: 135–145 mmol/l**

65.7.1 Hyponatriämie

> **Definition**
>
> **Hyponatriämie:** Abfall des Serumnatriums auf < 135 mmol/l:
> - ▬ Leichte Hyponatriämie: 130–134 mmol/l
> - ▬ Mäßige Hyponatriämie: < 130 mmol/l
> - ▬ Schwere Hyponatriämie: < 125 mmol/l

Eine *akute* Hyponatriämie liegt vor, wenn sie innerhalb der letzten 48 h entstanden ist.

- **Ursachen**

Die Hyponatriämie ist die **häufigste Elektrolytstörung** bei Krankenhauspatienten. Zumeist liegt kein Natriummangel vor, sondern eine primäre Störung des Flüssigkeitshaushalts.

Folgende 3 Formen werden unterschieden:
- ▬ *Mit Volumenmangel (hypovolämisch):*
  - Renale Salzverluste: Diuretika, zerebrale Störungen
  - Extrarenale Salzverluste: Erbrechen, Durchfälle, Pankreatitis
  - Leberzirrhose, Herzinsuffizienz, nephrotisches Syndrom
- ▬ *Mit Volumenüberschuss (hypervolämisch):*
  - Herzinsuffizienz, Leberzirrhose, nephrotisches Syndrom
  - TUR-Syndrom (► Kap. 35)
- ▬ *Mit normalem Volumenstatus (normovolämisch):*
  - SIADH, Hypothyreose, sekundäre Nebenniereninsuffizienz

- **Auswirkungen**

Die Auswirkungen hängen davon ab, wie schnell sich die Hyponatriämie entwickelt und welchen Schweregrad sie erreicht. Das Spektrum reicht von keine Symptome über Übelkeit, Adynamie, Lethargie, Stupor, Krampfanfälle, Ateminsuffizienz bis hin zum Koma.

- **Diagnostik**

Die Diagnostik besteht aus Anamnese, klinischem Befund und Laborparametern. Hieraus wird die Störungen einer der 3 Formen (hypovolämisch, hypervolämisch, normovolämisch) zugeordnet. Diagnostisches Vorgehen in der Akutsituation:
- ▬ Serumnatrium bestimmen: < 135 mmol/l.
- ▬ Volumenstatus einschätzen.
- ▬ Plasmaosmolalität messen.

- **Akutbehandlung**
- ▬ Bei Hypovolämie und Exsikkose: Volumenersatz mit isotoner NaCl-Lösung.

— Bei Hypervolämie: Furosemid i. v., Flüssigkeitszufuhr einschränken.
— Bei normovolämischer Hyponatriämie:
  – Bei schweren Symptomen wie Krampfanfällen oder Koma: 150 ml hypertone NaCl-Lösung (3 %), über 20 min
  – Bei mäßiggradigen Symptomen (Übelkeit, Verwirrtheit, Gangstörung), die akut aufgetreten sind: 150 ml hypertone NaCl-Lösung (3 %), über 20 min
  – Bei keinen oder nur leichten Symptomen: Einschränken der Flüssigkeitszufuhr

65.7.2 Hypernatriämie

┌─ Definition ─────────────────────────────

Hypernatriämie: Anstieg des Serumnatrium auf > 145 mmol/l. Hyperosmolare Störung des Elektrolyt- und Wasserhalts durch ein Defizit an Wasser bezogen auf den Körpernatriumbestand.
— *Hypovolämische Hypernatriämie:* erhöhte Natriumkonzentration bei gleichzeitigem intravasalem Volumenmangel
— *Hypervolämische Hypernatriämie:* erhöhte Natriumkonzentration bei gleichzeitiger Hypervolämie

└──

■ **Ursachen**
— Verlust von freiem Wasser: Diuretika, Konzentrierungsstörungen der Niere, renaler Wasserverlust durch ungenügende ADH-Sekretion
— Verlust hypotoner Flüssigkeit (insensible Verluste)
— Exsikkose durch ungenügende Flüssigkeitszufuhr
— Übermäßige Zufuhr von Natrium, z. B. Natriumbikarbonat, hypertone Kochsalzlösung

■ **Auswirkungen**
Natriumkonzentration > 150 mmol/l bewirken wegen der Hyperosmolalität eine Entwässerung der Zellen mit neurologischen Störungen:
— Ruhelosigkeit, Erregbarkeit, Muskelzittern, gesteigerte Reflexe
— Krämpfe, Koma (wenn Serumnatrium > 160 mmol/l)

■ **Akutbehandlung**
— Bei hypovolämischer Hypernatriämie: i. v. Flüssigkeitszufuhr: 5 %ige Glukoselösung sowie 1/3 des Defizits als isotone Elektrolytlösung; Hirnödemgefahr, daher langsame Korrektur!
— Bei hypervolämischer Hypernatriämie: Stoppen der NaCl-Zufuhr, dann Glukose 5 % + Diuretika; langsame Korrektur

65.8 Kalzium

■ **In Kürze – Kalzium**
— Hauptmineralstoff des Körpers
— Kommt in 3 Formen vor: nichtionisiert, ionisiert und an organische Säuren gebunden
— Funktionen:
  – Beteiligt an der Signalübertragung
  – Beteiligt an der Muskelkontraktion
  – Stabilisiert das Membranpotenzial
  – Beteiligt an der Blutgerinnung
  – Bestandteil der Knochen- und Zahnsubstanz
— **Normalwert des Gesamtkalziums im Serum: 2,2–2,65 mmol/l; des ionisierten Kalziums: 1,15–1,35 mmol/l**

65.8.1 Hypokalzämie

┌─ Definition ─────────────────────────────

Hypokalzämie: Abfall des Gesamtkalziums im Serum auf < 2,2 mmol/l, des ionisierten Kalziums < 1,15 mmol/l.

└──

■ **Ursachen**
— Endokrine oder metabolische Erkrankungen
— Medikamente
— Pankreatitis
— Zitratblut, renale Azidose u. a.

■ **Auswirkungen**
— Tetanie, Herzrhythmusstörungen (Bradykardie, AV-Block)
— zerebral: Lethargie, Verwirrtheit, Somnolenz, Koma (hyperkalzämische Krise)

■ **Diagnose**
— Bestimmung des Serumkalziums: gesamt und ionisiert
— EKG: QT-Zeitverlängerung

■ **Perioperative Behandlung**
Injektion von Kalziumglukonat oder Kalziumchlorid nur bei erniedrigtem ionisiertem Kalzium.

65

65.8.2 Hyperkalzämie

> **Definition**
>
> **Hyperkalzämie:** Anstieg des Gesamtkalzium im Serum auf > 2,65 mmol/l bzw. des ionisierten Kalzium auf > 1,35 mmol/l

- ▪ **Ursachen**
- ▬ Endokrine Erkrankungen
- ▬ Tumorinduziert
- ▬ Medikamente

- ▪ **Auswirkungen**
- ▬ Abnahme der neuromuskulären Erregbarkeit mit Muskelschwäche, Verstopfung, Lähmungen
- ▬ Weiterhin Herzrhythmusstörungen (Bradykardie, AV-Block), Polyurie, Übelkeit, Erbrechen, Pankreatitis

- ▪ **Perioperative Diagnose**
- ▬ Bestimmung des Serumkalzium: gesamt und ionisiert
- ▬ EKG: QT-Zeitverkürzung

- ▪ **Akutbehandlung**

Bei bedrohlichen Herzrhythmusstörungen: EDTA (Ethylendiamintetraacetat); Glukoseinfusion, Diuretika, isotone Natriumsulfatlösung, wenn erforderlich Dialyse.

Nachschlagen und Weiterlesen

Bullmann C (2016) Therapie aktuell: Hyponatriämie. AVP 43:188–194 (https://www.akdae.de/Arzneimitteltherapie/AVP/Artikel/201604/188h/index.php, Zugegriffen: 05. Februar 2021)

Hartwig W, Biesalski HK, Druml W et al (2003) Ernährungs- und Infusionstherapie: Standards für Klinik, Intensivstation und Ambulanz. Thieme, Stuttgart

Koeppen M (2018) Störungen des Kaliumhaushalts. Anästhesiol Intensivmed Notfallmed Schmerzth 53:504–514

Akute Nierenschädigung und Nierenersatzverfahren

Reinhard Larsen

Inhaltsverzeichnis

© Der/die Herausgeber bzw. der/die Autor(en), exklusiv lizenziert durch Springer-Verlag GmbH, DE, ein Teil von Springer Nature 2021
R. Larsen, T. Fink, T. Müller-Wolff (Hrsg.), *Larsens Anästhesie und Intensivmedizin für die Fachpflege*,
https://doi.org/10.1007/978-3-662-63127-0_66

Die akute Nierenschädigung oder „acute kidney injury" (AKI), älterer Begriff: akutes Nierenversagen (ANV), ist eine häufige Komplikation bei Intensivpatienten. Typisch für die akute Nierenschädigung ist ein rascher, d. h. sich innerhalb von 48 h entwickelnder Anstieg der ausscheidungspflichtigen Stoffwechselprodukte, besonders von Harnstoff und Kreatinin. Die Urinausscheidung nimmt ab, jedoch nicht immer; die Konzentration nichtflüchtiger Säuren und die Kaliumkonzentration im Blut steigen an. Zumeist ist eine vorübergehende Nierenersatztherapie erforderlich. Das akute Nierenversagen erhöht die Letalität des Intensivpatienten. Bis zu 20 % der Überlebenden müssen dauerhaft dialysiert werden.

66.1 Definitionen und Grundbegriffe

Das akute Nierenversagen ist eine rasch, d. h. innerhalb von 48 h einsetzende Verschlechterung der Nierenfunktion mit Anstieg harnpflichtiger Substanzen im Blut. Die Urinproduktion nimmt ab, kann aber auch unverändert bleiben oder sogar ansteigen.

- **Definition der akute Nierenschädigung nach KDIGO (Kidney Disease – Improving Global Outcomes)**
Eine AKI liegt vor, wenn eines der folgenden Kriterien erfüllt ist:
  - Absoluter Kreatininanstieg um 0,3 mg/l innerhalb von 48 h
  - Prozentualer Kreatininanstieg um das 1,5-Fache des Ausgangswerts
  - Abnahme der Urinausscheidung auf < 0,5 ml/kg KG/h über mehr als 6 h

- **AKIN-Stadien**
Das AKIN (Acute Kidney Injury Network) unterscheidet 3 Stadien der AKI:
  - **Stadium I:** 1,5- bis 2-facher Anstieg des Kreatinins oder Kreatininanstieg von ≥ 0,3 mg/dl innerhalb von 2 Tagen; Urinausscheidung < 0,5 ml/kg KG/h für mehr als 6 h
  - **Stadium II:** 2- bis 3-facher Kreatininanstieg; Urinausscheidung von < 0,5 ml/kg KG/h für mehr als 12 h
  - **Stadium III:** mehr als 3-facher Kreatininanstieg oder Kreatininkonzentration > 4 mg/dl mit einem Anstieg auf über 0,5 mg/dl *oder* Notwendigkeit der Dialyse; Urinausscheidung < 0,3 ml/kg KG für mehr als 24 h oder Anurie für mehr als 12 h

- **RIFLE-Klassifikation**
Die AKI kann auch nach der RIFLE-Klassifikation – Risk, Injury, Failure, Loss, End-stage renal disease (ESRD) – in 3 Funktionsklassen unterteilt werden, abhängig von der Abnahme der Urinproduktion und vom Anstieg des Serumkreatinins.

Die RIFLE-Stadien Loss und ESRD definieren die Spätfolgen eines akuten Nierenversagens. Loss bezeichnet dabei ein dauerhaftes Nierenversagen, das länger als 4 Wochen anhält, ESRD eines, das länger als 3 Monate dauert.

Loss und ESRD werden beim AKIN nicht berücksichtigt. *Primäre* Nierenerkrankungen gehören nicht zur AKIN-Klassifikation.

66.1.1 Anurie

Eine Anurie (= Urinproduktion < 100 ml/24 h) ist nicht beweisend für ein akutes Nierenversagen. Vielmehr gibt es 3 verschiedene Ursachen für eine Oligurie/Anurie (wenn eine Verstopfung oder Fehllage des Blasenkatheters sicher ausgeschlossen worden ist):
- Prärenales oder funktionelles Nierenversagen, meist aufgrund einer ungenügenden Nierendurchblutung. Eine Nierenerkrankung oder Störung des Harnabflusses besteht nicht.
- Renales Nierenversagen durch eine primäre Erkrankung der Niere selbst.
- Postrenales Nierenversagen durch eine Obstruktion der ableitenden Harnwege.

Während prärenales und postrenales Nierenversagen durch eine entsprechende Behandlung meist rasch beseitigt werden können, gibt es für das akute (organische) Nierenversagen kein spezifisches Behandlungsverfahren.

66.1.2 Prärenales Nierenversagen

Ursache ist eine verminderte Durchblutung der Niere, meist ausgelöst durch eine **Hypovolämie**. Die Nierenfunktion selbst ist intakt: Um die Hypovolämie zu kompensieren, werden Natrium und Wasser maximal reabsorbiert.

Bei den meisten Patienten kann das prärenale Nierenversagen an folgenden **Zeichen** erkannt werden:
- Natriumausscheidung im Urin: < 20 mmol/l
- Urinosmolarität: > 500 mosmol/l
- Urin-Plasmaharnstoff-Verhältnis: > 8
- Nach rascher Infusion von 100 ml Mannitlösung oder 40–80 mg Furosemid (Lasix): Urinausscheidung über 100 ml in der nächsten Stunde

Wichtigste Behandlungsmaßnahme beim prärenalen Nierenversagen ist die Beseitigung der Hypovolämie.

66.1.3 Postrenales Nierenversagen

Ein postrenales Nierenversagen durch Obstruktion (Verlegung) der ableitenden Harnwege tritt bei Intensivpatienten selten auf.

66

Die Diagnose kann zumeist durch i. v. Pyelografie, Sonografie oder Computertomografie (CT) gestellt werden.

66.1.4 Primäre Nierenerkrankungen

Neben dem akuten organischen Nierenversagen mit Tubulusnekrose führen zahlreiche Nierenerkrankungen zur Oligurie/Anurie, z. B. Glomerulonephritis, interstitielle Nephritis, Schwangerschaftsnephritis. Diese Erkrankungen müssen vom akuten organischen Nierenversagen abgegrenzt werden.

66.2 Akute Nierenschädigung

66.2.1 Krankheitsentstehung

Beim akuten Nierenversagen sind die Tubuluszellen geschädigt und ihre Funktion gestört. Allerdings besteht keine eindeutige Beziehung zwischen der Schwere der funktionellen Störung und der mikroskopisch nachweisbaren Schädigung. Die Ursachen des akuten Nierenversagens sind vielfältig:

- Minderdurchblutung der Niere, z. B. Schock
- Endogen-toxisch, z. B. bei Pankreatitis, Peritonitis, Endotoxinschock, Fehltransfusion von Blut
- Exogen-toxisch, z. B. Kupfer, Kadmium, Paraquat, Blei, Arsen
- Medikamente, z. B. NSAID, Antibiotika (z. B. Gentamicin, Cephalosporine, Tetracycline, Neomycin), Barbitursäure, Salicylate, Aminophenazon, Hydantoin
- Kontrastmittel

Die wichtigsten **Risikofaktoren** für eine AKI beim Intensivpatienten sind
- Sepsis,
- ausgedehnte Operationen, z. B. Herzchirurgie, Traumatologie,
- niedriges Herzzeitvolumen,
- Hypotonie,
- Hypovolämie,
- nephrotoxische Medikamente.

66.2.2 Klinisches Bild und Diagnose

Wird beim akuten Nierenversagen die Flüssigkeitszufuhr nicht umgehend der verminderten Urinausscheidung angepasst, treten bald die Zeichen der Überwässerung (Hyperhydratation) auf:

- Lungenödem, meist mit Verschlechterung des p_aO_2 (sog. „Fluid Lung")
- Periphere Ödeme

- Bei schweren Formen: Hirnödem mit Bewusstseinsstörungen und neuromuskulärer Übererregbarkeit

- ■ **Laborwerte**
- Rascher Anstieg des Serumkreatinins
- Abnahme der Kreatinin-Clearance
- Abnahme der Urinosmolarität
- Hyperkaliämie
- Metabolische Azidose

66.2.3 Therapie

Die Behandlung des akuten Nierenversagens besteht aus symptomatischen Maßnahmen und einer Nierenersatztherapie.

Hyperkaliämie

Die Hyperkaliämie wird durch Unterbrechung der Kaliumzufuhr sowie durch Kationenaustauscher behandelt. Die Kationenaustauscher Resonium A oder Sorbisterit werden oral oder als hoher Einlauf zugeführt; Dosis: 20–100 g, 2- bis 3-mal/Tag. Die orale Zufuhr der Kationenaustauscher wird in der Regel mit Sorbit in gleicher Menge kombiniert, um eine Obstipation zu verhindern und die Ausscheidung von Flüssigkeit und Kalium zu fordern.

Notfallmaßnahmen bei Hyperkaliämie (> 7–7,5 mmol/l)

- 10 ml Kalziumglukonat 10 %, langsam i. v.; Wirkeintritt: sofort, Wirkdauer: 30–60 min, Wiederholung nach 5–10 min, wenn kein EKG-Effekt erkennbar
- 10–50 ml Glukose 40 % + 10 IE Altinsulin über 30 min i. v.; Wirkeintritt: nach 30 min, Wirkdauer: 4–6 h; Vorsicht: Hypoglykämiegefahr!
- 40–80 mmol Natriumbikarbonat in isotoner Lösung per Infusion über 5–10 min bei metabolischer Azidose; Wirkeintritt: nach 5–10 min, Wirkdauer: 2 h
- 0,5 mg Salbutamol langsam i. v. oder per Inhalation (verstärkt die kaliumsenkende Wirkung von Glukose/Insulin und antagonisiert die hypoglykämischen Wirkungen von Insulin); Wirkeintritt nach 5 min, Wirkdauer 2–4 h

---

Diese Notfallmaßnahmen sind von begrenzter Wirkdauer und werden daher nur überbrückend bis zum Beginn der Hämodialyse eingesetzt.

Überwässerung

Wenn der Patient beim akuten Nierenversagen überwässert ist, kann durch eine osmotische Diarrhö mit 60–

100 g Sorbit per Magensonde eine Entwässerung ausgelöst werden. Zumeist wird jedoch zunächst versucht, die Urinausscheidung mit hohen Dosen Furosemid (0,5–1 g Lasix/24 h) zu erzwingen. Solange keine Nierenersatztherapie durchgeführt wird, muss die Flüssigkeitszufuhr eingeschränkt werden.

Polyurische Phase

Im Stadium der Polyurie drohen Flüssigkeits- und Elektrolytverluste. Darum ist in dieser Phase eine besonders sorgfältige Bilanzierung erforderlich. Die Elektrolytsubstitution und Flüssigkeitszufuhr richtet sich v. a. nach der Urinausscheidung.

Metabolische Azidose

Durch das akute Nierenversagen entsteht eine metabolische Azidose. Sie wird zurückhaltend therapiert. Erst bei Standardbikarbonatwerten < 15 mmol/l erfolgt eine Substitution. Meist kann das Fortschreiten der metabolischen Azidose durch 2–10 g Azetolyt/24 h aufgehalten werden.

Ernährung

Die Ernährung muss kaliumfrei sein, in der ersten Phase zunächst auch eiweißarm und kalorienreich. Mit Beginn der Nierenersatztherapie wird wieder ausreichend Eiweiß zugeführt, um den Hypermetabolismus einzuschränken.

66.3 Nierenersatzverfahren beim Intensivpatienten

Die Nierenersatztherapie umfasst apparative Verfahren, die vorübergehend den Ausfall der Nierenfunktion kompensieren. Diese Verfahren sind v. a. bei nicht beherrschbarer Hyperkaliämie mit Herzrhythmusstörungen und bei Überwässerung indiziert, weiterhin bei Anstieg der harnpflichtigen Substanzen sowie bei metabolischer Azidose (pH-Wert < 7,10). Das Serumkreatinin ist dagegen kein entscheidender Parameter für den Beginn der Nierenersatztherapie. Außerdem wird empfohlen mit der Nierenersatztherapie zu beginnen, wenn die Urinausscheidung über 12 h weniger als 200 ml beträgt oder für mehr als 6 h sistiert.

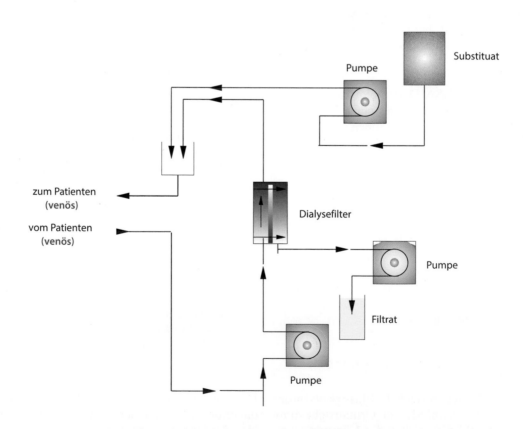

66

□ **Abb. 66.1   Schema der kontinuierlichen, pumpenunterstützten venovenösen Hämodialyse.** Das Blut fließt aus der Patientenvene zum Dialysefilter und von dort zurück in eine Vene des Patienten

Kontinuierliche Nierenersatzverfahren werden von Intensivpatienten hämodynamisch besser toleriert als intermittierende.

66.3.1 Kontinuierliche venovenöse Hämodialyse (CVVHD)

Bei diesem Verfahren wird das venöse Blut des Patienten in eine „künstliche Niere" geleitet. Hier fließt es in einem dünnen Film entlang einer selektiv permeablen Dialysemembran. Auf der anderen Seite der Membran befindet sich die Dialysierflüssigkeit (körperwarme modifizierte Ringerlösung). Zwischen den beiden Kompartimenten – Blut und Dialysierflüssigkeit – findet an der Membran der Austausch statt. Die Austauschvorgänge beruhen auf Diffusion und Osmose. Nach dem Dialysiervorgang strömt das entnommene Blut in den Körper zurück (◘ Abb. 66.1). Die Hämodialyse ist besonders effektiv bei Hyperkaliämie, Überwässerung, Laktatazidose und Vergiftungen.

Praktische Anwendung

Am häufigsten wird die Einkathetertechnik für die Akutdialyse gewählt: Katheterisierung der V. jugularis interna, V. subclavia oder der V. femoralis mit einem Shaldon-Katheter per Seldinger-Technik und Anschluss an das Dialysegerät. Zur Antikoagulation des Blutes im Dialysegerät stehen 2 Verfahren zur Verfügung:

- Bei der Zitratantikoagulation wird Zitrat vor dem Einstrom des Blutes in das Dialysegerät zugegeben und bei Austritt aus dem Dialysegerät wieder entfernt.
- Eine weiteres Verfahren ist die Heparinisierung. Sie kann i. v. (systemische Heparinisierung) oder lokal vor Einstrom des Blutes in das Dialysegerät erfolgen.

■ **Überwachung der Dialyse**
- EKG-Monitor
- Arterieller Blutdruck (häufige Komplikation: Blutdruckabfall!)
- Herzfrequenz
- Zentraler Venendruck
- Dialyseprotokoll
- Laborkontrollen während und nach der Dialyse: Elektrolyte im Serum (Na, K, Ca), Blutgase, Blutzucker, Hämoglobin, Hämatokrit, Thrombozyten und Gerinnungsparameter, Kreatinin, Harnstoff

■ **Komplikationen**
- Blutungen durch Heparinüberdosierung
- Zitratakkumulation, z. B. bei eingeschränkter Leberfunktion
- Hämolyse

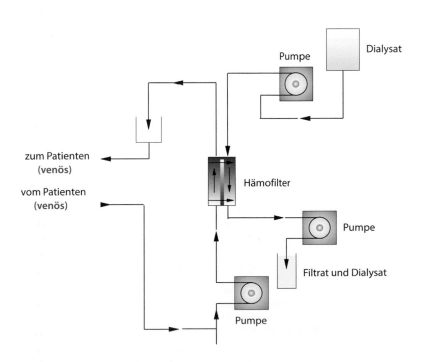

◘ **Abb. 66.2   Schema der kontinuierlichen, pumpenunterstützten venovenösen Hämofiltration.** Das Blut fließt aus einer Vene des Patienten pumpenunterstützt zum Hämofilter und von dort zurück in eine Patientenvene

- Blutdruckabfall durch Volumenentzug bzw. -mangel
- Herzrhythmusstörungen durch Elektrolytverschiebungen
- Thrombopenie
- Dysäquilibriumsyndrom: Kopfschmerzen, Übelkeit, Erbrechen, Verwirrtheit, Schläfrigkeit, zerebrale Krampfanfälle

66.3.2 Kontinuierliche venovenöse Hämofiltration (CVVH)

Bei der venovenösen Hämofiltration strömt das venöse Blut durch einen Kapillarfilter bzw. Hämofilter, der sich außerhalb des Körpers befindet (◘ Abb. 66.2).

Beim Durchströmen des Filters werden Plasmawasser und Substanzen mit einem Molekulargewicht von unter 10.000 Dalton abfiltriert, und es entsteht ein Ultrafiltrat. Nach der Passage des Filters strömt das Blut in den Körper zurück. Pro Tag müssen etwa 8–15 l Ultrafiltrat gebildet werden, um die Urämie zu kompensieren. Dieses Ultrafiltrat mit gleicher Zusammensetzung wie das Plasma wird verworfen und durch Infusionslösungen ersetzt.

Hinweis: Die Hämofiltration wird v. a. beim akuten Nierenversagen eingesetzt, weiterhin bei der akuten Entgiftung. Vorteil: Die Herz-Kreislauf-Belastung ist geringer als bei der Hämodialyse.

66.3.3 Ernährung

Übermäßige (aber auch ungenügende) Kalorienzufuhr muss vermieden werden. Die Eiweißzufuhr sollte auf 0,6 g/kg KG/Tag beschränkt werden; die Kohlenhydratzufuhr sollte 100 g/Tag betragen.

Nachschlagen und Weiterlesen

Alscher MD, Erley C, Kuhlmann MK (2019) Nosokomiales akutes Nierenversagen. Dtsch Arztebl Int 116:149–158 (https://www.aerzteblatt.de/archiv/205758/Nosokomiales-akutes-Nierenversagen, Zugegriffen: 05. Februar 2021)

Breuch G, Müller E (2019) Fachpflege Nephrologie und Dialyse, 6. Aufl. Urban & Fischer, München

Geberth S, Nowack R (2014) Praxis der Dialyse, 2. Aufl. Springer, Berlin, Heidelberg, New York

Kuhlmann U, Böhler J, Luft FC et al (2015) Nephrologie. Pathophysiologie, Klinik, Nierenersatzverfahren, 6. Aufl. Thieme, Stuttgart

Nowack R, Birk R, Weinreich T (2009) Dialyse und Nephrologie für Fachpersonal, 2. Aufl. Springer, Berlin, Heidelberg, New York

66

Spezielle Intensivmedizin

Inhaltsverzeichnis

Neurointensivmedizin

Reinhard Larsen

Inhaltsverzeichnis

Unter Mitarbeit von T. Fink

© Der/die Herausgeber bzw. der/die Autor(en), exklusiv lizenziert durch Springer-Verlag GmbH, DE, ein Teil von Springer Nature 2021
R. Larsen, T. Fink, T. Müller-Wolff (Hrsg.), *Larsens Anästhesie und Intensivmedizin für die Fachpflege*,
https://doi.org/10.1007/978-3-662-63127-0_67

Die *neurochirurgische* Intensivmedizin umfasst die Intensivüberwachung und -therapie nach neurochirurgischen Operationen und die Behandlung von Patienten mit schweren Schädel-Hirn-Traumen und akuten traumatischen Rückenmarkläsionen. Demgegenüber gehört zu den wichtigsten Aufgaben der *neurologischen* Intensivmedizin die Behandlung schwerer neurologischer Erkrankungen mit vitaler Bedrohung, z. B. progredienter Schlaganfall, Meningitis, Enzephalitis, Status epilepticus u. a. Daneben ergeben sich Überschneidungen bei Krankheitsbildern, die teils von Neurologen und Neurochirurgen behandelt werden, so z. B. die zerebrale Aneurysmablutung oder die traumatische Querschnittlähmung.

67.1 Intensivmedizinisch wichtige neurologische Störungen

Zu den wesentlichen Aufgaben der Neurointensivmedizin gehören, neben der Sicherung der Vitalfunktionen, das Erkennen, die Behandlung und die Verhütung krankheitsspezifischer Verschlechterungen und Komplikationen. Ein wichtiger Bestandteil dieser intensivmedizinischen Aufgabe ist die auch vom Fachpflegepersonal durchzuführende klinisch-neurologische Überwachung des Patienten. Sie umfasst v. a. die folgenden neurologischen Störungen:
- Bewusstseinsstörungen
- Pupillenstörungen
- Störungen wichtiger Hirnnerven
- Störungen von Reflexaktivitäten
- Motorische Lähmungen
- Sensibilitätsstörungen
- Krampfanfälle

67.1.1 Bewusstseinsstörungen

Störungen des Bewusstseins gehören zu den häufigsten Gründen für eine neurointensivmedizinische Überwachung und Behandlung.

- **Was ist Bewusstsein?**

Nach medizinischer Definition ist Bewusstsein ein vom Gehirn produzierter Geisteszustand, in dem ein Mensch Kenntnis von der eigenen Existenz und der Existenz einer Umgebung hat. Das bewusste Erleben innerer und äußerer Prozesse ist nur bei kontrollierter Aufmerksamkeit möglich. Die allgemeine Form von Bewusstsein ist Wachheit (Vigilanz). Wachheit selbst ist in der Regel mit Inhalten erfüllt.

- **Wo ist der Ort des Bewusstseins?**

Dass Bewusstsein wird vom Gehirn erzeugt. Allerdings gibt es kein einzelnes Bewusstseinszentrum; vielmehr sind verschiedene Hirnregionen und neuronale Netzwerke an den Bewusstseinsprozessen beteiligt. Jedoch sind alle Arten von Bewusstsein an die Aktivität der assoziativen Großhirnrinde (Neokortex oder Isokortex) gebunden.

Nach derzeitigem Kenntnisstand besteht das sog. „Bewusstseinssystem" des Gehirns aus folgenden Komponenten:
1. Ruhezustandsnetzwerk
2. Aktivierendes noradrenerges retikuläres aufsteigendes System (ARAS), gelegen in der Formatio reticularis
3. System der generellen Bewusstwerdung im Thalamus und in den Basalganglien
4. System des Körperbewusstseins im Parietallappen
5. Selbstwahrnehmung in der Insel (Insula)

Grade der Bewusstseinsstörung

Eine verbindliche Einteilung der Bewusstseinsstörungen gibt es derzeit nicht, jedoch werden klinisch üblicherweise folgende Grade von Minderungen der Bewusstseinshelligkeit oder Bewusstseinstrübungen unterschieden:
- Somnolenz
- Sopor
- Koma

- **Definitionen der Vigilanzstörungen**
- **Somnolenz:** Abnorme Schlafneigung oder Schläfrigkeit. Der Patient kann jederzeit durch mehr oder weniger starke Reize wie Beklopfen oder Anrufen geweckt und zu einfachen Reaktionen veranlasst werden.
- **Sopor:** schlafähnlicher Zustand, aus dem der Patient nur mit starken Reizen, z. B. Schmerzen, erweckbar ist.
- **Koma:** nicht erweckbare Bewusstlosigkeit.

Die Begriffe Somnolenz, Stupor und Sopor sind unscharf und werden daher bei neurochirurgischen und neurologischen Intensivpatienten nur selten verwendet. Hilfreicher ist eine plastische Beschreibung des Bewusstseinszustands, z. B. „erkennt seine Angehörigen", „öffnet die Augen nach Aufforderung", „reagiert nicht auf Schmerzreiz".

Komakategorien

Die Tiefe des Komas kann anhand verschiedener Kategorien beschrieben werden. Gebräuchlich ist folgende Einteilung:
- Einfaches Koma ohne herdneurologische Zeichen
- Koma mit das Gesicht einschließender Hemiparese
- Koma mit Hirnstammbeteiligung
- Koma mit multiplen fokalen Zeichen
- Koma mit meningealen Reizsyndromen

International wird sehr häufig die Glasgow-Koma-Skala (GCS) eingesetzt, um die Komatiefe zu beschreiben (◘ Tab. 67.1). Diese für die Beurteilung des *Schädel-Hirn-Traumas* entwickelte Skala erfasst verschiedene Grade von Bewusstseinstrübung, aber auch die Komatiefe. Allerdings fehlen hierbei die Pupillenreaktion auf Licht und die Pupillenweite.

Im Gegensatz zur GCS beschränkt sich die Skala der World Federation of Neurosurgical Societies (WFNS) auf die Klassifizierung der Komatiefe. Verschiedene Grade der Bewusstseinstrübung werden nicht erfasst.

Komaeinteilung der WFNS

- Grad I: nicht erweckbar, keine neurologischen Ausfälle
- Grad II: nicht erweckbar, Pupillenstörung und/ oder Lähmungen (Paresen)
- Grad III: nicht erweckbar, Beuge- und Strecksynergismen (der Muskeln)
- Grad IV: nicht erweckbar, schlaffe Reflexlosigkeit (Areflexie), keine Schmerzreaktion, Pupillen beidseits weit, keine Spontanatmung

---

Für die *Subarachnoidalblutung* wird die Skala von Hunt und Hess verwendet (▸ Kap. 31).

Komaursachen

Eine Bewusstlosigkeit kann durch zerebrale oder extrazerebrale Schädigungen hervorgerufen werden. Bei neurochirurgischen und neurologischen Patienten stehen die *zerebralen* Komaursachen im Vordergrund:

- Schädel-Hirn-Trauma
- intrakranielle Blutungen
- Hirninfarkt
- Hirnvenenthrombose
- Enzephalitis, Meningitis
- Hirntumore
- Epileptischer Anfall

Zu den wichtigsten extrazerebralen Komaursachen gehören Herz-Kreislauf-Störungen, Hypoxie, respiratorische Insuffizienz, metabolische Störungen (z. B. hyperglykämisches oder urämisches Koma), weiterhin physikalische Ursachen wie Hypothermie oder Stromschlag.

Vom echten Koma müssen Syndrome unterschieden werden, die bei oberflächlicher Betrachtung dem Koma ähneln, hiervon aber klar abgegrenzt werden müssen; hierzu gehören folgende:

- Apallisches Syndrom oder Status vegetativus bzw. Wachkoma (Coma vigile)
- Locked-in-Syndrom
- Akinetischer Mutismus
- Prolongierte Hypersomnie

Hirnstammsyndrome

Für die Intensivmedizin sind v. a. das Mittelhirnsyndrom und das Bulbärhirnsyndrom von Bedeutung.

▪ Mittelhirnsyndrom

Zu Beginn besteht Schläfrigkeit oder Agitiertheit und Widerstand gegen passive Bewegung der Extremitäten.

Die Pupillen sind eng, die Atmung ist regelmäßig. Später tritt Bewusstlosigkeit ein, Schmerzreize führen nicht mehr zur Weckreaktion; Spontanbewegungen der Extremitäten sind nicht vorhanden; auf Schmerzreize treten Beuge- und Strecksynergismen auf. Die Pupillen sind jetzt etwas weiter, die Lichtreaktion ist erhalten.

Im Vollbild sind die Pupillen mittelweit; die Lichtreaktion ist erloschen; auf Schmerzreize treten Strecksynergismen auf. Außerdem finden sich erhöhter Blutdruck, gesteigerte Speichelsekretion und Hyperglykämie.

▪ Bulbärhirnsyndrom

Zeichen sind Bewusstlosigkeit ohne Strecksynergismen, keine Reaktion auf Schmerzreize, der Muskeltonus ist schlaff; die Pupillen sind weit bis maximal weit, die Lichtreaktion ist erloschen. Die Atmung wird flacher und langsamer bis hin zur Schnappatmung.

Syndrom der reaktionslosen Wachheit (SRW)

Das SRW oder Wachkoma (früher: apallisches Syndrom, vegetativer Zustand) ist ein klinischer Zustand, der sich zumeist aus einem Koma heraus entwickelt: Der Patient ist wach, kann aber sich selbst und seine Umwelt nicht erleben. Die vegetativen Funktionen sind weitgehend erhalten, die geistigen Fähigkeiten dagegen verloren. Im Gegensatz zum Koma sind beim SRW Schlaf-Wach-Zyklen vorhanden. Im Wachzustand reagiert der Patient dennoch nicht gezielt auf äußere Reize; Aufmerksamkeit, Zuwendung und Sprachverständnis sind ebenfalls nicht vorhanden.

Die Augen sind geöffnet, jedoch ohne dauerhafte Fixierung; der Patient schaut vielmehr durch den Beobachter hindurch. Oft besteht eine Streck- oder Beugespastik, die zu erheblichen Kontrakturen führen kann.

> ❯ Orale Automatismen (Saug- und Kaureflexe) oder ungezielte Bewegungen des Patienten im vegetativen Zustand dürfen nicht als Zeichen zielgerichteter Reaktionen fehlgedeutet werden!

Unartikulierte Laute und Massenbewegungen auf Schmerzreize kommen vor; es besteht Stuhl- und Urininkontinenz, die Ernährung muss über eine Magensonde erfolgen.

▪ Verlauf des SRW

Als *persistierend* wird die reaktionslose Wachheit bezeichnet, wenn sie länger als 6 Monate anhält. Eine Erholung nach 3-monatiger Dauer kommt in seltenen Fällen vor, ist jedoch zumeist mit einer erheblichen klinischen Einschränkung verbunden. Ein persistierender reaktionsloser Zustand kann bei entsprechender Pflege viele Jahre überlebt werden; die Lebenserwartung ist allerdings zumeist reduziert.

Syndrom des minimalen Bewusstseins (SMB)

Die Patienten wirken komatös, sind aber bei Bewusstsein. Sie können Blickkontakt aufnehmen, Gegenständen mit den Augen folgen, nach Gegenständen greifen, auf Fragen antworten (oft nur mit dem gleichen Wort) und auf Anweisungen reagieren (jedoch zumeist unangemessen). Es besteht Immobilität. Ursache ist eine ausgedehnte Schädigung des Großhirns. Der Zustand kann sich in begrenztem Umfang bessern, eine unabhängige Lebensführung ist aber in der Regel nicht möglich.

Locked-in-Syndrom

Diese Patienten sind wach und bei vollem Bewusstsein, können jedoch nur stark eingeschränkt auf ihre Umwelt reagieren, da kortikospinale und kortikobulbäre Bahnen im Bereich der Pons (Brücke) des Gehirns zerstört sind. Ursache eines Locked-in-Syndroms sind zumeist beidseitige pontine Infarkte aufgrund einer Basileristhrombose.

Beim typischen Locked-in-Syndrom besteht eine vollständige Tetraparese mit Lähmung der Atemmuskulatur und der Hirnnerven. Zumeist ist die maschinelle Beatmung über eine Trachealkanüle erforderlich. Die Kommunikation mit der Umwelt kann zumeist über vertikale Blickbewegungen oder Oberlidbewegungen erfolgen. Die Prognose ist schlecht.

Akinetischer Mutismus

Das klinische Bild ist durch extreme Antriebsstörungen mit fehlender Abwehr auf Schmerzreize und Fehlen von Spontanbewegungen gekennzeichnet. Schlaf- und Wachphasen sind vorhanden, die Kontaktaufnahme mit der Umwelt ist extrem verlangsamt. Ursache des akinetischen Mutismus sind erhebliche Schädigungen des Frontalhirns.

Prolongierte Hypersomnie

Die Patienten sind durch ein extremes Schlafbedürfnis gekennzeichnet; sie lassen sich kurzzeitig erwecken, schlafen jedoch schnell wieder ein. Ursache sind Schäden im Thalamus-/Hypothalamusbereich.

67.1.2 Pupillenstörungen

Die Beurteilung der Pupillenfunktion gehört wie die Kontrolle der Bewusstseinslage zu den wichtigsten Überwachungsmaßnahmen beim neurochirurgischen Intensivpatienten. Da akute Pupillenveränderungen oft Hinweise auf eine Verschlechterung des Patientenzustands sind, die therapeutische oder diagnostische Maßnahmen erfordern, gehört die Überwachung der Pupillenfunktion des Intensivpatienten zu den Aufgaben des Fachpflegepersonals. Überwacht werden

- Pupillenweite,
- Seitendifferenz,
- Pupillenform,
- Lichtreaktion,
- Konvergenzreaktion.

Pupillomotorik

Bei mittlerer Beleuchtung sind die Pupillen in der Regel seitengleich, mittelweit und rund. Bei gesteigertem Sympathikotonus erweitern sich beide Pupillen leicht; im höheren Lebensalter sind die Pupillen wegen der Rigidität der Iris enger.

Folgende **Abweichungen** werden unterschieden:

- Mydriasis (Erweiterung)
- Miosis (Verengung)
- Anisokorie (Seitendifferenzen des Durchmessers)

- **Mydriasis**

Beim Intensivpatienten ist v. a. die einseitige Erweiterung der Pupille von Bedeutung. Ursachen können folgende sein:

- Lähmung der parasympathischen Innervation des M. sphincter pupillae (N. oculomotorius = III. Hirnnerv); die Pupille ist nicht maximal erweitert.
- Reizung der sympathischen Fasern des M. dilatator pupillae durch Medikamente oder Drogen; die Pupille ist maximal weit.
- Krankhafte Veränderung im Ganglion ciliare, z. B. bei Pupillotonie.
- Anticholinerges Syndrom: beiderseits erweitert, lichtstarr.

Die akute Pupillenerweiterung des neurochirurgischen/neurologischen Intensivpatienten ist ein Alarmzeichen, bei dem bis zum Beweis des Gegenteils von einer bedrohlichen Mittellinienverlagerung des Gehirns mit Einklemmung des N. oculomotorius zwischen Tentoriumrand und Hirnschenkel ausgegangen werden muss.

Hierbei muss sofort diagnostisch (CT) abgeklärt werden, ob eine akute Einklemmung des Hirnstamms droht und eine umgehende neurochirurgische Intervention erforderlich ist.

- **Miosis**

Die Verengung der Pupille kann einseitig oder doppelseitig auftreten. Folgende Ursachen können vorliegen:

- Horner-Syndrom (Sympathikuslähmung)
- Wirkung von Opioiden und Cholinesterasehemmern
- Pontine Läsionen: beiderseits stecknadelkopfgroße Pupillen

Lichtreaktion

Bei Beleuchtung und bei Konvergenzbewegung verengt sich die Pupille normalerweise sofort und ausgeprägt. Folgendes ist bei der Lichtreaktion zu unterscheiden:

- **Direkte Lichtreaktion:** Prüfung jeder Pupille durch plötzliche Belichtung einer von der Seite angenäherten Lampe.

- **Konsensuelle Lichtreaktion:** Wird die eine Pupille beleuchtet, so muss sich die andere ebenfalls verengen.
- **Konvergenzreaktion:** Der Patient blickt auf den ca. 1 m entfernten Finger des Untersuchers; dann nähert der Untersucher seinen Finger rasch auf etwa 10 cm; mit der Konvergenz der Augen auf den Finger des Untersuchers verengen sich auch beide Pupillen.

▪ Amaurotische Pupillenstarre

Hierbei sind die pupillosensorischen Fasern im N. opticus des betroffenen Auges unterbrochen. Bei Belichtung des amaurotischen („blinden") Auges wird weder eine direkte (gleichseitige) noch eine konsensuelle (gegenseitige) Lichtreaktion ausgelöst. Wird hingegen das gesunde Auge belichtet, tritt im gegenseitigen (amaurotischen Auge) eine Lichtreaktion auf (konsensuelle Lichtreaktion). Die Konvergenzreaktion ist erhalten.

▪ Absolute Pupillenstarre

Die Pupille reagiert weder direkt noch indirekt auf Lichteinfall; die Konvergenzreaktion ist aufgehoben. Wichtige Ursachen sind

- Verletzung des Auges,
- periphere Okulomotoriuslähmung,
- Mittelhirnläsion,
- Parasympathikuslähmung, z. B. durch Belladonna-Alkaloide,
- Sympathikusreizung durch Kokain oder Weckamin,
- Botulismus.

▪ Reflektorische Pupillenstarre

Die direkte und indirekte Lichtreaktion ist (meist auf beiden Augen) erloschen, die Konvergenzreaktion ist intakt. Häufig sind die Pupillen anisokor und entrundet. Ursache ist eine Lues des Zentralnervensystems.

▪ Pupillotonie

Die Pupille reagiert stark verzögert auf Lichteinfall; die Naheinstellungsreaktion ist verzögert, die Akkommodation erschwert. Zumeist ist zunächst nur eine Pupille betroffen, später beide. Ursache ist eine Schädigung des Ganglion ciliare.

67.1.3 Störungen des N. vagus (X. Hirnnerv)

Tumore, Blutungen oder Infarkte im Bereich der hinteren Schädelgrube können zu Funktionsstörungen des N. vagus führen. Sie manifestieren sich als **Schluckstörungen** und **Aufhebung der Schutzreflexe** im Nasenrachenraum mit erheblicher Aspirationsgefahr. Daher gilt: **Vor der Extubation des Patienten Schutzreflexe prüfen!**

67.1.4 Atemstörungen

Schädigungen des zentralen oder peripheren Nervensystems können zu Atemstörungen führen, allerdings ist es zumeist nicht möglich, anhand des Musters der Atemstörung die zugrunde liegende Ursache zu bestimmen. Folgende zentral bedingten Atemstörungen sind häufiger zu beobachten:

- Cheyne-Stokes-Atmung
- Zentrale Hyperventilation
- Ataktische Atmung
- Schnappatmung

▪ Cheyne-Stokes-Atmung

Dieser Atemtyp ist durch eine periodische, allmähliche Vertiefung und Abflachung der Atemzüge gekennzeichnet. Sie entsteht durch eine Störung der CO_2-Reagibilität. Zu den wichtigsten zentralen Ursachen gehören bilaterale Hirninfarkte und die hypertensive Enzephalopathie. Andere Ursachen sind Herzinsuffizienz oder Urämie. Außerdem muss ein obstruktives Schlafapnoesyndrom ausgeschlossen werden.

▪ Zentrale Hyperventilation (Maschinenatmung)

Sie ist gekennzeichnet durch eine rasche, regelmäßige und vertiefte Atmung mit Hypokapnie und respiratorischer Alkalose. Ursache sind v. a. Läsionen des zentralen Hirnstamms.

▪ Ataktische Atmung (Biot-Atmung)

Frequenz und Atemtiefe sind vollkommen unregelmäßig. Ursache der Biot-Atmung sind Läsionen in der Formatio reticularis der dorsalen Medulla.

❶ Die ataktische Atmung kann jederzeit in einen Atemstillstand übergehen. Tritt sie auf, muss der Patient sofort intubiert und kontrolliert beatmet werden.

▪ Schnappatmung

Die Schnappatmung tritt als präfinales Zeichen bei fast allen Läsionen des unteren Hirnstamms auf. **Kennzeichen** sind

- einzelne schnappende Atemzüge über den geöffneten Mund, Ausatmung durch Mund und Nase,
- Einsatz der Atemhilfsmuskulatur,
- lange Atempausen,
- blasse oder zyanotische Hautfarbe.

67.1.5 Vegetative Entgleisungen

Erhebliche vegetative Störungen treten häufig auf bei direkter Schädigung der zentralen sympathischen und parasympathischen Regulationsstellen, z. B. durch Entzündungen oder intrakraniellen Druckanstieg (ICP-Anstieg). Zu den vegetativen Störungen gehören

- Temperaturentgleisungen: Hyperthermie oder Hypothermie,
- metabolische Störungen,
- Kreislaufinstabilität mit raschem Wechsel von Blutdruckabfall und -anstieg, Tachykardie zu Bradykardie.

67.1.6 Sprachstörungen (Aphasien)

Als Aphasien werden Störungen des kommunikativen Gebrauchs der Sprache bezeichnet, als Dysarthrophonien (Dysarthrien) Störungen der Artikulationsmotorik, Stimmgebung und Sprechatmung. Unterschieden werden folgende Aphasien:
- Broca-Aphasie
- Wernicke-Aphasie
- Globale Aphasie
- Amnestische Aphasie

▪ Broca-Aphasie
Die Patienten sprechen spontan nur sehr wenig, nach Aufforderung zögernd. Sie ringen nach Worten und sprechen mit abgehackter Betonung. Die Artikulation ist undeutlich, die Sätze sind sehr kurz und beschränken sich auf kommunikativ wichtige Substantive, Verben und Adjektive (Telegrammstil). Störungen des Sprachverständnisses sind ebenfalls vorhanden, beeinträchtigen aber nicht die Kommunikation. Das Schreibvermögen ist eingeschränkt. **Ursache** der Broca-Aphasie sind Schädigungen der 3. Frontalwindung der dominanten Hemisphäre.

▪ Wernicke-Aphasie
Die Störung ist gekennzeichnet durch Paraphasien, d. h. Verwechslung von Wörtern, Silben und Buchstaben, weiterhin durch fehlerhaften Satzbau (Paragrammatismus) und ein stark gestörtes Sprachverständnis. Melodie und Rhythmus der Spontansprache sind hingegen ungestört. **Ursache** der Wernicke-Aphasie sind Schädigungen des Temporallappens der dominanten Hemisphäre.

▪ Globale Aphasie
Sprachverständnis und Sprachproduktion sind erheblich beeinträchtigt. Im Akutstadium nimmt der Patient kaum sprachlich Kontakt mit seiner Umgebung auf; die sprachlichen Reaktionen sind kaum zu verstehen und beschränken sich auf stereotyp wiederholte Wortfragmente; die Lesefähigkeit ist ebenfalls gestört.

▪ Amnestische Aphasie
Bei der amnestischen Aphasie bestehen Wortfindungsstörungen, die der Patient durch Umschreibungen und schablonenhafte Ausdrucksweise zu umgehen versucht. Die Sprechweise ist zögernd, der Informationsgehalt der Aussagen gering; die Schriftsprache ist ähnlich beeinträchtigt, das Sprachverständnis hingegen unauffällig.

67.1.7 Störungen der Motorik

Lähmungen gehören zu den häufigen Störungen des neurochirurgischen oder neurologischen Intensivpatienten. Sie sind v. a. für die Pflege von Bedeutung.

> **Lähmungen: Begriffe und Definitionen**
> - Parese: unvollständige Lähmung, d. h. verminderte Kraft
> - Plegie oder Paralyse: vollständige Lähmung
> - Monoparese: Lähmung einer Extremität
> - Paraparese: Lähmung beider Extremitäten
> - Hemiparese: Halbseitenlähmung
> - Tetraplegie: vollständige Lähmung aller 4 Extremitäten
> - Spastische Lähmung: Zunahme des Muskeltonus bei Ausfall kortikospinaler Systeme
> - Rigor: gesteigerter Tonus der Skelettmuskulatur (Agonisten und Antagonisten) mit typischer Steifigkeit bei passiver Bewegung (teigiger, nichtfedernder Widerstand, oft mit Zahnradphänomen) bei Erkrankungen des extrapyramidalmotorischen Systems
> - Hypotonie: verminderter Tonus der Muskulatur

Grundsätzlich wird zwischen peripheren und zentralen Lähmungen unterschieden.

Periphere (motorische) Lähmung
Sie entsteht durch eine Schädigung des peripheren motorischen Neurons. Die Nervenzelle des motorischen Neurons befindet sich im Vorderhorn des Rückenmarks. Ihr Neurit verläuft über die Vorderwurzel, den Spinalnerv, Plexus und peripheren Nerv zur motorischen Endplatte.

▪ Kennzeichen
- Hypotonie, d. h. herabgesetzter Muskeltonus bzw. schlaffe Lähmung.
- Atrophie der Muskelfasern wegen fehlender Beanspruchung.
- Verminderung (Parese) oder Aufhebung (Paralyse) der groben Kraft.
- Beeinträchtigung der Feinmotorik.
- Eigenreflexe abgeschwächt oder aufgehoben; pathologische Reflexe fehlen.

Zentrale Lähmung
Die zentrale Lähmung beruht auf einer Schädigung der Pyramidenbahn bzw. des Tractus corticospinalis sowie kortikopontiner und kortikobulbärer Bahnen.

- **Kennzeichen**
  - Feinmotorik aufgehoben oder beeinträchtigt; Masseninnervation beim Versuch, differenzierte Bewegungen durchzuführen.
  - Grobe Kraft vermindert.
  - Spastische Tonuserhöhung der Muskulatur (entwickelt sich in einer variablen Zeit nach der Schädigung).
  - Keine Muskelatrophie.
  - Eigenreflexe gesteigert, evtl. bis zum Klonus; Fremdreflexe abgeschwächt, pathologische Reflexe auslösbar, z. B. Babinski-Reflex.

Die Spastik bei zentraler Lähmung führt oft zu **Beuge- oder Streckkontrakturen** mit entsprechend erschwerter Pflege.

Prüfung der Motorik beim Bewusstlosen

Durch Prüfung der motorischen Reaktion kann der Grad der Bewusstlosigkeit und die Lokalisation der Schädigung eingeschätzt werden:
- Spontane Minderbewegung einer Seite: Hinweis auf eine Hemiparese
- Unregelmäßige myoklonische Zuckungen einzelner oder mehrerer Muskeln: Zeichen hypoxischer oder metabolischer Enzephalopathie

Reagiert der Patient nicht nach Aufforderung, wird die **Reaktion auf Schmerzreize** überprüft. Hierbei lassen sich folgende Reaktionen unterscheiden:
- Gezielte Abwehr
- Ungezielte Abwehr
- Abnorme Flexion: stereotype Beugung im Ellbogen- und Handgelenk mit Schulteradduktion
- Abnorme Extension: Streckung der Beine und Arme mit Adduktion und Innenrotation der Schultern; Hinweis auf eine schwere Schädigung
- Keinerlei motorische Reaktion

67.1.8 Sensibilitätsstörungen

Die Sensibilität umfasst folgende Empfindungen:
- Berührung
- Schmerz
- Temperatur
- Bewegung
- Vibration

Die Sensibilität wird beim bewusstseinsklaren Patienten mit Berührungsempfindungen, Spitz-stumpf- und Warm-kalt-Unterscheidung sowie Lage- und Vibrationsempfinden untersucht. Außerdem werden die Nervendehnungszeichen überprüft. Störungen der Sensibilität entstehen durch Querschnittlähmungen oder Läsionen peripherer Nerven.

67.2 Spezielle technische Überwachungsverfahren

In der Neurointensivmedizin werden spezifische apparative Verfahren eingesetzt, um Störungen der Hirnfunktion zu erfassen; hierzu gehören folgende:
- Messung des intrakraniellen Drucks (ICP)
- Messung des Hirngewebe-pO_2
- Nahinfrarotspektroskopie (NIRS)
- Evozierte Potenziale

67.2.1 Messung des intrakraniellen Drucks

> **Definition**
>
> Der **intrakranielle Druck (ICP)** ist der Druck, den der Inhalt des Schädels auf die Durahülle ausübt, also der Druck im Schädelinneren.

Der ICP kann nur invasiv gemessen werden. Die folgenden beiden Verfahren werden angewendet:
- Messung über einen Drainagekatheter im Seitenventrikel
- Messung über eine in das Hirngewebe (intraparenchymal) vorgeschobene Sonde mit Drucksensor an der Spitze

Epidurale, subdurale und subarachnoidale Sonden werden von der Deutschen Gesellschaft für Neurologie (DGN) nicht empfohlen.

Ventrikeldruckmessung

Bei dieser Standardmethode wird über ein frontales Bohrloch ein Kunststoffkatheter in das Vorderhorn eines Seitenventrikels eingeführt. Der mit physiologischer Kochsalzlösung gefüllte Katheter wird mit einem Transducer und einem Druckverstärker verbunden. Eine kontinuierliche Druckspülung wird nicht verwendet (◘ Abb. 67.1).

Der Liquordruck kann kontinuierlich gemessen und auch aufgezeichnet werden. Der Druckaufnehmer wird entweder direkt auf dem Kopf des Patienten angebracht oder neben dem Bett in Höhe des Foramen interventriculare (Monroi).

- **Vorteile der Methode**

Liquor kann zu diagnostischen und therapeutischen Zwecken entnommen werden.

- **Nachteile**

Bei generalisierter Hirnschwellung ist das Einführen des Katheters erschwert. Außerdem wird der Katheter leicht

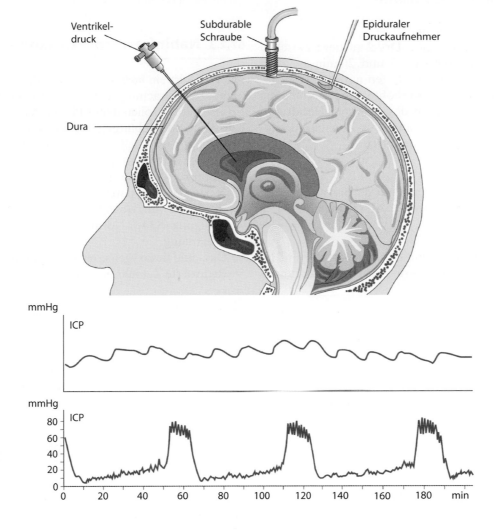

Abb. 67.1 **Methoden zur Messung des intrakraniellen Drucks (ICP).** *Oben*: Im Seitenventrikel, subdural oder epidural (*von links nach rechts*). *Mitte*: Typische Druckkurve mit Atem- und arteriellen Blutdruckschwankungen. *Unten*: Plateauwellen (Einzelheiten s. Text)

durch Blut und Gewebe verlegt. Die Infektionsgefahr ist erhöht.

Intraparenchymale Druckmessung

Die Sonde wird über ein kleines Bohrloch ca. 15 mm in das Hirngewebe vorgeschoben. Das Verfahren ist weniger stark traumatisierend als die Ventrikeldrainage (DGN).

> **Hirndruckbereiche**
> ▬ 0–15 mmHg: normal
> ▬ 15–30 mmHg: leicht erhöht
> ▬ 30–50 mmHg: stark erhöht
> ▬ > 50 mmHg: pathologisch

Kurzfristige Anstiege des Hirndrucks, z. B. beim Husten oder Pressen, dürfen nicht als Hirndruckerhöhung angesehen werden. Echte Hirndruckanstiege liegen erst vor, wenn über längere Zeit ein bestimmter Wert überschritten wird und nicht in den Normbereich zurückkehrt. Hierbei gilt aufgrund klinischer Beobachtung:

> Bei intrakraniellen Drücken < 30 mmHg droht keine Einklemmung des Gehirns; dagegen beginnt ab 50 mmHg der kritische Bereich. Drücke von > 22 mmHg sollten gesenkt werden.

▪ Wellenformen

Blutdruck- und Atemschwankungen übertragen sich auf die ICP-Kurve (■ Abb. 67.1). Die Druckkurve kann wie eine arterielle Druckkurve aussehen, manchmal auch wie eine zentrale Venendruckkurve. Außerdem werden noch A-, B- und C-Wellen unterschieden.

■■ A-Wellen (Plateauwellen)

Spontane, rasch eintretende Druckanstiege zwischen 50 und 100 mmHg, die ca. 15 und 20 min anhalten (◘ Abb. 67.1). Plateauwellen treten nur auf, wenn der intrakranielle Druck bereits erhöht ist; sie gehen häufig mit den klinischen Zeichen des erhöhten Hirndrucks einher. Plateauwellen sollen auf einer Zunahme des intrakraniellen Blutvolumens beruhen.

■■ B-Wellen

Kleine rhythmische Wellen mit Drücken bis zu 50 mmHg; sie gehen mit Veränderungen der Atmung einher.

■■ C-Wellen

Kleine rhythmische Wellen mit Drücken bis zu 20 mmHg. Sie stehen in Beziehung zu periodischen Veränderungen des arteriellen Blutdrucks.

Zerebraler Perfusionsdruck

Der intrakranielle Druck darf bei Patienten mit schwerem Schädel-Hirn-Trauma nicht isoliert, sondern immer nur im Zusammenhang mit dem zerebralen Perfusionsdruck betrachtet werden. Der zerebrale Perfusionsdruck (CPP) ist die Differenz zwischen arteriellem Mitteldruck (MAP) und intrakraniellem Druck (ICP).

Der zerebrale Perfusionsdruck sollte bei Patienten mit Schädel-Hirn-Trauma 70 mmHg nicht unterschreiten, damit keine Minderdurchblutung des Gehirns eintritt. Bei schweren Hirnschäden kann jedoch bereits ein zerebraler Perfusionsdruck von 70 mmHg zu niedrig sein.

Bei wem soll der ICP gemessen werden?

Grundsätzliche Indikationen für die ICP-Messung sind
- komatöse oder beatmete analgosedierte Patienten, die klinisch nicht ausreichend beurteilt werden können oder nur anhand von Hirnstammreflexen und Abwehrreaktionen auf Schmerzreize, wenn bei ihnen der Verdacht auf einen erhöhten ICP besteht,
- eine hirndrucksenke Therapie, z. B. Osmotherapie,
- schweres Schädel-Hirn-Trauma (GCS ≤ 8).

67.2.2 Messung des Hirngewebe-pO$_2$

Der Sauerstoffpartialdruck im Hirngewebe kann über eine Sonde direkt gemessen werden. Die Sonde wird über ein Bohrloch oder bei einem anderen neurochirurgischen Eingriff in das Hirngewebe vorgeschoben, bevorzugt am Rande einer Hirnläsion oder rechts frontal.

> **❯** Werte < 10 mmHg gelten als kritisch für die O$_2$-Versorgung des Gehirns, ab 15 mmHg sollte therapeutisch interveniert werden.

67.2.3 Nahinfrarotspektroskopie (NIRS)

Die NIRS ist ein *nichtinvasives* Verfahren für die transkutane Überwachung der zerebralen O$_2$-Versorgung. Erfasst werden sollen damit Phasen zerebraler Hypoxie bzw. Minderdurchblutung. Das Gerät besteht aus einem Sensor mit Lichtquelle und mehreren Lichtdetektoren. Der an den Monitor angeschlossene Sensor wird frontotemporal auf der Haut befestigt.

Je nach Gerätetyp werden folgende Parameter erfasst:
- Regionale (im Wesentlichen venöse) zerebrale O$_2$-Sättigung (S$_r$O$_2$), Normalwerte: 60–70 % bei Raumluftatmung
- Oxy- und desoxygeniertes Hämoglobin
- Reduzierte Zytochromoxydase

> **❶** Ein Abfall der zerebralen S$_r$O$_2$-Sättigung auf < 50 % gilt als Zeichen einer zerebralen Ischämie oder ungenügenden Hirndurchblutung.

Das Verfahren eignet sich nicht für die Überwachung der zerebralen O$_2$-Versorgung beim Patienten mit Schädel-Hirn-Trauma.

67.2.4 Evozierte Potenziale

Evozierte Potenziale sind elektrische Reaktionen des Gehirns auf wiederholte spezifische periphere Reize. Je nach Stimulus werden unterschieden:
- Elektrisch: somatosensorisch evozierte Potenziale (SSEP)
- Akustisch: akustisch evozierte Potenziale (AEP)
- Lichtreiz: visuell evozierte Potenziale (VEP)

Bei allen EP-Verfahren werden die Zeit zwischen Reizbeginn und maximalem Potenzial (Latenz in ms) und die Amplitude des Gipfels (Peak) bestimmt.

In der Intensivmedizin werden auditorisch evozierte Hirnstammpotenziale und somatosensorisch evozierte Potenziale bestimmt, um bei Bewusstlosen die Funktion bestimmter Leitungsbahnen in Gehirn und Rückenmark zu überprüfen.

67

67.3 Behandlungs- und Pflegeschwerpunkte

67.3.1 Erstversorgung von Bewusstlosen

Wesentliche Maßnahmen der Erstversorgung von Bewusstlosen sind folgende:

- Vitalfunktionen sichern.
- Ursache klären.
- Tiefe der Bewusstlosigkeit einschätzen.

Erstversorgung bewusstloser Patienten

1. **Sicherung der Vitalfunktionen:**
   - Atmung: endotracheale Intubation; oft auch maschinelle Beatmung
   - Blutdruck, Herzfrequenz und -rhythmus
2. **Einschätzung der Komatiefe:**
   - Erweckbarkeit: Ansprechen, Anfassen, Setzen von Schmerzreizen
   - GCS erfassen; GCS von 8 oder weniger: endotracheale Intubation
3. **Orientierende Erhebung des Hirnnervenstatus:**
   - Bulbusstellung
   - Pupillenweite und Lichtreaktion
   - Puppenkopfphänomen
   - Kornealreflexe, Trigeminusreiz
   - Grimassieren auf Schmerzreize
   - Schluck- und Hustenreflex
4. **Meningismus:**
   - Subarachnoidalblutung: CT
   - Fieber: Meningitis? Hirnabszess?
5. **Körperliche Untersuchung (wenn noch nicht erfolgt):**
   - Kopfwunden?
   - Blutungen aus Mund, Nase, Ohren?
   - Austritt von Liquor?
   - Hinweise auf Thoraxtrauma, z. B. Prellmarken, instabile Atmung?
   - Abdomen: Abwehrspannung?
   - Rücken, Wirbelsäule: Hat der Patient Arme und Beine bewegt?
   - Röntgen der Halswirbelsäule nach jedem Trauma, evtl. auch der Brust- und der Lendenwirbelsäule
   - Extremitätenfrakturen?
   - Hinweis auf Drogenkonsum? Einstichstellen?
   - Hautabschürfungen?
   - Alte oder neue Hämatome?
   - Hinweise auf Störungen der Blutgerinnung?

Wenn möglich, sollten Angehörige oder Zeugen zur Vorgeschichte befragt werden.

Apparative Diagnostik: CT oder MRT des Schädels.

67.3.2 Aufnahme des Patienten in die Intensivstation

Zumeist sind die Patienten mit ihrer Verdachts- oder endgültigen Diagnose angemeldet, sodass der Bettplatz entsprechend vorbereitet werden kann.

Die Übergabe von Patienten aus dem OP erfolgt nach den in ▶ Kap. 45 dargestellten Prinzipien in der Regel durch den Anästhesisten oder Operateur an den zuständigen Arzt und das Pflegepersonal der Intensivstation.

Übergabe-Check für Neurointensivpatienten

- Präoperativer Zustand, insbesondere neurologischer Status, Krampfleiden, Begleiterkrankungen, präoperative Medikamenteneinnahme
- Art und Umfang der OP; Lage der Drainagen
- Narkoseverfahren und -verlauf
- Blutverluste und Volumenersatz
- Sonstige intraoperative Besonderheiten wie Hirnschwellung, anhaltende Blutungen, Eröffnung von Nebenhöhlen
- Intraoperativ erhobene Laborwerte
- Postoperative Verordnungen, v. a. von Medikamenten (z. B. Dexamethason, Mannitol, Antikonvulsiva, Antibiotika)
- Art der postoperativen Überwachung
- Postoperative Nachbeatmung
- CT-Kontrollen
- Lagerung des Patienten

▪ Lagerung

Die meisten Patienten werden mit leicht erhöhtem Oberkörper (15–30°) gelagert, Patienten mit operativ versorgtem subduralem Hämatom dagegen flach, ebenso Patienten mit Verletzungen der Wirbelsäule.

67.3.3 Maschinelle Beatmung

Auch für den neurochirurgischen und neurologischen Intensivpatienten gelten die in ▶ Kap. 62 dargestellten Grundprinzipien der Beatmung, jedoch müssen die Auswirkungen auf den ICP bei dieser Patientengruppe besonders beachtet werden:

- **Hyperventilation** vermindert die Hirndurchblutung und den ICP.
- **Hypoventilation** steigert die Hirndurchblutung und den ICP.
- **Hypoxie** steigert die Hirndurchblutung und den ICP.

Patienten mit erhöhtem ICP werden in der Regel *kontrolliert* beatmet; hierbei wird die volumenkonstante gegenüber der druckkontrollierten Beatmung bevorzugt, um eine Hypoventilation zu vermeiden.

Grundsätzlich sollten der mittlere **Atemwegsdruck** und damit der intrathorakale Druck so niedrig wie möglich gehalten werden, damit der venöse Abfluss aus dem Gehirn nicht beeinträchtigt wird. Eine leichte Oberkörperhochlagerung (15–30°) unterstützt den gewünschten Effekt.

Beatmungsparameter bei erhöhtem ICP und ungestörtem pulmonalem Gasaustausch
- Volumenkonstante, kontrollierte Beatmung
- Atemhubvolumen oder Atemminutenvolumen: je nach angestrebtem p_aCO_2
- Beatmungsfrequenz: 10–15/min
- Atemzeitverhältnis: 1 : 2
- Atemwegsdruck: so niedrig wie möglich
- Positiver endexspiratorischer Druck (PEEP): ca. 5–8 mbar
- Angestrebte Blutgaswerte: p_aCO_2 35–45 mmHg, $p_aO_2 > 90$ mmHg, $S_aO_2 > 95\%$

Höhere PEEP-Werte sowie eine IRV (Inversed Ratio Ventilation) sollten nur unter Kontrolle des ICP angewandt werden.

▪ Assistierende Beatmungsverfahren
Während der kontrollierten Hyperventilation sind assistierende Verfahren nicht geeignet. Erst wenn sich der ICP normalisiert hat und der Atemantrieb ausreicht, können die Spontanatmung unterstützende Verfahren wie BiPAP oder CPAP eingesetzt werden. Diese Methoden wirken sich günstig auf den intrathorakalen Druck aus. Folgendes muss aber beachtet werden:

❶ Bei partiellen Beatmungsformen besteht die Gefahr der Hypoventilation mit Anstieg des ICP. Daher lückenlose Überwachung des p_aCO_2!

Kontrollierte Hyperventilation
Die gezielte Absenkung des arteriellen pCO_2 durch kontrollierte Beatmung wird als kontrollierte Hyperventilation bezeichnet. Ziel ist die **Abnahme der Hirndurchblutung** bzw. des zerebralen Blutvolumens und damit des erhöhten ICP.

❱ Die Hirndurchblutung nimmt pro mmHg p_aCO_2-Absenkung um etwa 2 ml/min × 100 g Hirngewebe ab.

Bei einem p_aCO_2 von 15–20 mmHg fällt die Hirndurchblutung um 40–60 % des Normwerts ab, bei einem p_aCO_2 von 70–80 mmHg steigt sie maximal um 100–120 % an. Diese Veränderungen treten innerhalb weniger Minuten auf. Der Effekt der kontrollierten Hyperventilation hält allerdings nur einige Stunden an.

❶ Wichtigste Gefahr der Hyperventilation ist eine zu starke Abnahme der Hirndurchblutung mit Schädigung des Gehirns (Hirnischämie): p_aCO_2-Werte von 28 mmHg sollten daher nicht unterschritten werden!

▪ Praxis
- Die kontrollierte Hyperventilation sollte nur bei akuten, bedrohlichen Anstiegen des ICP und nur überbrückend durchgeführt werden.
- Angestrebt werden p_aCO_2-Werte von 38–35 mmHg
- Eine längerfristige oder prophylaktische Hyperventilation (bei normalem ICP) ist nicht indiziert.
- Die kontrollierte Hyperventilation sollte möglichst unter Kontrolle des ICP durchgeführt werden.
- Während der kontrollierten Hyperventilation muss ein ausreichend hoher zerebraler Perfusionsdruck sichergestellt sein (50–70 mmHg).
- Die Hyperventilation sollte ausschleichend beendet werden, um einen überschießenden Anstieg der Hirndurchblutung und des ICP zu vermeiden.

67.3.4 Analgosedierung und Muskelrelaxierung

Bei wesentlich erhöhtem Hirndruck werden die Patienten stark sediert, um den Hirnstoffwechsel zu senken und den Patienten vegetativ abzuschirmen. Durch die Sedierung wird bei den meisten Patienten der Atemantrieb vollständig ausgeschaltet und so die kontrollierte Beatmung ermöglicht. Eine Muskelrelaxierung ist in der Regel nicht erforderlich und sollte wegen ihrer ungünstigen Wirkungen nur erfolgen, wenn keine Anpassung des Patienten an den Respirator möglich ist.

67.3.5 Ernährung

Für die Ernährung des Neurointensivpatienten gelten u. a. die in ▶ Kap. 49 genannten Grundsätze.

Energiebedarf
Der Energiebedarf neurochirurgischer Patienten entspricht im Wesentlichen dem anderer Traumapatienten. Bei Patienten mit Schädel-Hirn-Trauma wird für die ersten 2 Wochen nach dem Trauma eine Umsatzsteigerung von 20–50 % oberhalb des Ruheenergieumsatzes angegeben. Patienten mit Bulbärhirnsyndrom weisen einen erniedrigten, Patienten mit Mittelhirnsyndrom einen besonders hohen Ruheenergieumsatz auf. Ursache der Energieumsatzsteigerungen sind hormonelle Störungen (▶ Kap. 49). Streckkrämpfe steigern durch die Muskelaktivität den Energieumsatz.

67

Eiweißstoffwechsel

Direkt nach dem Trauma mit einem Maximum zwischen dem 2. und 4. Tag besteht ein erheblicher Katabolismus mit gesteigertem Eiweißumsatz, gesteigerten renalen Stickstoffverlusten und Störungen des Musters der freien Aminosäuren.

Glukose

Der Energiebedarf des Gehirns wird zu mehr als 95 % von Glukose gedeckt. Hypoxische Hirnareale verstoffwechseln Glukose ohne Sauerstoff (anaerob). Bei übermäßiger Glukosezufuhr kann es daher zu einer intrazellulären Laktatazidose mit sekundärer Hirnschädigung kommen. Nach derzeitiger Auffassung kann eine Hyperglykämie den sekundären Hirnschaden und das posttraumatische Hirnödem verstärken.

67.3.6 Thromboseprophylaxe

Bei immobilen Patienten ist das Risiko thromboembolischer Komplikationen erhöht. Dies gilt auch für Patienten mit schwerem Schädel-Hirn-Trauma. Ab dem 2. Tag nach dem Trauma kann eine Prophylaxe mit unfraktioniertem oder niedermolekularem Heparin durchgeführt werden, wenn keine neurochirurgischen Interventionen erforderlich sind. Das Blutungsrisiko ist aber zu beachten!.

67.3.7 Spezielle Pflege des Neurointensivpatienten

Grundsätzlich gelten die in ► Kap. 45 dargestellten Prinzipien der Intensivpflege auch für den Neurointensivpatienten. Bei den einzelnen Erkrankungen ergeben sich einige Besonderheiten, auf die in den entsprechenden Abschnitten eingegangen wird. Auch sollten die Möglichkeiten der basalen Stimulation angewandt werden.

Transport des Patienten

Innerklinische Transporte des Neurointensivpatienten sind v. a. für diagnostische oder auch für operative Maßnahmen erforderlich (► Kap. 40). Hierzu gehören kraniale Computertomografie (CCT), Kernspinresonanzspektroskopie (NMR), Angiografie usw. Elektroenzephalografie (EEG), Ultraschalluntersuchungen, Elektromyografie (EMG), Elektroneurografie (ENG) und evozierte Potenziale können hingegen auf der Station durchgeführt werden.

> ❯ Der Transport erfordert ein geplantes Vorgehen mit Bereitstellung des gesamten Transport- und Versorgungszubehörs; außerdem sollte sich die Herz-Kreislauf-Funktion des Patienten in einem stabilen Zustand befinden.

> **Transport des Patienten**
> — Transportbegleitung: 1 Arzt und mindestens 1 Pflegeperson
> — Transportliege mit Transportmonitor und Transportbeatmungsgerät, Beatmungsbeutel mit Maske
> — Erforderliche Perfusoren oder Infusomaten
> — Notfallmedikamente, Notfallzubehör

Die Verlegung von Neurointensivpatienten in andere Krankenhäuser erfolgt unter Arztbegleitung.

Lagerung und Mobilisation

Die Standardlagerung für Patienten mit erhöhtem ICP ist die Oberkörperhochlagerung, um den Abfluss des hirnvenösen Blutes zu gewährleisten. Halbseitenlagerung mit erhöhtem Oberkörper ist hierbei ebenfalls möglich. Die Bauchlagerung und Kopftieflagerung sind bei Neurointensivpatienten besonderen Indikationen vorbehalten und bedürfen der Anordnung durch den Arzt.

Auch die Mobilisierung des Patienten hängt vom Krankheitsbild und dessen Verlauf ab und bedarf ebenfalls der Rücksprache mit dem Arzt. Einzelheiten zur Lagerung und Mobilisation sind bei den jeweiligen Krankheiten dargestellt.

Körpertemperatur

Unmittelbar postoperativ tritt häufig ein leichter Anstieg der Körpertemperatur (bis ca. 38 °C) auf. Anhaltend erhöhte Körpertemperatur sollte aber zu bakteriologischen Untersuchungen veranlassen (Urin, Trachealsekret, intravasale Zugänge, externe Ventrikeldrainage).

■ **Zentrale Hyperpyrexie**

Als zentrales Fieber wird ein Anstieg der Körperkerntemperatur auf > 40 °C bezeichnet. Häufigste Ursachen sind massive intrakranielle Blutungen oder Läsionen im Hypothalamus.

67.3.8 Überwachung und Pflege von Drainagen

Bei neurochirurgischen Patienten dienen Drainagen der Ableitung von Blut, Wundsekret oder Liquor. Blut und Wundsekret außerhalb der Hirnventrikel wird über Redon- und Robinson-Drainagen abgeleitet, Liquor über eine externe Liquordrainage.

■ **Redon-Drainage**

Mit der Redon-Drainage werden Blut und Wundsekret abgeleitet Die Ableitung erfolgt offen durch Schwerkraft oder durch Sog. Die Redon-Drainage wird oberhalb der

Dura mater, unter der Galea oder epidural, platziert. Die Aufgaben des Pflegepersonals sind
- regelmäßige Kontrolle von Art und Menge der drainierten Flüssigkeit,
- bei Verdacht auf Liquorbeimischung: Abklemmen der Drainage, um unkontrollierte Liquorverluste und die Entwicklungen einer Liquorfistel zu vermeiden,
- Entfernung der Drainage (in der Regel nach 24 h),
- bei längerer Drainagedauer: tägliche Kontrolle der Eintrittstelle.

■ **Robinson-Drainage**

Sie dient der Ableitung von Blut aus der Wundhöhle durch Schwerkraft, d. h. ohne externen Sog. Praktische Gesichtspunkte:
- Die Liegedauer beträgt 1–3 Tage.
- Der Sammelbeutel muss sich unterhalb des Kopfes befinden, damit die Schwerkraft wirken kann.

■ **Jackson-Pratt-Drainage**

Diese Drainage dient der Ableitung von Blut und Wundsekret unter leichtem Sog. Der Sog kann per Hand variabel eingestellt werden. Praktische Gesichtspunkte:
- Die Liegedauer beträgt 1–3 Tage, je nach gefördertem Volumen.
- Das Reservoir muss sich unterhalb des Drainageaustritts befinden.
- Auf luftdichten Verschluss des Systems muss geachtet werden, um das Vakuum zu erhalten.

■ **Saug-Spül-Drainage**

Die Saug-Spül-Drainage wird v. a. nach operativer Sanierung von Abszessen und anderer infizierter Gewebe angewandt. Das Drainagesystem enthält einen Zu- und einen Ablauf für die Spülung des betroffenen Gewebes. Die Spülung erfolgt mit desinfizierender oder mit Antibiotika enthaltenden Lösungen. Praktische Gesichtspunkte:
- Spülmenge pro Stunde festlegen; Spüllösung zuführen und passiv über den gesonderten Drainageschlauch ablaufen lassen.
- Genaue Bilanzierung (Rückstau? Zusätzlich Liquor vorhanden?).
- Liegedauer 3 bis max. 5 Tage.
- Zunächst den Zulauf des Systems entfernen, 12–24 h später den Ablauf.

❶ Bei lokaler Spülung des Hirngewebes mit Antibiotika besteht die Gefahr von Krampfanfällen!

Liquordrainagen

Unterschieden werden die externe und die lumbale Ventrikeldrainage.

Externe Ventrikeldrainage

Die externe Ventrikeldrainage erfüllt 2 Funktionen:
- Entnahme von Liquor zur intrakraniellen Volumenentlastung und Senkung des ICP
- Messung des ICP für die Überwachung

Außerdem kann die intrakranielle Compliance bestimmt werden.

■ **Indikationen**

Zu den wichtigsten Indikationen der externen Ventrikeldrainage gehören:
- Schädel-Hirn-Trauma: Messung und Senkung des ICP
- Subarachnoidalblutung, v. a. in Verbindung mit Hydrozephalus
- Bei Kindern: Tumore der hinteren Schädelgrube, Shuntinfektion
- Posthämorrhagischer Hydrozephalus bei Neugeborenen

■ **Lokalisation**

Die externe Ventrikeldrainage wird paramedian, in Höhe der Koronarnaht, am frontalen Pol des Seitenventrikels platziert. Soll die hintere Schädelgrube entlastet werden, kann auch okzipital eingegangen werden. Das einfache System besteht aus Kunststoffschläuchen mit Öffnungen am proximalen Ende, einem Auffangbehälter und einem distalen Ende, an dem der ICP in cmH_2O abgelesen werden kann. Bei Bergmann-Systemen kann der ICP über einen elektronischen Druckwandler gemessen werden.

■ **Praktische Hinweise**
- Für einen Drainagedruck von 20 mmHg muss der Auffangbehälter 27 cm über dem Nullpunkt (äußerer Gehörhang) platziert werden.
- Für die Überwachung des ICP wird eine Drainagehöhe von 15–20 cm empfohlen.
- Bei Anschluss des Systems an den Monitor sollten atem- und pulssynchrone Schwankungen der ICP-Kurve sichtbar sein.
- Fehlt eine Kurve, liegt eine technische Komplikation oder eine verminderte intraventrikuläre Liquormenge vor.
- Bei geöffneter Drainage stündliche Drainagemenge und die Liquorfarbe erfassen und protokollieren. Die Drainagemenge kann bis zu 500 ml/24 h betragen und richtet sich nach der Höhe des ICP.
- Für die Überwachung des ICP die Drainage verschließen. Der ICP sollte < 20 mmHg liegen.
- Lässt sich durch Ablauf von Liquor keine ausreichende Senkung des ICP erreichen, müssen andere Maßnahmen ergriffen werden, z. B. die Zufuhr von Mannitol oder eine kontrollierte Hyperventilation.

67

- Für Transporte sollte die Drainage abgeklemmt werden.
- Der Ventrikelkatheter sollte so früh wie möglich entfernt werden.
- Entfernung der Drainage bei komatösen Patienten: wenn bei über 24 h abgeklemmter Drainage ICP < 20 mmHg liegt, keine weiteren Maßnahmen der ICP-Senkung erforderlich sind und die Drainagemenge < 50 ml pro Tag beträgt.

- **Komplikationen**
Zu den wichtigsten Komplikationen gehören
- technisch bedingt: Verschluss des Systems durch Blut oder Luft, Diskonnektion, Leckage, Fehllage der Katheterspitze,
- Infektionen: Ventrikulitis, Meningitis, Enzephalitis; Häufigkeit abhängig von der Liegedauer: insgesamt ca. 10 %,
- Blutung nach Anlage der Drainage, Nachblutung,
- drainierte Liquormenge zu hoch.

Lumbale Liquordrainage (Tuohy)

Das System dient der Ableitung von Liquor aus dem lumbalen Subarachnoidalraum bei freier Liquorpassage. Der Punktionsort liegt zumeist bei L3/L4 oder L4/L5. Der Abfluss von Liquor wird wie bei der Ventrikeldrainage durch Variationen der Höhe des Auffangbehälters reguliert.

- **Praktische Hinweise**
- Sorgfältige Kontrolle der drainierten Liquormenge: ca. 150 ml/24 h.
- Vor der Mobilisierung des Patienten Drainage abklemmen.
- Die Liegedauer des Drainagesystems so kurz wie möglich halten.
- Beim Auftreten von Liquorleckagen wird die Drainage sofort entfernt.
- Nach Entfernen der Drainage können postspinale Kopfschmerzen auftreten.

67.3.9 Frührehabilitation auf der Intensivstation

Erworbene Hirnschäden führen zu vorübergehenden oder bleibenden neurologischen und psychischen Störungen. Durch Maßnahmen der Frührehabilitation bereits auf der Intensivstation wird versucht, solche Beeinträchtigungen zu minimieren. Zu den wichtigsten Maßnahmen gehören folgende:
- Physiotherapie
- Ergotherapie
- Physikalische Therapie
- Integrierte neurophysiologische Pflege
- Medikamente

Physiotherapie

Die Physiotherapie ist für Patienten mit erworbener Hirnschädigung von herausragender Bedeutung.

- **Stimulation durch Sinnesreize**
Diese Maßnahme umfasst die Förderung der taktil-kinästhetischen Wahrnehmung, die Beeinflussung von Aufmerksamkeit und Antrieb, das Üben der Hand-Mund- und der Mund-Auge-Koordination sowie die Aktivierung des Gleichgewichtssystems.

- **Tonusregulation**
Mit bestimmten Maßnahmen wird versucht, einen erhöhten Muskeltonus zu senken, einen erniedrigten dagegen zu normalisieren.

- **Herstellen der physiologischen Balance**
Sitzen an der Bettkante, unterstütztes Stehen, axiale Belastungen der Wirbelsäule und der Extremitäten sowie Aufrichten durch Bewegungswechsel fördern die Wiederherstellung der physiologischen Balance.

- **Kontrakturprophylaxe**
Bewegen und Lagern, Manualtherapie, häufige Fersenbelastung und die Tonushemmung in den proximalen Gelenken gehören zu den wichtigen Maßnahmen der Kontrakturprophylaxe.

- **Pneumonieprophylaxe und Atemstimulation**
Die wesentlichen Maßnahmen sind in ▶ Kap. 60 dargestellt.

Ergotherapie

Hierzu gehören die basale Stimulation (Einzelheiten: ▶ Kap. 45), die Behandlung von Wahrnehmungsstörungen (Orientierungen am Körper, im Raum, Interaktion mit der Umwelt usw.) sowie die Facio-Orale Trakt-Therapie (F.O.T.T.), d. h. die Behandlung sensomotorischer Störungen im Gesicht und im Mundbereich, mit dem Ziel, Essen, Trinken und nonverbale Kommunikationsfähigkeit wiederzuerlangen.

Physikalische Therapie

Die physikalische Therapie wird beim Intensivpatienten nur in begrenztem Umfang durchgeführt.

Neurophysiologische Pflege

Hierzu gehören u. a. die Beurteilung des Bewusstseins, das Verstehen der aktuell möglichen Kommunikationsformen des Patienten, Wahrnehmung und Verstehen, außerdem die Beurteilung des Sich-Bewegen- und des Sich-Pflegen-Könnens, die Nahrungsaufnahme, die Ausscheidungsfunktionen, der Tag-Nacht-Rhythmus und individuelle Besonderheiten, außerdem die Körperpflege (▶ Kap. 45).

Medikamente

Medikamente können eingesetzt werden, um die Frührehabilitation zu unterstützen, so z. B. β-Blocker, aber auch Clonidin bei vegetativen Funktionsstörungen, Neuroleptika bei Erregungs- und Verwirrtheitszuständen sowie antispastisch wirkende Medikamente bei anhaltender Spastik.

Beteiligung von Angehörigen

Zunächst muss den Angehörigen geholfen werden, ihren anfänglichen Schock zu überwinden. Danach sollten sie an der Frührehabilitation und Pflege beteiligt werden, da sie oft leichter Zugang zum Patienten finden als professionelle Helfer. Wichtig sind v. a. der Aufbau eines Dialogs, Körperkontakt und Körperpflegemaßnahmen, einschließlich Mundhygiene, die von den Angehörigen durchgeführt werden.

67.4 Schädel-Hirn-Trauma

Etwa 250.000 Menschen pro Jahr erleiden in Deutschland ein Schädel-Hirn-Trauma, oft verbunden mit Begleitverletzungen oder Polytrauma. Häufigste Ursache sind Verkehrsunfälle, Stürze und Schlägereien. Bei 5 % ist die Schädel-Hirn-Verletzung schwer, bei 4 % mittelschwer und bei 91 % leicht. Etwa 2750 Menschen sterben, davon 60 % innerhalb von 2 h nach dem Schädel-Hirn-Trauma.

- **Offene Schädel-Hirn-Verletzung**

Dies sind alle Verletzungen, bei denen die Dura eröffnet wurde. Häufigste Ursache sind penetrierende Verletzungen, z. B. durch Schuss- oder Stichwaffen. Die Infektionsgefahr für die Hirnhäute und das Hirn selbst ist besonders groß.

- **Gedeckte Schädel-Hirn-Verletzung**

Hierzu gehören alle Verletzungen, bei denen die Dura intakt geblieben ist. Sie können mit oder ohne Schädelfraktur einhergehen.

67.4.1 Schweregrade des Schädel-Hirn-Traumas

Der Schweregrad eines Schädel-Hirn-Traumas kann nach der GCS (◨ Tab. 67.1) klassifiziert werden:
- Leichtes Schädel-Hirn-Trauma: GCS 13–15 Punkte
- Mittelschweres Schädel-Hirn-Trauma: GCS 9–12 Punkte
- Schweres Schädel-Hirn-Trauma: GCS 3–8 Punkte

Ältere Einteilungen wie Commotio, Contusio und Compressio cerebri sind ungenau und gelten als überholt.

--- Definition ---

Ein **schweres Schädel-Hirn-Trauma** liegt vor bei einer GCS-Punktzahl von 8 oder weniger für einen Zeitraum von 6 h oder länger.

67.4.2 Primäre und sekundäre Hirnschäden

Primäre Hirnschäden treten im Moment des Unfalls selbst auf. Hierbei handelt es sich um Kontusionen des Gehirns sowie diffuse neuronale Funktionsstörungen und Schädigungen, die therapeutisch nicht beeinflussbar sind. Sekundäre Hirnschäden hingegen sind Folge von Komplikationen, die sich in einem späteren Stadium des Schädel-Hirn-Traumas entwickeln. Hierbei können intrakranielle und extrakranielle Komplikationen unterschieden werden. Die wichtigsten sind
- intrakranielle Blutungen,
- posttraumatische Hirnschwellung,
- hypoxische/ischämische Hirnschädigung,
- Fettembolie,
- Meningitis,
- Hirnabszess,
- Hirninfarkt.

Die neurochirurgische Intensivmedizin ist darauf ausgerichtet, eine weitere Schädigung des Gehirns durch sekundäre Komplikationen zu verhindern.

Intrakranielle Blutungen

Intrakranielle Blutungen sind eine Komplikation des Schädel-Hirn-Traumas, die zumeist operativ behandelt werden muss. Folgende intrakranielle Blutungen werden unterschieden (◨ Abb. 67.2):
- Epidurale Hämatom
- Subdurales Hämatom
- Intrazerebrales Hämatom

- **Epidurales (extradurales) Hämatom**

Diese Blutung entsteht am häufigsten durch Zerreißung eines Astes der *A. meningea media*, manchmal als venöse Blutung bei durch den Sinus verlaufenden Frakturen. Ein epidurales Hämatom findet sich bei etwa 5 % aller Schädel-Hirn-Traumen; bei 80 % der Erwachsenen und 50 % der Kinder liegt eine **Schädelfraktur** vor (◨ Abb. 67.3). Die Blutung befindet sich zumeist in der Temporalgegend.

Als **typische Symptomatik**, die jedoch nur bei einem Drittel der Patienten auftritt, gilt
- unmittelbar nach dem Trauma kurzer Bewusstseinsverlust,
- danach freies („luzides") Intervall mit Normalisierung des neurologischen Status,

67

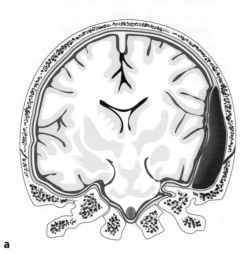
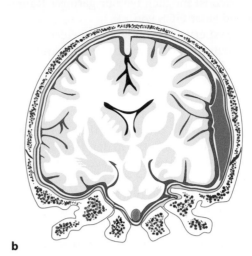

a
b

■ **Abb. 67.2   Intrakranielle Hämatome. a** Epidurales Hämatom, **b** subdurales Hämatom

— dann sekundär Kopfschmerzen und zunehmende Eintrübung des Bewusstseins,
— schließlich gleichseitige Pupillenerweiterung (bei 80 % der Patienten),
— Verlust des Bewusstseins,
— Cheyne-Stokes-Atmung,
— Bradykardie, Tod durch Atem- und Herz-Kreislauf-Versagen.

❶ Treten bei einem Patienten mit Schädel-Hirn-Trauma (insbesondere mit Schädelfraktur) Kopfschmerzen und Schläfrigkeit auf, muss immer an ein epidurales Hämatom gedacht werden. Das Hirndruckzeichen ist eine Indikation zur sofortigen OP.

— **Diagnose:** zerebrale Computertomografie
— **Behandlung:** sofortige chirurgische Entlastung, wenn das Volumen > 30 ml beträgt – unabhängig vom GCS-Wert

▪ **Akutes subdurales Hämatom**
Dies ist eine Blutansammlung im Subduralraum, die sich innerhalb von 72 h nach dem Trauma manifestiert. Subdurale Hämatome sind 3-mal häufiger als epidurale Hämatome; sie treten bei etwa 18 % aller Schädel-Hirn-Traumen auf.
— **Formen:**
   – Einfache akute Subduralhämatome: Ansammlung von Blut unter der Dura ohne darunter liegende Kontusionen oder Zerreißungen von Hirngewebe. Sie entstehen durch Zerreißungen von Brückenvenen.
   – Komplizierte akute Subduralhämatome: Ansammlung von Blut mit Kontusion und Zerreißung des

Hirngewebes: Häufig liegt auch eine arterielle Blutung aus dem kontusionierten oder lazerierten Hirn vor.
— **Klinische Bild:**
   – Bewusstlosigkeit ohne freies Intervall, manchmal freies Intervall oder kein Bewusstseinsverlust.
   – Zeichen der Massenverschiebung: Hemiparese, einseitige Dezerebration, Pupillenerweiterung.
— **Diagnose:** CCT.
— **Behandlung:** umgehende OP mit anschließender intensivmedizinischer Behandlung, wenn die Hämatomdicke > 10 mm beträgt oder die Mittellinienverlagerung > 5 mm, wiederum unabhängig von der

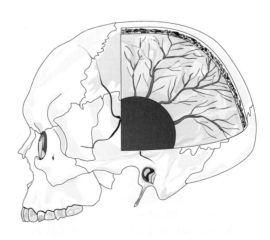

■ **Abb. 67.3   Typische Lokalisation des epiduralen Hämatoms in der Temporalgegend.** Beachte die Frakturlinien im knöchernen Schädel

GCS. Abwarten ist möglich bei nur geringer Raumforderung und einer GCS von ≥ 9.

- **Prognose:** Sie ist ernst; besonders bei beiderseitigen Subduralhämatomen oder multiplen Lazerationen des Gehirns liegt die Sterblichkeit zwischen 60–100 %.

- Intrazerebrales Hämatom

Blutung in das Hirngewebe, oft im frontalen oder temporalen Bereich, manchmal auch tief in den Hemisphären. Große Hämatome werden operativ ausgeräumt.

- **Klinische Bild:** abhängig von der Lokalisation und Größe des Hämatoms, bei den einzelnen Hämatomarten oft sehr ähnlich
- **Diagnose:** CCT
- **Behandlung:** bei zunehmender Raumforderung operative Entlastung

Posttraumatische Hirnschwellung („Hirnödem")

Im Anschluss an das Schädel-Hirn-Trauma kann eine Hirnschwellung mit **Anstieg des ICP** auftreten. Die Hirnschwellung kann durch einen erhöhten Wassergehalt (echtes Hirnödem) oder durch eine Zunahme des intrakraniellen Blutvolumens bei Vasoparalyse oder durch beide Faktoren zusammen bedingt sein. Die zerebrale Blutvolumenzunahme wird durch einen lokalen oder generalisierten Verlust der Autoregulation der Hirndurchblutung ausgelöst (▶ Kap. 29), das Hirnödem dagegen durch Störungen der Blut-Hirn-Schranke. Hierdurch tritt proteinreiche Flüssigkeit in den extrazellulären Raum über (vasogenes Hirnödem). Im Bereich der Kontusionen wird dagegen das Wasser überwiegend intrazellulär eingelagert (zytotoxisches Hirnödem). Während anfänglich die Volumenzunahme kompensiert wird, nimmt nach Erschöpfung der Kompensationsmechanismen der ICP zu (▶ Kap. 29), schließlich treten Massenverschiebungen des Gehirns auf, die zur Kompression und tödlichen Schädigung vegetativer Zentren führen. Außerdem wird durch die Abnahme des zerebralen Perfusionsdrucks die Hirndurchblutung vermindert (▶ Kap. 29).

Hypoxisch/ischämische Hirnschädigung

Die Hypoxietoleranz des Gehirns ist nur sehr gering. Daher führt eine ungenügende Sauerstoffversorgung/Durchblutung des Gehirns sehr rasch zu sekundären hypoxisch-ischämischen Hirnschäden. Solche Schäden werden häufig durch folgende Störungen ausgelöst:
- Respiratorische Insuffizienz mit Abfall der S_aO_2
- Verminderte O_2-Transportkapazität durch niedrigen Hämoglobinwert und/oder niedriges Herzzeitvolumen
- Zu niedrigen Blutdruck oder zerebralen Perfusionsdruck

Intrakranielle Infektionen

Infektionen treten selten innerhalb der ersten Tage nach dem Schädel-Hirn-Trauma auf; sie beruhen zumeist auf einer offenen Verletzung, die entweder übersehen oder ungenügend behandelt wurde. Beim Hirnabszess entwickeln sich die Zeichen der intrakraniellen Raumforderung.

Spezielle neurologische Einschätzung

- Ziele
- Schwere und Lokalisation der Hirnverletzung feststellen.
- Den neurologischen Ausgangsstatus erheben, um Veränderungen des Zustands zu erkennen.
- Intrakranielle Blutungen diagnostizieren, die dringlich operiert werden müssen.

- Neurologische Kurzuntersuchung
- Bewusstseinslage und motorische Reaktion nach der GCS
- Pupillenweite und Lichtreaktion
- Kornealreflexe
- Augenbewegungen aufgrund von Hirnstammreflexen
- Atemfunktion
- Herzfrequenzmuster
- Arterieller Blutdruck

- Glasgow-Koma-Skala (GCS)

Die Schwere einer Hirnfunktionsstörung wird am häufigsten mit der GCS eingeschätzt. Sie dient auch zur Verlaufsbeobachtung während der Intensivbehandlung und wird ebenfalls vom Pflegepersonal der Intensivstation verwendet.

Bei der GCS werden standardisiert die Funktionen „Augenöffnen", „motorische Reaktion" und „verbale Reaktion" jeweils getrennt überprüft und eingeschätzt (◻ Tab. 67.1). Die Patientenreaktion wird auf einfache und für jeden Untersucher reproduzierbare Weise benotet.

> **Definition**
>
> **Koma:** Der komatöse Patient öffnet nicht die Augen, äußert keinerlei Worte und kommt keiner Aufforderung nach.

- Pupillenreaktion und -form

Die Überprüfung der Pupillengröße und Pupillenreaktion auf Licht ermöglicht Aussagen über die Funktion des Mittelhirns und des III. Hirnnervs (N. oculomotorius).

Wichtig ist v. a. der Seitenvergleich:
- Bei Einklemmung des Gehirns im Tentoriumschlitz erweitert sich 1 Pupille (meist die der gleichen Seite). Die Dilatation entsteht durch Kompression des N. oculomotorius.

67

Tab. 67.1 Glasgow-Koma-Skala (GCS)	
Reaktion	**Punkte**
Augenöffnen	
Spontan	4
Auf Geräusche	3
auf Schmerz	2
Nicht	1
Verbale Reaktion	
Orientiert	5
Verwirrte Unterhaltung	4
Unangemessene Wörter	3
Unverständliche Geräusche	2
Keine	1
Beste motorische Reaktion	
Kommt Aufforderungen nach	6
Lokalisiert Schmerz	5
Zieht normal zurück	4
Beugt auf Schmerz	3
Streckt auf Schmerz	2
Keine	1

Höchste Punktzahl: 15; Werte < 8 entsprechen einer schweren Hirnfunktionsstörung.

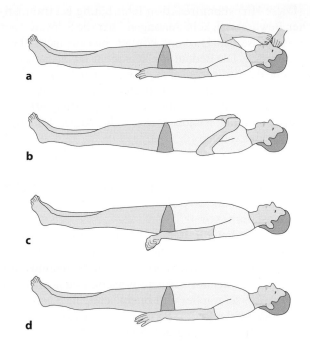

Abb. 67.4 **Prüfung der motorischen Reaktion auf Schmerzreize durch Kneifen der Haut in der Orbitagegend oder der Achselfalte. a** Gezielte Abwehrbewegung, **b** Beugung der Arme auf den Schmerzreiz, **c** Streckmechanismen auf den Schmerzreiz, **d** keinerlei Reaktion

- Erweitern sich beide Pupillen, werden entweder beide Okulomotoriusnerven komprimiert oder es liegt eine lokale Schädigung im Mittelhirn vor. Es kann aber auch eine sekundäre Kompression des Mittelhirns bei Einklemmung zugrunde liegen.
- Beiderseits extrem enge Pupillen können durch eine sekundäre Kompression des Hirnstamms bei ICP-Anstieg entstehen.
- Weite, reaktionslose und entrundete Pupillen bei tiefem Koma sprechen für den irreversiblen Ausfall der Hirnstammfunktion.

■ Motorik
Die Untersuchung der motorischen Reaktion auf Schmerzreize (■ Abb. 67.4) ergibt beim Bewusstlosen Hinweise auf die Lokalisation und den Schweregrad der zerebralen Schädigung.

■■ Keine motorische Reaktion
Zusammen mit schlaffem Muskeltonus und fehlenden Reflexen weist die fehlende motorische Reaktion auf eine schwere Schädigung des Hirnstamms hin. Sie findet sich bei Hirntod, im Terminalstadium eines Komas oder bei schwerer Schlafmittelintoxikation.

■■ Streckmechanismen
Streckmechanismen weisen auf Schädigungen des Mittelhirns und der oberen Brücke (Pons) hin (Dezerebration), können jedoch auch bei Coma hepaticum oder Koma nach Reanimation (ischämische Hirnschädigung) auftreten.

■■ Beugemechanismen
Sie treten bei Schädigungen der Großhirnhemisphären auf oder bei einer stoffwechselbedingten Dämpfung der Hirnfunktion.

■■ Gezielte Abwehr
Gezielte Abwehr auf Schmerzreize weist auf ein absichtsvolles Verhalten hin. Bewegungen nach Aufforderung beweisen, dass der Patient bei Bewusstsein ist.

■■ Erhöhter Muskeltonus
Erhöhter Tonus manifestiert sich als Spastik und Rigor:
- **Spastik** ist ein federnder Dehnungswiderstand der Muskulatur und weist auf eine Schädigung der Pyramidenbahn hin.
- **Rigor** ist dagegen ein gleichmäßig erhöhter Widerstand der Muskulatur, der bei Schädigungen des extrapyramidalmotorischen Systems auftritt.

■ Kornealreflexe
Normale Reaktion: Vorsichtiges Berühren der Hornhaut löst einen raschen Lidschluss aus.

Diese Hirnstammreaktion fehlt häufig bei traumatischer Bewusstlosigkeit. Aussagen über die Schwere oder die Prognose des Traumas können hieraus nicht abgeleitet werden. Die Bedeutung liegt mehr im pflegerischen Bereich, denn dieser Reflex dient normalerweise zum Schutz der Kornea; der Lidschlag verteilt außerdem die Tränenflüssigkeit, sodass die Anfeuchtung erhalten bleibt. Fehlt der Reflex, müssen die Augen künstlich angefeuchtet werden.

- **Augenbewegungen**

Sie können durch bestimmte Hirnstammreflexe ausgelöst werden. Fehlen diese Reaktionen, liegt eine Schädigung des Hirnstamms vor:

- **Okulovestibularer Reflex:** Er wird ausgelöst durch Spülen des äußeren Gehörgangs mit kaltem Wasser. Normalerweise tritt hierdurch ein **Nystagmus** auf. Mit zunehmender Hirnstammschädigung wird die Reaktion schwächer und bleibt schließlich ganz aus.
- **Okulozephaler Reflex:** Rasches Drehen des Kopfes bewirkt eine Bewegung der Augen zur Gegenseite. Bei Hirnstammschädigung bleiben die Augen starr und in der Mitte fixiert (**„Puppenkopfphänomen"**). Dieser Reflex darf nicht bei Verdacht auf eine Halswirbelschädigung überprüft werden.

Notfalltherapie

Die Notfalltherapie des Schädel-Hirn-Traumas beginnt so früh wie möglich nach der Verletzung, d. h. am Unfallort, im Rettungsfahrzeug oder spätestens direkt nach der Aufnahme in die Notfallabteilung. Das Hauptziel der Notfallbehandlung besteht darin, sekundäre Schädigungen des Gehirns zu verhindern.

- **Interdisziplinäre Erstversorgung**
- Vitalfunktionen und Atemwege sichern.
- Klinischen Befund überprüfen, nach Begleitverletzungen suchen und nach Priorität versorgen.
- Bildgebende Diagnostik: CCT, evtl. MRT nach der Akutversorgung.

- **Computertomografie (CT)**

Die CT ist eine einfache, sichere und rasch durchführbare Untersuchungsmethode. Folgendes kann mit der CT festgestellt werden:

- Intrakranielle Blutungen, deren Lokalisation und relative Größe
- Kontusionsblutungen
- Hirnschwellung
- Schädelfrakturen

Allerdings sind schwere diffuse Hirnschädigungen nicht immer im CT erkennbar. Auf jeden Fall ermöglicht die CT eine rasche Beantwortung der entscheidenden Frage beim Schädel-Hirn-Trauma, ob eine operativ zu versorgende Schädel-Hirn-Verletzung vorliegt.

- **Magnetresonanztomografie (MRT)**

Die MRT ist aufwendig und bei schwer verletzten Patienten in der Akutsituation nicht als primäres Untersuchungsverfahren geeignet. Allerdings können hiermit umschriebene Gewebeläsionen besser festgestellt werden als mit der CT. Sie ist daher bei Patienten mit neurologischen Störungen indiziert, bei denen im CT kein pathologischer Befunde erhoben werden konnte.

OP-Indikationen

Folgende raumfordernde intrakranielle Verletzungen sind **absolut dringliche OP-Indikationen**:

- Intrakranielle Blutungen: Epiduralhämatom, Subduralhämatom, intrazerebrales Hämatom/Kontusion
- Raumfordernde Impressionsfrakturen

Verletzungen mit **aufgeschobener OP-Dringlichkeit**:

- Offene oder geschlossene Impressionsfrakturen ohne Verlagerung der Mittellinienstrukturen
- Penetrierende Verletzungen und basale Frakturen mit Liquorrhö

Liegt keine chirurgisch behandelbare Verletzung vor, wird umgehend mit der Intensivbehandlung begonnen. Voraussetzung ist jedoch, dass keine anderen, dringlich zu operierenden Verletzungen (z. B. Milzruptur) bestehen.

67.4.3 Intensivbehandlung

Die Behandlung des Schädel-Hirn-Traumas ist primär darauf ausgerichtet, sekundäre Hirnschäden zu verhindern. Hierfür sind hauptsächlich 3 grundlegende Maßnahmen erforderlich:

- Beseitigung systemischer Störungen, die zu einer Beeinträchtigung der Sauerstoffversorgung des Gehirns führen, z. B. Verlegung der Atemwege, Hypotension, Hypoxie, Hyperkapnie
- Frühes Erkennen und Beseitigen intrakranieller Hämatome und Hirnschwellungen
- Verhinderung einer intrakraniellen Infektion durch frühzeitige Diagnose und Behandlung einer offenen Schädel-Hirn-Verletzung

Die Behandlung des Patienten mit schwerem Schädel-Hirn-Trauma beruht auf den allgemeinen Grundsätzen der Intensivmedizin. Außerdem treten einige Besonderheiten hinzu, die weiter unten beschrieben werden.

Überwachung des Schädel-Hirn-Trauma-Patienten

Die Überwachung von Patienten mit schwerem Schädel-Hirn-Trauma entspricht derjenigen eines kritisch kranken Intensivpatienten (▶ Kap. 50). Sie wird jedoch ergänzt durch eine spezielle neurologische Überwachung, die darauf ausgerichtet ist, bedrohliche Komplikationen rasch zu erkennen.

> *Fachpflegekräfte* sollen folgende einfachen neurologischen Überwachungsmaßnahmen durchführen:
> - Einschätzung der Bewusstseinslage nach der GCS
> - Prüfung der Pupillengröße und -reaktion
> - Erkennen von Krämpfen
> - Messen des ICP
> - Erkennen von Verschlechterungen des neurologischen Status

Daneben spielt die Überwachung der Vitalfunktionen eine bedeutsame Rolle.

▪ Blutdruck

Ein plötzlicher Blutdruckanstieg kann eine Reflexreaktion auf einen Anstieg des ICP sein (Cushing-Reflex) oder durch eine Hirnstammischämie ausgelöst werden. Blutdruckanstieg tritt gewöhnlich auch bei intrakranieller Blutung auf.

▪ Herzfrequenz

Bradykardie zusammen mit Blutdruckanstieg ist zumeist Zeichen der Hirnstammkompression. Hier muss sofort die zugrunde liegende Ursache (z. B. subdurales Hämatom) beseitigt werden, um einen irreversiblen Herz-Kreislauf-Kollaps zu verhindern.

▪ Fieber

Tritt Fieber bei einem Patienten mit Schädel-Hirn-Trauma auf, muss u. a. immer an eine Meningitis gedacht werden. Weitere *neurologische* Gründe für Fieber sind Hirnabszess und subdurales Empyem.

▪ Bewusstseinslage

Die Überprüfung erfolgt nach den ▶ Abschn. 67.1.1 dargelegten Grundsätzen. Jede verbale Äußerung, auch Stöhnen, und sei es auch nur ein unverständliches Grunzen oder Gähnen, zeigt eine gewisse Hirnrindenfunktion.

▪ Motorische Reaktion

Ist keine motorische Reaktion auf Schmerzreize auslösbar, besteht eine schwere Funktionsstörung des Hirnstamms, besonders wenn gleichzeitig Muskelschlaffheit und Areflexie bestehen.

Streck- und Beugekrämpfe weisen auf eine Schädigung des Mittelhirns und der oberen Brücke hin. Sie können durch eine primäre Hirnstammverletzung oder sekundäre Hirnstammkompression durch steigenden ICP hervorgerufen werden.

▪ Pupillenzeichen

Bedeutung der Pupillenzeichen: ▶ Abschn. 67.1.2.

Messung des ICP

Die physiologischen und pathophysiologischen Grundlagen des ICP sind in ▶ Kap. 29 dargestellt.

Anstiege des ICP treten bei Patienten mit schwerem Schädel-Hirn-Trauma relativ häufig auf. Hierbei sollen alle wesentlichen Verschlechterungen des klinischen Zustands mit ICP-Anstiegen einhergehen oder die Druckanstiege der Verschlechterung unmittelbar vorangehen.

Die **klinischen Zeichen** des ICP-Anstiegs sind unspezifisch und beim sedierten und beatmeten Patienten häufig nicht nachweisbar:
- Kopfschmerzen
- Erbrechen
- Bewusstseinstrübung
- Nackensteife

Mit zunehmender Kompression des Gehirns durch den weiter ansteigenden Druck treten folgende **Zeichen der Einklemmung** auf:
- Bewusstlosigkeit
- Streckstellung der Extremitäten
- Maximale Pupillenverengung oder träge Lichtreaktion
- Störungen der Atmung
- Zunehmende Pupillenerweiterung
- Erlöschen der Schmerzreaktion
- Zusammenbruch von Atem- und Herz-Kreislauf-Funktion

Auch hier ist wiederum die klinische Beurteilung beim sedierten und unter Umständen relaxierten Beatmungspatienten erschwert. Außerdem können diese Zeichen nicht nur durch einen ICP-Anstieg, sondern auch durch ein akutes Mittel- bzw. Bulbärhirnsyndrom bei primärer Hirnstammschädigung hervorgerufen werden.

Aus diesen Gründen wird bei diesen Patienten der ICP in der Regel direkt gemessen.

Indikationen für eine ICP-Sonde bei Patienten mit schwerem Schädel-Hirn-Trauma
- CT-Nachweis eines intrakraniellen Hämatoms, einer Kontusion, eines Hirnödems bzw. einer Kompression basaler Zisternen
- Unauffälliges CCT, aber Vorliegen von mindestens 2 der folgenden Kriterien:
  - Ein- oder beidseitige Streck- und/oder Beugetendenzen am Unfallort
  - Therapierefraktäre arterielle Hypotension (systolischer Blutdruck < 90 mmHg)
  - Alter > 40 Jahre

67.4.4 Hirnprotektion und Behandlung des erhöhten Hirndrucks

Primäres Ziel der Intensivbehandlung ist die Verhinderung sekundärer Hirnschäden, die v. a. durch folgende Komplikationen oder Störungen hervorgerufen werden:

Faktoren, die das Gehirn sekundär schädigen

- Hypoxämie bzw. zerebraler O_2-Mangel
- Hypotension bzw. niedriger zerebraler Perfusionsdruck
- Hyperkapnie: steigert den Hirndruck
- Hypokapnie: vermindert die Hirndurchblutung; kann zu zerebraler Mangeldurchblutung führen
- Hyperthermie bzw. Fieber
- Hyperglykämie und Hypoglykämie
- Hyponatriämie und exzessive Hypernatriämie

Ein weiterer Grundpfeiler der Intensivtherapie des Schädel-Hirn-Trauma-Patienten ist die Kontrolle des ICP. Hierbei gelten folgende Ziele (DGN-Leitlinie):

Ziele der Hirndruckkontrolle

- Intrakranieller Druck (ICP): < 22 mmHg
- Zerebraler Perfusionsdruck (CPP): > 50–80 mmHg

Hierdurch sollen die Kompression des Gehirns und die Verschiebung von Hirnteilen verhindert werden. Der Prophylaxe des ICP-Anstiegs kommt dabei allergrößte Bedeutung zu. Zu den allgemeinen prophylaktischen Maßnahmen gehört die richtige Lagerung des Patienten (Oberkörperhochlagerung um 30–35°; ▸ Abschn. 67.4.5) und die Aufrechterhaltung eines ausreichenden CCP, wobei ein CPP von 70 mmHg nicht überschritten werden sollte, um eine Hyperämie des Gehirns (bei gestörter Autoregulation) zu vermeiden. Außerdem müssen alle Maßnahmen vermieden werden, die den ICP erhöhen (▸ Kap. 29). Bevorzugte Maßnahmen zur Kontrolle des erhöhten ICP sind folgende:

- Liquordrainage, wenn eine Ventrikelsonde liegt (▸ Abschn. 67.3.8)
- Infusion hyperosmolarer Lösungen (Mannitol)
- Mäßige Hyperventilation auf p_aCO_2-Werte von 30–35 mmHg

■ Kontrollierte Hyperventilation

Eine mäßige kontrollierte Hyperventilation (Ziel-p_aCO_2: 30–35 mmHg) bei mäßig erhöhtem ICP bewirkt eine zerebrale Vasokonstriktion mit Abnahme der Hirndurchblutung (▸ Kap. 29) und des ICP.

Diese Methode ist nur wirksam, wenn die Ansprechbarkeit der Hirngefäße auf CO_2 erhalten ist. Dies ist jedoch beim Schädel-Hirn-Trauma nicht immer der Fall. Außerdem hält der Effekt zumeist nur einige Stunden an. Gegenwärtig ist nicht gesichert, ob die kontrollierte Hyperventilation einen günstigen Einfluss auf den Verlauf des Schädel-Hirn-Traumas hat.

■ Osmotherapie, Diuretika

Osmotherapeutika wie Mannitol (Osmofundin) können durch Entwässerung v. a. gesunder Hirnanteile den ICP senken. Diuretika wie Furosemid (Lasix) sind hingegen bei akuten Hirndruckanstiegen nicht ausreichend wirksam. Osmotherapeutika sollten nicht starr schematisch, sondern möglichst unter kontinuierlicher Messung des ICP zugeführt werden. Sie sind v. a. bei ausgeprägter Hirnschwellung indiziert.

Die Dosis beträgt etwa 0,3 g/kg KG per Infusion innerhalb von 15 min bis zu 12-mal/Tag. Die Wirkung setzt nach etwa 20 min ein; die Wirkdauer ist sehr unterschiedlich. Die ausgeschiedenen Flüssigkeits- und Elektrolytmengen müssen ersetzt werden, um Entgleisungen des Wasser- und Elektrolythaushalts zu vermeiden. Die Serumosmolarität soll 320 mosmol nicht überschreiten.

Wenn diese Maßnahmen nicht ausreichen, um den ICP zu senken, können folgende Behandlungsversuche unternommen werden:

- Kurzzeitige forcierte Hyperventilation (p_aCO_2 28–30 mmHg). Vorsicht: Gefahr der zerebralen Mangeldurchblutung
- Hoch dosierte Barbiturattherapie (Barbituratkoma)
- Osteoklastische, dekompressive Kraniotomie mit Duraerweiterungsplastik
- Induzierte Hypothermie

■ Barbituratkoma

Die Wirksamkeit von Barbituraten ist nicht ausreichend belegt, kann jedoch bei nicht beherrschbaren Hirndruckkrisen erwogen werden. Durch hoch dosierte Barbiturate werden der Hirnstoffwechsel und die Hirndurchblutung stark gesenkt (ca. um 40–50 %), und der ICP nimmt ab. Es entwickelt sich ein tiefes Koma. Verwendet wird Thiopental. Der initiale Bolus beträgt 10 mg/kg KG, gefolgt von einer kontinuierlichen Infusion mit 3–5 mg/kg KG/h. Die Zufuhr muss unter EEG-Kontrolle erfolgen; anfangs ist ein Burst-Suppression-Muster im EEG erforderlich.

Gefahren sind Herz-Kreislauf-Depression mit Blutdruckabfall; Zunahme von Infektionen.

■ Operative Dekompression

Bei dieser Methode wird der Schädelknochen beiderseits großflächig entfernt und die Dura durch eine Plastik erweitert. Die operative Entlastung wird jedoch nur noch durchgeführt, wenn die Hirnschwellung durch die zuvor beschriebenen Maßnahmen nicht mehr beherrscht werden kann und gleichzeitig eine Überlebenschance besteht. Nicht selten treten nach diesem Eingriff sog. „Liquorkissen" auf.

■ **Unwirksame Therapiemaßnahmen**
Folgende Maßnahmen sind beim Schädel-Hirn-Trauma nicht indiziert, da unwirksam:
- Kortikosteroide
- Magnesium,
- Prophylaktische Hyperventilation
- Prophylaktische Verabreichung von Antiepileptika gegen posttraumatische epileptische Anfälle

67.4.5 Spezielle Pflege

Für die allgemeine Intensivpflege des Patienten mit Schädel-Hirn-Trauma gelten die in ▶ Kap. 45 dargestellten Grundsätze. Besonderheiten betreffen in erster Linie die Lagerung.

Lagerung bei Schädel-Hirn-Trauma
Die Lagerung des Patienten mit Schädel-Hirn-Trauma muss die Wirkung aller Maßnahmen auf den ICP berücksichtigen. Am günstigsten für den ICP ist in der Frühphase die Rückenlage mit gerade liegendem Kopf und leicht erhöhtem Oberkörper (30°); sie ermöglicht einen freien Abfluss des hirnvenösen Blutes und dient damit zur Prophylaxe der Hirnschwellung.

> Seitenlagerung ist für den ICP nicht günstig; besonders ein Abkippen des Kopfes mit Abflussbehinderung des Jugularvenenblutes muss unbedingt verhindert werden. Kopftieflage ist absolut verboten.

Lagerung bei Hirnstammschädigung
Bei Hirnstammschädigung werden tonische Reflexe aktiviert, die zu abnormen Körperhaltungen führen. Ein abnormer Muskeltonus wird durch diese Reflexe zusätzlich verstärkt.
Typische **Komplikationen** sind
- vermehrte Spastik,
- Kontrakturen,
- Skoliosen,
- Subluxation der Hüfte.

Hier muss durch bestimmte Lagerungsmaßnahmen dem abnormen Muskeltonus entgegengewirkt werden.
Sehr häufig nimmt der Schädel-Hirn-Traumatisierte die Opisthotonus-Lage ein: Rücken und Kopf sind überstreckt, die Extremitäten steif und gerade oder ebenfalls überstreckt. Die Haltung wird in Rückenlage verstärkt. Sie kann mit folgender Lagerung durchbrochen werden (◨ Abb. 67.5): Rotation des Stamms und Beugung der unteren Extremitäten.

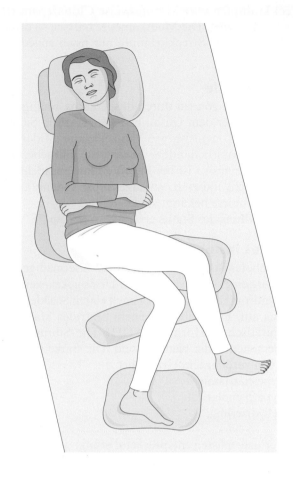

◨ **Abb. 67.5 Lagerung bei Hirnstammschädigung.** Rotation des Rumpfes und Beugung der unteren Extremitäten im Liegen vermindern den abnormen Muskeltonus

Wichtig ist auch die Lagerung des Kopfes: Der asymmetrische tonische Nackenreflex wird ausgelöst, wenn die Extremität, zu deren Seite der Kopf gedreht ist, gestreckt und die andere Extremität gebeugt wird. Um den Muskeltonus in einer fest angezogenen Extremität zu vermindern, wird daher der Kopf zur gleichen Seite gedreht. Die Ausbildung von Kontrakturen muss durch intensive krankengymnastische Behandlung verhindert werden.

67.4.6 Komplikationen

Unruhezustände und Streckmechanismen
Motorische Unruhezustände entstehen durch primäre und sekundäre Schädigungen des Gehirns. Nicht selten verbergen sich hinter Unruhezuständen Komplikationen wie Hirnödem, intrakranielle Blutung oder Hypoxie. Darum müssen solche Faktoren zunächst immer ausgeschlossen werden. Medikamentös wird eine Analgosedierung durchgeführt. Zur Unterdrückung von

Streckkrämpfen wird vorzugsweise Clonazepam (Rivotril) verwendet. Die Medikamente müssen so dosiert werden, dass die Streckkrämpfe nur noch angedeutet vorhanden sind.

Krampfanfälle

Krampfanfälle können durch das Trauma bedingt sein oder bereits vor dem Unfall bestanden haben. Sie werden mit Antikonvulsiva wie Valproinsäure, Midazolam oder Diazepam behandelt. Die prophylaktische Gabe von Antikonvulsiva ist bei Patienten mit Schädel-Hirn-Trauma nicht indiziert, solange keine Krampfanfälle durch Anamnese bekannt sind.

Behandlung des Status epilepticus: ▶ Kap. 75.

Diabetes insipidus

Der Diabetes insipidus ist durch die übermäßige Ausscheidung eines stark verdünnten Urins gekennzeichnet. Das Syndrom tritt nicht selten nach einem Schädel-Hirn-Trauma auf. Es beruht auf einem zentralen Mangel an antidiuretischem Hormon (ADH). Die Störung kann vorübergehend oder bleibend sein. Die starke Ausscheidung von verdünntem Urin führt zu

- Hypernatriämie,
- Hyperosmolarität,
- Dehydrierung.

Die Verluste müssen entsprechend ersetzt werden. Medikamentös wird als Mittel der Wahl Desmopressin (Minirin) intranasal oder parenteral zugeführt; die Dosierung erfolgt nach Wirkung.

Syndrom der unangemessenen ADH-Sekretion

Dieses Syndrom ist gekennzeichnet durch

- Hyponatriämie,
- Hypoosmolarität,
- vermehrte Natriumausscheidung im Urin.

Das Syndrom beginnt meist 3–5 Tage nach dem Trauma. Bei richtiger Therapie hält es nicht länger als 10 Tage an. Die Behandlung besteht v. a. in einer Wasserrestriktion. Hypertone Kochsalzlösung ist nur selten indiziert.

Störungen des Blutzuckers

Hyperglykämien sind nach schweren Traumen keine Seltenheit, so auch beim Schädel-Hirn-Trauma. Blutzuckerwerte > 200 mg/dl werden mit Altinsulin (Perfusor) behandelt.

Starke Entgleisungen der Blutzuckerwerte können Hinweis auf eine schwere Schädigung des Hirnstamms sein.

Hypoglykämien treten gelegentlich trotz ausreichender kalorischer Ernährung auf. Behandlung: hochprozentige Glukoselösung über zentralen Venenkatheter.

Störungen der Temperaturregulation

Störungen der Temperaturregulation treten bei Schädigungen des Zwischenhirns (Thalamus) auf. Im Vordergrund steht hierbei die Hyperthermie. Hypotherme Reaktionen werden ebenfalls beobachtet (▶ Kap. 78).

Störungen der Herzfrequenz

Am häufigsten werden zentral bedingte Tachykardien beobachtet. Sie sollten mit β-Blockern behandelt werden.

Bradykardien können Hinweis auf einen ICP-Anstieg sein.

Störungen der Blutdruckregulation

Zentral bedingte Störungen der Blutdruckregulation manifestieren sich als Hypertonie oder Hypotonie. Deutliche **Anstiege des arteriellen Mitteldrucks** begünstigen die Hirnschwellung; sie müssen daher umgehend behandelt werden; und zwar unter kontinuierlicher Kontrolle des arteriellen Drucks. Im Mittelpunkt der Behandlung stehen Analgetika, Sedativa und, wenn nicht ausreichend, Sympatholytika. Blutdrucksenkende Substanzen wie Nitroglycerin oder Nitroprussid sollten möglichst nicht eingesetzt werden, weil sie die Hirndurchblutung und den intrakraniellen Druck erhöhen können. Anzustreben ist ein arterieller Mitteldruck von etwa 90 mmHg (zerebralen Perfusionsdruck berücksichtigen!).

Ein **Blutdruckabfall** kann ebenfalls zentral ausgelöst werden; nicht selten beruht er jedoch auf einem relativen oder absoluten Volumenmangel. Therapie: Volumenersatz, Katecholamine. Auch hier ist eine Normalisierung des arteriellen Mitteldrucks anzustreben. Eine überschießende Blutdruckreaktion durch Überdosierung von Katecholaminen ist zu vermeiden.

Meningitis

Eine Entzündung der Hirnhäute entsteht zumeist durch eine offene Hirnverletzung. Darum erhalten Patienten mit offener Hirnverletzung prophylaktisch Antibiotika. Bei Bewusstlosen ist die Diagnose „Meningitis" nicht einfach zu stellen. Unklare Fieberanstiege sollten stets den Verdacht erwecken. Diagnose: Erregernachweis im Liquor; Behandlung nach Antibiogramm.

Subakute intrakranielle Blutungen

Subakute Blutungen sind wegen ihres zumeist undramatischen Verlaufs nicht leicht zu diagnostizieren; Hinweise sind

- freies Intervall nach dem Unfall, an dessen Ende der Patient plötzlich unruhig wird und dann eintrübt,
- Halbseitensymptomatik,
- fokale Ausfälle,
- unveränderter klinischer Zustand über längere Zeit.

Um subakute Blutungen zu erkennen, ist eine sorgfältige und kontinuierliche Überwachung erforderlich. Die

67

endgültige Diagnose wird durch ein CT gestellt. Die CT ist auch für die Verlaufskontrolle beim Schädel-Hirn-Trauma von großer Bedeutung. Sie wird ab der 3. Woche alle 10–14 Tage durchgeführt.

Bleibt ein Patient längere Zeit bewusstlos, kann auch ein **subdurales Hygrom** die Ursache der anhaltenden Bewusstlosigkeit sein. Hygrome werden über ein Bohrloch mehrere Tage lang drainiert.

Liquorfistel

Liquorfisteln treten häufig nach Schädel-Basis-Frakturen auf. Sie sind z. B. am Austritt von Liquor durch die Nase erkennbar. Es besteht erhöhte Infektionsgefahr. Die Behandlung erfolgt zunächst medikamentös durch antibiotische Abschirmung. Tamponaden dürfen keinesfalls eingesetzt werden. Verschließt sich die Fistel nicht innerhalb von 1 Woche, ist der operative Verschluss indiziert.

Sinus-cavernosus-Fistel

Dies ist eine traumatische Verbindung zwischen A. carotis interna und dem venösen Sinus cavernosus. Durch den arteriovenösen Shunt besteht eine Minderdurchblutung der gleichseitigen Hemisphäre.

Die **Zeichen** sind
- Exophthalmus derselben Seite mit Lidschwellung,
- pulssynchrones Rauschen,
- multiple neurologische Ausfälle, je nach Ausmaß der Minderdurchblutung.

Die Diagnose wird durch Angiografie gesichert, die Behandlung erfolgt operativ.

Hirntod

Bei einigen Patienten führt das Schädel-Hirn-Trauma zum irreversiblen Hirntod. Bei diesen Patienten sollte die Intensivbehandlung nicht weiter fortgesetzt werden. Einzelheiten: ▶ Kap. 72.

67.4.7 Verlauf des Schädel-Hirn-Traumas

Der Verlauf des Schädel-Hirn-Traumas hängt wesentlich von der Schwere der Hirnschädigung ab.

Leichte bis mittelschwere Hirnverletzungen

Bei diesen Verletzungen wird gewöhnlich vor der Erholung ein Durchgangsstadium durchlaufen, das in folgender Weise gekennzeichnet ist:
- Schwankende Bewusstseinslage
- Desorientiertheit
- Überaktivität
- Aggressivität
- Delir

In dieser Phase muss der Patient auf einer Intensivstation überwacht werden.

Das Durchgangsstadium dauert wenige Tage bis Wochen.

Schwere Hirnverletzungen

Hierbei ist der Verlauf in hohem Maße unterschiedlich, erfordert aber eine besonders intensive Betreuung.

- **Wachkoma**

Bei diesem Syndrom (▶ Abschn. 67.1.1) ist der Hirnmantel (Pallidum) funktionell vom Hirnstamm entkoppelt. Nach Gerstenbrand entwickelt sich das Vollbild des apallischen Syndroms über folgende 3 Phasen:
- Prolongiertes Koma (Coma prolongé)
- Phase der Parasomnie
- Phase des akinetischen Mutismus

- ■ **Prolongiertes Koma**

Der Patient ist bewusstlos und reagiert nicht auf optische oder akustische Reize. Schmerzreize können Strecksynergismen auslösen. Die Extremitäten stehen in Beuge- und Streckstellung, der Muskeltonus ist erhöht, die Augen stehen divergent. Es treten vermehrt orale Automatismen auf (Kauen, Schmatzen).

- ■ **Phase der Parasomnie**

Hierbei handelt es sich um einen schlafähnlichen Zustand ohne Reaktion auf optische oder akustische Signale. Schmerzreize lösen Massenbewegungen der oberen Extremitäten aus, während die Beine Streckbewegungen ausführen. Die oralen Automatismen sind stärker ausgebildet.

- ■ **Phase des akinetischen Mutismus**

Der Patient öffnet zeitweise die Augen, die horizontale Pendelbewegungen ausführen. Rumpf und Extremitäten sind gebeugt, Schmerzreize lösen Massenbewegungen der 4 Extremitäten aus, dagegen reagiert der Patient nicht auf optische und akustische Reize auf. Der Muskeltonus ist erhöht. Hinzu kommt eine Überaktivität des sympathischen Nervensystems, die mit Tachykardie, Blutdruckanstieg und Schwitzen einhergeht.

- **Remissionsstadium**

Die Remission beginnt mit einer Bewusstseinsaufhellung; sie tritt zumeist nicht abrupt, sondern allmählich ein. Nach Zeichen der beginnenden Remission sollte gezielt gesucht werden:
- Schmerzreize führen zu ersten gezielten Abwehrbewegungen.
- Energisches Ansprechen kann erste Reaktionen auslösen: Öffnen der Augen, Drücken der Hände, Herausstrecken der Zunge, Halten von Gegenständen usw.

In dieser Phase ist eine **intensive Beschäftigung** mit dem Patienten erforderlich, damit er nicht in das Wachkoma zurückfällt oder auf der Remissionsstufe stehen bleibt. Auch muss in dieser Phase eine besonders **intensive Physiotherapie** durchgeführt werden.

Im **Vollbild der Remission** treten differenzierte mimische Reaktionen, z. B. Lächeln oder Weinen, auf; die Kooperationsbereitschaft und -fähigkeit nimmt zu. Die Therapie kann jetzt gezielter erfolgen:

- Nahrungsaufnahme
- Körperpflege
- Sitzen und Gehen
- Sprechen
- Übung der Feinmotorik und Koordination
- Ausbau sozialer Kontakte
- Training von Konzentration, Merkfähigkeit und Ausdauer

Die Physiotherapie muss intensiv fortgesetzt werden, um Paresen und Kontrakturen zu vermindern.

- **Rehabilitation**

Das Hauptziel der Rehabilitation besteht darin, den Patienten wieder weitestgehend in sein soziales und berufliches Leben zu integrieren. Hierzu ist eine Betreuung durch speziell ausgebildetes Personal erforderlich. Die Nachbehandlung erfolgt daher am besten in Rehabilitationszentren für Schädel-Hirn-Verletzte.

67.5 Intensivbehandlung nach Kraniotomie

Nach einer Kraniotomie benötigen einige Patienten lediglich eine sorgfältige Überwachung von Atmung, Herz-Kreislauf- und neurologischen Funktionen, während bei anderen Patienten eine umfassende Intensivbehandlung erforderlich ist.

67.5.1 Überwachung nach Hirntumoroperationen

Direkt nach der Aufnahme wird der Patient an das Beatmungsgerät, den Multifunktionsmonitor und die bereits liegenden Gefäßzugänge angeschlossen. Außerdem wird durch Auskultation die korrekte Tubuslage überprüft. Gleichzeitig erfolgt die Übergabe durch den Anästhesisten an den zuständigen Arzt und das Pflegepersonal der Intensivstation.

> **Standardüberwachung nach Kraniotomien**
> - Vitalfunktionen: Atmung/Beatmung, Herz-Kreislauf-Funktion

- Neurologischer Status:
  - Bewusstseinslage (GCS)
  - Pupillenweite und Lichtreaktion
  - Paresen
  - Hirnnervenausfälle
- Multifunktionsmonitor:
  - EKG
  - Arterieller Blutdruck (invasiv gemessen)
  - Zentraler Venendruck
  - Pulsoxymetrie, Kapnometrie
  - Körpertemperatur
  - evtl. ICP
- Arterielle Kanüle
- Zentraler Venenkatheter
- Blasenkatheter
- Magensonde
- Labor: Blutgase, Säure-Basen-Status, Serumelektrolyte, Blutzucker, Gerinnungsstatus
- Thorax-Röntgenaufnahme

67.5.2 Postoperative Nachblutung

Die Gefahr einer postoperativen Nachblutung wird durch Husten, Pressen, Verlegung der Atemwege und Kopftieflagerung erhöht. Diese Faktoren müssen daher in der Frühphase vermieden werden.

- **Supratentorielle Blutungen**

Diese führen zumeist zu folgenden Zeichen:
- Verschlechterung der Bewusstseinslage
- Halbseitenbefund, z. B. motorische Schwäche der Gegenseite; verzögerte Pupillenreaktion oder Pupillenerweiterung auf der betroffenen Seite

Der Verdacht auf eine Nachblutung muss immer geäußert werden, wenn sich die Bewusstseinslage eines nach der OP gut ansprechbaren Patienten wieder verschlechtert. Ein sofortiges CT ist indiziert; bei positivem Befund muss rekraniotomiert werden.

- **Infratentorielle Blutungen**

Sie können nach Eingriffen in der hinteren Schädelgrube auftreten. Es entstehen die Zeichen der Hirnstammkompression bzw. -ischämie:
- Unregelmäßiges Atemmuster
- Hypertonus
- Herzrhythmusstörungen

Auch hier ist die sofortige operative Ausräumung indiziert.

67.5.3 Hirnödem und Hirnschwellung

Ein Hirnödem bestimmten Ausmaßes tritt immer nach intrakraniellen Eingriffen auf und ist etwa nach 24–36 h maximal ausgeprägt; oft bestand auch bereits präoperativ ein fokales Ödem.

Tritt das Ödem auf, verschlechtert sich zumeist am 2. Tag die Bewusstseinslage.

Bei einem Ödem in Nähe des Hirnstamms oder des 4. Ventrikels treten Atemstörungen auf, unter Umständen bis hin zum Atemstillstand; dieses Ödem ist jedoch nur von kurzer Dauer. In der kritischen Phase sollte maschinell beatmet werden.

Wenn die Autoregulation der Hirndurchblutung nach einem Eingriff gestört ist, besteht die Gefahr der postoperativen Hirnschwellung. Begünstigende Faktoren sind Hypertonie, Hypoxie und Hyperkapnie.

67.5.4 Gefäßspasmus

Nach der Ruptur eines intrakraniellen Aneurysmas tritt häufig ein Gefäßspasmus im betroffenen Gebiet auf. Anhaltender Gefäßspasmus kann zum Hirninfarkt führen. Bei diesen Patienten müssen v. a. hypotensive Phasen vermieden werden, weil hierdurch die Hirndurchblutung weiter beeinträchtigt werden kann. Eine gezielte Behandlung des Vasospasmus ist gegenwärtig nicht möglich, jedoch werden zumeist Kalziumantagonisten eingesetzt (▶ Abschn. 67.8.1).

67.5.5 Krämpfe

Krämpfe können nach Schädel-Hirn-Traumen, aber auch nach elektiven neurochirurgischen Eingriffen auftreten. Krämpfe steigern den zerebralen O_2-Verbrauch erheblich und müssen daher umgehend unterbrochen werden.

67.5.6 Hypothermie und Hyperthermie

Eine *Hypothermie* entwickelt sich besonders nach lange dauernden operativen Eingriffen im kalten OP. Sie führt zu Vasokonstriktion, Muskelzittern und Hypertonie in der frühen postoperativen Phase und kann den O_2-Verbrauch des Organismus erhöhen.

Eine *Hyperthermie* tritt nach Schädigung des Hirnstamms oder Zwischenhirns auf.

67.5.7 Nervenfunktionsstörungen

Lähmungen der Hirnnerven IX, X, XI und XII treten häufig nach der operativen Entfernung von Akustikusneurinomen oder anderen Brückenwinkeltumoren auf.

Nervenfunktionsstörungen werden auch nach operativen Eingriffen in der Nähe des 4. Ventrikels beobachtet. Oft ist eine endotracheale Intubation erforderlich, um eine Aspiration und Verlegung der Atemwege zu verhindern.

Für die Intensivbehandlung gelten die Grundsätze, die in ▶ Abschn. 67.4.3 dargelegt wurden.

67.5.8 Hirnabszess

Hirnabszesse sind umschriebene, abgekapselte Entzündungen des Gehirns. Sie können nach einem Schädel-Hirn-Trauma oder einer intrakraniellen OP entstehen; häufigste Ursachen sind jedoch eitrige Entzündungen des Ohrs (v. a. die chronische eitrige Otitis media). Daneben ist auch eine hämatogene Infektion durch einen streuenden Herd möglich.

Häufige Erreger sind gramnegative Bakterien, bei subduralen Hämatomen meist Streptokokken, bei traumatischen Infektionen meist Staphylokokken; zahlreiche Abszesse sind zum Zeitpunkt der Drainage steril.

Wird der Abszess nicht rechtzeitig erkannt, entwickeln sich v. a. die Zeichen der ICP-Steigerung, vergleichbar der Symptomatik eines Hirntumors.

Die **Behandlung** besteht in der Drainage des Abszesses über Bohrlöcher, evtl. auch nach Entfernen eines größeren Knochendeckels. Bei erheblichem Hirndruck ist oft eine operative Dekompression (Kraniotomie) erforderlich.

67.6 Pädiatrische Neurointensivmedizin

Das *Schädel-Hirn-Trauma* und *Hirntumore* sind die häufigsten Gründe für eine Neurointensivbehandlung von Kindern.

67.6.1 Überwachung neurologischer Funktionen

Grundsätzlich entspricht die neurologische Überwachung der Kinder denen der Erwachsenen (▶ Abschn. 67.1, 67.2, 67.4.3); auch hier kann die GCS, ergänzt durch andere Verfahren, für die Verlaufsbeobachtung eingesetzt werden. Von besonderer Bedeutung ist auch in dieser Altersgruppe die Messung des ICP, die zwar keine Aussage über die neurologischen Funktionen selbst ermöglicht, jedoch für das Erkennen und die Behandlung von Hirndrucksteigerungen wichtige Anhaltspunkte liefert.

67.6.2 Erhöhter intrakranieller Druck

Die **Ursachen** für einen pathologischen Anstieg des ICP sind vielfältig und umfassen beim Kind folgende Faktoren:

- Schädel-Hirn-Trauma mit Hirnödem und/oder intrakranieller Blutung
- Hirntumore
- Infektionen des Gehirns
- Hirnödem nach zerebraler Hypoxie (z. B. nach Reanimation)
- Metabolische Entgleisungen
- Elektrolytstörungen, insbesondere Hyponatriämie

■ Messung des ICP

Beim Kind werden die gleichen Messverfahren wie beim Erwachsenen eingesetzt.

Die **Normwerte** entsprechen denen des Erwachsenen: 0–15 mmHg.

Bei der **Behandlung** des erhöhten ICP sollten Werte < 20 mmHg angestrebt werden. Hierfür werden die gleichen Verfahren wie beim Erwachsenen eingesetzt. Es muss jedoch beachtet werden, dass die Kontrolle des ICP allein zumeist nicht ausreicht, um zerebrale Schäden anderer Ursache günstig zu beeinflussen.

67.6.3 Schädel-Hirn-Trauma

Schädel-Hirn-Traumen gehören zu den häufigsten Ursachen neurologischer Funktionsstörungen im Kindesalter. Zumeist handelt es sich um stumpfe Traumen durch Auto-, Motorrad-, Fahrrad- oder Fußgängerunfälle. Beim geschlossenen Schädel-Hirn-Trauma entstehen die zerebralen Schäden durch Kontusion, intrakranielle Blutung sowie zerebrale Hyperämie oder Hirnödem mit massivem Anstieg des ICP.

Grundsätzlich entspricht die **Behandlung** der des Erwachsenen (▸ Abschn. 67.4):

- Sicherung und, wenn erforderlich, Unterstützung der Atem- und Herz-Kreislauf-Funktion
- Kontrolle des ICP
- Operative Behandlung bei intrakraniellen Hämatomen und Impressionsfrakturen sowie externen Blutungen aus Skalpwunden, ggf. Ersatz von Blutverlusten

67.6.4 Hirntumore

Hirntumore gehören nach der Leukämie zu den häufigsten malignen Erkrankungen im Kindesalter. Sie gehen zumeist mit erhöhtem ICP einher und treten besonders im Alter zwischen 5 und 9 Jahren auf.

Klinisches Bild

Die Symptome entstehen v. a. durch den zunehmenden ICP sowie die jeweilige Lokalisation des Tumors:

- Erbrechen im Strahl, besonders nach dem Aufstehen und dem Frühstück
- Kopfschmerzen
- Fokale neurologische Ausfälle wie Sehstörungen, Nystagmus, Gangunsicherheit, Krämpfe

Die häufigsten Tumore sind:

■ Astrozytom des Kleinhirns

Ein langsam wachsender Tumor, der mit Anstieg des ICP, vermindertem Muskeltonus, abgeschwächten Reflexen, Nystagmus, Optikusatrophie und Erblindung einhergeht. Der Tumor kann im Ganzen entfernt werden.

■ Gliom des Hirnstamms

Ein Tumor, der zu Hirnnervenlähmung und Bewegungsstörungen führt und jeder Form von Behandlung nur wenig zugänglich ist.

■ Medulloblastom des Kleinhirns

Verläuft mehr akut, führt zu Kopfschmerzen, Erbrechen, Gewichtsabnahme und Gangstörungen. Da es schwer zu entfernen ist, ist die Prognose schlecht.

■ Ependymom

Wächst v. a. im 4., aber auch im 1. oder 2. Ventrikel. Geht einher mit Kopfschmerzen, Übelkeit und Erbrechen, Bewegungsstörungen. Eine vollständige chirurgische Entfernung ist gewöhnlich nicht möglich.

■ Kraniopharyngeom

Wächst neben der Hypophyse und führt zu zahlreichen Funktionsstörungen der Hypophyse und des Hypothalamus. Chirurgische Behandlung ist möglich, jedoch kann der Tumor nicht immer vollständig entfernt werden.

Postoperative Intensivbehandlung

Die Intensivbehandlung erfolgt nach den allgemeinen Grundsätzen, während sich die Intensivüberwachung wie beim Erwachsenen v. a. auf folgende Faktoren richtet:

- Herz-Kreislauf- und Atemfunktion
- Neurologischer Status
- Nachblutung
- Durchgängigkeit der Drainagen, Farbe, Menge und Geruch der drainierten Flüssigkeit
- Postoperative Hirnschwellung
- Zeichen der Infektion
- Körpertemperatur
- Urinausscheidung: Diabetes insipidus nach Kraniopharyngeomoperation
- Blutzucker, Elektrolyte, Blutbild, Blutgase, Flüssigkeitsbilanz usw.

67.7 Traumatische Querschnittlähmung

Spinale Traumen sind die häufigste Ursache von Querschnittlähmungen. Hierbei können, je nach Höhe der Rückenmarkläsion, nur die unteren Extremitäten oder aber alle 4 Extremitäten betroffen sein. Schädigungen oberhalb des 2.–4. Halswirbels sind wegen der Lähmung des Zwerchfells nicht mit dem Leben vereinbar.

Die meisten traumatischen Querschnittlähmungen treten bei Frakturen der Wirbelsäule auf (◘ Abb. 67.6) und entstehen durch Kompression, Verdrehung oder Streckung mit Blutungen in der grauen Substanz und Ödem der weißen Substanz des Rückenmarks.

67.7.1 Schweregrade des spinalen Traumas

Folgende klinische Schweregrade des spinalen Traumas werden unterschieden:
- **Commotio spinalis:** Funktionsstörung des Rückenmarks durch Trauma, die sich innerhalb von Stunden bis wenige Tagen wieder vollständig zurückbildet. Radiologisch lässt sich keine Schädigung nachweisen.
- **Contusio spinalis:** Durch lokal umschriebene Schädigungen des Rückenmarks treten bleibende neurologische Defizite auf. Die Schäden können durch Kernspintomografie nachgewiesen werden.
- **Komplette Rückenmarkzerreißung:** Sie führt zum kompletten und irreversiblen Querschnittsyndrom.
- **Compressio spinalis:** Primäre Einengung des Spinalkanals durch Knochenfragmente oder Band- bzw. Bandscheibenmaterial oder sekundäre Kompression des Rückenmarks durch intraspinale Hämatome. Es können neurologische Defizite aller Schweregrade auftreten.

67.7.2 Pathophysiologie

Spinaler Schock

Unmittelbar nach der Verletzung mit funktioneller Unterbrechung des Rückenmarks tritt ein spinaler Schock ein, der in folgender Weise gekennzeichnet ist:
- Schlaffe Lähmung mit vollständigem Sensibilitätsausfall, Verlust der Temperaturregulation und Aufhebung der Reflexe unterhalb der Verletzungsstelle
- Blutdruckabfall durch Unterbrechung der Sympathikusfunktion mit anschließender Gefäßdilatation und Versacken des Blutes in der Peripherie; besonders ausgeprägt bei Lagewechsel, da Verlust orthostatischer Kreislaufreflexe
- Häufig Herzrhythmusstörungen: Bradykardie, ventrikuläre Extrasystolen
- Paralytischer Ileus

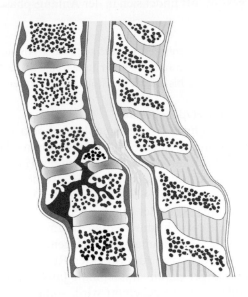

◘ **Abb. 67.6** Traumatische Querschnittlähmung durch Wirbelfrakturen mit Fehlstellung der Wirbelsäule und Kompression des Rückenmarks

❶ In der Phase des spinalen Schocks ist der Patient besonders durch eine respiratorische Insuffizienz gefährdet.

- **Ursachen respiratorischer Störungen in der Akutphase**
Wesentliche Ursachen sind
- Hypoventilation durch Störungen der Atemmuskulatur,
- ungenügender Hustenmechanismus und
- Aspiration durch abgeschwächte oder fehlende Atemwegsreflexe.

Der spinale Schock hält etwa 1–3 Wochen an; nach mehreren Wochen kehren die spinalen Reflexe schrittweise zurück, und es folgt der Übergang in das chronische Stadium. Die wichtigsten Störungen in der **chronischen Phase** sind
- Labilität des Herz-Kreislauf-Systems mit autonomer Hyperreflexie,
- eingeschränkte Atemfunktion,
- chronische Infektionen des Atem- und Urogenitaltrakts,
- Anämie,
- Beeinträchtigung der Temperaturregulation.

- **Atemfunktion**
Verletzungen oberhalb von C2–C4 führen zu Zwerchfelllähmung und Apnoe. Bleibt die Zwerchfellfunktion dagegen ungestört, kann der Patient bei zervikaler Querschnittlähmung ein ausreichendes Atemminutenvolumen aufrechterhalten. Der Hustenmechanismus ist

jedoch gestört; oft findet sich in der Anfangsphase auch eine Hypoxie.

❗ In der Phase des spinalen Schocks kann durch Absaugen des Nasenrachenraums oder der Lunge eine akute Reflexbradykardie bis hin zur Asystolie ausgelöst werden.

■ Autonome Hyperreflexie

Mit dem Verschwinden des spinalen Schocks und der Rückkehr spinaler Reflexe tritt eine autonome Hyperreflexie ein. Sie kann durch Bestreichen der Haut unterhalb der Verletzungsstelle ausgelöst werden, ebenso durch eine stark gefüllte Blase oder eine Dehnung des Rektums durch Kot oder durch operative Stimuli. Die Hyperreflexie entsteht durch afferente Impulse aus den unterhalb der Verletzungsstelle gelegenen peripheren und Eingeweidenerven zum isolierten Rückenmark, das nun nicht länger durch supraspinale (aus dem Gehirn kommende) Impulse gehemmt wird, sodass komplexe efferente Reaktionen auftreten:

- Hypertonie und Bradykardie
- Gesteigerte Reflexe, Rigidität und Spastik der Muskulatur

Das Syndrom erreicht etwa 4 Wochen nach der Verletzung seinen Höhepunkt und verschwindet danach allmählich, kann jedoch jederzeit (auch nach Jahren) zurückkehren. Zur Behandlung werden Ganglienblocker, Vasodilatatoren und Periduralanästhesie eingesetzt.

67.7.3 Erstversorgung

Zu den wichtigsten Maßnahmen am Unfallort gehören
- Einschätzung und Sicherung der Vitalfunktionen,
- Erfragen der Vorgeschichte,
- orientierende neurologische Untersuchung: Motorik, Sensibilität, Reflexe,
- venöser Zugang,
- Immobilisierung des Patienten, Kopf immer unter Zug halten,
- anschließend Transport ins Krankenhaus.

Zu beachten: Grundsätzlich sollte bei polytraumatisierten Patienten und bei Patienten mit Schädel-Hirn-Trauma immer an eine Verletzung der Wirbelsäule bzw. des Rückenmarks gedacht werden.

In der Notaufnahme erfolgt die **endgültige Diagnostik**:
- Sonografie des Thorax und des Abdomens
- Röntgen: Schädel, Hals-, Brust- und Lendenwirbelsäule in 2 Ebenen, Thorax, Becken
- CT des Schädels, der Hals-, Brust- und Lendenwirbelsäule
- Wenn erforderlich: spinale Kernspintomografie zur Darstellung der traumatischen Rückenmarkschädigung und intraspinaler Hämatome

■ Gabe von Methylprednisolon

Die früher als günstig angesehene Routinezufuhr von Methylprednisolon direkt nach traumatischer Rückenmarkschädigung wird in der Polytrauma-Leitlinie wegen des ungenügenden Effekts und der vermehrten Nebenwirkung nicht mehr generell empfohlen. Nur bei isolierter traumatischer Rückenmarksschädigung wird die Anwendung des Methylprednisolon-Behandlungsschemas (NASCIS-III-Schema) diskutiert. Hier sollte eine Einzelfallentscheidung getroffen werden.

67.7.4 Intensivbehandlung

In der Initialphase der Querschnittlähmung ist wegen der lebensgefährlichen Komplikationsmöglichkeiten eine Intensivbehandlung erforderlich. Die Art der Komplikationen hängt v. a. von der Höhe der Querschnitt- und Begleitverletzungen ab.

Die **Atemfunktion** muss besonders sorgfältig überwacht werden, wenn die Verletzung im thorakalen Bereich liegt. Querschnittlähmung bei Th6 führt zum Ausfall der Bauchmuskulatur und damit eines effektiven Hustenstoßes, noch höher gelegene Lähmungen vermindern die Vitalkapazität erheblich.

❗ Bei hoher Querschnittlähmung kann in der Anfangsphase jederzeit eine tödliche Atemlähmung auftreten.

Um den beeinträchtigten oder sogar aufgehobenen Hustenmechanismus zu kompensieren, sind entsprechende physiotherapeutische Maßnahmen erforderlich (► Kap. 60).

Lagerung

Die Lagerung des querschnittgelähmten Patienten erfolgt am besten auf einer Anti-Dekubitusmatratze mit regelmäßigem (2-stündlichem) Lagewechsel.

■ Praktisches Vorgehen
- **Rückenlage:** Hüfte strecken und um 10° abduzieren, Knie ebenfalls strecken, Füße nach dorsal beugen.
- **Seitenlage**: Hüfte und Knie leicht beugen, Schultern leicht abduzieren, Ellenbogen strecken, Hände in Funktionsstellung, sorgfältige Kontrolle auf Lagerungsschäden und Dekubitus.
- **Bei Spastik:** Kontrakturprophylaxe durch passives Bewegungstraining: mehrmals am Tag für mehrere Minuten die Gelenke vorsichtig maximal bewegen.

❗ Die eingeschränkte orthostatische Regulationsfähigkeit des Querschnittgelähmten kann bei Lagewechsel einen starken Blutdruckabfall auslösen.

Blasenfunktion

Beim spinalen Schock tritt ein akuter Harnverhalt auf, später eine automatische oder autonome Blase.

- **Praktisches Vorgehen**
- Anfangs ist zumeist ein Dauerkatheter indiziert.
- Ein übermäßiger Füllungszustand der Blase muss vermieden werden: Gefahr von Blasenüberdehnung, Rückstau und Hyperreflexie.
- Frühzeitiger Beginn des Blasentrainings nach Entfernen des Katheters: Beklopfen und Ausdrücken der Blase, Suchen eines auslösenden Punkts für die Kontraktion der Harnblase.
- Regelmäßige bakteriologische Kontrolle des Harns.

Magen-Darm-Funktion

Die akute Querschnittlähmung geht häufig mit einer vorübergehenden Magenatonie und paralytischem Ileus einher.

- **Maßnahmen**
- Legen einer Magensonde.
- Flüssigkeits- und Nährstoffzufuhr in den ersten 48 h i. v.
- Zufuhr von Antazida und Histaminrezeptorantagonisten zur Ulkusprophylaxe.
- Abführmittel, Darmrohr, Einläufe.
- Bei einsetzender Darmtätigkeit schrittweise mit der oralen Nahrungszufuhr beginnen.

Rehabilitation

Patienten mit traumatischer Querschnittlähmung sollten so früh wie möglich in eine Spezialklinik zur sozialen und beruflichen Rehabilitation verlegt werden. Einige Zentren können auch solche Patienten versorgen, die noch intensivmedizinisch betreut werden müssen.

67.8 Subarachnoidalblutung

Häufigste Ursache einer nicht traumatisch bedingten Subarachnoidalblutung ist die **Ruptur eines Hirnarterienaneurysmas** (Einzelheiten: ▶ Kap. 29). Die Blutung breitet sich in den sog. „subarachnoidalen Räumen" zwischen der Oberfläche des Gehirns und der Spinnwebhaut (Arachnoidea) aus und kann in schweren Fällen in das Ventrikelsystem oder in das Hirngewebe selbst einbrechen. Zu den wichtigsten **diagnostischen Maßnahmen** gehören folgende:
- Native zerebrale CT
- Lumbalpunktion (wenn bei Verdacht im CT keine Subarachnoidalblutung nachweisbar ist)
- Digitale Subtraktionsangiografie der Hirngefäße, evtl. MRT

- **Behandlung**
Die folgenden beiden Verfahren werden angewandt:

- Operativ: mikrochirurgisches Aneurysma-Clipping
- Endovaskuläres Aneurysma-Coiling

- **Komplikationen**
- Nach der OP oder Intervention können folgende Komplikationen auftreten:
- Zerebraler Vasospasmus
- Rezidivblutung
- Störungen des Wasser- und Elektrolythaushalts
- Hirndruckanstieg durch Hydrozephalus, intrazerebrale oder subdurale Blutung, generalisierte Hirnschwellung
- Pneumonie, Lungenödem
- Störungen der Leber- und Nierenfunktion

67.8.1 Postoperative Überwachung und Behandlung

Im Mittelpunkt steht die neurologische Atemunterstützung, ergänzt durch das allgemeine intensivmedizinische Monitoring:
- Endotracheale Intubation und maschinelle Beatmung (bei Bewusstlosen)
- Arterienkanüle
- Zentraler Venenkatheter
- Magensonde
- Blasenkatheter
- Temperatursonde
- Hirndruckmessung bei erhöhtem ICP
- Eventuell transkranielle Dopplersonografie, Messung der Hirndurchblutung
- Eventuell zerebrale Oxymetrie
- Ventrikelkatheter bei Hydrozephalus
- Labor: Blutgase, pH-Wert, Elektrolyte, Blutbild und -gerinnung
- Sedierung, Analgesie, Stressulcus-Prophylaxe
- Hypertoniebehandlung/Blutdruckkontrolle

Zerebraler Vasospasmus

Bei etwa einem Drittel der Patienten tritt ca. 2–3 Tage nach der Blutung ein klinisch bedeutsamer zerebraler Vasospasmus auf, d. h. eine Engstellung der Hirngefäße mit Zunahme des Gefäßwiderstands.

Hauptgefahr des Vasospasmus ist die Mangeldurchblutung des Gehirns (sog. „delayed cerebral ischemia" = DCI) mit einer Verschlechterung neurologischer Funktionen.

Bei der Überwachung muss auf folgende neurologische Zeichen des Vasospasmus geachtet werden:
- Änderung der Bewusstseinslage
- Störungen der Orientierung
- Diskrete Aphasie

- **Prophylaxe und Behandlung**
Zur Prophylaxe und Behandlung des Vasospasmus wird der Kalziumantagonist Nimodipin (Nimotop) eingesetzt.

Wesentlich ist weiterhin ein ausreichende Kontrolle des Blutdrucks:

- Angestrebt wird ein systolischer Blutdruck von < 140 mmHg.
- Geeignete Medikamente sind Urapidil, Clonidin und Kalziumantagonisten.

67.9 Schlaganfall (Apoplex, Stroke)

┌─ **Definition** ─────────────────────────────┐

Beim **Apoplex** handelt es sich um eine akute Schädigung des Gehirns aufgrund eines Gefäßverschlusses oder einer Hirnblutung mit neurologischen Funktionsstörungen.

└──┘

Der Apoplex ist die häufigste Todesursache in Deutschland. Die Letalität beträgt in den ersten 4 Wochen nach dem Insult 10–30 %, danach pro Jahr ca. 9 %. Ein Drittel der Patienten bleibt dauerhaft behindert und auf Pflege angewiesen, ein Drittel kann vollständig beruflich und sozial rehabilitiert werden.

67.9.1 Ursachen und Risikofaktoren

Akute zerebrale Ischämien werden durch folgende Erkrankungen ausgelöst:

- Thrombose bei Arteriosklerose hirnversorgender Arterien oder hypertonischer Arteriolosklerose (Hirnarteriolen)
- Embolien: kardiogen oder arteriell
- Gefäßerkrankungen (Vaskulopathien)
- Kombinierte Ursachen
- Unbekannte Ursachen

> Häufigste Ursache eines Schlaganfalls ist mit ca. 80 % die zerebrale Mangeldurchblutung (Ischämie) durch thrombotischen oder embolischen Verschluss von Hirngefäßen.

Zu den wichtigsten **Risikofaktoren** zerebraler ischämischer Insulte gehören

- arterielle Hypertonie (4- bis 8-fach höheres Risiko als bei normalem Blutdruck),
- Herzkrankheiten, v. a. Arrhythmien, Vorhofthromben, Klappenfehler, Vorhofflimmern,
- Hypercholesterinämie,
- Diabetes mellitus,
- Übergewicht, obstruktives Schlafapnoesyndrom (OSAS),
- Nikotinabusus,
- Ovulationshemmer, besonders in Kombination mit starkem Rauchen,
- Hyperurikämie.

67.9.2 Klinisches Bild

Da eine große Anzahl unterschiedlicher Hirnareale von der Mangeldurchblutung betroffen sein kann, gibt es eine Vielfalt klinischer Manifestationen bzw. neurologischer Störungen. Folgende Regeln sind für die Lokalisation hilfreich:

- **Infarkt im Gebiet der A. carotis:** akute neuropsychologische Ausfälle mit homonymen Gesichtsfeldausfällen und sensomotorischem Hemisyndrom.
- **Partieller Infarkt:** Nur ein Körperteil, z. B. Arm oder Bein, ist betroffen oder es treten isolierte neuropsychologische Ausfälle auf.
- **Infarkt im vertebrobasilären Gefäßgebiet:** ipsilaterale Hirnnervenausfälle mit kontra- oder beidseitigen sensomotorischen Ausfällen, Augenbewegungsstörungen und Kleinhirnzeichen.
- **Lakunärinfarkt:** isolierte sensible, motorische oder sensomotorische Ausfälle.

67.9.3 Diagnostik

Für die differenzierte Diagnostik eines Schlaganfalls und seiner auslösenden Ursachen reicht das klinische Bild nicht aus, vielmehr sind apparative Verfahren erforderlich. Hierzu gehört v. a. die bildgebende Diagnostik:

- **Computertomografie (CT)**
Die CT gehört zu den obligaten, sofort durchzuführenden Untersuchungsverfahren. In der Akutphase kann hiermit eine intrazerebrale Blutung ausgeschlossen und zwischen Mikroangiopathie und embolischem Infarkt differenziert werden. Bereits wenige Stunden nach Beginn der Symptome ermöglicht das CT Aussagen über die Prognose.

- **Magnetresonanztomografie (MRT)**
Durch spezielle Verfahren der MRT können bereits weniger als 2 h nach Beginn der Symptomatik ischämische Veränderungen des betroffenen Hirngewebes nachgewiesen werden.

- **Positronenemissionstomografie (PET) und Einzelphotonenemissionscomputertomografie (SPECT)**
Hiermit können Veränderungen physiologischer Parameter (Gewebedurchblutung und -stoffwechsel) erfasst und quantifiziert werden.

- **Duplexsonografie**
Hiermit kann der Grad von Gefäßstenosen bestimmt und außerdem eine Dissektion von Gefäßen nachgewiesen werden.

- **Transkranielle Dopplersonografie (TCD)**

Sie ermöglicht Aussagen über die Geschwindigkeit des Blutflusses, die Flussrichtung und die Flusscharakteristik in den intrakraniellen Hirnbasisarterien, weiterhin über das Vorliegen von Gefäßstenosen oder -verschlüssen und Kollateralgefäßen. Außerdem können mit TCD sog. „HITS" als Hinweis für eine Embolie nachgewiesen werden (▸ Kap. 52).

67.9.4 Akutversorgung

Der Schlaganfall ist wie der Herzinfarkt oder die Lungenembolie ein medizinischer Notfall. Daher sollten die Patienten in einer Klinik mit einer sog. „Stroke Unit" (Schlaganfallstation) behandelt werden, auch wenn dafür längere Anfahrtswege in Kauf genommen werden müssen. Allerdings darf für die Anfahrt die **3-h-Frist für eine Thrombolyse** nicht überschritten werden.

Präklinische Versorgung

In dieser Phase muss der Notarzt zunächst die Symptome des Schlaganfalls erkennen und dann den umgehenden Transport des Patienten in ein Krankenhaus mit Stroke Unit veranlassen. Hierbei sind folgende Maßnahmen durchzuführen:

- Prüfung und Sicherung von Atemwegen, Atmung und Kreislauf
- Venenkanüle
- Neurologische Kurzuntersuchung, z. B. FAST (= Face-Arm-Speech-Test)
- Bei ungenügender S_pO_2: Zufuhr von Sauerstoff
- Bestimmung des Blutzuckers mit Stix zum Ausschluss einer Hypoglykämie; wenn Blutzucker < 60 mg/dl: Zufuhr von Glukose i. v.
- Keine forcierte Blutdrucksenkung (Werte bis 220 mmHg systolisch werden toleriert)
- Keine Gabe von Heparin oder Acetylsalicylsäure (ASS)
- Wenn möglich: Einholen von Informationen über den Beginn der Symptomatik, Vorerkrankungen und aktuelle Medikamenteneinnahme

Erstversorgung in der Klinik

Zur Erstversorgung gehören die Stabilisierung und Sicherung der Vitalfunktion, die körperliche Untersuchung und die apparative Notfalldiagnostik. Nach Einschätzung des Schweregrades und Klärung der Ursache werden die einzuschlagende Therapie und der Ort der Behandlung (Intensivstation, Stroke Unit oder Allgemeinstation) festgelegt. Die Entfernung von Thromben aus den Hirngefäßen (Thrombektomie) über einen Mikrokatheter ist das Standardverfahren.

Basisversorgung von Schlaganfallpatienten in der Notaufnahme

- Sicherung der Vitalfunktionen: Atemwege, Atmung, Herz-Kreislauf-Funktion
- Periphervenöser Zugang (wenn noch nicht vorhanden) und Infusion von Elektrolytlösungen zum Ausgleich häufig bestehender Flüssigkeitsdefizite
- Anschluss an einen Multifunktionsmonitor
- Zufuhr von O_2
- Bei Bewusstlosen: endotracheale Intubation; bei respiratorischer Insuffizienz: maschinelle Beatmung
- Kontrolle des arteriellen Blutdrucks
- CCT zur Unterscheidung zwischen Ischämie (Mangeldurchblutung) und intrakranieller Blutung
- 12-Kanal-EKG
- Labor: großes Blutbild, Gerinnungsstatus (evtl. auch Antithrombin III und Fibrinogenspaltprodukte), Herzenzyme, Blutzucker, Serumlelektrolyte, Leberenzyme, Kreatinin und Harnstoff
- Harnblasenkatheter (häufig Störungen der Blasenentleerung)

67.9.5 Verlegung des Patienten zur Weiterbehandlung

Patienten mit akutem Schlaganfall sollen nach den Empfehlungen der DGN auf einer speziellen Stroke Unit oder – wenn erforderlich – auf einer neurologischen Intensivstation behandelt werden. Nur in Ausnahmefälle ist eine Behandlung auf einer Allgemeinstation vertretbar.

Verlegungskriterien

- **Stroke Unit oder Überwachungsstation („intermediate care station"):**
  - Akuter Schlaganfall (< 24 h)
  - Patient wach oder somnolent
  - Wechselnde oder zunehmende neurologische Symptome
  - Crescendo-TIA (transitorische ischämische Attacke)
  - Instabile Herz-Kreislauf- und/oder Atemfunktion
  - Frühe Antikoagulation
  - Thrombolyse
- **Neurologische Intensivstation:**
  - Höhergradige Bewusstseinsstörungen: Sopor oder Koma
  - Notwendigkeit der maschinellen Beatmung
  - Zeichen des erhöhten ICP
  - Internistische Komplikationen

67.9.6 Intensivüberwachung und Intensivbehandlung

Zu den wesentlichen Behandlungsmaßnahmen bei Patienten mit akutem Schlaganfall gehören
- symptomatische Akuttherapie,
- rekanalisierende Therapie,
- Prophylaxe von Komplikationen,
- Behandlung von Komplikationen.

Symptomatische Akuttherapie (allgemeine Behandlung)

Nach Abschluss der Akutversorgung in der Notaufnahme wird die Akuttherapie auf der Intensivstation oder Stroke Unit fortgesetzt. Von grundlegender Bedeutung ist, neben der neurologischen Therapie, die Behandlung von Begleiterkrankungen, die sog. „allgemeine Behandlung".

Respiratorische Therapie

Allgemein wird die Zufuhr von Sauerstoff (2–4 l/min) empfohlen, um eine ausreichende Oxygenierung des arteriellen Blutes zu gewährleisten. Bewusstlose Patienten werden intubiert, respiratorisch insuffiziente Patienten intubiert und maschinell beatmet.

Kardiale Therapie

Herzrhythmusstörungen und Zeichen eines akuten Herzinfarkts sind beim Schlaganfallpatienten häufiger vorhanden. Grundsätzlich sollte die Auswurfleistung des Herzens optimiert werden, um eine ausreichende Blutversorgung des Gehirns zu gewährleisten. Wenn erforderlich müssen hierfür kardiovaskuläre Medikamente eingesetzt werden. Die Behandlung von Herzrhythmusstörungen sollte in Zusammenarbeit mit einem Kardiologen erfolgen.

Häufig besteht bei Schlaganfallpatienten eine Hypovolämie, die durch Zufuhr von Elektrolytlösungen ausgeglichen wird.

Arterieller Blutdruck

Ein Blutdruckabfall muss vermieden werden, da die Autoregulation im Infarktgebiet aufgehoben sein kann und dann direkt von der Höhe des arteriellen Blutdrucks abhängig ist.

> Bei sonst normotensiven Patienten wird ein leicht erhöhter Blutdruck von 160–190 mmHg systolisch und 90–100 mmHg diastolisch angestrebt, bei Hypertonikern von 180 mmHg systolisch und 100–105 mmHg diastolisch.

Nach etwa 3 Tagen kann eine medikamentöse Senkung des erhöhten Blutdrucks eingeleitet werden, sofern kein ICP-Anstieg durch den Schlaganfall zu erwarten ist. **Blutdruckentgleisungen** müssen jedoch umgehend behandelt

werden, v. a. bei Herzinsuffizienz, Herzinfarkt, akutem Nierenversagen oder akuter hypertensiver Enzephalopathie. Gebräuchliche Antihypertensiva sind
- Kalziumantagonisten,
- ACE-Hemmer,
- β-Blocker,
- Urapidil,
- Clonidin.

Blutzucker

Der Diabetes mellitus gehört zu den Risikofaktoren des Schlaganfalls. Aber auch bei Nichtdiabetikern findet sich in der Akutphase häufig eine diabetische Stoffwechsellage. Da ein erhöhter Blutzucker möglicherweise die Prognose von Schlaganfallpatienten verschlechtert, sollten Blutzuckerwerte > 200 mg/dl mit Altinsulin behandelt werden.

Körpertemperatur

Eine erhöhte Körpertemperatur soll beim Schlaganfallpatienten die zerebrale Schädigung verstärken. Daher sollte eine Körpertemperatur von mehr als 37,5 °C medikamentös gesenkt werden.

Flüssigkeits- und Elektrolythaushalt

Hypokaliämien kommen bei Schlaganfallpatienten vor, schwere Elektrolytentgleisungen sind jedoch selten. Grundsätzlich sollte der Flüssigkeits- und Elektrolythaushalt ausgeglichen sein.

Thrombolytische Therapie (Rekanalisierung)

Durch eine intravenöse thrombolytische Therapie innerhalb von 4,5 h nach Symptombeginn kann die Prognose des Patienten verbessert werden. Für eine Untergruppe von Schlaganfallpatienten kann diese Therapie auch bis zu 6 h nach Beginn der Symptome nützlich sein. Die DGN empfiehlt:

- **Praktisches Vorgehen**
- Die i. v. Lysetherapie erfolgt beim Schlaganfallpatienten nur innerhalb eines 4,5-h-Zeitfensters mit rt-PA (Plasminogenaktivator) durch einen mit dieser Therapieform erfahrenen neurologischen Intensivmediziner.
- Die Dosierung von rt-PA beträgt 0,9 mg/kg KG bzw. max. 90 mg. 10 % der Gesamtdosis werden i. v. als Bolus injiziert, der Rest über 90 min infundiert.
- Eine Lysetherapie sollte nicht durchgeführt werden, wenn der Symptombeginn länger als 4,5 h zurückliegt; hierzu gehören auch Schlaganfälle, die beim Aufwachen des Patienten festgestellt werden.
- Für die Behandlung proximaler intrakranieller Arterien wird die *intraarterielle* Zufuhr von rt-PA empfohlen.
- Akute Verschlüsse der A. basilaris sollten in auf diese Methode spezialisierten Zentren mit intraarterieller Zufuhr von Urokinase oder rt-PA behandelt werden.

■ Kontraindikationen

Zu den wesentlichen Kontraindikationen für eine systemische Lysetherapie gehören

- Nachweis einer intrakraniellen Blutung im CT,
- schwerstes neurologisches Defizit, z. B. mit Bewusstlosigkeit oder Hemiparalyse,
- rasche Rückbildung neurologischer Symptome,
- geringes neurologisches Defizit,
- Krampfanfälle mit Symptombeginn,
- systolischer Blutdruck trotz Behandlung > 185 mmHg systolisch oder > 110 mmHg diastolisch,
- Vorbehandlung mit Antikoagulanzien (Wirksamkeitsnachweis mit Quick- oder PTT-Wert),
- Thrombozytopenie < 100.000/µl,
- gastrointestinale oder urologische Blutung weniger als 21 Tage vor dem Schlaganfall,
- großer operativer Eingriff weniger als 7 Tage vor dem Schlaganfall,
- kürzlich abgelaufener Myokardinfarkt.

Frühe Sekundärprophylaxe mit Heparin oder ASS

Die Zufuhr von Heparin in einer Dosis, die zu einer Verlängerung der partiellen Thromboplastinzeit (PTT) führt, vermindert nicht Sterblichkeit oder die Häufigkeit eines erneuten Schlaganfalls.

Demgegenüber soll die Gabe von ASS in der Frühphase (< 48 h nach Schlaganfall) zu einer leichten Abnahme der Letalität und der Häufigkeit eines erneuten Schlaganfalls führen. Die DGN stellt hierzu Folgendes fest:

- In der Frühphase nach Schlaganfall sollten 100 mg ASS/Tag zugeführt werden.
- Andere Thrombozytenaggregationshemmer sollten nicht generell für die Sekundärprophylaxe eines Schlaganfalls eingesetzt werden.
- Die Heparinisierung in PTT-wirksamer Dosierung oder die Zufuhr niedermolekularer Heparine ist nicht wirksam.
- Eine Vollheparinisierung kann bei bestimmten Patienten (Emboliequelle mit erhöhtem Rezidivrisiko) erwogen werden.
- Die Hämodilutionsbehandlung und die „Neuroprotektion" nach Schlaganfällen werden derzeit nicht empfohlen.

Prophylaxe und Behandlung von Komplikationen

In der 1. Woche nach dem Schlaganfall sind zerebrale Komplikationen (progrediente Verschlechterung, ICP-Anstieg) die häufigste Todesursache, später spielen andere Erkrankungen eine herausragende Rolle. Zu den wichtigsten Komplikationen gehören

- Aspirationspneumonie,
- Harnwegsinfekte,
- Lungenembolie,
- Dekubitus,
- epileptische Anfälle.

■ Lagerung und Frühmobilisation

Durch Lagerungsmaßnahmen und Frühmobilisation können zahlreiche Komplikationen verhindert oder in ihrer Häufigkeit vermindert werden. Dies gilt besonders für Dekubiti (► Kap. 45), tiefe Beinvenenthrombosen und Aspirationspneumonien. Einfache Hochlagerung des Oberkörpers vermindert die Aspirationsgefahr und die Verlegung der oberen Atemwege, verbessert die Ventilation und senkt den ICP.

■ Aspirationspneumonie

Die Aspirationspneumonie gehört zu den häufigsten Komplikationen in der Frühphase nach Schlaganfall. Die Letalität wird mit 15–20 % angegeben. Betroffen sind v. a. bewusstseinsgetrübte Patienten mit fehlenden Schutzreflexen oder mit Schluckstörungen sowie bereits vorbestehenden Atemwegsinfekten. Therapie der Aspirationspneumonie: ► Kap. 63.

■ Harnwegsinfekte

Harnwegsinfekte treten bei Schlaganfallpatienten sehr häufig auf, oft hervorgerufen durch die transurethrale Harnblasenkatheterisierung. Daher sollte die Indikation für die suprapubische Katheterisierung großzügig gestellt werden. Bei manifestem Harnwegsinfekt sind Antibiotika indiziert.

■ Lungenembolie

Bis zu 5 % der Schlaganfallpatienten sterben an den Folgen einer Lungenembolie. Durch frühzeitige Mobilisierung und subkutane Heparinzufuhr kann das Risiko vermindert werden. Bettlägerige Patienten oder Patienten mit Beinparesen sollten prophylaktisch niedermolekulares Heparin erhalten. Zu beachten ist aber das Risiko von Blutungskomplikationen.

Für die Prophylaxe tiefer Beinvenenthrombosen wird die tägliche Inspektion der unteren Extremitäten, ergänzt durch tägliche Krankengymnastik und Tragen von Kompressionsstrümpfen empfohlen.

■ Epileptische Krampfanfälle

Epileptische Anfälle (partielle oder generalisierte) treten in der Frühphase des Schlaganfalls bei 2–7 % der Patienten auf; ein Status epilepticus ist dagegen selten. Für die Behandlung können folgende Medikamente eingesetzt werden:

- Lorazepam, 1–2 mg i. v. oder
- Clonazepam, 2 mg i. v.,
- gefolgt von Phenytoin oder Carbamazepin.

Die Dauer der antiepileptischen Behandlung richtet sich nach dem Verlauf. Treten keine weiteren Krämpfe auf, kann die Zufuhr nach 3–6 Monaten ausschleichend beendet werden.

> ❯ Treten beim Schlaganfallpatienten keine Krämpfe auf, ist eine Krampfprophylaxe mit Antikonvulsiva nicht indiziert.

■ **Anstieg des ICP**

In den ersten Stunden nach Beginn der Ischämie bzw. der Symptome entwickelt sich ein **postischämisches Hirnödem**, das nach 2–3 Tagen maximal ausgeprägt ist und den weiteren Verlauf ungünstig beeinflussen kann. Bei 10 % aller Patienten mit Hirninfarkt handelt es sich um ein sog. „malignes Hirnödem", das zur transtentoriellen Einklemmung führen kann. Massive Hirnschwellungen treten v. a. bei Patienten mit kompletten Mediainfarkten auf und sind mit einer sehr hohen Letalität (bis zu 80 %) durch Einklemmung verbunden. Entsprechend gelten folgende Verhaltensregeln:

- Bei Patienten mit klinischen Symptomen oder radiologischen Zeichen des erhöhten ICP ist die Zufuhr von Osmotherapeutika wie Mannitol indiziert.
- Bleiben die konservativen Maßnahmen ohne Wirkung (was häufig der Fall ist), kann bei raumfordernden supratentoriellen Infarkten durch eine dekompressive Kraniotomie die Letalität gesenkt und die Prognose verbessert werden.
- Bei raumfordernden Kleinhirninfarkten gilt die Wirksamkeit der operativen Dekompression als gesichert.
- Durch mäßige Hypothermie soll die Letalität nach ausgedehnten Hemisphäreninfarkten gesenkt werden. Das Verfahren ist aber spezialisierten Zentren vorbehalten.

67.10 Spontane intrazerebrale Blutungen (ICB)

Etwa 5–15 % aller Schlaganfälle beruhen auf spontanen intrazerebralen Blutungen. Hierbei handelt es sich um Einblutungen in das Hirngewebe ohne vorangegangenes Trauma. Die Prognose ist schlecht: 20–56 % der Patienten sterben in den ersten 4 Wochen an den Folgen der Blutung, nur 15–20 % bleiben ohne wesentliche Behinderung.

Grundsätzlich wird zwischen einer *primären* (hypertensiven) intrazerebralen und einer *sekundären* intrazerebralen Blutung im Rahmen anderer Erkrankungen unterschieden. Nach Lokalisation und Größe werden die Blutungen in folgender Weise eingeteilt:

- Großhirnblutungen: parietal, temporal, frontal, okzipital
- Stammganglienblutungen
- Hirnstammblutungen: Pons, Mesenzephalon, Medulla oblongata
- Kleinhirnblutungen

Bei supratentoriellen Blutungen gelten 50 ml als kritisch für den weiteren Verlauf, bei infratentoriellen hingegen 20 ml.

67.10.1 **Risikofaktoren**

Zu den Risikofaktoren der spontanen intrazerebralen Blutung gehören

- Hypertonie,
- Nikotinabusus,
- Alkoholabhängigkeit,
- Drogenkonsum, v. a. Amphetamin, Kokain und Crack,
- niedriges Serumcholesterin.

67.10.2 **Klinisches Bild**

Die ICB tritt meist abrupt auf und führt in den ersten Stunden zu progredienten neurologischen Ausfällen. Das klinische Bild hängt von der Größe und der Lokalisation der Blutung ab. Kleinere Blutungen unterscheiden sich kaum von ischämischen Hirninfarkten, größere Blutungen führen meist schlagartig zu neurologischen Defiziten; hierzu gehören

- lokale Ausfälle, die typisch für die jeweilige Blutungsstelle und -größe sind,
- Zeichen des erhöhten ICP,
- Bewusstseinsstörungen bis hin zum Koma.

67.10.3 **Therapie**

Die Erstversorgung von Patienten mit ICB entspricht im Wesentlichen der von Patienten mit ischämischem Schlaganfall. Die weitere Behandlung erfolgt zumeist auf einer Intensivstation und umfasst allgemeine, operative und intensivmedizinische Maßnahmen.

Intensivbehandlung der ICB

- Sicherung und Aufrechterhaltung der Vitalfunktionen
- Bei Bewusstseinstrübung Intubation (dabei Blutdruckspitzen unbedingt vermeiden!), bei respiratorischer Insuffizienz außerdem maschinelle Beatmung
- Blutdrucksenkung nach Sicherung der Diagnose
- Behandlung von Bradykardien
- Einstellung des Blutzuckers
- Einstellung der Körpertemperatur (Vermeidung von Hyperthermien)
- Behandlung epileptischer Anfälle
- Thromboseprophylaxe
- Messung des ICP und Behandlung von Hirndruckanstiegen
- Behandlung des Hydrozephalus

67

67.10.4 Operative Behandlung

Es besteht derzeit keine Einigkeit, wann und mit welcher Technik die ICB operativ behandelt werden soll. Patienten mit kleinen Hämatomen (< 10 ml) werden zumeist nicht operiert, weil die Prognose gut ist. Bereits bei der Aufnahme komatöse Patienten werden ebenfalls zumeist nicht operiert, ebenso Patienten mit einer linksseitigen Hirnblutung.

Bei Kleinhirnblutung mit Hirnstammkompression wird zumeist eine OP durchgeführt. Solitäre Hirnstamm- und Thalamusblutungen werden nicht operiert.

Bei Einbruch der Blutung in die Ventrikel und bei Behinderung des Liquorabflusses wird eine Ventrikeldrainage eingelegt.

67.11 Parkinson-Krisen

Bei dieser Erkrankung können folgende Komplikationen auftreten, die eine vorübergehende Intensivbehandlung erfordern:
- Akinetische Krise
- L-Dopa-Entzugssyndrom
- Dopaminerge Psychose
- Hyperkinetische Krisen

67.11.1 Akinetische Krise

Die akinetische Krise entwickelt sich über wenige Tage oder Wochen und ist durch zunehmende Bewegungsunfähigkeit gekennzeichnet. Die Sprache ist oft unverständlich, die Extremitäten sind steif und häufig in Beugung fixiert. Aufgrund erheblicher Schluckstörungen kommt es zu verminderter Nahrungs- und Flüssigkeitsaufnahme mit schwerer Dehydratation. Weitere Komplikationen sind Pneumonien, Harnwegsinfekte, tiefe Beinvenenthrombosen, Dekubiti.

- **Ursachen**
Zu den wichtigsten Ursachen der akinetischen Krise des Parkinson-Kranken gehören
- die Unterdosierung dopaminerger Medikamente,
- Medikamentenentzug,
- gastrointestinale Absorptionsstörungen mit ungenügender Aufnahme der Medikamente.

- **Therapie**
Zu den wesentlichen Behandlungsmaßnahmen gehören folgende:
- Ausgleich der Flüssigkeits- und Elektrolytdefizite durch i. v. Zufuhr
- Thromboseprophylaxe
- Behandlung von Infekten

ⓘ Dosierung der Antiparkinsontherapie
- L-Dopa oral: z. B. 4-mal 100 mg/Tag, wenn erforderlich Steigerung um 100–300 mg/Tag oder lösliches L-Dopa über Magensonde
- Dopaminagonisten oral: z. B. Bromocriptin 4-mal 5–10 mg/Tag, Lisurid 4-mal 0,2–0,4 mg/Tag
- Amantadin per Infusion: z. B. 1–3 bis max. 6-mal 200 mg/Tag
- Apomorphin s. c.: 2–5 mg als Bolus oder 1–2 mg/h als s. c. Infusion
- L-Dopa-Infusion: 1–2 mg/kg KG/h bei schweren Formen

67.11.2 L-Dopa-Entzugssyndrom

Dieses seltene Syndrom entsteht bei abruptem Absetzen oder zu rascher Dosisreduktion von L-Dopa, außerdem bei gastrointestinalen Absorptionsstörungen. Das klinische Bild ähnelt der akinetischen Krise oder einem malignen neuroleptischen Syndrom. Außerdem finden sich folgende Zeichen:
- Tachykardie
- Hypertonie
- Tachypnoe
- Anstieg der Körpertemperatur
- Verwirrtheit, Halluzinationen oder Somnolenz

Bei akuter Verschlechterung der Beweglichkeit mit Fieber und Tachykardie ist eine Intensivbehandlung indiziert. Medikamente sind Apomorphin s. c., L-Dopa, Amantadin und Bromcriptin.

67.11.3 Dopaminerge Psychose

10–20 % der Parkinson-Kranken entwickeln während ihrer Behandlung dopaminerge Psychosen, gekennzeichnet durch Verwirrtheit, Halluzinationen und paranoide Wahnvorstellungen. Die Symptome hängen von der Dosis der L-Dopa- oder Dopaminagonisten ab. Begünstigend wirken eine vaskuläre Enzephalopathie oder Demenzsyndrome.

Zu den wichtigsten **Behandlungsmaßnahmen** gehören
- eine ausreichende Rehydrierung des Patienten,
- Thromboseprophylaxe,
- Behandlung von Infekten,
- Reduktion der Antiparkinsonmedikamente (um mind. 50 %) oder Absetzen,
- Neuroleptika bei Bedarf, z. B. Clozapin oder bei Clozapinresistenz Serotoninantagonisten, z. B. Ondansetron (Zofran).

67.11.4 Hyperkinetische Krisen

Es handelt sich um die Komplikation einer meist lang-jährigen hoch dosierten L-Dopa-Therapie. Die Krise ist gekennzeichnet durch bizarre Haltungen des Rumpfes und der Extremitäten, evtl. begleitet von Tachykardie, Schwitzen und Atemstörungen. Die Behandlung sollte zunächst auf einer Intensivstation erfolgen. Wichtigste Maßnahme ist die vorsichtige Reduktion von L-Dopa.

Nachschlagen und Weiterlesen

Gemerek A (2009) Wachkoma. Medizinische, rechtliche und ethische Aspekte. Deutscher Ärzteverlag, Köln

Gold K, Schlegel Y, Stein KP (2014) Pflege konkret: Neurologie, Psychiatrie. Urban & Fischer, München

Prange H, Bitsch A (2004) Neurologische Intensivmedizin. Praxisleitfaden für neurologische Intensivstationen und Stroke Units. Thieme, Stuttgart

Schwab S, Schellinger P, Werner C et al (2015) NeuroIntensiv, 3. Aufl. Springer, Berlin, Heidelberg, New York

Sitzer M, Stuckrad-Barre S, Schmutzhard E (2004) Neurologische Notfall- und Intensivmedizin. Urban & Fischer, München

Internet

Deutsche Gesellschaft für Allgemeinmedizin und Familienmedizin e.V. (DEGAM) (2020) S3-Leitlinie: Schlaganfall. https://www.awmf.org/leitlinien/detail/ll/053-011.html. Zugegriffen: 5. Febr. 2021

Deutsche Gesellschaft für Neurochirurgie e. V. (DGNC) (2015) Leitlinie: Schädel-Hirn-Trauma im Erwachsenenalter (in Überarbeitung). https://www.awmf.org/leitlinien/detail/ll/008-001.html. Zugegriffen: 5. Febr. 2021

Deutsche Gesellschaft für Neurologie e. V. (DGN) (2015) Leitlinie: Akuttherapie des ischämischen Schlaganfalls (in Überarbeitung). https://www.awmf.org/leitlinien/detail/ll/030-140.html. Zugegriffen: 5. Febr. 2021

Deutsche Gesellschaft für Unfallchirurgie e. V. (DGU) (2016) S3-Leitlinie: Polytrauma/Schwerverletzten-Behandlung. https://www.awmf.org/leitlinien/detail/ll/012-019.html. Zugegriffen: 5. Febr. 2021

Herzchirurgische Intensivmedizin

Reinhard Larsen

Inhaltsverzeichnis

© Der/die Herausgeber bzw. der/die Autor(en), exklusiv lizenziert durch Springer-Verlag GmbH, DE, ein Teil von Springer Nature 2021
R. Larsen, T. Fink, T. Müller-Wolff (Hrsg.), *Larsens Anästhesie und Intensivmedizin für die Fachpflege*,
https://doi.org/10.1007/978-3-662-63127-0_68

Nach Herzoperationen werden alle Patienten auf der Intensivstation weiterbehandelt, zumeist unter kurzzeitiger maschineller Beatmung. Bei unkompliziertem Verlauf kann die Mehrzahl der Patienten bereits am nächsten oder übernächsten Tag auf eine Überwachungsstation verlegt werden. Bei schweren Komplikationen ist dagegen oft eine aufwendige, manchmal langwierige Intensivbehandlung erforderlich. Zu den Einzelheiten von Herzoperationen wird an dieser Stelle auf ▶ Kap. 26 verwiesen; Herzkrankheiten werden außerdem in Teil VI (Herz-Kreislauf-Funktion und ihre Störungen) dargestellt.

Pflegeschwerpunkte in der herzchirurgischen Intensivtherapie sind folgende:
- Sorgfältige und lückenlose Überwachung der Herz-Kreislauf- und Atemfunktion
- Behandlung postoperativer Schmerzen
- Frühzeitiges Erkennen von Komplikationen
- Kontrolle der Flüssigkeitseinfuhr und -ausfuhr
- Kontrolle und Pflege der OP-Wunde
- Überwachung und Pflege der Drainagen
- Frühzeitiges Erkennen postoperativer Infektionen
- Psychische Betreuung: Unterstützung, Beruhigung und Anxiolyse
- Lagerungen: halbhoch bis sitzend, außerdem Seitenlage
- Frühmobilisation, wenn möglich bereits 6–8 h nach unkompliziertem Verlauf
- Atemphysiotherapie und Unterstützung der Hustenfunktion, dabei Sichern des Sternumverschlusses durch Überkreuzen der Arme
- Übliche Prophylaxen: Pneumonie, Thrombose, Obstipation, Dekubitus

68.1 Transport des Patienten zur Intensivstation

Herzchirurgische Patienten sind bei der Umlagerung und auf dem Transport vom OP zur Intensivstation v. a. durch Störungen der Herz-Kreislauf-Funktion gefährdet.

> Der Transport beginnt erst, wenn die Herz-Kreislauf-Funktion und die Atmung ausreichend stabil bzw. unter Kontrolle sind.

Vorher wird ein transportabler **Multifunktionsmonitor** angeschlossen, mit dem EKG, arterielle Drücke, S_pO_2 und etCO$_2$ während des Transports kontinuierlich überwacht werden können. Bei allen herzchirurgischen Patienten sollten für den Transport kardiovaskuläre Notfallmedikamente und, wenn erforderlich, ein batteriebetriebener Defibrillator mitgenommen werden (▶ Kap. 40). Die Beatmung während des Transports erfolgt am besten mit einem Transportrespirator bei einer F_iO_2 von 1,0.

Der Transport wird immer von mindestens 2 Personen durchgeführt. Er muss schonend und überlegt erfolgen, damit der Patient nicht unnötig gefährdet wird.

68.1.1 Aufnahme des Patienten

Die Aufnahme des Patienten sollte standardisiert und strukturiert erfolgen.

- **Praktisches Vorgehen**
- Beatmungsgerät anschließen, zunächst mit den Beatmungseinstellungen während der OP. Mögliche Grundeinstellung:
  - Frequenz: 8–12/min
  - Atemzugvolumen: 6–10 ml/kg KG
  - Inspiratorische O$_2$-Konzentration: 100 %
  - Positiver endexspiratorischer Druck (PEEP): 5 mbar
- Nach 10–15 min: Beatmungseinstellung durch Blutgasanalyse überprüfen und, wenn erforderlich, korrigieren. Inspiratorische O$_2$-Konzentration so niedrig wie möglich; p_aCO_2: 35–45 mmHg.
- Sofort Druckaufnehmer, EKG, Pulsoxymeter und Kapnometer anschließen. Arteriellen Druck, zentraler Venendruck, Herzfrequenz, S_pO_2 und etCO$_2$ kontrollieren.
- Schrittmacherfunktion überprüfen.
- Perfusoren mit kardiovaskulären Medikamenten anschließen.
- Thoraxdrainagen mit dem Sog (−20 cmH$_2$O) verbinden; aktuellen Flüssigkeitsstand auf dem Überwachungsbogen vermerken.
- Patienten zudecken und vor Auskühlung schützen, wenn nötig mit Warmluftdecke aufwärmen.
- Klinischen Zustand einschätzen:
  - Bewusstseinslage
  - Pupillengröße und -reaktion
  - Hautfarbe
  - Körpertemperatur
  - Tubuslage, Manschettendruck
  - Atemgeräusch, Herztöne
- Basislaborwerte direkt nach der Aufnahme: Blutgase, Hämoglobin, Elektrolyte, Laktat, Blutglukose, Gerinnungsstatus.
- Thorax-Röntgenbild.
- 12-Kanal-EKG.

Bei der Übergabe berichtet der den Transport begleitende Anästhesist dem diensthabenden Arzt und dem Pflegepersonal der Intensivstation kurz die wichtigsten Einzelheiten über den Verlauf von OP und Narkose. Auf zu erwartende Komplikationen sollte besonders hingewiesen werden.

68.2 Analgesie und Sedierung

Die meisten Patienten werden nach Herzoperationen in Narkose oder tief analgosediert auf die Intensivstation transportiert. Ein abruptes Erwachen ist in der Regel unerwünscht, besonders wenn der Patient noch unterkühlt ist.

In der Regel wird aber – nachdem der Patient seine normale Körpertemperatur wiedererlangt hat – eine frühzeitige Extubation (nach 2–6 h) angestrebt. Dieses Ziel lässt sich am besten erreichen, wenn für die Analgosedierung gut steuerbare Analgetika und Sedativa eingesetzt werden, z. B. Remifentanil und Propofol. Alternative Medikamente sind Sufentanil, Fentanyl und Midazolam, die aber allesamt schlechter steuerbar sind als Remifentanil und Propofol. Insgesamt ist der Schmerzmittelbedarf nach medianer Sternotomie jedoch oft geringer, als von Ärzten und Pflegepersonal erwartet.

Nach der Extubation kann die Analgesie, z. B. mit Piritramid oder Hydromorphon und einem Nichtopioidanalgetikum (in festen Dosierungsintervallen), fortgesetzt werden.

68.3 Überwachung des Patienten

Vergleiche hierzu auch die ▶ Kap. 7 und 48. Eine lückenlose Intensivüberwachung ist v. a. in den ersten Stunden nach herzchirurgischen Eingriffen erforderlich.

Monitoring herzchirurgischer Patienten

- Basismonitoring:
  - Invasive arterielle Druckmessung
  - EKG, Herzfrequenz und Puls
  - Zentraler Venendruck
  - Pulsoxymetrie
  - Arterielle und zentralvenöse Blutgasanalysen
  - Körpertemperatur
  - Bilanzierung (Drainagen, Flüssigkeitseinfuhr und -ausfuhr)
- Erweitertes hämodynamisches Monitoring:
  - Transösophageale Echokardiografie (TEE)
  - Transpulmonale Thermodilution und Pulskonturanalyse
  - Pulmonalarterienkatheter (z. B. bei Hochrisikopatienten, schwerem Low-Output-Syndrom, pulmonaler Hypertonie, zur Messung der gemischtvenöse O_2-Sättigung)
  - Linker Vorhofdruck (wenn indiziert)

Alle Drücke werden invasiv gemessen und kontinuierlich auf einem Monitor angezeigt. Wesentliche Abweichungen nach oben oder unten werden dem diensthabenden Arzt sofort mitgeteilt. Welche Grenzwerte jeweils noch tolerierbar sind, sollte vorher vom Arzt schriftlich festgelegt werden.

> **❯** Blindes Vertrauen auf elektronische Überwachungsinstrumente ist falsch! Die gemessenen Werte müssen immer durch direkte klinische Beobachtung des Patienten ergänzt werden.

Die Bewusstseinslage sollte in den ersten 12 h mindestens alle 2 h kontrolliert werden (▶ Kap. 67), nicht nur um zu überprüfen, ob der Patient aus der Narkose erwacht ist, sondern auch, um neurologische Komplikationen durch den herzchirurgischen Eingriff (Herz-Lungen-Maschine = HLM) frühzeitig zu erkennen.

68.3.1 Laborwerte

Ein bestimmtes Routinelaborprogramm ist bei allen herzchirurgischen Patienten in der postoperativen Phase unverzichtbar. Hierzu gehören in erster Linie
- arterielle und zentralvenöse Blutgase,
- Säure-Basen-Parameter, Laktat,
- Elektrolyte,
- Blutzucker,
- Hämoglobin, Hämatokrit,
- plasmatische Blutgerinnung und Thrombozyten,
- kardiale Ischämiemarker.

Unter den Elektrolyten ist das Serumkalium von besonderer Bedeutung:

> **❯** Eine Hypokaliämie kann lebensbedrohliche Arrhythmien auslösen, v. a. beim digitalisierten Patienten. Daher sollte das Serumkalium postoperativ im oberen Normbereich (4,5–5 mmol/l) gehalten werden.

Häufig werden nachfolgende Laborwerte ergänzend zu den oben angeführten Routineparametern bestimmt: Gesamteiweiß, Harnstoff, Kreatinin sowie Leberenzyme.

68.3.2 Ein- und Ausfuhr

Zur Kontrolle des Wasser- und Elektrolythaushalts und der Nierenfunktion muss die Ein- und Ausfuhr sorgfältig bilanziert werden:
- Zur Ausfuhr gehören Urinausscheidung, Thoraxdrainagen, Magensonde, Erbrechen, Durchfälle, Schwitzen.
- Die Einfuhr umfasst Volumen und Zusammensetzung der Infusionslösung, Spülflüssigkeiten, oral zugeführte Flüssigkeiten.

68

68.3.3 Neurologische Überwachung

Sie bedient sich einfacher Methoden und dient der Feststellung von Schädigungen des zentralen Nervensystems, z. B. durch Embolie von Luft oder Teilchen, Hirnödem oder Hirnblutung. Überprüft werden vom Fachpflegepersonal
- Bewusstseinslage,
- Pupillengröße und -reaktion,
- Bewegung aller 4 Extremitäten,
- Mitarbeit des Patienten.

Bei Verdacht auf eine zerebrale Schädigung muss umgehend eine neurologische Konsiliaruntersuchung durchgeführt werden. **Akute organische Psychosyndrome** (Durchgangssyndrome) und **psychische Störungen** sind nach Herzoperationen keine Seltenheit. Sie äußern sich u. a. als
- Agitiertheit,
- Unruhe,
- motorische Überaktivität,
- Verwirrtheit,
- Wahnideen,
- Stupor.

Gelegentlich werden die Störungen auch durch Alkohol- oder Medikamentenentzug oder Elektrolytstörungen hervorgerufen.

68.4 Thoraxdrainagen

Thoraxdrainagen dienen der Ableitung von Blut aus dem Wundgebiet und von Luft und Exsudat aus dem Pleuraraum. Sie dürfen weder auf dem Transport noch während der postoperativen Frühphase für längere Zeit abgeklemmt werden, sondern lediglich kurzfristig beim Wechsel der Sammelgefäße und zur Überprüfung von Leckagen.

Beim längeren Abklemmen der Drainagen drohen folgende Gefahren:
- **Herztamponade**, weil das Blut nicht mehr frei abfließen kann
- **Pneumothorax**, weil die in den Pleuraspalt eindringende Luft nicht entweichen kann

Sofort nach Ankunft des Patienten werden die Thoraxdrainagen an den Dauersog angeschlossen. Anfänglich kann für einige Sekunden ein Sog von etwa 60 cmH$_2$O ausgeübt werden, danach wird ein Dauersog von etwa 20 cmH$_2$O eingestellt. Wichtig ist Folgendes:
- Blutverlust über die Drainagen in den ersten 2 h mindestens alle 5 min und danach, wenn Herz-Kreislauf-Funktion stabil, alle 15 min kontrollieren.
- Drainageschläuche in den ersten 2 h mindestens alle 5–10 min und danach alle 30 min ausmelken, damit das Blut nicht gerinnt und die Drainagen verstopft.
- Abknicken der Drainagen oder Herausrutschen aus dem Thorax unbedingt vermeiden.

Blubbern in den Sauggefäßen weist auf Leckage hin. Die Luft kann hierbei aus der Lunge oder aus dem Wundkanal der Drainage stammen oder über eine Undichtigkeit in den Schläuchen in das System eindringen.

Ist zu Beginn der Drainage kein Blubbern nachweisbar, scheinen Lunge und/oder Pleura unversehrt zu sein. Hört hingegen anfängliches Blubbern abrupt spontan auf, ist vermutlich die Drainage durch die Blutgerinnsel verstopft.

68.4.1 Überprüfung einer Leckage

Blubbern die Sauggefäße, wird die Thoraxdrainage mit 2 gegeneinander gesetzten Klemmen in unmittelbarer Nähe des Thorax abgeklemmt. Hört das Blubbern jetzt auf oder lässt es merklich nach, liegt das Leck vermutlich im Thorax. Bleibt das Blubbern bestehen, liegt die Leckage außerhalb, und zwar unterhalb der Klemmen. Dann wird zusätzlich die Drainage in der Nähe der Absaugflasche abgeklemmt. Ist das Blubbern immer noch zu hören, liegt die Leckage im Bereich zwischen den beiden abgeklemmten Stellen.

68.4.2 Entfernen der Thoraxdrainagen

Die Thoraxdrainagen werden entfernt, wenn nur noch minimale Flüssigkeitsmengen abfließen bzw. keine weiteren Gerinnsel mehr auftreten oder keine Leckage mehr nachweisbar ist.

■ **Praktisches Vorgehen**
- Die Thoraxdrainagen können bei den meisten herzchirurgischen Patienten zwischen dem 1. und 3. postoperativen Tag gezogen werden.
- Hierzu werden die Verbände entfernt, die Haltenähte durchschnitten und das Wundgebiet mit einem Desinfektionsmittel eingesprüht.
- Die intraoperativ gelegte Tabakbeutelnaht wird festgehalten, der Sog kurzfristig erhöht, die Haut mit einer abgeschnittenen sterilen Kompresse bedeckt. Dann wird die Drainage rasch herausgezogen und gleichzeitig die Tabakbeutelnaht zugezogen. Anschließend wird ein elastischer Pflasterverband angelegt.
- Waren 2 Drainagen gemeinsam über ein Y-Stück an den Sog angeschlossen, müssen sie vor dem Ziehen abgeklemmt werden, damit nach Entfernen der 1. Drainage keine Luft über den Y-Schenkel in die 2. Drainage und von dort in den Pleuraspalt gelangt.
- Nach Entfernen der Thoraxdrainage wird eine Röntgenaufnahme angefertigt. Ist ein geringer Pneumothorax vorhanden, wird der Patient sorgfältig beobachtet; nach etwa 1 h wird die Röntgenaufnahme wiederholt. Sind keine wesentlichen Veränderungen

eingetreten, wird nach 8 h erneut geröntgt; danach 1-mal/Tag.
— Ist hingegen nach Entfernen der Thoraxdrainage ein deutlicher Pneumothorax vorhanden und besteht vermutlich ein Leck, muss erneut drainiert werden.

68.5   Herz-Kreislauf-Funktion

In der unmittelbaren postoperativen Phase können zahlreiche gefährliche Störungen der Herz-Kreislauf-Funktion auftreten, die sofort erkannt und behandelt werden müssen. Hierfür ist eine kontinuierliche und invasive Überwachung des Herz-Kreislauf-Systems erforderlich, ergänzt durch bestimmte Basismaßnahmen wie
— Wiederherstellung des intravasalen Volumens,
— Aufrechterhaltung eines ausreichenden Perfusionsdrucks bzw. mittleren arteriellen Drucks (> 65 mmHg),
— Stabilisierung von Herzfrequenz und -rhythmus,
— Unterstützung der Myokardkontraktilität mit positiv-inotropen Substanzen,
— Vasodilatatoren zur Kontrolle von Blutdruck und Nachlast des Herzens: Senkung eines erhöhten peripheren Gefäßwiderstands,
— Normalisierung der Körpertemperatur (Wiedererwärmung),
— Mobilisierung eingelagerter Flüssigkeit, v. a. eines vermehrten extravasalen Lungenwassers.

Ziele der postoperativen Herz-Kreislauf-Therapie (S3-Leitlinie der DGAI und der DGTHG 2017)
— Gemischtvenöse O_2-Sättigung: > 70 % oder zentralvenöse O_2-Sättigung: > 65 %
— Mittlerer arterieller Druck (MAP): > 65 mmHg
— Schlagvolumenindex (SVI) > 35 ml/m^2
— Schlagvolumenvariation (SVV) oder Pulsdruckvariation (PPV): < 10–13 %
— Zentraler Venendruck (ZVD): < 15 mmHg (abhängig von der Beatmung)
— Linksventrikulärer enddiastolischer Flächenindex (LV-EDAI): 6–9 cm^2/m^2
— Globales enddiastolisches Volumen (GEDVI): 640–800 ml/m^2
— Pulmonalarterieller Verschlussdruck (PAOP): 12–15 mmHg
— Urinausscheidung: > 0,5 ml/kg KG/h
— Serumlaktat: < 2 mmol/l

68.5.1   Wiederherstellung des Blutvolumens

In der frühen postoperativen Phase besteht zumeist ein relativer oder absoluter Volumenmangel. Häufig ist auch eine erhöhte Vorlast des Herzens erforderlich, bedingt durch eine verminderte Compliance des Myokards und eine Beeinträchtigung der Myokardkontraktilität. Der intravasale Volumenmangel (Hypovolämie) manifestiert sich in seinem wahren Ausmaß erst in der Aufwärmphase, also etwa 2–4 h nach der Ankunft in der Intensivstation. Die Hypovolämie wird mit Volumenzufuhr (plasmaisotone Elektrolytlösung) behandelt, stärkere Blutverluste zusätzlich mit Erythrozytenkonzentraten. Angestrebt werden die in der aktuellen Leitlinie der Deutschen Gesellschaft für Anästhesiologie und Intensivmedizin (DGAI) und der Deutschen Gesellschaft für Thorax-, Herz- und Gefäßchirurgie (DGTHG) angegebenen Zielwerte (s. o.).

68.5.2   Postoperative Blutung

In den ersten 5 h nach der Herzoperation sind Blutverluste über die Thoraxdrainagen von mehr als 100 ml/h keine Seltenheit: Diese Verluste sollten Aufmerksamkeit erregen. Werden in den ersten 12 h mehr als 1200 ml Blut verloren, sollte rethorakotomiert werden, ebenso bei Verlusten von 150–300 ml/h, die länger als 4 h anhalten.

Plötzliche massive Blutverluste über die Drainagen bei bisher konstant niedrigen Verlusten weisen immer auf eine größere *chirurgische* Blutung hin. Hier muss rasch eine Entscheidung über die Rethorakotomie getroffen werden.

Bei einigen Patienten sind *Gerinnungsstörungen* die Ursache postoperativer Blutungen; diese Blutungen sind meist diffus.

Die **Behandlung** der Blutungen richtet sich nach der Ursache:
— Stärkere chirurgische Blutungen müssen chirurgisch durch Rethorakotomie und Revision der Blutungsquelle behandelt werden. Die laufenden Blutverluste werden mit Blut ersetzt.
— Blutungen durch Gerinnungsstörungen werden mit Thrombozytenkonzentrat, Fibrinogen, Frischplasma, ggf. auch Gerinnungspräparaten behandelt.

68.5.3   Herztamponade

Eine Herztamponade entsteht durch Ansammlung von Blut oder Gerinnseln im Perikard bzw. Mediastinum. Hierdurch werden die Kontraktion und Erschlaffung der Ventrikel behindert sowie die Vorhöfe und die V. cava komprimiert; die Folgen sind
— Abfall von Herzzeitvolumen (HZV) und arteriellem Druck sowie
— Anstieg des zentralen Venendrucks.

Ursache der Herztamponade ist die ungenügende Drainage des Blutes aus dem OP-Gebiet. Die **Therapie** erfolgt chirurgisch (im OP).

68.5.4 Low-Output-Syndrom

Bei Low-Output-Syndrom wirft das Herz ein zu niedriges HZV aus. Hierdurch werden die Organe ungenügend durchblutet (▶ Kap. 55).

Die wichtigsten **Zeichen** sind
- Herzindex (CI): < 2,0 l/min/m^2,
- Urinausscheidung: < 20 ml/h,
- niedriger arterieller Blutdruck (< 90 mmHg systolisch über mind. 30 min),
- Tachykardie,
- periphere Pulse schwach oder nicht tastbar,
- Haut blass oder zyanotisch,
- metabolische Azidose,
- Wedge-Druck (PCWP): > 15 mmHg,
- Abfall der gemischtvenösen O_2-Sättigung.

■ **Ursachen**
Meist vielschichtig: ungenügender Myokardschutz während der OP, Luftembolie der Koronararterien, akuter Myokardinfarkt, nicht korrigierter Restdefekt, Herztamponade, vorbestehende Ventrikelfunktionsstörung, Hypoxie, Säure-Basen-Störungen usw.

■ **Therapie**
Sie richtet sich primär nach der Ursache. Unterstützende Maßnahmen sind
- maschinelle Beatmung,
- Volumentherapie,
- medikamentös: Katecholamine, Kalzium, Vasodilatatoren,
- gelegentlich IABP (intraaortale Ballonpumpe).

68.5.5 Hypertonie

Eine Hypertonie tritt in der frühen postoperativen Phase nicht selten auf, v. a. beim Erwachen nach der Narkose. Zu diesem Zeitpunkt ist der Patient zumeist unterkühlt und anämisch; das HZV ist erniedrigt, der periphere Widerstand erhöht. Medikamentös werden Analgetika (z. B. Dipidolor, Morphin) und Sedativa sowie Vasodilatatoren (z. B. Nitroglycerin) gegeben.

68.5.6 Herzrhythmusstörungen

Herzrhythmusstörungen sind eine typische Komplikation von Herzoperationen. Am häufigsten sind Vorhofflimmern und Vorhofflattern, zu meist beginnend am

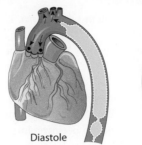
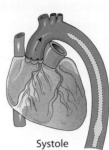

Diastole　　　　Systole

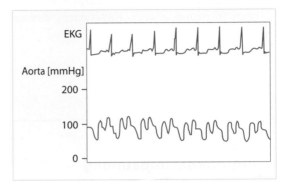

Abb. 68.1　Ballongegenpulsation. EKG und Druckverlauf in der Aorta

1.–3. postoperativen Tag. Bei hämodynamischer Instabilität muss kardiovertiert werden; medikamentös kann Amiodaron eingesetzt werden (s. auch ▶ Kap. 54).

68.5.7 Intraaortale Ballonpumpe (IABP)

Dies ist ein mechanisches Gerät zur Unterstützung der schwer beeinträchtigten Herzfunktion (▶ Kap. 55). Das Instrumentarium besteht aus einem aufblasbaren Ballon, der von der A. femoralis aus in die Aorta vorgeschoben wird, und einer Maschine, die Gas (CO_2 oder Helium) in den Ballon pumpt und wieder absaugt (■ Abb. 68.1). Der Vorgang wird elektronisch gesteuert und auf Monitore übertragen. Der Ballon wird jeweils während der Diastole aufgeblasen und während der Systole abgelassen; dieser Vorgang wird als intraaortale Ballongegenpulsation bezeichnet. Durch die Gegenpulsation nimmt die Herzarbeit ab (das Herz wird entlastet) und die Koronardurchblutung zu. Während der Gegenpulsation muss der Patient heparinisiert werden.

■ **Indikationen**
- Pumpversagen
- Ventrikelseptumruptur
- Papillarmuskelruptur

Pflegeschwerpunkte bei IABP

- Lagerung mit leicht erhöhtem Oberkörper, kanüliertes Bein gestreckt
- Lückenlose Überwachung des Verlaufs der intraaortalen Druckkurve, v. a. der diastolischen Drücke
- Überwachung der Urinausscheidung (ein zu tief sitzender Ballon kann die Nierendurchblutung und damit die Harnproduktion beeinträchtigen)
- Überprüfung der Durchblutung der unteren Extremitäten: Hautfarbe und -temperatur, Fußpulse
- Kontrolle neurologischer Funktionen: Bewusstsein, Pupillenreaktion, Motorik
- Kontrolle der Gerätefunktion

68.6 Atemtherapie

68.6.1 Postoperative Routinenachbeatmung

Die meisten Patienten werden nach einer Herzoperation etwa 6–24 h mit einem volumen- oder druckgesteuerten Respirator beatmet oder unterstützt. Sedierung und Analgesie erfolgen hierbei wie in ▶ Kap. 50 dargelegt. Gründe für die postoperative Nachbeatmung sind
- Unterkühlung des Patienten,
- Nachwirkung der Anästhetika (Atemdepression),
- vorübergehende Störung der Lungenfunktion und Steigerung der Atemarbeit.

Die anfängliche Respiratoreinstellung ist unmittelbar postoperativ nicht selten schwierig, weil sich der Ventilationsbedarf kurzfristig ändern kann. Darum sind in dieser Phase häufig Blutgasanalysen zur Kontrolle des pulmonalen Gasaustauschs erforderlich. Bestehen keine schwerwiegenden respiratorischen oder hämodynamischen Störungen mehr, kann der Patient extubiert werden, wenn die folgenden Kriterien erfüllt sind.

Kriterien für die Extubation

- Herz-Kreislauf-Funktion stabil
- Keine wesentliche Nachblutung
- Ausreichende Atemfunktion:
  - Vitalkapazität: > 10–15 ml/kg KG
  - Atemfrequenz: < 25/min
  - Inspirationssog: > 20–25 cmH$_2$O
  - p_aO_2: > 60–80 mmHg unter Spontanatmung über T-Stück, jedoch ohne PEEP oder CPAP
- O$_2$-Bedarf normal:
  - Kein starkes Muskelzittern

- Körperkerntemperatur > 36 °C, jedoch kein hohes Fieber
- Ausreichender O$_2$-Transport:
  - Hämatokrit: > 25–30 %
  - Keine schwere Alkalose (Linksverschiebung der O$_2$-Bindungskurve)
- Zentralnervensystem: wacher und kooperativer Patient

Bei einigen Patienten muss von diesem Routinevorgehen abgewichen werden, z. B. bei Patienten mit Mitralklappenersatz, pulmonaler Hypertonie oder kardialer Kachexie. Diese Patienten sollten, selbst wenn der pulmonale Gasaustausch in den ersten Stunden ausreichend ist, behutsam vom Respirator entwöhnt und nicht sofort extubiert werden. Denn nicht selten erschöpfen sich die Patienten unter Spontanatmung; oft treten dann auch noch Lungenfunktionsstörungen hinzu. Extubiert wird der Patient erst, wenn die Blutgase nach mehrstündiger Spontanatmung (z. B. mit CPAP) stabil geblieben sind.

68.6.2 Nach der Extubation

Bei den meisten Patienten ist in den ersten Tagen nach der OP der pulmonale Gasaustausch gestört (p_aO_2 erniedrigt). Sie erhalten darum nach der Extubation zusätzlich Sauerstoff, am besten angefeuchtet über eine Gesichtsmaske. Wird die Maske nicht toleriert, kann ein Nasenkatheter verwendet werden (immer 2. Wahl!). Zur Atemtherapie können, wenn erforderlich, ergänzend folgende Maßnahmen durchgeführt werden:
- Inzentive Spirometrie
- Giebelrohr
- Thoraxphysiotherapie

Die meisten Patienten können 24 h nach der OP von der Intensivstation auf die Intermediate-Care- (IMC) oder die Allgemeinstation verlegt werden.

68.7 Postoperative respiratorische Insuffizienz

Bei einigen Patienten tritt in der postoperativen Phase (zumeist innerhalb der ersten 24–48 h) eine respiratorische Insuffizienz auf, die eine länger dauernde Respiratortherapie erfordert. Die wichtigsten **Ursachen** sind Veränderungen der Lunge selbst:
- Kollaps der Alveolen und Atemwege
- Schädigungen des Lungengewebes
- Flüssigkeitsverschiebungen in der Lunge
- Pneumonie

Die Indikation zur maschinellen Beatmung ist gegeben, wenn die in ► Kap. 62 dargestellten Kriterien vorhanden sind. Die Beatmungsform (assistiert oder kontrolliert) hängt ganz wesentlich vom Grad der respiratorischen Insuffizienz ab. PEEP ist bei den meisten Patienten indiziert, um die funktionelle Residualkapazität zu erhöhen und dadurch den pulmonalen Gasaustausch zu verbessern. Unter PEEP kann die inspiratorische O_2-Konzentration meist reduziert werden. PEEP ist besonders bei diffusen Atelektasen und bei Flüssigkeitseinlagerung in die Lunge (z. B. Lungenödem) wirksam. Wird durch den PEEP das HZV vermindert, müssen das Blutvolumen angehoben und positiv-inotrope Substanzen zugeführt werden. Alle Veränderungen des PEEP (nach oben oder unten) müssen behutsam, unter Kontrolle der Herz-Kreislauf-Funktion, erfolgen.

Einzelheiten zur Entwöhnung von PEEP und maschineller Beatmung: ► Kap. 62.

68.8 Intravenöse Flüssigkeits- und Elektrolytzufuhr

In der frühen postoperativen Phase besteht bei herzchirurgischen Patienten häufig ein relativer oder absoluter Volumenmangel, der durch angepasste Volumenzufuhr und Katecholamintherapie behandelt werden muss. Nicht selten treten Störungen des Elektrolytgleichgewichts auf.

68.8.1 Hypokaliämie

Dies ist die häufigste Elektrolytstörung nach einer Herzoperation. Oft liegen eine präoperative Diuretikabehandlung und ungenügender präoperativer Kaliumersatz zugrunde. Ausgiebige Diurese während der OP fördert die Hypokaliämie zusätzlich.

Niedrige Kaliumspiegel prädisponieren zu **Herzrhythmusstörungen**, besonders bei digitalisierten Patienten. Ist eine Hypokaliämie die Ursache postoperativer Herzrhythmusstörungen, muss umgehend Kalium infundiert werden, z. B. in schweren Fällen 40–60 mmol in 250 ml Lösung innerhalb von 1,5–2 h. Die Zufuhr erfolgt über einen zentralen Venenkatheter unter kontinuierlicher EKG-Überwachung.

68.8.2 Hyperkaliämie

Sie wird postoperativ häufig beobachtet, besonders wenn während der OP eine hyperkaliämische Kardioplegielösung verwendet wurde. Bei Kaliumwerten > 5,5 mmol/l wird die Kaliuminfusion abgestellt:

- Steigt das Serumkalium auf > 6 mmol/l an, kann Glukoselösung mit Insulinzusatz infundiert werden,

um den Kaliumspiegel zu senken. Oft kann die Kaliumausscheidung durch ein *Diuretikum* (z. B. Lasix) gefördert werden.
- In einer Notsituation können die Auswirkungen der Hyperkaliämie durch i. v. Kalziuminjektionen vorübergehend antagonisiert werden.
- Ist der Anstieg des Kaliumspiegels auch durch Einläufe mit Ionenaustauschern nicht beherrschbar, muss dialysiert werden.

68.8.3 Hypernatriämie und Hyponatriämie

Während eine Hypernatriämie postoperativ keine wesentliche Rolle spielt, wird eine Hyponatriämie v. a. bei präoperativer Kochsalzrestriktion, chronischer Diuretikatherapie und Verdünnung durch den kardiopulmonalen Bypass beobachtet. Sind die Natriumspiegel anhaltend um 125 mmol/l erniedrigt und liegt keine Verdünnungshyponatriämie vor, kann Kochsalzlösung (max. Dosierung: ► Kap. 65) infundiert werden.

68.8.4 Hypokalzämie

Sie tritt auf durch Verdünnung oder Zufuhr großer Mengen ACD-Blut. Therapie: Kalzium i. v.

68.9 Lagerungen und körperliche Aktivitäten

Postoperative Schmerzen sind geringer, wenn der Patient nicht ganz flach, sondern mit leicht erhöhtem Oberkörper gelagert wird. Im Übrigen gelten die Grundsätze der Lagerung von Intensivpatienten.

Seitenlagerungen können zumeist 2–3 h nach der OP begonnen werden, wenn die Herz-Kreislauf-Funktion ausreichend stabil ist.

Am Tag nach der OP wird der Patient aufgesetzt, wenn möglich auch auf die Bettkante. Je nach Fortschritt kann der Patient am 3. Tag in den Sessel gesetzt werden, am besten 3- bis 4-mal/Tag für 15–30 min.

68.10 Entlassung aus der Intensivstation

Der Patient wird verlegt, wenn seine Vitalfunktionen ausreichend stabil sind. Dies ist bei zahlreichen Patienten bereits wenige Stunden nach der OP der Fall. Ob diese Patienten noch am OP-Tag auf eine IMC verlegt werden können, sollte anhand klinikspezifischer Kriterien entschieden werden.

- **Kardiovaskuläre Entlassungskriterien**
- Keine Myokardischämie, keine neuen Herzrhythmusstörungen
- Keine EKG- oder enzymatischen Hinweise auf einen größeren Myokardinfarkt
- Ausreichendes HZV ohne positiv-inotrope oder vasoaktive Substanzen
- Ausreichende Urinausscheidung

Stabile Patienten werden zumeist am 1. postoperativen Morgen auf die ICM verlegt.

68.11 Besonderheiten bei herzoperierten Kindern

68.11.1 Überwachung

Die Überwachung herzoperierter Kinder erfolgt nach den gleichen Grundsätzen wie beim Erwachsenen. Sie beruht auf klinischer Beobachtung und invasiven Messverfahren.

Routineüberwachung bei allen Kindern

- Kontinuierliches EKG mit oberen und unteren Alarmgrenzen für die Herzfrequenz
- Kontinuierliche arterielle Blutdruckmessung mit oberen und unteren Alarmgrenzen
- Kontinuierliche Messung des zentralen Venendrucks
- Kontinuierliche Messung der S_pO_2
- Körpertemperatur kontinuierlich oder stündlich
- Arterielle Blutgase alle 1–4 h und 10 min nach jeder Neueinstellung des Respirators bzw. je nach klinischem Zustand
- Ein- und Ausfuhr stündlich
- Labor: Elektrolyte, Blutzucker, Harnstoff, Kreatinin, Osmolalität, Hämatokrit, Gerinnungsstatus, Gesamteiweiß alle 4–24 h bzw. je nach klinischem Zustand des Kindes
- Körpergewicht 1- bis 2-mal/Tag
- Röntgenbild des Thorax bei Aufnahme, danach 1-mal täglich

Überwachungsverfahren bei besonderer Indikation

- Pulmonaliskatheter für Pulmonalarteriendrücke, Wedge-Druck, HZV, Analyse gemischtvenösen Blutes
- Pulskonturanalyse (PiCCO-Monitoring)
- Linker Vorhofkatheter zur Messung des linken Vorhofdrucks
- Echokardiografie, auch zur Steuerung der Volumen- und Katecholamintherapie
- 12-Kanal-EKG zur Arrhythmiediagnostik

- **Arterielle Kanülen**

Arterienkanülen bzw. -katheter müssen bei kleinen Kindern mit allergrößter Sorgfalt behandelt werden. Die Durchgängigkeit sollte mit einer kontinuierlichen Druckspülung aufrechterhalten werden. Die Punktionsstelle wird täglich neu verbunden und gereinigt. Gefäßspasmen müssen vermieden werden; darum Katheterbewegungen im Gefäß auf ein Minimum reduzieren und beim Abnehmen von Blut keinen starken Sog ausüben.

Arterielle Kanülen nicht mit hohem Druck durchspülen: Hierdurch können Gerinnsel oder Luft retrograd in den arteriellen Kreislauf (Koronararterien, Hirngefäße) gelangen.

Arterielle Kanülen sollten so lange liegen bleiben, bis keine wiederholten Blutgasanalysen mehr erforderlich sind; denn arterielle Punktionen beim Kleinkind sind schwierig und zeitraubend.

- **Zentrale Venenkatheter**

Bei Kindern mit Rechts-links-Shunt kann über die zentralen Venenkatheter eine Luft- oder Teilchenembolie im arteriellen Kreislauf entstehen. Darum besondere Vorsicht bei allen Injektionen und Infusionen. Beim Entfernen von linken Vorhofkathetern können Blutungen auftreten.

68.11.2 Herz-Kreislauf-Funktion

Herzzeitvolumen (HZV)

Hauptziel der postoperativen Behandlung ist ein ausreichendes HZV. Bei den meisten Kindern kann das HZV klinisch eingeschätzt werden; eine direkte Messung ist zumeist nicht erforderlich. Die Zeichen eines ausreichenden HZV sind

- arterieller Blutdruck im Normbereich,
- periphere Pulse gut gefüllt und leicht zu tasten,
- Haut der Extremitäten warm und gut durchblutet,
- rasche Kapillarfüllung beim Druck auf das Nagelbett,
- Urinausscheidung > 0,5–1 ml/kg KG/h.

❯ Als pathologisch gilt ein Herzindex von < 2 l/min/m².

Der Erfolg einer Herzoperation zeigt sich daran, inwieweit sich die Funktion des operierten Herzens der eines normalen Herzens annähert.

Bradykardie

Sie wird von Kindern besonders schlecht toleriert, weil die Größe des HZV in stärkerem Ausmaß von der Herzfrequenz abhängt als beim Erwachsenen. Die langsame Herzfrequenz kann von einem supraventrikulären Schrittmacher ausgehen oder durch einen Block der atrioventrikulären Überleitung entstehen. Die häufigsten Ursachen einer Sinusbradykardie sind Hypoxie und schwerer Blutdruckabfall. Hingegen beruht ein AV-Block meist auf einer chirurgischen Verletzung des Leitungsgewebes oder auf einer Digitalisintoxikation.

Fällt durch die Bradykardie das HZV ab und kann die Ursache der Bradykardie nicht beseitigt werden, muss ein Herzschrittmacher gelegt werden.

Tachykardie

Sie tritt nach einer Herzoperation bei Kindern sehr häufig auf, wird aber zumeist gut toleriert. Bevor beim Kinderherzen das HZV abfällt, muss die Frequenz auf 180 und höher angestiegen sein.

Wichtige Ursachen einer Tachykardie sind Schmerzen, Aufregung, Fieber, Hypovolämie, Hyperkapnie durch Hypoventilation. Andere wichtige Gründe: ektopische Foki in Vorhöfen, AV-Knoten oder Ventrikeln.

Fallen durch die Tachykardie das HZV und der arterielle Blutdruck ab, sollte umgehend eine Kardioversion (in Narkose mit ca. 5 J/kg KG) erfolgen.

Niedrige Füllungsdrücke

Bei guter Funktion der Ventrikel liegen die Drücke in den beiden Vorhöfen etwa zwischen 5 und 12 mmHg. Sind die Füllungsdrücke erniedrigt, fallen zumeist auch HZV und arterieller Blutdruck ab. Darum ist es wichtig, dass in der postoperativen Frühphase Blut- und andere Volumenverluste ausreichend ersetzt werden.

Der Volumenbedarf ist zumeist größer als durch einfache Ausfuhrbilanz errechnet wird. Dies gilt v. a. in der Aufwärmphase, wenn sich die Gefäße erweitern.

Sind die Blutverluste größer als 10 ml/kg KG/h, muss zumeist rethorakotomiert werden (unter laufendem Blutersatz). Gerinnungsstörungen kommen ebenfalls als Ursache postoperativer Blutungen infrage. Der Volumenersatz muss insbesondere bei kleinen Kindern behutsam, unter Kontrolle hämodynamischer Parameter erfolgen, um eine Überladung des Kreislaufs zu vermeiden.

Pulmonaler Hochdruck

Er tritt v. a. bei Herzfehlern mit Links-rechts-Shunt auf, z. B. Vorhofseptumdefekt (ASD), Ventrikelseptumdefekt (VSD), Ductus Botalli oder Truncus arteriosus. Besteht ein pulmonaler Hochdruck, müssen alle Faktoren, die den pulmonalen Gefäßwiderstand erhöhen, vermieden werden. Hierzu gehören z. B. Hyperkapnie, Hypoxie, Azidose, hoher Beatmungsdruck.

68.11.3 Atemtherapie

Atemstörungen in der postoperativen Phase treten bei Kindern aus ähnlichen Gründen auf wie bei Erwachsenen. Außerdem muss aber bei folgenden Kindern in

typischer Weise gehäuft mit Atemstörungen in der postoperativen Phase gerechnet werden:

- Schwere zyanotische Herzfehler
- Pulmonaler Hochdruck
- Obstruktion der rechten Ausflussbahn vor der OP
- Vorbestehende respiratorische Erkrankungen
- Sehr lange HLM-Zeit
- Unterernährung

Frühe Extubation

Kinder in gutem klinischem Zustand, die ohne HLM operiert wurden, oder Kinder, bei denen unter HLM ein unkomplizierter Herzfehler korrigiert wurde, können zumeist kurz nach dem Eingriff extubiert werden. Voraussetzung ist ein wacher Patient mit ausreichender Spontanatmung.

Langzeitintubation und Beatmung

Soll das Kind für längere Zeit, d. h. viele Stunden bis Tage oder Wochen, postoperativ beatmet werden, wird es in der Regel nasotracheal umintubiert.

Die Indikationen und Kriterien für die Beatmung sind in ► Kap. 62 zusammengestellt. Die Beatmungsform richtet sich nach der zugrunde liegenden Störung des pulmonalen Gasaustauschs. PEEP ist indiziert, wenn die funktionelle Residualkapazität erniedrigt ist. Allerdings dürfen die Alveolen hierbei nicht überdehnt werden. Die Auswirkungen auf die Herz-Kreislauf-Funktion müssen ebenfalls sorgfältig gegenüber dem Nutzen für den pulmonalen Gasaustausch abgewogen werden.

Die Entwöhnung von kontrollierter Beatmung kann über CPAP erfolgen. Der Extubation geht die Entwöhnung von hohen O_2-Konzentrationen voran (► Kap. 62).

> **Die Extubation kann erwogen werden, wenn folgende Kriterien erfüllt sind**
>
> - Unter CPAP von 2–4 mbar und F_iO_2 von 0,4 bzw. 40 % O_2 ausreichende Blutgasanalysen (p_aO_2 > 70–80 mmHg)
> - Stabile Herz-Kreislauf-Funktion: normaler Blutdruck, ausreichendes HZV, keine bedeutsamen Herzrhythmusstörungen
> - Kein wesentlicher Blutverlust über die Thoraxdrainagen
> - Ausgeglichener Wasser- und Elektrolythaushalt
> - Kind wach, Hustenreflexe normal, Sekrete flüssig

Maßnahmen nach der Extubation: ► Kap. 59.

68.11.4 Flüssigkeits- und Elektrolyttherapie

Bei Kindern mit angeborenen Herzfehlern besteht eine Tendenz zur Einlagerung von Wasser in Lunge, Leber

Tab. 68.1 Volumenersatz nach Herzoperationen bei Kindern		
Tag	**Mit HLM (ml/m^2)**	**Ohne HLM (ml/m^2)**
OP-Tag	750	Bis 1000
1. postoperativer Tag	1000	1000–1500
2. postoperativer Tag	1250	1250–2000
3. postoperativer Tag	1500	1500–2000
4. postoperativer Tag	1750	Wunschmenge
5. postoperativer Tag	2000	Wunschmenge

und Bauchraum. Darum darf die Flüssigkeitszufuhr in den ersten postoperativen Tagen nicht zu hoch sein. Dies gilt besonders bei Kindern mit Herzinsuffizienz. Der normale Erhaltungsbedarf wird mit Glukose 5 oder 10 % und isotonen Elektrolytlösungen gedeckt; der Zusatz von Elektrolyten muss jedoch individuell dem jeweiligen Bedarf angepasst werden.

In ◻ Tab. 68.1 sind Anhaltswerte für den Volumenersatz nach Herzoperationen angegeben. Sie sind auf die Körperoberfläche bezogen; in zahlreichen Kliniken wird die Berechnung pro kg KG vorgezogen.

Nachschlagen und Weiterlesen

Bolanz H, Oßwald P, Ritsert H (2007) Pflege in der Kardiologie/Kardiochirurgie. Urban & Fischer, München

Christ J, Sagmeister V (2019) Basics Kardiologie. Urban & Fischer, München

Kaulitz R, Markewitz A, Franke A et al (2014) Postoperative herzchirurgische Intensivmedizin. Springer, Berlin, Heidelberg, New York

Larsen R (2016) Anästhesie und Intensivmedizin in der Herz-, Thorax- und Gefäßchirurgie, 9. Aufl. Springer, Berlin, Heidelberg, New York

Ziemer G, Haverich A (2010) Herzchirurgie: Die Eingriffe am Herzen und an den herznahen Gefäßen, 3. Aufl. Springer, Berlin, Heidelberg, New York

Internet

Deutsche Gesellschaft für Anästhesiologie und Intensivmedizin e. V. (DGAI), Deutsche Gesellschaft für Thorax-, Herz- und Gefäßchirurgie e. V. (DGTHG) (2017) S3-Leitlinie: Intensivmedizinische Versorgung herzchirurgischer Patienten – Hämodynamisches Monitoring und Herz-Kreislauf. https://www.awmf.org/leitlinien/detail/ll/001-016.html. Zugegriffen: 5. Febr. 2021

Deutsche Gesellschaft für Thorax-, Herz- und Gefäßchirurgie e. V. (DGTHG) (2021) Wichtige herzmedizinische Leitlinien im Überblick. https://www.dgthg.de/de/Leitlinien. Zugegriffen: 5. Febr. 2021

68

Abdominalchirurgische Intensivmedizin

Reinhard Larsen

Inhaltsverzeichnis

Unter Mitarbeit von T. Fink

© Der/die Herausgeber bzw. der/die Autor(en), exklusiv lizenziert durch Springer-Verlag GmbH, DE, ein Teil von Springer Nature 2021
R. Larsen, T. Fink, T. Müller-Wolff (Hrsg.), *Larsens Anästhesie und Intensivmedizin für die Fachpflege*,
https://doi.org/10.1007/978-3-662-63127-0_69

Die Intensivmedizin in der Allgemeinchirurgie umfasst v. a. die Behandlung akuter Abdominalerkrankungen, z. B. der akuten Pankreatitis, gastrointestinaler Blutungen, Ileus und Peritonitis, sowie postoperativer Komplikationen bei bauchchirurgischen Eingriffen, z. B. Peritonitis, Ileus oder Nachblutungen. Hinzu kommen die postoperative Intensivüberwachung und -behandlung größerer Operationen, bei denen in der Frühphase bestimmte Komplikationen zu erwarten sind. Nicht selten treten zu den spezifischen Risiken allgemeinchirurgischer Eingriffe *postoperative Störungen* einzelner oder mehrerer Organe hinzu und komplizieren den postoperativen Verlauf. Hierzu gehören insbesondere respiratorische Insuffizienz, Sepsis, Nierenversagen oder Störungen des Wasser-, Elektrolyt- und Säure-Basen-Gleichgewichts.

69.1 Allgemeine Pflegeschwerpunkte

In der Regel werden abdominalchirurgische Patienten aus dem OP übernommen. In Einzelfällen handelt es sich auch um schwer kranke Intensivpatienten, die zur Weiterbehandlung aus anderen Krankenhäusern übernommen werden, nicht selten auch um bereits auf die Allgemeinstation verlegte Patienten, die wegen einer Verschlechterung oder wegen akut aufgetretener Komplikationen erneut einer Intensivüberwachung und/oder -behandlung bedürfen.

Wichtigste Pflegeschwerpunkte

- Kontinuierliche Überwachung der Vitalfunktionen: Atmung, Herz-Kreislauf-System, Bewusstseinslage
- Einschätzung und Behandlung postoperativer Schmerzen
- Frühzeitiges Erkennen von Komplikationen und postoperativen Infektionen
- Kontrolle und Pflege der OP-Wunden
- Überwachung und Pflege der Drainagen und Sonden
- Kontrolle der Ein- und Ausfuhr
- Einschätzen des Flüssigkeitsbedarfs
- Pneumonieprophylaxe: Mobilisierung, Atemtherapie, Abhusten
- Thrombose- und Dekubitusprophylaxe

Lagerung des Patienten

Anfangs ist zumeist nur die Rückenlage möglich. Um die respiratorische Funktion zu verbessern und das Aspirationsrisiko zu verringern, wird der Oberkörper leicht erhöht gelagert. Abdominale Schmerzen lassen sich häufig durch eine Beugehaltung der Unterschenkel reduzieren.

> Das OP-Gebiet darf nicht durch Zug oder Druck bei der Lagerung belastet werden!

Ausreichende Schmerztherapie

Analgetika werden nach Wirkung verabreicht, nicht nach einem starren Schema:

- In der Regel starke Opioide, i. v. als Bolus oder patientenkontrollierte Analgesie (PCA)
- Periduralanalgesie (Lokalanästhetika, ggf. kombiniert mit Opioiden): bei Zweihöhleneingriffen thorakale Katheterlage

Die Intensität der Schmerzen und die Wirksamkeit der Schmerztherapie sollten auf einer numerischen Ratingskala regelmäßig eingeschätzt und im Verlaufsbogen dokumentiert werden (▸ Kap. 39).

Flüssigkeitsersatz

Volumenverluste durch Drainagen, Flüssigkeitseinstrom in den Darm, Durchfälle oder Erbrechen müssen ersetzt werden, um eine Dehydratation und **Hypovolämie** zu vermeiden. Die Art und Menge des Flüssigkeitsersatzes richtet sich v. a. nach der Menge und der Zusammensetzung der Verluste.

Laborkontrollen

Ein häufiger Standard sind kleines Blutbild, Entzündungsparameter, Gerinnungsstatus, Leberwerte, Nierenwerte, Blutgase, Säure-Basen-Parameter, Elektrolyte.

69.1.1 Rechtzeitiges Erkennen typischer Komplikationen

Vor allem nach großen Operationen können – begünstigt durch hohes Lebensalter, Begleiterkrankungen und reduzierten Allgemeinzustand – schwerwiegende, nicht selten auch akut lebensbedrohliche Komplikationen auftreten. Durch gezielte Beobachtung seitens des Pflegepersonals und eine entsprechende klinische Überwachung können diese Komplikationen häufig erkannt und behandelt werden, bevor sich ein lebensbedrohlicher Zustand entwickelt:

- **Nachblutung:** operativ und/oder durch Gerinnungsstörung bedingt; engmaschige Kontrollen des Wundbereichs und der Drainagen sind daher notwendig. Erythrozytenkonzentrate für gefährdete Patienten bereithalten!
- **Paralytischer Ileus:** häufige Komplikation nach intraabdominellen Operationen; keine Darmgeräusche hörbar (Totenstille); Erbrechen, Stuhl und Windverhalt; Therapie: Anregung der Darmfunktion durch Medikamente und physikalische Maßnahmen.
- **Mechanischer Ileus:** kolikartige Bauchschmerzen, klingend-plätschernde Darmgeräusche, Erbrechen, Stuhl- und Windverhalt; Therapie: operative Beseitigung der Ursache.
- **Störungen des Wasser-, Elektrolyt- und Säure-Basen-Haushalts:** Volumenverluste durch Erbrechen, Durch-

fälle und über Drainagen, außerdem durch Blutungen. Niedriger Blutdruck, Tachykardie, trockene Schleimhäute, stehende Hautfalten und starker Durst sind die Zeichen der Dehydratation und **Hypovolämie**. Zu den wichtigsten Ursachen gehören intraabdominelle Blutungen, Ileus und ungenügender Flüssigkeitsersatz; metabolische Alkalose bei Verlust von Magensaft, metabolische Azidose bei Verlust von Dünndarmflüssigkeit, hypokaliämische Dehydratation durch Ileus.

- **Anastomosen- oder Nahtinsuffizienz:** Infektionszeichen und freie Luft im Abdomen; Therapie: operative Revision.
- **Intraabdominelle Infektionen bzw. Peritonitis:** Schmerzen, zunehmende Abwehrspannung des Abdomens, Fieber, Tachykardie, Leukozytose.
- **Lokale Wundinfektion.**
- **Abszesse:** an multiplen Stellen; Diagnose durch Sonografie und Computertomografie (CT); Therapie: Drainierung.
- **Sepsis, Multiorganversagen.**
- **Enzephalopathie.**
- **Fistelbildung.**
- **Ikterus:** exkretorische Funktionsstörungen der Leber, Gallenwegsverschluss, schwere Leberinsuffizienz oder Leberversagen.
- **Leberinsuffizienz:** v. a. bei vorgeschädigter Leber sowie nach Leberoperationen.
- **Dumpingsyndrom:** Spätkomplikation nach Magenresektion, Flüssigkeitsverluste in den Darm, Hypoglykämie nach Hyperglykämie; Zeichen: Schweißausbrüche, Schwächegefühl, Kreislaufinsuffizienz; Therapie: diätetische Maßnahmen mit kohlenhydratarmen, kleinen Mahlzeiten.

69.1.2 Weitere pflegerische Maßnahmen

- **Kontrolle der Drainagen**
- Menge, Aussehen und Zusammensetzung der Drainageflüssigkeit
- Beimengung von Blut, Stuhl oder Urin (Fistelbildung)
- Anfangs stündliche Kontrollen, später tägliche

- **Zufuhr von Medikamenten nach Verordnungsplan**
- **Antibiotika:** perioperativ meist prophylaktisch; postoperativ nur bei gesicherten Infektionen und septischen Eingriffen; zunächst kalkuliert, später angepasst nach Antibiogramm.
- **Stressulkusprophylaxe:** wenn erforderlich mit Protonenpumpenhemmern, frühzeitig enterale Ernährung.
- **Analgetika:** in den ersten Tagen vorzugsweise Opioide, i. v.; Periduralanalgesie mit Lokalanästhetika; beides auch als PCA.
- **Kardiovaskuläre Medikamente:** häufiger nach ausgedehnten Eingriffen, großem Volumenverlust und

Sepsis erforderlich. Vasopressor der Wahl ist Noradrenalin (Arterenol), wenn erforderlich kombiniert mit Dobutamin.

- **Postoperative Beatmung**
Sie ist zumeist nur kurzzeitig erforderlich. Es sollten möglichst frühzeitig unterstützende Beatmungsverfahren anstelle der kontrollierten Beatmung eingesetzt werden.

- **Mobilisierung**
Die Mobilisierung erfolgt so frühzeitig wie möglich: Aufsetzen auf die Bettkante oder Sitzen im Sessel (auch von intubierten Patienten). Dabei für ausreichende Schmerztherapie sorgen. Auf die Herz-Kreislauf-Funktion achten!

- **Psychische Betreuung des Patienten**
Zuspruch, Ermutigung und Unterstützung sind eine sehr wichtige Aufgabe der intensivmedizinischen Pflege, v. a. bei Erkrankungen wie Malignomen, Stomaanlage und anderen das Leben einschneidend verändernden Erkrankungen.

69.2 Schwere akute Pankreatitis

Definition

Die **akute Pankreatitis** ist eine Entzündung der Bauchspeicheldrüse, die v. a. als hämorrhagisch nekrotisierende Form mit Störungen der Herz-Kreislauf-Funktion und anderer Organfunktionen einhergeht und mit einer hohen Sterblichkeitsrate verbunden ist.

69.2.1 Ursachen und Krankheitsentstehung

Die häufigsten Ursachen der akuten Pankreatitis sind Erkrankungen der Gallenwege und der chronische Alkoholismus. Zwei Formen werden unterschieden: ödematöse Pankreatitis und hämorrhagisch nekrotisierende Pankreatitis.

69.2.2 Klinisches Bild und Diagnose

Typisch sind *heftige Oberbauchschmerzen*, die häufig in den Rücken oder die Schultern ausstrahlen. Hinzu kommen

- Erbrechen,
- aufgeblähtes Abdomen (v. a. Oberbauch) mit Abwehrspannung: Gummibauch,
- Ileus,
- Schock.

69

Je nach Schweregrad der Erkrankung können folgende charakteristische Komplikationen auftreten:

- Akute respiratorische Insuffizienz (Häufigkeit bis zu 60 %)
- Linksseitiger Pleuraerguss
- Akutes Nierenversagen (Häufigkeit bis zu 80 %)
- Disseminierte intravasale Gerinnung mit Verbrauchskoagulopathie
- Gastrointestinale Blutungen
- Diffuse eitrige Peritonitis, intraabdominelle Abszesse

■ **Laborwerte**

Veränderungen, abhängig vom Schweregrad der Erkrankung, sind

- Serumlipase und Isoamylase stark erhöht,
- C-reaktives Protein (CRP) bei schwerer nekrotisierenden Pankreatitis: > 15 mg/dl,
- Kalzium erniedrigt,
- Blutzucker erhöht,
- Metabolische Azidose,
- Laktatdehydrogenase (LDH) erhöht,
- Laktat im Blut erhöht,
- Störungen des Elektrolytgleichgewichts.

■ **Weitere Diagnostik**

Kontrolle des Bauchumfangs, Röntgenaufnahme des Abdomens (leer), Ultraschall des Abdomens, CT, endoskopische retrograde Cholangiopankreatikografie (ERCP).

69.2.3 Therapie

Die schwere hämorrhagisch-nekrotisierende Pankreatitis geht mit einer hohen Sterblichkeit einher und verlangt den umfassenden Einsatz intensivmedizinischer Verfahren.

> **Wichtigste Behandlungsmaßnahmen**
> - Massiver Flüssigkeitsersatz: isotone Elektrolytlösungen, wenn möglich PiCCO-gesteuert, sonst Beginn mit 5–10 ml/kg KG/h. Bei Anämie zusätzlich Erythrozytenkonzentrate
> - Stützung der Hämodynamik mit kardiovaskulären Medikamenten
> - Ableitung des Magensafts bei paralytischem Ileus
> - Unterstützung der Atmung (plus PEEP) bei respiratorischer Insuffizienz
> - Analgesie: thorakale Periduralanalgesie oder Opioide, i. v.
> - Enterale Ernährung über Magensonde so früh wie möglich, dann oraler Kostaufbau
> - Sepsisbehandlung
> - Kontinuierliche venovenöse Hämofiltration (CVVH) bei Nierenversagen
> - Substitution von Gerinnungsfaktoren

■ **Schockbehandlung**

Die schwere Pankreatitis geht mit der Verschiebung großer Flüssigkeitsmengen einher, sodass sich die Zeichen des hypovolämischen Schocks entwickeln. Zusätzlich wird die Herz-Kreislauf-Funktion durch vasoaktive Substanzen, die aus dem nekrotischen Pankreas und dessen umgebenden Geweben freigesetzt werden, beeinträchtigt (Blutdruckabfall, Tachykardie). Zur Behandlung sind zumeist eine *massive* Volumenzufuhr (mehrere Liter pro Tag) und der Einsatz kardiovaskulärer Medikamente erforderlich.

■ **Analgesie und Sedierung**

Gut geeignet zur Schmerzbehandlung ist die kontinuierliche Periduralanästhesie oder die i. v. Zufuhr von Spasmolytika/Analgetika. Bei der Behandlung mit Opioiden sollte immer die Nebenwirkung auf die Darmmotilität und die Erhöhung des Tonus des in das Duodenum einmündenden Sphinkter Oddi und der daraus resultierende behinderte Abfluss des Pankreassekrets bedacht werden.

■ **Ruhigstellung des Pankreas und Entlastung des Darms**

Ableitung des Magensafts bei Symptomen eines Ileus oder Subileus.

■ **Parenterale Ernährung**

Bei den leichteren Formen kann, abhängig von der Darmtätigkeit, nach 1–2 Tagen mit protein- und fettarmer Ernährung begonnen (6–8 Kohlenhydratmahlzeiten/ Tag) und später auf leichte Normalkost übergegangen werden. Bei den schweren Formen kann eine enterale Ernährung über eine Magen- oder Jejunalsonde oder eine parenterale Ernährung erforderlich sein.

■ **Chirurgische Therapie**

Ist die Diagnose unklar oder versagt die konservative Behandlung, kann eine OP indiziert sein. Die Entscheidung über das weitere Vorgehen wird zumeist während der Laparotomie gestellt. Die perioperative Sterblichkeit bei ausgedehnter Resektion oder vollständiger Entfernung des Pankreas ist außerordentlich hoch, das operative Verfahren entsprechend umstritten.

Die Relaparotomie mit Entfernung von Sequestern und die Drainage von Zysten ist bei Verdacht auf Spätkomplikationen indiziert.

Weitere Maßnahmen: Bei biliärer Pankreatitis wird eine ERCP vorgenommen, bei Choledocholithiasis die Papillotomie und Steinextraktion, bei Cholezystolithiasis die Cholezystektomie im Intervall.

■ **Respiratorische Therapie**

Eine intensive Atemphysiotherapie ist bei schwerer Pankreatitis besonders wichtig, um Pneumonien und Atelektasen zu vermeiden. Bei akuter respiratorischer Insuffizienz sollte der Patient frühzeitig invasiv mit PEEP beatmet werden. In späteren Stadien der Erkrankung kann sich ein schweres, akutes Lungenversagen (ARDS) entwickeln.

■ Renale Therapie

Störungen der Nierenfunktion gehören zu den häufigen Sekundärkomplikationen der akuten Pankreatitis. Zur *Prophylaxe des akuten Nierenversagens* ist in der Frühphase eine konsequente Flüssigkeits- und Elektrolyttherapie erforderlich. In späteren Stadien muss mit einem akuten, dialysepflichtigen Nierenversagen, gerechnet werden.

69.3 Ileus

> **Definition**
>
> Der **Ileus** (griech.: „Darmverschluss") ist eine lebensbedrohliche Unterbrechung der Darmpassage. Zwei Formen werden unterschieden: mechanischer Ileus und paralytischer Ileus.

Beim *mechanischen* Ileus wird die Darmpassage durch eine Verengung oder Verlegung behindert, beim *paralytischen* (funktionellen) Ileus hingegen durch eine Lähmung (Bewegungs- bzw. Motilitätsstörung) des Darms. Gemischte Formen sind ebenfalls möglich. Ein Ileus durch spastische Motilitätsstörungen des Darms ist selten.

Je nach Lage der Passageunterbrechung werden Duodenal-, Dünndarm- und Dickdarmileus unterschieden.

69.3.1 Ursachen, Krankheitsentstehung und Pathophysiologie

■ Mechanischer Ileus

Die häufigsten **Ursachen** einer mechanischen Motilitätsstörung des Darms sind

- Verwachsungen nach Laparotomien,
- inkarzerierte Hernie,
- Tumore,
- Invagination bei Kleinkindern,
- Mekoniumileus und Atresie bei Neugeborenen.

Durch die mechanische Behinderung der Darmpassage wird der Darm vor der verengten Stelle überdehnt. Es kommt zum Rückstau von sezernierten Sekreten und zur Gasansammlung. Vorübergehend treten eine Hyperperistaltik und eine rückwärts gerichtete Peristaltik auf, die bald in eine Darmlähmung übergehen. Da die Darmwand überdehnt ist, kann kein Wasser mehr resorbiert werden. Bei **Dünndarmileus** treten große Flüssigkeitsverluste in den Darm auf, die bei proximaler Lokalisation mit erheblichen Elektrolytverlusten einhergehen.

> Die Folgen des Ileus sind Entwässerung (Dehydratation) mit Hypochlorämie, Hypokaliämie und metabolischer Azidose.

Durch die Hypokaliämie wird die Darmparalyse noch verstärkt! Bei mehr distal gelegenen Dünndarmverschlüssen treten ebenfalls große Flüssigkeitsverluste in das Darmlumen auf, die Elektrolytverluste sind jedoch geringer.

Beim **Dickdarmileus** sind die Störungen des Wasser- und Elektrolythaushalts zumeist nicht stark ausgeprägt.

Von besonderer Bedeutung sind auch die Auswirkungen des Ileus auf die Durchblutung des Darms: Sie wird durch die zunehmende Überdehnung mehr und mehr beeinträchtigt. Nekrose und Perforation des Darms können die Folge sein.

Die Durchlässigkeit der Darmwand nimmt zu, sodass Bakterien und Toxine aus dem Darminhalt hindurchdringen und eine Peritonitis und Sepsis hervorrufen können.

■ Paralytischer Ileus

Der paralytische Ileus ist kein eigenständiges Krankheitsbild, sondern nur Zeichen einer zugrunde liegenden Störung bzw. Erkrankung. Die wichtigsten **auslösenden Faktoren** sind

- abdominale Infektionen, Peritonitis,
- intraabdominelle Blutungen,
- Mesenterialvenenthrombose, Mesenterialinfarkt,
- Wirkung von Medikamenten,
- metabolische Entgleisungen, z. B. Coma diabeticum, Leberkoma, Urämie,
- schwerer Eiweißmangel (Hypoproteinämie), z. B. bei Kachexie,
- Hypokaliämie durch Verluste aus Dünndarmfisteln oder durch mechanischen Ileus.

■ Postoperativer Ileus

Jede Laparotomie geht mit einer Irritation des Darms einher, die postoperativ zu einer Aufhebung der Darmperistaltik führt. Diese Darmparalyse hält bei unkompliziertem Verlauf meist 2–3 Tage an, danach nimmt der Darm seine Motilität spontan wieder auf. Eine lange anhaltende Paralyse des Intestinaltrakts kann dagegen zur **Sepsis** führen.

69.3.2 Klinisches Bild und Diagnose

> Im Allgemeinen gilt: je höher die Passagebehinderung, desto ausgeprägter die Symptome und Zeichen des postoperativen Ileus.

- **Typische Zeichen**
- Schwerer, intermittierender Bauchschmerz, meist relativ akut einsetzend; bei Dünndarmileus im Epigastrium und um den Nabel herum, beim Dickdarmileus im Unterbauch
- Aufgetriebenes Abdomen (meist nicht bei hohem Dünndarmileus)
- Erbrechen im Schwall (gallig bei hohem Dünndarmileus)
- Stuhlverhaltung und Blähungen
- Auskultation des Abdomens: Spritzgeräusche durch Hyperperistaltik bei mechanischem Ileus; vollkommene Stille bei paralytischem Ileus
- Abdomenleeraufnahme: Flüssigkeitsspiegel im Dünn- oder Dickdarm; Luftspiegel im Dünndarm ebenfalls pathologisch, in Magen- und Dickdarm hingegen normal

- **Ergänzende Diagnostik**
Ultraschall des Abdomens und CT.

69.3.3 Therapie

Die Behandlung des mechanischen Ileus erfolgt immer chirurgisch, die des paralytischen Ileus zunächst konservativ. Ziel ist die Beseitigung der zugrunde liegenden Ursache und der Darmüberdehnung.

Grundsätze der Therapie
- Entlastung (Dekompression) des Darms durch Magensonde mit Ableiten des Magensafts sowie Einlauf und Darmrohr
- Ausgleich der Flüssigkeits-, Elektrolyt- und Eiweißverluste
- Medikamentöse Steigerung der Peristaltik durch Parasympathikomimetika (z. B. Prostigmin) bei paralytischem Ileus (Wirksamkeit nicht erwiesen)
- Bei Versagen der konservativen Maßnahmen bzw. bei mechanischem Ileus diagnostische Laparotomie mit Beseitigung des Passagehindernisses und Absaugen des Darminhalts; bei paralytischem Ileus Absaugen des Darms über eine Miller-Abbot-Sonde

---

- **Postoperative Maßnahmen**
Zunächst weiter Absaugung, keine orale Nahrungs- und Flüssigkeitszufuhr. Medikamentöse Stimulation des Darms gleich nach der OP, wenn keine Eröffnung des Darms durchgeführt wurde, bei Eröffnung des Darms oder Anlegen einer Anastomose hingegen erst am 2. oder 3. postoperativen Tag.

- **Schmerztherapie**
PCA oder peridurale Zufuhr von Lokalanästhetika und Opioiden und systemische Zufuhr von Nichtopioidanalgetika (NOPA).

69.4 Peritonitis

> **Definition**
>
> Die **Peritonitis** ist eine diffuse oder umschriebene Entzündung des Bauchfells, die häufig gemeinsam mit anderen Erkrankungen des Abdomens auftritt und zu einer lebensbedrohlichen Sepsis mit Multiorganversagen führen kann.

69.4.1 Ursachen, Krankheitsentstehung und Pathophysiologie

Von besonderer intensivmedizinischer Bedeutung ist die *diffuse* Peritonitis – eine gefürchtete Komplikation aller intraabdominellen Eingriffe. Häufige Ursachen sind Perforationen von Appendix, Magen-Darm-Trakt, Gallenblase, Harnblase und Uterus sowie Durchwanderung von Bakterien und Toxinen bei anhaltendem Ileus oder Anastomosendehiszenz nach gastrointestinalen Eingriffen. Die Peritonitis kann durch Bakterien hervorgerufen werden oder seltener abakteriell durch chemisch-toxische Faktoren entstehen, wobei die abakteriellen Formen meist rasch bakteriell infiziert werden.

Durch die **bakterielle Entzündung** entsteht ein ausgeprägtes *Ödem* des ca. 1,5–2 m^2 großen Peritoneums, das zu intravasalem Volumenmangel mit Störungen der Herz-Kreislauf-Funktion führt. Zusätzlich tritt ein Ileus auf, der weitere Flüssigkeits-, Elektrolyt- und Eiweißverluste (in das Darmlumen) hervorruft und die Hypovolämie verstärkt: Ein **hypovolämischer Schock** ist die Folge.

Außerdem entsteht eine ausgeprägte Infektabwehrreaktion, in deren Verlauf bakterielle Toxine sowie körpereigene Enzyme und Proteine gebildet werden, durch die wiederum vasoaktive Substanzen und Nebennierenrindenhormone in den Kreislauf gelangen und zu Störungen der Herz-Kreislauf-Funktion führen:
- „Versacken" des Blutes im Bauchraum durch Vasodilatation in diesem Gebiet
- Verlust von Eiweiß mit Abnahme des kolloidosmotischen Drucks und Ausbildung von Ödemen
- Störungen der Mikrozirkulation mit Hypoxie und Azidose der Gewebe

Insgesamt ist die schwere, diffuse, eitrige Peritonitis durch ein **septisches Krankheitsbild** (septischer Schock) in Kombination mit einem distributiven **hypovolämischen**

Schock gekennzeichnet, das zu folgenden Komplikationen führen kann:
- Respiratorische Insuffizienz
- Nierenversagen
- Leberinsuffizienz
- Nebenniereninsuffizienz
- Gerinnungsstörungen

■ Respiratorische Insuffizienz

Respiratorische Störungen entstehen bei der Peritonitis durch die Kombination mehrerer Faktoren:
- Schmerzbedingte, flache Atmung mit Zwerchfellhochstand führt zu Verteilungsstörungen der Atemluft, Atelektasenbildung und Hypoventilation.
- Störungen der pulmonalen Mikrozirkulation bewirken eine Zunahme der Totraumventilation.
- Beeinträchtigung des pulmonalen Gasaustauschs durch interstitielles Lungenödem.

■ Leberinsuffizienz

Bei schwerer Peritonitis kann die Entgiftungsfunktion der Leber beeinträchtigt werden, sodass bakterielle Toxine in den übrigen Körper gelangen und zu entsprechenden Organkomplikationen führen.

■ Akute Niereninsuffizienz und Nierenversagen

Störungen der Nierenfunktion treten bei diffuser Peritonitis frühzeitig auf, bedingt durch Hypovolämie (prärenale Niereninsuffizienz) und Toxinwirkung sowie Mikrozirkulationsstörungen. Häufig entwickelt sich ein akutes Nierenversagen, das bei der Kombination von Peritonitis, respiratorischer Insuffizienz und akutem Nierenversagen mit einer hohen Letalität einhergeht.

■ Gerinnungsstörungen

Störungen der Blutgerinnung bei Peritonitis entstehen durch die Sepsis. Sie manifestieren sich als disseminierte intravasale Gerinnung bis hin zur Verbrauchskoagulopathie mit Beeinträchtigung der Mikrozirkulation und Gewebehypoxie.

69.4.2 Klinisches Bild und Diagnose

Das klinische Bild der diffusen Peritonitis ist in folgender Weise gekennzeichnet:
- Brettharter Bauch
- Peritonealer Schmerz auf Druck, Beklopfen und Loslassen
- Erbrechen
- Flache, schnelle Atmung
- Kaltschweißigkeit
- Auskultation des Abdomens: spärliche oder fehlende Darmgeräusche
- Im weiteren Verlauf: Zeichen des Schocks (▶ Kap. 74)

■ Labordiagnostik

Die wichtigsten Laboruntersuchungen bei Peritonitis sind folgende:
- Hämoglobin, Erythrozyten, Hämatokrit, Leukozyten
- Serumelektrolyte
- Gesamteiweiß
- Kreatinin und Harnstoff
- Blutzucker
- Serumamylase und -lipase
- Glutamat-Oxalacetat-Transaminase (GOT), Kreatinkinase (CK, CK-MB),
- Blutgase und Säure-Basen-Parameter
- Gerinnungsstatus
- Urinstatus
- Serumlaktat
- Infektionsparameter
- Blutkulturen, bakteriologische Untersuchung von Drainageflüssigkeit, Fisteln, Aszites

■ Weitere Diagnostik

- Röntgenaufnahmen von Abdomen (leer sowie mit Gastrografin bei Verdacht auf Perforation oder Nahtinsuffizienz) und Thorax (Pleuraerguss, subphrenischer Abszess)
- Ultraschall des Abdomens
- CT des Abdomens
- Bei nicht eindeutig zu klärender Ursache des Krankheitsgeschehens: Laparoskopie oder Probelaparotomie.

Diagnostische Schwierigkeiten ergeben sich besonders bei beatmeten Intensivpatienten, die unter der Wirkung von Sedativa und Analgetika stehen. Die Indikation zur Relaparotomie wird hierbei zumeist aufgrund der sekundären Komplikationen der Peritonitis (Herz-Kreislauf-Insuffizienz, respiratorische Insuffizienz, Nierenversagen, Leberfunktionsstörungen) gestellt.

■ Differenzialdiagnose

Bei Verdacht auf Peritonitis muss immer auch an andere Erkrankungen gedacht werden, bei denen die sofortige Laparotomie erforderlich ist. Hierzu gehören z. B.
- intraabdominelle Blutungen,
- Perforationen von Bauchorganen,
- intraabdominelle Abszesse,
- Appendizitis,
- mechanischer Ileus.

69.4.3 Therapie

Die Peritonitis wird konservativ behandelt, die sekundäre Peritonitis zusätzlich chirurgisch. Hierbei steht initial die Therapie des Schocks im Vordergrund.

69

Sekundäre Peritonitis: 3 Säulen der Behandlung
- Chirurgische Herdsanierung
- Antibiotikatherapie
- Intensivmedizinische Behandlung der Sepsis

- **Vorgehen**
- Magensonde einführen, keine orale Flüssigkeits- und Nahrungszufuhr
- Analgesie und Sedierung unter Berücksichtigung der Herz-Kreislauf-Funktion
- Schockbehandlung: Volumensubstitution und Ausgleich von Eiweiß- und Elektrolytverlusten
- Beseitigung von Störungen des Säure-Basen-Gleichgewichts, kardiovaskuläre Substanzen, z. B. Noradrenalin, Dobutamin
- Stimulation des Magen-Darm-Trakts, z. B. mit Parasympathikomimetika
- Heparin zur Thromboseprophylaxe
- Kalkulierte Antibiotikatherapie
- Vorsichtige enterale Ernährung („Zottenberieselung"), wenn erforderlich: parenterale Ernährung unter Berücksichtigung des Hyperkatabolismus
- Frühzeitig maschinelle Unterstützung der Atmung mit PEEP
- Frühzeitige Behandlung der Niereninsuffizienz, rechtzeitige Dialysetherapie des akuten Nierenversagens

- **Chirurgische Therapie**

Mit operative Maßnahmen soll die Infektionsquelle beseitigt werden: Absaugen von Eiter und umfangreiche Spülung des Abdomens bei diffuser Peritonitis, nicht hingegen bei abgedeckten Entzündungen.

4-Quadranten-Drainage des Abdomens (◨ Abb. 69.1) mit Vacuseal-Verband oder postoperativer Spülbehandlung. Spülmengen: z. B. NaCl 0,9 %, 20–40 l/Tag; hierbei muss darauf geachtet werden, dass die eingelaufene Spülflüssigkeit auch wieder abfließt. Die Spülung wird im Wechsel über jeweils 1 der 4 Drainagen durchgeführt, um die Verklebung des Peritoneums hinauszuschieben. Die Spülung erfolgt individuell als
- kontinuierliche geschlossene Peritonealspülung,
- Dauerspülung bei offenem Abdomen,
- programmierte Etappenlavage.

69.5 Akute gastrointestinale Blutung

Blutungen im Bauchraum können in das Darmlumen (intraluminal) oder in die Bauchhöhle (intraperitoneal) erfolgen. Je nach Lokalisation wird die sehr viel häufigere obere Gastrointestinalblutung von der seltenen (ca. 5 %) unteren Blutung unterschieden.

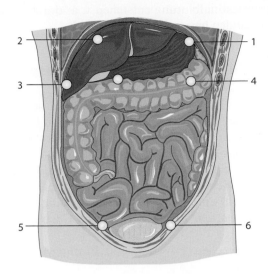

◨ **Abb. 69.1 Lokalisation von intraabdominellen Drainagen.** *1* linker Oberbauch: subphrenisch, *2* rechter Oberbauch: subphrenisch, *3* rechter Oberbauch: subhepatisch, *4* großes Netz: Bursa omentalis, *5* rechter Unterbauch: Douglas-Raum, *6* linker Unterbauch: Douglas-Raum. (Mod. nach: Hartenauer et al. 1985)

69.5.1 Ursache, Krankheitsentstehung und Pathophysiologie

Die häufigsten Ursachen der **oberen Gastrointestinalblutung** sind
- Ulcus duodeni und Magenulkus,
- Magenkarzinom,
- Ösophagusvarizen,
- Stressblutungen der Magen- und Duodenalschleimhaut.

Die Mehrzahl der Ulkusblutungen ist venös, etwa 30 % arteriell bedingt.

Der seltenen **unteren Gastrointestinalblutung** liegen v. a. folgende Ursachen zugrunde:
- Tumore
- Divertikulitis
- Colitis ulcerosa

Blutungen in die Bauchhöhle beruhen zumeist auf folgenden Ursachen:
- Milz- und/oder Leberruptur
- Ruptur eines Bauchaortenaneurysmas
- Aufgehen von Gefäßligaturen nach intraabdominellen Eingriffen

Die pathophysiologischen Veränderungen bei akuter Gastrointestinalblutung entstehen v. a. durch den sich entwickelnden **hämorrhagischen Schock**.

69.5.2 Klinisches Bild und Diagnose

Gastrointestinale Blutungen manifestieren sich zumeist durch oralen und/oder rektalen Austritt von Blut. Allerdings können bei Darmparalyse zunächst große Mengen Blut im Darm verbleiben und damit das klinische Bild verschleiern. Oft treten dann die Zeichen des hämorrhagischen Schocks (► Kap. 74) auf, ohne dass konkrete Hinweise auf eine intraabdominelle Blutung vorliegen.

Die typischen **Zeichen der oberen Gastrointestinalblutung** sind

- Bluterbrechen (Hämatemesis), Blutungen aus Mund und Nase,
- Teerstuhl (Meläna), Blutstuhl,
- bei entsprechenden Blutverlusten: Zeichen des hämorrhagischen Schocks, insbesondere Tachykardie und Blutdruckabfall (Einzelheiten: ► Kap. 74).

Blutungen des **unteren Gastrointestinaltrakts** manifestieren sich durch Teer- und Blutstuhl.

■ **Diagnostik bei oberen Gastrointestinalblutungen**
Zur Sicherung der Diagnose werden folgende Maßnahmen durchgeführt:
- Legen einer Magensonde und Ableiten des Blutes.
- Notfallendoskopie: Ösophagogastroskopie, frühzeitig indiziert; bei schwerer Blutung wegen der Aspirationsgefahr möglichst beim endotracheal intubierten Patienten durchführen! Eventuell CT und Angiografie.
- Einschätzung des Blutverlusts: Blutdruck, Herzfrequenz, Hämoglobin, Hämatokrit; damit verbunden: Blutgruppenbestimmung, Kreuzung ausreichender Mengen Konservenblutes.

■ **Diagnostik bei unteren Gastrointestinalblutungen**
Die wichtigsten Maßnahmen sind
- Inspektion der Analgegend, Rektoskopie, Koloskopie, evtl. CT, Angiografie,
- Einschätzung des Blutverlusts wie oben angegeben.

■ **Diagnostik bei intraperitonealen Blutungen**
Typische **Zeichen** sind
- Bauchdeckenspannung und Bauchschmerzen,
- Zunahme des Bauchumfangs,
- Zeichen des hämorrhagischen Schocks.

Sicherung der Diagnose durch Sonografie, abdominale Lavage, Laparoskopie (z. B. bei verdächtigem Lavagebefund) oder Probelaparotomie (insbesondere bei eindeutig positivem Lavagebefund: Rücklauf blutig tingierter Flüssigkeit oder reinen Blutes), Angiografie bei Verdacht auf Verletzungen großer Gefäße.

69.5.3 Therapie

Therapie akuter Gastrointestinalblutungen

❶ Die akute Gastrointestinalblutung ist ein Notfall, der eine Intensivüberwachung und ggf. Intensivtherapie erfordert.

■ **Praktisches Vorgehen**
- Zunächst Einführen großlumiger Venenkanülen für den Blutersatz sowie eines zentralen Venenkatheters für Blutentnahmen, Katecholamintherapie und Messung des zentralen Venendrucks. Empfehlenswert: arterielle Kanüle. Zu bestimmende Laborwerte: Hämoglobin, Hämatokrit, Elektrolyte, Gerinnungsstatus, Harnstoff und Kreatinin, Blutgruppe und Kreuzprobe
- Einführen einer Magensonde zu diagnostischen und therapeutischen Zwecken (Absaugen des Blutes), Klarspülen des Magens
- Blut- bzw. Volumenersatz entsprechend dem Schweregrad des hämorrhagischen Schocks (► Kap. 74), Zufuhr von Sauerstoff
- Bei schwerem Schock endotracheale Intubation und Beatmung
- Bei Angst, Aufregung und Schmerzen: Sedierung und Analgesie unter Berücksichtigung der Herz-Kreislauf-Funktion
- Wichtigste Maßnahmen: Sicherung und Stillung der Blutungsquelle durch Endoskopie, ggf. danach sofort Laparotomie; bei konservativ nicht beherrschbarer Blutung auch Laparotomie vor Stabilisierung des Zustands

Therapie von Ulkus- und Erosionsblutungen
Diese Blutungen werden zumeist konservativ behandelt. Nur wenn durch Volumen- bzw. Blutsubstitution oder endoskopische Blutstillung keine stabile Herz-Kreislauf-Funktion erreicht werden kann, ist ein chirurgisches Vorgehen indiziert.

■ **Praktisches Vorgehen**
- Einführen einer Magensonde, ggf. regelmäßiges Klarspülen, keine Instillation lokal blutstillender Medikamente, da kaum wirksam; 24 h nach dem Aufhören der Blutung: Instillation von Antazida
- Volumen- bzw. Blutersatz
- Endoskopische Blutstillung durch lokale Injektionsverfahren, z. B. Adrenalin (1 : 10.000–100.000), Fibrinkleber
- Chirurgische Therapie: Ulkusresektion nach Billroth I oder II oder lokale Blutstillung und Vagotomie

69.5.4 Stressulkusprophylaxe

Das Stressulkus ist eine „stressbedingte" Schädigung der Magenschleimhaut, die sich zunächst als Erosion, dann als Ulkus manifestiert. Schädigender Faktor sind die H^+-Ionen des Magensafts bei gestörter Integrität der Schleimschicht des Magens. Risikofaktoren sind u. a. Stress (durch OP, Polytrauma, Verbrennung), ungenügende Sedierung, maschinelle Beatmung (> 48 h), Schock, Sepsis, Störungen der Blutgerinnung, Kortikosteroidtherapie, Ulkusanamnese und Schädel-Hirn-Trauma. Gefürchtete Komplikation ist die Stressulkusblutung.

Nur bei Patienten mit Risikofaktoren wird eine Stressulkusprophylaxe mit Protonenpumpeninhibitoren wie Omeprazol oder Pantoprazol (Anhebung des Magensaft-pH-Werts auf ≥ 4) oder H_2-Blockern (Ranitidin, Cimetidin) empfohlen, unterstützt durch enterale Ernährung. Sucralfat ist ebenfalls für die Prophylaxe zugelassen. Die Wirksamkeit der medikamentösen Prophylaxe ist wissenschaftlich nicht gesichert.

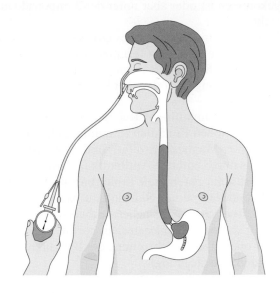

◻ **Abb. 69.2** Sengstaken-Blakemore-Sonde zur Kompression von blutenden Ösophagusvarizen bei portaler Hypertension

69.5.5 Ösophagusvarizenblutung

Die Ösophagusvarizenblutung ist eine typische, lebensbedrohliche Komplikation der portalen Hypertension, die v. a. bei Leberzirrhose auftritt. Ösophagusvarizen sind bei etwa 40 % der Patienten mit portaler Hypertension vorhanden, und bei mehr als der Hälfte dieser Patienten ist mit einer oder mehreren Blutungen aus den Varizen zu rechen.

❯ Bereits die 1. Blutung aus Ösophagusvarizen verläuft bei etwa 50 % der Patienten tödlich!

Neben dem hämorrhagischen Schock droht ein Leberkoma durch bakterielle Zersetzung des im Darm in großer Menge vorhandenen Blutes. Wichtigste komaauslösende Substanz soll hierbei das Ammoniak sein, das von der insuffizienten Leber nicht mehr entgiftet werden kann.

- **Therapie**

■■ **Praktische Notfallmaßnahmen**
- Endoskopische Blutstillung durch Sklerosierung oder Ligatur
- Zunächst Vorgehen wie in ▸ Abschn. 69.5.3 beschrieben
- Tamponade der Varizenblutung mit Ballonsonden: Sengstaken-Blakemore-Sonde oder Linton-Sonde
- Notfall-TIPSS (transjugulärer intrahepatischer portosystemischer Stentshunt)
- 1–2 mg Terlipressin i. v. + Nitrate oder Somatostatin

■■ **Praktisches Vorgehen beim Einführen der Sonde**
- Nach Kontrolle der beiden Ballons auf Unversehrtheit Sonde über den unteren Nasengang ca. 50 cm in den Magen vorschieben, Lage durch Einspritzen von Luft überprüfen.
- Magenballon mit 200–250 ml Luft blocken und mit Metallklemme abdichten, dann Sonde bis zum Übergang des Magens in den Ösophagus zurückziehen, Sonde fixieren und mit dem Ausspülen des Magens beginnen.
- Dann Ösophagusballon blocken, den erforderlichen Manschettendruck von 30–45 mmHg mit einem Manometer überprüfen (◻ Abb. 69.2).
- Schere am Bett platzieren und bei Hochrutschen des Ballons mit Verlegung des Kehlkopfes (beim Nichtintubierten) Ballonzuleitung rasch durchschneiden.
- Kontinuierliches Leerspülen des Magens, Absaugen des Blutes im Nasen-Rachen-Raum, Druckmessung im Ösophagusballon der Sengstaken-Sonde.

❗ Beachte die Gefahr der Ösophagusruptur durch die Ballonsonden.

Komplikationen durch die Sengstaken-Sonde:
- Ersticken durch Verrutschen des ungenügend geblockten Magenballons vor den Kehlkopfeingang
- Druckschädigung der Schleimhaut
- Pulmonale Aspiration von Mageninhalt

- **Weitere Maßnahmen**
- Endoskopische Sklerosierung der Varizen, wenn die Blutung durch die Ballontamponade zum Stillstand

gekommen ist oder aber unter der Tamponade nicht steht

- Medikamentöse Senkung des Drucks in der Pfortader mit Glycylvasopressin (Terlipressin) zur Blutstillung; Dosierung: Beginn mit 1–2 mg i. v. als Bolus, danach alle 4–6 h 1 mg i. v. oder aber kontinuierliche Dauerinfusion
- Nach der Blutstillung: Reinigung des Darms von Blut mit hohen Einläufen (physiologische Kochsalzlösung + Magnesiumsulfat) und Sterilisation des Darms durch enterale Antibiotikazufuhr
- Zunächst nur parenterale Ernährung, nach Entfernen der Sonde langsamer Nahrungsaufbau
- Bei konservativ nicht beherrschbarer Blutung evtl. Notoperation mit Anlegen eines portokavalen Shunts oder operative Unterbrechung der Blutzufuhr zu den Varizen (Umstechung)

69.6 Abdominelles Kompartmentsyndrom

Ein anhaltend erhöhter Druck im Abdomen von mehr als 20 mmHg (normal: ca. 5 mmHg) mit Funktionsstörungen eines oder mehrerer Organsysteme wird als Kompartmentsyndrom bezeichnet. Ein Kompartmentsyndrom liegt auch vor, wenn der intraabdominelle Perfusionsdruck auf weniger als 50 mmHg abgefallen ist und gleichzeitig ein Ein- oder Mehrorganversagen besteht. Das Kompartmentsyndrom ist eine schwerwiegende Erkrankung; die Sterblichkeit beträgt bis zu 60 %.

Häufigste Ursachen

- Abdominelle Infektionen: Peritonitis, Pankreatitis, Abszess
- Mechanischer und paralytischer Ileus
- Narbenhernien
- Stark positive Flüssigkeitsbilanz (Überwässerung)
- Trauma und intraabdominelle Blutung
- Intraabdominelle Operationen
- Verbrennungen

■ **Diagnose**

Die Diagnose des erhöhten intraabdominellen Drucks kann durch intermittierende Messung des Drucks in der Harnblase gestellt werden. Hierfür wird die Harnblase mit ca. 50 ml NaCl-Lösung gefüllt und der Druck im abführenden Urindrainageschenkel eines 3-lumigen Blasenkatheters mit einem Druckaufnehmer gemessen. Alternativ kann der Druck über einen Ballonkatheter im Magen bestimmt werden.

■ **Organfunktionsstörungen**

Durch den anhaltend erhöhten Druck kommt es zur Minderdurchblutung von Organen und Organsystemen mit funktionellen Störungen und Schäden. Die wichtigsten sind folgende:

- Abnahme der Nierendurchblutung und Einschränkung der Nierenfunktion
- Abnahme der Splanchnikusdurchblutung
- Schädigung der Leber
- Abnahme des Herzzeitvolumens

■ **Behandlung**

Liegt ein abdominelles Kompartmentsyndrom vor, ist die dekompressive Laparotomie das Verfahren der Wahl. Andere, weniger Erfolg versprechende Verfahren sind Hebe-Senk-Einläufe, Parazentese oder Absaugen des Magens.

69.7 Postoperative Komplikationen bei abdominalchirurgischen Eingriffen

Abdominalchirurgische Eingriffe können mit folgenden typischen postoperativen Komplikationen einhergehen:

- Ileus
- Peritonitis
- Nachblutung
- Nahtinsuffizienz

Diese Komplikationen sind beim Intensivpatienten nicht immer leicht zu erkennen.

69.7.1 Postoperativer Ileus

Der postoperative Ileus kann mechanisch oder paralytisch bedingt sein; die Differenzierung ist schwierig.

In den ersten 2 Tagen ist fast immer eine Magen-Darm-Atonie vorhanden, die zumeist spontan am 3. Tag verschwindet. Ist am 4. Tag die Peristaltik noch immer nicht in Gang gekommen, liegt zumeist ein Ileus vor, der bei etwa 50 % der Patienten mechanisch bedingt ist. Typisch für mechanischen Ileus ist auch das vorübergehende Einsetzen der Peristaltik mit anschließender erneuter Atonie. Diagnose und Behandlung: ▶ Abschn. 69.3.3.

69.7.2 Postoperative Peritonitis

Die postoperative Peritonitis ist wegen ihrer hohen Sterblichkeitsrate eine besonders gefürchtete Komplikation. Die wichtigsten Ursachen sind

- Nahtinsuffizienz,
- Perforation,
- Durchwanderung von Bakterien bei Ileus,
- Infektionen von außen.

Bei der frühen **Naht- bzw. Anastomoseninsuffizienz** (innerhalb weniger Tage nach der OP) ist die Prognose besonders schlecht und daher eine sofortige operative Revision erforderlich. Die Spätinsuffizienz führt hingegen zumeist nicht zu einer diffusen Peritonitis und kann meist durch gute Drainage konservativ behandelt werden.

Kritische Zeitpunkte für eine Anastomoseninsuffizienz sind der 3. und 4. sowie der 7.–9. postoperative Tag. Bei Verdacht kann, je nach Lokalisation der Anastomose, Methylenblau über die Magensonde oder über ein Darmrohr instilliert werden. Dieses Verfahren kann auch bei Verdacht auf eine sekundäre Perforation durch Sonden oder Drainagen eingesetzt werden. Behandlung der Peritonitis: ▶ Abschn. 69.4.3.

69.7.3 Postoperative Nachblutung

Die wichtigsten Ursachen für eine postoperative Nachblutung sind
- ungenügende intraoperative Blutstillung,
- Arrosionsblutungen bei Gefäßschädigungen,
- Störungen der Blutgerinnung.

Blutungen durch ungenügende intraoperative Blutstillung treten unmittelbar nach der OP auf, Blutungen durch Arrosion von Blutgefäßen erst im späteren Verlauf. Gerinnungsstörungen sind häufig erst Folge der Nachblutung, manchmal auch ursächlicher Faktor.

Die Diagnose der Nachblutung kann schwierig sein, wenn kein Blut aus Sonden oder Drainagen abläuft. Zeichen des intravasalen Volumenmangels treten zumeist erst auf, wenn größere Mengen verloren worden sind. Bei Verdacht kann ein Lavagekatheter eingelegt werden. Therapie der gastrointestinalen Blutung: ▶ Abschn. 69.5.3.

69.8 Behandlung nach einzelnen intraabdominellen Operationen

69.8.1 Ösophaguskarzinom

■ **Operation**
Folgende Methoden werden u. a. eingesetzt:
- Bei infraaortal lokalisierten Karzinomen: Resektion des distalen Ösophagus, Magenhochzug (Ösophagogastrostomie); hierzu ist eine Laparotomie und rechtsseitige Thorakotomie erforderlich; ggf. können Teile der Operation auch laparoskopisch durchgeführt werden.
- Bei im mittleren Drittel gelegenem Karzinom: subtotale Entfernung des Ösophagus nach Laparoto-

mie und rechtsseitiger Thorakotomie, Ausleitung des proximalen Ösophagus als zervikales Ösophagostoma, danach bei 2. OP Überbrückungsplastik durch Koloninterponat oder intrathorakale Ösophagogastrostomie (einzeitig bei Inoperabilität: Palliativeingriffe).

■ **Postoperative Besonderheiten und Komplikationen**
- Die Patienten sind nicht selten Alkoholiker, sodass mit einem Entzugsdelir gerechnet werden muss.
- Oft (bis zu 40 %) ist eine postoperative Nachbeatmung wegen respiratorischer Insuffizienz erforderlich.
- Die Anastomosendichtigkeit wird durch Röntgenaufnahme (Breischluck) oder Methylenblaugabe kontrolliert.
- Drainagenanlage je nach Lokalisation: subkutane Redon-Drainage für ca. 48 h; Robinson-Drainage am Hals ca. 5 Tage; intraabdominelle Drainage ca. 5–7 Tage; Bülau-Drainage bis 5. Tag.
- Magensonde bis zum 5. Tag.
- Kostaufbau: am 1. postoperativen Tag über Jejunalkatheter; ab 5. Tag (wenn Speiseröhre dicht) p. o.

Komplikationen nach Ösophagusresekionen und ihre Zeichen
- **Nachblutung:** Tachykardie, Blutdruckabfall, Hämoglobinabfall
- **Respiratorische Insuffizienz:** Abfall des p_aO_2 und der S_aO_2
- **Lungenödem:** Abfall des p_aO_2 und der S_aO_2
- **Verletzungen der Trachea oder eines Bronchus:** Hautemphysem, Luftleck bei Beatmung, Fistelvolumen der Thoraxdrainagen, Luft in der zervikalen Easy-Flow-Drainage
- **Anastomoseninsuffizienz:** Kontrolle durch Röntgenaufnahme
- **Rekurrensparese:** kraftloser Hustenstoß

69.8.2 Magenkarzinom

■ **Operation**
Zur Behandlung des Magenkarzinoms sind radikale chirurgische Resektionen erforderlich, und zwar je nach Lokalisation eine distale subtotale Resektion, eine proximale Resektion oder eine totale Resektion des Magens. Hierbei muss der resezierte Anteil durch Gastroduodenostomie (Billroth I), Gastrojejunostomie (Billroth II) oder Ösophagogastrostomie überbrückt werden. Bei nicht kurierbaren Formen sind Palliativeingriffe indiziert, bei Frühkarzinom die totale Gastrektomie.

- **Postoperative Besonderheiten und Komplikationen**
  - Erhöhte Gefahr der postoperativen respiratorischen Insuffizienz, v. a. durch schmerzbedingte Schonatmung und unterdrückten Hustenmechanismus; daher gute Analgesie, z. B. mit Periduralkatheter, Atemtherapie und Physiotherapie.
  - Drainagen: Frisches Blut, galliges Sekret, Luft oder Eiter weisen auf eine Komplikation hin.
  - Bewegungen der Magensonde vermeiden, damit die frischen Anastomosen nicht beschädigt werden; Liegezeit: 3–5 Tage.
  - Parenterale Ernährung in den ersten Tagen, danach röntgenologische Kontrolle der Anastomosendichtigkeit; bei Dichtigkeit: Beginn der enteralen Nahrungszufuhr, frühestens ab dem 3. Tag, zunächst mit Tee, dann stufenweiser Kostaufbau.
  - Wichtige Komplikationen: Nachblutung, Anastomoseninsuffizienz, Peritonitis, Pankreatitis, subphrenische und subhepatische Abszesse.

69.8.3 Pankreaskarzinom

- **Operation**

Bei einem Pankreaskarzinom werden je nach Befund Radikaloperationen oder Palliativeingriffe durchgeführt. Radikaleingriffe sind z. B. die partielle oder totale Duodenopankreatektomie bei Papillen- oder Pankreaskopfkarzinomen und die Whipple-Operation.

- ■ **Whipple-Operation**

Resektion des Pankreaskopfes und des Duodenums sowie des Magenantrums, End-zu-Seit-Gastrojejunostomie, End-zu-End-Choledochostomie und End-zu-Seit-Pankreatojejunostomie.

- **Postoperative Besonderheiten**
  - Bei totaler Pankreatekotomie treten ein Diabetes mellitus und eine exokrine Pankreasinsuffizienz auf, die entsprechend behandelt werden müssen; bei Restpankreas evtl. eine vorübergehende diabetische Stoffwechsellage.
  - Erhöhte Gefahr der respiratorischen Insuffizienz aus den für Abdominaleingriffe bekannten Gründen oder aufgrund des multiplen Organversagens.
  - Drainagen: Mehrmals täglich kontrollieren; Fördermenge und Beschaffenheit dokumentieren.
  - Parenterale Ernährung und Infusionstherapie in der 1. Woche, nach 3–5 Tagen, bei Anastomosendichtigkeit, Aufbau der enteralen Ernährung; abführende Maßnahmen, wenn Peristaltik unzureichend.
  - Komplikationen: Nachblutung, Anastomoseninsuffizienz, Peritonitis.

69.8.4 Kolon-, Sigma- und Rektumtumore

- **Operation**

Beim Kolontumor: Hemikolektomie rechts oder links; bei Sigma- oder Rektumtumoren: Resektion von Sigma und Rektum.

- ■ **Abdominoperineale Rektumexstirpation**

Resektion von Sigma, Rektum und Anus mit Sphinkterapparat, Ligatur der A. mesenterica superior, Anlage eines endständigen Anus praeter.

- **Postoperative Besonderheiten**
  - Ausreichender Blut- und Flüssigkeitsersatz in der unmittelbaren postoperativen Phase (große Wundfläche).
  - Kostaufbau so früh wie möglich, d. h. Beginn am 2. oder 3. Tag: Tee – flüssige Kost – Brei – Vollkost.
  - Pneumonieprophylaxe.
  - Die meisten Patienten bedürfen nur einer kurzen Intensivüberwachung.
  - Komplikationen: Nachblutung, Anastomoseninsuffizienz, Peritonitis, Abszesse.

69.9 Portale Hypertension

Der Pfortaderhochdruck entsteht durch eine Abflussbehinderung des Blutes der V. portae vor, in oder nach der Leber. Häufigste Ursache für eine intrahepatische Abflussbehinderung ist die Leberzirrhose. Bei Kindern hingegen entsteht der Pfortaderhochdruck häufig durch eine prähepatische Behinderung oder Verlegung des Blutstroms. Posthepatische Ursachen der portalen Hypertension sind dagegen selten.

Die wichtigsten Zeichen der portalen Hypertension sind
- Ösophagusvarizenblutung,
- Splenomegalie,
- Aszites,
- Enzephalopathie.

- **Operative Behandlung**

Operative Verfahren haben zum Ziel, den Druck im Pfortaderkreislauf zu senken und die Gefahr der lebensbedrohlichen Ösophagusvarizenblutung zu beseitigen. Hierzu werden direkte oder indirekte Anastomosen- bzw. Shuntoperationen eingesetzt, durch die das Hindernis umgangen wird:
- **Portokavaler Shunt:** Anastomose zwischen V. portae und V. cava inferior direkt vor dem Leberhilus (End-zu-Seit, Seit-zu-Seit)
- **Splenorenaler Shunt:** Anastomose zwischen V. linealis (Milzvene) und V. renalis (proximal = Linton, distal = Warren)
- **Mesokavaler Shunt:** Anastomose zwischen V. mesenterica superior und V. cava inferior

69

■ **Postoperative Besonderheiten**

▬ Ösophagusvarizenblutung: ▶ Abschn. 69.5.5.

▬ Die Patienten sind häufig Alkoholiker, bei denen mit einem postoperativen Entzugsdelir gerechnet werden muss.

▬ Bei komplikationslosem Verlauf: parenterale Ernährung für wenige Tage, danach Übergang zu eiweißarmer, kohlenhydratreicher Nahrung.

■ **Typische Komplikationen**

▬ Leberinsuffizienz oder Leberversagen mit Leberkoma

▬ Enzephalopathie durch ungenügende Entgiftungsfunktion der Leber

▬ Rezidivblutungen

▬ Magensafthypersekretion und Ulzera

69.10 Akutes Leberversagen (ALV)

69.10.1 Grundlagen

Das ALV ist durch Störungen der Syntheseleistungen der Leber und ihrer exkretorischen Funktionen sowie durch extrahepatisches Organversagen gekennzeichnet. Charakteristisch ist folgende Trias:
1. Koagulopathie (INR > 1,5)
2. Ikterus
3. Hepatische Enzephalopathie

Nach dem zeitlichen Auftreten der Koagulopathie und Enzephalopathie werden unterschieden:

▬ Hyperakutes Leberversagen: < 7 Tage

▬ Akutes Leberversagen: 7–28 Tage

▬ Subakutes Leberversagen: 28 Tage bis 6 Monate

▬ Außerdem werden 3 Typen des Leberversagens voneinander abgegrenzt:

▬ Akutes Leberversagen: ohne Vorschädigung (hyperakut, akut, subakut)

▬ Akut-auf-chronisches Leberversagen (ACLV): mit Vorschädigung, aber ohne Zirrhose

▬ Akut-auf-Zirrhose Leberversagen: mit Zirrhose

Häufigste Auslöser eines akuten Leberversagens sind Intoxikationen, v. a. mit Paracetamol, und akute Virushepatiden (akute HBV-Infektion).

■ **Hepatische Enzephalopathie**

Im Mittelpunkt des Leberversagens steht die hepatische Enzephalopathie. 4 Stadien können unterschieden werden:

▬ **Stadium I**: Persönlichkeitsveränderungen, unangemessenes Verhalten, Euphorie, Übererregbarkeit oder Depression

▬ **Stadium II**: Verwirrtheit, Desorientiertheit, Eintrübung

▬ **Stadium III**: stuporös, aber erweckbar

▬ **Stadium IV**: Koma, anfangs noch mit Reaktion auf Schmerzreize

Im Stadium IV können folgende Komaformen unterschieden werden:

▬ **Exogenes** Koma durch Funktionsausfall der Leber, z. B. bei Leberzirrhose, Ösophagusvarizenblutung

▬ **Endogenes** Leberkoma durch Leberzerfall, z. B. akute Hepatitis bzw. akute Leberdystrophie, toxische Schädigung (Tetrachlorkohlenstoff, Knollenblätterpilz), Eklampsie

Die hepatische Enzephalopathie ist eine *Stoffwechselstörung*, die durch eine hochgradige Einschränkung der Leberfunktion oder vollständigen Ausfall der Leber hervorgerufen wird. Die zerebralen Störungen entstehen durch die ungenügende Entgiftung von Stoffwechselprodukten in der Leber, v. a. von Ammoniak, kurzkettigen Fettsäuren, biogenen Aminen sowie toxischen Abbauprodukten aus Eiweißbestandteilen durch Darmbakterien. Die Bewusstseinsstörung wird auf eine vermehrte Bildung von dämpfend wirkenden Neurotransmittern zurückgeführt. Bei höhergradiger hepatischer Enzephalopathie entwickelt sich ein Hirnödem mit der Gefahr einer tödlichen Einklemmung des Hirnstamms. Zeichen des deutlich erhöhten Hirndrucks sind

▬ Anstieg des systolischen Blutdrucks,

▬ Bradykardie,

▬ erhöhter Muskeltonus,

▬ Störungen der Pupillenreaktion,

▬ fokale und generalisierte Krampfanfälle,

▬ pathologische Atemmuster.

69.10.2 Klinisches Bild

Leitbefunde des ALV sind Ikterus, Enzephalopathie und Koagulopathie. Daneben entwickeln sich oft sehr rasch weitere Störungen:

▬ Hyperdyname Herz-Kreislauf-Funktion mit niedrigem arteriellem Blutdruck und vermindertem peripherem Gefäßwiderstand (distributiver Schock)

▬ Nierenversagen

▬ Metabolische Alkalose durch gestörte Metabolisierung von Bikarbonat

▬ Störungen der Blutgerinnung

▬ Nebenniereninsuffizienz

▬ Infektionen

69.10.3 Therapie

Bereits bei den ersten Anzeichen einer Enzephalopathie sollte der Patient intensivmedizinisch überwacht werden. Konservative Behandlungsmaßnahem sind

▬ Stabilisierung der Herz-Kreislauf-Funktion,

▬ Sicherung der Atemwege bei komatösen Patienten, ggf. maschinelle Atemunterstützung oder Beatmung,

- Substitution von Gerinnungsfaktoren bei manifester Blutung und vor geplanten Eingriffen, bei Thrombopenie werden Thrombozyten substituiert,
- Antibiotika,
- Behandlung eines Hirnödems,
- Nierenersatztherapie,
- Genaue Bilanzierung der Ein- und Ausfuhr bzw. des Wasser-, Elektrolyt- und Säure-Basen-Gleichgewichts,
- Beseitigung der komaauslösenden Ursachen.
- Abführenden Maßnahmen und Reduktion der ammoniakproduzierenden Darmflora mit nicht absorbierbaren Antibiotika bei ACLV.

Weitere Therapieoptionen: extrakorporaler Leberersatz, z. B. Molecular Adsorbent Recirculation System (MARS) oder Prometheus, Lebertransplantation.

69.11 Nierentransplantation

Nierentransplantationen gehören zu den häufigsten Organtransplantationen. Ihr Vorteil besteht darin, dass nach der Transplantation auf eine Dauerdialysebehandlung verzichtet werden kann und dadurch die Lebensqualität und die Lebenserwartung des Nierenempfängers erheblich verbessert wird.

69.11.1 Nierenspender

Potenzielle Nierenspender sind hirntote Patienten, deren Herz-Kreislauf- und Atemfunktion bis zur Organentnahme künstlich aufrechterhalten wird. Bei intaktem Kreislauf entnommene Nieren von Hirntoten weisen eine bessere Qualität bzw. Funktionsfähigkeit auf als Nieren, die unter Reanimationsbedingungen nach Herzstillstand entnommen wurden. Somit ist die Intensivbehandlung eines hirntoten Nierenspenders bis zur abgeschlossenen Entnahme der Nieren von großer Bedeutung. Die wichtigsten Maßnahmen sind

- kontrollierte Beatmung unter Überwachung der Blutgase und Säure-Basen-Parameter,
- Überwachung und Unterstützung der Herz-Kreislauf-Funktion: Dobutamin, Volumenzufuhr, Steigerung der Diurese zur Förderung der Nierendurchblutung: Mindestharnmengen 80–100 ml/h,
- Ausgleich von Elektrolytstörungen,
- keine Behandlung der Hypothermie bei Hirntoten,
- Heparinisierung unmittelbar vor der Nierenentnahme.

69.11.2 Intensivbehandlung nach der Transplantation

Zumeist ist nach Nierentransplantationen keine intensivmedizinische Behandlung notwendig und die Überwachung auf einer Intermediate Care (IMC) ausreichend. Wenn eine Intensivbehandlung notwendig wird, erfolgt sie zumeist in einem speziellen „Transplantationszimmer", das durch einen „halbseptischen" Vorraum betreten werden kann.

Postoperative Routinebehandlung

- **Überwachung**
- Herzfrequenz, Blutdruck, zentraler Venendruck; Häufigkeit nach klinischem Zustand
- Tägliche Laborwerte: Harnstoff, Kreatinin(-Clearance), Serumelektrolyte, Hämoglobin, Hämatokrit, Leukozyten, Blutgasanalyse; Urin: Elektrolyte, Kreatinin, Proteinurie
- Thoraxröntgenbild

- **Flüssigkeits- und Volumentherapie**
Die postoperative Volumen- und Flüssigkeitstherapie richtet sich bei unkompliziertem Verlauf v. a. nach der Funktion der transplantierten Niere. Bei zahlreichen Patienten tritt kurz nach der Transplantation eine Polyurie auf, die etwa 1–3 Tage anhält, während bei etwa 30 % hingegen eine Oligurie/Anurie zu beobachten ist.

Bei **Polyurie** ist eine genaue Flüssigkeitsbilanzierung und ein entsprechender Volumenersatz einschließlich der Elektrolyte erforderlich (v. a. von Na^+). Besteht hingegen eine normale Diurese, müssen nur die Verluste ausgeglichen zu werden.

Bei **Oligurie/Anurie** muss die Flüssigkeitszufuhr eingeschränkt werden und darf die Ausfuhr um nicht mehr als 500–600 ml überschreiten. Verluste über Sonden und Drainagen und von Blut müssen gesondert berücksichtigt werden. Außerdem muss nach der Ursache gesucht werden; infrage kommen v. a.
- Hypovolämie,
- Abstoßungsreaktionen,
- chirurgische Komplikationen,
- akutes Nierenversagen.

Beim **postoperativen Blutersatz** muss beachtet werden, dass die chronisch-urämischen Patienten seit langer Zeit anämisch sind und niedrigere Hämoglobinwerte tolerieren als Nierengesunde. Als untere Grenzwerte für Blutersatz gelten Hämatokritwerte von 20–25 %.

Postoperative Komplikationen

- **Frühkomplikationen**
Folgende Komplikationen erfordern eine chirurgische Reintervention:

- Nachblutung mit hämorrhagischem Schock,
- Anurie aufgrund einer Harnfistel,
- akutes Abdomen, z. B. durch Nahtdehiszenz, Perforation usw.

Tritt im Zusammenhang mit diesen Komplikationen ein akutes Nierenversagen auf, ist eine frühzeitige Dialysebehandlung indiziert.

Weitere Komplikationen der postoperativen Phase sind
- respiratorische Insuffizienz,
- Störungen der Herz-Kreislauf-Funktion, meist als Herzrhythmusstörungen oder Herzinsuffizienz (Ursachen: koronare Herzkrankheit [KHK], Elektrolytstörungen, Myokardkalzinose durch Hyperparathyreoidismus),
- zerebrale Störungen: Somnolenz, Krämpfe,
- akute Abstoßungsreaktion,
- septische Komplikationen.

■ **Akute Abstoßungsreaktionen**

Sie treten innerhalb der ersten 2 Monate nach der Transplantation auf. Die Diagnose wird klinisch und anhand von Laborwerten und immunologischen Tests gestellt. Zur Prophylaxe der Abstoßungsreaktion ist eine immunsuppressive Therapie erforderlich. Hierfür eingesetzte Substanzen sind Kortikosteroide, Cyclosporin A, Tacrolimus u. a.

69.12 Lebertransplantation

Nach jeder Lebertransplantation ist zunächst eine Intensivtherapie erforderlich. Deren Dauer hängt im Wesentlichen von intra- und postoperativen Komplikationen ab. Bei unkompliziertem Verlauf (ca. 40 % aller Patienten) beträgt die Dauer der Intensivtherapie im Durchschnitt 3 Tage. Die Einjahresüberlebensrate für elektive Lebertransplantationen liegt zwischen 80 und 90 %, bei notfallmäßig durchgeführten Transplantationen bei über 60 %.

■ **Indikationen**

Folgende Indikationsgruppen für eine Lebertransplantation können unterschieden werden:
- Chronische Lebererkrankungen im Endstadium, z. B. primär biliäre Zirrhose
- Akutes fulminantes Leberversagen, z. B. durch Virushepatitis oder Intoxikation
- Erkrankungen mit metabolischen Defekten, z. B. Speicherkrankheiten
- Primär nicht resezierbare Lebermalignome, z. B. primäre Leberzellkarzinome

Die Dringlichkeit der OP wird mit dem **MELD-Score** ermittelt. Der Score umfasst folgende 3 Laborparameter:
- Serumbilirubin

- Kreatinin
- INR

■ **Kontraindikationen**

Es wird zwischen absoluten und relativen Kontraindikationen unterschieden:
- Absolute Kontraindikationen:
  - Manifeste Infektionserkrankungen, bei denen die Leber nicht der Fokus ist
  - Extrahepatische maligne Erkrankung
  - Aktive Psychose
  - Fortbestehender Alkohol- oder Drogenmissbrauch
- Relative Kontraindikationen:
  - Cholangiozelluläres Karzinom
  - Multiorganversagen ohne akuten Leberausfall als Ursache
  - Hepatorenales Syndrom mit hohem Shuntanteil

69.12.1 Intensivbehandlung und Pflegeschwerpunkte

Die postoperative Phase verläuft individuell sehr verschieden: Ein Teil der Patienten kann, bei unkompliziertem Verlauf, bereits nach wenigen Tagen von der Intensivstation verlegt werden, bei anderen entwickeln sich schwere Komplikationen, die eine umfangreiche Intensivtherapie erfordern:
- **Postoperative Beatmung:** Nicht wenige Patienten können bereits am OP-Tag extubiert werden, v. a. bei komplikationslosem intraoperativem Verlauf ohne große Blutverluste. Bei den übrigen Patienten ist die Beatmung zumeist nur eine kurzfristige Maßnahme. Grundsätzlich sollten unterstützende Beatmungsverfahren bevorzugt werden; der PEEP sollte 8 mbar nicht überschreiten, um den venösen Abfluss aus der Leber nicht zu behindern.
- **Volumenersatz:** Volumenverluste werden mit laktatfreien kristalloiden Lösungen ersetzt.
- **Blutgerinnung:** Bei anfänglicher Funktionsstörung der Leber wird zu wenig Faktor V gebildet. Fällt die Faktor-V-Konzentration unter 25 % des Normwerts, wird FFP zugeführt, bei Antithrombin-III-Mangel (< 60 %) auch AT III. Bei schwerem Thrombozytenabfall müssen Thrombozytenkonzentrate transfundiert werden; liegt keine Blutung vor, erfolgt der Thrombozytenersatz bei Werten von < 20.000/µl, bei Blutungen dagegen, wenn die Thrombozyten auf < 50.000/µl abgefallen sind. Wegen des möglichen Hypersplenismus sollte die 1-h-Recovery der Thrombozyten und so die Wirksamkeit der Transfusion bestimmt werden.
- **Ernährung:** Mit der enteralen Ernährung – oral oder über eine Magensonde – kann zumeist zwischen dem 1. und 2. postoperativen Tag begonnen werden.

- **Stressulkusprophylaxe:** Medikamentöse Stressulkusprophylaxe mit Protonenpumpenhemmern.
- **Antibiotikaprophylaxe:** Die Patienten erhalten für 24 bis max. 48 h eine Antibiotikaprophylaxe.
- **Immunsuppression:** Alle Patienten erhalten Immunsuppressiva, in der Regel nach den Vorgaben des jeweiligen Zentrums.

69.12.2 Kontrolle der Transplantatfunktion

Die Funktionskontrolle des Transplantats erfolgt durch anhand von Laborparametern, je nach Indikation auch durch Leberbiopsie:

- Leberenzyme: GOT, Glutamat-Pyruvat-Transaminase (GPT), Glutamatdehydrogenase (GLDH); ein Anstieg bis 1000 U/l ist akzeptabel, Werte > 2500 U/l zeigen einen erheblichen Ischämieschaden an.
- Bilirubin: für die Einschätzung der Primärfunktion von geringer Bedeutung.
- Gerinnungsparameter: Bestimmung von Quick-Wert, partieller Thromboplastinzeit (PTT), Faktor II, V und VII.
- Blutzucker alle 1–2 h, um die Glukosebildung der Leber zu beurteilen.
- Laktat und Ammoniak.

69.12.3 Komplikationen

Zu den häufigsten Komplikationen nach Lebertransplantationen gehören

- Funktionsstörungen der transplantierten Leber oder anfängliches Transplantatversagen,
- Infektionen (Haupttodesursache!): bei ca. 40–50 % der Patienten bakteriell, bei 30 % viral (meist Zytomegalie, gefolgt von Herpes-simplex-Virus); weiteres Risiko: Pilzinfektionen (meist Candida),
- Abstoßungsreaktionen: s. u.,
- Lungenfunktionsstörungen, v. a. Pneumonien (Häufigkeit 15–20 %),
- Nierenfunktionsstörungen,
- Blutungen: selten,
- neurologische Störungen: Durchgangssyndrom, Hirnblutungen, pontine Myelinolyse.

Zeichen der insuffizienten Transplantatfunktion

- **Klinische Hinweise:**
  - Blutungen
  - Instabile Hämodynamik
  - Flüssigkeitseinlagerung, Aszites
  - Portale Hypertension mit Varizenblutung

- **Labor:**
  - Abfall des Quick-Werts bzw. Verlängerung der INR, Abfall des Albumins
  - Anstieg von Bilirubin, alkalischer Phosphatase, γ-Glutamyltransferase (γ-GT), LDH
  - Fehlender Abfall erhöhter Transaminasen oder erneuter Anstieg

---

■ **Abstoßungsreaktion**

Die Abstoßungsreaktion tritt in der Frühphase nach der Transplantation, typischerweise zwischen dem 5. und dem 10. Tag auf; Hinweise sind

- allgemeines Krankheitsgefühl,
- zumeist Anstieg von GOT, GPT und LDH und/oder Bilirubin.

Diese Zeichen können allerdings auch durch eine akute Infektion hervorgerufen werden. Die Diagnose wird durch eine transkutane Aspirationszytologie und die Bestimmung der Prokalzitoninkonzentration im Plasma gesichert. Die Behandlung erfolgt mit Methylprednisolon, bei Unwirksamkeit wird die immunsuppressive Therapie angepasst.

Nachschlagen und Weiterlesen

Homburg E, Hecker P (2010) Transplantationspflege. Pabst, Lengerich

Kalitzkus V (2009) Dein Tod, mein Leben: Warum wird Organspenden richtig finden und trotzdem davor zurückschrecken. Suhrkamp, Frankfurt a.M.

Krukemeyer M, Lison A (2006) Transplantationsmedizin. de Gruyter, Berlin

Schwarz NT, Reutter KH (2012) Allgemein- und Viszeralchirurgie, 7. Aufl. Thieme, Stuttgart

Schumpelick V (2011) Gastroenterologische Chirurgie, 3. Aufl. Springer, Berlin, Heidelberg, New York

Rupprecht H, Burchardi C, Mistry-Burchardi N et al (Hrsg) (2005) Immunsuppression. Urban & Fischer, München

Internet

Bundesärztekammer (BKÄ) (2013) Richtlinien für die Wartelistenführung und die Organvermittlung zur Nierentransplantation. https://www.bundesaerztekammer.de/fileadmin/user_upload/downloads/Niere_0912013.pdf. Zugegriffen: 5. Febr. 2021

Bundesärztekammer (BKÄ) (2018) Richtlinie gemäß § 16 Abs. 1 S. 1 Nrn. 2 u. 5 TPG für die Wartelistenführung und Organvermittlung zur Lebertransplantation. https://www.bundesaerztekammer.de/fileadmin/user_upload/downloads/pdf-Ordner/RL/RiliOrgaWlOv-LeberTx20190924.pdf. Zugegriffen: 5. Febr. 2021

Deutsche Stiftung Organtransplantation (DSO) (2021) Organspende/Organtransplantation. https://dso.de/. Zugegriffen: 5. Febr. 2021

69

Pädiatrische Intensivmedizin

Reinhard Larsen, Alexander Larsen

Inhaltsverzeichnis

© Der/die Herausgeber bzw. der/die Autor(en), exklusiv lizenziert durch Springer-Verlag GmbH, DE, ein Teil von Springer Nature 2021
R. Larsen, T. Fink, T. Müller-Wolff (Hrsg.), *Larsens Anästhesie und Intensivmedizin für die Fachpflege*,
https://doi.org/10.1007/978-3-662-63127-0_70

Die neonatologische und pädiatrische Intensivmedizin weisen einige für diese Altersgruppe charakteristische Besonderheiten auf, jedoch bestehen bei der Überwachung und der Therapie gestörter Organfunktionen auch zahlreiche Gemeinsamkeiten. Wie in der pädiatrischen Anästhesie müssen auch in der pädiatrischen Intensivmedizin die anatomischen, physiologischen und pharmakologischen Unterschiede zum Erwachsenen grundlegend berücksichtigt werden. Die Versorgung der Kinder erfordert ein speziell ausgebildetes Fachpflegepersonal.

70.1 Intensivstation

70.1.1 Aufgaben und Struktur

Die pädiatrische Intensivmedizin umfasst v. a. die Intensivüberwachung und die -behandlung von Neugeborenen, Kindern und Jugendlichen mit spezifischen Erkrankungen dieser Altersgruppe. Die Behandlung von Kindern und Jugendlichen erfolgt gewöhnlich auf allgemeinen pädiatrischen Intensivstationen, die von Neugeborenen auf spezialisierten Neugeborenen-Intensivstationen, während Kinder mit chirurgischen Erkrankungen oder schweren Verletzungen auch auf den allgemeinen bzw. interdisziplinären oder chirurgisch spezialisierten Intensivbehandlungsstationen für Erwachsene (z. B. Herzchirurgie, Neurochirurgie) versorgt werden.

Die Besonderheiten der pädiatrischen Intensivmedizin ergeben sich aus den spezifischen Unterschieden zwischen Kindern und Erwachsenen, die zum Teil ein anderes intensivmedizinisches Vorgehen und Instrumentarium als beim erwachsenen Patienten erfordern.

70.1.2 Personal

Für die intensivmedizinische Behandlung von Neugeborenen und Kindern ist eine spezielle Ausbildung des Pflegepersonals erforderlich. Die Aufgaben sind die gleichen wie in der Erwachsenenintensivmedizin: Kenntnis der zu behandelnden Krankheitsbilder, einschließlich ihrer Risiken und Komplikationsmöglichkeiten, der Pflege und der Ernährung der Kinder sowie der Intensivüberwachung mit dem vorrangigen Ziel, bedrohliche Störungen und Veränderungen frühzeitig zu erkennen und entsprechende Maßnahmen zu treffen.

> Die Intensivpflege von Neugeborenen und Kindern erfordert eine überdurchschnittliche Beobachtungsgabe des Pflegepersonals.

Für eine optimale Behandlung schwer kranker Kinder ist ein Patienten-Pflegepersonal-Schlüssel von 1 : 1, bei weniger bedrohlich Erkrankten von 1 : 2 erforderlich.

Die ärztliche Betreuung erfolgt auf speziellen Kinderintensivstationen durch Pädiater, auf interdisziplinären und chirurgischen Intensivstationen zumeist durch Anästhesisten und Chirurgen unter Beratung durch Konsiliarärzte.

70.2 Physiologische Grundlagen

Zwischen Kindern und Erwachsenen bestehen zahlreiche physiologische Unterschiede, die für die intensivmedizinische Behandlung von grundlegender Bedeutung sind (▶ Kap. 24).

70.2.1 Herz-Kreislauf-System

Unmittelbar nach der Geburt wird der fetale Kreislauf „umgeschaltet" und dem Kreislauf des Erwachsenen angeglichen:

- Die Lungen entfalten sich mit den ersten Atemzügen, der Widerstand in den Lungengefäßen fällt ab, und es strömt eine große Blutmenge in die Lungen ein, die zuvor über den Ductus Botalli, an den Lungen vorbei, aus der A. pulmonalis in die Aorta kurzgeschlossen wurde.
- Das nun aus der Lunge in den linken Vorhof zurückströmende Blut erhöht den Druck im linken über den im rechten Vorhof, sodass sich das Foramen ovale (die fetale Verbindung zwischen rechtem und linkem Vorhof) funktionell verschließt.
- Der Ductus arteriosus (Botalli) kontrahiert sich und obliteriert innerhalb von 2 Monaten zu einem fibrösen Strang, dem Ligamentum arteriosum.

Klinisch ist wichtig, dass in der frühen postpartalen Phase das Foramen ovale und der Ductus arteriosus nur funktionell, nicht jedoch bereits anatomisch verschlossen sind und während dieser Zeit durch pathologische Faktoren wieder eröffnet werden können. Hierzu gehören z. B. Hypoxie und Azidose, beides Faktoren, die einen Anstieg des Lungengefäßwiderstands mit Rechts-links-Shunt des Blutes (über Foramen ovale und Ductus Botalli) hervorrufen können.

Herzfrequenz

Die Herzfrequenz ist anfangs hoch und nimmt mit zunehmendem Alter langsam ab (Normwerte: ▶ Kap. 24). Das Herz des Neugeborenen ist wenig dehnbar und kann sein Schlagvolumen nur in engen Grenzen erhöhen. Darum ist die Herzfrequenz der wichtigste bestimmende Faktor für die Größe des Herzzeitvolumens. Es gilt: je schneller die Herzfrequenz des Kindes, desto größer das Herzzeitvolumen (in Abhängigkeit vom venösen Rückstrom).

■ **Tachykardien**

Sie werden von Neugeborenen und kleinen Kindern gut toleriert und führen bis zu Frequenzen von 210/min nicht zum Abfall des Herzzeitvolumens. Hohe Herzfrequenzen bedürfen bei herzgesunden Kindern zumeist keiner medikamentösen Therapie; auslösende Ursachen wie Schmerzen, volle Harnblase, Fieber, Hyperkapnie müssen jedoch beseitigt werden.

■ **Bradykardien**

Für eine Bradykardie gilt jedoch Folgendes:

❯ Bradykardien sind beim Kind fast immer durch Hypoxie bedingt und müssen als lebensbedrohliche Störungen umgehend behandelt werden.

Herzzeitvolumen

Das Herzzeitvolumen des kleinen Kindes beträgt 180–240 ml/kg KG und ist damit, auf das Körpergewicht bezogen, 2- bis 3-mal höher als das des Erwachsenen. Auf die Körperoberfläche berechnet ergeben sich jedoch keine wesentlichen Unterschiede.

Eine leichte oder mäßige Hypoxie stimuliert die Myokardkontraktilität und erhöht das Herzzeitvolumen, eine schwere Hypoxie führt jedoch zum Abfall beider Parameter. Kinder mit zyanotischem Herzfehler tolerieren aber die chronische Hypoxie ohne Störungen der Myokardfunktion; tritt allerdings eine Azidose hinzu, fällt das Herzzeitvolumen ab.

Arterieller Blutdruck

Der arterielle Blutdruck von Neugeborenen und kleinen Kindern ist niedrig im Vergleich zum Erwachsenen (Normwerte: ▶ Kap. 24), steigt jedoch in den ersten 5 Jahren systolisch auf etwa 100 mmHg an, danach bis etwa zum 15. Lebensjahr auf 120 mmHg. Hypoxie führt zur Gefäßkonstriktion mit Abnahme der Durchblutung von Haut, Magen, Darm, Leber und Pankreas. Durch diese *Zentralisation* werden bevorzugt die Vitalorgane durchblutet.

70.2.2 Atmung

Beim Fetus erfolgen die Aufnahme von Sauerstoff und die Ausscheidung von Kohlendioxid in der Plazenta. Erst unmittelbar nach der Geburt übernimmt die Lunge ihre Funktion als Organ des pulmonalen Gasaustauschs. Während die Entwicklung des Bronchialsystems bis zur 16. Embryonalwoche abgeschlossen ist, nimmt die Anzahl der Alveolen bis zum 8. Lebensjahr erheblich zu; in späteren Jahren erfolgt dann das Größenwachstum der Alveolen.

Das **Zwerchfell** ist beim Neugeborenen und Säugling der Hauptmuskel für die Atmung, denn die Rippen verlaufen mehr horizontal als beim Erwachsenen, sodass die Interkostalmuskeln den Thorax noch nicht wesentlich im seitlichen Durchmesser vergrößern können.

❯ Wird die Beweglichkeit des Zwerchfells beim Neugeborenen und Kleinkind wesentlich eingeschränkt, treten Atemstörungen auf.

Die Beweglichkeit des Zwerchfells wird u. a. behindert durch
━ Überdehnung des Magens, z. B. mit Luft,
━ Aufblähung des Abdomens, z. B. durch Aszites oder Ileus.

Äußerlich erkennbar ist die erschwerte Atmung bzw. Dyspnoe beim Neugeborenen und Säugling häufig an interkostalen, sternalen und jugulären *Einziehungen* während der Inspiration.

■ **Atemfrequenz**

Die Atemfrequenz des Neugeborenen ist hoch und liegt in Ruhe bei 35–40 Atemzügen/min, bei Frühgeborenen zwischen 50 und 70/min. Im weiteren Verlauf der Entwicklung nimmt sie, wie die Herzfrequenz, ab und erreicht schließlich am Ende der Kindheit die Erwachsenenwerte (12–16/min).

Eine **Tachypnoe** ist bei Säuglingen (z. B. mit Atemnotsyndrom, transienter Tachypnoe des Neugeborenen) und Kindern (z. B. mit Pneumonie) häufig durch eine pulmonale Erkrankung bedingt. Die erhöhte Atemfrequenz kann bei Säuglingen aber auch im Rahmen einer neonatalen Infektion auftreten oder kurz nach den Mahlzeiten beobachtet werden.

70.2.3 Flüssigkeits-, Elektrolyt- und Säure-Basen-Gleichgewicht

Verteilung des Körperwassers

Der Körper des Neugeborenen besteht zu ca. 75 % aus Wasser. Davon befinden sich 30–35 % in den Zellen (Intrazellulärflüssigkeit) und 40–45 % im Extrazellulärraum (Extrazellulärflüssigkeit). Innerhalb der ersten 3 Tage nach der Geburt tritt ein Flüssigkeitsverlust von 5–8 % des Körpergewichts auf, gleichzeitig erfolgt eine Umverteilung der Körperflüssigkeiten: Die Intrazellulärflüssigkeit nimmt zu, die Extrazellulärflüssigkeit ab.

Insensible (unsichtbare) Flüssigkeitsverluste erfolgen beim Neugeborenen v. a. über die Haut und den Respirationstrakt. Ist die relative Luftfeuchtigkeit in der Umgebung niedrig, so sind die Flüssigkeitsverluste entsprechend größer:

Bei einer relativen Luftfeuchtigkeit von 30–60 % verliert ein Neugeborenes pro Tag etwa 24 ml Wasser/kg KG. Bei untergewichtigen Neugeborenen sind die Flüssigkeitsverluste noch größer. Die Anwendung eines Wärmestrahlers steigert die Verluste zusätzlich.

70

◻ Tab. 70.1 Allgemeine Empfehlungen zum täglichen Flüssigkeitsbedarf (in ml/kg KG/Tag) von reifen Neugeborenen und Frühgeborenen innerhalb der ersten Lebenstage

Lebenstag	FG < 1000 g	FG 1000–1500 g	FG > 1500 g	1500 g Reifgeborene
1.	80–90(–130)	80(–120)	60–70	60
2.	100(–140)	90–100(–120)	75–90	80
3.	120(–140)	110–120	90–110	90
4.	130–140	120–140	105–130	110
5.	140–150	130–150	120–150	130
6.	150–180	140–150(–160)	135–150	130
7.	150–160(–180)	150(–160)	150	130
Ab 8. Tag	160(–180)	160	160	130–160

FG = Frühgeborene

Niere und Elektrolyte

Die Aufrechterhaltung der Extrazellulärflüssigkeit, insbesondere ihre Osmolarität, ist eine der Hauptaufgaben der Niere. Zwar ist die Niere des Neugeborenen im Vergleich zum Erwachsenen unreifer, kann jedoch normalerweise ihre regulatorischen Funktionen ausreichend erfüllen. Die Konzentrierungsfähigkeit der Niere ist eingeschränkt, der Urin entsprechend geringer konzentriert als beim Erwachsenen.

Die Fähigkeit Natrium zu reabsorbieren ist bei der Niere des Frühgeborenen unzureichend ausgebildet, sodass leicht eine negative Natriumbilanz mit *Hyponatriämie* innerhalb der ersten Wochen nach der Geburt auftreten kann.

Klinisch wichtig ist die Reaktion der Niere von Neugeborenen auf Salz- und Wasserbelastung: Zu hohe Natriumzufuhr (> 12 mmol/kg KG/Tag) kann beim Neugeborenen zu positiver Natriumbilanz führen. Besonders gefährdet sind hierbei Frühgeborene:

❗ Eine rasche i. v. Zufuhr von Natriumbikarbonat kann beim Frühgeborenen Hirnblutungen hervorrufen und muss daher unbedingt vermieden werden.

Übermäßige Wasserzufuhr kann in den ersten Lebenstagen ebenfalls nicht durch Steigerung der Urinausscheidung ausgeglichen werden, sodass mit einer Überwässerung des Kindes gerechnet werden muss. Eine zu hohe Flüssigkeitszufuhr ist bei Frühgeborenen mit erhöhter Häufigkeit von persistierendem Ductus arteriosus (PDA), nekrotisierender Enterokolitis (NEC), bronchopulmonaler Dysplasie (BPD) und Mortalität verbunden.

Flüssigkeitsverluste oder Überwässerung können bei Früh- und Neugeborenen durch tägliche Gewichtskontrollen erfasst werden, weil rasche Veränderungen des Körpergewichts am ehesten durch Änderungen des Gesamtwassergehalts bedingt sind.

Die Flüssigkeitsbilanz wird durch Berechnung der täglichen Ein- und Ausfuhr und durch Erfassung der Urinmenge (z. B. durch Wiegen der Windeln) ermittelt.

Umgekehrt besteht jedoch auch eine im Vergleich zum älteren Kind und Erwachsenen größere Empfindlichkeit gegenüber einer ungenügenden Wasserzufuhr: Sie führt rasch zur Dehydratation.

Urinausscheidung

Die Urinausscheidung ist ein grober Parameter der Nierenfunktion, zeigt jedoch bei gesunder Niere, zusammen mit dem spezifischen Gewicht des Urins, den Zustand des Wasserhaushalts (den Hydratationsgrad) an. Klinisch gelten folgende Normalwerte für 1–3 Tage alte Neugeborene:

▬ Urinausscheidung durchschnittlich 1–2 ml/kg KG/h (Bereich: 0,5–5 ml/kg KG/h)
▬ Spezifisches Gewicht des Urins: 1005–1010 mg/ml
▬ Urinosmolarität: 80–250 mosmol/l

Wasser- und Elektrolytbedarf

Der Flüssigkeits- und Elektrolytbedarf hängt vom Gestationsalter und vom Alter nach der Geburt ab. In ◻ Tab. 70.1 sind Anhaltswerte zusammengestellt.

Störungen des Wasser- und Elektrolythaushalts entstehen v. a. durch gastrointestinale Erkrankungen, z. B. durch Obstruktion des Magen-Darm-Trakts oder akute Gastroenteritis. Hierbei gilt:

❗ Beim Neugeborenen kann eine Gastroenteritis rasch zu einer akuten lebensbedrohlichen Dehydratation führen.

Säure-Basen-Haushalt

Die Niere beeinflusst als eines der Regulationsorgane des Säure-Basen-Haushalts die Bikarbonat- und Wasserstoffionenkonzentration bzw. den pH-Wert (Einzelheiten: ▶ Kap. 64). Beim Neugeborenen sind der pH-Wert und die Plasma-Bikarbonatkonzentration niedriger als beim

Erwachsenen, bedingt durch die eingeschränkte Fähigkeit der Niere, Wasserstoffionen auszuscheiden und Bikarbonat zurückzuhalten.

Störungen des Säure-Basen-Haushalts können bei zahlreichen Erkrankungen des Neugeborenen (insbesondere des Frühgeborenen) auftreten, sodass eine lückenlose Überwachung der entsprechenden Parameter geboten ist.

■ Azidosen

Die wichtigsten Ursachen für eine Azidose beim Neugeborenen sind
- Herzstillstand,
- Asphyxie
- Hypoxie
- Atemnotsyndrom,
- Herzinsuffizienz,
- akute Dehydratation,
- Hypothermie,
- Infektionen,
- nekrotisierende Enterokolitis.

■ Alkalosen

Sie treten beim Neugeborenen seltener auf. Eine metabolische Alkalose kann beim Früh- und Reifgeborenen bedingt sein durch gastrointestinale (z. B. durch Erbrechen, sekretorische Diarrhö, nasogastrales Absaugen), renale (z. B. Diuretikatherapie) oder iatrogene (z. B. Pufferungsbehandlung) H^+-Ionenverluste. Respiratorische Alkalosen treten beispielsweise im Rahmen von Hyperventilation durch Überbeatmung oder Tachypnoe (z. B. bei Infektion) auf.

70.2.4 Temperaturregulation

Der Mensch hält als Warmblüter seine Körpertemperatur über einen weiten Bereich unterschiedlicher Umgebungstemperaturen konstant, er ist *homoiotherm*. Hierzu sind Mechanismen erforderlich, die den Körper vor äußerer Kälte und Wärme schützen. **Mechanismen der Wärmeproduktion** sind
- der basale Stoffwechsel,
- das Kältezittern durch rasche Kontraktion der Skelettmuskulatur,
- die nichtzitternde Thermogenese in braunem und weißem Fettgewebe, Leber, Muskel und Gehirn durch Abbau von Fettsäuren, Glukose und Glukoseneubildung aus Aminosäuren.

> Beim Neugeborenen erfolgt die Wärmeproduktion, abgesehen vom Basalstoffwechsel, nahezu ausschließlich durch nichtzitternde Thermogenese, beim Erwachsenen durch Kältezittern.

In den ersten 3 Monaten besteht eine besondere Empfindlichkeit des Neugeborenen und des Kleinkindes auf eine kalte Umgebungstemperatur, v. a. bedingt durch Unterschiede des Basalstoffwechsels (bezogen auf die Körperoberfläche) und eingeschränkte Reaktionsmechanismen bei Abfall der Umgebungstemperatur. Erschwerend kommt hinzu, dass Neugeborene und Kleinkinder ihr Kälteempfinden nicht mitteilen können.

Optimale Umgebungstemperatur

Der Thermoneutralbereich ist die Temperatur, für die am wenigsten Energie zur Produktion von Wärme erforderlich ist. Das heißt, dass bei minimalem Energie- und O_2-Verbrauch die Körpertemperatur im Normalbereich von 36,5 bis 37,5 °C gehalten wird. Der untere Grenzwert hängt von Gestationsalter, Kreislauf und Gewicht des Kindes ab. Für eine Umgebung ohne Zugluft und mit 50%iger Luftfeuchtigkeit gelten folgende **unteren Grenzwerte:**
- Normal entwickelte Neugeborene: ca. 33 °C; nach 2 Wochen ca. 32 °C
- Frühgeborene: ca. 35,5 °C

Diese Werte gelten für unbekleidete Neugeborene. Bekleidete Kinder tolerieren gewöhnlich Temperaturunterschiede zur Umgebung von 6–8 °C ohne wesentlichen Anstieg des O_2-Verbrauchs.

Hypothermie

■ Wärmeverluste beim Neugeborenen

Ohne wärmeschützende Maßnahmen fällt die Temperatur des Neugeborenen unmittelbar nach der Geburt unweigerlich ab, oftmals innerhalb weniger Minuten um 2–3 °C.

Im Rahmen der Erstversorgung müssen eine Hypothermie, aber auch eine Hyperthermie unbedingt vermieden werden. Die Temperatur im Erstversorgungsraum sollte bei 26–30 °C liegen.

■ Reaktion auf Kälte

Auf eine kalte Umgebung reagiert das Neugeborene (wie der Erwachsene) mit einer Steigerung der Wärmeproduktion, jedoch nicht durch Kältezittern (wie der Erwachsene), sondern durch *nichtzitternde Thermogenese*, d. h. v. a. durch Abbau von braunem Fettgewebe, das sich an zahlreichen Stellen des Körpers befindet. Hierbei steigt der O_2-Verbrauch an.

Wird das Neugeborene längere Zeit einer kalten Umgebung ausgesetzt, fällt die Körpertemperatur ab. Besonders empfindlich reagieren hierbei wegen des mangelhaften Unterhautfettgewebes und der unreifen Temperaturregulationsmechanismen Frühgeborene sowie unreife oder asphyktische Neugeborene.

Die **Zeichen der ausgeprägten Unterkühlung** beim Neugeborenen und kleinen Kind sind folgende:
- Bradykardie
- Kühle Extremitäten mit blass-marmoriertem Hautkolorit

70

- Hypotension
- Apnoen
- Hypoxämie
- Metabolische Azidose
- Thrombozytenfunktionsstörungen
- Lokale Verhärtungen von Haut und Unterhaut
- Generalisierte Steifheit des Körpers
- Inaktivierung des Surfactant und reduzierte Neubildung

■ **Behandlung der Hypothermie**

Stark unterkühlte Neugeborenen müssen *aktiv* erwärmt werden. Die wichtigsten Maßnahmen sind folgende:

- Behandlung in warmer Umgebung (Inkubator): Empfohlen wird ein *langsames* Aufwärmen um nicht mehr als 1 °C/h. Hierbei sollte der Körperstamm vor den Extremitäten erwärmt werden; rasches Erwärmen, z. B. durch starke Strahler oder sehr warme Umgebungstemperatur, kann zum Atemstillstand führen und muss daher vermieden werden.
- Anfeuchtung und Erwärmung der Atemgase.
- In warme Tücher wickeln, Mütze aufsetzen.
- Zufuhr von Sauerstoff entsprechend dem Bedarf.
- Infusion von Glukose.
- Proteinreiche Nahrung.
- Eventuell Antibiotikaprophylaxe.

Regulation der Umgebungstemperatur

Anhaltende Unterkühlung (< 36 °C) in der Neugeborenenperiode ist mit erhöhter Sterblichkeit verbunden, insbesondere bei Frühgeborenen und unreifen Neugeborenen. Durch Hypothermie kann es zu erhöhtem Sauerstoffverbrauch, arterieller Hypotension, erniedrigtem Plasmavolumen sowie reduzierter Auswurfleistung des linken Ventrikels bei erhöhtem peripherem Gefäßwiderstand kommen. Darum ist eine optimale Umgebungstemperatur Grundvoraussetzung für die Intensivpflege von Neugeborenen. Angestrebt wird hierbei eine rektale Temperatur von 37 °C.

Überwärmung geht ebenfalls mit erhöhter Mortalität einher und muss daher vermieden werden! Grundsätzlich sollte Folgendes beachtet werden:

❗ Schwankungen der Umgebungstemperatur können beim Frühgeborenen und reifen Neugeborenen zur Apnoe führen. Hierbei ist der sichere Temperaturbereich sehr eng, sodass eine sorgfältige Überwachung erforderlich ist.

Optimal ist vermutlich für die Intensivpflege des Neugeborenen eine Temperatur im unteren Grenzbereich der Thermoneutralität. Temperaturneutralität wird erreicht durch Inkubatoren, Wärmestrahler und Kleidung.

■ **Pflege im Inkubator**

In den ersten Lebenswochen werden Frühgeborene und hypotrophe Neugeborene in sog. „Inkubatoren" (haupt-

sächlich Doppelwandinkubatoren, reduzierte Wärmeverluste durch doppelte Wände) versorgt, in denen die Temperatur (bis 36 °C), die Luftfeuchtigkeit (50–100 %) und die O_2-Konzentration reguliert werden können. Durch Messung von peripherer und zentraler Temperatur (sog. „Gradientensteuerung") wird angezeigt, ob sich das Frühgeborene in einer komfortablen thermischen Umgebung befindet. Die periphere Temperatur wird dabei an Fußsohle oder -rücken und die Kerntemperatur am Stamm gemessen. Dabei sollte die Temperaturdifferenz zwischen 0,2 und 2 °C liegen und die Kerntemperatur zwischen 37 und 38 °C.

Alternativ kann die Umgebungstemperatur in modernen Intensivpflegeinkubatoren durch servokontrollierte Erwärmer eingestellt werden, die über einen auf der Haut am Körperstamm des Kindes angebrachten Temperatursensor (Thermistor) reguliert werden. Hierbei muss jedoch beachtet werden, dass Funktionsstörungen des servokontrollierten Erwärmers, z. B. durch Ablösen des Thermistors, eine gefährliche Überwärmung des Kindes hervorrufen können. Bei Fieber kommt es zu einer Absenkung der Inkubatortemperatur, dadurch wird dieser wichtige Hinweis auf eine mögliche Infektion maskiert.

❯ Die Arbeitstemperatur im Inkubator wird – je nach Gestationsalter und Zustand des Kindes – zwischen 30 °C (z. B. bei FG 30. Schwangerschaftswoche [SSW]) und 36 °C (z. B. bei FG zwischen 24. und 25. SSW) eingestellt. Zu Beginn der ersten Lebensstunden kann eine höhere Temperatur erforderlich sein, die dann im Verlauf der folgenden Tage häufig reduziert werden kann.

■ **Servokontrollierte Wärmestrahler**

Sie werden über dem Neugeborenen angebracht, um eine optimale Umgebungstemperatur für die Intensivbehandlung zu schaffen. Der O_2-Verbrauch der Kinder liegt jedoch um 10 % höher als bei Inkubatorkindern. Der Vorteil dieser Geräte besteht v. a. in der besseren Zugänglichkeit des Kindes und damit einfacheren Überwachung, Pflege und Therapie. Von Nachteil sind Flüssigkeitsverluste durch Verdunstung sowie Störungen der Servokontrolle.

❯ Die kontinuierliche Überwachung der Körpertemperatur ist obligatorisch.

Angestrebte Temperaturen sind bei Messung der Hauttemperatur auf dem Abdomen oder dem Rücken 35,5–36,5 °C bei reifen Neugeborenen, beim Frühgeborenen zwischen 36,2 und 37,2 °C.

■ **Kleidung und Bettzeug**

Intensivpflege und -behandlung ist bei bekleideten Kindern nicht optimal möglich, sodass unter thermoneutralen Bedingungen häufig auf Wollkleidung, Windel und Zudecke verzichtet wird. Leicht bekleidete Neugeborene sollen jedoch weniger unruhig sein als unbekleidete, auch ist der Schutz gegenüber raschen Änderungen der Umgebungstemperatur größer.

Hyperthermie

Hyperthermie beginnt bei Früh- und Neugeborenen bei einer Rektaltemperatur von $\geq 37,5\,°C$. Temperaturen $> 41\,°C$ sind lebensbedrohlich und müssen umgehend durch äußere Kühlung behandelt werden. Frühgeborene und unreife Neugeborene sind wegen ihrer eingeschränkten Fähigkeit zu schwitzen besonders gefährdet.

Hyperthermie wird sehr häufig durch äußere Faktoren ausgelöst, z. B. durch Funktionsstörungen des servokontrollierten Erwärmens im Inkubator oder durch zu nah angebrachte Wärmestrahler (zusätzlich Verbrennungsgefahr!). Zumeist ist hierbei der ganze Körper einschließlich der Extremitäten warm, während bei Fieber durch Infektionen und andere Erkrankungen die Extremitäten häufig kalt sind.

70.2.5 Energiestoffwechsel

Die Energievorräte des Neugeborenen sind gering, entsprechend werden Fasten und ungenügende Flüssigkeitszufuhr schlechter toleriert als vom Erwachsenen. Reife Neugeborene verfügen über eine Energiereserve von etwa 10 g Glykogen/kg KG sowie etwa 2–6 % ihres Gewichts als Fettgewebe, aus dem Energie gewonnen werden kann. Bei untergewichtigen Neugeborenen sind die Vorräte geringer.

Energie benötigt das Neugeborene für den Erhaltungsstoffwechsel und das Wachstum, nach der Geburt zusätzlich zur Wärmeproduktion, Verdauung und Muskelaktivität. Der O_2-Verbrauch beträgt in Ruhe und thermoneutraler Umgebung in den ersten Lebensstunden ca. 4,6 ml/kg KG/min und steigt auf 7,5 ml/kg KG/min mit 1 Monat an. Bei Kältestress, vermehrter Atemarbeit und gesteigerter Muskelaktivität kann er um das 2- bis 3-Fache zunehmen.

Längere Fastenperioden und Flüssigkeitsbeschränkungen müssen daher vermieden werden, ebenso Steigerungen des Energiebedarfs.

Erstversorgung und primäre Neugeborenenreanimation: ▸ Kap. 23.

70.3 Transport des Neugeborenen

Der Transport von Neugeborenen, die eine Intensivbehandlung benötigen, erfolgt mit einer *mobilen Intensivpflegeeinheit* in das nächste neonatologische Zentrum. Die speziell ausgerüsteten Fahrzeuge ermöglichen die kontinuierliche apparative Überwachung (EKG-Monitor, Pulsoxymeter usw.) des Neugeborenen und intensivtherapeutische Maßnahmen, z. B. eine kontrollierte

Beatmung. Kernstück der Einheit ist der *Transportinkubator*, der v. a. dem Wärmeschutz und der Zufuhr ausreichender O_2-Konzentrationen dient; kontrollierte Beatmung über außen angebrachte Babybeatmungsgeräte ist ebenfalls möglich. Grundsätzlich ist jeder Transport eines Risikoneugeborenen mit Gefahren verbunden, weil die Überwachung und die Behandlung unter diesen Bedingungen nicht optimal durchgeführt werden können. Daher gilt:

❯ Der Transport darf erst nach abgeschlossener Erstversorgung und Stabilisierung der Vitalfunktionen erfolgen.

▪ Aufnahme des Kindes

Unmittelbar nach der Ankunft des Kindes werden zunächst folgende Maßnahmen durchgeführt:
- Messung von Körpertemperatur und Blutdruck
- Bestimmung von Blutzucker, Blutgasen, Säure-Basen-Parametern, Blutbild, Blutgruppen (von Kind und Mutter)
- Messung von Körpergewicht, -länge und Kopfumfang
- Bei Unterkühlung: Aufwärmung im Inkubator (▸ Abschn. 70.2.4), Anschluss einer Glukoseinfusion

70.4 Allgemeine Intensivpflege

Die Intensivpflege von Neugeborenen und Kindern entspricht in den Grundzügen der Erwachsenenintensivpflege (Einzelheiten: ▸ Kap. 45) und erfolgt nach einem auf dem Verordnungsplan festgelegten Schema. Wichtig ist die Einbeziehung der Eltern in den Behandlungsablauf, um so früh wie möglich eine positive Zuwendung herzustellen und ungünstige Auswirkungen auf die psychosoziale Entwicklung des Neugeborenen bzw. das seelische Befinden des älteren Kindes zu vermindern. Einfühlsame Erklärungen über Erkrankungen bzw. den Zustand des Kindes sowie Behandlungsmaßnahmen und -ziel, freie Besuchszeit, Ermunterung zu Körperkontakt und Stillen, schrittweise Beteiligung an pflegerischen Maßnahmen können wesentlich dazu beitragen, zwischen Eltern, Arzt und Pflegepersonen ein gutes Vertrauensverhältnis herzustellen.

70.5 Intensivüberwachung von Neugeborenen

Grundlage jeder Intensivüberwachung ist die **klinische Beobachtung** des Neugeborenen durch Pflegepersonal und Ärzte (▸ Kap. 48). Sie wird ergänzt durch ein sinnvolles Maß von **apparativen Überwachungsmethoden**, die v. a. dazu dienen, störende Manipulationen am Kind weitgehend einzuschränken; denn es hat sich gezeigt,

70

dass hierdurch die Notwendigkeit für Maßnahmen zur Unterstützung der Atem- und Herz-Kreislauf-Funktion vermindert und damit auch die Komplikationsrate gesenkt wird.

Wichtigste Parameter der Intensivüberwachung
- Körpertemperatur
- Atmung, Beatmung und O_2-Therapie
- Herz-Kreislauf-Funktion: Herzfrequenz, Blutdruck, zentraler Venendruck
- Blutgase und Säure-Basen-Gleichgewicht
- Urinausscheidung

In ◻ Tab. 70.2 sind für die Intensivbehandlung wichtige Normalwerte ausgewählt.

70.5.1 Körpertemperatur

Eine thermoneutrale Umgebung, in der das Neugeborene seine Körpertemperatur ohne zusätzliche Steigerung des Energie- bzw. O_2-Verbrauchs aufrechterhalten kann, ist ein Grundpfeiler der Intensivbehandlung:
- Normbereich: 36,5–37,5 °C rektal
- Hypothermie: Rektaltemperatur < 36,5 °C
- Hyperthermie: Rektaltemperatur > 37,5 °C

Die kontinuierliche Messung der Körpertemperatur ist indiziert bei
- Frühgeborenen,
- unterkühlten Neugeborenen (< 34 °C),
- frisch operierten Neugeborenen,
- Sepsis, Schock.

Die Messung erfolgt im Körperkern (rektal, äußerer Gehörgang, Ösophagus) und auf der Haut.

■ Rektaltemperatur
Die Rektaltemperatur wird in regelmäßigen Abständen mit einem konventionellen Thermometer gemessen.

Nicht selten liegt die Rektaltemperatur etwas unterhalb der wahren Kerntemperatur (Bluttemperatur), weil das aus den unteren Extremitäten über die Iliakalvenen zurückkehrende Blut rektal einen Kühleffekt ausübt und nicht selten Kot im Rektum zusätzlich als Isolator wirkt. Praktisch muss noch Folgendes beachtet werden:

> ❯ Rektaltemperaturen dürfen nicht zur Überwachung der Inkubatortemperatur herangezogen werden, denn Änderungen der Umgebungstemperatur wirken sich nur verzögert auf die Rektaltemperatur aus!

◻ Tab. 70.2 Normalwerte des Neugeborenen

Parameter	Normalwert	
Hämoglobin		
– 1. Tag	19,5 ± 5 g/dl	
– 2.–3. Tag	19 g/dl	
– 4.–8. Tag	18,3 ± 4 g/dl	
– 9.–13. Tag	16,5 g/dl	
– 14.–60. Tag	14 ± 3,3 g/dl	
Hämatokrit	45–65 %	
Natrium	135–145 mmol/l	
Kalium	3,5–5,5 mmol/l	
Chlorid	95–110 mmol/l	
Kalzium (gesamt)	2,1–2,7 mmol/l	
Phosphat	2,0–2,66 mmol/l	
Magnesium	1,5–2,0 mg/100 ml	
Glukose	Während der ersten 24 Lebensstunden: > 35 mg/100 ml	
	Nach den ersten 24 Lebensstunden: 45 mg/100 ml	
Bilirubin (gesamt)	< 8,7 mg/100 ml (reife Neugeborene am 1. Lebenstag)	
Blutgase (1. Lebenswoche)	*Arteriell*	*Kapillär*
pH	7,30–7,40	7,30–7,40
pO_2	50–70 mmHg	35–45 mmHg
pCO_2	35–45 mmHg	35–45 mmHg

■ Gehörgang- und Ösophagustemperatur
Sie entsprechen relativ genau der Körperkerntemperatur, werden jedoch im Bereich der Neugeborenenintensivpflege nicht angewandt und eignen sich ebenfalls nicht zur Überwachung der Inkubatortemperatur.

■ Hauttemperatur
Die Hauttemperatur wird kontinuierlich mit einem auf der oberen Bauchhaut angebrachten Thermistor gemessen. Die Messgenauigkeit beträgt ±0,5 °C, jedoch muss das Gerät in regelmäßigen Abständen kalibriert werden. Fehlmessungen entstehen, wenn der Thermistor sich von der Haut löst oder Flüssigkeit zwischen Haut und Thermistor gelangt. Die Hauttemperatur und Körperkern- bzw. Rektaltemperatur sind nicht identisch!

Im Gleichgewichtszustand ist die Differenz zwischen beiden Temperaturen jedoch nicht größer als 1 °C. Periphere Durchblutungsstörungen bzw. Schock vergrößern die Temperaturdifferenz und können mit zur Beurteilung der Herz-Kreislauf-Funktion herangezogen werden. Außerdem ist die Hauttemperatur zur Überwachung der Inkubatortemperatur geeignet.

70.5.2 Atmung

Apnoemonitor

■ **Atemstillstände (Apnoen)**

Sie gehören zu den häufigsten Störungen der Atemregulation bei Frühgeborenen und kranken reifen Neugeborenen. Klinisch bedeutsame Apnoen, Bradykardien und Hypoxämien ereignen sich bei weit mehr als 80 % der Frühgeborenen unter 29 SSW. Entscheidend für die Prognose sind nicht die Apnoen, sondern die assoziierten Hypoxämien, die bei verlängerter Apnoedauer auftreten.

Zu beachten: Eine **Bradykardie** liegt bei einem Herzfrequenzabfall auf < 80/min vor, eine **Hypoxämie** bei einem Abfall der pulsoxymetrisch erfassten O_2-Sättigung auf < 80 %.

Bei kleinen Frühgeborenen wiederholt auftretende Hypoxämien mit einer Dauer von mindestens 60 s sind signifikant mit schlechterem Outcome verbunden (u. a. schwere Frühgeborenenretinopathie [ROP], Bewegungs- und kognitive Störungen).

Die meisten Apnoen können auf einfache Weise durch äußere Stimulierung beseitigt werden, sofern noch keine metabolische Entgleisung eingetreten ist. Bei medikamentöser Behandlung des Apnoe-Bradykardie-Hypoxie-Syndroms wird als Medikament der Wahl Koffeinzitrat (oral oder i. v.) verabreicht. Des Weiteren werden nasale Atemhilfen – nCPAP (nasal Continuous Positive Airway Pressure), nIPPV (nasal Intermittend Positive Pressure Ventilation), nHFO (nasale Hochfrequenzbeatmung), HFNC (High Flow Nasal Cannula) – eingesetzt, die zu einem Offenhalten der Atemwege beitragen, außerdem die funktionellen Residualkapazität und die Totraumauswaschung erhöhen und möglicherweise auch den Atemantrieb durch bessere Oxygenierung steigern.

Da die Apnoen unvermittelt eintreten, ist eine apparative Überwachung mit entsprechenden Alarmeinrichtungen erforderlich. Hierbei kommt es weniger darauf an, die Atemfrequenz zu erfassen, sondern vielmehr den **Atemstillstand**, da die Frequenz beim Neugeborenen sehr variabel ist und durch zahlreiche Faktoren, z. B. Schlaf, Erkrankungen des Atem- und Herz-Kreislauf-Systems, neurologische Erkrankungen, Entgleisungen des Stoffwechsels, beeinflusst wird. Daher werden zur Überwachung der Atemfunktion des Neugeborenen **Apnoemonitore** eingesetzt, die wegen der häufig periodischen Atmung von Frühgeborenen auf eine Ansprechzeit von 10–20 s eingestellt werden. In klinischem Gebrauch sind Geräte unterschiedlicher Konstruktionsprinzipien wie die Impedanzpneumografie.

■ **Impedanzpneumografie**

Bei diesem Verfahren werden die Atembewegungen über 2 in den vorderen Axillarlinien des Kindes angebrachte Elektroden aufgenommen und auf einem Oszilloskop dargestellt. Zumeist ist das Gerät mit einem EKG-Monitor gekoppelt, sodass keine zusätzlichen Elektroden erforderlich sind. Eine Digitalanzeige informiert über die Atemfrequenz; bei Apnoe wird ein Alarm ausgelöst. Funktionsstörungen können durch Bewegungen des Kindes ausgelöst werden. Eine zu hohe Empfindlichkeitseinstellung kann durch Registrierung der Herzaktion an der Thoraxwand zum Fehlalarm führen.

❗ Eine Obstruktion der Atemwege kann mit dem Apnoemonitor nicht erkannt werden, solange noch Atembewegungen vorhanden sind.

Blutgasanalyse

Die Überwachung der arteriellen Blutgase ist ebenfalls unverzichtbarer Bestandteil der Intensivtherapie von Neugeborenen. Bei entsprechender Indikation sollte die Entnahme des Blutes aus einer arteriellen Verweilkanüle (oder Katheter) der wiederholten Arterienpunktion vorgezogen werden. Zur Katheterisierung sind insbesondere die Nabelarterien geeignet, zur perkutanen Kanülierung (und Katheterisierung) v. a. die A. radialis. Da sich der arterielle p_aO_2 während der Intensivbehandlung innerhalb kurzer Zeit verändern kann und dann die Therapie entsprechend angepasst werden muss, sind außerdem Verfahren zur kontinuierlichen Überwachung der Blutgase entwickelt worden wie die *transkutane O_2- und CO_2-Messung*.

■ **Katheterisierung einer Nabelarterie**

Dieses Verfahren kann oft nur innerhalb der ersten 24 h nach der Geburt angewandt werden. Danach sind die Gefäße stark spastisch und zumeist nicht mehr passierbar. Die im Vergleich zur Nabelvene kleineren Arterien können auf einfache Weise am Nabelstumpf katheterisiert werden, gewöhnlich mit einem 3,5-Ch-Katheter, der von hier aus bis oberhalb der Aortenbifurkation (etwa in Höhe des 4. Lendenwirbels) oder des Zwerchfells vorgeschoben wird. Die **Röntgenkontrolle** des Katheters ist wegen möglicher Fehllagen unbedingt erforderlich. Die Katheterliegedauer sollte so kurz wie möglich sein, da das Risiko für Komplikationen bei einer Liegedauer von > 5 Tagen zunimmt.

Komplikationen sind
- Fehllagen,
- Arterienspasmus, Thrombenbildung, Embolien,
- Perforation,
- Luftembolie,
- äußere Blutungen.

■■ **Entfernen des Katheters**

Zunächst den Katheter so weit zurückziehen, dass die Spitze nur noch 2 cm im Gefäß liegt. 2–5 min warten: Es tritt ein Arterienspasmus auf, sodass kein Blut mehr in den Katheter zurückströmt. Nun kann der Katheter entfernt werden. Bei Ausbleiben des Arterienspasmus: Tabakbeutelnaht, Zurückziehen des Katheters und Zuziehen der Naht.

70

▪▪ Perkutane Kanülierung oder Katheterisierung

Hierfür eignen sich alle oberflächlich zugänglichen Arterien, v. a. jedoch die A. radialis. Verwendet werden, je nach Größe des Kindes 24- oder 22-G-Kanülen zur direkten Kanülierung oder 20-G- bzw. 3-Ch-Katheter, die mit der Seldinger-Technik eingeführt werden. Wichtigste Komplikationen sind periphere Durchblutungsstörungen.

Kontinuierliche pO$_2$-Messung

Der arterielle O$_2$-Partialdruck kann entweder im Gefäß selbst oder indirekt über die Haut (transkutan) kontinuierlich gemessen werden.

▪ Messung im Gefäß

Die Messung im Gefäß erfolgt über eine Elektrode an der Spitze eines Katheters, durch den auch Blut für eine direkte Analyse entnommen werden kann, sodass eine Eichung im Körper selbst möglich ist. Der Katheter (4 oder 5 Ch) wird über eine Nabelarterie eingeführt; die Haltbarkeit der Elektrode beträgt 1–20 Tage. Direkte Vergleichsmessungen mit entnommenem Blut sind etwa alle 6 h erforderlich. Die kontinuierliche Überwachung des Blutdrucks über denselben Katheter ist möglich.

▪ Transkutane pO$_2$-Messung

Die transkutane pO$_2$-Messung erfolgt ebenfalls über eine Elektrode, allerdings wird auf der Haut gemessen. Hierzu wird die Haut lokal durch eine in der Elektrode angebrachte Heizung auf 44 °C erwärmt und dadurch die Durchblutung in diesem Areal gesteigert, sodass der im Blut befindliche Sauerstoff leicht über die Haut in die Elektrode diffundieren und dort gemessen werden kann. Voraussetzung genauer Messung ist also eine gute Durchblutung der Haut unterhalb der Elektrode. Bei Störungen der Herz-Kreislauf-Funktion, die mit verminderter peripherer Durchblutung einhergehen (z. B. Schock, Volumenmangel, schwere Herzinsuffizienz), ist die transkutane O$_2$-Messung unbrauchbar, weil zu niedrige Werte gemessen werden.

❯ Normwerte des transkutanen (tcp) pO$_2$: 45–70 mmHg.

Wichtigste Komplikation der transkutanen pO$_2$-Messung ist die lokale Verbrennung.

Um Verbrennungen durch die transkutane Elektrode zu vermeiden, muss die Elektrodenlage alle 2–6 h gewechselt werden, bei schlechter Durchblutung häufiger! Insgesamt sind die transkutanen Elektroden störanfällig und eher als Trendanzeiger zu verwenden. Keineswegs darf auf regelmäßige direkte Blutgasanalysen verzichtet werden, um verhängnisvolle Fehleinschätzungen zu vermeiden.

▪ Kapillarblutgasanalyse

Als „arterialisiertes Kapillarblut" wird Blut bezeichnet, das nach einem Stich mit der Lanzette aus der Haut frei austritt. Bei stabiler Herz-Kreislauf-Funktion entspricht dieses Blut in seiner Zusammensetzung dem arteriellen Blut.

▪▪ Punktionsstelle

Punktiert werden bei Erwachsenen Ohrläppchen oder Fingerbeere; bei Neugeborenen und Säuglingen die Ferse. Damit das Blut rasch und in ausreichender Menge austritt, wird das Punktionsgebiet erwärmt, z. B. durch kurzes, kräftiges Reiben, Wasserbad, Bestrahlung mit einer Wärmelampe oder hyperämisierende Salben. Nach etwa 5 min erfolgt die Punktion und, nach Verwerfen des ersten Bluttropfens, die blasenfreie Entnahme des Blutes mit einer heparinisierten Kapillare. Auf keinen Fall darf hierbei die Punktionsstelle gequetscht werden! Nach der Entnahme: Verschluss der Kapillare mit Kitt und Durchmischung des Blutes durch Hin- und Herbewegen.

❯ Bei Herz-Kreislauf-Störungen besteht keine ausreichende Übereinstimmung der Blutgase zwischen Kapillarblut und arteriellem Blut.

Überwachung der inspiratorischen Sauerstoffkonzentrationen

Bei allen Neugeborenen, denen Sauerstoff zugeführt wird, ist eine kontinuierliche Überwachung bzw. Kontrolle der inspiratorischen O$_2$-Konzentration erforderlich, um die schädigenden Wirkungen des Sauerstoffs zu verhindern. Dies gilt für Beatmungsgeräte ebenso wie für Inkubatoren oder O$_2$-Hauben. Die O$_2$-Messgeräte müssen mehrmals täglich kalibriert werden.

Pulsoxymetrie (Funktionsprinzip: ▶ Kap. 7): Pulsoxymeter haben, solange keine Bewegungsartefakte auftreten, eine hohe Sensitivität und Spezifität zur Feststellung einer Hypoxämie (S$_a$O$_2$ < 80 %). Nach derzeitiger Datenlage ergab der Vergleich eines niedrigen Sauerstoffsättigungszielbereichs (85–89 %) mit einem höheren Zielbereich (91–95 %) eine geringere Retinopathierate, aber dafür eine deutliche höhere Sterblichkeit und NEC-Rate für den niedrigen Zielbereich. Aufgrund dessen wird für Frühgeborene derzeit als Zielbereich eine **Sauerstoffsättigung zwischen 90–95 %** empfohlen.

70.5.3 Überwachung der Herz-Kreislauf-Funktion

Wie beim Erwachsenen, so gehört auch bei Kindern die Überwachung der Herz-Kreislauf-Funktion zu den essenziellen Bestandteilen der Intensivbehandlung. Überwacht werden beim Neugeborenen v. a. die Herzfrequenz und der arterielle Blutdruck, fakultativ auch der zentrale Venendruck.

Herzfrequenz

Die kontinuierliche Überwachung der Herzaktion erfolgt (wie beim Erwachsenen) durch einen **EKG-Monitor** mit digitaler Frequenzanzeige und entsprechenden Alarmeinrichtungen. Beim Neugeborenen kommt es v. a. darauf an, Störungen der Herzfrequenz (Bradykardie oder Tachykardie) zu erfassen; Störungen des Herzrhythmus treten zwar auch auf, jedoch wesentlich seltener als Frequenzänderungen.

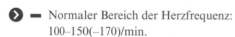
- Normaler Bereich der Herzfrequenz: 100–150(–170)/min.
- Bradykardie: < 100/min während der Erstversorgung, danach < 80/min.
- Bei Herzfrequenzen < 60/min trotz ausreichender Ventilation ist eine externe Herzkompression erforderlich!

■ Bradykardien

Sie sind sehr häufig durch Hypoxie bedingt, oft ausgelöst durch
- Atemstillstand (Apnoe),
- Verlegung der Atemwege (Obstruktion),
- weitere Auslöser: Schlafzustand, Vagusreiz, Azidose, erhöhter intrakranieller Druck.

■ EKG-Ableitung

Für intensivmedizinische Zwecke genügt die links-präkordiale Ableitung des EKG über spezielle Elektroden für Neugeborene. Um Verletzungen der empfindlichen Haut von Neugeborenen (insbesondere von Frühgeborenen) zu vermeiden, werden die Elektroden nur 1- bis 2-mal/Woche gewechselt.

Die automatische Auszählung der Herzfrequenz erfolgt bei den meisten EKG-Monitoren über hohe positive R-Zacken; das EKG selbst wird auf dem Bildschirm dargestellt, sodass die wichtigsten Störungen der Herzaktion rasch erkennbar sind.

> Einstellung der Alarmgrenzen für die Herzfrequenz:
> - Untere Grenze: 80/min
> - Obere Grenze: 180/min (bis 200/min)

Arterieller Blutdruck

Zur Blutdruckmessung werden beim Neugeborenen meist nichtinvasive Verfahren eingesetzt, bei Säuglingen und Kleinkindern auch die direkte intraarterielle Messung.

■ Nichtinvasive Blutdruckmessung

Mit dem *Ultraschallmessverfahren* (► Kap. 7) kann auch eine geringe Blutströmung in der Arterie registriert werden. Die Messung kann am Arm oder Bein erfolgen; wichtig ist hierbei die richtige Manschettenbreite (► Kap. 24): 2/3 der Extremität müssen von der Manschette bedeckt sein, um korrekte Blutdruckwerte zu erhalten.

Bewährt hat sich auch die automatische *Sphygmomanometrie*, bei der in regelmäßigen, vorwählbaren Zeitabständen der systolische und diastolische Blutdruck gemessen und der arterielle Mitteldruck errechnet werden. Hierbei besteht eine gute Übereinstimmung mit den intraarteriell gemessenen Werten.

Der *mittlere* arterielle Druck ist die entscheidende Messgröße für die kardiovaskuläre Therapie.

■ Kontinuierliche intraarterielle Druckmessung

Dieses Verfahren ist besonders bei schwer kranken Neugeborenen indiziert, bei denen gleichzeitig eine lückenlose Überwachung der arteriellen Blutgase erforderlich ist. Naturgemäß sind die technischen Schwierigkeiten größer als beim Erwachsenen.

Ein beginnender Schock oder eine Hypovolämie kann durch direkte Blutdruckmessung zumeist frühzeitig erfasst werden. Bei Verwendung von Kanülen mit geringem Durchmesser (z. B. 24 oder 22 G) muss der dämpfende Effekt auf die Blutdruckkurve beachtet werden.

Zentraler Venendruck

Die Messung des zentralen Venendrucks ist besonders bei dekompensierten Herzfehlern und beim kardiogenen Schock indiziert, außerdem nach größeren operativen Eingriffen.

Sie erfolgt über einen zentralen Venenkatheter, der z. B. über die Nabelvene, V. jugularis interna (ultraschallgesteuert) oder externa, V. subclavia oder V. saphena eingeführt wird, im Notfall auch über die V. femoralis.

> Normwerte des zentralen Venendrucks: 0–8 cmH$_2$O bzw. 0–6 mmHg.

70.6 Ernährung und Infusionstherapie

Neugeborene und Kinder haben eine höhere Stoffwechselrate als Erwachsene und benötigen daher relativ mehr Kalorien. Zusätzlich wird der Kalorien- und Eiweißbedarf durch das Wachstum erhöht.

Mangelernährung führt zu Wachstumsstörungen und vermehrt die Risiken der primären Erkrankung des Kindes. Ein Proteindefizit kann bereits innerhalb weniger Tage nach größerem Trauma, Operation oder schwerer Infektion entstehen und den Verlauf der Erkrankung ungünstig beeinflussen.

Es gilt daher: Frühzeitige und ausreichende Ernährung ist von kritischer Bedeutung für die Prognose schwer kranker Kinder – ein Faktor, der während der Intensivbehandlung häufig unterschätzt wird.

70

◻ Tab. 70.3 Täglicher enteraler Energie- und Nährstoffbedarf von Neugeborenen

	ELBW/kg	VLBW/kg	Reife Neugeborene
Energie	130–150 kcal/kg KG	110–130 kcal/kg KG	90–95 kcal/kg KG
Wasser	150(–200) ml/kg KG		100–140–160 ml/kg KG
Protein	3,8–4,4 g/kg KG	3,4–4,2 g/kg KG	2–2,25 g/kg KG
Fett	6,2–8,4 g/kg KG	5,3–7,2 g/kg KG	4,5–6,8 g/kg KG
Kohlenhydrate	9–20 g/kg KG	7–17 g/kg KG	9–13 g/kg KG

ELBW = „extremely low birth weight", Geburtsgewicht < 1500 g; VLBW = „very low birth weight", Geburtsgewicht < 1000 g

70.6.1 Nahrungsbedarf des Neugeborenen

Neugeborene müssen frühzeitig ausreichend ernährt werden, dies ist unstrittig. Keine Einigkeit besteht hingegen darüber, „was", „wann", „wie" und „wie oft" zuzuführen ist. Glaube, Moden und industrielle Interessen spielen oft eine größere Rolle, als es dem Ernährungsziel dienlich ist.

Der Energiebedarf von Neugeborenen ist, selbst bei gleichem Gewicht, unterschiedlich und hängt u. a. vom Gestationsalter, vorhandenen Reserven, Pflegebedingungen, motorischer Aktivität, Aufnahme und Ausnutzungsgrad der Nahrungsbestandteile ab. Die in ◻ Tab. 70.3 angegebenen Werte dienen daher nur der Orientierung und dürfen nicht als absolut für jedes Kind gültig angesehen werden.

Hinzu kommt ein Mindestangebot an Elektrolyten (◻ Tab. 70.4), Spurenelementen und Vitaminen.

Prinzipiell kann die Nahrungszufuhr (wie beim Erwachsenen) oral, per Sonde oder parenteral erfolgen. Grundsätzlich sollte jedoch, wenn möglich, die Zufuhr über den Gastrointestinaltrakt gewählt werden, um die Risiken der parenteralen Ernährung zu vermeiden.

70.6.2 Orale Ernährung

Gesunde Früh- und Neugeborene können oral ernährt werden, wenn nötig ergänzt durch parenterale Zufuhr. **Muttermilch** sollte wegen ihrer den Stoffwechselwegen des Kindes besser angepassten Protein- und Fettzusammensetzung bevorzugt werden; ist dies nicht möglich, wird **adaptierte Fertignahrung** gefüttert. Besonders kleine Frühgeborene benötigen oft hochkalorische (konzentrierte) Fertignahrung.

Für die orale Ernährung müssen folgende praktische Gesichtspunkte beachtet werden:
- Ein regelhaft koordinierter Saug- und Schluckreflex ist bei Frühgeborenen zumeist erst nach der 32. SSW ausreichend entwickelt. Daher wird die Nahrung über eine oro- bzw. nasogastrale Sonde verabreicht. Wichtig ist in diesem Zusammenhang das sog. „non-

◻ Tab. 70.4 Täglicher Elektrolytbedarf von Neugeborenen (in mmol/kg KG) in der Wachstumsphase

	Frühgeborene	Reife Neugeborene
Natrium	3–5(–7)	2–3
Kalium	1–3(–5)	2
Kalzium	1,5–3,5	0,8–1,5
Phosphat	1,5–3,5	0,7–1,3
Magnesium	0,2–0,3	0,1–0,2

nutritive sucking", dabei wird gleichzeitig ein in z. B. Muttermilch getränktes Wattestäbchen oder ein Schnuller während der Sondierung angeboten. Diese Maßnahmen sind wichtig für das Training eines suffizienten Saugens.
- Die Magenkapazität der reifen Neugeborenen beträgt am 1. Lebenstag etwa 20–30 ml und nimmt im Verlauf der 1. Woche um das Doppelte zu. Beim Frühgeborenen ist die Kapazität jedoch wesentlich geringer: bei 1000 g Geburtsgewicht etwa 2–4 ml.
- Die Magenverweildauer hängt vom Reifezustand ab: Sie ist bei ausgeprägter Unreife deutlich verlängert.
- Die intestinale Verdauung ist etwa ab der 26.–28. SSW funktionsfähig (allerdings begrenzt).
- Die Nährstoffverwertung ist insbesondere bei Frühgeborenen eingeschränkt.
- Die Energiereserven, v. a. des unreifen Neugeborenen, sind gering. Bei Belastung und ungenügender Energiezufuhr entwickelt sich rasch eine katabole Stoffwechsellage.

❯ Längere Fastenzeiten müssen vermieden und die Ernährung dem individuellen Bedarf eines jeden Neugeborenen angepasst werden.

Reife gesunde Neugeborene

Mit der Ernährung des reifen Neugeborenen wird normalerweise durch Anlegen innerhalb der ersten 2–3 Lebens-

◘ **Tab. 70.5** Nahrungsaufbau reifer Neugeborener: 5 Mahlzeiten pro Tag	
Lebensalter (Tag)	**ml pro Mahlzeit**
1	15–20
2	25–30
3	35–40
Tägliche Steigerung	12–14
ca. 8	90–120(–130)

stunden begonnen. Das weitere Anlegen erfolgt dann je nach Wachheitsgrad in 4- bis 6-stündlichen Abständen. Die Frequenz des Stillens wird dann ab dem 2. Lebenstag gesteigert auf etwa 5- bis 8-mal/Tag, im weiteren Verlauf dann Steigerung auf 8- bis 12-mal/Tag.

Gelegentlich reicht das normale Stillen in den ersten Lebenstagen noch nicht aus. In diesem Fall ist eine Gabe zusätzlicher Flüssigkeit und/oder von Muttermilchersatzpräparaten notwendig. Hierbei handelt es sich aber nicht um ein Routinevorgehen, sondern nur um das Vorgehen bei entsprechender medizinischer Indikation: Kinder mit erhöhtem Hypoglykämie- oder Dehydratationsrisiko, z. B. Kinder von Müttern mit Gestationsdiabetes, Frühgeborene (34. bis vollendete 37. SSW), hypotrophe Neugeborene (< 10. Gewichtsperzentile).

In ◘ Tab. 70.5 ist der Nahrungsaufbau bei reifen Neugeborenen orientierend zusammengefasst.

Frühgeborene

Unreife Neugeborene bzw. Frühgeborene sollten ebenfalls so früh wie möglich, d. h. bereits nach 3–6 h postpartal oder zumindest innerhalb der ersten 24 h, oral ernährt werden.

- Sogenannte „minimal enteral feedings" sollten in jedem Fall, also auch kritisch kranken Kindern, verabreicht werden. Hierbei werden ca. alle 2–4 h 0,5–1 ml Nahrung zugeführt, um einer Atrophie der Darmschleimhaut vorzubeugen. Des Weiteren wird hiermit die Ausschüttung von Wachstumsfaktoren und Verdauungsenzymen stimuliert.
- Frühgeborene mit einem Geburtsgewicht < 1500 g sollten alle 2–3 h gefüttert werden, ab einem Gewicht von 1500–2000 g kann auf 4-stündliche Fütterungsintervalle umgestellt werden. Eine Fütterung „ad libitum" (= nach Wunsch) sollte erst zum errechneten Geburtstermin erfolgen, denn erst dann kann von einer entsprechende Reife ausgegangen werden, mit der das Frühgeborene sich bei Hunger selbst bemerkbar macht und auch eine ausreichende Nahrungsmenge zu sich nimmt.
- Je nach Verträglichkeit der Nahrung wird bei Frühgeborenen mit einem Geburtsgewicht < 1000 g die Nahrungszufuhr täglich um 10–20 ml/kg KG erhöht.

- Bei einem Geburtsgewicht von 1000–1500 g beträgt die Steigerung 15–25 ml/kg KG/Tag.
- Nach derzeitiger Datenlage ist eine Nahrungssteigerung von bis zu 30 ml/kg KG/Tag als sicher anzusehen und nicht mit einer erhöhten NEC-Inzidenz verbunden.
- Wenn das Frühgeborene eine enterale Nahrungsmenge von 140 ml/kg KG/Tag erreicht hat, kann die parenterale Ernährung beendet werden.

Ist eine orale Nahrungsaufnahme nicht möglich, wird per Magen- oder gelegentlich über eine Duodenalsonde ernährt.

Magensonde

Verwendet werden Magensonden der Größe 5 oder 8 Ch.

- **Praktisches Vorgehen**
- Kopf des Kindes zur Seite drehen und den Abstand vom Ohrläppchen bis zum Schwertfortsatz des Brustbeins mit der Sonde abmessen; Abstand auf der Sonde markieren.
- Sonde durch Nase oder Mund bis zu dieser Markierung einführen; Lage durch Injektion von 5 ml Luft und anschließendem freien Aspirieren der Luft kontrollieren; ergänzend bei der Injektion Geräuschkontrolle über der Magengegend mit dem Stethoskop. Fakultativ: Abziehen von Mageninhalt und Überprüfen mit pH-Papier.
- Bei der Fütterung Nahrung langsam einlaufen lassen, nicht injizieren, um den Rückfluss und eine Aspiration zu vermeiden!
- Anschließend Sonde mit Tee von Nahrungsresten klarspülen (Gefahr der bakteriellen Zersetzung mit Infektion).
- Beim Zurückziehen der Sonde die Öffnung verschließen, damit kein Mageninhalt in den Rachen und von dort in die Lunge gelangt.

- **Risiken der Magensonde**
- Rückfluss mit Aspiration
- Zwerchfellhochstand
- Ulzerationen und Perforationen von Ösophagus und Magen

Duodenalsonde

Die Duodenalsonde wird zumeist nur eingesetzt, um Entleerungsstörungen mit Reflux und Aspiration zu vermeiden. Vorgehen zunächst wie für das Legen der Magensonde beschrieben; nach mehreren Minuten rechte Seitenlage und weiteres Vorschieben in das Duodenum unter Ultraschallkontrolle; aspiriertes Material ist gallefarben, der pH-Wert beträgt > 7,5. Die Nahrungszufuhr erfolgt kontinuierlich per Infusionspumpe.

- **Risiken**
Perforation, Enterokolitis

70

Tab. 70.6 Tagesbedarf bei totaler parenteraler Ernährung

	Frühgeborene (Wachstumsphase)	Reifgeborenes (Wachstumsphase)
Flüssigkeit	140–160 ml/kg KG	120–150(–160) ml/kg KG
Kalorien	90–120 kcal/kg KG	75–85 kcal/kg KG
Glukose	1. Lebenstag: 4–8 mg/kg/min, dann schrittweise 8–10 mg/kg KG/min (mind. 4 bis max. 12 mg/kg KG/min)	1. Lebenstag 2,5–5 mg/kg/min, dann schrittweise 5–10 mg/kg KG/min (mind. 2,5 bis max. 12 mg/kg KG/min)
Aminosäuren	2,5–4 g/kg KG	Bis max. 3 g/kg KG
Fett	3,0–4 g/kg KG	2 g/kg KG
Natrium	3–5(–7) mmol/kg KG	2–3 mmol/kg KG
Kalium	1–5 mmol/kg KG	1,5–3 mmol/kg KG
Kalzium	1,6–3,5 mmol/kg KG	1,6–3,5 mmol/kg KG ab 8. Tag
Phosphat	1,6–3,5 mmol/kg KG	0,7–1,3 mmol/kg KG
Magnesium	0,2–0,3 mmol/kg KG	0,1–0,2 mmol/kg KG
Chlorid	1,8–4,3 mmol/kg KG	3–5 mmol/kg KG

70.6.3 Parenterale Ernährung

Bei dieser Ernährungsform werden die Nährstoffe, unter Umgehung des Magen-Darm-Trakts, i. v. zugeführt, und zwar entweder vollständig (totale parenterale Ernährung) oder ergänzend zur enteralen Ernährung.

Die **vollständige parenterale Ernährung** ist indiziert, wenn eine enterale Ernährung nicht möglich ist, z. B. bei
- Früh- und Neugeborenen mit schweren Erkrankungen und zusätzlichen Funktionsstörungen des Magen-Darm-Trakts,
- abdominellen Operationen,
- angeborenen Missbildungen des Magen-Darm-Trakts.

Die **ergänzende parenterale Ernährung** wird durchgeführt, wenn orale Nährstoffe nicht in ausreichender Menge zugeführt werden können, z. B. bei
- hypotrophen Neugeborenen (unabhängig vom Gewicht),
- Frühgeborenen < 1500–1750 g Körpergewicht,
- Unverträglichkeit der oralen Nahrungssteigerung.

Beim Neugeborenen ist die parenterale Ernährung zumeist nur wenige Tage erforderlich, bei einigen Kindern jedoch auch mehrere Wochen und evtl. sogar Monate. Grundsätzlich sollte so früh wie nur möglich von der parenteralen auf die orale Ernährung übergegangen werden.

Zusammensetzung der parenteralen Ernährung
Die Bestandteile der parenteralen Ernährung sind wie beim Erwachsenen
- Kohlenhydrate,
- Aminosäuren,
- Fette,
- Elektrolyte,
- Spurenelemente und Vitamine.

In Tab. 70.6 ist der Tagesbedarf bei totaler bzw. teilparenteraler Ernährung zusammengestellt.

Fett- und wasserlösliche Vitamine sowie Spurenelemente werden der parenteralen Ernährung ab dem 1. Lebenstag zugesetzt und zusammen mit der Lipidlösung verabreicht.

Venöser Zugang bei parenteraler Ernährung
Die Nährstoffe können beim Neugeborenen über eine periphere Vene oder einen zentralen Venenkatheter zugeführt werden.

Die **periphere Venenkanülierung** ist einfacher und weniger komplikationsreich als die zentrale Venenkatheterisierung. Allerdings dürfen die zu infundierenden Lösungen nur isoosmolar sein, um eine Thrombophlebitis zu vermeiden. Ausreichende Kalorienzufuhr ist daher nur durch zusätzliche Infusion von Fettemulsionen möglich.

Die **zentrale Venenkatheterisierung** ist bei schwerer Ernährungsstörung, Kontraindikationen für die Fettzufuhr oder Fehlen geeigneter peripherer Venen erforderlich. Hierbei sollten wegen der guten Verträglichkeit möglichst nur Silikonkatheter eingeführt werden. Um Infektionen zu verhindern, wird empfohlen, den Katheter durch einen subkutanen Tunnel nach außen zu führen. Außerdem sollten Bakterienfilter zwischen Katheteransatz und Infusionssystem geschaltet werden.

Durchführung und Überwachung der parenteralen Ernährung

Für das praktische Vorgehen und die Überwachung bei der parenteralen Ernährung gelten im Wesentlichen die gleichen Grundsätze wie beim Erwachsenen (▶ Kap. 49).

- **Praktisches Vorgehen**
- Strenge Asepsis beim Einführen der Kanülen bzw. Katheter und bei der Katheterpflege. Das Infektionsrisiko für Katheter liegt bei 5–10 % (Sepsisgefahr!).
- Ansetzen der Infusionslösungen in steriler Luft; Vorschalten eines Bakterienfilters in das Infusionssystem.
- Vor Beginn der parenteralen Ernährung Ausgangslaborstatus erheben: Blutbild, Serumelektrolyte, Blutgase und Säure-Basen-Parameter, Gesamteiweiß, Bilirubin, Serumosmolarität, Glukose, Triglyzeride und Cholesterin, Thrombozytenzahl, Urinstatus. Kontrolle dieser Parameter in 1- bis 2-tägigen Abständen während der parenteralen Ernährung.
- Beginn der parenteralen Zufuhr zunächst in reduzierter Dosis, um die Anpassung der Insulinsekretion und Lipolyse zu gewährleisten; danach allmähliche Steigerung. Zu hohe Zufuhr führt zu Hyperglykämie mit osmotischer Diurese sowie Hyperlipämie.
- Klinische Überwachung: Körpergewicht, Bilanz der Ein- und Ausfuhr, Fontanellenniveau, Turgor der Haut, Feuchtigkeit der Schleimhäute.
- Zufuhr von Fettemulsionen aus einem separaten Infusionsbeutel; keine Mischung mit Aminosäuren- und Glukoselösungen. Keine Zufuhr von Fett bei Schock, Azidose, Hypoxie, Hyperglykämie, Thrombozytopenie.
- Sorgfältige Infektionsprophylaxe und -überwachung; aseptisches Vorgehen: Einmalmaterial, 2-mal/Tag Wechsel von Infusionssystemen und Infusionsbeuteln, steriles Abdecken der Katheterpforte, Handschuhe, regelmäßige Blutkulturen und Leukozytenkontrolle.

70.7 Beatmung von Neugeborenen und Kleinkindern

Die Beatmung von Neugeborenen und Kleinkindern unterscheidet sich naturgemäß aufgrund der anderen Atemphysiologie von der des Erwachsenen (▶ Kap. 62). Dies gilt besonders für die viel höhere Atemfrequenz und das erheblich geringere Atemzugvolumen, die entsprechend konstruierte Beatmungsgeräte erfordern.

70.7.1 Indikationen für die Beatmung

Die wichtigste Indikation zur maschinellen Beatmung ist (wie beim Erwachsenen) die **respiratorische Insuffizienz** (▶ Kap. 62), die allerdings nicht ganz scharf definiert ist.

> Für praktische Zwecke wird die respiratorische Insuffizienz häufig in folgender Weise charakterisiert:
> - Arterieller pO_2 < 50 mmHg bei Spontanatmung mit einer inspiratorischen O_2-Konzentration von 60–100 %
> - Arterieller pCO_2 > 60–65 mmHg und anhaltende Azidose unter Spontanatmung

Beim **Früh- und Neugeborenen** wird, aufgrund wirksamer nichtinvasiver Beatmungsformen (NIV), die Indikation für eine Intubation zunehmend restriktiver gestellt.

Durch frühen Einsatz einer nichtinvasiven Atemunterstützung (z. B. nCPAP, nIPPV) kann bei Früh- und Reifgeborenen die maschinelle Beatmung oft vermieden werden. Der in den letzten Jahren zunehmende Einsatz von CPAP als nichtinvasive Atemunterstützung bereits im Kreißsaal ist bei spontan atmenden Frühgeborenen im Rahmen der Erstversorgung genauso effektiv wie die primäre Intubation. Bei erforderlicher Gabe von Surfactant werden zunehmend Techniken eingesetzt, die ohne Intubation und maschinelle Beatmung auskommen. Derartige Verfahren sind die „LISA" (Less Invasive Surfactant Application) und die „MIST" (Minimally Invasive Surfactant Therapy). Bei ihnen wird während der CPAP-Therapie der Surfactant über einen dünnen, endotracheal eingeführten Katheter unter erhaltener Spontanatmung appliziert.

Bei **Säuglingen und Kleinkindern** kann die Indikation zur Beatmung häufig nicht allein aufgrund der angegebenen Grenzwerte der Blutgase gestellt werden, vielmehr müssen die Grunderkrankung, die Atemarbeit, der Bewusstseinszustand und der klinische Gesamtzustand angemessen berücksichtigt werden.

Bei Kindern mit **zyanotischen Herzfehlern** sind arterielle pO_2-Werte von 30–40 mmHg keine Indikation zur Beatmung.

Die wichtigsten Ursachen für eine respiratorische Insuffizienz und damit eine Indikation für die Beatmung bei Neugeborenen und Kleinkindern sind Folgende:

Indikation für die maschinelle Beatmung

- **Früh- und Neugeborene:**
  - NIV-Versagen beim Atemnotsyndrom
  - Notfallintubation bei Versagen der Maskenbeatmung
  - Rezidivierende Apnoen
  - Angeborene Zwerchfellhernie
  - Verlängerte kardiopulmonale Reanimation
  - Mekoniumaspiration
  - Postasphyxiesyndrom
  - Pneumonie
  - Nach chirurgischen Eingriffen (abdominale Missbildungen)
- **Säuglinge und Kleinkinder:**
  - Atemwegsobstruktion (z. B. Trachealstenose, Laryngotracheitis, Epiglottitis)

Tab. 70.7 Normalwerte für arterielle Blutgase und pH-Wert

	pH	p_aO_2 (mmHg)	p_aCO_2 (mmHg)
Neugeborenes	7,40	80	33
Säugling	7,44	67	33
Kleinkind	7,39	95	37
Erwachsener	7,40	90	40

- Bronchopneumonien
- Dekompensierte angeborene Herzfehler
- Status asthmaticus
- Große chirurgische Eingriffe (Herz, Abdomen)

70.7.2 Endotracheale Intubation

Für die maschinelle Beatmung ist die endotracheale Intubation erforderlich. Hierbei wird die nasotracheale Intubation der risiko- und komplikationsreicheren Tracheotomie vorgezogen. Einzelheiten zur Wahl des Tubus und der Technik der endotrachealen Intubation: ► Kap. 8.

> Die Vorteile der nasotrachealen gegenüber der oralen Intubation sind
> - bessere Tolerierung,
> - freier Mund und wenig behinderter Schluckvorgang,
> - sicherere Fixierungsmöglichkeit.

Zur Absaugen und Pflege der Atemwege s. ► Kap. 61.

70.7.3 Wahl des Beatmungsgeräts

Für die Beatmung von Neugeborenen und Kleinkindern sind spezielle Beatmungsgeräte erforderlich.

70.7.4 Einstellung des Beatmungsgeräts

Die „richtige", individuell angepasste Einstellung des Beatmungsgeräts erfordert Erfahrung und Geduld.

■ Atemminutenvolumen
Das Atemminutenvolumen wird normalerweise so gewählt, dass sich ausreichende arterielle Blutgaswerte für die Altersgruppe ergeben (**Tab. 70.7**).

Hierbei muss beachtet werden, dass für die kontrollierte Beatmung kranker Kinder ein wesentlich größeres Atemminutenvolumen eingestellt werden muss, als aufgrund der herkömmlichen Normalwerte zu erwarten wäre. Die wichtigsten Gründe hierfür sind

- kompressibles Volumen der Beatmungsschläuche,
- Lecks zwischen Tubus und Trachea,
- erhöhter Bedarf bei Anpassungsstörungen des Neugeborenen.

■ Atemzugvolumen
Um eine gute alveoläre Ventilation zu erreichen, sind bei Neugeborenen Tidalvolumen zwischen 4–7 ml/kg KG erforderlich (lungenprotektive Beatmung):
- Durch zu hohe Tidalvolumen kann es zur Überblähung der Lunge, zur Emphysembildung und zum Pneumothorax kommen.
- Zu niedrige Tidalvolumen führen zur ungenügenden Rekrutierung von Alveolen, zur Verschlechterung des pulmonalen Gasaustausches und zur Schädigung der Lunge

■ Atemfrequenz
Die meisten Intensivmediziner beatmen Neugeborene und Kleinkinder mit ihrer „Normalfrequenz" (**Tab. 70.8**). Durch kleinere Tidalvolumen und hohe Beatmungsfrequenzen wird die Lunge Neugeborener weniger geschädigt als bei niedrigen Beatmungsfrequenzen mit hohen Tidalvolumen. Durch die höheren Atemfrequenzen von Frühgeborenen kann durch Einstellung hoher Beatmungsfrequenzen am Respirator die Synchronisierung mit dem Gerät oft verbessert werden.

Tab. 70.8 Einstellung der Beatmungsfrequenz am Respirator („Normofrequenzbeatmung")

Alter	Beatmungsfrequenz/min
Frühgeborene	40–80
Reife Neugeborene	30–50
4 Monate	27
1 Jahr	24
3 Jahre	22
5 Jahre	20
8 Jahre	18
12 Jahre	16
15 Jahre	114

■ **Atemzeitverhältnis**

Am häufigsten wird ein Atemzeitverhältnis (I : E) von 1 : 2 angewandt. Manipulationen am Atemzeitverhältnis sollten nur erfolgen, wenn sich mit dem konventionellen Verhältnis keine Besserung des arteriellen pO_2 erreichen lässt.

■ **Inspiratorische Sauerstoffkonzentration**

Die inspiratorische O_2-Konzentration darf nur so hoch gewählt werden, dass bei Neugeborenen der arterielle pO_2 zwischen 60 und 80 mmHg liegt (Säuglinge und Kleinkinder: 70–100 mmHg). Eine zu hohe inspiratorische O_2-Konzentration schädigt das Lungengewebe, ein zu hoher arterieller pO_2 führt beim Frühgeborenen zu retrolentaler Fibroplasie, die bei schwerem Verlauf mit Erblindung einhergehen kann. Bei dieser Altersgruppe empfiehlt sich die Überwachung mit kontinuierlicher Pulsoxymetrie oder mit kontinuierlicher transkutaner pO_2-Messung.

■ **PEEP (positiver endexspiratorischer Druck)**

Die Indikationen für die Anwendung eines PEEP entsprechen denen der Erwachsenenbeatmung (▶ Kap. 62): Erhöhung der funktionellen Residualkapazität, Verminderung intrapulmonaler Rechts-links-Shunts mit nachfolgender Verbesserung des pulmonalen Gasaustauschs. Angewandt werden zumeist PEEP-Werte von 4–8(–10) cmH_2O. Änderungen sollten in Schritten von 1–2 cmH_2O erfolgen.

Assistierte und kontrollierte Beatmung

Neugeborene und Säuglinge werden am besten kontrolliert beatmet, wenn nötig unter Sedierung, um Unruhe und Gegenatmen zu vermeiden. Nur ausnahmsweise ist für die kontrollierte Beatmung eine Muskelrelaxierung erforderlich.

Assistierte Beatmung ist aufgrund technischer Mängel der Beatmungsgeräte bei Neugeborenen und Säuglingen nicht sinnvoll, kann jedoch bei älteren Kindern unter Umständen mit Vorteil eingesetzt werden.

SIMV/SIPPV

Technische Einzelheiten: ▶ Kap. 62.

Eine Beatmung mit intermittierend positivem Druck (SIPP) bzw. eine synchronisierte intermittierend mandatorische Ventilation (SIMV) in Kombination mit PEEP und Beatmungsformen mit Volumengarantie, z. B. Pressure Support Ventilation (PSV) + Volumengarantie, gehören zu den häufigsten Beatmungsformen in der pädiatrischen Intensivmedizin. Das Verfahren wird auch bei der Entwöhnung vom Respirator (Weaning) eingesetzt und so früh wie möglich begonnen.

CPAP (kontinuierlicher positiver Atemwegsdruck)

Durch CPAP (Einzelheiten: ▶ Kap. 62) kann vielen Säuglingen die maschinelle Beatmung erspart werden.

Daneben wird das Verfahren zur Entwöhnung vom Respirator eingesetzt. Die wichtigsten Indikationen sind

- Atemnotsyndrom,
- Mekoniumaspiration,
- Apnoesyndrom,
- respiratorische Insuffizienz nach Herzoperationen.

CPAP wird nicht nur in Verbindung mit einem Endotrachealtubus angewandt, sondern – unter Umgehung der endotrachealen Intubation – auch über Endotrachealtuben, die durch die Nase in den Rachen vorgeschoben werden, bis die Spitze unter dem weichen Gaumen erscheint. Kurze, in die Nase eingeführte Tuben („binasale Prongs") und dicht sitzende Gesichtsmasken werden ebenfalls eingesetzt. Die angewandten Überdrücke reichen bis zu 10 mbar. Gefahren: Überblähung des Magen-Darm-Trakts mit Luft und dadurch Verschlechterung des Zustands, Pneumothorax.

70.7.5 Kontrolle der Beatmung

Das Vorgehen entspricht im Wesentlichen dem der Erwachsenenbeatmung (▶ Kap. 62). Wichtigster Überwachungsparameter ist die arterielle Blutgasanalyse, die in regelmäßigen Abständen sowie 20–30 min nach jeder Neueinstellung des Beatmungsgeräts durchgeführt werden muss.

70.7.6 Entwöhnung von der Beatmung

Sie erfolgt gewöhnlich über SIPP/SIMV und/oder CPAP/ HFNC (Einzelheiten: ▶ Kap. 62). Die wichtigsten Kriterien zur Extubation sind folgende:

- F_iO_2: < 30–40 %, Beatmungsfrequenz: < 20–30/min, p_{insp}: < 14–16 cmH_2O und geeignete Blutgaswerte
- Normales Atemmuster ohne Tachypnoe, Einziehungen oder exzessive Atemarbeit
- Ausreichende Atemwegsschutzreflexe und Hustenmechanismen
- Keine größere Instabilität anderer Organe wie schwere Herzinsuffizienz, erhöhter intrakranieller Druck, wiederholte Krampfanfälle

■ **Praktisches Vorgehen**

- Gesamtes Instrumentarium zur Reintubation bereitstellen.
- Bei geplanter Extubation: mehrstündige Nahrungskarenz empfehlenswert, da Glottisreflex unter Umständen funktionsgestört und Aspirationsgefahr dadurch erhöht; restlichen Mageninhalt abziehen.
- Nach Extubation ebenfalls zunächst keine Nahrung zuführen.
- Unmittelbar vor der Extubation Luftwege sowie Mund und Rachen absaugen, danach Lunge mit

dem Atembeutel mehrfach blähen, Tubus unter voller Blähung rasch herausziehen.
- Sauerstoff über Maske oder Haube zuführen.
- Bei Stridor: Kortikosteroide, Anfeuchtung der Atemluft, ggf. Inhalationstherapie.

70.8 Atemstörungen beim Neugeborenen

Nachfolgend werden folgende für das Neugeborene typische Atemstörungen und deren Behandlung dargestellt:
- Apnoeanfälle
- Hyalines Membransyndrom (RDS = „respiratory distress syndrome", Atemnotsyndrom)
- Mekoniumaspiration
- Pneumothorax

Diese Erkrankungen führen zur respiratorischen Insuffizienz und gehen mit **charakteristischen Symptomen** einher, auf die bei der klinischen Überwachung besonders geachtet werden muss:
- Zyanose (jedoch schlecht wahrnehmbar bei Anämie)
- Blässe bei Anämie und/oder Herz-Kreislauf-Insuffizienz
- thorakale Einziehungen: Einwärtsbewegung des Brustbeins und der Rippen bei Inspiration; Zeichen verminderter Dehnbarkeit der Lunge (niedrige Compliance)
- Knorksen: Stöhnen bei der Exspiration („Stöhnatmung") durch Engstellung der Stimmritze; hierdurch Aufbau einer exspiratorischen Stenose mit verlängertem Exspirium als Reaktion auf Bronchiolenkollaps
- Tachypnoe: Anhaltende Erhöhung der Atemfrequenz auf > 60/min; gewöhnlich in Verbindung mit „Nasenflügeln"
- Cheyne-Stokes-Atmung: Periodische Atmung mit Apnoe bis zu 5 s, dabei keine Bradykardie oder Veränderungen der Säure-Basen-Parameter
- Apnoe: Atemstillstand mit einer Dauer von > 20 s mit Abfall des arteriellen bzw. transkutanen pO_2, Bradykardie und Zyanose
- Schnappatmung, mit Bradykardie und Reflexlosigkeit einhergehend

70.8.1 Apnoeanfälle

Definition

Die **Apnoe** ist eine Atempause von mehr als 20 s oder eine Atempause von weniger als 20 s, die mit Bradykardie (Abfall der Herzfrequenz < 80/min oder um mehr als 1/3 des Ausgangswerts) und Abfall der s_aO_2- auf < 80 % für mindestens 4 s einhergeht.

Sie kann bei schweren Formen zum Tod des Kindes führen. Betroffen sind v. a. Frühgeborene mit einem Gewicht < 1000 g und einem Gestationsalter < 30 Wochen. Die Apnoen treten zwischen dem 2.–3. Lebenstag und der 2. Lebenswoche auf. Eine organische Ursache des Apnoesyndroms ist nicht nachweisbar, jedoch müssen die Anfälle von Apnoen im Zusammenhang mit anderen Erkrankungen unterschieden werden.

Überwachung und Behandlung
Gefährdete Kinder bedürfen einer besonders sorgfältigen klinischen und apparativen Überwachung der Atemfunktion: Atem- und EKG-Monitor, transkutane pO_2-Messung.

Die überwiegende Mehrzahl der Apnoeanfälle kann durch äußere Stimulation (sanftes Anstoßen, leichtes Kneifen) unterbrochen werden. Differenzierte Maßnahmen sind folgende:
- Zentrale Apnoen: atemstimulierende Medikamente wie Koffeinzitrat (Medikament der Wahl), Theophyllin, Doxapram,
- Obstruktive Apnoen: Nasen-CPAP,
- Gemischte Apnoen: Nasen-CPAP, Koffeinzitrat
- Es kann mit zusätzlicher O_2 Zufuhr versucht werden, O_2 Werte im oberen Sättigungszielbereich zu erreichen. Überlegung hierbei ist, dass die hypoxische Atemdepression, die zum Auftreten der Apnoen beiträgt, schon unterhalb eines p_aO_2 von 55 bis 60 mmHg einsetzt. Es ist aber zu beachten, dass ab einem p_aO_2 von 80 mmHg das Retinopathierisiko signifikant ansteigt.

Bei Versagen dieser Maßnahmen muss maschinell beatmet werden.

70.8.2 Atemnotsyndrom Frühgeborener (hyalines Membransyndrom, RDS)

Das Atemnotsyndrom gehört zu den wichtigsten Ursachen der Frühgeborenensterblichkeit. Etwa 1 % aller Neugeborenen erkranken am RDS, bei Frühgeborenen unterhalb der 30. SSW bis zu 60 %.

Krankheitsentstehung
Eine zentrale Rolle spielt bei der Erkrankung ein **Mangel an Surfactant** in den Alveolen. Hierdurch nimmt die Oberflächenspannung so stark zu, dass die Alveolen kollabieren. Die Folgen sind eine Abnahme der Lungencompliance, alveoläre Hypoventilation, Störungen des Belüftungs-Durchblutungs-Verhältnisses und schließlich Hypoxie, später auch Hyperkapnie.

- **Lungenreife und Surfactant**
Ein voll funktionsfähiger Surfactant kann nur von reifen Lungen produziert werden. Die Lungenreifung ist

gewöhnlich nach der 35.–36. SSW abgeschlossen, sodass bei einer Geburt vor dieser Zeit mit einem Mangel an Surfactant gerechnet werden muss. Der Grad der Lungenreife kann durch Amniozentese mit Entnahme von Fruchtwasser und anschließender quantitativer und qualitativer Bestimmung des Surfactant festgestellt werden. Durch Behandlung der Schwangeren mit *Kortikosteroiden* 24–48 h vor der (geplanten) Geburt kann bei drohender Frühgeburt die Lungenreife beschleunigt und damit die Häufigkeit und der Schweregrad des hyalinen Membransyndroms vermindert werden.

Durch Instillation von *Surfactant* in die Lunge des Neugeborenen kann die Lungenfunktion bei zahlreichen Kindern ganz wesentlich gebessert werden Die Lavage mit Surfactant ist auch bei älteren Kindern möglich.

Klinisches Bild und Diagnose

Die Diagnose des Atemnotsyndroms wird klinisch und röntgenologisch gestellt.

- **Klinische Zeichen**
- Tachypnoe > 60/min
- Nasenflügeln
- Exspiratorisches Stöhnen („Knorksen")
- Sternale, juguläre und interkostale Einziehungen
- Abgeschwächtes Atemgeräusch
- Blass-graues Hautkolorit, evtl. Zyanose (bei ungenügender Behandlung)

- **Thoraxröntgenbild**
Netzförmige Zeichnung der Lunge, milchglasartige Trübung, verminderter Luftgehalt, bronchiale Zeichnung bis in die Peripherie. Diese Zeichen entstehen durch diffuse Atelektasen.

- **Verlauf**
Innerhalb der ersten 48–72 h nach der Geburt verschlimmert sich die Erkrankung zunächst, jedoch tritt bei unkompliziertem Verlauf in den nachfolgenden Tagen eine Besserung ein. Schwere Verläufe sind durch zahlreiche Komplikationen gekennzeichnet, die oft Folge der Behandlung, insbesondere der Respiratortherapie sind, z. B. pulmonales interstitielles Emphysem, Pneumothorax, Pneumomediastinum, Pneumoperikard, Pneumoperitoneum, pulmonale O_2-Toxizität, Herzinsuffizienz durch einen offenen Ductus Botalli.

Behandlung

Das Atemnotsyndrom wird kausal und symptomatisch behandelt. Grundsätzlich sollte nur das unabdingbar Notwendige getan werden, um das Frühgeborene nicht zusätzlich zu belasten.

Zunächst wird versucht, durch die Anwendung eines kontinuierlich positiven Atemwegsdrucks, z. B. mit binasalem CPAP, einen konstant positiven Druck in den Atemwegen zu erreichen. Hierdurch soll einem Kollaps der terminalen Sakkuli gegen Exspirationsende entgegengewirkt und daraus resultierend eine Abnahme der funktionellen Residualkapazität verhindert werden. Besteht unmittelbar postnatal jedoch primär ein respiratorisches Versagen oder zeigt sich die CPAP-Therapie nicht erfolgreich, ergibt sich die Indikation zur Intubation und maschinellen Beatmung und ggf. Surfactanttherapie.

Surfactantsubstitution

Im Hinblick auf den Zeitpunkt einer Therapie mit Surfactant wird unterschieden zwischen einer prophylaktischen bzw. frühen Behandlung (innerhalb der ersten 60 min nach Geburt) und einer Interventionsbehandlung (sog. „Rescue-Behandlung"), die mehr als 1–2 h nach Geburt bei klinischen und/oder radiologischen Zeichen eines RDS erfolgt. Das Surfactantpräparat wird tracheal instilliert und breitet sich dann über das Bronchialsystem in den Alveolen aus. Hiernach bessern sich die Oxygenierung und die Beatmungssituation.

Aktuell wird eine frühe Behandlung besonders für Frühgeborene < 27. SSW ohne vorgeburtliche Kortikoidgabe empfohlen. Eine Interventionsbehandlung ist bei Frühgeborenen zwischen der 27. und der 32. SSW und pränataler Kortikoidgabe im Hinblick auf die Behandlungsergebnisse gleichwertig zu einer frühen Behandlung. Des Weiteren wird eine Überbehandlung vermieden.

Nach den aktuellen europäischen Leitlinien wird die Grenze für eine Interventionsbehandlung in Abhängigkeit vom Gestationsalter definiert:
- Bei einem Gestationsalter ≤ 26. SSW und ab einer inspiratorischen O_2-Konzentration von 30 %
- Für Kinder > 26. SSW ab einer inspiratorischen O_2-Konzentration von 40 %

Respiratorische Therapie

Im Mittelpunkt steht die Behandlung der respiratorischen Insuffizienz, ergänzt durch die allgemeinen Maßnahmen der Neugeborenenintensivmedizin. Je nach Schweregrad werden 2 Verfahren angewandt: CPAP oder maschinelle Beatmung mit PEEP.

- **CPAP**
Ein kontinuierlicher positiver Atemwegsdrucks (▸ Kap. 62) eröffnet die kollabierten Alveolen, erhöht die funktionelle Residualkapazität und verbessert nachfolgend den pulmonalen Gasaustausch. Eingesetzt werden Masken-, Nasen-, Rachen- oder Tubus-CPAP. Als *optimaler* CPAP wird der Atemwegsdruck bezeichnet, bei dem ein normaler arterieller pO_2 bei geringster Beeinträchtigung der Herz-Kreislauf-Funktion und niedrigen inspiratorischen O_2-Konzentrationen erreicht wird. Am günstigsten scheinen insgesamt die nasalen CPAP-Vorrichtungen zu sein. Hierbei empfiehlt sich das Einführen einer Magensonde zum Entweichen von in den Magen gelangter Luft.

70

Praktisches Vorgehen
- Nasentuben einführen und Flow auf das 3-Fache des Atemminutenvolumens einstellen (ca. 3–5 l/min).
- Druck auf 2 mbar einstellen und schrittweise erhöhen, bis „optimale" Werte erreicht werden; dieser Bereich liegt gewöhnlich zwischen 4 und 6 mbar.
- Das Verstopfen der Nasentuben muss unbedingt vermieden werden. Täglicher Wechsel ist empfehlenswert.

Maschinelle Beatmung mit PEEP
Sie wird angewandt, wenn sich die arteriellen Blutgase oder der klinische Zustand verschlechtern. Eine Indikation zur Beatmung ist z. B. folgende Konstellation:
- $p_aO_2 < 50$ mmHg bei 100 % Sauerstoff und CPAP von 10 mbar
- $p_aCO_2 > 55$–60 mmHg

Die Entwöhnung von der maschinellen Beatmung kann sehr schwierig sein.

Komplikationen
Das Atemnotsyndrom ist häufig mit Komplikationen verbunden, deren Ursachen zum Teil unbekannt sind oder die durch die eingesetzten Behandlungsmaßnahmen selbst, v. a. die Atem- und Beatmungstherapie, hervorgerufen werden.

Pneumothorax, Pneumomediastinum, Pneumoperikard und Pneumoperitoneum
Dies sind typische Komplikationen der maschinellen Beatmung mit PEEP, nicht hingegen der Anwendung von CPAP. Die Häufigkeit wird mit 14–33 % für beatmete Kinder angegeben, hingegen mit 5 % für CPAP oder supplementierende O_2-Zufuhr.

Beim Pneumothorax kann die Lunge wegen ihrer großen Steifheit häufig nicht kollabieren, sodass die Diagnose erst durch ein Thoraxröntgenbild gestellt wird.

Bronchopulmonale Dysplasie
Dieser Zustand mit interstitieller Fibrose und alveolärer Überblähung ist ebenfalls eine häufige Komplikation der maschinellen Beatmung mit PEEP beim Atemnotsyndrom.

Atelektasen
Sie treten besonders häufig nach der Extubation auf, wenn die Kinder ihr Sekret nicht ausreichend mobilisieren können. Sehr häufig ist hiervon der rechte Oberlappen betroffen.

Pneumonien
Sie können ebenfalls beim RDS auftreten, häufig verursacht durch β-hämolysierende Streptokokken.

Persistierender fetaler Kreislauf
Es bestehen ein Rechts-links-Shunt über den Ductus arteriosus Botalli, zum Teil auch über das Foramen ovale und eine pulmonalarterielle Hypertonie, durch die der weitere Verlauf des Atemnotsyndroms ungünstig beeinflusst werden kann.

Offener Ductus arteriosus (Botalli)
Er tritt besonders häufig bei Frühgeborenen, v. a. solchen mit RDS auf. Die Wiedereröffnung eines bereits funktionell verschlossenen Ductus arteriosus kann zu einer akuten Verschlechterung des klinischen Zustands mit Bradykardie, Apnoephasen und Hypoxie, Hyperkapnie und Azidose führen.

Behandlung: Bei einem hämodynamisch wirksamen Ductus arteriosus erfolgt zunächst ein medikamentöser Verschluss des Ductus arteriosus mit Prostaglandinsynthesehemmern (Indometacin, Ibuprofen). Auch die Anwendung vor Paracetamol hat sich hierbei in einigen Untersuchung als wirksam gezeigt. Wenn diese Maßnahmen erfolglos sind und der klinische Zustand weiter schlecht ist, erfolgt die chirurgische Ligatur des Ductus arteriosus. Dagegen wird bei offenem Ductus arteriosus ohne hämodynamische Wirkung derzeit ein abwartendes Verhalten empfohlen, weil sich dieser im weiteren Verlauf immer noch spontan verschließen kann.

Intrakranielle Blutungen
Ebenfalls eine häufige Komplikation des RDS! Die genaue Ursache ist nicht bekannt; es werden zahlreiche Faktoren angeschuldigt.

Retrolentale Fibroplasie (Retinopathia praematurorum)
Dies ist eine Neubildung von Netzhautgefäßen mit Blutungen, evtl. auch Netzhautablösung, die zur Erblindung führen kann. Von einer behandlungspflichtigen ROP („retinopathy of prematurity") betroffen sind ca. 4–8 % aller Frühgeborenen < 1250 g Geburtsgewicht und 14–16 % aller vor der 28. SSW geborenen Kinder.

Die ROP ist multifaktoriell bedingt. Zusätzlich zur Frühgeburtlichkeit gibt es mehrere klinische Risikofaktoren. Ein Schwellenwert für die O_2-Toxizität ist nicht bekannt. Die alleinige Menge des applizierten Sauerstoffs ist nicht entscheidend, vielmehr spielen auch Schwankungen der arteriellen Oxygenierung, Apnoeanfälle und die Dauer der O_2-Zufuhr eine Rolle. Ebenfalls in Zusammenhang mit ROP stehen Wachstumsrestriktion und unzureichendes postnatales Wachstum sowie perinatale Infektionen. Des Weiteren begünstigen Anämie, Bluttransfusionen, metabolische Azidose und Veränderungen der zerebralen Durchblutung die Entwicklung einer ROP.

Bei einem Großteil der betroffenen Kinder bildet sich die Fibroplasie zurück. Je nach betroffenem Netzhautareal und Stadium der Erkrankung kann aber auch eine Koagulationsbehandlung mit Laser erforderlich sein. Als zum jetzigen Zeitpunkt noch Off-Label-Verfahren kann auch eine intravitreale Applikation von vaskulären endothelialen Wachstumsfaktorinhibitoren (VEGF-

Inhibitoren), z. B. Bevacizumab, erfolgen. Bei schweren Formen der ROP kann es im Verlauf zu Blindheit oder erheblichen Sehstörungen kommen.

> ❯ Aus Vorsichtsgründen sollte die inspiratorische O_2-Konzentration nur so hoch gewählt werden, dass der arterielle pO_2 auf maximal 80 mmHg ansteigt bzw. die pulsoxymetrisch gemessene Sättigung nicht über 95 % liegt. Die O_2-Zufuhr kann mit einer transkutanen O_2-Elektrode oder pulsoxymetrisch überwacht werden. Regelmäßige ophthalmologische Kontrollen erfolgen ab der 6. postnatalen Woche, aber nicht vor einem postmenstruellen Alter von 31 Wochen.

■ **Subglottische Stenose**
Sie kann nach Langzeitbeatmung entstehen (▸ Kap. 61). Prävention: atraumatische Intubation, Verwendung nicht zu großer Tuben ohne Blockmanschette.

70.8.3 Pneumothorax

Ursachen
Der Pneumothorax kann spontan (1–2 % der Neugeborenen) oder als Komplikation der Beatmungstherapie (bis zu 33 %) entstehen. Begünstigende Faktoren sind u. a. Atemnotsyndrom, Mekoniumaspiration, Lungenhypoplasie, Lungenzysten.

Klinisches Bild
Häufig manifestiert sich der Pneumothorax als akute respiratorische Insuffizienz, die mit folgenden Zeichen einhergeht:
- Flache Atmung
- Thorax in Inspirationsstellung
- Zyanose
- Abgeschwächtes Atemgeräusch
- Hypersonorer Klopfschall

Beim Spannungspneumothorax entwickeln sich eine schwere Herz-Kreislauf-Insuffizienz mit Bradykardie und Blutdruckabfall, eine respiratorische Verschlechterung mit Hypoxämie sowie eine Vorwölbung des Abdomens durch Tiefertreten des Zwerchfells.

Diagnose
Transillumination des Thorax mit einer Kaltlichtlampe: bei Pneumothorax Aufleuchten über der gesamten betroffenen Thoraxseite, außerdem Thoraxröntgenbild.

Therapie
Bei unkompliziertem Pneumothorax kann zumeist abgewartet werden, während ein Spannungspneumothorax sofort entlastet werden muss. Wird das Kind beatmet, muss auch ein einfacher Pneumothorax drainiert werden.

70.8.4 Mekoniumaspiration

Einzelheiten des Vorgehens: ▸ Kap. 23. Die Behandlung muss sofort nach der Geburt beginnen, um einen tödlichen Verlauf zu verhindern.

70.9 Icterus gravis und Morbus haemolyticus neonatorum

┌─ **Definition** ─────────────────────
│ Ein Anstieg des indirekten, unkonjugierten Bilirubins im Blut auf Konzentrationen zwischen 4–5 mg/dl führt zu sichtbarer Gelbfärbung (**Ikterus**) der Haut, beginnend an den Skleren und weiter fortschreitend an Kopf und Stamm.
│ Bei **Hyperbilirubinämie** liegen, im Gegensatz zum physiologischen Ikterus, Serumkonzentrationen des unkonjugierten Bilirubins vor, die zu einer Schädigung des Gehirns (Bilirubinenzephalopathie) führen können.
└──────────────────────────────────────

Je nach Schwere und dem Zeitpunkt des Auftretens werden folgende Ikterusformen unterschieden:
- **Icterus praecox:** Gesamtbilirubinwerte > 7 mg/dl in den ersten 24 Lebensstunden
- **Icterus gravis:** Gesamtbilirubinwerte > 17 mg/dl bei gestillten Reifgeborenen
- **Icterus prolongatus:** Auftreten nach dem 10. Lebenstag

Häufigste Ursache für einen Icterus praecox ist entweder eine pathologische Hämolyse aufgrund von Blutgruppenunverträglichkeit zwischen Kind und Mutter oder eine hämolytische Anämie (z. B. Glukose-6-Phosphatdehydrogenase-Mangel). Eine symptomatische Hyperbilirubinämie kann aber auch im Rahmen einer Allgemeinerkrankung (z. B. Sepsis) auftreten und muss dann weiter diagnostisch abgeklärt werden.

70.9.1 Bilirubinenzephalopathie

Pathophysiologie
Normalerweise wird das aus dem Abbau von Hämoglobin entstehende freie (indirekte) Bilirubin im Blut an Albumin gebunden, zur Leber transportiert und dort in eine ausscheidungsfähige Verbindung umgewandelt (konjugiert). Hierbei entsteht direktes (konjugiertes) Bilirubin, das mit der Galle in den Darm ausgeschieden wird.

Freies, nicht an Albumin gebundenes Bilirubin ist für Früh- und Neugeborene eine *toxische* Substanz, die bei pathologisch erhöhten Serumwerten in das Gehirn eindringt und dort eine sog. „Bilirubinenzephalopathie"

70

hervorruft. Da sich das freie Bilirubin besonders in den basalen Kernarealen des Gehirns anlagert und zu einer sichtbaren Gelbfärbung dieser Kerne führt, wird die Erkrankung auch als **„Kernikterus"** bezeichnet. Der Kernikterus wird durch Faktoren, die eine Bindung des Bilirubins an Albumin beeinträchtigen, begünstigt; hierzu gehören

- Azidose und Hypoxie,
- Verdrängung des Bilirubins aus der Albuminbindung durch Arzneimittel, z. B. Analgetika wie Salicylsäure, einige Sulfonamide, gallegängige Röntgenkontrastmittel.

Klinisches Bild

Die typischen Zeichen der Bilirubinenzephalopathie bzw. des Kernikterus beim Neugeborenen sind

- Trinkschwäche,
- schrilles (zerebrales) Schreien,
- Übererregbarkeit,
- Somnolenz,
- Hypertonus und Opisthotonus, schwere Muskelrigidität, Krämpfe,
- bei Überleben: zerebrale Lähmung mit Athetose (Bewegungsstörung), Schwerhörigkeit, Blicklähmung und Zahndysplasie.

70.9.2 Morbus haemolyticus neonatorum

Definition

Morbus haemolyticus neonatorum: Bereits beim Fetus beginnende hämolytische Erkrankung aufgrund einer Unverträglichkeit der Blutgruppensysteme von Kind und Mutter. Hierbei wird die Mutter gegen Blutgruppenbestandteile des Fetus sensibilisiert und reagiert mit der Bildung von Antikörpern. Diese Antikörper passieren die Plazenta und schädigen den Fetus bzw. führen zum Morbus haemolyticus des Neugeborenen.

Pathophysiologie

Unverträglichkeit des Rh- und des AB0-Systems sind in 95 % der Fälle die Ursache; deutlich seltener sind die Merkmale anderer Blutgruppensysteme (MNS, Kell, Duffy, Kidd) beteiligt. Bei der **Rh-Inkompatibilität** ist die Mutter Rh-negativ, der Fetus hingegen Rh-positiv. Die Rh-positiven Erythrozyten des Fetus bewirken die Bildung von mütterlichen Rh-Antikörpern, die gewöhnlich erst im Verlauf der nächsten Schwangerschaft über die Plazenta in den fetalen Kreislauf gelangen und die Erythrozyten schädigen.

Bei der **AB0-Inkompatibilität** besteht am häufigsten folgende Blutgruppenkonstellation:

- Mutter: 0, Fetus: A
- Mutter: 0, Fetus: B

Weniger als 1 % aller Neugeborenen erkranken an einer AB0-Inkompatibilität, obwohl die entsprechende Konstellation bei etwa 14 % aller Schwangeren auftritt. Die Bildung von Anti-A oder Anti-B erfolgt bereits in der ersten Schwangerschaft.

Klinisches Bild

Die Erkrankung ist, je nach Schweregrad, in folgender Weise gekennzeichnet:

- Intrauterin: Bei Rh-Sensibilisierung reicht die Ausprägung der Erkrankung vom Antikörpernachweis ohne klinische Symptome bis hin zum intrauterinen Fruchttod durch schwere hämolytische Anämie und Hydrops fetalis.
- Bei der AB0-Inkompatibilität ist das Hauptsymptom der Ikterus mit ungewöhnlich hohen Bilirubinwerten in der 1. Lebenswoche (Icterus gravis).

Therapie

Die Behandlung des Icterus gravis und des Morbus haemolyticus neonatorum hängt v. a. von der Höhe der Bilirubinkonzentration im Serum und dem Ausmaß der Hämolyse ab. Wichtigstes Behandlungsziel ist die Verhinderung einer **Bilirubinenzephalopathie**.

- **Fototherapie**

Beim Morbus haemolyticus neonatorum bzw. Icterus gravis wird durch Bestrahlung des Früh- oder Neugeborenen mit Licht einer Wellenlänge von 450–460 nm das Bilirubin wasserlöslich und kann (ohne Konjugation) mit der Galle und dem Urin ausgeschieden werden. Hierdurch sinkt der Bilirubinspiegel im Serum ab!

Begonnen wird mit der Fototherapie, wenn der Bilirubinspiegel folgende Werte im Serum erreicht hat:

- Reife Neugeborene (ohne Hämolysezeichen) ab einem Lebensalter > 72 h: 20 mg/dl.
- Bei Gestationsalter < 38 Wochen gilt: aktuelles Gestationsalter (in Wochen) − 20.
- Vor Erreichen eines Alters von 72 h wird die Fototherapiegrenze um jeweils 2 mg/dl pro 24 h gesenkt.
- Bei schwer kranken Neugeborenen, bei denen eine Hypalbuminämie in Verbindung mit einem Kapillarleck vorliegt, sollte eine Fototherapie bei Grenzwerten < 2 mg/dl der sonst gültigen Fototherapiegrenze erfolgen.
- Die untere Grenze für eine Fototherapie liegt bei 5 mg/dl.

- **Praktisches Vorgehen**

- Augenschutz, um Schäden der Netzhaut zu verhindern.
- Kontinuierliche oder intermittierende Fototherapie, Wechsel zwischen Bauch- und Rückenlage (2-stündiger Wechsel); bei sehr hohem Bilirubinwert: Einsatz mehrerer Strahler.
- Hyperthermie vermeiden, Kontrolle der Körpertemperatur.

- Spülen des Darms, um eine Resorption des in den Darm ausgeschiedenen Bilirubins zu verhindern.
- Ausreichend Flüssigkeit zuführen, um die Ausscheidung des Bilirubins zu fördern.
- Regelmäßige Kontrollen der Bilirubinkonzentration, bei Abfall Übergang auf intermittierende Bestrahlung.
- **Immunglobuline:** Bei Vorliegen einer Rh- oder AB0-Inkompatibilität kann durch die intravenöse Gabe von Immunglobulinen (0,5–1 g/kg KG) der Spitzenbilirubinwert und die Anzahl benötigter Austauschtransfusionen reduziert werden.

■ Austauschtransfusion

Nach der aktuellen GNPI-Leitlinie besteht eine Indikation für eine Austauschtransfusion ab einem Bilirubinspiegel, der mehr als 5 mg/dl über der vom Reifealter abhängigen Fototherapiegrenze liegt. Des Weiteren wird noch berücksichtigt, ob Risikofaktoren wie eine Rh-Inkompatibilität oder perinatale Asphyxie bestehen. Zum Beispiel liegt die Grenze für eine Austauschtransfusion bei einem Frühgeborenen in der 24. SSW bei Vorhandensein von Risikofaktoren bei 9 mg/dl und ohne Risikofaktoren bei 12 mg/dl. Durch die Austauschtransfusion sinkt der Bilirubinspiegel ab, während gleichzeitig die geschädigten Erythrozyten ersetzt und die ins Blut gelangten mütterlichen Antikörper beseitigt werden.

■ ■ Praktisches Vorgehen

- Für den Blutaustausch ist eine Spenderblutmenge erforderlich, die etwa dem 2- bis 3-Fachen des Blutvolumens des Kindes entspricht.
- Verwendet wird bei Rh-Inkompatibilität in jedem Fall ein Rh-negatives Erythrozytenkonzentrat. Bestehen Unsicherheiten hinsichtlich der Blutgruppe sollte die Blutgruppe 0 (CMV-negativ und bestrahlt) transfundiert werden.
- Die Zufuhr des Blutes erfolgt über einen Nabelvenen- oder zentralen Venenkatheter.
- Die Dauer der Austauschtransfusion darf 2–3 h nicht unterschreiten.
- Vor, während und nach dem Austausch müssen Kontrollen von Serumbilirubin, Elektrolyten, Blutbild, Blutglukose und Blutgasen erfolgen.

70.10 Störungen der Herz-Kreislauf-Funktion beim Neugeborenen

70.10.1 Angeborene Herzfehler

Störungen der Herz-Kreislauf-Funktion beruhen beim Neugeborenen v. a. auf angeborenen Herzfehlern

(► Kap. 26). Missbildungen des Herzens und der großen Gefäße gehören, neben der Unreife, zu den häufigsten Todesursachen beim Neugeborenen. Die wichtigsten Herzfehler sind

- Transposition der großen Gefäße, Fallot-Tetralogie (zyanotische Herzfehler),
- Pulmonalstenose,
- Aortenstenose, Aortenisthmusstenose,
- Ventrikelseptumdefekt, Vorhofseptumdefekt,
- persistierenden Ductus Botalli.

Klinisches Bild

Je nach zugrunde liegendem Herzfehler können folgende Zeichen auftreten:

- Zyanose bei Fehlern mit Rechts-links-Shunt
- Dyspnoe bei Blutüberfüllung der Lungen
- Stauung im Körperkreislauf mit Vergrößerung von Leber und Milz, evtl. Ödeme
- Erniedrigtes Herzzeitvolumen: niedriger Blutdruck, flacher, weicher Puls, leichte Zyanose
- Herzgeräusche
- Bei azyanotischen Herzfehlern: Blässe, Trinkschwäche, geringe Belastbarkeit, starke Gewichtszunahme von 80–100 g/Tag trotz Trinkschwäche, starkes Schwitzen beim Füttern, Ödeme

Diagnose

Als Screeningverfahren für angeborene Herzfehler bei klinisch zunächst unbeeinträchtigten Neugeborenen werden die Anamnese und die klinische Untersuchung durch das Pulsoxymetriescreening ergänzt. Hiermit können kritische Herzfehler nachgewiesen werden, bevor sie sich klinisch als kardiale Dekompensation manifestieren. Das Screening gehört daher seit 2017 zu den Voruntersuchungen (U-Untersuchungen).

Bei Auffälligkeiten erfolgt die weitere Diagnostik mit Echokardiografie, EKG, Röntgen-Thorax und Blutdruckmessung an allen 4 Extremitäten.

Die spezielle Behandlung richtet sich nach dem zugrunde liegenden Herzfehler (► Kap. 26); meist ist eine operative Korrektur, oft nach überbrückenden Palliativoperationen, erforderlich. Bei kritischen Herzfehlern, die unmittelbar nach der Geburt oder nach dem Verschluss der fetalen Shunts zur Kreislaufdekompensation führen, ist als eine der ersten Maßnahmen ein **Wiedereröffnen oder Offenhalten der fetalen Kreislaufverbindungen** (Ductus arteriosus) erforderlich. Dies kann mit kontinuierlicher intravenöser Zufuhr von Prostaglandinen erfolgen. In speziellen Fällen kann der Ductus arteriosus auch mit einem Stent offengehalten werden. Wird ein Shunt auf Vorhofebene benötigt, kann ein restriktives oder nur funktionell verschlossenes Foramen ovale durch eine Ballonatrioseptostomie (Rashkind-Manöver) vergrößert werden.

70.10.2 Herzinsuffizienz

Zeichen

Die wichtigsten Zeichen der Herzinsuffizienz beim Neugeborenen sind

- starke Gewichtszunahme trotz Trinkschwäche (Einlagerung von Flüssigkeit), Schwitzen beim Trinken, geringe Belastbarkeit,
- Tachypnoe > 60/min, Dyspnoe,
- Tachykardie mit weichem Puls,
- Lebervergrößerung,
- allgemeine Schlaffheit der Muskulatur,
- kalte Extremitäten,
- Bronchospastik,
- Ödeme, Oligurie/Anurie,
- Laktatazidose.

Therapie

Zu Beginn können die Symptome angeborener Herzfehlern nur diskret sein. Für die Behandlung der Herzinsuffizienz werden u. a. Diuretika (z. B. Furosemid), Nachlastsenker (z. B. ACE-Hemmer), β-Blocker (z. B. Propranolol) und ggf. Inotropika eingesetzt. Des Weiteren wird die Flüssigkeitszufuhr eingeschränkt.

70.10.3 Herzrhythmusstörungen

Häufigste Herzrhythmusstörungen beim Neugeborenen sind Extrasystolen, gefolgt von AV-Blockierungen und paroxysmalen supraventrikulären Tachykardien, während Vorhofflattern und -flimmern selten und ventrikuläre Tachykardien extrem selten auftreten. Die Behandlung erfolgt mit den gleichen Substanzen wie beim Erwachsenen.

70.11 Respiratorische Erkrankungen von Kleinkindern und Kindern

Nachfolgend werden ausgewählte respiratorische Erkrankungen von Säuglingen und Kindern beschrieben, die – bei entsprechendem Schweregrad – einer Intensivbehandlung bedürfen. Die Behandlung nach speziellen chirurgischen Eingriffen im Säuglings- und Kindesalter ist in den entsprechenden Kapiteln dargestellt.

70.11.1 Akute Laryngotracheobronchitis (Krupp)

> **Definition**
>
> Die **akute Laryngotracheobronchitis** (Krupp) ist eine viral bedingte Erkrankung der oberen Luftwege mit Irritabilität, Entzündung, Ödem und Obstruktion.

Die akute Laryngotracheobronchitis gehört zu den häufigsten Ursachen der lebensbedrohlichen Obstruktion der oberen Atemwege bei Kleinkindern und jungen Kindern. Die Sterblichkeit von stationär aufgenommenen Kindern mit Krupp beträgt etwa 1 %. Die endotracheale Intubation ist bei richtiger konservativer Behandlung nur sehr selten erforderlich.

Ursachen und Pathogenese

Der Krupp ist eine *Viruserkrankung!* Häufigste Erreger sind Parainfluenza, Myxo-, Adeno-, Influenza- und Rötelnviren.

Betroffen ist v. a. die Altersgruppe zwischen 6 Monaten und 3 Jahren, vermutlich weil während dieser Zeit eine besondere Anfälligkeit gegenüber Viren besteht. Jungen sind 2,5-mal häufiger betroffen als Mädchen.

Die Erkrankung ist durch eine zunehmende Entzündung und Schwellung der oberen Atemwege gekennzeichnet, die besonders im **subglottischen Bereich** (der engsten Stelle des kindlichen Kehlkopfes) rasch zu einer lebensbedrohlichen Behinderung der Atmung führen kann. Die Stenose im subglottischen Bereich erhöht den Atemwiderstand erheblich, sodass die Kinder eine vermehrte Atemarbeit leisten müssen, die rasch zur vollkommenen Erschöpfung führen kann.

❶ Hauptgefahr des akuten Krupp ist der Erstickungstod!

Bei schwerem und lang anhaltendem Krupp ist die Kraft für den Hustenmechanismus so stark beeinträchtigt, dass leicht Atelektasen oder Pneumonien auftreten.

Klinisches Bild und Diagnose

Dem Krupp geht ein Infekt der oberen Luftwege voran, danach treten folgende **typische Symptome** auf:

- Bellender Husten
- Inspiratorischer Stridor und Einziehungen im Halsbereich
- Atmung durch den Mund, Tachypnoe
- In fortgeschrittenen Stadien: Zyanose, Erregungszustand oder Somnolenz

❯ Inspiratorischer Stridor und Einziehungen während der Inspiration sind die Warnzeichen der Atemwegsobstruktion.

Differenzialdiagnostisch muss der Krupp v. a. von der **akuten Epiglottitis** (▶ Abschn. 70.11.2) abgegrenzt werden.

Therapie

Grundlage der Behandlung des Krupp-Syndroms ist die Zufuhr von **angefeuchtetem Sauerstoff**, um eine Hypoxie zu beseitigen oder zu verhindern. Außerdem ist eine ausreichende Flüssigkeitszufuhr erforderlich, zumal schwer erkrankte Kinder häufig dehydriert sind, weil sie keine Flüssigkeit mehr zu sich nehmen konnten. Antibiotika sind *nicht* indiziert, solange keine bakterielle Superinfektion hinzutritt.

Bei mittleren bis schweren Erkrankungen kann außerdem ein Vasokonstriktor inhaliert werden, um die Schleimhaut lokal abzuschwellen. Wenn nötig, wird die Inhalation in 1- bis 2-stündigen Abständen durchgeführt. Die weitere Therapie erfolgt mit Kortikosteroiden, z. B. mit Prednisolon-haltigen Zäpfchen.

Die *endotracheale Intubation* ist indiziert, wenn das Kind auf die oben angeführten Maßnahmen nicht ausreichend anspricht und sich eine Hypoxie und Hyperkapnie entwickeln. Um eine endotracheale Intubation zu vermeiden, kann auch versuchsweise CPAP angewendet werden.

Bei der Intubation muss jede Traumatisierung vermieden werden, damit das Ödem nicht zunimmt. Die Intubation kann am wachen (meist sedierten) Patienten erfolgen, oder aber unter Allgemeinnarkose (► Abschn. 70.11.2). Die meisten Kinder können nach Beseitigung der Atemwegsobstruktion durch den Endotrachealtubus spontan mit niedrigem CPAP atmen. Stark erschöpfte Kinder müssen vorübergehend maschinell beatmet werden. Die Extubation kann zumeist 1–2 Tage nach der Intubation erfolgen, z. B. in Allgemeinanästhesie und in Verbindung mit einer Tracheoskopie.

70.11.2 Akute Epiglottitis

Die akute Epiglottitis ist eine ausgeprägte Entzündung und Schwellung der Epiglottis und anderer Gewebe oberhalb der Stimmritze, die durch das Bakterium *Haemophilus influenzae* hervorgerufen wird.

❶ Die akute Epiglottitis führt rasch zu einer lebensbedrohlichen Verlegung der oberen Atemwege und muss daher umgehend von der akuten Laryngotracheobronchitis und anderen obstruktiven Atemwegserkrankungen abgegrenzt werden.

Die Erkrankung tritt v. a. in der Altersgruppe zwischen 2 und 6 Jahren auf, wird jedoch gelegentlich auch danach beobachtet. Seit Einführung der Impfung gegen den häufigsten Erreger, Hämophilus influenzae Typ B, ist das Krankheitsbild mittlerweile sehr selten geworden.

Klinisches Bild und Diagnose

Die Erkrankung entwickelt sich rasch, Symptome gehen meist nur wenige Stunden voran. Zunächst tritt hohes Fieber auf, gefolgt von starken Schmerzen beim Schlucken, sodass die Kinder die Nahrung verweigern und häufig den eigenen Speichel nicht mehr herunterschlucken. Danach entwickelt sich folgendes schweres Krankheitsbild:
- Inspiratorischer Stridor
- Toxisches, zyanotisches oder aschgraues Aussehen
- Aphonie (Stimmlosigkeit)
- Speicheln

In diesem Stadium kann sich jederzeit eine komplette Verlegung der Atemwege mit Herz-Kreislauf-Stillstand entwickeln.

Die Epiglottis ist hochrot und stark geschwollen, jedoch sollte im akuten Stadium wegen der **Erstickungsgefahr** keine Laryngoskopie beim wachen Kind durchgeführt werden.

Therapie

Die Behandlung muss so früh wie möglich einsetzen, da sich die Erkrankung mit tödlicher Geschwindigkeit, d. h. innerhalb von 6 h nach Beginn der Symptome, entwickeln kann!

- **Praktisches Vorgehen**
- Alle Kinder mit akuter Epiglottitis sollten wegen der großen Erstickungsgefahr umgehend **endotracheal intubiert** werden.
- Die Intubation erfolgt nasotracheal in Allgemeinnarkose, wenn möglich in Tracheotomiebereitschaft.
- Vorher wird das gesamte Instrumentarium einschließlich Narkosegerät bereitgestellt.
- Die Narkose wird gewöhnlich mit einem Inhalationsanästhetikum eingeleitet. Hierbei darf das Kind nicht gezwungen werden, sich hinzulegen; bewährt hat sich häufig die Einleitung auf dem Schoß der Mutter.
- Ein venöser Zugang sollte so früh wie möglich angelegt werden; oft ist dies allerdings erst nach der Narkoseeinleitung möglich, weil die Kinder sich zu sehr erregen und dadurch die Atemwegsobstruktion zunimmt.
- Sobald die Narkose ausreichend tief ist, wird eine (Video-)Laryngoskopie durchgeführt, um die Diagnose zu sichern.
- Danach erfolgt die endotracheale Intubation mit einem Tubus, dessen Größe eine Nummer unter der für das Alter sonst angemessenen Größe liegt. Wenn nötig wird ein noch kleinerer Tubus ausgewählt.
- Anschließend den Tubus absolut sicher fixieren, damit sich das Kind nach dem Erwachen nicht selbst extubiert. Abstrich von der Epiglottis entnehmen. Blutkultur anlegen, Antibiotikatherapie einleiten. Viele Kinder können 1–2 Tage nach der Intubation extubiert werden. Häufig wird laryngoskopisch unter Allgemeinnarkose kontrolliert, ob sich die Schwellung der Epiglottis zurückgebildet hat.
- Nach der Extubation: angefeuchteten Sauerstoff zuführen und die nächsten 1–2 Tage auf der Intensivstation überwachen.

70.12 Wiederbelebung von Kindern

Die grundlegenden Prinzipien der Wiederbelebung von Kindern ab dem 1. Lebensjahr unterscheiden sich nicht von denen der Erwachsenen. Der Herzstillstand bei Kindern beruht aber meistens auf einer primär *respiratorischen* Störung, die zunächst zum O_2-Mangel und dann innerhalb weniger Minuten zum (sekundären) Herzstillstand führt.

Die wichtigsten **4 Ursachen** eines reversiblen Herzstillstands bei Kindern werden unter den „**4 Hs**" zusammengefasst:

1. Hypoxie
2. Hypovolämie
3. Hyper-/Hypokaliämie
4. Hypothermie

Hinzu kommen folgende, als **HITS** bezeichnete Ursachen:

- **H**erzbeuteltamponade
- **I**ntoxikation
- **T**hrombose (koronar oder pulmonal)
- **S**pannungspneumothorax

Bei der Diagnostik des Herzstillstands sollte Folgendes beachtet werden: Auch professionelle Helfer können bei Kleinkindern und Kindern nicht zuverlässig innerhalb von 10 s feststellen, ob ein Puls fehlt oder vorhanden ist. Entscheidend ist daher der Gesamteindruck des Kindes.

> Die Pulsdiagnostik des Herzstillstands darf nicht länger als 10 s dauern. Sind keine Lebenszeichen vorhanden, wird sofort mit der Reanimation begonnen!

Für die Pulsdiagnostik sind folgende Arterien am ehesten geeignet:

- A. carotis: Kinder
- A. brachialis: Säuglinge
- A. femoralis: Kinder und Säuglinge

Die Basismaßnahmen der Kinderreanimation zeigt ■ Abb. 70.1.

■ **Beatmung von Säuglingen und Kleinkindern**
- Freimachen der Atemwege und Beatmung wie bei Erwachsenen (► Kap. 52).
- Bei der Beatmung ohne erweiterte Atemwegshilfe umschließt der Helfer mit seinem Mund jedoch *Nase und Mund* des Kindes. Die Atemstöße müssen vorsichtig dosiert werden. Die Frequenz beträgt etwa 20/min, das Verhältnis von Kompressionen zu Beatmung 15 : 2. Häufig bläht sich bei der Beatmung der Magen auf. Dann: Seitwärtslagerung von Kopf und Schultern, danach leichter Druck auf die Magengegend, damit die Luft entweichen kann.
- Bei Beatmung mit Atemwegshilfe (Tubus, Larynxmaske) wird alle 2–3 s beatmet, ohne die Herzkompressionen zu unterbrechen. Hieraus ergibt sich eine Beatmungsfrequenz von 20–30/min.

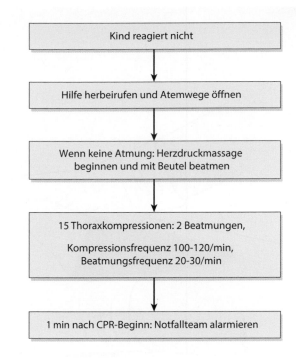

■ **Abb. 70.1   BLS beim Kind**

Der Flussdiagramm-Inhalt:
- Kind reagiert nicht
- Hilfe herbeirufen und Atemwege öffnen
- Wenn keine Atmung: Herzdruckmassage beginnen und mit Beutel beatmen
- 15 Thoraxkompressionen: 2 Beatmungen, Kompressionsfrequenz 100–120/min, Beatmungsfrequenz 20–30/min
- 1 min nach CPR-Beginn: Notfallteam alarmieren

■ **Herzkompression**
Bei allen Kindern wird die untere Hälfte des Sternums um mindestens 1/3 komprimiert bzw. um 4 cm beim Säugling und 5 cm beim Kind:

- Beim Säugling beide Daumen flach auf die untere Sternumhälfte legen; dabei zeigen die Daumenspitzen zum Kopf des Kindes. Die geschlossenen Finger umfassen den unteren Brustkorb. Mit den Daumen wird das Sternum jeweils um 4 cm heruntergedrückt (■ Abb. 70.2).
- Bei Kindern > 1 Jahr das Xiphoid aufsuchen und einen Handballen auf die untere Sternumhälfte legen. Das Sternum mit dem Handballen – bei angehobenen Fingern – um 5 cm eindrücken (■ Abb. 70.3). Bei älteren Kindern hierfür beide Hände einsetzen (■ Abb. 70.4).
- Für beide Altersgruppen beträgt die Kompressionsfrequenz 100–120/min.

■ **Erweiterte Reanimationsmaßnahmen**
Die fortgeschrittenen Maßnahmen entsprechen weitgehend denen für Erwachsene (■ Abb. 70.5).

■■ **Weiteres praktisches Vorgehen**
- Wenn noch nicht intubiert: Beutel-Maske-Beatmung, 20–30 Beatmungen/min.
- **Venenzugang**: periphere oder intraossäre (i. o.) Kanülierung, plasmaisotone Elektrolytlösung als erster Flüssigkeitsbolus.
- **Atemwege**: Guedel-Tuben nur bei Kindern ohne Würgereflex; bevorzugt *orale* endotracheale Intuba-

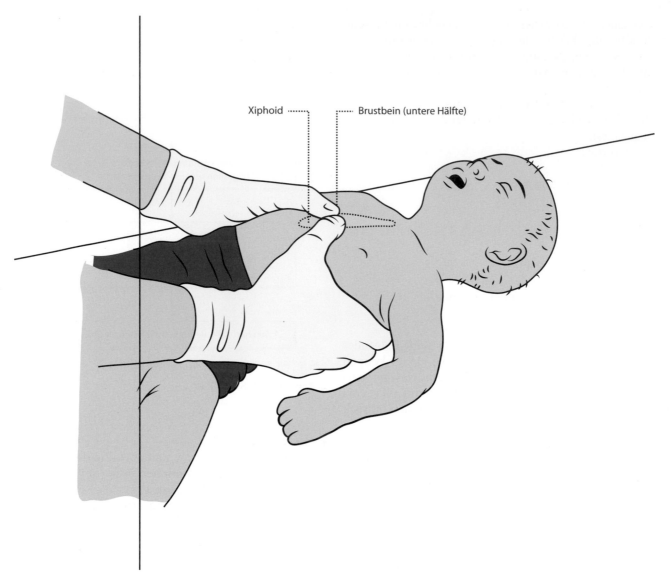

Xiphoid .... Brustbein (untere Hälfte)

◘ **Abb. 70.2   Herzkompression bei Kindern < 1 Jahr.** Die Kompression erfolgt in der unteren Sternumhälfte. (Aus: Maconochie et al., 2015; mit freundlicher Genehmigung des German Resuscitation Council [GRC] und Austrian Resuscitation Council [ARC] 2015)

tion mit gecufftem Tubus, möglichst unter direkter Sicht auf die Stimmbänder (Tubuslage zusätzlich mit Kapnometer kontrollieren). Wenn Intubation nicht möglich: Larynxmaske.

- **Reanimationsmedikamente**: wie beim Erwachsenen (▶ Kap. 52).
  - **Adrenalin** bei nicht defibrillierbaren Rhythmen so früh wie möglich: 0,01 mg/kg KG i. v. oder i. o., max. 1 mg (Konzentration 0,1 mg/ml) alle 3–5 min i. v.
  - **Amiodaron** 5 mg/kg i. v./i. o. bei refraktärem Kammerflimmern (KF) oder pulsloser ventrikulärer Tachykardie (pVT), kann bis zu 3-mal wiederholt gegeben werden.
  - **Lidocain**: 1 mg/kg Anfangsdosis, alternativ zu Amiodaron.
- **Defibrillation:**
  - Paddels *fest* andrücken: erforderliche Größen:
    - Säuglinge und Kleinkindern < 10 kg KG: 4,5 cm Durchmesser
    - Kinder > 10 kg KG: 8–12 cm Durchmesser
  - Angewandte Energiemenge: 1. Schock 4 J/kg, 2. Schock 4 J/kg, nachfolgende Schocks ≥ 4 J/kg, max. 10 J/kg oder Dosis wie für Erwachsene
- Reanimation mit Kapnografie kontrollieren.
- Nach 20-minütiger erfolgloser Reanimation: Abbruch der Maßnahmen erwägen.

70

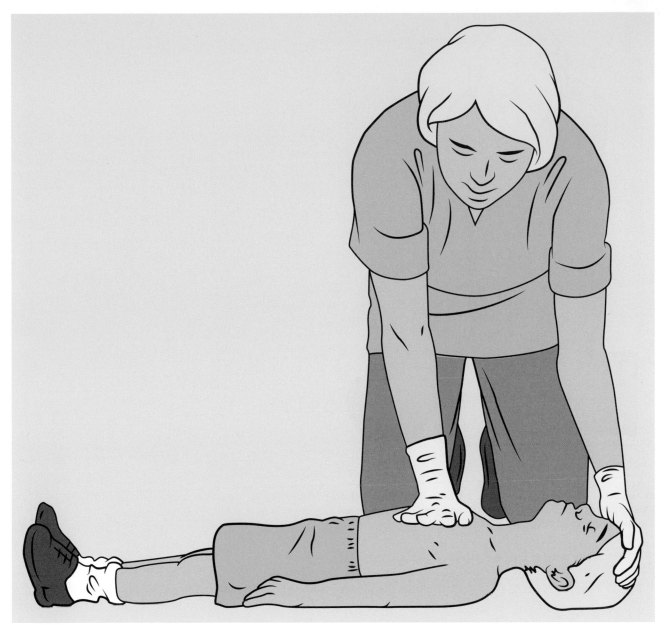

◨ **Abb. 70.3 Herzkompression beim Kind.** Kompression des unteren Sternumdrittels mit dem Handballen einer Hand. (Aus: Maconochie et al., 2015; mit freundlicher Genehmigung des European Resuscitation Council [ERC] 2015)

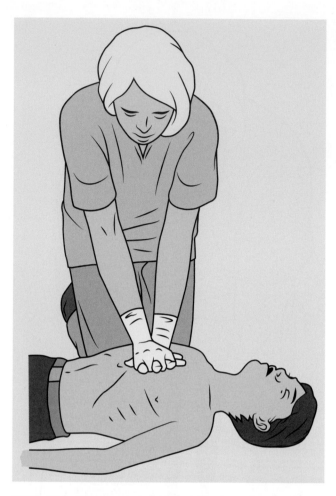

■ **Abb. 70.4 Thoraxkompression mit 2 Händen beim älteren Kind**. (Aus: Maconochie et al., 2015; mit freundlicher Genehmigung des European Resuscitation Council [ERC] 2015)

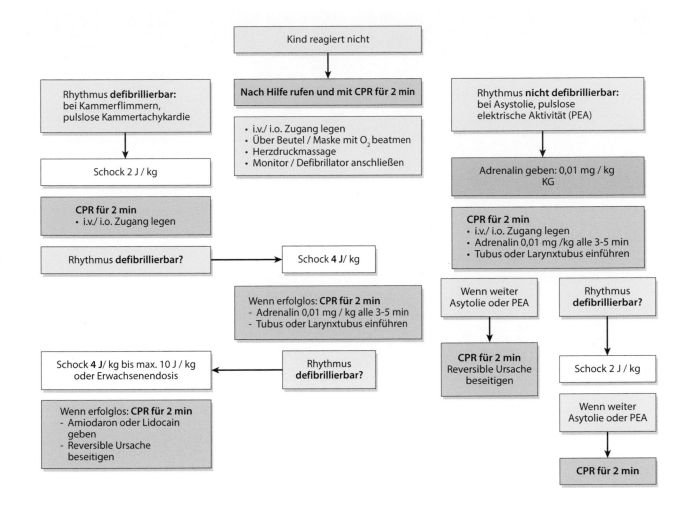

Abb. 70.5　ALS beim Kind. CPR = kardiopulmonale Reanimation

Nachschlagen und Weiterlesen

Ehlen M (2014) Klinikstandards für Neonatologie und pädiatrische Intensivmedizin. Thieme, Stuttgart

Genzel-Borowiczeny O, Roos R (2018) Checkliste Neonatologie, 6. Aufl. Thieme, Stuttgart

Hübler A, Jorch G (2019) Neonatologie: Die Medizin des Früh- und Reifgeborenen, 2. Aufl. Thieme, Stuttgart

Maconochie I, Bingham R, Eich C et al (2015) Lebensrettende Maßnahmen bei Kindern („paediatric life support"). Notfall Rettungsmed 18:932–963 (https://doi.org/10.1007/s10049-015-0095-8, Zugegriffen: 05. Februar 2021)

Maier RF, Obladen M (2017) Neugeborenenintensivmedizin, 9. Aufl. Springer, Berlin, Heidelberg, New York

Nicolai T (2014) Pädiatrische Notfall- und Intensivmedizin, 5. Aufl. Springer, Berlin, Heidelberg, New York

Teising D, Jipp D (2016) Neonatologische und pädiatrische Intensiv- und Anästhesiepflege, 6. Aufl. Springer, Berlin, Heidelberg, New York

Wigger D, Stange M (Hrsg) (2020) Medikamente in der Pädiatrie. Inklusive Neonatologie/Intensivmedizin, 6. Aufl. Urban & Fischer, München

Internet

Gesellschaft für Neonatologie und Pädiatrische Intensivmedizin e. V. (GNPI) Leitlinien zum rationalen ärztlichen Handeln in der Neonatologie und pädiatrischen Intensivmedizin. https://www.awmf.org/leitlinien/aktuelle-leitlinien/ll-liste/gesellschaft-fuer-neonatologie-und-paediatrische-intensivmedizin-gnpi.html. Zugegriffen: 5. Febr. 2021

GRC Reanimation (2021) Leitlinien kompakt. https://www.grc-org.de/

Polytrauma

Reinhard Larsen

Inhaltsverzeichnis

Unter Mitarbeit von T. Fink

© Der/die Herausgeber bzw. der/die Autor(en), exklusiv lizenziert durch Springer-Verlag GmbH, DE, ein Teil von Springer Nature 2021
R. Larsen, T. Fink, T. Müller-Wolff (Hrsg.), *Larsens Anästhesie und Intensivmedizin für die Fachpflege*,
https://doi.org/10.1007/978-3-662-63127-0_71

Zweite Operationsphase

Um den Zustand des Patienten zu stabilisieren, ist oft noch vor Beginn der eigentlichen Intensivtherapie die operative Versorgung bestimmter Verletzungen umgehend oder dringend erforderlich. Allerdings sollten diese Operationen nur mit geringen Blutverlusten einhergehen und so kurz wie möglich dauern, um weitere Schäden zu verhindern.

■ **Gefäßverletzungen**

Verletzungen von Blutgefäßen sind beim Polytrauma keine Seltenheit. Als typisch gelten

— Abrisse der A. oder V. subclavia bei Motorradfahrern,
— Verletzung der A. brachialis bei Humerusschaftfrakturen,
— Verletzung der A. poplitea bei Kniegelenkluxation,
— Verletzung der A. femoralis bei Femurfrakturen.

Da eine mehrstündige Unterbrechung der Durchblutung zu ischämischen Schäden der Gewebe im Versorgungsgebiet führt, muss die Durchblutung dringend operativ wiederhergestellt werden, entweder durch direkte Gefäßnaht oder durch ein Interponat.

■ **Verletzungen von Hohlorganen**

Darmrupturen, Blasenruptur, Nierenverletzungen usw. werden ebenfalls in dieser Phase operativ versorgt.

■ **Frakturversorgung**

■■ **Offene Frakturen**

Die unzureichende Versorgung offener Frakturen erhöht das Infektionsrisiko (posttraumatische Entzündung des Knochens) beträchtlich. Darum ist bereits in dieser Phase, auch bei weniger stabilem Allgemeinzustand des Patienten, die operative Versorgung dringend erforderlich, ergänzt durch umgehendes Wunddebridement. Wenn möglich, sollten die Frakturen auch endgültig stabilisiert werden.

■■ **Geschlossene Frakturen**

Auch die frühzeitige Versorgung geschlossener Frakturen kann sich günstig auf den Heilungsverlauf des Polytraumatisierten auswirken. Als besonders dringlich gilt die Stabilisierung von Femurfrakturen. Allerdings hat sich gezeigt, dass die frühe Marknagelung zur Einschwemmung von Knochenmarkfett in den Kreislauf und zur Verschlechterung der Lungenfunktion (ARDS) führen kann. Daher muss die Indikation für die primäre Oberschenkelmarknagelung sehr sorgfältig anhand des Gesamtzustands des Patienten gestellt werden.

■■ **Beckenfrakturen**

Beckenfrakturen, v. a. Sprengungen der Symphyse oder iliosakrale Frakturen sollten frühzeitig durch Osteosynthese behandelt werden. Oft können hierdurch massive retroperitoneale Blutungen zum Stillstand gebracht werden.

■■ **Postoperative Mobilisierung**

Die Mobilisierung des Patienten richtet sich nach der Stabilität der operativen Rekonstruktion: Wurde die Fraktur in der Primärphase definitiv versorgt, kann der Patient in der Regel ohne Einschränkungen gelagert werden. Wurde die instabile Fraktur dagegen primär nur mit einem Fixateur externe versorgt, ist eine Lagerung noch nicht möglich. In jedem Fall entscheidet der Operateur über die anzuwendenden Lagerungsmaßnahmen.

■ **Kompartmentsyndrom**

Beim Kompartmentsyndrom, d. h. bei schweren Störungen der Durchblutung der verletzten Extremität durch Schwellung, Exsudat usw., ist die umgehende Dermatofasziotomie erforderlich. Das gespaltene Kompartiment wird mit Kunsthaut abgedeckt; ein Druckverband ist kontraindiziert.

■ **Wirbelsäulenverletzungen**

Wirbelsäulenverletzungen sollten möglichst frühzeitig operativ stabilisiert werden, besonders bei rasch zunehmenden neurologischen Funktionsstörungen.

❯ Manchmal werden schwerwiegende Wirbelsäulenverletzungen bis hin zu Densfrakturen bei der Erstdiagnostik nicht erkannt oder übersehen und erst bei einer erneuten Durchsicht der radiologischen Bilder auf der Intensivstation festgestellt.

■ **Schädel-Hirn-Trauma**

Wesentliche intrakranielle Blutungen müssen umgehend operativ behandelt werden (▸ Kap. 29). Dies gilt ganz besonders für epidurale Hämatome. Bei nicht ganz eindeutiger Indikation kann eine Beobachtungsphase auf der Intensivstation gerechtfertigt sein, allerdings unter lückenloser neurologischer Überwachung.

■ **Augen- und Gesichtsschädelverletzungen**

Die Versorgung perforierender Augenverletzungen ist dringlich, während sich die Versorgung des Gesichtsschädels zunächst auf blutstillende Maßnahmen beschränken kann. Bei Verletzungen im Nasenrachenraum sollte eine Tamponade eingeführt werden. Orbitabodenfrakturen erfordern evtl. eine sofortige Dekompression des N. opticus.

❗ Bei starken Schwellungen im Mund- und Rachenbereich muss eine zu frühe oder versehentliche Extubation des Patienten wegen der Erstickungsgefahr strikt vermieden werden.

Nach Abschluss der 2. Operationsphase erfolgt die weitere Stabilisierung des Patienten auf der Intensivstation.

Stabilisierung der Herz-Kreislauf-Funktion und der Blutgerinnung

Wie in der Akutphase bzw. 1. Operationsphase ist die Herz-Kreislauf-Funktion v. a. durch einen **Volumenmangel** gefährdet, evtl. auch durch Linksherzinsuffizienz, erhöhten pulmonalen Gefäßwiderstand oder (selten) Herzrhythmusstörungen.

▪ Volumenzufuhr

Abgesehen von Blutverlusten geht das Gewebetrauma, wie in ► Abschn. 71.1.2 beschrieben, mit gesteigerter Zellpermeabilität und entsprechenden Volumenverlusten in das Interstitium einher. Oft ist das wahre Ausmaß des Volumenmangels zunächst durch Hypothermie mit peripherer Vasokonstriktion maskiert und manifestiert sich erst bei der Wiedererwärmung.

❯ Ziel der Volumenzufuhr ist die Normalisierung des Blutvolumens. In der Regel werden hierfür plasmaisotone Elektrolytlösungen verwendet. Bei der Transfusionstherapie wird ein Hämoglobinwert von ca. 7–9 g/dl angestrebt.

▪ Traumainduzierte Koagulopathie (TIK)

Beim Polytrauma entwickelt sich eine *eigenständige*, multifaktorielle primäre Störung der Blutgerinnung, die sog. „traumainduzierte Koagulopathie". Sie kann durch sekundäre Faktoren wie Verbrauch, Verlust und Verdünnung von Gerinnungsfaktoren verstärkt werden. Die Diagnose wird v. a. anhand klinischer Zeichen sowie einer labormedizinischen Gerinnungsdiagnostik (Gerinnungslabor, Rotem, Multiplate etc.) gestellt.

Klinisches Bild der TIK

- Nichtchirurgische, diffuse Blutungen aus Schleimhaut, Serosa und Wundflächen
- Blutungen aus den Einstichstellen von Gefäßkathetern, aus Blasenkathetern oder aus Magensonden

---

Auf der Intensivstation muss die TIK in der Regel weiterbehandelt werden. Hierfür werden, je nach Ausmaß der Gerinnungsstörung, Frischplasma, Fibrinogen, Prothrombinkomplex-Konzentrat (PPSB) und Thrombozytenkonzentrate zugeführt. Da ein niedriger Hämoglobinwert ebenfalls die Blutgerinnung beeinträchtigt, sollten bei *massiv blutenden* Patienten ab einem Hämoglobinwert von ca. 9–10 g/dl Erythrozytenkonzentrate transfundiert werden.

▪ Positiv inotrope Substanzen

Nicht selten sind in der labilen Phase positiv inotrope Substanzen wie Dobutamin erforderlich, um ein ausreichendes Herzzeitvolumen bzw. eine ausreichende Durchblutung (Perfusionsdruck) und O_2-Versorgung der Gewebe zu gewährleisten.

▪ Vasopressoren

Besteht ein stark erniedrigter peripherer Widerstand mit Hypotension, die nicht durch die oben beschriebenen Maßnahmen beseitigt werden kann, muss unter Umständen ein Vasopressor, in der Regel Noradrenalin (Arterenol), über einen zentralen Venenkatheter infundiert werden.

▪ Analgosedierung

In der labilen Phase des Polytraumas muss praktisch immer eine Analgosedierung durchgeführt werden (Einzelheiten: ► Kap. 50).

▪ Überwachung der Therapie

Zur Überwachung der kardiovaskulären Behandlungsmaßnahmen werden folgende Parameter herangezogen:
- Arterieller Blutdruck und Herzfrequenz
- Urinausscheidung
- Hauttemperatur, Kapillardurchblutung
- Orientierende transthorakale Echokardiografie (TTE), Füllung der V. cava inferior, zentraler Venendruck
- PiCCO-Monitoring: pulmonale Drücke, Herzzeitvolumen, Gefäßwiderstände, Lungenwasser usw.

Atemfunktion und maschinelle Beatmung

Störungen der Atemfunktion sind praktisch bei allen Polytraumatisierten nachweisbar. Zu den wichtigsten Ursachen gehören
- Lungenkontusion,
- pulmonale Aspiration,
- Atelektasen,
- SIRS, Sepsis,
- akutes Lungenversagen (ARDS).

▪ Maschinelle Beatmung

Wesentliche Störungen der Ventilation und des pulmonalen Gasaustauschs gelten als absolute Indikation für eine maschinelle Atemunterstützung. Wenn möglich, sollten hierbei die Spontanatmung unterstützende Verfahren mit PEEP bzw. CPAP bevorzugt werden (Einzelheiten: ► Kap. 62). Patienten mit Schädel-Hirn-Trauma müssen mit erhöhtem Oberkörper gelagert werden.

Nierenfunktion

Störungen der Nierenfunktion bis hin zum **akuten Nierenversagen** sind v. a. nach einem lange anhaltenden hypovolämischen Schock zu erwarten, weiterhin bei SIRS und Sepsis. Als Prophylaxe werden folgende Maßnahmen empfohlen: ausreichende Zufuhr von Flüssigkeit und Natrium sowie Osmotherapeutika, z. B. Mannitol.

▪ Stoffwechsel und Ernährung

Mit der Ernährung bzw. der i. v. Zufuhr von Kalorien und Aminosäuren sollte am 3. Tag begonnen werden.

Bei sehr hohen Blutzuckerwerten sollte die Ernährung *hypokalorisch* erfolgen. Wenn immer möglich, sollte so rasch wie möglich auf eine enterale Ernährung umgestellt werden, v. a. um die normale Barrierefunktion der Darmschleimhaut für Bakterien und Endotoxine aufrechtzuerhalten. Frühzeitige enterale Ernährung vermindert das Sepsisrisiko!

Infektionsprophylaxe

Der Polytraumatisierte ist wegen der Schwächung der Immunabwehr sehr stark infektionsgefährdet. Alle intravasalen Katheter müssen daher unter streng aseptischen Bedingungen angelegt werden. In der Akutphase unter Notfallbedingungen (unter nicht sicher sterilen Bedingungen) gelegte Katheter sollten nach Aufnahme auf die Station ausgewechselt werden.

Antibiotika werden bei entsprechender Indikation zugeführt, unter folgenden Bedingungen auch prophylaktisch:
- Offene Frakturen oder offene Gelenke
- Penetrierende Darmverletzungen
- Ober- und Unterkieferfrakturen mit Öffnung in die Mundhöhle

Der Infektionsprophylaxe dient auch die Abtragung von Nekrosen oder die Entfernung zerstörter Organteile.

Pflege, Lagerung und Krankengymnastik

Die Intensivpflege des Polytraumatisierten erfordert zumeist einen enormen Aufwand. In den ersten Tagen nach dem Trauma werden die Pflege, die Beatmungstherapie und die Dekubitusprophylaxe durch Lagerung des Patienten in maschinell verstellbaren Spezialbetten (Rotationsbetten; ▶ Kap. 45) erheblich erleichtert. Weiterhin ist von Anfang an eine physiotherapeutische Behandlung erforderlich. Dies gilt auch für verletzte Extremitäten, um Gelenkversteifungen zu verhindern. Bei Patienten mit Schädel-Hirn-Trauma bzw. Bewusstlosigkeit können elektrische Motorschienen eingesetzt werden, um die Gelenke zu bewegen.

Intensivüberwachung

Die Überwachung des Polytraumatisierten erfolgt in dieser Phase nach den Standards der Intensivmedizin, allerdings unter Berücksichtigung unfallchirurgischer Gesichtspunkte. Hierzu gehören folgende Maßnahmen:
- Röntgenbild des Thorax, besonders bei Patienten mit Drainagen.
- Kontrolle von Blutverlusten über Drainagen: bei > 100 ml/h Operateur benachrichtigen!
- Überwachung von Gipsverbänden und Kompressionsverbänden: Gefahr der Abschnürung durch Schwellung der Extremitäten.
- Kontrolle des Abdomens bei Bauchtrauma: Sonografie, Lavage.
- Kontrolle aller Drainagen.

- Überwachung des Thoraxtraumas: Blutungen, Luftlecks, Hautemphysem, Spannungspneumothorax.
- Bronchoskopie bei operativ versorgten Gefäßverletzungen: postischämisches Ödem, Kompartmentsyndrom.
- Spezielle Lagerung bei bestimmten Verletzungen: Wirbelsäule, Becken, versorgte Extremitätenfrakturen – jeweils nach Rücksprache mit dem Operateur.

71.2.2 Sekundärphase

Diese Phase des Polytraumas umfasst den 2. bis 10. Behandlungstag. Nach weiterer Stabilisierung des Patienten können in dieser Phase definitive Sekundäroperationen durchgeführt werden. Allerdings muss hierbei immer individuell entschieden werden.

- **Praktisches Vorgehen**
- Täglich Verbandwechsel
- Mehrmals täglich Kontrolle von Gipsverbänden auf Druckstellen
- Regelmäßige Kontrolle sämtlicher Drainagen
- Eventuell Bronchoskopie bei Thoraxtrauma zur Lavage oder Diagnostik

Entgleisung

Zwischen dem 3. und 6. Tag nach dem Trauma kann sich der Zustand des bis dahin scheinbar stabilen Patienten ganz plötzlich verschlechtern. Die genauen Ursachen für diese Entgleisung sind bisher nicht bekannt. Die Aktivierung von Mediatoren mit Ausbildung eines SIRS bzw. einer Sepsis spielt sehr wahrscheinlich eine wichtige Rolle. Klinisch manifestiert sich die Entgleisung in folgender Weise:
- Zunehmender Flüssigkeitsbedarf aufgrund einer gesteigerten Permeabilität mit Entwicklung subkutaner Ödeme und Zunahme des extravasalen Lungenwassers
- Störungen des pulmonalen Gasaustauschs, Abnahme der Compliance und Anstieg des Beatmungsdrucks als Hinweise auf ein akutes Lungenversagen (ARDS)
- Anstieg der Körpertemperatur mit trockener und warmer Haut
- Hyperdyname Kreislaufreaktion
- Anstieg des pulmonalarteriellen Drucks
- Abfall der Thrombozyten und Gerinnungsfaktoren
- Schließlich MODS, später MOV (▶ Kap. 73)

Das MOV führt bei ca. 70 % der Patienten zum Tod, zumeist durch toxisches Herz-Kreislauf-Versagen. Im Zustand des MOV sollten keinerlei chirurgische Maßnahmen durchgeführt werden, da sich hierdurch der Zustand des Patienten dramatisch verschlechtern kann.

71

71.2.3 Tertiärphase

Werden im Verlauf der Primär- und Sekundärphase keine wesentlichen schädigenden Einflüsse wirksam, erholt sich der Patient zumeist rasch. Die Erholung ist an folgenden Zeichen erkennbar:

- Massiver Anstieg der Urinausscheidung durch Resorption interstitieller Flüssigkeit und Normalisierung des erhöhten Zellvolumens mit negativer Flüssigkeitsbilanz: Die vermehrte Ausscheidung von Flüssigkeit ist normal und darf nicht durch Volumenzufuhr ausgeglichen werden.
- Anstieg der Thrombozyten.
- Zunahme der Peristaltik.
- Aufhellung des Bewusstseins.
- Normalisierung der Organfunktionen.

Nach einigen Tagen der Regeneration können weitere Operationen durchgeführt werden (3. Operationsphase), so z. B. wiederherstellende Eingriffe.

Nachschlagen und Weiterlesen

Oestern H-J (2007) Das Polytrauma: Präklinisches und klinisches Management. Urban & Fischer, München
Semmel T (2020) ABCDE – Die Beurteilung von Notfallpatienten, 3. Aufl. Urban & Fischer, München

Internet

Deutsche Gesellschaft für Unfallchirurgie e. V. (DGU) (2016) S3-Leitlinie: Polytrauma/Schwerverletzten-Behandlung. https://www.awmf.org/leitlinien/detail/ll/012-019.html. Zugegriffen: 5. Febr. 2021
Deutsche Gesellschaft für Unfallchirurgie e. V. (DGU) (2021) Trauma-Register DGU. http://www.traumaregister-dgu.de/. Zugegriffen: 5. Febr. 2021

Hirntod und organprotektive Intensivbehandlung des Organspenders

Reinhard Larsen

Inhaltsverzeichnis

Unter Mitarbeit von F. Albrecht, T. Fink

Bei der postmortalen Organspende werden Organe von einem für hirntot erklärten Spender für die Transplantation zur Verfügung gestellt. Hierfür muss der Patient zu Lebzeiten in schriftlicher Form (z. B. Organspendeausweis) oder in Gesprächen mit den Angehörigen seine Bereitschaft zur Organspende festgelegt haben. Der irreversible Ausfall der Hirnfunktion ist eine Grundvoraussetzung für die Organentnahme zur Transplantation. Da der Ausfall der Hirnfunktion zu schwerwiegenden pathophysiologischen Reaktionen und Organfunktionsstörungen führt, ist bis zur Entnahme eine organprotektive Intensivbehandlung des hirntoten Spenders erforderlich.

72.1 Hirntod

Der Hirntod bzw. irreversible Hirnfunktionsausfall (IHA) ist eine Grundvoraussetzung für die Entnahme von Organen zu Transplantationszwecken.

Beim Hirntod besteht ein vollständiger und irreversibler neuronaler Funktionsverlust in Großhirn, Stammhirn, Mittelhirn und Kleinhirn bei noch aufrechterhaltener Kreislauffunktion im restlichen Körper. Der Hirntod kann nur bei Patienten eintreten, die maschinell beatmet werden, da beim normalen Sterben aufgrund des Atemstillstands immer der Tod des gesamten Organismus eintritt.

■ Ursachen des Hirntodes

Ursache des Hirntodes ist zumeist eine hochgradige Steigerung des intrakraniellen Drucks, die zum *Stillstand der Hirndurchblutung* und hierdurch spätestens nach Ablauf von 10 min zum irreversiblen Ausfall der integrativen Hirnfunktion führt.

Wichtige **Auslöser** sind folgende:
- Ischämisch-hypoxische Hirnschädigung
- Schädel-Hirn-Trauma
- Intrakranielle Blutungen
- Hirnödem
- Hirninfarkt
- Intrakranielle Tumoren
- Hydrozephalus
- Sinus- und Hirnvenenthrombosen
- Perinatale Hirnschäden
- Infektionskrankheiten des zentralen Nervensystems

■ Rechtliche Folgen des Hirntodes

Mit dem Hirntod sind die Voraussetzungen für das personale menschliche Leben ebenso erloschen wie die für ein eigenständiges körperliches Leben erforderlichen Steuerungsvorgänge. Somit gilt nach derzeitiger Rechtsauffassung:

> ❯ Die Feststellung des Hirntodes ist gleichbedeutend mit dem Tod des Menschen. Danach ist jede weitere Behandlung zwecklos. Nach § 11 des Transplantations-

gesetzes sind die Krankenhäuser verpflichtet, den endgültigen, nicht behebbaren Ausfall der Gesamtfunktion des Großhirns, des Kleinhirns und des Hirnstamms von Patienten, die nach ärztlicher Beurteilung als Spender vermittlungspflichtiger Organe in Betracht kommen, der zuständigen Koordinationsstelle zu melden.

72.1.1 Klinische Zeichen des Hirntodes

Der Hirntod ist klinisch in folgender Weise gekennzeichnet:
- Bewusstlosigkeit ohne Reaktionen auf äußere Reize
- Fehlen jeder Spontanmotorik
- Tonusverlust der Körpermuskulatur
- Fixierte Divergenzstellung der Bulbi
- Lichtstarre, maximal weite (gelegentlich auch mittelweite) Pupillen
- Fehlen aller Hirnstammreflexe (Kornealreflexe, okulozephaler und okulovestibularer Reflex, pharyngeale und tracheale Abwehrreflexe, Pupillenweite und Lichtreflex)
- Atemstillstand
- Abfall der Körpertemperatur
- Ausfall des Kreislaufregulationszentrums

Diese Zeichen sind allerdings nur verwertbar, wenn Hypothermie, Kreislaufschock, endokrines oder metabolisches Koma, Intoxikationen und die Wirkungen von Anästhetika, Sedativa und Muskelrelaxanzien als mögliche Ursache oder Teilursache des beschriebenen Zustands sicher ausgeschlossen werden können.

> ❯ Beim Hirntoten können – bei intaktem Rückenmark – normale oder gesteigerte spinale Reflexmechanismen vorhanden sein.

Diese Fremdreflexmechanismen mit Bewegungen werden von Ärzten und Pflegepersonen nicht selten als Beweis einer noch vorhandenen Hirnfunktion fehlgedeutet. Sie dürfen aber keineswegs zur Fortsetzung der Intensivbehandlung veranlassen.

72.1.2 Diagnose des Hirntodes

Der Hirntod muss grundsätzlich durch 2 qualifizierte Ärzte festgestellt werden, von denen mindestens **1 Facharzt für Neurologie oder Neurochirurgie** sein muss. Bei Kindern bis zum 14. Lebensjahr muss mindestens **1 Facharzt für Kinder- und Jugendmedizin** bei der Hirntoddiagnostik zugegen sein.

Die den Hirntod feststellenden Ärzte müssen über mehrjähriger Erfahrung in der Intensivbehandlung von Patienten mit schweren Hirnschädigungen, gemäß den „Richtlinien zum Inhalt der Weiterbildung" verfügen. Die richtlinienmäßige Qualifikation und der Name des Arztes müssen auf dem Hirntodprotokoll dokumentiert werden.

Klinischer Nachweis

Die Diagnose kann allein klinisch aufgrund der oben beschriebenen Zeichen gestellt werden. Eine aufwendige apparative Diagnostik ist bei eindeutigem Befund nicht zwingend erforderlich.

■ Nachweis des Atemstillstands

Für die Feststellung des Hirntodes ist ein Apnoetest zwingend erforderlich, der allerdings wegen der physiologischen Wirkungen der Hyperkapnie erst als letzte *klinische* Untersuchung des Ausfalls der Hirnfunktion durchgeführt werden kann.

> ❯ Ein zentraler Atemstillstand liegt vor, wenn bei bisher gesunden Menschen bei einem p_aCO_2 von > 60 mmHg keine Eigenatmung einsetzt.

Hierbei müssen aber die Ausschlusskriterien (akute schwere primäre oder sekundäre Hirnschädigung, Intoxikation, dämpfende Wirkung von Medikamenten, Muskelrelaxanzien, starke Unterkühlung, Koma aus metabolischer, endokriner oder entzündlicher Ursache) beachtet werden.

Die Hyperkapnie kann für den Test durch Diskonncktion vom Beatmungsgerät oder Hypoventilation herbeigeführt werden. Während des Tests muss durch intratracheale O_2-Insufflation eine ausreichende Oxygenierung des Blutes gewährleistet sein.

Bei Patienten mit kardiopulmonalen Vorerkrankungen muss der Funktionsausfall des Hirnstamms zusätzlich durch apparative Untersuchungen nachgewiesen werden. Dies gilt auch, wenn der Apnoetest wegen Thoraxverletzungen oder ähnlicher Traumen nicht durchführbar ist.

■ Übrige neurologische und vegetative Symptomatik

Solange die Beatmung und der Körperkreislauf aufrechterhalten werden, können bei Hirntoten spinale Reflexe und *Bewegungen der Extremitäten* sowie die Leitfähigkeit des peripheren Abschnitts von Hirnnerven wie auch die periphere Erregbarkeit und spontane Entladungen im Elektromyogramm der Gesichtsmuskulatur vorübergehend noch erhalten bleiben oder wiederkehren.

Blutdruckanstieg und *Fieber* schränken nach derzeitigem Kenntnisstand die Diagnostik nicht ein.

Je nach Umgebungstemperatur kann die Körperkerntemperatur abfallen. Ein *Diabetes insipidus* kann auftreten, das Fehlen schließt jedoch die Diagnose des Hirntodes nicht aus.

Besteht eine Schwangerschaft, so widerspricht dies nicht dem eingetretenen Hirntod der Mutter. Eine Schwangerschaft wird endokrinologisch von der Plazenta aufrechterhalten, nicht vom Gehirn der Mutter.

■ Beobachtungszeitraum bei klinischer Diagnostik

Wird der Hirntod nur aufgrund der klinischen Zeichen diagnostiziert, soll nach den Empfehlungen der Bundesärztekammer folgender Beobachtungszeitraum eingehalten werden:
- Bei Erwachsenen und Kindern ab dem 3. Lebensjahr nach primärer Hirnschädigung wenigstens 12 h, nach sekundärer Hirnschädigung wenigstens 3 Tage
- Bei Säuglingen und Kindern bis zum 2. Lebensjahr bei primärer Hirnschädigung 24 h
- Bei reifen Neugeborenen mind. 72 h

Nachweis der Irreversibilität der klinischen Ausfallsymptome

Bei primär supratentoriellen oder bei sekundären Hirnschädigungen muss die Irreversibilität der klinischen Ausfallsymptome nachgewiesen werden, entweder durch
- weitere klinische Beobachtung während einer angemessenen Zeit oder
- durch ergänzende Untersuchungen: Nulllinien-EEG oder Erlöschen evozierter Potenziale oder zerebraler Kreislaufstillstand.

Bei primär infratentoriellen Hirnschädigungen kann der Hirntod erst beim Vorliegen eines Nulllinien-EEG oder beim Nachweis des zerebralen Kreislaufstillstands festgestellt werden.

Ist der Hirntod mit diesen apparativen Maßnahmen nachgewiesen worden, können sämtliche Behandlungsmaßnahmen umgehend eingestellt werden.

72.1.3 Todeszeitpunkt

Als Todeszeit wird die Uhrzeit protokolliert, zu der die Diagnose und Dokumentation des Hirntodes abgeschlossen sind. Festgestellt wird somit nicht der Zeitpunkt des eintretenden, sondern der Zustand des bereits eingetretenen Todes.

Die beschriebene Todesfeststellung durch Nachweis des Hirntodes ist unabhängig von einer danach medizinisch möglichen Organentnahme.

■ Protokollierung

Die zur Diagnose des Hirntodes führenden klinischen und ergänzenden apparativen Untersuchungsbefunde sowie alle Umstände, die ihre Ausprägung beeinflussen können, müssen mit Datum und Uhrzeit sowie den Namen und der Qualifikation der untersuchenden Ärzte dokumentiert werden. Für die Aufzeichnung sollte das Musterprotokoll des Wissenschaftlichen Beirates der Bundesärztekammer verwendet und in der Krankenakte archiviert werden.

Erforderlich ist weiterhin die Protokollierung über Ort, Zeit und Teilnehmer des mit den Angehörigen zu führenden Gesprächs.

72.2 Organentnahme zur Transplantation – rechtliche Grundlage

Jede Organentnahme setzt voraus, dass der Tod des Patienten ohne jeden Zweifel festgestellt wurde. Soll die Organentnahme beim hirntoten Intensivpatienten erfolgen, darf die Feststellung des Todes nur durch *nicht* an der Explantation und Transplantation beteiligte Ärzte vorgenommen werden. Eine lückenlose Dokumentation ist bei der Hirntodfeststellung erforderlich. Handelt es sich um einen nichtnatürlichen Tod, z. B. durch Verkehrsunfall, muss die Einwilligung der Staatsanwaltschaft eingeholt werden.

72.2.1 Zulässigkeit der Organentnahme

Nach dem Transplantationsgesetz (TPG) vom 5. November 1997 ist laut § 3 eine Organentnahme bei toten Organspendern nur dann zulässig, wenn
- der Organspender in die Entnahme eingewilligt hatte,
- der Tod des Organspenders festgestellt ist,
- die Entnahme durch einen Arzt durchgeführt wird.

Die Entnahme von Organen ist unzulässig, wenn der Organspender der Organentnahme widersprochen hatte.

❯ Der Arzt muss den nächsten Angehörigen des Organspenders über die geplante Organentnahme unterrichten. Ablauf und Umfang der Organentnahme müssen aufgezeichnet werden. Der nächste Angehörige hat das Recht auf Einsichtnahme.

■ **Was tun, wenn weder eine schriftliche Einwilligung noch ein schriftlicher Widerspruch des toten Organspenders vorliegt?**
In diesem Fall muss in Deutschland der nächste Angehörige befragt werden, ob ihm eine Erklärung zur Organspende bekannt ist. Ist eine solche Erklärung nicht bekannt, dürfen Organe nur entnommen werden, wenn der Arzt den Angehörigen über eine infrage kommende Organentnahme unterrichtet und der Angehörige zugestimmt hat. Dabei muss der Angehörige den mutmaßlichen Willen des Toten beachten. Hierauf muss der Arzt den Angehörigen hinweisen. Der Angehörige kann seine Erklärung innerhalb einer mit dem Arzt vereinbarten Frist widerrufen.

■ **Wer sind die nächsten Angehörigen?**
Nach (§ 1a) sind nächste Angehörige in der Rangfolge ihrer Aufzählung
- Ehegatte,
- volljährige Kinder,
- Eltern oder Vormund oder beauftragter Betreuer,
- volljährige Geschwister,
- Großeltern.

❯ Der nächste Angehörige ist nur dann zu einer Entscheidung befugt, wenn er in den letzten 2 Jahren vor dem Tod des möglichen Organspenders zu ihm persönlichen Kontakt hatte. Dies muss der Arzt durch Befragung des Angehörigen feststellen.

Hatte der mögliche Organspender die Entscheidung über eine Organentnahme einer bestimmten Person übertragen, tritt sie an die Stelle des nächsten Angehörigen.

72.3 Organprotektive Intensivbehandlung des hirntoten Spenders

Hirntote Organspender benötigen bis einschließlich Explantation regelhaft eine gezielte Intensivbehandlung, um die Qualität der Transplantatorgane zu erhalten. Denn der IHA führt zu erheblichen Störungen der Hämodynamik, der Körpertemperatur, des Hormonhaushalts und der Lungenfunktion, bedingt durch die Ausschaltung der zentralen Regulationsmechanismen. Hierdurch werden die Organe nachhaltig geschädigt, sodass sie für eine erfolgreiche Transplantation nicht mehr geeignet sind.

Die wichtigsten **Folgen des IHA** sind folgende:
- Abfall der Körpertemperatur durch Ausfall des Hypothalamus und Vasoplegie (tritt bei allen Patienten auf)
- Blutdruckabfall durch Vasoplegie, relative Hypovolämie und Funktionsstörungen des Myokards (tritt bei fast allen Patienten auf)
- Diabetes insipidus
- Arrhythmien durch Ausschüttung von Katecholaminen und Myokardschäden
- Lungenödem durch Schädigung des Gefäßendothels
- Herzstillstand durch anhaltend niedrigen Blutdruck oder Arrhythmien

72.3.1 Basismonitoring beim Organspender

Die Überwachung des hirntoten Organspenders umfasst die Standardmaßnahmen der Intensivmedizin, bei Bedarf ergänzt durch erweiterte Maßnahmen wie PiCCO-Monitoring:
- EKG-Monitor
- Invasive arterielle Druckmessung
- Pulsoxymetrie
- Zentralvenöse O_2-Sättigung
- Kontinuierliche Messung der Körperkerntemperatur
- Stündliche Bilanzierung der Ein- und Ausfuhr
- Serumnatrium, -kalium, Hämatokrit, Blutzucker, arterielle Blutgase: 2- bis 4-stündlich

72

72.3.2 Die wichtigsten Behandlungsmaßnahmen

Im Vordergrund steht der Schutz der Spenderorgane. Hierbei sollte nach klinikinternen Standardspenderprotokollen vorgegangen werden, um die Qualität der zu transplantierenden Organe zu verbessern.

Zielparameter der organprotektiven Intensivtherapie

- Mittlerer arterieller Druck: 70–90 mmHg
- Hämatokrit: 20–30 %
- S_aO_2: > 92–95 %; S_vO_2: ≥ 70 %
- Arterielle Blutgase: im Normbereich (Ausnahme: permissive Hyperkapnie)
- Urinausscheidung: 1–2 ml/kg/h
- Körpertemperatur: > 35 °C
- Serumnatrium: 135–145 mmol/l
- Serumkalium: 3,5–5 mmol/l
- Blutzucker: < 180 mg/dl bzw. < 10 mmol/l
- Serumlaktat: < 3 mmol/l

■ Niedriger Blutdruck

Bei fast allen hirntoten Patienten fällt der Blutdruck bedingt durch eine Vasoplegie (Gefäßlähmung), relative Hypovolämie und durch Funktionsstörungen des Myokards ab. Die wichtigsten Behandlungsmaßnahmen sind

- Volumenersatz mit isotonen Vollelektrolytlösung,
- wenn nicht ausreichend wirksam: zusätzlich Noradrenalin,
- wenn Herzzeitvolumen erniedrigt: zusätzlich Dobutamin.

■ Diabetes insipidus

Der Ausfall des Hypothalamus und der Hypophyse bewirkt bei ca. 90 % der Patienten einen Diabetes insipidus, der wie folgt behandelt wird:

- Desmopressin (Minirin), 1–4 µg, i. v. als Bolus, alternativ kontinuierlich 0,05–0,5 IE/h
- Zufuhr natriumarmer Infusionslösung, Natriumzielwert: < 150 mmol/l
- Engmaschige Blutzuckerkontrolle, Zielwerte: 6–10 mmol/l; bei Blutzuckerwerten ≥ 10 mmol/l: Zufuhr von Insulin über Perfusor

■ Störungen der Temperaturregulation

Der Ausfall der Temperaturregulierung des Hypothalamus führt bei allen Patienten zum zunehmenden Abfall der Körpertemperatur. Wärmeverluste müssen wegen ihrer möglichen Komplikationen (▸ Kap. 78) vermieden werden:

- Wärmeschutz
- Aktive Wärmung

■ Lungenschädigung

Oft tritt eine neurogen induzierte Lungenschädigung auf, die das Organ für eine Transplantation unbrauchbar macht. Durch eine intensivierte pulmonale Therapie kann der geringe Anteil der für eine Transplantation geeigneten Lungen erhöht werden:

- Lungenprotektive Beatmung
- Minimale F_iO_2 für eine S_aO_2 von mindestens 92–95 %

■ Umgang mit den Angehörigen

Die Phase der Intensivtherapie bis zur Organentnahme ist für die Angehörigen, aber auch für das Stationsteam zumeist sehr belastend. Vor allem die Angehörigen nehmen den Patienten oftmals noch als „lebend" wahr, weil typische Todeszeichen fehlen, der Patient weiter beatmet wird und (künstlich) seine Herz-Kreislauf-Funktion und seine Körpertemperatur aufrechterhalten wird.

Einfühlsame Angehörigengespräche durch erfahrene Ärzte und Pflegekräfte können Zweifel, Ängsten und Schuldgefühlen entgegenwirken, das Verstehen der schwierigen Situation verbessern und das Abschiednehmen erleichtern.

Nachschlagen und Weiterlesen

Borasio GD (2013) Über das Sterben. Was wir wissen, was wir tun können, wie wir uns darauf einstellen, 11. Aufl. C. H. Beck, München

Niederschlag (2014) Wann ist der Mensch tot? – Diskussion um Hirntod, Herztod und Ganztod, 3. Aufl. Matthias Grünewald, Ostfildern

Raedel C (2019) Organspende? Christlich-ethische Entscheidungshilfen. Brunnen, Gießen

Internet

Bundesärztekammer (BKÄ) (2015) Richtlinie gemäß 16 Abs. 1 S. 1 Nr. 1 TPG für die Regeln zur Feststellung des Todes nach § 3 Abs. 1 S. 1 Nr. 2 TPG. https://www.bundesaerztekammer.de/fileadmin/user_upload/downloads/irrev.Hirnfunktionsausfall.pdf. Zugegriffen: 5. Febr. 2021 (und die Verfahrensregeln zur Feststellung des endgültigen, nicht behebbaren Ausfalls der Gesamtfunktion des Großhirns, des Kleinhirns und des Hirnstamms nach § 3 Abs. 2 Nr. 2 TPG, Vierte Fortschreibung)

Bundesärztekammer (BKÄ) (2020) Richtlinie gemäß § 16 Abs. 1 S. 1 Nr. 3 TPG zur ärztlichen Beurteilung nach § 9a Abs. 2 Nr. 1 TPG (RL BÄK Spendererkennung). https://www.bundesaerztekammer.de/fileadmin/user_upload/downloads/pdf-Ordner/RL/RiliSpendererkennung_2020-09-01.pdf. Zugegriffen: 5. Febr. 2021

Bundesärztekammer (BKÄ) (2021) Richtlinien zur Transplantationsmedizin. https://www.bundesaerztekammer.de/richtlinien/richtlinien/transplantationsmedizin/. Zugegriffen: 5. Febr. 2021

Bundesministerium für Justiz und Verbraucherschutz (BMJV) (2020) Gesetz über die Spende, Entnahme und Übertragung von Organen und Geweben (Transplantationsgesetz – TPG). http://www.gesetze-im-internet.de/tpg/index.html. Zugegriffen: 5. Febr. 2021 (Transplantationsgesetz in der Fassung der Bekanntmachung vom 4. September 2007 (BGBl. I S. 2206), das zuletzt durch Artikel 6 des Gesetzes vom 14. Oktober 2020 (BGBl. I S. 2115) geändert worden ist)

Bundeszentrale für gesundheitliche Aufklärung (BZgA) (2021) Organspende: Die Entscheidung zählt! https://www.organspende-info.de/. Zugegriffen: 5. Febr. 2021

Intensivpflichtige Krankheitsbilder

Inhaltsverzeichnis

Sepsis und septischer Schock

Reinhard Larsen

Inhaltsverzeichnis

Die Sepsis ist eine lebensbedrohliche Organfunktionsstörung aufgrund einer fehlregulierten Entzündungsreaktion des Körpers auf eine Infektion. Verdachtshinweise auf das Vorliegen einer Sepsis sind 3 Zeichen: ein Abfall des systolischen Blutdrucks auf < 100 mmHg, Bewusstseinsstörungen und ein Anstieg der Atemfrequenz auf > 22/min (qSOFA-Score). Trotz intensiver Bemühungen ist die Letalität der Sepsis mit 30–50 % weiterhin unverändert hoch. Eine frühzeitige Diagnosestellung und ein sofortiger Therapiebeginn ist für das Überleben der Patienten von entscheidender Bedeutung.

73.1 Definitionen

■ **Infektion**

Als Infektion wird das Eindringen von Mikroorganismen (z. B. Bakterien, Viren, Pilzen, Protozoen) in den menschlichen Organismus bezeichnet. Je nach Virulenz und Abwehrlage des Organismus kann hierdurch eine Entzündungsreaktion oder eine Infektionskrankheit ausgelöst werden.

■ **Bakteriämie**

Bakteriämie bezeichnet das Vorhandensein lebender Bakterien im Blut. Handelt es sich um Viren, liegt eine Virämie vor, bei Pilzen um eine Fungämie, bei Parasiten um eine Parasitämie. Der Begriff „Septikämie" wird dagegen nicht mehr verwendet.

73.1.1 Systemic Inflammatory Response Syndrome (SIRS)

Das SIRS ist eine generalisierte Entzündungsreaktion, die mit ihren klinischen Zeichen weitgehend der Sepsis ähnelt, jedoch lässt sich beim SIRS keine Infektion nachweisen. Auslöser sind z. B. ein schweres Trauma oder Polytrauma, hämorrhagischer Schock, Pankreatitis, Ischämie.

> **Merkmale des SIRS**
>
> Ein SIRS liegt vor, wenn mindestens 2 der folgenden Zeichen bestehen:
> - Körperkerntemperatur: ≥ 38 °C oder ≤ 36 °C
> - Herzfrequenz: ≥ 90/min
> - Tachypnoe bzw. Atemfrequenz: ≥ 20/min oder Hyperventilation: p_aCO_2 ≤ 33 mmHg
> - Leukozyten ≥ 12.000/μl oder ≤ 4000/μl oder mehr als 10 % unreife Neutrophile

Das SIRS ist unspezifisch und beweist nicht, dass eine Sepsis vorliegt oder ein septischer Schock eintreten wird. Viele Patienten mit den Kriterien des SIRS entwickeln

nämlich keine Infektion und haben auch keine ungünstige Prognose. In der Sepsis-Konsensus-Konferenz 2016 wurden die SIRS-Kriterien als zu ungenau für die Diagnose einer Sepsis bewertet. Daher wird der Begriff in den aktuellen Sepsis-3-Definitionen nicht mehr aufgeführt.

73.1.2 Sepsis

Sepsis ist eine systemische Entzündungsreaktion des Organismus auf eine Infektion durch Mikroorganismen (Bakterien, Viren, Pilze, Rickettsien, Protozoen). Entsprechend müssen bei einer Sepsis Mikroorganismen oder deren Toxine im Blut nachweisbar sein. Da aber die Mikroorganismen auch intermittierend in das Blut gelangen, entgehen sie sehr häufig dem Nachweis (z. B. durch Blutkulturen oder Toxinnachweis) und die Diagnose muss anhand klinischer Zeichen und Laborparameter gestellt werden.

> ┌─ **Definitionen** ─
>
> Die **Sepsis** ist eine lebensbedrohliche Organfunktionsstörung, hervorgerufen durch eine fehlregulierte Entzündungsreaktion des Organismus auf eine vermutete oder nachgewiesene Infektion. Die Organfunktionsstörung ist klinisch erkennbar an einem akuten totalen SOFA-Score von 2 Punkten oder mehr als Folge einer Infektion (Sepsis-3-Definitionen 2017).
>
> **Septischer Schock:** Herz-Kreislauf-Versagen (arterieller Mitteldruck [MAP] < 65 mmHg), das nicht auf Flüssigkeitszufuhr anspricht oder Vasopressoren erfordert, um einen MAP von ≥ 65 mmHg aufrechtzuerhalten *plus* Laktatanstieg im Blut auf > 2 mmol/l als Zeichen der schweren metabolischen Störung bei Sepsis.

73.2 Sepsisentstehung und Pathophysiologie

Die ursprüngliche Begriffserklärung der Sepsis geht von einem Infektionsherd bzw. septischen Fokus aus, von dem aus pathogene Keime und deren toxische Produkte in das Blut eindringen und zu den Geweben transportiert werden. Dieser Vorgang wird als *Invasion* bezeichnet. Neben der *Invasion* wird der inflammatorischen (entzündlichen) Reaktion zwischen Erreger und Wirt eine entscheidende Bedeutung bei der Pathogenese der Sepsis eingeräumt.

73.2.1 Sepsisfokus

Häufigste Ausgangsherde der Sepsis bei Patienten einer operativen Intensivstation sind folgende:
- Peritonitis
- Pneumonie

- Infektionen des Urogenitaltrakts
- Venenkatheter

Weiterhin können Bakterien und Toxine durch eine ischämisch (d. h. durch Mangeldurchblutung) geschädigte Darmwand in die Blutbahn gelangen (sog. „Translokation").

73.2.2 Sepsisrisikofaktoren

Ein wesentlicher Faktor für die Entwicklung einer Sepsis ist die *geschwächte bzw. veränderte Abwehrlage* des Organismus. Entsprechend wird das Entstehen einer Sepsis durch bestimmte, die Abwehrlage verändernde Faktoren begünstigt. Zu diesen prädisponierenden Faktoren gehören

- Polytrauma,
- Verbrennungen,
- große, risikoreiche Operationen,
- bestimmte Grundleiden: Tumoren, Diabetes mellitus, Nieren- und Lebererkrankungen, Krebserkrankungen,
- Immunschwäche,
- höheres Lebensalter,
- reduzierter Allgemeinzustand.

73.2.3 Mediatorenfreisetzung

Durch die Invasion der pathogenen Keime und ihrer toxischen Produkte werden zelluläre und in den Gewebeflüssigkeiten vorhandene Mediatoren freigesetzt. Zu den aktivierten Systemen gehören v. a. das Komplementsystem, die Blutgerinnung und Fibrinolyse sowie das Kallikrein-Kinin-System.

73.2.4 Störungen der Herz-Kreislauf-Funktion

Die Mediatoren bewirken eine Vasodilatation mit Abfall des peripheren Gefäßwiderstands; gleichzeitig nehmen die Herzfrequenz und das Herzzeitvolumen zu. Es entwickelt sich ein **hyperdynamer Kreislaufzustand**, meist schon in der Anfangsphase der Sepsis. Die Haut der Patienten kann warm und rosig sein, aber auch blass, kühl, feucht, zyanotisch oder marmoriert.

Septische Kardiomyopathie

Zwar ist das Herzzeitvolumen bei hyperdynamem Kreislaufzustand erhöht, jedoch nicht in einem Ausmaß wie nach dem Abfall des peripheren Widerstands zu erwarten wäre. Es besteht demnach eine Störung der Myokardfunktion mit Abnahme der systolischen Ejektionsfraktion und evtl. auch verminderter diastolischer Ventrikel-

vordehnung. Die akute Herzinsuffizienz bei Sepsis wird als akute **septische Kardiomyopathie** angesehen.

Störungen des Gleichgewichts von O_2-Angebot und -Bedarf

Typisch für die Sepsis ist, neben den beschriebenen Störungen der Herz-Kreislauf-Funktion, auch eine Störung der peripheren O_2-Extraktion. Obwohl ein O_2-Mangel der Gewebe besteht, ist die arteriovenöse O_2-Gehaltsdifferenz vermindert und die gemessene O_2-Aufnahme aus dem Blut in die Gewebe erniedrigt. Wichtigste Ursache hierfür ist die Durchblutungsstörung bzw. Fehlverteilung des Blutstroms in der Mikrozirkulation, die dazu führt, dass den Geweben nicht genügend O_2 angeboten werden kann.

73.3 Klinisches Bild

73.3.1 Verdachtszeichen

Das klinische Bild der Sepsis ist unspezifisch. Mögliche Frühzeichen der Sepsis sind folgende:
- Schnelle Atmung: Hyperventilation (erniedrigter p_aCO_2) mit respiratorischer Alkalose
- Tachykardie
- Verwirrtheit, Desorientiertheit
- Fieber, Schüttelfrost
- Schwitzen, feuchte Haut
- Allgemeine Schwäche
- Schmerzen, starkes Unwohlsein

Früherkennung der Sepsis mit dem Quick-SOFA-Score

Zur Früherkennung der Sepsis außerhalb von Intensivstationen (!) wird als „Schnelltest" der qSOFA-Score (q = „quick") eingesetzt. Der qSOFA-Score umfasst folgende 3 Kriterien:
- Atemfrequenz: > 22/min
- Störungen des mentalen Status (Glasgow Coma Scale < 15)
- Systolischer Blutdruck: ≤ 100 mmHg

Liegen bei einem Patienten 2 oder 3 dieser Kriterien vor, so muss sofort an eine Sepsis gedacht und nach Organfunktionsstörungen gesucht werden.

73.3.2 Verlauf

Bei den meisten Patienten steht am Anfang eine schwere Störung der Homöostase, z. B. durch Polytrauma, großen operativen Eingriff oder bestimmte Grunderkrankungen (▶ Abschn. 73.2.2), die durch therapeutische Maßnahmen zunächst beseitigt werden kann.

Nach einigen Stunden bis Tagen entwickeln sich Fieber (evtl. mit Schüttelfrost), Tachykardie und beschleu-

73

◘ Tab. 73.1   Sepsis-related Organ Failure Assessment (SOFA)*

Organ	Parameter	1	2	3	5
Lunge	p_aO_2/F_iO_2 (mmHg)	< 400	< 300	< 200 mit Beatmung	< 100 mit Beatmung
Herz-Kreis-lauf-System	Blutdruck und Katecholamine	MAP < 70 mmHg	Katecholamine niedrig	Katecholamine mittel	Katecholamine hoch
Niere	Kreatinin oder Urin-ausscheidung	1,2–1,9 mg/dl	2,0–3,4 mg/dl	3,5–4,9 mg; < 500 ml	≥ 5,0 mg/dl; < 200 ml
Leber	Bilirubin	1,2–1,9 mg/dl	2,0–5,9 mg/dl	6,0–11,9 mg/dl	≥ 12 mg/dl
Blut	Thrombozyten	< 150.000/µl	< 100.000/µl	< 50.000/µl	< 20.000/µl
Zentralnerven-system	Glasgow Coma Scale	14–13	12–10	9–6	< 6

Ausgewählt wird der schlechteste 24-h-Wert.

nigte Atmung (Tachypnoe). Das Herzzeitvolumen steigt an, der periphere Gefäßwiderstand fällt ab; der Blutdruck schwankt. Insgesamt besteht zunächst eine hyperdyname Kreislauffunktion (▸ Abschn. 73.2.4). Die Haut ist heiß und gerötet.

Erst später tritt eine Kreislaufzentralisation auf; die Haut ist kühl bis kaltschweißig, blass oder zyanotisch bis marmoriert. Im Blutbild findet sich oft eine Leukozytose mit Linksverschiebung und toxischen Granulationen der neutrophilen Granulozyten. Veränderungen der Blutgerinnung mit Abfall der Thrombozyten und des Fibrinogens sind zumeist ebenfalls nachweisbar. Es entwickelt sich eine katabole Stoffwechsellage mit erhöhtem O_2-Verbrauch, Anstieg des Plasmalaktats, Hyperglykämie und vermehrter Stickstoffausscheidung im Urin.

73.3.3 Organfunktionsstörungen

Im weiteren Verlauf, meist nach ca. 7–10 Tagen, treten multiple Organfunktionsstörungen („multiple organ dysfunction syndrome" = MODS) auf, am häufigsten zunächst ein akutes Lungenversagen (ARDS), danach eine Nieren- und Leberinsuffizienz, Störungen der Blutgerinnung mit disseminierter intravasaler Gerinnung (DIC), gastrointestinale Blutungen, Ileus, akalkulöse Cholezystitis und Bewusstlosigkeit. Außerdem sind zunehmend kardiovaskuläre Medikamente und eine Volumensubstitution erforderlich, um den Blutdruck bzw. die Herz-Kreislauf-Funktion aufrechtzuerhalten. Schließlich mündet die Niereninsuffizienz in ein akutes Nierenversagen ein, sodass eine Nierenersatztherapie durchgeführt werden muss.

Nicht immer verlaufen SIRS, Sepsis und MODS in der beschriebenen Weise: so kann das Syndrom in jedem Stadium zum Stillstand kommen und wieder verschwinden. Andererseits gibt es dramatische Verläufe, die innerhalb weniger Tage zum Multiorganversagen und schließlich zum Tod des Patienten führen. Übersteht der

Patient ein schweres MODS, ist wegen der ausgeprägten Schwächung des Allgemeinzustands und der Muskulatur zumeist eine wochenlange weitere Intensivbehandlung erforderlich, bevor wieder eine ausreichende Spontanatmung aufgenommen werden kann.

Einschätzung des Organversagens mit dem SOFA-Score

Der Schweregrad des Organversagens kann mit dem Sepsis-related Organ Failure Assessment Score (SOFA-Score ◘ Tab. 73.1) hinreichend erfasst werden:
— Ein Score-Wert von mehr als 2 Punkten gilt als Zeichen der Sepsis.
— Je höher die Score-Werte, desto schwerer ist die Sepsis.

73.4 Diagnostik

Die Diagnose der Sepsis kann nicht allein aufgrund des klinischen Bilds und einzelner Laborparameter gestellt werden, sondern nur durch die Gesamtwertung der klinischen Zeichen und Laborbefunde. Zu den Grundpfeilern der Sepsisdiagnostik gehören:
— Mikrobiologische Feststellung des Erregers
— Auffinden des Fokus, von dem aus der Erreger gestreut wird
— Labordiagnostik: Infektionsparameter und Parameter der Organfunktionen

73.4.1 Mikrobiologie

Bei jeder Sepsisdiagnostik werden mindestens 2 Blutkulturproben entnommen, und zwar vor Einleitung der Antibiotikatherapie und möglichst aus getrennten Punktionsstellen. Allerdings ist die Nachweisquote von Erregern im Blut häufig sehr niedrig, auch liegen die Befunde in der Regel erst nach 2–3 Tagen vor. Daher spielt das Ergebnis der Blutkultur bei der Erstauswahl des Antibiotikums noch keine Rolle.

Neben der Blutkultur müssen weitere Materialien mikrobiologisch untersucht werden, die einem möglichen Fokus entstammen. Auch hier sollten die Proben vor Beginn der Antibiotikatherapie entnommen werden.

73.4.2 Labordiagnostik

Procalcitonin (PCT)

PCT ist der beste Sepsismarker! Bei schweren Entzündungsreaktionen ist PCT immer erhöht. Der Anstieg ist bereits 2 h nach Beginn der Infektion im Blut nachweisbar. Fallende Werte sind Zeichen der abnehmenden Infektion. Gebildet wird PCT in der Schilddrüse und in neuroendokrinen Zellen verschiedener Organe.

Für die Beurteilung der Messwerte gilt Folgendes:
- **PCT-Normalwert: < 0,1 ng/ml.**
- PCT-Wert < 0,5 ng/ml: keine bakterielle Sepsis.
- PCT-Wert 2,0 ng/ml: Das Sepsisrisiko ist erhöht.
- PCT-Wert > 10 ng/ml: Es besteht ein fortgeschrittenes Organversagen.

Der PCT-Wert kann aber auch ohne Infektion erhöht sein, z. B. nach großen Operationen, bei Polytrauma oder beim kardiogenen Schock. Nicht erhöht ist PCT bei Viruserkrankungen, Tumoren, Autoimmunerkrankungen und Tumoren und nur gering erhöht bei lokal begrenzten Infektionen wie bakterieller Bronchitis oder Pneumonie.

C-reaktives Protein (CRP)

CRP wird in der Leber als Reaktion auf Infektionen oder Tumore gebildet und ist ein wichtiger, aber unspezifischer Entzündungsparameter bei akuten und chronischen Infektionen. CRP steigt aber deutlich später an als PCT. Etwa 48 h nach Beginn der Infektion wird das Maximum erreicht. Der Schweregrad der Infektion kann mit CRP nicht eingeschätzt werden. Die Werte können auch noch erhöht bleiben, wenn der septische Fokus ausgeschaltet worden ist. Zudem kann CRP auch erhöht sein, wenn keine Infektion vorliegt, z. B. nach Traumen, Operationen oder bei Autoimmunerkrankungen:
- **Normalwerte: < 5 mg/l.**
- CRP kann auch ohne Fieber erhöht sein.
- Die Leukozytenwerte steigen meist früher an als das CRP.
- Ist die Infektion beseitigt, fallen die CRP-Werte schnell auf Normalwerte.
- Anhand des CRP-Werts kann nicht festgestellt werden, ob eine bakterielle oder eine virale Infektion vorliegt.
- Ein normaler oder nur leicht erhöhter CRP-Wert schließt eine schwere bakterielle Infektion nicht aus.

Laktat

Laktat ist kein Marker der Infektion, sondern der ungenügenden Gewebedurchblutung. Durch die Minderperfusion der Gewebe beim septischen Schock steigt das Serumlaktat an. Wird die Mikrozirkulation wiederhergestellt, fällt auch der erhöhte Laktatwert wieder ab. Daher kann am Verlauf der Laktatwerte, der Laktat-Clearance, die Wirksamkeit der Sepsisbehandlung kontrolliert werden:
- **Laktatnormalwert im Serum: 1–1,5 mmol/l.**
- Beim septischen Schock steigt der Laktatwert auf > 2 mmol/l an.

Weitere Laborparameter

Ergänzend werden weitere Parameter bestimmt, v. a. um Organfunktionsstörungen zu erkennen:
- Leukozyten: erhöht oder erniedrigt?
- Hämoglobin: Anämie?
- Thrombozyten: Thrombozytopenie?
- Arterielle Blutgasanalyse: akutes Lungenversagen?
- Gerinnungsstatus: DIC?
- Kreatinin, Harnstoff: akutes Nierenversagen?
- Transaminasen, γ-GT, Bilirubin, Quick-Wert oder INR: septisches Leberversagen?

73.4.3 Fokussuche

Die Fokussuche sollte umgehend, wenn möglich parallel zur beschriebenen Diagnostik erfolgen. Die hierfür eingesetzten Verfahren richten sich v. a. nach dem mutmaßlichen Fokus.

73.5 Therapie

Die Behandlung der Sepsis und des septischen Schocks gehört zu den großen Herausforderungen der Intensivmedizin und erfordert ein invasives Vorgehen, oft unter Einschluss von Messungen des Herzzeitvolumens (z. B. PiCCO-Monitoring) und Berechnung von O_2-Angebot und -Verbrauch, ergänzt durch umfangreiche Laboruntersuchungen. Wichtigstes Behandlungsziel bei der Sepsis ist die Ausschaltung des Infektionsherds bzw. septischen Fokus, während die Organfunktionsstörungen derzeit nur symptomatisch und unterstützend behandelt werden können.

- **Stunde-1-Maßnahmenbündel der Sepsis-Behandlung (revidierte SSC-Empfehlung 2018)**
- Laktatwerte im Plasma bestimmen; wenn > 2 mmol/l Kontrollmessung.
- Blutkulturen abnehmen.
- Dann sofort mit der Antibiotikatherapie beginnen.

- Bei niedrigem Blutdruck oder Laktatwerten ≥ 4 mmol/l: isotone Vollelektrolytlösung infundieren: 30 ml/kg. HES ist absolut kontraindiziert!
- Wenn Blutdruck trotz Volumenzufuhr nicht ansteigt: Vasopressor infundieren; Ziel-MAP ≥ 65 mmHg.

73.5.1 Kontrolle des Sepsisherds

■ **Chirurgische Maßnahmen**

Um den Sepsisherd auszuschalten, sind häufig chirurgische Maßnahmen erforderlich. Hierzu gehören

- frühzeitige Laparotomie und Relaparotomie bei abdomineller Sepsis (z. B. bei Abszessbildung, postoperativer Peritonitis, schwerer Peritonitis, massiver Magenblutung) oder bei hinreichendem Verdacht auf abdominale Sepsis,
- Exzision und Drainagen,
- offene Bauchbehandlungsverfahren, Peritoneallavage.

Besteht ein traumatisch-toxischer Fokus, so werden frühe Osteosynthesen von Frakturen durchgeführt, außerdem Nekrosen abtragen.

■ **Antibiotikatherapie**

Ergänzend zur chirurgischen Therapie sollte **innerhalb der 1. h nach Aufnahme** des Patienten ein Breitspektrumantibiotikum in *hoher Dosierung* zugeführt werden. Vor der Gabe des Antibiotikums sollten Blut für eine Blutkultur, Urin, Bronchial- und ggf. Drainagensekret abgenommen werden. Antibiotika sind bei der Sepsis **Notfallmedikamente**! Jede Verzögerung einer effektiven Antibiotikatherapie erhöht die Sterblichkeit der Patienten (um bis zu 7 % pro h).

■ **Immuntherapie der Sepsis**

Ziel immuntherapeutischer Maßnahmen ist die Steigerung der Abwehrkräfte des Organismus und die Neutralisation von Toxinen. Hierzu werden Immunglobuline, Fibronektin (wichtig für Abwehrfunktion des retikulohistiozytären Systems), Kortikosteroide und Antikörper gegen Endotoxin oder toxische Mediatoren eingesetzt. Allerdings ist die Wirksamkeit all dieser Maßnahmen bisher nicht hinreichend gesichert bzw. im Experimentalstadium.

73.5.2 Intensivtherapie

Kardiovaskuläre Therapie

Bei der Sepsis besteht, wie zuvor beschrieben, ein O_2-Mangel der Gewebe (Gewebehypoxie), v. a. aufgrund von Störungen der Mikrozirkulation. Ziel der kardiovaskulären Therapie ist die Verbesserung des O_2-Angebots

an die Gewebe. Hierzu werden folgende Maßnahmen durchgeführt:

- **Volumensubstitution:** plasmaisotone Kristalloide (anfangs 30 ml/kg), ggf. Albumin bei Patienten, die große Mengen Kristalloide zur Aufrechterhaltung des Blutdrucks benötigen; zentraler Venendruck: 8–12 mmHg; Urinausscheidung: 0,5 ml/kg KG/h.
- **Vasopressoren:** Noradrenalin ist das Mittel der Wahl. Zielwerte: systolischer Blutdruck ≥ 90 mmHg, MAP ≥ 65 mmHg; wenn nicht ausreichend: mit Vasopressin kombinieren.
- **Positiv-inotrope Medikamente:** Dobutamin ist das Katecholamin der Wahl, Phosphodiesterasehemmer nur bei sonst therapierefraktärer Herzinsuffizienz.
- Zentralvenöse O_2-Sättigung: > 70 %.

Volumensubstitution

Bei ausgeprägter Sepsis ist die Membranpermeabilität für Proteine erhöht. Hierdurch kommt es zu erheblichen Flüssigkeits- und Eiweißverlusten, die durch die periphere Vasodilatation noch verstärkt werden. Der arterielle Blutdruck ist erniedrigt. Um die periphere Durchblutung zu verbessern, müssen zunächst intravasale Volumenverluste ausgeglichen werden. So kann durch gezielte Volumentherapie das O_2-Angebot verbessert werden. Bei der Korrektur von Flüssigkeitsdefiziten werden plasmaisotone kristalloide Lösungen eingesetzt.

HES-haltige Infusionslösungen sind wegen ihrer möglichen nierenschädigenden Wirkung nach den Empfehlungen der Arzneimittelkommission (Rote-Hand-Brief) bei Sepsis und bei anderen kritischen Erkrankungen *kontraindiziert*.

■ **Katecholamine**

Die Zufuhr von Volumen reicht allein zumeist nicht aus, um die Herz-Kreislauf-Funktion aufrechtzuerhalten, sodass außerdem positiv-inotrope Substanzen und Vasopressoren eingesetzt werden müssen, z. B. **Dobutamin** und **Noradrenalin**.

Behandlung von Organfunktionsstörungen

Die Behandlung von Organfunktionsstörungen erfolgt symptomatisch und unterstützend; ausgefallene Organfunktionen müssen vorübergehend ersetzt werden. Die Behandlungsmaßnahmen umfassen praktisch das gesamte Spektrum der Intensivtherapie:

- Stützung der Herz-Kreislauf-Funktion bzw. Behandlung der septischen Kardiomyopathie und Verbesserung des O_2-Angebots an die Gewebe
- Apparative Beatmung bei akuter respiratorischer Insuffizienz und ARDS
- Nierenersatztherapie bzw. kontinuierliche Hämofiltration bei akutem Nierenversagen
- Behandlung von Störungen der Blutgerinnung: Normalisierung von AT III, gezielte Substitution

von plasmatischen Gerinnungsfaktoren (PPSB) und Fibrin nur nach sorgfältiger Indikationsstellung
- Thromboseprophylaxe mit niedermolekularem und unfraktioniertem Heparin
- Glukokortikosteroide: nicht empfohlen bei Patienten mit stabilen Kreislaufwerten unter Volumen- und Vasopressortherapie
- Hämoglobinwerte 7–9 g/dl; Bluttransfusion erst bei Hämoglobinwerten < 7 g/dl
- Blutzucker < 180 mg/dl, wenn nötig Korrektur mit Insulin (Vorsicht: Hypoglykämiegefahr!),
- Stressulkusprophylaxe mit H_2-Blockern
- Kontrolle des Stoffwechsels und künstliche Ernährung, bevorzugt enteral, wenn nicht toleriert: parenteral
- Sedierung nach Protokoll

73.6 Sepsis verhindern

Ohne Infektion keine Sepsis! Wichtigste Maßnahme der Prävention septischer Organfunktionsstörungen bis hin zum Multiorganversagen ist die frühestmögliche Diagnose einer Infektion mit umgehender Ausschaltung der Infektionsquelle („Herdsanierung"). Hierbei ist ein aggressives Vorgehen, auch mit wiederholten operativen Eingriffen, gerechtfertigt. Wichtig sind weiterhin die sofortige Beseitigung von erniedrigten Blutdrücken mit ungenügender O_2-Versorgung der peripheren Gewebe bei schweren Traumen, Operationen oder Blutungen, außerdem noch folgende Maßnahmen:
- Normalisierung niedriger Blutdruckwerte, um die Organe ausreichend mit Sauerstoff zu versorgen
- Frühosteosynthese von Frakturen
- Frühestmöglich enterale Ernährung
- Verhinderung nosokomialer Infektionen, insbesondere der Lunge
- Umgehende Behandlung kardiovaskulärer und respiratorischer Störungen
- Ausreichendes O_2-Angebot im peripheren Gewebe

Nachschlagen und Weiterlesen

Singer M, Deutschman CS, Seymour CW et al (2017) The third international consensus definitions for sepsis and septic shock (sepsis-3). JAMA 315:801–810
Werdan K, Schuster HP, Müller-Werdan U et al (2016) Sepsis und MODS, 5. Aufl. Springer, Berlin, Heidelberg, New York

Internet

Arzneimittelkommission der Deutschen Ärzteschaft (2013) Anwendungsbeschränkungen für HES (Hydroxyethylstärke-haltige Arzneimittel). Rote-Hand-Brief. https://www.akdae.de/Arzneimittelsicherheit/RHB/Archiv/2013/20131118.pdf. Zugegriffen: 5. Febr. 2021
Deutsche Sepsis-Gesellschaft e. V. (DSG) (2018) S3-Leitlinie: Sepsis – Prävention, Diagnose, Therapie und Nachsorge. https://www.awmf.org/leitlinien/detail/ll/079-001.html. Zugegriffen: 5. Febr. 2021

Schockformen

Reinhard Larsen

Inhaltsverzeichnis

© Der/die Herausgeber bzw. der/die Autor(en), exklusiv lizenziert durch Springer-Verlag GmbH, DE, ein Teil von Springer Nature 2021
R. Larsen, T. Fink, T. Müller-Wolff (Hrsg.), *Larsens Anästhesie und Intensivmedizin für die Fachpflege*,
https://doi.org/10.1007/978-3-662-63127-0_74

74

Der Schock ist ein akut lebensbedrohlicher klinischer Zustand mit typischen Symptomen und Zeichen. Die Ursachen sind vielfältig, jedoch liegt bei allen Schockformen ein schwerer O_2-Mangel der Gewebe vor; auch ist bei allen Schockformen eine schwere Störung der systemischen Durchblutung und der Mikrozirkulation vorhanden. In der Anästhesie und der operativen Intensivmedizin sind der hypovolämische und der septische Schock am häufigsten, in der kardiologischen Intensivmedizin dagegen der kardiogene Schock. Jeder Schock muss sofort behandelt werden, um irreversible, letztlich zum Tod führende Schäden zu vermeiden.

74.1 Definition und Klassifikation

> **Definition**
>
> Der **Schock** ist eine akute oder subakute lebensbedrohliche Abnahme der Organdurchblutung, die zum Sauerstoffmangel und zu Funktionsstörungen der Organe führt.

Der Schock ist keine Krankheitseinheit, sondern umfasst eine Gruppe von Syndromen unterschiedlicher Ursache und mit unterschiedlichen Auswirkungen auf die Herz-Kreislauf-Funktion. **Auslösende Mechanismen** sind

- schwere Hypovolämie durch Blutverluste, Plasmaverluste oder Entwässerung,
- funktionelle Hypovolämie durch Vasodilatation und kapilläres Leck, z. B. Sepsis,
- primäres oder sekundäres Versagen der Pumpleistung des Herzens, z. B. Herzinfarkt, Herztamponade, Lungenembolie, Pneumothorax,
- schwere Störungen der Herzfrequenz, z. B. AV-Block, ventrikuläre Tachykardie.

- **Einteilung**

Klinisch werden folgende 4 Hauptformen des Schocks unterschieden:

Einteilung der Schocksyndrome

- **Hypovolämischer Schock (Volumenmangelschock):**
  - Hämorrhagischer Schock
  - Traumatisch-hämorrhagischer Schock
  - Hypovolämischer Schock
  - Traumatisch-hypovolämischer Schock
- **Kardiogener Schock:**
  - Herzinfarkt
  - Herzrhythmusstörungen
- **Distributiver Schock (Schock durch Volumenumverteilung):**
  - Anaphylaktischer Schock
  - Septischer Schock
  - Neurogener Schock

- **Obstruktiver Schock (Obstruktion im Herzen/großer Gefäße):**
  - Herztamponade
  - Spannungspneumothorax
  - Lungenembolie

74.2 Pathophysiologie

Die verschiedenen Schocksyndrome verlaufen nicht einheitlich. Im weiteren Verlauf treten aber zumeist gleichartige Reaktionen und Störungen der Organfunktionen auf; und letztendlich führen alle unbehandelten schweren Schockformen aufgrund der Gewebehypoxie zum Tod.

74.2.1 Kompensationsreaktionen

Normalerweise reagiert der Körper auf das lebensbedrohliche Schockgeschehen mit einer Reihe von Kompensationsmechanismen, die zum Teil auf einer Aktivierung des sympathischen Nervensystems beruhen. Hierdurch werden die Atmung und die Herz-Kreislauf-Funktion stimuliert. Durch Anstieg der Herzfrequenz und Zunahme der Kontraktionskraft des Herzens wird das Herzminutenvolumen gesteigert. Gleichzeitig kontrahieren die afferenten Arteriolen der weniger lebenswichtigen Gefäßgebiete: Peripherer Widerstand und arterieller Blutdruck steigen an. Diese neurohumorale Reaktion wird als Zentralisation bezeichnet.

Zentralisation

Durch die Zentralisation wird das Herzminutenvolumen zu den lebenswichtigen Organen (Herz und Gehirn) umverteilt, sodass vorübergehend die Durchblutung dieser Vitalorgane aufrechterhalten werden kann. Zusätzlich kontrahieren kompensatorisch die venösen Gefäße. Hierdurch wird – ebenfalls vorübergehend – der venöse Rückstrom zum Herzen gesteigert. Außerdem strömt interstitielle Flüssigkeit in das Gefäßsystem ein und vermehrt das intravasale Volumen.

Durch diese Kompensationsmechanismen können unter günstigen Bedingungen Volumenverluste von bis zu 30 % aufgefangen werden. Kompensationsreaktionen sind besonders wirkungsvoll beim hypovolämischen Schock. Bei anderen Schockformen sind sie häufig unwirksam oder fehlen ganz.

Weitere Störungen

Bei den meisten Schockformen fällt bereits frühzeitig das Herzminutenvolumen ab (Ausnahme: septischer Schock). Ursache hierfür ist ein Versagen der Pumpleistung des Herzens oder eine kritische Abnahme des venösen Rück-

◻ Tab. 74.1 Pathophysiologische Kennzeichen verschiedener Schockformen

Kennzeichen	Hypovolämischer Schock	Kardiogener Schock	Septischer Schock	Anaphylaktischer Schock	Neurogener Schock
Arterieller Blutdruck	↓	↓	↓	↓	↓
Herzzeitvolumen (HZV)	↓	↓	↑ oder ↓	↓	↓
Nachlast bzw. Gefäßwiderstand	↑	↑	↓ oder ↑	↓	↓
Vorlast bzw. Wedge-Druck	↓	↑	↓	↓	↓

stroms zum Herzen. Im weiteren Verlauf treten folgende schwerwiegende Funktionsstörungen auf:
- Störungen der Mikrozirkulation mit Abnahme der Gewebedurchblutung
- Respiratorische Störungen (▶ Kap. 59)
- Metabolische Azidose durch Ischämie
- Niere: Abnahme der Nierendurchblutung mit Oligurie oder Anurie
- Disseminierte intravasale Gerinnung (DIC) und Verbrauchskoagulopathie bei schwerem Schock

74.2.2 Spezielle Pathophysiologie

In ◻ Tab. 74.1 sind die pathophysiologischen Kennzeichen verschiedener Schockformen zusammengestellt.

Hypovolämischer Schock
Charakteristisch ist ein erniedrigtes zirkulierendes Blutvolumen durch Verlust von Blut, Plasma oder Wasser nach innen oder außen.

- **■ Ursachen**
Wichtige Ursachen sind folgende:
- Akute Blutungen durch schwere Traumen (= traumatisch-hämorrhagischer Schock); Beispiel:
  - Polytrauma
- Akute Blutungen ohne Trauma oder Gewebeschädigung; Beispiele:
  - Gastrointestinale Blutungen
  - Isolierte intraoperative Gefäßverletzungen
  - Aortenruptur
  - Blutungen in der Geburtshilfe
  - Gefäßarrosionen
- Abnahme des zirkulierenden Plasmavolumens ohne akute Blutung; Beispiele:
  - Großflächige Verbrennungen, akutes Abdomen mit Sequestration großer Flüssigkeitsmengen
  - Anhaltendes Erbrechen, Durchfälle

Ab welchen Flüssigkeitsverlusten sich ein Schockzustand entwickelt, ist großen individuellen Schwankungen unterworfen. Entscheidend sind neben der verlorenen Menge v. a. die Geschwindigkeit des Flüssigkeitsver-

lusts sowie das Alter und der Gesundheitszustand des Patienten vor dem Trauma.

> Ein akuter Blutverlust von 1000–1500 ml innerhalb von 30–60 min führt jedoch bei den meisten Patienten zu einem deutlichen Schockzustand.

- **■ Zeichen des hypovolämischen Schocks**
Die wichtigsten **Zeichen** in der Frühphase des hypovolämischen Schocks sind
- Tachykardie,
- niedriger arterieller Druck,
- vermindertes HZV,
- niedriger zentraler Venendruck (ZVD).

Das zentrale Blutvolumen ist vermindert. Die O_2-Extraktion im Gewebe nimmt zu, die venöse O_2-Sättigung fällt ab und die arteriovenöse O_2-Gehaltsdifferenz wird größer. Der Kreislauf ist zentralisiert. Bleibt der Schockzustand bestehen, wird die O_2-Versorgung der Gewebe schwerwiegend beeinträchtigt und es entwickeln sich bedrohliche Störungen der Organfunktion, später eine Myokardinsuffizienz.

- **■ Therapie**
Die Therapie besteht in Blutstillung und Blut- bzw. Volumenersatz (▶ Kap. 21).

Kardiogener Schock
Siehe ▶ Kap. 55.

Septischer Schock (bakterieller Schock)
Siehe ▶ Kap. 73.

Anaphylaktischer Schock
Siehe ▶ Kap. 19.

Neurogener Schock
Dieses distributive Schocksyndrom ist sehr selten. Es entsteht durch funktionelle oder organische Störungen im zentralen Nervensystem. Volumenverluste liegen nicht vor. Vielmehr ist die nervale Kontrolle der Kreislaufregulation plötzlich so stark gestört, dass der venöse Rückstrom, das HZV und die Kontraktilität des Herzens

74

abnehmen. Diese Störung kann z. B. bei Hirntrauma, -ischämie, -blutung oder Meningitis auftreten.

74.3 Klinisches Bild und Schweregrad des Schocksyndroms

■ **Zeichen**

Die typischen Zeichen des ausgeprägten Schocksyndroms sind
- Tachykardie,
- niedriger Blutdruck, systolisch < 80 mmHg,
- fadenförmiger Puls,
- blasse Haut,
- Schwitzen,
- periphere Zyanose,
- schnelle Atmung,
- Bewusstseinsstörungen,
- verminderte Urinausscheidung.

Hierbei ist zu beachten, dass die Diagnose „Schock" klinisch zumeist erst dann gestellt wird, wenn die **hypotensive Phase** eingetreten ist. Zu diesem Zeitpunkt sind jedoch die wesentlichen pathophysiologischen Reaktionen bereits in Gang gekommen. Auch ist im ausgeprägten Schockzustand das klinische Bild der verschiedenen Schockformen nicht immer gleich; vielmehr gibt es nicht selten geradezu **typische Unterschiede**, die diagnostisch verwertbar sind:
- Hyperdynamer septischer Schock: ausgeprägte Hypotension mit warmen, trockenen und rosigen Extremitäten.
- Schockformen mit venösem Pooling, z. B. Vena-cava-Kompressionssyndrom, ausgedehnte Spinalanästhesie: häufig Bradykardie mit stark erniedrigtem Blutdruck.
- Traumatischer Schock: Es können bereits erhebliche Blutverluste vorliegen, bevor der arterielle Blutdruck abfällt, weil die anfängliche Vasokonstriktion den wahren Zustand verschleiert.

Zur Einschätzung des **Schweregrades** werden folgende Messungen durchgeführt:
- Herzfrequenz
- Arterieller Blutdruck
- Zentraler Venendruck (ZVD)
- Zentralvenöse O_2-Sättigung
- Endexspiratorischer pCO_2
- Schlagvolumen, HZV, Wedge-Druck, pulmonaler Gefäßwiderstand u. a. Parameter (in der Regel PiCCO-Katheter, Pulmonaliskatheter nur ausnahmsweise)

■ **Herzfrequenz**

Beim hypovolämischen Schock besteht zumeist eine positive Beziehung zwischen Blutverlust und Herzfrequenz: je größer der Blutverlust, desto höher die Herzfrequenz.

Beim Schock wird die Herzfrequenz am besten kontinuierlich überwacht.

■ **Arterieller Druck**

Ein systolischer Blutdruck < 80 mmHg bzw. ein arterieller Mitteldruck < 65 mmHg gilt als Indikator für einen Schockzustand. Allerdings ist der Blutdruck für sich allein genommen ein Parameter von begrenzter Aussagekraft:
- Der Blutdruck sagt nichts über den Blutfluss aus.
- Das Schocksyndrom beginnt bereits, bevor der Blutdruck auf nicht mehr akzeptable Werte abfällt.
- Beim Schock kann der Blutdruck in einer zentralen Arterie viel höher sein als in einer kontrahierten peripheren Arterie.

> Für die Überwachung des klinischen Zustands und den Erfolg der Therapie sollte der Blutdruck direkt und kontinuierlich über eine arterielle Kanüle gemessen werden.

■■ **Schockindex**

Von begrenzter Aussage ist der sog. „**Schockindex**"; dies ist das Verhältnis von Puls zu Blutdruck. Bei Werten unter und um 0,5 besteht kein Schock, um 1,0 liegt ein mäßiger Schock vor, über 1,5 ein schwerer Schock. Der Schockindex ermöglicht aber eine grobe Orientierung.

■ **Zentraler Venendruck (ZVD)**

Der ZVD hängt u. a. vom Füllungszustand des venösen Systems und der Funktion des rechten Herzens ab. Die absoluten ZVD-Werte haben nur begrenzte Aussagekraft; wichtiger sind ihre Veränderungen im zeitlichen Verlauf. Beim hypovolämischen Schock ist der ZVD erniedrigt (< 5 mmHg), beim kardiogenen Schock hingegen erhöht (> 12 mmHg). Für die Steuerung der Volumentherapie des hypovolämischen Schocks ist die Messung des ZVD nicht geeignet.

■ **Pulmonaler Wedge-Druck**

Der Lungenkapillarenverschlussdruck wird über einen Pulmonaliskatheter gemessen. Seine Bestimmung ermöglicht Aussagen über den Funktionszustand des linken Herzens und erlaubt eine bessere Kontrolle von Schockverlauf und Therapieerfolg.

■ **Herzzeitvolumen (HZV)**

Das HZV ist die wichtigste Größe beim Schockzustand. Im Frühstadium des Schocks liegt das HZV durch die Kompensationsreaktionen zumeist im Normbereich. Die Messung erfolgt in der Regel durch PiCCO-Monitoring oder TTE/TEE. Ein Pulmonaliskatheter wird nur noch sehr selten eingesetzt.

■ **Serumlaktat, Basenabweichung und Natriumbikarbonat**

Ein stark erniedrigtes HZV führt zum globalen O_2-Mangel: Das Serumlaktat steigt an, der Base Excess und das

◘ Tab. 74.2 Klinisches Bild verschiedener Schockformen

	Hypovolämischer Schock	Kardiogener Schock	Septischer Schock	Anaphylaktischer Schock	Neurogener Schock
Peripherer Kreislauf	Kalt, Vasokonstriktion	Kalt, Vasokonstriktion	Warm, Vasodilatation	Warm, Vasodilatation	Warm, Vasodilatation
Periphere Zyanose	Häufig	Häufig	Meist nicht	Meist nicht	Meist nicht
Puls	Schwach, fadenförmig	Schwach, fadenförmig	Gespannt	Schwach, fadenförmig	Schwach, fadenförmig
Zentraler Venendruck (ZVD)	Erniedrigt	Erhöht	Nicht erhöht	Erniedrigt	Erniedrigt
Auskultation des Herzens	Unauffällig	Galopp, Geräusche, Reiben	Unauffällig	Unauffällig	Unauffällig

Natriumbikarbonat fallen ab. Es entwickelt sich eine metabolische Azidose.

■ **Zentralvenöse O₂-Sättigung**
Je niedriger das HZV, desto niedriger ist auch die zentralvenöse O_2-Sättigung, da mehr Sauerstoff aus dem Blut extrahiert wird. Mit zunehmendem HZV unter der Volumentherapie nimmt auch die S_vO_2 wieder zu.

■ **Endexspiratorischer pCO₂**
Ist das HZV erniedrigt, so wird auch weniger CO_2 ausgeatmet und der $p_{et}CO_2$ fällt ab. Mit zunehmender HZV unter der Volumentherapie steigt auch der $p_{et}CO_2$ wieder an.

■ **Urinausscheidung**
Bei jedem Patienten im Schock wird die Urinausscheidung überwacht. Eine Urinausscheidung von mindestens 0,5 ml/kg KG/h weist auf eine ausreichende Organdurchblutung und damit Herzleistung hin. Beim schweren Schock wird die Urinproduktion eingestellt, und es entsteht eine Anurie.

■ **Sonografie, Spiral-CT**
Ist die Ursache des hämorrhagischen Schocks unbekannt, sollte frühzeitig eine systematische sonografische Abklärung vorgenommen werden. Insbesondere beim Bauchtrauma ist zusätzlich ein Spiral-CT indiziert. Der Volumenstatus kann mit transthorakaler Echokardiografie (TTE) eingeschätzt werden.

In ◘ Tab. 74.2 ist das klinische Bild verschiedener Schockformen zusammengestellt.

74.4 Allgemeine Therapie des Schocksyndroms

Die Schockbehandlung kann nur dann erfolgreich sein, wenn das Syndrom frühzeitig erkannt und behandelt wird.

❯ Vorrangiges Ziel der Schocktherapie ist die Wiederherstellung einer ausreichenden Herz-Kreislauf-Funktion und Blutversorgung der Organe.

Häufig sind therapeutische Maßnahmen nur dann wirksam, wenn rasch auch die **Ursache des Schocks** beseitigt wird. Beispiele:
– Massive Blutverluste
– Spannungspneumothorax
– Herztamponade

■ **Sicherung des pulmonalen Gasaustauschs**
Jeder Patient im Schock erhält O_2. Beim schweren Schock muss der Patient jedoch intubiert und beatmet werden.

■ **Venöse und arterielle Zugänge**
Je nach Art und Ausmaß des Schocks werden ein zentraler (Mehrlumen-)Venenkatheter und mehrere großlumige Verweilkanülen aus Kunststoff eingeführt. Sie dienen dem raschen Volumenersatz, der Zufuhr von Medikamenten sowie der Entnahme von Blut und zur Messung des ZVD. Außerdem sollte der Blutdruck kontinuierlich über eine periphere Arterienkanüle gemessen werden.

■ **Flüssigkeitszufuhr**
Im Mittelpunkt der Behandlung des schweren hypovolämischen Schocks steht die rasche Wiederherstellung des zirkulierenden Blutvolumens durch Gabe von Blut, Blutprodukten und Gerinnungspräparaten sowie Bluttransfusion, ergänzt durch plasmaisotone Vollelektrolytlösungen (Einzelheiten: ▶ Kap. 21). Die Volumenzufuhr ist auch bei anderen Schockformen, die mit Hypovolämie und Dehydratation einhergehen, erforderlich.

■ **Azidosetherapie**
Die Behandlung der metabolischen Azidose erfolgt vorrangig durch Wiederherstellung der normalen Gewebedurchblutung. Anhaltende metabolische Azidose ist fast immer ein Zeichen für ungenügenden Volumenersatz.

74

Bei andauernder peripherer Kreislaufinsuffizienz nimmt jedoch die Azidose zu und muss evtl. durch Zufuhr von Natriumbikarbonat ausgeglichen werden.

▪ Vasopressoren

Noradrenalin ist indiziert, wenn ein schwerer Blutdruckabfall durch Medikamente oder Anästhetika hervorgerufen wurde. Für die *Primärtherapie* des hypovolämischen Schocks sind Vasopressoren hingegen nicht geeignet. Vasopressoren können aber in niedriger Dosierung gegeben werden, um bis zum Wirksamwerden der Volumensubstitution vorübergehend die Durchblutung von Herz und Gehirn zu unterstützen.

▪ Positiv-inotrope Substanzen

Am häufigsten wird **Dobutamin** bei der Behandlung des Schocks eingesetzt. Die Substanz kann aber eine ausreichende Volumenzufuhr nicht ersetzen! Einzelheiten zur Wirkung: ▶ Kap. 51. Dobutamin gilt auch als Mittel der Wahl für die Behandlung des akuten Pumpversagens beim *kardiogenen* Schock (▶ Kap. 55).

▪ Vasodilatatoren

Sie können im Schock die periphere Durchblutung *nach Volumensubstitution* unter Umständen wesentlich verbessern, indem sie die prä- oder postkapilläre Gefäßkonstriktion aufheben und die Herzleistung durch Verminderung der Vor- und Nachbelastung (▶ Kap. 51) steigern.

▪ Kardiogener Schock

Siehe ▶ Kap. 55.

▪ Anaphylaktischer Schock

Siehe ▶ Kap. 19.

▪ Septischer Schock

Siehe ▶ Kap. 73.

Nachschlagen und Weiterlesen

IAG Schock der DIVI (Hrsg) (2004) Empfehlungen zur Diagnostik und Therapie der Schockformen. Deutscher Ärzteverlag, Köln

Internet

Deutsche Gesellschaft für Anästhesiologie und Intensivmedizin e. V. (DGAI) (2020) S3-Leitlinie: Intravasale Volumentherapie beim Erwachsenen. https://www.awmf.org/leitlinien/detail/ll/001-020.html. Zugegriffen: 5. Febr. 2021

Deutsche Interdisziplinäre Vereinigung für Intensiv- und Notfallmedizin (DIVI) (2004) Empfehlungen zur Diagnostik und Therapie der Schockformen. https://www.divi.de/forschung/sektionsgruppen/kreislauf/schock. Zugegriffen: 5. Febr. 2021

Deutsche Interdisziplinäre Vereinigung für Intensiv- und Notfallmedizin (DIVI) (2009) Interdisziplinäre Behandlungspfade zur Versorgung von Patienten mit hypovolämischem Schock. https://www.divi.de/forschung/sektionsgruppen/kreislauf/schock. Zugegriffen: 5. Febr. 2021

Präeklampsie/Eklampsie und HELLP-Syndrom

Reinhard Larsen

Inhaltsverzeichnis

Unter Mitarbeit von T. Fink

75

Präeklampsie und Eklampsie sind Erkrankungen, die nur bei Schwangeren vorkommen. Eine Präeklampsie manifestiert sich in der Regel erst nach der 20.–26. Schwangerschaftswoche und ist auf die Zeit der Schwangerschaft und die unmittelbare Phase nach der Geburt beschränkt. Im Vordergrund der Präeklampsie steht die typische Symptomtrias: Hypertonie, Proteinurie und Ödeme (früher EPH-Gestose). Bei der Eklampsie treten zum EPH-Syndrom generalisierte tonisch-klonische Krämpfe (eklamptische Anfälle) und nicht selten auch andere zerebrale Störungen auf. Gelegentlich tritt ein Koma auf, ohne dass Krämpfe beobachtet werden. Die Krankheit tritt bei 2,6 % aller Schwangeren auf.

75.1 Begriffe und Definitionen

- **Chronische Hypertonie**

Vor der Empfängnis oder im ersten Trimenon festgestellte Hypertonie

- **Schwangerschaftshypertonie (Gestationshypertonie)**

Im Verlauf der Schwangerschaft neu aufgetretene Blutdruckwerte von ≥ 140/90 mmHg bei vorher normotensiven Schwangeren ohne zusätzliche Kriterien, die eine Präeklampsie definieren.

- **Gestationsproteinurie**

Neu in der Schwangerschaft aufgetretene Proteinurie von ≥ 300 mg/dl oder ein Protein-Kreatinin-Quotient von ≥ 30 mg/mmol ohne weitere Kriterien, die eine Präeklampsie definieren und ohne vorbestehende renale Ursache.

- **Präeklampsie (früher EPH-Gestose)**

Jeder – auch vorbestehend – erhöhte Blutdruck in der Schwangerschaft (≥ 140/90 mmHg) mit mindestens einer neu aufgetretenen Organmanifestation, für die keine andere Ursache festgestellt werden kann.

Typischerweise wird die Organmanifestation an der Niere nachgewiesen, und zwar als Proteinurie ≥ 300 mg/dl oder als Protein-Kreatinin-Quotient von > 30 mg/mmol. Auch wenn die Proteinurie fehlt, liegt wahrscheinlich eine Präeklampsie vor, wenn zusätzlich zur Hypertonie neue Funktionsstörungen der Organe auftreten.

- **HELLP-Syndrom**

Typische Laborkonstellation bei Schwangeren, bestehend aus Hämolyse, erhöhten Transaminasen und Thrombozytopenie (< 100 G/l), häufig verbunden mit einer Präeklampsie (▶ Abschn. 75.7).

- **Eklampsie**

In der Schwangerschaft auftretende tonisch-klonische Krampfanfälle, häufig in Verbindung mit einer Präeklampsie und ohne andere neurologische Ursache.

75.2 Pathophysiologie

Im Mittelpunkt der Erkrankung steht eine lokale und systemische Dysfunktion des Gefäßendothels mit Störungen der Mikrozirkulation. Durch die generalisierten Mikrozirkulationsstörungen kommt es bei den schweren Formen der Präeklampsie zu Organfunktionsstörungen, die sich auch klinisch manifestieren.

75.2.1 Herz-Kreislauf-Funktion

- **Hypertonie**

Die Hypertonie ist ein Frühzeichen der Präeklampsie; sie entsteht durch den generalisierten *Spasmus der Arteriolen*, der zum Anstieg des peripheren Gefäßwiderstands führt. Insgesamt ist das Blutdruckverhalten bei Präeklampsie durch eine extreme Labilität gekennzeichnet.

- **Hypovolämie**

Bei Präeklampsie sind die Gefäßpermeabilität gesteigert und der onkotische Druck im Plasma erniedrigt. Beide Faktoren führen zur Abnahme des zirkulierenden Blutvolumens und zur Hämokonzentration, weiterhin zu Hirnödem, Lungenödem und peripheren Ödemen.

- **Lungenödem**

Bei Präeklampsie können 2 Formen des Lungenödems auftreten: ein *kardiales Lungenödem* und ein *nichtkardial bedingtes Lungenödem*. Das kardiogene Lungenödem findet sich bei Patientinnen mit Linksherzhypertrophie und diastolischen Funktionsstörungen und bei Patientinnen mit dilatiertem linken Ventrikel und systolischen Funktionsstörungen, also einer dilatativen Kardiomyopathie.

Das nichtkardiogene Lungenödem entsteht durch die erhöhte Kapillarpermeabilität oder -leckage und die Abnahme des kolloidosmotischen Drucks, weiterhin durch iatrogene Überwässerung mit Zunahme des hydrostatischen Drucks.

75.2.2 Gehirn

Im Gehirn können die Vasospasmen eine fokale Mangeldurchblutung (Ischämie) hervorrufen. Störungen der Hirndurchblutung und Gewebeödem werden als Ursache von Kopfschmerzen, Sehstörungen, gesteigerter Erregbarkeit und Hyperreflexie angesehen.

Schwerste Formen der Präeklampsie/Eklampsie können zu Koma, Hirnödem und Hirnblutungen führen; die Prognose ist sehr ernst.

75.2.3 Hämatologische Veränderungen

Trotz Zunahme des Gesamtwassergehalts kommt es bei Präeklampsie zum Blutvolumenmangel (Hypovolämie) mit Hämokonzentration.

Bei Präeklampsie besteht häufig eine *Thrombozytopenie*, allerdings finden sich Thrombozytenwerte von < 100.000/μl lediglich bei 20 % der Patientinnen.

Das extrinsische und auch das intrinsische *Gerinnungssystem* sind bei Präeklampsie zumeist nicht verändert. Eine disseminierte intravasale Gerinnung (DIC) ist selten, wenn nicht gleichzeitig eine Abruptio placentae (vorzeitige Plazentalösung) vorliegt.

75.2.4 Niere

Die renalen Veränderungen bei Präeklampsie werden als immunreaktiver Endothelschaden angesehen; er führt zu Thrombozytenaggregation und Fibrinniederschlägen in den Nierengefäßen. Die Nierendurchblutung und die glomeruläre Filtrationsrate nehmen ab, begleitet von einem Anstieg des Renins, des natriuretischen Faktors, des Angiotensins und von Katecholaminen. Bei entsprechender Ausprägung kommt es zur Oligurie oder sogar zum Nierenversagen.

75.2.5 Leber

Bei den meisten Präeklampsiepatientinnen ist die Leber nur wenig betroffen, jedoch kann eine schwere Hypertonie zu Leberzellschäden mit Anstieg der Transaminasen, periportalen Blutungen, generalisierter subkapsulärer Schwellung oder Hämatom mit Leberruptur führen. Schmerzen im rechten oberen Quadranten sollten als Hinweis auf eine ernsthafte Leberbeteiligung gewertet werden.

75.2.6 Uteroplazentare Einheit

Vasospasmus und Hämokonzentration mit Anstieg der Blutviskosität können zur Abnahme der Uterusdurchblutung um 50–70 % führen. Aufgrund der grenzwertigen Plazentafunktion muss mit fetalen Wachstumsstörungen gerechnet werden. Der Uterus entwickelt eine Hyperaktivität, daher setzt die Wehentätigkeit nicht selten zu früh ein.

75.3 Gefahren

Bei schwerer Präeklampsie/Eklampsie ist das Leben der Mutter durch folgende für die Erkrankung typische Risiken bedroht:
- Koma, Hirnödem, Hirnblutungen
- Lungenödem mit akuter respiratorischer Insuffizienz
- Linksherzinsuffizienz mit Lungenödem
- Nierenversagen
- DIC mit Verbrauchskoagulopathie

Nicht selten treten diese Komplikationen kombiniert auf und führen dann zu einem besonders schweren Krankheitsbild, evtl. mit tödlichem Ausgang.

75.4 Antihypertensive Behandlung

Nach der Leitlinie der Deutsche Gesellschaft für Gynäkologie und Geburtshilfe (DGGG) sollte bei Blutdruckwerten von ≥ 160 systolisch und/oder 110 mmHg diastolisch eine antihypertensive Behandlung eingeleitet werden, um zerebrale (Hirnblutung) und kardiovaskuläre Komplikationen zu verhindern. Geeignete Medikamente sind α-Methyldopa, Nifedipin retard und Labetalol (Österreich, Schweiz). Eingeschränkt geeignet und damit *Mittel der 2. Wahl* sind kardioselektive β-Blocker (z. B. Metoprolol).

> Zielblutdruckwerte: < 150 systolisch und 80–100 mmHg diastolisch.

Diuretika, ACE-Hemmer, AT_1-Antagonisten sowie alle anderen Antihypertensiva sind nicht geeignet. Dihydralazin wird wegen der ausgeprägten Nebenwirkung (Reflextachykardie, Kopfschmerz, Tachyphylaxie) nicht empfohlen.

75.5 Intensivbehandlung

Die Behandlung der Präeklampsie/Eklampsie erfolgt symptomatisch. Nur durch die Geburt des Fetus und der Plazenta kann die Erkrankung endgültig durchbrochen werden. Dies gilt aber nicht für die sekundär eingetretenen Komplikationen.

Das Ziel der symptomatischen Behandlung besteht darin, die Gefahren für Mutter und Kind zu vermindern, bis das Kind zu einem günstigeren Zeitpunkt mit einer größeren Überlebenschance geboren werden kann oder bis eine weitere Verlängerung der Schwangerschaft das Leben der Mutter gefährdet.

Verschlechtert sich der Zustand der Mutter trotz angemessener Therapie und entwickeln sich Zeichen der schweren Präeklampsie oder der gesteigerten neuromuskulären Erregbarkeit, hat das mütterliche Leben absoluten Vorrang gegenüber dem des Fetus.

Schwere Präeklampsien/Eklampsien können das Leben von Mutter und Fetus akut bedrohen. Darum ist bei diesen Formen eine Intensivüberwachung/-behandlung erforderlich.

Die Intensivbehandlung richtet sich v. a. nach den im Vordergrund stehenden pathophysiologischen Veränderungen und umfasst besonders folgende Maßnahmen:
- Unterbrechung bzw. Prophylaxe der Krämpfe
- Behandlung des Hirnödems
- Sicherung der Atemfunktion bzw. des pulmonalen Gasaustauschs
- Senkung des erhöhten Blutdrucks
- Beseitigung der Hypovolämie und Hämokonzentration
- Einleitung der Diurese bzw. Prophylaxe des akuten Nierenversagens
- Normalisierung der gesteigerten Gerinnbarkeit des Blutes

75.5.1 Krämpfe

Generalisierte tonisch-klonische Krämpfe sind das Kardinalsymptom der Eklampsie. Sie entsprechen in ihrem Erscheinungsbild dem Grand-mal-Anfall bei Epilepsie. Die Ursache ist unbekannt.

Kurz vor dem Anfall treten zumeist folgende **Alarmzeichen** auf:
- Kopfschmerzen
- Sehstörungen
- Motorische Unruhe
- Gesteigerte Reflexe
- Übelkeit, Erbrechen
- Plötzlicher Anstieg des Blutdrucks
- Verminderte Urinausscheidung

Beim Status eclampticus treten die Krämpfe in so rascher Folge auf, dass die Patientin zwischen den Anfällen das Bewusstsein nicht zurückerlangt.

❗ Der Status eclampticus muss so rasch wie möglich unterbrochen werden, um schwere bleibende Hirnschäden oder sogar den Tod der Schwangeren zu verhindern.

Ein Status, der länger anhält, führt zu irreversiblen Zellschäden in verschiedenen Hirnarealen. Außerdem treten sekundäre metabolische Komplikationen auf: Laktatazidose und Hypoglykämie nach vorübergehender Hyperglykämie. Zusätzlich werden autonome Störungen beobachtet: Hyperthermie, exzessives Schwitzen, Dehydrierung und Hypertension. Schließlich entwickelt sich ein schwerer Schockzustand.

❯ Ziele der Sofortbehandlung sind die Sicherung der Atemwege und der Atemfunktion sowie die Unterbrechung der Krämpfe.

Behandlung der Krämpfe

Bestehen die Zeichen der gesteigerten neuromuskulären Erregbarkeit bzw. die Warnzeichen eines drohenden Anfalls, sollten Antikonvulsiva zugeführt werden.

❯ Die Krämpfe können auch durch äußere Reize ausgelöst werden. Darum muss die medikamentöse Therapie durch abschirmende Maßnahmen im Bereich der Intensivstation ergänzt werden.

▪ Magnesiumsulfat

Magnesiumsulfat ist das *Mittel der 1. Wahl* zur Prophylaxe und Behandlung eklamptischer Anfälle. Diese Substanz beeinträchtigt direkt die neuromuskuläre Übertragung an der motorischen Endplatte, hat aber in therapeutischen Dosen keine dämpfende Wirkung auf das zentrale Nervensystem. Magnesium ist bei Präeklampsie/Eklampsie wirksamer als Phenytoin oder Diazepam. Bei schwerer Präeklampsie sollte die Substanz bis 48 h nach der Entbindung i. v. zugeführt werden.

Bei Myasthenie ist Magnesium kontraindiziert.

ℹ **Dosierung von Magnesiumsulfat**
- Initial: 4–6 g i. v. als Kurzinfusion über 15–20 min
- Danach: 1–2 g/h als Erhaltung über Perfusor
- Antidot bereithalten: 10 ml Kalziumglukonat 10 %, über 3 min i. v.

Nach der Leitlinie der DGGG genügt die Intensivüberwachung folgender Parameter:
- Patellarsehnenreflex (soll nur abgeschwächt sein)
- Atmung: Frequenz > 12/min
- Herzfrequenz und -rhythmus
- Urinausscheidung: > 0,5 ml/kg/h (Magnesium wird primär über die Nieren ausgeschieden)

❗ Die Überdosierung von Magnesium kann zum zentralen Atemstillstand und zum Herzstillstand führen. Darum den sofort wirkenden Antagonisten **Kalziumglukonat** bereithalten!

Bei versehentlicher **Überdosierung** muss intubiert und kontrolliert beatmet werden. Zusätzlich kann **Kalzium** i. v. als Antagonist injiziert werden.

Koma und Hirnödem

Im Anschluss an die Krämpfe kann das Bewusstsein einige Stunden lang erloschen sein. Bewusstlosigkeit gehört hingegen nicht zum typischen Bild der *Präeklampsie*. Tritt sie hierbei dennoch auf, so liegt eine schwerwiegende *sekundäre* Komplikation zugrunde, die neurologisch abgeklärt werden muss.

75.5.2 Respiratorische Störungen

Respiratorische Störungen bei Präeklampsie/Eklampsie beruhen in erster Linie auf folgenden Lungenveränderungen: intravasale Gerinnungsvorgänge, Kapillarschädigungen und interstitielles Ödem. Begünstigend wirken weiterhin Linksherzinsuffizienz, Status eclampticus und übermäßige Sedierung oder Magnesiumtherapie. Das Lungenödem bei Präeklampsie/Eklampsie entsteht v. a. durch Permeabilitätsstörungen der Lungengefäße, erhöhten Lungenkapillardruck und Hypalbuminämie.

Bei den leichteren Formen der respiratorischen Insuffizienz genügt zumeist die O_2-Zufuhr über eine Gesichtsmaske; bei den schweren Formen muss hingegen intubiert und die Atmung maschinell unterstützt werden. Beim akuten Lungenversagen (► Kap. 63) ist zumeist eine länger dauernde Beatmungstherapie erforderlich.

75.5.3 Hypertonus

Stark erhöhte diastolische und/oder systolische Blutdruckwerte können akut lebensbedrohliche Komplikationen wie intrazerebrale Blutungen, Hirnödem oder eine Linksherzinsuffizienz mit Lungenödem hervorrufen und müssen medikamentös behandelt werden. Für die Akuttherapie können Nifedipin, Urapidil oder Dihydralazin i. v. eingesetzt werden, bei Lungenödem/Herzinsuffizienz auch Furosemid. Hat die Schwangere noch nicht entbunden, erfolgt die Therapie unter CTG-Überwachung des Fetus.

In den meisten Fällen kann die antihypertensive Therapie nach der Entbindung ausschleichend innerhalb von 3–6 Wochen beendet werden.

75.5.4 Nierenfunktionsstörungen

Bei schwerer Präeklampsie/Eklampsie ist die Urinausscheidung in typischer Weise bis hin zur Oligurie (< 400 ml/24 h) vermindert. Außerdem besteht eine im Vergleich zur normalen Schwangerschaft abnorme Natrium- und Wasserretention mit starker Erweiterung des interstitiellen Flüssigkeitsraums, während gleichzeitig das Plasmavolumen vermindert und das Blut konzentriert sind.

Die Hypovolämie und Hämokonzentration werden *vorsichtig* mit plasmaisotonen Infusionslösungen behandelt. Diuretika werden nur gegeben, wenn die Urinausscheidung nach Volumenzufuhr allein nicht in Gang kommt bzw. wenn massive Ödeme oder Linksherzinsuffizienz mit Lungenödem bestehen.

75.5.5 Gerinnungsstörungen

Das Vollbild der DIC ist bei ca. 3 % aller Schwangerschaftshypertonien und bei 10 % aller Eklampsien nach-weisbar. Darum ist eine häufige Kontrolle der Blutgerinnung während der Intensivbehandlung erforderlich. Ein Abfall der Thrombozytenzahl und ein Anstieg des Hämatokriten gelten als frühe Zeichen eines schweren Krankheitsbilds. Lebensbedrohliche Störungen der Blutgerinnung können auch noch nach der Geburt auftreten.

75.5.6 Flüssigkeitszufuhr

Während der Intensivbehandlungsphase erfolgt der Flüssigkeitsersatz bei schweren Formen zunächst parenteral. Wegen der Natrium- und Wasserretention ist hierbei zumeist eine konsequente Flüssigkeitsrestriktion erforderlich. Die Volumenzufuhr kann sich nach der Urinausscheidung und (eingeschränkt) nach dem zentralen Venendruck richten. Die Elektrolytsubstitution erfolgt anhand der Serumwerte und der im Urin ausgeschiedenen Mengen.

Wichtig ist es auch, den kolloidosmotischen Druck zu normalisieren. Sobald sich der klinische Befund bessert, kann mit Sondenernährung begonnen werden.

75.5.7 Antibiotika

Antibiotika sollten nicht prophylaktisch gegeben werden, sondern nur bei Infektionen und dann gezielt nach Antibiogramm.

75.5.8 Abstillen

Die Laktation wird medikamentös mit Bromocriptin (Pravidel) und durch Hochbinden der Brüste unterbrochen.

75.5.9 Geburtshilfliches Vorgehen

Die Intensivbehandlung der Präeklampsie/Eklampsie erfordert eine enge und lückenlose Zusammenarbeit zwischen Intensivmedizinern und Geburtshelfern.

Bei schwerer Präeklampsie/Eklampsie muss aus primär mütterlicher Indikation die Schwangerschaft unterbrochen werden – auch vor der 36. Schwangerschaftswoche. Hierbei soll der Entbindung eine 12-stündige Beobachtungsphase vorangehen. In dieser Zeit sollen Elektrolytstörungen ausgeglichen und die Urinausscheidung sowie die Atem- und Herz-Kreislauf-Funktion stabilisiert werden. Lässt sich die Diurese nur mit Diuretika aufrechterhalten, sollte die Schwangerschaft innerhalb von 4 h beendet werden.

Einzelheiten zur Anästhesie bei Präeklampsie/Eklampsie: ► Kap. 23.

75.5.10 Spezielle Intensivpflege

Die wichtigsten **pflegerischen Aufgaben** während der Intensivbehandlung von Präeklampsie/Eklampsie umfassen folgende Maßnahmen:

- Die Patientin sollte in einer ruhigen und friedfertigen Umgebung untergebracht werden (Einzelzimmer!).
- Krampfauslösende Stimuli müssen vermieden werden.
- Notfallausrüstung und Notfallmedikamente, einschließlich Antikonvulsiva, Kalziumglukonat und Anästhetika, müssen griffbereit sein.
- Atmung, Herz-Kreislauf-Funktion, Bewusstsein, Urinausscheidung und die Reaktion auf die medikamentöse Therapie müssen sorgfältig überwacht werden.
- Pflegekräfte und Ärzte müssen auf plötzliche Krampfanfälle vorbereitet sein.
- Bei komatösen Patientinnen ist eine besonders sorgfältige klinisch-neurologische Überwachung erforderlich, um frühzeitig sekundäre Komplikationen zu erkennen.

75.6 Krankheitsverlauf

Die Zeichen und Symptome der Präeklampsie/Eklampsie verschwinden in der Regel rasch nach der Entbindung; Krampfgefahr besteht jedoch noch bis zu etwa 48 h nach der Geburt. Alle pathophysiologischen Veränderungen der reinen Präeklampsie heilen zumeist ohne Folgen aus.

Bei schwerer Präeklampsie/Eklampsie ist eine länger dauernde Intensivbehandlung zumeist dann erforderlich, wenn sekundäre Komplikationen wie akutes Lungenversagen, Verbrauchskoagulopathie, Hirnödem usw. aufgetreten sind.

75.7 HELLP-Syndrom

Das Syndrom tritt zumeist in Verbindung mit einer schweren Präeklampsie auf, jedoch bei 10–20 % der Patientinnen auch ohne Hypertonie und ist häufig mit epigastrischen Schmerzen, Schmerzen in rechtem Oberbauch, Nacken oder Schulter verbunden, weiterhin mit Übelkeit und Erbrechen. Hierbei handelt es sich um eine schwerwiegende Variante der Präeklampsie, die mit einer maternalen Mortalität von ca. 3 % und einer fetalen Mortalität von ca. 24 % einhergeht Der Name leitet sich von den Symptomen und Zeichen ab:

- H – „**H**emolysis" bzw. Hämolyse
- EL – „**E**levated **L**iver Enzymes" bzw. Anstieg der Transaminasen
- LP – „**L**ow **P**latelets" bzw. Abfall der Thrombozyten (Thrombozytopenie < 100 G/l)

Schmerzen im Oberbauch weisen häufig auf das Krankheitsbild hin.

Bei schwerem HELLP-Syndrom kann sich eine DIC mit Verbrauchskoagulopathie entwickeln, erkennbar an folgender Laborparameterkonstellation:

- Abfall des Fibrinogens
- Verlängerung der Thrombinzeit
- Thrombozytopenie
- Abfall von Faktor III

Bei DIC muss die Schwangerschaft sofort beendet werden.

75.7.1 Komplikationen

Das Syndrom kann zu schwerwiegenden Komplikationen führen, sodass zumeist unmittelbar nach Diagnosestellung eine Sectio caesarea durchgeführt wird. Die wichtigsten Komplikationen sind

- Plazentalösung,
- Leberruptur,
- Hirnblutungen,
- Nierenversagen,
- Lungenödem.

75.7.2 Therapie

Intensivüberwachung und -behandlung wie bei Präeklampsie/Eklampsie (▶ Abschn. 75.5.10). Bei Gerinnungsstörungen: Frischplasma, Gerinnungsfaktoren, Antithrombin III oder Thrombozytenkonzentrate. Bei Oberbauchschmerzen unbedingt an eine Leberruptur oder subkapsuläre Leberhämatome denken; Sonografie ist indiziert.

Nachschlagen und Weiterlesen

Gätje R, Eberle C, Scholz C et al (2015) Kurzlehrbuch Gynäkologie und Geburtshilfe, 2. Aufl. Thieme, Stuttgart
Klockenbusch W, Fischer T (2014) Präeklampsie, 2. Aufl. Uni-Med, Bremen

Internet

Deutsche Gesellschaft für Gynäkologie und Geburtshilfe e. V. (DGGG) (2019) S2k-Leitlinie: Hypertensive Schwangerschaftserkrankungen: Diagnostik und Therapie. https://www.awmf.org/leitlinien/detail/ll/015-018.html. Zugegriffen: 5. Febr. 2021

Akute Vergiftungen

Reinhard Larsen

Inhaltsverzeichnis

© Der/die Herausgeber bzw. der/die Autor(en), exklusiv lizenziert durch Springer-Verlag GmbH, DE, ein Teil von
Springer Nature 2021
R. Larsen, T. Fink, T. Müller-Wolff (Hrsg.), *Larsens Anästhesie und Intensivmedizin für die Fachpflege*,
https://doi.org/10.1007/978-3-662-63127-0_76

76

Etwa 200.000 Patienten müssen jährlich wegen einer akuten Vergiftung im Krankenhaus behandelt werden. Am häufigsten sind Vergiftungen mit Arzneimitteln, Drogen und biologisch aktiven Substanzen, gefolgt von nicht medizinisch verwendeten Substanzen wie Alkohol, Kohlenmonoxid und andere Gase oder Dämpfe, mit der Nahrung aufgenommene Gifte (z. B. Pilze) und Vergiftungen durch giftige Tiere (Insektenstiche). In der Frühphase der Behandlung ist es zumeist nicht möglich, den Giftstoff mit Sicherheit zu bestimmen; hierzu sind Laboruntersuchungen erforderlich, deren Ergebnis bei der Erstbehandlung nicht abgewartet werden kann. Darum muss zu diesem Zeitpunkt die Therapie symptomatisch erfolgen. Hierbei steht die Wiederherstellung und Sicherung der Atmung und der Herz-Kreislauf-Funktion im Vordergrund.

76.1 Aufnahme des Giftes

Die weitaus meisten Vergiftungen entstehen durch orale Aufnahme toxischer Substanzen; inhalative oder perkutane Aufnahme ist jedoch ebenfalls möglich.

76.1.1 Orale Vergiftungen

Die Schwere einer Vergiftung hängt von der Art des Giftes und der eingenommenen Menge ab, weiterhin von individuellen Faktoren wie Zeitpunkt der Einnahme und Füllungszustand des Magens, Begleitmedikation und Gesundheitszustand. Entscheidend ist schließlich, welcher Anteil der eingenommenen Substanz resorbiert wurde und welche Plasmakonzentrationen sich hieraus ergeben haben.

■ **Ausscheidung des Giftes**

Die aufgenommenen Gifte werden entweder über die Nieren ausgeschieden und/oder metabolisiert. Eine herausragende Rolle bei der Elimination spielen die arzneimittelabbauenden Enzymsysteme der Leber. Die entstehenden Metaboliten sind zumeist weniger toxisch als die Ausgangssubstanzen.

76.1.2 Inhalative und perkutane Vergiftung

Zwar können inhalative und perkutane Intoxikationen durch eine Vielzahl chemischer Substanzen hervorgerufen werden, jedoch sind solche Vergiftungen im Bereich der Intensivmedizin sehr selten. Zumeist handelt es sich um unbeabsichtigte Vergiftungen, z. B. am Arbeitsplatz.

76.2 Klinisches Bild und Diagnose

76.2.1 Klinisches Bild

Angesichts der Vielzahl möglicher toxischer Substanzen sind die Vergiftungssymptome oft nicht eindeutig, jedoch gibt es Zeichen, die bei akuten exogenen Vergiftungen besonders häufig vorkommen und als typisch gelten, besonders wenn sie in Kombination auftreten. Hierzu gehören
- zerebrale Störungen,
- Atemstörungen,
- Herzrhythmusstörungen,
- akute gastrointestinale Störungen,
- auffälliger Geruch,
- Hautläsionen,
- Störungen der Temperaturregulation,
- akute Leber- und Nierenschädigung.

Bei bestimmten Vergiftungen entstehen sog. **„toxische Syndrome"**, d. h. eine Symptomenkombination, aus der aber die zugrunde liegende toxische Substanz nicht eindeutig identifiziert werden kann:
- **Narkotisches Syndrom:** Hierbei bestehen Somnolenz oder Koma, Hypoventilation, niedriger Blutdruck und Miosis. Die häufigsten Auslöser sind Hypnotika, Anästhetika, Opioide und Alkohol.
- **Sympathikomimetisches Syndrom:** Dieses Syndrom ist gekennzeichnet durch Exzitation, Tachykardie, Blutdruckanstieg, Krämpfe. Auslöser können sein: Kokain, Amphetamin, LSD (Lysergsäurediethylamid), Koffein oder Theophyllin.
- **Anticholinerges Syndrom:** Dieses Syndrom ist gekennzeichnet durch trockene, warme Haut, Hyperthermie, Tachykardie, weite Pupillen und Halluzinationen. Auslöser sind Belladonna-Alkaloide (z. B. Tollkirschen), Pilztoxine und Antidepressiva.
- **Cholinerges Syndrom:** Zeichen sind Bradykardie, Miosis, gesteigerte Bronchialsekretion, Hyperperistaltik des Magen-Darm-Trakts, Durchfälle und Muskelfibrillationen. Auslöser sind: Pflanzenschutzmittel, Acetylcholin, Pilztoxine.

Zerebrale Störungen

Die Vergiftung führt zur Dämpfung der Hirnfunktion mit Bewusstseinsstörungen wie Somnolenz, Sopor und Koma oder zur Exzitation mit Unruhe, Verwirrtheit und Erregungszuständen bis hin zu generalisierten Krampfanfällen.

Atemstörungen

Hypnotika, Sedativa und Opioide dämpfen das Atemzentrum bis hin zum Atemstillstand. Cholinesterasehemmstoffe bewirken zusätzlich eine periphere Lähmung der Atemmuskulatur. Weiterhin können bestimmte Gifte das Lungengewebe schädigen, z. B. ätzende Gase oder

Herbizide. Mit einem akuten Lungenversagen (ARDS) muss v. a. bei schweren Vergiftungen mit Schlafmitteln gerechnet werden, besonders bei länger andauerndem Koma.

Herz-Kreislauf-System

Schwere Vergiftungen mit Schlafmitteln führen zur Dämpfung der Herz-Kreislauf-Funktion mit Blutdruckabfall. Herzrhythmusstörungen werden v. a. nach Vergiftungen mit Psychopharmaka, β-Blockern und Antiarrhythmika beobachtet. Herzrhythmusstörungen bei jungen Patienten mit unauffälliger kardialer Anamnese sollten immer an die Möglichkeit einer exogenen Intoxikation denken lassen. Bestimmte Formen von Herzrhythmusstörungen sind für einzelne Substanzen typisch:

- Bradykardie, AV-Block: Digitalis, Lithium, trizyklische Antidepressiva, Insektizide
- Sinus- oder supraventrikuläre Tachykardie: Sympathomimetika, Anticholinergika, Ethanol, Theophyllin
- Ventrikuläre Tachykardien: Kokain, Amphetamine, Digitalis, Theophyllin, trizyklische Antidepressiva, Phenothiazine

Akute gastrointestinale Störungen

Übelkeit, Brechreiz, Erbrechen oder Durchfälle können durch eine Vielzahl toxischer Substanzen ausgelöst werden und sind daher unspezifisch. Allerdings kann ein typischer Geruch oder ein auffälliges Aussehen des Erbrochenen auf die Möglichkeit einer Vergiftung hinweisen, im günstigen Fall auch auf die zugrunde liegende Substanz. Chlorierte Kohlenwasserstoffe oder Pilztoxine gehen häufig mit ausgeprägter Übelkeit und Erbrechen einher. Auffälliger Geruch aus dem Mund (Foetor ex ore) kann ebenfalls Hinweis auf eine exogene Vergiftung sein.

Hautläsionen

Hautläsionen treten v. a. mehrere Stunden nach einer schweren Schlafmittelvergiftung auf, weiterhin durch Einwirkung von Säuren und Laugen, aber auch von Kohlenwasserstoffen. Bei Verdacht auf Drogenintoxikation sollte gezielt nach Einstichstellen gesucht werden.

Leber

Bestimmte Substanzen wirken lebertoxisch; hierzu gehören chlorierte Kohlenwasserstoffe, Paracetamol und Amatoxine (z. B. Knollenblätterpilz). Als typisch gilt das symptomfreie Intervall zwischen dem Auftreten der Leberfunktionsstörungen und der Giftaufnahme. Störungen der Blutgerinnung weisen auf eine Beeinträchtigung der Synthese in der Leber hin.

Niere

Nierenfunktionsstörungen können v. a. durch Analgetika, Schwermetalle und Lithiumsalze ausgelöst werden. Allerdings ist es zumeist nicht möglich, aus diesen Störungen allein auf die Vergiftung mit einer spezifischen Substanz zu schließen.

Blutgerinnung

Vergiftungen mit Kumarinderivaten (Marcumar) und Schlangengift führen zu Störungen der Blutgerinnung, Schockzuständen, z. B. durch schwere Schlafmittelintoxikation, evtl. zu disseminierter intravasaler Gerinnung.

76.2.2 Diagnose

Die Diagnose ergibt sich häufig aus dem klinischen Bild, während für den direkten Nachweis von Giften eine Reihe von Testverfahren eingesetzt wird.

Klinische Diagnostik

Außerhalb der Klinik gehört zu den wichtigsten Maßnahmen die Inspektion der Umgebung, bei der gezielt nach leeren Arzneimittelpackungen, Flaschen und Gläsern mit verdächtigem Inhalt gesucht werden sollte. Wichtig ist weiterhin, sofern möglich, die Befragung des Patienten und von Personen am Notfallort. Bedeutsame Hinweise geben auch die in ▶ Abschn. 76.2.1 beschriebenen Symptome, die bei der großen Mehrzahl aller Vergiftungsfälle vorhanden sind.

Toxikologisches Screening

Besteht der Verdacht auf eine Intoxikation, so wird zunächst eine systematische toxikologische Analyse (STA) durchgeführt. Sie umfasst die wichtigsten Arzneimittel und toxischen Substanzen:

- Barbiturate
- Benzodiazepine
- Methaqualon
- Ethanol
- Opioide
- Amphetamine
- Drogen
- Phencyclidin

Diese Tests setzen voraus, dass bereits eine gewisse Menge der Substanz aus dem Magen-Darm-Trakt resorbiert worden ist. Während die Schnelltests praktisch in der Notfallaufnahme durchgeführt werden können, ist für den quantitativen Giftnachweis ein spezielles toxikologisches Labor erforderlich.

Laborwerte

Abgesehen vom Giftnachweis sollte v. a. bei bewusstseinsgestörten Patienten noch ein Basislaborprogramm durchgeführt werden. Hierzu gehören im Wesentlichen folgende Parameter:

- Blutbild
- Gerinnungsstatus und Thrombozytenzahl
- Blutzucker

76

- Serumelektrolyte
- Serumkreatinin und -harnstoff
- Urinsediment
- Blutgasanalyse und Säure-Basen-Parameter: metabolische Azidose bei verschiedenen Noxen
- Leberenzyme
- Ammoniak
- Laktat
- Cholinesterase: bei Verdacht auf Alkylphosphat- oder Carbamatinsektizid (ein Nervenkampfstoff)

76.3 Therapie

Die Behandlung von Vergiftungen umfasst die Sicherung bzw. Wiederherstellung der Vitalfunktionen und die Elimination des Giftes.

76.3.1 Sicherung der Vitalfunktionen

Oberstes Prinzip jeder Vergiftungsbehandlung ist zunächst die Sicherung der Vitalfunktionen, d. h. der **Atmung** und der **Herz-Kreislauf-Funktion**. Diese Maßnahmen erfolgen unabhängig von der Art der spezifischen Vergiftung und gehen dem gifteliminierenden Verfahren voran. Wichtig ist weiterhin der **Schutz vor pulmonaler Aspiration**, da schwere Aspirationspneumonien zu den häufigen Todesursachen nach Vergiftungen gehören.

76.3.2 Elimination des Giftes

Unterschieden wird zwischen primärer und sekundärer Giftelimination. Bei der primären Elimination wird versucht, das Gift zu eliminieren, bevor es (nach Resorption) in den Kreislauf gelangt. Demgegenüber umfasst die sekundäre Giftelimination alle Maßnahmen zur Entfernung des Giftes nach der Resorption. Weiterhin können bei bestimmten Vergiftungen Antidote eingesetzt werden, die eine toxische Wirkung verhindern oder aufheben können.

Primäre Giftelimination
Wurde das Gift über den Magen-Darm-Trakt aufgenommen, sollte der Magen-Darm-Trakt schnellstmöglich entleert werden, um eine Absorption des Giftes zu verhindern. Hierzu werden folgende Maßnahmen eingesetzt:
- Endoskopie: bei verklumpten Arzneistoffen, z. B. Carbamazepin
- Zufuhr von Aktivkohle
- Provoziertes Erbrechen
- Magenspülung

Hiervon werden das provozierte Erbrechen und die Magenspülung nicht mehr routinemäßig, sondern nur noch bei bestimmten Indikationen durchgeführt.

Einmalige Gabe von Aktivkohle
Viele Toxine werden an Aktivkohle gebunden und können so nicht mehr ins Blut aufgenommen werden. Die Gabe ist nur innerhalb der ersten 60 min nach Einnahme sinnvoll und nur, wenn bekannt ist, dass der aufgenommene Stoff auch gebunden wird. Nach Einnahme ätzender Stoffe ist Aktivkohle nicht indiziert, da sie die endoskopische Beurteilung erschwert.

> ℹ️ **Dosierung von Aktivkohle**
> Beim Erwachsenen: 100 g in 1 l Wasser gelöst oder 2 Flaschen Ultracarbon.

Bei nicht intubierten Patienten mit eingeschränktem Bewusstsein ist Aktivkohle kontraindiziert.

Zu den primären Eliminationsverfahren bei Vergiftungen gehören auch das Retten aus der giftigen Umgebung, z. B. bei der schweren CO-Vergiftung, und das Entfernen kontaminierter Kleidungsstücke sowie die ausgiebige Hautreinigung bei transkutanen Vergiftungen.

Provoziertes Erbrechen
Dies ist die einfachste Maßnahme, um den Magen zu entleeren. Sie wird aber allenfalls noch bei Kindern angewandt. Am wirksamsten ist die Auslösung des Erbrechens durch Trinken von Ipecacuanha-Sirup, und zwar möglichst rasch nach Einnahme des Giftes. Verabreicht werden 20–30 ml, gefolgt von 100–200 ml Wasser oder Saft. Die Wirkung kann verzögert bzw. bis zu 20 min später einsetzen. Beim provozierten Erbrechen müssen folgende Voraussetzungen erfüllt sein:
- Einnahme einer sicher toxischen Giftdosis vor weniger als 60 min
- Bewusstseinsklarer und kooperativer Patient
- Keine Einnahme von Säuren oder Laugen
- Keine Einnahme organischer Lösungsmittel oder Schaumbildner (Benzin, Lampenöl)

Apomorphin oder Salzwasserlösung dürfen nicht eingesetzt werden, um Erbrechen auszulösen.

Magenspülung
Nützlich ist die Magenspülung bei
- Vergiftungen mit Stoffen, die nicht an Kohle binden,
- Vergiftung mit Substanzen, die die Magenentleerung verzögern, oder
- bei der Ingestion hochtoxischer Substanzen in großer Menge, wenn hierfür kein spezifisches Antidot zur Verfügung steht.

Bewusstlose Patienten müssen vor der Magenspülung endotracheal intubiert werden, um einen ausreichenden Schutz vor pulmonaler Aspiration zu gewährleisten. Die endotracheale Intubation ist auch erforderlich bei Einnahme von Herbiziden oder Insektiziden und der

Vergiftung mit organischen Lösungsmitteln oder Mineralölprodukten, weiterhin bei abgeschwächten oder aufgehobenen Schutzreflexen des Rachenraums. Die Magenspülung wird nur *innerhalb von 60 min* nach Einnahme des Giftes durchgeführt.

Magenspülung
- Indikationen:
  - Provoziertes Erbrechen nicht möglich oder nicht sinnvoll
  - Stärkere Bewusstseinstrübung oder Bewusstlosigkeit
  - Einnahme hochtoxischer Substanzen wie Insektizide und Herbizide (hierbei ist eine Magenspülung auch nach provoziertem Erbrechen indiziert)
- Kontraindikationen:
  - Nicht intubierte Patienten mit beeinträchtigten Schutzreflexen der Atemwege
  - Einnahme niedrig visköser, flüssiger Kohlenwasserstoffe (Lampenöl, Benzin) oder ätzender Stoffe

---

Die Magenspülung kann in folgender Weise durchgeführt werden.

■ **Praktisches Vorgehen**
- Auswahl eines dicken Magenschlauchs, 36–40 Fr.
- Kopftieflagerung von 15–20°, beim nichtintubierten Patienten auch Seitenlagerung.
- Gleitfähigmachen des Schlauchs mit Wasser, Gel oder Spray, danach orales Einführen und Vorschieben in den Magen.
- Lagekontrolle des Schlauchs durch Einspritzen von Luft und gleichzeitige Auskultation über dem Epigastrium.
- Zunächst Entleerung des Magens durch Drainage und Aspiration mit Aufbewahren des Mageninhalts für die toxikologische Analyse.
- Anschließend Spülung des Magens unter Kontrolle der eingelaufenen und wieder abgeleiteten Flüssigkeitsmenge; beim Erwachsenen werden Portionen von 200–300 ml körperwarmen Wassers (Kinder: 5–10 ml/kg KG) zugeführt, bis die Spülflüssigkeit keine Partikel mehr enthält. Empfohlene Gesamtmenge: ca. 5 l Spüllösung. Große Tabletten, Kapseln oder verklumpte Tablettenreste sollten endoskopisch entfernt werden.
- Nach der Spülung: Magenschlauch abklemmen und herausziehen.
- Einführen einer Magensonde (nasal) und Instillation von Aktivkohle zur Absorption; beim Erwachsenen mindestens 30 g.

Sekundäre Giftelimination
Bereits resorbierte bzw. ins Blut gelangte Gifte können nur durch sekundäre Verfahren ausgeschieden werden; hierzu gehören folgende:
- Forcierte Diurese
- Hämodialyse
- Hämoperfusion
- Plasmaseparation
- Plasmaperfusion

Diese Verfahren sind nur sinnvoll, wenn auch die pharmakodynamischen und -kinetischen Eigenschaften der toxischen Substanz bekannt sind und außerdem eine Vergiftung entsprechenden Schweregrades vorliegt. Extrakorporale Entgiftungsverfahren sollten daher nur dann durchgeführt werden, wenn folgende Symptome bestehen:
- Koma ohne Reaktion auf Schmerzreize
- Kreislaufinsuffizienz und respiratorische Insuffizienz
- Schwere EEG-Veränderungen

Von dieser Regel kann abgewichen werden, wenn die Vergiftung durch Substanzen erfolgt ist, bei denen ein gewisses Zeitintervall zwischen der Giftaufnahme und dem Eintritt irreversibler Vergiftungsfolgen besteht, z. B. bei Vergiftungen mit Herbiziden vom Paraquat-Typ, Salicylsäure, Thallium, Methylalkohol.

■ **Alkalische Diurese**
Bei diesem Verfahren wird durch Zufuhr von Natriumbikarbonat eine alkalische Diurese ausgelöst und dadurch das Gift renal ausgeschieden. Als **Indikationen** gelten aber nur noch Intoxikationen mit *Chlorphenoxycarbonsäuren*.

■ ■ **Praktisches Vorgehen**
- Basenkatheter legen, Ausgangslabor bestimmen: Elektrolyte, Kreatinin, Säure-Basen-Haushalt, Blutzucker, Urin-pH.
- Infusion von 3 mmol/kg KG Natriumbikarbonat über 1 h.
- Weitere Zufuhr von Natriumbikarbonat nach Urin-pH (Zielwert: 7,5; max. 8,5).
- Korrektur der Elektrolytzusätze in Abhängigkeit von den entsprechenden Serumelektrolytwerten.

■ **Hämodialyse**
Als alleiniges extrakorporales Verfahren zumeist wenig wirksam, jedoch sinnvoll, wenn bei Niereninsuffizienz keine forcierte Diurese durchgeführt werden darf.

■ **Hämoperfusion**
Wichtigstes Verfahren zur Elimination von Hypnotika, Sedativa, Psychopharmaka und Insektiziden. Der Hämoperfusion muss die primäre Giftelimination vorangehen.

■ Plasmapherese

Hierbei erfolgt die Elimination von Plasmaproteinen und von toxischen Substanzen, die an Proteine gebunden sind. Das Plasma wird separiert und ersetzt.

■ Plasmaperfusion

Kombination von Plasmazellseparation und Hämoperfusion. Hierbei wird das vom Patienten getrennte Plasma über eine Adsorbereinheit geleitet und danach wieder infundiert.

76.3.3 Antidote

Zu unterscheiden ist zwischen lokal zugeführten Antidoten und Antidoten, die nach Resorption des Giftes zugeführt werden. Wichtigstes universaladsorbierendes Antidot ist die Aktivkohle. Sie bindet das Gift physikalisch und verhindert die Resorption.

Demgegenüber ist der Wirkmechanismus von Antidoten im eigentlichen Sinne wesentlich komplexer. Im klinischen Alltag steht nur eine geringe Anzahl von Antidoten zur Verfügung, sodass sie im Vergleich zu den anderen Verfahren eine untergeordnete Rolle spielen. Gebräuchliche Antidote sind derzeit u. a. folgende:

- Alkylphosphatintoxikation: Atropin
- Blausäurevergiftung: Amylnitrit oder 4-DMAP (4-Dimethylaminophenol), Natriumthiosulfat
- Methanolvergiftung: Fomezipol oder Ethanol oral oder per Infusion
- Opioidvergiftung: Naloxon (Narcanti)
- Benzodiazepine: Flumazenil
- Paracetamol: Acetylcystein
- Neuroleptika: Biperiden
- Magnesiumsulfat: Terfenadin, Aconitin
- Methämoglobinbildner: Toloniumchlorid

76.4 Allgemeine Intensivbehandlung

Jeder Patient mit einer akuten Vergiftung wird zunächst auf einer *Intensivstation* behandelt, um einen ausreichenden Schutz seiner Vitalfunktionen zu gewährleisten. Zudem ist bei vielen schweren Vergiftungen eine maschinelle Unterstützung der Atmung erforderlich, weiterhin die Zufuhr kardiovaskulärer Medikamente und eine sorgfältige Infusionstherapie.

Störungen der Herz-Kreislauf-Funktion entstehen v. a. durch Beeinträchtigung der zentralen und peripheren Kreislaufregulation, eine direkte kardiotoxische Wirkung des Giftes und durch **Hypovolämie** bei gesteigerter Gefäßpermeabilität. Daneben treten häufig auch Störungen der Temperaturregulation mit Hypothermie oder auch Hyperthermie auf. Eine Unterkühlung wird v. a. bei Barbituratvergiftungen beobachtet, während

Vergiftungen mit Methaqualon und Diphenhydramin mit Hyperthermie eingehen können.

Bei schwerer Vergiftung erfolgt die Ernährung zunächst parenteral, später enteral.

76.5 Spezielle Vergiftungen

76.5.1 Ethanol (Ethylalkohol)

Die Vergiftung mit Ethanol ist die bei Weitem häufigste zu stationärer Behandlung führende Vergiftung. Sie tritt rasch ein, weil der Alkohol gut resorbiert wird. Lebensgefahr besteht bei einem Blutspiegel von über 3 ‰. Bei Alkoholikern besteht oft eine wesentlich größere Toleranz. Die Ausscheidung ist nicht beeinflussbar.

■ Symptome
- Abhängig von der Blutkonzentration: Erregung, Schlaf, Narkose
- Erstickung
- Hautrötung
- Abfall der Körpertemperatur durch periphere Vasodilatation
- Zentrale Atemdepression

Die Vergiftung tritt nicht selten zusammen mit Unfällen und entsprechenden Verletzungen (z. B. Schädel-Hirn-Trauma) auf.

■ Therapie
- **Erstbehandlung:**
  - Sicherung von Atemwegen und Atmung
  - Wärmeschutz
  - Magenspülung (bei nicht vollständiger Resorption)
  - Bei Erregung: Benzodiazepine i. v.; Vorsicht Atemdepression!
- **Intensivbehandlung:**
  - Bei respiratorischer Insuffizienz kontrollierte Beatmung
  - Behandlung der Hypothermie
  - Prophylaxe pulmonaler Komplikationen

76.5.2 Methanol (Methylalkohol)

Methanol wird im Körper zu Formaldehyd und Ameisensäure metabolisiert; es entsteht eine metabolische Azidose. Die tödliche Dosis von Methanol beträgt etwa 50 g.

■ Symptome
- Atemnot
- Übelkeit und Erbrechen
- Sehstörungen

- **Therapie**
- **Erstbehandlung:**
  - Magenspülung und Aktivkohle
  - Infusion von Ethanol (!) in 2 %iger Lösung bis 1 ‰ Blutspiegel (hemmt die Bildung von Formaldehyd und Ameisensäure)
- **Intensivbehandlung:**
  - Bei schweren Vergiftungen: Hämodialyse

Erblindung kann bereits nach wenigen Milliliter Methanol auftreten. Daher ist auch nach Aufnahme geringer Mengen eine Behandlung erforderlich.

76.5.3 Schlafmittel und Tranquilizer

Diese Substanzen werden häufig in suizidaler Absicht eingenommen. Alle Schlafmittel wirken in höheren Konzentrationen narkotisch. Sie führen zu zentraler Atemdepression und Herz-Kreislauf-Schock sowie zur Hypovolämie durch Flüssigkeitsausstrom in den extravasalen Raum. Tranquilizer gehen hingegen selten mit respiratorischer Insuffizienz und Kreislaufschock einher, auch ist die Bewusstseinsstörung nicht so ausgeprägt.

- **Therapie**
- **Erstbehandlung:**
  - Sicherung der Atemwege und der Atmung
  - Magenentleerung, Aktivkohle, salinische Abführmittel
  - Bei Bromcarbamidvergiftung: mechanische Zerkleinerung der Konglomerate durch ein Gastroskop
- **Intensivbehandlung:**
  - Kontrollierte Beatmung mit PEEP
  - Schockbehandlung durch Volumenersatz und Zufuhr von Dopamin
  - Bei schweren Vergiftungen: venovenöse Hämoperfusion zur Beschleunigung der Giftelimination

Die forcierte Diurese ist wenig wirksam (Ausnahme: lang wirkende Barbiturate) und nicht ungefährlich, weil leicht Wasser in der Lunge eingelagert wird.

76.5.4 Trizyklische Antidepressiva und Antipsychotika

Auch diesen Vergiftungen liegt häufig eine suizidale Absicht zugrunde.

- **Symptome der Antidepressivavergiftung**
- Bewusstseinstrübung bis zum Koma, evtl. mit Atemdepression
- Krampfanfälle

- Atropinartige Wirkungen: lichtstarre weite Pupillen, rote, trockene Haut, Temperaturanstieg, Halluzinationen
- Herzrhythmusstörungen
- Blutdruckanstieg oder Blutdruckabfall

- **Symptome der Antipsychotikavergiftung**
- Bewusstseinstrübung bis zum Koma, evtl. mit Atemdepression
- Extrapyramidale Störungen: Tremor, Rigor, Grimassieren, Dyskinesien (Bewegungsstörungen)

- **Therapie**
- **Erstbehandlung:**
  - Magenentleerung, Aktivkohle, salinische Abführmittel
  - Infusion von molarem Natriumbikarbonat zur Membranstabilisierung
  - Bei Herzrhythmusstörungen: Versuch mit β-Blockern oder Phenytoin
  - Bei Krämpfen: Benzodiazepin i. v.
- **Intensivbehandlung:**
  - Bei Hypotonie: Volumenzufuhr, Vasopressoren, z. B. Angiotensin; keine Katecholamine, da sie ventrikuläre Tachyarrhythmien fördern.
  - Bei schweren Vergiftungen: transvenöser Schrittmacher.
  - Hämodialyse und Hämoperfusion sind nicht wirksam.

76.5.5 Opioide

- **Symptome**
- Bewusstseinstrübung
- Zentrale Atemdepression
- Stecknadelkopfgroße Pupillen

- **Therapie**
- **Erstbehandlung:**
  - Endotracheale Intubation und Beatmung.
  - Vorsicht mit Opioidantagonisten (Naloxon bzw. Narcanti) bei Opioidsüchtigen – Auslösen akuter Entzugserscheinungen möglich
- **Intensivbehandlung:**
  - Kontrollierte Beatmung
  - Behandlung eines Abstinenzsyndroms mit Psychopharmaka

76.5.6 Insektizide (Alkylphosphate)

Die wichtigsten Insektizide sind
- E 605 forte,

76

- Metasystox R,
- Perfekthion.

Diese Substanzen hemmen das Enzym Cholinesterase; sie sind damit indirekte Parasympathikomimetika. Hieraus leiten sich die Symptome ab.

■ **Symptome**
Die Symptome entsprechen denen einer „Acetylcholinvergiftung":
- Enge Pupillen
- Eventuell Bradykardie
- Eventuell Blutdruckabfall
- Bronchokonstriktion
- Lungenödem
- Starker Speichelfluss, gesteigerte Bronchialsekretion
- Erbrechen, Durchfall
- Bauchschmerzen
- Spontaner Urinabgang
- Blutzuckeranstieg
- Metabolische Azidose
- Lähmung der Skelettmuskulatur
- Periphere Atemlähmung bei erhaltenem Bewusstsein
- Koma

■ **Therapie**
- **Erstbehandlung:**
  - Sicherung der Atemwege und der Atmung
  - Magenspülung, Abführmittel, Aktivkohle
  - Atropin: anfangs 2–3 mg in 15 min, danach kontinuierlich 2 mg/h
- **Intensivbehandlung:**
  - Kontrollierte Beatmung mit PEEP
  - Lungenpflege
  - Atropin per Infusion, Dosis: s. Erstbehandlung
  - Toxogonin als Antidot 1- bis 2-mal 250 mg i. v. in den ersten 2–48 h nach der Giftaufnahme
  - Schockbehandlung
  - Behandlung der metabolischen Azidose
  - Wärmeschutz
  - Hämoperfusion

76.5.7 Herbizide (Paraquat, Diquat)

Handelspräparate:
- Gramoxone
- Reglone

Diese Substanzen sind extrem toxisch; die Vergiftung verläuft zumeist tödlich.

■ **Symptome**
- Anfangsphase symptomlos oder -arm
- Lokale Verätzungen

- Bei geringen Dosen Diquat: nach einigen Tagen Niereninsuffizienz und andere vorübergehende Organfunktionsstörungen, danach evtl. Ausheilung
- Paraquat: irreversible tödliche Lungenfibrose
- Bei hohen Dosen beider Substanzen: rascher Verlauf mit Herz-Kreislauf-Atemversagen

■ **Therapie**
- **Erstbehandlung:**
  - Sofort: Erbrechen auslösen, Magenspülung, Aktivkohle, Abführmittel, evtl. Darmspülung
- **Intensivbehandlung:**
  - Eventuell tägliche Hämoperfusion
  - Beatmung mit niedrigen O_2-Konzentrationen – p_aO_2 zwischen 50 und 70 mmHg (O_2 fördert die Toxizität von Paraquat und Diquat)

76.5.8 Kohlenmonoxid (CO)

Vergiftungen mit CO entstehen zumeist durch absichtliches Einatmen von Auspuffgasen sowie unbeabsichtigt beim Verbrennen mit ungenügender O_2-Zufuhr (z. B. schlecht ziehender Kamin, defekte Heizgeräte, Holzkohlegrills, Brandrauch). CO besitzt eine 300-mal größere Affinität zum Hämoglobin (Hb) als O_2; darum können bereits geringe Konzentrationen von nur 0,01 % (!) in der Atemluft Vergiftungserscheinungen auslösen. Durch die Vergiftung entsteht eine Gewebehypoxie, da nicht mehr ausreichend O_2 transportiert werden kann (durch CO blockiertes Hb kann keinen O_2 mehr aufnehmen). Sind mehr als 50 % des Hb mit CO gesättigt, verläuft die Vergiftung tödlich.

■ **Symptome**
- Anfangs Auftreten der zerebralen und kardiovaskulären Zeichen der Hypoxie
- Ab 20–30 % Hb-CO: Schwindel und Bewusstseinstrübung
- Ab 40–60 % Hb-CO: Koma mit Cheyne-Stokes-Atmung
- Rosa Haut, später blass-livide
- Zeichen des Hirnödems

■ **Therapie**
- **Erstbehandlung:**
  - Zufuhr von Sauerstoff in maximaler Konzentration
- **Intensivbehandlung:**
  - Bei schwerer Vergiftung: kontrollierte Beatmung mit 100%igem O_2 und PEEP
  - Schockbehandlung
  - Ausgleich der metabolischen Azidose
  - Behandlung des Hirnödems

76.5.9 Paracetamol

Toxische Dosen von Paracetamol gehören zu den häufigsten Ursachen eines akuten Leberversagens. Die Symptome entwickeln sich schleichend; die Leberschädigung ist 3–4 Tage nach der Aufnahme der Substanz maximal ausgeprägt.

▪ **Therapie**

Erstbehandlung: bereits bei Verdacht Zufuhr des Antidots N-Acetylcystein: 150 mg/kg KG über 15 min zur Aufsättigung, dann 70 mg/kg KG in den nächsten 4 h, dann weitere 100 mg/kg KG über 16 h.

Nachschlagen und Weiterlesen

Desel H (2015) Vergiftungen. In: Marx G, Muhl E, Zacharowski K, Zeitzem S (Hrsg) Die Intensivmedizin, 12. Aufl. Springer, Berlin, Heidelberg, New York, S 1311–1322

Ludewig R, Regenthal R (2014) Akute Vergiftungen und Arzneimittelüberdosierungen, 11. Aufl. Wissenschaftliche Gesellschaft, Stuttgart

Müller D, Desel H (2013) Ursachen, Diagnostik und Therapie häufiger Vergiftungen. Dtsch Arztebl Int 110:690–700 (https://www.aerzteblatt.de/archiv/147481/Ursachen-Diagnostik-und-Therapie-haeufiger-Vergiftungen, Zugegriffen: 05. Februar 2021)

Internet

Bundesamt für Verbraucherschutz und Lebensmittelsicherheit (BVL) (2021) Liste der Giftnotrufzentralen und Giftinformationszentren in Deutschland, Österreich und der Schweiz. https://www.bvl.bund.de/DE/Arbeitsbereiche/01_Lebensmittel/03_Verbraucher/09_InfektionenIntoxikationen/02_Giftnotrufzentralen/lm_LMVergiftung_giftnotrufzentralen_node.html. Zugegriffen: 5. Febr. 2021

Bundeszentrale für gesundheitliche Aufklärung (BZgA) (2021) Giftnotrufzentralen (Giftnotruf). https://www.kindergesundheit-info.de/themen/sicher-aufwachsen/notfall-infos/giftinformationszentralen-giftnotruf/. Zugegriffen: 5. Febr. 2021

Verbrennungskrankheit

Reinhard Larsen

Inhaltsverzeichnis

Unter Mitarbeit von T. Fink

© Der/die Herausgeber bzw. der/die Autor(en), exklusiv lizenziert durch Springer-Verlag GmbH, DE, ein Teil von Springer Nature 2021
R. Larsen, T. Fink, T. Müller-Wolff (Hrsg.), *Larsens Anästhesie und Intensivmedizin für die Fachpflege,*
https://doi.org/10.1007/978-3-662-63127-0_77

Thermische Verbrennungen entstehen durch heiße Flüssigkeiten, Flammen oder Berührung von heißen Objekten sowie durch Einwirkung von Elektrizität, Chemikalien oder Strahlen. Die schwere Verbrennung führt zu einer Allgemeinerkrankung mit langem und komplikationsreichem Verlauf. Die Behandlung erfolgt am besten in einer Spezialklinik für Verbrannte. Die schwere Verbrennung wird zusätzlich als massives seelisches Trauma erlebt, zum einen durch die Beschädigungen des Körpers selbst, zum anderen durch die sehr unangenehmen pflegerischen Maßnahmen, die zum Teil nur in Allgemeinnarkose durchführbar sind. Erschwerend treten Befürchtungen um ein entstelltes Aussehen und eine gesteigerte Schmerzempfindlichkeit hinzu.

77.1 Schweregrad von Verbrennungen

Für die Prognose der Verbrennung spielt der Grad der Zerstörung eine wichtige Rolle. Folgende Schweregrade können unterschieden werden.

■ Verbrennungen I. Grades
Die Verbrennung ist oberflächlich und erfasst nur die Epidermis, während das Korium und die Blutversorgung der Haut nicht beeinträchtigt sind. Klinisch ist die Verbrennung durch eine Rötung der Haut (Hyperämie) und Schmerzen gekennzeichnet. Die Symptome verschwinden innerhalb von 2–3 Tagen, Narben entstehen nicht.

■ Verbrennungen II. Grades
Das deckende Epithel der Haut ist teilweise zerstört, die tiefen Koriumschichten dagegen sind unversehrt. Klinisch ist die Verbrennung II. Grades durch Blasenbildung mit Austritt von Plasma und starke Schmerzen gekennzeichnet. Der Heilungsverlauf dauert etwa 2 Wochen; die Wahrscheinlichkeit der Narbenbildung ist gering.

Schwierig abzugrenzen gegenüber Verbrennungen III. Grades ist die tiefe Verbrennung II. Grades, die mit oder ohne Blasenbildung einhergeht. Die Epidermis ist nekrotisch, die Basis feucht und weiß mit kleinen Petechien; außerdem besteht eine starke Schwellung; die Schmerzempfindung ist herabgesetzt. Heilungsverlauf: ca. 3–4 Wochen mit Narbenbildung.

■ Verbrennungen III. Grades
Hierbei sind alle Hautschichten einschließlich der Hautanhangsgebilde verbrannt, sodass eine Selbstheilung nicht mehr möglich ist. Anfangs treten Entzündungen und Ödeme, später auch Nekrosen auf. Die Haut ist lederartig und unelastisch, die Sensibilität erloschen. Blasenbildung tritt nicht auf. Kleine Defekte heilen durch Narbenbildung, bei ausgedehnten Verbrennungen ist dagegen eine Hauttransplantation erforderlich.

■ Verbrennungen IV. Grades
Außer den gesamten Hautschichten im verbrannten Bezirk sind noch die unter der Haut liegenden Gewebe (Muskeln, Sehnen, Nerven usw.) betroffen. Eine Hauttransplantation ist erforderlich!

Entscheidend für den Schweregrad der Verbrennungskrankheit sind die *Tiefe* der Verbrennung und ihre *Ausdehnung* auf der Körperoberfläche. Darum müssen der Schweregrad der Verbrennung und die Oberfläche der betroffenen Bereiche zu Beginn der Behandlung sorgfältig eingeschätzt werden.

77.2 Ausdehnung von Verbrennungen

Die Oberfläche des verbrannten Bereichs wird am häufigsten nach der **Neunerregel** eingeschätzt, bei der jeder Hautpartie ein bestimmter prozentualer Anteil an der Körperoberfläche zugeordnet wird. Für den Erwachsenen gelten folgende Werte:
- Hals und Kopf 9 %
- Stamm vorn und hinten je 18 %
- Arm je 9 % (davon Oberarm 4 %, Unterarm 3 %, Hand 2 %)
- Bein je 18 %
- Perineum 1 %

Bei Kindern muss die Regel wegen der unterschiedlichen Größenbeziehung zwischen Kopf und Rumpf in Abhängigkeit vom Alter modifiziert werden. Neben Schweregrad und Ausdehnung der Verbrennung wird der Verlauf der Verbrennungskrankheit noch von Alter, Begleiterkrankungen, klinischem Zustand und verbranntem Körperteil beeinflusst.

77.3 Klassifizierung von Verbrennungen

Der Schweregrad einer Verbrennung ergibt sich aus dem Ausmaß der Haut- und Gewebeschädigung. Potenziell lebensbedrohlich sind folgende Ausdehnungen:
- Erwachsene: > 15 % verbrannte Körperoberfläche bzw. > 7,5 % verbrannte Körperoberfläche mit Inhalationstrauma
- Kinder: > 10 % verbrannte Körperoberfläche bzw. > 5 % verbrannte Körperoberfläche mit Inhalationstrauma

■ Prognose
Die Prognose bei Verbrennungen hängt im Wesentlichen von 3 Faktoren ab:
- Ausmaß und Tiefe der Verbrennung und der Begleitverletzungen
- Komorbidität des Patienten
- Qualität der medizinischen Versorgung

- **Indikationen zur Behandlung im Zentrum für Brandverletzte**

Nach den Richtlinien der Deutschen Gesellschaft für Verbrennungsmedizin (DGV) ist eine stationäre Behandlung in einem Zentrum für Brandverletzte bei folgenden Verbrennungen indiziert:

- Verbrennungen II. Grades von mehr als 10 %
- Verbrennungen III. Grades
- Verbrennungen an Händen, Gesicht und Genitalien
- Verbrennungen durch Elektrizität und Blitzschlag
- Verätzung durch Chemikalien
- Inhalationstrauma
- Verbrennung mit Begleiterkrankung oder Verletzungen, die eine Behandlung erschweren
- Verbrennungspatienten, die eine spezielle psychologische, psychiatrische oder physische Betreuung benötigen

77.4 Pathophysiologie der schweren Verbrennungen

Die schwere Verbrennung ruft nicht nur eine lokale Gewebeschädigung hervor, sondern löst zahlreiche systemische Reaktionen aus, die zur **Verbrennungskrankheit** führen. Da bei ausgedehnter Verbrennung die schützende Hauthülle fehlt, verliert der Körper große Mengen an Flüssigkeit und Wärme, außerdem wird das nekrotische Gewebe im weiteren Verlauf bakteriell infiziert. Pathophysiologisch ist die Verbrennungskrankheit gekennzeichnet durch eine Schockphase (Akutphase) und eine Intermediärphase (Latenzphase), die beide im Mittelpunkt der Intensivbehandlung stehen.

77.4.1 Schockphase

Nach ausgedehnten, schweren Verbrennungen treten innerhalb der ersten 24–28 h **massive Flüssigkeitsverluste** auf. Diese Verluste entstehen durch Verdunstung in die Umgebung und durch Umverteilung in das Gewebe (Ödembildung). Ursache ist eine gesteigerte Durchlässigkeit der geschädigten Zellmembranen. Außerdem werden große Mengen Plasmaeiweiß verloren, v. a. in der Nähe verbrannter Gebiete, bedingt durch eine gesteigerte Permeabilität der Kapillarmembranen. Zusätzlich gehen mit dem Exsudat auch große Mengen von *Elektrolyten* verloren. Als Folge der schweren Flüssigkeits- und Eiweißverluste ist das zirkulierende Blutvolumen vermindert, und es entwickelt sich das Bild des **hypovolämischen Schocks** (Einzelheiten: ▶ Kap. 74) mit Abnahme des Herzzeitvolumens und der Organdurchblutung sowie Störungen der Mikrozirkulation durch intravasale Gerinnungsvorgänge.

❗ Je ausgedehnter und schwerer die Verbrennungen, desto rascher tritt der hypovolämische Schock ein.

Etwa 36–48 h nach der Verbrennung normalisiert sich die Permeabilität der Kapillaren wieder. Die Ödemflüssigkeit wird innerhalb von 5 Tagen resorbiert und über die Nieren ausgeschieden. Bei Verbrennungen von mehr als 80 % ist die Resorption jedoch oft um mehr als 10 Tage verzögert. Bei ausgedehnten Verbrennungen kann in der Resorptionsphase ein toxisches Krankheitsbild mit Fieber, Zittern, Delirium und Aufblähung des Abdomens eintreten.

77.4.2 Intermediärphase

Nach Ersatz der Flüssigkeits-, Eiweiß- und Elektrolytverluste mit Stabilisierung der Herz-Kreislauf-Funktion beginnt die Intermediärphase (Latenzphase) der Verbrennung. Sie ist gekennzeichnet durch Hypermetabolismus mit gesteigertem O_2- und Energiebedarf, Anstieg des Herzzeitvolumens und Hyperthermie sowie Reparationsvorgänge. Hypermetabolismus und Infektionen gehören zu den typischen Komplikationen in dieser Phase.

- **Hypermetabolismus**

Eine Steigerung des Stoffwechsels ist typische Folge der Verbrennungskrankheit. Die Ursache dieser hypermetabolischen Reaktion ist unbekannt, jedoch kann der Hypermetabolismus durch höhere Umgebungstemperaturen vermindert werden. Die Stoffwechselsteigerung muss v. a. bei der Ernährungsbehandlung des Verbrannten berücksichtigt werden.

- **Infektion und Sepsis**

Bakterielle Infektionen der Wundfläche spielen für die Prognose der Verbrennungskrankheit eine wesentliche Rolle: Etwa 75 % der Todesfälle von Verbrannten sind, zumindest teilweise, durch eine bakterielle Infektion bedingt. Häufigste Erreger sind gramnegative Bakterien, v. a. *Pseudomonas aeruginosa*, und *Pilze*. Die Keimbesiedelung der Verbrennungswunde beginnt innerhalb weniger Tage nach der Verletzung durch Auto- und Kreuzinfektion. Wichtigste Infektionsquellen sind

- Keime der Analregion,
- Bakterien auf der unverletzten Haut,
- kontaminierte Hände des medizinischen Personals.

Begünstigende Faktoren: Zimmerluft, chirurgische Maßnahmen an der Wunde.

Gerät die lokale Infektion außer Kontrolle, kann eine Bakteriämie oder Fungämie (Eindringen von Pilzen ins Blut) auftreten und zu generalisierter Sepsis bzw. septischem Schock führen (▶ Kap. 73).

77

77.4.3 Thermische Schädigung des Respirationstrakts

Direkte Schädigungen des Respirationstrakts (Inhalationstrauma) sind v. a. bei Gasexplosionen, Explosionen und Bränden durch Chemikalien oder Einwirkung von Giftstoffen in Zusammenhang mit Bränden zu erwarten. Betroffen ist zumeist der obere Respirationstrakt bis zur Trachea, seltener die Bronchien oder Alveolen. Schädigungen der Alveolen führen rasch zur respiratorischen Insuffizienz. Grundsätzlich muss Folgendes beachtet werden:

> ❗ Bei thermischen und chemischen Schäden des Respirationstrakts besteht Erstickungsgefahr durch die sich entwickelnde Schwellung.

77.5 Intensivbehandlung der Verbrennungskrankheit

Wegen der großen Infektionsgefahr werden schwere Verbrennungen in speziellen Verbrennungseinheiten oder Isolierzimmern der Intensivstation behandelt, die durch Schleusen vom übrigen Pflegebereich abgetrennt sind. Um Flüssigkeitsverluste durch Verdunstung über die verbrannten Hautpartien auf ein Minimum zu beschränken, sollte die Zimmertemperatur zwischen 28 und 32 °C betragen, die Luftfeuchtigkeit etwa 40 % (zu feuchte Luft begünstigt die Keimbesiedelung).

- **Praktische Grundsätze**
- Lagerung des Patienten auf sterilem Schaumstoff in einem von allen Seiten gut zugänglichen Bett. Keine Verwendung von Bettwäsche, täglicher Wechsel des Schaumstoffs.
- Bei Betreten des Behandlungszimmers Einmalkittel, Handschuhe, Mundschutz und Überschuhe anlegen. Vor allen pflegerischen Tätigkeiten am Patienten sterile Handschuhe anziehen.
- Keine Anwendung von Verbänden (feuchte Kammer!), sondern von Anfang an offene Wundbehandlung mit bakterizidem Oberflächenmaterial.

77.5.1 Initialbehandlung

Nach der Primärversorgung (▶ Kap. 37) wird der Patient auf der Intensivstation weiterbehandelt.

Die Initialbehandlung ist darauf ausgerichtet, den Verbrennungsschock zu verhindern oder zu beseitigen. Entsprechend besteht die Therapie v. a. in Flüssigkeits-, Eiweiß- und Elektrolytersatz. Weiterhin ist eine ausreichende Sedierung und Schmerzbehandlung erforderlich.

77.5.2 Flüssigkeitstherapie

Eine ausreichende Zufuhr von Flüssigkeit ist die grundlegende Maßnahme in der Schockphase der Verbrennungskrankheit. Die intravenöse Flüssigkeitszufuhr ist bei allen Verbrennungen von mehr als 10 % erforderlich.

> ❯ Mit der Flüssigkeitszufuhr wird sofort nach der Aufnahme des Patienten begonnen.

In den ersten 24 h werden balancierte Elektrolytlösungen infundiert, Ringer-*Acetat* ist als initialer Flüssigkeitsersatz geeignet, Ringer-*Laktat* sollte dagegen nicht verwendet werden. Bei Bedarf können zusätzlich Albumin- bzw. Proteinlösungen infundiert werden.

Das Volumen der zu verabreichenden Flüssigkeit richtet sich in erster Linie nach der Ausdehnung und dem Schweregrad der Verbrennungen.

Zur Berechnung des Flüssigkeitsbedarfs sollten Formeln angewendet werden. Geeignet sind die Parkland-Formel nach Baxter und die modifizierte Brooke-Formel:

- **Formel nach Brooke**

Flüssigkeitsbedarf = 2 ml/kg KG × % verbrannter Oberfläche pro Tag

Die 1. Hälfte des errechneten Flüssigkeitsbedarfs soll während der ersten 8 h, die 2. Hälfte innerhalb der folgenden 16 h verabreicht werden.

- **Formel nach Parkland**

Flüssigkeitsbedarf = 4 ml/kg KG × % verbrannter Oberfläche pro Tag

Nach kalkuliertem Beginn der Flüssigkeitszufuhr sollte der Flüssigkeitsbedarf kontinuierlich überwacht und im Verlauf an die individuellen Bedürfnisse des Patienten angepasst werden, um eine Überinfusion zu vermeiden.

Überwachung der Flüssigkeitstherapie
Die Flüssigkeitszufuhr kann unter Kontrolle folgender Parameter erfolgen:
- Herzfrequenz
- Arterieller Blutdruck
- Sonografisch durch transthorakale Echokardiografie und/oder Füllung der V. cava inferior
- Herzzeitvolumen und Pulmonalarteriendrücke
- Gegebenenfalls zentraler Venendruck: 2–7 mmHg (nur bedingt verwertbar)
- Urinausscheidung: mind. 0,5–1 ml/kg KG/h
- Labor: Hämatokrit (30–35 %), Hämoglobin (ca. 10 g/dl), Elektrolyte, Serumlaktat, Serumalbumin (≥ 2,5 g/

dl), Harnstoff und Kreatinin, Blutgase- und Säure-Basen-Parameter, Gerinnungsstatus

Klinische Zeichen für einen **Flüssigkeitsmangel** sind
- Durst,
- Unruhe,
- bei Kindern: Anstieg der Körpertemperatur, Koma, generalisierte Krämpfe,
- Oligurie/Anurie,
- Tachykardie, niedriger Blutdruck, niedriger zentraler Venendruck.

77.5.3 Sedierung und Schmerztherapie

Bei der Schmerztherapie ist zu berücksichtigen, dass Verbrennungen II. Grades außerordentlich schmerzhaft sind, Verbrennungen ab Grad III dagegen keine Schmerzen verursachen. Angestrebt wird bei der Analgosedierung ein schmerzfreier, stressabgeschirmter und kooperativer Patient, der unter der Therapie noch ausreichend spontan atmen kann. Entsprechend sollten Langzeitnarkosen vermieden werden. Die Sedativa werden im Normalfall i. v. zugeführt, seltener auch oral, jedoch nicht i. m. oder s. c. Der Opioidbedarf ist in der Regel sehr hoch!

Für die Analgosedierung sind alle in der Intensivmedizin üblichen Medikamente anwendbar. Folgende Substanzen werden am häufigsten für die Analgosedierung eingesetzt:
- Kurzzeitige Analgosedierung (ca. 1 Tag): Propofol oder Midazolam in Kombination mit Remifentanil.
- Mittellange Analgosedierung (bis zu 3 Tage): Propofol oder Midazolam mit Remifentanil oder Sufentanil, bei instabilen Patienten Ketamin bzw. Esketamin.
- Langzeitanalgosedierung (mehr als 3 Tage): Propofol (nur bis zu 7 Tage) oder Midazolam mit Remifentanil oder Sufentanil.
- Ketamin in Kombination mit Midazolam wird ebenfalls für die Analgosedierung eingesetzt.

77.5.4 Endotracheale Intubation, Tracheotomie

Bei allen thermischen und chemischen Verletzungen des Respirationstrakts oder schweren Schwellungen im Gesichtsbereich muss die Indikation zur frühzeitigen endotrachealen Intubation oder ggf. auch Tracheotomie großzügig gestellt werden, um einer sich möglicherweise entwickelnden Atemwegsobstruktion durch Schwellung rechtzeitig zuvorzukommen. Allerdings ist die schwere Verbrennung allein noch keine Indikation zur Intubation.

77.5.5 Nekrosenabtragung und Wundverschluss

Durch Spülung der Wunde mit Desinfektionsmitteln allein kann eine Infektion zwar verzögert, jedoch nicht verhindert werden. Behandlungsmethode der Wahl ist vielmehr die Entfernung des toten Gewebes und die Deckung des Defekts mit lebender Haut, um eine Infektion und Sepsis zu verhindern.

Frühe Nekrosenabtragung und Wundverschluss

Je länger mit der Wundversorgung gewartet wird, desto größer ist die Wahrscheinlichkeit einer Infektion mit ihren potenziell lebensbedrohlichen Komplikationen und einer Verlängerung der Behandlungszeit. Die frühe Exzision tiefer Verbrennungswunden und ihr unmittelbar nachfolgender Verschluss scheint daher deutliche Vorteile gegenüber dem verzögerten chirurgischen Vorgehen aufzuweisen. Allerdings können hierbei erhebliche **Blutverluste** auftreten, ein Effekt, der in der Schockphase besonders unerwünscht ist. Der Wundverschluss kann, je nach Ausdehnung, mit Spalthautlappen des Patienten, verträglichen Spendertransplantaten oder (vorübergehend) künstlichen Materialien (z. B. Epigard) erfolgen. Bei primärer Exzision und sofortigem Verschluss wird z. B. in folgender Weise vorgegangen:
- Kleine Wunde: vollständige Exzision und sofortige Transplantation von Spalthautlappen
- Größere Wunden: Verschluss mit verfügbaren Spalthautlappen, ergänzt durch vorübergehende Verpflanzung von Allotransplantat
- Ausgedehnte Verbrennungen: vorübergehende Transplantation von Allograft mit immunsuppressiver Therapie oder künstlicher Haut

Späte Nekrosenabtragung und Transplantatdeckung

Sie wird durchgeführt, wenn sich Granulationsgewebe bildet, also etwa zwischen dem 25. und 31. Tag. Auch bei diesem operativen Vorgehen ist, je nach Ausdehnung der Verbrennung, mit größeren Blutverlusten zu rechnen. Nachteile der Spätversorgung: größere Infektionsgefahr, höherer Flüssigkeitsbedarf, verlängerter Krankheitsverlauf.

77.5.6 Wundbehandlung

Wird die Wunde nicht primär verschlossen, so ist eine entsprechend sorgfältige Behandlung erforderlich. Folgende Verfahren werden angewandt:

77

Offene Wundbehandlung

Ziele sind das rasche Trocknen der Wunde und die Bildung trockenen Schorfes zum Schutz vor bakterieller Besiedelung:

- Nach Abtragen von Nekrosen bzw. nach der Wundreinigung: Lagerung des Patienten auf einer Schaumstoffmatratze, die mit steriler Gaze bedeckt ist.
- Vollständiges Offenhalten der Wunden, keinerlei Bedeckung mit Verbänden, Kleidung und Bettzeug.
- Vermeiden von Druck auf die Wunde: Lagerungsmaßnahmen nach Überwindung der Schockphase.
- Sind Lagerungsmaßnahmen kontraindiziert: lokale Anwendung warmer Luft zum Trocknen der Wunde.
- Ohne Infektion trocknet die Wunde meist innerhalb von 24 h. Nach 2–3 Tagen bildet sich eine trockene Kruste; während dieser Zeit sorgfältiges Entfernen des Exsudats von der Wundoberfläche mit sterilen Baumwollplatten.
- Bei Verbrennungen III. Grades: Spülung mit Polyvidon 3- bis 6-mal/Tag.
- Ständige Beobachtung der Wunde bzw. Kruste auf Bildung von Eiter; ist Eiter nachweisbar: Kruste wegschneiden und Eiter entfernen, damit sich eine neue Kruste bilden kann; bei ausgedehnter Eiterung sollte keine offene Wundbehandlung durchgeführt werden.

Halboffene Wundbehandlung

Ziele sind die Förderung der Krustenbildung bei tiefen Verbrennungen II. Grades und die Immobilisierung von Spalthautlappen.

Die halboffene Wundbehandlung erfolgt bei relativ sauberen, tiefen Verbrennungen II. Grades nach Entfernen der Nekrosen, bei eitrigen Wunden nach Säuberung, bei mit *Pseudomonas aeruginosa* infizierten Wunden mit entsprechenden antibiotikagetränkten Gazen sowie bei Hauttransplantaten, bei denen kein fester Verband angelegt werden kann:

- Abdecken der Wunde mit einer sterilen, kochsalzgetränkten oder antibiotikumhaltigen Gaze.
- Festes Auflegen der Gaze, um die Ansammlung von Eiter im darunter liegenden Zwischenraum zu vermeiden.
- Anwendung bei eiternden Wunden nur mit ausreichender Drainage des Wundgebiets.
- Regelmäßige Kontrolle der Wunde und der sich bildenden Krusten auf Eiter; bei Verdacht: Entfernen der Kruste mit einer Schere.

Feuchte Abdeckung der Wunde

Ziel ist die Säuberung der Wunde von Exsudat, eitrigen Krusten und nekrotischem Gewebe, um Infektionen zu verhindern und die Krustenbildung zu beschleunigen. Anwendung: Wunden mit erheblichem, eitrigem Exsudat oder eitrigen Krusten sowie granulierende Wunden zur

Vorbereitung auf die Transplantation (verhindert Austrocknen):

- Mehrere Schichten gut absorbierender Gaze mit steriler Kochsalzlösung oder Antibiotikumlösung tränken, danach ausdrücken und vorsichtig auf die Wunden legen; anschließend Verband.
- Wechsel der Gaze 2-mal täglich, bei schweren Infektionen öfter.

❯ Keine feuchte Abdeckung von Verbrennungswunden bei schweren Infektionen mit Pseudomonas aeruginosa.

Baden der Wunde

Ziele sind die Reinigung der Wunde, das Entfernen von Bakterien und Toxinen sowie die Drainage von Eiter unter Krusten. Anwendung: im Stadium der Krustenablösung; infizierte Wunden an den Extremitäten:

- Baden des ganzen Körpers oder des betroffenen Körperteils; die Wunden sollten in warme physiologische Kochsalzlösung (Zusatz von Polyvidon) eintauchen; hierbei sollten 30 min nicht überschritten werden.
- Nach dem Bad: rasches Abtrocknen des Patienten mit steriler Gaze und warmer Luft, um eine Auskühlung zu verhindern.
- Beim Ganzkörperbad: Herz-Kreislauf-Funktion sorgfältig beobachten; bei Störungen Bad sofort abbrechen!
- Bei starken Infektionen: 1-mal täglich baden bzw. je nach Zustand des Patienten.
- Transplantierte Hautgebiete können nach 2–3 Tagen gebadet werden, Hautentnahmestellen sollten hingegen 1 Woche lang trocken gehalten werden.
- Nach dem Bad: offene, halboffene, feuchte oder bandagierende Wundbehandlung, je nach Zustand der Wunde.

77.5.7 Ernährung

Die Verbrennungskrankheit ist gekennzeichnet durch eine verlängerte katabole Phase mit Gewichtsverlust, Muskelabbau, Wundheilungsstörungen und schweren Infektionen. Daher sollte die Nahrungszufuhr so früh wie möglich *enteral* erfolgen (< 24 h nach Verbrennungsereignis). Der Kalorienbedarf beträgt im Durchschnitt 25–30 kcal/kg KG/Tag. Eine parenterale Ernährung sollte nur unterstützend – bei unzureichender Kalorienzufuhr – erfolgen (erst ab dem 7. Tag der Ernährung).

❯ Eine ungenügende Ernährung des Verbrennungspatienten begünstigt Infektionen und stört die Wundheilung.

77.5.8 Infektionsprophylaxe und -behandlung

Unmittelbar nach der Verbrennung sind die entstandenen Wunden im Allgemeinen steril. Daher müssen die allgemeinen Hygieneregeln strikt eingehalten werden und die Wundversorgung streng aseptisch erfolgen! Eine prophylaktische Gabe von Antibiotika ist nicht indiziert. Die perioperative Antibiotikaprophylaxe ist davon ausgenommen. Bei Verdacht oder nachgewiesener Wundinfektion und/oder positiven Blutkulturen ist dagegen die umgehende Antibiotikagabe erforderlich.

Zu beachten: Auch für Verbrennungspatienten gelten die üblichen Standards für die Therapie von Infektionen.

77.5.9 Komplikationen

Typische Komplikationen der Verbrennungskrankheit sind
- Sepsis,
- respiratorische Insuffizienz,
- Nierenversagen,
- Magen-Darm-Ulzera.

Hinzu kommen als seltene Komplikationen kardiale und zerebrale Störungen.

■ Sepsis

Die Sepsis bzw. der septische Schock ist eine gefürchtete Komplikation der Wundinfektion, kann jedoch auch durch andere Faktoren hervorgerufen werden (Blasenkatheter, Venenkatheter, Pneumonie). Sie tritt zumeist in der 2. Phase der Verbrennungskrankheit auf (▶ Abschn. 77.4.2). Therapie: Schockbehandlung, Breitspektrumantibiotikum, Wundbehandlung.

■ Respiratorische Insuffizienz

Die wichtigsten Ursachen einer respiratorischen Insuffizienz sind
- bakterielle Pneumonie,
- Lungenödem durch Inhalation toxischer Substanzen oder übermäßige Volumenzufuhr,
- Atelektasenbildung,
- Aspiration,
- akutes Atemnotsyndrom (ARDS).

Die Therapie erfolgt nach den allgemeinen Grundsätzen der Intensivbehandlung.

■ Nierenversagen

Das akute Nierenversagen bei Verbrennungskrankheit ist häufig eine Folge des Schockgeschehens, jedoch kommen auch andere Ursachen infrage, z. B. der septische Schock.

■ Magen-Darm-Ulzera

Die große Mehrzahl der schwer verbrannten Patienten entwickelt im Verlauf der Erkrankung Erosionen der Magen- und/oder Duodenalschleimhaut, die Hälfte davon Ulzerationen.

Eine weitere, typische Störung ist die *verminderte Magen-Darm-Motilität*, durch die leicht eine Dilatation des Magens und ein paralytischer Ileus entstehen können, sodass die orale Ernährung beeinträchtigt wird.

■ Störungen der Herz-Kreislauf-Funktion

Störungen der Herz-Kreislauf-Funktion sind besonders in der Schockphase zu erwarten (durch die Hypovolämie) sowie in der Phase der Resorption der Ödeme, durch die eine akute Überlastung des Herzens ausgelöst werden kann, v. a. bei Patienten mit vorbestehenden Erkrankungen des Herz-Kreislauf-Systems.

■ Zerebrale Störungen

Sehr selten wird eine sog. „Verbrennungsenzephalopathie" mit vielfältigen neurologischen Störungen beobachtet. Die zugrunde liegenden Ursachen sind nicht genau bekannt.

Nachschlagen und Weiterlesen

Lehnhardt M, Hartmann B, Reichert B (Hrsg) (2016) Verbrennungschirurgie. Springer, Berlin, Heidelberg, New York
Protz K, Timm JH (2019) Moderne Wundversorgung, 9. Aufl. Urban & Fischer, München
Voggenreiter G, Dold C (2009) Wundtherapie: Wunden professionell beurteilen und erfolgreich behandeln, 2. Aufl. Thieme, Stuttgart

Internet

Deutsche Gesellschaft für Verbrennungsmedizin e. V. (DGV) (2018) S2k-Leitlinie: Behandlung thermischer Verletzungen des Erwachsenen. https://www.awmf.org/leitlinien/detail/ll/044-001.html. Zugegriffen: 5. Febr. 2021
Deutsche Gesellschaft für Kinderchirurgie e. V. (DGKCH) S2k-Leitlinie: Thermische Verletzungen im Kindesalter (Verbrennung, Verbrühung), Behandlung. https://www.awmf.org/leitlinien/detail/ll/006-128.html. Zugegriffen: 5. Febr. 2021

Hypothermie

Reinhard Larsen

Inhaltsverzeichnis

© Der/die Herausgeber bzw. der/die Autor(en), exklusiv lizenziert durch Springer-Verlag GmbH, DE, ein Teil von Springer Nature 2021
R. Larsen, T. Fink, T. Müller-Wolff (Hrsg.), *Larsens Anästhesie und Intensivmedizin für die Fachpflege,*
https://doi.org/10.1007/978-3-662-63127-0_78

78

Die Funktionen des Körpers hängen in engen Grenzen von einer normalen Körpertemperatur ab. Die Körpertemperatur entsteht durch die Aktivität des Stoffwechsels. Sie beträgt im Körperkern 36,5–37,5 °C rektal. Die Temperatur ist nicht an allen Stellen des Körpers gleich, vielmehr besteht ein Wärmegefälle vom Körperkern zur Körperschale. Die Temperatur der Körperschale wechselt je nach Durchblutung und Bluttemperatur, während die Kerntemperatur konstant bleibt. Die Körpertemperatur ist in gewissen Grenzen von der Außentemperatur unabhängig. 28 °C ist die Indifferenztemperatur für einen unbekleideten Erwachsenen. Bei dieser Temperatur kann er seine Körpertemperatur ohne zusätzliche Stoffwechselregulationen aufrechterhalten.

78.1 Wärmeregulation

Der Körper hält seine Temperatur durch folgende Mechanismen konstant:

- **Chemische Wärmeregulation**
Sie schützt durch eine Steigerung des Stoffwechsels vor Unterkühlung. Die Stoffwechselreaktion setzt bei 24 °C Lufttemperatur ein. Wichtigste äußere Zeichen sind Muskelzittern und „Gänsehaut".

- **Physikalische Wärmeregulation**
Sie schützt durch vermehrte Wärmeabgabe vor Überwärmung. Die Wärmeabgabe geschieht durch Leitung, Strahlung und Verdunstung von der Körperoberfläche. Bei bewegter Luft (Ventilator) nehmen die Verluste durch Leitung erheblich zu. Durch Verdunstung von Schweiß wird dem Körper ebenfalls Wärme entzogen. Die Kombination mit einem Ventilator steigert zusätzlich die Wärmeabgabe.

78.2 Hypothermie

78.2.1 Definition und Klassifikation

Definition ───────────────

Hypothermie ist ein Abfall der mittleren Körperkerntemperatur auf unter 36 °C. Die *klinische* Grenze wird allerdings bei einer Kerntemperatur von 35 °C angesetzt. Eine absichtlich herbeigeführte Unterkühlung wird als induzierte Hypothermie bezeichnet, eine unbeabsichtigte als akzidentelle.

- **Klassifikation**
Nach der Tiefe der Kerntemperatur können folgende Hypothermiegrade unterschieden werden:
- Milde oder leichte Hypothermie: 35–32 °C
- Mäßige Hypothermie: 32–28 °C
- Schwere Hypothermie: ≤ 28 °C

Nach der Dauer wird eine Hypothermie als akut (wenige Stunden), verlängert (mehrere Stunden) und chronisch (Tage bis Wochen) bezeichnet.

78.2.2 Pathophysiologie und klinische Zeichen

Der gefährliche Grenzbereich einer Unterkühlung liegt bei 31–32 °C Kerntemperatur. Oberhalb dieser Temperatur setzen Gegenregulationsmechanismen ein, um die Körperkerntemperatur aufrechtzuerhalten. Dies sind das Muskelzittern und die Umverteilung des Blutstroms von der Körperschale zum Körperkern. Unterhalb dieser Temperaturen versagen die Regulationsmechanismen: Die Körpertemperatur fällt weiter ab. Zwischen 30 und 27 °C löst zunehmende Muskelsteife das Muskelzittern ab.

- **Herz-Kreislauf-System**
Zunächst tritt eine ausgeprägte kompensatorische Konstriktion der peripheren Gefäße auf, später erweitern sich die Gefäße wieder und der Wärmeverlust nimmt zu:
- Herzfrequenz, Herzzeitvolumen (HZV) und O_2-Verbrauch des Herzens sinken ab.
- Im EKG bestehen ein verlängertes PR-Intervall, eine Verbreiterung des QRS-Komplexes und eine ST-Hebung.
- Unter 30 °C treten Herzrhythmusstörungen auf.
- Bei Temperaturen zwischen 20 und 30 °C droht Kammerflimmern.
- Der Blutdruck ist häufig stark erniedrigt.
- Meist besteht eine Hypovolämie, vorwiegend bedingt durch eine kälteinduzierte Diurese.

- **Atmung**
Mit zunehmendem Temperaturabfall nehmen die Atemfrequenz und die Atemtiefe ab. Bei 24 °C hört die Atmung in der Regel auf.

- **Zentrales Nervensystem**
Durch den Abfall der Körpertemperatur wird die Funktion des zentralen Nervensystems gedämpft. Die motorische Aktivität nimmt ab, der Unterkühlte wird still:
- Bei ca. 33 °C treten Bewusstseinsstörungen auf, bei ca. 30 °C Bewusstlosigkeit.
- Hirnschäden entstehen durch die Unterkühlung vermutlich nicht.

78.2.3 Grundsätze für die Behandlung von Unterkühlten

- **Überwachung:** kontinuierliche Messung der Körperkerntemperatur, EKG-Monitor, Pulsoxymeter, direkte arterielle Blutdruckmessung, zentraler Venenkatheter (ZVK) bei tiefer Hypothermie, Blutgasanalysen, Blutzucker (Normbereich anstreben), Elektrolyte (Normbereich anstreben), Laktat, Kreatinkinase (wegen möglichen Muskelzerfalls)

- Bei **tiefer Hypothermie** und **Kreislaufstillstand** zunächst Reanimation. Die Hypothermie senkt den Stoffwechsel so stark, dass selbst in scheinbar aussichtslosen Situationen eine Wiederbelebung nach Erwärmung erfolgreich sein kann. Reanimation während der Aufwärmung mind. 1 h lang fortsetzen! Kammerflimmern bei 28–30 °C kann zumeist nicht durch Defibrillation beseitigt werden. Vasoaktive Substanzen sind entweder nicht wirksam oder gefährlich (Kumulationsgefahr) und sollten daher in diesem Stadium nicht gegeben werden (► Kap. 52). Am effektivsten ist die Wiedererwärmung mit der extrakorporalen Zirkulation.
- Bei **hypothermem Koma**: Immer endotracheale Intubation wegen der Aspirationsgefahr. Wenn erforderlich, maschinelle Beatmung. Hierbei ist der Ventilationsbedarf wegen des reduzierten Stoffwechsels vermindert.
- Sofortiger Schutz vor weiteren Wärmeverlusten durch Decken; Immobilisierung.
- Bei **Temperaturen ≥ 30 °C**: Aktive Wiedererwärmung in warmer Umgebungstemperatur, z. B. mit konvektiven Wärmedecken. Keine rasche Erwärmung der Oberfläche (z. B. mit Strahlen) durchführen. Kältezittern und damit Steigerung des Stoffwechsels vermeiden.
- Bei **Temperaturen < 30 °C** und erhaltener Herz-Kreislauf-Funktion: Aktive Erwärmung. Am wirksamsten ist die innere Erwärmung mit extrakorporalen Verfahren. Hierzu gehören: Hämodialyse/-filtration, venovenöse und arteriovenöse Wärmetherapie, extrakorporale Membranoxygenierung (ECMO) und Herz-Lungen-Maschine. Andere Methoden: Warmluftzufuhr mit Wärmegeräten, Magen- und Blasenspülungen mit warmen Infusionslösungen. Angewärmtes und angefeuchtetes Atemgas ist kaum temperatursteigernd wirksam.
- **Komplikationen** bei der extrakorporalen Aufwärmung: Kammerflimmern, periphere Vasodilatation mit Blutdruckabfall, lokale Verbrennungen (besonders bei schlecht durchbluteter Haut), Hirnblutungen durch hypothermiebedingte Gerinnungsstörungen (Heparingabe).

78.3 Induzierte Hypothermie

Definition

Die künstliche bzw. **induzierte Hypothermie** ist eine absichtliche Senkung der Körpertemperatur, meist auf Temperaturen zwischen 36–32 °C.

78.3.1 Indikationen

Im Rahmen der Intensivbehandlung gelten als mögliche Indikationen für eine induzierte Hypothermie folgende:
- Zustand nach Reanimation (► Kap. 52)
- Hyperpyrexie nach Schädel-Hirn-Trauma und intrakraniellen Eingriffen
- Hyperpyrexie anderer Genese
- Zerebrale Hypoxie

Erwünschter Effekt bei der Unterkühlung ist die Senkung des Stoffwechsels, beim Gehirn eine hirnschützende Wirkung nach Kreislaufstillstand und anderen Formen der zerebralen Hypoxie.

78.3.2 Methoden zur Kühlung

Zahlreiche Methoden zur induzierten Hypothermie sind entwickelt worden. Auf Intensivstationen wird am häufigsten die Oberflächenkühlung angewandt. Auch hierfür stehen verschiedene Verfahren zur Verfügung.

▪ Wadenwickel/Alkoholwickel
Dies ist die einfache Form der Oberflächenkühlung. Hierbei werden Wasser- oder Alkoholwickel locker um die Extremitäten gelegt. Die Wärmeabgabe erfolgt durch Verdunstung. Kombination mit einem Ventilator steigert den Effekt. Die Wickel müssen immer feucht gehalten werden! Das Verfahren wird v. a. zur *Fiebersenkung* eingesetzt.

▪ Eisbeutel
Bei dieser Methode werden Eisbeutel auf Regionen gelegt, in denen größere Arterien unmittelbar unter der Haut verlaufen, so z. B. in Achselhöhlen, Leistenbeugen, Herzregion, Hals. Die Eisbeutel dürfen niemals direkt auf die Haut gelegt werden, damit keine Kälteschäden auftreten. Häufig werden statt Eisbeuteln auch spezielle Kühlelemente (Eisakkus) eingesetzt. Auch diese Methode dient v. a. der Fiebersenkung.

▪ Kühlgeräte und Kühlmatten
Mit diesen Geräten können die Patienten abgekühlt und erwärmt werden. Hierzu wird der Patient zwischen der schlafsackartigen Kühlmatte gelagert. Die Kühlflüssigkeit in der Matte besteht aus Aqua dest. mit Frostschutzmittel. Die Kühlung erfolgt über ein Kühlaggregat. Der Temperaturbereich der Flüssigkeit liegt zwischen 3 und 43 °C.

▪ Interne Kühlung
Zu den einfachen Verfahren der inneren Kühlung gehört die Zufuhr kalter Infusionslösungen (4 °C). Hierbei gelten bis zu 30 ml/kg KG innerhalb von 60–180 min als effektiv und sicher, jedoch besteht die Gefahr der Volumenüberladung.

78

Am besten steuerbar ist die endovaskuläre Kühlung über spezielle *Kühlkatheter*. Sie werden über die V. jugularis interna, V. subclavia oder V. femoralis bis zum rechten Vorhof vorgeschoben. Durch den Katheter wird kaltes, steriles Wasser geleitet, das den Patienten „von innen" abkühlt. Die Vorlauftemperatur und die Vorlaufmenge der Kühlflüssigkeit werden – je nach Körperkerntemperatur – automatisch geregelt.

■ **Ausschaltung der Gegenregulation**
Bei allen Methoden der Oberflächenkühlung muss die Gegenregulation des Körpers durch entsprechende Sedierung des Patienten ausgeschaltet werden.

Zeichen der nachlassenden Wirkung sind Tachykardie, motorische Unruhe, Muskelzittern.

Nachschlagen und Weiterlesen

Deutsche Gesellschaft für Anästhesiologie und Intensivmedizin e. V. (DGAI) (2004) Hypothermie bei Schädel-Hirn-Trauma. Mitteilung des Wissenschaftlichen Arbeitskreises Neuroanästhesie der DGAI. Anasth Intensivmed 45:262–282 (https://www.dgai.de/publikationen/vereinbarungen.html, Zugegriffen: 05. Februar 2021)
Lebiedz P, Oberfeld J, Waltenberger J (2012) Therapeutische Hypothermie in der Intensivmedizin. Intensivmed Up2date 8:157–165

Internet

Deutsche Gesellschaft für Anästhesiologie und Intensivmedizin e. V. (DGAI) (2019) S3-Leitlinie: Vermeidung von perioperativer Hypothermie. https://www.awmf.org/leitlinien/detail/ll/001-018.html. Zugegriffen: 5. Febr. 2021
Verband der Elektrotechnik Elektronik Informationstechnik e. V. (VDE), Deutsche Gesellschaft für Biomedizinische Technik im VDE (DGBMT) (2013) VDE-Positionspapier. Akzidentelle Hypothermie – Diagnose, Prävention und Therapie. http://docplayer.org/7111474-Vde-positionspapier-akzidentelle-hypothermie-diagnose-praevention-und-therapie.html. Zugegriffen: 5. Febr. 2021

Serviceteil

Glossar und Abkürzungen

A

A. Arterie

ACB-Operation Aortokoronare Bypass-Operation

ACE Angiotensin converting enzyme

ACLS Advanced cardiac life support; fortgeschrittene Wiederbelebungsmaßnahmen

ACT Activated clotting time; testet die Wirkung von Heparin und die Aufhebung der Wirkung durch Protamin

ACTH Adrenokortikotropes Hormon; wird in der Hypophyse gebildet; kontrolliert die Ausschüttung und Synthese der Nebennierenrindenhormone

ACVB Aortokoronarer Venenbypass

ADH Antidiuretisches Hormon, identisch mit Vasopressin; wird im Hypothalamus gebildet und zur Neurohypophyse transportiert; wirkt antidiuretisch und stark vasokonstriktorisch (blutdrucksteigernd); synthetische Substanzen: Desmopressin, Terlipressin, Argipressin, Felylpressin

AHA American Heart Association; Verband amerikanischer Kardiologen

AIDS Aquired immunodeficiency syndrome; durch HIV verursachte Immunschwäche

AKE Aortenklappenersatz

ALI Acute lung injury; akutes Lungenversagen

AMV Atemminutenvolumen

Anästhesie Absolute Empfindungslosigkeit; Zustand, in dem Operationen ohne Schmerzen und Abwehrreaktionen möglich sind

Anästhesiologie Lehre von der Schmerzausschaltung oder Narkose

Angina pectoris Anfallartiger Schmerz in der Herzgegend mit thorakalem Engegefühl, hervorgerufen durch eine akute Myokardischämie

AP Alkalische Phosphatase; in Zellen und Körperflüssigkeiten vorhandenes Enzym

APC Aktiviertes Protein C

APRV Airway pressure release ventilation

ARDS Adult respiratory distress syndrome; Atemnotsyndrom des Erwachsenen bzw. akutes Lungenversagen

ARI Acute respiratory injury; akutes Lungenversagen

ASA American Society of Anesthesiologists; amerikanische Anästhesiegesellschaft

ASB Assisted spontanaeous breathing; assistierte Spontanatmung

ASD Vorhofseptumdefekt

ASS Acetylsalicylsäure; Nichtopioidanalgetikum

AT Adenotomie; operative Entfernung der Rachenmandeln

AT Antithrombin

ATP Adenosintriphosphat

avDO$_2$ Arteriovenöse Sauerstoffgehaltsdifferenz

AVP Arginin-Vasopressin

AZV Atemzugvolumen

B

BAA Bauchaortenaneurysma

BAL Bronchoalveoläre Lavage

BCLS Basis cardiac life support; ABC der Wiederbelebung

BDA Bund Deutscher Anästhesisten

BE Base Excess, Basenüberschuss

BGA Blutgasanalyse

BiPAP Biphasic positive airway pressure; Spontanatmung oder Beatmung auf zwei unterschiedlichen Druckniveaus

BIS Bispektraler Index

BMI Body-Mass-Index; Körpergewicht geteilt durch das Quadrat der Körpergröße = kg/m^2

BZ Blutzuckerspiegel

C

C Zervikales Rückenmarksegment

c_aO_2 Sauerstoffgehalt im arteriellen Blut

CAVH Kontinuierliche arteriovenöse Hämofiltration

CBF Cerebral blood flow; Hirndurchblutung

CCT Zerebrales Computertomogramm

Charrière, Charr., Ch Maßeinheit für die Dicke von Kathetern; 1 Charr = 1/3 mm = 0,33 mm

CI Cardiac Index; Herzindex = Herzzeitvolumen pro m^2 Körperoberfläche

CIRS Critical Incident Reporting System; anonymes Meldesystem für Fehler und kritische Zwischenfälle bei Narkosen

CK Kreatinkinase; ein Enzym

CMRO$_2$ Zerebraler Sauerstoffverbrauch

CO$_2$ Kohlendioxid

COLD Chronic obstructive lung disease; chronisch obstruktive Lungenerkrankung

COPD Chronic obstructive pulmonary disease; chronisch obstruktive Lungenerkrankung

Cor pulmonale Druckbelastung des rechten Ventrikels, akut oder chronisch (z. B. bei schwerer COPD)

CPAP Continuous positive airway pressure; kontinuierlich positiver Atemwegsdruck

CPP Zerebraler Perfusionsdruck (= mittlerer arterieller Druck − Hirndruck)

CPR Cardiopulmonary resuscitation; kardiopulmonale Wiederbelebung

CRP C-reaktives Protein, Entzündungsmarker

CSE Combined spinal epidural anesthesia; kombinierte Spinal- und Periduralanästhesie

CT Computertomogramm

CTG Kardiotokogramm; Gerät, das die Herzfrequenz des Feten und die Wehentätigkeit registriert

CVVH Kontinuierliche venovenöse Hämofiltration

D

DDAVP Desmopressin

DGAI Deutsche Gesellschaft für Anästhesiologie und Intensivmedizin

DHBP Dehydrobenzperidol; Neuroleptikum und Antiemetikum

DIC Disseminated intravascular coagulation; disseminierte intravasale Gerinnung

DK Blasendauerkatheter

DO$_2$ Sauerstoffangebot

DAS Digitale Subtraktionsangiografie

DSO Deutsche Stiftung Organspende

DUR Duration, engl. Dauer; Wirkzeiten von Muskelrelaxanzien

E

EBM Evidence based medicine; evidenzbasierte Medizin

ECCO$_2$ Extrakorporale CO_2-Elimination

ECLA Extracorporal lung assist; extrakorporale Lungenunterstützung

ECMO Extrakorporale Membranoxygenierung

ED Effektive Dosis eines Medikaments

EF Ejektionsfraktion; Auswurffraktion (in %) des Herzens

EK Erythrozytenkonzentrat

EKZ Extrakorporale Zirkulation, z. B. bei Herzoperationen

EMLA Eutectic mixture of local anesthetics; eutektische Mischung von Lokalanästhetika, als Salbe zur lokalen Betäubung von Injektionen bei Kindern eingesetzt

ESWL Extrakorporale Stoßwellenlithotrypsie

etCO$_2$ Endtidaler, d. h. am Ende der Ausatmung gemessener CO_2-Partialdruck

EVLW Extravaskuläres Lungenwasser

EZR Extrazellulärraum

F

FEV$_1$ Forciert ausgeatmetes Lungenvolumen nach 1 s

FFP   Fresh frozen plasma; tiefgefrorenes Frischplasma (auch: GFP)

F$_i$O$_2$ Inspiratorische Sauerstoffkonzentration

FRC   Funktionelle Residualkapazität; nach einer normalen Ausatmung in der Lunge befindliches Volumen

FSP   Fibrinspaltprodukte

G

γ-GT   γ-Glutamyltransferase

G, Gauge, Gage   Amerikanische Maßangabe für den Durchmesser von Materialien

GABA   γ-Aminobuttersäure; ein Neurotransmitter

GCS   Glasgow Coma Scale; Glasgow-Koma-Skala

GFR   Glomeruläre Filtrationsrate

GLDH   Glutamatdehydrogenase

GOT   Glutamat-Oxalacetat-Transaminase = Aspartat-Aminotransferase

H

h   Stunde

HAART   Hochaktive antiretrovirale Therapie

HAES   Hydroxyethylstärke; künstliches Kolloid für den Volumenersatz

HBO   Hyperbare Oxygenierung

HBSAg   Hepatitis-B-Antigen

HCV   Hepatitis-C-Virus

HDL   High density lipoprotein

HELLP-Syndrom   Hemolysis, elevated liver enzymes, low platelet count; Schwangerschaftserkrankung, gekennzeichnet durch Hämolyse, erhöhte Leberenzymwerte und niedrige Thrombozytenzahlen

HES   Hydroxyäthylstärke; künstliches Kolloid für den Volumenersatz

Hf   Herzfrequenz

HFJV   High frequency jet ventilation; Hochfrequenzjetventilation

HFOV   High frequency oscillatory ventilation; Hochfrequenzoszillationsventilation

HFPPV   High frequency positive pressure ventilation; Hochfrequenzüberdruckbeatmung

HFV   High frequency ventilation; Hochfrequenzbeatmung

Hg   Quecksilber

HI   Herzindex; Herzzeitvolumen pro Körperoberfläche, HZV/m^2

HIT   Heparininduzierte Thrombozytopenie; hervorgerufen durch Antikörper gegen Thrombozyten bei Gabe von Heparin, führt zur Thrombozytenaggregation

HIV   Human immunodeficiency virus; Erreger von Aids

HLM   Herz-Lungen-Maschine

HLTx   Herz-Lungen-Transplantation

HOCM   Hypertrophe obstructive cardiomyopathy; hypertrophe obstruktive Kardiomyopathie

HPV   Hypoxische pulmonale Vasokonstriktion

HTX   Herztransplantation

HWS   Halswirbelsäule

HWZ   Halbwertzeit eines Medikaments

HZV   Herzzeitvolumen (= Schlagvolumen × Herzfrequenz)

I

I.E.   Internationale Einheit

IABP   Intraaortale Ballonpumpe

IBP   Invasiv gemessener Blutdruck

ICD   Interner Defibrillator

ICP   Intracranial pressure; Hirndruck

ICR   Interkostalraum

ICU   Intensive care unit; Intensivstation

ID Innerer Durchmesser; z. B. eines Tubus

IMV Intermittent mandatory ventilation; intermittierende maschinelle Beatmung

INR International Normalized Ratio; Quick-Test

IPPV Intermittent positive pressure ventilation; intermittierende Überdruckbeatmung

IRV Inverse ratio ventilation; Beatmung mit umgekehrtem Atemzeitverhältnis, d. h. die Inspiration ist länger als die Exspiration

Ischämie Lokale Minderdurchblutung oder Blutleere durch teilweise und vollständige Unterbrechung der arteriellen Blutzufuhr, z. B. Myokardischämie, Hirnischämie; Abbinden einer Extremität

ITN Intubationsnarkose

IST Intensivstation

K

kg Kilogramm

KG Körpergewicht

KHK Koronare Herzkrankheit

KOD Kolloidosmotischer Druck

KOF Körperoberfläche

L

L Lumbales Rückenmarksegment

LAP Left atrial pressure; linker Vorhofdruck

LDH Laktatdehydrogenase

LDL Low density lipoproteins

LMA Larynxmaske

LV Linker Ventrikel des Herzens

LVEDP Linksventrikulärer enddiastolischer Druck

LVEDV Linksventrikulärer enddiastolisches Volumen

LWK Lendenwirbelkörper

LWS Lendenwirbelsäule

M

M. Muskel

MAC Mittlere alveoläre Konzentration eines Inhalationsanästhetikums; Maß der Wirkstärke

MAK Maximal zulässige Arbeitsplatzkonzentration eines Stoffes

MAP Mittlerer arterieller Blutdruck

MAT Maschinelle Autotransfusion

mcg oder μg Mikrogramm

min Minute

MKE Mitralklappenersatz

MKG Mund-Kiefer-Gesichtschirurgie

ml Milliliter

MMV Mandatory minute ventilation

MODS Multiple organ dysfunction syndrome; Multiorgandysfunktionssyndroms

MOV Multiorganversagen

MPBetreibV Medizinproduktebetreiberverordnung

MPG Medizinproduktegesetz

MRSA Methicillinresistente Staphylokokken

MRT Magnetresonanztomografie; Kernspin(resonanz)tomografie, nichtinvasives, bildgebendes Verfahren

Mydriasis Pupillenerweiterung, -vergrößerung; z. B. durch Parasympathikolytika (Atropin) oder Lähmung des Parasympathikus, bei Erblindung (Amaurosis), durch Dauerkontraktion des M. dilatator pupillae (spastische Mydriasis), Reizung des Centrum ciliospinale (spinale Mydriasis)

N

N. Nervus

N₂O Lachgas, Stickoxydul; analgetisch wirkendes Gas

NAW Notarztwagen

ND-Muskelrelaxans Nichtdepolarisierendes Muskelrelaxans

NIBP Non invasive blood pressure; nichtinvasive Blutdruckmessung

NIV Nichtinvasive Ventilation (Beatmung)

NMR Kernspintomografie

NNR Nebennierenrinde

NO Nitric oxide, Stickstoffmonoxid

Non-STEMI Nicht-ST-Hebungsinfarkt

NYHA New York Heart Association; Zusammenschluss New Yorker Kardiologen

NYHA-Klassifizierung Klassifizierung der New York Heart Association; beschreibt den funktionellen Schweregrad von Herzerkrankungen, d. h. den Grad der körperlichen Beeinträchtigung des Patienten

P

p_aCO_2 Arterieller Kohlendioxidpartialdruck

PACU Postanesthesia care unit; Aufwachraum

p_aO_2 Arterieller Sauerstoffpartialdruck

PAP Pulmonary artery pressure; Pulmonalarteriendruck

pAVK Periphere arterielle Verschlusskrankheit

PCA Patient controlled analgesia; Verfahren der Schmerztherapie, bei dem sich der Patient über eine PCA-Pumpe das Schmerzmittel, nach Bedarf, selbst verabreicht

PCEA Patient controlled epidural analgesia; patientenkontrollierte Periduralanalgesie

PCI Perkutane koronare Intervention

PCV Pressure-controlled ventilation; druckkontrollierte Beatmung

PCWP Pulmonary capillary wedge pressure; Lungenkapillarenverschlussdruck

PDA Periduralanästhesie, -analgesie

PDK Periduralkatheter

PEEP Positiver endexspiratorischer Druck

PEG Perkutane endoskopische Gastrostomie

PONV Postoperative nausea and vomiting; postoperative Übelkeit und Erbrechen

Porphyrie Angeborene oder erworbene Störung der Porphyrinsynthese mit Anreicherung von Porphyrinen und ihrer Vorstufen in Organen und gesteigerter Ausscheidung im Urin

Porphyrine Natürliche Farbstoffe im Organismus; entstammen dem Uroporphyrin. Barbiturate können einen akut lebensbedrohlichen Anfall auslösen

PPSB Prothrombinkomplex; Gerinnungspräparat

Präkurarisierung Vorinjektion einer kleinen Dosis eines nichtdepolarisierenden Muskelrelaxans einige Minuten vor der Injektion von Succinylcholin, um Muskelkontraktionen durch Succinylcholin abzuschwächen

PRIND Prolongiertes reversibles ischämisches Defizit

PSV Pressure support ventilation; druckunterstützte Atmung

PTA Perkutane transluminäre Angioplastie

PTCA Percutaneous transluminal coronary angioplasty; perkutane transluminäre koronare Angioplastie

PTT Partielle Thromboplastinzeit

PVK Peripherer Venenkatheter

Q

$\dot{Q}$ Blutfluss

R

RAP Rechter Vorhofdruck

RI Recovery Index; Erholungsindex von Muskelrelaxanzien

RR Riva-Rocci; nichtinvasive (indirekte) Blutdruckmessung nach Riva-Rocci

RSB Rechtsschenkelblock

RV Residualvolumen; Volumen, das nach einer maximalen Exspiration noch in der Lunge vorhanden ist und nicht mobilisiert werden kann

S

s Sekunde

S Sakrales Rückenmarksegment

SAB Subarachnoidalblutung

S_aO_2 Arterielle Sauerstoffsättigung

SAPS   Simplified acute physiology score; Score zur Einschätzung von Intensivpatienten

SBH   Säure-Basen-Haushalt

SEP   Somatisch evozierte Potenziale

SHT   Schädel-Hirn-Trauma

SIADH   Syndrom der inadäquaten ADH-Sekretion

SIMV   Synchronized intermittent mandatory ventilation; synchronisierte intermittierende maschinelle Beatmung

SIRS   Systemic inflammatory response syndrome; systemische Entzündungsreaktion

SOFA-Score   Sepsis related organ failure assessment score

SOP   Standard Operating Procedure

SPA   Spinalanästhesie

s_rO_2 zerebrale Sauerstoffsättigung

SSW   Schwangerschaftswoche

STEMI   ST-Hebungsinfarkt

SVI   Schlagvolumenindex

S_vO_2 Venöse Sauerstoffsättigung

SVR   Systemischer Gefäßwiderstand

T

T   Thorakales Rückenmarksegment

TBV   Totales Blutvolumen

TCD   Transkranielle Dopplersonografie

TE   Tonsillektomie

TEE   Transösophageale Echokardiografie

TEP   Totalendoprothese

TGA   Transposition der großen Arterien; angeborener Herzfehler

TIA   Transitorische ischämische Attacke

TIPS   Transjugulärer intrahepatischer portosystemischer Shunt

TISS   Therapeutic intervention scoring system; Score zur Erfassung des Pflegeaufwands beim Intensivpatienten

TIVA   Totale intravenöse Anästhesie; besteht aus Hypnotikum (z. B. Propofol) und Opioid (z. B. Remifentanil)

TK   Thrombozytenkonzentrat

TLC   Totale Lungenkapazität

TNF   Tumornekrosefaktor

TOF   Train-of-Four; Nervenstimulationsmuster beim Einsatz von Muskelrelaxanzien

TOFR   TOF-Ratio; Viererserienquotient von Muskelrelaxanzien

TRALI   Transfusionsassoziierte akute Lungeninsuffizienz

TUR   Transurethrale Resektion; z. B. der Prostata oder von Blasentumoren

TZ   Thrombinzeit

U

UFH   Unfraktioniertes Heparin

V

V.   Vene

VAS   Visuelle Analogskale für die Einschätzung der Schmerzstärke

VC   Vitalkapazität der Lunge

VCV   Volumenkontrollierte Beatmung

VEP   Visuelle evozierte Potenziale

VES   Ventrikuläre Extrasystolen

VIP   Vertikale infraklavikuläre Plexusblockade

VK   Vitalkapazität der Lunge

$\dot{V}O_2$ Sauerstoffverbrauch eines Organs oder des gesamten Organismus

Vol.   Volumen

VSD   Ventrikelseptumdefekt

VT   Tidalvolumen; Atemzugvolumen

vWF   Von Willebrand-Faktor; Blutgerinnungsfaktor

W

WPW-Syndrom   Wolf-Parkinson-White-Syndrom

Z

ZAS   Zentrales anticholinerges Syndrom

ZVD   Zentraler Venendruck

ZVK   Zentraler Venenkatheter

Stichwortverzeichnis

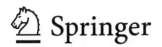
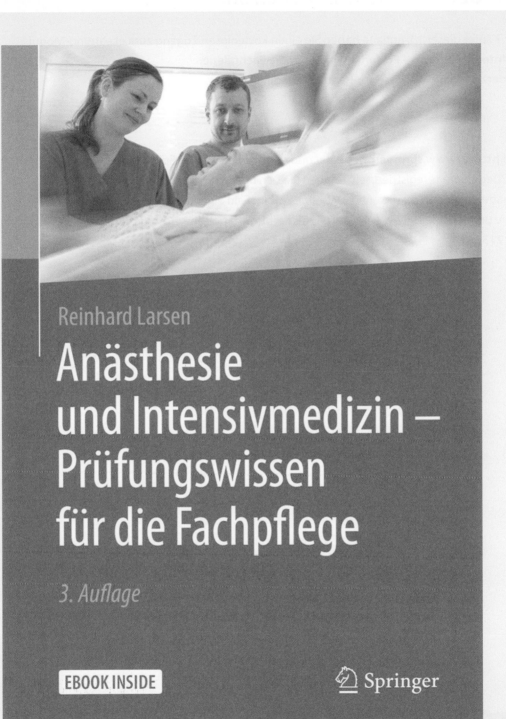

Extra für Sie: Überprüfen Sie Ihr Wissen online

Als Käuferin bzw. Käufer dieser 10. Auflage haben Sie einen kostenlosen Zugang zum eLearning-Modul **Anästhesie und Intensivmedizin – Prüfungswissen für die Fachpflege.** So können Sie jederzeit online Ihr Wissen anhand von Fragen gezielt wiederholen.

Und so geht`s:

1. Gehen Sie auf **https://www.springerpflege.de/** und registrieren Sie sich. Sollten Sie auf **SpringerPflege** bereits registriert sein, loggen Sie sich direkt mit Ihren Zugangsdaten ein.
2. Im Bereich Akademie geben Sie die untenstehende TAN im Feld ein und können den Kurs beginnen.
3. Hilfe finden Sie unter: **https://www.springerpflege.de/informationen-und-hilfe-zu-unseren-e-learning-angeboten/12136652**

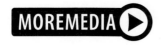

Ihre persönliche TAN: 41390414334

Sollte die TAN fehlen oder nicht funktionieren, schreiben Sie uns:
https://www.springerpflege.de/kundenservice/12071096